满药复方木鸡颗粒现代药学研究

孟宪生 张秀君 主编

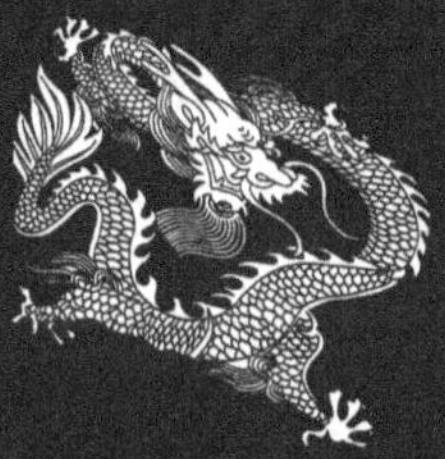

科学出版社
北京

内 容 简 介

复方木鸡颗粒是满药的经典复方制剂，为丹东药业独家品种，该制剂由云芝提取物、核桃楸皮、山豆根和菟丝子 4 味中药组成。现代研究显示，其可明显抑制甲胎蛋白的升高，对肝炎、肝癌、肝硬化等具有显著疗效。辽宁中医药大学孟宪生教授带领团队，在中医药理论指导下，系统整合多学科技术，提出："局部清晰，系统整合"——药物作用的物质基础研究；"组效对应，多组多效"——药效综合评价研究；"谱效相关，以谱见效"——中药质量控制方法研究；"经时血药、PK-PD"——复方木鸡颗粒入血成分药动药效相关性研究；"自下而上，上下结合"——药物作用机制研究；"干湿互证、构效可鉴"——复方木鸡颗粒构效组学研究，建立中成药大品种二次开发的系统解决方案。复方木鸡颗粒现代药学研究，为其临床应用提供科学依据，共同实现满药的传承与创新。

本书可供中药学科研人员阅读使用，也可供中医、中药爱好者参考。

图书在版编目（CIP）数据

满药复方木鸡颗粒现代药学研究 / 孟宪生，张秀君主编. -- 北京 ：科学出版社，2025. 8. -- ISBN 978-7-03-080647-5

Ⅰ. R292.108

中国国家版本馆 CIP 数据核字第 20248RJ709 号

责任编辑：刘　亚 / 责任校对：刘　芳

责任印制：徐晓晨 / 封面设计：陈　敬

科学出版社 出版

北京东黄城根北街16号

邮政编码：100717

http://www.sciencep.com

北京中科印刷有限公司印刷

科学出版社发行　各地新华书店经销

*

2025年8月第　一　版　开本：787×1092　1/16

2025年8月第一次印刷　印张：50　插页：13

字数：1 227 000

定价：298.00元

（如有印装质量问题，我社负责调换）

《满药复方木鸡颗粒现代药学研究》
编委会

主　编　孟宪生　张秀君

副主编　（以姓氏笔画为序）

王　帅　包永睿　李天娇　李楠楠

杨欣欣　宋玉荣　张云坤　张凌巍

郑　莹　孟　营　高　峰

编　者　（以姓氏笔画为序）

王　帅　王耀文　包永睿　李天娇

李楠楠　杨欣欣　宋玉荣　张　强

张云坤　张秀君　张凌巍　郑　一

郑　莹　孟　营　孟宪生　贾梦楠

高　峰　梁　可　霍晋楠

序　一

传统医药是优秀传统文化的重要载体，在促进文明互鉴、维护人民健康方面发挥着重要作用。党的十八大以来，以习近平同志为核心的党中央对中医药传承创新发展作出一系列重大决策部署。2020 年 6 月 2 日，习近平总书记在专家学者座谈会上讲话，“要加强研究论证，总结中医药防治疫病的理论和诊疗规律，组织科技攻关，既用好现代评价手段，也要充分尊重几千年的经验，说明白、讲清楚中医药的疗效。要加强古典医籍精华的梳理和挖掘，建设一批科研支撑平台，改革完善中药审评审批机制，促进中药新药研发和产业发展”。这一系列重要指示为贯彻落实习近平总书记对中医药的重要论述、重要指示精神和党中央决策部署提供了指导和动力。推动中医药事业振兴，切实把中医药这一宝贵财富继承好、发展好、利用好，是当前中医药事业发展的重要任务。

在这一背景下，民族药作为中华民族传统医药文化的重要组成部分，尤其值得更多的关注和挖掘。其中，满药作为中国传统医药文化的重要代表之一，具有丰富的历史积淀和独特的医疗经验，其特色与优势也逐渐受到重视。满药源远流长，承载了满族民族的生活智慧和医药传统，其特色与优势在现代社会中仍然具有重要意义。通过挖掘满药的特色药材资源、总结其独特的治疗方法，可以为中医药的发展作出更大的贡献。

复方木鸡颗粒源自满族民间药方“木鸡汤”，经过数百年传承，现已成为治疗肝病的重要药物。然则，医药传承自古便需在守成与创新之间谨慎抉择。孟宪生教授及其科研团队正是基于此，于复方木鸡颗粒之研究上取得了诸多创新。首先，在物质基础研究中，以现代分析手段，构建“局部清晰，系统整合”理论，使人得以认识民族药物中多种复杂成分。其次，在药效综合评价研究中，提出“组效对应，多组多效”之法，为民族药物的评价体系建立提供了参考。在中药质量控制方法研究方面，以“谱效相关，以谱见效”为准绳，确立科学标准，既保其效，又固其质。此外，在药代动力学与药效动力学相关性研究中，提出“经时血药、PK-PD”理论，精细解析药物体内代谢及药效之关联，为民族药物的临床优化应用奠定了坚实基础。同时，以“自下而上，上下结合”为要，层层深入，从分子至整体，多层次、多维度揭示药理效应。最后，提出“干湿互证、构效可鉴”理论，借助大数据整合高通量组学构建生物信息综合网络，快速高效地建立复方木鸡颗粒化学成分“结构 - 靶点 - 药效”三位一体的复杂关系。

在当前全球范围内，传统医药正逐渐受到广泛重视，并成为世界各国医学界研究的热点。中医药学理论体系的本底特色与西医体系互补互鉴，为人类健康事业作出了突出贡献。而该书所述的复方木鸡颗粒的研究与实践，正是对传统医药文化与现代医学相结合的范例。通过阅读本书，读者可以全面了解复方木鸡颗粒的起源、成分、药效及临床应用。更重要的是，本书包括了对复方木鸡颗粒研究的多个方面，包括药物作用的物质基础、药效综合评价、中药质量控制方法、药代动力学与药效动力学相关性及药物作用机制等。这些研究成果的全面呈现，不仅对满族医药文化的传承与发展具有重要意义，也为传统中医药现代化的进程提供了宝贵借鉴和启示。

我深信，该书的出版将为中医药领域的学者和研究人员提供宝贵的参考资料，促进中医药事业的繁荣与发展。希望该书能够引起更多同仁的关注，共同实现中医药文化的传承创新！

中央文史研究馆馆员
中国工程院院士
中国中医科学院名誉院长
中医内科学、神经内科学专家

王永炎

2024年10月

序　二

民族药，作为中华民族医药文化的瑰宝，是各少数民族在漫长历史中与自然环境相互作用中积累的独特医药知识体系。这些药物和疗法深深植根于各民族的文化、历史、地理及生物资源，体现了人与自然和谐共生的智慧。民族药以天然成分、独特疗效和文化传承为主要特点，涵盖了满药、藏药、蒙药、维药、苗药和傣药等主要体系。习近平总书记强调，“要做好中医药守正创新、传承发展工作，建立符合中医药特点的服务体系、服务模式、管理模式、人才培养模式，使传统中医药发扬光大”。国家也出台了一系列政策，支持民族药的保护、研究和产业化发展，旨在提升其在现代医疗体系中的地位和作用。随着现代科学技术的介入，民族药的有效成分和药理作用得到了更为明确的揭示，同时推动了其标准化、现代化和产业化的发展。随着研究的深入和技术的进步，民族药有望在全球范围内发挥更大的作用，为人类健康事业作出更大的贡献。

满族在历史上八次易名、两次崛起，是一个聚居在我国北方、历史悠久的少数民族。满族医药也同满族历史一样，有着深厚的文化底蕴。满药作为民族药的重要组成部分，拥有悠久的历史和深厚的文化积淀。发源于中国东北地区的满族医学，不仅吸收了当地丰富的自然资源，还融合了中医学的理论与实践。满药在治疗风寒湿痹、消化不良、妇科疾病等方面独具特色，其独特的配伍和治疗方法体现了满族人民在长期生活实践中形成的智慧结晶。满药常用的药材包括人参、鹿茸、鹿角霜、枸杞、五味子等，这些药材多具有滋补强身、调理气血的功效。满药注重整体调理，强调人体的阴阳平衡和气血和谐，常采用汤剂、丸剂、散剂等多种剂型。在治疗疾病的同时，满药也注重预防和养生，通过药膳和日常调理促进身体健康。满族医学文献丰富，如《钦定盛京通志·医药志》等，记录了大量满药的药理作用和临床应用。这些文献不仅是满药研究的重要依据，也为现代医学提供了宝贵的资料。在现代科学技术的帮助下，满药的有效成分和作用机制得到了进一步的研究和验证，使其在治疗慢性病、调理亚健康状态等方面发挥了重要作用。

“满药第一方”复方木鸡颗粒是满族独具特色的著名方剂，开发基础是满族民间药方“木鸡汤”。从木鸡汤到冲剂，再到最后国家统一更名，经过研究与开发，复方木鸡颗粒由此诞生，传统满药实现了现代应用。复方木鸡颗粒由云芝（木鸡）提取物、山豆根、菟丝子、核桃楸皮四种中药组成，“扶正而不留邪，驱邪而不伤正”，对机体产生综合性的调理作用。近年来，复方木鸡颗粒在治疗肝病、抗癌抗肿瘤等方面的作用引起了专家学者的广泛关注，研究也越来越深入，研究方法越来越多样，尤其是在近十年，复方木鸡颗粒的研究成果颇丰。

辽宁中医药大学孟宪生教授带领的科研团队围绕复方木鸡颗粒治疗肝病展开了现代药学研究，提出了多项创新性研究方法和理论。首先，在“局部清晰，系统整合”理念的指导下，团队深入研究了药物作用的物质基础，系统揭示了复方木鸡颗粒的活性成分及其作用机制。其次，通过“组效对应，多组多效”的方法，团队综合评价了复方木鸡颗粒的药效，明确了其多重疗效与各组分间的协同作用。在中药质量控制方面，团队提出了“谱效相关，以谱见效”的研究方法，显著提升了复方木鸡颗粒的质量标准和可控性。同时，他们通过“经时血药、PK-PD”的研究，解析了复方木鸡颗粒在体内的药代动力学和药效动力学关系，为其科学应用提供了可靠的数据支持。此外，团队还采用“自下而上，上下结合”的研究策略，全面探讨了复方木鸡颗粒的药物作用机制。最后，通过“干湿互证、构效可鉴”的思路，明确了复方木鸡颗粒抗肝癌的物质基础和作用机制。通过这些努力，研究团队不仅提高了复方木鸡颗粒的质量和疗效，还为其在临床实践中的推广应用打下了坚实的基础。这些研究成果彰显了民族药物的独特价值和潜力，进一步促进了民族药物的现代化发展，为国民健康事业作出了重要贡献。

该书集结了近年来复方木鸡颗粒研究的精华，系统梳理了其在现代药学领域的突破和应用。这不仅是对满药这一传统瑰宝的全面解读，更是对民族医药现代化的深刻探索。通过该书，读者可以深入了解复方木鸡颗粒的科学内涵与临床价值，感受到团队在传承与创新中的不懈努力和卓越贡献。

该书的出版，恰逢国家大力支持中医药传承创新之际。笔者相信，该书将为广大中医药研究者和临床工作者提供宝贵的参考，也为民族药物的现代化发展和全球推广贡献智慧和力量。愿此书能成为传承与创新的桥梁，推动民族药在新时代绽放出更加璀璨的光芒，为人类健康事业谱写新的华章。

辽宁中医药大学原副校长

世界中医药学会联合会满药专业委员会会长

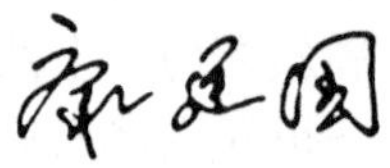

2024年10月

前　言

我国是个多民族国家，各民族在与疾病抗争、维系民族生存繁衍的过程中，以各自的生活环境、自然资源、民族文化、宗教信仰等为根基，创立了具有本民族特色的民族药。民族药是中华优秀传统文化的重要载体，蕴含着中华民族对生命、健康和疾病的认识与实践经验。自党的十八大以来，以习近平同志为核心的党中央将民族药事业置于更为突出的位置，促使其迈向长足发展，并在提升国民健康水平方面发挥着举足轻重的作用。民族药的发展不仅丰富了我国医疗体系的多样性，为疾病预防和治疗提供了宝贵的选择，而且在应对慢性病、老年病和地方病等方面显现出明显的疗效。随着对传统药物的现代化研究和开发的不断深入，民族药逐步实现标准化和科学化，为中医药事业注入了新的活力。

满药是中国满族人民在长期生活和医疗实践中发展起来的独特医学体系，具有丰富的药用资源和独特的治疗方法。它结合东北地区特有的药材，如鹿茸、人参等，形成了独特的方剂和疗法，强调整体观念和辨证施治。其中，复方木鸡颗粒是满药中一个经典而具有代表性的复方制剂，该产品是由位于中国满药之都的丹东药业集团有限公司生产的独家品种，由云芝、核桃楸皮、山豆根和菟丝子四味中药组成。云芝（木鸡）消炎保肝，核桃楸皮清热解毒，山豆根消肿利咽，菟丝子养肝补肾，全方配伍合用具有清热解毒、养肝散结、健脾化湿的功效。现代临床研究显示，复方木鸡颗粒可以明显抑制甲胎蛋白的升高，对肝炎、肝癌、肝硬化等各种肝脏疾病均具有显著的治疗效果。

课题组遵循“传承不泥古，创新不离宗”的基本原则，利用现代科学技术手段和生命科学取得的丰硕成果，整合化学物质组学与系统生物学，针对传统中药复方药效物质不明、质量控制方法不完善、体内药代动力学不清及作用机制不明确等关键问题，采取多种组学方法和技术手段，对复方木鸡颗粒进行了较全面而系统的研究。

1. “局部清晰，系统整合”——复方木鸡颗粒药效物质基础研究

中药药效物质基础是揭示中药功能本质的关键，是中药用药安全、质量控制的基础和核心。中药药效物质基础研究是现代中药研究的热点课题，也是现代中药研究的重要组成部分，对于继承和发展中药复方配伍理论，有效指导中药临床应用和新产品开发，揭示中药复方配伍的内在规律具有重要意义。

中药成分复杂，化学成分种类繁多。前期文献报道中，仅在复方木鸡颗粒中发现了有限的几种成分，因此有必要进行更全面的分析，以充分了解复方木鸡颗粒的化学成分。本课题组利用 LC-MS、GC-MS 和 ICP-MS 分析技术手段，建立复方木鸡颗粒非挥发性、挥发性、无机元素三类物质组分指纹图谱，对其化学物质组成进行全面表征，清晰地揭示了复方木鸡颗粒中的药效物质组成，并进一步整合复方中的药物成分，建立了以复方为主的完整有效的中药药效物质基础研究方法，形成了“局部清晰，系统整合”的复方木鸡颗粒药效物质基础研究思路。

2. “组效对应，多组多效”——复方木鸡颗粒药效综合评价体系构建

中药复方化学成分复杂，以往对单一功效、单一成分的研究并不能体现中药复方化学成分复杂的相互关系。课题组开展以药效为导向的复方木鸡颗粒治疗肝炎、肝硬化、肝癌的有效成分与各种药效指标的相关性研究，分析发挥各种药理作用的指标成分和不同药效组分之间的协同、拮抗、增益作用，为全面综合评价复方木鸡颗粒的药理药效提供先导条件。

针对不同药材组分性质，分别筛选组分最佳提取工艺，并对分离富集到的物质组分进行解析，最终实现各单味药材物质组分化合物的基本表征；根据复方木鸡颗粒的功能主治，针对其抗肝炎、肝硬化、肝癌三大药效开展药效筛选研究；通过给药不同剂量的复方木鸡颗粒进行干预，初步确定了复方木鸡颗粒治疗不同程度肝病具有显著疗效的剂量，形成了“组效对应，多组多效”的复方木鸡颗粒药效综合评价研究思路。

3. “经时血药，PK-PD”——复方木鸡颗粒入血成分药动药效相关性研究

中药复方具有多组分、多途径、多靶点、多效应的特点，使得研究中药复方物质基础、体内过程、生物效应及其相互关系变得相当复杂。中药血清药物化学和药代动力学是建立在中药有效成分形成、吸收和分布规律上的一种中药药效物质基础研究方法。主要研究药物在生物体内的吸收、分布、代谢和排泄过程中，与血清等生物体液中成分相互作用所产生的化学变化。复方木鸡颗粒在肝病治疗方面展现出良好的疗效。然而，该药物的药效物质基础及在人体内的代谢过程尚未完全明确，这在一定程度上制约了其临床应用及疗效的充分发挥。

课题组在明确复方木鸡颗粒具有抗肝炎、抗肝硬化、抗肝癌作用的基础上，利用UPLC-QTOF-MS技术探讨复方木鸡颗粒在生理、病理状态下的入血成分及入血成分在体内的转化规律，探讨生理及不同病理状态下复方木鸡颗粒在体内的吸收差异，为揭示其体内药效物质研究提供前期基础，以期为其临床针对不同病证的深入研究提供参考依据。复方中药化学成分复杂多样，课题组通过药动学（PK）- 药效学（PD）研究，深入探究复方中各有效成分在体内的代谢过程、转化产物及与疗效之间的关系，为明确其药效物质基础揭示其药效作用机制提供重要线索。通过对复方木鸡颗粒在肝病不同病理状态下的药动学、药效学及其相互关系的深入研究，揭示了中药复方药效物质基础，从而更加深入地解析复方木鸡颗粒的科学内涵，为进一步的应用与发展提供实验依据和理论支持。

4. “谱效相关，以谱见效”——复方木鸡颗粒质量控制方法研究

中药质量评价方法是中药复方质量控制的关键，也是保证中药疗效的必要手段。目前，复方中药的质量控制主要依赖于物理性状、化学成分、药效评价等多项指标。虽然已经建立了相应质量标准，但由于复方中药的复杂性和多样性，标准化研究仍然存在一定的局限性和不足之处。因此，如何建立全面、有效的质量评价指标成为复方中药质量评控的难点。

鉴于复方中药化学成分复杂，质量控制指标无法准确反映其功能属性的现状。课题组以中医理论和先进的质量控制分析技术为指导，构建多息指纹图谱；利用人工神经网络和相关分析方法，结合复方木鸡颗粒抗肝炎、抗肝纤维化、抗肝癌等体内外药理实验结果，建立谱效关系，完成复方木鸡颗粒多指标成分定量研究；建立具有自主知识产权、能全面直观反映药材质量的“能效色带”软件，实现对中药药效的“可视化”预测及中成药整体质量控制，形成“谱效相关，以谱见效”的复方木鸡颗粒质量控制方法研究思路。

5. “自下而上，上下结合”——复方木鸡颗粒药效作用机制研究

中药作用机制研究在推动中医药现代化与国际化、提升中药临床疗效与安全性、促进中药创新药物研发及弘扬中医药文化等方面具有重要意义。然而中药具有多成分、多靶点的特点，使得分析中药作用机制、推进中药的国际化应用具有极大的困难。

课题组以药效为导向，从代谢组学角度出发，采用定性鉴定和定量测定相结合的方法，对系统中的相关内源性物质进行定性，探索与药理成分作用相关的代谢途径，从代谢、相关基因、相关蛋白、相关金属等多个方面揭示了复方木鸡颗粒“多成分、多靶点、多途径整合调节”的作用机制，构建了复方木鸡颗粒的生物药理网络，阐释科学内涵，形成“自下而上，上下结合”的复方木鸡颗粒药效作用机制研究思路。

6. “干湿互证，构效可鉴”——复方木鸡颗粒构效组学研究

构效组学是运用计算机虚拟筛选技术，研究临床药效明确的中药中不同种类化合物结构与药效之间关系，阐明中药的药效物质和相关作用机制的一门学科。中药药效的发挥是一类或多类化合物协同作用的结果，构效组学在明确化学成分的基础上，利用网络药理学及分子对接虚拟筛选技术，借助大数据整合高通量组学构建生物信息综合网络，快速高效的建立中药化学成分“结构 - 靶点 - 药效”三位一体的复杂关系。

课题组明确了复方木鸡颗粒化学物质组成，通过构效组学研究证明了其抗肝癌的物质基础为酚类与喹诺里西啶生物碱类成分，其中最具代表的没食子酸可有效抑制肝癌类器官活性。并采用外泌体作为外源性靶点，与复方木鸡颗粒和没食子酸联合应用，显著提升抗肝癌疗效。同时，课题组成功制备出没食子酸细胞膜仿生纳米粒，证实了没食子酸在抗肝癌方面的潜力。最后，课题组从细胞代谢组学及转录组学角度，探究了复方木鸡颗粒及没食子酸的抗肝癌机制。

通过以上系统研究，逐步解析了复方木鸡颗粒所含药物成分的特性与作用规律，明确了其在人体内的药代动力学和药效动力学，阐明了治疗肝炎、肝硬化和肝癌的药效物质与作用机制，制订了科学合理的质量控制方法，为其临床应用提供了更加科学准确的依据。这些努力不仅有助于提高复方木鸡颗粒药效的稳定性和均一性，也为其在临床实践中的推广应用打下了坚实的基础，进一步促进了民族药物的现代化发展。上述研究工作是在孟宪生教授的指导下，由课题组成员李晓天、孙悦、王岩、王达、王颖、王晓娟、王亚楠、门文效、秦妍、索铁平、曹洛云、张伊冰、张紫嫣、徐为峰、郑阳阳、郑义博、张强等博、硕士研究生历经九年时间共同实验协作完成。书稿校对完毕，即将交付科学出版社出版发行，十几年的研究工作即将结集出版。该研究成果是校企长期合作的结果，是各级政府各项基金支持的结果，是课题组全体成员辛苦付出团结合作的结果。感谢铭记于心，文字无法表达。

尽管如此，我们的研究工作还存在一些不足之处。目前，对于复方木鸡颗粒的药理机制还需要进一步深入研究，特别是在分子水平上的作用机制尚未完全揭示。此外，临床试验和多中心验证仍需加强，以进一步确认其疗效和精准性。我们将继续深入开展复方木鸡颗粒的相关研究，注重基础研究与临床应用的结合，力求在现有成果的基础上取得新的突破。同时，我们也希望通过本书的出版，能够为同行提供有价值的参考，促进复方木鸡颗粒研究的深入开展，共同推动满药的传承与创新。

满药复方木鸡颗粒现代药学研究的成功，不仅是科学技术的进步，更是文化传承与创新的结晶。让我们携手并进，共同为民族药物的现代化和国际化贡献力量，造福广大患者，促进人类健康事业的发展。

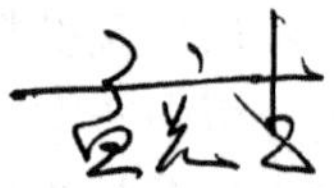

2024 年 5 月于滨城大连

目 录

第三部分 “组效对应，多组多效”
——复方木鸡颗粒药效综合评价体系构建

第四部分 “经时血药，PK-PD”
——复方木鸡颗粒入血成分药动药效相关性研究

第七部分 “干湿互证，构效可鉴”
——复方市鸡颗粒构效组学研究

第一部分

满药复方木鸡颗粒现代研究概述

满族是一个拥有7000年历史的民族，发源于中国东北地区的“白山黑水”之间，其最初的文化被称为肃慎新开流文化和莽阿冲文化。满族曾被称为满洲族，是中国的少数民族之一，主要分布在辽宁、河北、黑龙江、吉林、内蒙古自治区和北京等省、自治区、直辖市。满族人以狩猎游牧为主业，擅长骑射，性格勇猛。满族文化丰富多彩，形成了富有民族特色的风俗文化。

满族医药是满族人民在长期的防病治病过程中总结的一套具有地域特色的民族医药，是我国传统医药学的重要组成部分，也是我国民族文化的瑰宝。然而，满族医药目前正处于濒危失传的危险境遇，急需拯救挖掘和继承创新。满族医药的传承和发展对于中国传统医药的发展具有重大意义。

复方木鸡颗粒享有“满药第一方”的称谓，其开发研究基础是满族民间药方“木鸡汤”，该方由云芝（木鸡）提取物、山豆根、菟丝子、核桃楸皮四种中药组成，多年来的临床应用证明，复方木鸡颗粒在治疗肝炎、肝纤维化、肝硬化及肝癌等方面疗效显著。本部分主要介绍满族医药的现代研究，第一章为肝脏疾病的满医药学理论；第二章为肝脏疾病的现代医学概述；第三章为现代药学研究相关技术方法；第四章为复方木鸡颗粒处方组成药材研究概况。本部分研究为深入揭示满族医药的科学内涵及进一步完善满族医药文化提供了理论支撑。

第一章　肝脏疾病的满医药学理论

引　言

满族医药文化是满族人民在历史发展过程中创造的与医药相关的物质文化、精神文化、组织制度文化的综合。满族医药理论强调医药并重，即根据病症对症施医、对症下药，以达到病愈、无后患的目标。在用药时，满医充分考虑致病的多种因素，重视综合治理、标本兼治。这种用药理念与中医中药传统医药理论不谋而合。

在肝脏疾病治疗方面，满族医药借鉴了中医对肝脏功能的认识，如肝脏主疏泄、主藏血，是气血调节的枢纽。同时，满医也会运用满族传统医药中的临床技术和药物来治疗肝脏疾病，包括针灸，药酒疗法，以及单方、验方、偏方、秘方等形式的药物治疗。然而，值得注意的是，满族医药在现代社会的应用和研究相对较少，尤其在肝脏疾病方面的专门理论或疗法可能并不广为人知。

复方木鸡颗粒有“满药第一方”之誉，对肝炎、肝硬化、肝癌等各种肝病均有显著的治疗效果。本章总结满族医药的发展轨迹、历史沿革及满族医药理论治疗肝脏疾病的病因病机，为满药治疗肝病提供理论依据。

第一节　满族医药的历史沿革

一、满族发展轨迹

满族是中华民族大家庭56个民族中的一员，也是我国东北地区人数最多的一个少数民族，毛主席曾说：“满族是个了不起的民族，对中华民族大家庭作出了伟大贡献。”民族的称谓是民族历史文化的象征，历史文化的进步见证了一个民族称谓的演变过程。

满族有着3000多年的历史，其祖先最早可追溯到先秦时期的古肃慎人，是我国东北地区最早有文献记载的古老民族，也称“息慎”“稷慎”。肃慎、挹娄、勿吉、靺鞨、女真是满族在不同历史时期的不同称谓，东北的东部与北部是他们的传统居住地。满族的称谓，最早见载于《史记》，《史记·周本纪》记载：“成王既伐东夷，息慎来贺。”春秋时期出现“肃慎”的称谓，《左传·昭公九年》记载：“肃慎、燕、亳，吾北土也。”后来郑玄指出：“息慎，或谓之肃慎，东北夷。”指出“肃慎”和“息慎”联系的同时说明了满族先人居住的地理位置，这与满族先人在我国东北聚居相吻合；肃慎人是我国东北地区最早见于记载的居民之一，在传说的舜、禹时代就和中原地区建立了联系；战国以后，肃慎改称挹娄，《后汉书·东夷列传》记载：“挹娄，古之肃慎之国也。”《魏书·勿吉传》中也有记载：“勿吉国，在高句丽北，旧肃慎国也。”到了隋唐时期，又被改为靺鞨；粟末靺鞨首领大祚荣于唐开元元年（713 年）臣服于唐朝后，改靺鞨为渤海，史称“海东盛国”。200 多年之后，契丹人灭渤海国，靺鞨又被改称为女真，“女真”一称谓在辽、金、元、明时期一直沿用。13 世纪初期，蒙古灭金，建州女真努尔哈赤逐步统一女真各部，吉林省四平叶赫部就是其中之一。努尔哈赤于明万历四十四年（1616 年）称汗，建立“大金国”，史称“后金”，今沈阳故宫就是其当时的皇宫。原地区的女真人大部分同化于汉族，明朝以后中央政府进一步加强了对东北地区的统治，促进了女真和汉族之间的经济、文化交流。天聪九年（1635 年）皇太极改女真为满洲，建立八旗制度，东北民族处于大融合时期，一个新的民族“满洲”出现；辛亥革命之后，改称“满族”。由此可见，满族族源发展经历了八次演变即息慎、肃慎、挹娄、勿吉、靺鞨、女真、满洲及如今的满族。

二、满族医药历史沿革

（一）萨满医药早期阶段

满族先民自 3000 年前的肃慎时期开始居住在我国黑龙江地区，唐先天二年（713 年），建立渤海国，活动范围扩大到我国东北地区大部，南至朝鲜半岛北部，北至库页岛沿岸，主要以渔猎、畜牧业为生，农业为辅助生产手段。满族先人在长期的生产实践中敬畏自然，信奉萨满教，相信鬼神的存在，满族民众始终把生命健康寄托于萨满宗教，习惯于由萨满巫师来传达神的旨意，从而驱病避邪、消灾祈福。他们在疾病、灾难面前迷惘且被动，人们愿意相信萨满具有超越自然的能力，萨满医药具有神秘色彩，可谓之精神层面的治疗。《素问·阴阳应象大论》指出，情志损伤亦能致病。萨满通过占卜、招魂、跳神等方式给患者以心理暗示，产生积极作用。这种关乎“医巫并用”的疗法有文献记载“早期的萨满已经采用杏仁、芥子、白苏、蜜麻黄、沙参等药材，有的加工成粉剂或汤剂，由萨满念咒后给病人服用”。北魏时期，满族人民开始探索利用植物毒药，除了能够辨别诸如狼毒、乌头等有毒的植物药材外，还能够使用乌头汁液射杀猎物。一部分满族萨满巫师开始利用金银花、人参、延胡索、白附子等常见植物药材配合萨满巫术为民众治病疗伤，注重积累包含原始针灸术在内的医药知识，以口传心授的方式代代相传，满族医药传承初见端倪。满族萨满是满族医药的先行使用人和传承者，他们将满族人民在长期生产生活实践中积累的医药知识和治疗方法加以总结，用于医疗活动和消灾祛病。这些疗法都简单易行，包括火燎、热烘、艾灸、冰敷、吸吮、虫噬、放血、针灸等，实用价值很高。

（二）金代发展阶段

金元时期，女真人随金朝势力的扩展而不断向南方迁徙，开始和汉族、高丽族及其他民族大融合、共同生活，加速了满族医药文化发展的历史进程，虽然萨满巫师在治疗疾病方面仍然占据主导地位，但是更多的女真人已经开始关注药材的生产条件、加工工艺、经济价值等。《金史》记载女真人使用的100余种常用药物，诸如硫磺、白附子、天南星、茯苓等。民间也逐渐开始认同药物治疗的效果，比如女真人喜用野山参滋补身体，喜用土三七配合茎叶或鸡蛋液治疗跌打损伤，常用虎骨（现以狗骨代替）治疗风湿痹痛，常用蚯蚓配合胡黄连治疗腿部抽筋，常用白龙粉治疗便秘等。对于药物的使用方法女真人已经学会使用酒浸、水煎、醋泡、火煨、熏蒸、外敷等。在一些历史文献中可以看出这一时期的满族人已经开始借鉴汉族医学术语，尤其在病因病名方面，如中风、寒痰、病疽、损胎气等。另外，在医学管理制度方面，女真人也颇有贡献。金朝仿效宋朝医政制度，最早设立了太医院，并且明确其分支机构职能，赋予机构内从业人员相应官职和待遇。金元时期医家辈出，相继形成各自的流派，如耳熟能详的“金元四大家”；出现的医学“百家争鸣”，极大丰富了中国传统医药理论。其次体现在金代女真人逐渐加深了对疾病的认识，女真人在长期同疾病的斗争中，对人体生理、病理的认识加深，女真人在利用其传统医疗方法的同时，也逐渐学会了如“中风”“寒痰”等汉族中医术语。金代还出现了药物剂型的使用。在金代，帝王将药物作为赏赐品赐予有功之臣。《金史》中有关于皇帝赏赐百官丹剂的记载：“伯仁多病……遣使劳问，赐以丹剂。”

（三）元明时期融合发展阶段

此时满族分成了两部分：一部分迁移到中原地区，另一部分依然聚居在北方地区。由于民族融合加速及战争对医药的迫切需要，清朝时期萨满巫师维系满族人民生命健康的话语权已经大不如前，满族统治阶级的一些医药改革措施使得萨满巫医时代开始走向衰落。皇太极时期更是依靠强大的行政命令要求重视医药疗效，禁止萨满利用巫术干预健康；至此，满族人民依靠萨满巫术治病防病的历史宣告终结，满族医药发展的历史进入医药融合时期。

（四）清代发展顶峰阶段

清初满族统治阶级顶层的代表人物康熙皇帝命传教士巴多明用五年时间成功完成了我国历史上第一部西洋解剖学译著《钦定骼体全录》，开创了中华民族学习先进西洋医学的先河，但是由于传统封建思想的阻碍，本译著当时并未在市面流通，使得满族医学，乃至中医药学错失了借鉴西医、共同发展的良机。清代帝王多重视养生保健和医药卫生，尤其在顺治、康熙年间满族医学全面发展，积极吸收汉、蒙、回等各族医学乃至西方医学，翻译了大量中医药学历代名著，如《雷公炮炙论》及《药性赋》，丰富了满族医学宝库，逐渐形成了独具特色的满族医学，这些医药学著作使满族医药理论更加丰富和完善，为中医药传统医学的发展作出了贡献；清朝中期陆续翻译整理了中医药学著作《王叔和脉诀》《寿世保元》和兽医书《相马全书》等20多部满文医著，促进了满族医学的丰实和发展。

（五）现代满族医药发掘整理阶段

民国期间，虽然社会在动荡，但多数满族医家继承了中华医学宝库中的精华。新中国成立以后，在国家政策扶持和热心人士的帮助下，满族医药作为中医药事业的一部分，渐渐被人们所关注，尤其是在我国东北地区，传统满族医疗手段和常见药材被广泛流传和使用。其中一些满药成方制剂相继得到开发应用，如复方木鸡颗粒对肝炎、肝硬化及肝癌的治疗发挥显著疗效，满药核桃楸治疗癌症有效成分研究等满族医药的研究得到了充分的肯定。如满族针灸法、满族正骨疗法、满族药浴疗法、满族雪疗法、满族温泉浴疗法、食疗养生等特色诊治疾病的方法由于疗效确切、简单方便，现仍受民众欢迎。满族药物经过上千年的沉淀和继承，有着独具特色的疗效和品类，至今有近 300 种药物仍在应用。满族药材多数来源于东北地区的植物药材，也有少数动物和矿物药材。满族人用药以单方居多、复方较少。

对于满药，调研其族源发展史，了解到满族在历史上先后以息慎、肃慎、挹娄、勿吉、靺鞨、女真、满洲、满族为称。历史的变迁，也给满族带来了和其他民族思想和文化上的碰撞和融合。

满族医药的历程与满族历史紧密相连。伴随着时代的更迭与文化的交流，满族医药自最初的萨满医药开始，不断经历历史的洗礼与考验。在各个不同的历史时期，满族医药都展现出其独特的发展轨迹，积极吸纳汉族及其他各民族的医学精华，并逐步走向完善。

时至今日，满族医药所传承的丰富知识与经验技术，已深度汲取了中医学的博大精深理论。在民族的发展历程中，满族积累了大量宝贵的医药学经验与知识。满族医生对于药物的深刻认识与精准利用，以及对各类疾病的精准诊断与有效治疗方法，均是祖国医学的珍贵财富，为中华民族的医药事业作出了重要贡献。

第二节　满医药理论治疗肝脏疾病的病因病机

肝病的病因有内外两方面：内因多与脾胃虚寒、内伤不足有关；外因多由湿热毒邪或饮食不节所致，关键病因是湿。从脏腑来看，不外乎脾胃肝胆，且往往由脾胃涉及肝胆。湿邪或与热合，蕴结脾胃，熏灼肝胆，或湿自寒化而成寒湿，阻于中焦，肝胆失于疏泄而发。从病理过程来看，初期常以湿热毒邪内蕴，肝脾气机不畅为主。肝病的病因有机体正气不足，而后外感六淫和七情内伤两方面，特别是受湿、热及思、怒情志的影响较大，进而导致肝病的发生。另外因为饮食不节、失节，损伤了脾化湿的功能，使湿热内生，困脾伤肝，损伤正气，进而导致肝病发生。

一、肝炎病因病机

肝炎即发生在肝脏的炎症，查阅古籍文献，一般将该病概括在“黄疸”“胁痛”“湿热”等病中；黄疸，首见于《内经》，《素问·平人气象论》载“溺黄赤安卧者，黄疸”。随着时代的变迁，至清代又提出“瘟黄”的病名，提示人们需要重视黄疸，因为黄疸是有传染性的一类病症。

（一）外感湿热

六淫之中，风、寒、暑、湿、燥、火皆为外感病邪，而肝炎之发病，与湿、热之邪尤为紧密相关。据古籍《素问·六元正纪大论》所述，湿热之邪已被确认为黄疸之主要病因。另据《丹台玉案·黄疸门》所记载：“黄疸之症，皆湿热所成。湿气不能发泄，则郁蒸而生热；热气不能宣畅，则固结而生湿。湿得热而益深，热因湿而愈炽，二者相助而相成，愈久而愈甚者也。”此湿热之邪若郁结于肝胆，则系黄疸中“阳黄”之病因病机所在。阳黄之病症，主要表现为外感湿热，肤色呈现鲜明的橘皮黄色，且患者常伴有发热之症状。若个体外感湿热未能及时医治，湿热之气将长期郁结于体内，加之外来寒气侵袭，损伤体内正气，此过程中易导致身体发生病变，进而演变为慢性肝炎。中医认为，湿热之气长期郁结体内，乃慢性肝炎产生之重要成因。

（二）饮食不节

黄疸可由内生机制引发。不健康的饮食习惯是致病因素之一，尤其是过度摄入肥甘厚味，易导致体内热邪、湿邪及痰邪滋生。这些病理因素可进一步损伤脾胃功能，致使湿浊内生，湿热之邪侵犯胆腑，导致胆汁无法正常循肠道排泄，进而出现肌肤发黄的现象。在中医理论中，肥甘厚味被认为是积滞化热、生湿生疮的源头。湿热之气在脾胃内部酝酿，进而熏蒸肝胆，导致肝脏的疏泄功能受到阻碍。长期饮食油腻的人，易于罹患脂肪肝，其根源即在于此。此外，过量饮酒对肝脏的损伤亦不容忽视，这是现代人应当高度关注的重要健康因素。

（三）肝胆瘀热

肝脏是身体内主导疏泄的器官，具有调节身体气机的功能。七情是人体情志的体现，过于亢盛或不及则均可致脏腑机能受损。具体来讲，人的情志过于亢奋会导致肝脏的疏泄功能太过，就会使得肝气过旺，导致肝火上逆。在这种情况下，常见的机制就是气血逆乱；当人的情志比较消沉、忧思抑郁时，就容易导致肝脏的疏泄功能减弱，气机迟滞不利于肝气的疏散，长此以往就会导致肝气郁结；过度悲伤及恐惧等情绪，可能会导致肝气受损，肝魂不藏，容易使人食欲下降，进而伤及肝脏、脾胃等器官。情志不舒伤及肝胆，使肝失条达，胆失疏泄，郁热化成黄疸；《千金翼方》曾言“凡遇时行热病，多必内瘀著黄”；《医学衷中参西录》中记载“胆中所寄之相火素炽……外现成疸”。

二、肝硬化病因病机

肝硬化的病因病机较为复杂。中医认为，肝体阴用阳，以柔韧之体行刚强之用。李佃贵等研究的结果显示，导致肝硬化发生的原因是患者酒食不节，脾胃受损，使脾失健运，难以输布水谷之精微，留聚后形成痰浊，导致气机阻滞，血行不通，脉络壅塞，加上痰浊与气血相搏，结于胁下，最终形成积证，如胁痛、腹胀、癥瘕、臌胀等。常见病因病机如下。

（一）黄疸迁延日久或久治不愈形成肝硬化

黄疸形成肝硬化的原因之一是湿热侵脾，中气不足，脾运化失常，加剧湿热壅滞。未能及时治疗，或失治误治，内伤肝脾，脉络瘀阻，痰浊内生，日久可致臌胀发生。《素问·六元正纪大论》曰“溽暑湿热相薄，争于左之上，民病黄瘅而为胕肿”，指出湿热毒之邪侵袭机体，经脏腑间的传变可发为黄疸。而黄疸日久可发展为臌胀。《三因极一病证方论·胀满》曰：“《内经》有臌胀……或冒寒暑风湿，随其经络传至阳明，致胀满者，属外所因。”疫毒之邪稽留不去，肝经瘀血日盛，瘀热互结，久阻脉络，致胁下痞块日渐增大，人体正气日趋衰败，瘤积痞块日久可致臌胀。湿热伏邪作为疾病的启动因子，经血液传播，不经人体肌表，直中太阴脾经与厥阴肝经，究其因，热性伏邪是病邪传变的基础，湿邪是引经之邪。因此，湿热疫毒侵袭人体，邪伏膜原，循经犯于肝。肝失疏泄而气滞血瘀，反向影响脾胃的运化功能，使水液滞停于内，渐而形成臌胀。

（二）饮食不节

脾胃虚弱则运化水谷之能失常，湿气滞内清阳不升，浊阴当降不降，以致清浊互混，中焦阻滞。《素问·痹论》云："饮食自倍，肠胃乃伤。"《古书医言》曰："饮食过度，而毒生焉。"饥饱失常可导致脾胃受损，毒邪内生。反之，如果长期饮食过饥，又会造成气血津液的化生不足。《灵枢·五味》说："故谷不入，半日则气衰，一日则气少矣。"脾胃一损，则百病重生。脾土之阴受伤，转输之官失职，胃虽受谷不能运化，故阳自升阴自降，阴阳失调而成天地不交之痞。正如《格致余论》所云"清浊相混，隧道壅塞，气化浊血瘀郁而为热。热留而久，气化成湿，湿热相生，遂成胀满。经曰鼓胀是也"。

（三）肝郁气滞

肝喜条达之性，肝郁气滞多缘于情志不畅，气失条达，以致郁结不行，疏泄失常，形成血瘀；肝郁而犯脾，脾失健运，水湿停滞，水湿血瘀内结，阻滞中焦，渐形成臌胀。有研究表明，情志因素在肝硬化腹水的形成中占有重要地位，肝精受损，肝气耗伤，不能御邪于里；营气受累，血脉营气不足，不能束邪。忧思伤脾，恼怒伤肝，肝脾两伤。肝属少阳，为枢机之脏，内寄相火，相火根于肾水，本不泄露，肝疏泄正常，则泄水而不泄火。心有所思，为物所感，不能不动，动则相火易起；或情志不节，恚怒不止，则肝气内变。所谓变者，怒气发而为雷，怒而极激而为电，阴已不能制，相火不能守于内，而动于外。可见情志因素可以导致相火妄动，伤津耗液，肝气受损。《脾胃论》云："相火、下焦胞络之火，元气之贼也。"相火不位可致元气受损，胃气受伤，日久肝脾两伤，气血凝滞，脉络瘀阻，升降失常，终致肝脾肾三脏俱损，形成臌胀。

三、肝癌病因病机

肝癌，传统中医理论虽不见其称谓，但有根据其症状进行描述者，类似"癥瘕""积聚"。

（一）正气亏虚，毒邪致病

《医宗必读·积聚》指出"积之成也，正气不足而后邪气踞之"。正气亏虚体现在肝、肾、脾之虚，《景岳全书·积聚》有言"凡脾肾不足及虚弱失调之人，多有积聚之病"。《灵枢·百病始生》中有"风雨寒热不得虚，邪不能独伤人……此必因虚邪之风，与其身形，两虚相得，乃客其形"。《素问·刺法论》："正气存内，邪不可干。"《素问·评热病论》："邪之所凑，其气必虚。"若人体正气强盛则病邪无从侵入，人就不会生病；一旦正气虚弱，六淫等各种致病之邪就会乘虚而入，邪正相争，邪盛正衰，邪气留于体内，蕴结于肝，导致肝癌的发生。

（二）七情生病，脏腑失调

肝癌的病位在肝，与脾、肾关系密切。《难经·五十六难》中有"脾之积，名曰痞气，在胃脘，覆大如盘。久不愈，令人四肢不收，发黄疸，饮食不为肌肤……肝病传脾，脾当传肾，肾以冬适王，王者不受邪，脾复欲还肝，肝不肯受，故留结为积"。此处所指的"脾积"与肝癌的发病部位及临床表现都十分相似。"脾积"是以肝病为先，脾气虚弱，肝病传脾而发病。七情不及或太过都可致病。忧思、郁怒、悲伤太过，使肝、脾功能失调，不得疏泄气机，痰浊凝滞，血行不畅，以致气滞痰凝，脉络受损，形成癌症。《灵枢·百病始生》有云：“若内伤于忧怒则气上逆……凝血蕴里而不散，津液涩渗，着而不去，而积皆成矣。”即脾运化不力，会使水湿化痰，痰浊内阻于肝，致使气滞血瘀。痰瘀等邪实互结，日久正气损伤，最终导致肝癌的发生。

（三）脉络瘀阻

邪入肝必入血分。《血证论》指出：“瘀血在经络脏腑之间，则结为瘕。”说明气血瘀滞在脏腑经络是重要的致病因素。《圣济总录·瘿瘤门》曰：“瘤之为义，留滞而不去也。气血流行不失其常，则形体和平，无或余赘。及郁结壅塞，则乘虚投隙，瘤所以生。”王清任在《医林改错》中曰：“气无形不能结块，结块者，必有形之血也，血受寒则凝结成块，血受热则煎熬成块。”气滞导致血液瘀滞流行不畅，停滞成瘀，同时瘀血又能进一步致病加重气机阻滞，日久则成积。瘀血致病有阻滞气机、病位固定等特点，故患者出现右胁刺痛或胀痛，腹部肿块固定，肝质地坚硬，舌紫暗有瘀斑等临床症状。此外，有学者研究发现，肝癌患者的全血黏度和血浆黏度增加，红细胞聚集性和刚性增加，也说明瘀血和肝癌发生密切相关。

肝病涉及面广，其发病因素有外因，如外感寒邪、湿热之邪等，内因如七情内伤，人的精神情志活动过度，终伤及相关脏腑，以及痰饮、瘀血阻滞等因素，理清肝病发病的具体病因病机，达到对肝病的最佳治疗。综上所述，肝癌的临床表现及证候虽多，但主要原因仍与正气不足、脏腑气血失调有关，同时受情志等因素的影响，正气亏虚是本，湿热痰瘀等是标，是一类本虚标实，虚实夹杂的疾病。因此在临床治疗过程中，应注意结合具体的病因病机，进行辨证论治，恰当选方，以求最佳治疗。

参考文献

陈无择，2011. 三因极一病证方论 [M]. 侯如艳校注 . 北京：中国医药科技出版社 .

陈亚平，杨彬，2018. 满族医药学发展的对策研究 [J]. 黑龙江民族丛刊（1）：134-140.

崔箭，唐丽，2007. 中国少数民族传统医学概论 [M]. 北京：中央民族大学出版社 .

范晔，司马彪，2008. 后汉书 [M]. 2 版 . 陈焕良，李传书标点 . 长沙：岳麓书社 .

洪嘉禾，1993. 实用中医肝病学 [M]. 上海：上海中医学院出版社 .

胡长明，2016. 毛泽东评点历代王朝 [M]. 太原：山西人民出版社 .

吉益东洞，1955. 古书医言四卷 [M]. 新 1 版 . 北京：人民卫生出版社 .

李佃贵，李刚，刘金里，等，2006. 李佃贵以“浊毒” 立论治疗肝硬化经验 [J]. 陕西中医，27（11）：1394-1395.

李东垣，2005. 脾胃论 [M]. 文魁，丁国华整理 . 北京：人民卫生出版社 .

李树志，刘铁军，沈东，2020. 刘铁军教授从肠毒辨治肝硬化内毒素血症 [J]. 吉林中医药，40（4）：466-468.

李亚磊，2018. 慢性肝病的病因病机及中医治疗探讨 [J]. 影像研究与医学应用，2（3）：226-227.

李中梓，2018. 医宗必读 [M]. 江厚万点评 . 北京：中国医药科技出版社 .

梁廷信，2000. 满族常用药简介 [J]. 中国民族医药杂志，6（1）：27-28.

凌耀星，2013. 难经校注 [M]. 北京：人民卫生出版社 .

刘淑云，2011. 满族医药历史沿革 [J]. 中国民族医药杂志，17（1）：4-7.

刘淑云，宋柏林，2014. 满族医药 [M]. 北京：中医古籍出版社 .

刘昫，1975. 旧唐书 [M]. 北京：中华书局 .

马长春，2007. 满族医药文化研究述略 [J]. 中医药文化，2（2）：20-22.

齐玉珍，刘瑛，梁岩，2016. 张武临证经验辑要 [M]. 银川：阳光出版社 .

邱钰芹，袁立霞，陈世贤，等，2014. 试述原发性肝癌的病因病机 [J]. 光明中医，29（2）：354-355.

舒展，2008. 黑龙江流域满族历史的几个问题 [J]. 黑龙江民族丛刊（1）：76-82.

司马迁，1995. 魏书：卷 66-114[M]. 长春：吉林人民出版社 .

司马迁，2010. 史记评注译 [M]. 甘宏伟，江俊伟评注 . 武汉：崇文书局 .
宋庆峰，2016. 黄帝内经素问 [M]. 沈阳：辽海出版社 .
孙思邈，2014. 千金翼方校释 [M]. 李景荣校释 . 北京：人民卫生出版社 .
孙文胤，2016. 丹台玉案 [M]. 竹剑平，欧春，金策校注 . 北京：中国中医药出版社 .
唐宗海，2005. 血证论 [M]. 魏武英，李佺整理 . 北京：人民卫生出版社 .
滕绍箴，1995. 满族医学述略 [J]. 清史研究（3）：62-68.
田代华，刘更生，2017. 灵枢经 [M]. 北京：人民卫生出版社 .
田代华，2005. 黄帝内经素问 [M]. 北京：人民卫生出版社 .
脱脱，2004. 二十四史全译 - 金史 [M]. 许嘉璐主编 . 上海：汉语大词典出版社 .
王平鲁，2002. 萨满教与满族早期医学的发展 [J]. 满族研究（3）：80-84.
王奇，程舒伟，2018. 东北满族民俗文化的历史变迁及原因分析 [J]. 延边大学学报（社会科学版），51（6）：48-55，140-141.
王清任，2016. 医林改错 [M]. 北京：中国医药科技出版社 .
王亚红，吉兴旺，2016. 刘铁军教授对肝硬化腹水病因病机的认识 [J]. 中国医药指南，14（14）：200-202.
魏徵，1973. 隋书 [M]. 北京：中华书局 .
杨晓静，展凤霞，王传新，2002. 肝癌患者血液流变学指标的研究 [J]. 微循环学杂志，12（2）：27-28.
于继珍，1997. 肝病诊治实用秘要 [M]. 乌鲁木齐：新疆科技卫生出版社 .
张景岳，2011. 景岳全书 [M]. 李玉清主校 . 北京：中国医药科技出版社 .
张锡纯，2011. 医学衷中参西录 [M]. 于华芸，赵艳，季旭明等校注 . 北京：中国医药科技出版社 .
赵佶敕，2013. 圣济总录：校点本 [M]. 郑金生，汪惟刚，犬卷太一校点 . 北京：人民卫生出版社 .
周婉英，2005. 试论病毒性肝炎的中医治疗 [J]. 哈尔滨医药，25（4）：52-53.
朱震亨，2005. 格致余论 [M]. 施仁潮整理 . 北京：人民卫生出版社 .
左丘明，1988. 左传 [M]. 蒋冀骋标点 . 长沙：岳麓书社 .
左中丕，2003. 常见肝脏病的治疗 [M]. 北京：军事医学科学出版社 .

第二章　肝脏疾病的现代医学概述

引　言

全球范围内，肝脏疾病的发病率和病死率较高，形势严峻。肝脏疾病作为一类复杂且多样的医学问题，一直受到现代医学的广泛关注。随着医学技术的进步和研究的深入，我们对肝脏疾病的认知和治疗手段不断更新和完善。

肝炎、肝硬化和肝癌的演变是逐步恶化的过程，被称为“肝癌三部曲”。肝炎由病毒、酒精、药物等多因素引起，破坏肝脏结构和功能。在肝炎的基础上，如果肝脏长期受到损害，肝细胞会坏死并被纤维组织取代，形成肝硬化。这个过程破坏了肝脏的内部结构，导致肝脏功能下降。肝硬化之后，肝脏的病变可能继续发展，部分患者的肝硬化会进一步恶变为肝癌。

肝脏疾病严重影响患者生活质量，给社会带来沉重的经济负担。因此，深入了解肝炎、肝硬化和肝癌的发病机制、分类、诊断及西医治疗概况，对于防治肝脏疾病、提高患者生活质量、减轻社会负担具有重要意义。本章将对此进行详细介绍和探讨。

第一节　肝　　炎

肝炎是一种严重危害人类健康的公共卫生问题。肝炎分为传染性肝炎和非传染性肝炎两种类型，传染性肝炎为病毒性肝炎，即甲型病毒性肝炎、乙型病毒性肝炎、丙型病毒性肝炎、丁型病毒性肝炎和戊型病毒性肝炎五种。非传染性肝炎包括酒精性肝炎、药物性肝炎、中毒性肝炎、自身免疫性肝炎、非酒精性脂肪性肝炎等。近年来，随着人们生活水平的提高，各种类型肝炎均有所增加，虽然手术治疗、化学治疗、免疫治疗及综合治疗等都取得了长足发展，但肝炎病变的发生率仍然很高。

一、临床症状和体征

病毒性肝炎是一个严重的公共卫生问题，全球每年超过 100 万人死于病毒性肝炎。其感染人数是艾滋病人数的 10 倍以上。全球有 57% 的肝硬化病例和 78% 的肝细胞癌（HCC）病例与乙型肝炎病毒（hepatitis B virus，HBV）或丙型肝炎病毒（hepatitis C virus，HCV）感染有关。

（一）甲型病毒性肝炎

甲型病毒性肝炎（简称甲型肝炎）患者的常见临床症状为厌食、尿黄、疲倦、腹痛、呕吐、发热、黄疸、肝功能异常等。黄疸临床上常见症状有急性黄疸型和急性无黄疸型，或呈亚临床状态。成人多表现为急性黄疸型，而儿童常呈隐性感染，小于 2 岁的儿童更罕见。黄疸前期表现为畏寒、发热，体温在 38 ～ 39℃。黄疸期症状好转，发热消退，尿色继续加深，皮肤和巩膜黄染。部分患者可有一过性大便颜色变浅，伴有皮肤瘙痒、心动过缓等淤胆表现。少数可有肝脾肿大，伴有触痛，肝区叩痛。恢复期自觉症状消失，黄疸消退，肝脾回缩，食欲及体力恢复正常，大约需要 1 个月。急性无黄疸型，起病较缓慢，症状较轻，除无黄疸外，其他症状与黄疸型相似。

（二）乙型病毒性肝炎

HBV 是引起乙型病毒性肝炎（简称乙型肝炎）的病原体，具有传染性强、发病率高和流行范围广等特点，严重威胁着人类的健康、影响人们的生活质量。其根据病程长短可分为急性乙型肝炎和慢性乙型肝炎，急性乙型肝炎分为急性黄疸型肝炎和急性无黄疸型肝炎，乙型肝炎潜伏期长，潜伏期在 45 ～ 160 天，黄疸前期有畏寒、发热、乏力、食欲不振、恶心等症状；黄疸期出现热退，巩膜、皮肤黄染，肝大伴压痛、叩击痛，部分患者轻度脾大等症状。慢性乙型肝炎常见症状为乏力、全身不适、食欲减退、肝区不适或疼痛、腹胀、低热，体征为面色晦暗，巩膜黄染，可有蜘蛛痣或肝掌，肝大、质地中等或充实感，有叩击痛，脾大严重者，可有黄疸加深、腹水、下肢水肿、出血倾向及肝性脑病。

（三）丙型病毒性肝炎

丙型病毒性肝炎（简称丙型肝炎）是由 HCV 引起的一种主要经血液传播的传染病，呈世界性流行。据 WHO 报告，全球丙肝流行率平均为 3%，估计有 1.7 亿人感染 HCV；每年新感染 300 万～ 400 万例，死亡 25 万例，占所有传染病死因的第 10 位。其主要表现为急性或慢性肝硬化，成人急性丙型肝炎病情相对较轻，多数为急性无黄疸型肝炎，ALT 升高为主，少数为急性黄疸型肝炎，黄疸为轻度或中度升高。可出现恶心、食欲下降、全身无力及尿黄眼黄等表现；慢性丙型肝炎症状较轻，表现为肝炎常见症状，如容易疲劳、食欲欠佳、腹胀等；感染 HCV 后 20 ～ 30 年有 10% ～ 20% 的患者可发展为肝硬化，1% ～ 5% 的患者会发生肝细胞癌导致死亡。肝硬化一旦出现失代偿情况，如出现黄疸、腹水、静脉曲张破裂出血及肝性脑病等，其生存率则急剧下降。

（四）丁型病毒性肝炎

丁型病毒性肝炎（简称丁型肝炎）是由丁型肝炎病毒（HDV）引起的以肝细胞炎症坏死为主要表现的一种传染性疾病，与 HBV 单独感染引起的乙型肝炎相比，丁型肝炎能显著加快肝炎向肝硬化和肝细胞癌等重症肝病的发展，因此具有更大的危害性。HDV 与 HBV 同时感染：急性丁型肝炎其临床症状与急性乙型肝炎相似，在病程中可见两次胆红素和 ALT 升高。血清中乙型肝炎表面抗原（HBsAg）先出现，然后肝内 HDAg 阳性。HDV 与 HBV 重叠感染：临床表现多样，可似急性肝炎，也可为慢性肝炎、重型肝炎。如为 HBV 感染慢性肝病，由于 HBV 持续感染，HDV 不断复制，使已有肝组织病变加重，可表现为肝炎急性发作，或加速向慢性活动性肝炎和肝硬化发展。因此，凡遇慢性乙型肝炎，原病情稳定，突然症状恶化，甚至发生肝功能衰竭，颇似重型肝炎，应考虑为重叠感染 HDV 的可能。

（五）戊型肝炎

戊型肝炎是由戊型肝炎病毒（HEV）引起的，以肝实质细胞炎性坏死为主的肠道传播性疾病。患者主要为成年人，病死率较高，尤其孕期最后 3 个月的妊娠妇女患病后，病死率可达 10% ～ 39%。大多数戊型肝炎病例为急性感染，具有自限性，预后好。但感染 HEV 也可能发展成预后较差的重型肝炎、暴发性肝衰竭等，对于免疫功能低下者感染 HEV 则可能发展为慢性感染。一般起病急，黄疸多见。半数有发热，伴有乏力、恶心、呕吐、肝区痛。约 1/3 有关节痛。常见胆汁淤积症状，如皮肤瘙痒、大便色变浅较甲型肝炎明显。多数肝大，脾大较少见。孕妇感染 HEV 病情重，易发生肝功能衰竭，尤其妊娠晚期病死率高，可见流产与死胎，其原因可能与血清免疫球蛋白水平低下有关。HBsAg 阳性者重叠感染 HEV，病情加重，易发展为急性重型肝炎。

（六）淤胆型病毒性肝炎

淤胆型病毒性肝炎是常见病毒性肝炎中的一种，是机体毛细血管结构和功能出现异常，导致胆汁流动故障。病毒性肝炎患者如果并发胆汁淤积情况，不仅会提升治疗难度，还会影响患者预后，延长治疗时间。病症类似于急性黄疸型肝炎但症状较轻，有皮肤瘙痒、大便灰白，常有明显肝脏肿大，肝功能检查血清胆红素明显升高，以直接胆红素为主，凝血酶原活动度＞60%，血清胆汁酸、γ 谷氨酰转肽酶、碱性磷酸酶、胆固醇水平明显升高，黄疸持续 3 周以上，其他原因引起的肝内外梗阻性黄疸者可诊断为急性淤胆型病毒性肝炎。

二、病因和发病机制

（一）甲型肝炎

甲型肝炎病毒（HAV）主要经粪 - 口传播，传播途径主要经水、食物、患者 - 患者接触等，传染源有 HAV 显性感染者和隐性感染者（抗 -HAV IgM 阳性）。甲型肝炎患者在潜伏期已出现病毒血症和粪便排毒，在患者肝脏受损、肝功能指标明显上升前 1 ～ 2 周，粪便排毒达高峰。隐性感染的存在是造成 HAV 传播的重要原因。由于隐性感染者和亚临床型感染者临床症状轻或不明显，粪便中有 HAV 排出，是重要的传染源。

（二）乙型肝炎

1. 西医病因病机

HBV 主要经血和血制品、母婴、破损的皮肤和黏膜及性传播。垂直传播是母婴传播的主要方式，多为在分娩时接触 HBV 阳性母亲的血液和体液传播。经皮肤黏膜传播主要发生于使用未经严格消毒的医疗器械、注射器、侵入性诊疗操作、手术及静脉内滥用毒品等。其他如修足、文身、扎耳环孔、医务人员工作中的意外暴露、共用剃须刀和牙刷等也可传播。

2. 中医病因病机

目前学术界所公认的乙型肝炎的病因为湿热疫毒之邪。范天斌等提出，HBV 在中医类病因属于“湿”和“疫”，具有“重浊”“黏腻”“困脾”“伤阳”“属阴”的特点，具有传染性，但感染后不如疠气之凶猛，同时具有“湿”和“疫”的特点，认为可以以“疫湿”冠名。王常松总结 6 个证型分别为肝郁脾虚证、肝肾阴虚证、脾肾阳虚证、肝胆湿热证、湿热中阻证和瘀血阻络证。

（三）丙型肝炎

传播途径主要有母婴垂直传播、血液传播及性接触传播。丙型肝炎的传染源主要为丙型肝炎急、慢性感染者。急性丙型肝炎虽然临床症状比较轻，但易发展成慢性丙型肝炎，75% ～ 80% 的患者最终可发展成肝硬化甚至肝细胞癌。

（四）丁型肝炎

一般情况下，HDV 感染可出现在 2 种情况下：①同时感染 HBV 和 HDV，称联合感染（coinfection）。②慢性 HBV 感染基础上再感染 HDV，称重叠感染（superinfection）。HDV/HBV 合并感染发生症状更重的急性肝炎、慢性肝炎、肝硬化和肝癌的风险高于 HBV 单独感染。

（五）戊型肝炎

HEV 传染源包括临床感染者、亚临床感染者和宿主动物，人是 HEV-1 型和 HEV-2 型的唯一自然宿主和传染源。HEV 传播途径包括粪 - 口传播、输血传播、垂直传播和密切接触传播。最常见的是粪 - 口传播，包括感染者粪便污染生活用水而造成的水源性传播，以及食用感染 HEV 动物的内脏或肉制品、被粪便或水源污染的食物和因使用受污染炊具而导致的食源性传播等。

（六）淤胆型病毒性肝炎

淤胆型病毒性肝炎是因多种原因引起肝细胞和（或）毛细胆管胆汁分泌障碍，导致部分或完全性胆汁阻滞。多发生于急性肝炎发病数周之后。胆汁淤积性黄疸常见于自身免疫性肝炎（淤胆型）、原发性胆汁性肝硬化、原发性硬化性胆管炎、药物性肝炎和淤胆型病毒性肝炎。

三、鉴别

（一）甲型肝炎

检测患者血清中 HAV-IgM 抗体是目前诊断甲型肝炎最可靠、最灵敏的方法，患者于发病后 1 ～ 4 周血清中即可检出 HAV-IgM 抗体，该特异性抗体主要有两种，即 IgM 和 IgG 型的抗 -HAV，HAV-IgM 抗体在急性甲型肝炎感染时出现较早、上升较快、高峰滴度较高且持续时间较短。

（二）乙型肝炎

乙型肝炎是由于在内质网中 HBsAg 的积累而形成一种具有典型特征的“毛玻璃样肝细胞”，其特点是由不同程度淋巴细胞主导的肝炎细胞表面性门脉炎症及波点小叶炎症。乙型肝炎感染的诊断标准现参考《病毒性肝炎防治方案》：①血清 HBsAg 阳性；②血清 HBV-DNA 阳性；③血清抗 HBc IgM 阳性。具有以上任何一项指标阳性，且病程超过半年者可作出诊断。

（三）丙型肝炎

目前常见的诊断方式为 HCV-RNA 及抗 HCV，如 HCV-RNA 及抗 HCV 均阳性或 HCV-RNA 单独阳性即可确诊为丙型肝炎。抗 HCV 是目前诊断丙型肝炎的主要指标。但因感染 HCV 后抗 HCV 出现较慢，一般在发病后 2 ～ 6 个月，甚至 1 年才转阳，故不能作为早期诊断的方法。当各型病毒性肝炎特异性标志物检测阴性，临床症状及单项 ALT 升高，提示急性病毒性肝炎时，应考虑是否为丙型肝炎。HCV-RNA 是 HCV 的遗传物质，是表示体内感染 HCV 的直接指标。目前用 PCR 方法可以直接检测血中的 HCV-RNA，可用于 HCV 感染的早期诊断。

（四）丁型肝炎

用于丁型肝炎诊断的抗体主要包括抗 -HDV IgM 和 IgG。由于检测便捷且灵敏度较高，HDV 抗体检测常被作为 HDV 感染筛查的第一步。HDV 抗体检测方法包括免疫印迹、放射免疫和酶免疫法等。目前使用最为广泛的为酶联免疫吸附试验（ELISA）。

除此之外，血液中 HDV-RNA 含量检测也为诊断方式之一。血液中的 HDV 核酸通常为病毒颗粒中的基因组 RNA。在急性感染期，被感染的肝细胞死亡也会释放出 HDV-RNA 复制中间体到血液中。血液中 HDV-RNA 是体内存在 HDV 病毒复制的直接证据，被认为是 HDV 检测的金标准。检测方式从杂交探针到灵敏度更高的聚合酶链反应（PCR）法。PCR 法也经历了早期的常规 PCR、巢式 PCR，到目前应用最广泛的实时定量 PCR。

（五）戊型肝炎

利用 ELISA 检测血清中抗 -HEV IgM，为确诊急性戊型肝炎的指标。利用 PCR 检测戊型肝炎患者血清和粪便中的 HEV-RNA，本法灵敏度高，特异性强，但在操作过程中易发生实验室污染而出现假阳性。利用免疫电镜技术（IEM）和免疫荧光法（IF）用以检测戊型肝炎患者粪便、胆汁和肝组织中 HEV 颗粒和 HEV 抗原（HEAg）。但这两种方法均需特殊设备和技术，且 HEV 在肝组织、胆汁和粪便中存在时间较短，阳性率较低，不宜作为常规检查。

（六）淤胆型病毒性肝炎

1. 急性淤胆型病毒性肝炎

黄疸深而持续时间长达 3 周以上，具有“三分离”特征，即黄疸重而消化道症状轻。黄疸重而 ALT 上升幅度低。但病初 ALT 可明显升高，而后出现黄疸深，ALT 下降，黄疸重而 PT 和 PTA 下降不明显；具有梗阻性黄疸特征，皮肤瘙痒，陶土色大便，血清胆汁酸浓度明显升高，可达正常水平 10 倍左右，而且持续时间长。血清 AKP、R-GT、总胆固醇及血清脂蛋白 X 等可轻度至中度增高，而尿胆原明显减少或消失。

2. 慢性淤胆型病毒性肝炎

临床符合慢性活动性肝炎或肝硬化的诊断。多有 HBV 或 HCV 的抗原、抗体血清学指标或 HBV-DNA/HCV-RNA 阳性；有梗阻性黄疸临床特征并除外肝外梗阻或其他原因所致的肝内梗阻性黄疸。

四、治疗方法

（一）甲型肝炎

HAV 侵入人体后，短时间内即可在肝脏大量复制，从而导致肝细胞损害，严重者可危及生命。抗击该病来袭最有效、最可靠的办法是接种疫苗。我国使用的甲肝疫苗分为两种，即减毒活疫苗和灭活疫苗。

（二）乙型肝炎

中医治疗乙型肝炎有着多样手段和方法。内治法通过辨证论治分析病因病机，采用相关药物进行治疗。阎艳丽认为治疗慢性乙型肝炎宜权衡虚实、整体调节、令肝气条达，并创造了以郁金、柴胡、白芍、白术、丹参、女贞子、虎杖等药物组成的和肝汤令肝气疏、气血调、肝肾功能调、脾胃健、毒邪去，在改善症状及抗纤维化、恢复肝功能等方面取得了满意效果。外治法如针灸、穴位贴敷、穴位注射等亦为治疗慢性乙型肝炎的方法，并已取得了一定效果。研究表明，取太冲及合谷等穴位针刺，取膈俞等穴位点刺拔罐，然后取艾绒灸中脘和脾俞，可达到疏肝健脾功效，对症状如肝区疼痛、恶心呕吐及血液生化指标如肝功能、乙肝表面抗体的改善起到积极作用。

治疗慢性乙型肝炎的西药分为两类，即 2 种干扰素类和 5 种核苷类药物。其中干扰素类因其有固定疗程，不易产生病毒耐药性，HBeAg 和 HBsAg 血清转换率高且应答持久，具有调节免疫和诱导细胞合成多种抗病毒蛋白的双重功效。但因为干扰素类药物不良反应多，还有禁忌人群范围比较广，经济负担大，所以限制了它的广泛使用。而核苷类药物因其有效性、易行性、安全性的优点被大家广为认可，也是近年来抗病毒药物应用和研究的热点，代表药物有拉米夫定（LAM）、阿德福韦酯（ADV）、恩替卡韦（ETV）、替比夫定（LdT）及替诺福韦酯（TDF）等。

中西医治疗慢性乙型肝炎是当前的主流方案。西药如恩替卡韦等抗病毒药物治疗可明确降低病毒载量，降低肝硬化风险，而中医则对症状及肝功能的改善有着明确疗效，可以提高生存质量。

段少琼等在观察化肝解毒汤联合复方甘草酸苷治疗慢性乙型肝炎的研究中指出，该治疗方案可显著降低患者 ALT、总胆红素的水平及提高清蛋白水平而改善肝功能，降低层粘连蛋白等肝纤维化指标，从而抑制肝脏纤维化，显著改善患者的症状。

（三）丙型肝炎

丙型肝炎的传统治疗方案是聚乙二醇（Peg）- 干扰素联合利巴韦林，但其持续病毒学应答（sustained virologic response，SVR）率仅有 50% 左右，且不良反应大，部分患者因不能耐受其不良反应而被迫终止治疗。2011 年开始采用第一代蛋白酶抑制剂联合干扰素加利巴韦林治疗，治疗周期缩短，且 SVR 率可提高到 70%，但其明显的不良反应及昂贵的价格使大部分患者望而却步。2014 年以来，新型直接抗病毒药物（direct-acting antiviral agent，DAA）的问世使慢性丙型肝炎的治疗有了突破性进展，慢性丙型肝炎的治疗进入了全口服免干扰素时代，且 SVR 率可达到 95%。抗病毒药物 DAA 是一类小分子蛋白酶抑制剂，通过直接抑制在 HCV 生命周期中起重要作用的病毒蛋白以阻断 HCV 复制，从而发挥抗病毒作用。如 NS3/4A 丝氨酸蛋白酶抑制剂、NS5B RNA 依赖性 RNA 聚合酶抑制剂、NS5A 复制复合体蛋白酶抑制剂等。

中医药学者根据病因病机，确立治法原则，自拟方剂；也有学者侧重临床证候，辨证分型，指导临床用药。陈立华提出了活血解毒、疏肝化痰、补益肝肾的治疗方法，其中活血通络贯穿始终，用药多选用动而不守的药物，其兼有解毒之功，配伍以疏肝理气之品，适时补益肝肾，病情短而重者，补益肝肾之品宜多用。

（四）丁型肝炎

目前西药治疗丁型肝炎的药物包括干扰素、核苷酸类等。干扰素 α（interferon-α，IFN-α）及其衍生物（聚乙二醇干扰素 α）是一种免疫调节剂，具有广谱抗病毒、免疫调节及抗肿瘤作用。核苷（酸）类似物是一类用于乙型肝炎的抗病毒药物，主要通过取代 HBV 复制所需的核苷（酸）、终止 HBV 聚合酶链的延长，从而抑制病毒复制。

目前的新药研发成果包括：干扰素 λ（interferon-λ，IFN-λ）是一种免疫调节因子，属于Ⅲ型干扰素，它可以调控机体的先天性免疫和适应性免疫；入胞抑制剂——Myrcludex B 是从 L-HBsAg 前 S1 区分离出来的肉豆蔻酰化脂肽，是一种 hNTCP 抑制剂；HBsAg 抑制剂——核酸聚合物（nucleic acid polymers，Naps）是硫代磷酸酯寡核苷酸基化合物，是一种 HBsAg 抑制剂，具有广谱抗病毒活性，代表药物是 Rep2139。

（五）戊型肝炎

清除 HEV 是治疗戊型肝炎的有效手段，因免疫抑制剂的使用给戊型肝炎治疗带来困难，故建议尽量少用免疫抑制剂，而是应用聚乙二醇化干扰素（PEGylated interferon-α，Peg-IFN-α）与利巴韦林（ribavirin，RBV）或巴威林联合治疗。利巴韦林即三唑核苷，是一种广谱抗病毒药物，广泛应用于病毒性疾病的治疗，是治疗乙型肝炎和丙型肝炎的有效药物。研究表明，利巴韦林通过抑制鸟嘌呤核苷三磷酸（guanine triphosphate，GTP）的合成来抑制 RNA 和 DNA 的复制，从而达到抗病毒的目的。干扰素 α 是一类具有广谱抗病毒作用的糖蛋白，是已知的强效免疫刺激剂，是治疗慢性乙型肝炎和丙型肝炎的常用药物。索非布韦是一种尿苷核苷酸类似物，为核苷类聚合酶抑制剂，2013 年首先在美国上市用于治疗慢性丙型肝炎，具有“泛基因型”抗 HCV 作用。

（六）淤胆型病毒性肝炎

慢性淤胆型病毒性肝炎属中医学“黄疸”“积聚”范畴，治疗上较为棘手，且疗程较长。中医治疗以益气扶正、清热利湿、化浊通便、活血化瘀、利胆退黄为治则；复方甘草酸苷系从中药甘草中分离筛选，具有抗炎、保护细胞膜结构作用，甘草酸在体内被葡萄糖醛酸水解酶水解为甘草次酸，阻碍了皮质激素和醛固酮在肝脏的灭活，起到皮质激素样的药理作用，从而减轻肝细胞充血、水肿、渗出和坏死，使胆汁运行通畅，缓解胆汁淤积，促进黄疸消退。

淤胆型病毒性肝炎西医治疗以抗炎、保护肝细胞膜、免疫调节为主。需要采用保肝降酶治疗，如使用还原型谷胱甘肽、硫普罗宁等药物进行保肝，应用甘草类制剂进行保肝降酶治疗。对于胆汁淤积，可以根据原因适当使用一些利胆药物，如熊去氧胆酸、茴三硫片、腺苷蛋氨酸。

五、中药治疗

（一）甲型肝炎

利用清热解毒、利湿退黄类中药能够成功治疗甲型肝炎，如小柴胡汤扶正祛邪，攻补兼备，有利于免疫状态低下或紊乱的患者趋向正常及机体对HAV的清除；有学者采用自拟方（茵陈、栀子、大黄、郁金、板蓝根、白花蛇舌草、叶下珠）治疗甲型肝炎，能够消退黄疸，降低转氨酶，改善症状而缩短病程。

（二）乙型肝炎

用于治疗乙型肝炎的单味药有茵陈、青蒿、柴胡、丹参、虎杖、黄芪等。茵陈具有清利湿热、利胆退黄的功效，其广泛的药理成分适用于从脂肪肝到肝癌各种类型的肝脏疾病。青蒿具有清虚热、除骨蒸、解暑热、截疟、退黄的功效，具有倍半萜、黄酮、挥发油等多种活性成分，其中多肽、水溶性多糖、黄酮和有机酸类有较好的保肝作用。黄芪具有槲皮素、异鼠李素、黄芪多糖等活性物质，能显著降低肝脏指数，降低ALT、AST、丙二醛（MDA）、肝脏中甘油三酯（TG）和总胆红素（TBiL）的含量，减轻肝纤维化程度，同时使p38 MAPK、MKK3和ATF-2蛋白表达量降低。

用于治疗乙型肝炎的经典中药复方有复方木鸡颗粒、茵陈蒿汤、小柴胡汤、调肝化纤丸等。复方木鸡颗粒联合天晴甘美能够显著改善慢性乙型肝炎患者临床症状和体征，改善肝功能，临床效果显著。临床使用干扰素联合复方木鸡冲剂治疗甲胎蛋白升高的慢性乙型肝炎，能提高病毒转阴率，明显降低甲胎蛋白含量，两药联合可提高乙型肝炎治愈率。崔剑巍等从“伏邪”出发，治疗上侧重“以透为尽”，在达元饮的基础上建立的中药复方肝复康，由草果、槟榔、厚朴、附子、黄芪、柴胡等组成，具有清透伏邪，振奋阳气，清热解毒之功，能增强T淋巴细胞的免疫清除功能，阻断HBV复制进程，在临床中应用使得患者的HBsAg水平明显降低。

（三）丙型肝炎

目前丙型肝炎的治疗多采用活血、解毒类药物，活血药如丹参、赤芍、三棱、莪术；解毒之品，湿毒重者多选用茵陈、茯苓、青蒿、胆南星、陈皮等，热毒重者多选用白花蛇舌草、半边莲、小蓟等。丹参具有促肝再生作用，对于慢性肝炎、迁延性肝炎、慢性活动性肝炎及早期肝硬化等疾病可减轻症状，促进肝功能恢复。赤芍可明显降低血清ALT活性，提高血浆纤维结合蛋白含量，减轻肝细胞变性坏死程度、间质炎症细胞浸润程度及肝脏超微结构的变化。此外，赤芍可改善肝炎后肝纤维化的程度，促进肝纤维组织的重吸收。

中药复方如清肝冲剂（猫人参、黄芩、柴胡、白术、刘寄奴等）和补肾冲剂（巴戟天、肉苁蓉、枸杞子、菟丝子、桑寄生、丹参、虎杖和青皮等）根据丙型肝炎邪毒内伏的病机特点，通过长期临床使用发现该方在改善中医证候、提高肝功能复常率和病毒应答率及改善肝组织学方面均取得显著疗效。

（四）淤胆型病毒性肝炎

现代药理研究认为赤芍能增强网状内皮系统的吞噬功能，防止肝脏免疫损伤，促进肝细胞再生。白花蛇舌草味苦性寒，能清热解毒、利尿除湿。现代药理研究认为白花蛇舌草具有增强免疫及抗感染作用。茯苓渗湿，车前草清热利湿，郁金活血化瘀、疏肝解郁，丹参活血化瘀凉血，牡丹皮凉血解毒退黄，柴胡疏肝解郁，鸡内金运脾活血，诸药合用具有清热利湿、疏肝利胆、解毒退黄之效。临床观察显示联合中药汤剂的治疗组肝功能各项指标（明显低于对照组）更加接近正常值，治疗总有效率明显高于对照组。提示急性淤胆型病毒性肝炎患者加用中药治疗可以增强疗效、提高治疗率。

第二节　肝　硬　化

肝硬化（liver cirrhosis）是由多种病毒性肝炎长期反复作用形成的慢性、广泛性、弥漫性、纤维性肝脏疾病及坏死性肝损害。肝硬化作为“肝炎—肝硬化—肝癌”三步曲的中间重要一环，肝硬化的早中期治疗对于病情的发展方向极为重要。在亚洲国家，慢性乙型肝炎是肝硬化的主要病因，发生肝硬化后患者 5 年生存率为 55% ～ 84%。亚洲国家中，中国又是肝病大国，在中国，HBV 携带者及慢性肝炎患者约占全世界肝炎患者总数的 80%，其中演变为肝硬化者为 0.4% ～ 14.2%。病理组织学上有广泛的肝细胞坏死、结节性再生与纤维隔形成，肝脏逐渐变形变硬发展而来。其临床表现与祖国医学“黄疸”“癥积”“臌胀”等记载相似。近年研究发现西医对肝硬化的治疗多采用保肝、补充白蛋白、利尿等措施，只能暂时缓解症状，远期疗效不佳，且利尿剂副作用较大。中医治疗以辨证论治为基础，综合内外阴阳以改善患者整体状况，以支持治疗、抗病毒治疗、抗纤维化等对症治疗为主。

一、临床症状和体征

（一）临床症状

肝硬化是一种慢性肝病，其临床症状多种多样，且通常起病隐匿，病程发展缓慢。根据病情的不同阶段，肝硬化的临床表现可以大致分为肝功能代偿期和失代偿期。在肝功能代偿期，大部分患者可能无症状或症状较轻，可能出现的症状包括腹部不适、乏力、食欲减退、消化不良和腹泻等。进入肝功能失代偿期后，症状会更为明显和严重，患者可能出现全身症状，如消瘦、乏力、易疲倦、体力减退，严重者甚至卧床不起。皮肤可能变得干枯，面色昏暗或无光泽，部分患者还可能出现面部色素沉着。此外，患者还可能出现不规律低热、夜盲、水肿等症状。

（二）体征

肝硬化的体征是多样化的，主要涉及面容、皮肤、腹部和其他内脏器官的改变。表现为面部、手掌纹理和皮肤皱褶等处可能出现黑色素沉着，导致面色变得青暗、黝黑或灰暗，部分肝硬化患者可能会出现黄疸症状、腹部膨隆、肝脾肿大等临床表现。

二、病因和发病机制

肝硬化原因有多种，有时在同一患者身上存在多种原因。全球范围内慢性病毒性肝炎、酒精性肝病、非酒精性脂肪性肝病、毒素和药物、自身免疫性肝病、肝淤血、遗传代谢性疾病等慢性肝病成为广泛存在的肝硬化病因，其中乙型肝炎占 30%，丙型肝炎占 27%，酒精性肝病占 20%，其他原因占 23%。在 HBV 感染率高的亚太地区，HBV 是导致肝硬化的重要原因。酗酒、丙型肝炎和非酒精性脂肪肝是法国等西方国家肝硬化最常见的三种病因。其他包括遗传血色素病和暴发型肝豆状核变性、原发性胆汁性胆管炎、原发性硬化性胆管炎、自身免疫性肝炎都是导致肝硬化的原因。肝炎病毒通过免疫反应或直接损伤肝脏，长期可引起肝细胞变性、坏死，细胞外基质增生或分泌过多，导致肝纤维化发生。最早的中医肝硬化症状分型见于《肝硬化临床诊断、中医辨证和疗效评定标准（试行方案）》，将肝硬化分为血瘀证、湿热内蕴证、肝肾阴虚证、脾肾阳虚证、肝气郁结证、脾虚湿盛证六个证型。肝炎病毒在中医属“疫毒”范畴，机体因外感疫毒，病位在肝，正邪长期交争，日久正虚毒盛，气血阴阳逆乱，以致形成癥积、臌胀。《黄帝内经》谓：“邪气盛则实，精气夺则虚。”瘀、积、损、虚、水合参，共同构成本病虚实错杂、本虚标实，在整个疾病过程中，本虚与标实相兼在疾病的动态变化中此起彼伏，反映疾病不同阶段的证候特点。李普则认为本病病位在肝，涉及脾肾，属本虚标实、虚实错杂之病证，气、血、水搏结为标，肝脾肾亏虚为本，“气虚血瘀、脾土衰败”是其基本病机。彭胜权认为痰、湿、瘀、毒蕴结于脏腑，是本病病情缠绵难愈的重要原因，痰湿内蕴、气滞血瘀、“疫毒”稽留是肝硬化失代偿期主要的病理因素。

三、鉴别

在诊断肝硬化时，可结合患者的病史、症状、体征，以及 B 超、CT 等一系列实验室、影像学检查和病理学检查进行综合评估。肝硬化腹水初期进展较快，可能伴有腹部胀痛和触诊压痛，需与结核性腹膜炎鉴别。肝硬化患者可能出现消化道出血的症状，这需要与消化性溃疡、出血性胃炎等疾病进行鉴别。肝硬化可能导致肝脾肿大，但这需要与血液病、代谢性疾病等引起的肝脾肿大进行鉴别。

四、治疗方法

（一）中医治疗

中医主张辨证论治和整体观念，祖国医药以“辨证论治”“整体思想”的基础理论为指导，奉行“证同则治同，证异则治异”的原则，因证施治，注重调动机体自身的抗病能力，对肝硬化的治疗疗效确切，无明显副反应，对肝硬化并发症的治疗也显示出了特别的优势，明显地改善了患者的症状。中医学认为慢性肝炎肝纤维化病因主要是湿热疫毒入侵和正气不足，病机关键为肝郁脾虚及血瘀兼湿热，在肝纤维化的不同阶段，病机重点有所侧重。辨证论治以疏肝解郁、益气健脾、活血化瘀、软坚散结、清热利湿等治法为主。中医对肝纤维化的研究已经进入较成熟的阶段，许多学者对中药做了大量的研究和开发，并取得了一些实质性进展。中药黄芪、丹参、苦参、莪术、桃仁等抗纤维化的疗效从现代药理学已得到证实，许多对抑制肝纤维化卓有成效的中药复方被陆续研发。南方医科大学中医药学院研制的新方保肝宁，由柴胡、枳壳、白芍、黄芪、丹参、桃仁、鳖甲、黄芩、白背叶根等组成。临床和系列实验研究表明，保肝宁具有较好的抗肝纤维化作用，其主要作用机制是通过抑制核转录因子-κB（NF-κB）的表达，从而减少炎症的发生，抑制肝星状细胞的增殖和促进其凋亡，达到抗肝纤维化的目的。上海中医药大学肝病研究所研制的扶正化瘀方，由丹参、虫草菌丝、五味子、绞股蓝、松花粉、桃仁 6 味中药组成，具有活血祛瘀、益精养肝的功效。扶正化瘀方抗纤维化的机制主要有抑制肝星状细胞活化，保护肝细胞损伤，减轻肝窦毛细血管化。

（二）西医治疗

肝硬化病因为肝炎病毒，病机为进行性肝纤维化，抗病毒是治疗慢性病毒性肝炎及此类肝硬化的必要措施，且多项临床试验表明，肝硬化早期正确使用抗病毒治疗，不仅可以改善肝功能和临床症状，而且有望逆转肝硬化进程，有的肝硬化晚期患者使用抗病毒治疗后仍可使病情稳定，延长生存期，提高患者生存质量。陈志勇通过对比乙型肝炎肝硬化患者分别采用苦参素甘利欣与利尿药物联合治疗和加服阿德福韦酯治疗的效果，发现阿德福韦酯对乙型肝炎肝硬化具有良好的治疗效果，可改善患者病情，值得临床推广。张笛等分析采用拉米夫定和阿德福韦酯初始联合或优化治疗失代偿期乙型肝炎肝硬化患者 48 周后的临床疗效及安全性，发现对于失代偿期乙型肝炎肝硬化患者，应用拉米夫定和阿德福韦酯初始联合治疗效果好于优化治疗。马丽娜等发现早期慢性乙型肝炎肝硬化失代偿期患者应用 NA 后可以逆转为代偿期，NA+IFN 联合治疗可以改善预后，减少耐药。

（三）中西医结合治疗

中西医结合抗病毒，可以相互取长补短，既结合了西药抗病毒之高效快速和中药扶正祛毒、整体调理的优势，又通过不同作用靶点和机制药物联合应用，有效规避了耐药性的产生和单纯用西药治疗副作用大的缺点，为抗病毒治疗开拓了新的方向。近年来，中西医结合治疗病毒性肝硬化已有很多报道和成功经验，肝硬化的形成是一个复杂且不可逆的过程，很难通过药物恢复正常，越来越受到人们的重视，对肝硬化患者，中药结合一些抗病毒或利尿的西药，效果往往比较理想。恩替卡韦联合柔肝散结汤有疏肝健脾、活血化瘀、软肝散结、柔肝止痛之功效。宋春霞等的研究说明恩替卡韦联合柔肝散结汤治疗慢性乙型肝炎肝硬化能协同改善肝功能及预后。吴相东等的研究表明拉米夫定和化纤汤合用患者的临床症状改善明显，而且抗肝纤维化的作用也大大提升。张八和的研究结果显示利尿剂联合中药复方治疗肝硬化腹水患者，疗效肯定，腹水消退快，安全性好，是一种较好的治疗选择。刘海玲等实验表明中药灌肠联合抗生素治疗肝硬化自发性细菌性腹膜炎，比单用抗生素治疗有较好的效果。

五、中药治疗

（一）复方治疗

1. 大黄䗪虫丸

《金匮要略·血痹虚劳病脉证并治第六》记载了大黄䗪虫丸治疗主症为“羸瘦腹满，不能饮食……内有干血，肌肤甲错，两目黯黑”及相关的病因，强调辨证论治。梁小立研究发现大黄䗪虫丸改善了肝纤维化的实验室指标，抑制了肝纤维化，阻止了肝硬化的进一步发展。

2. 下瘀血汤

《金匮要略》：“病者如热状，烦满，口干燥而渴，其脉反无热，此为阴伏，是瘀血也，当下之，宜下瘀血汤。”下瘀血汤由地鳖虫、桃仁、大黄组成。董昌将等根据肝硬化的中医证型、患者的症状及体征和实验室相关指标进行加味，结果表明下瘀血汤在肝硬化早中期阶段有明显的治疗效果。

3. 鳖甲煎丸

《金匮要略·疟病脉证并治第四》点明了鳖甲煎丸主治疟母。鳖甲煎丸由鳖甲（炙）、乌扇（烧）、黄芩、柴胡、鼠妇（熬）、干姜、大黄、芍药、桂枝、葶苈（熬）、石韦（去毛）、厚朴、牡丹（去心）、瞿麦、紫葳、半夏、人参、地鳖虫（熬）、阿胶（炙）、蜂窠（炙）、蜣螂（熬）、桃仁组成。陈治平研究结果表明，鳖甲煎丸治疗肝炎肝硬化有明显的效果，并能够有效抑制肝纤维化的发展。

4. 桂枝茯苓丸

《金匮要略·妇人妊娠病脉证并治第二十》记载桂枝茯苓丸主治瘀阻胞宫证，主要包括妇人因本身素有“癥病”，而导致妊娠期间漏下不止；妊娠期间腹痛拒按，胎动不安，妇人产后恶露不尽，腹痛拒按；经水按期不至或经行不畅而腹痛等。赵玉瑶等研究结果表明，桂枝茯苓丸对于肝硬化的治疗颇有见效。

5. 补阳还五汤

补阳还五汤出自清代王清任《医林改错》一书，由黄芪、当归尾、赤芍、地龙、川芎、桃仁、红花组成。孙阳对纳入标准的30例肝硬化患者进行治疗，说明补阳还五汤在肝硬化治疗中能够改善患者的肝功能，并显示出良好的治疗效果。

（二）中成药治疗

1. 扶正化瘀胶囊（片）

扶正化瘀胶囊（片）由丹参、虫草菌粉、桃仁、绞股蓝、松花粉和五味子组成。该药具有活血化瘀、滋补肝肾的效果，扶正化瘀胶囊（片）与治疗慢性HBV感染的抗病毒药物、普通干扰素及其他西药联用，能够有效降低HBV活性，抑制慢性乙型肝炎的病毒复制，改善肝纤维化，遏制病情向肝硬化发展。

2. 复方鳖甲软肝片

复方鳖甲软肝片由鳖甲、赤芍、三七、当归、黄芪、冬虫夏草等组成。李佑桥等研究发现复方鳖甲软肝片可有效缓解肝硬化症状，表现为肝硬化体征明显好转，甚至消失或减退，其研究表明采取常规治疗及服用抗病毒药物等治疗肝硬化时，可考虑加用复方鳖甲软肝片，从而明显改善患者的肝纤维化，阻止病情进一步发展。

（三）单味药治疗

逐篇检索近 10 年中医治疗肝纤维化的临床文献，补益药的应用频次最高，达 364 次；其次是活血药，达 325 次；再次是利水渗湿药，达 85 次。针对肝硬化的中医证型及相关病因病机，将治疗肝硬化的中药分为活血化瘀类、清热解毒类、扶正祛邪类、健脾祛湿类。张向磊采用数据挖掘分析中医药辨证治疗乙型肝炎后肝硬化的相关文献，分析文献中治疗肝硬化所采用的方剂，得出中医药治疗肝硬化单味中药应用的频次从高到低依次为白术、茯苓、黄芪、丹参、甘草、柴胡、泽泻、当归、猪苓、鳖甲。

1. 活血化瘀类

丹参、当归活血祛瘀，鳖甲软坚散结。丹参中的丹参酮、丹酚酸、丹参单体等成分，有抑制 HSC 的自分泌活化，清除氧自由基，减轻肝血窦阻力，增加肝血流，促进肝细胞分化增殖和损伤肝细胞恢复等作用；而当归中的多糖成分，显示有保护肝脏的作用。含有鳖甲的中药制剂及单味鳖甲能够有效降低 AST、ALT 的水平，提高白蛋白的含量，改善肝功能并能够抑制肝纤维化。

2. 清热解毒类

柴胡和解表里、疏肝解郁，泽泻利水、渗湿、泄热。柴胡通过对 TGF-β1 和 CTGF 表达的影响，从而抑制 HSC 的自分泌活化，达到抗肝纤维化的目的。薛志宏等用泽泻提取物 - 泽泻甲醇来喂养高脂饮食处理后的大鼠。研究发现泽泻甲醇可以通过减少肝脏中的脂质成分，激活抗氧化酶来预防氧化应激，从而改善肝功能，保护肝脏。

3. 扶正祛邪类

黄芪益气补中、固表敛汗、利水消肿。APS 是黄芪水提取物的主要成分，具有多种生物活性，包括抗炎、抗糖尿病、抗病毒、免疫调节及抗肿瘤。

4. 健脾祛湿类

白术、茯苓健脾益气、燥湿利水，甘草益气补中、调和诸药，猪苓健脾利水渗湿。白术多糖具有显著的抗氧化活性，能够减少自由基的产生；甘草主要活性成分为甘草酸，能够清除自由基，刺激抗氧化酶活性，抑制炎症细胞因子的产生，因而白术和甘草具有防止肝损伤，保护肝脏的作用。茯苓已被证实用来治疗肝纤维化及肝硬化，猪苓多糖能够清除自由基，抗氧化，抗辐射，抗肿瘤，增强免疫力，保护肝脏及修复肝组织损伤。因此，在肝硬化的治疗中，采用治疗慢性 HBV 感染的药物联合猪苓，可以从多角度控制病情，提高治疗疗效。

肝硬化作为一种常见疾病，严重威胁着人类健康，由多种病毒性肝炎引起的慢性、广泛性、弥漫性肝脏疾病，近年研究发现西医治疗主要以抗病毒治疗、抗纤维化等对症治疗为主，对于早期症状的缓解较明显，但长期治疗效果欠佳；中医治疗以辨证论治为基础，综合内外阴阳以改善患者整体状况，疗效确切。中医药具有独特的疗效和巨大的开发潜能，应用其治疗肝硬化引起了人们的广泛关注，为肝炎后肝硬化治疗指明了新的方向。

第三节　肝　　癌

肝癌是目前我国第四位常见恶性肿瘤及第二位肿瘤致死病因，严重威胁我国人民的生命和健康。随着人们寿命越来越长，以及环境问题等多种因素，在未来 20 年内，患癌症和因癌症死亡人数还将持续不断增加，且中国为重灾区。肝癌主要分为两种：原发性肝癌和转移性肝癌。

原发性肝癌（primary liver cancer，PLC）是原发于肝脏的恶性肿瘤，由于癌细胞起源不同，将其又分为肝细胞癌、胆管细胞癌、混合型癌等。其中，以肝细胞癌最为多见。

转移性肝癌（metastatic hepatic carcinoma，MHC）是由全身其他部位原发的恶性肿瘤转移至肝脏，并在肝脏形成单个或多个癌灶。

一、临床症状和体征

（一）临床症状

PLC 患者早期多无明显的临床表现，因此，大多数 PLC 患者的确诊常常发生在中晚期。临床表现包括肝区疼痛、厌食、恶心、呕吐、腹部不适、发热、体重减轻、黄疸、伴癌综合征（如低血糖、高血钙、类癌、血卟啉病）等。此外，患者还可能合并肝性脑病、上消化道出血、癌性腹水及肝癌破裂等严重并发症。但临床上，上述表现不仅出现在 PLC 患者，慢性患者合并其他系统疾病时也可出现，如肝硬化患者合并感染可能出现发热，合并胆道系统疾病可能出现黄疸等。除了上述较常见的临床表现外，少数 PLC 患者的首发表现还包括骨折、偏瘫、化脓性肝脓肿等。MHC 患者有不同程度的腹痛、腹胀、纳差、消瘦等表现。与 PLC 患者相比，MHC 患者腹痛、乏力、纳差表现概率略低，但腰背痛和消化道出血概率高。但也有患者无任何临床表现，仅在体检中发现。

（二）体征

MHC 患者中，查体发现阳性体征的约占 40%，其中腹部压痛的比例较高，其次依次为移动性浊音阳性、蜘蛛痣及肝掌、腹部包块、肝大及皮肤巩膜黄染。

PLC 患者中，查体发现阳性体征的占 75%，其中腹部压痛的比例最高，其次为腹部包块、移动性浊音阳性、皮肤巩膜黄染、蜘蛛痣、肝掌及肝大。

二、病因和发病机制

（一）病因

迄今为止，肝癌的致病原因尚待研究，目前认为肝癌是基因和环境因素共同导致的结果。在我国，HBV、HCV 感染，长期酗酒，非酒精性脂肪性肝病，进食黄曲霉毒素 B1 污染的食物，各种肝硬化等与肝癌密切相关，脂肪肝和 2 型糖尿病被认为是肝癌的独立危险因素。另外肝癌可能与多种基因相关的各种细胞信号通路、外泌体、Toll 样受体、自噬、血清甲胎蛋白（α-fetoprotein，AFP）及肥胖等有关。肝癌的发生是由病毒特异性因子、免疫机制、环境因素和个体遗传背景相关的基因共同作用的结果。

（二）发病机制

自从 p53 突变首次被发现以来，伴随着近年来突变领域和分子详细类别的确定，已有重大进展。20 世纪 80 ～ 90 年代，对肝癌发病机制研究的主要进展有发现 p53 突变是导致肝癌的关键驱动基因，黄曲霉毒素 B1（AFB1）与肝癌密切相关；详细解析 HBV 的致癌作用，如插入诱变突变；转基因小鼠模型在肝癌发生、发展的研究中得到广泛应用。在近 10 多年里，新一代测序技术的突破，研究者对肝癌分子发病机制的认识有了显著提高。来自全外显子组和全基因组测序的数据发现肝癌发生过程中涉及的主要通路包括 p53 细胞周期信号通路、WNT/β-catenin、表观遗传修饰、氧化应激信号通路、PI3K/AKT/MTOR 和 RAS/RAF/MAPK 通路。这些通路均为肝癌发生过程中重要的调控通路。这些新数据帮助我们理解了肝癌基因改变和转录改变之间的联系，以及确定肝癌亚组的临床和病例特征。

最近的研究表明，微生物群在肿瘤的发病机制中起着关键作用。微生物群在肿瘤发生发展中的作用，与抗肿瘤免疫应答的关系，以及与包括细胞毒性化疗和免疫疗法的全身治疗反应的关系，近年来已在包括肝癌在内的癌症中得到描述。Schwabe 等强调微生物群在肝癌发生、发展中的作用，并将其作为一个潜在治疗靶点。动物模型作为重要的研究手段，在肝癌发生、发展机制研究中发挥了不可或缺的作用。其中临床前模型是一个了解肝癌的发病机制和测试针对免疫系统和信号通路的新药的有用工具。这些模型能再现人类肝癌并识别对治疗原发性肝癌可能有用的新药。

三、鉴别

（一）实验室检查

目前临床用于诊断 PLC 最多的血清学标志物主要为 AFP。AFP 主要由胎儿卵黄囊和胎肝产生，出生后明显降低。Tatarinov 等发现了 AFP 在 PLC 患者中可升高，后来的研究也证实了 AFP 与 PLC 之间存在关联。尽管其诊断 PLC 的敏感性和特异性并不十分理想，但在众多的 PLC 相关标志物中仍然占有不可替代的地位。此外，除了肿瘤标志物，临床上还通过血常规、凝血常规、肝功能等常规检查进一步评价患者病情。当 PLC 患者存在肝硬化导致的脾功能亢进时，可出现红细胞、白细胞，特别是血小板的降低。当 PLC 患者出现肝脏合成、代谢、储备功能降低时，可出现凝血时间延长及胆碱酯酶合成减少等肝功能指标异常。当 PLC 患者肝细胞大量死亡时可出现转氨酶升高。

（二）影像学检查

1. 超声学检查

肝癌的二维超声典型表现为声晕征、马赛克征和横向声影，但临床上大部分肝癌患者的超声影像学表现并不典型。而彩色多普勒超声联合三维超声和超声造影在临床上被广泛应用于肝癌的诊断，对于肝癌的诊断敏感性更高，有 93.5% ～ 97% PLC 患者的超声造影表现为血流回声增强，但对于小的占位性病变的敏感性则较小。对于须行肝组织活检的患者，可先通过超声造影明确占位的大小，确定取材位置，避开坏死区域，从而提高肝癌活检的准确性和阳性率。

2. 肝脏 CT

肝脏动态 CT 增强检查常被用于肝癌的诊断，动脉期明显强化，静脉期迅速减弱。动脉期主要用于发现富血供肝癌，静脉期和平衡期主要用于鉴别诊断。动态 CT 增强还可通过对同一层面的连续图片的分析了解肝功能，检测肿瘤血管生成情况及评价抗肝癌血管生成药物

（如索拉菲尼）的疗效。

3. 肝脏 MRI

与肝脏 CT 检查相同，肝脏 MRI 用于诊断肝癌的主要方法也是肝脏 MRI 增强检查。有研究显示，二者对于肝癌诊断的敏感性并无明显差别。根据肝癌的病理特征不同，其在 T1 加权像上可表现为高信号、低信号、混杂信号等，多为低信号；T2 加权像上表现多为高信号，但也可表现为低信号或等信号，因此对于 T1、T2 加权像接近的肝癌患者，仍须行 MRI 增强检查进一步确诊。肝癌在增强 MRI 的动脉期表现为不均匀强化，门静脉期表现为信号强度明显减低。

（三）病理学检查

病理学检查是诊断肝癌的金标准。肝癌在显微镜下主要表现为细胞排列紊乱、细胞大小不一、核仁明显、染色质浓缩等。根据其分化程度的高低分为低分化、中分化和高分化型。分化程度越高，其病理学表现越接近正常肝细胞。此外，对于肝癌的病理学诊断还可通过免疫组化方法检测细胞特异性标志物以明确癌细胞来源。

四、治疗方法

（一）中医外治法

肝癌中医外治法是运用药物、物理方法、手术或者使用一定的器械等，直接作用于体表某部位或病变部位而达到治疗目的的一种方法。正如《医学源流论》言“使药性从皮肤入腠理，通经贯络，较之服药尤有力，此致妙之法也”。

1. 针灸

以中晚期肝癌患者为研究对象，在西医对症治疗和中药辨证用药的基础上加用切脉针灸疗法，以百会、四神聪、中脘、气海、天枢、期门等为主穴，以内关、肝俞、支沟、公孙、痞根等为配穴，以人迎、寸口、冲阳、太溪为 4 个切脉部位，患者生存率提高，临床证候积分、稳定瘤体、体力状况等均得到改善。

2. 穴位贴敷

中药穴位贴敷是常用中医外治法之一，通过适当的药物贴敷于合适的穴位，发挥镇痛、止呕、消胀等作用。中医药外敷治疗癌痛常用的药物，如冰片、乳香、没药、细辛、全蝎、蟾酥、延胡索、制川乌、大黄等，多辛、温，归肝、脾、心经，具有活血、通窍、解毒、止痛等功效，符合疼痛“通则不痛”的中医病机认识。研究发现，肝癌癌痛患者以常规曲马多止痛、体针治疗止痛为对照，癌痛处外敷中药（半枝莲、半边莲、山慈菇、七叶一枝花、生大黄等）治疗，疼痛评分降低、生活质量评分升高，疼痛有效缓解，生活质量明显改善。

（二）西医治疗

1. 外科手术治疗

肝癌的外科手术治疗方法包括局部切除和肝移植术。局部切除术又可分为根治性切除和姑息性切除。根治性手术是目前根治肝癌的最理想方法，适用于肿瘤为单发且体积小，或体积大但边界清楚且受累肝组织面积小于 30%，以及 3 个以内的肿瘤局限于肝脏的一叶。有研究显示，经根治性手术后，肝癌患者的 5 年生存率可达 80%。但该方法也要求医生准确掌握切除的范围，既不能过小以致肿瘤细胞残留，也不能过大以致肝功能衰竭，因此，对于符合手术指征的肝癌患者，术前须充分评估以确定最佳手术方案，从而降低术后复发率和减少并发症的发生。对于部分无法行根治性切除术的肝癌患者，可通过姑息性手术切除肝癌组织。肝移植术能彻底清除尚未发生肝外转移的肝癌患者体内的癌细胞，并能彻底治愈肝癌，但肝源有限及免疫排斥等原因，限制了其在临床上的应用。

2. 肝动脉化疗栓塞治疗

肝动脉化疗栓塞术主要通过含化疗药物的碘化油栓塞剂阻断供应肿瘤的血液供应，同时释放化疗药物，破坏肿瘤细胞。目前，对于因主观或客观原因而无法行外科手术的肝癌患者，该方法首选，其治疗意义在于控制肿瘤的生长，延缓病情进展及延长生存期。肝动脉化疗栓塞术还能与其他治疗方法（包括外科手术、局部消融、系统化疗等）联合，可用于缩小肿瘤体积，争取手术机会。

3. 局部消融治疗

局部消融治疗也是肝癌非手术治疗方法的一种，主要通过物理或化学手段破坏肿瘤细胞。根据消融方式不同分为射频消融术、微波消融术和无水乙醇注射法。射频消融术因其操作简单、安全、有效等优点，是应用最普遍的局部消融方法。有研究显示，对于极早期的肝癌患者，接受射频消融术和接受局部切除术肝癌患者的生存率无明显差别，且有手术时间短、流血少、住院时间短等优点。

4. 全身疗法

肝癌的全身化疗主要是以奥沙利铂为代表的系列治疗方案，其中，FOLFOX 方案是目前公认的化疗方案。该疗法主要用于肝癌晚期且无禁忌证的患者，但由于其毒副作用，限制了其在临床上的应用。近年来，用于治疗肝癌的分子靶向药物逐渐被人们重视。

5. 局部放疗

该方法在临床上应用较少，主要由于其肝脏损伤等副作用。近些年来，随着放疗技术的不断发展，出现了如三维适形放疗等一系列精准放疗技术，显著降低了治疗过程中并发症的发生，但仍须进一步研究和完善。

（三）中西医结合治疗

西医借助现代化的科学技术成果，通过科学与系统的研究方法对肿瘤组织进行观察，诊断清楚，治疗明确，是目前肝癌患者首选的治疗方法。但是，疗效伴随毒副反应，适应证伴随禁忌证，单纯的西医治疗常常收效甚微，因此，将现代医学与传统医学相结合，是达到增效减毒目标的必然选择。

1. 中医药与外科手术相结合

针对肝癌患者的外科治疗包括肝切除术与肝移植术，是目前临床上广泛应用的肝癌根治性治疗手段。《原发性肝癌诊疗规范（2019 年版）》表明，肝切除术适用于 Child-Pugh A 或 B 级、单个肿瘤直径＜ 5 cm 或肿瘤数为 2 ～ 3 个且最大直径≤ 5 cm、无脉管侵犯和远处转移的患者；肝移植术适用于合并肝硬化、不能用手术切除的小肝癌患者，两者互为补充。

2. 中医药与局部消融相结合

近年来，利用影像技术指导，采用物理方法直接使局部的肿瘤组织发生坏死的治疗手段在临床上日益得到重视。目前临床上应用较多的是射频消融、微波消融、高功率超声聚焦消融及无水乙醇注射治疗、冷冻治疗等。Cucchetti 等研究发现，针对早期的较深部位的肝癌及 2～3 个直径不超过 3 cm 的中央型肝癌，RFA 的疗效优于外科手术，但发热、乏力、对相邻器官组织的热辐射损伤、腹腔内的出血感染、胆管的损伤等不良反应，局限了消融术在临床上的应用范围，因此消融术前后寻求有效的中医辨证治疗可以减少并发症的发生，提高患者生存质量。

五、中药治疗

我国具有悠久的中医药应用历史和丰富的中药资源，具备完整的中医医学系统（包括中药、针灸、推拿等）。多年来，中药复方抗肿瘤的研究取得了一系列的实验进展，同时开展了很多治疗原发性肝癌的临床研究。

（一）注射液

中药注射液是指在中医理论指导下，采用现代科学技术与方法，从中药、天然药物的单方或复方中提取有效物质制成的可供注入人体的灭菌制剂，包括肌肉、穴位、皮内、皮下、静脉注射及其他组织或器官注射用的灭菌制剂，以及供临床前配制溶液的无菌粉末或浓缩液。其中，中药复方注射液是在中医辨证理论及中药配伍规律指导下，以两味及以上的中药为处方制成，具有缩小肿瘤，改善症状、提高生存质量和免疫功能等作用，对于治疗恶性肿瘤的临床疗效已经获得了初步认可，现代研究证实中药注射液在多种途径发挥抗肿瘤作用，常用于治疗肝癌的中药复方注射液有艾迪、华蟾素、康艾注射液等。

（二）口服药

常见的中药制剂如槐耳颗粒，肝复乐，金龙胶囊，鸦胆子油，莪术、斑蝥、薏苡仁提取物制剂等，均具有直接抗肿瘤作用，但各具特点。实验和临床研究还证实，中药单体及中成药还可提高机体抗病能力，增强机体对化疗的耐受性，抑制病灶发展、恶化，调动人体的自愈力等。这些作用虽非直接针对肝癌本身，但却通过这些综合效能改善患者预后，提高整体疗效，可视为中药的间接治疗作用。

中医药的广泛介入和参与丰富了肝癌的临床治疗学内容，随着中医方法学研究的不断深入，古老的中医智慧必将进一步融入肝癌的防治之中，使调治结合、攻补兼施、刚柔相济、病证同顾、堵疏并用等新的治疗理念得以实现，从而提高临床疗效，提高患者生存质量，使我国在这一领域领先世界成为可能。

参考文献

曹海芳，路青华，赵鹏飞，等，2014. 小柴胡汤灌肠治疗急性甲型肝炎临床观察 [J]. 青海医药杂志，44（9）：56-57.

陈国中，徐珊，张永生，等，2011. 肝纤维化中医病机与治疗的探讨 [J]. 浙江中医杂志，46（6）：395-396.

陈建杰，王灵台，任进余，等，2001. 补肾冲剂治疗慢性丙型肝炎的临床研究 [J]. 中国中西医结合消化杂志，9（6）：334-335.

陈建杰，王灵台，任进余，等，2001. 清肝冲剂对慢性丙型肝炎的作用研究 [J]. 中西医结合肝病杂志，11（4）：195-197.

陈来印，郭庭煜，刘书兰，等，2021. 戊型肝炎抗病毒治疗研究进展 [J]. 传染病信息，34（6）：565-568.

陈磊，吕志平，2010. 2000—2009 年国内肝炎后肝硬化中西医结合临床研究的计量分析 [J]. 现代中西医结合杂志，19（30）：3227-3229.

陈立华，1994. 丙型肝炎的特点及中医治法 [J]. 中医杂志，35（10）：621-622.

陈小英，许国章，2014. 甲型和戊型病毒性肝炎的流行病学研究进展 [J]. 浙江预防医学，26（9）：909-911，914.

陈志勇，2015. 阿德福韦酯治疗 88 例乙型肝炎肝硬化疗效观察 [J]. 临床合理用药杂志，8（2）：86.
陈治平，2007. 鳖甲煎丸治疗肝炎肝硬化 24 例 [J]. 中西医结合肝病杂志，17（4）：242-243.
丛青洲，2019. 门冬氨酸钾镁与丁二磺酸腺苷蛋氨酸对胆汁淤积性病毒性肝炎的临床应用探讨 [J]. 世界最新医学信息文摘（连续型电子期刊），19（41）：128-129.
崔剑巍，张菁，成伟忠，等，2018. 中药复方“肝复康” 对慢性乙型肝炎患者 HBsAg 水平观察 [J]. 中华中医药杂志，33（2）：545-549.
董昌将，陈向荣，2001. 加味下瘀血汤治疗早中期肝硬化 120 例 [J]. 浙江中医杂志，36（8）：339.
段少琼，杜娜，周天彤，等，2020. 化肝解毒汤联合复方甘草酸苷治疗慢性乙型病毒性肝炎疗效观察 [J]. 现代中西医结合杂志，29（27）：3021-3024.
范天斌，李勇华，2010. 乙型肝炎“疫湿 - 体质 - 免疫” 病因病机论 [J]. 中国中医急症，19（7）：1153-1155.
方俊，刘伯齐，张庆镐，等，2003. 吸烟与肝癌关系的病例对照研究 [J]. 延边大学医学学报，26（2）：106-107.
冯崇廉，2007. 彭胜权教授治疗肝炎后肝硬化经验 [J]. 光明中医，22（11）：41-42.
管佳畅，张志威，孟宗德，等，2015. 慢性丙型肝炎的中医药研究进展 [J]. 环球中医药，8（12）：1532-1535.
贺松其，张绪富，蔡红兵，2005. 吕志平教授辨治慢性肝炎肝纤维化经验介绍 [J]. 新中医，37（3）：16-17.
侯斐，齐海宇，阴赪宏，2017. 慢性丙型肝炎的药物治疗进展 [J]. 中国医刊，52（4）：1-3，115.
姜宏伟，2007. 单味鳖甲治疗肝炎肝硬化 30 例 [J]. 临床医学，27（6）：93-94.
李杰，庄辉，2012. 病毒性肝炎流行病学进展 [J]. 肝脏，17（1）：2-5.
李启龙，杨良，杜凤梅，等，2004. 复方木鸡颗粒治疗肝炎 AFP 低持阳性临床体会 [J]. 黑龙江医药科学，27（4）：39.
李素领，2009. 李普治疗乙肝肝硬化腹水验案举隅 [J]. 四川中医，27（4）：3-4.
李秀惠，杨华升，李丰衣，等，2017. 病毒性肝炎中医辨证标准 [J]. 临床肝胆病杂志，33（10）：1839-1846.
李佑桥，张亚琳，2011. 复方鳖甲软肝片联合恩替卡韦治疗乙肝后肝硬化疗效观察 [J]. 实用中医药杂志，27（7）：456-457.
梁小立，2009. 大黄䗪虫丸治疗病毒性肝炎肝硬化临床观察 [J]. 中外医疗，28（11）：129-130.
林树明，麦适丰，陈益，1998. 甲型肝炎的临床表现和实验室诊断观察 [J]. 广东卫生防疫，24（2）：19-20.
刘海玲，李娟，苏海生，等，2009. 中药灌肠联合抗生素治疗肝硬化自发性细菌性腹膜炎 40 例 [J]. 现代中医药，29（4）：12-14.
刘洪超，杨小龙，王淑英，2011. 猪苓药理作用研究进展 [J]. 河南科技大学学报（医学版）（2）：159-160.
刘慧颖，2020. 丁二磺酸腺苷蛋氨酸治疗淤胆型病毒性肝炎的效果和对肝功能的影响分析 [J]. 中国现代药物应用，14（21）：165-167.
刘绍能，陶夏平，王融冰，等，2007. 慢性乙型肝炎中医病因病机演变规律研究 [J]. 中国中医药信息杂志，14（12）：14-16.
刘永久，杨良，2001. 复方木鸡颗粒治疗肝炎 AFP 低持阳者疗效分析 [J]. 中成药，23（4）：302-303.
刘玉梅，刘学恩，庄辉，2021. 丁型肝炎抗病毒新药研究进展 [J]. 中国病毒病杂志，11（6）：414-419.
刘泽银，张海波，罗英，等，2018. 俞云切脉针灸治疗中晚期肝癌的疗效观察 [J]. 广州中医药大学学报，35（1）：66-69.
卢锋，刘倩楠，王寿明，等，2020. 戊型肝炎临床特征研究 [J]. 肝脏，25（7）：762-764.
罗璧玉，2017. 针灸疏肝健脾法治疗慢性乙型病毒性肝炎 34 例 [J]. 中医外治杂志，26（2）：15.
吕志平，贺松其，张绪富，等，2005. 保肝宁抗肝纤维化的治疗作用探析 [J]. 上海中医药杂志，39（5）：6-8.
马丽娜，何智敏，金怡，等，2015. 核苷（酸）类似物联合干扰素治疗早期慢性乙型肝炎肝硬化失代偿期患者的临床观察 [J]. 北京医学，37（1）：1-4.
申弘，聂红明，陈逸云，等，2015. 慢性乙型肝炎的中医药治疗 [J]. 长春中医药大学学报，31（4）：873-876.
沈映君，陈长勋，2008. 中药药理学 [M]. 上海：上海科学技术出版社 .
宋春霞，张伯鹏，阎志欣，等，2010. 恩替卡韦联合柔肝散结汤治疗慢性乙型病毒性肝炎肝硬化疗效观察 [J]. 河北中医，32（8）：1171-1173.
宋洁玉，王松梅，汪萱怡，2021. 我国甲型肝炎疫苗的研制及应用历程 [J]. 国际流行病学传染病学杂志，48（4）：334-338.
宋晓宇，张莉芳，2020. 阎艳丽教授中医辨治慢性乙型病毒性肝炎经验要点研究 [J]. 河北中医药学报，35（4）：58-60.
孙家典，2012. 复方木鸡颗粒联合天晴甘美治疗慢性乙型病毒性肝炎临床分析 [J]. 亚太传统医药，8（7）：103-104.
孙阳，2004. 补阳还五汤治疗肝硬化 30 例 [J]. 中国民间疗法，12（8）：47-48.
王常松，2009. 基于文献研究的乙型肝炎病因病机及证治规律探析 [J]. 河南中医学院学报，24（3）：100-102.
王金霞，李雯，张云智，2018. 戊型肝炎病原学及流行病学研究进展 [J]. 中国热带医学，18（3）：277-281.
王麟，庄辉，2021. 丁型肝炎流行病学进展 [J]. 中国病毒病杂志，11（6）：420-426.
王艳秋，屠玉洁，桂丽，等，2014. 中西医结合治疗急性淤胆型病毒性肝炎的临床观察 [J]. 中医临床研究，6（5）：22-23.
吴谙诏，吕小丹，袁成民，2007. 淤胆型病毒性肝炎的辨证分型治疗 [J]. 辽宁中医药大学学报，9（2）：90-91.
吴相东，杨秋丽，王静波，2009. 拉米夫定联合化纤汤治疗肝硬化 42 例临床观察 [J]. 吉林医学，30（21）：2659-2660.
谢燕华，于泳，陈捷，2011. 柴胡对肝硬化大鼠 α- 肌动蛋白及转化生长因子 β1 表达的影响 [J]. 陕西中医，32（10）：1423-1424.
徐锘，吴晓俊，2021. 黄芪皂苷对神经系统疾病的药理作用研究进展 [J]. 中国中药杂志，46（18）：4674-4682.
许世伟，丰雪琴，裴定邦，等，2013. 浅谈慢性乙型肝炎的中医认识 [J]. 中医临床研究，5（23）：119-120.

杨大国，王林杰，宋为云，等，1994. 重用赤芍治疗慢性肝炎纤维化前后肝穿组织学的比较 [J]. 中国中西医结合杂志，14（4）：207-209.
姚红梅，姜锦林，2018. 慢性乙型肝炎的中医药治疗近况 [J]. 世界最新医学信息文摘，18（58）：54-55，57.
叶颖江，申占龙，王杉，2014. 转移性肝癌的治疗理念和策略 [J/OL]. 中华普外科手术学杂志（电子版），8（1）：26-29.
余丰，梁飞立，邓梅花，等，2013. 肝内胆汁淤积性肝病的中西医论治 [J]. 现代中西医结合杂志，22（9）：1019-1022.
余模安，2019. 前列地尔联合腺苷蛋氨酸治疗病毒性肝炎高胆红素血症的临床疗效及安全性 [J]. 医学理论与实践，32（3）：367-368.
张八和，2008. 利尿剂联合复方中药治疗肝硬化腹水 30 例疗效观察 [J]. 中国现代医生，46（4）：5-6，66.
张迪，赵光斌，李良平，等，2015. 拉米夫定和阿德福韦酯初始联合与优化治疗失代偿期乙型肝炎肝硬化疗效观察 [J]. 实用肝脏病杂志，18（1）：51-54.
张莎莎，吕文良，张旭，等，2012. 单味药治疗肝纤维化研究进展 [J]. 辽宁中医药大学学报，14（7）：77-79.
张向磊，卢立伟，刘阳，等，2016. 基于中医传承辅助平台的中医药治疗乙肝肝硬化用药规律分析 [J]. 世界中医药，11（10）：2160-2163.
张小霞，吴巧凤，董旭旦，等，2016. 猪苓多糖的提取工艺优化及抗氧化活性研究 [J]. 中华中医药学刊，34（8）：2025-2028.
张育轩，危北海整理 . 1994. 肝硬化临床诊断、中医辨证和疗效评定标准（试行方案）[J]. 中国中西医结合杂志，14（4）：237-238.
赵玉瑶，侯留法，高天旭，1998. 经方桂枝茯苓丸治疗肝硬化 32 例 [J]. 中国中西医结合脾胃杂志，6（3）：190.
赵长青，徐列明，2014. 扶正化瘀胶囊 / 片治疗肝纤维化和肝硬化的临床研究进展 [J]. 世界中医药，9（5）：561-567.
郑荣寿，张思维，吴良有，等，2012. 中国肿瘤登记地区 2008 年恶性肿瘤发病和死亡分析 [J]. 中国肿瘤，21（1）：1-12.
中华医学会传染病与寄生虫病学分会，肝病学分会，2000. 病毒性肝炎防治方案 [J]. 中华肝脏病杂志，8（6）：324-329.
周增武，周高学，陈斌，2002. 中药治疗甲型肝炎 97 例 [J]. 陕西中医，23（4）：321.
周智勇，郭亚兵，侯金林，2002. 拉米夫定联合药物疗法治疗乙型肝炎病毒感染的进展 [J]. 中国抗感染化疗杂志，2（4）：252-255.
庄辉，2010. 病毒性肝炎流行病学研究进展 [J]. 中国继续医学教育，2（3）：1-5，82.
Ali A，Abdel-Hafiz H，Suhail M，et al，2014. Hepatitis B virus，HBx mutants and their role in hepatocellular carcinoma[J]. World J Gastroenterol，20（30）：10238-10248.
Bai G P，Yan G H，Wang G J，et al，2016. Anti-hepatic fibrosis effects of a novel turtle shell decoction by inhibiting hepatic stellate cell proliferation and blocking TGF-β 1/Smad signaling pathway in rats[J]. Oncology Reports，36（5）：2902-2910.
Bazinet M，Pântea V，Cebotarescu V，et al，2017. Safety and efficacy of REP 2139 and pegylated interferon Alfa-2a for treatment-naive patients with chronic hepatitis B virus and hepatitis D virus co-infection（REP 301 and REP 301-LTF）：a non-randomised，open-label，phase 2 trial[J]. The Lancet Gastroenterology & Hepatology，2（12）：877-889.
Bazinet M，Pantea V，Cebotarescu V，et al，2018. FRI-326 Establishment of persistent functional remission of HBV and HDV infection following REP 2139 and pegylated interferon alpha 2a therapy in patients with chronic HBV/HDV co-infection：18 month follow-up results from the REP 301-LTF study[J]. Journal of Hepatology，68：S509.
Bertino G，Ardiri A，Proiti M，et al，2016. Chronic hepatitis C：This and the New Era of treatment[J]. World Journal of Hepatology，8（2）：92-106.
Bisht D，Kumar D，Kumar D，et al，2021. Phytochemistry and pharmacological activity of the genus *Artemisia*[J]. Archives of Pharmacal Research，44（5）：439-474.
Britton R S，Brown K E，1995. Genetic hemochromatosis and Wilson's disease：role for oxidant stress?[J]. Hepatology，21（4）：1195-1197.
Cai H，Li H X，Li J M，et al，2016. Sonic hedgehog signaling pathway mediates development of hepatocellular carcinoma[J]. Tumour Biology，37：16199-16205.
Camaschella C，2013. Treating iron overload[J]. The New England Journal of Medicine，368（24）：2325-2327.
Chen Y，Wang X L，Wang J H，et al，2012. Excess body weight and the risk of primary liver cancer：an updated meta-analysis of prospective studies[J]. Eur J Cancer，48（14）：2137-2145.
Cheung K F，Ye D W，Yang Z F，et al，2009. Therapeutic efficacy of Traditional Chinese Medicine 319 recipe on hepatic fibrosis induced by carbon tetrachloride in rats[J]. Journal of Ethnopharmacology，124（1）：142-150.
Debing Y，Emerson S U，Wang Y J，et al，2014. Ribavirin inhibits *in vitro* hepatitis E virus replication through depletion of cellular GTP pools and is moderately synergistic with alpha interferon[J]. Antimicrobial Agents and Chemotherapy，58（1）：267-273.
Deutsch M，Emmanuel T，Koskinas J，2013. Autoimmune hepatitis or Wilson's disease，a clinical dilemma[J]. Hepatitis Monthly，13（5）：e7872.
Dun C P，Liu J Q，Qiu F C，et al，2016. Effects of *Astragalus* polysaccharides on memory impairment in a diabetic rat model[J]. Neuropsychiatric Disease and Treatment，12：1617-1621.
GBD 2013 Mortality and Causes of Death Collaborators，2015. Global，regional，and national age-sex specific all-cause and cause-specific mortality for 240 causes of death，1990-2013：a systematic analysis for the Global Burden of Disease Study 2013[J]. Lancet，385

（9963）：117-171.

Greenhill C，2014. Liver cancer：Different effects of the Notch receptors in liver cancer revealed[J]. Nature Reviews Gastroenterology & Hepatology，11（12）：703.

Han B，Gao Y，Wang Y L，et al，2016. Protective effect of a polysaccharide from Rhizoma Atractylodis Macrocephalae on acute liver injury in mice[J]. International Journal of Biological Macromolecules，87：85-91.

He A S，Wang W，Xia Y，et al，2021. A network pharmacology approach to explore the mechanisms of *Artemisiae scopariae* herba for the treatment of chronic hepatitis B[J]. Evidence-Based Complementary and Alternative Medicine，2021：6614039.

Heimbach J K，Kulik L M，Finn R S，et al，2018. AASLD guidelines for the treatment of hepatocellular carcinoma[J]. Hepatology，67（1）：358-380.

Hofmann W P，Herrmann E，Sarrazin C，et al，2008. Ribavirin mode of action in chronic hepatitis C：from clinical use back to molecular mechanisms[J]. Liver International，28（10）：1332-1343.

Hong X Z，Tang H Q，Wu L M，et al，2006. Protective effects of the *Alisma orientalis* extract on the experimental nonalcoholic fatty liver disease[J]. The Journal of Pharmacy and Pharmacology，58（10）：1391-1398.

Hua Y L，Xue W X，Zhang M，et al，2014. Metabonomics study on the hepatoprotective effect of polysaccharides from different preparations of *Angelica sinensis*[J]. Journal of Ethnopharmacology，151（3）：1090-1099.

Huo H Z，Wang B，Liang Y K，et al，2011. Hepatoprotective and antioxidant effects of licorice extract against CCl_4-induced oxidative damage in rats[J]. International Journal of Molecular Sciences，12（10）：6529-6543.

Innes H A，Hutchinson S J，Barclay S，et al，2013. Quantifying the fraction of cirrhosis attributable to alcohol among chronic hepatitis C virus patients：implications for treatment cost-effectiveness[J]. Hepatology，57（2）：451-460.

Jiang J B，Wu C H，Gao H，et al，2010. Effects of *Astragalus* polysaccharides on immunologic function of erythrocyte in chickens infected with infectious *Bursa* disease virus[J]. Vaccine，28（34）：5614-5616.

Jin M L，Zhao K，Huang Q S，et al，2014. Structural features and biological activities of the polysaccharides from *Astragalus membranaceus*[J]. International Journal of Biological Macromolecules，64：257-266.

Kahlert C，Kalluri R，2013. Exosomes in tumor microenvironment influence cancer progression and metastasis[J]. Journal of Molecular Medicine，91（4）：431-437.

Koh C，Heller T，Glenn J S，2019. Pathogenesis of and new therapies for hepatitis D[J]. Gastroenterology，156（2）：461-476. e1.

Li L，Zhao G D，Shi Z，et al，2016. The Ras/Raf/MEK/ERK signaling pathway and its role in the occurrence and development of HCC[J]. Oncology Letters，12（5）：3045-3050.

Li Y M，Ma J，Qian X J，et al，2013. Regulation of EMT by Notch signaling pathway in tumor progression[J]. Current Cancer Drug Targets，13（9）：957-962.

Liaw Y F，Kao J H，Piratvisuth T，et al，2012. Erratum to：Asian-Pacific consensus statement on the management of chronic hepatitis B：a 2012 update[J]. Hepatology International，6（4）：809-810.

Lingala S，Ghany M G，2015. Natural history of hepatitis C[J]. Gastroenterology Clinics of North America，44（4）：717-734.

Liu C，Jiang C M，Liu C H，et al，2002. Effect of Fuzhenghuayu decoction on vascular endothelial growth factor secretion in hepatic stellate cells[J]. Hepatobiliary & Pancreatic Diseases International，1（2）：207-210.

Lv G C，Yao J M，Yang Y D，et al，2013. Efficacy of combined therapy in patients with hepatitis B virus-related decompensated cirrhosis[J]. World Journal of Gastroenterology，19（22）：3481-3486.

Miao Z J，Zhang S S，Ou X M，et al，2020. Estimating the global prevalence，disease progression，and clinical outcome of hepatitis delta virus infection[J]. The Journal of Infectious Diseases，221（10）：1677-1687.

Milner D A Jr，2018. Malaria pathogenesis[J]. Cold Spring Harbor Perspectives in Medicine，8（1）：a025569.

Naveau S，Perlemuter G，Balian A，2005. Epidemiology and natural history of cirrhosis[J]. Rev Prat，55（14）：1527-1532.

Ni Z H，Wang B，Dai X F，et al，2014. HCC cells with high levels of Bcl-2 are resistant to ABT-737 *via* activation of the ROS-JNK-autophagy pathway[J]. Free Radical Biology & Medicine，70：194-203.

Noureddin M，Rinella M E，2015. Nonalcoholic Fatty liver disease，diabetes，obesity，and hepatocellular carcinoma[J]. Clinics in Liver Disease，19（2）：361-379.

Okada M，Kim T，Murakami T，2011. Hepatocellular nodules in liver cirrhosis：state of the art CT evaluation（perfusion CT/volume helical shuttle scan/dual-energy CT，etc.）[J]. Abdominal Imaging，36（3）：273-281.

Popov Y，2013. Mouse model of primary biliary cirrhosis with progressive fibrosis：are we there yet?[J]. Hepatology，57（2）：429-431.

Ružić M，Pellicano R，Fabri M，et al，2018. Hepatitis C virus-induced hepatocellular carcinoma：a narrative review[J]. Panminerva Medica，60（4）：185-191.

Satarug S，2012. Long-term exposure to cadmium in food and cigarette smoke，liver effects and hepatocellular carcinoma[J]. Current Drug Metabolism，13（3）：257-271.

Scheel T K H, Rice C M, 2013. Understanding the hepatitis C virus life cycle paves the way for highly effective therapies[J]. Nature Medicine, 19 (7): 837-849.

Schwabe R F, Greten T F, 2020. Gut microbiome in HCC - Mechanisms, diagnosis and therapy[J]. Journal of Hepatology, 72 (2): 230-238.

Selmi C, Bowlus C L, Gershwin M E, et al, 2011. Primary biliary cirrhosis[J]. The Lancet, 377 (9777): 1600-1609.

Son C G, 2018. Compositions for protecting liver, or for preventing or treating liver fibrosis or cirrhosis: US. US20080260870[P]. 2008-10-23.

Sun S Y, Zheng K, Zhao H Y, et al, 2014. Regulatory effect of *Astragalus* polysaccharides on intestinal intraepithelial γ δ T cells of tumor bearing mice[J]. Molecules, 19 (9): 15224-15236.

Taherkhani R, Farshadpour F, 2015. Epidemiology of hepatitis C virus in Iran[J]. World Journal of Gastroenterology, 21 (38): 10790-10810.

Tao Y Y, Liu C H, 2004. Progress of research on mechanism of *Salvia miltiorrhiza* and its chemical ingredients against liver fibrosis[J]. Zhong Xi Yi Jie He Xue Bao, 2 (2): 145-148.

Tatarinov I, 1970. Nekotorye klinicheskie aspekty izucheniia émbriospetsificheskikh belkov pri gepatite, tsirroze i pervichnom rake pecheni [Some clinical aspects of the study of embryo specific proteins in hepatitis, cirrhosis and primary cancer of the liver] [J]. Vestn Akad Med Nauk, 25 (9): 68-73.

Tejero H, Montero F, Nuño J C, 2016. Theories of lethal mutagenesis: from error catastrophe to lethal defection[J]. Current Topics in Microbiology and Immunology, 392: 161-179.

Todt D, Gisa A, Radonic A, et al, 2016. *In vivo* evidence for ribavirin-induced mutagenesis of the hepatitis E virus genome[J]. Gut, 65 (10): 1733-1743.

Torre L A, Bray F, Siegel R L, et al, 2015. Global cancer statistics, 2012[J]. CA Cancer J Clin, 65 (2): 87-108.

Tseng P L, Lu S N, Tung H D, et al, 2005. Determinants of early mortality and benefits of lamivudine therapy in patients with hepatitis B virus-related decompensated liver cirrhosis[J]. Journal of Viral Hepatitis, 12 (4): 386-392.

Vaillant A, 2019. REP 2139: antiviral mechanisms and applications in achieving functional control of HBV and HDV infection[J]. ACS Infectious Diseases, 5 (5): 675-687.

Wei W, Xiao H T, Bao W R, et al, 2016. TLR-4 may mediate signaling pathways of *Astragalus* polysaccharide RAP induced cytokine expression of $RAW_{264.7}$ cells[J]. Journal of Ethnopharmacology, 179: 243-252.

Wu S J, Yang Y H, Tsuneyama K, et al, 2011. Innate immunity and primary biliary cirrhosis: activated invariant natural killer T cells exacerbate murine autoimmune cholangitis and fibrosis[J]. Hepatology, 53 (3): 915-925.

Xiao W, Chen X Y, He M G, 2014. Inhibition of the Jagged/Notch pathway inhibits retinoblastoma cell proliferation *via* suppressing the PI3K/Akt, Src, p38MAPK and Wnt/β-catenin signaling pathways[J]. Molecular Medicine Reports, 10 (1): 453-458.

Xing Z, Lin C R, Yang L Q, 2015. Unraveling the therapeutic potential of the LncRNA-dependent noncanonical Hedgehog pathway in cancer[J]. Molecular & Cellular Oncology, 2 (4): e998900.

Yang B, Xiao B, Sun T Y, 2013. Antitumor and immunomodulatory activity of *Astragalus membranaceus* polysaccharides in H22 tumor-bearing mice[J]. International Journal of Biological Macromolecules, 62: 287-290.

Yu L, Sun L, Jiang Y F, et al, 2012. Interactions between CYP1A1 polymorphisms and cigarette smoking are associated with the risk of hepatocellular carcinoma: evidence from epidemiological studies[J]. Molecular Biology Reports, 39 (6): 6641-6646.

Zhao M, Zhang Z F, Ding Y, et al, 2012. *Astragalus* polysaccharide improves palmitate-induced insulin resistance by inhibiting PTP1B and NF-κB in C2C12 myotubes[J]. Molecules, 17 (6): 7083-7092.

第三章　现代药学研究相关技术方法

引　言

中药复方是一个繁杂的化学成分体系，中药复方多靶点整合调节是其优势，但复杂的中药固有成分、加工过程中复杂的物理化学变化、多途径代谢过程也给中药研究带来了困难。目前，中药科研领域的重点之一是中药复方物质基础的研究，国家已将中药复方物质基础的研究划入了《国家中长期科学和技术发展规划纲要（2006—2020年）》。中药复方物质基础的研究有助于从更深的层面阐释中医药理论的科学内涵，进一步证明中医药理论的科学性。

中药复方物质基础研究以中医药理论为指导思想，更加注重联合多学科共同揭示中药复方的科学内涵。在研究方法上，中药复方物质基础研究通常包括药物成分鉴定、药理学研究、代谢动力学研究及系统生物学研究等多个方面。本章概述了中药研究方法及技术，包括中药指纹图谱、中药血清药物化学、网络药理学及微流控芯片技术等，从多层次、全方位的角度来探讨中药复方的科学内涵。

第一节　中药指纹图谱

中药指纹图谱源于分子生物学中的DNA指纹图谱，是通过多维分析测定手段对中药复杂多源物质体系进行检测，尽可能全面地获得中药的物质基础——化学成分群的特征信息，并用于中药的质量评价、质量控制和新药研究的物质信息表征手段和方法。

一、中药指纹图谱的分类

近年来，随着各种分析仪器的发明与更新，中药指纹图谱技术也得到了急速的发展，大量的中药材、饮片、中药方剂、中成药建立了不同程度的指纹图谱，应用于中药研究的各个方面。目前，根据构建指纹图谱的分析仪器的不同可以将中药指纹图谱分为光谱（紫外、可见、红外光谱）、波谱（质谱、核磁共振谱）、色谱（高效液相色谱、气相色谱、薄层色谱）及各种仪器联用技术，这些都可用于中药指纹图谱的构建与研究。

（一）高效薄层色谱指纹图谱

薄层色谱法（thin layer chromatography，TLC）因其操作简便、快速、经济等特点为常用的测定指纹图谱的方法，但是薄层色谱分离效能低、灵敏度低从而导致图谱重现性和分辨率均较差。高效薄层色谱法（high performance thin layer chromatography，HPTLC）弥补了经典薄层色谱的缺陷，成为现代实验室常用的一项薄层技术手段，也是《中国药典》（2020 年版）最常用的药材鉴别和质量评价的方法之一。基于高效薄层色谱法测定指纹图谱的方法称为高效薄层色谱指纹图谱，因其可以在同一薄层板上同时直观地展示多个样品的色彩丰富的可见光或荧光图像，并可进一步配合色谱扫描或数码处理得到不同层次轮廓图谱和相应的积分数据，尤其适合日常分析检验和现场检验。屈敏红建立了草豆蔻、红豆蔻、高良姜等 15 种中药材的 HPTLC 指纹图谱的共有模式，通过利用各药材特有的指纹图谱特征，可以直观、快速地对草豆蔻等 15 种常用中药材进行鉴别，通过与共有模式进行比较可以评价对不同产地和批次的药材之间的质量差异，为这 15 味中药材的质量标准的制订提供了参考依据。

（二）高效液相色谱指纹图谱

高效液相色谱法（high performance liquid chromatography，HPLC）具有分离效能高、重现性好、灵敏度高等优点，已经成为目前测定中药指纹图谱的最常用的方法。因其可以配备多种检测器及梯度洗脱的特点，可以同一时间测定不同波长、不同极性部位的样品，尤其适合中药材这种化学成分复杂且成分差别细微的样品。李春沁等构建了 24 批泽泻药材的 HPLC 指纹图谱，通过相似度评价、聚类分析、主成分分析和偏最小二乘法判别分析对 24 批泽泻药材指纹图谱进行评价，确定了 16 个共有峰和 7 个差异性标志成分，为泽泻药材的质量评价提供了依据和参考。

（三）气相色谱指纹图谱

气相色谱法（gas chromatography，GC）是以气体为流动相的色谱方法，主要用于分离分析易挥发的物质。气相色谱法具有分离效能高、高灵敏度、高选择性、简单、快速及应用广泛的特点，可以作为含挥发性成分中药材指纹图谱的重要手段。特别是 GC-MS 指纹图谱所用样品量少，已成为许多中药材、中药复方制剂的质量控制手段。于娟利用 GC-MS 联用技术构建了 30 批养殖麝香、24 批天然麝香和 8 批人工麝香的气相色谱指纹图谱，比较了养殖麝香、天然麝香和人工麝香的异同，建立的指纹图谱可为麝香药材的整体质量评价提供依据。

（四）质谱指纹图谱

质谱法（mass spectrometry，MS）是应用多种离子化技术将物质分子转化为气态离子，并按质荷比（*m/z*）大小进行分离并记录信息，从而进行分析的方法。中药各成分分子在质谱仪中可以显示为不同 *m/z* 的离子，因而可以用于鉴别。质谱具有灵敏度高、分析速度快及信息量大等特点，通常一次分析仅需要几微克的样品，因此特别适合分析昂贵的中药材和有效成分含量较少的中药材。程斌等利用超高效液相色谱 - 四极杆 - 飞行时间质谱（ultra performance liquid chromatography-quadrupole-time of flight tandem mass spectrometry，UPLC-Q-TOF-MS）构建了 10 种不同产地规格浙贝母的指纹图谱，双变量相关分析和灰色关联度分析研究浙贝母指纹图谱中共有峰与化痰作用的相关性，筛选出关联性较大的成分作为其化痰作用的主要质量标志物，完善了浙贝母质量控制方法。在检测过程中进样量仅有 2 μl 即可满足且得出较多的共有峰，体现了质谱指纹图谱的优点。

（五）核磁共振指纹图谱

核磁共振波谱法（nuclear magnetic resonance spectroscopy，NMR spectroscopy）是利用原子核对射频辐射的吸收进行结构测定、定性及定量分析的方法。由于核磁共振法对几乎所有的化合物均有响应且具有无偏向性，获得的图谱信息非常丰富，因此基本上代表了中药重要的整体化学组成，可以客观、全面地反映中药所含成分的特征。目前运用最多的是核磁共振氢谱（H^1-NMR），其不仅有高度的重现性和特征性，更主要的是已用于解析和进一步分析研究，中药 H^1-NMR 图谱与药材品种间存在一定的对应关系，可用于中药材的鉴别和质量控制研究。邓书鸿等利用 H^1-NMR 建立阿胶核磁共振指纹图谱方法，对不同来源样品进行检测后采用主成分分析和片段偏最小二乘法对样品进行模式识别研究，建立阿胶判别模型。采用片段偏最小二乘法建立真伪阿胶判别模型，分类能力强，能够实现真伪阿胶的正确判别，为阿胶的质量控制及评价提供借鉴。

（六）红外光谱指纹图谱

红外吸收光谱法（infrared absorption spectrometry，IR）是以连续波长的中红外光为光源照射样品，引起分子振动能级之间跃迁，而产生红外吸收光谱，根据化合物的红外吸收光谱进行定性、定量及结构分析的方法。理论上讲每一个化合物都具有其特征的红外光谱，因此，红外光谱具有特征性和指纹性，红外光谱指纹图谱可用于中药材真伪的快速鉴别。李宁等采用中红外光谱法构建了 20 批肉桂提取物的中红外指纹图谱，对获得的指纹图谱进行化学计量学分析，得到的二阶导数指纹图谱具有较好的区分度，不但能够对不同植物来源的样品进行区分判别，同时能够反映制备工艺对产品化学成分的影响，为完善肉桂的质量控制提供了依据。

（七）毛细管电泳指纹图谱

毛细管电泳（capillary electrophoresis，CE）是以高压直流电场为驱动力，毛细管为分离通道，根据样品中各组分的电泳和分配行为的差异而实现分离的一类分析技术。毛细管电泳法具有操作简单、分离效率高、样品用量少及运行成本低等优点，但是毛细管电泳指纹图谱普遍存在的问题在于重现性较差，方法的标准化比较困难，目前毛细管电泳指纹图谱并未成为中药指纹图谱的主流方式。李成思等采用胶束毛细管电泳法，测得 10 个不同地区的藏药达乌里秦艽的指纹图谱具有 11 个共有峰，通过夹角余弦法、系统聚类分析法对 10 个地区达乌里秦艽指纹图谱相似度进行了分析，反映了达乌里秦艽药材的同源性，为提高达乌里秦艽药材质量提供了准确的技术依据。

二、中药指纹图谱在中药研究中的应用

中药指纹图谱不仅是用一些分析仪器进样检测，然后得到的一张图谱，而是将图谱信息与中药质量控制与评价、中药功效等关联起来。目前，关于中药指纹图谱的应用主要是中药的质量控制方面的研究，罗国安教授称中药指纹图谱是现代中药质量标准体系的核心技术和基石。中药指纹图谱已经成为国内外广泛接受的一种中药质量评价与控制的方法模式。中药指纹图谱的构建有利于从中药的物质基础出发，研究中药质量标准、中药功效等问题，中药指纹图谱反映的信息较为整体，非常适合中药这种复杂的体系。罗国安教授在《中药指纹图谱——质量评价、质量控制与新药研发》一书中指出：中药指纹图谱的研究及建立应该分为两个阶段，即初级阶段和高级阶段。首先初级阶段主要解决中药化学基础、质量控制参数的问题。高级阶段是指指纹图谱的指纹特征和药效相关性研究，指纹图谱的生物等效性的研究。通过这两个过程使中药指纹图谱不再是一张简单的图谱，而是围绕指纹图谱解决中药研究的实际问题。

（一）中药指纹图谱在中药材及饮片质量控制中的应用

中药材种类繁多，同一药材基源广泛，如《中国药典》（2020年版）记载的辛夷就有望春花、玉兰及武当玉兰三种。对于研究不同种属不同基源的中药材的质量差异、其他基源药材与道地药材的质量差异、如何制订某一中药材的质量评价标准及中药材的质量控制起着关键作用。对于中药材的质量控制又对中药复方制作全过程的质量控制尤为重要，因此一种全面、快速、准确的分析评价方法对于中药材的控制是不可或缺的。近年来，中药指纹图谱已经广泛应用于中药材及饮片质量评价与控制方面，已经发展为一种较为成熟的质控方法。

谭小娟等建立45批不同产地与炮制法的白术UPLC指纹图谱库，再结合OPLS-DA法分析获得其中区分贡献度最大的5个标志峰，将这5个标志峰对应物质认定为白术的潜在Q-Marker，为白术的产地、炮制法的精准识别及其质量控制与评价提供理论与实验依据。何巧玉等利用网络药理学进行初步预测，同时建立了10批黄柏药材指纹图谱并进行定量和定性研究，结合数理统计的黄柏药材质量控制方法，为黄柏药材的Q-Marker的研究提供参考。梁慧等建立了15批虎杖药材的UPLC指纹图谱，确定了12个共有峰，指认出了其中5个成分，并测定药材中4种活性成分的含量，为虎杖药材的质量评价提供依据。王震建立不同生长期穿心莲药材HPLC指纹图谱，共标定17个共有峰，并结合化学模式识别技术筛选5个差异标志物，能够反映穿心莲药材不同生长期的差异，可为穿心莲药材的采收和质量评价提供参考。

（二）中药指纹图谱在中药方剂质量控制中的应用

随着中药现代化的进程，中药复方被制成各种剂型的中成药，但在医院中传统的中药方剂也在普遍使用。传统中药方剂多为汤剂，且保留时间较短，多为现用现煎，缺少相关质量评价与控制的方法，医院也急需一种快速、简单的方法来对汤剂的质量进行评估。通过建立中药方剂的指纹图谱来控制中药方剂的质量，是一种可行的方法。中药方剂在煎制完成后，仅需要部分留样，通过相关分析仪器进样检测得到指纹图谱与标准指纹图谱对比，即可达到质量评估和控制的目的。

李海伦等依据古方要求还原现代煎煮方式制备大秦艽汤的标准煎液，建立了10批大秦艽

汤的 HPLC 指纹图谱。使用相似度评价计算了 10 批大秦艽汤的指纹图谱的相似度，又对共有峰进行指认和单位药材的归属，以确定指纹图谱的可靠性。后根据中药方剂“君臣佐使”的原则筛选出三种成分作为大秦艽汤的质量标志性成分且进行了定量，完成了基于 HPLC 指纹图谱围绕质量标志性成分质量控制的研究。管咏梅等采用 HPLC 建立桂枝加葛根汤指纹图谱，并结合聚类分析、主成分分析与正交偏最小二乘法 - 判别分析对结果进行分析，评价不同批次桂枝加葛根汤物质基准的质量差异，并找寻造成样品批间质量差异的主要化学成分，为经典名方桂枝加葛根汤物质基准的质量评价提供依据。江华娟等按照经典名方物质基准制备工艺，构建了不同制备过程样品的 HPLC 指纹图谱，对图谱信息进行相似度评价、聚类分析、主成分分析、偏最小二乘法 - 判别分析，分析不同制备过程样品中化学指纹信息的动态变化，考察桃红四物汤汤剂制备过程中化学成分的变化，得出影响质量的波动成分和主要贡献成分，为桃红四物汤制备过程中的质量评价提供了依据。李媚等通过制备 18 批清心解瘀方汤剂构建了清心解瘀方的 HPLC 指纹图谱，筛选出 3 个影响批间样品质量的色谱峰。后又选取黄芪甲苷、丹酚酸 B、阿魏酸、藁本内酯、总生物碱（以盐酸小檗碱计）、广藿香醇为标准汤剂定量指标，进行了清心解瘀方汤剂的多指标定量研究，为清心解瘀方的质量控制提供了依据。

（三）中药指纹图谱在中成药质量控制中的应用

中成药的生产工艺复杂，生产过程多用现代生产技术。在中成药的生产过程中如何保证用现代技术还原传统煎剂的功效，以及如何有效地进行全过程的质量控制是难点。中药指纹图谱可为这两个关键问题提供科学的技术支持。许多学者从中药成方出发，首先构建中成药的指纹图谱，再降级依次构建中间体、炮制品、生药的指纹图谱，并进行关联归属，以达到对生产全过程的质量控制，做到中成药指纹图谱溯源到各个单味药材，进行全方位的质量控制研究。

张丽先等建立了 12 批野菊花配方颗粒的 HPLC 指纹图谱，并结合相似度评价、主成分分析、聚类分析，对不同厂家不同批次野菊花配方颗粒进行了整体质量评价。通过建立野菊花配方颗粒的 HPLC 指纹图谱和化学模式识别模型，为野菊花配方颗粒的质量控制与评价提供参考，有望最大限度地减少临床不良反应的发生，从而保证临床用药的安全有效。何艳等通过建立 21 批消炎退热颗粒 HPLC 指纹图谱，结合相似度评价，以及聚类分析、主成分分析、正交偏最小二乘 - 判别分析，筛选出不同批次消炎退热颗粒的 4 个质量差异性标志物，并通过对照品比对指认了 3 种化合物，最后参考《中国药典》（2020 年版）相关定量指标选择秦皮乙素、菊苣酸、单咖啡酰酒石酸和甘草酸作为指标成分，建立 HPLC 含量测定方法。通过建立 HPLC 指纹图谱和多成分同时定量，建立了一种简单、快速的可用于消炎退热颗粒的质量控制和评价的方法。这种通过建立指纹图谱，对指标性成分进行定量的方法，已成为最广泛的应用。陈婷婷等采用指纹图谱结合多指标成分含量测定的质控方法对补血益母丸质量控制进行了研究。通过 HPLC 法建立了不同批次补血益母丸制剂的指纹图谱，并对益母草碱、毛蕊异黄酮葡萄糖苷、芦丁、阿魏酸、藁本内酯 5 种成分进行了含量测定，为完善补血益母丸制剂质量标准提供了依据。倪术仁等通过建立 15 批强力脑清素片的 HPLC 指纹图谱，并对指纹图谱的信息进行聚类分析和主成分分析对不同批次的强力脑清素片进行质量评价，构建了基于 HPLC 指纹图谱对强力脑清素片进行质量控制与评价的方法，作者通过网络药理学筛选出强力脑清素片中的 5 种活性成分可以通过 32 个核心靶点 13 条通路来发挥药物功效，因此将这 5 种活性成分作为强力脑清素片的 Q-Marker，为全面控制强力脑清素片的质量提供依据，为进一步研究强力脑清素片的作用机制提供参考。在对中成药进行质量控制中，以上研究者还进行了化学成分的归属指认，将整体指纹图谱中的共有峰与药材指纹图谱进行对比，将共有峰归属到各个单味药材中，这样做的意义是将中成药与药材关联，即可分析得出影响中成药质量的主要药材，方便在中成药制作流程中进行质量控制，这是通过指纹图谱对中成药进行质量控制的一大优点。

（四）中药指纹图谱在谱效关系中的应用

中药谱效关系将中药指纹图谱和药效学通过化学计量学模型进行关联，建立了以化学分析与生物活性评价相结合的综合评价体系，为揭示中药方剂中的药效物质基础和配伍规律提供了有效手段。谱效关系的研究将中药的质量控制与中药功效结合起来，使中药质量控制用于实际。

姜文月等采用 HPLC 法建立 6 个厂家 18 批贞芪扶正颗粒的化学成分指纹图谱，通过相似度分析及层次聚类分析评价不同厂家产品的质量差异性，采用环磷酰胺诱导小鼠免疫低下模型考察 6 个厂家产品增强免疫药效作用，采用 Spearman 双变量相关分析将指纹图谱与增强免疫功能进行谱效相关研究，分析出指纹图谱中的 12 个色谱峰与增强免疫功能呈显著正相关，后又利用高效液相色谱串联质谱法对谱效相关色谱峰进行鉴定，明确了 8 个色谱峰。通过谱效相关分析阐明了贞芪扶正颗粒增强免疫功能的主要药效物质成分，将质量控制与功效关联起来为贞芪扶正颗粒质量标准提升提供支持。陈淮臣等采用 HPLC 建立 15 批桃核承气汤的指纹图谱，并进行药效试验，使用灰色关联度分析法构建桃核承气汤抗炎作用的谱效关系，推测出桃核承气汤的主要抗炎药效成分为大黄酸 -8-*O*-β-*D* 葡萄糖苷和甘草酸，为桃核承气汤药效物质基础的进一步研究及其质量控制提供参考。侯小涛等采用高效液相色谱法，建立不同产地肉桂水煎液及甲醇提取物的指纹图谱，后通过灰色关联度分析构建指纹图谱与改善小鼠肾阳虚证模型的药效指标关联，建立了肉桂改善肾阳虚作用的谱效关系。将谱效关系筛选出的主要药效成分肉桂醛、肉桂酸、邻甲氧基肉桂醛作为肉桂改善肾阳虚作用的 Q-Marker，这是通过谱效关系建立中药 Q-Marker 的一个实例，通过谱效关系分析出关联度较高的成分，这些成分很大可能是主要药效成分，将药效成分作为中药的 Q-Marker，体现了“质 - 效”关联以达到控制中药质量的思想。课题组采用 HPLC 法建立不同产地路路通指纹图谱，探究了不同产地路路通体外抗肝肿瘤作用及谱效关系，建立不同产地路路通指纹图谱和完成对肝癌 SMMC-7721 细胞的抑制药效后，利用了两种数学统计方法（灰色关联及偏最小二乘法）来构建路路通体外抗肝肿瘤作用的谱效关系。利用两种方法可以减少由于数据分析带来的误差，而结果也显示，两种分析方法相似性为 75%，表明了两种分析方法用于筛选药效成分的合理性，作者对两种分析方法产生的不一致性作出了讨论。

（五）中药融合指纹图谱

目前，对于中药指纹图谱的研究与应用，以 HPLC 指纹图谱居多，对于 HPLC-DAD 色谱来说，研究者可以获得不同波长下的中药指纹图谱，但是中药所含成分复杂，某些成分在同一吸收波长下的吸收强弱不同。研究者虽然可以获得反映不同信息的多个波长下的色谱指纹图谱数据，但是往往会选择单一波长的指纹图谱进行比较，如前述中药指纹图谱的应用，都是在单一波长上的应用。只选择单一波长进行比较和研究，会影响色谱指纹图谱的整体和全面评价。所以建立一种可以将多个波长进行融合的方法，可以在同一图谱中反映多个波长。

本课题组在中药指纹图谱多波长的融合方面，给出了一种方法并做了许多相关工作。杨艺等通过 HPLC 建立 10 批次伤科接骨片指纹图谱，选择 210 nm、230 nm、254 nm 的波长作为融合波长，通过三波长融合构建了伤科接骨片的能够反映多个波长下的信息的 HPLC 指纹图谱，标记了 27 个共有峰，提供了一种伤科接骨片全面质量控制的方法，为完善其质量控制标准提供了依据。李楠楠等基于全时段多波长融合指纹图谱的“一测多评”法测定中药木蝴蝶总黄酮中 5 种主要成分，利用多波长融合技术构建了中药木蝴蝶总黄酮中 5 个主要成分分别在各自紫外最大吸收波长下的融合图谱，使这 5 种成分都可以在一张图谱中体现，然后进行含量测定。李楠楠等还构建了双莲方全时段多波长融合 HPLC 指纹图谱，用于双莲方的质量评价，为双莲方的质量控制提供了依据。姚东等以 HPLC 指纹图谱及多成分定量构建了一种复方木鸡颗粒的质量评价的方法。采用全时段多波长融合构建了 230 nm、254 nm、283 nm 三个波长融合的复方木鸡颗粒 HPLC 指纹图谱，明确了 23 个共有峰，建立了复方木鸡颗粒的对照指纹图谱，后又对复方木鸡颗粒中 6 种成分的含量进行测定，完成了复方木鸡颗粒质量控制的研究。

第二节 中药血清药物化学

中药是指在中医药理论指导下应用的药物，在我国有着几千年的疾病治疗历史，是我国民族文化遗产和传统医学的精髓。中药及中药复方在人类健康方面作出了巨大的贡献，但大部分中药及中药复方的药效物质基础尚不清晰。因此，解析中药及中药复方的药效物质基础已成为现代中药研究的关键问题。中药血清药物化学是以中药通过口服的方式给药后制得的含药血清为样品，将多种现代分析技术与传统研究方法相结合，从中研究出体内直接作用的物质、代谢产物，以及入血成分在体内的动态情况。目前的药动学研究多是从中药中挑选出具有较好药效或者较高的药物活性的成分进行入血分析，只能相对片面地表达出该中药的入血情况，血清药物化学正是从入血成分的全面分析的角度认识配伍规律，避免了体外化学成分研究的盲目性和采取个别成分进行药动学研究的片面性，能够较为科学地阐明中药配伍的药效物质基础。中药血清药物化学作为中药药效物质基础研究手段之一，近年来，取得了快速的发展。

一、中药血清药物化学概念的提出

1989 年日本学者鹿野美弘发表了口服甘草附子汤后大鼠门静脉血中成分分析的文章。同期，日本学者田代真一发表了“人体胃肠道中寄生菌群能够通过水解苷类物质获得能量来源，中药产生生物活性的成分可能是中药经过菌群代谢之后的产物”的想法，这也是最早提出了“血清药理学”和“血清药化学”的概念。随着现代医学技术的迅速发展，顺应时代潮流，中医药也逐步走向现代化和国际化，但中药及中药复方大多药效物质基础不清晰，药效物质基础不明确直接造成中药不能建立与国际接轨的质量标准，缺乏可靠的药理学、毒理学研究数据，导致我国中药出口率低、市场竞争力薄弱，与现代医学要求的成分清晰、物质基础明确相悖，成为制约中药现代化发展的瓶颈问题。基于阐明中药的药效物质基础已经成为中药现代化发展的关键问题，1997 年王喜军教授在大量血清药物化学实验的基础上发表了“中药及中药复方的血清药物化学研究”，正式提出“中药血清药物化学”的概念及理论，并且于 2001 年完成了中药血清药物化学系统化、规范化的研究方法，确定了中药血清药物化学理论内涵及方法的技术规范。中药及中药复方具有多途径、多靶点的特点，随着血清药物化学和血清药理学、药动学、代谢组学、网络药理学、系统生物学等学科的交叉融合，血清药物化学的方法契合了中药配伍使用、多成分、多靶点、多种作用机制的复杂性。血清药物化学是一门以中药经口服后的血清为研究对象，从中分析和鉴定血中移行成分，研究其与药效的相关性，从而阐明体内直接作用物质及其体内过程的应用学科。

二、中药血清药物化学的研究方法

近些年，中药血清药物化学得到了广泛的应用和发展，其研究思路与方法也已经较为成熟，大体包括供试品的制备与分析、实验动物的选择、给药方案的确定、采血方式与采血时间点的确定及含药血样的处理与分析等几个方面。

（一）供试品的制备与分析

中药药材多采用水或乙醇提取，得到有效部位，最终制得以水为溶剂的混悬液。王永林等通过比较杜仲提取物与给药组及空白组大鼠血清的指纹图谱，确定了大鼠口服杜仲提取物后血清中的移行成分，并通过与现代分析技术结合应用，确定了入血直接发挥作用的物质，为杜仲的药效物质基础及使用提供了科学依据。

董婉茹等在水提栀子后运用现代色谱技术，比较了 6 批栀子的指纹图谱，确定了最佳给药的剂量及采血时间，之后通过对比给药组及生理给药大鼠血清中栀子苷成分含量的变化，直观地表达了栀子苷成分在病理及生理状态下的变化，使得中药药效物质基础更加系统，更具有说服力。郭承军等通过多次给予金银花提取物增加血清药物浓度和单次给予金银花提取物测量血清中代谢物的变化相结合，并分别与空白组小鼠进行比较，最终确定了直接作用物质及其代谢产物，体现了中药血清药物化学的系统性和规范性。中药复方多按原方比例及制备工艺制得，也有直接对复方的成品进行醇提和水提后，进而对其进行入血成分分析，目前一般认为中药中的成分只有入血了才能发挥药效，血清药物化学可以选择其中具有代表性的一个或多个成分进行药动学方面的研究，也可以与现代色谱分析技术结合，将所有的入血成分进行解析。另外，也有以含药血清中成分的多少为考察指标，对中药或中药复方的提取溶剂、提取方法等进行考察，最终优选出最佳的制备方法。

（二）实验动物的选择

在选择实验动物时，根据中药中所含有的成分，从动物对药物作用的选择性角度去考虑，主要选择药物体内过程与人相似，从而选择能够模拟人体内代谢过程的动物。选择大鼠为实验动物的研究居多，主要是由于药物在大鼠体内的消化吸收及代谢途径均与人体十分相似，可以较好地模拟出药物在人体内的药效及血药浓度等，同时也是因为大鼠相对容易养殖，造模、给药及取材都比较方便，且由于不同的药物对于动物的代谢途径也有区别，因此也有部分会选择小鼠、家兔、豚鼠、犬或鸡等来进行血清药物化学的实验。选择病症动物模型时，一定要考虑动物的种类和品系，以及模型建立的可行性、可重复性和可靠性。在中药及中药复方入血成分的相关研究中，基本还是选择大鼠为研究对象，其中，基于健康大鼠的入血成分研究数量要多于病症模型鼠。

（三）给药方案的确定

给药途径一般为口服，即采用灌胃的给药方式。给药剂量一般包括按原方药计算的临床等效剂量及以此为基础增大相应倍数。给药次数一般分为单次给药、多次给药和连续给药。单次给药，即以较高的剂量一次给药；多次给药，即在短时间内多次给药，如 2 次给药、3 次给药等，每次的时间间隔在 2 ～ 5 h；连续给药，即每天给药 1 ～ 2 次，连续给药几天。不同的药物研究，选择的给药次数也不相同，但目的都是希望药物吸收入血后在血中的浓度达到稳定。鉴于此，李仪奎等提出了一种“通法”，每天给药 2 次，连续给药 3 天，末次给药后 1 h 采血。该给药通法也较广泛地应用于中药血清药物化学的研究中，如孙健等运用通法，对黄连解毒汤的入血成分进行研究。但实验最终的给药方案最好还是通过预实验来确定。

（四）采血方式与采血时间点的确定

目前的研究中，采血方式大体包括眼眶取血、肝门静脉取血和腹主动脉取血等，各取血方式有其自身的特点和适用范围，其中肝门静脉取血可以包含最原始入血和入血后经体内循环的药物成分。采血时间点多集中在末次给药后 0.5 ～ 3.0 h，但不同的成分在血中的达峰时间也大不相同，且中药及中药复方的成分非常复杂，药物的吸收也受药物剂型等多种因素影响，因此，采血时间点很难有一定的标准。理想的情况是研究者根据所研究药物的吸收转化特点，确定采血的时间范围，让采血时间点落在所研究药物成分血药浓度的高峰期。

（五）含药血样的处理与分析

血样分为血清和血浆，血清在制备过程中不需要加入抗凝剂，眼眶取血后在室温下静置 30 min 后取上清，于 2500 r/min 离心 25 min。血浆在制备过程中则需要加入抗凝剂，取血后用含肝素的抗凝管收集血液，室温下静置 3 h，于 3000 r/min 离心 15 min 后吸取上层血浆。取材完成后还需对血样进行除杂，血样处理最重要的一步就是去除血样中的蛋白，主要的除蛋白方法有有机溶剂法、高氯酸法、热水浴法等，其次就是血样的分离纯化，主要的方法有固相萃取等。血样分析一般基于 LC-UV 及 LC-MS 技术，综合运用各种光谱、色谱技术及各种光、色谱联用技术，通过体外图谱、体内空白图谱、体内含药图谱及对照品图谱对比，对药物入血成分进行分析。

三、国内外中药血清药物化学研究概况

“血清药物化学”概念自提出以来，此方法理念用于中药领域的相关研究取得了较大的进展，研究对象主要为单味中药和中药复方。国内学者以王喜军教授为首，相关研究所涉及的单味中药有虎杖、葛根、尖叶假龙胆、补骨脂及高良姜等，中药复方有大黄附子汤、大承气汤、复方荷叶胶囊、舒胸片及六味地黄丸等。国外学者田代真一等用该方法对柴苓汤、补中益气汤、

小青龙汤等进行了研究，黑川昌彦等从百余种汉方药中筛选出了几十种具有抗单纯疱疹病毒活性的药物。

四、中药血清药物化学的研究意义

（一）中药质量控制的完善

中药的“指标成分”并不完全等同于中药的“有效成分”，且中药的品种、种植环境等因素的影响导致中药质量控制中的“指标成分”有着较大的差异，这对于中药质量的评价有很大的影响。中药血清药物化学研究手段是直接以发掘药物的体内直接作用物质为终极目标，以此为基础确认的“指标成分”更能准确、客观地反映中药的质量。

（二）中药血清药理学实验方法的完善

中药血清药理学是一种在体外环境下进行药效研究的实验方法，存在最佳的给药方案无法确定、血清成分不明确等诸多影响因素。结合中药血清药物化学的研究结果能制订合理的给药及采血方案，使中药血清药理学实验结果更具说服力和参考价值。

（三）中药药动学的发展和复方配伍机制的阐明

个别成分的药动学特征代表整个复方的药动学规律经常出现在中药药动学研究中，无法反映复方整体的药动学特征。中药血清药物化学通过全面分析复方入血成分，基于复方的物质基础对有效成分的体内动态规律等进行研究，可以有助于科学全面地阐明整个复方的药动学特征。

（四）中药新药的开发

从植物药、动物药和矿物药中提取有效成分或有效成分群是开发中药新药的重要途径。根据血清药物化学的方法可以从入血成分中分析其原型入血及其次生代谢产物，并且可以通过血清药理学的方法验证其药效作用，从而获得有效成分或有效成分群，再通过以有效成分或有效成分群为原料进行富集和药剂等方面的加工，可以准确而且较为快速地完成新药的开发和申报。

血清药物化学最大的特点就在于把研究目标直接锁定在入血成分，并结合现代分析技术研究入血成分中的原型成分和代谢产物，可以更快地模拟出药物在体内的代谢情况，快速而准确地分析出有效物质，这对于解释中药及中药复方的物质基础大有裨益。但是血清药物化学还是有一定不足的，由于是基于入血成分来进行的分析，因此对于膏剂或者直接作用于胃肠的药物等不通过血液起作用的药物，血清药物化学并不能对其进行分析。因此，血清药物化学在血栓与止血领域的研究中受到限制。但是血清药物化学还在发展中，随着科技水平的进步，医疗水平的提高，血清药物化学一定可以大放光彩。目前血清药物化学大多数都是通过将各个时间点的血样混合进行分析，具有快速而精确的特点，与此同时结合微透析技术，可以对入血成分进行实时的检测，并且采样量极小，采用微创减少患者痛苦的同时，更加准确地了解患者的情况，这对于血清药物化学的发展也是一个不错的思路。

第三节　微流控芯片技术

微流控分析芯片起初在美国被称为“芯片实验室”（lab-on-a-chip），在欧洲被称为“微整合分析芯片”（micro total analytical systems）。最早是由 A.Manz 等在 20 世纪 90 年代提出。2006 年 7 月，*Nature* 杂志发表了一系列关于微流控技术的文章，对微流控技术作了详细的介绍，强调了微流控技术在生物医学和药物研究中的重要作用。微流控技术是以微米管道为网络，可控流体贯穿其内，通过配合一系列的检测设备，最大限度地把样本的处理、分析及检测等集成在一张几平方厘米的芯片上。在提出之初的几年中，这种技术的主要应用形式是通过芯片电泳进行分离。随后几年其在分析方面的应用则有了飞速的发展，常被称为“微全分析系统”。微流控芯片分析技术可在一个微型化芯片上完成样品预处理、反应、分离及检测等分析步骤，只需一个芯片就可以实现过去需要很大空间的实验室的功能，以流体和阵列多通道的形式缩短分析时间。耗样量低，实现计算机控制的高效、自动化操作所需的样品体积一般在几纳升至几微升，比普通化学分析所需体积低几个数量级；兼有分析速度快、获得的信息量大的优点。目前，微流控芯片研究的热点开始逐步转向构建各种不同类型的“芯片实验室”，即在一个芯片上实现原来一个实验室的功能，包括化学、生物等方面，以细胞生物学的系统研究为主要任务的微芯片细胞实验室也包括在其中。微液滴芯片液滴流（droplet flow），是近年来新发展起来的一种微流控流动模式。液滴流的形成类似于乳化现象，在微流控装置中，一相作为连续相，另一相作为分散相，分散相以 10^{-15} ～ 10^{-9} L 的微小体积分散在连续相中，形成液滴，因而液滴流是连续相中的多界面流动体系。常见的液滴流根据分散相和连续相的不同，可分为两种，水包油型（O/W）和油包水型（W/O）。此外，目前还有研究报道了微液滴的不同生成方法及操控，黄宇石等制作了双水相微流控芯片，表面张力小的同时雷诺系数也会很小，微流控系统内拥有一个稳定的两相层流结构，可用于物质交换过滤等，王蒙等制作了双核液滴芯片，一个液滴内部可包含两种不同水相的微液滴，可用于不同细胞在同一个液滴中的培养，也可用于作用机制方面的研究，减少了外部环境的干扰，使得实验数据更加准确。目前对于芯片中液滴的控制一直是一个难题，随着科学技术的不断发展，数字微流控液滴驱动、磁性液滴的生成、喷墨打印技术液滴操控、介电泳及介电湿润的数字微流控液滴驱动都能够相当精准地控制液滴的生成、流动及检测。液滴芯片可用于酶解蛋白质进而对蛋白质进行分析、用于 PCR 实验分析，同时，微流控技术还用于基因检测、DNA 测序等研究。液滴芯片对于现代中药开发及对于生物的分析有着重要意义。

中药是在中医理论指导下使用的，用于预防、治疗疾病的物质，是我国传统医学的瑰宝，在诸多方面有着西药无法比拟的优势。近年来，关于中药在预防和治疗肿瘤方面的研究成为热门，中药在预防肿瘤发生、抑制肿瘤、增加肿瘤患者生存时间和提高生存质量方面的作用已得到了越来越多的证实，成为我国防治肿瘤的独特方法。其在人类对抗肿瘤的战争中必将发挥重要的作用。以实验动物进行药物筛选，是现代医药学发现药物的传统和主要的途径，为中药现代化作出了巨大贡献。药物毒理学是现代毒理学中研究药物的毒副作用机制、评价新药安全性的分支学科，主要目的在于指导药物合成和临床合理用药，降低药物的毒副作用及减少因毒性导致的新药研发失败。用动物实验进行药物毒性筛选，是现代研究药物毒性的主要途径。随着科学技术的发展和人类对药物的需求不断增加，传统的药物筛选方法已不能较好地适应社会的需要、难以满足人民医药卫生事业的需求，快速、大规模的药物筛选技术成为当今研究的主要内容。因此，找到能够高效、准确地筛选有抗肿瘤作用的中药及开发一套快速、大规模的药物毒性筛选技术的方法在今天有着重要的意义。

一、微流控芯片的制作

（一）微流控芯片的材料

1. 无机材料

无机材料中单晶硅化学惰性和热稳定性好，杜晓光等采用热压法根据自行设计的单晶硅阳模和玻璃阳模设计出了可对表面改性的微流控芯片，麦成乐等制备了一种玻璃化转变温度较低的铋硼硅无铅低熔点玻璃，键合强度有了极大的提升，同时降低了键合工艺对实验条件的要求，但与石英玻璃键合强度相比，石英玻璃电渗性和光学性质更好，但石英玻璃加工成本高。制作硅质芯片常用基质材料多为商用显微载玻片。在制作时需在载玻片表面涂一层玻璃刻蚀的掩膜层，并将其与玻璃层键合。键合时可以采用高温键合方法、湿法刻蚀方法，也有研究以紫外光学胶键合方法实现芯片的键合。而对于湿法刻蚀技术中光刻胶与基地之间黏附性问题的研究，亦有选择普通光刻胶为腐蚀掩模而进行的研究，该研究同时研究了腐蚀液配比、腐蚀方式对微通道形貌的影响。在加工环境条件的研究方面，谢海波等通过对湿法刻蚀和高温键合两项关键技术的研究，提出在非超净环境下即可制得玻璃芯片的一种加工工艺，突破了玻璃微芯片加工传统要求的超净环境的限制。

2. 有机材料

有机材料中如环氧、聚氨、聚苯乙烯和聚甲基丙烯酸甲酯等，这类材料成本低、品种多、可透过紫外线，采用化学方法可大量加工，但出现了不耐高温，表面改性方法不成熟的问题，随着软蚀刻（soft lithography）技术的发展，PDMS 以其具有化学惰性、透气性强、无生物和细胞毒性、易成型、透明及自发荧光低而便于观察实验现象等特点，成为目前细胞培养和研究较为常用的芯片材料，常将 PDMS 与玻璃结合制作微流控芯片，其基本制作方法是：①用高分辨率激光打印机将利用绘图软件绘制出的所需的芯片结构打印在光刻掩模上（可以以普通透明胶片作为掩模节约成本）；②将掩模上的图形利用软光刻技术转移到涂有光刻胶的硅片上；③利用显影技术制得所需的模具；④将模具与 PDMS 键合；⑤将芯片与适合细胞贴壁生长的玻璃层进行键合，进行封装等后处理和加工。在此基础上根据不同需要又陆续对 PDMS 芯片进行了改进，也对材料本身存在的一些问题提出了解决的方案。如利用“多次显影，一次曝光”技术，许宝健等制作了采用在光刻胶上三次光刻后图形化制成的多层阵列芯片，并对芯片中通道进行修饰，使其发生改性，具备亲水的特性，使样品及流动液的传输和分配效果更好，同时在芯片上的微进样孔与微贮液池之间制作了能避免液体回流的“坝”状结构。PDMS 依靠分子间作用力实现的键合，压力较大时容易出现漏液现象，针对这一问题，需研究不可逆键合的方法，使 PDMS 与玻璃芯片的封接为永久性，此类研究常同时研究如何对 PDMS 芯片表面进行处理和修饰，多数是使其变为亲水性表面；另外会考察芯片活化处理后活化表面、键合条件及键合效果。此外，液流方便的输入和导出，且死体积较小的技术也有研究报道。徐书洁等采用一种液体光刻胶替代传统 SU-8 光刻胶作为模具材料，在模具制作过程中不需要对其进行烘烤，将制作工序简化的同时缩短了所需时间，且避免了加热导致的模具变形，模具可多次重复使用。

（二）微流控芯片的加工工艺

1. 光刻工艺

光刻是利用光学原理，将设计好的微结构转移到基材上，进而通过各种物理或化学方法在基材上形成微结构的方法。具体包括以下步骤：在洗净的基片上涂一层光刻胶，光刻胶的实际厚度不仅与它的黏度相关，并与匀胶机的转速的平方根成反比，烘干后用掩膜覆盖其上拿到光刻机下光刻，在强紫外线的照射下，发生交联反应，再用光刻胶配套的显影液去除曝光的光刻胶，掩膜上设计的结构就被复制到了光刻胶上，烘干后备用。

2. 蚀刻工艺

蚀刻根据原理的不同分为化学蚀刻和物理蚀刻，主要用在硅、玻璃（石英）等基片上化学刻蚀微流道的报道较多，已广泛用于电泳和色谱分离。蚀刻过程中，仅用光刻胶保持微结构有时是不够的，工艺上需要一过渡层用于弥补光刻胶耐蚀能力的不足，在基片上采用化学试剂刻蚀出微流道，再除去过渡层，即可见微流道，打孔，键合既得微流控分析芯片。最常用的刻蚀剂简称 HNA，即氢氟酸、硝酸和乙酸的混合物，可刻蚀玻璃和石英基材，但由于湿法刻蚀容易出现流道上宽下窄的现象，深宽比不一，限制了他的广泛应用。

（三）聚合物芯片加工新技术

1. 模塑法

采用光刻或者刻蚀的方法制作出阳模，然后将高分子聚合物（一般为 PDMS），与固化剂按一定比例混合均匀后脱气，浇筑在阳模上，再加热固化后，将阳模和 PDMS 分离，最后键合成微流控芯片。还有一种方法就是浇筑丙烯酸、橡胶和氟塑料等挥发性有机物，通过缓慢地挥发去溶剂而得到芯片。模塑法利用一张阳模反复多次的制作芯片，方法简便可行。

2. 热压法

基材无须变成流体，只需在热压机中高温加热高聚物，之后放入制作好的阳模，将基片和盖片键合即得到与模具形状相补的微结构。此法操作简单，可用于大规模微流控芯片的加工。但由于加工材料有限，推广应用还是有难度的。

3. 激光烧蚀法

依据二维几何图形，用激光束的高能量也可以在很多聚合物材料上形成微结构，这种方法可通过简单模具加工较复杂的微结构，加工灵活性较好，加工范围可达到数十厘米，另外也对设备精密度要求较高，稳定性好，用于基材熔点相对比较高的材料，如聚甲基丙烯酸甲酯、聚碳酸酯等高分子材料。

4. 其他加工法

Sahlin 等介绍了一种在氟化乙烯丙烯中制造出低直径的加工技术，利用钨丝作为管道通路及加热装置，对双层氟化乙烯丙烯进行加热，此时外层收缩，而内层结构熔化，最后再将钨丝抽出便形成了通道结构，该通道结构稳定，直径低至 13 μm。

（四）芯片的封合

根据原理的不同，分为物理封接和化学键合，前者指材料间的物理融合，如材料之间在加热条件下的表面融合；后者指由于表面间的化学作用形成共价键。

1. 热键合

热键合方法一般适用于玻璃或硬质高分子制作的微通道，将加工好的基片和盖片对齐紧贴后平放，且在盖片上面放置一定重量的重物，经过一定的时间，基片和盖片键合在一起。热键合方法需注意不能用于对温度敏感的试剂。

2. 黏合剂封合

李建华等先将图案利用微复制技术复制到塑料片上，然后将聚二甲基硅氧烷预聚体与固化剂按比例混合，经过真空脱气固化等加工制作，在塑料基片外围涂上紫外固化黏合剂后，再贴一片塑料片组成三层结构来增强封装强度，经紫外光照后，完成塑料芯片的封装。该芯片成形快，结构稳定，工艺简单。

3. 表面活化辅助封合

常用的是等离子辅助键合，通过氧等离子体表面清洗，可提高表面化学活性，特别是聚合物表面活性，且经氧等离子体处理的 PDMS 可实现永久封合，因此应用广泛。除此之外还有玻璃室温键合、聚合物交联键合、紫外照射活化键合等。

4. 其他封接方法

Berthold A 等用氢氟酸和硅酸钠黏结玻璃的键合技术，即在两片玻璃的缝隙中滴入 1%HF，在室温下加压力，3 h 即可完成键合，温度升高，2 h 即可完成。

二、微流控芯片技术的应用

（一）抗肿瘤

在药物研究中，不断发现新的、有活性的物质是十分重要的，药物发现有两种方式，即偶然发现和药物筛选，其中药物筛选是药物研究中的主要内容。药物筛选是从可能作为药用的天然物质或合成的化合物进行初步药理活性的检测和试验，以发现其药用价值和临床用途，从中筛选出高效的新药或先导化合物或为发展新药提供最初始的依据和资料。基于细胞水平的药物筛选涉及完整细胞，所以在活细胞条件下研究药物对生命体功能的影响，能较为准确地了解药物的生物学特性。

微流控芯片技术在抗肿瘤药物筛选方面表现出明显优势。主要具有价廉、分析速度快、试剂消耗少、实验条件可调可控等基本特点，此外，微流控芯片细胞实验室还具有以下优点：①微芯片的孔道尺寸一般均与细胞尺寸相当，所采用的持续灌流培养模式更接近于细胞在体内的真实生长模式；②芯片内液体流动可控；③芯片所需的细胞量很少，避免了多孔板（多为 96 孔）等对细胞的高需求量，非常适合来源稀缺而十分重要的细胞（如干细胞等）的研究；④芯片内体积极小，消耗试剂和样品的量极少，分析时间也大大缩短；⑤小型，便捷，可以灵活集成各种操作单元，容易得到大量信息，实现高通量、自动化分析。因此将微流控芯片技术与药物筛选相结合是当今研究的一大新兴、热门领域。

1. 中药抗肿瘤药物

随着三大传统肿瘤治疗方法（外科手术、化疗、放疗）的不彻底、易复发、对机体正常细胞和功能伤害大等弊端逐渐显现，中药在治疗肿瘤中所受的重视与发挥的作用已越来越大。关于中药抗癌的研究也越来越多，且研究结果常表明中药对肿瘤细胞有一定的抑制或杀灭作用。中药种类繁多，其抗癌作用亟待发掘与应用。

2. 中药抗肿瘤药物的筛选

药物筛选是通过适当的方法和技术，针对特定的要求和目的进行药物优选，是早期药物开发的重要步骤。在进行抗癌药物的筛选时，最优的药物必然是对肿瘤细胞有最大的杀灭或抑制作用，而对机体正常细胞的影响尽可能小；或者可以通过药物的作用抑制肿瘤细胞的转移；或可以增加机体对肿瘤细胞的抵抗能力。目前用于中药的提取物、代谢物的抗肿瘤作用检验方法主要有在动物体内筛选研究法、在多孔板上进行筛选。在微流控芯片应用于中药抗肿瘤药物筛选结合的方面，如陈明伟等利用基因芯片技术检测了经提取后的单体人参皂苷 20（R）Rg3 对肿瘤血管生长调控因子（VEGF）蛋白表达的抑制作用。而在细胞水平的抗肿瘤中药筛选研究则较少，王雪莉等利用阵列式的微流控芯片检验了姜黄素诱导人乳腺癌细胞 MCF-7 凋亡的情况，确定细胞凋亡比例随着姜黄素浓度变化的关系。

（二）毒性筛选

为了与中药提倡的“3R”原则，即减少（reduction）、替代（replacement）、优化（refinement）相结合，国际上逐渐使用细胞来进行药物毒性筛选研究，药物对细胞的毒性可以从多个方面进行评价，如细胞的生长和增殖活性、形态学、损伤模型、周期、凋亡、代谢和转运等。这里主要对中药的肝肾毒性做进一步的概述。

1. 中药体外肝毒性研究

采用微流控芯片可以代替器官进行肝毒性研究，如吡咯里西啶生物碱是一类具有肝毒性的天然产物，主要分布在紫草科（Boraginaceae）、菊科（Compositae）、豆科（Leguminosae）和兰科（Orchidaceae）中。雷公藤多苷片是由中药雷公藤中的雷公藤多苷制成的，能抑制原代肝细胞的生长，提高 AST、ALT 和 LDH 的释放率。山豆根中的氧化苦参碱和苦参碱，以及吴茱萸中的吴茱萸次碱均对肝细胞有明显的抑制作用，使肝细胞的形态发生改变，升高 AST、ALP、LDH 的水平，但是采用微流控芯片，便可以通过药物直接干预肝细胞，且所需要的试剂及细胞均是微量的，可以快速高效地筛选出药物对肝细胞的增殖抑制作用。

2. 中药体外肾毒性研究

采用微流控芯片进行肾毒性的研究也有了相当多的报道，马兜铃属植物的主要成分马兜铃酸，通过升高 LDH 和 NAG 酶的释放率，导致 SOD、GSH-Px、GSH 活力明显下降及 MDA、ROS 含量明显增加。同时王青秀等通过大黄素作用于 HK-2 细胞，发现大黄素对 HK-2 细胞有明显的增殖抑制作用。微流控芯片在肾脏毒性研究中也有着不可或缺的作用，不仅是快速高效，更重要的是，由于周期更短，接受的干扰因素相对也会更少，保证了结果的稳定性。

三、展望

自从微流控芯片在 20 世纪 90 年代出现以来，其在生物学、医药学领域充分体现出了优势。特别是以其尺寸大小与细胞相配、体积小、便于操控与观测检验、节约材料等优点，在药物筛选、细胞实验方面的优势正在日趋凸显。然而，尽管微流控芯片技术与常规方法相比有很大优势，但是目前仍然存在很多问题。如使用的操作技术和手段仍存在技术难度高、操作复杂的问题，对仪器设备要求高及需要特殊的环境等缺点，作为药物筛选的实验平台还处于早期研究开发阶段，尚未达到理想的商品化和通用化程度，能够被普通药物开发人员获得并有效使用的产品并不多见。微流控芯片技术要真正成为新一代药物筛选平台还有很长的道路要走。而且目前微流控芯片在细胞水平的技术仍有待加强，如微通道会发生泡沫阻塞、死体积较大等问题，在芯片上细胞培养、芯片制作技术等方面仍不成熟，与高灵敏度检测仪器的连接方式也在研究当中。同时，掌握微流控技术的专业人员不多，使微流控芯片的推广应用受到了一定的限制。而中药在现代化研究进程中，也在不断深入到细胞分子的微观水平研究复杂中药的作用机制、效果。将中药新药的发掘与筛选和微流控芯片技术相结合，是未来研究的热门方向。微流控芯片平台上不仅大量筛选对肿瘤细胞有特异性、非特异性抑制和杀灭作用的中药，也可以进行快速的毒性筛选，同时也应努力寻找能使细胞抗化学、物理、病毒致癌因素能力有明显增强的中药，进而对其作用机制进行阐明，并进行推广。二者的结合必将推动中药的发展，同时在人类对抗肿瘤的战争中发挥巨大的作用。微流控技术正处于快速发展的过程中，我们相信，随着微机电加工技术、显微荧光技术及图像处理技术的快速发展，微流控芯片技术一定会得到进一步的完善和发展，其在药物筛选领域将占有举足轻重的作用，必将实现对整个新药研发体系某种程度上的升级，从而显著降低新药研发的周期和成本，加快新药研发步伐，对人民的健康和社会的发展产生深远的影响。

第四节　网络药理学

网络药理学（network pharmacology）是包括系统生物学、网络分析、连通性、冗余性和多效性在内的一种药物设计方法，是由 Hopkins 于 2007 年提出的，被称为药物发现的下一个范式。网络药理学融合了系统生物学、生物信息学、网络科学的学科，从网络分析的角度研究药物的作用机制，强调从系统层次和生物网络的整体角度出发，解析药物与治疗对象之间的分子关联，揭示药物的系统性药理机制，从而指导新药研发和临床诊疗。这与中药多组分、多靶点的特点不谋而合，与中药复方的“整体观念”和“辨证论治”的思想一致。因此我国学者提出了基于分子网络的中药药理学——中药网络药理学。最早，我国学者利用网络药理学构建了中医寒热证的生物分子网络，从网络分析的角度系统地分析了方剂治疗寒热证的网络调节效应，开辟了以网络药理学为基础的中医药的研究方法。

网络药理学的核心是“网络靶标”。李梢教授认为：网络靶标是生物分子网络中，能够机制性关联药物与疾病，并定量表示药物整体调节作用机制的网络关键环节，包括关键分子、关键通路或关键模块等。近年来，关于中药网络药理学的研究主要是分析评价中药如何在疾病相关网络中通过多靶点协同调控以达到治疗作用，以网络靶点为桥梁关联中药有效成分与疾病，从相关基因、蛋白、通路的角度解释中药治疗疾病的分子机制，通过网络药理学，明确了许多中药、中药复方的药效成分及活性靶标，使许多中药、中药复方的作用机制在分子水平上得到阐释。

一、中药网络药理学研究工具

在网络药理学的研究过程中，众多数据库、生物信息分析工具、网络可视化与分析工具可以为研究者提供分析的信息与研究手段。通过查阅文献收集网络药理学工作者常用的研究工具，为网络药理学的研究提供便利。

（一）中药综合数据库

1. TCMSP 数据库

TCMSP（traditional chinese medicine systems pharmacology database and analysis platform）数据库包含了 499 味草药及每味草药的化合物信息 29 000 余条，以及靶点 3300 余个，并提供了药物、靶点和疾病之间的关系，包括化合物、靶点和药物靶点网络及相关的药物靶向疾病网络。该数据库的特点在于提供了相关化合物的药物相似度（drug-likeness）、口服生物利用度（oral bioavailability）、血脑屏障（blood-brain barrier）、肠上皮通透性（intestinal epithelial permeability）、水溶性（aqueous solubility）等天然化合物的药动学信息。因此用户可以通过 ADME（吸收、分布、代谢、排泄）特征对化合物进行进一步的分析和筛选。

2. ETCM 数据库

ETCM（the encyclopedia of traditional chinese medicine）数据库包括中药常用草药和配方及其成分的全面和标准化信息。其中包含 402 味草药、3959 个中药方剂、7284 个草药化合物信息、2266 个靶标信息、4323 个疾病信息并提供一个分析系统，使用户能够探索草药、配方、成分、基因靶点及相关途径或疾病之间的关系或建立网络。

3. SymMap 数据库

SymMap（symptom mapping）数据库是一个中医药证候关联数据库。该数据库收录了《中国药典》（2015 年版）包含的 499 种草药及对应的 1717 个中医证候，并将中医症状对应到 961 个西医症状，同时收录了 5235 个与这些证候关联的疾病、19 595 个草药成分、4302 个药物靶点，以及这六种类型的数据之间的关联关系。SymMap 数据库的特点在于通过这种方式将中国传统医学与现代医学从表型到分子层面加以关联。

4. TCMID

TCMID（traditional chinese medicines integrated database）是一个中医药综合数据库，提供了丰富的相关中医药信息，以弥补中医药与现代生命科学的差距。目前 TCMID 已收录 10 846 味草药、99 582 种中药处方、43 413 种化合物信息、2679 种中医疾病信息、778 种草药质谱和 3895 种成分质谱等中药信息。此外，该数据库还收录了现代药理学和生物医学科学深入研究的 8182 种药物与 4633 种疾病信息，并用药物靶点或疾病基因、蛋白质来连接两组独立的知识。

（二）疾病数据库

1. GeneCards 数据库

GeneCards 数据库是一个可搜索的综合数据库，提供有关所有注释和预测的人类基因的全面、用户友好的信息。知识库自动集成来自 150 网络源的以基因为中心的数据，包括基因组学、转录组学、蛋白质组学、遗传学、临床和功能信息，使研究人员能够有效地导航和相互关联广泛的人类基因、疾病、变异、蛋白质、细胞和生物途径，以此获取不同疾病的影响的相关基因。

2. OMIM 数据库

OMIM（online mendelian inheritance in man）数据库中文称在线人类孟德尔遗传数

据库，是一个提供遗传成分和信息的数据库，侧重于疾病表型与其致病基因之间的关联。OMIM 数据库包含了所有已知的孟德尔疾病和超过 16 000 个相关基因的信息。OMIM 数据库作为一个全面的、权威的人类基因和遗传表型的纲要，其优点在于数据库的免费和每日更新。

3. DisGeNET 数据库

DisGeNET 数据库是一个综合的疾病 - 基因数据库，它收集了大量与人类疾病相关的变异和基因，它涵盖了人类疾病的全部情况，包括孟德尔病、复杂病、环境病和罕见病，以及与疾病相关的特征。DisGeNET 数据库的信息来自专家管理的仓库、GWAS 目录、动物模型和科学文献的数据。DisGeNET（v7.0）包含 1 134 942 个基因 - 疾病关联（GDA），介于 21 671 个基因和 30 170 种疾病、紊乱、性状和临床或异常人类表型之间，以及 369 554 个变异 - 疾病关联（VDA），介于 194 515 个变异和 14 155 种疾病、性状和表型之间，帮助研究人员研究人类疾病及其合并体的分子基础，分析疾病基因的特性，产生关于药物治疗作用和药物不良反应的假说，验证计算预测的疾病基因和评价文本挖掘方法的性能。

4. MalaCards 数据库

MalaCards 数据库是一个综合的人类疾病及其注释数据库，在 MalaCards 数据库中一共收录了来自 78 个数据库的 21 837 个疾病条目。数据库将这些疾病通过挖掘异构、部分重叠的病源、统一名称和首字母缩略词及组织特征来生成疾病综合列表，对于每个疾病，生成一个独特的符号，由其名称的第一个字母组成，然后是接下来的两个辅音，再然后是序列号，用户可以在疾病列表中查询目标疾病及相似疾病。数据库中的疾病及疾病信息被组织成“疾病卡”，每个数据库都集成了优先信息，并列出了每个疾病的许多已知别名，以及各种注释及疾病间连接，注释包括症状、药物、文章、基因、临床试验、相关疾病等。

（三）药物疗效靶标数据库

1. DrugBaNK 数据库

DrugBaNK 数据库是一个全面、免费获取的在线数据库，包含有关药物、药物机制、药物相互作用及药物目标的全面分子信息。作为生物信息学和化学信息学资源，数据库将详细的药物（即化学、药理学和制药）数据与综合药物目标（即序列、结构和途径）信息相结合。DrugBaNK5.1.8 版本包含 14 578 个药物条目，包括 2700 个批准的小分子药物，1496 个批准的生物制剂（蛋白质、肽、疫苗和过敏原体）、132 个营养药物和超过 6652 个实验（发现阶段）药物。此外，5259 个非多余的蛋白质（即药物靶点、酶、运输、载体）序列与这些药物条目相关联。每个条目包含 200 多个数据字段，其中一半信息用于药物、化学数据，另一半用于药物目标或蛋白质数据。DrugBaNK 数据库可应用于药物靶点发现、药物设计、药物对接或筛选、药物代谢预测、药物相互作用预测。

2. TTD 数据库

TTD（therapeutic target database）数据库认为只有具有疗效药靶才对新药设计有实际意义。数据库从多个来源收集和核实了药物的疗效药靶，其记录的疗效药靶考虑了药物对靶点的活性、活体实验（如基因敲除等）验证药靶在疾病模型中的作用、药物对靶点的作用能在疾病模型（细胞、体外或活体）中产生疗效的实验证据。TTD 数据库中的疗效靶标分为成功靶标（至少对应一种批准的药物）、临床试验靶标（对应临床试验药物，但没有批准的药物）、专利记录靶标（在专利和后续文献中引用）和文献报道的靶标。此外，TTD 还提供相似化合物的靶点预测功能。

3. STITCH 数据库

STITCH 数据库主要收集化合物与蛋白质的相互作用关系，既包括已知的化合物对应的疗效靶标，又包括相似化合物的靶标。当前版本涵盖来自 2031 个物种的 43 万个小分子和 9 643 763 个蛋白之间的相互作用，当用户查询化合物靶点时，网站会给出化合物与相似化合物的靶标，并给出相似化合物的得分。

（四）靶标预测工具

1. SwissTargetPrediction

SwissTargetPrediction 是一个提供化合物靶点预测的网络服务器，基于化合物结构相似性来预测化合物的靶标。查询时可以提供化合物的结构或者 SMILES 字符串，在包括人在内的 5 种生物中进行化合物靶标的预测，服务器会给出预测结果的得分，以评估预测正确的可能性，在 0 ～ 1 分中分值越大预测正确的可能性越高，1 分时可以认为该靶标是化合物的已知疗效靶标。

2. TargetNet

TargetNet 是一个基于 QSAR 模型预测化合物靶标的网络服务器。服务器开发者认为分析药物的药物靶点相互作用（DTI）有助于推断药物适应证、药物不良反应、药物与药物相互作用和药物行为模式。服务器根据当前的化学基因组学数据构建了大量 QSAR 模型，以便对化合物进行预测。当用户提交分子时，服务器将通过为每种人类蛋白质建立高质量的 QSAR 模型来预测用户分子在 623 种人类蛋白质上的活性，从而生成一个 DTI 分析。

（五）网络与功能分析工具

1. DAVID

基因本体（gene ontology，GO）功能富集分析和京都基因与基因组百科全书（kyotoencyclopedia of genes and genomes，KEGG）富集分析已经广泛应用于中药网络药理学研究当中。药物的靶标主要富集的通路是受到药物调控的通路的可能性最大，DAVID（the database for annotation，visualization and integrated discovery）提供了一个对药物靶标进行功能分析的平台。在 DAVID 平台上，用户只需要提供一串要分析的基因列表，就可以使用 DAVID 的功能注释工具对这些基因进行注释。这些注释功能包括生物通路富集分析、GO 富集分析、疾病富集分析等，并且在分析时 DAVID 会提供一个聚类分析的功能，将相似的注释聚类分组，以便用户更好地解释这些注释的意义。

2. BATMAN-TCM

BATMAN-TCM 是研究中药分子机制的在线生物信息学分析工具。BATMAN-TCM 首先预测每个查询中药成分的潜在目标，然后对这些目标进行功能分析，包括 GO 功能富集、KEGG 通路富集和疾病分析。还显示具有突出中医目标的中药成分靶向通路、疾病关联网络和生物通路。这些功能旨在有助于理解中医的“多成分、多目标、多途径”组合治疗机制。此工具的特点在于将靶标预测、功能富集分析和网络构建合为一体，为中药复方分析提供了一站式快速服务。

3. Cytoscape

Cytoscape 是一款用于网络构建、可视化和分析的免费软件，利用 Cytoscape 可以对网络实现构建、可视化、布局和分析等功能，已经成为网络药理学网络可视化的主流工具。在网络药理学研究中，另一项关键任务是对网络进行拓扑分析，在Cytoscape中用户可以使用“NetworkAnalyzer”工具对所构建的网络进行网络拓扑分析，以获得网络中关键的节点。Cytoscape的特点在于软件提供了各种功能的APP插件，用户可以通过下载不同的插件以完成不同目的的分析。赵静等利用Cytoscape中MCODE插件对分期治疗COVID-19所用四个中药复方的靶点进行模块分解，后又对子模块进行分析，解释了四个中药复方在COVID-19治疗中的异同。Cytoscape作为一款免费软件，其具有的强大功能还待使用者开发，是网络药理学研究中不可缺少的工具之一。

二、网络药理学在中药研究中的应用

（一）网络药理学在中药及中药复方治疗疾病机制研究中的应用

中药、中药成分及中药复方对疾病作用机制的研究是网络药理学在中医药的应用中最广泛也是最成熟的。中药多组分、多靶点从系统整体的角度调控疾病是中药的特点，但是中药是如何从生物分子角度调控人类疾病及对于疾病的作用机制如何，一直是阻碍中药发展的一大问题，网络药理学从系统网络的角度分析药物对于疾病的作用机制的思想为探究中药对疾病的作用机制提供了帮助，网络药理学以小分子化合物及作用靶标为桥梁将中药与疾病从生物分子的角度关联起来，该研究的基本路线：首先获取中药所含有的化合物信息及预测这些化合物所调控的靶标，获取疾病所影响的靶标；然后将化合物调控的靶标与疾病所影响的靶标求交集，得到中药化合物与疾病之间的关联靶标；再对关联靶标进行蛋白-蛋白相互作用（protein-protein interaction，PPI）、GO功能富集分析、KEGG通路富集分析等生物信息学注释，构建“中药-化合物-靶标-通路”网络分析解释作用机理；最终进行体内、外实验验证作用机理。

Jing等首先通过TCMSP、HIT、TCMID三个数据库获取研究对象中所含有的化合物，接着对于获得的化合物，作者基于ADME进行筛选，通过设定两个阈值来对化合物进行筛选OB ≥ 30%，DL ≥ 0.18，最终获得80个化合物，接着利用PubChem数据库获得每一个化合物的结构，接着每个化合物采用PharmMapper和PubMed获取相应的靶点信息，构建了“复方-成分-靶点”的网络。然后在OMIM、DisGeNET和GeneCards数据库获取葡萄膜炎相关的靶点信息，接着作者对检测到的冗余杂乱的疾病相关的靶点信息进行了剔除，最终获得729个疾病相关的靶点。然后对复方靶点和疾病靶点采用韦恩图取交集，对交集内的靶点作者采用String 11.0 database进行PPI网络的构建，并采用Cytoscape构建了复方-化合物-靶点-疾病的网络。接着作者对靶点信息进行KEGG注释和GO注释，寻找其可能作用的信号通路及参与的生物学过程，发现其主要作用于“Toxoplasmosis”通路和MAPK通路。接着作者进行了实验验证，包括病理检查、流式细胞分析、免疫组化及Western blot实验等，证明清火柔肝方通过调节自然杀伤T（NKT）细胞和抑制MAPK信号通路来减轻实验性自身免疫性葡萄膜视网膜炎大鼠的局部炎症。

（二）网络药理学结合指纹图谱对中药Q-Marker的研究

中药Q-Marker是存在于中药材和中药产品（如中药饮片、中药煎剂、中药提取物、中成药制剂）中固有的或加工制备过程中形成的、与中药的功能属性密切相关的化学物质，作为反映中药安全性和有效性的标志性物质进行质量控制。近年来，不少专家学者对中药 Q-Marker 的研究方法进行着探究，其中以指纹图谱为主的结合网络药理学分析预测中药 Q-Marker 的方法被多数学者所接受。该研究方法的一般思路：首先以质谱、色谱等手段构建不同产地或批次的中药材及中药产品的指纹图谱，并对指纹图谱反映的信息进行指认；然后通过基于中药 Q-Marker 的确定原则或进行化学计量学分析，分析得出中药 Q-Marker；最后对中药 Q-Marker 进行网络药理学的分析，将中药的"质量"与"功效"关联起来，说明中药 Q-Marker 选择的科学性、可靠性。

曲中原等运用高效液相色谱法建立了 12 批南柴胡药材指纹图谱，确认了 13 个共有峰，并通过对照品指认了 5 个色谱峰，分别为柴胡皂苷 a、柴胡皂苷 b2、柴胡皂苷 c、柴胡皂苷 d、柴胡皂苷 f，将这 5 种化合物作为南柴胡潜在质量标志物候选活性成分；然后通过网络药理学分析得出 5 个活性成分相关的 75 个靶点，通过构建 PPI 网络并对网络进行拓扑分析筛选出 14 个核心靶点；最后对 14 个核心靶点进行生物信息学注释，明确了 5 种活性成分，可作用于 14 个核心靶点、20 条关键通路发挥抗炎、抗抑郁、抗肿瘤作用，初步预测柴胡皂苷 a、柴胡皂苷 b2、柴胡皂苷 c、柴胡皂苷 d、柴胡皂苷 f 为南柴胡潜在的 Q-Marker。

（三）网络药理学在中药药效成分及疗效靶标的研究

中药所含化学物质复杂，作用于不同的靶标起到疗效作用，但多数中药药效成分、疗效靶标尚不明确。首先通过质谱、色谱等手段获得中药所含化学成分，通过网络药理学的计算方法分析预测这些成分的靶标，再通过构建网络及进行网络拓扑分析得出核心靶标，或者通过已知化合物的靶标、预测相似化合物靶标，最后进行实验验证靶标对应的中药成分，这种通过网络药理学寻找中药药效成分及疗效靶标的手段已经得到广泛的运用。通过这种方法不仅可以进一步解释中药对于某一对应的疾病的作用机理，还可以广泛筛选中药成分及对应的靶标，对于中药的新药开发起着促进作用。

Liang 等用网络药理学的方法研究识别了中药金莲花的抗炎作用的潜在靶标，通过文献搜寻 20 种有效成分及通过 PharmMapper 预测潜在靶点，然后通过网络构建富集分析、分子对接和分子动力学证实了金莲花通过 CID21578038 和 CID20055288 两种化合物，靶向 ASKI 和 JNKs 在炎症过程中发挥了关键作用。Hong 等在确定柑橘的纯总黄酮类化合物（PTFC）可有效减少非酒精性脂肪肝疾病（NAFLD）的症状后，又通过网络药理学分析预测血管内皮生长因子 C（VEGF-C）是 PTFC 对抗 NAFLD 的潜在关键分子靶点。这种网络药理学的方法不仅适用于单个中药药效成分及疗效靶标的研究，同样适用于中药复方的研究。Zhang 等研究了金匮肾气丸（SQW）对于肾阳虚（KYDS）的潜在靶标，作者首先使用 PharmMapper 预测了 SQW 中活性成分的潜在目标，通过 GO 和 KEGG 通路富集分析、PPI 网络分析，最后利用腺苷诱导的 KYDS 大鼠模型进行实验验证。结果得出 SQW 纠正了由 KYDS 引起的大鼠下丘脑脑位目标腺轴紊乱。SRC、MAPK14、HRAS、HSP90AA1、F2、LCK、CDK2 和 MMP9 被确定为进一步研究 SQW 以改善 KYDS 的治疗目标。

参考文献

蔡年生，曲凤宏，2001. 我国新药筛选研究的回顾与展望［J］. 中国新药杂志，10（11）：801-803.

曹岗，张云，丛晓东，等，2009. 中药血清药物化学应用研究进展［C］// 中华中医药学会中药炮制分会 2009 年学术研讨会论文集，武汉：166-170.
策力木格，张小峰，苏都娜，等，2017. 血清药物化学在中药领域的应用现状 [J]. 中国药房，28（7）：978-981.
陈滨海，周郁鸿，钱文斌，2010. 苦参碱抗肿瘤作用机制研究 [J]. 浙江中西医结合杂志，20（8）：524-526.
陈淮臣，刘文，何利，等，2021. 经典名方桃核承气汤抗炎作用的谱效关系研究 [J]. 时珍国医国药，32（1）：1-5.
陈明伟，倪磊，赵小革，等，2005. 人参皂苷 Rg_3 对肿瘤血管生长调控因子蛋白表达抑制作用的研究 [J]. 中国中药杂志，30（5）：357-360.
陈强，李刚，潘爱平，等，2007. 玻璃微流控芯片廉价快速制作方法的研究 [J]. 化学学报，65（17）：1863-1868.
陈婷婷，张艳，李维，等，2021. 补血益母丸的 HPLC 指纹图谱研究及其中 5 种成分的测定 [J]. 华西药学杂志，36（3）：314-318.
陈卓，潘明佳，邢雪飞，等，2016. 血清药物化学在中药及其复方药效物质基础研究中的进展 [J]. 药物评价研究，39（1）：143-147.
程斌，童静玲，周爱珍，等，2021. 基于 UPLC-Q-TOF-MS 谱 - 效分析的浙贝母化痰质量标志物的初步筛选及含量差异研究 [J]. 中国药学杂志，56（6）：462-471.
邓书鸿，郭传恩，姜红，等，2021. 核磁共振指纹图谱用于阿胶的鉴别 [J]. 山东大学学报（理学版），56（7）：103-110.
丁金龙，郭姣，朴胜华，2008. 血清药物化学及其在功能性食品研发中应用展望 [J]. 现代食品科技，24（6）：613-616.
董婉茹，丁雅光，荆雷，等，2011. 病理及生理状态下的栀子血清药物化学对比研究 [J]. 中草药，42（11）：2270-2274.
窦志华，2007. 复方五仁醇胶囊药效物质基础及作用机理研究 [D]. 南京：南京中医药大学 .
窦志华，丁安伟，王陆军，等，2006. 复方五仁醇胶囊入血成分分析及制剂中相关成分含量测定 [J]. 中成药，28（7）：1066-1068.
杜晓光，2006. 热塑性聚合物微流控芯片制作、表面改性及在 DNA 分析应用中的研究 [D]. 沈阳：东北大学 .
范昭璇，2021. 喷墨打印技术与微流控技术的液滴生成及应用 [D]. 北京：北京科技大学 .
方肇伦，2003. 微流控分析芯片 [M]. 北京：科学出版社 .
房方，李祥，陈建伟，2009. 中药血清药物化学的研究进展 [J]. 亚太传统医药，5（1）：143-145.
冯鑫，房德敏，周永梅，2018. 谱效关系分析在中药组方研究中的应用进展 [J]. 中国中医基础医学杂志，24（3）：422-427.
高皓，贾党生，郝俊霞，等，2019. 基于网络分析细辛毒理学 [J]. 中国实验方剂学杂志，25（10）：180-187.
高彦宇，张雪，谢建先，等，2016. 尖叶假龙胆入血成分的初步研究 [J]. 中医药信息，33（3）：78-80.
管潇，罗杰，2009. 适用于压力驱动的 PDMS/ 玻璃复合微流控芯片的制作 [J]. 生命科学仪器，7（3）：56-59.
管咏梅，万鑫浩，吴文婷，等，2021. 经典名方桂枝加葛根汤标准汤剂 HPLC 指纹图谱研究 [J]. 中草药，52（18）：5535-5542.
郭承军，石俊英，2009. 金银花小鼠血清移行成分指纹图谱研究 [J]. 时珍国医国药，20（12）：2968-2970.
郭辉，刘晓，蔡皓，等，2013. 大黄附子汤血清药物化学初步研究 [J]. 中草药，44（5）：528-531.
郭晶，方莲花，陈若芸，等，2011. 常用清热解毒类中药提取物的蛋白酪氨酸激酶抑制活性筛选 [J]. 中国新药杂志，20（12）：1070-1073，1079.
郭娜，黄秀榕，祁明信，等，2008. 中药雌激素样作用的研究进展 [J]. 福建中医学院学报，18（4）：67-68.
郭珮蕾，刘吉华，余伯阳，2012. 具有抗肿瘤转移作用的中药及其临床应用 [J]. 药学进展，36（1）：22-27.
郭秋平，杨威，肖百全，等，2014. 大鼠原代培养肝细胞作为早期肝毒性筛选模型的研究 [J]. 中南药学，12（5）：389-393.
郭永超，林哲绚，李慧，等，2006. 三种马兜铃酸类化合物对 HK-2 细胞的毒性比较 [J]. 癌变 畸变 突变，18（2）：88-92.
韩旭阳，张苍，彭冰，等，2016. 基于 UPLC-Q TOF/MS^E 方法的凉血活血胶囊口服给药后入血成分初探 [J]. 北京中医药，35（4）：383-385.
郝俊霞，高梓森，高皓，等，2019. 基于网络毒理学探讨草乌心脏毒性 [J]. 中国实验方剂学杂志，25（19）：161-169.
郝小燕，王霞，肖海涛，等，2013. 中药虎杖吸收入血移行成分分析 [J]. 中国药业，22（12）：28-30.
何巧玉，刘静，李春霞，等，2021. 基于网络药理学和指纹图谱的黄柏质量标志物预测分析 [J]. 中草药，52（16）：4931-4941.
何欣，赵兴华，欧阳五庆，2010. 雷公藤多苷纳米乳体外肝肾的细胞毒性 [J]. 中国药理学与毒理学杂志，24（6）：476-480.
何艳，周艳玲，胡小祥，等，2021. 消炎退热颗粒高效液相色谱指纹图谱及多成分含量测定研究 [J]. 中药新药与临床药理，32（5）：693-700.
何燕，刘晓东，霍仕霞，等，2014. 高良姜不同提取工艺的血清药化 [J]. 时珍国医国药，25（11）：2681-2683.
贺琪，张世权，刘国柱，2013. 台阶处光刻工艺的优化与研究 [J]. 电子与封装，13（6）：21-23.
贺玉琢，1998. 日本汉方药“血清药理学”、“血清药化学” 的研究概况 [J]. 国外医学（中医中药分册），20（5）：3-7.
侯小涛，陈晓璐，郝二伟，等，2021. 基于谱效关系的肉桂改善肾阳虚作用的质量标志物（Q-Marker）研究 [J]. 中草药，52（9）：2597-2607.
胡律江，曾文雪，雷景邦，等，2014. 血清药物化学在中药领域应用研究进展 [J]. 江西中医药大学学报，26（3）：97-100.
胡美绘，张雯婷，2021. 2018—2020 年常州市儿童医院中药注射剂不良反应报告分析 [J]. 现代药物与临床，36（7）：1499-1503.
黄莉莉，刘晶，李廷利，2009. 五味子水煎物大鼠血清中移行成分分析 [J]. 中华中医药杂志，24（7）：846-848.
黄宇石，2013. 微流控环隙流双水相蛋白质分离和酶促反应研究 [D]. 成都：西南交通大学 .

霍仕霞，高莉，彭晓明，等，2012. 高良姜血清药物化学研究 [J]. 中药药理与临床，28（3）：146-148.
季文萱，黄俊彦，孟冬梅，等，2011. 马兜铃酸对肾小管上皮细胞氧化应激效应的作用 [J]. 山东医药，51（25）：98-100.
江华娟，李敏敏，何瑶，等，2021. 基于 HPLC 指纹图谱和化学模式识别的经典名方桃红四物汤制备过程质量评价研究 [J]. 中草药，52（4）：1000-1010.
江振洲，王欣之，孙丽新，等，2013. 中药毒性评价的技术方法与应用 [J]. 药学进展，37（11）：545-554.
姜文月，韩淑丽，唐明哲，等，2022. 贞芪扶正颗粒 HPLC 指纹图谱与其增强免疫功能的谱效关系分析 [J]. 中国实验方剂学杂志，28（8）：123-130.
靳雨晨，李骅，王四旺，等，2016. 双丹口服液的血清药物化学研究 [J]. 现代生物医学进展，16（16）：3019-3022.
荆志伟，王忠，高思华，等，2007. 基因芯片技术与中药研究：中药基因组学 [J]. 中国中药杂志，32（4）：289-292.
孔亮，包永明，于志远，等，2005. 色谱指纹谱用于中药大黄抗肿瘤活性成分的筛选 [J]. 色谱，23（5）：470-476.
雷志丹，黄莺，雷志钧，等，2014. 舒胸片血清药物化学 [J]. 中国实验方剂学杂志，20（1）：77-80.
黎雪桂，2012. 枇杷叶主要提取物药理作用研究进展 [J]. 中国当代医药，19（11）：17-18.
李成成，苑楠楠，白桦芳，等，2021. 基于 HPLC 指纹图谱和网络药理学的消炎退热颗粒质量标志物（Q-Marker）预测 [J]. 中草药，52（13）：3885-3895.
李成思，卢永昌，王志波，等，2019. 不同地区藏药达乌里秦艽 MEKC 指纹图谱研究 [J]. 西南大学学报（自然科学版），41（11）：25-29.
李成武，王永宁，高云华，2004. 一种玻璃微流控芯片的制作方法研究 [J]. 高等学校化学学报，25（S1）：45-46.
李春沁，凌海燕，开拓，等，2020. 泽泻高效液相色谱指纹图谱研究 [J]. 中药新药与临床药理，31（12）：1470-1477.
李东玲，温志渝，尚正国，等，2011. 玻璃微流控芯片的低成本制作技术 [J]. 半导体光电，32（6）：820-824.
李桂秀，林梦感，杨国红，等，2012. 草胡椒属植物中木脂素类化合物及其生物活性研究进展 [J]. 中草药，43（9）：1858-1865.
李海伦，李恒，孙飞，等，2021. 经典名方大秦艽汤 HPLC 指纹图谱及含量测定方法研究 [J]. 中草药，52（1）：99-107.
李建华，陈迪，刘景全，等，2005. 微流控芯片金属模具制备工艺研究 [J]. 微细加工技术（4）：56-58，75.
李骏飞，李清林，2015. 血清药物化学在中药质量控制领域中的研究进展 [J]. 中国医学创新，12（26）：145-147.
李媚，陈盛君，王协和，等，2021. 清心解瘀方标准汤剂多指标成分含量测定及 UPLC 指纹图谱研究 [J]. 南京中医药大学学报，37（3）：419-427.
李楠楠，陈宇，王帅，等，2016. 双莲方全时段多波长融合 HPLC 指纹图谱 [J]. 中国实验方剂学杂志，22（5）：71-74.
李楠楠，孟宪生，包永睿，等，2017. 基于全时段多波长融合指纹图谱的“一测多评”法测定中药木蝴蝶总黄酮中 5 种主要成分 [J]. 中国现代应用药学，34（7）：943-947.
李宁，李滢，刘暘，等，2020. 基于红外光谱指纹图谱的肉桂提取物质量控制 [J]. 中成药，42（8）：2220-2224.
李梢，2011. 网络靶标：中药方剂网络药理学研究的一个切入点 [J]. 中国中药杂志，36（15）：2017-2020.
李韶菁，杜冠华，2008. 细胞水平的高通量药物筛选技术研究进展 [J]. 中国药学杂志，43（2）：84-87，118.
李文娟，徐溢，范琪，等，2012. 基于微流控芯片技术的天然产物活性成分筛选的研究 [J]. 中国中药杂志，37（16）：2492-2497.
李仪奎，1999. 中药血清药理学实验方法的若干问题 [J]. 中药新药与临床药理，10（2）：95-98.
李仪奎，吴健宇，1999. 血清药理实验中采血时间的通法方案 [J]. 中国药理学通报，15（6）：569-570.
梁慧，潘晓君，杨文惠，等，2021. 基于 UPLC 指纹图谱和一测多评法的虎杖药材质量评价 [J]. 中国药房，32（15）：1842-1848.
梁雨璐，张洁，李忆红，等，2021. 整合网络毒理学和网络药理学的合欢皮抗焦虑毒效机制探究 [J]. 药物评价研究，44（7）：1411-1424.
林柄承，秦建华，1993. 微流控芯片实验室 [M]. 北京：中国林业出版社 .
林炳承，秦建华，2006. 微流控芯片实验室 [M]. 北京：科学出版社 .
林炳承，秦建华，2009. 微流控芯片分析化学实验室 [J]. 高等学校化学学报，30（3）：433-445.
林金明，李海芳，高聚物微流控芯片的制备方法：CN1700011 [P]. 2005-11-23.
林晓，袁莹，洪燕龙，等，2011. 大川芎方中天麻效应组分的体内移行研究 [J]. 中国中药杂志，36（9）：1175-1178.
刘昌孝，陈士林，肖小河，等，2016. 中药质量标志物（Q-Marker）：中药产品质量控制的新概念 [J]. 中草药，47（9）：1443-1457.
刘睿，李新宇，李亚卓，等，2018. 网络毒理学及其在中药毒性成分预测中的应用研究 [J]. 药物评价研究，41（5）：709-715.
刘伟庭，蔡强，郭希山，等，2002. 用软光刻技术实现微细结构 [J]. 传感技术学报，15（2）：136-139.
龙超，陈瑞，翟持，等，2020. 微芯片中磁性液滴的生成与操控综述 [J]. 过程工程学报，20（10）：1134-1146.
罗国安，梁琼麟，王义明，2009. 中药指纹图谱——质量评价、质量控制与新药研发 [M]. 北京：化学工业出版社 .
罗国安，王义明，曹进，等，2002. 建立我国现代中药质量标准体系的研究 [J]. 世界科学技术，4（4）：5-11，79.
罗国安，梁琼麟，王义明，2009. 中药指纹图谱——质量评价、质量控制与新药研发 [M]. 北京：化学工业出版社 .
罗智杰，许嘉志，潘仲宇，等，2021. 基于介电润湿的数字微流控系统液滴精准生成与分裂 [J]. 微纳电子技术，58（9）：818-826.
马飞祥，薛培凤，王媛媛，等，2017. 中药血清药物化学研究进展 [J]. 中国中药杂志，42（7）：1265-1270.

马靖，符乃阳，李玉梅，等，2001. 甘草提取物体外选择性诱导几种人肿瘤细胞凋亡 [J]. 癌症，20（8）：806-811.
麦成乐，2017. 基于玻璃网络结构控制的硅基材料基片低温键合机理研究 [D]. 哈尔滨：哈尔滨工业大学 .
孟斐，陈恒武，方群，等，2002. 聚二甲基硅氧烷微流控芯片的紫外光照射表面处理研究 [J]. 高等学校化学学报，23（7）：1264-1268.
倪睿，刘建平，2008. 脂质体作为抗肿瘤药物载体的应用研究 [J]. 药学服务与研究，8（2）：89-92.
倪术仁，连云岚，赵思俊，等，2021. 强力脑清素片 HPLC 指纹图谱的建立及质量标志物预测 [J]. 中草药，52（4）：1011-1019.
曲中原，吴双，郑岩，等，2021. 基于指纹图谱和网络药理学的南柴胡质量标志物预测分析 [J]. 中草药，52（9）：2678-2686.
屈敏红，2017. 草豆蔻等 15 种常用中药材高效薄层色谱指纹图谱研究 [D]. 广州：广州中医药大学 .
邵建波，吴蕾，金庆辉，等，2008. 一种细胞培养微芯片的制作及应用 [J]. 生物工程学报，24（7）：1253-1257.
沈德新，张峰，张春权，等，2005. 聚二甲基硅氧烷中真空氧等离子体表面改性与键合 [J]. 厦门大学学报（自然科学版），44（6）：792-795.
沈杰男，2017. 聚合物微流控芯片的制造方法研究 [D]. 锦州：辽宁工业大学 .
石玉红，杨欢，冉海凤，等，2021. 基于 UPLC-MS 技术研究右归饮在正常大鼠和腺嘌呤所致肾虚大鼠的入血成分 [J]. 中国中药杂志，46（9）：2287-2297.
世界中医药学会联合会，2021. 网络药理学评价方法指南 [J]. 世界中医药，16（4）：527-532.
司书毅，张月琴，2007. 药物筛选方法与实践 [M]. 北京：化学工业出版社 .
孙健，温庆辉，李夏，等，2006. 黄连解毒汤及其含药血清的化学成分及抗肿瘤作用对比研究 [J]. 中国中药杂志，31（18）：1526-1529.
谭小娟，李世雄，李璎峪，等，2021. 白术饮片的指纹图谱形状特征与质量标志物（Q-Marker）研究 [J]. 中草药，52（16）：4844-4851.
唐德才，臧文华，冯海红，2013. 莪术不同品种含药血清对人胃癌细胞 BGC823 增殖、凋亡及核质比的影响 [J]. 北京中医药大学学报，36（4）：254-257，267，289.
陶金华，狄留庆，濮雪莲，等，2011. 通塞脉微丸血清药物化学的初步研究（Ⅰ）[J]. 中草药，42（7）：1267-1270.
王福刚，刘斌，王伟，等，2008. 降脂宁血中移行成分归属研究 [J]. 中国中药杂志，33（8）：912-914.
王洪，郑杰，闫延鹏，等，2020. 数字微流控芯片上液滴驱动 [J]. 光学 精密工程，28（11）：2488-2496.
王蒙，朱丽，肖纳，等，2019. 基于组合式微流控芯片的双核液滴制备方法研究 [J]. 分析化学，47（9）：1352-1358.
王青秀，吴纯启，杨红莲，等，2007. 大黄素对 HK-2 细胞周期增殖的影响 [J]. 毒理学杂志，21（6）：440-443.
王喜军，2002. 中药及中药复方的血清药物化学研究 [J]. 世界科学技术 - 中药现代化，（2）：1-4.
王喜军，2005. 中药血清药物化学的研究现状及未来发展 [J]. 亚太传统医药，1（1）：59-63.
王喜军，2006. 中药血清药物化学的研究动态及发展趋势 [J]. 中国中药杂志，31（10）：789-792，835.
王雪莉，钱翔，谢振华，等，2011. 基于微流控芯片的姜黄素诱导 MCF-7 细胞凋亡的研究 [J]. 北京生物医学工程，30（6）：557-561.
王永林，向文英，陆苑，等，2016. 杜仲的血清药物化学研究 [J]. 中草药，47（7）：1101-1105.
王宇卿，闫明，陈文，等，2008. 补骨脂血清药物化学的初步研究 [J]. 中国新药杂志，17（5）：396-399.
王震，2021. 不同生长期穿心莲药材 HPLC 指纹图谱及化学模式识别 [J]. 药物分析杂志，41（3）：410-420.
王中立，干丽君，刘秀秀，等，2021. 基于网络药理学研究人参防治创伤性应激障碍药效成分及作用靶点 [J]. 中国药理学通报，37（8）：1159-1163.
向文英，梅朝叶，杨武，等，2016. 头花蓼的血清药物化学研究 [J]. 中国药理学通报，32（10）：1476-1477.
向文英，杨武，梅朝叶，等，2016. 化风丹血清药物化学的初步研究 [J]. 中国药房，27（28）：3911-3914.
肖平，李祥，陈建伟，等，2014. 中药药效物质基础研究思路与方法概述 [J]. 时珍国医国药，25（8）：1935-1938.
肖秋元，2010. 大承气汤的血清药物化学研究 [D]. 成都：西南交通大学 .
谢海波，傅新，杨华勇，2007. 非超净条件下玻璃微流控芯片加工工艺 [J]. 浙江大学学报（工学版），41（4）：560-563，569.
徐书洁，段玉岗，丁玉成，等，2007. PDMS 微流控芯片复型模具的新型快速制作方法 [J]. 机械工程学报，43（6）：105-109.
徐元杰，张晶，郭代红，等，2020. 1230 例药物致过敏性休克不良反应报告分析 [J]. 中国药物应用与监测，17（2）：99-103.
徐泽，2006. 癌转移治疗新概念与新方法 [M]. 北京：人民军医出版社 .
徐志红，蒋志胜，2003. 药物筛选新方法：高通量筛选 [J]. 生物学通报，38（3）：7-9.
许宝建，金庆辉，赵建龙，2006. 基于多层 SU-8 结构的微喷阵列芯片的制作与应用研究 [J]. 功能材料与器件学报，12（5）：377-382.
许川佩，祝佳，黄喜军，2020. 引脚受限数字微流控芯片的多液滴并行测试研究 [J]. 仪器仪表学报，41（8）：255-263.
许海玉，黄璐琦，卢鹏，等，2012. 基于体内 ADME 过程和网络药理学的中药现代研究思路 [J]. 中国中药杂志，37（2）：142-145.
许文，吴献，黄鸣清，等，2017. 栝楼桂枝汤的血清药物化学研究 [J]. 中草药，48（10）：2033-2043.

许勇芝，陈丽萍，刘华锋，等，2009. 马兜铃酸致肾小管上皮细胞损伤中 p53 和 Caspase-3 活性的变化 [J]. 第四军医大学学报（15）：1398-1401.
杨金伟，喻嵘，吴勇军，等，2021. 左归降糖舒心方含药血浆对 ox-LDL 诱导 J774A. 1 巨噬细胞焦亡及凋亡的影响 [J]. 北京中医药大学学报，44（4）：332-339.
杨帅，2010. 清络方药效成分定性定量分析及血清药物化学初步研究 [D]. 北京：中国协和医科大学.
杨欣欣，张云坤，王帅，等，2021. 不同产地路路通体外抗肝肿瘤作用及谱效关系 [J]. 中成药，43（7）：1799-1804.
杨艺，奚灏瀛，孟宪生，等，2018. 伤科接骨片双因子质量控制 [J]. 中国实验方剂学杂志，24（3）：77-82.
姚东，孟宪生，王帅，等，2013. 气滞胃痛颗粒全时段多波长融合指纹图谱研究及多成分定量分析 [J]. 中国中药杂志，38（10）：1513-1517.
殷开芹，2020. 176 例中药注射剂不良反应报告分析 [J]. 中国医药科学，10（13）：77-79，115.
于娟，2019. 不同麝香的气相色谱指纹图谱 [J]. 中国实验方剂学杂志，25（6）：175-182.
虞昆，2020. 基于介电泳的数字微流控液滴驱动方法研究 [D]. 南京：南京理工大学.
喻泽兰，刘欣荣，Michael McCulloch，等，2004. 黄药子抗肿瘤活性组分筛选及作用分析 [J]. 中国中药杂志，29（6）：74-78.
袁太宁，2009. 中药抗肿瘤作用机理研究进展 [J]. 江苏中医药，41（3）：79-80.
张慧珠，杨林，任雷鸣，等，2003. 中药活性成分逆转肿瘤细胞多药耐药作用的体外筛选 [J]. 华北煤炭医学院学报，5（3）：265-267.
张丽先，范毅，李飞飞，等，2021. 野菊花配方颗粒的 HPLC 指纹图谱及化学模式识别研究 [J]. 药物分析杂志，41（5）：913-918.
张林，王停，徐子瑛，等，2021. 基于网络毒理学预测和细胞生物学验证的淫羊藿潜在肝毒性成分与机制研究 [J]. 中国中药杂志，46（10）：2413-2423.
张灵娜，林兵，宋洪涛，2015. 中药血清药理学、血清药物化学的研究概况及展望 [J]. 中草药，46（17）：2662-2666.
张梅，邱丰，谢学军，等，2008. 葛根血中移行成分高效液相色谱分析 [J]. 中华中医药杂志，23（3）：215-217.
张茜，李峰杰，金若敏，等，2011. 苦参碱和氧化苦参碱致 HL7702 细胞毒性研究 [J]. 中华中医药学刊，29（6）：1222-1225.
张茜，周绮，金若敏，等，2011. 吴茱萸次碱对肝肾毒性的初步研究 [J]. 中国实验方剂学杂志，17（8）：221-225.
张铁军，白钢，陈常青，等，2018. 基于"五原则"的复方中药质量标志物（Q-marker）研究路径 [J]. 中草药，49（1）：1-13.
张文智，2020. 基于血清药化研究芪蛭通络胶囊通络及开窍药的药效物质基础 [D]. 太原：山西省中医药研究院.
赵皓，2010. 六味地黄丸的血清药物化学研究 [J]. 医药论坛杂志，31（19）：70-71，74.
赵静，刘剑锋，王燕平，等，2020. 中药复方分期治疗新冠肺炎的网络药理学分析 [J]. 世界科学技术 - 中医药现代化，22（2）：278-288.
郑爽，郎轶咏，王广英，等，2017. 复方荷叶胶囊血清药物化学的初步研究 [J]. 中国医院药学杂志，37（11）：1056-1059.
郑允焕，吴建璋，邵建波，等，2009. 用于药物筛选的微流控细胞阵列芯片 [J]. 生物工程学报，25（5）：779-785.
周小棉，戴忠鹏，罗勇，等，2005. 注塑型聚甲基丙烯酸甲酯多通道微流控芯片的研制及其性能考察 [J]. 高等学校化学学报，26（1）：52-54.
周祯祥，杨伟峰，陈泽斌，等，2007. 细辛含药血清制备方法的研究 [J]. 湖北中医杂志，29（12）：5-6.
Bergese P，Cretich M，Oldani C，et al，2008. Advances in parallel screening of drug candidates[J]. Current Medicinal Chemistry，15（17）：1706-1719.
Berthold A，Laugere F，Schellevis H，et al，2002. Fabrication of a glass-implemented microcapillary electrophoresis device with integrated contactless conductivity detection[J]. Electrophoresis，23（20）：3511-3519.
Blazej R G，Kumaresan P，Mathies R A，2006. Microfabricated bioprocessor for integrated nanoliter-scale Sanger DNA sequencing[J]. PNAS103（19）：7240-7245.
Chiang YM，Bechman M，Chu CY，et al，1999. Characterizing the process of cast molding microfluidic systems[C]. Symposium on Micromachining and Microfabrication. International Society for Optics and Photonics，3877：303-311.
Effenhauser C S，Bruin G J，Paulus A，et al，1997. Integrated capillary electrophoresis on flexible silicone microdevices：analysis of DNA restriction fragments and detection of single DNA molecules on microchips[J]. Analytical Chemistry，69（17）：3451-3457.
Gfeller D，Grosdidier A，Wirth M，et al，2014. SwissTargetPrediction：a web server for target prediction of bioactive small molecules[J]. Nucleic Acids Research，42（Web Server issue）：W32-W38.
Guo W，Huang J H，Wang N，et al. Integrating network pharmacology and pharmacological evaluation for deciphering the action mechanism of herbal formula Zuojin pill in suppressing hepatocellular carcinoma[J]. Frontiers in Pharmacology，2019，10：1185.
Hamosh A，Scott A F，Amberger J S，et al，2005. Online Mendelian Inheritance in Man（OMIM），a knowledgebase of human genes and genetic disorders[J]. Nucleic Acids Research，33（Database issue）：D514-D517.
Harrison D J，Manz A，Fan Z H，et al，1992. Capillary electrophoresis and sample injection systems integrated on a planar glass chip[J]. Analytical Chemistry，64（17）：1926-1932.

Heo Y S, Cabrera L M, Song J W, et al, 2007. Characterization and resolution of evaporation-mediated osmolality shifts that constrain microfluidic cell culture in poly (dimethylsiloxane) devices[J]. Analytical Chemistry, 79 (3): 1126-1134.

Hong W, Li S S, Wu L Y, et al, 2019. Prediction of VEGF-C as a key target of pure total flavonoids from *Citrus* against NAFLD in mice *via* network pharmacology[J]. Frontiers in Pharmacology, 10: 582.

Hopkins A L, 2008. Network pharmacology: the next paradigm in drug discovery[J]. Nature Chemical Biology, 4 (11): 682-690.

Huang D W, Sherman B T, Lempicki R A, 2009. Systematic and integrative analysis of large gene lists using DAVID bioinformatics resources[J]. Nature Protocols, 4 (1): 44-57.

Huang H M, Yang Y G, Lv C, et al, 2015. Pharmacokinetics and tissue distribution of five bufadienolides from the Shexiang Baoxin Pill following oral administration to mice[J]. Journal of Ethnopharmacology, 161: 175-185.

Huang X C, Su S L, Cui W X, et al, 2014. Simultaneous determination of paeoniflorin, albiflorin, ferulic acid, tetrahydropalmatine, protopine, typhaneoside, senkyunolide I in Beagle dogs plasma by UPLC-MS/MS and its application to a pharmacokinetic study after Oral Administration of Shaofu Zhuyu Decoction[J]. Journal of Chromatography B, Analytical Technologies in the Biomedical and Life Sciences, 962: 75-81.

Jia Z J, Fang Q, Fang Z L, 2004. Bonding of glass microfluidic chips at room temperatures[J]. Analytical Chemistry, 76 (18): 5597-5602.

Jing C Y, Sun Z L, Xie X F, et al, 2019. Network pharmacology-based identification of the key mechanism of Qinghuo Rougan Formula acting on uveitis[J]. Biomedicine & Pharmacotherapy, 120: 109381.

Kuhn M, von Mering C, Campillos M, et al, 2008. STITCH: interaction networks of chemicals and proteins[J]. Nucleic Acids Research, 36 (Database issue): D684-D688.

Li G D, Xu Q B, Han K D, et al, 2020. Experimental evidence and network pharmacology-based analysis reveal the molecular mechanism of Tongxinluo capsule administered in coronary heart diseases[J]. Bioscience Reports, 40 (10): BSR20201349.

Li J, Zhang L, Jiang Z Z, et al, 2010. Toxicities of aristolochic acid I and aristololactam I in cultured renal epithelial cells[J]. Toxicology in Vitro, 24 (4): 1092-1097.

Li S, Zhang B, 2013. Traditional Chinese medicine network pharmacology: theory, methodology and application[J]. Chinese Journal of Natural Medicines, 11 (2): 110-120.

Li S, Zhang Z Q, Wu L J, et al, 2007. Understanding ZHENG in traditional Chinese medicine in the context of neuro-endocrine-immune network[J]. IET Systems Biology, 1 (1): 51-60.

Li W, Choy D F, Lam M S, et al, 2003. Use of cultured cells of kidney origin to assess specific cytotoxic effects of nephrotoxins[J]. Toxicology in Vitro, 17 (1): 107-113.

Liang J W, Wang M Y, Olounfeh K M, et al, 2019. Network pharmacology-based identifcation of potential targets of the flower of *Trollius chinensis* Bunge acting on anti-inflammatory effectss[J]. Scientific Reports, 9 (1): 8109.

Liu Z Y, Guo F F, Wang Y, et al, 2016. BATMAN-TCM: a bioinformatics analysis tool for molecular mechANism of traditional Chinese medicine[J]. Scientific Reports, 6: 21146.

Lombardi D, Dittrich P S, 2010. Advances in microfluidics for drug discovery[J]. Expert Opinion on Drug Discovery, 5 (11): 1081-1094.

Martynova L, Locascio L E, Gaitan M, et al, 1997. Fabrication of plastic microfluid channels by imprinting methods[J]. Analytical Chemistry, 69 (23): 4783-4789.

McCreedy T, 2000. Fabrication techniques and materials commonly used for the production of microreactors and micro total analytical systems[J]. TrAC Trends in Analytical Chemistry, 19 (6): 396-401.

Niu W H, Wu F, Cao W Y, et al, 2021. Network pharmacology for the identification of phytochemicals in traditional Chinese medicine for COVID-19 that may regulate interleukin-6[J]. Bioscience Reports, 41 (1): BSR20202583.

Piñero J, Bravo À, Queralt-Rosinach N, et al, 2017. DisGeNET: a comprehensive platform integrating information on human disease-associated genes and variants[J]. Nucleic Acids Research, 45 (D1): D833-D839.

Qiu F, Li Z X, He L, et al, 2013. HPLC-ESI-MS/MS analysis and pharmacokinetics of luteoloside, a potential anticarcinogenic component isolated from *Lonicera japonica*, in beagle dogs[J]. Biomedical Chromatography, 27 (3): 311-317.

Qu K K, Dai J N, Zhao L S, et al, 2013. A sensitive liquid chromatographic-mass spectrometric method for simultaneous quantification of six iridoid glycosides from Zhi-zi-Chi Decoction in rat plasma and its application to a pharmacokinetic study[J]. Journal of Pharmaceutical and Biomedical Analysis, 78/79: 83-91.

Randall G C, Doyle P S, 2005. Permeation-driven flow in poly (dimethylsiloxane) microfluidic devices[J]. PNAS102 (31): 10813-10818.

Rappaport N, Twik M, Plaschkes I, et al, 2017. MalaCards: an amalgamated human disease compendium with diverse clinical and genetic annotation and structured search[J]. Nucleic Acids Research, 45 (D1): D877-D887.

Roberts M A, Rossier J S, Bercier P, et al, 1997. UV laser machined polymer substrates for the development of microdiagnostic systems[J]. Analytical Chemistry, 69 (11): 2035-2042.

Ru J L, Li P, Wang J N, et al, 2014. TCMSP: a database of systems pharmacology for drug discovery from herbal medicines[J]. Journal of Cheminformatics, 6: 13.

Sahlin E, Beisler A T, Woltman S J, et al, 2002. Fabrication of microchannel structures in fluorinated ethylene propylene[J]. Analytical Chemistry, 74 (17): 4566-4569.

Scannell J W, Blanckley A, Boldon H, et al, 2012. Diagnosing the decline in pharmaceutical R&D efficiency[J]. Nature Reviews Drug Discovery, 11 (3): 191-200.

Shannon P, Markiel A, Ozier O, et al, 2003. Cytoscape: a software environment for integrated models of biomolecular interaction networks[J]. Genome Research, 13 (11): 2498-2504.

Stegelmeier B L, 2011. Pyrrolizidine alkaloid-containing toxic plants (*Senecio*, *Crotalaria*, *Cynoglossum*, *Amsinckia*, *Heliotropium*, and *Echium* spp.) [J]. The Veterinary Clinics of North America Food Animal Practice, 27 (2): 419-428, ix.

Stelzer G, Rosen N, Plaschkes I, et al, 2016. The GeneCards suite: from gene data mining to disease genome sequence analyses[J]. Current Protocols in Bioinformatics, 54: 1. 30. 1-1. 30. 33.

Tao W Y, Xu X, Wang X, et al, 2013. Network pharmacology-based prediction of the active ingredients and potential targets of Chinese herbal *Radix* Curcumae formula for application to cardiovascular disease[J]. Journal of Ethnopharmacology, 145 (1): 1-10.

Tian H, Brody L C, Fan S, et al, 2001. Capillary and microchip electrophoresis for rapid detection of known mutations by combining allele-specific DNA amplification with heteroduplex analysis[J]. Clinical Chemistry, 47 (2): 173-185.

VanDijken J, Kaigala G V, Lauzon J, et al, 2007. Microfluidic chips for detecting the t (4;14) translocation and monitoring disease during treatment using reverse transcriptase-polymerase chain reaction analysis of IgH-MMSET hybrid transcripts[J]. The Journal of Molecular Diagnostics, 9 (3): 358-367.

Wang H Y, Foote R S, Jacobson S C, et al, 1997. Low temperature bonding for microfabrication of chemical analysis devices[J]. Sensors and Actuators B: Chemical, 45 (3): 199-207.

Wang Y X, Zhang S, Li F C, et al, 2020. Therapeutic target database 2020: enriched resource for facilitating research and early development of targeted therapeutics[J]. Nucleic Acids Research, 48 (D1): gkz981.

Weigl B H, Bardell R L, Cabrera C R, 2003. Lab-on-a-chip for drug development[J]. Advanced Drug Delivery Reviews, 55 (3): 349-377.

Wishart D S, Feunang Y D, Guo A C, et al, 2018. DrugBank 5. 0: a major update to the DrugBank database for 2018[J]. Nucleic Acids Research, 46 (D1): D1074-D1082.

Wishart D S, Knox C, Guo A C, et al, 2006. DrugBank: a comprehensive resource for in silico drug discovery and exploration[J]. Nucleic Acids Research, 34 (Database issue): D668-D672.

Wu B H, Wang G W, Xin L, et al, 2020. Network pharmacology-based therapeutic mechanism of Kuanxiong aerosol for angina pectoris[J]. Journal of Ethnopharmacology, 261: 113079.

Wu M H, Huang S-B, Lee G B, 2010. Microfluidic cell culture systems for drug research[J]. Lab on a Chip, 10 (8): 939.

Wu Y, Zhang F L, Yang K, et al, 2019. SymMap: an integrative database of traditional Chinese medicine enhanced by symptom mapping[J]. Nucleic Acids Research, 47 (D1): D1110-D1117.

Wu Z Y, Jensen H, Gamby J, et al, 2004. A flexible sample introduction method for polymer microfluidic chips using a push/pull pressure pump[J]. Lab on a Chip, 4 (5): 512-515.

Xu H Y, Zhang Y Q, Liu Z M, et al, 2019. ETCM: an encyclopaedia of traditional Chinese medicine[J]. Nucleic Acids Research, 47(D1): D976-D982.

Xu X Y, Niu L L, Liu Y, et al, 2020. Study on the mechanism of Gegen Qinlian Decoction for treating type II diabetes mellitus by integrating network pharmacology and pharmacological evaluation[J]. Journal of Ethnopharmacology, 262: 113129.

Xue R C, Fang Z, Zhang M X, et al, 2013. TCMID: Traditional Chinese Medicine integrative database for herb molecular mechanism analysis[J]. Nucleic Acids Research, 41 (Database issue): D1089-D1095.

Yan R, Wang Y, Shen W J, et al, 2012. Relative determination of dehydroevodiamine in rat plasma by LC-MS and study on its pharmacokinetics[J]. Journal of Chromatographic Science, 50 (7): 582-585.

Yan Z X, Chen Y, Li T X, et al, 2012. Identification of metabolites of Si-Ni-San, a traditional Chinese medicine formula, in rat plasma and urine using liquid chromatography/diode array detection/triple-quadrupole spectrometry[J]. Journal of Chromatography B, Analytical Technologies in the Biomedical and Life Sciences, 885/886: 73-82.

Yao H Y, Xin D L, Zhan Z Y, et al, 2021. Network pharmacology-based approach to comparatively predict the active ingredients and molecular targets of compound Xueshuantong capsule and hexuemingmu tablet in the treatment of proliferative diabetic retinopathy[J]. Evidence-Based Complementary and Alternative Medicine, 2021: 6642600.

Yao Z J，Dong J，Che Y J，et al，2016. TargetNet：a web service for predicting potential drug-target interaction profiling *via* multi-target SAR models[J]. Journal of Computer-Aided Molecular Design，30（5）：413-424.

Yu F Y，Wu T S，Chen T W，et al，2011. Aristolochic acid I induced oxidative DNA damage associated with glutathione depletion and ERK1/2 activation in human cells[J]. Toxicology in Vitro，25（4）：810-816.

Yu G H，Wang W B，Wang X，et al. Network pharmacology-based strategy to investigate pharmacological mechanisms of Zuojinwan for treatment of gastritis[J]. BMC Complementary and Alternative Medicine，2018，18（1）：292.

Zhang J Y，Hong C L，Chen H S，et al，2019. Target identification of active constituents of Shen qi Wan to treat kidney Yang deficiency using computational target fishing and network pharmacology[J]. Frontiers in Pharmacology，10：650.

Zhang L J，Mu X Q，Fu J L，et al，2007. *In vitro* cytotoxicity assay with selected chemicals using human cells to predict target-organ toxicity of liver and kidney[J]. Toxicology in Vitro，21（4）：734-740.

Zhao J，Jiang P，Zhang W D，2010. Molecular networks for the study of TCM pharmacology[J]. Briefings in Bioinformatics，11（4）：417-430.

Zhu S H，Wang Y，Jin J，et al，2012. Endoplasmic reticulum stress mediates aristolochic acid I-induced apoptosis in human renal proximal tubular epithelial cells[J]. Toxicology in Vitro，26（5）：663-671.

第四章　复方木鸡颗粒处方组成药材研究概况

引　言

复方木鸡颗粒来源于满族药中的民间验方“木鸡汤”，是由云芝提取物、核桃楸皮、山豆根、菟丝子制作而成的褐色颗粒，味微苦。方中的云芝提取物有消炎保肝、提升免疫功能及抗癌的功效，核桃楸皮可清热解毒，山豆根可消肿利咽，菟丝子可养肝补肾，全方配伍合用具有清热解毒、养肝散结、健脾化湿的功效，临床用于肝炎、肝硬化、肝癌等疾病的治疗。

复方木鸡颗粒的药材组成丰富多样，各成分之间协同作用，共同发挥药效。处方组成药材的研究表明，复方木鸡颗粒在保肝、抗肿瘤、改善心脑血管疾病和内分泌失调等方面具有显著的药理作用。本章对古代医书、药学专著、现代论文等相关研究成果进行总结，对方中每一味药材的本草考证、化学成分、药理作用及临床应用进行了详尽描述，旨在为其药效物质基础、药理药效、作用机制的研究与阐释提供参考。

第一节　云芝研究概况

云芝（*Coriolus versicolor*（L. ex Fr.）Quel.）为复方木鸡颗粒组方中的君药，作为药用价值较大的真菌，以干燥子实体入药，收载于《中国药典》（2020 年版），其味甘，平。归心、脾、肝、肾经，具有健脾利湿，清热解毒功效，也可用于治疗湿热黄疸、胁痛、纳差、倦怠乏力等。该菌含丰富的多糖、蛋白质、氨基酸及多种无机盐等，其中的云芝多糖和云芝糖肽具有增强免疫、抗肿瘤、保护肝脏防治损伤等作用。云芝因其独特的药理药效作用，已成为国内外医药研发行业的热点，具有广阔的市场前景。本文通过对云芝进行本草考证，就其化学成分、药理作用和临床应用等方面进行综述，为云芝进一步开发利用奠定基础。

云芝又称杂色云芝、彩绒革盖菌、彩云革盖菌和云芝蘑等。云芝属于珍贵的药用真菌，归于真菌门（Eumycota）、担子菌亚门（Basidiomycotina）、层菌纲（Hymynomecetes）、非褶菌目（Aphyllophorales）、多孔菌科（Polyporaceae）、云芝属（Polystictus）或革盖菌属（Coriolus）。云芝属于常见的大型真菌类，1 年生子实体，由直径 1 ～ 8 cm，厚 0.1 ～

0.3 cm 的菌盖组成，平伏而反卷，呈现出半圆状或壳状，通常相互接触呈房顶覆瓦状、为革质，有时数百个菌盖聚生，菌盖形状多样，半圆形、近圆形和不规则形状皆有。菌盖表面绒毛细长，颜色多样，有黄褐色、褐色、棕黄色或紫灰色，菌盖在生长过程中由黑色转变为黄色，成熟时变成青色，具有呈波浪状的同心环带；菌肉边缘稍锐，有初期白色而后变灰变褐色的菌管；云芝孢子无色，壁薄且光滑，呈圆筒状。

一、本草考证

从名称、资源分布、形态学、功效等方面对云芝进行本草考证，总结其历史沿革，为其合理开发和利用提供依据。

（一）名称考证

复方木鸡颗粒中的组成药材“木鸡”，学名为“云芝”，因其生长在枯树上，外形呈覆瓦状，形似山鸡羽毛，满族人将其称为“木鸡”。历代古籍关于“木鸡”一词的记载甚少，学名“云芝”一词最早则出现在《文选·张衡〈西京赋〉》，其云“浮鹢首，翳云芝”。经后本草考证结果可知，古籍中记载的“青芝”即为现代的云芝。据考证，“青芝”最早记载于秦汉时期《神农本草经》中，记载有“六芝”（赤芝、黑芝、青芝、白芝、黄芝、紫芝），“青芝，味酸，平。主明目，补肝气，安精魂，仁恕，久食轻身不老，延年神仙。一名龙芝。生山谷”。古籍中记载的“六芝”没有明确分类，但经后人考证，六芝并不属于同种科属。唐代孙思邈的《千金翼方》、北宋唐慎微的《证类本草》及明代李时珍的《本草纲目》均记载“青芝……一名龙芝”，记载较为一致。从五行学说和名称角度来看，青在五行学说中与“目”及“肝”相对应，表明青芝具有保肝的作用，与现代云芝具有治疗肝病作用相符合。

（二）资源分布考证

云芝具有强大的分解木质素的能力，易造成树木变白腐朽，多生长于潮湿的环境中，可生长于柳树、杨树、山楂树、桃树等多种阔叶树的木桩、朽木或枝上，偶见于松树或杉树上，世界各地森林中均有分布，在北半球的原始森林普遍存在，在我国主要分布在东北三省及其他地区。《千金翼方》等古籍均记载“青芝……生泰山”，2007 年在泰山发现的大个野生云芝，长势良好，可以说明泰山的环境可能最适宜云芝生长，这与记载相符。

（三）形态学考证

古代文献对青芝形态的描述较少，从古代人们对“六芝”的命名来看，古时候对菌类的鉴别大多以颜色外观决定。同时，古籍记载青芝又名龙芝，则说明它的形态与龙相似，因其可以长满一整棵树，整个形态远观酷似一条长满鳞片的龙盘旋在树干上，由此得名；满族人因其生长在枯树上，且呈覆瓦状，称其为“木鸡”。每个云芝在不同时期，子实体颜色有所不同，成熟期为青色，与古代“青芝”的颜色一致。根据现代真菌分类学，单个菌盖呈现扇形、类半圆形且一般多个叠生呈覆瓦状或莲座状的真菌为云芝。子实体的同心性环带由表面深色的菌丝构成；且有密集的菌丝分布在子实体的腹面；菌盖可以根据生长环境不同而呈现不同的形状大小。云芝的颜色在成熟过程中会逐渐发生变化，由黑色转变为黄色，成熟时变成青色，由此可知，之前对云芝颜色的分类可能是来自云芝的不同时期的形态。

（四）性味归经和功效考证

对云芝的性味归经考证时发现，历代本草对“青芝”的记载大致相同。秦汉时期《神农本草经》、唐代《新修本草》和《千金翼方》、宋代《证类本草》都有记载“青芝，味酸，平”；宋代《证类本草》和明代《本草纲目》均记载“青芝，味酸，性平，无毒”。云芝收录在《中国药典》（2020 年版），记为“云芝，味甘、平。归心、脾、肝、肾经”。与古代记载的“青芝”稍有出入，还需要进一步进行研究调查。

云芝为我国临床上的常用药，具有悠久的用药历史。《神农本草经》注明“青芝，主明目，补肝气，安精魂”，《新修本草》中记载“青芝，补肝气，主明目。仁恕，久食轻身不老，延年神仙……不忘，强志”，其他古代文献对青芝的功效主治记载也较为一致，《中国药典》（2005 年版）第一次收录云芝，记载的功能与主治为“免疫调节剂，用于治疗慢性肝炎、活动性肝炎”，到《中国药典》（2010 年版）中云芝的功能主治更改为“健脾利湿，清热解毒。用于湿热黄疸，胁痛，纳差，倦怠乏力”，《中国药典》（2020 年版）记载的功能与主治与《中国药典》（2010 年版）一致，没有改动。古代本草对“青芝”的功效记载多为“明目，补肝气”，这与现代记载的云芝多治疗肝脏疾病的药理作用相符合。

云芝作为一种重要、珍贵的药食两用真菌，在日常生活中发挥着重要作用。药用的云芝，具有抗肿瘤、调节免疫、抗氧化等作用；作为食品使用，烹煮后的云芝香气浓郁、味道鲜美，长期食用可以增强人体免疫力，促进人体新陈代谢，助眠效果显著，同时还可以起到强化肝脏功能的作用。

二、化学成分

对于云芝化学成分方面的研究，主要集中在云芝子实体和菌丝的提取物中。云芝中含有大量的化学成分，包括多糖类、糖肽类、有机酸类、甾体及三萜类、葡糖醇类、生物碱、多种无机盐成分、蛋白酶等多种对身体具有补益作用的酶类物质。

（一）多糖类

云芝多糖（coriolus versicolor mushroom polysaccharide）是云芝中主要的活性成分，具有非常重要的药理作用。将云芝用乙醚和 95% 乙醇分别提取 24 小时，将提取三次的滤液合并得到多糖沉淀，得到的多糖沉淀经乙醚洗涤后干燥得云芝多糖粗粉。从云芝子实体中可以得到由 β-[1, 3] 和 β-[1, 6] 两种连接方式构成葡聚糖的多糖，具有三维立体结构，分子量分布范围广泛，具有丰富的支链。

（二）糖肽类

云芝糖肽（polysaccharidiopeptidc）属于一种蛋白多糖体，是云芝中主要的抗肿瘤活性物质之一，由杨庆尧第一次从云芝菌丝体中提取得到的蛋白多糖体，其中蛋白质含量大于 15%，一般都是从云芝菌丝体及云芝菌丝体的发酵液中得到，具有明显的抗癌作用。云芝糖肽由两部分组成，由 β-[1, 3] 和 α-[1, 4] 糖苷链组成糖肽的多糖部分，还包括葡萄糖、半乳糖、甘露糖、木糖、鼠李糖；由 18 种氨基酸组成多肽部分，其中天冬氨酸和谷氨酸含量最为丰富。

（三）有机酸类

从云芝子实体分离得到的有机酸有 4- 羟基苯甲酸、2- 呋喃酸、3, 5- 二甲氧基 -4- 羟基苯甲酸、草酸、24 碳酸及 26 碳酸等。

（四）甾体及三萜类

毕诚等从云芝子实体分离得到单体化合物麦角甾醇 -7, 22- 二烯 -3β- 醇、麦角甾醇 -7, 22- 二烯 -3β- 棕榈酸酯及白桦脂酸；后又不断有学者从云芝分离纯化得到麦角甾醇过氧化合物、麦角甾醇 -7- 烯 -3β, 5α, 6β- 三醇、麦角甾醇 -7, 22- 二烯 -3β, 5α, 6β- 三醇。

（五）葡糖醇类

云芝中已知的葡糖醇类单体有 2, 3- 二氯苯磺胺 -*O*- 甲基 -*D*- 葡糖醇、2, 4- 二氯苯磺胺 -*O*- 甲基、2, 4, 6- 三氯乙烯 -*O*- 甲基、2, 3, 4, 6- 四 -*O*- 甲基等。

（六）其他类

此外，云芝还含有胃蛋白酶抑制剂，铁黏合螯合剂，胞外黏性物质（ECMM），环肽等，16 种人体所需的氨基酸，维生素 B_1，维生素 B_2，维生素 B_6，以及钾、铁、锌等微量元素。

三、药理作用

（一）调节免疫作用

增强免疫是云芝主要的药理作用之一，其免疫机制主要是通过体液免疫和细胞免疫调节机体的免疫能力，T 淋巴细胞主要介导细胞免疫应答；B 淋巴细胞是体液免疫的主要细胞，二者共同发挥体液免疫和细胞免疫功能。机体各种免疫细胞相互协作使得机体维持正常免疫功能，通过激活免疫细胞活性，促进生成相关细胞因子，进而诱导生成 IFN-γ 等路径来发挥免疫作用。

云芝还可以通过多种途径、从多个层面调节免疫系统。有体外实验证实了云芝多糖就是通过促进小鼠 T 淋巴细胞、B 淋巴细胞的增殖，活化固有免疫细胞，使肿瘤坏死因子（TNF）的吞噬能力明显增加来达到抗肿瘤的目的。云芝多糖还可以通过增强网状内皮细胞和吞噬细胞功能，促进干扰素和白介素产生，从多方面发挥免疫调节作用。在进行动物实验时，通过口服云芝多糖，能够提高小鼠脾脏和胸腺指数从而增强机体免疫功能。云芝中的另一种主要成分云芝糖肽还可以通过提高淋巴细胞转化率和促进脾细胞产生溶血素实现小鼠免疫功能的增强。由于云芝糖肽的细胞免疫和体液免疫作用，使得机体免疫对肿瘤细胞完成监视和灭活作用，间接实现抗肿瘤药理活性。马伟超研究表明云芝多糖、云芝糖肽和胞外多糖提取物均能够双向调节小鼠巨噬细胞 Raw 264.7 免疫活性，说明云芝是一种优质的免疫调节剂。

（二）抗肿瘤作用

云芝中的云芝多糖与云芝糖肽是治疗肿瘤最主要的活性成分，其中云芝多糖的抗肿瘤作用最早由程培元发现。云芝发挥抗肿瘤作用的作用机制包括诱导肿瘤细胞凋亡、抑制肿瘤细胞增生和抑制肿瘤血管生成，对肝癌、肺癌、食管癌、乳腺癌和鼻咽癌等起到明显抑制或治疗作用。

细胞凋亡是细胞死亡的重要形式之一，生理特征表现为细胞体积缩小、染色质凝集、核小体之间 DNA 降解等。云芝多糖诱导肿瘤细胞凋亡有多种途径，包括 p38 MAPK 途径、SATA 途径、TNF 途径等，还可以通过直接作用于结肠癌细胞，使细胞表面的层粘连蛋白、纤维蛋白原等成分含量降低，降低细胞的表面黏附力，从而诱导肿瘤细胞的凋亡。云芝糖肽可以通过降低 HL-60 细胞抗凋亡蛋白的表达，提高促凋亡蛋白表达促进肿瘤细胞凋亡。

细胞周期调节失控致细胞异常增殖形成肿瘤，而肿瘤细胞不断增殖是肿瘤发生的必要条件。药物可以通过影响细胞周期素（cyclin）和细胞周期素依赖性蛋白激酶（CDK）的表达，从而导致肿瘤细胞的细胞周期进程发生改变，进一步影响肿瘤细胞的增殖活动。云芝多糖能够通过影响肿瘤细胞周期进程从而抑制实验性小鼠肝癌细胞生长，对诱发癌长期病变有显著阻断癌细胞发生的作用。邵伟等报道云芝多糖还能够在预防肿瘤产生方面起重要作用。云芝糖肽则通过线粒体途径及阻滞肿瘤细胞周期抑制肿瘤细胞生长。在进行云芝糖肽抗肿瘤作用的研究中，有学者发现通过给前列腺癌转基因缺陷小鼠喂食云芝糖肽，组织切片发现云芝糖肽能够完全阻止癌细胞生长。同时，在云芝糖肽用于肺腺癌治疗作用的研究中，曾淑君等指出连续服用云芝糖肽可以抑制裸鼠接种人鼻咽癌和人肺腺癌生长，云芝糖肽对裸鼠人肺腺癌的抑制率高于 50%，由此可以认定云芝糖肽也可以通过抑制癌细胞的生长增殖发挥抗肿瘤的作用。

抑制肿瘤血管生成是治疗癌症的另一个有效方法。云芝多糖能够降低 VEGF 从而减少肿瘤细胞新生血管达到抗癌目的，还可以通过与成纤维细胞结合来阻止成纤维细胞诱导血管内皮细胞增殖活动。云芝胞内多糖通过降低 TGF-β1 抑制血管生成，抑制 40.8% 黑色素瘤 B16。

云芝不仅能够通过以上三种机制直接杀死肿瘤细胞，云芝抗肿瘤作用还与增强人体免疫系统活性联系密切，可以通过细胞免疫、体液免疫增加机体免疫力起到间接杀死肿瘤细胞的作用。日本学者则证实云芝多糖通过增强肿瘤抗原的免疫原性，增强人结肠癌细胞与表面肿瘤抗原表达，从而促进机体识别和杀灭肿瘤细胞的能力。除云芝多糖和云芝糖肽外，有研究发现云芝甲醇提取物可以通过抑制癌细胞增殖和细胞毒性效应，间接促进巨噬细胞活性来实现抗肿瘤作用。还有一些学者认为云芝的抗肿瘤作用是通过抑制端粒酶活性实现的。

（三）抗氧化作用

云芝具有良好的抗氧化作用，主要是由于其中的主要成分云芝多糖能够促进 DNA 复制与合成，同时提供机体所需的微量元素和营养物质，提升机体对非特异性刺激的抵抗能力。有研究表明云芝多糖具有清除 DPPH、ABTS、羟自由基的能力和提高氧化酶活性的能力，并且可以抑制或拮抗氧化应激损伤。给予小鼠饮用云芝多糖水探讨云芝多糖水对小鼠的抗氧化作用研究中，通过比较血红细胞羟脯氨酸含量和超氧化物歧化酶活性可得，云芝多糖能够使机体清除脂质过氧化物的能力增强，产生明显的抗氧化作用。腹腔给药云芝多糖可以提高小鼠心、肝、脾、肾组织和细胞的 ScGSHPx 活性，降低 LPO 含量。云芝多糖还可以通过促进体外细胞分裂能力增加达到抗氧化的作用。此外，有结果表明云芝总发酵物对羟自由基和超氧阴离子自由基也具有明显的清除能力，且其抗氧化活性优于云芝多糖。

（四）对肝病的治疗作用

研究表明，云芝对肝病具有治疗作用，可以抑制肝损伤。云芝中的云芝多糖通过提高谷胱甘肽（GSH）和抗氧化酶活性，同时加速自由基清除速率达到对肝病的治疗作用。还可以通过抑制肝脏氧化应激，改善机体相关细胞因子和酶类。孙设宗等认为云芝多糖作用于 CCl_4 致肝损伤的小鼠，主要通过降低小鼠肝体指数，减轻炎性因子的浸润，进一步保护肝细胞膜，降低血清中 ALT 和 AST 的含量完成保护肝脏的作用，通过研究证明了云芝多糖能够有效清除自由基，稳定线粒体膜的结构完整，能够起到保护试验性肝损伤的作用。通过不同途径给予云芝多糖，对 CCl_4 所致肝损伤均有保护作用。

除 CCl_4 致肝损伤模型外，另有学者用乙醇进行肝损伤模型的建立。通过建立酒精肝损伤模型，王康乐等得到云芝多糖能够显著降低血清中的转氨酶及血脂浓度的水平达到治疗肝病的作用。

有研究表明，云芝子实体水提物可以显著降低小鼠的肝脏指数，肝组织病理切片也表明其对小鼠肝损伤具有一定修复作用；同时对不同发育阶段云芝子实体水提物进行研究发现，黄色、青色云芝多糖含量分别显著、极显著高于黑色云芝，又因为云芝菌盖由黑色逐渐变为黄色，成熟期变为青色，因此判断不同阶段云芝水提物均具有一定的保肝作用，但保肝效果具有差异，成熟期的云芝多糖含量最高则保肝效果最佳。

（五）抗炎镇痛作用

云芝中的云芝糖肽是分离自液体深层发酵的云芝 Cov-1 菌株菌丝体的结合蛋白多糖，具有较好的抗炎作用。云芝糖肽常作为免疫调节剂临床上用于癌症患者的辅助治疗，同时云芝糖肽可以减少由于脂多糖诱导的小鼠巨噬细胞炎症因子 NO、TNF 的生成和过度表达，起到抗炎作用。实验表明，灌胃给予云芝糖肽可以明显抑制二甲苯导致的耳肿胀发生。在对云芝糖肽镇痛作用研究的实验中，腾爱芬等发现云芝糖肽对各种镇痛都具有明显镇痛作用且有量效关系。另有研究表明云芝糖肽可以缓解由致炎剂诱导的小鼠结肠炎症，可以进一步预防炎症相关结直肠癌。

有人分别用巴豆油、烟雾、内毒素对小鼠进行致炎伤害实验，结果表明，云芝多糖也具有一定的抗炎活性，这是一般非甾体抗炎药物无法具备的效应。同时，又对肾上腺素诱发的急性肺水肿及氯化钡诱导的心律失常情况下的小鼠存活时间进行实验，发现云芝多糖能够延长小鼠的存活时间，在特定的时间内，提高小鼠存活率。

（六）抗动脉粥样硬化和抗高血脂作用

云芝多糖抑制动脉粥样硬化进程主要通过提高巨噬细胞吞噬能力和抑制泡沫样变性；降低体内脂质过氧化物含量；提高过氧化物酶活性实现主动脉内粥样硬化面积减小的作用。云芝多糖还可以阻碍高血脂导致的全血和血浆黏度升高及红细胞聚集指数和红细胞比容增加，并且呈良好的剂量和时间依赖性。此外，云芝多糖还可以通过抑制“致炎因子”的表达，减少 TG 和 FFA 的释放，减轻高 TG 血症，能够很好地预防高血脂所致的心血管疾病。

（七）其他药理作用

云芝除具有以上药理作用外，还有抗辐射、抗体外微生物、抗伤害和解毒益气的作用。

四、临床应用

据相关文献调研得知云芝多糖和云芝糖肽作为云芝的主要活性成分，具有增强免疫、抗肿瘤等药理作用，临床上常用于治疗肿瘤、动脉粥样硬化、高血脂及多种炎症等疾病。云芝因具有显著的抗肿瘤、保肝的药理作用，现已开发出云芝糖肽胶囊、云芝菌胶囊及云芝肝泰胶囊等产品，充分发挥健脾养心、补益精气、扶正固本的功效。临床上常将云芝和化疗药物联合应用，可以通过增强化疗药物的抗癌作用，使肿瘤病灶缩小来阻止疾病进展产生抗肿瘤作用。真菌云芝的云芝多糖对宿主几乎没有毒性，但是对肿瘤细胞抑制作用明显，可以作为肿瘤治疗中良好的生物效应药物，常用于治疗迁延性肝炎、慢性肝炎等疾病，同时在免疫调节等治疗中起到清热解毒、消炎的作用。同时云芝多糖可以明显抑制实体瘤的生长，其注射及口服效果明显。

从云芝菌丝体内得到的云芝糖肽主要用于慢性乙型肝炎和肝癌的辅助治疗及增强免疫力，是一种免疫增强药。因其具有明显的抑制肿瘤生长和促进免疫调节的作用，自1997年开始，日本政府就批准云芝糖肽应用于临床抗肿瘤的治疗中。云芝糖肽除可以影响巨噬细胞或抑制肿瘤血管生成从而间接发挥细胞杀伤作用；还可以通过激活中性粒细胞达到拮抗化疗药物的免疫抑制作用，增强细胞免疫功能。云芝糖肽能够对胃癌患者在手术及化疗时的免疫功能起到明显的改善作用，提高患者术后红细胞免疫黏附功能，其机制主要是使红细胞C3b受体花环、T细胞亚群及NK细胞的活性提高，使免疫复合物花环细胞的活性降低实现免疫功能改善。近年研究表明云芝糖肽可以通过靶定前列腺癌干细胞群抑制肿瘤生长起到对前列腺癌的预防作用。云芝糖肽胶囊是由云芝提炼出多糖，由多糖制成中药制剂作为调节剂使用，起到抑制癌症增生的作用，通过激发宿主的免疫功能抑制肿瘤的转移，抑制肿瘤血管的生成、肿瘤细胞分泌降解基膜的酶活性同时转移相关因子，属于国家Ⅱ类新药。目前，云芝糖肽在临床上还可以用于治疗艾氏腹水瘤、吉田肉瘤、腹水型肝癌等实验性肿瘤，同时增加机体免疫功能，增强放化疗及术后治疗等的联合应用上，疗效显著。此外，云芝糖肽应用在抗病毒感染的辅助治疗上同样效果良好。

复方木鸡颗粒作为最著名的满药之一，来源于满族民间验方“木鸡汤”，即由木鸡（云芝）、核桃楸皮两味药材组成，经过多年研究应用，后加入具有扶正祛邪作用的山豆根和菟丝子两味药材，共同组成复方木鸡颗粒。复方木鸡颗粒能抑制甲胎蛋白升高，治疗肝癌、肝炎、肝硬化的作用是由包括云芝多糖在内的多种成分共同发挥药效作用得到的。方中主要成分云芝具有健脾除湿、养肝散结的作用，常被用于治疗湿热黄疸、胁痛、纳差及倦怠乏力等病症，具有显著的增强免疫、抗肿瘤、保肝的作用，为该方的“君药”，山豆根和核桃楸皮具有清热解毒的作用，为方中“臣药”，菟丝子具有补肝益肾的作用，为“佐使”药，同时，山豆根含有苦参碱、氧化苦参碱，亦有诱导突变细胞凋亡的作用，共同发挥抗肝炎、肝硬化、肝癌等药理作用。肿瘤的发生和治疗与机体的免疫功能有着直接或间接的关系，淋巴细胞在机体的免疫防御过程中发挥着重要作用，由于云芝多糖具有提高非特异性细胞免疫功能，对吞噬细胞、T细胞尤其辅助性T细胞有较好的刺激作用，分析可得复方木鸡颗粒也具有增强人体免疫功能的作用。

云芝作为一种重要的药用真菌，具有广泛、复杂、安全的药理活性，近年来无数学者对其化学成分进行了大量实验研究和资源开发利用，使得云芝成为食品科学和天然药物的研究热门。云芝中主要发挥药理作用的是云芝多糖和云芝糖肽，两者存在药理作用方面的差异，相关报道越来越多，作为重要的抗肿瘤、免疫调节剂，受到人们广泛关注，是一种极具发展前景的抗癌药物。除了这两种大分子成分外，还有很多小分子的生物活性成分，在多种疾病治疗方面发挥了重要作用。仍需要进一步深入研究，逐渐形成完整的研究体系，以便提供更加广阔的研发前景。

第二节 山豆根研究概况

《中国药典》（2020年版）收载山豆根为豆科植物越南槐 *Sophora tonkinensis* Gagnep. 的干燥根和根茎。其性味苦，性寒；具有清热解毒，消肿利咽的功效，临床上常用于火毒蕴结，乳蛾喉痹，咽喉肿痛，齿龈肿痛，口舌生疮。山豆根是主产于中国西南部的传统药用植物，是广西道地药材。山豆根药用使用信息，最早见于宋代《开宝本草》，自此山豆根在之后的本草典籍中有记载。关于山豆根的形态描述，最早见于《本草图经》。山豆根作为临床常用药物，使用已有千年历史，含多种化学成分，药理作用广泛，但其植物来源复杂，会形成山豆根使用混乱现象，为理清溯源，在查阅本草古籍、文献和现代中药学专著的基础上，对山豆根名称、基源等进行考证，并对其化学成分、药理作用及临床应用进行综述，以期为山豆根基源植物的确定、产区分布和资源利用提供有效依据，并促进化学成分、生物活性等现代研究和临床应用的有机结合，为研究开发山豆根资源提供参考。

一、本草考证

（一）名称考证

“山豆根”一名始载于《开宝本草》，《证类本草》引《经验方》称其为山大豆根、黄结，《中药志》称其为广豆根，《中药材手册》称其为苦豆根。

（二）基源考证

关于山豆根的形态记载最早见于《本草图经》，其中就描写了两种“山豆根生剑南山谷，今广西亦有，以忠、万州者佳，苗蔓如豆根，以此为名。叶青，经冬不调，八月采根用”“广南者如小槐，高尺余”。剑南相当于现在的四川中部地区，忠州、万州相当于现在的重庆市忠县、万州地区。可见其来源于四川省。后一种可能是现在使用的山豆根（广豆根），其原植物是豆科植物槐属越南槐。

《本草图经》记载“山豆根生剑南及宜州、果州山谷，今广西亦有，以忠、万州者佳”。《重修政和经史证类备用本草》中载有“宜州山豆根”和“果州山豆根的图”。宜州山豆根根茎弯曲，基部膨大，下又多须根，其叶互生，为三小叶复叶，小叶呈卵圆形；果州山豆根其叶对生，单数羽状复叶，小叶3～5枚，呈卵形。然而缺乏文字描述，难以确定究竟是哪一种植物。之后的《本草蒙筌》文中描述“山豆根……各处山谷俱有，广西出者独佳。俗呼金锁匙，苗长一尺许。叶两傍而有曲钮，子成簇而色鲜红。粒似豆圆”。其中图形与《证类本草》中的宜州山豆根相似。《质问本草》中的山豆根图也与之有相似之处，文中描述“生阴地树木下，苗高六七寸，布地，叶厚硬，六月开小白花，晚秋熟实”，且“根叶原与山豆根无异，再查其苗蔓如豆，经冬不凋，便是山豆根”。《本草纲目》中的山豆根图也与宜州山豆根相似。所以可以认为宜州山豆根与豆科山豆根属 *Euchresta* Benn. 相似。

吴其濬的《植物名实图考》中收载两种山豆根，其一为“开宝本草始著录，今以为治喉痛要药，以产广西者良”。又曰“江西、湖南别有山豆，皆以治喉之功得名，非一种”“然余所见江右、湘、滇之产，味皆薄而与原图异，而原图又非如小槐者”。亦可见山豆根来源之复杂。另一种山豆根“生长沙山中，矮科硬茎，茎根黑褐，根梢微白。长叶光润如木犀而韧柔，微齿圆长，有齿处边厚如卷。梢端结青实数粒如碧珠”。此种山豆根的原植物很可能为紫金牛科的植物朱砂根。

《中国植物志》中山豆根来源于豆科植物槐属越南槐（柔枝槐、广豆根）的根，对原植物的描述为灌木，根粗壮，枝绿色，无毛，圆柱形，分枝多，小枝被灰色柔毛或短柔毛。奇数羽状复叶，对生或近互生，椭圆形、长圆形或卵状长圆形，总状花序顶生。产于广西、贵州、云南。

（三）性味考证

早在宋代的《开宝本草》中就有山豆根“味甘，寒，无毒”的记载，《本草纲目》、《神农本草经疏》和《雷公炮制药性解》中均记载山豆根甘、寒，而在《本草汇言》、《本草蒙筌》、《重订本草征要》等中记载为苦、寒，《本草品汇精要》中则为 “味苦、甘，性寒、泄”，表明明代的古籍主要对其记录有“甘”和“苦”，清代以后，对山豆根的性味有了统一的认识，《本经逢原》、《本草备要》、《本草从新》、《本草新编》、《得配本草》等本草古籍对山豆根的性味记载统一为苦、寒。

（四）归经考证

《雷公炮制药性解》和《重订本草征要》对山豆根归经的记载为“山豆根……入心、肺二经”。《得配本草》中记载山豆根“入手太阴、少阴经”。

（五）功效考证

《开宝本草》中记载山豆根的功用：“主解诸药毒，止痛，消疮肿毒，人及马急黄发热咳嗽，杀小虫。”《本草蒙筌》记载山豆根：“止咽喉肿痛要药。水调末服，除人马急黄捷方。敷蛇虫咬伤，去血气腹痛。”清代《本草新编》记载：“止咽喉肿痛要药，亦治蛇伤虫咬。”《本草求真》云：“解咽喉肿痛第一要药……并疗人马急黄（热去血行）。磨汁以饮。五痔诸疮，服之悉平。”《本草便读》载：“山豆根，解肺家结热之邪，化痹宣痈，味最苦，杀蛊毒诸虫之积，通肠消胀，气纯寒。”由上述可知，历代本草文献所记载山豆根的效用虽各有侧重，但基本一致，主要为解诸药毒、止痛、消疮肿毒、疗人及马急黄发热、止咳嗽、杀小虫，尤以治疗咽喉肿痛为佳。

（六）同名异物植物资源

山豆根为临床常用中药，来源于豆科植物越南槐 *Sophora tonkinensis* Gagnep. 的干燥根和根茎。山豆根来源复杂，种类多，容易引起同名异物的混淆，功效会有差异，需要加以澄清鉴别，原植物与山豆根不同，应分别使用，以免混淆。通过查找资料和多地区的其他山豆根药用植物的相关记载，对山豆根的同名异物药用植物进行了汇总，详见表 4-2-1。

表 4-2-1 山豆根的同名异物药用植物

序号	原植物	拉丁名	药材名	使用地区	药用价值
1	豆科木蓝属植物	*Indigofera amblyantha* Craib.	多花木蓝（土豆根）	山西、陕西、甘肃、江苏、河南	清热解毒 消肿止痛
2	豆科胡枝子属植物胡枝子	*Lespedeza bicolor* Turcz.	胡枝子	江西部分地区	风湿痹痛 跌打损伤
3	豆科植物镰叶山扁豆	*Dolichos falcatus* Klein.	镰叶山扁豆（大麻药）	云南	祛风通络 止痛止血
4	紫金牛科紫金牛属朱砂根	*Ardisia crenata* Sims.	朱砂根	湖南和福建	劳伤吐血 风湿骨痛
5	大戟科巴豆属植物鸡骨香	*Croton crassifolius* Ceisel.	鸡骨香	广东	胃痛，疝气 风湿痹痛
6	朱砂根的变种	*Ardisia crenata Sims* var. bicolor（Walker）C. Y. Wu et C. Chen	红凉伞	贵州兴义	劳伤吐血 风湿骨痛
7	防己科蝙蝠葛	*Menispermum dauricum* DC.	北豆根	北方地区	清热解毒 祛风止痛
8	梧桐科山芝麻属植物山芝麻	*Helicteres angustifolia* L.	山芝麻	广东和广西部分地区	感冒发热，头痛，麻疹，痢疾，疮毒
9	紫金牛科植物多斑紫金牛的全株	*Ardisia maculosa* Mez.	珍珠伞	云南富宁	跌打损伤 胃痛腰痛
10	毛茛科铁破锣属植物铁破锣	*Beesia calthifolia.*	铁破锣（单叶升麻）（云豆根）	云南地区	风寒感冒 风湿关节痛
11	豆科植物山豆根属山豆根	*Euchresta japonica* Hook. f. ex Regel	山豆根	湖南民间	清热解毒 消肿利咽

山豆根“同药异名，同名异药”的现象已有之，山豆根异物同名的药物数十种之多，易混淆品有“北豆根”“土豆根”等，应用时应注意加以鉴别。鉴别其植物来源对于指导临床用药有着非常重要的意义。

二、化学成分

山豆根所含化学成分广泛，其主要含生物碱、黄酮类化合物、三萜类及山豆根多糖、蒽醌类化合物等。其中生物碱是最主要的化学成分，也是其发挥主要药效的物质基础。非生物碱类的化学成分，特别是黄酮类化合物，具有广泛的生物活性。

（一）生物碱类

生物碱是山豆根中有效成分，也是其主要的物质基础，其包含生物碱的类型主要是苦参碱型、羽扇豆碱型、金雀花碱型和鹰爪豆碱型等，其中大部分是苦参型生物碱。研究表明，山豆根中包含着 80 余种生物碱，包括氧化苦参碱、氧化槐花醇、苦参碱、槐花醇、金雀花碱、赝靛叶碱、17- 羰基 -α- 异鹰爪豆碱。随着更多研究的深入，许多生物碱被发现，包括新的金雀花碱型生物碱，包括（–）-*N*- 己酰基金雀花碱及 *N*- 甲基金雀花碱、（–）-*N*- 乙基金雀花碱、

N- 醛基金雀花碱、（–）-*N*- 乙酰基金雀花碱、（–）-*N*- 丙酰基金雀花碱、（–）- 臭豆碱。新的苦参型生物碱，分别为 5α, 14β- 二羟基苦参碱和 7β- 槐胺碱。

（二）黄酮类

山豆根中富含黄酮类化合物，其化学组分结构比较复杂，以二氢黄酮类化合物最为丰富，少数为黄酮醇、二氢异黄酮和异黄烷，部分成苷，大部分呈游离型。邹玉龙等超声提取山豆根中的化学成分，并以分光光度法测定其总黄酮的含量，发现山豆根中总黄酮含量为 5.7 mg/g。现已在山豆根中发现部分黄酮类化合物，包括异补骨脂甲素、山豆根酮、山豆根色烯素、三叶豆紫檀苷、高丽槐素、大豆素、金雀异黄素、芒柄花素、大豆素二甲醚、5- 羟基野靛黄素、槲皮素、芦丁、槲皮苷、7, 4′- 二羟基黄酮等。

（三）三萜类

山豆根含有的三萜类以齐墩果烷型为主，少数为羽扇豆烷型。山豆根中部分三萜类化合物如表 4-2-2 所示。

表 4-2-2　山豆根中部分三萜类化合物

序号	名称	分子式	序号	名称	分子式
1	lupeol	$C_{30}H_{50}O$	10	abrisapogenol	$C_{30}H_{50}O$
2	kaikasaponin Ⅲ	$C_{48}H_{78}O_{17}$	11	abrisapogenol G	$C_{32}H_{54}$
3	dehydrosoyasaponin Ⅰ	$C_{49}H_{78}O_{18}$	12	abrisapogenol H	$C_{30}H_{48}O_3$
4	soyasapogenol A	$C_{30}H_{50}O_4$	13	melilotigenin C	$C_{30}H_{48}O_3$
5	soyasapogenol B	$C_{29}H_{48}O_3$	14	melilotigenin D	$C_{31}H_{46}O_5$
6	subprogenin A	$C_{30}H_{48}O_4$	15	wistariasapogenol A	$C_{35}H_{54}O_4$
7	subprogenin B	$C_{30}H_{48}O_5$	16	cantoniensistriol	$C_{30}H_{50}O_3$
8	subprogenin C methyl ester	$C_{31}H_{48}O_4$	17	kudzusapogenol A	$C_{30}H_{50}O_5$
9	subprogenin D methyl ester	$C_{31}H_{48}O_4$	18	sophoradiol	$C_{30}H_{50}O_2$

（四）多糖类

曹永强等通过木瓜蛋白酶酶解法提取多糖，通过单因素试验和正交试验研究最佳提取工艺，苯酚 - 硫酸比色法测得山豆根粗多糖含量为 88.48%，并且多糖的提取率为 5.11%，远高于水提醇沉法。许海棠等通过响应面法优化山豆根的多糖提取工艺，将提取得到的粗多糖分级醇沉，并分别采用清除 DPPH、$ABTS^+$ 自由基及还原能力的方法对各醇沉组分多糖的抗氧化活性进行评估，得出山豆根粗多糖得率为 3.98%。

（五）其他

山豆根中除了含有生物碱类、黄酮类、三萜类及多糖外，还有香豆素，甾醇，脂肪酸，以及微量元素 Fe、Cu、Mg、Ca、Mn、Zn 等。Luo 等从山豆根分离得到 shandougenines A、shandougenines B、bolusanthin Ⅳ、2-（2′, 4′- 二羟基苯）-5, 6- 亚甲二羟基苯并呋喃，其中 shandougenines A、shandougenines B 为首次分离出的 2 个新的苯并呋喃化合物。从山豆根醇提物分离出松脂酚、丁香脂素、皮树脂醇。

三、药理作用

山豆根药理作用广泛，具有抗炎、抗菌抗病毒、保肝、抗肿瘤、调节免疫等多种药理作用，但其不良反应常见报道，毒理学研究发现山豆根可对消化系统、神经系统、心血管系统、肝胆系统等产生毒性。

（一）抗炎作用

研究表明山豆根多糖可在一定程度上抑制 PCV2 感染所引起的促炎症因子 mRNA 表达的升高及其蛋白的表达，起到一定的缓解炎症的作用。有研究者通过对足跖肿胀模型大鼠的药动学的研究，探究出山豆根对角叉莱胶致大鼠足跖肿胀模型具有抗炎作用，且呈剂量依赖性，与体内苦参碱系统暴露量呈正相关，机制可能与抑制抗炎因子有关。

（二）抗菌、抗病毒作用

山豆根常用于治疗咽喉部感染性疾病，其大极性提取物已经报道了具有较好的抑菌活性潜力，魏鑫等对大极性化学成分进行深入研究，利用硅胶柱色谱、ODS 柱色谱等分离纯化方法对山豆根正丁醇部位化学成分进行分离鉴定，并开展了单体成分抗细菌（粪肠球菌、金黄色葡萄球菌、绿脓杆菌、大肠杆菌）和真菌（白色念珠菌）的活性评价，结果表明化学成分单体 2′, 4′, 7-trihydroxy-6, 8-bis（3-methyl-2-butenyl） flavanone、染料木苷、2-（2′, 4′- 二羟基苯基）-5, 6- 二氧亚甲基苯并呋喃具有一定的抑菌作用。山豆根中药材粗提物对桃褐腐病菌、马铃薯干腐病菌、甘蓝枯萎病菌、番茄灰霉病菌、小麦赤霉病菌、苹果轮纹病菌和棉花枯萎病菌七种植物病原菌具有抑菌效果。不同剂量的山豆根多糖对链球菌感染的罗非鱼有着不同程度的保护效果，可以有效降低罗非鱼感染无乳链球菌后的死亡率。

（三）保肝作用

山豆根制剂临床常用于治疗慢性乙型肝炎、慢性活动性肝炎等，能有效抑制肝脏纤维化，对肝脏疾病具有显著的疗效；山豆根的有效成分氧化苦参碱和槐果碱对小鼠免疫性肝损伤、病毒性肝炎及肝纤维化均显示出较好的治疗作用；其保肝机制包括抗炎、抗氧化、抗病毒、抑制肝脏纤维化等。

（四）调节免疫作用

山豆根多糖对免疫调节具有显著疗效，TNF-α 和 VEGF 是机体内具有免疫调节功能的细胞因子，和与肿瘤相关的免疫调节活动有关，小鼠被灌胃山豆根多糖后，可显著提高各组小鼠血清 TNF-α、VEGF 水平，$CD4^+$、$CD8^+$T 细胞水平及 $CD4^+/CD8^+$ 均显著升高，采用吞噬中性红法及 MTT 法检测山豆根多糖对正常小鼠脾巨噬细胞活性及淋巴细胞增殖能力的影响，发现山豆根多糖各浓度组小鼠脾巨噬细胞活性及淋巴细胞增殖活性也呈浓度依赖性增加。

（五）抗肿瘤作用

近年来，有学者对肝癌发生发展的根本原因、病理基础、病变脏腑等进行分析，提出活血化瘀、清热解毒、扶正祛邪等方面的中医治法，山豆根生物碱对人肝癌 SMMC-7721 细胞具有抗增殖及促进凋亡的作用。山豆根生物碱与环磷酰胺可提高大鼠胸腺指数、缓解脾肿大及降低血清中 AFP 含量，对肝肿瘤有明确的治疗作用，即具有“祛邪”的作用。山豆根生物碱低、中剂量组产生与环磷酰胺样抗肝肿瘤作用的同时，能够减少肿瘤组织中癌结节数，肝脏损伤程度较环磷酰胺组低，且能提高大鼠胸腺指数和生存质量，延长生存期，降低死亡率，即“扶正”作用。有研究者通过网络药理学反向分子对接原理，对山豆根抗癌机制进行预测，筛选山豆根化学成分 25 个，通过 PharmMapper 数据库查找相关靶点、NCBI 数据库进行靶点的校正，利用 DAVID 数据库筛选药物的 KEGG 通路，运用 Cytoscape 建立山豆根的“药材 - 化学成分 - 靶点 - 作用通路 - 药理作用 - 临床应用”多层次作用网络图。结果发现，山豆根的 25 个化学成分可调控 CTBP2、CDKN1B、ABL1 等 51 个靶点，得到相关通路 25 条，涉及癌症、炎症、肝病、心血管病等疾病，其中 10 条通路与癌症相关。山豆根乙醇提取物对 Lewis 肺癌小鼠具有一定的干预作用。

（六）其他作用

1. 抗溃疡作用

现代药理学研究显示，山豆根中的苦参碱、氧化苦参碱等对网状内皮系统有兴奋作用，使吞噬细胞增多，对金黄色葡萄球菌、白色念珠菌均有抑制作用，具有抗菌、抗病毒、清除自由基、抗氧化、提高免疫力、促进溃疡修复的作用。

2. 缓解腹泻

有研究者发现在实验剂量范围内，山豆根乙醇提取物可以缓解蓖麻油诱导的腹泻，可能与其抗炎作用有关，山豆根乙醇提取物也对兔离体空肠平滑肌的自主收缩有抑制作用，猜测其相关途径可能与阻断 M 受体和 L 型钙离子通道有关。

3. 在皮肤病方面的作用

严重的物理性损伤或者其他炎症可引起增生性瘢痕，山豆根的醇提物可以抑制增生性瘢痕，其机制可能是通过降低瘢痕组织中 TGF-β1 和 Smad3 表达，抑制 TGF-β1/Smads 信号转导通路而发挥疗效。

（七）毒性反应

山豆根的毒性反应主要体现在对肝脏的伤害。利用体外细胞毒模型结合模式生物斑马鱼急性毒性模型，发现山豆根潜在的毒性成分，并发现肝脏可能为山豆根酮的主要毒性靶器官。山豆根的毒性反应在临床上也有报道，17 例儿童山豆根中毒的事例，其毒性主要表现为神经毒性，损害部位在小脑。目前认为山豆根所含生物碱是致毒主要成分，但其成分较为复杂，具体为哪类生物碱尚无定论。对于中毒患者应及时给予促进毒物代谢及营养神经等对症治疗，有利于改善患者预后。肝毒性作用机制涉及氧化应激、炎症反应、能量和糖脂代谢紊乱、肝药酶的影响、对线粒体的影响等。

1. 氧化应激

氧化应激损伤是最常见的细胞损伤途径之一。机体内各种器官和细胞均有抗氧化机制，而肝脏细胞含有过氧化氢酶（catalase，CAT）、超氧化物歧化酶（superoxide dismutase，SOD）、谷胱甘肽（glutathione，GSH）等，故具有更强的抗氧化能力。若肝细胞产生过量活性氧，可导致抗氧化能力低下，引发氧化应激状态，最终导致细胞膜脂质过氧化；郭秋平等通过体外药效发现，山豆根的主要药效成分苦参碱和氧化苦参碱对肝细胞具有毒性作用，苦参碱 IC_{50} 为 5.3 mmol/L，氧化苦参碱 $IC_{50} > 19$ mmol/L，苦参碱和氧化苦参碱处理肝细胞的 ALT、碱性磷酸酶、AST 和乳酸脱氢酶含量升高，肝细胞肿胀，丙二醛含量升高，谷胱甘肽含量降低，凋亡率增加，研究者也做了体内的药效研究，发现苦参碱和氧化苦参碱对斑马鱼有毒性作用，苦参碱 LC_{50} 为 0.41 mmol/L，氧化苦参碱 $LC_{50} > 3.8$ mmol/L，苦参碱和氧化苦参碱处理的斑马鱼肝细胞呈现轻度至中度空泡化，丙二醛含量和凋亡率增加，谷胱甘肽含量降低。苦参碱下调氧化应激相关基因 zgc：136383，下调抗凋亡基因 EIF4BP3，上调促基因 zgc：123120，体内外模型结果一致，苦参碱和氧化苦参碱具有肝毒性，其毒性特征相似，且苦参碱的毒性大于氧化苦参碱。对大鼠给予山豆根水提物灌胃，可发现山豆根具有肝毒性，与正常组比较，口服山豆根水煎液后，大鼠血清 ALT、AST 值显著升高，SOD/MDA、GSH 显著下降，γ-GT 值显著上升，TNF-α 含量升高，ICAM-1 阳性表达明显增强。

2. 炎症反应

炎症介质白介素 -1β（interleukin-1β，IL-1β）、白介素 -6（interleukin-6，IL-6）、肿瘤坏死因子 -α（tumor necrosis factor-α，TNF-α）等与机体炎症反应有密切关系。致炎细胞因子 IL-1β 可诱导肝脏固有细胞和炎症细胞增殖，引起炎性介质的释放。IL-6 可由肝星状细胞合成和分泌，当肝脏细胞出现损伤时，将刺激细胞合成并释放大量 IL-6。TNF-α 在肝纤维化形成中发挥重要作用，可促进成纤维细胞增殖。

3. 能量和糖脂代谢紊乱

研究表明，大鼠被灌胃山豆根提取物后，体内的代谢产物开始发生动态变化，乔靖怡等采用基因芯片技术研究北豆根致大鼠肝损伤的毒性机制，研究发现，给药后动物肝脏差异表达的基因主要与氨基酸代谢、糖脂代谢、嘧啶代谢、内质网蛋白加工等信号通路相关。盛云华等采用基因芯片技术研究大剂量山豆根水煎液诱导的肝损伤大鼠的基因变化，发现差异表达基因主要涉及脂质代谢与内分泌系统相关的过氧化物酶体增殖物激活受体（peroxisome proliferators-activated receptor，PPARγ）信号通路、类固醇合成信号通路等。

4. 肝药酶的影响

肝细胞色素 P450（cytochrome P450，CYP450）酶是机体重要的药物代谢酶，参与机体的药物代谢。Wistar 大鼠被灌胃山豆根高、低剂量的提取物后，采用药物探针法测定大鼠肝脏中 CYP450 亚型 CYP1A2、CYP2E1、CYP3A4、CYP2C9 和 CYP2D6 的活性，结果发现，高剂量山豆根对 CYP3A4、CYP2C9 和 CYP2D6 均有明显的诱导作用，尤其是对 CYP3A4 的影响显著。

5. 对线粒体的影响

耿娅等给大鼠灌胃不同剂量的山豆根提取物及苦参碱，发现线粒体功能失调导致 Bcl-2 家族的调控作用失衡，引起 Caspase 活化的一系列级联反应，最终导致线粒体途径的肝脏细胞凋亡，可能是山豆根及苦参碱引起大鼠肝脏毒性的机制之一。

四、临床应用

（一）治疗口腔黏膜溃疡

复方山豆根漱口剂用于口腔黏膜溃疡局部治疗，作用迅速、有效，可有效缓解疼痛，促进口腔黏膜溃疡愈合，缩短病程。

（二）治疗皮肤病

湿疹是皮肤科最常见的一种过敏性皮肤病。紫花地丁、金莲花各 10 g，山豆根 5 g 的二花山豆汤可以清热祛湿、祛风止痒、凉血解毒。现在临床上也有超脉冲 CO_2 点阵激光联合山豆根治疗增生性瘢痕，经治疗后的患者的温哥华瘢痕量表（VSS）、北卡罗来纳大学（UNC）瘢痕量表、皮肤病生活质量指数（DIQL）下降明显，表明二者联用，可以提高患者的生活质量，且不良反应少，临床效果显著。山豆根与连翘、生地黄等组成的汤剂在临床上可用于治疗点滴型银屑病。

（三）治疗咽喉炎和扁桃体炎

急慢性咽炎、扁桃体炎多因外感风热或火毒内蕴所致，中医治疗以清热解毒，疏风散热为主，山豆根性味苦寒，主要归肺经，有清热解毒、散肿止痛、利咽之良效。有文献报道山豆根配连翘、天花粉、射干等治疗慢性咽喉炎，总有效率达 95%。

（四）治疗肝炎

山豆根对乙型肝炎、慢性活动性肝炎有一定疗效。中医学认为，肝炎特别是慢性乙型肝炎多属脾胃湿热，热毒内蕴，治疗多采用清热、解毒、利湿的方法。山豆根有较强的清热解毒作用，配伍运用山豆根汤剂可治疗病毒性肝炎。苦参素和山豆根注射液联合使用治疗慢性乙型肝炎有较好疗效，特别在促进 ALT 复常上疗效显著。

第三节　菟丝子研究概况

菟丝子为旋花科植物南方菟丝子 *Cuscuta australis* R.Br. 或菟丝子 *Cuscuta chinensis* Lam. 的干燥成熟种子；具有补肝益肾，固精缩尿，安胎，明目，止泻，外用消风祛斑的作用；用于肝肾不足，腰膝酸软，阳痿遗精，遗尿尿频，肾虚胎漏，胎动不安，目昏耳鸣，脾肾虚泻，外治白癜风。菟丝子药用首载于《神农本草经》，列为上品，言其“主续绝伤，补不足、益气力，肥健”。在此之后，从《名医别录》到《本草思辨录》等诸多本草典籍在沿用《神农本草经》对其描述的基础上，又对其进行了补充说明。菟丝子具有多来源及地区用药习惯，有将大菟丝子、云南菟丝子等混异品作为菟丝子来使用的，故对菟丝子的名称、基源、采收加工及性味进行考证，并对其化学成分、药理作用、临床应用及质量控制进行综述，对明确正品菟丝子特征，保障菟丝子质量可控，保证临床用药准确性、安全性具有重要意义。

一、本草考证

从名称、基源、采收加工、性味等方面对菟丝子进行本草考证，总结其历史沿革，为其合理开发和利用提供依据。

（一）名称考证

菟丝子应用历史悠久，种类繁多而分布较广，历代文献记载和描述的性状不同，因此其别名较多，现对历代本草所记载的菟丝子作出梳理。春秋时期，《诗经》頍弁篇载有“女萝”一词，《尔雅》释其为“菟丝”。秦汉时期《神农本草经》首次记载为菟丝子，又称作“兔芦”。魏晋时期《吴普本草》曰：“一名玉女，一名松萝，一名鸟萝，一名萝，一名复实，一名赤网。生山谷。”但“松萝”现今并非指菟丝子，而是松萝科植物，与菟丝子较为相似。《名医别录》曰：“菟丝子味甘，无毒，主养肌，强阴……一名菟缕，一名蒙，一名玉女，一名赤网，一名菟累。生朝鲜田野，蔓延之上，色黄而细为赤网，色浅而大为菟累。”此时已经可以从颜色、形态上对菟丝子作出识别。唐代《新修本草》曰：“一名生菟芦，一名菟缕，一名蓎蒙，一名玉女，一名赤网，一名菟累。生朝鲜川泽田野，蔓延草木之上，色黄而细为赤网，色浅而大为菟累。”延续了《名医别录》中对菟丝子的称谓。孙思邈的《千金翼方》所记载的与《新修本草》中一致。宋代苏颂的《本草图经》曰：“菟丝子，生朝鲜川泽田野，今近京亦有之，以冤句者为胜，夏生苗，如丝综蔓延草木之上，或云无根，假气而生，六、七月结实，极细，如蚕子，土黄色，九月收采，曝干，得酒良。其实有二种：色黄而细者名赤网；色浅而大者名菟累，其功用并同。”明代李时珍《本草纲目》引《庚辛玉册》曰：“火焰草即菟丝子，阳草也。多生荒园古道，其子入地，初生有根，及长延草物，其根自断，无叶有花，白色微红，香亦袭人，结实如秕豆而细，色黄，生于梗上尤佳，惟怀孟林中多有之，入药更良。”并且在《本草纲目》中菟丝子又被称作“野狐丝”和“金线草”。到了清代，《植物名实图考》中记载：“金灯藤，一名毛芽藤，南赣均有之，寄生。”此处将菟丝子称为金灯藤。《本草述钩元》曰：“火焰草，俗呼黄丝草，即菟丝子，阳草也。”现代中药学和方剂学等教材皆以“菟丝子”为名。《山东中草药手册》言“菟丝子别名黄湾子、黄网子、黄萝子、豆须子”等。《中药材手册》记载“无根藤、豆须子、缠龙子、黄丝子、黄藤子”。可见从历代本草来看，菟丝子的别名有很多，大多是根据其外观形态和特点来命名，但同时也存在与其相近的混淆品。

（二）基源考证

《名医别录》中记载：“菟丝子生朝鲜田野。蔓延之上。色黄而细为赤网；色浅而大为菟累。九月采实，曝干。”《日华子本草》：“苗茎似黄麻线，无根，株多附田中，草被缠死；或生一丛如席阔，开花结子不分明，如碎黍米粒，八月、九月以前采之。”《本草图经》记载：“今近京亦有之，以冤句者为胜。夏生苗，如丝综蔓延草木之上。或云无根，假气而生。六七月结实，极细，如蚕子，土黄色。”增加了对果实性状的描述并附有“单州菟丝子”图，其对种子性状再次论述认为菟丝子分大、小2种。《本草纲目》引《庚辛玉册》：“多生荒园古道。其子入地，初生有根，及长延草物，其根自断。无叶有花，白色微红，香亦袭人。结实如秕豆而细，色黄，生于梗上尤佳。惟怀孟林中多有之，入药更良。”在之前描述的基础上增加了对花及果实大小的描述。清代《植物名实图考》卷二十二中记载：“兔丝，《本经》上品。北地至多，尤喜生园圃。菜豆被其纠缚，辄卷曲就瘁……初开白花作包，细瓣反卷，如石榴状。旋即结子。”《中国植物志》中记载“旋花科 Convolvulaceae 菟丝子属 Cuscuta 分为3个亚属，只有线茎亚属的茎较细，种子较小”，符合“苗茎似黄丝……子如碎黍米粒”的描写，花冠宿存符合“开花结实不分明”的特征。在线茎亚属中，菟丝子 *C.chinensis* 和南方菟丝子 *C.australis* 作药用，两者区别在于前者的宿存花冠全部包住蒴果，花冠接近于石榴宿存花萼的形状，后者仅包住下半部，因此可以认为本草中所描述的菟丝子植物应为菟丝子 *C.chinensis*。此外还考证了几种菟丝子混异品，如《中药志》所记载的大菟丝子（金灯藤）*Cuscuta japonica* Choisy 的干燥成熟种子亦作菟丝子使用，茎较菟丝子粗壮，稍肉质，常带淡红色或深红色的瘤状突起。种子比菟丝子大，表面淡褐色或黄棕色。主要产地在甘肃、山东、江苏、湖北、四川等省区。其他易混淆的还有欧菟丝子等，使用时应注意鉴别。

（三）采收加工

历代本草对菟丝子的采收及加工制作的记载有很多。如《神农本草经》、《名医别录》、《新修本草》、《增广和剂局方药性总论》等均记载九月采实。

在制作方面，根据不同的效用，而有不同的加工方式。如《医学入门》记载："菟丝子……不入汤药。水淘洗去砂土晒干，择去杂子，酒浸二三日，蒸出芽，捣烂如膏为丸；或作饼，晒干入药亦好。紧急只用酒炒研末。根行血，可和丹药。苗捣汁，涂面癍神效。"又载有菟丝子酒："菟丝子酒，不拘多少，淘净酒浸。九蒸九晒，为末，紧急只用酒炒为末，贮瓷器中，每日空心温酒调服一钱，专治气血未定。"《三因极一病证方论》记载："酒浸，去土，乘湿研破，焙干。"现行，取净菟丝子放置锅内，用文火加热炒至微黄，有爆裂声取出放凉。《圣济总录》记载将菟丝子"入盐少许，炒，乘热捣末"。盐制可增强补肾作用。现行，取净菟丝子用盐水拌匀，稍闷，置锅内，文火加热炒干，取出放凉。每菟丝子 100 kg，用食盐 2 kg。《神农本草经》言："菟丝子，得酒良。"《雷公炮炙论》记载："菟丝子……采得，去粗薄壳，用苦酒浸二日，漉出，用黄精自然汁浸一宿，至明，微用火煎至干，入臼中，热烧铁杵一去三千余杵，成粉，用苦酒并黄精自然汁与菟丝子相对用之。"关于酒菟丝子饼，《洪氏集验方》记载"酒浸两宿，炒令半干，捣作饼子，焙"。《本草蒙筌》称："先用水洗去砂，次以酒渍杵烂，捏成薄饼，向日曝干。研末为丸，不堪煎液。"《本草纲目》记载"酒浸四五日，蒸曝四五次，研作饼，焙干，再研末"。

（四）性味考证

《神农本草经》曰："味辛，平。"在书中最早记载了菟丝子性平之说。唐代《新修本草》曰："味辛、甘、平，无毒。"明代《本草集要》最先提出"菟丝子，味辛、甘，气平、温"，说明此时已经有了菟丝子有"温性"的说法，但没有否定菟丝子"平性"的说法。清代《本草新编》记载："菟丝子，味辛、甘，气温，无毒。"《本草便读》记载："气温无毒。味甘且辛。"均记载菟丝子"性温"。从历代本草文献来看，发现菟丝子四性的记载是有变化的。

二、化学成分

菟丝子的化学成分主要包括黄酮类、多糖类、酚酸类、生物碱类及挥发油等化合物。由于菟丝子为寄生植物，寄主植物的种类和生长情况极大可能对其所含有的化学成分的种类和数量产生影响。寄主植物的生长环境、自身生存状况和防御性反应可以影响菟丝子的寄生，从而影响菟丝子的生长状况及化学成分的种类、含量和质量。

（一）黄酮类成分

黄酮类成分是菟丝子属植物的主要药效成分，总黄酮的含量约为 3.0%，据报道从菟丝子中分离出的黄酮类化合物，包括槲皮素、紫云英苷、金丝桃苷和槲皮素 -3-*O*-β- 半乳糖 -7-*O*-β- 葡萄糖苷、山柰酚 -3-*O*-β-*D* 吡喃葡萄糖苷。已从菟丝子和南方菟丝子的甲醇、乙醇、氯仿等提取物中分离并鉴定出 41 种黄酮类，其中菟丝子中含有 25 种黄酮类，如发挥成骨作用的活性成分山柰酚和金丝桃苷，可用于治疗骨质疏松；山柰酚又可用于治疗自身免疫疾病，发挥抗肿瘤活性；紫云英苷有治疗生精功能障碍的潜在作用，并含有可下调黑色素合成的槲皮素。

（二）酚酸类成分

酚酸类也是菟丝子药材药理活性成分之一，菟丝子药材中共含有多种酚酸类成分，如绿原酸、隐绿原酸、新绿原酸、异绿原酸 A、异绿原酸 B、异绿原酸 C、咖啡酸、对香豆酸、肉桂酸等。有报道将绿原酸、异绿原酸 C 作为指标对菟丝子药材进行含量测定。有学者建议将绿原酸、对香豆酸等酚酸类也作为检测菟丝子药材质量的指标性成分。

（三）生物碱类成分

目前研究表明，菟丝子和南方菟丝子中共含有 4 种生物碱类成分，从两者种子的氯仿提取物中分离获得（–）-（13S）-cuscutamine 和（+）-（13S）-cuscutamine。除此之外，菟丝子的种子中还含有 agroclavine 和苦参碱 2 种生物碱。有学者从菟丝子分离鉴定了色氨酸衍生物生物碱菟丝子胺、matrine、sophoranol、甲基金雀花碱、7′-（3′4′- 二羟基苯）-*N*-（4- 丙烯胺）、7′-（4′- 羟基 -3′- 甲氧基苯）-*N*-［（4- 丁基苯）乙基］丙烯胺。

（四）木脂素类成分

菟丝子中还含有多种木脂素类成分。Ye 等对寄生于藜（*Chenopodium album* L.）上的菟丝子和南方菟丝子的甲醇提取物进行比较，发现菟丝子的种子和茎中均富含二咖啡酰 -*D*- 松脂醇和 *D*- 松脂醇 -4-*O*- 吡喃葡萄糖，南方菟丝子种子中还含有 3- 脱甲氧基 -9α- 羟基胡椒醇 -*O*- 二葡萄糖苷、5′- 甲氧基 - 二甲基胡椒 -4-*O*- 葡萄糖苷、胡椒醇等木脂素类成分。此外 Xiang 等在菟丝子种子中发现新菟丝子苷 A、B、C，认为可将其作为区分菟丝子和南方菟丝子的木脂素类化合物。

（五）多糖类成分

据报道菟丝子药材中的多糖对降低 2 型糖尿病患者的血糖有显著作用。菟丝子和南方菟丝子中均含有葡萄糖、半乳糖、鼠李糖、阿拉伯糖、木糖、甘露糖及葡萄糖醛酸和半乳糖醛酸等中性杂多糖。此外，菟丝子中还含有 H3 等酸性多糖。王展等从菟丝子种子中分离出了 2 个中性杂多糖，即 H6 与 H8（44，45），其中 H6 的相对分子量为 3.14×10^5，而 H8 的相对分子量大于 1.0×10^6，两者均为结构复杂的中性杂多糖，均由阿拉伯糖、鼠李糖、木糖和半乳糖组成。

高佃华首次从菟丝子种子的 85% 乙醇提取物中分离获得（6-*O*-（E）- 对香豆酰基）-β-*D*- 果糖呋喃糖基 -（2 → 1）-α-*D*- 吡喃葡萄糖苷。

（六）挥发性成分

侯冬岩等通过 GC/MS 对菟丝子和日本菟丝子种子的挥发性成分进行比较，发现菟丝子中含有 2- 戊基呋喃、十二烷、3- 丁烯 -2- 醇、糠醛、2- 呋喃甲醇、庚醛、3, 7- 甲基 -1、6- 辛二烯 -3- 醇、冰片、α- 萜品醇、α- 石竹烯 11 种挥发性成分。裴学军等通过比较不同产地菟丝子中挥发性成分的差异，结果：共鉴定出 9 种不同产地菟丝子中的共有成分，分别为叶醇、1- 辛烯 -3- 醇、3- 辛醇、麦芽醇、酞酸二乙酯、石竹烯、壬醛、正辛醇、棕榈酸。

三、药理作用

（一）抗衰老、抗氧化作用

蔡曦光等采用 *D*- 半乳糖小鼠，采取灌胃给药的方式观察菟丝子多糖对衰老模型小鼠的抗氧化能力的影响，结果发现，菟丝子多糖可以降低小鼠肝、肾组织中 MDA 及脑组织中 LF 含量，提高 SOD、GSH-PX 活力，表明菟丝子多糖可以清除自由基及抗脂质过氧化，具有抗衰老作用。临床观察，菟丝子作为一种抗氧化剂，可以抑制体内自由基的产生，具有抗氧化作用。郭军等用菟丝子进行了抗衰老作用实验，结果表明，菟丝子可使老龄小鼠红细胞膜 SOD 活性增高，血清脂肪过氧化作用（LPO）水平和脑脂褐素含量显著降低，对血硒水平无影响，均显示菟丝子有延缓机体衰老过程的作用。

（二）促进生殖作用

菟丝子功可温补肾阳，菟丝子中主要有效成分菟丝子黄酮，能够促进下丘脑 - 垂体 - 性腺轴功能，增强垂体对促性腺激素释放激素的反应，促进卵泡发育，提高应激大鼠雌二醇、黄体酮的水平。此外菟丝子对精子活动具有明显的促进作用，可以明显提高精子的运动速度、活力指数及毛细血管穿透值，而对精子的膜功能无明显不良影响。菟丝子能使大鼠垂体前叶重量、卵巢重量、子宫重量比对照组明显增加，但血浆 LH 水平未见明显改变。其通过提高垂体对 LRH 的反应性及卵巢对 LH 的反应性来改善下丘脑 - 垂体 - 卵巢调节功能，从而治疗黄体功能不足和调节女性生殖内分泌紊乱。

（三）免疫调节作用

菟丝子作为一种免疫增强剂，参与体内多种免疫调节。张庆平等研究发现，菟丝子可以增加小鼠脾和胸腺重量、小鼠巨噬细胞吞噬功能和 T 淋巴细胞增殖反应，但是对 B 淋巴细胞增殖反应不明显，此外菟丝子还能够诱导 IL-1、IL-2、IL-3 的释放。CSF 是刺激和调控造血祖细胞及淋巴细胞增殖、分化和成熟的主要调控因子，促进产生多种淋巴因子，从而增强免疫反应。肖锦松等研究菟丝子对小鼠血清 CSF 的影响，发现腹腔注射菟丝子提取物后小鼠血清 CSF 水平明显提高。菟丝子被认为可能是一种以增强体液免疫及吞噬功能为主的免疫增强剂，其提取物灌胃可明显提高烧伤小鼠血清溶血素的水平，增加腹腔巨噬细胞的吞噬能力，改善脾淋巴细胞对 CONA 的增殖反应。

（四）保肝明目作用

半乳糖可以使大鼠晶状体混浊，而形成半乳糖性白内障模型。杨涛等实验表明，通过对大鼠采取灌胃的方式给药后，能够减轻晶状体混浊程度，从而表明菟丝子对大鼠半乳糖性白内障具有延缓和治疗作用，对生长发育无不良影响。郭澄等报道了 3 种商品菟丝子对小鼠

CCl_4 肝损伤的保护作用并发现以药典收录的菟丝子较另两种的活性更强，郭澄等认为黄酮类化合物是抑制半乳糖性白内障的关键酶——醛糖还原酶活性的关键，是菟丝子中重要的活性成分。此外郭澄等通过研究菟丝子灌胃给药治疗 CCl_4 所致的小鼠肝损伤模型的实验表明菟丝子对 CCl_4 引起的肝损伤有保护作用。宋敏等通过小剂量 CCl_4 结合乙醇制备慢性肝损伤小鼠模型，造模的同时对小鼠灌服不同剂量的菟丝子黄酮及菟丝子水煎剂，结果表明菟丝子黄酮和水煎剂对小鼠慢性肝损伤有保护作用。余文景等在给慢性肝脏损伤造模小鼠应用菟丝子水煎液时发现，血清中的 ALT、AST 活性明显降低，而 SOD 活性则升高，同时小鼠肝脏组织损伤情况明显好转，体现了保肝功效，表明一定剂量的菟丝子多糖体外培养大鼠肝脏的干细胞，具有提高活性、增加细胞增殖的功效，从而保护肝脏的干细胞。夏卉芳等对雄性小鼠腹腔注射环磷酰胺制作肝脏损伤模型，给小鼠灌胃不同剂量的菟丝子水提液，结果表明，不同剂量菟丝子水提液均有改善肝脏组织结构、减少肝细胞坏死数量、促进细胞再生等作用，说明菟丝子水提液对环磷酰胺所致肝脏损伤有保护作用。

（五）对心血管系统作用

近些年研究表明菟丝子提取物对心血管具有一定活性，可以降血压，增加冠状动脉流量，降低心肌耗氧量，改善微循环等。刘忠荣等对成年杂种犬静脉注射菟丝子提取物的研究结果发现，菟丝子不同提取工艺样品均能够增加心肌冠状动脉血流量，增加心肌的血液供应，而且静脉注射后立即显效，且持续时间较长。李连达等报道了菟丝子总黄酮对实验性大鼠心肌缺血具有明显的预防和治疗作用，可减轻心肌缺血的程度，缩小心肌缺血的范围，增加冠脉流量，扩冠，降压，强心等。

四、临床应用

（一）肝病

复方木鸡颗粒由云芝、核桃楸皮、山豆根、菟丝子四味药材组成。菟丝子在方中为佐药，具有养肝散结、保肝明目的作用，同时佐制山豆根的太过苦寒。孙家典应用复方木鸡颗粒联合天晴甘美治疗慢性乙型肝炎患者 40 例，发现其改善患者临床症状和体征、改善肝功能的临床效果非常显著。陈海燕等对 28 例慢性乙型肝炎患者应用复方木鸡冲剂及护肝药物，治疗 3 个月，结果证明复方木鸡冲剂具有保护肝细胞、抑制肝纤维化、降低 AFP 水平和减轻脾肿大的作用，对慢性乙型肝炎有良好疗效。韩雪华等应用复方木鸡颗粒并用小剂量化疗及蛇粉对临床、亚临床肝癌，甲胎蛋白高浓度持续阳性者进行治疗，结果证明复方木鸡颗粒对肝癌前期具有阻断性治疗作用。

（二）眼科疾病

“肝开窍于目”是中医脏腑理论中的重要认知，认为“眼乃五脏六腑之精华，上注于目而为明”，并在临床实践中不断完善形成了“肝病及眼”“眼病及肝”的中医辨证与辨病理论基础和诊疗体系。随着现代医学生物学的发展，越来越多的证据表明肝脏和眼之间在生理、病理诸方面存在着十分复杂而密切的联系。《本草纲目》记载“久服明目”“肝伤目暗”；《本经逢原》中记载“菟丝子，去风明目，肝肾气分药也”，均提出了菟丝子通过补益肝肾来发挥明目的作用。刘欢等使用以菟丝子为君药的通络驻景丸对非增生型糖尿病视网膜病变患者加以治疗，方中菟丝子补肾固精，养肝明目，增强补益肝肾之功，作者通过 ETDRS 视力表、眼底照相、荧光血管造影等检查，观察视力、眼底体征及中医证候积分变化，结果显示，通络驻景丸组控制并改善了患者视力、眼底体征及自觉症状，防止了非增生型糖尿病视网膜病变进一步恶化。

（三）肾炎

谢麦棉应用菟丝子治疗隐匿性肾炎患者 13 例，结果痊愈 3 例，好转 9 例，无效 1 例，总有效率为 92.31%。胡建刚等以菟丝子为主配以健脾补气药物治疗慢性肾炎长期尿蛋白不消者，服药后，尿蛋白可逐渐减少，疗效较显著，菟丝子入脾肾两经，补阳又可益阴，具有温而不燥，补而不滞的特点，为平补肝肾之良药。

（四）男科疾病

王建国等试用单味菟丝子治疗肾虚型男性不育症患者 19 例，收到较好疗效。周洪等以自拟菟丝子汤为主加减治疗精子畸形症患者 105 例，3 个疗程后，基本治愈率为 91.1%。

（五）皮肤病

刘小平等进一步优化了菟丝子膏的剂型，采用现代药物制剂工艺提取菟丝子的有效成分，制备了菟丝子乳膏，使用菟丝子乳膏外敷加味逍遥散内服治疗老年带状疱疹后神经痛患者，治愈率达 100%，且患者后遗神经痛越剧烈，治疗效果越好。吴胜将菟丝子种子炒制后研磨成细粉，用时将菟丝子粉用麻油调成糊状，外涂于 26 例患者疮面，经过治疗后 26 例患者全部治愈。

菟丝子在我国拥有悠久的药用历史，具备多种药理作用且疗效显著。经过深入的本草文献梳理与考证，本研究已明确正品菟丝子及其别名与混异名，这对于避免菟丝子的混用具有积极意义。同时亦对菟丝子的药植特征及其不同效用的加工工艺进行了深入了解，这为菟丝子新的药用部位的开发及其药理作用的深入研究提供了有价值的参考。

菟丝子含有丰富的化学成分，然而目前仍缺乏更为准确、快速的质量控制手段。因此，我们期待能够运用新的技术手段，提升菟丝子药材的质量控制水平，从而进一步完善菟丝子药材的质量标准，这对于全面控制药材质量、确保药材的安全有效具有极其重要的意义。

第四节　核桃楸皮研究概况

核桃楸（*Julans mandshurica* Maxim）是核桃楸皮的原植物，又名山核桃、胡桃、胡桃楸、小核桃等。是胡桃科胡桃属落叶乔木，是东北阔叶红松林的重要伴生树种，也是东北著名的三大硬阔之一，主要分布在我国东北地区（小兴安岭及张广才岭），河北、北京、内蒙古、山西有少量分布，俄罗斯远东地区、朝鲜、日本也有分布。核桃楸皮（*Cortex Juglandis Mandshuricae*）为胡桃科植物核桃楸的枝皮或干皮，味苦、辛，性微寒。核桃楸皮生长于土质肥厚、湿润、排水良好的沟谷两旁或山坡中下部的杂木林中，分布于东北及河北、山西等地。

核桃楸有补肾固精、敛肺定喘、抑菌镇咳及抗癌之功效，主治湿热下痢、目赤肿痛、麦粒肿、迎风流目及骨结核等，临床上有十分广泛的应用。现代研究表明，核桃楸皮中含有醌类、黄酮类、挥发油类、苷类、鞣质、多酚及多糖等化学成分，目前对核桃楸皮的药理活性研究主要集中在抗肿瘤研究，且研究表明核桃楸皮抗肿瘤疗效确切。此外，核桃楸皮还有抗菌、清除自由基、抗氧化、抗衰老、调节免疫、杀虫、抗突变及抗电离辐射损伤等药理作用，临床上可治疗各种癌症，还可治疗慢性肝炎，还有治疗肠炎、慢性细菌性痢疾、湿热白带、急性结膜炎及麦粒肿等临床应用，具有很大的研究价值及应用前景。

一、本草考证

（一）名称考证

核桃楸载于公元前 3 世纪张华著的《博物志》中，其云“张骞使西域还，乃得胡桃种”。胡桃的故乡是伊朗，汉代张骞出使西域时带入中国。《开宝本草》中载道：“胡桃……生北土，云张骞从西域将来。”胡桃之名始见于《神农本草经》，书中写道：“是樟树上寄生树，大衔枝在肌肉，今人皆以胡桃皮当之，非也。”唐代《食疗本草》载：“胡桃……不得多食之，计日月，渐渐服食，通经络气血脉，黑人鬓发、毛落再生也。”《开宝本草》中记载道：“胡桃，味甘，平，无毒。食之令人肥健，润肌，黑发。”在之后的本草书目里记有楸树皮、秦皮、楸皮等名称。

（二）基源考证

《中药植物原色图鉴》中记载胡桃为：“落叶乔木，高达三十余米，树皮灰色，小幼枝时被短腺毛，叶互生，奇数羽状复叶。”《实用本草纲目彩色图鉴》记载：“核桃仁……落叶乔木，高可达 35 米，树皮灰白色，具纵列，小枝有片状髓，无毛。单数羽状复叶互生……核果近圆形，外果皮肉质，绿色，内果皮（果核）坚硬，骨质，表面凹凸有褶皱，有两条纵棱，黄褐色。”经多篇文献调研得胡桃楸的形态特征为乔木，高达 20 余米，树皮暗灰色。小枝具柔腺毛，且粗壮。髓部薄片状；顶芽大，有黄褐颜色的毛。奇数羽状复叶，互生。

（三）原产地考证

最早记述楸树名称的是《史记》，其云“淮北、常山已南，河、济之间千树萩”，同时结合《史记辞典》中对相关地名考证资料分析：淮北指淮河以北；常山在今河北曲阳西北与山西接壤处；“河济”泛指今豫东、冀南，古源于晋东南的济水与黄河交汇处一带。而且资料表明楸树种植地主要以黄河中下游、淮河流域及长江以北为主。

二、化学成分

（一）黄酮类

核桃楸树皮中富含黄酮类物质。国内外学者从胡桃楸皮中分离得到多个黄酮及黄酮苷类，分别为双氢山柰素、黄杉素、阿福豆苷、杨梅苷、异槲皮素、柚皮素、槲皮素、山柰酚、槲皮苷、槲皮素 -3-*O*-α-*L*- 鼠李糖苷、山柰酚 -3-*O*-α-*L*- 鼠李糖苷、柚皮素 -7-*O*-β-*D*- 吡喃葡萄糖苷。沈广志等从核桃楸皮中首先提取得到4个黄酮类化合物，分别为双氢槲皮素、槲皮苷、阿福豆苷和杨梅苷。Min等从山核桃树皮中分离得到4个黄酮化合物、2个没食子糖，经鉴定为黄杉素、阿福豆苷、槲皮苷、杨梅苷、1, 2, 6-三没食子糖、1, 2, 3, 6-四没食子糖。张咏莉等利用碱溶酸沉法得到山核桃树皮中的黄酮类化合物，并鉴定出含量最高的两种物质，分别是柚皮素和甲氧基黄酮。毛建文等用紫外分光光度法测定山核桃树皮提取物中黄酮的浓度为0.275 mg/ml，山核桃树皮中黄酮所占的质量分数为0.053%。

（二）醌类

醌类化合物是中药中一类具有醌式结构的化学成分，主要分为苯醌、萘醌、菲醌和蒽醌四种类型，在中药中以蒽醌及其衍生物尤为重要。核桃楸皮中含有丰富的醌类及其苷类化合物，主要为萘醌类化合物，多分布于核桃楸的树皮、根皮及其枝叶等。核桃楸皮中含有胡桃醌，核桃楸叶煎剂对大鼠有加速体内糖的同化或降血糖的作用。胡桃醌是从胡桃楸的新鲜根皮、枝皮及青果皮中分离出来的活性成分，经实验证实，它对小鼠Slao实体肉瘤及小鼠腹水性肝癌均有明显的抑制作用，且对肿瘤细胞DNA的合成亦有明显的抑制作用。在电子显微镜观察中发现，胡桃醌可能是通过损伤肿瘤细胞中线粒体的正常结构而产生抗肿瘤作用。许绍惠等首次从核桃楸皮中分离提纯并鉴定胡桃醌，与国际相关报道保持一致。孙墨珑等研究采取常规提取法、索氏提取法和超声波提取法浸提核桃楸样品（核桃楸的树叶、树皮和外果皮），测得核桃楸树皮中胡桃醌含量为4.17%。石建辉等从胡桃楸皮水提取物中分得4种醌类及其苷类化合物8-羟基蒽醌-1-羧酸、核桃酮、4, 5, 8-三羟基-α-萘醌-5-*O*-β-*D*-吡喃葡萄糖苷、4, 5, 8-三羟基-α-萘酮-5-*O*-β-*D*-（6′-*O*-没食子酰基）吡喃葡萄糖苷。孙墨珑等采用超声波辅助浸提和减压蒸馏等方法，从核桃楸树皮中提取制得胡桃醌产品，产品得率为0.09%。分别用FT-IR表征了产品的有机官能团、用GC-MS分析了产品的化学组成和产品中胡桃醌的相对含量（GC含量达96.42%），通过H^1-NMR确认了产品的胡桃醌结构。

（三）挥发油类

挥发油是中药材的有效成分，在疾病的预防和治疗过程中具有普遍应用。李金凤等尝试采用VVE提取核桃楸皮中挥发油，并用GC-MS联用技术鉴定核桃楸皮的化学成分，与经典提取方法水蒸气蒸馏法（SD）进行比较，为全面了解核桃楸皮挥发油的成分提供依据。王淑萍等通过水蒸气蒸馏法提取核桃楸青果皮中挥发油，采用气相色谱/质谱联用的方法对其化学成分进行了分析、鉴定和研究，从中发现了7类（39种）化合物，其中3类（7种，33.93%）为已知药用成分，为核桃楸皮挥发油的开发利用提供了重要依据。

（四）金属元素

周靖等采用火焰席子吸收分光光度法，定性定量测定了山核桃树皮中Ca、Mg、Fe、Mn、Zn、K、Na 7种有效元素的含量，分别为Fe（72.00 μg/g）、Mn（24.50 μg/g）、Zn（15.50 μg/g）、Ca（26.50 μg/g）、Na（90.63 μg/g）、K（4312.5 μg/g）、Mg（1876.321 μg/g）。金黎明等采用微波消解法处理核桃楸皮，应用火焰原子吸收光谱法测定了核桃楸皮中Ca、Mg、Zn、Fe、Cu、Co、Mn、Na、K、Sr、Cr、Pb这12种金属元素的含量，测得的Ca、Mg、Zn、Fe、Cu、Co、Mn、Na、K、Sr、Cr、Pb的含量分别为15.212 mg/g、1.055 mg/g、0.067 mg/g、0.411 mg/g、0.032 mg/g、0.012 mg/g、0.119 mg/g、1.170 mg/g、10.895 mg/g、

0.121 mg/g、0.006 mg/g、0.014 mg/g。

（五）其他成分

核桃楸皮中还含有多酚、苷类、多糖等化学成分。

三、药理作用

（一）抗菌作用

胡桃树提取物有很强的抑菌作用，特别是对革兰氏阳性菌的作用较明显，另外对沙门菌、棒状杆菌、白喉、炭疽、肺炎双球菌、链球菌等都有抑菌作用，核桃楸皮提取物对金黄色葡萄球菌、大肠球菌和新型隐球菌具有明显的抑制作用，但对革兰氏阴性菌的抑制作用不明显。杨志等使用核桃楸皮水煎剂进行抑菌试验，结果表明其对金黄色葡萄球菌、水弧杆菌、变形杆菌、产气杆菌等均具有较强的作用。陈苛蒙等对金黄色葡萄球菌、大肠杆菌、沙门菌、弧菌、白色念珠菌 5 种致病菌进行了抑菌性能试验，为了考察核桃楸皮提（萃）取物的抑菌性能。结果表明乙醇提取物对 5 种致病菌都有抑制作用，为核桃楸皮化学成分的功能研究进一步奠定了基础。马良进研究了核桃楸青皮不同溶剂的萃取相对 5 种不同植物病原菌的抑制作用，研究结果显示，正丁醇相对病菌的抑制作用最强，乙酸乙酯相最弱。黄余龙等采用两倍稀释法和纸片琼脂扩散法考察桃楸树皮提取物对志贺菌的抑菌作用。结果显示核桃楸树皮提取物对痢疾志贺Ⅰ型菌、痢疾志贺Ⅱ型菌、鲍氏志贺Ⅰ型菌、宋内志贺菌的抑菌浓度均为 0.031 g/ml，福氏志贺Ⅱ型菌的抑菌浓度为 0.0625 g/ml。证明核桃楸树皮提取物对志贺菌均有良好的抑菌作用，各菌对药物的敏感强弱顺序为宋内志贺菌＞鲍氏志贺Ⅰ型菌＞痢疾志贺Ⅰ型菌＞痢疾志贺Ⅱ型菌＞福氏志贺Ⅱ型菌。

（二）清除自由基

自由基也称为“游离基”，是含有一个不成对电子的原子团。由于原子形成分子时，化学键中电子必须成对出现。因此，自由基就夺取其他物质的一个电子，使自己形成稳定的物质。在化学中，这种现象称为“氧化”。雷涛等采用羟基自由基和超氧阴离子分别检测了核桃楸皮粗多糖的体外清除自由基的能力，结果显示，核桃楸皮提取物有较强的清除自由基的能力。金黎明等用邻二氮菲-Fe^{2+} 氧化法、DPPH 法和邻苯三酚自氧化法检测核桃楸皮多糖清除羟基自由基、DPPH 自由基及超氧阴离子自由基的能力，实验发现核桃楸皮多糖溶液对 3 种自由基都有着不同程度的清除作用，该清除能力随着核桃楸皮多糖浓度的增大而增大，其中 2.00 mg/ml 的核桃楸皮多糖溶液对羟自由基、DPPH 自由基、超氧阴离子自由基的清除率分别为 70.59%、75.82%、68.65%。

（三）抗肿瘤作用

核桃楸皮提取物的抗肿瘤作用机制较为复杂，主要通过抑制细胞内 DNA 的合成，使细胞的有丝分裂出现异常。也可通过堵塞外周血淋巴细胞的钾离子通道保持细胞活性，从而抑制肿瘤细胞活性。曹治家等从核桃楸皮中分离得到 2 种黄酮类化合物，经鉴定分别为木犀草素和刺芒柄索，其中木犀草素具有明显的抗肝癌作用。索铁平等发现，与空白对照组相比，药物组 S 期的细胞比例升高，说明核桃楸皮总黄酮使肝癌细胞 SMMC-7721 停滞在 S 期，阻断肝癌细胞的 DNA 合成和复制。邹品文等用超声波辅助及减压蒸馏法，以水 - 乙醇溶液浸提核桃楸树皮，对 S180 肉瘤和 H22 肝荷瘤小鼠进行体内、体外实验，结果证明核桃楸树皮提取物具有显著的抗肿瘤作用。雷涛等通过实验证明核桃楸皮乙醇提取液具有抑制 SMMC-7721 的作用。侯甲福等实验研究发现，核桃楸皮提取物对人肝癌 SMMC-7721 细胞及人胃癌 SGC-7901 细胞有较强的抑制作用，验证了民间用核桃楸皮治疗癌症的作用。王晓娟等通过相关研究发现核桃楸皮黄酮具有明确的体内抗肝肿瘤活性，在病理切片及甲胎蛋白病理指标上，核桃楸皮黄酮组与环磷酰胺组无显著差异（$P > 0.05$），但在生理指标上，核桃楸皮黄酮组明显优于环磷酰胺组。雷涛等研究核桃楸皮粗多糖体外抑制小鼠肝癌细胞的能力，发现粗多糖对 H22 具有较好的抑制作用，浓度为 10% 时，抑制率为 61.89%。Xu 等从核桃楸树皮中提取得到单体化合物胡桃醌，通过人类白血病 HL-60 细胞 MTT 实验、形态学观察、流式凋亡及周期检测等实验显示，该单体化合物具有很强的抗 HL-60 增殖效果和诱导细胞凋亡作用。线粒体膜电位的检测及 Western-blot 实验显示，该化合物可下调 Caspase-3、Caspase-9 蛋白，显著提高 Bax/Bcl-2，同时致线粒体膜电位降低，Cyt c、Smac 和凋亡诱导因子 AIF 由此释放至细胞质，提示胡桃醌的促细胞凋亡作用与线粒体途径有关。

（四）抗氧化作用

闫明雪等进行体外抗氧化试验，结果表明核桃楸皮总黄酮对超氧阴离子自由基的 IC_{50} 为 273.253 μg/ml，对 DPPH 自由基的 IC_{50} 为 2.068 μg/ml，即其具有较好的体外抗氧化作用。赵星宇等发现胡桃楸树皮乙醇提取物对 X 线照射损伤小鼠具有一定的抗氧化活性，明显减少氧化损伤所造成的机体 H_2O_2 与 MDA 含量的增加。AEBJ 不仅可以抑制红细胞的氧化溶血和 H_2O_2 所致的氧化溶血，并呈一定的量效关系，还可以抑制 X 线照射所造成的氧化损伤，明显减少氧化损伤所造成的机体 H_2O_2 与 MDA 含量的增加。Liu 等发现了一种新的萘类化合物 Juglanone，其具有潜在的抗氧化活性，在体外能显著降低细胞内活性氧的含量。郑忠培将 X 线照射与给予胡桃楸树皮乙醇提取液作为条件，通过测定小鼠肝组织匀浆内 H_2O_2 与 MDA 含量的方法，对核桃楸树皮的化学成分及其抗氧化活性进行了研究。发现在小鼠参与照射的条件下，无论给予何种剂量的乙醇提取液，小鼠机体内 H_2O_2 含量与 MDA 含量，相对于未给药的小鼠而言，都比较低，从而证明胡桃楸树皮有一定的抗氧化作用。杨赛等通过采用比色法测定红细胞的溶血程度来探讨胡桃楸树皮抑制红细胞氧化损伤的活性，结果显示，胡桃楸两种组分加入红细胞悬液中都可明显抑制红细胞的自氧化和 H_2O_2 所致的红细胞氧化溶血，并都随加入剂量的增加，抑制作用加强。赵娜娜等采用体外清除 1, 1- 二苯基 -2- 苦肼基自由基（DPPH）能力研究核桃楸各药用部位乙醇提取物的抗氧化活性，筛选并确定核桃楸抗氧化的有效药用部位。结果显示，核桃楸树皮、根皮清除 DPPH 自由基的 IC_{50} 均低于 10 μg/ml，二者活性强于维生素 E 而弱于维生素 C，说明二者具有很强的抗氧化活性，为核桃楸抗氧化的有效药用部位。

（五）抗衰老作用

崔红等通过对核桃楸皮抗衰老的自由基机制进行研究发现，核桃楸皮具备一定的抗衰老作用，为临床研究抗衰老新药提供了科学依据。贾天华等用四唑盐（MTT）微量自动比色法测定脾淋巴细胞的转化指数（SI）；用免疫荧光法测定了脾 T 淋巴细胞亚群；用 PI 染色法测定脾淋巴细胞的凋亡率，观察其对鼠免疫功能的影响。结果 60 只雄性大鼠除正常组外，实验组小鼠大脑组织匀浆液 D 值均在 15 以上（$P < 0.05$）。说明核桃楸皮具有抗衰老的作用，为临床研制经济型、天然无毒抗自由基、抗衰老的新药研制提供依据。

（六）免疫调节作用

免疫调节是指机体识别和排除抗原性异物，维持自身生理动态平衡与相对稳定的生理功能。免疫调节依靠免疫系统来实现：免疫系统中的免疫细胞和免疫分子之间，以及与其他系统如神经内分泌系统之间的相互作用，使得免疫应答以最恰当的形式使机体维持在最适当的水平。李岩等通过建立小鼠免疫功能低下模型，检测 HT 对外周血细胞的影响，HT 各剂量组明显延长荷瘤小鼠游泳时间及耐缺氧时间（$P < 0.050 \sim 0.001$），增加胸腺、脾脏系数，使 T 细胞增殖，促进机体免疫功能的提高，还可促进免疫抑制小鼠白细胞的恢复，增强机体的免疫功能。

（七）其他

除上述药理作用外，核桃楸皮还有抗突变、杀虫、抗电离辐射损伤、镇痛等作用。

四、临床应用

（一）治疗各种癌症

张紫嫣等采用 MTT 法，检测复方木鸡颗粒及其中 6 种非挥发性组分对 SMMC-7721 细胞的增殖抑制作用；应用流式细胞仪，检测复方木鸡颗粒及其有效组分对 SMMC-7721 细胞周期和凋亡的分布情况。增殖抑制实验结果显示，核桃楸皮黄酮对人肝癌 SMMC-7721 细胞具有明显的抑制作用（$P < 0.05$）；流式细胞仪结果显示，核桃楸皮黄酮通过阻滞 SMMC-7721 细胞停留在 G2/M 期，并诱导其凋亡，从而抑制其增殖。房学冬等从核桃楸皮中提取 HYT，以不同浓度作用于 MFC 和 GES-1 细胞，采用 MTT 法检测 HYT 对 MFC 及 GES-1 细胞增殖的影响；采用流式细胞术检测 MFC 细胞周期变化及细胞凋亡情况。结果与阴性对照组比较，HYT 可明显抑制 MFC 细胞增殖，促进细胞凋亡，对 GES-1 细胞无明显杀伤作用；HYT 使 MFC 细胞阻滞于 G0 ～ G1 和 G2 ～ M 期。证明 HYT 可通过影响胃癌细胞周期，促进细胞凋亡，抑制其增殖。郑科文等采用 MTT 法测定核桃楸皮丙酮提取物对人胃癌 SGC-7901 细胞株的生长抑制情况，结果与阴性对照组比较，核桃楸皮丙酮提取物可明显抑制人胃癌 SGC-7901 的细胞增殖，并且随浓度的增加和时间的延长抑瘤作用增强。林瑞新实验研究发现核桃楸皮水提取物及乙酸乙酯提取物具有明确的抑制胃癌细胞增殖的作用，同时在 24 h 内能够促进正常胃黏膜上皮细胞的增殖。其抑制机理为通过调节 p53、Bcl-2 及 Bax mRNA 及相应蛋白表达水平促进胃癌细胞的凋亡，同时增加机体自身抗肿瘤的免疫反应而治疗胃癌。林桂芳等发现肝癌 Bel-7402 细胞 v73 基因剪切异构体 mRNA 水平随山核桃树皮黄酮提取液浓度的增高而逐渐降低，且随剂量的增加抑制效应增强，说明山核桃树皮黄酮提取液能抑制肝癌 Bel-7402 细胞 p73 基因剪切异构体的过表达，从而发挥抑制肿瘤细胞增殖、促进细胞凋亡的作用。杨淑莉等研究核桃楸树皮乙酸乙酯提取物（HYT）对原位移植荷胃癌小鼠的抑瘤作用及其对免疫功能的影响，HYT 60 mg/kg 作用于荷瘤小鼠后抑瘤率达 44.8%，高于 5-FU 组。同时，本研

究发现，HYT 60 mg/kg 可明显调高胸腺指数及脾指数，促进免疫器官成熟，可以认为 HYT 是有效的抗胃癌药物。

（二）治疗慢性肝炎

应用复方木鸡颗粒对控制肝炎患者 AFP 低持阳及 AFP 升高疗效独特，治疗显效率为 62.5%，总有效率为 87.55%，与对照组相比有显著差别，说明复方木鸡颗粒在肝癌高危人群的治疗中有一定实用价值，是预防和控制亚临床肝癌的有效药物。荆萌等用 α-2a 干扰素联合复方木鸡冲剂治疗慢性乙型肝炎患者 40 例，疗程结束时 HBeAg 转阴 24 例，转阴率为 60%，单用干扰素的转阴率为 37%，证明两药联用的疗效更好，干扰素联合复方木鸡冲剂是治疗慢性乙型肝炎及早期肝硬化，尤其是 AFP 升高患者的首选治疗药物。

（三）其他

除上述应用外，核桃楸皮还有治疗肠炎、慢性细菌性痢疾、湿热白带、急性结膜炎及麦粒肿等临床应用。

（四）毒性研究

梁启超等为观察其甲醇提取液的毒性及安全性，进行急性毒性的实验研究，测定中药核桃楸皮甲醇提取物小鼠的半数致死量为 2.622 mg/kg，证明核桃楸皮有一定的毒性。吴宜艳等以核桃楸皮粗多糖的最大浓度和最大体积灌胃（3 次 / 天）和腹腔注射（2 次 / 天）的方法给药 1 天，连续观察 7 天后，小鼠全部存活，说明核桃楸皮粗多糖的毒性小，具有较好的安全性，为进一步研究提供了实验数据。孟繁钦等通过将中药核桃楸树皮的水煎液给昆明种小鼠灌胃，确定核桃楸皮水提物的毒理反应，实验未测出 LD_{50}，其最大给药量为 320 g/（kg · d）（折合生药量），说明核桃楸树皮的水煎液毒性较小，临床用药安全可靠。才玉婷等以最大浓度最大容量灌胃给药，12 h 内给药 3 次，连续观察 7 天，详细观察记录小鼠体征并检测血液指标情况，结果全部动物健存，无中毒反应，证明核桃楸皮正丁醇提取物无明显的急性毒理反应。

参考文献

艾亮，王晓东，2019. 香菇多糖联合云芝糖肽对 Lewis 肺癌小鼠免疫调节与抗肿瘤作用的研究 [J]. 新中医，51（1）：12-17.

毕诚，郭晓宇，车庆明，2007. 云芝的化学成分 [J]. 中国药学（英文版），16（1）：38-40.

边艳芬，赵启才，1991. 山豆根汤治疗慢性咽喉炎 120 例观察 [J]. 中医药研究（4）：54.

不著撰人，1988. 增广和剂局方药性总论 [M]. 郝近大校点 . 北京：中医古籍出版社 .

才玉婷，雷涛，孟繁钦，等，2010. 核桃楸皮正丁醇提取物的急性毒理研究 [J]. 牡丹江医学院学报，31（2）：42-43.

蔡锦源，韦坤华，熊建文，等，2017. 山豆根黄酮的提取及抗氧化抑菌活性 [J]. 精细化工，34（3）：285-293.

蔡曦光，许爱霞，葛斌，等，2005. 菟丝子多糖抑制衰老小鼠模型中氧自由基域的作用 [J]. 第三军医大学学报，27（13）：1326-1328.

仓修良，1991. 史记辞典 [M]. 济南：山东教育出版社 .

曹洛云，李天娇，孟宪生，等，2018. 山豆根生物碱对 DEN 诱发肝癌大鼠的作用及机制研究 [J]. 中国现代应用药学，35（3）：370-374.

曹永强，孙蓉，赵怡，等，2021. 酶解法提取山豆根多糖的工艺优化 [J]. 现代畜牧兽医（6）：1-4.

曹治家，蔡小燕，方薇，等，2014. 核桃楸皮化学成分的鉴定及其抗肝癌活性成分筛选 [J]. 山东医药，54（29）：1-3.

曾淑君，沈宝莲，文良珍，1995. 云芝糖肽对裸鼠人肺腺癌抗癌作用的研究 [J]. 中国药理学通报，11（1）：46-49.

常乐，孟楠，雷涛，等，2013. 核桃楸皮药理作用的研究概述 [J]. 中国医药导报，10（1）：23-24.

常敏毅辑注，2016. 日华子本草辑注 [M]. 北京：中国医药科技出版社 .

陈嘉谟撰，1988. 本草蒙筌 [M]. 王淑民等点校 . 北京：人民卫生出版社 .

陈嘉谟撰，2009. 本草蒙筌 [M]. 张印生，韩学杰，赵慧玲主校 . 北京：中医古籍出版社 .

陈嘉谟撰，2013. 本草蒙筌 [M]. 陆拯，赵法新校点 . 北京：中国中医药出版社 .
陈苛蒙，金黎明，包艳春，等，2018. 核桃楸皮提（萃）取物的抑菌性能研究 [J]. 大连民族大学学报，20（3）：205-209.
陈奇，文露婷，李旻，等，2021. 山豆根多糖对人工感染罗非鱼链球菌病的预防效果 [J]. 饲料研究，44（15）：68-72.
陈士铎著，2011. 本草新编 [M]. 柳璇，宋白杨校注 . 北京：中国医药科技出版社 .
陈文中撰，2003. 洪氏集验方 [M]. 上海：上海科学技术出版社 .
陈无择著，2011. 三因极一病证方论 [M]. 侯如艳校注 . 北京：中国医药科技出版社 .
陈小君，史泓浏，潘伟光，2005. 云芝抑瘤作用及其对癌组织端粒酶活性影响的实验研究 [C]// 全国中医药创新与发展研讨会专辑，昆明：154-155.
陈亚琼，叶雪清，李桂云，等，1995. 补肾中药对雌性大鼠性腺轴形态和功能的影响 [J]. 第四军医大学学报（4）：304.
陈影，陈两绵，仝燕，等，2017. 山豆根药理毒理研究进展 [J]. 中国中药杂志，42（13）：2439-2442.
程培元，1978. 药用真菌云芝、香菇多糖、猴头的抗肿瘤作用 [J]. 江苏医药，4（11）：40-43.
程钱，王金凤，王宝丽，等，2017. 山豆根化学成分、生物活性及质量控制研究进展 [J]. 辽宁中医药大学学报，19（7）：119-125.
崔红，范景辉，金春花，2014. 核桃楸皮抗衰老的自由基机制研究 [J]. 中国食物与营养，20（8）：71-73.
崔哲，2008. 胡桃楸的研究进展 [J]. 现代医药卫生，24（20）：3061-3062.
刁治民，魏克家，吴保锋，等，2006. 食用菌学 [M]. 西宁：青海人民出版社 .
丁恒山，1982. 中国药用孢子植物 [M]. 上海：上海科学技术出版社 .
方立琼，郭济贤，1992. 中药山豆根的研究进展 [J]. 天然产物研究与开发，4（2）：94-106.
冯慧琴，糜可，杨庆尧，等，2005. PSP 和 PSK 多糖的单糖组分分析 [C]// 首届海峡两岸食（药）用菌学术研讨会论文集，福州：314-316.
冯耀培，宋娟，郑斯文，等，2020. 云芝浸膏对小鼠 CCl_4 肝损伤保护作用机制研究 [J]. 特产研究，42（1）：15-20.
高佃华，2009. 菟丝子化学成分的研究 [D]. 长春：吉林大学 .
高学敏，张德芹，张建军，2006. 实用本草纲目彩色图鉴 [英汉对照] [M]. 北京：外文出版社 .
葛唯佳，2018. 杂色云芝多糖的提取、分离及药理活性研究 [D]. 长春：吉林农业大学 .
耿娅，符胜光，邓中平，2016. 山豆根及其主要毒性成分苦参碱诱导大鼠肝脏细胞线粒体途径凋亡机制的研究 [C]//2016 年第六届全国药物毒理学年会论文集，重庆：490-491.
郭澄，苏中武，李承祜，等，1992. 中药菟丝子保肝活性的研究 [J]. 时珍国药研究，3（2）：62-64.
郭军，白书阁，王玉民，等，1996. 菟丝子抗衰老作用的实验研究 [J]. 中国老年学杂志，16（1）：37-38.
郭军，马宏岩，王建军，1997. 菟丝子对糖尿病患者抗氧化能力的影响 [J]. 佳木斯医学院学报，20（1）：39-41.
郭秋平，陈贵英，周泉，等，2018. 苦参碱和氧化苦参碱体内外模型的肝毒性比较研究 [J]. 中国比较医学杂志，28（1）：44-50.
郭旭光，2021. 湿疹试试二花山豆汤 [J]. 家庭百事通（8）：35.
郭志明，施为红，马岳珠，1995. 云芝多糖水提物对双歧杆菌刺激增生作用的初步研究 [J]. 中国微生态学杂志，7（6）：1-3.
国家药典委员会，2020. 中华人民共和国药典——一部 2020 年版 [M]. 北京：中国医药科技出版社 .
韩达，王玉成，冯慧琴，等，2019. 云芝糖肽对氧化偶氮甲烷 - 葡聚糖硫酸钠诱导小鼠结直肠癌模型中相关肠道菌的影响及潜在意义 [J]. 微生物与感染，14（6）：352-357.
韩捷，陈海燕，沈培辰，等，2005. 复方木鸡冲剂治疗慢性乙型肝炎的回顾性研究 [J]. 细胞与分子免疫学杂志，21（5）：631-633.
韩雪华，李万仁，赵惠芬，等，1987. 复方木鸡冲剂对肝癌前期的阻断性治疗作用初探 [J]. 癌症，6（1）：46-48.
航艾，孙杰，盛云华，等，2020. 基于药代动力学的山豆根抗炎作用机制研究 [J]. 中国药理学通报，36（5）：645-649.
侯冬岩，李铁纯，于冰，2003. 两种菟丝子挥发性成分的比较研究 [J]. 质谱学报，24（2）：343-345.
侯甲福，梁忆红，雷涛，等，2011. 核桃楸皮提取物的体外抗肿瘤作用实验研究 [J]. 牡丹江医学院学报，32（4）：15-17.
胡建刚，王永林，1996. 菟丝子用于慢性肾炎 [J]. 时珍国药研究，7（5）：10.
黄多术，张玉菁，2005. 山豆根临床应用现状与存在问题 [J]. 中国中医药信息杂志，12（9）：52-53.
黄宫绣著，1997. 本草求真 [M]. 王淑民校注 . 北京：中国中医药出版社 .
黄年来，1998. 中国大型真菌原色图鉴 [M]. 北京：中国农业出版社 .
黄小龙，孙雨辰，张维，等，2018. 核桃多酚化学及生物活性研究进展 [J]. 食品工业科技，39（21）：348-352.
黄余龙，饶燕，黄山，等，2011. 核桃楸树皮提取物对志贺氏菌抑菌效果研究 [J]. 现代生物医学进展，11（10）：1921-1923.
贾妮娜，曹迷霞，杨剑，等，2021. 山豆根多糖对猪圆环病毒Ⅱ型感染猪肺泡巨噬细胞炎性因子水平的影响 [J]. 中国畜牧兽医，48（5）：1825-1831.
贾天华，崔红，2013. 核桃楸皮的抗衰老自由基机制研究 [J]. 中国药物经济学，8（3）：212-213.
金黎明，陈苛蒙，包艳春，等，2018. 核桃楸皮多糖的抗氧化及抗菌作用研究 [J]. 食品科技，43（10）：247-250.
金黎明，齐昭京，郑铭旻，等，2020. 微波消解 - 火焰原子吸收光谱法测定核桃楸皮中金属元素含量 [J]. 保鲜与加工，20（3）：173-176.
荆萌，荆红，1999. 干扰素联合复方木鸡冲剂治疗慢性乙型肝炎 40 例疗效观察 [J]. 实用肝脏病杂志，2（4）：235.

柯江维，王建红，赵宏，2006. 菟丝子黄酮对心理应激雌性大鼠海马 - 下丘脑 - 垂体 - 卵巢轴性激素受体的影响 [J]. 中草药，37（1）：90-92.
柯友辉，柯晨，王志瀚，等，2020. 山豆根醇提取物干预 TGF-β_1/Smad 通路抑制兔耳增生性瘢痕的机制 [J]. 中国实验方剂学杂志，26（19）：169-176.
兰进，徐锦堂，贺秀霞，2001. 药用真菌栽培实用技术 [M]. 北京：中国农业出版社 .
雷涛，梁启超，常乐，等，2012. 核桃楸皮乙醇提取液对人肝癌细胞抑制作用的研究 [J]. 实验室科学，15（6）：81-82，86.
雷涛，梁启超，林峰，等，2012. 核桃楸皮甲醇提取物的急性毒理研究 [J]. 中国医药导报，9（2）：113，117.
雷涛，孟令锴，吴宜艳，2012. 核桃楸皮粗多糖清除自由基研究 [J]. 实验室科学，15（2）：93-95.
雷涛，潘艳明，孟繁钦，等，2014. 核桃楸皮粗多糖抑制小鼠肝癌细胞 H_{22} 研究 [J]. 实验室科学，17（3）：30-31，34.
雷斅撰著，张骥补辑，1985. 雷公炮炙论 [M]. 施仲安校注 . 南京：江苏科学技术出版社 .
李炳如，佘运初，1984. 补肾药对下丘脑—垂体—性腺轴功能影响 [J]. 中医杂志，25（7）：63-65.
李梴编撰，2006. 医学入门 - 上册 [M]. 田代华著 . 北京：人民卫生出版社 .
李凡，郑鹏飞，郑永光，等，2015. 核桃楸皮提取物在乙型肝炎后肝癌治疗中的展望 [J]. 中国当代医药，22（11）：15-20.
李峰杰，姚广涛，金若敏，等，2011. 山豆根致大鼠肝毒性机制研究 [J]. 中国中药杂志，36（13）：1821-1823.
李建平，王静，张跃文，等，2009. 菟丝子的研究进展 [J]. 中国医药导报，6（23）：5-6.
李金凤，施勃，杜瑞娟，等，2013. 不同方法提取核桃楸皮挥发油的气质联用分析 [J]. 中国实验方剂学杂志，19（9）：62-65.
李玲艳，包海鹰，2011. 云芝的化学成分及药理活性研究概况 [J]. 菌物研究，9（3）：180-186.
李时珍，1982. 本草纲目校点本 [M]. 北京：人民卫生出版社 .
李时珍撰，2014. 本草纲目 [M]. 太原：山西科学技术出版社 .
李岩，辛念，李玉娟，等，2011. 核桃楸树皮提取物抗肿瘤及免疫调节作用的研究 [J]. 北京理工大学学报，31（5）：618-621，630.
李宜鲜，魏华琳，2021. 山豆根乙醇提取物对 Lewis 肺癌小鼠的抗肿瘤作用 [J]. 陕西中医药大学学报，44（3）：86-91.
李中梓编辑，1998. 雷公炮制药性解 [M]. 钱允治订正，金芷君校注 . 北京：中国中医药出版社 .
李中梓原著，1986. 重订本草征要 [M]. 丁甘仁，等增撰，耿鉴庭重订 . 北京：北京科学技术出版社 .
梁启超，邹桂华，刘爽，等，2015. 核桃楸皮多糖的分离纯化及抗癌活性研究 [J]. 天然产物研究与开发，27（8）：1340-1345.
梁锡锋注说，2008. 诗经 [M]. 开封：河南大学出版社 .
梁语丝，邹华伟，谭永刚，2014. 云芝多糖的抗肿瘤作用研究进展 [J]. 中国实用医药，9（13）：259-262.
林桂芳，冀军锋，詹苗，等，2010. 山核桃树皮黄酮提取液对人肝癌 Bel-7402 细胞 p73 基因表达的影响 [J]. 山东医药，50（45）：10-12.
林慧彬，路宁，林建强，2012. 不同寄主植物对菟丝子药材质量的影响 [J]. 中华中医药杂志，27（3）：625-627.
林瑞新，2008. 核桃楸皮提取物治疗胃癌活性的实验性研究 [D]. 长春：吉林大学 .
林瑞新，房学东，曹宏，等，2010. 核桃楸皮提取物对胃癌细胞增殖的影响 [J]. 中国生物制品学杂志，23（3）：294-296.
林瑞新，杨淑莉，房学东，等，2011. 核桃楸树皮乙酸乙酯提取物对原位移植荷胃癌小鼠的抑瘤作用 [J]. 吉林大学学报（医学版），37（2）：260-263.
刘楚一，闫芳，毕建丰，等，2021. 不同发育阶段云芝子实体水提物保肝作用 [J]. 食用菌学报，28（3）：122-128.
刘欢，杨婧，雷晓琴，等，2015. 通络驻景丸对糖尿病视网膜病变的临床疗效 [J]. 中国中医眼科杂志，25（6）：392-395.
刘嘉湘，周吉燕，1993. 云芝糖肽胶囊Ⅱ期临床研究总结 [A]. PSP 国际学术研讨会论文集 [C]. 上海：复旦大学出版社：145-165.
刘尚喜，石益民，李静，等，1997. 云芝多糖组分的分离、鉴定及生物学活性的初步研究 [J]. 第一军医大学学报，17（4）：317-320.
刘文泰等原著，2005. 御制本草品汇精要 [M]. 陈仁寿，杭爱武点校 . 上海：上海科学技术出版社 .
刘小平，林玉柱，赵勇，等，2021. 菟丝子乳膏治疗带状疱疹的临床疗效观察 [J]. 东南国防医药，23（1）：12-16.
刘永久，杨良，2001. 复方木鸡颗粒治疗肝炎 AFP 低持阳者疗效分析 [J]. 中成药，23（4）：302-303.
刘忠荣，雒鹏铁，付铁军，等，2004. 菟丝子三种提取工艺对心血管活性的影响 [J]. 天然产物研究与开发，16（6）：532-533，524.
娄宁，陈瑗，周玫，等，1995. 云芝多糖对实验性动脉粥样硬化家兔的治疗作用 [J]. 第一军医大学学报，15（3）：185-187.
卢多逊等撰，1998. 开宝本草：辑复本 [M]. 尚志钧辑校 . 合肥：安徽科学技术出版社 .
鲁进宇，王汉涛，田野苹，等，1995. 云芝多糖对小鼠免疫功能的影响 [J]. 中国药学杂志，30（1）：10-13.
陆培新，王能进，张松平，等，1992. AFB_1 建立大鼠肝癌模型以及云芝多糖对肝癌发生阻断作用的研究 [J]. 肿瘤防治研究，19（4）：217-218.
路海滨，高洋，禹珊珊，等，2018. 山豆根多糖对 Lewis 肺癌小鼠抑瘤作用及免疫功能影响的实验研究 [J]. 中药材，41（6）：1459-1462.
吕海宁，折改梅，吕扬，2010. 核桃和核桃楸的化学成分及生物活性的研究进展 [J]. 华西药学杂志，25（4）：489-493.
马伟超，2009. 云芝菌丝体胞内外多糖提取物对 Raw264. 7 细胞的双向免疫调节作用 [D]. 上海：上海师范大学 .
马亚敏，田亚平，2008. 云芝胞内胃蛋白酶抑制剂超声提取工艺研究 [J]. 生物技术，18（5）：46-48.
卯晓岚，2000. 中国大型真菌 [M]. 郑州：河南科学技术出版社 .

孟繁钦，雷涛，才玉婷，等，2010. 核桃楸皮水提物的急性毒理研究 [J]. 中国医药导报，7（16）：56，68.
孟诜撰，张鼎增补，2003. 食疗本草：考异本 [M]. 尚志钧辑校 . 合肥：安徽科学技术出版社 .
米芳，2010. 白腐真菌云芝代谢产物的初步研究 [D]. 杨凌：西北农林科技大学 .
莫永炎，陈瑗，周玫，等，2001. 云芝多糖对脑、肝组织的抗氧化作用研究 [J]. 中国药理学通报，17（6）：628-631.
缪希雍撰，1997. 神农本草经疏 [M]. 夏魁周，赵瑗校注 . 北京：中国中医药出版社 .
南凤仙，邵伟，2005. 云芝多糖对小鼠抗衰老作用的研究 [J]. 宁夏大学学报（自然科学版），26（3）：264-267.
倪朱谟编著，2005. 本草汇言 [M]. 戴慎，陈仁寿，虞舜点校 . 上海：上海科学技术出版社 .
牛晓晖，纪凤兰，张伟，等，2006. 云芝多糖对小鼠细胞因子的影响 [J]. 中国免疫学杂志，22（12）：1124-1127.
庞战军，陈瑗，周玫，1999. 云芝多糖对巨噬细胞 GPx 基因表达的影响 [J]. 生物化学与生物物理学报（3）：66-70.
裴庆慧，王玥，刘宇莹，等，2016. 五种中药材乙醇提取物对植物病原真菌的抑制作用研究 [J]. 食品工业科技，37（15）：90-95.
裴学军，卢金清，黎强，等，2016. HS-SPME-GC-MS 法分析不同产地菟丝子中的挥发性成分 [J]. 中国药房，27（21）：3006-3009.
彭守静，陆仁康，俞丽华，等，1997. 菟丝子、仙茅、巴戟天对人精子体外运动和膜功能影响的研究 [J]. 中国中西医结合杂志，17（3）：145-147.
祁永青，刁治民，刘涛，2008. 药用真菌云芝的研究概况 [J]. 青海草业，17（3）：26-29.
乔靖怡，金若敏，姚广涛，2013. 北豆根致大鼠肝损伤差异表达基因 [J]. 中国药理学与毒理学杂志，27（3）：491.
乔靖怡，金若敏，姚广涛，等，2014. 山豆根致大鼠肝损伤对肝细胞色素 P450 酶的影响 [J]. 中国实验方剂学杂志，20（18）：170-173.
秦向东，刘吉开，2012. 云芝化学成分研究 [J]. 云南农业大学学报（自然科学），27（5）：774-776.
任文智，杨晓彤，马伟超，等，2010. 云芝糖肽下调脂多糖诱导的小鼠巨噬细胞炎症性因子 [J]. 中国新药与临床杂志，29（4）：306-309.
桑花，朱卫忠，郑惠华，等，2020. 云芝糖肽通过调控 p- 糖蛋白 提高多柔比星胃癌细胞毒性的作用和机制研究 [J]. 药学与临床研究，28（6）：421-424，442.
邵嘉涛，2018. 云芝保肝及抗乙型肝炎病毒作用研究 [D]. 长春：吉林大学 .
邵伟，郝泗城，孙建华，1985. 云芝多糖对腹水肝癌小鼠生存期和腹水中癌细胞动态的影响 [J]. 动物学杂志，20（2）：26-28，43.
《山东中草药手册》编写小组编，1970. 山东中草药手册 [M]. 济南：山东人民出版社 .
沈广志，邹桂华，梁婷，等，2015. 核桃楸的化学成分研究进展 [J]. 中国实验方剂学杂志，21（17）：219-224.
盛云华，李峰杰，姚广涛，等，2011. 山豆根水煎液致大鼠肝损伤差异表达基因 [J]. 中华中医药杂志，26（4）：686-690.
石建辉，王金辉，袁征，等，2006. 核桃楸皮的化学成分 [J]. 沈阳药科大学学报，23（8）：501-504.
司马迁原著，李算编选，2018. 史记英选 [M]. 李淑芳，凌朝栋整理 . 北京：商务印书馆 .
宋敏，李世朋，柴连琴，2010. 菟丝子黄酮及其水煎剂的保肝作用研究 [J]. 江苏农业科学，38（3）：280-282.
宋玉荣，姜春霞，2013. 满药复方木鸡颗粒研究新进展 [J]. 中国医药导报，10（1）：4-5.
苏敬编撰，2013. 新修本草 [M]. 胡方林整理 . 太原：山西科学技术出版社 .
苏鹏飞，李伟，胡述提，2020. 云芝糖肽胶囊联合 TP 方案治疗中晚期食管癌的临床研究 [J]. 现代药物与临床，35（12）：2373-2377.
苏颂编撰，1994. 本草图经 [M]. 尚志钧辑校 . 合肥：安徽科学技术出版社 .
孙桂君，苑淑莉，2002. 青龙衣糖膏治疗浅表性胃炎疗效观察 [J]. 中医药学报，30（3）：16.
孙家典，2012. 复方木鸡颗粒联合天晴甘美治疗慢性乙型病毒性肝炎临床分析 [J]. 亚太传统医药，8（7）：103-104.
孙杰，郭连英，谷学军，等，2010. 复方木鸡冲剂对荷瘤小鼠淋巴细胞功能的影响 [J]. 实用医学杂志，26（12）：2120-2122.
孙墨珑，宋湛谦，方桂珍，2006. 核桃楸总黄酮及胡桃醌含量测定 [J]. 林产化学与工业，26（2）：93-95.
孙墨珑，宋湛谦，方桂珍，等，2007. 减压蒸馏法提取核桃楸树皮中的胡桃醌 [J]. 林产化学与工业，27（6）：113-115.
孙墨珑，袁海舰，宋湛谦，等，2007. 核桃楸树皮乙醇提取物的杀虫活性 [J]. 东北林业大学学报，35（1）：60-62.
孙设宗，唐微，张红梅，等，2008. 云芝多糖对小鼠实验性肝损伤保护作用的研究 [J]. 中国现代医学杂志，18（9）：1217-1220.
孙思邈，2014. 千金翼方校释 [M]. 李景荣校释 . 北京：人民卫生出版社 .
孙晓波，2004. 云芝多糖分离、纯化、药理活性及其作用机制研究 [D]. 长春：吉林农业大学 .
孙星衍，孙冯翼，2018. 神农本草经 [M]. 太原：山西科学技术出版社 .
索轶平，李天娇，孟宪生，等，2016. 木鸡颗粒中核桃楸皮总黄酮诱导肝癌细胞 SMMC-7721 细胞凋亡及其初步作用机制研究 [J]. 中药材，39（10）：2355-2358.
唐海波，2010. 云芝糖肽（PSP）诱导 Molt-4 细胞凋亡过程中对 TNFR1 死亡受体通路调控的研究 [D]. 上海：上海师范大学 .
唐慎微著，2011. 证类本草 [M]. 郭君双，金秀梅，赵益梅校注 . 北京：中国医药科技出版社 .
唐慎微撰，1957. 重修政和经史证类备用本草三十卷 [M]. 影印本 . 北京：人民卫生出版社 .
陶弘景撰，2013. 名医别录：辑校本 [M]. 尚志钧辑校，尚元胜，尚元藕，黄自冲整理 . 北京：中国中医药出版社 .
滕爱芬，张玉英，顾振纶，等，1996. 云芝糖肽镇痛作用的实验研究 [J]. 中国药学杂志，31（10）：591-594.
田雨霏，刘姣，李晋，等，2014. 高效液相色谱法测定菟丝子中绿原酸、对 - 香豆酸和金丝桃苷的含量 [J]. 天津中医药大学学报，

33（6）：372-374.
汪昂撰，2005. 本草备要 [M]. 郑金生整理 . 北京：人民卫生出版社 .
汪琼，史艳平，梁蓬勃，2020. 儿童山豆根中毒 17 例临床报道及分析 [J]. 时珍国医国药，31（8）：1934-1936.
汪文俊，宋发军，孙雅芳，2008. 生化诱导子对红法夫酵母生长和类胡萝卜素合成的影响 [J]. 中南民族大学学报（自然科学版），27（2）：14-17.
汪向升，张咏莉，2013. 核桃楸的化学成分分析及其抗肿瘤活性概述 [J]. 热带医学杂志，13（1）：122-125.
汪艳平，韦正，蒋利荣，等，2021. 基于网络药理学的山豆根抗癌机制研究 [J]. 安徽农业科学，49（17）：165-169，220.
汪毅，2017. 黔本草 - 第二卷 [M]. 贵阳：贵州科技出版社 .
王菲菲，郝利民，贾士儒，等，2012. 云芝多糖研究进展 [J]. 食品与发酵工业，38（6）：148-152.
王光，吴宜艳，雷涛，2013. 核桃楸皮粗多糖的急性毒性实验研究 [J]. 实验动物科学，30（1）：26-27，34.
王红，尹华峰，陈勇，等，2011. 云芝多糖对实验性高脂血症大鼠血脂和血液流变学的影响 [J]. 中国老年学杂志，31（8）：1358-1360.
王宏歌，2013. 核桃楸外果皮活性成分的研究 [D]. 哈尔滨：东北林业大学 .
王建国，张会臣，2001. 菟丝子治疗肾虚型男性不育症 19 例 [J]. 河北中医，23（1）：53.
王康乐，陆震鸣，陈露，等，2018. 云芝多糖组分对酒精性肝损伤小鼠的保肝活性测试 [J]. 食药用菌，26（4）：235-239.
王莲萍，张莲珠，吕雪峰，等，2010. 胡桃楸树皮的研究进展 [J]. 西北药学杂志，25（3）：231-232.
王纶辑，2015. 本草集要 [M]. 北京：中国中医药出版社 .
王淑萍，杨振昊宇，高英，2019. 核桃楸青果皮挥发油化学成分分析 [J]. 长春工程学院学报（自然科学版），20（1）：104-107.
王晓娟，包永睿，孟宪生，等，2018. 基于 DEN 致肝癌模型大鼠的核桃楸皮黄酮成分解析及药理药效研究 [J]. 亚太传统医药，14（2）：17-21.
王亚楠，包永睿，王帅，等，2021. 基于多波长融合的菟丝子多成分定量方法研究 [J]. 中南药学，19（3）：517-521.
王尧尧，王蕾，戚莹雪，等，2020. 菟丝子药材化学成分研究进展 [J]. 山东中医药大学学报，44（6）：705-712.
王展，鲍幸峰，方积年，2001. 菟丝子中两个中性杂多糖的化学结构研究 [J]. 中草药，32（8）：675-678.
卫生部药政管理局，1959. 中药材手册 [M]. 北京：人民卫生出版社 .
魏丽丽，2009. 核桃楸的药理作用研究 [J]. 黑龙江医药，22（4）：532-534.
魏士杰，陈文强，2016. 云芝子实体多糖对人宫颈癌 HeLa 细胞生长和凋亡的影响研究 [J]. 四川大学学报（自然科学版），53（5）：1162-1168.
魏鑫，张卫，丁彩凤，等，2021. 山豆根正丁醇部位化学成分及其抗菌活性研究 [J]. 广西植物，41（7）：1054-1060.
巫冠中，杭秉茜，陆伟，1991. 云芝多糖的抗伤害作用 [J]. 中国药科大学学报，22（5）：301-304.
吴德邻修订，1982. 中国种子植物科属词典 [M]. 2 版 . 北京：科学出版社 .
吴继志，1984. 质问本草 [M]. 北京：中医古籍出版社 .
吴静娟，2004. 核桃楸皮等有效成分的药理与临床应用 [J]. 中成药，26（3）：230-232.
吴凯南，林辉，孔令泉，等，2001. 云芝胞内多糖抑制肿瘤血管生成和移植性乳腺癌生长的实验研究 [J]. 中华普通外科杂志，16（2）：124.
吴普，1987. 吴普本草 [M]. 北京：人民卫生出版社 .
吴其濬，1957. 植物名实图考 [M]. 上海：商务印书馆 .
吴其濬，2015. 植物名实图考校注 [M]. 崔瑛，贾玉梅，等编 . 郑州：河南科学技术出版社 .
吴胜，1998. 菟丝子粉治疗带状疱疹 26 例 [J]. 中国民间疗法，6（5）：31.
吴铁松，何丈平，吴丽霞，2011. 核桃楸树皮水提取物抗突变和抑瘤作用研究 [J]. 国际医药卫生导报，17（12）：1411-1414.
吴仪洛撰，2013. 本草从新 [M]. 陆拯，赵法新，陈明显校点 . 北京：中国中医药出版社 .
夏卉芳，王毓，姜河，等，2017. 菟丝子水提液对环磷酰胺致小鼠肝脏损伤的保护作用 [J]. 黑龙江畜牧兽医（3）：187-189，295-296.
萧统编，2020. 文选译注 [M]. 张葆全，胡大雷主编 上海：上海古籍出版社 .
肖锦松，崔风军，宁廷选，等，1990. 玉竹、菟丝子醇提物对烧伤小鼠免疫功能的影响 [J]. 中国中药杂志，15（9）：45-47，66.
肖锦松，崔风军，赵文仲，等，1992. 玉竹、菟丝子提取物对小鼠血清集落刺激因子的影响 [J]. 中医研究，5（2）：12-15，1.
肖培根，连文琰，1999. 中药植物原色图鉴 [M]. 北京：中国农业出版社 .
谢麦棉，2000. 菟丝子治疗隐匿性肾炎 13 例报告 [J]. 浙江中西医结合杂志，10（7）：439.
邢嵘，郝晓娜，孙杰，等，2009. 复方木鸡冲剂诱导人白血病细胞 HL-60 凋亡机制研究 [J]. 现代生物医学进展，9（12）：2225-2227.
徐嘉红，邓文龙，1997. 云芝的益气解毒作用研究 [J]. 中药药理与临床，13（6）：23-27.
徐丽媛，吕永磊，王丹，等，2012. 南方菟丝子不同炮制品多糖含量的比较研究 [J]. 中国实验方剂学杂志，18（7）：119-122.
徐胜东，刘爱民，张步鑫，等，2019. 翘根犀角地黄汤治疗点滴型银屑病的临床疗效观察 [J]. 时珍国医国药，30（7）：1634-1635.
徐思源，叶碧娴，窦永会，等，2016. 云芝多糖调节炎症因子的表达并改善小鼠高脂血症 [J]. 南开大学学报（自然科学版），49（3）：81-87.
许海棠，廖华珍，赵彦芝，等，2019. 响应面法优化山豆根多糖提取工艺及其分级醇沉组分的抗氧化活性 [J]. 食品工业科技，40（22）：

157-162.
许海棠，卢建芳，赵彦芝，等，2015. 山豆根提取物抗氧化和抑菌活性的研究 [J]. 食品工业科技，36（14）：111-114.
许绍惠，唐婉屏，韩忠环，1986. 核桃楸毒性成分研究 [J]. 沈阳农业大学学报，17（2）：34-39.
闫明雪，王倩倩，杨铭哲，等，2020. 核桃楸皮总黄酮的体外抗氧化活性研究 [J]. 当代化工，49（6）：1051-1055.
严洁，施雯，洪炜纂，2007. 得配本草 [M]. 郑金生整理 . 北京：人民卫生出版社 .
羊菲，金若敏，2020. 基于中药特点的肝毒性研究与思考 [J]. 上海中医药大学学报，34（1）：1-10.
杨明，柯友辉，赖敏，2019. 超脉冲 CO_2 点阵激光联合山豆根治疗增生性瘢痕的疗效及对生活质量的影响 [J]. 中国中西医结合皮肤性病学杂志，18（5）：401-404.
杨明俊，杨庆尧，杨晓彤，2011. 云芝糖肽的免疫和抗肿瘤药理活性研究进展 [J]. 食品工业科技，32（12）：565-568，572.
杨庆尧，2001. 云芝糖肽（PSP）的研究历史、现况与展望 [C]// 食用菌 . 上海：《食用菌》杂志编辑部：273-275.
杨庆尧，胡月娟，李晓玉，等，1994. 一种新的生物效应调节剂：PSP：Ⅰ . PSP 的药理学研究 [J]. 上海师范大学学报（自然科学版），23（3）：73-81.
杨赛，2007. 胡桃楸提取物抗电离辐射损伤作用的实验研究 [D]. 长春：吉林大学 .
杨赛，赵星宇，李娟，等，2007. 胡桃楸树皮对红细胞氧化损伤抑制作用及其活性成分探讨 [J]. 现代预防医学，34（19）：3685-3686，3690.
杨赛，赵星宇，李娟，等，2007. 胡桃楸树皮乙醇提取物的抗氧化研究 [J]. 现代中药研究与实践，21（6）：25-27.
杨时泰，2009.《本草述钩元》释义 [M]. 黄雄，崔晓艳 编著 . 太原：山西科学教育出版社 .
杨涛，梁康，张昌颖，1991. 四种中草药对大鼠半乳糖性白内障防治效用的研究 [J]. 北京医科大学学报，23（2）：97-99.
杨志，吴宜艳，李铮，等，1993. 核桃楸皮成分及抑菌实验研究 [J]. 牡丹江医学院学报，14（S1）：21-22.
叶润，陈颐辉，蔡静，等，2020. 信阳大别山区云芝多糖的纯化工艺及其抗氧化活性 [J]. 食品工业，41（11）：70-73.
余文景，杨松涛，胡晓梅，2010. 地黄多糖、淫羊藿多糖、菟丝子多糖对成体大鼠肝脏干细胞生长活性的影响 [J]. 四川中医，28（5）：67-69.
袁文琳，黄峥蕊，肖思佳，等，2021. 山豆根黄酮类成分对斑马鱼的急性毒性研究 [J]. 中草药，52（10）：2978-2986.
张秉成，2015. 本草便读 [M]. 太原：山西科学技术出版社 .
张峰源，张松，曾剑锋，等，2007. 云芝、灵芝和柱状田头菇胞外多糖对果蝇寿命的影响 [J]. 生命科学研究，11（2）：130-133.
张海，陈伟荣，彭政宇，等，2021. 复方山豆根嗽口剂在口腔黏膜溃疡局部治疗中的临床疗效 [J]. 中国现代药物应用，15（8）：214-216.
张红梅，王立林，赵杰，等，2009. 不同给药途径的云芝多糖抗小鼠 CCl_4 肝损伤的实验研究 [J]. 现代预防医学，36（17）：3332-3334.
张洪，2010. 云芝糖肽对胃癌患者手术及化疗时免疫功能的影响 [J]. 中国医药导报，7（11）：11-12.
张华著，2014. 博物志校证 [M]. 范宁校注 . 北京：中华书局 .
张建武，郑茹丹，梅雪，等，2020. 山豆根乙醇提取物对小鼠蓖麻油性腹泻及对兔离体空肠平滑肌的影响 [J]. 川北医学院学报，35（5）：749-753，801.
张静远，赵娟，吴军，等，2015.《伤寒论》麻黄连轺赤小豆汤之梓白皮考证 [J]. 长春中医药大学学报，31（5）：1074-1076.
张立显，李亚玲，邓维秀，等，2010. 口服云芝多糖对小鼠免疫器官影响的结果及意义 [J]. 中国民族民间医药，19（15）：88.
张璐撰，2007. 本经逢原 [M]. 2 版 . 赵小青，裴晓峰，杜亚伟校注 . 北京：中国中医药出版社 .
张庆平，石森林，2006. 菟丝子对小鼠免疫功能影响的实验研究 [J]. 浙江临床医学（6）：568-569.
张咏莉，林桂芳，崔玉强，等，2011. 野生核桃楸树皮中黄酮类成分的高效液相色谱 - 质谱法分析 [J]. 中华中医药杂志，26（2）：369-371.
张咏莉，詹苗，毛建文，等，2009. 山核桃树皮中黄酮类化合物的提取及含量测定 [J]. 新中医，41（7）：104-106.
张玉英，龚珊，张惠琴，2004. 云芝糖肽镇痛抗炎作用的实验研究 [J]. 苏州大学学报（医学版），24（5）：652-653.
张紫嫣，包永睿，王帅，等，2020. 复方木鸡颗粒对人肝癌细胞 SMMC-7721 细胞周期和细胞凋亡的影响 [J]. 中南药学，18（3）：407-410.
赵超，2003. 苦参素联合山豆根注射液治疗慢性乙型肝炎临床观察 [J]. 肝脏，8（2）：39-56.
赵佶敕编，2013. 圣济总录：校点本 [M]. 郑金生，汪惟刚，犬卷太一校点北京：人民卫生出版社 .
赵娜娜，刘汇，孙道磊，等，2018. 核桃楸不同药用部位的抗氧化活性比较 [J]. 长春中医药大学学报，34（1）：26-28.
赵新湖，2015. 云芝的本草考证及其药理活性成分的研究 [D]. 长春：吉林农业大学 .
赵新湖，包海鹰，2015. 青芝的本草考证 [J]. 菌物研究，13（1）：59-62.
赵玉佳，雷涛，张春军，等，2010. 核桃楸皮化学成分研究进展 [J]. 牡丹江医学院学报，31（4）：61-63.
郑炯，张甫生，黄明发，2007. 云芝多糖生物活性及其提取纯化研究进展 [J]. 粮食与油脂，20（2）：44-46.
郑科文，林娜，冯晨，等，2008. 地产核桃楸皮丙酮提取物对胃癌 SGC-7901 增殖的影响林瑞新 . 核桃楸皮提取物治疗胃癌活性的实验性研究 [D]. 长春：吉林大学 .

郑丽琼，2017. 基于毛细管电泳技术的山豆根中黄酮类化合物的分析方法研究［D］. 杭州：浙江工业大学 .

郑忠培，2017. 核桃楸树皮的化学成分及其抗氧化活性研究［J］. 普洱学院学报，33（3）：9-11.

中国科学院中国植物志编辑委员会，1979. 中国植物志 - 第三十卷 - 第二分册［M］. 北京：科学出版社 .

中国科学院中国植物志编辑委员会，1994. 中国植物志 - 第四十卷［M］. 北京：科学出版社 .

中国医学科学院药物研究所，1959. 中药志 - 第二册［M］. 北京：人民卫生出版社 .

中国医学科学院药物研究所，1961. 中药志 - 第四册［M］. 北京：人民卫生出版社 .

钟萍，王云甫，李萍，2011. 云芝多糖对小鼠免疫性肝损伤保护作用及机制的研究［J］. 中国现代医学杂志，21（31）：3881-3883，3889.

周洪，张雪亭，1992. 菟丝子汤治疗精子畸形症 105 例疗效观察［J］. 吉林中医药，12（5）：10.

周靖，任玉兰，2000. 山核桃树皮中营养元素的分析与测定［J］. 牡丹江师范学院学报（自然科学版），（3）：21-23.

周选围，林娟，1999. 云芝的生物学特性与栽培技术［J］. 中国林副特产（4）：23-24.

周岩撰，2013. 本草思辨录［M］. 陆拯校点 . 北京：中国中医药出版社 .

朱凤琴，王玉斐，祁嘉雯，等，2017. 满药胡桃楸的本草考证研究［C］// 第十九届全国药学史本草学术研讨会暨 2017 年江苏省药学会药学史专业委员会年会论文集，苏州：121-123.

朱悦，曹程，王颖异，等，2021. “肝开窍于目” 中医理论启示下的“肝 - 眼生物轴” 的提出及其现代医学生物学证据［J］. 南京中医药大学学报，37（2）：161-170.

邹品文，赵春景，尹小燕，2010. 核桃楸树皮提取物的抗肿瘤作用［J］. 中国医院药学杂志，30（4）：308-310.

邹巧根，王伟，宋喆，等，2004. 云芝糖肽的结构组成分析［J］. 中国药科大学学报，35（4）：371-373.

邹玉龙，张颖，徐丹，等，2016. 山豆根中总黄酮的含量测定［J］. 中国民族民间医药，25（9）：13.

Adams P，Lynch J M，De Leij F A A M，2007. Desorption of zinc by extracellularly produced metabolites of *Trichoderma harzianum*，*Trichoderma reesei* and *Coriolus versicolor*[J]. Journal of Applied Microbiology，103（6）：2240-2247.

Anis E，Anis I，Ahmed S，et al，2002. Alpha-glucosidase inhibitory constituents from *Cuscuta reflexa*[J]. Chemical & Pharmaceutical Bulletin，50（1）：112-114.

Aso K，Goi T，Nakazawa T，et al，2013. The expression of integrins is decreased in colon cancer cells treated with polysaccharide K[J]. International Journal of Oncology，42（4）：1175-1180.

Bialy Z，Jurzysta M，Oleszek W，et al，1999. Saponins in alfalfa（*Medicago sativa* L.）root and their structural elucidation[J]. Journal of Agricultural and Food Chemistry，47（8）：3185-3192.

Cui J，Chisti Y，2003. Polysaccharopeptides of *Coriolus versicolor*：physiological activity，uses，and production[J]. Biotechnology Advances，21（2）：109-122.

Donnapee S，Li J，Yang X，et al，2014. *Cuscuta chinensis* Lam.：a systematic review on ethnopharmacology，phytochemistry and pharmacology of an important traditional herbal medicine[J]. Journal of Ethnopharmacology，157：292-308.

Garcia M R，Erazo G，Peña R，1995. Flavonoids and alkaloids from Cuscuta（Cuscutaceae）[J]. Biochem Syst Ecol，23（5）：571-572.

Han X X，Jiang Y P，Liu N，et al，2019. Protective effects of Astragalin on spermatogenesis in streptozotocin-induced diabetes in male mice by improving antioxidant activity and inhibiting inflammation[J]. Biomedicine & Pharmacotherapy，110：561-570.

Harhaji L，Mijatović S，Maksimović-Ivanić D，et al，2008. Anti-tumor effect of *Coriolus versicolor* methanol extract against mouse B16 melanoma cells：*in vitro* and *in vivo* study[J]. Food and Chemical Toxicology，46（5）：1825-1833.

He L J，Liu J S，Luo D，et al，2019. Quinolizidine alkaloids from *Sophora tonkinensis* and their anti-inflammatory activities[J]. Fitoterapia，139：104391.

Iguchi C，Nio Y，Takeda H，et al，2001. Plant polysaccharide PSK：cytostatic effects on growth and invasion; modulating effect on the expression of HLA and adhesion molecules on human gastric and colonic tumor cell surface[J]. Anticancer Research，21（2A）：1007-1013.

Jeong S，Yang B，Ra K，et al，2004. Characteristics of anti-complementary biopolymer extracted from *Coriolus versicolor*[J]. Carbohydrate Polymers，55（3）：255-263.

Lee S Y，Kim J S，Shim S H，et al，2011. Soyasaponins from soybean flour medium for the liquid culture of *Ganoderma applanatum*[J]. Bulletin of the Korean Chemical Society，32（10）：3650-3654.

Liu L J，Li W，Sasaki T，et al，2010. Juglanone，a novel α-tetralonyl derivative with potent antioxidant activity from *Juglans mandshurica*[J]. Journal of Natural Medicines，64（4）：496-499.

Long J Q，Lin H，Yang X D，et al，2011. Study on the chemical constituents of Sophora tonkinensisi from Guangxi[J]. Yunnan Univ：Nat. Sci. Ed，33（1）：72-76.

Luk S U，Lee T K，Liu J，et al，2011. Chemopreventive effect of PSP through targeting of prostate cancer stem cell-like population[J]. PLoS One，6（5）：e19804.

Luo G Y，Yang Y，Zhou M，et al，2014. Novel 2-arylbenzofuran dimers and polyisoprenylated flavanones from *Sophora tonkinensis*[J].

Fitoterapia, 99: 21-27.

Martínez C, Yàñez J, Vicente V, et al, 2003. Effects of several polyhydroxylated flavonoids on the growth of B16F10 melanoma and Melan-a melanocyte cell lines: influence of the sequential oxidation state of the flavonoid skeleton[J]. Melanoma Research, 13 (1): 3-9.

Min B S, Lee H K, Lee S M, et al, 2002. Anti-human immunodeficiency virus-type 1 activity of constituents from *Juglans mandshurica*[J]. Archives of Pharmacal Research, 25 (4): 441-445.

Nasu K, Yuge A, Tsuno A, et al, 2009. Simvastatin inhibits the proliferation and the contractility of human endometriotic stromal cells: a promising agent for the treatment of endometriosis[J]. Fertility and Sterility, 92 (6): 2097-2099.

Pan Q M, Zhang G J, Huang R Z, et al, 2016. Cytisine-type alkaloids and flavonoids from the rhizomes of *Sophora tonkinensis*[J]. Journal of Asian Natural Products Research, 18 (5): 429-435.

Ruben G M, 1995. The novel alkaline compounds from Cuscuta japonica[J]. Biochem Syst Ecol, 23 (5): 20-22.

Shi H M, Wen J, Tu P F, 2006. Chemical constituents of *Abrus cantoniensis*[J]. Chinese Traditional and Herbal Drugs, 37 (11): 1610-1613.

Shimokawa K, Mashima I, Asai A, et al, 2006. (-)-Ternatin, a highly N-methylated cyclic heptapeptide that inhibits fat accumulation: structure and synthesis[J]. Tetrahedron Letters, 47 (26): 4445-4448.

Takeshita T, Yokoyama K, Yi D, et al, 1991. Studies on the leguminous plants. Part 27. Four new and twelve known sapogenols from Sophorae Subprostratae *Radix*[J]. Chemical and Pharmaceutical Bulletin, 39 (7): 1908-1910.

Tava A, Biazzi E, Mella M, et al, 2017. Artefact formation during acid hydrolysis of saponins from *Medicago spp*[J]. Phytochemistry, 138: 116-127.

Vesentini D, Dickinson D J, Murphy R J, 2006. Fungicides affect the production of extracellular mucilaginous material (ECMM) and the peripheral growth unit (PGU) in two wood-rotting basidiomycetes[J]. Mycological Research, 110 (Pt 10): 1207-1213.

Wang L, Yan W C, Chen J C, et al, 2008. Function of the iron-binding *Chelator* produced by *Coriolus versicolor* in lignin biodegradation[J]. Science in China Series C, Life Sciences, 51 (3): 214-221.

Wang Z, Liu C, Fang J, 2001. H3, an acid polysaccharidefrom Cuscuta chinensis[J]. J Chin Pharm Sci, 10 (2): 57-59.

Xiang S X, He Z S, Ye Y, 2001. Furofuran lignans from *Cuscuta chinensis*[J]. Chinese Journal of Chemistry, 19 (3): 282-285.

Yang X T, Sit W H, Chan D K, et al, 2005. The cell death process of the anticancer agent polysaccharide-peptide (PSP) in human promyelocytic leukemic HL-60 cells[J]. Oncology Reports, 13 (6): 1201-1210.

Ye M, Yan Y N, Guo D A, 2005. Characterization of phenolic compounds in the Chinese herbal drug Tu-Si-Zi by liquid chromatography coupled to electrospray ionization mass spectrometry[J]. Rapid Communications in Mass Spectrometry, 19 (11): 1469-1484.

Yoshinor Ashiya . Combination therapy of UFT and cisplatin for advanced gastric cancer[J]. Japanese Journal of Cancer and Chemotherapy, 1994, 29 (12): 1965-1973.

第二部分

“局部清晰，系统整合”——复方木鸡颗粒药效物质基础研究

中药药效物质基础是揭示中药功能本质的关键，是中药用药安全、质量控制的基础和核心。中药药效物质基础研究是现代中药研究的热点课题，也是现代中药研究的重要组成部分，对于继承和发展中药复方配伍理论，有效指导中药临床应用和新产品开发，揭示中药复方配伍的内在规律具有重要意义。

中药成分复杂，化学成分种类繁多。前期文献报道中，仅在复方木鸡颗粒中发现了有限的几种成分，因此，有必要进行更全面的分析，以充分了解复方木鸡颗粒的化学成分。本课题组利用 LC-MS、GC-MS 和 ICP-MS 分析技术手段，建立复方木鸡颗粒非挥发性、挥发性、无机元素三类物质组分指纹图谱，对其化学物质组成进行全面表征，清晰地揭示了复方木鸡颗粒中的药效物质组成，并进一步整合复方中的药物成分，建立了以复方为主的完整有效的中药药效物质基础研究方法，形成了“局部清晰，系统整合”的复方木鸡颗粒药效物质基础研究思路。

本部分第五章为复方木鸡颗粒化学物质组成研究；第六章为单味药材有效物质组分提取纯化工艺及成分表征研究。本部分为揭示复方木鸡颗粒治疗肝脏疾病的药效物质基础提供了研究思路。

第五章　复方木鸡颗粒化学物质组成研究

引　言

复方中药化学物质组成研究是中药现代化研究的重要一环，该研究有助于揭示其药效物质基础和药理作用机制，推动中医药现代化进程，为传统中药的开发利用提供新思路和方法。随着现代科学技术的发展，特别是分析化学、药理学、分子生物学等领域的进步，为复方木鸡颗粒化学物质组成研究提供了有力的技术支持。

本研究根据复方木鸡颗粒及其组成药材云芝提取物、山豆根、菟丝子和核桃楸皮的化学性质，利用 UPLC-QTOF-MS、GC-MS/MS 技术对复方木鸡颗粒所含非挥发性、挥发性化学成分进行表征。通过对照品比对、相关文献及数据查询、质谱裂解规律分析等手段对复方木鸡颗粒所含化学成分进行全面解析，为其药效物质基础的揭示及复方质量控制指标的选择提供参考。

第一节　复方市鸡颗粒非挥发性成分表征研究

复方木鸡颗粒是由云芝、核桃楸皮、山豆根及菟丝子四味中药配制而成的复方制剂，中药复方中化学成分多且复杂，相关文献显示，目前复方木鸡颗粒仅对个别成分进行了检测，无法展现复方木鸡颗粒中化学成分全貌。因此，为充分地呈现复方木鸡颗粒中化学成分信息，本章应用高效液相色谱技术构建不同批次复方木鸡颗粒的指纹图谱，并应用相似度评价软件探究了不同批次复方木鸡颗粒化学成分的相似性。同时应用液质联用技术构建复方木鸡颗粒的化学轮廓谱并对所含化学成分进行初步解析，为后续谱效关系研究奠定基础，也为探究本复方治疗肝病的物质基础提供科学依据。

一、基于高效液相色谱法的复方木鸡颗粒化学轮廓谱构建

（一）实验材料

1. 仪器与设备

安捷伦 1260 高效液相色谱仪（美国安捷伦公司）；KQ5200B 型超声波清洗器（昆山市超声仪器有限公司）；Agilent Poroshell SB-C_{18} 色谱柱（4.6 mm×100 mm，2.7 μm）（美国安捷伦公司）；SHZ-D Ⅲ型循环水式真空泵（巩义市予华仪器有限责任公司）。

2. 药材与试剂

不同批次复方木鸡颗粒均来自丹东药业集团有限公司（批号为 S1：1503032；S2：151203102；S3：151107100；S4：16010188；S5：16010222；S6：151201100；S7：151202101；S8：15100287；S9：16050224；S10：16050225；S11：16050226）；没食子酸对照品（批号：20160317）、鞣花酸对照品（批号：20150917）、金丝桃苷对照品（批号：111521-201408）、异槲皮苷对照品（批号：111809-201403）、异鼠李素对照品（批号：110860-200608）、槲皮素对照品（批号：100081-200907）均购自中国食品药品检定研究院；槲皮素 -3-*O*-β-*D*- 半乳糖 -7-*O*-β-*D*- 葡萄糖苷对照品（批号：20160517）、芦丁对照品（批号：140618）、木犀草素对照品（批号：150218）、柚皮素对照品（批号：150317）、山柰酚对照品（批号：130708）、绿原酸对照品（批号：160601）、紫云英苷对照品（批号：140712）均购自成都普菲德生物技术有限公司；甲醇、乙腈（色谱纯，美国 TEDIA 公司）；甲酸（色谱纯，天津市科密欧化学试剂有限公司）；水为超纯水。

（二）方法与结果

1. 复方木鸡颗粒指纹图谱的构建

（1）供试品溶液的制备 精密称取复方木鸡颗粒粉末约 10.0 g，加 100 ml 70% 甲醇超声提取（功率 700 W，频率 40 kHz）60 min，取出后，放冷，称定重量，用 70% 甲醇补足失重，摇匀，滤过并挥至尽干，所得浸膏加 40 ml 水溶解后，再加入等体积的乙酸乙酯，剧烈震荡 30 s，重复萃取三次，每次静止 30 min，合并有机层，挥干，然后用甲醇将其转移至 10 ml 容量瓶中，经 0.22 μm 滤膜过滤，即得复方木鸡颗粒供试品溶液。

（2）混合对照品溶液的制备 精密称取没食子酸、绿原酸、槲皮素 -3-*O*-β-*D*- 半乳糖 -7-*O*-β-*D*- 葡萄糖苷、鞣花酸、芦丁、金丝桃苷、异槲皮苷、紫云英苷、槲皮素、木犀草素、柚皮素、山柰酚、异鼠李素对照品各适量，置于同一 10 ml 容量瓶中，加甲醇定容至刻度，摇匀，即得没食子酸、绿原酸、槲皮素 -3-*O*-β-*D*- 半乳糖 -7-*O*-β-*D*- 葡萄糖苷、鞣花酸、金丝桃苷、芦丁、异槲皮苷、紫云英苷、槲皮素、木犀草素、柚皮素、山柰酚、异鼠李素浓度分别为 163.460 μg/ml、16.880 μg/ml、32.292 μg/ml、58.960 μg/ml、20.880 μg/ml、101.400 μg/ml、24.800 μg/ml、39.200 μg/ml、34.400 μg/ml、29.800 μg/ml、18.100 μg/ml、38.600 μg/ml、39.760 μg/ml 的混合对照品溶液。

（3）色谱条件 Agilent-1260 系列的高效液相色谱仪，Agilent Poroshell SB-C_{18}（4.6 mm×100 mm，2.7 μm）色谱柱，流动相为 0.04% 甲酸（A）- 乙腈（B）进行梯度洗脱（表 5-1-1），流速 1 ml/min，柱温 30℃，检测波长 215 nm、254 nm、278 nm、360 nm，进样量 5 μl。

表 5-1-1　梯度洗脱表

时间（min）	流动相 A（%）	流动相 B（%）	时间（min）	流动相 A（%）	流动相 B（%）
0	99	1	34	87	13
13	94	6	44	83	17
19	92	8	52	79	21
32	87	13	86	59	41

（4）精密度　精密吸取同一供试品溶液 5 μl，按“（3）”项下色谱条件连续进样 6 次，以没食子酸为参照峰，计算共有峰的相对峰面积的 RSD 均小于 5%，相对保留时间的 RSD 均小于 3%，表明仪器精密度良好。

（5）稳定性　按“（1）”项下方法制备供试品溶液一份，于室温放置 0 h、2 h、4 h、6 h、8 h、12 h、24 h，按“（3）”项下色谱条件进行分析，以没食子酸为参照峰，计算共有峰的相对峰面积的 RSD 均小于 5%，相对保留时间的 RSD 均小于 3%，表明供试品溶液在 24 h 内稳定。

（6）重复性　取同一批次复方木鸡颗粒粉末 6 份，精密称定，按“（1）”项下方法制备供试品溶液，按“（3）”项下色谱条件进行分析，以没食子酸为参照峰，计算共有峰的相对峰面积的 RSD 均小于 5%，相对保留时间的 RSD 均小于 3%，表明方法重复性良好。

2. 全时段多波长信息融合方法

通过 DAD 检测器对 11 批复方木鸡颗粒色谱图进行紫外全波长（200 ～ 400 nm）扫描。根据扫描结果确定融合波长为 215 nm、254 nm、278 nm 及 360 nm。分别从 Agilent 1260 色谱工作站中导出 215 nm、254 nm、278 nm 及 360 nm 的 dif 格式数据文件，使用 Matlab 软件编程，将导出的数据进行全时段多波长信息融合后，获得了一组图谱文件和一张同时反映四个波长信息的色谱图，11 批次复方木鸡颗粒的融合图谱见图 5-1-1。

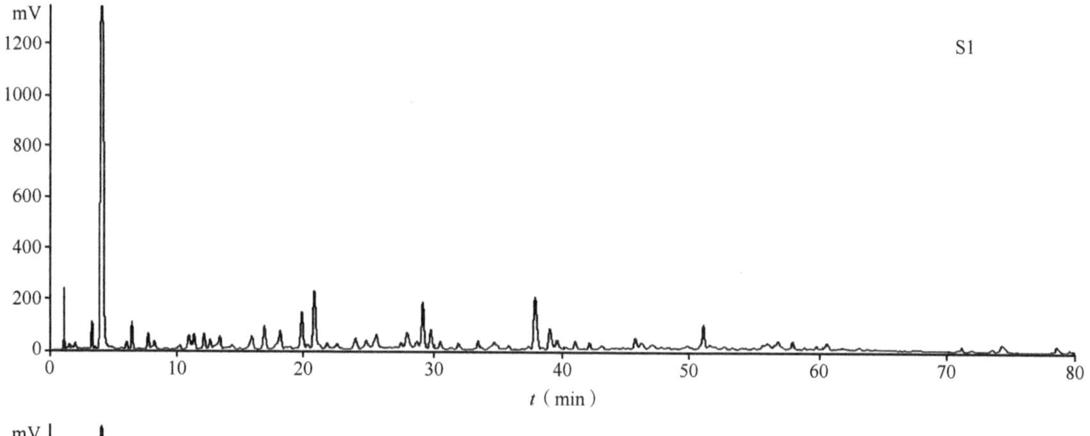

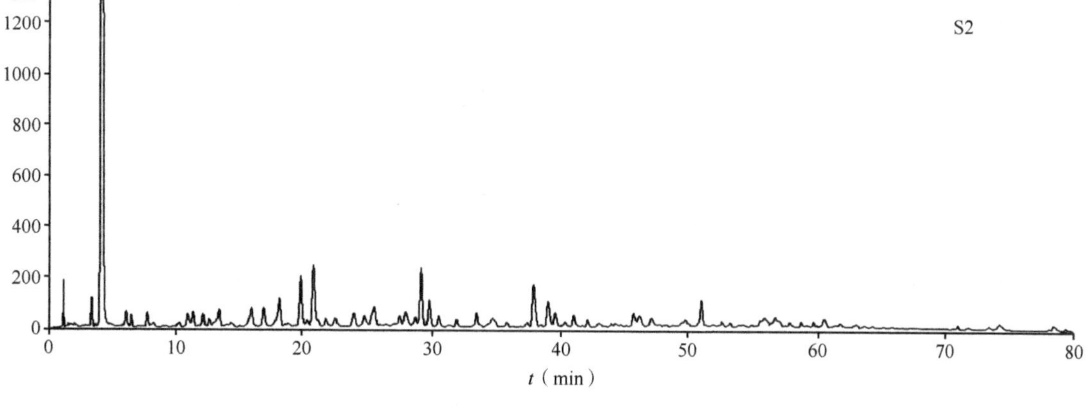

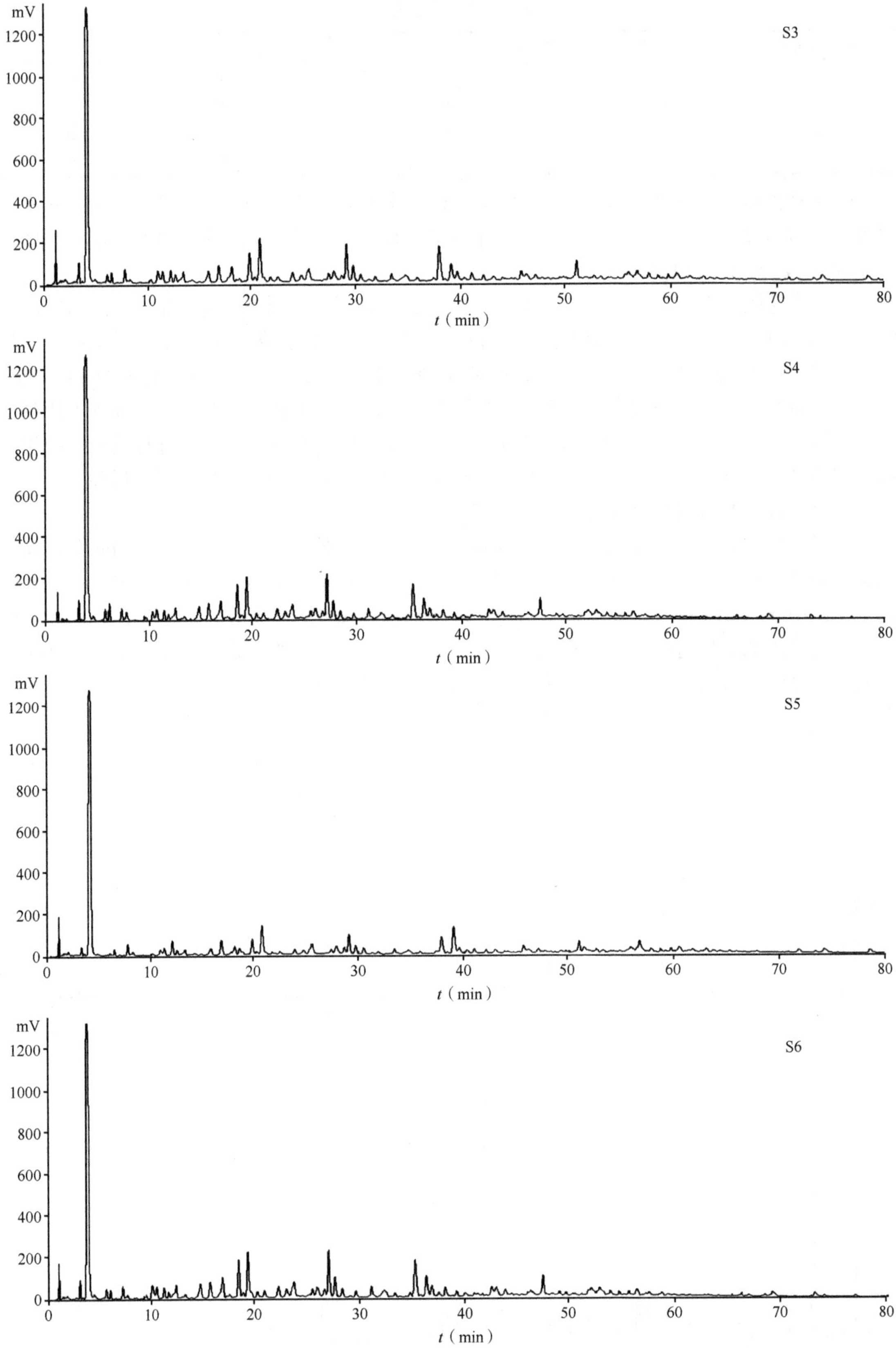
mV
S3
t（min）
mV
S4
t（min）
mV
S5
t（min）
mV
S6
t（min）

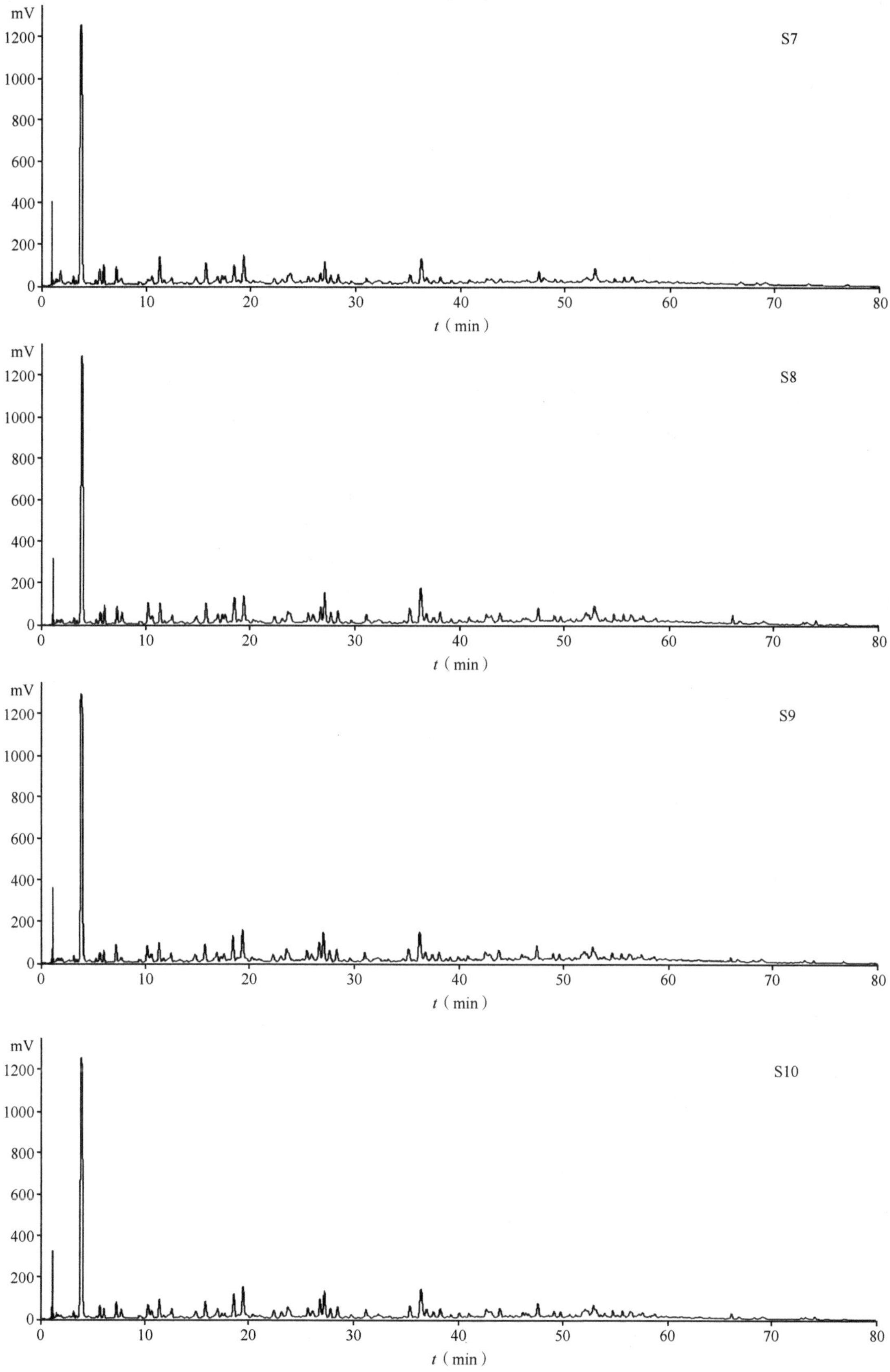
mV
1200
1000
800
600
400
200
0
S7
0 10 20 30 40 50 60 70 80
t（min）
S8
t（min）
S9
t（min）
S10
t（min）

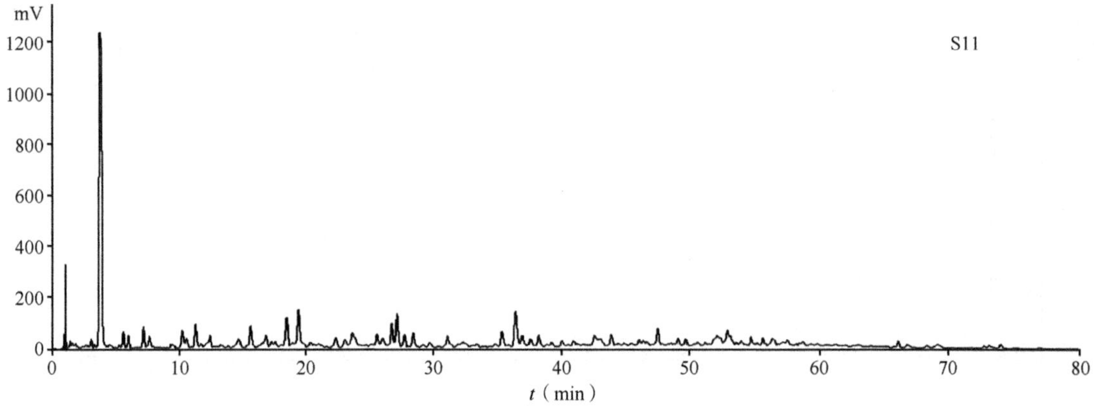

图 5-1-1　11 批次复方木鸡颗粒的融合图谱

3. 共有模式的建立及相似度评价

将 11 批复方木鸡颗粒 HPLC 指纹图谱导入中华人民共和国药典委员会指纹图谱相似度评价软件（2004 A 版）进行分析处理。其中，以中位数计算，时间宽度为 0.30 min，设置 S2 为参照谱图，生成复方木鸡颗粒的标准指纹图谱，并根据色谱峰的分离度和形状，选择没食子酸作为参照物（S），以此为基准，计算样品共有色谱峰与共有模式的相似度；对其相似度进行评价，结果 11 批复方木鸡颗粒指纹图谱如图 5-1-2 所示，其相似度均大于 0.900，具体结果如表 5-1-2 所示。另外不同批次复方木鸡颗粒共有峰的相对峰面积和相对保留时间见表 5-1-3、表 5-1-4。

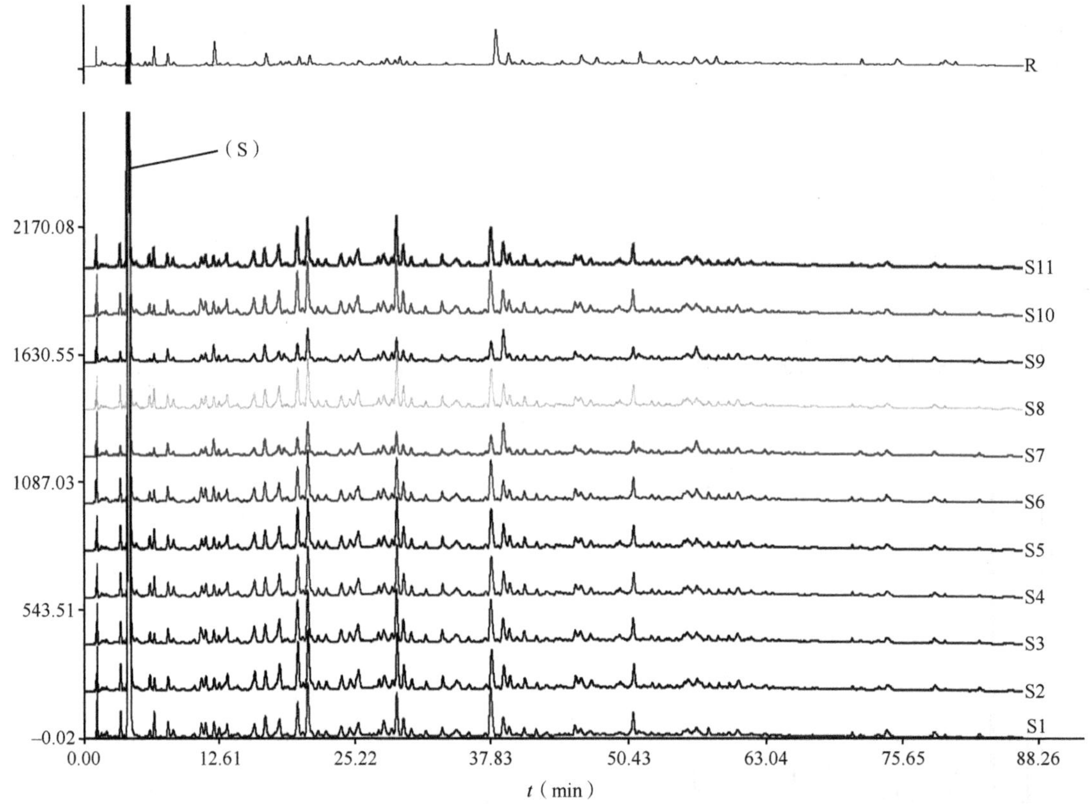

图 5-1-2　11 批次复方木鸡颗粒的 HPLC 指纹图谱
（S1 ～ S11. 样品指纹图谱；R. 对照指纹图谱）

表 5-1-2　不同批次复方木鸡颗粒相似度评价结果

样品	S1	S2	S3	S4	S5	S6	S7	S8	S9	S10	S11
S1	1.000	0.996	0.998	0.998	0.984	0.997	0.958	0.951	0.967	0.965	0.965
S2	0.996	1.000	0.998	0.998	0.988	0.999	0.963	0.951	0.974	0.972	0.973
S3	0.998	0.998	1.000	0.999	0.988	0.999	0.962	0.955	0.972	0.971	0.971
S4	0.998	0.998	0.999	1.000	0.988	0.999	0.964	0.957	0.974	0.973	0.972
S5	0.984	0.988	0.988	0.988	1.000	0.988	0.979	0.966	0.982	0.982	0.982
S6	0.997	0.999	0.999	0.999	0.988	1.000	0.960	0.953	0.973	0.971	0.971
S7	0.958	0.963	0.962	0.964	0.979	0.960	1.000	0.978	0.988	0.987	0.988
S8	0.951	0.951	0.955	0.957	0.966	0.953	0.978	1.000	0.990	0.991	0.989
S9	0.967	0.974	0.972	0.974	0.982	0.973	0.988	0.990	1.000	0.999	0.999
S10	0.965	0.972	0.971	0.973	0.982	0.971	0.987	0.991	0.999	1.000	0.999
S11	0.965	0.973	0.971	0.972	0.982	0.971	0.988	0.989	0.999	0.999	1.000
R	0.986	0.990	0.990	0.991	0.993	0.990	0.984	0.982	0.994	0.993	0.993

表 5-1-3　不同批次复方木鸡颗粒共有峰的相对保留峰面积

峰号	S1	S2	S3	S4	S5	S6	S7	S8	S9	S10	S11	平均值	RSD%
1	1.000	1.000	1.000	1.000	1.000	1.000	1.000	1.000	1.000	1.000	1.000	1.000	0.000
2	0.014	0.013	0.014	0.013	0.015	0.014	0.015	0.013	0.015	0.015	0.013	0.014	6.091
3	0.035	0.035	0.041	0.038	0.034	0.032	0.037	0.035	0.032	0.034	0.035	0.035	7.117
4	0.032	0.027	0.034	0.031	0.036	0.029	0.031	0.027	0.029	0.032	0.027	0.030	9.477
5	0.012	0.013	0.010	0.013	0.014	0.015	0.011	0.014	0.011	0.012	0.010	0.012	13.355
6	0.063	0.059	0.062	0.061	0.062	0.057	0.063	0.051	0.057	0.063	0.051	0.059	7.335
7	0.008	0.006	0.009	0.007	0.008	0.007	0.007	0.006	0.007	0.008	0.006	0.007	13.392
8	0.017	0.021	0.017	0.023	0.023	0.020	0.023	0.021	0.020	0.017	0.021	0.020	11.307
9	0.048	0.044	0.046	0.047	0.061	0.043	0.047	0.040	0.043	0.042	0.040	0.046	12.067
10	0.024	0.023	0.019	0.026	0.018	0.022	0.023	0.023	0.022	0.024	0.023	0.022	9.779
11	0.031	0.041	0.034	0.041	0.028	0.041	0.041	0.041	0.041	0.037	0.041	0.038	12.005
12	0.047	0.052	0.046	0.048	0.047	0.050	0.048	0.052	0.050	0.047	0.052	0.049	4.437
13	0.012	0.014	0.014	0.015	0.012	0.013	0.015	0.014	0.013	0.012	0.014	0.013	8.336
14	0.017	0.016	0.018	0.018	0.015	0.018	0.018	0.016	0.018	0.017	0.016	0.017	6.144
15	0.007	0.014	0.014	0.015	0.011	0.015	0.015	0.014	0.015	0.013	0.014	0.013	17.765
16	0.005	0.011	0.013	0.011	0.011	0.012	0.011	0.011	0.012	0.013	0.011	0.011	18.590
17	0.049	0.038	0.040	0.038	0.044	0.038	0.038	0.038	0.038	0.049	0.038	0.041	10.407
18	0.021	0.016	0.019	0.018	0.019	0.020	0.018	0.016	0.020	0.021	0.016	0.019	9.642
19	0.032	0.039	0.034	0.041	0.037	0.042	0.041	0.039	0.042	0.032	0.039	0.038	9.455
20	0.014	0.018	0.014	0.018	0.014	0.018	0.017	0.018	0.018	0.019	0.018	0.017	10.776
21	0.012	0.010	0.013	0.010	0.012	0.010	0.011	0.010	0.014	0.011	0.011	0.011	11.710
22	0.286	0.225	0.254	0.261	0.267	0.262	0.261	0.225	0.262	0.272	0.225	0.255	7.720
23	0.034	0.034	0.031	0.038	0.035	0.038	0.040	0.034	0.038	0.034	0.034	0.035	7.255

续表

峰号	S1	S2	S3	S4	S5	S6	S7	S8	S9	S10	S11	平均值	RSD%
24	0.006	0.010	0.009	0.011	0.007	0.011	0.011	0.010	0.009	0.010	0.011	0.010	16.214
25	0.018	0.015	0.018	0.017	0.016	0.016	0.017	0.015	0.016	0.017	0.015	0.016	6.707
26	0.004	0.006	0.005	0.007	0.005	0.003	0.005	0.006	0.003	0.004	0.006	0.005	24.802
27	0.008	0.008	0.009	0.009	0.006	0.009	0.009	0.008	0.009	0.008	0.008	0.008	10.825
28	0.008	0.007	0.009	0.008	0.009	0.007	0.008	0.007	0.007	0.006	0.007	0.008	11.254
29	0.039	0.046	0.041	0.043	0.047	0.042	0.043	0.046	0.042	0.039	0.046	0.043	6.307
30	0.026	0.031	0.029	0.029	0.025	0.026	0.029	0.031	0.029	0.026	0.031	0.028	7.665
31	0.010	0.009	0.011	0.010	0.008	0.010	0.010	0.009	0.010	0.010	0.009	0.010	7.785
32	0.008	0.013	0.009	0.013	0.015	0.013	0.013	0.013	0.013	0.008	0.013	0.012	18.956
33	0.055	0.061	0.050	0.059	0.063	0.060	0.059	0.061	0.060	0.055	0.061	0.059	6.066
34	0.011	0.012	0.011	0.011	0.011	0.013	0.011	0.013	0.011	0.013	0.012	0.012	7.217
35	0.028	0.044	0.050	0.046	0.053	0.045	0.046	0.044	0.045	0.028	0.044	0.043	17.572
36	0.026	0.018	0.027	0.020	0.023	0.020	0.020	0.018	0.020	0.016	0.018	0.021	15.657
37	0.042	0.037	0.056	0.043	0.052	0.043	0.043	0.037	0.043	0.048	0.037	0.044	13.327
38	0.002	0.005	0.005	0.005	0.007	0.006	0.005	0.005	0.006	0.004	0.005	0.005	24.121
39	0.004	0.005	0.006	0.005	0.006	0.005	0.005	0.005	0.005	0.002	0.005	0.005	20.597
40	0.005	0.007	0.007	0.007	0.009	0.007	0.005	0.007	0.007	0.005	0.007	0.007	16.496
41	0.003	0.003	0.004	0.004	0.005	0.004	0.004	0.003	0.004	0.003	0.003	0.004	16.283
42	0.062	0.048	0.058	0.050	0.061	0.050	0.050	0.048	0.050	0.057	0.048	0.053	9.803
43	0.042	0.037	0.045	0.036	0.046	0.043	0.039	0.037	0.043	0.042	0.037	0.041	8.277

表 5-1-4　不同批次复方木鸡颗粒共有峰的相对保留时间

峰号	S1	S2	S3	S4	S5	S6	S7	S8	S9	S10	S11	平均值	RSD%
1	1.000	1.000	1.000	1.000	1.000	1.000	1.000	1.000	1.000	1.000	1.000	1.000	0.000
2	1.465	1.466	1.464	1.466	1.459	1.464	1.457	1.458	1.456	1.453	1.458	1.461	0.313
3	1.565	1.566	1.563	1.564	1.559	1.564	1.554	1.555	1.554	1.555	1.557	1.560	0.309
4	1.877	1.877	1.871	1.874	1.865	1.873	1.861	1.861	1.855	1.856	1.862	1.867	0.437
5	2.757	2.756	2.746	2.754	2.738	2.748	2.727	2.727	2.722	2.720	2.732	2.739	0.511
6	2.947	2.943	2.933	2.941	2.924	2.935	2.914	2.915	2.908	2.907	2.918	2.926	0.496
7	3.065	3.062	3.052	3.061	3.042	3.054	3.032	3.033	3.027	3.025	3.038	3.045	0.484
8	3.857	3.858	3.842	3.851	3.829	3.847	3.805	3.813	3.807	3.801	3.821	3.830	0.569
9	4.096	4.093	4.079	4.087	4.067	4.083	4.049	4.052	4.047	4.039	4.060	4.068	0.496
10	4.403	4.401	4.386	4.394	4.372	4.390	4.347	4.352	4.348	4.341	4.367	4.373	0.531
11	4.816	4.812	4.796	4.804	4.783	4.798	4.756	4.762	4.756	4.749	4.778	4.783	0.505
12	5.049	5.046	5.029	5.038	5.016	5.032	4.988	4.995	4.991	4.979	5.008	5.016	0.496
13	5.516	5.482	5.506	5.512	5.494	5.464	5.467	5.474	5.469	5.458	5.489	5.485	0.369
14	5.780	5.816	5.763	5.808	5.749	5.799	5.713	5.724	5.749	5.743	5.775	5.765	0.583

续表

峰号	S1	S2	S3	S4	S5	S6	S7	S8	S9	S10	S11	平均值	RSD%
15	6.168	6.161	6.140	6.152	6.124	6.144	6.091	6.096	6.094	6.081	6.114	6.124	0.502
16	6.673	6.667	6.644	6.657	6.626	6.647	6.595	6.601	6.600	6.583	6.619	6.628	0.470
17	6.790	6.784	6.762	6.774	6.743	6.766	6.712	6.718	6.717	6.697	6.735	6.745	0.472
18	6.971	6.966	6.943	6.956	6.927	6.946	6.895	6.903	6.904	6.883	6.923	6.929	0.432
19	7.083	7.075	7.052	7.064	7.032	7.055	6.999	7.007	7.009	6.988	7.029	7.036	0.459
20	7.236	7.229	7.206	7.218	7.183	7.208	7.151	7.159	7.162	7.140	7.183	7.189	0.458
21	7.416	7.408	7.385	7.397	7.366	7.387	7.333	7.339	7.341	7.317	7.363	7.368	0.446
22	9.203	9.198	9.169	9.184	9.147	9.172	9.107	9.112	9.125	9.096	9.151	9.151	0.408
23	9.491	9.481	9.454	9.468	9.437	9.455	9.387	9.387	9.403	9.350	9.426	9.431	0.472
24	9.623	9.618	9.591	9.605	9.562	9.592	9.520	9.525	9.544	9.505	9.565	9.568	0.428
25	9.798	9.790	9.761	9.777	9.733	9.765	9.688	9.695	9.712	9.672	9.731	9.738	0.442
26	9.958	9.950	9.922	9.938	9.893	10.102	10.026	9.853	9.873	9.831	9.891	9.931	0.793
27	10.230	10.221	10.195	10.21	10.165	10.199	10.117	10.126	10.146	10.091	10.160	10.169	0.450
28	10.675	10.666	10.636	10.653	10.608	10.642	10.559	10.567	10.584	10.533	10.601	10.611	0.442
29	11.101	11.089	11.060	11.075	11.029	11.067	10.983	10.989	11.006	10.949	11.020	11.033	0.442
30	11.436	11.432	11.399	11.416	11.371	11.499	11.413	11.423	11.439	11.379	11.455	11.424	0.312
31	11.682	11.673	11.638	11.657	11.607	11.647	11.563	11.573	11.591	11.529	11.606	11.615	0.420
32	12.004	11.991	11.958	11.975	11.923	11.966	11.875	11.884	11.900	11.835	11.914	11.930	0.449
33	12.389	12.372	12.341	12.357	12.309	12.347	12.257	12.266	12.279	12.210	12.293	12.311	0.449
34	12.794	12.776	12.741	12.759	12.708	12.749	12.656	12.665	12.679	12.612	12.694	12.712	0.445
35	13.602	13.577	13.539	13.556	13.505	13.547	13.449	13.454	13.464	13.396	13.480	13.506	0.468
36	13.849	13.828	13.788	13.804	13.749	13.797	13.698	13.706	13.721	13.647	13.736	13.757	0.450
37	14.057	14.035	13.997	14.013	13.959	14.005	13.905	13.916	13.930	13.855	13.946	13.965	0.442
38	14.277	14.252	14.213	14.229	14.176	14.224	14.122	14.132	14.144	14.063	14.157	14.181	0.453
39	14.512	14.488	14.449	14.465	14.410	14.459	14.356	14.366	14.379	14.295	14.390	14.415	0.453
40	15.485	15.459	15.417	15.435	15.376	15.428	15.317	15.328	15.342	15.257	15.354	15.382	0.450
41	15.859	15.827	15.786	15.803	15.748	15.794	15.686	15.693	15.706	15.621	15.719	15.749	0.452
42	18.058	18.033	17.978	18.006	17.935	18.001	17.882	17.887	17.905	17.807	17.921	17.947	0.421
43	19.127	19.092	19.040	19.066	18.994	19.061	18.935	18.944	18.960	18.853	18.975	19.004	0.425

依据以上结果可知，与对照指纹图谱相比，11 批复方木鸡颗粒的相似度均大于 0.900，验证了复方木鸡颗粒生产工艺的稳定性，同时，本研究建立的中药复方制剂木鸡颗粒的 HPLC 指纹图谱方法具有可行性，因此，为其药效的稳定性、质量的可控性、用药的安全性提供了保障。

4. 复方木鸡颗粒共有峰的初步指认

依据以上相似度软件分析结果，对得到的 43 个共有峰进行了标定，并根据对照品进行了初步指认，其结果见图 5-1-3、图 5-1-4。

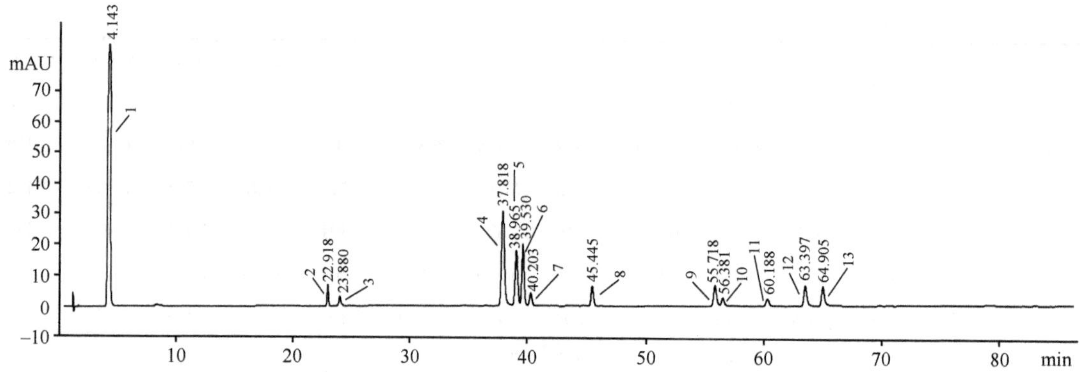

图 5-1-3 混合对照品溶液的 HPLC 色谱图

（1. 没食子酸；2. 槲皮素 -3-*O*-β-*D*- 半乳糖 -7-*O*-β-*D*- 葡萄糖苷；3. 绿原酸；4. 鞣花酸；5. 金丝桃苷；6. 芦丁；7. 异槲皮苷；8. 紫云英苷；9. 槲皮素；10. 木犀草素；11. 柚皮素；12. 山奈酚；13. 异鼠李素）

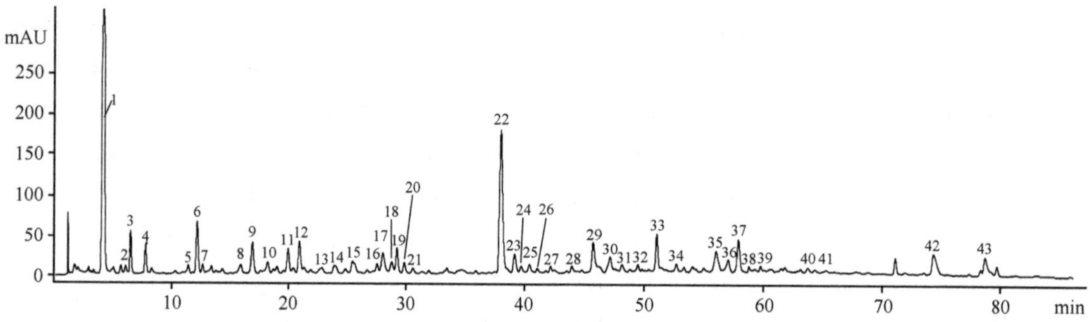

图 5-1-4 11 批次复方木鸡颗粒共有峰图谱

由以上图谱可知，1 号峰为没食子酸、13 号峰为槲皮素 -3-*O*-β-*D*- 半乳糖 -7-*O*-β-*D*- 葡萄糖苷、14 号峰为绿原酸、22 号峰为鞣花酸、23 号峰为金丝桃苷、24 号峰为芦丁、25 号峰为异槲皮苷、29 号峰为紫云英苷、35 号峰为槲皮素、36 号峰为木犀草素、39 号峰为柚皮素、40 号峰为山奈酚、41 号峰为异鼠李素。

5. 复方木鸡颗粒中 9 种物质的方法学考察

筛选出其中能够定量的没食子酸、绿原酸、槲皮素 -3-*O*-β-*D*- 半乳糖 -7-*O*-β-*D*- 葡萄糖苷、鞣花酸、芦丁、金丝桃苷、异槲皮苷、紫云英苷及槲皮素这 9 种物质并进行方法学考察。

（1）标准曲线的建立 精密吸取“1. 复方木鸡颗粒指纹图谱的构建”“（2）”项下对照品溶液，用色谱甲醇稀释并混合成 9 个不同质量浓度梯度的没食子酸、绿原酸、槲皮素 -3-*O*-β-*D*- 半乳糖 -7-*O*-β-*D*- 葡萄糖苷、鞣花酸、芦丁、金丝桃苷、异槲皮苷、紫云英苷、槲皮素混合对照品溶液，按照“1. 复方木鸡颗粒指纹图谱的构建”“（3）”项下色谱条件进样含量测定及图谱采集，以各成分峰面积 Y 为纵坐标，以进样量 X（μg）为横坐标，绘制标准曲线并采用标准曲线对供试品含量进行测定，9 种成分的线性关系见表 5-1-5。

表 5-1-5 9 种成分的线性关系

成分	回归方程	r	线性范围（μg）
没食子酸	Y=24529X–47.736	0.9995	0.1206 ～ 0.8428
绿原酸	Y=1897.6 X+4.5473	0.9995	0.0246 ～ 0.1697

续表

成分	回归方程	r	线性范围（μg）
槲皮素 -3-*O*-β-*D*- 半乳糖 -7-*O*-β-*D*- 葡萄糖苷	Y=1529X+1.687	0.9995	0.0323 ～ 0.2260
鞣花酸	Y=12454X–43.770	0.9995	0.0590 ～ 0.4127
金丝桃苷	Y=13671X+4.338	0.9995	0.0208 ～ 0.1462
芦丁	Y=337.8X+2.361	0.9990	0.1014 ～ 0.7098
异槲皮苷	Y=3370X+0.625	0.9995	0.0248 ～ 0.1736
紫云英苷	Y=3154X+0.354	0.9995	0.0392 ～ 0.2744
槲皮素	Y=4860X–7.828	0.9995	0.0344 ～ 0.2408

由表 5-1-5 所示，没食子酸、绿原酸、槲皮素 -3-*O*-β-*D*- 半乳糖 -7-*O*-*β*-*D*- 葡萄糖苷、鞣花酸、金丝桃苷、芦丁、异槲皮苷、紫云英苷、槲皮素 9 个成分在线性范围内与峰面积线性关系良好，可用于复方木鸡颗粒中 9 个成分的含量测定。

（2）**精密度**　精密吸取同一供试品溶液 5 μl，按“1. 复方木鸡颗粒指纹图谱的构建”“（3）”项下色谱条件连续进样 6 次，测定峰面积值。结果没食子酸、绿原酸、槲皮素 -3-*O*-*β*-*D*- 半乳糖 -7-*O*-*β*-*D*- 葡萄糖苷、鞣花酸、金丝桃苷、芦丁、异槲皮苷、紫云英苷、槲皮素峰面积的 RSD 分别为 1.10%、1.03%、1.11%、1.02%、0.96%、1.03%、1.08%、1.00%、1.56%，表明仪器精密度良好。

（3）**稳定性**　按“1. 复方木鸡颗粒指纹图谱的构建”“（1）”项下方法制备供试品溶液一份，于室温放置 0 h、2 h、4 h、6 h、8 h、12 h、24 h，按“1. 复方木鸡颗粒指纹图谱的构建”“（3）”项下色谱条件，以峰面积为指标进样分析。结果没食子酸、绿原酸、槲皮素 -3-*O*-*β*-*D*- 半乳糖 -7-*O*-*β*-*D*- 葡萄糖苷、鞣花酸、金丝桃苷、芦丁、异槲皮苷、紫云英苷、槲皮素峰面积的 RSD 分别为 1.03%、1.05%、1.09%、1.19%、0.87%、1.77%、1.11%、0.99%、1.45%，表明供试品溶液在 24 h 内稳定。

（4）**重复性**　取同一批复方木鸡颗粒粉末 6 份，精密称定，按“1. 复方木鸡颗粒指纹图谱的构建”“（1）”项下方法制备供试品溶液，按“1. 复方木鸡颗粒指纹图谱的构建”“（3）”项下色谱条件进行分析。结果没食子酸、绿原酸、槲皮素 -3-*O*-*β*-*D*- 半乳糖 -7-*O*-*β*-*D*- 葡萄糖苷、鞣花酸、金丝桃苷、芦丁、异槲皮苷、紫云英苷、槲皮素峰面积的 RSD 分别为 3.64%、3.42%、2.87%、3.56%、4.24%、4.70%、2.90%、3.20%、4.82%，表明方法重复性良好。

（5）**加样回收率**　取已知含量的复方木鸡颗粒药材（批号：16050224）粉末 6 份，每份约 5.0 g，精密称定，分别加入 9 种物质对照品甲醇溶液 1 ml（没食子酸、绿原酸、槲皮素 -3-*O*-*β*-*D*- 半乳糖 -7-*O*-*β*-*D*- 葡萄糖苷、鞣花酸、金丝桃苷、芦丁、异槲皮苷、紫云英苷、槲皮素浓度分别为 855.06 μg/ml、35.63 μg/ml、83.90 μg/ml、165.21 μg/ml、45.93 μg/ml、279.03 μg/ml、64.96 μg/ml、198.80 μg/ml、124.70 μg/ml）。按“1. 复方木鸡颗粒指纹图谱的构建”“（1）”项下方法制备供试品溶液，按“1. 复方木鸡颗粒指纹图谱的构建”“（3）”项下色谱条件测定含量，计算回收率，结果没食子酸、绿原酸、槲皮素 -3-*O*-*β*-*D*- 半乳糖 -7-*O*-*β*-*D*- 葡萄糖苷、鞣花酸、金丝桃苷、芦丁、异槲皮苷、紫云英苷、槲皮素加样回收率分别为 99.14%、100.05%、98.49%、101.26%、99.87%、99.61%、99.48%、99.86%、99.65%，RSD 分别为 2.89%、3.12%、3.85%、2.73%、2.94%、3.08%、2.07%、1.96%，3.15%，表明该方法准确度良好。

6. 复方木鸡颗粒中 9 种物质的含量测定

吸取 11 批复方木鸡颗粒样品溶液，按“1. 复方木鸡颗粒指纹图谱的构建”“（3）”项下色谱条件测定，并计算其中没食子酸、绿原酸、槲皮素 -3-*O*-*β*-*D*- 半乳糖 -7-*O*-*β*-*D*- 葡萄糖苷、鞣花酸、金丝桃苷、芦丁、异槲皮苷、紫云英苷、槲皮素的含量，具体结果见表 5-1-6。

表 5-1-6 不同批次复方木鸡颗粒化学成分的含量结果（mg/g）

成分	不同批次										
	1	2	3	4	5	6	7	8	9	10	11
没食子酸	0.1534	0.1521	0.1401	0.1472	0.1284	0.1314	0.1305	0.1378	0.1424	0.1286	0.1224
绿原酸	0.0070	0.0072	0.0066	0.0072	0.0070	0.0068	0.0068	0.0067	0.0064	0.0065	0.0063
槲皮素 -3-*O*-β-*D*- 半乳糖 -7-*O*-β-*D*- 葡萄糖苷	0.0105	0.0145	0.0123	0.0125	0.0128	0.0136	0.0131	0.0139	0.0123	0.0138	0.0129
鞣花酸	0.0192	0.0180	0.0201	0.0188	0.0184	0.0186	0.0195	0.0220	0.0182	0.0172	0.0182
金丝桃苷	0.0103	0.0092	0.0095	0.0106	0.0102	0.0097	0.0104	0.0110	0.0097	0.0098	0.0092
芦丁	0.0566	0.0551	0.0609	0.0607	0.0592	0.0567	0.0579	0.0584	0.0608	0.0627	0.0597
异槲皮苷	0.0197	0.0210	0.0189	0.0214	0.0205	0.0186	0.0186	0.0194	0.0211	0.0197	0.0187
紫云英苷	0.0572	0.0584	0.0523	0.0511	0.0544	0.0527	0.0581	0.0532	0.0556	0.0525	0.0554
槲皮素	0.0254	0.0241	0.0229	0.0219	0.0230	0.0228	0.0212	0.0239	0.0249	0.0262	0.0259

本部分在提取方法优选上，发现经 70% 甲醇超声提取的组分最多，但其分离效果较差，因此，选择了乙酸乙酯、正丁醇、二氯甲烷、环己烷等有机溶剂进行萃取，发现乙酸乙酯的分离效果最好，可用于复方木鸡颗粒有效成分的定量，由此选择了 70% 甲醇超声提取，乙酸乙酯萃取来制备供试品溶液。在实验条件优化上，初步筛选了不同品牌同一规格及同一品牌不同柱容量的色谱柱，发现 Agilent 系列 TC-C_{18}（4.6 mm×100 mm，2.7 μm）的分离效果较优；筛选了乙腈、甲醇、酸的种类及不同配比等不同的流动相，最终发现乙腈 –0.04% 甲酸组合而成的流动相对复方木鸡颗粒中有机成分的分离效果最优。

本部分研究应用了中药指纹图谱技术和多波长融合技术，构建了 11 批次复方木鸡颗粒四个波长的融合图谱，并获得了其中标定的 43 共有峰的精密度、重复性、稳定性的相对峰面积 RSD 均小于 5%，相对保留时间的 RSD 均小于 3%，同时，应用指纹图谱相似度评价软件（2004 A 版）对 11 批次本复方进行了相似度整合分析，结果表明，其相似度均大于 0.900，则有力地证明了本复方生产工艺的可靠性。另外，通过与对照品保留时间进行比对初步确定了复方木鸡颗粒中 13 种化学物质，并对其中能够满足定量要求的 9 种成分进行了线性、稳定性、重复性及精密度等方法学考察，其结果均符合实验要求，另外，测定了复方木鸡颗粒中 9 种成分的含量。

综上所述，本部分研究中药指纹图谱和多波长融合技术，建立了本复方多波长融合的指纹图谱，为合理地彰显本复方化学成分的全貌提供科学依据，也从有机成分角度，构建了一种反映本复方化学信息的方法。同时，也测定了复方木鸡颗粒中 9 种物质的含量，其 9 种成分是否代表抗肝炎的有效成分尚不确定，因此，本节的开展为进一步谱效关系研究奠定了实验基础。

二、基于超高效液相色谱四极杆飞行时间质谱技术的复方木鸡颗粒化学轮廓谱的构建

（一）实验材料

1. 仪器与设备

安捷伦 1290 高效液相色谱仪（美国安捷伦公司）；Agilent 6550 精确质量四极杆飞行时间（Q-TOF）LC/MS 系统（美国安捷伦公司）；CP225D 电子分析天平（德国 Sarto-rius 分析天平有限公司，十万分之一）。

2. 药材

复方木鸡颗粒由丹东药业集团有限公司提供（批号：16050225）；香草酸（批号：180123），购自中国食品药品检定研究院；金丝桃苷（批号：JOT-101930）、山柰酚（批号：JOT-10193）、异鼠李素（批号：JOT-10450）、绿原酸（批号：18071907）、紫云英苷（批号：19042203）、异槲皮苷（批号：18062702）、槐果碱（批号：141213）、柚皮素（批号：17061301）、金雀花碱（批号：141207），以上对照品购自成都普菲德生物技术有限公司；氧化苦参碱（批号：wkq16032702）、苦参碱（批号：wkq16011604）、对香豆酸（批号：wkq20050706）、槐果碱（批号：wkq16081205），以上对照品购自四川维克奇生物科技有限公司。

3. 试剂

色谱级甲醇（美国 TEDIA 公司）、色谱级乙腈（美国 TEDIA 公司）、质谱级甲酸（赛默飞世尔公司）、质谱级乙腈（德国默克集团）。

（二）方法与结果

1. 供试品溶液的制备

复方木鸡颗粒研细粉过 4 号筛，精密称取复方木鸡颗粒细粉约 5.0 g，加 30 ml 甲醇水浴回流提取 60 min，取出后，放冷，称定重量，用甲醇补足失重，摇匀，滤过浓缩，然后用甲醇将其转移至 5 ml 容量瓶中，经 0.22 μm 滤膜过滤，即得复方木鸡颗粒供试品溶液。

2. 色谱条件

色谱柱为 Agilent Poroshell SB-C_{18} 色谱柱（3 mm×100 mm，2.1 μm），流动相 B 为乙腈，A 为 0.2% 甲酸水，流速 0.4 ml/min，柱温 30℃，进样量 0.6 μl。梯度洗脱表如表 5-1-7 所示。

表 5-1-7　梯度洗脱表

时间（min）	流动相 A（%）	流动相 B（%）	时间（min）	流动相 A（%）	流动相 B（%）
0	98	2	25	82	18
8	94	6	30	82	18
12	90	10	34	77	23
16	88	12	50	55	45
20	85	15			

3. 质谱条件

电喷雾离子源（Dual AJS ESI），采用正 / 负离子模式检测，干燥气流速（Drying Gas Flow）13 L/min，干燥气温度（drying gas temp）350℃，毛细管电压（Vcap）3.5 kV，雾化器压力（neulizer pressure）310.28 kPa，碎裂电压（fragmentor）125 V，OCT IRF Vpp 为 750 V，二级质谱碰撞电压 40 eV，采集范围 *m/z* 100 ～ 1000。其中复方木鸡颗粒正 / 负离子模式下一级质谱总离子流图如图 5-1-5、图 5-1-6 所示。

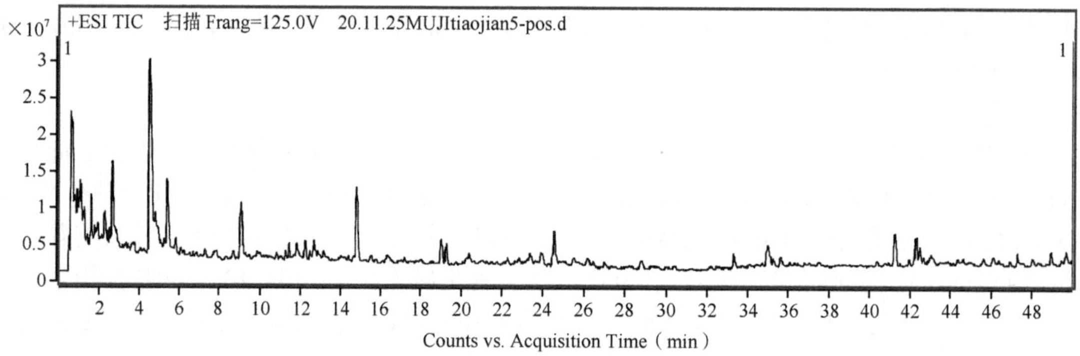

图 5-1-5 复方木鸡颗粒一级质谱正离子总离子流图

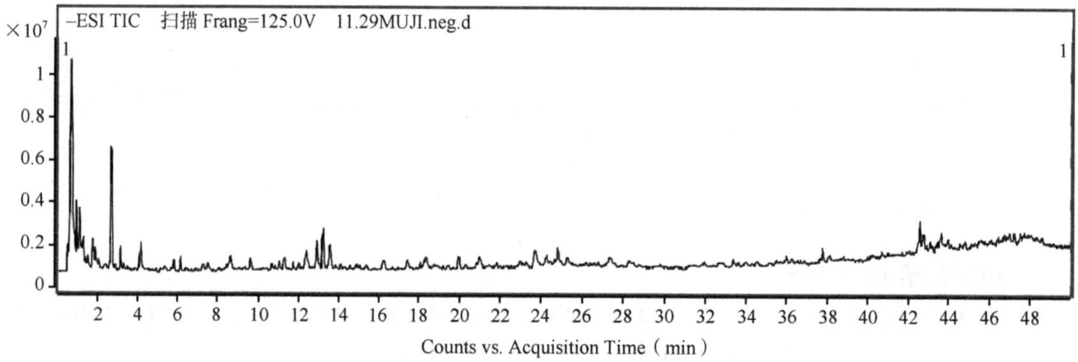

图 5-1-6 复方木鸡颗粒一级质谱负离子总离子流图

4. 复方木鸡颗粒的化学成分解析研究

（1）复方木鸡颗粒化学成分调研 通过相关文献调研、本实验室前期实验基础及数据库计算，对复方木鸡颗粒中可能含有的部分成分的名称、分子量及分子式进行归纳、总结，结果见表 5-1-8。

表 5-1-8 复方木鸡颗粒中所含部分化学成分的名称、分子量及分子式

化合物名称	分子量	分子式	化合物名称	分子量	分子式
苦参碱	248.370	$C_{15}H_{24}N_2O$	氧化槐定碱	264.360	$C_{15}H_{24}N_2O_2$
氧化苦参碱	264.370	$C_{15}H_{24}N_2O_2$	金雀花碱	190.240	$C_{11}H_{14}N_2O$
槐果碱	246.350	$C_{15}H_{22}N_2O$	金丝桃苷	464.380	$C_{21}H_{20}O_{12}$
氧化槐果碱	262.350	$C_{15}H_{22}N_2O_2$	槲皮素	302.240	$C_{15}H_{10}O_7$
槐定碱	248.360	$C_{15}H_{24}N_2O$	柚皮素	272.250	$C_{15}H_{12}O_5$

续表

化合物名称	分子量	分子式	化合物名称	分子量	分子式
山柰酚	286.240	$C_{15}H_{10}O_6$	异槲皮苷	464.380	$C_{21}H_{20}O_{12}$
槲皮苷	448.380	$C_{21}H_{20}O_{11}$	木犀草素	286.240	$C_{15}H_{10}O_6$
没食子酸	170.120	$C_7H_6O_5$	紫云英苷	448.380	$C_{21}H_{20}O_{11}$
芦丁	610.510	$C_{27}H_{30}O_{16}$	对香豆酸	164.150	$C_9H_8O_3$
绿原酸	354.310	$C_{16}H_{18}O_9$	咖啡酸	180.157	$C_9H_8O_4$
异鼠李素	316.260	$C_{16}H_{12}O_7$	鞣花酸	302.193	$C_{14}H_6O_8$
鞣花酸	302.190	$C_{14}H_6O_8$	没食子酸	170.120	$C_7H_6O_5$
金丝桃苷	464.380	$C_{21}H_{20}O_{12}$	原儿茶酸	154.120	$C_7H_6O_4$

（2）**复方木鸡颗粒中化学成分鉴定**　取供试品溶液适量，在 Agilent 6550 液相色谱串联飞行时间质谱下按表 5-1-7 进行梯度洗脱，进样 1 μl 进行分析，记录所得的超高效液相色谱四极杆飞行时间质谱（UPLC-Q-TOF-MS）谱图信息，正负总离子流图结果见图 5-1-5、图 5-1-6。同时在质谱定性软件 Agilent Mass Hunter Qualitative Analysis 下对总离子流（TIC）图进行分析，找出各个质谱峰在正负离子模式下所对应的分子量，比对各峰的 MS 碎片并结合有关文献图谱解析，得到并鉴定出样品中的化合物，结果见表 5-1-9。棒状图见图 5-1-7 ～图 5-1-22。

表 5-1-9　复方木鸡颗粒中正负离子模式下的 UPLC-Q-TOF-MS 化学成分初步分析

保留时间（min）	分子式	离子模式	理论值	测定值	误差（ppm）	色谱峰指认
1.680	$C_{11}H_{14}N_2O$	$[M+H]^+$	191.1179	191.1162	8.8	金雀花碱
2.593	$C_7H_6O_5$	$[M-H]^-$	169.0142	169.0154	5.3	没食子酸
4.541	$C_{15}H_{24}N_2O$	$[M+H]^+$	249.1961	249.1955	2.4	苦参碱
4.559	$C_7H_6O_4$	$[M-H]^-$	153.0193	153.0194	0.6	原儿茶酸
5.402	$C_{15}H_{22}N_2O$	$[M+H]^+$	247.1805	247.1802	1.2	槐果碱
11.701	$C_{15}H_{24}N_2O_2$	$[M-H]^-$	179.0350	179.0356	3.3	咖啡酸
12.383	$C_{16}H_8O_9$	$[M+H]^+$	377.0843	377.0834	2.4	绿原酸
22.568	$C_{21}H_{20}O_{12}$	$[M+H]^+$	487.0847	487.0835	2.4	金丝桃苷
22.698	$C_{21}H_{20}O_{12}$	$[M-H]^-$	463.0882	463.0897	3.2	金丝桃苷
23.318	$C_{21}H_{20}O_{12}$	$[M+H]^+$	487.0847	487.0837	2.1	异槲皮苷
23.374	$C_{27}H_{30}O_{16}$	$[M-H]^-$	609.1461	609.1478	2.8	芦丁
25.650	$C_{27}H_{35}O_5$	$[M-H]^-$	593.1512	593.1513	0.2	山柰酚 -3-*O*- 芸香糖苷
26.291	$C_{21}H_{20}O_{11}$	$[M+Na]^+$	471.0898	471.0896	0.4	紫云英苷
38.530	$C_{15}H_{12}O_5$	$[M-H]^-$	271.0622	271.0625	1.1	柚皮素
39.307	$C_{15}H_{10}O_6$	$[M-H]^-$	285.0405	285.0419	4.9	山柰酚
40.308	$C_{16}H_{12}O_7$	$[M-H]^-$	315.0510	315.0523	4.1	异鼠李素

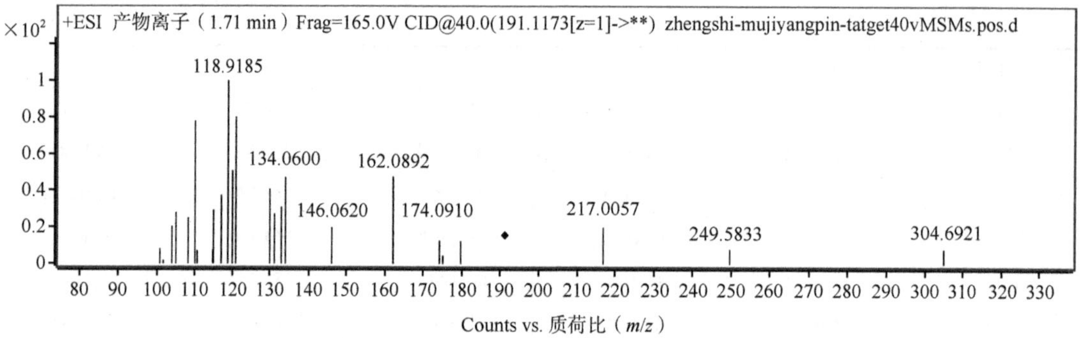

A

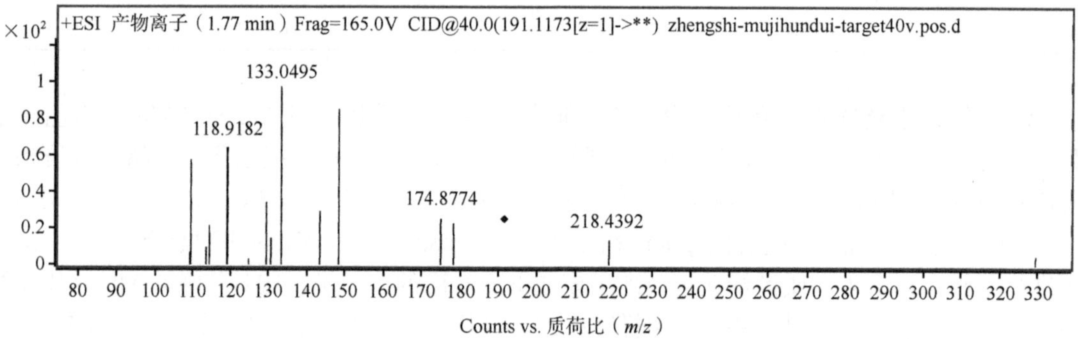

B

图 5-1-7 金雀花碱质谱棒图比对

（A. 供试品；B. 对照品）

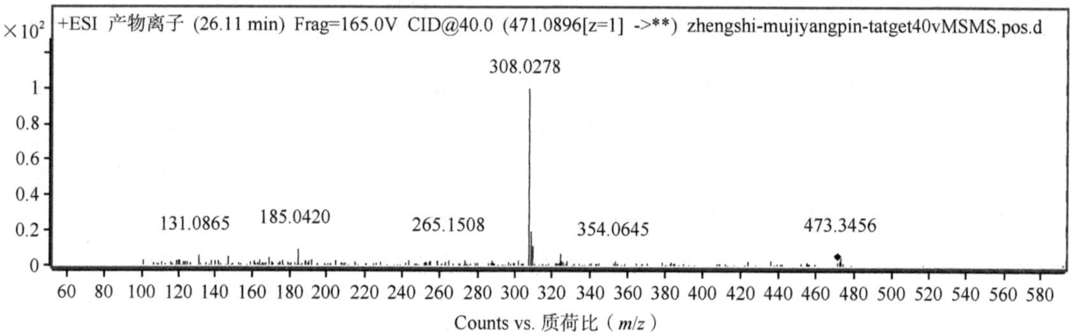

A

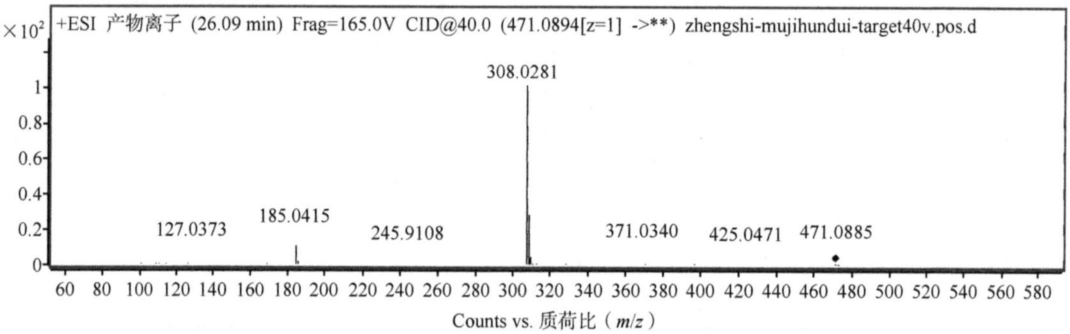

B

图 5-1-8 紫云英苷质谱棒图比对

（A. 供试品；B. 对照品）

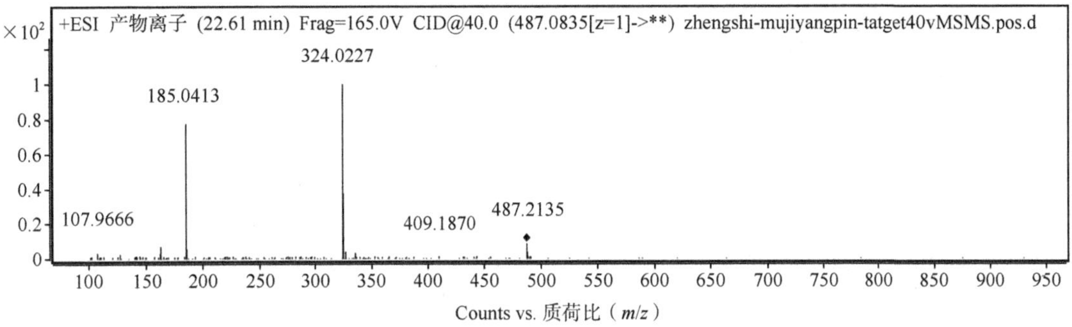

A

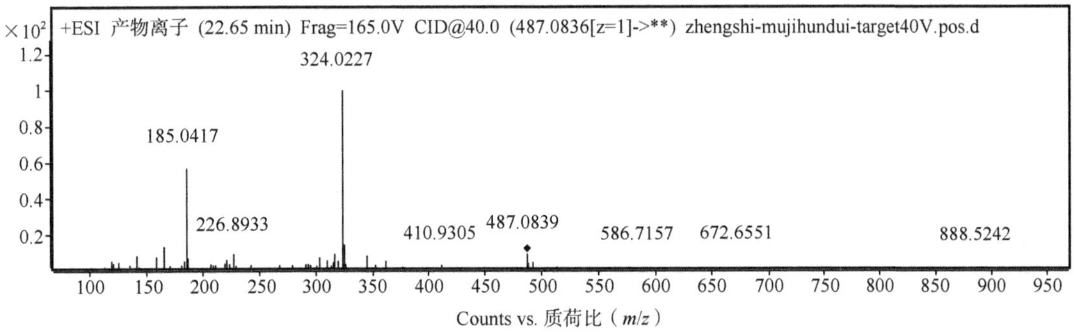

B

图 5-1-9　金丝桃苷质谱棒图比对

（A. 供试品；B. 对照品）

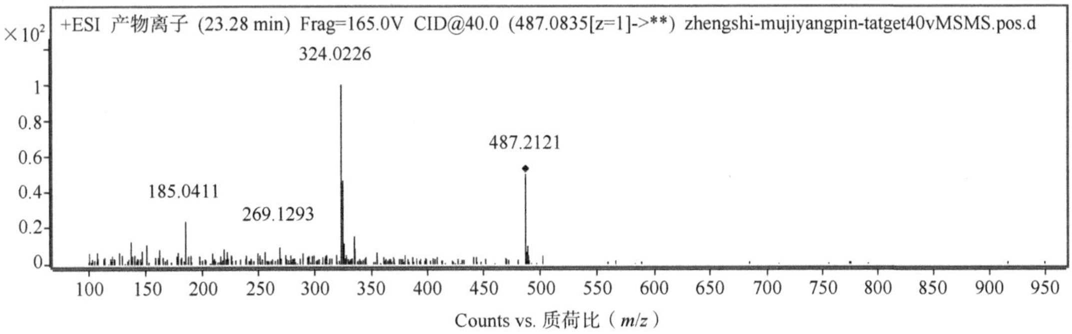

A

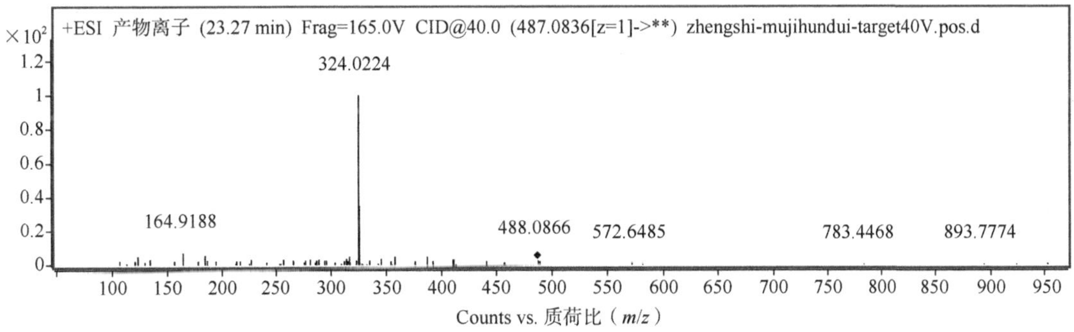

B

图 5-1-10　异槲皮苷质谱棒图比对

（A. 供试品；B. 对照品）

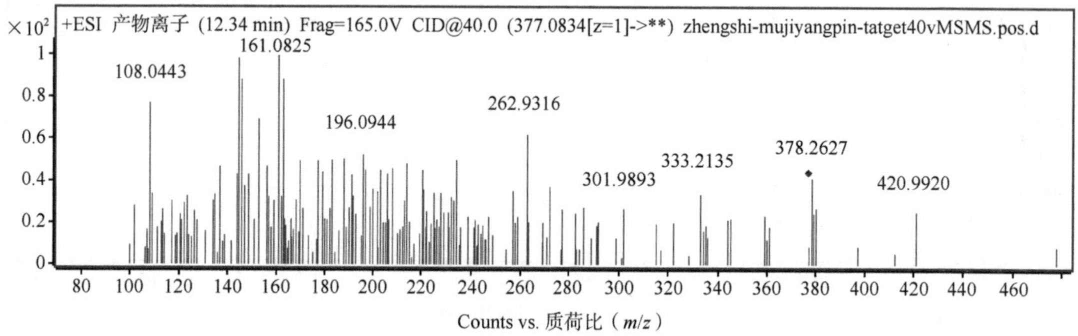

A

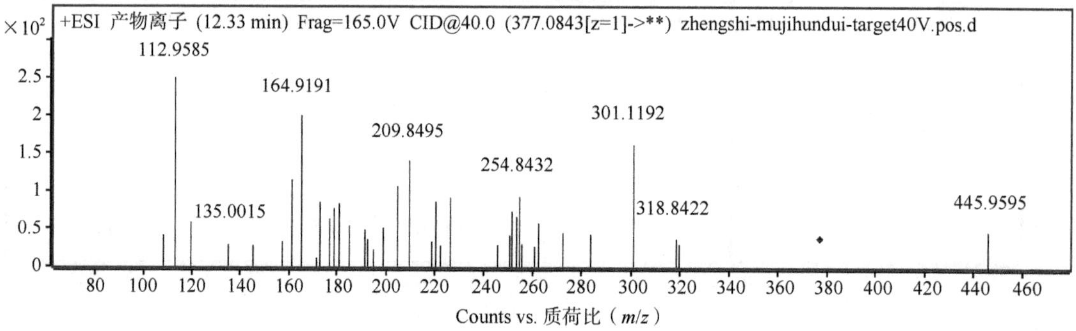

B

图 5-1-11　绿原酸质谱棒图比对

（A. 供试品；B. 对照品）

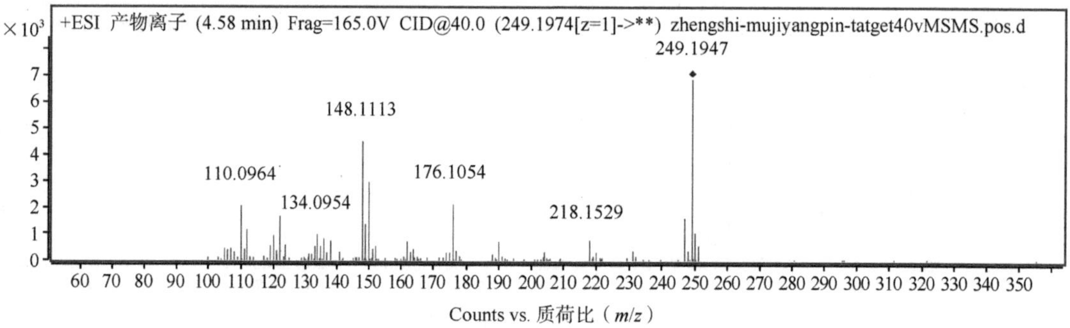

A

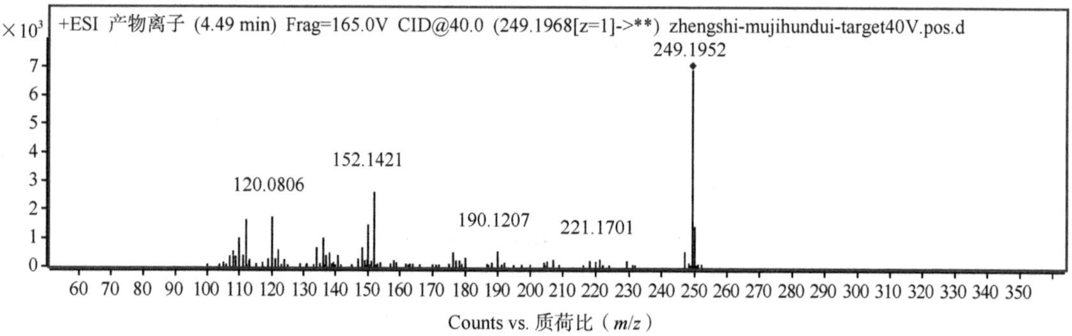

B

图 5-1-12　苦参碱质谱棒图比对

（A. 供试品；B. 对照品）

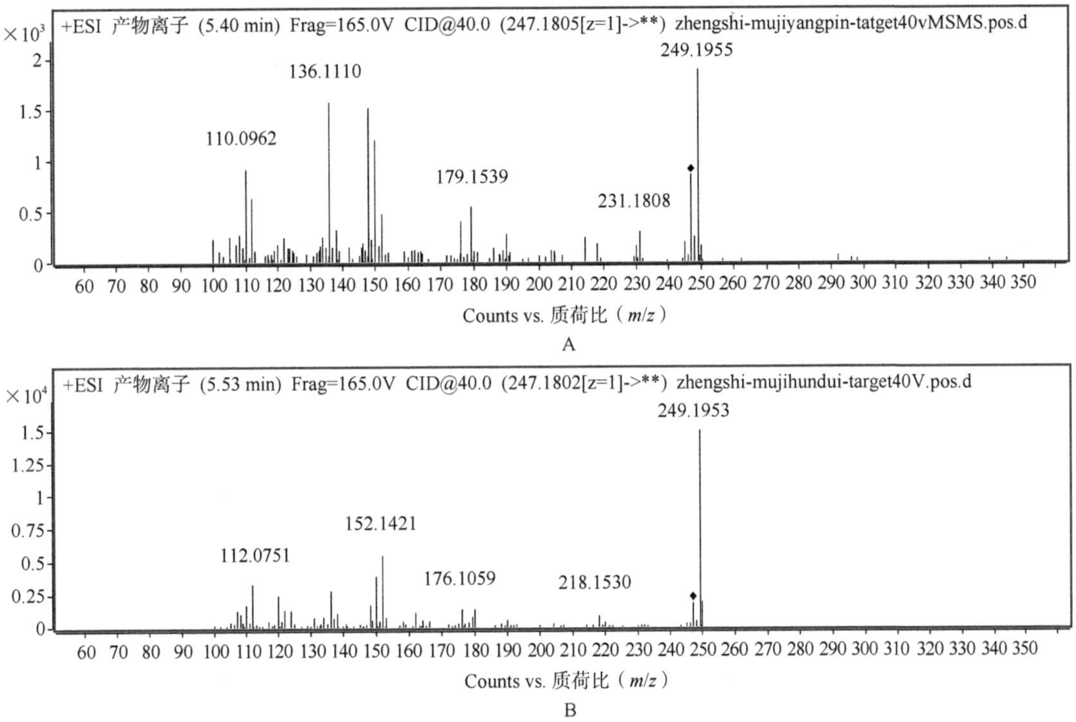

图 5-1-13　槐果碱质谱棒图比对

（A. 供试品；B. 对照品）

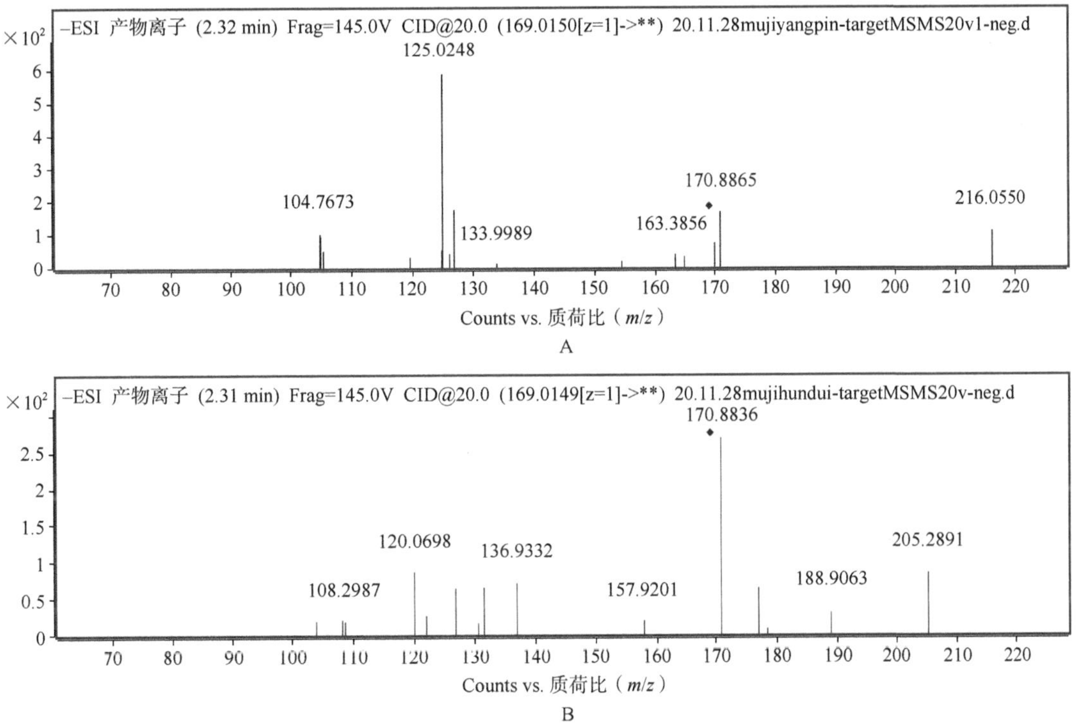

图 5-1-14　没食子酸质谱棒图比对

（A. 供试品；B. 对照品）

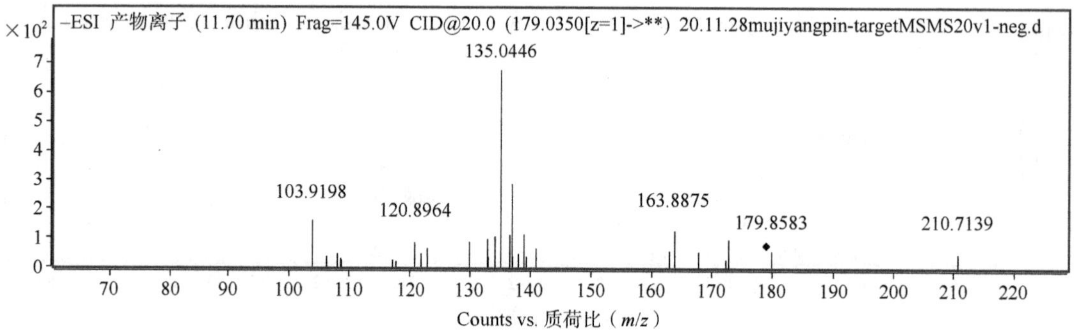

A

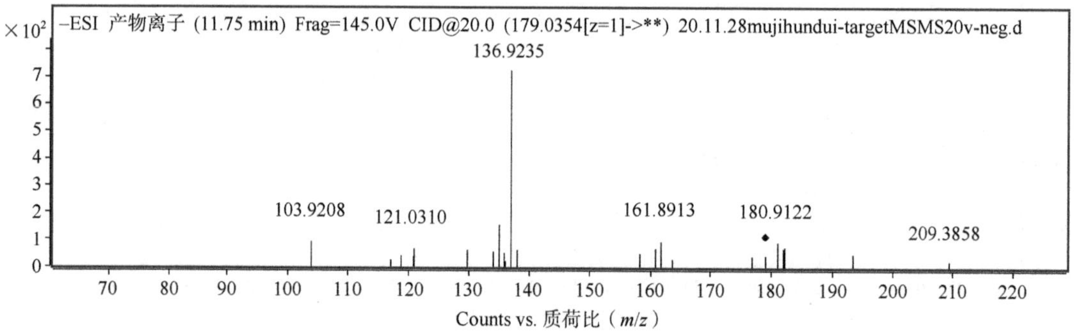

B

图 5-1-15 咖啡酸质谱棒图比对

（A. 供试品；B. 对照品）

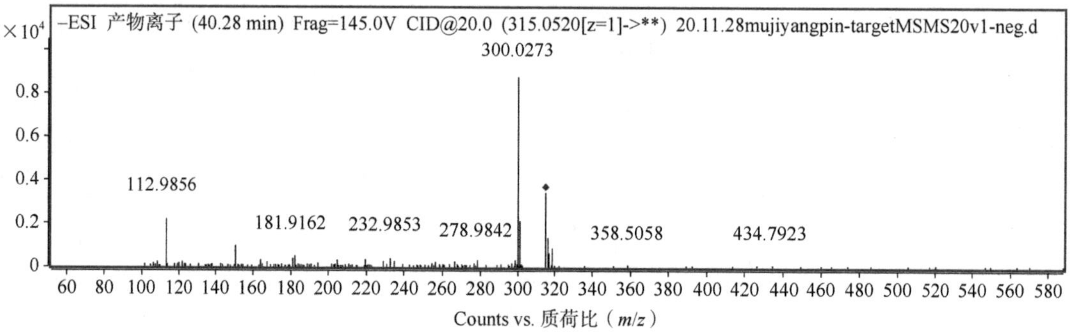

A

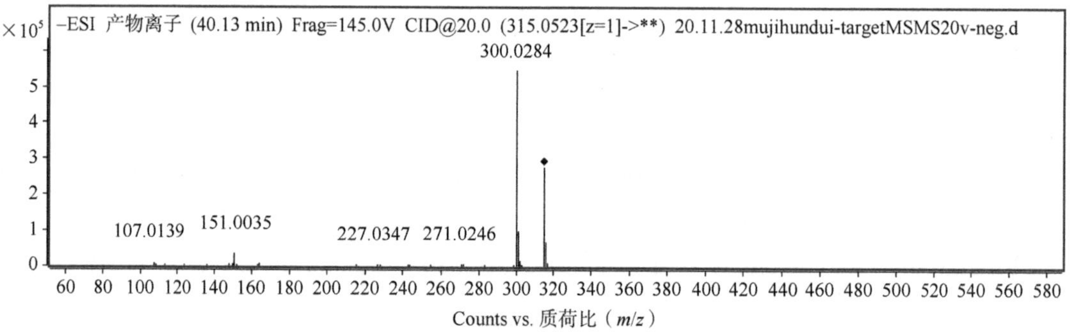

B

图 5-1-16 异鼠李素质谱棒图比对

（A. 供试品；B. 对照品）

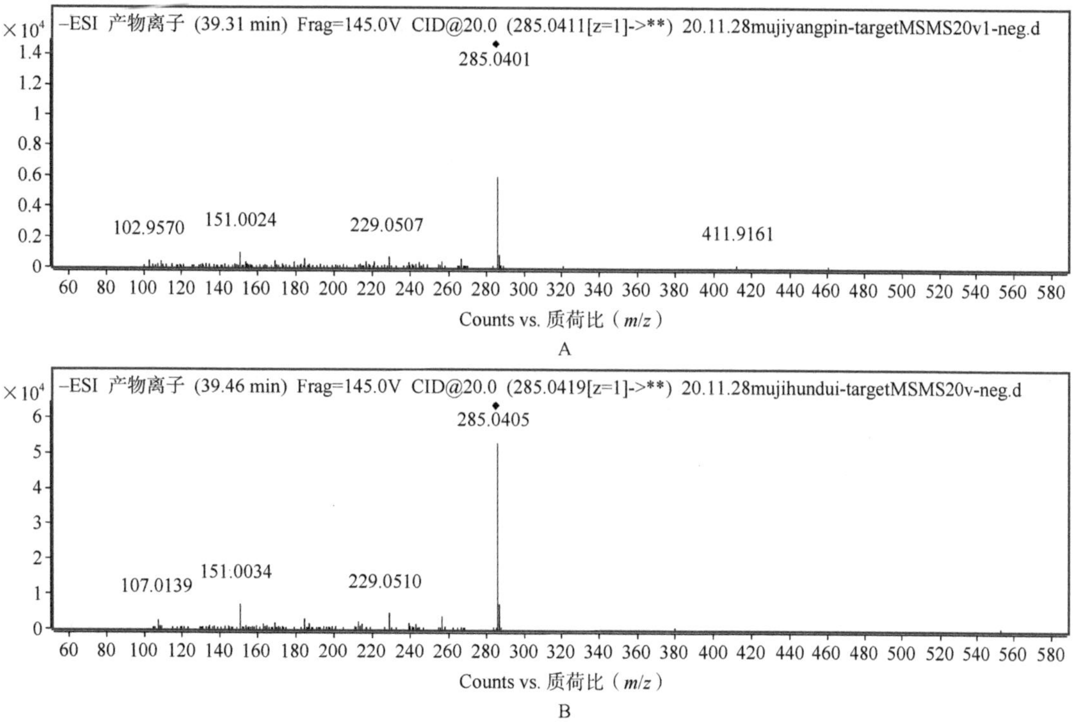

图 5-1-17 山柰酚质谱棒图比对

（A. 供试品；B. 对照品）

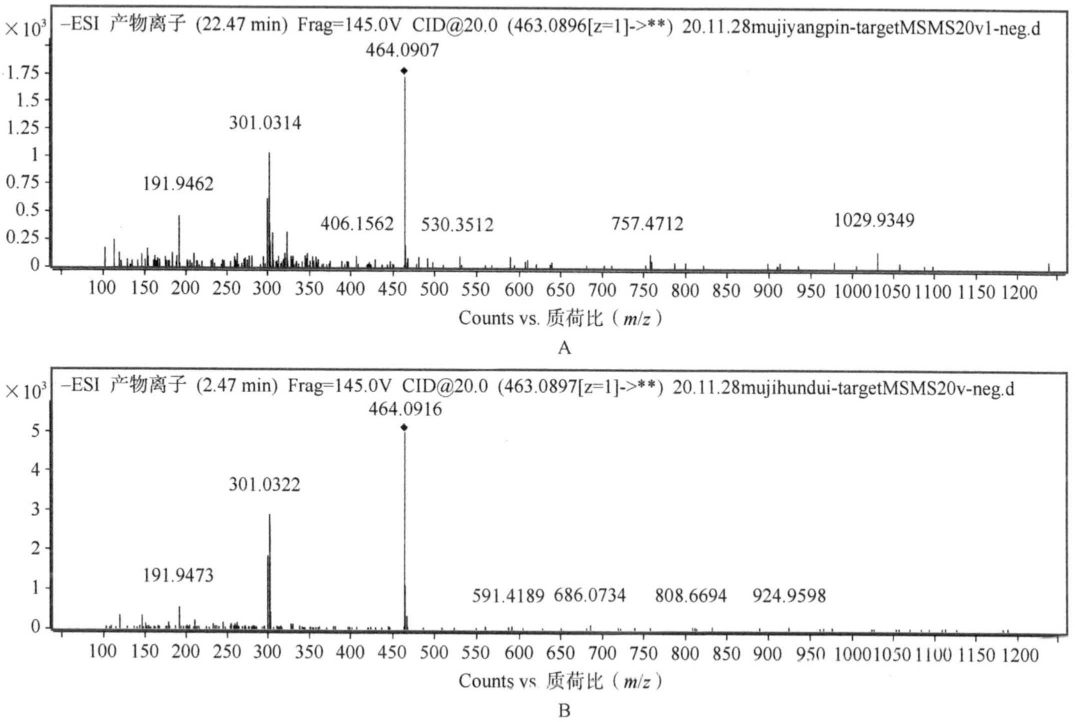

图 5-1-18 金丝桃苷质谱棒图比对

（A. 供试品；B. 对照品）

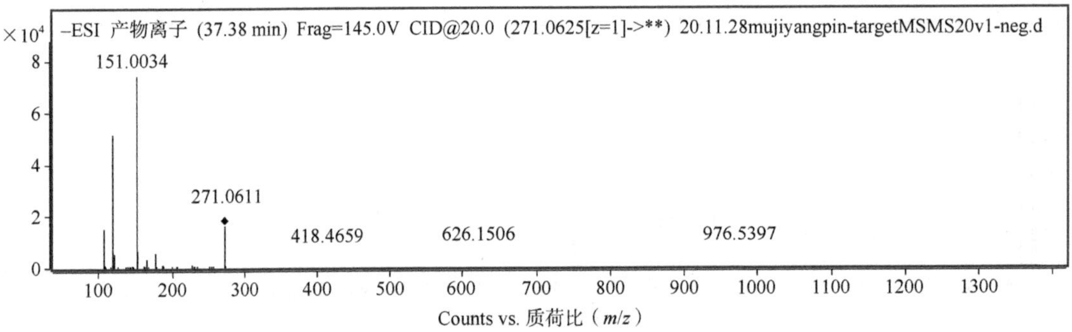

A

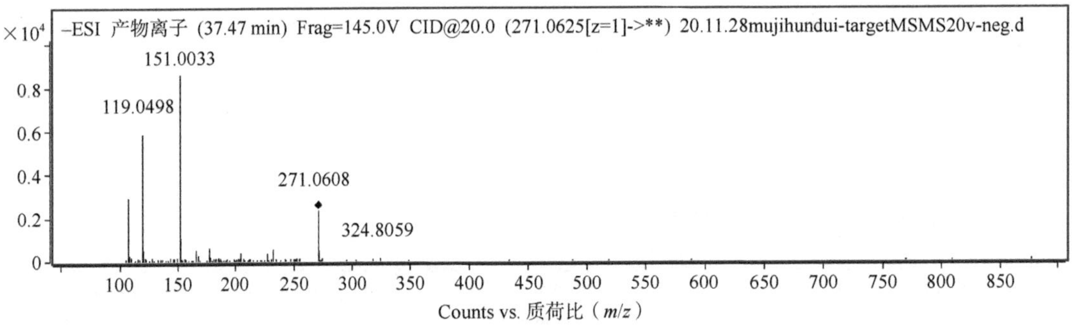

B

图 5-1-19 柚皮素质谱棒图比对

（A. 供试品；B. 对照品）

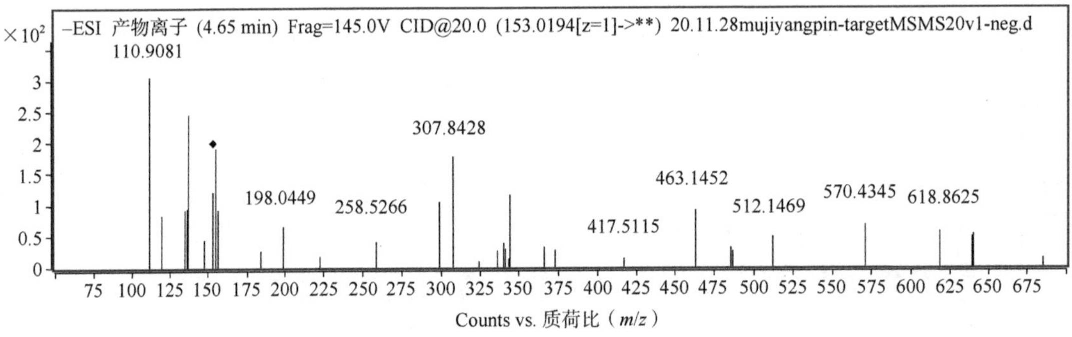

A

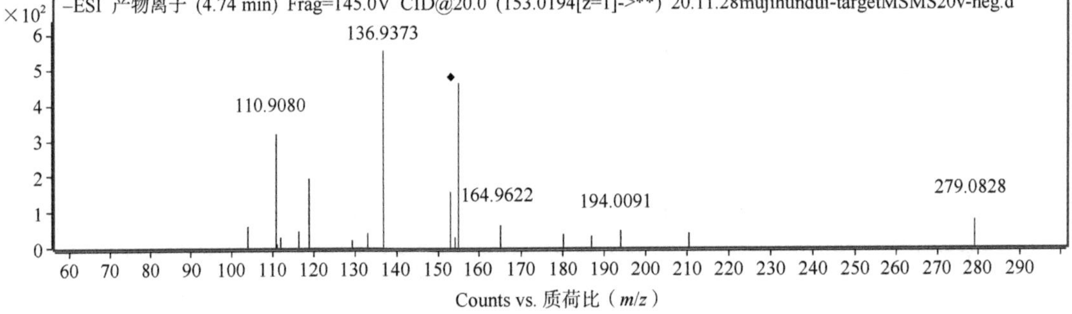

B

图 5-1-20 原儿茶酸质谱棒图比对

（A. 供试品；B. 对照品）

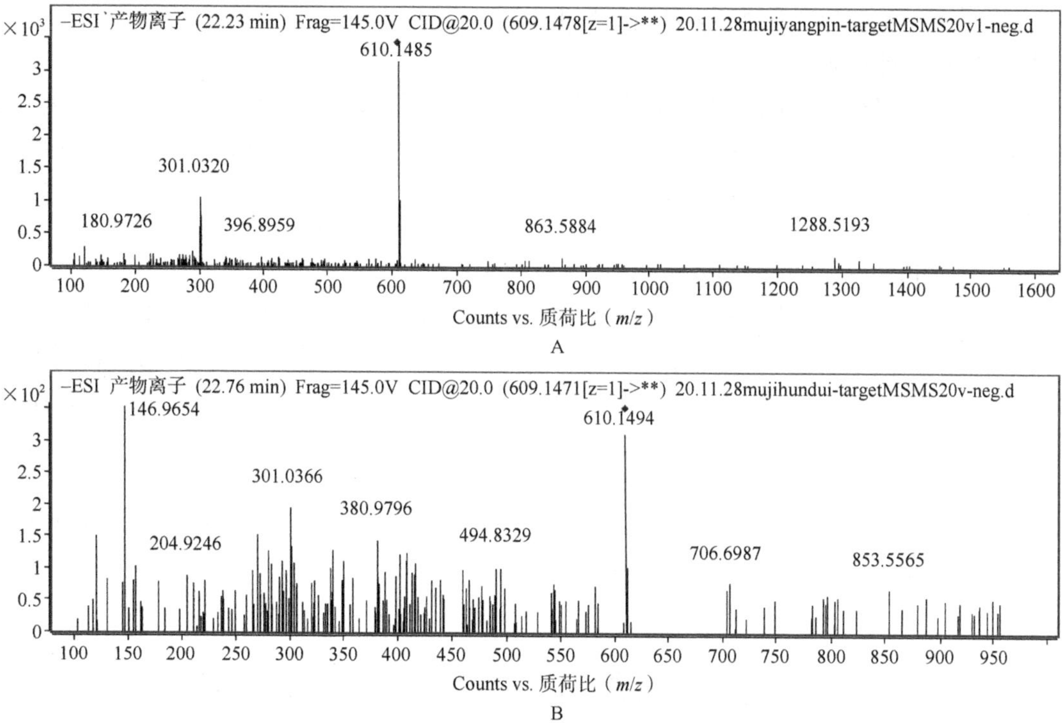

图 5-1-21 芦丁质谱棒图比对

（A. 供试品；B. 对照品）

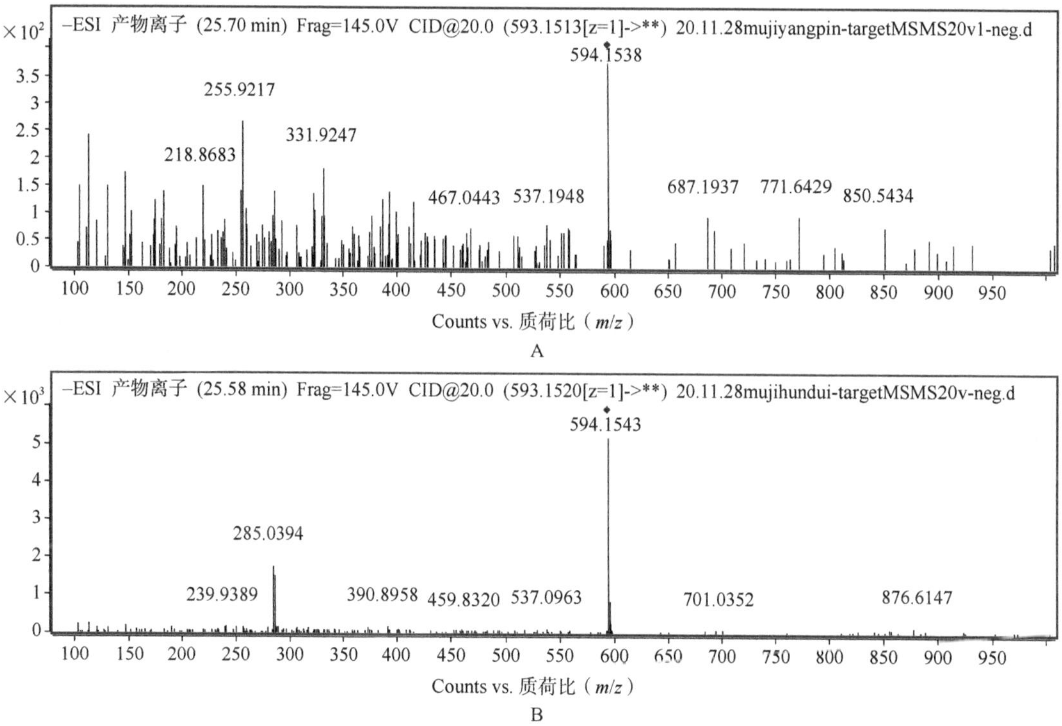

图 5-1-22 山柰酚 -3-*O*- 芸香糖苷质谱棒图比对

（A. 供试品；B. 对照品）

以上 15 种化合物的质谱检测结果均与相应的对照品一致，可以证明所提取的复方木鸡颗粒中含有这 15 种物质。

针对复方木鸡颗粒的非挥发性成分，本研究首先运用高效液相色谱法构建 11 批次复方木鸡颗粒的化学轮廓谱，并使用 Matlab 软件编程，对检测数据进行全时段多波长信息融合，得到一张同时反映四个波长信息的色谱图和一组图谱文件，为复方木鸡颗粒的质量控制提供实验依据。在高效液相色谱法建立的指纹图谱色谱条件基础上，优化前期考察的最优色谱及质谱条件，采用 UPLC-Q-TOF-MS 技术，建立复方木鸡颗粒体外化学轮廓谱，为复方木鸡颗粒化学成分解析表征研究奠定实验基础。采用正、负离子两种模式检测，通过文献及 TCMSP 调研总结复方中组成单味药材的化学成分，并对复方木鸡颗粒中的部分化学成分进行了表征，将复方木鸡颗粒中的相关成分一级质谱、二级质谱与对照品的一级质谱、二级质谱进行比对，确定了其中的 15 种化合物，分别为苦参碱、槐果碱、金雀花碱、绿原酸、金丝桃苷、异槲皮苷、山柰酚、异鼠李素、柚皮素、紫云英苷、原儿茶酸、山柰酚 -3-*O*- 芸香糖苷、芦丁、咖啡酸、没食子酸，这 15 种物质分别来源于山豆根、菟丝子，后续将研究这些成分对复方木鸡颗粒的抗肝炎、抗肝硬化、抗肝癌三大药效发挥的药效作用。

第二节　复方木鸡颗粒挥发性成分表征研究

一、实验材料

（一）仪器与设备

Agilent 7000C 三重串联四级杆 GC-MS-MS 气相 - 质谱联用仪（美国安捷伦科技有限公司），其他同本章第一节“一、基于高效液相色谱法的复方木鸡颗粒化学轮廓谱构建”“（一）实验材料”“1”项下内容。

（二）药材与试剂

甲醇（Merck 公司，质谱级）；乙酸乙酯（Merck 公司，气相色谱级）；正己烷（Merck 公司，气相色谱级）；乙醚（天津市科密欧化学试剂有限公司）；无水硫酸钠（天津市科密欧化学试剂有限公司）。核桃楸皮药材，产地为辽宁省丹东市宽甸，采于 2014 年 1 月，由丹东药业集团有限公司提供，批号：14010-1，其他试剂同本章第一节“一、基于高效液相色谱法的复方木鸡颗粒化学轮廓谱构建”“（一）实验材料”“2”项下内容。

二、方法与结果

（一）核桃楸皮挥发性成分的制备

称取适当粉碎的核桃楸皮药材 50 g，置于圆底烧瓶中，加水适量没过药材，放入沸石，振荡混匀后，连接水蒸气蒸馏装置，打开水蒸气发生装置及冷凝管，以水蒸气蒸馏提取 3 h，收集馏出液。将馏出液与无水乙醚按照体积比 2∶1 进行萃取，萃取 2 次，收集乙醚层，挥干乙醚，加入无水硫酸钠除去挥发油中的水分，即得亮黄色挥发油。分别以乙酸乙酯（A-ETAC）、甲醇（A-METH）、正己烷（A-HEX）溶解，作为 3 份供试品。同时设定三种溶剂的空白样品。

（二）色谱条件

色谱柱为 Agilent 19091S-431UI（15 m×250 μm×0.25 μm）。柱室温度 45℃，进样口温度 300℃，保持时间 2 min。以 5℃ /min 的升温速率升温至 300℃，保持 10 min。平衡时间 0.2 min，设定最大温度为 325℃。载气为高纯氦气。柱前压 67.95 kPa，分流比 5∶1。样品进样体积 1 μl，流速为 1.139 ml/min。

（三）质谱条件

以 Agilent 7000C 三重串联四级杆 GC-MS-MS 进行分析，采用 scan 的模式，扫描范围 35～650 *m/z*，扫描频率为 4～5 cycle/s，EMV 电压为 1447 V。

（四）样品成分解析

将 3 份不同溶媒的样品分别按照上述色谱、质谱条件注入 GC-MS 仪中，对核桃楸皮挥发性成分进行检测。所得 TIC 图经计算机数据处理和通过与标准质谱图库检索，比对各峰的 MS 碎片并结合有关文献图谱解析，得到并鉴定出样品中的化合物。

1. 乙酸乙酯作为溶剂（A-EtAc）的 GC-MS 结果

以乙酸乙酯作为溶剂，得到的 GC-MS 总离子流图见图 5-2-1。根据数据库比对，共找到 Propanoic acid, 1-methylethyl ester（$C_6H_{12}O_2$）、Senkyunolide（$C_{12}H_{16}O_2$）等 36 种化合物，化合物列表见表 5-2-1。

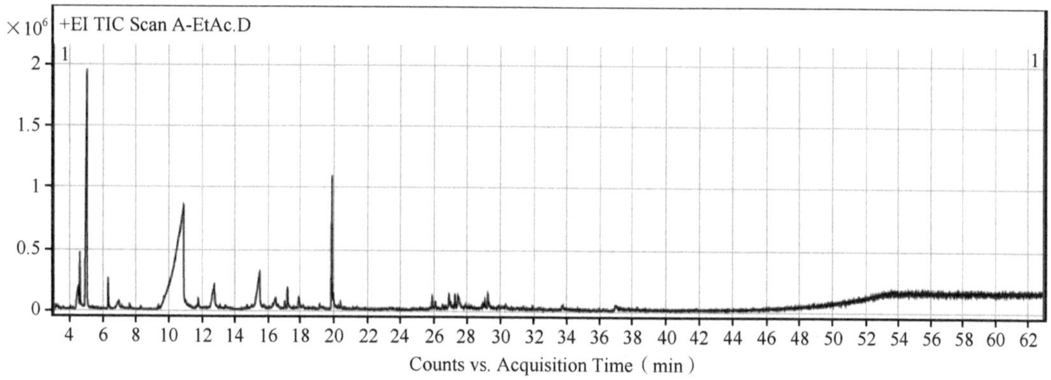

图 5-2-1　核桃楸皮挥发油 GC-MS 总离子流图（A-EtAc）

表 5-2-1　核桃楸皮挥发性成分组分表征（A-EtAc）

编号	保留时间（min）	名称	分子式
1	3.134	Propanoic acid，1-methylethyl ester	$C_6H_{12}O_2$
2	3.257	（Z）-1-（1-Methoxyethoxy）-3-hexene	$C_{10}H_{20}O_2$
3	4.167	3-Hexene-2, 5-dione	$C_6H_8O_2$
4	4.510	Ethyl Acetate	$C_4H_8O_2$
5	4.587	Hexanal	$C_6H_{12}O$

续表

编号	保留时间（min）	名称	分子式
6	5.025	Trimethylsilylmethanol	$C_4H_{12}OSi$
8	6.299	l-Methoxy-2-propyl acetate	$C_6H_{12}O_3$
9	6.959	Pentanoic acid	$C_5H_{10}O_2$
10	7.120	Heptanal	$C_7H_{14}O$
12	8.292	Fumaronitrile	$C_4H_2N_2$
13	9.374	l-Octen-3-ol	$C_8H_{16}O$
14	9.714	Furfurylmethylamphetamine	$C_{15}H_{19}NO$
19	10.907	3-Pentanol，3-methyl	$C_6H_{14}O$
20	11.024	1-Phenyl-l-decanol	$C_{16}H_{26}O$
21	11.748	Oxalic acid，cyclohexyl tetradecyl ester	$C_{22}H_{40}O_4$
22	11.804	n-Caproic add vinyl ester	$C_8H_{14}O_2$
23	12.768	Heptanoic acid	$C_7H_{14}O_2$
24	13.112	Nonanal	$C_9H_{18}O$
26	14.743	5-Methyl-l-heptanol	$C_8H_{18}O$
28	15.513	Octanoic acid	$C_8H_{16}O_2$
31	16.456	2-Octenoic acid	$C_8H_{14}O_2$
32	16.615	1, 2-Benzisothiazole	C_7H_5NS
33	17.035	Cyclopentanone，2-（1-methylheptyl）	$C_{13}H_{24}O$
34	17.197	4-Oxononanal	$C_9H_{16}O_2$
42	19.852	1-Methoxy-4-methylbicyclo[2.2.2]octane	$C_{10}H_{18}O$
43	19.939	Benzene，1, 4-diethoxy	$C_{10}H_{14}O_2$
44	20.369	2（3*H*）-Furanone，dlhydro-5-propyl	$C_7H_{12}O_2$
51	25.884	Caryophyllene oxide	$C_{15}H_{24}O$
57	26.891	Isospathulenol	$C_{15}H_{24}O$
59	27.263	trans-Valerenyl acetate	$C_{17}H_{26}O_2$
64	28.941	Senkyunolide	$C_{12}H_{16}O_2$
66	29.261	Caryophyllene oxide	$C_{15}H_{24}O$
73	31.938	Phthalic addr 6-ethyl-3-octyl lbutyl ester	$C_{22}H_{34}O_4$
74	32.419	Benz（a）anthracene，7, 12-dihydro-	$C_{18}H_{14}$
77	33.786	Phthalic acid，6-ethyl-3-octyl butyl ester	$C_{22}H_{34}O_4$
81	37.731	Pipecolic acid，N-octyloxycarbonyl-，tridecyl	$C_{28}H_{53}NO_4$

2. 甲醇作为溶剂（A-METH）的 GC-MS 结果

以甲醇作为溶剂，得到的 GC-MS 总离子流图见图 5-2-2。根据数据库比对，共找到 Pentanoic acid（$C_5H_{10}O_2$）、1-Methoxy-2-propyl acetate（$C_6H_{12}O_3$）等共 10 个化合物，化合物列表见表 5-2-2。

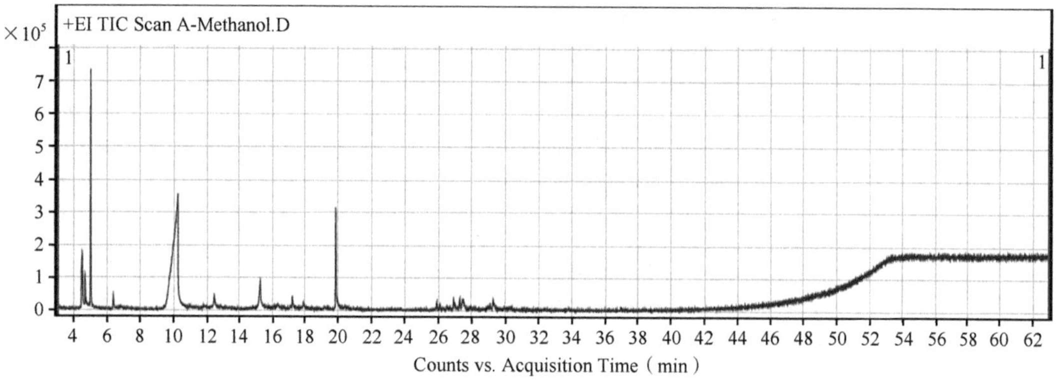

图 5-2-2 核桃楸皮挥发油 GC-MS 总离子流图（A-METH）

表 5-2-2 核桃楸皮挥发性成分组分表征（A-METH）

编号	保留时间（min）	名称	分子式
1	4.477	Ethyl Acetate	$C_4H_8O_2$
2	4.656	Hexanal	$C_6H_{12}O$
3	4.996	Trimethylsilylmethanol	$C_4H_{12}OSi$
4	6.361	l-Methoxy-2-propyl acetate	$C_6H_{12}O_3$
6	9.737	Furfurylmethylamphetamine	$C_{15}H_{19}NO$
8	10.253	Pentanoic acid	$C_5H_{10}O_2$
10	12.467	Heptanoic acid	$C_7H_{14}O_2$
13	15.271	Octanoic acid	$C_8H_{16}O_2$
14	17.209	4-Oxononanal	$C_9H_{16}O_2$
17	19.834	Bicyclo[2.2.2]octane，1- methoxy-4-methyl	$C_{10}H_{18}O$

3. 正己烷作为溶剂（A-Hex）

以正己烷作为溶剂，得到的 GC-MS 总离子流图见图 5-2-3。根据数据库比对，共得到 Dihexyverine、Vanillin、Isospathulenol 等共 58 个化合物，化合物列表见表 5-2-3。

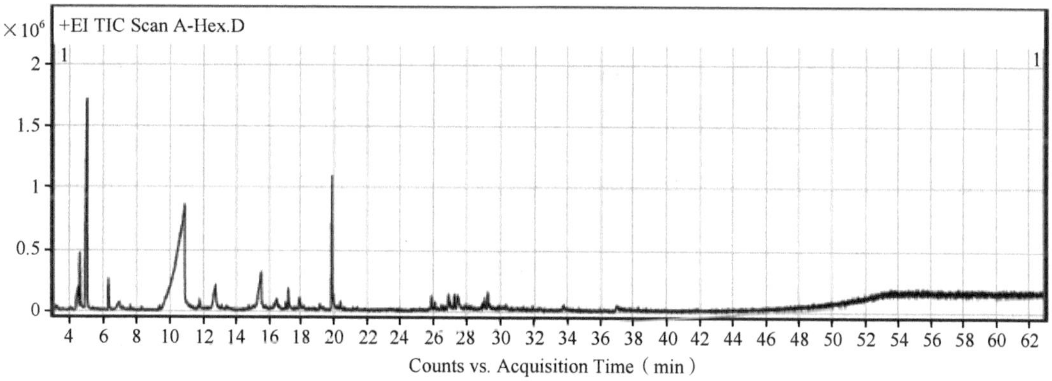

图 5-2-3 核桃楸皮挥发油 GC-MS 总离子流图（A-Hex）

表 5-2-3　核桃楸皮挥发性成分组分表征（A-Hex）

编号	保留时间（min）	名称	分子式
化合物 1	3.065	Furan tetrahydro-2, 5-dimethyl-cis-	$C_6H_{12}O$
化合物 3	3.926	Pentane，l-hchloro-	$C_5H_{11}O$
化合物 4	4.549	Hexanal	$C_6H_{12}O$
化合物 5	5.04	Trimethylsilylmethanol	$C_4H_{12}OSi$
化合物 6	5.422	Furfural	$C_5H_4O_2$
化合物 8	5.988	2, 3, 3, 4-tetramethylpentane	C_9H_{20}
化合物 9	6.269	l-Methoxy-2-propyl acetate	$C_6H_{12}O_3$
化合物 11	7.09	Heptanal	$C_7H_{14}O$
化合物 12	7.19	Pentanoic acid	$C_5H_{10}O_2$
化合物 15	8.416	Pentanoic acid，4-methyl-2-oxo，methyl ester	$C_7H_{12}O_3$
化合物 16	8.741	Butynic acid，2-phenyl-，4-methyl-2-pentyl ester	$C_{16}H_{24}O_2$
化合物 17	9.345	l-Octen-3-ol	$C_8H_{16}O$
化合物 18	9.703	Furfurymethylamphetamine	$C_{15}H_{19}NO$
化合物 19	10.053	Octanal	$C_8H_{16}O$
化合物 20	10.904	5-Ethylcyclopent-l- enecorboxaldehyde	$C_8H_{12}O$
化合物 21	10.988	Carbamic acid，methyl 3-methylphenyl ester	$C_9H_{11}NO_2$
化合物 23	11.478	Pentanoic acid，3-methyl-	$C_6H_{12}O_2$
化合物 24	11.606	5-Oxotetrahydrofuran-2- carboxylic acid，ethyl ester	$C_7H_{10}O_4$
化合物 25	11.715	（2E）-2-Octenal	$C_8H_{14}O$
化合物 26	11.79	Pentanoic acid，2-methyl-anhydride	$C_{12}H_{22}O_3$
化合物 28	12.794	Furan 2-butyltetrahydro-	$C_8H_{16}O$
化合物 30	13.078	Heptanoic acid	$C_7H_{14}O_2$
化合物 32	13.914	3-Methylpentan-3-yl propyl carbonate	$C_{10}H_{20}O_3$
化合物 33	14.007	Heptane，3, 4, 5-trimethyl-	$C_{10}H_{22}$
化合物 36	14.732	（2E）-2-Nonenal	$C_9H_{16}O$
化合物 39	15.762	Octanoca cid	$C_8H_{16}O_2$
化合物 41	16.301	（E，E）-2, 4-Nonadienal	$C_9H_{14}O$
化合物 42	16.61	1, 2-Benzisothiazde	$C_7H_5N_5$
化合物 43	16.709	（2E）-2-Octenoic acid	$C_8H_{14}O_2$
化合物 45	17.03	Cyclopentanone，2-（1-methylheptyl）-	$C_{13}H_{24}O$
化合物 46	17.203	4-Oxononanal	$C_9H_{16}O_2$
化合物 47	17.751	Dihexyverine	$C_{20}H_{35}NO_2$
化合物 48	17.873	Thiophene，2-hexyl	$C_{10}H_{16}S$
化合物 49	18.041	Nonanoic acid	$C_9H_{18}O_2$
化合物 54	19.126	（E，E）-2, 4-Decadineal	$C_{10}H_{16}O$
化合物 56	19.347	trans-3-MethyL-4-octanolide	$C_9H_{16}O_2$
化合物 57	19.888	4, 4, 6-Trimethyl-cyclohex-2-en-1-ol	$C_9H_{16}O$
化合物 58	19.946	Benzene，1, 4-diethoxy	$C_{10}H_{14}O_2$
化合物 59	20.234	（Z）-Phenol，2-methoxy-4（1-propenyl）	$C_{10}H_{12}O_2$
化合物 60	20.367	2（3*H*）-furanone dihydro-5-pentyl	$C_9H_{16}O_2$
化合物 64	21.312	Vanillin	$C_8H_8O_3$

续表

编号	保留时间（min）	名称	分子式
化合物 77	25.885	Caryophyllene oxide	$C_{15}H_{24}O$
化合物 83	26.901	Isospathulenol	$C_{15}H_{24}O$
化合物 84	27.002	Epicubenol	$C_{15}H_{26}O$
化合物 85	27.264	（E）-Valerenyi isovalerate	$C_{20}H_{32}O_2$
化合物 87	27.499	Selina-6-en-4-ol	$C_{15}H_{26}O$
化合物 90	27.885	1（3H）-Isobenzofurnone，3-butylidene-	$C_{12}H_{12}O_2$
化合物 96	28.873	Phenol，2-（1- phenylethyl）-	$C_{14}H_{14}O$
化合物 97	28.937	Senkyunolide	$C_{12}H_{12}O_3$
化合物 98	29.068	Bicyclo[2.2.1]heptan 2ol，1-methyl，acetate	$C_{12}H_{16}O_2$
化合物 99	29.246	Caryophyllene oxide	$C_{10}H_{16}O_2$
化合物 113	31.937	Phthalic acid，cyclohexyl isohexyl ester	$C_{15}H_{24}O$
化合物 114	32.417	o-Terphenyl	$C_{18}H_{24}O_4$
化合物 117	33.763	n-Hexadecanoic acid	$C_{16}H_{32}O_2$
化合物 118	33.787	Dibutyl phthalate	$C_{16}H_{22}O_4$
化合物 119	34.126	1H-Indole，1, 3-dibutyl-	$C_{16}H_{23}N$
化合物 127	37.012	9, 12-Octadecadienoic acid	$C_{18}H_{32}O_2$
化合物 131	37.725	9, 10-anthracenedione，1, 5-dihydeoxy-	$C_{14}H_8O_4$
化合物 142	43.805	Phthalic acid，di（6-methylhept-2-yl）ester	$C_{24}H_{28}O_6$

挥发油类往往具有较强的抑菌、抗癌等生理活性。核桃楸皮挥发油类是核桃楸皮中一种重要的成分，且具有显著的抗肿瘤药效，这在之前将核桃楸皮挥发油作用于人肝癌细胞 SMMC-7721 考察其对细胞的增殖抑制率时已得到证明，因此，挥发性成分应作为评价核桃楸皮品质的主要指标之一。但是，挥发油在核桃楸皮中含量较低，在实验中经过多种提取工艺考察，最佳提取方法所得挥发油量仅为 0.21%，在之前其他人的研究中未见对核桃楸皮挥发油的成分解析，限制了核桃楸皮的深入研究和进一步利用。本节使用水蒸气蒸馏的方法提取，采用乙醚萃取，得到纯度较高的挥发油，以 GC-MS 分析方法，选用合适的色谱、质谱条件，使用不同溶剂溶解核桃楸皮挥发油，对其成分进行解析。根据实验结果可以看出，当以正己烷为溶剂溶解样品，进行 GC-MS 联用分析核桃楸皮挥发性物质中的成分时，样品溶解效果最好，可以得到的结果包含的信息最多。

第三节 复方市鸡颗粒无机元素分析

一、实验材料

（一）仪器与设备

新仪 MDS-6 型稳压双控微波消解 / 萃取仪（上海新仪微波化学科技有限公司）；Aglient7500a 型 ICP-MS（美国安捷伦公司）；BP210S 型电子分析天平（西化仪（北京）科技有限公司）；去离子水 Mil-Q 纯水系统（Millipore）。

（二）药材与试剂

不同批次复方木鸡颗粒均来自丹东药业集团有限公司（批号为 1 号：1503032；2 号：151203102；3 号：151107100；4 号：16010188；5 号：16010222；6 号：151201100；7 号：151202101；8 号：15100287）。

硝酸（优级纯 GR，天津市科密欧化学试剂有限公司）；多元素混合标准溶液（国家标准物质研究中心，K、Ca、Na、Mg 浓度均为 1000 ppm，As、Cd、Cr、Cu、Mn、Ni、Pb、Zn 浓度均为 10 ppm）；Hg 单元素标准溶液（100 μg/ml，美国 Accustandard Inc. 公司）；内标液（Li、Sc、Ge、Y、In、Tb、Bi 质量浓度为 10 μg/ml，美国安捷伦科技有限公司）；调谐液（Li、Y、Ce、Tl、Co 质量浓度为 10 μg/L，美国安捷伦科技有限公司）；氩气（高纯氩气 φ（Ar）＞ 99.99%）；水为超纯水。

二、方法与结果

（一）仪器工作条件

RF 功率 1.3 kW，等离子体流量 15 L/min，载气流量 1.16 L/min，测样深度 8.9 mm，雾室温度 2℃，分析时间 3 s，测样次数 3 次。

（二）供试品溶液的制备

取 8 批次复方木鸡颗粒，每份样品精确称取约 0.10 g，一式 3 份，精密加入 5 ml 浓硝酸，置于耐压耐高温消解罐中，按表 5-3-1 条件进行消解，待冷却后转移至 100 ml 容量瓶中，用超纯水定容至刻度，同时，空白对照样品采用同样的方式进行消解。

表 5-3-1 微波消解条件

	1	2	3	4	5
升温时间（min）	5	5	0	0	10
保持时间（min）	2	15	20	10	5
温度（℃）	130	200	200	200	75

（三）全定量分析方法的建立

1. 复方木鸡颗粒中无机元素的半定量测定及筛选

取 8 批复方木鸡颗粒，按“（二）”项下方法制备供试品溶液，按“（一）”项下仪器工作条件进行无机元素的半定量检测得到 Na、Mg、K、Ca、Zn 等 54 种无机元素，并应用 MPP 软件对半定量检测到的 54 个无机元素进行分析，得到 36 个差异元素，并对其中的 4 种宏量元素（Na、Mg、K、Ca），依据复方木鸡颗粒样品中半定量检测的无机元素含量高低及相关文献对微量元素生物活性的研究结果，优选了 Cr、Mn、Ni、Zn 元素，另外增加对人体有害的及重金属元素 Cu、As、Cd、Hg、Pb 共 13 种无机元素作为全定量分析的无机元素种类。

2. 标准曲线的建立

精密吸取混标溶液各 0 μl、100 μl、200 μl、300 μl、500 μl 于 100 ml 容量瓶中，同时依

次向 5 个容量瓶中分别添加 0 μl、10 μl、20 μl、30 μl、50 μl Hg 元素单标溶液，用三级水定容至刻度，得到不同浓度的标准溶液。在优化的分析条件下，采集标准溶液，并绘制标准曲线，各元素的线性关系如表 5-3-2 所示。

表 5-3-2　各元素的线性关系

无机元素	线性回归方程	相关系数（r）	无机元素	线性回归方程	相关系数（r）
Na	$Y=5.495\times10^{-1}X-3.292$	0.9999	Cu	$Y=2.76X-1.596$	0.9996
Mg	$Y=3.502\times10^{-1}X-7.692$	1.0000	Zn	$Y=5.166\times10^{-1}X-4.493\times10^{-1}$	0.9996
K	$Y=7.514\times10^{-1}X+1.234\times10^{2}$	0.9999	As	$Y=7.543\times10^{-2}X-4.442\times10^{-2}$	0.9995
Ca	$Y=1.412\times10^{-3}X+1.312\times10^{-1}$	0.9991	Cd	$Y=8.402\times10^{-2}X-7.758\times10^{-2}$	0.9991
Cr	$Y=9.207\times10^{-2}X-2.555\times10^{-2}$	0.9998	Hg	$Y=5.381\times10^{-1}X+3.946\times10^{-1}$	0.9966
Mn	$Y=1.090X+4.667\times10^{-1}$	0.9999	Pb	$Y=7.135\times10^{-1}X-2.079\times10^{-1}$	0.9996
Ni	$Y=1.160X-5.125\times10^{-1}$	0.9992			

3. 检出限

根据检出限测定方法，在优化的实验条件下，平行测定 7 次空白溶液，得到方法的检出限 Na 为 34.859 ng/L、Mg 为 7.603 ng/L、K 为 6.130 ng/L、Ca 为 22.961 ng/L、Cr 为 0.110 ng/L、Mn 为 0.086 ng/L、Ni 为 0.076 ng/L、Zn 为 2.105 ng/L、Cu 为 0.233 ng/L、As 为 0.478 ng/L、Cd 为 0.020 ng/L、Hg 为 0.106 ng/L、Pb 为 0.036 ng/L。

4. 精密度

按“（二）”项下方法制备供试品溶液，按“（一）”项下仪器工作条件，重复测量同一样品 6 次，在标准物质的规定范围内，计算各金属元素含量的相对标准偏差，其结果表明各元素 RSD 均为 0.28% ～ 4.40%，符合有关规定，说明仪器精密度良好。

5. 重复性

按“（二）”项下方法制备同一批复方木鸡颗粒 6 份供试品溶液，按“（一）”项下仪器工作条件测定各元素含量，经计算各元素的 RSD 均为 0.16% ～ 4.46%，符合有关规定，说明本方法重复性良好。

6. 稳定性

按“（二）”项下方法制备供试品溶液，按“（一）”项下仪器工作条件分别于 0 min、30 min、60 min、90 min、120 min、240 min 测定各元素含量，经计算各元素的 RSD 均为 1.28% ～ 4.73%，符合有关规定，说明各元素在 240 min 内稳定性良好。

7. 复方木鸡颗粒中无机元素的全定量检测

同法取 8 批样品制成供试品溶液，对 13 种无机元素进行全定量检测，扣除空白样本本底的干扰后，将各待测元素代入标准曲线后，计算其在样品中的含量，结果见表 5-3-3。

表 5-3-3　复方木鸡颗粒中 13 种无机元素全定量测定结果（ng/g，n=3）

	Na	Mg	K	Ca	Cr	Mn	Ni	Zn	Cu	Cd	Hg	Pb	As
1	—	76.698	480.684	151.978	—	2.734	—	—	—	0.006	1.166	—	—
2	68.281	276.886	1403.708	803.175	0.056	14.622	0.157	17.655	0.276	0.021	0.744	0.037	—
3	—	—	193.371	—	—	1.348	—	—	—	—	0.159	—	—

续表

	Na	Mg	K	Ca	Cr	Mn	Ni	Zn	Cu	Cd	Hg	Pb	As
4	—	12.547	458.983	—	—	2.434	—	—	—	0.007	0.011	—	—
5	12.200	348.736	1983.641	679.800	—	17.650	—	—	—	0.007	0.106	—	—
6	47.780	418.883	2302.478	1238.161	—	17.219	—	—	—	0.007	—	—	—
7	38.658	253.715	1805.880	496.353	—	14.452	—	—	—	0.012	—	—	—
8	159.677	538.069	3087.896	717.059	11.389	26.786	6.933	15.211	0.414	0.049	—	0.090	—

注："—"代表低于检出限。

由表 5-5-3 可知，其中重金属元素 As 含量低于检出限，Cu ≤ 0.414 ng/g、Cd ≤ 0.049 ng/g、Hg ≤ 1.166 ng/g、Pb ≤ 0.090 ng/g；根据《药用植物及制剂进出口绿色行业标准》的规定（Pb ≤ 5.0 mg/kg、Cd ≤ 0.3 mg/kg、Hg ≤ 0.2 mg/kg、As ≤ 2.0 mg/kg）发现 As、Cu、Cd、Hg、Pb 等 5 种重金属元素的含量限度均符合相关规定。

8. 差异元素的聚类分析

聚类分析是一种探索性分析方法，并根据一组数据的内在规律较合理地将其分类，本实验应用 MPP 软件对 13 种无机元素进行了聚类分析。其结果见图 5-3-1。

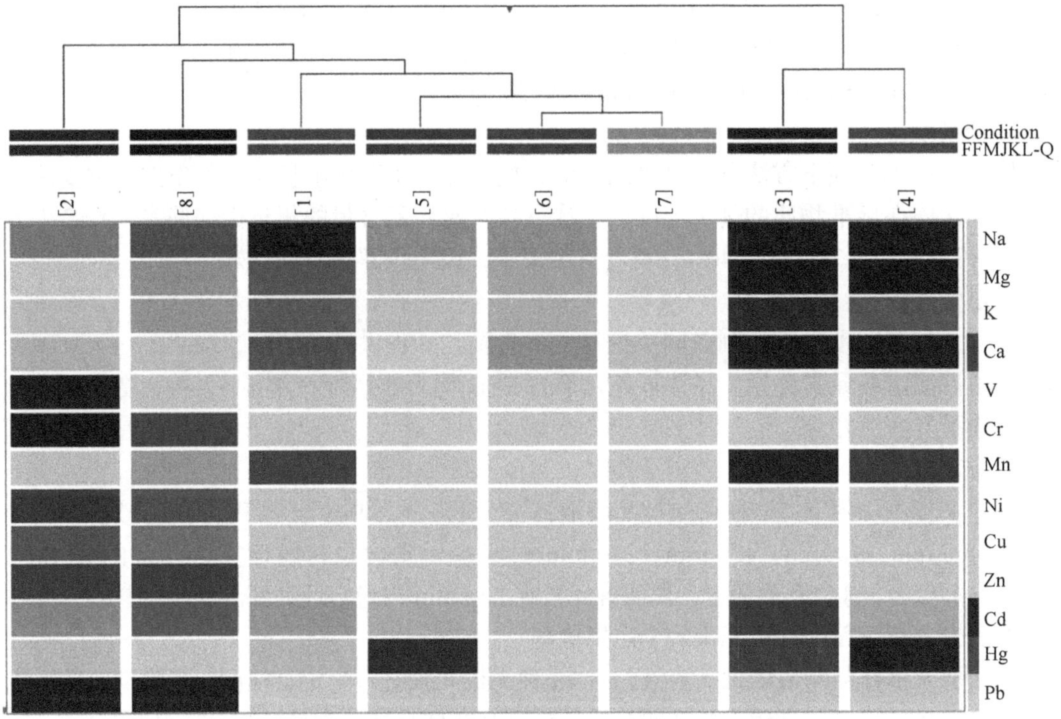

图 5-3-1 差异元素的聚类分析

由图 5-3-1 可知，除 As 元素以外，其他 12 种元素为影响 8 个批次复方木鸡颗粒分两类的主要因素。其中 3 号样品与 4 号样品亲缘关系相近，6 号样品与 7 号样品亲缘关系相近，并与其他样品亲缘关系较近。

9. 差异元素的主成分分析

主成分分析是一种将多个指标降为少数几个综合指标的统计方法，即用少数几个综合指标来反映大量原始指标的主要信息，为进一步明确差异元素在复方木鸡颗粒中贡献率的大小，对其差异元素进行了主成分分析，结果见表 5-3-4。

表 5-3-4　主成分因子总体描述

主成分	累计值	方差贡献率（%）	累计贡献率（%）	主成分	累计值	方差贡献率（%）	累计贡献率（%）
1	8.421	64.777	64.777	4	0.526	4.043	99.023
2	2.227	17.133	81.910	5	0.086	0.661	99.684
3	1.699	13.070	94.980	6	0.034	0.259	99.943

由表 5-3-4 中可以看到总方差的 81.910% 的贡献来自前 2 个因子，即一个 2 因子模型解释了试验数据的 81.910%。由因子载荷矩阵可知，第 1 个主因子表明其与 Cr、Ni 呈高度正相关；第 2 个主因子表现出其与 Ca、Mg、Mn、K 呈正相关；因为总方差 81.910% 的贡献来自第 1 个和第 2 个主因子，所以可以认为 Ca、Mg、Mn、K、Cr、Ni 是复方木鸡颗粒的特征性无机元素；其贡献大小的顺序为 Ca ＞ Mg ＞ Mn ＞ K ＞ Cr ＞ Ni。

据报道，复方木鸡颗粒具有抗肝炎、肝硬化、肝癌等作用，本章采用了 ICP-MS 技术并结合多元数据分析软件，分析了复方木鸡颗粒中 54 种元素的半定量结果，并从无机元素的角度建立了复方木鸡颗粒的轮廓谱，通过分析本实验的聚类分析结果发现，3 号（151107100）与 4 号（16010188）样品相近、6 号（151201100）与 7 号（151202101）样品相近，并与其他样品较相近，其分类的原因可能与原药材中某些成分存在一定差异有关，因此，可通过检测无机元素的差异及结合有机成分的含量来判断原药材品质，进而为稳定复方木鸡颗粒的生产工艺奠定基础。同时，经主成分分析获得了复方木鸡颗粒的特征元素，即 Ca、Mg、Mn、K、Cr、Ni 元素，其贡献大小的顺序为 Ca ＞ Mg ＞ Mn ＞ K ＞ Cr ＞ Ni。

根据相关文献报道，研究显示微量元素与人体生理功能密切相关，微量元素的盈缺会导致人体的生理机能紊乱，从而触发疾病的产生。其中，钙离子是机体各项生理活动不可缺少的离子，钙可通过改变膜电位参与信息传递而发挥相应的功能；镁既可影响体液免疫功能，也可调节细胞免疫功能，研究表明肝病患者体内镁明显低于正常人，所以，可通过增加镁的摄入来改善机体功能；锰是人体必需的微量元素，可调节内分泌，提高机体免疫功能，此外，也可影响机体内环核苷酸，环核苷酸的紊乱可诱发各种疾病，包括肝炎、肝硬化、肝癌；钾主要用于维持神经、肌肉的正常功能，研究发现，一般肝病患者呈现低钾血症，因此，可通过改变机体内钾的含量来达到治疗疾病的作用；Ni 元素可影响造血功能，Cr 元素在机体糖代谢和脂代谢中发挥重要作用，并可防止细胞内某些基因物质的突变达到预防癌症的作用。通过检测不同批次复方木鸡颗粒的无机元素，筛选出对人体有益的和重金属元素并对其进行了全定量分析，其中的重金属元素含量限度均符合相关规定，与此同时，其差异元素的线性、重复性、稳定性、精密度等方法学结果均符合要求，因此，可通过控制差异元素的含量来改善由原料药导致不同批次复方木鸡颗粒的质量差异；可为复方木鸡颗粒质量的稳定性及重金属元素含量的可控性奠定基础，也为从无机与有机两方面综合评价复方木鸡颗粒的质量提供了有力补充。经主成分分析，得到了复方木鸡颗粒的特征元素，通过对特征元素的分析发现，微量元素与药效之间有着密切的联系，本实验为全面开展复方木鸡颗粒无机元素与药效间的关系研究奠定了基础，同时也为复方木鸡颗粒的综合利用与开发提供了参考。

第四节 研究小结

中药复方药味较多，成分复杂，给复方物质基础研究带来困难，本章采用 HPLC、UPLC-QTOF-MS、GC-MS 和 ICP-MS 联用技术，同时获得复方木鸡颗粒中各待测成分的紫外光谱特征、多级质谱特征及无机元素信息，开展了复方木鸡颗粒非挥发性成分、挥发性成分的表征及无机元素分析研究。

目前，中药指纹图谱技术已成为国内外公认的中药质量控制方法，其具有特征性、专属性、完整性、稳定性及可量化等特点。众所周知，药品化学物质体系比较复杂时，某一波长下的指纹图谱很难全面反映其化学信息，需要建立多元指纹图谱。采用多波长融合的方法，可以将不同波长下的色谱信息融合在一起，充分反映中药的整体物质组成特征。因此针对复方木鸡颗粒的非挥发性成分，本章运用高效液相色谱法联合全时段多波长信息融合技术，为复方木鸡颗粒的质量控制提供实验依据。

在高效液相色谱法建立的指纹图谱色谱条件基础上，优化前期考察的最优色谱及质谱条件，采用 UPLC-Q-TOF-MS 技术，建立复方木鸡颗粒体外化学轮廓谱，为复方木鸡颗粒化学成分解析表征研究奠定实验基础。

本章通过 LC/MS、GC/MS 和 ICP-MS 联用表征出复方木鸡颗粒中包括苦参碱、槐果碱、金雀花碱、绿原酸、金丝桃苷、异槲皮苷、山柰酚、异鼠李素、柚皮素、紫云英苷、原儿茶酸、山柰酚 -3-*O*- 芸香糖苷、芦丁、咖啡酸和没食子酸 15 个非挥发性成分，Dihexyverine、Vanillin、Isospathulenol 等 58 个挥发性成分，Na、Mg、K、Ca、Zn 等 54 种无机元素。复方木鸡颗粒非挥发性、挥发性成分和无机元素表征为全面准确地评价复方内在质量、增加复方制剂及药材质量的可控性、提高用药的有效性和安全性奠定了坚实基础，同时也为复方作用机制的深入研究奠定了良好基础。

参考文献

曹进，叶兆波，车镇涛，2006. 大中药复方的色谱指纹图谱应用研究 [J]. 中成药，28（3）：313-317.
常馨，包永睿，孟宪生，等，2016. ICP-MS 法分析不同批次气滞胃痛颗粒中无机元素的差异 [J]. 中成药，38（4）：950-954.
程顺峰，2000. 钙离子的体内代谢及其药理作用 [J]. 医药导报，19（1）：63.
郭澄，王雅君，张剑萍，2005. 菟丝子的化学成分和药理活性研究 [J]. 时珍国医国药，16（10）：1035-1036.
何晓艳，周应军，田洪，2011. 山豆根化学成分及药理作用研究进展 [J]. 中南药学，9（7）：525-528.
滑艳，邓雁如，汪汉卿，2003. 各种挥发油的药理活性及在医学方面的应用 [J]. 天然产物研究与开发，15（5）：467-470.
姬艳，秦建萍，史兵伟，2002. 肝硬变患者血清微量元素测定的临床意义 [J]. 淮海医药，20（2）：89-91.
赖玉熔，周炯亮，1995. 锰和锗对 CCl _ 4 肝损害保护作用的实验研究 [J]. 卫生毒理学杂志，9（2）：84-87.
兰艳素，杨瑞云，李远，等，2010. 山豆根的化学成分和药理活性研究进展 [J]. 滁州学院学报，12（2）：48-51.
李承龙，吕惠子，2015. 兴安白头翁的 HPLC 指纹图谱研究 [J]. 延边大学医学学报，38（4）：301-305.
李楠楠，王帅，孟宪生，等，2016. 基于全时段多波长融合指纹图谱的中药木蝴蝶中总黄酮类成分研究 [J]. 中南药学，14（1）：1-4.
廖丰华，陈宜，阳群，等，2015. 微波消解 - 原子吸收光谱法测定马鞭草中重金属元素的含量 [J]. 安徽农业科学，43（19）：74-75，158.
刘博，包永睿，王帅，等，2014. 十产地柴胡药材无机元素差异分析 [J]. 中南药学，12（2）：158-161.
刘继鑫，王克霞，李朝品，2008. 水蒸气蒸馏法提取中药挥发油存在的问题及解决方法 [J]. 时珍国医国药，19（1）：97-98.
刘清飞，王义明，罗国安，2009. 多指标定量指纹图谱用于中药复方缓释制剂体外释放度的评价 [J]. 中国中药杂志，34（2）：143-147.
马晓静，2013. 氯化钾溶液保留灌肠治疗重型肝炎低钾血症的观察及护理 [J]. 中国民康医学，25（9）：118-119.

穆丹，刘正奎，陶袁，等，2014. 垂柳挥发物的 GC-MS 成分分析 [J]. 中药材，37（6）：1001-1005.
沈广志，邹桂华，梁婷，等，2015. 核桃楸的化学成分研究进展 [J]. 中国实验方剂学杂志，21（17）：219-224.
王根志，王秋霞，2004. 微量元素与人体健康 [J]. 微量元素与健康研究，21（2）：54-56.
王君明，崔瑛，2011. 山豆根化学成分、药理作用及毒性研究进展 [J]. 中国实验方剂学杂志，17（4）：229-232.
严玉平，同利琪，郭聪，等，2009. 复方丹参片指纹图谱及含量测定研究 [J]. 中成药，31（8）：1149-1151.
杨旋，曾南，付田，等，2006. 两种产地的荆芥挥发油化学与药理的比较研究 [J]. 成都中医药大学学报，29（2）：50-52.
姚东，孟宪生，王帅，等，2013. 气滞胃痛颗粒全时段多波长融合指纹图谱研究及多成分定量分析 [J]. 中国中药杂志，38（10）：1513-1517.
张忠诚，张忠玺，张荣广，2003. 锰与人体健康 [J]. 微量元素与健康研究，20（2）：59-60.
赵文红，赵翾，白卫东，等，2008. 肉桂油水蒸气蒸馏提取工艺研究 [J]. 中国食品学报，8（2）：95-99.
赵玉佳，雷涛，张春军，等，2010. 核桃楸皮化学成分研究进展 [J]. 牡丹江医学院学报，31（4）：61-63.

第六章　单味药材有效物质组分提取纯化工艺及成分表征研究

引　言

近年来，中药提取、纯化技术取得了显著的进步，新方法、新技术不断涌现，为有效物质组分的提取、纯化方法提供了更多的选择。化学成分表征作为揭示中药药效物质基础的重要手段，近年来也取得了显著的进展。通过现代分析技术的应用，如高效液相色谱、质谱、核磁共振等，可以对有效物质组分进行定性、定量分析，进而揭示其单体化学成分组成。

本研究通过单因素考察、正交设计、均匀设计等实验方法，筛选复方木鸡颗粒中各药材有效组分的最佳提取和最佳纯化工艺。通过大孔吸附树脂联合有机溶剂萃取等技术，筛选山豆根总生物碱、菟丝子总黄酮及核桃楸皮总黄酮的最佳纯化工艺。采用UPLC-QTOF-MS联用技术，对复方木鸡颗粒中各药材有效物质组分进行解析，实现各单味药有效组分化合物的基本表征。

第一节　云芝有效物质组分提取纯化工艺及成分表征研究

一、云芝多糖提取工艺研究

（一）实验材料

1. 仪器与设备

FW-80高速万能粉碎机（北京市永光明医疗器械仪器厂）；HSS型电子恒温水浴锅（常州智博瑞仪器制造有限公司）；DZF-6020型真空干燥箱（上海一恒科学仪器有限公司）；UV-1750型紫外分光光度计（北京瑞利分析仪器公司）。

2. 药材与试剂

云芝药材（由丹东药业集团有限公司提供，经辽宁中医药大学翟延君教授鉴定为多孔菌

科植物云芝 *Coriolus versicolor* 的干燥子实体）；葡萄糖对照品（成都普菲生物科技有限公司，批号：140730）；浓硫酸、苯酚（分析纯，天津市凯信化学工业有限公司）。

（二）方法与结果

1. 云芝多糖含量测定方法——紫外分光光度法

（1）对照品溶液的制备　精密称取葡萄糖对照品，置 50 ml 容量瓶中，加水适量，超声（频率 33 kHz，功率 250 W）使其完全溶解，再用水稀释定容至刻度，制成 0.1156 mg/ml 的对照品溶液，即得。

（2）5% 苯酚溶液的配制　精密称取苯酚固体 1.25 g，加蒸馏水适量，超声使其完全溶解，最后定容于 25 ml 棕色容量瓶中，置于 4℃冰箱中，备用。

（3）检测波长的选择　精密吸取配制好的葡萄糖对照品溶液 0.3 ml，置 5 ml 具塞试管中，依次加蒸馏水 0.5 ml，加 5% 苯酚 0.5 ml，硫酸 2.5 ml，混匀，水浴加热 15 min，冷却至室温，加蒸馏水补至 5 ml，摇匀，放冷，于 400 ～ 600 nm 范围内进行紫外全波长扫描。结果显示在 488 nm 处，有最大吸收峰，故确定检测波长为 488 nm。

（4）标准曲线的绘制　精密吸取对照品溶液 0 ml、0.3 ml、0.35 ml、0.4 ml、0.45 ml、0.5 ml、0.55 ml，分别置 5 ml 具塞试管中，依次分别加入蒸馏水 0.5 ml，加 5% 苯酚 0.5 ml，硫酸 2.5 ml，混匀，水浴加热 15 min，冷却至室温，加蒸馏水补至 5 ml，摇匀，放冷，于 488 nm 处测定吸光度值。以吸光度值 A 为纵坐标，葡萄糖对照品的浓度 C（mg/ml）为横坐标，绘制标准曲线，得到回归方程为：$Y=62.467X-0.1353$，$r=0.9991$（$n=6$），见图 6-1-1。

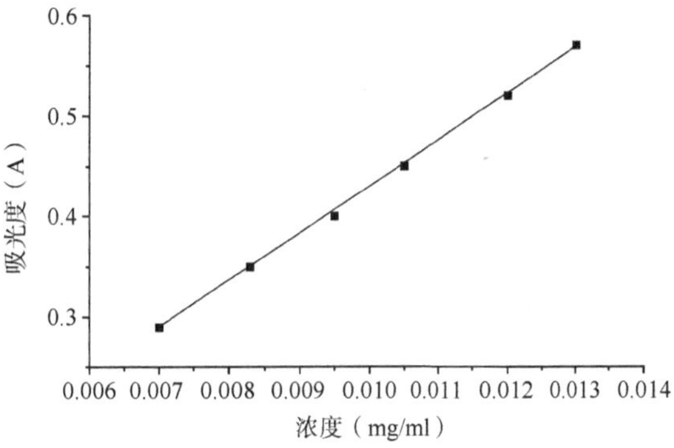

图 6-1-1　葡萄糖标准曲线图

2. 云芝多糖提取工艺单因素考察

（1）云芝药材粉碎粒径考察　将云芝药材粉碎至不同粒径，使其过 10、20、40 目筛。精密称取不同粒径的云芝药材各 3 份（$n=3$），每份约 2 g，置锥形瓶中，准确加入蒸馏水 80 ml，称定重量，常温条件下超声提取 0.5 h，放冷，再次称定重量，并用蒸馏水补足损失的重量，摇匀，滤过，挥到一定体积后，定容在 50 ml 容量瓶中。分别吸取 0.4 ml，在 488 nm 条件下进行紫外检测，测定多糖的含量，结果见表 6-1-1。

表 6-1-1　云芝药材粉碎粒径考察结果

药筛型号（目）	10	20	40
多糖含量（%）	7.12	7.28	7.74

由表 6-1-1 可知，过 10、20、40 目筛的各样品多糖提取率无明显差别，考虑到云芝药材质地的特殊性，其粉碎至粒径为 20 目、40 目时损失较大，故最终确定粉碎粒径为过 10 目筛。

（2）云芝多糖提取方法考察

1）超声提取法：精密称取云芝药材（过 10 目筛，$n=3$）3 g，置具塞锥形瓶中，准确加入蒸馏水 120 ml，称定重量，常温条件下超声提取 0.5 h，放冷，再次称定重量，并用蒸馏水补足损失的重量，摇匀，滤过，挥到一定体积后，定容在 50 ml 容量瓶中。分别吸取 0.4 ml，在 488 nm 条件下进行紫外检测，测定多糖的含量，结果见表 6-1-2。

2）回流提取法：精密称取云芝药材（过 10 目筛，n=3）约 3 g，置圆底烧瓶中，准确加入蒸馏水 120 ml，称定重量，回流提取 1 h，放冷，再次称定重量，并用蒸馏水补足损失的重量，摇匀，滤过，挥到一定体积后，定容在 50 ml 容量瓶中。按"（1）"项下方法测定云芝总多糖含量，结果见表 6-1-2。

表 6-1-2　云芝多糖提取方法考察结果

提取方法	超声提取法	回流提取法
多糖含量（%）	7.12	7.97

由表 6-1-2 可知，回流提取法提取云芝多糖含量高于超声提取法，故确定回流提取法为云芝的最佳提取方法。

3. 云芝提取正交试验设计

（1）正交因素水平的确定　根据单因素考察实验结果及查阅相关文献，选择加溶剂量（A）、提取次数（B）、提取时间（C）三个因素为主要影响因素，进行 $L_9(3^4)$ 正交试验，见表 6-1-3。试验重复 3 次，以多糖含量、出膏率为评价指标，综合评分最终优选出其最佳提取条件。

表 6-1-3　因素水平表

水平	因素			
	A 加溶剂量（倍）	B 提取次数（次）	C 提取时间（h）	D 误差
1	30	1	1	1
2	40	2	1.5	2
3	50	3	2	3

（2）正交试验方法及结果　取 9 份云芝药材，过 10 目筛，每份 5 g，精密称定，置圆底烧瓶中，按 $L_9(3^4)$ 正交试验设计表进行平行试验。滤液浓缩至一定体积后，转移至 100 ml 容量瓶中，定容，转移至干燥恒重的蒸发皿中，水浴挥干，105℃条件下干燥至恒重，取出，置干燥器中冷却半小时，迅速称定其重量，并计算出膏率。分别取 10 mg 样品，定容于 50 ml 容量瓶中，按"1"项下方法操作，测定云芝多糖含量，结果见表 6-1-4 和表 6-1-5。

表 6-1-4　正交试验结果表

序号	因素 A	因素 B	因素 C	因素 D	多糖含量（%）	出膏率（%）	综合评分
1	1	1	1	1	8.18	13.00	0.2365
2	1	2	2	2	9.21	14.00	0.2590
3	1	3	3	3	11.31	17.30	0.3192
4	2	1	2	3	9.16	13.67	0.2546
5	2	2	3	1	11.60	16.67	0.3150
6	2	3	1	2	11.24	15.67	0.2996

续表

序号	因素 A	因素 B	因素 C	因素 D	多糖含量（%）	出膏率（%）	综合评分
7	3	1	3	2	9.19	13.00	0.2472
8	3	2	1	3	10.69	14.67	0.2823
9	3	3	2	1	11.12	14.67	0.2868
均值 1	9.567	8.843	10.247	10.300			
均值 2	10.667	10.500	9.830	9.880			
均值 3	10.333	11.223	10.700	10.387			
极差	1.100	2.380	0.87	0.507			

注：综合评分 = 多糖含量 /75.88×0.8+ 出膏率 /17.30×0.2。

表 6-1-5　方差分析表

因素	偏差平方和	自由度	F 比	F 临界值	显著性
A	14.051	2	9.116	19	*
B	14.891	2	9.636	19	*
C	1.331	2	1.000	19	
D	0.892	2	0.637	19	

注：$F_{0.05}$（2，2）=19.00，$*P < 0.05$。

根据直观分析和方差分析结果可知，加溶剂量、提取次数、提取时间三个因素对云芝多糖提取结果均有一定的影响，其中加溶剂量和提取次数对云芝多糖提取结果影响最大，具有显著性差异。故综合考虑提取费用、耗时、效率等因素，最终确定云芝多糖的最优提取工艺为 30 倍量水，回流提取 3 次，每次 1.5 h。

本实验采用紫外分光光度法对云芝多糖的提取工艺进行优选。通过 L_9（3^4）正交试验，选择加溶剂量（倍）、提取次数（次）、提取时间（h）作为影响因素，进行四因素三水平正交试验。以粗多糖含量（权重系数为 0.8）为主指标，出膏率（权重系数为 0.2）为次指标，加权综合评分，优选云芝多糖的最佳提取工艺。综合考虑提取效率、耗时、费用等因素，最终优选出的云芝多糖最佳提取工艺均为 30 倍量水，回流提取 3 次，每次 2 h。

二、云芝多糖纯化工艺研究

（一）实验材料

1. 仪器与设备

FW-80 高速万能粉碎机（北京市永光明医疗器械仪器厂）；HSS 型电子恒温水浴锅（常州智博瑞仪器制造有限公司）；DZF-6020 型真空干燥箱（上海一恒科学仪器有限公司）；UV-1750 型紫外分光光度计（北京瑞利分析仪器公司）。

2. 药材与试剂

云芝药材（由丹东药业集团有限公司提供，经辽宁中医药大学翟延君教授鉴定为多孔菌科植物云芝 *Coriolus versicolor* 的干燥子实体）；葡萄糖对照品（成都普菲生物科技有限公司，批号：140730）；浓硫酸、苯酚（分析纯，天津市凯信化学工业有限公司）。

（二）方法与结果

1. 云芝粗多糖纯化正交设计

采用水提醇沉法经预实验及相关文献调研，确定影响醇沉效果的主要因素有醇终浓度（A）、药液浓度（B）、醇沉时间（C）三个因素，进行 $L_9(3^4)$ 正交试验，试验重复 3 次，以云芝粗多糖纯度为评价指标，优选出云芝粗多糖的最佳纯化工艺，见表 6-1-6。

表 6-1-6　因素水平表

水平	因素			
	A 醇终浓度（%）	B 药液浓度（%）	C 醇沉时间（h）	D 误差
1	60	0.5	6	1
2	70	1.0	12	2
3	80	1.5	24	3

2. 正交试验含量测定方法及结果

称取 9 份云芝药材，粉碎（过 10 目筛），每份约 10 g，按 $L_9(3^4)$ 正交试验设计表进行试验，每个样品平行做 3 份，按“一、云芝多糖提取工艺研究”“（二）方法与结果”“1”项下多糖含量测定方法测定多糖含量，结果见表 6-1-7 和表 6-1-8。

表 6-1-7　正交试验结果表

序号	因素 A	因素 B	因素 C	因素 D	多糖纯度（%）
1	1	1	1	1	67.23
2	1	2	2	2	68.00
3	1	3	3	3	76.27
4	2	1	2	3	80.30
5	2	2	3	1	80.33
6	2	3	1	2	76.28
7	3	1	3	2	78.75
8	3	2	1	3	71.07
9	3	3	2	1	74.38
均值 1	70.500	75.427	71.527	74.647	
均值 2	79.637	73.800	74.227	74.343	
均值 3	74.733	75.643	79.117	75.880	
极差	9.137	1.843	7.590	1.537	

表 6-1-8　方差分析表

因素	偏差平方和	自由度	F 比	F 临界值	显著性
A	125.442	2	31.566	19.000	*
B	6.091	2	1.533	19.000	
C	88.810	2	22.341	19.000	*
D	3.974	2	1.000	19.000	

注：$F_{0.05}(2，2)=19.00$，$^{*}P<0.05$。

根据直观分析和方差分析结果可知，以云芝多糖含量为评价指标，对云芝多糖纯度影响因素强弱顺序为 A ＞ C ＞ B，其中醇终浓度和醇沉时间具有显著性差异，且醇终浓度为 70% 时均值最大，醇沉时间为 24 h 时均值最大。增加醇沉时间此因素的其他两个水平，进一步考察其对多糖纯度结果的影响，按“一、云芝多糖提取工艺研究”“（二）方法与结果”“1”项下多糖含量测定方法测定多糖含量，结果见表 6-1-9。

表 6-1-9　醇沉时间对多糖纯度的影响结果

醇沉时间（h）	24	36	48
多糖纯度（%）	80.33	80.40	80.41

由表 6-1-9 可知，随着醇沉时间的增加，多糖含量无明显差别，故综合考虑提取效率、耗时、费用，确定醇沉时间为 24 h。综上所述，最终优选出云芝多糖的纯化工艺为药液浓度为 1.0 g/ml 生药量，醇终浓度为 70%，醇沉时间为 24 h 进行纯化，得到的云芝多糖纯度较高。

本实验通过 $L_9(3^4)$ 正交试验，醇终浓度（A）、药液浓度（B）、醇沉时间（C）三个因素作为考察因素，进行四因素三水平正交试验。以多糖纯度为考察指标，最终优选出云芝多糖的最佳纯化工艺为药液浓度为 1.0 g/ml 生药量，醇终浓度为 70%，醇沉时间为 24 h。

本实验从云芝药材有效组分出发，采用紫外分光光度法，以多糖含量及出膏率等作为评价指标，对其多糖成分进行提取纯化工艺优选。首先通过单因素实验，以多糖含量为指标，考察了药材粉碎粒径、提取方法对云芝多糖提取的影响，确定了云芝药材粉碎过 10 目筛，采用回流提取的方法。其次通过 $L_9(3^4)$ 正交试验，分别选择加溶剂量、提取次数、提取时间作为影响因素，以粗多糖含量（权重系数为 0.8）为主指标，出膏率（权重系数为 0.2）为次指标，加权综合评分，优选出云芝多糖的最佳提取工艺为 30 倍量水，回流提取 3 次，每次 2 h。采用此工艺进行提取，多糖含量可达 11.31%。此外采用 $L_9(3^4)$ 正交试验，以醇终浓度（A）、药液浓度（B）、醇沉时间（C）三个因素为考察指标，以多糖纯度为评价指标，最终确定云芝多糖的纯化工艺为药液浓度为 1.0 g/ml 生药量，醇终浓度为 70%，醇沉时间 24 h 进行纯化。采用此工艺进行纯化，多糖纯度可达 80.33%。此工艺操作简便，不仅为云芝多糖的提取及纯化研究提供了可行的工艺，而且为复方木鸡颗粒的后续深入研究奠定了基础。

第二节　山豆根有效物质组分提取纯化工艺及成分表征研究

一、山豆根总生物碱提取工艺研究

山豆根药材为山豆根属豆科植物越南槐 *Sophora tonkinensis* Gagnep. 的干燥根和根茎。其功效为清热解毒，消肿利咽。用于火毒蕴结，咽喉肿痛，齿龈肿痛等症。其主要成分包括生物碱类、多糖、鞣质等，其中生物碱和多糖在抗炎、保肝及抗肿瘤等方面具有较强的活性，本实验参考本实验室所建立的提取纯化的 SOP，采用高效液相色谱法及紫外分光光度法，以有效组分的含量为指标，通过正交、星点试验设计等方法对山豆根有效组分进行提取工艺研究。采用大孔吸附树脂分离技术，静、动态吸附与解吸试验，对山豆根有效组分进行纯化工艺研究，优选出最佳提取纯化工艺，为进一步深入研究山豆根有效物质组分治疗肝炎提供依据。

（一）实验材料

1. 仪器与设备

Agilent 1260 高效液相色谱仪（安捷伦科技（中国）有限公司）；ACCULAB ALC-11C 型电子分析天平（德国赛多利斯集团）；DZTW 型调温电热套（巩义市宇华仪器有限责任公司）；UAIRETMHD2-BCN-1360B 型 CO_2 培养箱（德国 Nuaire 公司）；UV-1750 型紫外 - 可见分光光度计（北京瑞利分析仪器公司）；HSS 型电子恒温水浴锅（上海博讯实业有限公司医疗设备厂）。

2. 药材与试剂

山豆根药材（由丹东药业集团有限公司提供，经辽宁中医药大学翟延君教授鉴定为豆科植物越南槐 *Sophora tonkinensis* Gagnep. 的干燥根和根茎）；苦参碱对照品（购于中国药品生物制品鉴定所，批号：Q4C5-AG8B）、氧化苦参碱对照品（购于中国药品生物制品鉴定所，批号：YGU4-3YSU）；乙腈（色谱纯，购自天津市科密欧化学试剂有限公司），甲醇、乙醇、氯仿（分析纯，购自天津市科密欧化学试剂有限公司）。

（二）方法与结果

1. 山豆根总生物碱的含量测定

（1）对照品溶液的制备 精密称取苦参碱对照品 4.74 mg，置于 25 ml 量瓶中，加甲醇定容至刻度，摇匀使其充分溶解，即得。

（2）供试品溶液的制备 精确称取山豆根干浸膏 0.10 g，置于 10 ml 量瓶中，加甲醇定容至刻度，摇匀，使其充分溶解，即得。

（3）pH 7.4 缓冲液配制 吸取 0.2 mol/L 的磷酸二氢钾 25 ml，0.1 mol/L 的氢氧化钠溶液 39 ml，加水至 10 ml 容量瓶中，用 pH 酸度计校正至 7.4 作为缓冲液。

（4）酸性染料的配制 称取溴百里香酚蓝 0.025 g，用 pH 7.4 缓冲液定容至 100 ml，配成 0.025% 的显色剂。

（5）检测波长的选择 分别精确吸取对照品溶液和供试品溶液各 1 ml，分别置于具塞锥形瓶中，挥干溶剂，加入酸性染料溶液 6 ml 和氯仿 6 ml，震荡 2 min，后置于分液漏斗中静止 2 h，分取氯仿层溶液，以相应试剂为空白，于 200 ～ 800 nm 进行全波长光谱扫描，结果在 416 nm 处有最大吸收，故选择测定波长 416 nm。纯化工艺考察试验中所得滤液、洗脱液的供试品溶液显色方法类此。

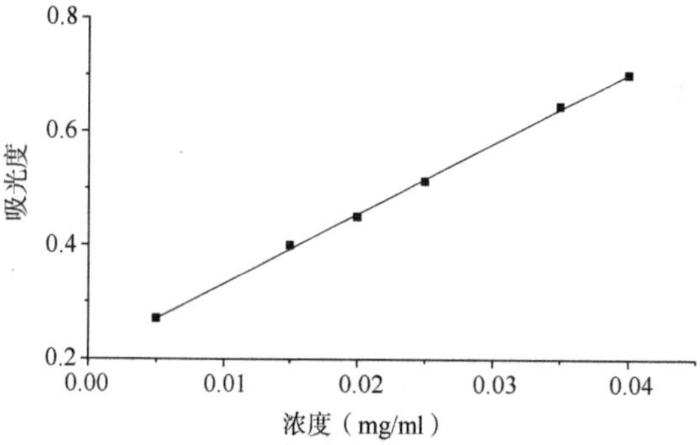

图 6-2-1 山豆根总生物碱标准曲线图

（6）标准曲线的绘制 精密称取“（1）”项下对照品溶液 0.1 ml、0.3 ml、0.4 ml、0.5 ml、0.7 ml、0.8 ml，置于具塞锥形瓶中，挥干溶剂，自“加入酸性染料溶液 4 ml”开始，同“（3）”项下方法，于 416 nm 处测定对照品溶液吸光度（A）。以 A 为纵坐标，质量浓度（C，mg/ml）为横坐标，得线性回归方程 A=13.073C+0.2107（r=0.9996），见图 6-2-1，山豆根总生物碱以苦参碱计在 0.004 98 ～ 0.038 40 mg/ml 具有良好线性关系。

2. 苦参碱、氧化苦参碱的含量测定

（1）混合对照品溶液的制备　精密称取对照品苦参碱、氧化苦参碱各适量，置于25 ml量瓶中，加甲醇定容至刻度，摇匀，使其充分溶解，即得浓度分别为0.019 76 mg/ml、0.076 56 mg/ml的苦参碱、氧化苦参碱混合对照品溶液。

（2）供试品溶液的制备　精密吸取各组山豆根提取液，经0.22 μm微孔滤膜滤过，即得。

（3）色谱条件　Welch LP-C_{18}色谱柱（4.6 mm×250 mm，5 μm），流动相为乙腈-（0.02%磷酸+0.036%三乙胺）水（5：95），流速0.8 ml/min，检测波长215 nm，柱温25℃。分别精密吸取对照品溶液与供试品溶液各10 μl，注入液相色谱仪，测定，色谱图见图6-2-2。

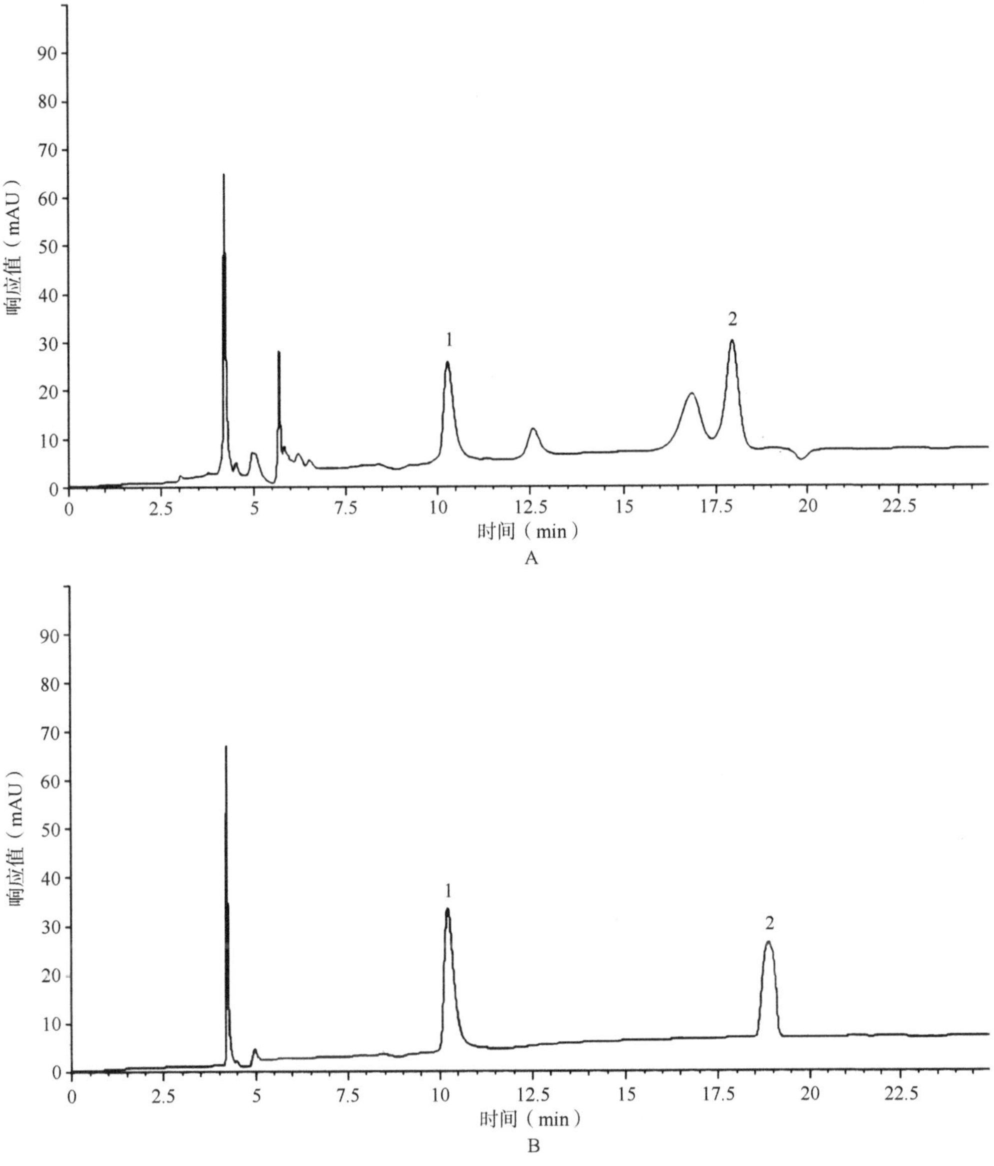

图6-2-2　对照品溶液（A）和山豆根供试品溶液（B）HPLC图谱

（1. 苦参碱；2. 氧化苦参碱）

（4）标准曲线的绘制 精密量取混合对照品溶液 2 μl、4 μl、5 μl、6 μl、8 μl、9 μl、10 μl 按上述色谱条件进样测定，以峰面积为纵坐标，对照品进样量（μg）为横坐标，绘制标准曲线，得苦参碱、氧化苦参碱的回归方程分别为：Y=3486.1X–1.2729，r=0.9992；Y=1068.9X–31.567，r=0.9999。表明苦参碱浓度在 0.039 52 ～ 0.197 60 μg、氧化苦参碱浓度在 0.153 12 ～ 0.765 60 μg 范围内线性关系良好。

3. 单因素试验

（1）不同提取方法的考察 平行称取 3 份山豆根粗粉 5.0 g，精密称定，一份置于圆底烧瓶中加 80% 乙醇 50 ml 回流提取 2 h，滤过，浓缩至干，甲醇复溶，定容置 100 ml 量瓶中；一份置于具塞锥形瓶中加 80% 乙醇 50 ml 超声提取 2 h，滤过，浓缩至干，甲醇复溶，定容置 100 ml 量瓶中；另一份置于圆底烧瓶中加 50 ml 水回流提取 2 h，过滤，浓缩至干，甲醇复溶，定容置 100 ml 量瓶中。测定总生物碱、苦参碱及氧化苦参碱的含量，见表 6-2-1。

表 6-2-1 不同提取方法的考察

	超声法	回流法	水提法
苦参碱含量（%）	0.241	0.349	0.086
氧化苦参碱含量（%）	0.372	0.509	0.612
总生物碱含量（%）	1.030	1.490	0.810

结果表明，虽然水提法提取的氧化苦参碱含量最高，但其总生物碱和苦参碱含量却不高，因此综合考虑，最终采用乙醇作为提取溶媒，提取山豆根总生物碱。

（2）提取次数的考察 取供试品粉末 30.0 g 置圆底烧瓶中，用 80% 乙醇、醇倍数 10 倍浸泡 30 min，于水浴回流提取 2 h 后倒出药液，记为Ⅰ组，药渣继续用 10 倍量 70% 乙醇提取 2 h，药液倒出记为Ⅱ组，同法提取第 3 次、第 4 次，分别记为Ⅲ组、Ⅳ组。分别对四组药液测定总生物碱、苦参碱和氧化苦参碱含量。结果见表 6-2-2。

表 6-2-2 提取次数单因素实验结果

	Ⅰ组	Ⅱ组	Ⅲ组	Ⅳ组
苦参碱含量（%）	0.210	0.019	0.0003	0.0001
氧化苦参碱含量（%）	0.466	0.052	0.0006	0.0002
总生物碱含量（%）	1.332	0.270	0.0020	0.0010

由表 6-2-2 可知，Ⅲ组、Ⅳ组含量很低，可以忽略，从工业成本考虑选取提取次数为 2 次。

4. 星点 - 响应面法优化总生物碱提取条件

（1）星点试验设计 根据文献并结合预实验可知，影响回流提取山豆根总生物碱的主要因素有乙醇体积分数（X_1）、料液比（X_2）、提取时间（X_3）等。根据星点设计原理，将以上 3 个因素作为自变量，并将每个因素设置 5 个水平，分别用 –1.732、–1、0、1、1.732 来表示。代码值代表的实际操作值见表 6-2-3。

表 6-2-3　提取工艺星点设计因素与水平（R=3）

编码值	乙醇体积分数（X_1，%）	料液比（X_2，倍）	提取时间（X_3，min）	编码值	乙醇体积分数（X_1，%）	料液比（X_2，倍）	提取时间（X_3，min）
−1.732	40.0	1∶6	60	1	79.5	1∶12.3	155
−1	50.5	1∶7.7	85	1.732	90.0	1∶14	180
0	65.0	1∶10	120				

依据因素水平表，取山豆根药材 10 g，加不同浓度的乙醇回流提取，提取 2 次，滤过，取滤液，分别测定总生物碱、苦参碱、氧化苦参碱的收率及出膏率，结果见表 6-2-4，另外，将表 6-2-4 中提取物总生物碱（Y_1）、苦参碱（Y_2）、氧化苦参碱（Y_3）的收率（提取物中各生物碱的质量 / 药材质量 ×100%）、出膏率（总提取物的质量 / 药材质量 ×100%，Y_4）的数值标准化为 0 ～ 1 的归一值（desirability，d），并将归一值求算几何平均数，得总评归一值（overall desirability，OD）。OD=（d_1，d_2，…，d_n）$^{1/n}$ 为指标数，对取值越小越好的响应和取值越大越好的响应采用 Hassan 方法分别进行数学转换求归一值 $d_{\min}$ 和 $d_{\max}$，$d_{\min}$=（$Y_{\max}$–Y_i）/（$Y_{\max}$–$Y_{\min}$），$d_{\max}$=（Y_i–$Y_{\min}$）/（$Y_{\max}$–$Y_{\min}$）。另外，本试验要求所提取的总生物碱、苦参碱、氧化苦参碱的收率越大越好，而出膏率越小越好，从而使各提取成分含量高而杂质含量少，结果见表 6-2-4。

表 6-2-4　提取工艺星点试验设计及结果（n=3）

试验号	乙醇体积分数（X_1，%）	料液比（X_2，倍）	提取时间（X_3，min）	总生物碱含量（Y_1，%）	苦参碱含量（Y_2，%）	氧化苦参碱含量（Y_3，%）	出膏率（Y_4，%）	总评归一值（OD）
1	−1.000	−1.000	−1.000	1.28	0.16	0.43	18.03	0.2375
2	1.000	−1.000	−1.000	1.01	0.13	0.31	11.43	0
3	−1.000	1.000	−1.000	1.76	0.22	0.98	18.97	0
4	1.000	1.000	−1.000	1.15	0.16	0.41	14.21	0.3136
5	−1.000	−1.000	1.000	1.53	0.20	0.71	18.16	0.4226
6	1.000	−1.000	1.000	1.12	0.14	0.31	13.75	0.2011
7	−1.000	1.000	1.000	1.38	0.23	0.38	18.52	0.2845
8	1.000	1.000	1.000	1.34	0.19	0.55	13.68	0
9	−1.732	0	0	1.13	0.17	0.41	18.60	0.1780
10	1.732	0	0	0.97	0.20	0.22	11.96	0
11	0	−1.732	0	1.13	0.15	0.50	15.55	0.2783
12	0	1.732	0	1.14	0.15	0.43	18.59	0.1577
13	0	0	−1.732	1.15	0.16	0.54	18.40	0.2074
14	0	0	1.732	1.49	0.17	0.72	14.01	0.5609
15 ～ 20	0	0	0	1.71	0.22	0.90	16.76	0.6824

（2）**数学模型拟合**　以山豆根中总生物碱含量为因变量对各因素进行二项式拟合，使用 Design-Expert 8.0.5，二项式拟合复相关系数 r^2=0.9503，P < 0.0001，各项方差分析结果见表 6-2-5。从表 6-2-5 可以看出，各因素中一次项、二次项都具有显著性差异，说明各具

体试验因子对效应值的影响不是简单的线性关系。所以选择二项式拟合模型，且实测值和预测值基本吻合。二项式拟合方程为 $Y=9.067\ 29+0.112\ 34X_1+0.759\ 63X_2+0.039\ 671X_3+2.033\ 75\times10^{-3}X_1X_2-1.385\ 95\times10^{-4}X_1X_3-7.416\ 07\times10^{-4}X_2X_3-9.197\ 21\times10^{-4}X_1^2-0.040\ 984X_2^2-8.861\ 55\times10^{-5}X_3^2$。

表 6-2-5　方差分析表

来源	平方和	自由度	均方	F 值	*P* 值（概率＞F）
模型	1.270	9	0.140	21.24	＜0.0001
A- 溶剂浓度	0.039	1	0.039	5.87	0.0359
B- 料液比	0.016	1	0.016	2.40	0.1525
C- 提取时间	0.067	1	0.067	10.11	0.0098
AB	0.030	1	0.030	4.49	0.0602
AC	0.042	1	0.042	6.38	0.0301
BC	0.022	1	0.022	3.25	0.1016
A^2	0.670	1	0.670	101.63	＜0.0001
B^2	0.421	1	0.420	63.79	＜0.0001
C^2	0.190	1	0.190	27.97	0.0004
残差	0.066	10	6.636×10^{-3}		
失拟项	0.066	5	0.013		
纯误差	0	5	0		
总离差平方和	1.330	19			

（3）响应面优化　其中的 1 个变量作为中值，把因变量与另外 2 个因素拟合为三维曲面，利用软件 Design-Expert 8.0.6，按照二项式方程的数学模型，绘制因变量等高线图和响应面图（图 6-2-3 ～图 6-2-5）。

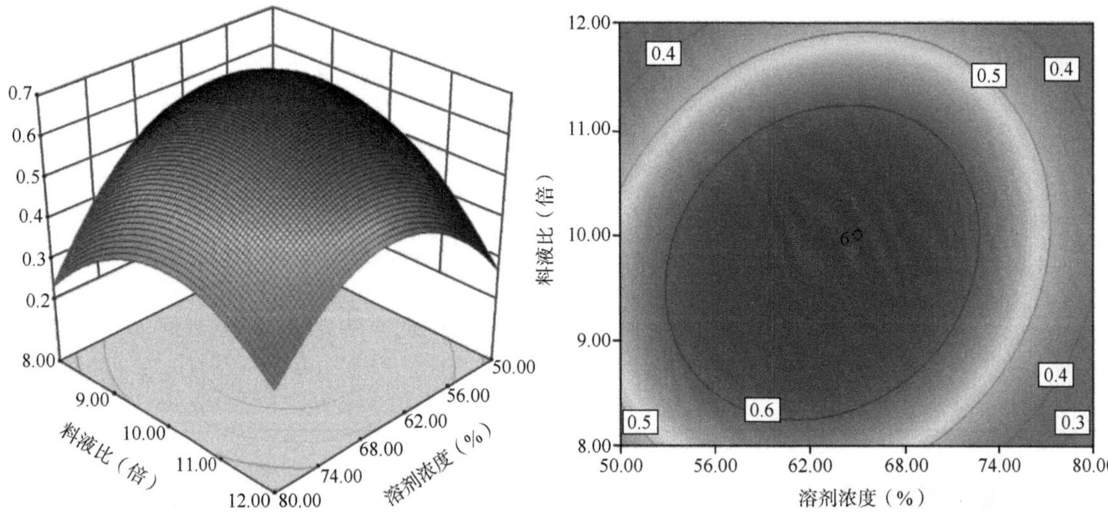

图 6-2-3　乙醇浓度和液料比对总评归一值（OD）的响应面与等高线图

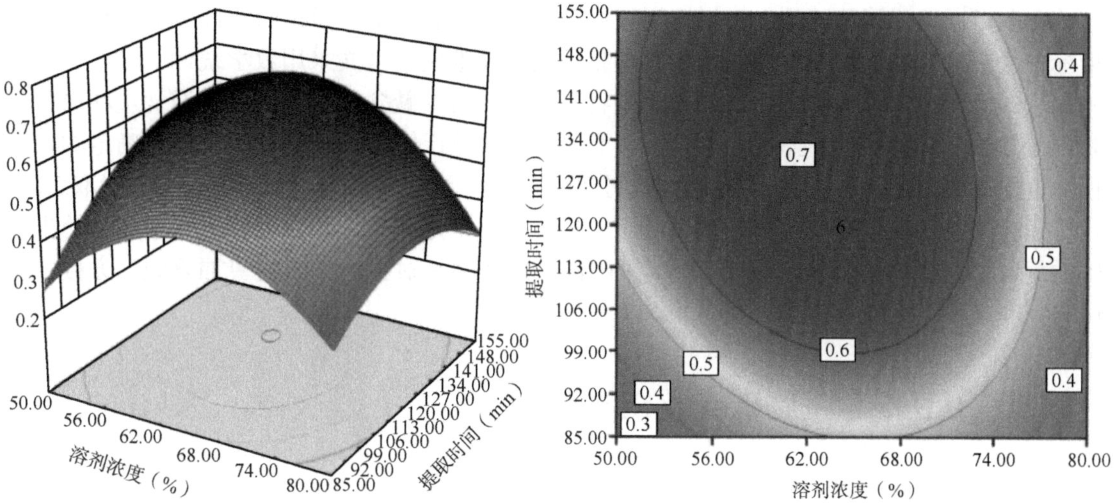

图 6-2-4　提取时间和乙醇浓度对总评归一值（OD）的响应面和等高线图

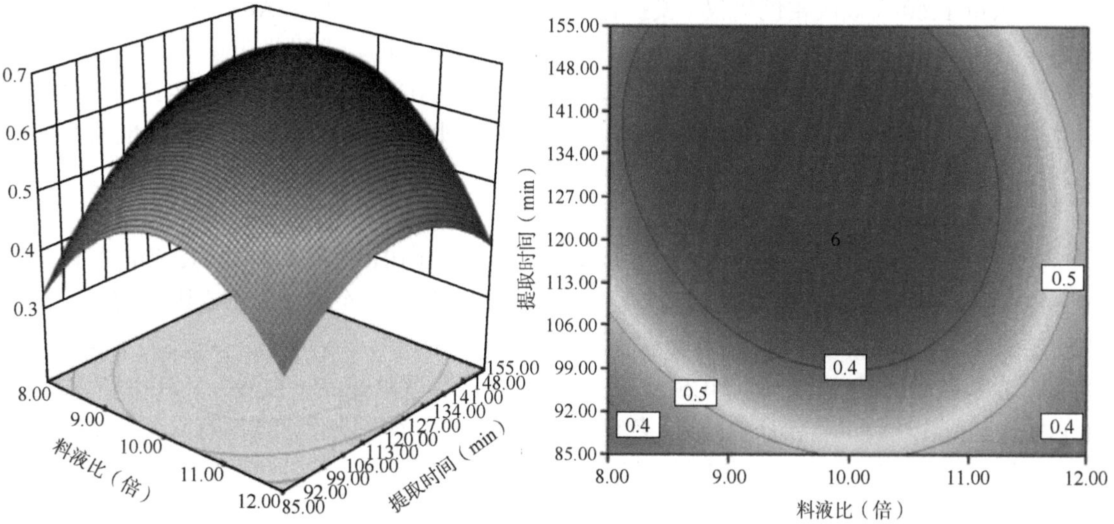

图 6-2-5　提取时间和液料比对总评归一值（OD）的响应面和等高线图

利用软件 Design-Expert 8.0.6，结合响应面分析，当 OD 值最大时，山豆根生物碱最佳提取工艺为溶剂浓度 64.8%，料液比 1：9.95，提取时间 136.66 min。考虑到工业生产，故把提取山豆根中生物碱的工艺暂定为 10 倍量 65% 乙醇回流 2 次，每次 2 h。

5. 验证试验

按优选的最佳提取工艺进行 3 次验证实验，结果总生物碱含量分别为 1.733%、1.715%、1.709%，平均值为 1.719%，RSD 为 0.73%；苦参碱含量分别为 0.228%、0.222%、0.215%，平均值为 0.222%，RSD 为 2.94%；氧化苦参碱含量分别为 0.933%、0.909%、0.899%，平均值为 0.914%，RSD 为 1.91%；出膏率分别为 16.88%、16.78%、16.54%，平均值为 16.73%，RSD 为 1.04%。说明所建立的数学模型及工艺条件预测性可靠、重现性高。

星点 - 响应面法可通过非线性模型拟合得出最佳条件，弥补了正交设计和均匀设计的不足。本实验各因素的预测值与实测值偏差较小，结果较理想。

在多指标工艺筛选试验中，指标间往往互相影响，利于某一指标的条件可能不利于另一指标，最终选择的优化条件往往依据这些指标的综合效应。本文采用数学统计中的“总评归一化”的概念，综合考虑所得产物中总生物碱含量、苦参碱含量、氧化苦参碱含量和出膏率4个因素，计算总评归一值，成功地建立了数学模型进行优化与预测分析，最终确定的山豆根总生物碱最佳提取工艺条件为乙醇体积分数65%，料液比1∶10，提取时间2 h，提取2次，且所优选的制备工艺实测值与预测值吻合较好。证明采用非线性拟合模型优选山豆根总生物碱的提取工艺更加接近客观事实，响应面3D图使各因素对指标的影响更加直观、方便，且试验精度高。

二、山豆根总生物碱纯化工艺研究

（一）实验材料

1. 仪器与设备

Agilent 1260高效液相色谱仪（安捷伦科技（中国）有限公司）；ACCULAB ALC-11C.4型电子分析天平（德国赛多利斯集团）；DZTW型调温电热套（巩义市宇华仪器有限责任公司）；UAIRETM US Autoflow型CO_2培养箱（德国NUAIRE公司）；UV-1750型紫外-可见分光光度计（北京瑞利分析仪器公司）；HSS型电子恒温水浴锅（上海博讯实业有限公司医疗设备厂）。

2. 药材与试剂

HPD-100、HPD-300、HPD-400、HPD-600、AB-8、D-101、NKA-9、X-5、聚酰胺树脂、ADS-7大孔吸附树脂（沧州宝恩有限公司）；山豆根药材（丹东药业集团有限公司提供，经辽宁中医药大学翟延君教授鉴定为豆科植物越南槐 *Sophora tonkinensis* Gagnep. 的干燥根和根茎）；苦参碱对照品（批号：Q4C5-AG8B）、氧化苦参碱对照品（批号：YGU4-3YSU），购自中国药品生物制品鉴定所。乙腈（色谱纯，购自天津市科密欧化学试剂有限公司），甲醇、乙醇、氯仿（分析纯，购自天津市科密欧化学试剂有限公司）。

（二）方法与结果

1. 大孔树脂纯化工艺考察

（1）上柱溶液的制备 称取山豆根粗粉50.0 g，精密称定，按本章第一节确定的最佳提取工艺进行提取，加10倍量65%乙醇，回流提取3次，每次2 h，合并3次提取液，回收乙醇至无醇味，加水稀释成0.1 g/ml（生药/加水量）的药液，超声使溶解，即得。

（2）大孔树脂的预处理 将待处理的10种树脂分别装于柱中，用95%乙醇洗至乙醇洗脱液加水不出现白色浑浊即可，最后用水洗脱至洗脱液无醇味，取出树脂，分别置于三角瓶中，标记备用。

（3）不同树脂静态吸附与解吸试验 根据山豆根的理化性质和树脂的吸附性能，选用10种不同型号的树脂进行试验。称取经预处理过的湿树脂各2.0 g，分别置于50 ml具塞磨口三角锥形瓶中，每瓶加入样品溶液30 ml，于室温25℃下振荡（120 r/min）24 h至吸附平衡，以紫外分光光度法，测定样品溶液总生物碱含量，以HPLC法测定静态吸附前后溶液中的苦参碱及氧化苦参碱含量，依下式计算树脂饱和吸附量和吸附率。

饱和吸附量（mg/g）=（吸附前溶液中总黄酮质量浓度 – 吸附后溶液中总黄酮质量浓度）× 溶液体积 / 树脂质量

吸附率（%）=（吸附前溶液中总黄酮质量浓度 – 吸附后溶液中总黄酮质量浓度）/ 吸附前溶液中总黄酮质量浓度 ×100%

取上述已饱和吸附山豆根总生物碱的树脂分别过滤，除去水液，置于 50 ml 具塞锥形瓶中，精密加入 70% 乙醇 30 ml，室温 25℃下振荡（120 r/min）24 h 至解吸平衡，测定解吸液总黄酮含量及橙皮苷含量，计算解吸率。

解吸量（mg/g）=（解吸液中总黄酮的质量浓度 × 解吸液体积）/ 干树脂质量

解吸率（%）= 解吸量 / 饱和吸附量 ×100%

综合比较 10 种大孔树脂的吸附量和解吸率 2 项指标，结果见表 6-2-6，最后选择 HPD-300 树脂纯化山豆根总生物碱。

表 6-2-6　10 种大孔树脂对山豆根生物碱类化合物静态吸附及解析测定结果

树脂型号	平均孔径（nm）	极性	总生物碱		苦参碱		氧化苦参碱	
			吸附量(mg/g)	解析率(%)	吸附量(mg/g)	解析率(%)	吸附量(mg/g)	解析率(%)
HPD-100	8.5 ～ 9.0	非极性	25.09	74.13	2.31	43.94	8.56	85.31
HPD-300	5.0 ～ 5.5	非极性	29.69	86.85	3.09	63.75	10.59	83.74
HPD-400	7.5 ～ 8.0	弱极性	23.07	81.84	2.02	60.63	17.20	51.15
HPD-450	8.0	极性	22.57	72.11	1.15	60.31	3.60	82.17
D-101	10.0 ～ 12.0	弱极性	25.95	83.19	1.89	56.11	5.70	51.31
AB-8	13.0 ～ 14.0	弱极性	28.29	64.84	2.01	59.71	5.83	70.06
X-5	29.0 ～ 30.0	非极性	20.58	77.64	2.18	65.90	35.55	72.90
ADS-7	25.0 ～ 30.0	极性	26.37	70.93	0.39	62.38	8.56	82.28
NKA-9	15.5 ～ 16.5	极性	21.49	74.27	1.20	61.88	5.92	76.12
聚酰胺	1.5 ～ 3.5	极性	22.91	67.21	0.41	66.36	3.61	80.45

2. 动态吸附考察

（1）上样液浓度的考察　选择 5 个浓度药液 0.2 g/ml、0.4 g/ml、0.5 g/ml、0.8 g/ml、1.0 g/ml（生药 / 加水量），依次加入量为 50 ml、25 ml、20 ml、12.5 ml、10 ml，在相同条件下以 2 BV/h 的流速进行动态吸附后，用 65% 的乙醇进行洗脱，洗脱至洗脱液近无色。收集洗脱液，分别定容于 50 ml 量瓶中，按本章第一节所涉及的方法测定总生物碱、苦参碱和氧化苦参碱解吸量，结果见图 6-2-6，大孔吸附树脂的解吸量先随着样品溶液浓度的增加而增加，当达到一定浓度后树脂的解吸量先随着样品溶液浓度的增加而减小。因此，选用浓度为 0.8 g/ml（生药 / 加水量）的样品溶液进行吸附。

（2）上样液 pH 的考察　取 6 份浓度为 0.1 g/ml（生药 / 加水量）的药液（pH=5.0）50 ml，调节 pH 至 3.0、5.0、7.0、9.0、11.0，以 2 BV/h 的流速进行动态吸附，依法测定总生物碱、苦参碱和氧化苦参碱吸附量。结果见图 6-2-7，样品溶液的 pH 对山豆根生物碱吸附影响不太大，在 pH 为 5 时，HPD-300 对生物碱的影响略明显高于其他条件，考虑到在极端酸性的条件下可能对生物碱结构的稳定性产生影响，同时对大孔吸附树脂也产生一定影响，综合考虑确定最佳的上样溶液 pH 为 5，故以下实验中，样品溶液均选择原液直接上柱。

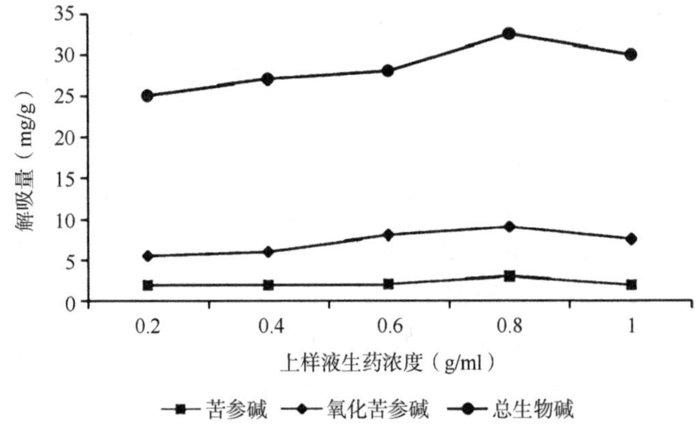

图 6-2-6 树脂解吸量与上样液浓度的关系

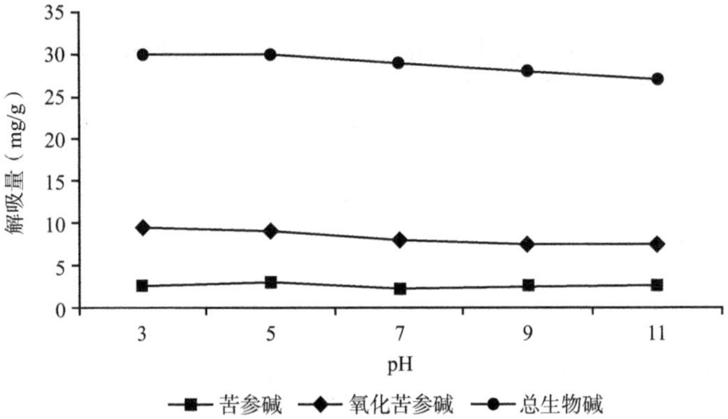

图 6-2-7 树脂解吸量与 pH 的关系

（3）泄露曲线考察 准确称取预处理好的 HPD-300 湿树脂 30 ml 湿法装于树脂柱上，精密加入 0.8 g/ml 溶液，流速 2 BV/h 进行动态吸附，收集流出液，每 5 ml 收集一管，共收集 15 管，测定流出液中总生物碱、苦参碱和氧化苦参碱的含量，绘制泄漏曲线，结果见图 6-2-8。结果表明，上样至第 5 份时流出液中总生物碱、苦参碱和氧化苦参碱含量显著增大，说明此时开始明显泄漏，故确定数值最大上样量为第 3 份，即 15 ml，即树脂比上柱量为 0.4 g/ml（原药材 / 湿树脂）。

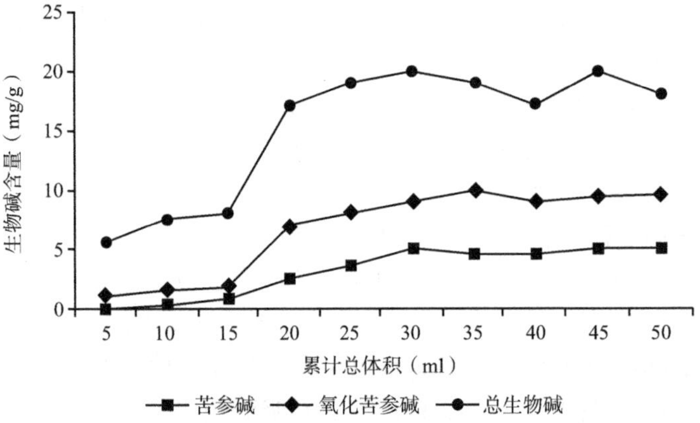

图 6-2-8 泄露曲线

（4）**洗脱醇浓度的考察**　量取 4 份供试品溶液 10 ml 分别加于 4 根预处理好的 HPD-300 湿树脂上，吸附流速为 2 BV/h，吸附结束后分别用 60 ml 的 30%、55%、65%、75%、85% 及 95% 乙醇洗脱至洗脱液无色，流速 2 BV/h，收集洗脱液，定容置 100 ml 容量瓶中，测定总生物碱、苦参碱和氧化苦参碱含量，绘制曲线，结果见图 6-2-9。结果表明，用 65% 乙醇洗脱时，洗脱液中总黄酮含量最大，纯度最高，因此确定最佳洗脱醇浓度为 65% 乙醇。

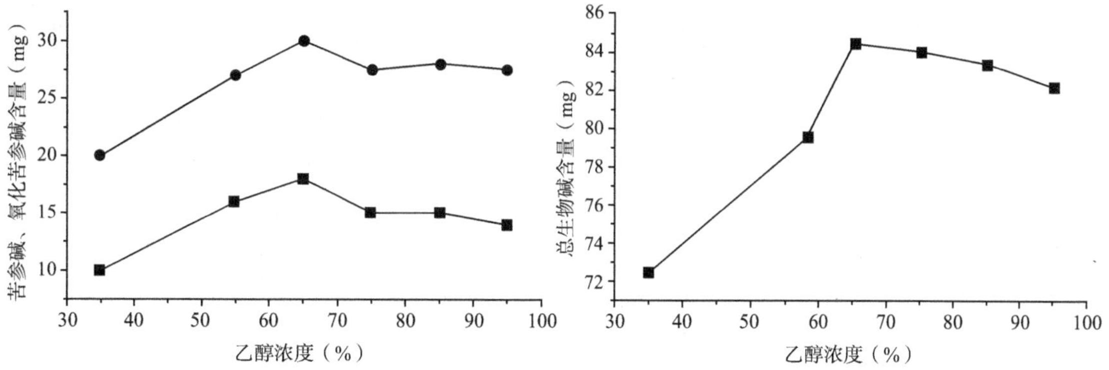

图 6-2-9　不同乙醇浓度对树脂洗脱量考察

（5）**65% 乙醇洗脱醇用量考察**　用 HPD-300 树脂对供试品吸附，待吸附结束后，用 65% 乙醇洗脱，流速为 2 BV/h，每 10 ml 收集一份洗脱液，共收集 16 份，测定洗脱液中总生物碱、苦参碱和氧化苦参碱的含量。以收集份数为横坐标，生物碱含量为纵坐标，绘制洗脱曲线，见图 6-2-10。第 8 份中总生物碱含量很低，表明此时生物碱已经基本解吸完全。因此洗脱醇最佳用量为 8 BV。

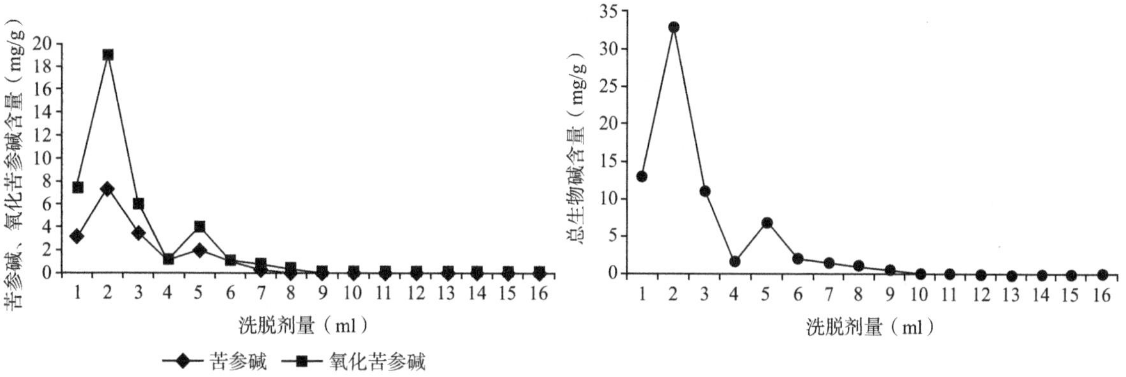

图 6-2-10　洗脱醇用量考察

（6）**冲洗杂质用水体积对纯度的影响**　按上述试验条件下取 4 份供试品溶液，以流速为 2.4 BV/h 上柱，过柱完后分别用 1 BV、2 BV、3 BV、4 BV 水冲洗后洗脱，分别测定每份过柱水洗脱液中总生物碱的含量，计算总生物碱纯度及回收率。测得当水洗体积为 2 BV 时，总生物碱纯度及回收率最高，因此综合总生物碱回收率和纯度，水洗体积适宜 2 BV。

综上所述，山豆根总生物碱的纯化方法：选用 HPD-300 大孔吸附树脂，上样生药浓度调整为 0.8 g/ml，上样液 pH 为 5，树脂比上柱量为 0.4 g/ml（原药材 / 湿树脂），上柱速度为 2 BV/h，先用 2 BV 水洗脱，弃去水洗液，再用 8 BV65% 乙醇洗脱，收集洗脱液，蒸干，即得山豆根总生物碱化学物质组分。

3. 工艺验证实验

精密称取 3 份山豆根药材粉末，按照最佳的提取纯化工艺提取纯化，测定总黄酮的含量，计算总生物碱的纯度，3 次纯度分别为 76.21%、78.77%、78.16%，平均值 77.71%，RSD 为 1.72%，结果显示该纯化工艺稳定、可靠、较理想。

影响大孔吸附树脂吸附性能的因素有很多，包括树脂的结构、极性、比表面积、粒径、孔径，以及被吸附分子的极性、分子大小等。本实验在筛选树脂时综合考虑到树脂的极性、比表面积和孔径等因素，并最终结合各树脂的吸附与解吸性能，选用 HPD-300 树脂来分离纯化山豆根总生物碱、苦参碱及氧化苦参碱。在此基础上，本实验考虑上样液浓度、上样 pH、洗脱溶剂等，采用 HPD-300 型树脂对山豆根总生物碱富集纯化，得到最佳纯化工艺：选用 HPD-300 大孔吸附树脂，上样浓度调整为 0.8 g/ml，上样液 pH 为 3，树脂比上柱量为 0.4 g/ml（原药材 / 湿树脂），上柱速度为 2 BV/h，先用 2 BV 水洗脱，弃去水洗液，再用 8 BV 65% 乙醇洗脱，洗脱流速为 2 BV/h。

本实验以动静结合的吸附方法进行考察，利用动静吸附的各自优点考察不同的因素，最终得到能够纯化出高纯度总生物碱的工艺，为开发山豆根总生物碱为原料的临床应用提供可靠的实验依据。

三、山豆根多糖提取工艺研究

（一）实验材料

1. 仪器与设备

UV-1800 型紫外分光光度计（北京瑞利分析仪器公司）；ACCULAB ALC-11C4 型电子天平（德国赛多利斯集团）；HSS 型电子恒温水浴锅（上海博讯实业有限公司医疗设备厂）；DZTW 型调温电热套（北京市永光明医疗仪器厂）；SHZ-D Ⅲ型循环水式真空泵（巩义市予华仪器有限责任公司）；高速中药粉碎机（北京亿健品牌）。

2. 药材与试剂

山豆根药材（由丹东药业集团有限公司提供，经辽宁中医药大学翟延君教授鉴定为豆科植物越南槐 *Sophora tonkinensis* Gagnep. 的干燥根和根茎）；葡萄糖对照品（成都普菲德生物技术有限公司，批号：140730）；乙醇、浓硫酸、苯酚均为分析纯（天津市凯信化学工业有限公司）。

（二）方法与结果

1. 山豆根多糖含量测定方法

（1）检测波长的选择 以三级水配制一定浓度的葡萄糖溶液，精密吸取 0.2 ml，置于 10 ml 具塞试管中，加水使成 1 ml，再加入 5% 苯酚溶液 1 ml，震荡后迅速加入浓硫酸 5 ml，混匀，静置 30 min 后，照紫外 - 可见分光光度法（《中国药典》2015 年版一部附录Ⅴ A）于 200 ～ 800 nm 进行全波长扫描。结果在 488 nm 处，有最大吸收峰，故确定检测波长为 488 nm。

（2）对照品溶液的制备　取干燥至恒重的葡萄糖，精密称定，置于100 ml量瓶中，蒸馏水溶解并稀释至刻度，再从中吸取10 ml置于100 ml量瓶中，加蒸馏水稀释至刻度，摇匀，即得浓度为0.096 mg/ml的对照品溶液。

（3）标准曲线的绘制　精密量取对照品溶液0 ml、0.2 ml、0.3 ml、0.4 ml、0.5 ml、0.6 ml、0.7 ml置于10 ml具塞试管中，分别加水使成1 ml，再分别加入5%苯酚溶液1 ml，震荡后迅速加入浓硫酸5 ml，混匀，静置30 min后，于488 nm处测定吸收度。以浓度（C）为横坐标（X），吸光度（A）为纵坐标（Y）绘制标准曲线，得回归方程：$A=10.446C+0.0011$（$r=0.9991$，$n=6$）。表明山豆根多糖在19.2～67.2 μg呈良好的线性关系，结果见图6-2-11。

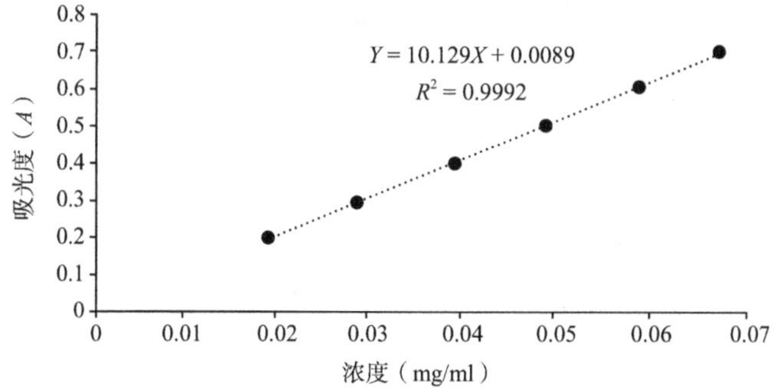

图6-2-11　山豆根多糖标准曲线图

2. 山豆根多糖提取方法考察

精密称取山豆根粗粉5.0 g，按下述方法进行试验，各方法平行两份。

（1）超声法　加50 ml水于装有样品的锥形瓶中，室温超声提取2 h，滤过，浓缩，真空干燥至恒定质量。

（2）回流法　加50 ml水于装有样品的圆底烧瓶中，回流提取2 h，滤过，浓缩，真空干燥至恒定质量。

（3）冷浸法　加50 ml水于装有样品的锥形瓶中，冷浸24 h，滤过，浓缩，真空干燥至恒定质量。按本节“三”项下“（二）”中“1”测定方法测定多糖含量，结果见表6-2-7。结果表明，回流提取法对多糖提取率比超声提取法和冷浸提取法均大，因此确定提取方法为回流提取法。

表6-2-7　山豆根多糖提取方法考察结果表

	超声提取法	回流提取法	冷浸提取法
多糖含量（%）	1.82	3.23	1.47

3. 山豆根多糖提取正交设计

经预实验及考察相关文献，确定影响提取效果的主要因素有加溶剂量（A）、提取时间（B）、提取次数（C）三个因素，对主要影响因素各取三个水平，进行$L_9(3^4)$正交试验，以山豆根多糖含量和出膏率为指标，综合评分确定山豆根多糖的最佳提取条件，结果见表6-2-8。

表 6-2-8 因素水平表

水平	A 加溶剂量（倍）	B 提取时间（h）	C 提取次数（次）	D 误差
1	6	1	1	1
2	10	1.5	2	2
3	14	2	3	3

4. 层次分析法对多糖含量和出膏率权重系数的确定

山豆根多糖有效组分提取工艺为总评价目标，其可通过多糖含量和出膏率这 2 个次级目标来反映，建立起山豆根多糖提取工艺评价目标树图（图 6-2-12）。

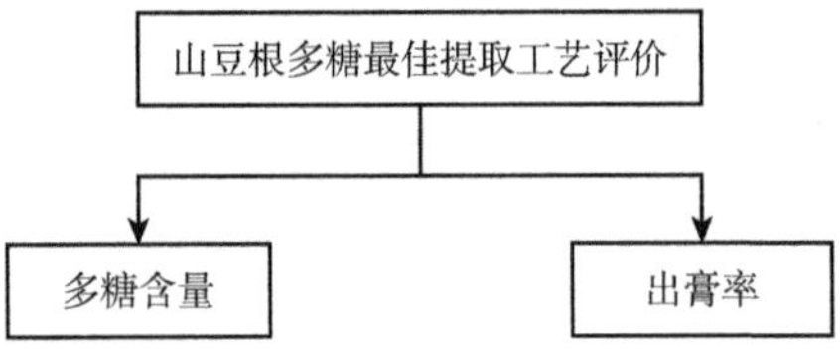

图 6-2-12 山豆根多糖提取工艺评价目标树图

通过比较同一层次目标即多糖含量和出膏率的相对重要程度，构成一系列两两比较矩阵。通过 AHP 软件计算权重系数随机一致性比率 CR，CR=CI/RI，其可作为衡量所得权重系数是否合理的指标。通过软件得到 9 组 CR=0.0000 ＜ 0.1，即认为判断矩阵具有满意的一致性，表明 9 组权重系数合理有效，可用于提取工艺优选的综合评分中，两指标不同重要程度下的权重系数见表 6-2-9。

表 6-2-9 两指标不同重要程度下的权重系数

	多糖含量的权重系数	出膏率的权重系数		多糖含量的权重系数	出膏率的权重系数
比较重要	0.8333	0.1667	十分重要	0.8750	0.1250
	0.1667	0.8333		0.1250	0.8750
同样重要	0.5000	0.5000	绝对重要	0.9000	0.1000
稍微重要	0.7500	0.2500		0.1000	0.9000
	0.2500	0.7500			

按照文献及经验，多糖含量相对出膏率更为重要，因此以多糖含量比较重要下两项指标的不同权重系数（多糖含量和出膏率权重系数分别为 0.8333、0.1667）计算综合评分，以综合评分作为提取工艺的评价指标。

5. 山豆根多糖提取正交设计

精密称量干燥的山豆根粗粉 10 g，按表 6-2-9 的试验条件进行回流提取，滤液定容到 100 ml 量瓶中，吸取 50 ml 置干燥恒重的蒸发皿中，水浴挥干，置 105℃干燥至恒重后于干燥器中冷却半小时，迅速称量出膏率；另 50 ml 定容置 100 ml 量瓶中，精密吸取 5 ml 置于 50 ml 量瓶中，水溶解至刻度，精密吸取 0.2 ml，488 nm 波长下测定含量。结果见表 6-2-10 和表 6-2-11。

表 6-2-10 正交试验结果表

编号	A 加溶剂量（倍）	B 提取时间（h）	C 提取次数（次）	D 空白	多糖含量（%）	出膏率（%）	综合评分
1	1	1	1	1	2.276	7.35	0.4579
2	1	2	2	2	4.974	11.41	0.9516
3	1	3	3	3	4.989	15.73	0.9998
4	2	1	2	3	4.444	12.56	0.8752
5	2	2	3	1	3.717	13.47	0.7634
6	2	3	1	2	2.724	10.26	0.5636
7	3	1	3	2	3.613	15.75	0.7702
8	3	2	1	3	3.291	10.63	0.6622
9	3	3	2	1	4.614	13.92	0.9180
$\bar{K}_1 1$	0.803	0.701	0.561	0.713			
$\bar{K}_1 2$	0.734	0.792	0.915	0.762			
$\bar{K}_1 3$	0.783	0.827	0.844	0.846			
R_1	0.069	0.126	0.354	0.133			

注：综合评分 = 总黄酮含量 / 最大总黄酮含量 ×0.8333+ 出膏率 / 最大出膏率 ×0.1667。

表 6-2-11 以综合评分为指标正交试验方差分析

因素	综合评分			
	偏差平方和	F 比	自由度	显著性
A	0.008	1.000	2	
B	0.025	3.125	2	
C	0.210	26.250	2	*
D	0.027	3.375	2	
误差	0.01		2	

注：$F_{0.05}$（2，2）=19.00；* 为 $P < 0.05$。

以综合评分为指标，直观分析及方差分析影响提取工艺的因素顺序为 C ＞ B ＞ A，其中提取次数（C）对其影响最大且有显著性差异（$P < 0.05$），提取次数为 3 次已达到工厂日提取量，因此不再增加提取次数到 4 次、5 次，因此确定最佳提取次数为 3 次。溶剂用量和提取时间无显著性差异，且 10 倍和 14 倍乙醇用量相差不大，从节约溶剂角度确定溶剂用量为 10 倍；提取时间各水平之间相差不大，因此为提高工业生产效率、节约成本，确定提取时间为 1 h。因此优选出的最佳提取条件为 $A_2B_1C_3$，即以 10 倍量水，回流提取 3 次，每次 1 h。

同样对其他 3 组权重系数计算综合评分，进行正交试验直观分析和方差分析，得到山豆根多糖和出膏率的权重系数在 0.75 ～ 0.90，0.10 ～ 0.25 范围内时，在此权重系数范围内其优选的最佳提取条件为 $A_2B_1C_3$，即以 10 倍量水，回流提取 3 次，每次 1 h。

本实验对山豆根中多糖的提取工艺进行考察，用常规的苯酚 - 浓硫酸对其多糖进行紫外 - 可见分光光度法的含量测定，以溶剂用量、提取时间、提取次数为考察因素。同时运用多指标综合评价方法中常用的层次分析法，将山豆根多糖提取工艺的评价目标构成单层次、2指标体系，在主观判断的基础上做了进一步数学处理，使其在权重系数的赋予上更加科学、合理。本实验对主要影响评价目标（提取工艺）的主要相关指标多糖和次要相关指标出膏率的4组权重系数分别进行直观分析和方差分析，并且多糖和出膏率的权重系数在0.75～0.90，0.10～0.25范围内时，在此权重系数范围内其优选的最佳提取条件为以10倍量水，回流提取3次，每次1 h。用层次分析法得出的权重系数避免了工业生产中赋予权重系数的偶然性，使优选的工艺更加合理、有依据，为山豆根多糖提取工艺的优选提供方便。

四、山豆根多糖纯化工艺研究

（一）实验材料

1. 仪器与设备

UV-1800型紫外分光光度计（北京瑞利分析仪器公司）；ACCULAB ALC-11C4型电子天平（德国赛多利斯集团）；HSS型电子恒温水浴锅（上海博讯实业有限公司医疗设备厂）；DZTW型调温电热套（北京市永光明医疗仪器厂）；SHZ-D Ⅲ型循环水式真空泵（巩义市予华仪器有限责任公司）；高速中药粉碎机（北京亿健品牌）。

2. 药材与试剂

山豆根药材（由丹东药业集团有限公司提供，经辽宁中医药大学翟延君教授鉴定为豆科植物越南槐 *Sophora tonkinensis* Gagnep. 的干燥根和根茎）；葡萄糖对照品（成都普菲德生物技术有限公司，批号：140730）；乙醇、浓硫酸、苯酚均为分析纯（天津市凯信化学工业有限公司）。

（二）方法与结果

1. 山豆根多糖纯化正交实验设计

经预实验及考察相关文献，确定影响醇沉效果的主要因素有浓缩指数（A）、醇沉浓度（B）、静置时间（C）三个因素，对主要影响因素各取三个水平，进行 $L_9(3^4)$ 正交试验，以山豆根多糖纯度为考察指标，确定山豆根多糖的最佳纯化条件，结果见表6-2-12。

表6-2-12 因素水平表

水平	A浓缩指数（倍）	B醇沉浓度（%）	C静置时间（h）	D误差
1	0.5	75	12	1
2	1.0	85	18	2
3	2.0	95	24	3

2. 山豆根多糖纯化正交设计

准确称取山豆根药材粉末200 g，按本章第三节下方法优选出的提取条件进行提取。药液经适当浓缩后，按表6-2-13的试验条件进行水提醇沉，沉淀经抽滤、干燥后，定容置100 ml量瓶中，精密吸取1 ml置50 ml量瓶中，水溶解至刻度，精密吸取1 ml，488 nm波长下测定含量，并计算纯度，结果见表6-2-14。

表 6-2-13　正交试验结果表

编号	A 浓缩指数（倍）	B 醇沉浓度（%）	C 静置时间（h）	D 空白	多糖纯度（%）
1	1	1	1	1	57.55
2	1	2	2	2	39.83
3	1	3	3	3	51.98
4	2	1	2	3	52.16
5	2	2	3	1	44.84
6	2	3	1	2	33.00
7	3	1	3	2	29.76
8	3	2	1	3	38.07
9	3	3	2	1	28.91
$\bar{K}_1 1$	39.787	46.490	42.873	43.767	
$\bar{K}_1 2$	43.333	40.913	40.300	34.197	
$\bar{K}_1 3$	32.247	27.963	32.193	37.403	
R_1	11.086	18.527	10.680	9.570	

表 6-2-14　方差分析表

因素	离均差平方和	自由度	F 值	显著性
A	472.211	2	44.260	*
B	112.506	2	10.545	
C	10.669	2	1.000	
D	279.226	2	26.172	*
误差	10.67	2		

注：$F_{0.05}$（2，2）=19，* 为 $P < 0.05$。

由直观分析和方差分析结果可知，浓缩指数有显著性差异，对水提醇沉效果影响最大，其次是醇浓度和静置时间，故水提醇沉方法采用 $A_2B_1C_1$，即提取液浓缩成 1 g/ml，75% 乙醇醇沉 12 h 为宜。

本实验采用紫外分光光度法对山豆根多糖的纯化工艺进行优选。通过 $L_9(3^4)$ 正交试验，分别选择浓缩指数、醇沉浓度、静置时间作为影响因素，进行三水平正交试验，优选出的最佳纯化工艺为 $A_2B_3C_2$，即提取液浓缩成 1 g/ml，75% 乙醇沉淀，静置 12 h。

本实验从筛选复方木鸡颗粒治疗肝炎的有效组分出发，分别对山豆根生物碱、多糖组分进行提取纯化。

首先分别对提取溶媒和提取次数进行单因素考察，再采用星点 - 响应面法，以山豆根药材的总生物碱含量、苦参碱含量、氧化苦参碱含量及出膏率为考察指标，对提取溶剂浓度、料液比、提取时间进行优选，最终筛选出山豆根的最佳提取工艺：65% 乙醇 10 倍用量，提取 2 次，每次 2 h。经静态实验筛选确定纯化山豆根总生物碱的实验用树脂为 HPD-300，经动态实验确定洗脱条件为上样浓度为 0.8 g/ml（生药）、上柱量为 0.8 g/ml（药材 / 湿树脂），上样液 pH=5，用 2 BV 水洗除杂，用 8 BV 65% 乙醇进行洗脱，收集流份，减压干燥，即得山豆根生物碱纯化物。

此外，本实验以多糖含量、出膏率为指标，采用正交试验设计优选山豆根多糖的提取纯化工艺，最终优选的提取纯化工艺：10 倍量水，回流提取 3 次，每次 1 h。提取液浓缩成 1 g/ml，75% 乙醇沉淀，静置 12 h，过滤干燥，得山豆根多糖纯化物。

经过对提取工艺和纯化工艺的考察，确定了山豆根中两种有效成分的提取纯化工艺参数，为山豆根中药效组分的谱效研究及作用机制的研究提供物质基础，为临床抗肝炎药物的制剂调剂提供理论依据。实验中筛选的最佳提取及纯化工艺稳定可行，为合理的工业化生产提了科学依据。

五、山豆根生物碱成分表征研究

（一）实验材料

1. 仪器与设备

超低温冰箱（–80℃）（海尔公司）；NKSY 系列智能恒温水浴锅（常州诺基仪器有限公司）；W2001R 型 CO_2 培养箱（美国 SIM 公司）；Milli-Q 超纯水处理装置（美国 Millipore 公司）；ZWF-334 型摇床（上海智城科技有限公司）。

2. 药材与试剂

山豆根药材（由丹东药业集团有限公司提供，经辽宁中医药大学翟延君教授鉴定为豆科植物越南槐 *Sophora tonkinensis* Gagnep. 的干燥根和根茎）；质谱级甲酸（赛默飞世尔公司）；质谱级乙腈（德国默克集团）。

（二）方法与结果

1. 色谱条件

色谱柱：Eclipse PlusC_{18}（2.1 mm×50 mm，1.8 μm）；流速 0.6 ml/min；流动相为 A：0.1% 甲酸 - 水，B：乙腈；梯度洗脱表见表 6-2-15。进样量 1 μl。

表 6-2-15 流动相梯度洗脱表

时间（min）	流动相 A（%）	流动相 B（%）	时间（min）	流动相 A（%）	流动相 B（%）
0	98.50	1.50	10	59.17	40.83
2	98.50	1.50	12.5	50.67	49.33
3	95.00	5.00	15.5	35.00	65.00
5.5	84.20	15.80			

2. 质谱条件

电喷雾离子源（dual AJS ESI），干燥气体流速（drying gas flow）为 11 L/min，干燥气体气温为 250℃，雾化器压力 30 psig，毛细管电压 3500 V，碎裂电压 365 V，OCT 1RF Vpp 750 V，质量扫描范围 *m/z* 100 ～ 1500。

3. 供试品溶液的制备

称取山豆根粗粉 5.0 g，精密称定，置于 1000 ml 圆底烧瓶中，加 10 倍量 65% 乙醇回流提取 3 次，每次 2 h，合并三次滤液，回收乙醇至无醇味，加水稀释成生药浓度为 0.8 g/ml 的溶液，过 HPD-300 树脂，调节 pH 至 5，上柱量为 0.4 g/ml（原药材 / 湿树脂），用 2 BV 量水除杂，8 BV 量 65% 乙醇洗脱，收集洗脱液，水浴蒸干，纯度约为 60%。加入甲醇溶解，配制成所需浓度。

4. 对照品溶液的制备

精密称取氧化苦参碱对照品、苦参碱对照品、氧化槐果碱对照品各适量，加甲醇分别制成含氧化苦参碱 0.3828 mg/ml、苦参碱 0.3952 mg/ml、氧化槐果碱 7.6121 mg/ml 的对照品溶液，置于冰箱（4℃）内备用。

5. 测定方法

（1）山豆根生物碱主要化学成分调研　本实验在进行山豆根生物碱表征前先对山豆根生物碱的主要化学成分进行大量的文献调研，并对文献研究的山豆根生物碱的化学成分进行归纳概括总结，结果见表 6-2-16。

表 6-2-16　山豆根生物碱中部分化学成分对应的分子式、分子量及结构式

化合物名称	分子式	分子量	结构式
苦参碱	$C_{15}H_{24}N_2O$	248.37	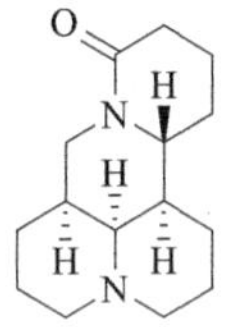
氧化苦参碱	$C_{15}H_{24}N_2O_2$	264.37	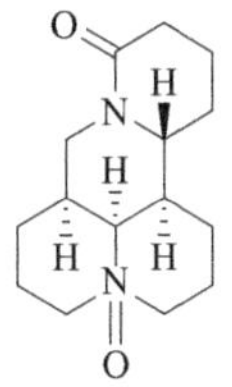
槐胺碱	$C_{15}H_{20}N_2O$	244.33	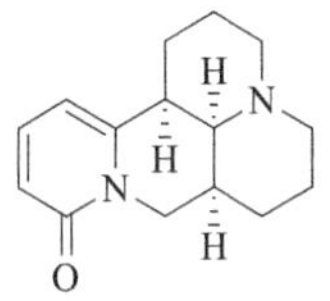
槐醇	$C_{15}H_{24}N_2O_2$	264.36	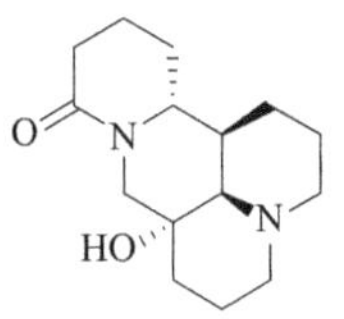
氧化槐果碱	$C_{15}H_{22}N_2O_2$	262.35	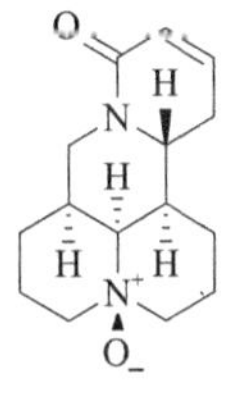
金雀花碱	$C_{11}H_{14}N_2O$	190.24	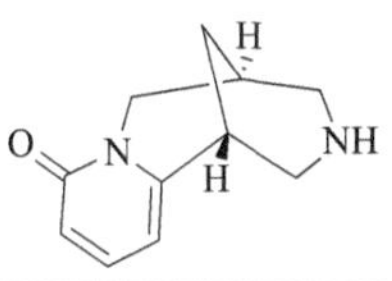

续表

化合物名称	分子式	分子量	结构式
槐果碱	$C_{15}H_{22}N_2O$	246.35	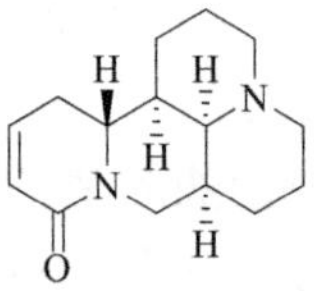
槐定碱	$C_{15}H_{24}N_2O$	248.36	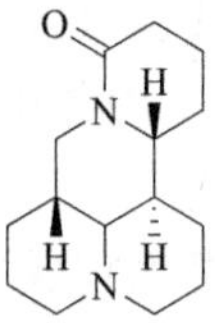

（2）UPLC-Q-TOF-MS 法对山豆根生物碱的测定及其疑似化学成分 取供试品溶液适量，在 Agilent 6550 液相色谱串联飞行时间质谱下按表 6-2-14 进行梯度洗脱，进样 1 μl 进行分析，记录所得的 UPLC-Q-TOF-MS 谱图信息，结果见图 6-2-13。同时在质谱定性软件 Agilent Mass Hunter Qualitative Analysis 下对总离子流（TIC）图进行分析，找出各个质谱峰在 $[M-H]^-$、$[M-H]^+$ 下所对应的分子量，并与表 6-2-15 所列的主要化学成分的分子量进行比较，比对各峰的 MS 碎片并结合有关文献图谱解析，得到并鉴定出样品中的化合物，结果见表 6-2-17。

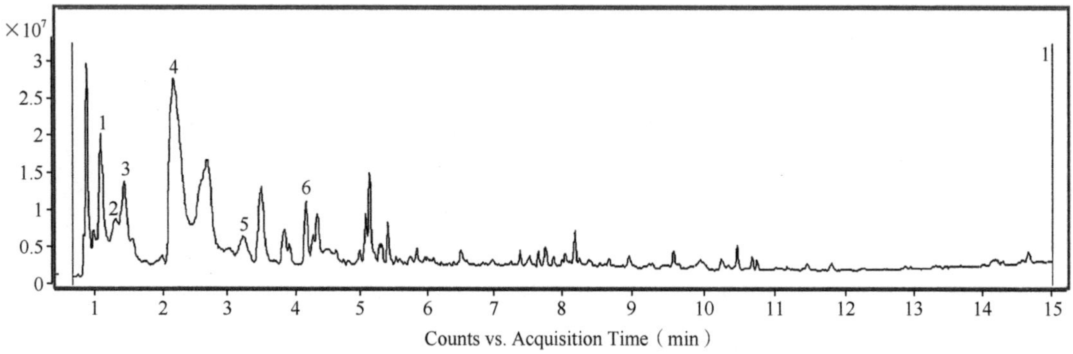

图 6-2-13　山豆根生物碱总离子流图

表 6-2-17　山豆根生物碱中正离子扫描的 UPLC-Q-TOF-MS 疑似化学成分分析

峰号	保留时间（min）	准分子离子	碎片离子	分子量	分子式	化合物
1	0.461	191.1194$[M+H]^+$ 213.1010$[M+Na]^+$	182，130，102	190.24	$C_{11}H_{14}N_2O$	金雀花碱
2	0.837	265.1946$[M+H]^+$ 287.1748$[M+Na]^+$	247，102	264.37	$C_{15}H_{24}N_2O_2$	氧化苦参碱 槐醇
3	0.980	245.1662$[M+H]^+$ 267.1481$[M+Na]^+$	245，180，102	244.33	$C_{15}H_{20}N_2O$	槐胺碱
4	1.608	249.2038$[M+H]^+$ 271.1798$[M+Na]^+$	249，148	248.37	$C_{15}H_{24}N_2O$	苦参碱
5	2.682	263.1771$[M+H]^+$ 285.1587$[M+Na]^+$	263，130，102	262.35	$C_{15}H_{22}N_2O_2$	氧化槐果碱

续表

峰号	保留时间（min）	准分子离子	碎片离子	分子量	分子式	化合物
6	3.643	247.1845[M+H]+ 269.1637[M+Na]+	247，148，102	246.35	$C_{15}H_{22}N_2O$	槐果碱

（3）山豆根生物碱中化学成分表征　取对照品溶液，进样 1 μl，用 Agilent 6550 液相色谱串联飞行时间质谱按表 6-2-14 进行梯度洗脱，确定各个对照品的保留时间及质谱图相关信息，质谱分子量棒状对比图相关信息见图 6-2-14 ～图 6-2-16。

本实验通过 UPLC-Q-TOF-MS 方法测定山豆根生物碱中的化学成分，根据化合物自身裂解规律，经文献与相关数据库信息比对推测出金雀花碱、槐果碱等 6 种化学成分。在对山豆根生物碱组分分离时，在正离子模式和负离子模式下分别进样，正离子模式下谱图比较清晰，分离效果较好。通过山豆根生物碱成分的总离子流图及质谱分子量棒状图与相应对照品进行比较的分析手段，建立了一种准确、快速分析单体化学成分的方法，最终确定了山豆根生物碱中的氧化苦参碱、苦参碱、氧化槐果碱 3 种化学成分。

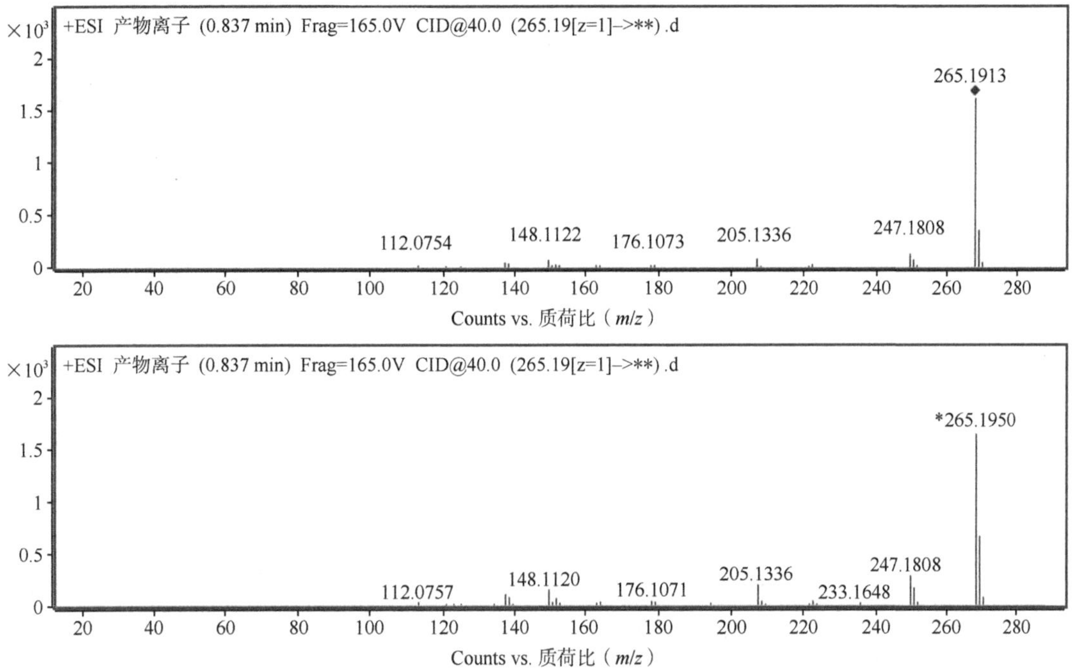

图 6-2-14　山豆根生物碱和混合对照品中氧化苦参碱二级对比图

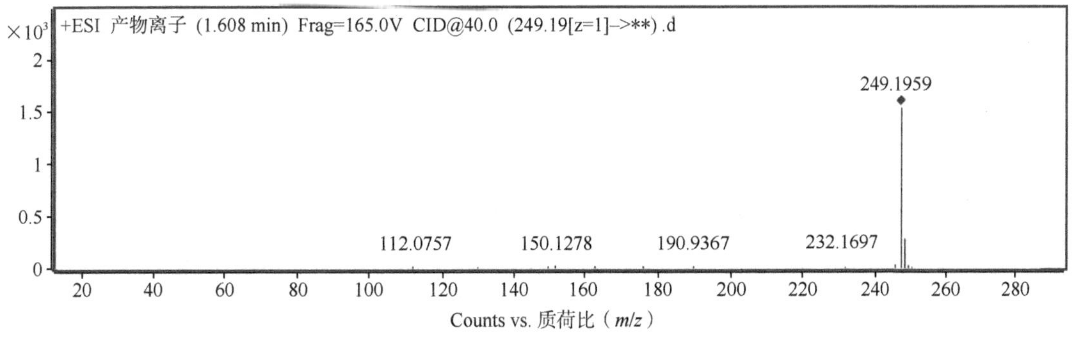

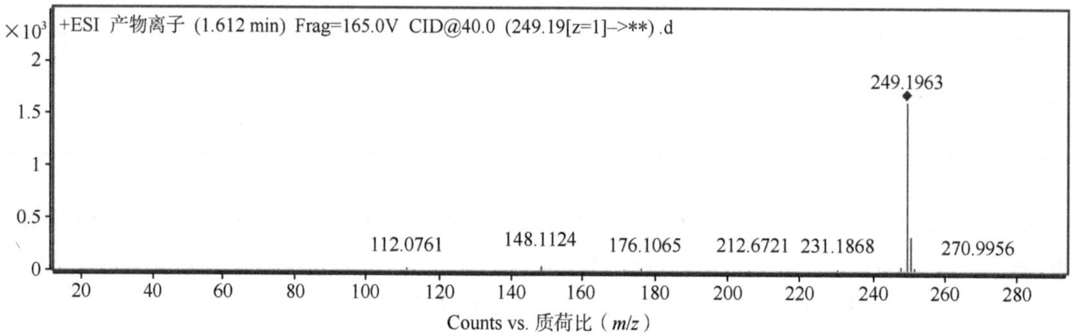

图 6-2-15 不同山豆根生物碱和混合对照品中苦参碱二级对比图

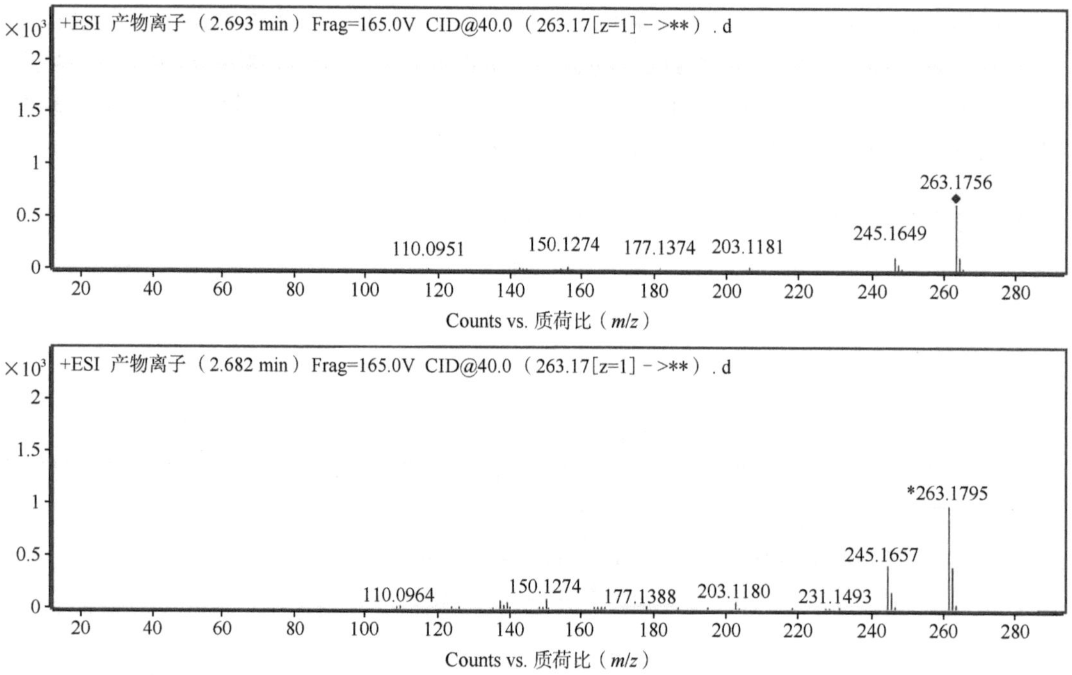

图 6-2-16 山豆根生物碱和混合对照品中氧化槐果碱二级对比图

本节从筛选复方木鸡颗粒治疗肝炎的有效组分出发，分别对山豆根生物碱、多糖组分进行提取纯化，并对山豆根生物碱进行了成分表征。

首先分别对提取溶媒和提取次数进行单因素考察，再采用星点 - 响应面法，以山豆根药材的总生物碱含量、苦参碱含量、氧化苦参碱含量及出膏率为考察指标，对提取溶剂浓度、料液比、提取时间进行优选，最终筛选出山豆根的最佳提取工艺：65% 乙醇 10 倍用量，提取 2 次，每次 2 h。经静态实验筛选确定纯化山豆根总生物碱的实验用树脂为 HPD-300，经动态实验确定洗脱条件为上样浓度为 0.8 g/ml（生药 / 加水量）、上柱量为 0.8 g/ml（药材 / 湿树脂），上样液 pH=5，用 2 BV 水洗除杂，用 8 BV 65% 乙醇进行洗脱，收集流份，减压干燥，即得山豆根生物碱纯化物。此外，本节以总多糖含量、出膏率为指标，采用正交试验设计优选山豆根多糖的提取纯化工艺，最终优选的提取纯化工艺为 1 ∶ 10 倍量水，回流提取 3 次，每次 1 h。提取液浓缩成 1 g/ml，75% 乙醇沉淀，静置 12 h，过滤干燥，得山豆根多糖纯化物。经过对提取工艺和纯化工艺的考察，确定了山豆根中两种有效成分的提取纯化工艺参数，为山豆根中药效组分的谱效研究及作用机制的研究提供物质基础，为临床抗肝炎药物的制剂调剂提供理论依据。实验中筛选的最佳提取及纯化工艺稳定可行，为合理的工业化生产提了科学依据。

运用 UPLC-Q-TOF-MS 法对构建了山豆根提取物的指纹图谱，通过大量的文献调研，并根据一级、二级质谱图特点，结合对照品比对，明确苦参碱、氧化苦参碱、槐胺碱、槐醇、氧化槐果碱、金雀花碱、槐果碱及槐定碱为山豆根生物碱的主要化学成分，为山豆根生物碱的药效物质基础的研究奠定了基础。

第三节 菟丝子有效物质组分提取纯化工艺及成分表征研究

菟丝子为旋花科植物南方菟丝子（*Cuscuta australis* R.Br.）或菟丝子（*Cuscuta chinensis* Lam.）的干燥成熟种子，始载于《神农本草经》，被列为上品，具有补益肝肾，固精缩尿，安胎，明目，止泻的功效。黄酮类成分、多糖类成分是菟丝子主要药效成分，现代药理学研究表明其具有抗衰老，抗氧化，免疫调节，固精缩尿，保肝益肾等作用。前期通过对菟丝子总黄酮、菟丝子多糖粗提物进行体外抗肝纤维化药效筛选实验研究，结果表明菟丝子黄酮对大鼠肝星状细胞 HSC-T6 具有显著的增殖抑制活性，菟丝子多糖可能对抗肝炎、抗肝癌有一定作用，因此对其有效组分的研究具有重要意义。

本实验以此为出发点，结合文献中菟丝子各化学成分的极性、存在部位及含量的高低，对菟丝子总黄酮、多糖类成分进行提取纯化工艺研究，本章采用单因素考察、正交实验设计，运用紫外 - 可见分光光度法、大孔吸附树脂分离技术对菟丝子两个有效组分进行提取和纯化工艺的研究，对影响提取工艺的各因素进行考察，优选最佳提取工艺；对各组分进行静态、动态吸附与解吸考察，优选富集、纯化各组分的最佳大孔吸附树脂及纯化工艺，建立最佳的提取、纯化工艺路线，为进一步深入研究菟丝子有效物质组分抗肝纤维化药效及机制研究奠定基础。

一、菟丝子总黄酮提取纯化工艺研究

（一）菟丝子总黄酮提取工艺研究

1. 实验材料

（1）仪器与设备 UV-1750 紫外可见分光光度计（岛津仪器有限公司）；HSS 型电子恒温水浴锅（上海博讯实业有限公司医疗设备厂）；CP225D 电子分析天平（德国 Sartorius，十万分之一）；YJ-200A 型高速中药粉碎机（亿健品牌）；DZTW 型调温电热套（北京市永光明医疗仪器厂）。

（2）药材与试剂 菟丝子由丹东药业集团有限公司提供，经辽宁中医药大学翟延君教授鉴定为旋花科植物菟丝子 *Cuscuta chinensis* Lam. 的干燥成熟种子；芦丁对照品（含量测定用，中国药品生物检定所，批号：100080200707）；氢氧化钠、亚硝酸钠、硝酸铝（天津市科密欧化学试剂有限公司，分析纯）；其他试剂均为分析纯。

2. 方法与结果

（1）菟丝子总黄酮的含量测定

1）对照品溶液的制备：精密称取芦丁对照品 4.64 mg 置于 25 ml 量瓶中，加甲醇定容至刻度，摇匀使其充分溶解，即得。

2）检测波长的选择：分别精密吸取对照品溶液和正交实验 1 号样品溶液（10 倍 55% 乙醇回流提取 1 h，1 次）2.5 ml 置于 25 ml 量瓶中，加入现配的 5%$NaNO_2$ 溶液 1 ml，摇匀，静置 6 min，再加入 10%Al（NO_3）$_3$ 溶液 1 ml，摇匀，静置 6 min，再加入 4%NaOH 溶液 10 ml，加水至刻度，摇匀，放置 15 min。以此加入上述显色剂的试液为空白对照，于 200 ～ 800 nm 进行全波长光谱扫描，结果对照品与样品均在 510 nm 处有最大吸收，故选择测定波长 510 nm。

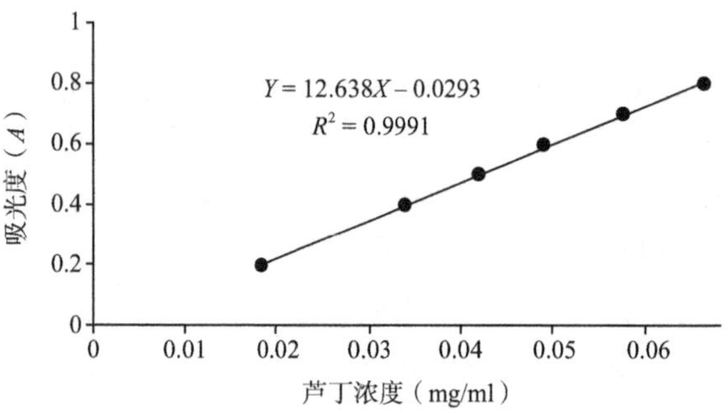

图 6-3-1　菟丝子总黄酮标准曲线图

3）标准曲线的绘制：精密吸取芦丁对照品溶液 0 ml、2.5 ml、3.5 ml、4.5 ml、5.5 ml、6.5 ml、7.5 ml、9 ml 置于 25 ml 量瓶中，按“2）”项下方法进行操作，以在 510 nm 处测定的对照品溶液吸光度 *A* 为纵坐标（*Y*），以芦丁的质量浓度（mg/ml）为横坐标（*X*），绘制标准曲线，得到线性回归方程：Y=11.871X–0.0159，r= 0.9995，见图 6-3-1，表明芦丁在 0.0186 ～ 0.0668 mg/ml 与吸光度 *A* 呈良好的线性关系。

（2）菟丝子总黄酮提取方法单因素考察　菟丝子总黄酮提取方法主要有回流提取法和超声提取法。平行称取 2 份菟丝子药材粉末（过 60 目筛）5.0 g，精密称定，一份置于圆底烧瓶中加 15 倍 75% 乙醇回流提取 1 h，另一份置于具塞锥形瓶中加 15 倍 75% 乙醇超声提取 1 h。按“2）”项下方法测定总黄酮含量，以总黄酮含量和出膏率为指标进行评价，结果见表 6-3-1。

表 6-3-1　菟丝子总黄酮提取方法评价

	回流提取法	超声提取法
总黄酮含量（%）	3.03	2.86
出膏率（%）	19.39	15.23

结果表明，不同提取方法菟丝子总黄酮含量的高低顺序为回流提取法＞超声提取法，出膏率的高低顺序为回流提取法＞超声提取法，由此确定菟丝子总黄酮的最佳提取方法为回流提取法。

（3）提取工艺的优化

1）正交实验设计：在上述提取方法考察试验基础上，采用正交试验设计对菟丝子总黄酮的提取工艺进行筛选与优化，选择提取时间（A）、提取次数（B）、乙醇用量（C）、乙醇浓度（D）4 个因素为考察因素，各因素选取 3 个水平，因素水平见表 6-3-2。取菟丝子药材粉末（过 60 目筛）5.0 g，精密称定，置于 250 ml 圆底烧瓶中，按照正交表，加入相应体积分数乙醇溶液，水浴回流提取，回收乙醇得提取物。按 L_9（3^4）正交表安排试验，以总黄酮含量、出膏率的综合评分为指标，优选最佳提取工艺。实验安排及结果见表 6-3-3、表 6-3-4。

表 6-3-2　菟丝子总黄酮提取工艺优选正交试验因素水平

水平	A 提取时间（h）	B 提取次数（次）	C 乙醇用量（倍）	D 乙醇浓度（%）
1	1.0	1	10	55
2	1.5	2	15	75
3	2.0	3	20	95

表 6-3-3　以综合评分为指标的正交试验设计表及直观分析结果

编号	A 提取时间（h）	B 提取次数（次）	C 乙醇用量（倍）	D 乙醇浓度（%）	总黄酮含量（%）	出膏率（%）	综合评分
1	1.0	1	10	55	1.74	18.00	0.6784
2	1.0	2	15	75	1.99	18.16	0.7563
3	1.0	3	20	95	1.94	16.57	0.7274
4	1.5	1	15	95	2.71	18.16	0.9791
5	1.5	2	20	55	2.23	11.98	0.7817
6	1.5	3	10	75	2.29	20.20	0.8646
7	2.0	1	20	75	2.14	18.20	0.8041
8	2.0	2	10	95	2.46	15.00	0.8757
9	2.0	3	15	55	2.34	20.76	0.8860
$\bar{K}_1 1$	0.721	0.821	0.806	0.782			
$\bar{K}_1 2$	0.875	0.805	0.874	0.808			
$\bar{K}_1 3$	0.855	0.826	0.771	0.861			
R_1	0.154	0.021	0.103	0.079			

注：综合评分＝总黄酮含量 / 最大总黄酮含量 ×0.8333+ 出膏率 / 最大出膏率 ×0.1667。

表 6-3-4　以综合评分为指标正交试验方差分析

因素	偏差平方和	自由度	F 比	F 临界值	显著性
提取时间	0.042	2	42.000	19.000	*
提取次数（误差）	0.001	2	1.000	19.000	
乙醇用量	0.016	2	16.000	19.000	
乙醇浓度	0.010	2	10.000	19.000	
误差	0.00	2			

注：$F_{0.05}$（2，2）=19，*$P < 0.05$。

2）层次分析法对总黄酮含量和出膏率权重系数的确定：层次分析法（analytical hierarchy process，AHP）是将评价目标分为若干层次和若干指标，依照不同权重进行综合评价的一种方法。本研究将评价体系设计为两层，如图 6-3-2 所示，引入九分位的相对重要的比例标度，由评估主体确定各指标的相对重要性，并将结果形成判断矩阵，结果见表 6-3-5。

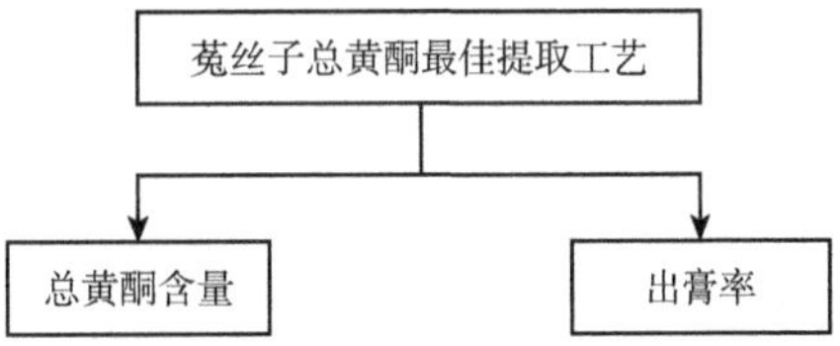

图 6-3-2　菟丝子总黄酮提取工艺评价目标树图

表 6-3-5　菟丝子总黄酮提取方法优选指标层的矩阵

评价指标成分	总黄酮含量	出膏率	权重系数
总黄酮含量	1	5	0.8333
出膏率	1/5	1	0.1667

使用 AHP 分析软件进行具体计算，求得总黄酮含量、出膏率各指标权重系数为 0.8333、0.1667。随机一致性比率 CR=CI/RI，其可作为衡量所得权重系数是否合理的指标。当 CR＜0.1 时，判断矩阵具有满意的一致性及权重系数合理有效。本次试验的一致性比率为 CR=0.0000＜0.1，表明权重系数合理有效。

以综合评分为指标，直观分析及方差分析影响提取工艺的因素顺序为 A＞C＞D＞B，极差最小的因素 B 为误差项，进行方差分析，提取时间（A）影响最大且有显著性差异（$P<0.05$），因此为提高工业生产效率、节约成本，优选出的最佳提取工艺为 $A_2B_1C_2D_3$，即 15 倍量 95% 乙醇回流提取 3 次，每次 1.5 h。

3）优化工艺的验证性试验：平均称取 3 份等量的药材，按照优化的提取工艺，15 倍量 95% 乙醇回流 3 次，每次 1.5 h，进行提取，验证提取工艺的稳定性。总黄酮含量分别为 2.76%、2.81%、2.67%，平均含量 2.74%。出膏率分别为 18.12%、17.91%、18.34%。其 RSD 分别为 2.58%、1.18%，说明优选的提取工艺稳定可行，适合于实际生产应用。

本实验对菟丝子中总黄酮组分的提取工艺进行考察，用亚硝酸钠 - 硝酸铝 - 氢氧化钠显色系统对其黄酮类成分进行紫外 - 可见分光光度法的含量测定，通过 $L_9(3^4)$ 正交试验。以提取时间、提取次数、乙醇用量、乙醇浓度为考察因素，每个因素设 3 个水平进行正交试验。应用层次分析法，将评价体系设计为两层、两个指标体系。采用主、客观结合的权重系数法确定权重值使其在权重系数的赋予上更加科学、合理。在主要影响评价目标（菟丝子黄酮提取工艺）的相关指标总黄酮含量和出膏率中，总黄酮是药材发挥药效的物质基础，其指标重要性高于出膏率。因此，在各项指标两两比较判断矩阵中，赋予总黄酮含量、出膏率各指标权重系数分别为 0.8333、0.1667，随机一致性比率为 CR=0.0000＜0.1，两项目标比较矩阵满足一致性要求，说明权重系数合理有效。故利用次权重系数计算综合评分来确定最佳提取条件。实验最终优选出的最佳提取工艺为 $A_2B_1C_2D_3$，由于提取时间（A）影响最大且有显著性差异（$P<0.05$），最终确定最佳工艺为 15 倍量 95% 乙醇回流提取 3 次，每次 1.5 h。

（二）菟丝子总黄酮纯化工艺研究

1. 实验材料

（1）仪器与设备　UV-1750 紫外可见分光光度计（岛津仪器有限公司）；HSS 型电子恒温水浴锅（上海博讯实业有限公司医疗设备厂）；CP225D 电子分析天平（德国 Sartorius，十万分之一）；YJ-200A 型高速中药粉碎机（亿健品牌）；DZTW 型调温电热套（DZTW 型调温电热套）。

（2）药材与试剂　菟丝子由丹东药业集团有限公司提供，经辽宁中医药大学翟延君教授鉴定分别为旋花科植物菟丝子 *Cuscuta chinensis* Lam. 的干燥成熟种子。AB-8、D101.NKA-9 大孔吸附树脂（天津南开合成树脂有限公司）；HPD-100、HPD-300、HPD-400、HPD-600、X-5、聚酰胺树脂、H-103 大孔吸附树脂（沧州宝恩化工有限公司）；芦丁对照品（含量测定用，中国药品生物检定所，批号：100080200707）；氢氧化钠、亚硝酸钠、硝酸铝（天津市科密欧化学试剂有限公司，分析纯）；其他试剂均为分析纯。

2. 方法与结果

（1）大孔树脂纯化工艺静态吸附及解吸实验考察 本部分实验参照本实验室大孔树脂纯化工艺标准 SOP。

1）树脂的预处理：将待处理的 10 种树脂装于柱中，装柱前 95% 乙醇浸泡过夜，装柱完毕后用纯水冲洗，洗脱至洗脱液无醇味，备用。

2）供试液的制备：取菟丝子药材粉末（过 4 号筛）30 g，精密称定，按本章第一节确定的最佳提取工艺进行制备，即加 15 倍量 95% 乙醇回流提取 3 次，每次 1.5 h，合并 3 次提取液，回收乙醇至无醇味，加水稀释成 0.1 g/ml（生药 / 加水量）的药液，超声至溶解，即得。

3）静态吸附与解吸（筛选树脂）：根据菟丝子总黄酮的理化性质以树脂的吸附能力，选取 10 种不同型号的树脂对菟丝子总黄酮的吸附进行考察。

静态吸附：称取预处理好的 10 种树脂各 2.0 g，置于 50 ml 具塞磨口三角锥形瓶中，分别加入 0.1 g/ml（生药 / 加水量）的样品药液 20 ml，于室温 25℃下振荡（120 r/min）24 h 至吸附平衡，抽滤，取续滤液以紫外分光光度法测定吸附液中总黄酮的含量，根据下式计算树脂的饱和吸附量和吸附率。

饱和吸附量（mg/g）=（吸附前药液质量浓度 – 吸附后药液质量浓度）× 药液体积 / 树脂质量

吸附率（%）=（吸附前溶液中总黄酮质量浓度 – 吸附后溶液中总黄酮质量浓度）/ 吸附前溶液中总黄酮质量浓度 ×100%

静态解吸：将上述已饱和菟丝子总黄酮的树脂抽滤至干，除去水液，置于 50 ml 具塞锥形瓶中，精密加入 70% 乙醇 30 ml，于室温 25℃下振荡（120 r/min）24 h 至解吸平衡，抽滤，测定解吸液中总黄酮的含量。根据下式计算解析率。

解吸率（%）=（解吸液质量浓度 × 解吸液体积）/ 吸附总量 ×100%

以饱和吸附量和解析率两项为指标，综合比较 10 种树脂，结果见表 6-3-6。

表 6-3-6 10 种树脂对于菟丝子总黄酮的静态吸附及解吸的结果

树脂型号	极性	平均孔径（nm）	总黄酮	
			饱和吸附量（mg/g）	解吸率（%）
AB-8	弱极性	13 ～ 14	16.10	46.45
HPD-100	非极性	8.5 ～ 9.0	16.32	47.10
HPD-300	非极性	5.0 ～ 5.5	16.77	44.82
HPD-400	中极性	7.5 ～ 8.0	16.59	51.08
HPD-600	极性	8 ～ 9	15.92	40.30
X-5	弱极性	29 ～ 30	16.89	49.05
聚酰胺	极性	1.5 ～ 3.5	15.23	41.81
NKA-9	极性	15.5 ～ 16.5	16.71	40.82
D101	非极性	10 ～ 11	16.17	46.11
H-103	非极性	8.4 ～ 9.4	17.57	45.73

结果表明，10 种树脂对菟丝子总黄酮的静态吸附量及解析率相差不大，均衡考虑各树脂对药液的吸附量及解析率两方面因素，HPD-400 树脂的饱和吸附量与其他树脂相差不大，但对总黄酮的解析率最高，可有效地对菟丝子总黄酮进行富集，因此确定 HPD-400 为纯化菟丝子总黄酮的最佳树脂。

（2）树脂动态吸附及解吸实验考察

1）上样液浓度对 HPD-400 树脂吸附影响的考察：为选取最佳的上样液浓度，设置 5 个生药浓度分别为 0.1 g/ml、0.2 g/ml、0.3 g/ml、0.4 g/ml、0.5 g/ml。根据上述优选出的 HPD-400 树脂，依次加入 80 ml、40 ml、27 ml、20 ml、16 ml 上样液，以 2 BV/h 的流速动态吸附，按照本章第一节“（二）方法与结果”“1”项下方法测定其流出液中总黄酮的含量，计算不同浓度下 HPD-400 大孔吸附树脂对菟丝子总黄酮的吸附量，结果见图 6-3-3。

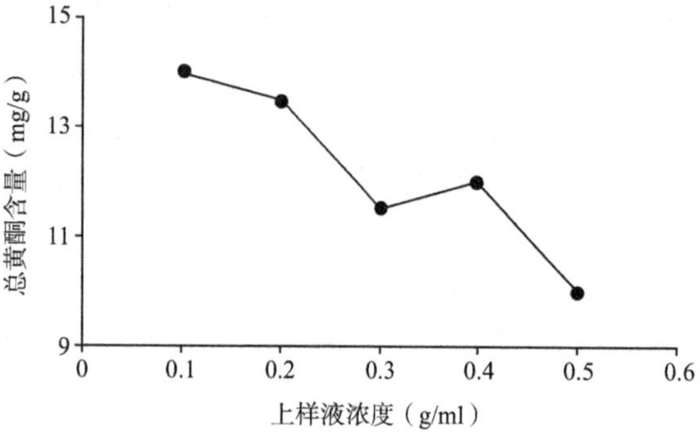

图 6-3-3 上样液浓度对 HPD-400 吸附总黄酮的影响

结果表明，HPD-400 大孔吸附树脂对菟丝子总黄酮的吸附量随着上样液浓度的增大逐渐减少，且随着浓度增大，沉淀量增多，由于沉淀量的不断增加堵塞树脂，从而导致树脂对总黄酮的吸附量减少，当上样液浓度为 0.1 g/ml 时，树脂对总黄酮的吸附量最大，因此选用 0.1 g/ml（生药浓度）作为最佳上样液浓度。

2）上样液 pH 对 HPD-400 树脂吸附及解吸影响的考察：取 5 份生药浓度为 0.1 g/ml 的上样液 60 ml，用 HCl 或 NaOH 分别将菟丝子总黄酮提取液的 pH 调节至 2、3、4、5、6，以 2 BV/h 流速进行动态吸附，依法测定流出液中总黄酮的含量，用 2 BV 蒸馏水按 4 BV/h 冲洗，再用 70% 乙醇进行洗脱，至洗脱液近无色。收集洗脱液，测定洗脱液中总黄酮的含量，计算不同 pH HPD-400 树脂对菟丝子总黄酮的吸附量及解吸量，结果见图 6-3-4、图 6-3-5。

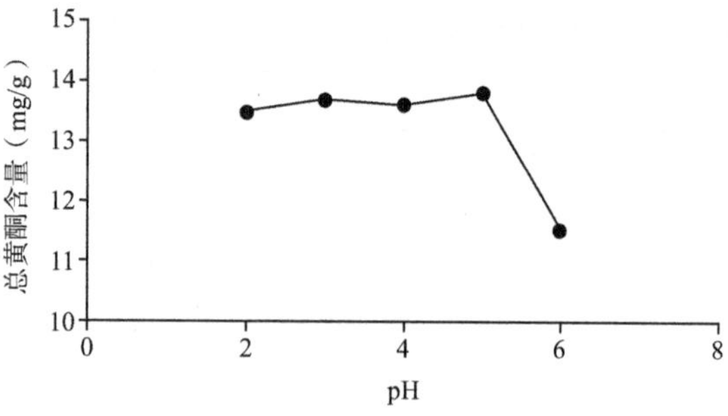

图 6-3-4 上样液 pH 对 HPD-400 树脂吸附菟丝子总黄酮的影响

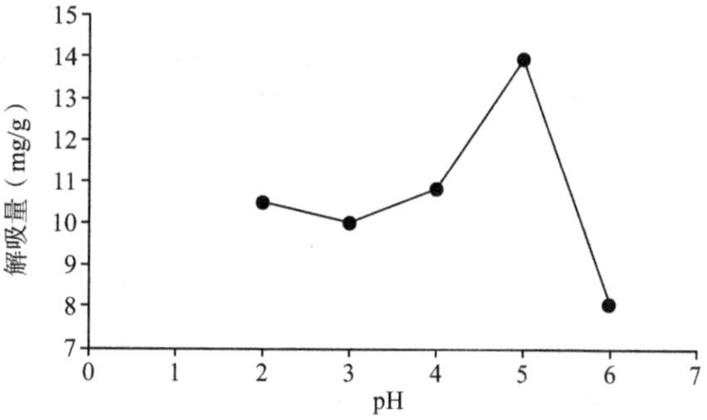

图 6-3-5 上样液 pH 对 HPD-400 树脂解吸的影响

结果表明，上样液 pH 对 HPD-400 大孔吸附树脂吸附及解吸菟丝子总黄酮的影响较大，酸性较大时，菟丝子总黄酮的解吸量较低，酸性较弱时，黄酮的性质可能发生改变，吸附量及解吸量都最低，当 pH=5 时，HPD-400 树脂对菟丝子总黄酮的吸附量和解吸量均最大，因此，确定最佳的上样液 pH 为 5。

3）泄露曲线的考察：准确称取预处理好的 HPD-400 湿树脂 10 ml，湿法装柱，精密加入

0.1 g/ml，pH=5 的菟丝子总黄酮提取液 150 ml，以 2 BV/h 的流速进行动态吸附，分段收集吸附流出液，每 10 ml 一段，共计 15 段。测定流出液中总黄酮的含量，以流出液的累计体积为横坐标，以各流份中总黄酮的含量为纵坐标，绘制泄露曲线，结果见图 6-3-6。

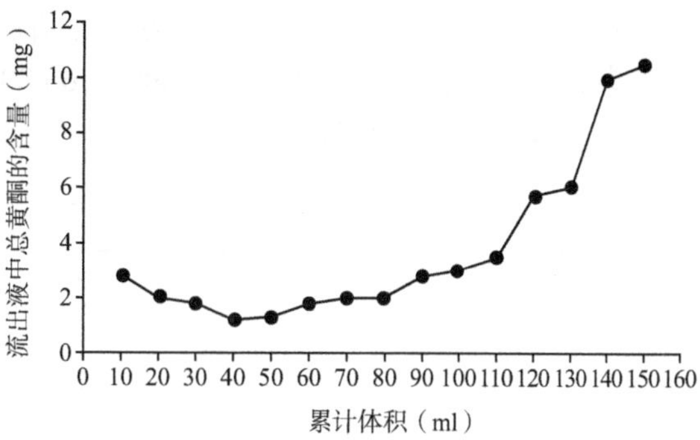

图 6-3-6　总黄酮泄露曲线

结果表明，上样体积为 120 ml 时，流出液中总黄酮的含量明显增加，说明此时总黄酮开始明显泄露，因此，确定树脂最大上样量为第 11 份，即 110 ml，即树脂比上柱量为 1.1 g/ml（药材 / 湿树脂）。

4）洗脱醇浓度的考察：量取 5 份供试品溶液 110 ml，分别加入 5 根预处理好的 HPD-400 树脂上，以 2 BV/h 的流速动态吸附，待吸附完毕后，用 2 BV 蒸馏水冲洗。再分别用 70 ml 30%、60%、70%、80%、90% 的乙醇进行洗脱，收集洗脱液，定容到 50 ml 量瓶中，测定洗脱液中总黄酮的含量及纯度，结果见图 6-3-7、图 6-3-8。

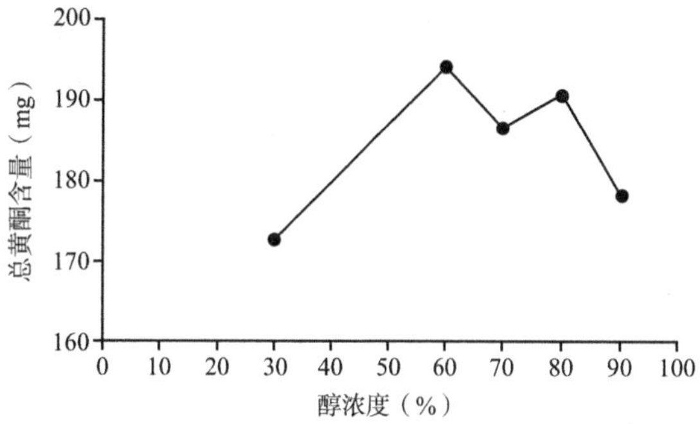

图 6-3-7　不同醇浓度对 HPD-400 树脂洗脱量的影响

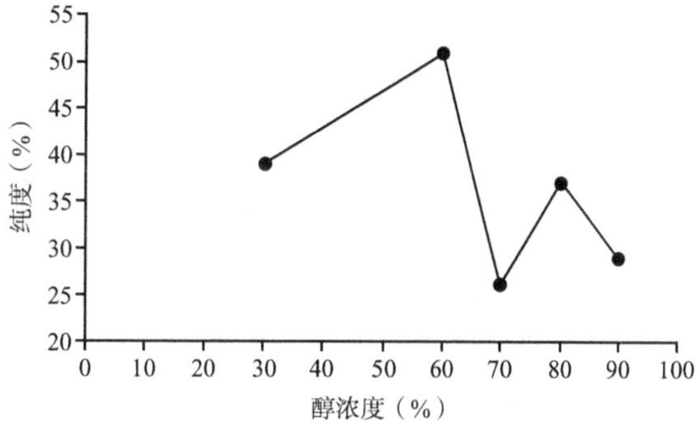

图 6-3-8　不同醇浓度对总黄酮纯度的影响

结果表明，用 60% 的乙醇洗脱时，洗脱液中的总黄酮含量最大，纯度最高，因此，确定 60% 乙醇为最佳洗脱溶剂。

5）60% 乙醇洗脱醇用量的考察：量取供试品药液 110 ml，按上述条件上柱，以 2 BV/h 的流速进行吸附，待吸附完毕后，用 2 BV 蒸馏水冲洗，再用 60% 的乙醇进行洗脱，每 10 ml 收集一份洗脱液，共收集 14 份，测定每份洗脱液中总黄酮的含量，以洗脱剂量为横坐标，以总黄酮含量为纵坐标，绘制曲线，结果见图 6-3-9。第 4 流份（40 ml）时，总黄酮含量很低，表明此时总黄酮基本洗脱完全，按每段流份 10 ml 计算，洗脱液用量为 40 ml，相当于 4 倍树脂柱体积，所以洗脱液最佳用量为 4 BV。

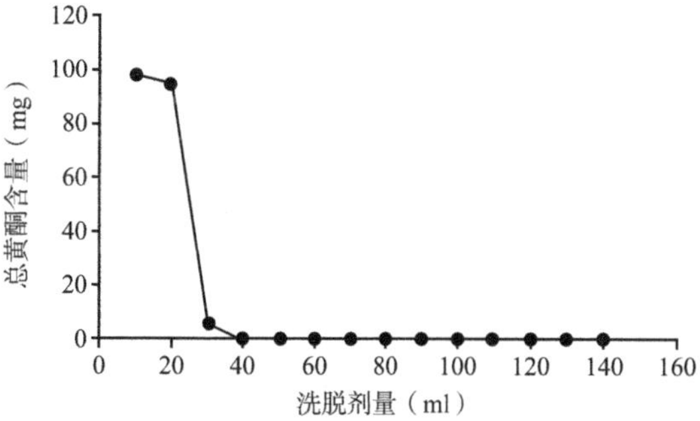

图 6-3-9　洗脱醇用量考察

6）纯化工艺验证试验：精密称取 3 份菟丝子药材粉末，按照上述优选的最佳纯化工艺进行优化，按本章第一节“（二）方法与结果”“1”项下方法测定菟丝子总黄酮含量。3次实验其总黄酮纯度为69.56%、67.39%、68.89%，收率分别为80.07%、81.88%、80.56%，证明该工艺稳定可行，结果见表6-3-7。

表6-3-7 工艺验证结果

实验次数	总黄酮纯度（%）	总黄酮收率（%）	实验次数	总黄酮纯度（%）	总黄酮收率（%）
1	69.56	80.07	平均值	68.61	80.83
2	67.39	81.88	RSD（%）	1.61	1.15
3	68.89	80.56			

通过查阅相关文献，结合菟丝子黄酮的结构特点和大孔吸附树脂的极性、孔径、比表面积综合性能，选择了10种型号的大孔吸附树脂对菟丝子黄酮的吸附和解吸能力进行考察，最终优选出HPD-400型大孔吸附树脂为最佳树脂。同时，本实验考虑上样液浓度、上样pH、洗脱溶剂浓度、洗脱剂用量等因素，利用HPD-400型树脂对菟丝子总黄酮的工艺条件进行优化，得到最佳工艺参数：采用HPD-400型大孔吸附树脂，湿法装柱，上样浓度调整为0.1 g/ml，用HCl和NaOH调节上样液pH为5，树脂比上柱量为1.1 g/ml（原药材/湿树脂），用4 BV60%乙醇洗脱，收集洗脱液，水浴蒸干，即得菟丝子总黄酮富集物。该工艺稳定、可行，具有良好的重现性。

二、菟丝子多糖提取纯化工艺研究

（一）实验材料

1. 仪器与设备

UV-1750紫外可见分光光度计（岛津仪器有限公司）；HSS型电子恒温水浴锅（上海博讯实业有限公司医疗设备厂）；CP225D电子分析天平（德国Sartorius，十万分之一）；YJ-200A型高速中药粉碎机（亿健品牌）；DZTW型调温电热套（北京市永光明医疗仪器厂）。

2. 药材与试剂

菟丝子由丹东药业集团有限公司提供，经辽宁中医药大学翟延君教授鉴定分别为旋花科植物菟丝子*Cuscuta chinensis* Lam.的干燥成熟种子；AB-8、D101、NKA-9大孔吸附树脂（天津南开合成树脂有限公司）；HPD-100、HPD-300、HPD-400、HPD-600、X-5、聚酰胺树脂、H-103大孔吸附树脂（沧州宝恩化工有限公司）；芦丁对照品（含量测定用，中国药品生物检定所，批号：100080200707）；氢氧化钠、亚硝酸钠、硝酸铝（天津市科密欧化学试剂有限公司，分析纯）；其他试剂均为分析纯。

（二）方法与结果

1. 菟丝子多糖含量测定方法

（1）检测波长的选择 配制一定浓度的葡萄糖溶液，精密吸取0.1 ml，置于5 ml具塞试管中，加蒸馏水至1 ml，再加入0.5 ml 5%的苯酚溶液，摇匀后迅速加入2.5 ml浓硫酸，摇匀后，室温下静置30 min，按照紫外-可见分光光度法（《中国药典》2010年版一部附录Ⅴ A）于

200 ～ 800 nm 进行全波长扫描。结果显示在 490 nm 处有最大吸收峰，故确定其检测波长为 490 nm。

（2）对照品溶液的制备　精密称取葡萄糖对照品 5.78 mg，置于 50 ml 量瓶中，用蒸馏水稀释至刻度，摇匀，即得浓度为 0.1156 mg/ml 的对照品溶液。

（3）标准曲线的绘制　精密吸取葡萄糖对照品溶液 0 ml、0.25 ml、0.3 ml、0.35 ml、0.4 ml、0.45 ml、0.55 ml，分别置于 5 ml 的具塞试管中，用蒸馏水补足至 1 ml，加入 0.5 ml 5% 的苯酚溶液，摇匀后迅速加入 2.5 ml 浓硫酸，摇匀后，室温下静置 30 min，加水补足 5 ml。用紫外分光光度法于 490 nm 处测定吸光度。以吸光度 *A* 为纵坐标（*Y*），以浓度（mg/ml）为横坐标（*X*），绘制标准曲线，得到标准曲线回归方程：$Y=85.337X-0.2931$，$r=0.9998$。表明葡萄糖在 0.005 78 ～ 0.012 72 mg/ml 与吸光度 *A* 呈良好的线性关系，结果见图 6-3-10。

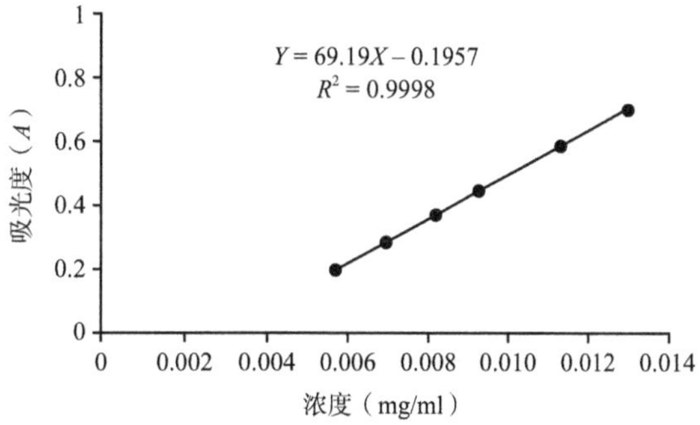

图 6-3-10　葡萄糖标准曲线

2. 菟丝子多糖提取正交实验设计

（1）正交试验因素水平的确定　根据单因素考察及查阅相关文献，选择提取次数、加溶剂量、提取时间，对主要影响因素各取三个水平，进行 $L_9(3^4)$ 正交试验考察，优选其最佳提取条件。用加权综合评分法，以多糖含量（权重系数为 0.8）、出膏率（权重系数为 0.2）为指标，综合评分确定菟丝子多糖最佳提取条件，结果见表 6-3-8。

表 6-3-8　因素水平表

水平	A 提取次数（次）	B 加溶剂量（倍）	C 提取时间（h）	D 误差
1	1	10	1.0	1
2	2	20	1.5	2
3	3	30	2.0	3

（2）正交试验方法及结果　取 9 份菟丝子药材粉末（过 60 目）5.0 g，精密称定，置于 250 ml 圆底烧瓶中，按 $L_9(3^4)$ 正交试验设计表回流提取。滤液定容到 100 ml 量瓶中。吸取 50 ml 置于干燥恒重且已称重的蒸发皿中，水浴挥干，置 105℃干燥至恒重后于干燥器中冷却半小时，称定，计算出膏率；另 50 ml 滤液按“1”项下方法测定菟丝子多糖的含量，结果见表 6-3-9、表 6-3-10。

表 6-3-9　菟丝子多糖正交试验结果表

试验号	因素				指标		
	A	B	C	D	多糖含量（%）	出膏率（%）	综合评分
1	1	1	1	1	6.72	17.50	0.4193
2	1	2	2	2	12.62	27.74	0.7636
3	1	3	3	3	7.51	33.13	0.5307
4	2	1	2	3	6.79	25.82	0.4607

续表

试验号	因素				指标		
	A	B	C	D	多糖含量（%）	出膏率（%）	综合评分
5	2	2	3	1	15.86	35.03	0.924
6	2	3	1	2	12.44	35.85	0.7919
7	3	1	3	2	8.37	28.60	0.5535
8	3	2	1	3	10.74	43.62	0.7418
9	3	3	2	1	7.89	41.59	0.5888
K1	0.571	0.478	0.651	0.644			
K2	0.726	0.810	0.604	0.703			
K3	0.628	0.637	0.669	0.578			
R	0.155	0.332	0.065	0.125			
SS	0.024	0.160	0.004	0.002			

注：综合评分＝多糖含量 /15.86×0.8+ 出膏率 /43.62×0.2。

表 6-3-10　方差分析表

方差来源	偏差平方和	自由度	F 比	F 临界值	显著性
提取次数	0.037	2	5.286	19.000	
溶剂用量	0.165	2	23.571	19.000	
提取时间	0.007	2	1.000	19.000	*
误差	0.01	2			

注：$F_{0.05}$（2，2）=19，*$P < 0.05$。

直观分析及方差分析结果表明，溶剂用量具有显著性差异，且 K2 ＞ K3 ＞ K1，确定水用量为 20 倍，提取 1 h、1.5 h、2 h 多糖含量相差不大，综合考虑提取效率、耗时、费用等因素，确定菟丝子多糖的最佳提取工艺为 $A_2B_2C_1$，即 20 倍量水，提取 2 次，每次 1 h。

3. 菟丝子多糖纯化工艺的考察

（1）菟丝子多糖纯化工艺正交设计因素水平的确定　根据单因素考察及相关文献调研，确定影响菟丝子多糖纯度的主要因素为药液浓度、醇终浓度、静置时间三个因素，对主要影响因素各取 3 个水平，进行 L_9（3^4）正交试验，以菟丝子多糖纯度为考察指标，确定菟丝子多糖的最佳纯化条件，结果见表 6-3-11。

表 6-3-11　因素水平表

水平	A 药液浓度（g/ml）	B 醇终浓度（%）	C 静置时间（h）	D 误差
1	1.0	70	6	1
2	0.5	80	12	2
3	0.2	90	24	3

（2）正交试验方法与结果　取 9 份菟丝子药材粉末（过 60 目）5.0 g，精密称定，置于 250 ml 圆底烧瓶中，按“2”项下优选出的最佳提取工艺进行提取，药液经适当浓缩后，按表 6-2-1 的试验条件进行水提醇沉，沉淀经抽滤，干燥。按“1”项下方法测定菟丝子多糖的含量，计

算其纯度，结果见表 6-3-12、表 6-3-13。

表 6-3-12　菟丝子多糖正交试验结果表

序号	A	B	C	D	多糖纯度（%）
1	1	1	1	1	27.68
2	1	2	2	2	30.57
3	1	3	3	3	26.34
4	2	1	2	3	36.71
5	2	2	3	1	52.61
6	2	3	1	2	40.53
7	3	1	3	2	31.67
8	3	2	1	3	36.50
9	3	3	2	1	35.56
均值 1	28.197	32.020	34.903	38.617	
均值 2	43.283	39.893	34.280	34.257	
均值 3	34.577	34.143	36.873	33.183	
极差	15.086	7.873	2.593	5.434	

表 6-3-13　方差分析表

因素	偏差平方和	自由度	F 比	F 临界值	显著性
A	344.118	2	31.298	19	*
B	99.560	2	9.055	19	
C	10.995	2	1.000	19	
D（误差）	10.99	2			

注：$F_{0.05}$（2，2）=19，*$P < 0.05$。

由直观分析和方差分析结果可知，影响菟丝子多糖纯度的因素为 A ＞ B ＞ C，且药液浓度具有显著性差异，药液浓度为 0.5 g/ml 时，均值最大，多糖纯度最高。因此确定菟丝子多糖的最佳纯化工艺为 $A_2B_2C_3$，即药液浓度为 0.5 g/ml，醇终浓度 80%，醇沉 24 h。

本实验采用紫外分光光度法对菟丝子多糖的提取工艺进行研究。通过 L_9（3^4）正交试验表考察提取次数、加溶剂量、提取时间三个因素，并对主要影响因素各取 3 个水平，进行考察。用加权综合评分法，以多糖含量（权重系数为 0.8）、出膏率（权重系数为 0.2）为指标，综合评分确定菟丝子多糖最佳提取条件。直观分析及方差分析结果表明，溶剂用量具有显著性差异，提取 1 h、1.5 h、2 h 多糖含量相差不大，综合考虑提取效率、耗时、费用等因素，确定菟丝子多糖的最佳提取工艺为 $A_2B_2C_1$，即 20 倍量水，提取 2 次，每次 1 h。

在菟丝子多糖最佳提取工艺的基础上，对其纯化工艺进行优化，确定影响菟丝子多糖纯度的主要因素为药液浓度、醇终浓度、静置时间三个因素，对主要影响因素各取 3 个水平，进行 L_9（3^4）正交试验，以菟丝子多糖纯度为考察指标，最终确定菟丝子多糖的纯化工艺为药液浓度 0.5 g/ml，醇终浓度 80%，醇沉 24 h。

本节对菟丝子中总黄酮和多糖组分进行最佳提取、纯化工艺的研究。首先通过单因素和 L_9（3^4）正交试验设计优选两种组分的最佳提取工艺，以菟丝子总黄酮含量及出膏率为指标，利用层次分析法确定有效、客观的权重系数，利用综合评分优选菟丝子总黄酮的提取工艺。

确定其最佳提取工艺为以 15 倍量 95% 乙醇回流提取 3 次，每次 1.5 h；同时，以菟丝子多糖含量及出膏率综合评价菟丝子多糖成分的提取工艺，确定最佳工艺为 20 倍量水，提取 2 次，每次 1 h。按照此最佳工艺条件进行验证性试验，结果表明结果具有重现性，提取工艺稳定、可行，同时节约成本，为合理的工业化生产提供了实验基础。

在获得菟丝子总黄酮和多糖最佳提取工艺的基础上，通过利用大孔吸附树脂，对菟丝子中有效化学物质组进行静态、动态吸附与解吸考察，优选富集、纯化总黄酮的最佳大孔吸附树脂及纯化工艺。以总黄酮纯度为指标，确定最佳纯化工艺，总黄酮的最佳纯化工艺：采用 HPD-400 型大孔吸附树脂，湿法装柱，上样浓度调整为 0.1 g/ml，用 HCl 和 NaOH 调节上样液 pH 为 5，树脂比上柱量为 1.1 g/ml（原药材 / 湿树脂），用 4 BV60% 乙醇洗脱。利用水提醇沉法，对菟丝子多糖进行最佳纯化工艺研究，确定影响菟丝子多糖纯度的主要因素为药液浓度、醇终浓度、静置时间三个因素，对主要影响因素各取 3 个水平，进行 $L_9(3^4)$ 正交试验，以菟丝子多糖纯度为考察指标，最终确定菟丝子多糖的纯化工艺为药液浓度 0.5 g/ml，醇终浓度 80%，醇沉 24 h。

经过对提取工艺和纯化工艺的考察，确定了菟丝子中两种有效成分的提取纯化工艺参数，为菟丝子中药效组分的质量标准研究及药效机制的研究提供物质基础，为临床抗肝纤维化药物的制剂调剂提供理论依据。实验中筛选的最佳提取及纯化工艺稳定可行，为合理的工业化生产提供了科学依据。

第四节　核桃楸皮有效物质组分提取纯化工艺及成分表征研究

一、核桃楸皮总黄酮提取工艺研究

（一）实验材料

1. 仪器与设备

Milli-Q 超纯水处理装置（美国 Millipore 公司）；电子天平（德国赛多利斯集团）；ZWF-334 型摇床（上海智城科技有限公司）；DZF-6020 型真空干燥箱（上海一恒科技有限公司）。

2. 药材

核桃楸皮样品（产地为辽宁省丹东市宽甸，采集于 2014 年 1 月，由丹东药业集团有限公司提供，批号：14010-1）；HPD-100、HPD-300、HPD-400、HPD-450、HPD-600、HPD-700、AB-8、ADS-7、X-5、D101 大孔吸附树脂（河北沧州宝恩有限公司）；槲皮素标准品（中国食品药品检定研究院，批号：100081-200907）；甲醇、乙醇、氢氧化钾、氢氧化钠、亚硝酸钠、硝酸铝、无水三氯化铝（分析纯，天津市科密欧化学试剂有限公司）。

（二）方法与结果

1. 核桃楸皮总黄酮含量测定

（1）对照品溶液的制备　准确称定槲皮素标准品 5.24 mg，以甲醇定容置 25 ml 容量瓶，制成浓度为0.2096 mg/ml的槲皮素标准品，制备浓度为0.2096 mg/ml的槲皮素溶液-甲醇溶液。

（2）显色剂的制备

1）10% KOH 显色法：精密吸取槲皮素标准品 150 μl 三份，分别加水至 3 ml，加入 10% KOH 1 ml，摇匀，以水定容至 10 ml，第 5 min 时以三级水为空白，进行全波长扫描，确定最大吸收波长并测定每份样品的吸光度，考查该方法精密度，结果见表 6-4-1；在第 0、5、10、15、20 min 分别测定吸光度，考查该方法稳定性，结果见表 6-4-2。

2）$AlCl_3$ 溶液显色法：精密吸取槲皮素标准品 150 μl 6 份。其中 3 份分别加水至 3 ml，加入 0.1 mol/L $AlCl_3$ 水溶液 1 ml，摇匀，以水定容至 10 ml；另外 3 份分别加甲醇至 3 ml，加入 0.1 mol/L $AlCl_3$ 甲醇溶液 1 ml，摇匀，以甲醇定容至 10 ml。以不加试样的溶液为空白，分别进行全波长扫描，确定两种显色条件下槲皮素最大吸收波长并分别测定每份样品的吸光度，考查两方法精密度，结果见表 6-4-1；在第 0、5、10、15、20 min 分别测定吸光度，考查两方法稳定性，结果见表 6-4-2。

3）亚硝酸钠-硝酸铝-氢氧化钠显色法：精密吸取槲皮素标准品 150 μl 三份，按照《中国药典》2010 版以芦丁为标准品测定槐米中总黄酮含量的方法，加水至 6 ml，加入 5% $NaNO_2$ 溶液 1 ml，摇匀放置 6 min，加入 10% $Al(NaNO_3)_3$ 溶液 1 ml，摇匀，放置 6 min，加入氢氧化钠试液 10 ml，以水定容至 25 ml，放置 15 min 后以不加试样的溶液为空白，进行全波长扫描，确定最大吸收波长并分别测定三份样品吸光度，考查该方法精密度，结果见表 6-4-1；在显色完成后第 0、5、10、15、20 min 分别测定吸光度，考查该方法稳定性，结果见表 6-4-2。

表 6-4-1　槲皮素以不同方法显色精密度试验

显色方法	测定次数			平均吸光度（A）	RSD（%）
	1	2	3		
10%KOH	0.3657	0.359	0.3629	0.3625	0.93
0.1 mol/L $AlCl_3$（水）	0.2362	0.2477	0.2329	0.2379	2.56
0.1 mol/L $AlCl_3$（甲醇）	0.3183	0.3144	0.3038	0.3136	2.40
$NaNO_2$-$Al(NaNO_3)_3$-NaOH	0.2873	0.2864	0.272	0.2819	3.05

表 6-4-2　槲皮素以不同显色方法显色稳定性试验

显色方法	显色后放置时间（min）			
	5	10	15	20
10%KOH	0.3629	0.3656	0.3656	0.366
0.1 mol/L $AlCl_3$（水）	0.2362	0.2302	0.2276	0.2349
0.1 mol/L $AlCl_3$（甲醇）	0.3099	0.3076	0.3065	0.3024
$NaNO_2$-$Al(NaNO_3)_3$-NaOH	0.2873	0.2807	0.2640	0.2523

结果显示，槲皮素以 10% KOH 显色时，最大吸收波长位于 312 nm 处，三次测定 RSD 小于 0.93%，且在 20 min 内保持稳定。以 0.1 mol/L $AlCl_3$ 水溶液显色时，最大吸收波长位于 433 nm 处，三次测定 RSD 为 2.56%。以 0.1 mol/L $AlCl_3$ 甲醇溶液显色时，最大吸收波长位于

458 nm 处，三次测定 RSD 为 2.40%，在 20 min 内吸光度值持续下降。以 5% $NaNO_2$，10%Al（$NaNO_3$）$_3$，NaOH 试液作为显色剂时，最大吸收波长位于 329 nm，三次测量 RSD 为 3.05%，在 20 min 内吸光度值持续下降。因此，选用以 10% KOH 作为显色剂，显色时间为 5 min，最大吸收波长为 312 nm 的显色方法与以 0.1 mol/L $AlCl_3$ 水溶液为显色剂，最大吸收波长为 433 nm 的方法作为槲皮素显色方法，进行样品中总黄酮的含量测定。

（3）检测波长的选择 选用以 10% KOH 作为显色剂，显色时间为 5 min，最大吸收波长为 312 nm 的显色方法。

（4）标准曲线的绘制 精密吸取浓度为 0.2096 mg/ml 的槲皮素标准品溶液 150 μl、200 μl、250 μl、300 μl、350 μl，以甲醇定容至 10 ml，制成不同浓度的标准品溶液，进行显色，在两种显色方法对应的最大吸收波长处读取、记录吸光度 A，结果见表 6-4-3。以 10%KOH 为显色剂，绘制标准曲线为 A_1=0.1091C_1–0.091，r_1=0.9995，该显色方法下槲皮素在 3.144 ～ 7.366 μg/ml 线性关系良好；以 0.1 mol/L $AlCl_3$ 水溶液为显色剂，绘制标准曲线为 A_2=0.1223C_2–0.1471，r^2=0.9990，该显色方法下槲皮素在 3.144 ～ 7.366 μg/ml 线性关系良好。

表 6-4-3 槲皮素标准曲线的绘制

吸光度（A）	10% KOH	0.1 mol/L $AlCl_3$（H_2O）	吸光度（A）	10% KOH	0.1 mol/L $AlCl_3$（H_2O）
3.144	0.2586	0.2362	6.288	0.5990	0.6187
4.192	0.3590	0.3579	7.336	0.7102	0.7465
5.24	0.4761	0.5089			

2. 提取方法单因素考察

精密称取核桃楸皮粗粉 5.0 g，按下述方法进行试验，各方法平行两份。

（1）超声法 加 60% 乙醇 50 ml 于装有样品的具塞磨口锥形瓶中，超声提取 40 min，共提取 2 次，合并滤液后挥干，以甲醇溶解，转移至 100 ml 容量瓶中，用甲醇定容至刻度，摇匀。从中吸取 100 μl 至 10 ml 容量瓶中，以甲醇定容至刻度。按照本章第一节“1”中的测定方法，吸取 1 ml，加水至 3 ml，再加入 1 ml 10%KOH 溶液，摇匀，以水定容至 10 ml，放置 10 min 后在 312 nm 处测定吸光度，代入标准曲线中测定含量，结果见表 6-4-4。

（2）冷浸法 加 60% 乙醇 50 ml 于装有样品的具塞磨口锥形瓶中，冷浸提取 12 h，共提取 2 次，之后的方法参见本章第二节“三”“（3）”项，结果见表 6-4-4。

（3）回流法 加 60% 乙醇 50 ml 于装有样品的圆底烧瓶中，加热回流提取 1 h，共提取 2 次，之后的方法参见本章“云芝多糖提取方法考察”“（1）”项，结果见表 6-4-4。

表 6-4-4 不同提取方法提取效果单因素考察

提取方法	总黄酮含量（%）
超声提取法	5.730
冷浸提取法	9.130
回流提取法	12.595

根据表 6-4-4 得到的数据，可知在提取核桃楸皮总黄酮时，使用回流提取法，总黄酮得率高于冷浸提取法和超声提取法。

3. 正交试验考察最佳提取工艺

在上述提取方法考察试验的基础上，采用正交试验设计对核桃楸皮总黄酮的提取工艺进行优化和筛选，考察乙醇体积分数、溶剂用量、提取时间和提取次数四个因素对总黄酮提取工艺的影响，每个因素设置 3 个水平，因素水平表见表 6-4-5。取核桃楸皮药材粉碎，称取 3.0 g，置于 250 ml 圆底烧瓶中，按 $L_9(3^4)$ 正交设计表安排，分别加入不同体积分数、不同体积的乙醇溶液，提取不同时间及不同次数，以总黄酮含量为指标，按照本章第一节中的测定方法，考察各因素对提取效果的影响，试验安排及结果见表 6-4-6，方差分析见表 6-4-7。

表 6-4-5 核桃楸皮总黄酮提取工艺优选正交试验因素水平

水平	A 乙醇体积分数（%）	B 提取次数（次）	C 提取时间（h）	D 溶剂用量（倍）
1	50	1	1	10
2	60	2	2	15
3	70	3	3	20

表 6-4-6 核桃楸皮总黄酮提取工艺优选正交试验安排

编号	乙醇体积分数（%）	提取次数（次）	提取时间（h）	溶剂用量（倍）	总黄酮含量（%）
1	1	1	1	1	7.505 856
2	1	2	2	2	10.713 920
3	1	3	3	3	11.100 930
4	2	1	2	3	11.787 350
5	2	2	3	1	11.946 230
6	2	3	1	2	13.068 540
7	3	1	3	2	9.183 320
8	3	2	1	3	9.939 912
9	3	3	2	1	9.169 977
K1	9.773	9.492	10.171	9.541	
K2	12.267	10.867	10.557	10.989	
K3	9.431	11.113	10.743	10.942	
R	2.836	1.621	0.572	1.448	

表 6-4-7 核桃楸皮总黄酮提取效果方差分析

因素	偏差平方和	自由度	F 比	F 临界值	显著性
A	14.382	2	28.200	19.000	*
B	4.576	2	8.973	19.000	
C（误差）	0.510	2	1.000	19.000	
D	4.064	2	7.969	19.000	
误差	0.51	2			

注：$F_{0.05}(2,2)=19$；$^{*}P<0.05$。

结果表明，以提取效果为指标，直观分析和方差分析均表明，影响核桃楸皮总黄酮提取效果的因素顺序为A＞B＞D＞C。以极差最小的C项，即提取时间为误差项，进行方差分析，因素A，即提取溶剂浓度有显著性影响，而其他因素无显著性影响。综合各个因素及均值考虑，并结合提取时间、成本等考虑，确定最佳提取工艺为$A_2B_2C_1D_2$，即以体积分数为60%的乙醇提取2次，每次1 h，溶剂用量为生药重量的15倍。

4. 提取溶剂体积分数单因素考察

经正交试验证明，影响提取工艺最主要的因素是乙醇溶液的体积分数，为验证优选方案的准确性，对其进行了单因素试验考察。精密称取核桃楸皮粗粉5份，每份5.0 g，置于圆底烧瓶中，分别向每份样品中加入体积分数为50%、60%、70%、80%、95%的乙醇溶液50 ml，水浴加热回流提取2次，每次1 h，结果见表6-4-8。结果表明，体积分数为60%的乙醇溶液最适合用于对核桃楸皮总黄酮的提取。

表6-4-8 不同浓度提取效果单因素考察

乙醇体积分数（%）	吸光度（*A*）	总黄酮含量（%）	乙醇体积分数（%）	吸光度（*A*）	总黄酮含量（%）
50	0.4807	10.48	80	0.5030	10.89
60	0.5960	12.59	95	0.5165	11.14
70	0.5465	11.69			

5. 优选工艺的验证

按照正交试验得出的优选工艺，即体积分数为60%的乙醇溶液，提取2次，每次1 h，溶剂用量为生药重量的15倍，进行3次验证试验。提取物中核桃楸皮总黄酮含量平均值为11.97±2.44%，RSD为1.30%，说明优选的工艺稳定可行。

核桃楸皮总黄酮是核桃楸皮药材中的主要成分，也是其发挥抗肿瘤药效的主要有效物质，本节对核桃楸皮总黄酮提取工艺进行了研究。通过单因素考察比较超声、冷浸、回流提取方法，确定以回流的方式进行提取。在正交试验中要综合考虑直观分析和方差分析的结果，同时还应结合生产实际，在经济有效的前提下确定出最优工艺，考虑到在生产中成本和操作复杂程度等因素，本实验得到了核桃楸皮总黄酮的最佳提取工艺为$A_2B_2C_1D_2$，即以体积分数为60%的乙醇提取2次，每次1 h，溶剂用量为生药重量的15倍。在此基础上以体积分数为50%、60%、70%、80%、95%的乙醇溶液进行单因素考察予以验证。最终按照此最佳工艺条件进行验证性试验，结果表明该结果具有重现性，提示该提取工艺稳定、可行，为节省提取工艺成本、降低能耗和工业化生产的合理化提供了科学依据，并为核桃楸皮药材的开发应用研究奠定了实验基础。

二、核桃楸皮总黄酮纯化工艺研究

（一）实验材料

1. 仪器与设备

紫外-可见分光光度计（日本岛津公司）；CPA225D电子分析天平（十万分之一，德国赛多利斯集团）；ML-303E电子分析天平（万分之一，梅特勒-托利多公司）；Milli-Q超纯水处理装置（美国Millipore公司）；SHZ-D Ⅲ型循环水式真空泵（巩义市予华仪器有限责任公司）；YJ-200A 高速中药粉碎机（北京亿健品牌营销管理机构）；HS6150 型超声波清洗器（天津恒奥科技发展有限公司）。

2. 药材与试剂

核桃楸皮样品（产地为辽宁省丹东市宽甸，采集于 2014 年 1 月，由丹东药业集团有限公司提供，批号：14010-1）；HPD-100、HPD-300、HPD-400、HPD-450、HPD-600、HPD-700、AB-8、ADS-7、X-5、D101 大孔吸附树脂（河北沧州宝恩有限公司）；槲皮素标准品（中国食品药品检定研究院，批号：100081-200907）；甲醇、乙醇、氢氧化钾、氢氧化钠、亚硝酸钠、硝酸铝、无水三氯化铝（分析纯，天津市科密欧化学试剂有限公司）。

（二）方法与结果

1. 核桃楸皮总黄酮含量测定

根据文献报道，采用以下方法进行含量测定。

（1）对照品溶液的制备　方法见本节（1），制备浓度为 0.2096 mg/ml 的槲皮素溶液 - 甲醇溶液。

（2）显色剂的制备　方法见本节（2），显色剂为 10% KOH 水溶液。

（3）检测波长的选择　方法见本节（3），检测波长选定为 312 nm。

（4）标准曲线的绘制　标准曲线的绘制见本节（4），为 $A=0.1091C-0.091$，$r=0.9995$。

2. 纯化工艺优化考察

（1）上柱溶液的制备　称取核桃楸皮药材粗粉 5.0 g，精密称定，按照本章第一节确定的最佳提取工艺进行提取，即加 15 倍量体积分数为 60% 的乙醇溶液进行回流提取，提取 2 次，每次 1 h，合并 2 次提取液，回收乙醇至提取液无醇味，加水稀释至所需浓度（生药）的药液，超声使充分溶解，即得。

（2）大孔吸附树脂的预处理　将待处理 10 种树脂分别装于柱中，用 95% 乙醇洗至乙醇洗脱液加水不出现白色浑浊即可，最后用水洗脱至洗脱液无醇味，取出树脂，分别置于三角瓶中，标记备用。

（3）大孔吸附树脂型号的选择　根据核桃楸皮总黄酮的理化性质及树脂不同的吸附特性，选用 10 种不同型号的树脂进行试验。称取经过预处理的湿树脂各 2.0 g，分别置于 50 ml 具塞磨口三角锥形瓶中，每瓶加入样品溶液 20 ml，于室温 25℃下振荡（120 r/min）24 h 至吸附平衡，以紫外分光光度法，测定样品溶液总黄酮含量。依下式计算树脂饱和吸附量和吸附率。

饱和吸附量 =（吸附前药液质量浓度 – 吸附后药液质量浓度）× 药液体积 / 树脂干重

吸附率（%）=（吸附前药液质量浓度 – 吸附后药液质量浓度）/ 吸附前药液质量浓度 ×100%

取上述已饱和吸附荆芥总黄酮的树脂分别过滤，除去水液，置于 50 ml 具塞锥形瓶中，精密加入 60% 乙醇 20 ml，室温 25℃下振荡（120 r/min）24 h 至解吸平衡，测定解吸液总黄酮含量及橙皮苷含量，计算解吸率。

解吸率（%）=（解吸液质量浓度 × 解吸液体积）/ 吸附总量 ×100%

综合比较 10 种大孔树脂的吸附量和解吸率两项指标，结果见表 6-4-9，最后选择平均孔径较大的弱极性树脂 AB-8 纯化核桃楸皮总黄酮。

表 6-4-9　10 种大孔吸附树脂对核桃楸皮总黄酮类化合物吸附及解吸特征

树脂型号	粒径（mm）	比表面积（m^2/g）	平均孔径（nm）	极性	总黄酮	
					吸附量（mg/g）	解析率（%）
HPD-400	0.30 ～ 1.2	500 ～ 550	7.5 ～ 8.0	弱极性	8.50	78.95
HPD-600	0.30 ～ 1.2	550 ～ 600	8	极性	8.37	83.74
HPD-700	0.30 ～ 1.2	650 ～ 700	8.5 ～ 9.0	非极性	8.46	77.66
HPD-100	0.30 ～ 1.25	650 ～ 600	8.5 ～ 9.0	非极性	8.48	80.67
AB-8	0.30 ～ 1.25	480 ～ 520	13 ～ 14	弱极性	8.73	84.34
HPD-300	0.30 ～ 1.2	800 ～ 870	5.0 ～ 5.5	非极性	8.74	81.64
ADS-7	0.30 ～ 1.25	200 ～ 230	25 ～ 30	强极性	8.78	52.01
X-5	0.30 ～ 1.25	500 ～ 600	29 ～ 30	非极性	8.36	81.82
HPD-450	0.30 ～ 1.2	500 ～ 550	9 ～ 11	弱极性	7.95	84.82
D101	0.2 ～ 0.6	400 ～ 600	10 ～ 12	弱极性	8.40	74.53

（4）上样液浓度的考察　选择 5 个浓度药液 0.1 g/ml、0.2 g/ml、0.3 g/ml、0.4 g/ml、0.5 g/ml（生药 / 加水量），依次加入量为 100 ml、50 ml、33 ml、25 ml、20 ml，在相同条件下以 2 BV/h 的流速进行动态吸附后，用 2 BV 蒸馏水按 4 BV/h 冲洗，至冲洗液 molish 反应为阴性。再用 60% 的乙醇进行洗脱，均洗脱至洗脱液近无色。收集洗脱液，分别定容于 50 ml 量瓶中，按标准配成待测液，利用紫外分光光度计按照本章第一节的方法进行吸光度检测并计算含量，结果见图 6-4-1，显示大孔吸附树脂的吸附量随着样品溶液浓度的增加而减小，可能随着浓度的增大，沉淀不断增多，堵塞了树脂柱，或样品中沉淀包裹覆盖在树脂表面，从而导致树脂吸附量降低。因此，选用浓度为 0.1 g/ml（生药 / 加水量）的样品溶液进行吸附。

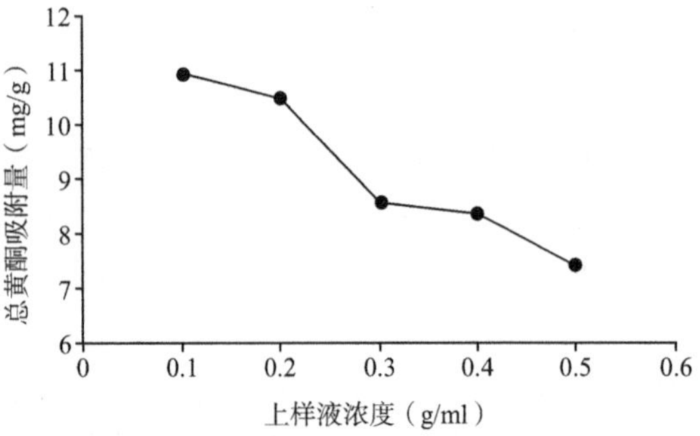

图 6-4-1　上样液浓度对树脂吸附总黄酮的影响

（5）上样液 pH 考察　取 6 份浓度为 0.1 g/ml（生药 / 加水量）的药液（pH=5）50 ml，调节 pH 至 2、3、4、5、6、7，依本节（4）中方法操作进行动态吸附与洗脱，收集洗脱液并定容，依法测定总黄酮吸附量，结果见图 6-4-2。样品溶液不同的 pH 对树脂吸附核桃楸皮总黄酮的效果影响较大，样品在 pH=5 时被吸附量最大，样品未经调整 pH（pH=3）时吸附量次之，但与 pH=5 时相差不大，考虑到保留样品本身结构不变，并方便后续实验，因此实验中样品溶液均选择原液直接上柱。

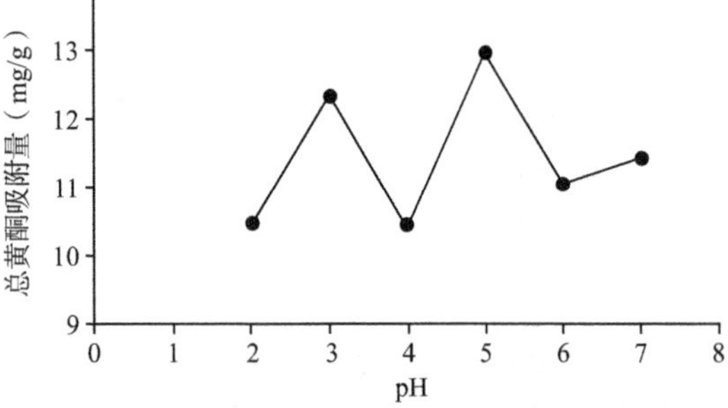

图 6-4-2　上样液 pH 对树脂吸附总黄酮的影响

（6）泄露曲线考察　取 0.1 g/ml（生药 / 加水量）药液 150 ml，按上述试验得到的条件上柱，不加洗脱液，分段收集吸附流出液（10 ml/段），共计 15 份，测定各流份中核桃楸皮总黄酮含量（mg/g），以流份累计总体积为横坐标，各流份中总黄酮含量为纵坐标，绘制吸附泄露曲线，结果见图 6-4-3。发现当上样体积为 110 ml 时，总黄酮开始出现泄漏，因此，确定最大上样量为第 10 份，即树脂比上柱量为 1.0 g/ml（药材 / 湿树脂）。

（7）洗脱醇浓度考察　取药液 100 ml 按上述条件上柱，吸附完毕后，用 2 BV 蒸馏水冲洗，至冲洗液 molish 反应为阴性。再分别用 30%、50%、60%、70%、80% 和 90% 乙醇 50 ml 进行洗脱。收集洗脱液，定容于 50 ml 量瓶中，利用紫外分光光度计，按照本章第一节的方法进行吸光度检测，并计算含量测定各组中核桃楸皮总黄酮含量（mg/g），结果见图 6-4-4。发现乙醇溶液体积分数为 60% 时洗脱效果最好，其他各组中总黄酮含量相差不大，因此，确定以 60% 乙醇为洗脱溶剂。

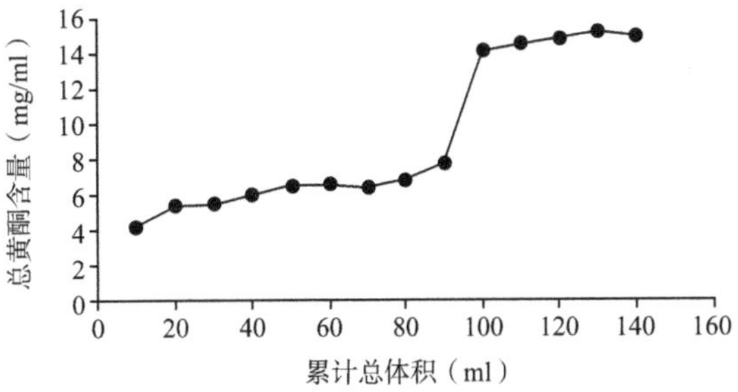

图 6-4-3　泄露曲线考察

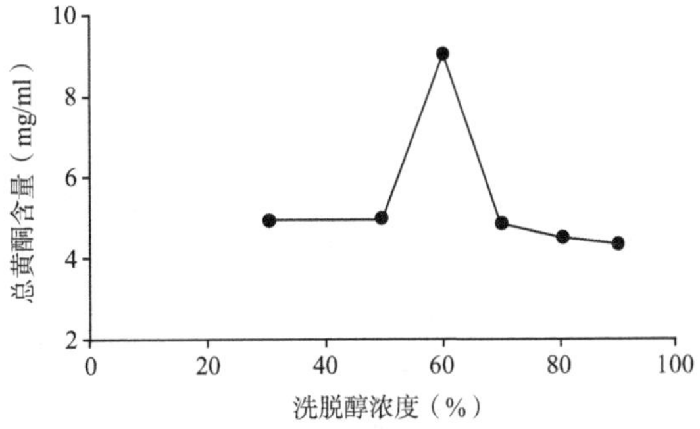

图 6-4-4　洗脱醇浓度考察

（8）60% 乙醇洗脱用量考察　取药液 100 ml 按上述条件上柱，吸附完毕后，用 2 BV 蒸馏水冲洗，至冲洗液 molish 反应为阴性。再用 60% 乙醇进行洗脱，收集 15 份洗脱液（10 ml/ 份），测定洗脱液中总黄酮的含量。以洗脱体积为横坐标，总黄酮含量为纵坐标，绘制解吸曲线，结果见图 6-4-5。第 12 组中（120 ml）60% 乙醇洗脱下来的总黄酮含量明显低于第 11 组，但与第 13 组及以后的各流份相差不大，表明此时总黄酮基本洗脱完全，即洗脱液适合用量为 120 ml，相当于 12 倍树脂柱体积，所以洗脱液最佳用量为 12 BV。

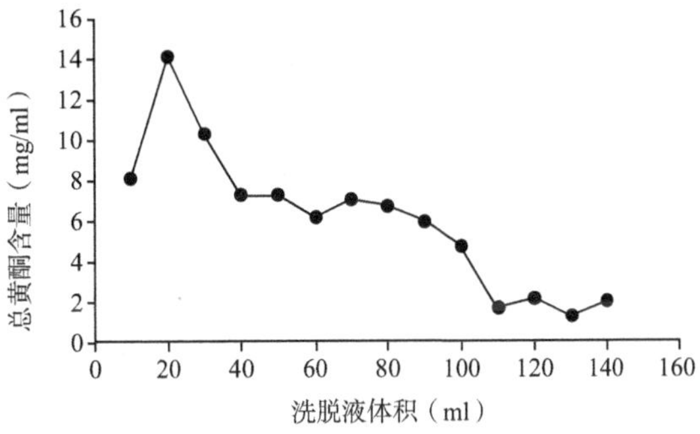

图 6-4-5　60% 乙醇洗脱用量考察

（9）工艺验证　准确量取 3 份 AB-8 大孔吸附树脂 10 ml，分别装柱，将 100 ml 浓度为 0.1 g/ml（生药）的药液按上述优选的工艺条件进行吸附，除杂，洗脱，依法测定总黄酮含量，计算纯度及收率，结果见表 6-4-10。

表 6-4-10　工艺验证结果

实验次数	总黄酮纯度（%）	总黄酮收率（%）	实验次数	总黄酮纯度（%）	总黄酮收率（%）
1	70.73	82.44	平均值	71.98	82.88
2	72.91	85.50	RSD%	1.56	2.93
3	72.31	80.70			

（10）二次纯化 经第一次纯化后的核桃楸皮总黄酮平均收率达 82.87%，总黄酮纯度可达 71.97%，因而对第一次纯化后的总黄酮进行了二次纯化，即采用以上得出的最佳纯化工艺，再次进行纯化。平行试验 3 份，测定总黄酮含量，计算纯度及收率，结果见表 6-4-11，经二次纯化后的核桃楸皮总黄酮纯度及收率均在较高水平。

表 6-4-11 二次纯化结果

实验次数	总黄酮纯度（%）	总黄酮收率（%）	实验次数	总黄酮纯度（%）	总黄酮收率（%）
1	79.16	80.22	平均值	81.11	79.20
2	80.96	79.69	RSD%	2.50	1.68
3	83.21	77.70			

中药中往往含有多种组分，其理化性质既可以相近，也可能不同，因而其所具有和发挥的药效也不尽相同；此外，中药单一组分中也可能在提取时引入极性相似的其他物质或杂质，这就需要对中药组分进行纯化。纯化常用方法有多种，其中大孔吸附树脂吸附法是常用的纯化方法。影响大孔吸附树脂吸附性能的因素有很多，包括树脂的结构、极性、比表面积、粒径、孔径，以及被吸附分子的极性、分子大小等。本实验在选用树脂时，根据待纯化物质的性质，结合树脂的特性，以各个树脂对核桃楸皮总黄酮的吸附、解吸性能，选择 AB-8 树脂来纯化核桃楸皮总黄酮。在此基础上，综合考虑了上样液浓度、上样液 pH、洗脱溶剂体积分数及洗脱溶剂用量等多个因素，优化了 AB-8 型树脂对核桃楸皮总黄酮纯化的工艺条件，所得最佳工艺：核桃楸皮药材提取物以 0.1 g/ml（生药量）的浓度，1 g/ml（药材 / 湿树脂）的上柱量，不调整 pH 直接上柱，以 2 BV 三级水除杂，以 12 倍柱体积得 60% 乙醇洗脱，收集洗脱液，挥干，以同样的方法进行第二次纯化。在此工艺条件下，核桃楸皮总黄酮纯度为 81.11%，较第一次纯化后的 71.98% 有了较大提高，且总黄酮收率为 79.2%，与第一次纯化后的 82.88% 相比未见明显降低。通过二次纯化提高核桃楸皮总黄酮的方法国内文献未见报道，纯化后的核桃楸皮总黄酮纯度上升为纯化前的 7.03 倍，利于对核桃楸皮总黄酮的深入研究和开发利用。

基于对复方木鸡颗粒抗肝癌有效组分进行筛选得到的结果，本部分对方中有明显抑制肝肿瘤细胞增殖的核桃楸皮黄酮进行了最佳提取工艺与最佳纯化工艺的考察。

由于核桃楸皮的相关标准尚未纳入《中国药典》2020 年版，而《中国药典》中对于槐米中黄酮——芦丁的测定方法并不完全适用于核桃楸皮中总黄酮的含量测定，因而本章第一节首先对核桃楸皮总黄酮的测定方法进行了研究和优化。选用核桃楸皮总黄酮中含量较高，抗肿瘤药效明确，且相对廉价易得的槲皮素作为标准品，考察不同显色方式和显色条件，选定以 10% KOH 溶液作为显色剂，显色 5 min，312 nm 处测定吸光度并绘制标准曲线，以此作为核桃楸皮中总黄酮的测定方法，方法准确、灵敏。在该测定条件下测得核桃楸皮中总黄酮含量为 12.59%。

对核桃楸皮总黄酮提取工艺进行研究。单因素考察比较不同提取方法，确定以回流的方式进行提取。在正交试验中，综合考虑直观分析和方差分析的结果，同时结合生产实际，得到了核桃楸皮总黄酮的最佳提取工艺以体积分数为 60% 的乙醇提取 2 次，每次 1 h，溶剂用量为生药重量的 15 倍。按照该方法测定提取物中核桃楸皮总黄酮含量平均值为 11.97±2.44%，RSD 为 1.30%，说明优选的工艺稳定可行。

对核桃楸皮总黄酮的纯化工艺进行了考察研究，药材提取物以 0.1 g/ml（生药 / 加水量）

的浓度，1 g/ml（药材 / 湿树脂）的上柱量，不调整 pH 直接上柱，以 2 BV 三级水除杂，以 12 倍柱体积得 60% 乙醇洗脱，收集洗脱液，挥干。以同样的方法进行第二次纯化。在此工艺条件下，核桃楸皮总黄酮纯度为 81.11%，较第一次纯化后的 71.98% 有了较大提高，且总黄酮收率为 79.2%，与第一次纯化后的 82.88% 相比未见明显降低。通过二次纯化提高核桃楸皮总黄酮的方法国内文献未见报道，纯化后的核桃楸皮总黄酮纯度上升为纯化前的 7.03 倍。

此外，对于核桃楸皮中的另一种药效成分——核桃楸皮挥发油，通过查阅文献和试验，确定以水蒸气蒸馏的方式进行提取，提取 3 h，收集馏分，与无水乙醚按照 1∶2 的体积比进行萃取，萃取 2 次，收集乙醚层，挥干乙醚并用无水硫酸钠去除挥发油中水分，即可得到亮黄色的挥发油。按此提取方法，得率约为 0.21%。

三、核桃楸皮总黄酮成分表征研究

（一）实验材料

1. 仪器与设备

Agilent 高效液相色谱仪及 ChemStation 工作站（美国安捷伦科技公司）；UPLC-Q-TOF-MS（美国安捷伦科技公司）；实验室超纯水机（成都品成科技有限公司）；CP225D 电子分析天平（十万分之一，德国赛多利斯集团）；HS6150 型超声波清洗机（天津恒奥科技发展有限公司）。

2. 药材与试剂

核桃楸皮药材由丹东药业集团有限公司提供，经辽宁中医药大学张建奎教授鉴定为胡桃科胡桃属植物核桃楸 *Juglans mandehurica* Maxim. 的树皮；色谱甲醇、色谱乙腈、色谱甲酸（德国默克（Merck）公司）。

（二）方法与结果

1. 色谱条件

色谱柱：Eclipse Plus C_{18}（2.1×50 mm，1.8 μm）；流速 0.6 ml/min；流动相为 A：0.1% 甲酸 - 水，B：乙腈；梯度洗脱表见表 6-4-12。进样量 1 μl。

表 6-4-12　流动相梯度洗脱表

时间（min）	流动相 A（%）	流动相 B（%）	时间（min）	流动相 A（%）	流动相 B（%）
0	95.00	5.00	8.0	71.25	28.75
1.5	90.25	9.75	10.0	71.25	28.75
4.0	85.50	14.50	13.0	52.25	47.75
6.5	81.22	18.78			

2. 质谱条件

电喷雾离子源（dual AJS ESI），干燥气体流速为 11 L/min，干燥气体气温为 250℃，雾化器压力 30 psig，毛细管电压 3500 V，碎裂电压 365 V，OCT 1RF Vpp 750 V。质量扫描范围 100 ～ 1500 *m/z*。

3. 供试品的制备

核桃楸皮药材经粉碎，精密称取适量，以 15 倍量体积分数为 60% 的乙醇溶液，回流提取 2 次，每次 1 h，合并滤液，调整终浓度为 0.1 g/ml（生药量），上样量为 1 g/ml（药材 / 湿树脂），2 BV 三级水除杂，以 12 倍柱体积 60% 乙醇洗脱，收集洗脱液，水浴蒸干，加入 DMEM 培养液后超声溶解，经 0.22 μm 微孔滤膜过滤除菌，即得。用色谱甲醇配制成所需浓度。

4. 对照品的制备

精密称取异槲皮苷对照品、柚皮苷对照品、紫云英苷对照品、槲皮素对照品、柚皮素对照品、山柰酚对照品各适量，加甲醇制成含异槲皮苷 0.124 mg/ml、柚皮苷 0.1 mg/ml、紫云英苷 0.196 mg/ml、槲皮素 0.344 mg/ml、柚皮素 9.05 mg/ml、山柰酚 0.116 mg/ml 的混合对照品溶液，置于 4℃冰箱内备用。

5. 测定方法

（1）核桃楸皮主要化学成分调研 本实验在进行核桃楸皮黄酮表征前先对核桃楸皮黄酮的主要化学成分进行大量的文献调研，并对文献研究的核桃楸皮黄酮类化学成分进行归纳概括总结，结果见表 6-4-13。

表 6-4-13 核桃楸皮中部分化学成分对应的分子式、分子量及结构式

化合物名称	分子式	分子量	结构式
二氢槲皮素	$C_{15}H_{12}O_7$	304.25	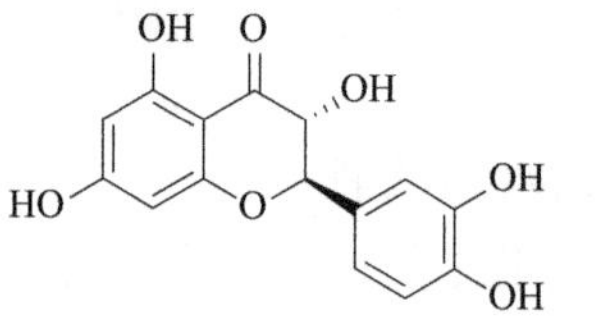
阿福豆苷	$C_{21}H_{20}O_{10}$	432.38	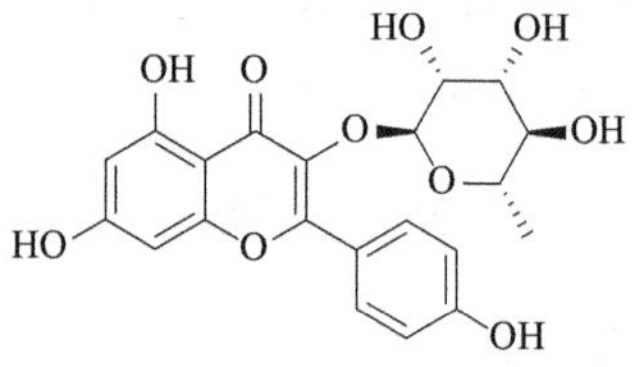
木犀草素	$C_{15}H_{10}O_6$	286.24	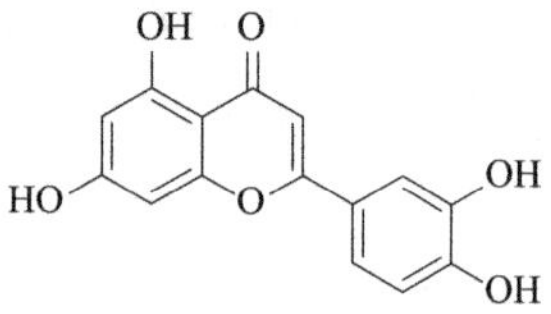
槲皮素	$C_{15}H_{10}O_7$	302.24	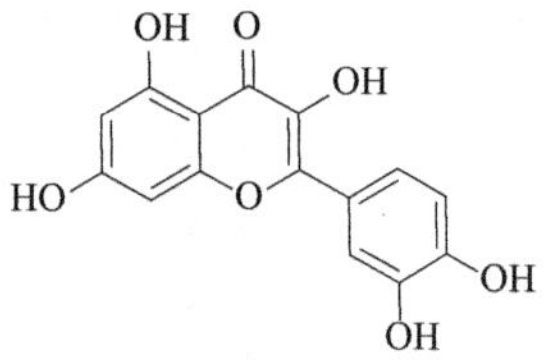
山柰酚	$C_{15}H_{10}O_6$	286.24	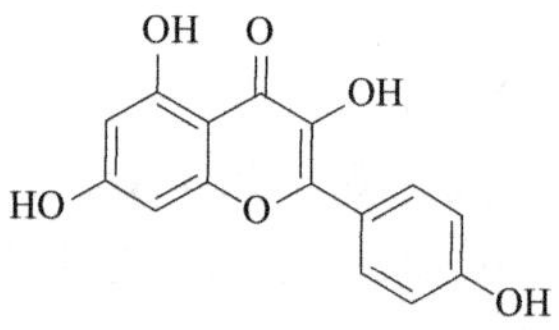

续表

化合物名称	分子式	分子量	结构式
短叶松素	$C_{15}H_{12}O_5$	272.25	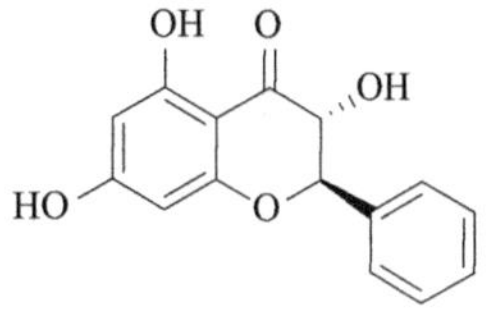
异槲皮苷	$C_{21}H_{20}O_{12}$	464.38	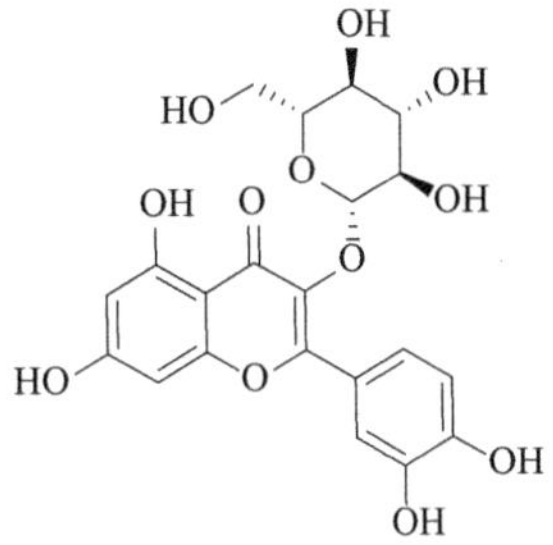
槲皮苷	$C_{21}H_{20}O_{11}$	448.38	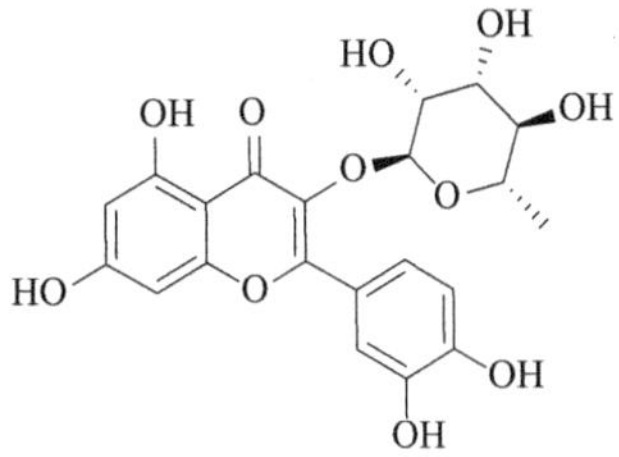
杨梅苷	$C_{21}H_{20}O_{12}$	464.38	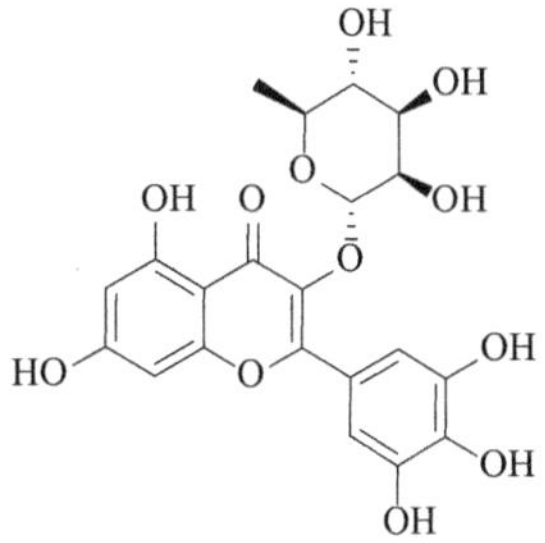
花旗松素	$C_{15}H_{12}O_7$	304.25	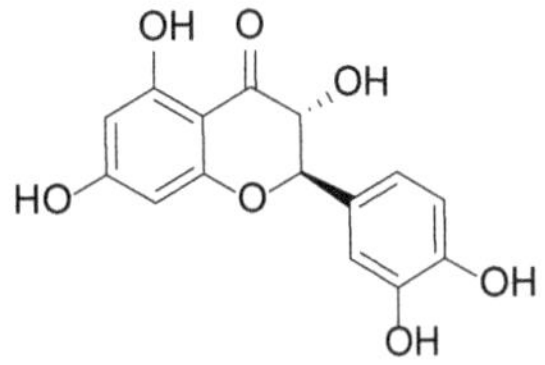
蛇葡萄素	$C_{15}H_{12}O_8$	320.25	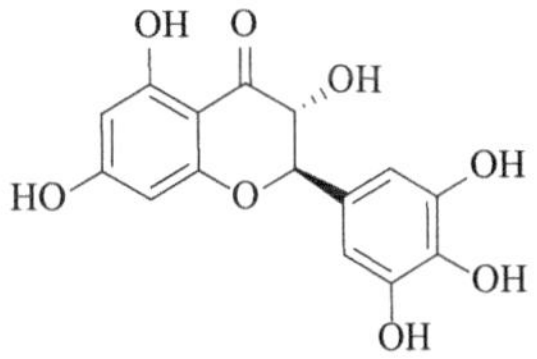
胡桃醌	$C_{10}H_6O_3$	174.15	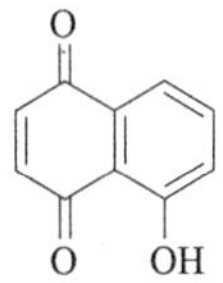

续表

化合物名称	分子式	分子量	结构式
柚皮素	$C_{15}H_{12}O_5$	272.25	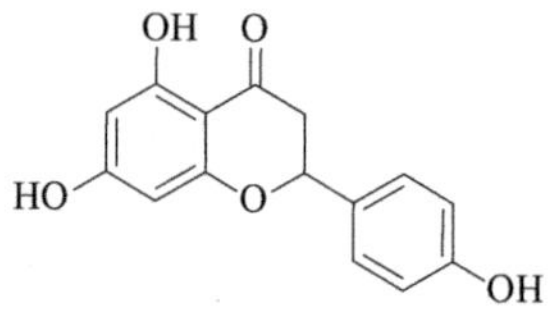
杨梅素	$C_{15}H_{10}O_8$	318.24	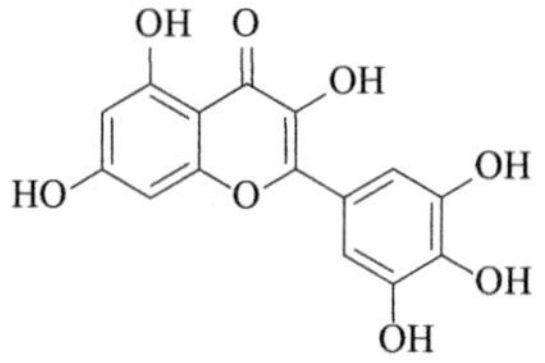
紫云英苷	$C_{21}H_{20}O_{11}$	448.37	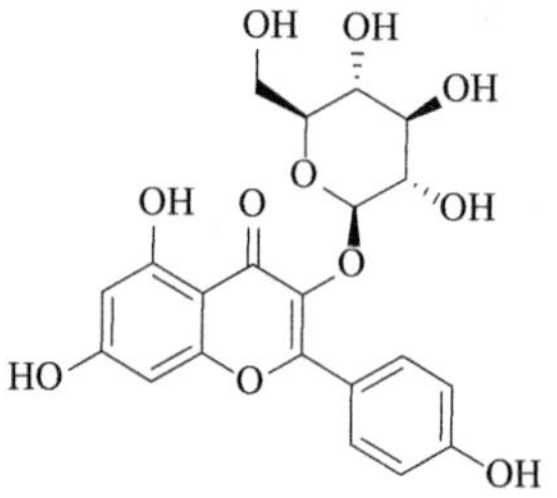
橙皮素	$C_{16}H_{14}O_6$	302.28	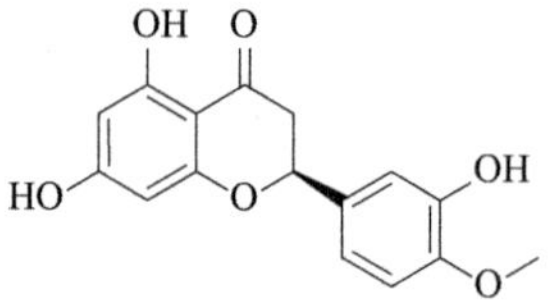
刺芒柄花素	$C_{16}H_{12}O_4$	268.26	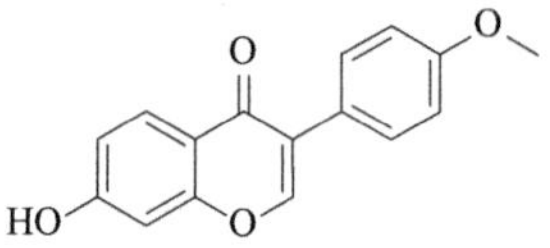
汉黄芩素	$C_{16}H_{12}O_5$	284.27	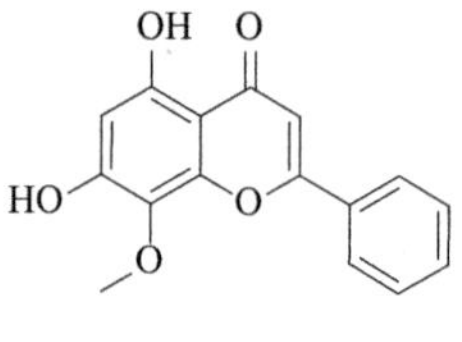
山姜素	$C_{16}H_{14}O_4$	270.28	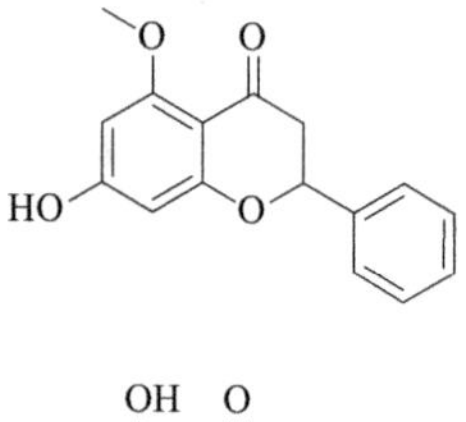
球松素	$C_{16}H_{14}O_4$	270.28	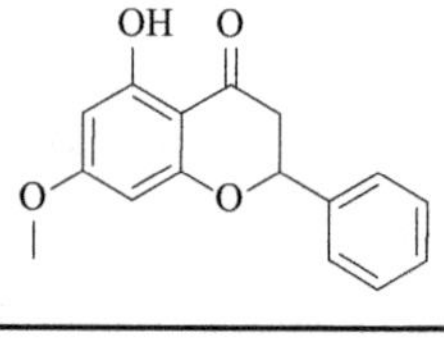

续表

化合物名称	分子式	分子量	结构式
淫羊藿苷 C	$C_{39}H_{50}O_{19}$	822.85	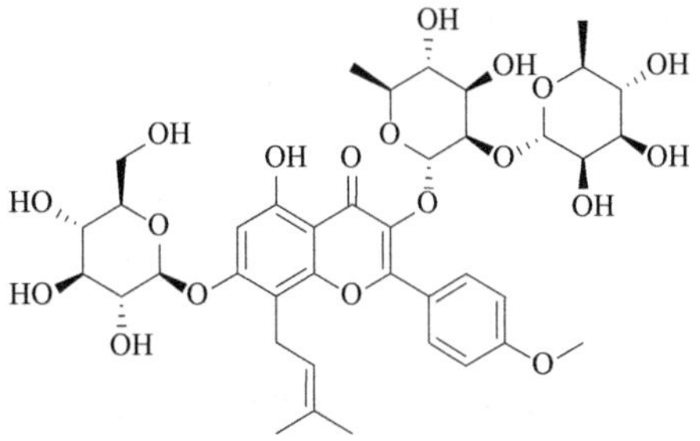

（2）**UPLC-Q-TOF-MS 法对核桃楸皮黄酮的测定及其疑似化学成分** 取供试品溶液适量，在 Agilent 6550 液相色谱串联飞行时间质谱下按表 6-4-12 进行梯度洗脱，进样 1 μl 进行分析，记录所得的 UPLC-Q-TOF-MS 谱图信息，结果见图 6-4-6。同时在质谱定性软件 Agilent Mass Hunter Qualitative Analysis 下进行分析，找出各个质谱峰在正负离子模式下所对应的分子量，并与表 6-4-13 下所列的主要化学成分的分子量进行比较，比对各峰的 MS 碎片并结合有关文献图谱解析，得到并鉴定出样品中的化合物，结果见表 6-4-14、表 6-4-15。

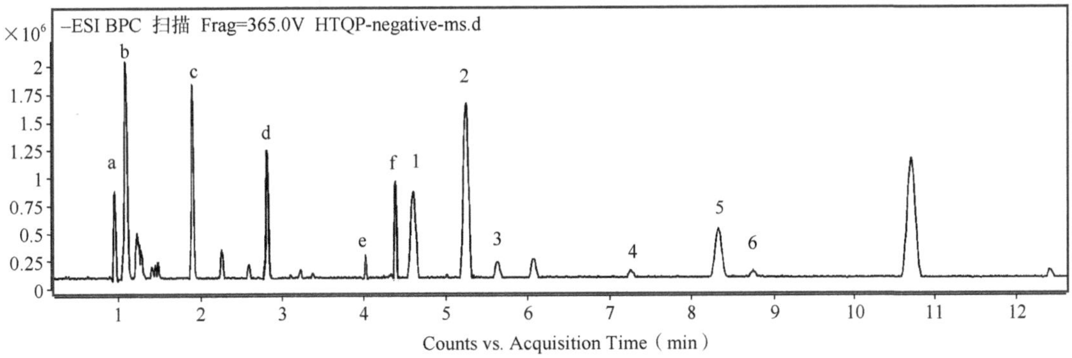

图 6-4-6 核桃楸皮黄酮基峰色谱图

表 6-4-14 核桃楸皮黄酮中负离子扫描的 UPLC-Q-TOF-MS 化学成分分析

峰号	保留时间（min）	准分子离子	碎片离子	分子量	分子式	化合物
1	4.31	463.0876[M-H]$^-$	463，300，146	464.0955	$C_{21}H_{20}O_{12}$	异槲皮苷
2	5.35	579.1703[M-H]$^-$	579，271	580.1792	$C_{27}H_{32}O_{14}$	柚皮苷
3	5.67	447.0930[M-H]$^-$	447，363，316	448.1006	$C_{21}H_{20}O_{11}$	紫云英苷
4	7.76	301.0354[M-H]$^-$	248，197，171	302.0427	$C_{15}H_{10}O_7$	槲皮素
5	8.40	271.0626[M-H]$^-$	271，177	272.0685	$C_{15}H_{12}O_5$	柚皮素
6	8.74	285.0410[M-H]$^-$	285，237，197，169	286.0477	$C_{15}H_{10}O_6$	山柰酚

表 6-4-15 核桃楸皮黄酮中负离子扫描的 UPLC-Q-TOF-MS 推测疑似化学成分分析

峰号	保留时间（min）	准分子离子	碎片离子	分子量	分子式	化合物
a	0.24	341.1088[M-H]$^-$	377，347，215	342.35	$C_{19}H_{18}O_6$	3, 4, 5, 7- 四甲氧基黄酮
b	0.48	271.0466[M-H]$^-$	271，169，125	272.25	$C_{15}H_{10}O_5$	二氢黄酮醇

续表

峰号	保留时间(min)	准分子离子	碎片离子	分子量	分子式	化合物
c	1.94	2635.0875[M-H]$^-$	635，465，169	636.64	$C_{29}H_{32}O_{16}$	鼠李糖苷
d	2.74	316.9473[M-H]$^-$	248，209，146	318.24	$C_{15}H_{10}O_8$	杨梅素
e	3.99	285.0399[M-H]$^-$	248，171，146	286.24	$C_{15}H_{10}O_6$	木犀草素
	3.98	303.0515[M-H]$^-$	285，171，146	304.25	$C_{15}H_{12}O_7$	二氢槲皮素
f	4.32	300.9991[M-H]$^-$	300，146	302.28	$C_{14}H_6O_8$	鞣花酸

（3）**核桃楸皮黄酮中化学成分表征**

UPLC-Q-TOF-MS 二级谱图分析：取混合对照品溶液，进样 1 μl，用 Agilent 6550 液相色谱串联飞行时间质谱按表 6-4-12 进行梯度洗脱，确定各个对照品的保留时间及质谱图相关信息，混合对照品质谱图见图 6-4-7，质谱分子量二级对比图相关信息，结果见图 6-4-8 ～ 图 6-4-13。

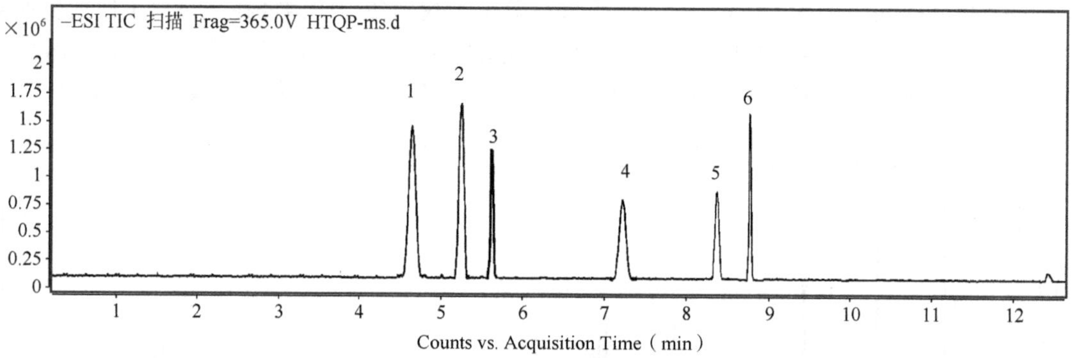

图 6-4-7 核桃楸皮黄酮混合对照品总离子流图

（1. 异槲皮苷；2. 柚皮苷；3. 紫云英苷；4. 槲皮素；5. 柚皮素；6. 山柰酚）

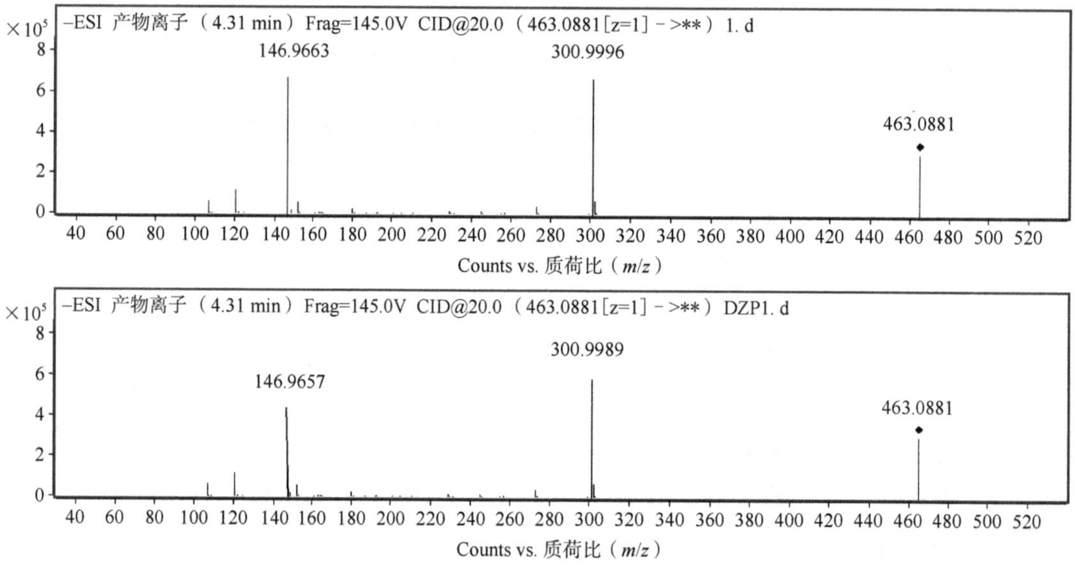

图 6-4-8 核桃楸皮黄酮和混合对照品中异槲皮苷二级对比图

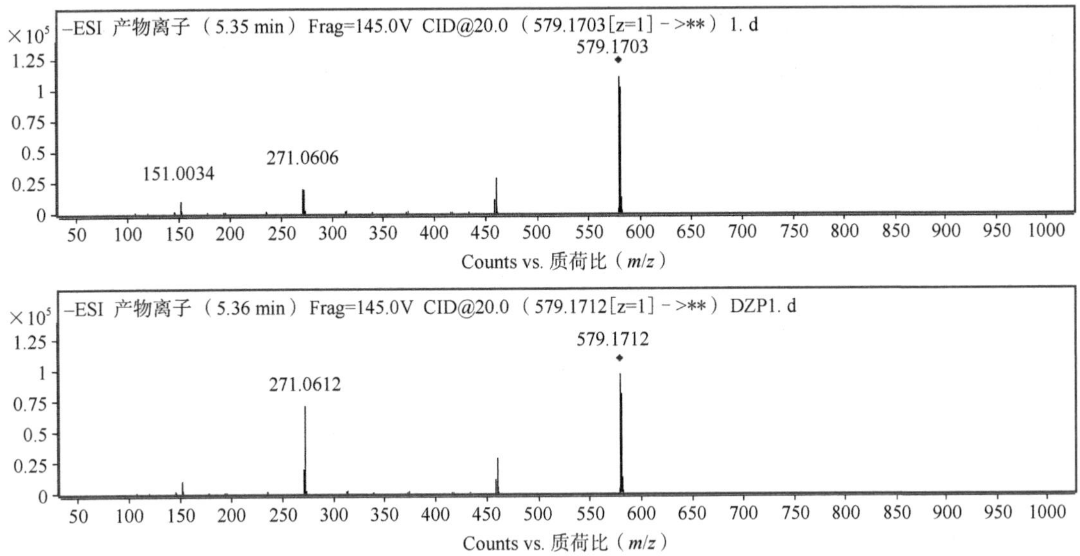

图 6-4-9　核桃楸皮黄酮和混合对照品中柚皮苷二级对比图

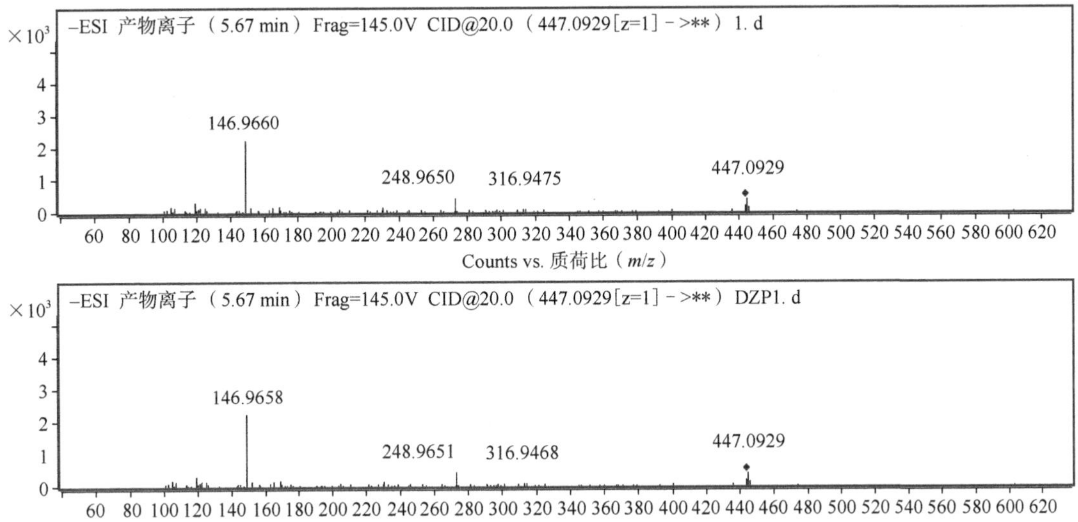

图 6-4-10　核桃楸皮黄酮和混合对照品中紫云英苷二级对比图

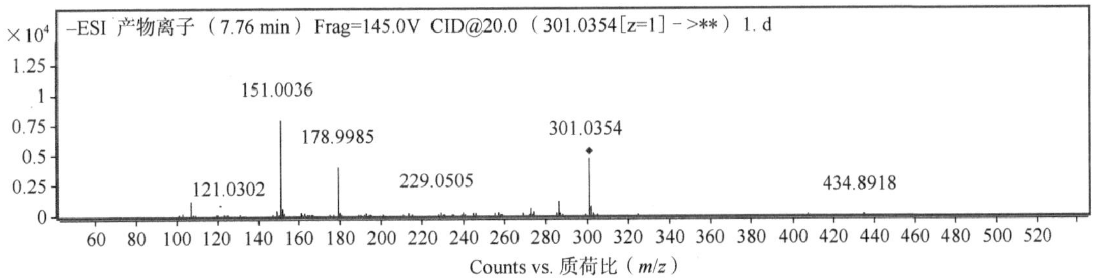

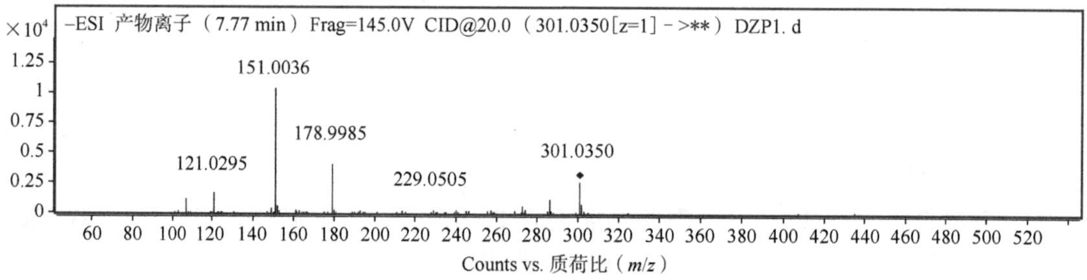

图 6-4-11　核桃楸皮黄酮和混合对照品中槲皮素二级对比图

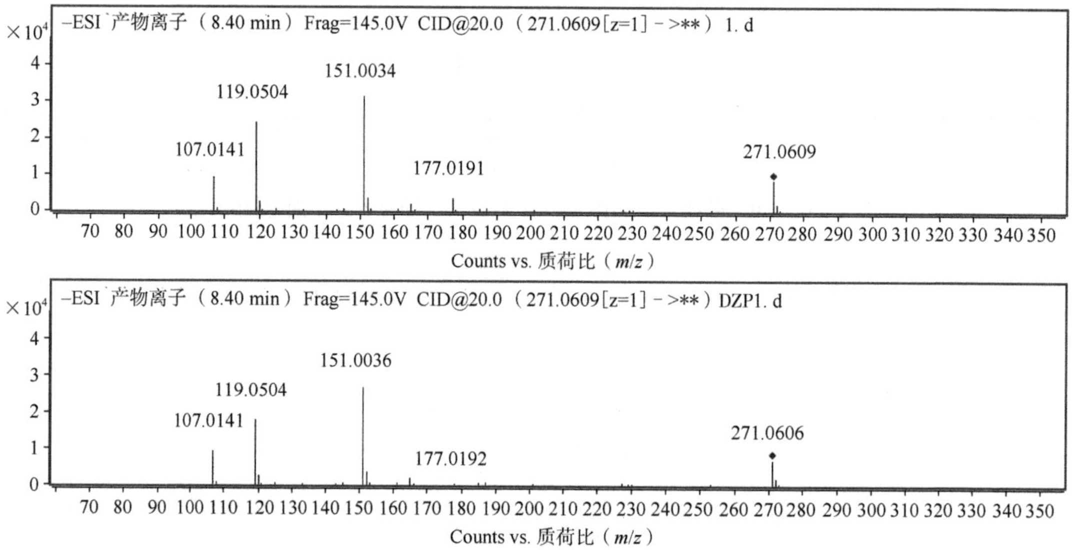

图 6-4-12　核桃楸皮黄酮和混合对照品中柚皮素二级对比图

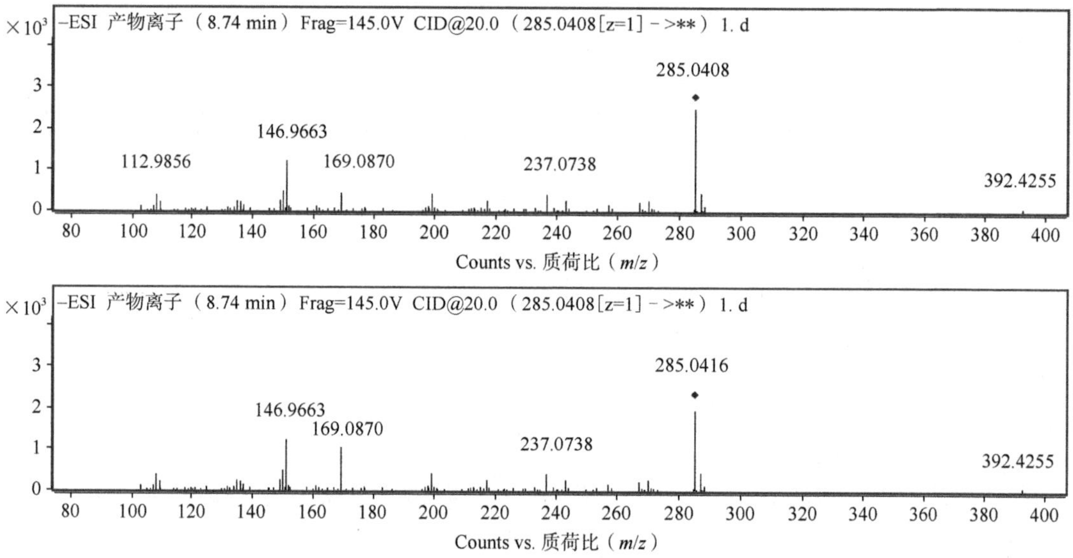

图 6-4-13　核桃楸皮黄酮和混合对照品中山柰酚二级对比图

本节对核桃楸皮黄酮进行了最佳提取工艺与最佳纯化工艺的考察。由于核桃楸皮的相关标准尚未纳入《中国药典》2020年版，而《中国药典》中对于槐米中黄酮——芦丁的测定方法并不完全适用于核桃楸皮中总黄酮的含量测定，因而本节首先对核桃楸皮总黄酮的测定方法进行了研究和优化。选用核桃楸皮总黄酮中含量较高，抗肿瘤药效明确，且相对廉价易得的槲皮素作为标准品，考察不同显色方式和显色条件，选定以10% KOH溶液作为显色剂，显色5 min，312 nm处测定吸光度并绘制标准曲线，以此作为核桃楸皮中总黄酮的测定方法，方法准确、灵敏。在该测定条件下测得核桃楸皮中总黄酮含量为12.59%。对核桃楸皮总黄酮提取工艺进行了研究。单因素考察比较不同提取方法，确定以回流的方式进行提取。在正交试验中，综合考虑直观分析和方差分析的结果，同时结合生产实际，得到了核桃楸皮总黄酮的最佳提取工艺以体积分数为60%的乙醇提取2次，每次1 h，溶剂用量为生药重量的15倍。按照该方法测定提取物中核桃楸皮总黄酮含量平均值为11.97±2.44%，RSD%为1.30。说明优选的工艺稳定可行。

对核桃楸皮总黄酮的纯化工艺进行了考察研究，药材提取物以0.1 g/ml（生药量）的浓度，1 g/ml（药材 / 湿树脂）的上柱量，不调整pH直接上柱，以2BV三级水除杂，以12倍柱体积得60%乙醇洗脱，收集洗脱液，挥干。以同样的方法进行第二次纯化。在此工艺条件下，核桃楸皮总黄酮纯度为81.11%，较第一次纯化后的71.98%有了较大提高，且总黄酮收率为79.2%，与第一次纯化后的82.88%相比未见明显降低。通过二次纯化提高核桃楸皮总黄酮的方法国内文献未见报道，纯化后的核桃楸皮总黄酮纯度上升为纯化前的7.03倍。

第五节 研究小结

本研究内容是在前期复方木鸡颗粒非挥发性、挥发性、无机元素三类物质组分基本明晰的基础上，针对其云芝、山豆根、菟丝子、核桃楸皮四味药材组成发挥抗肝炎、肝硬化、肝癌作用药效物质基础进行的深入研究。

本研究首先根据复方木鸡颗粒的各药材特点，分别采用单因素考察、正交设计、均匀设计等实验方法，大孔吸附树脂联合有机溶剂萃取等技术，通过静、动态吸附与解吸等试验，对云芝药材中云芝多糖组分；山豆根药材中生物碱组分、多糖组分；菟丝子药材中总黄酮组分；核桃楸皮药材中总黄酮组分进行了分离、富集纯化研究，得到纯度相对较高的有效组分。进而采用HPLC-TOF-MS、QTOF-MS、GC-MS等联用技术，通过相关文献、标准品或相关数据库信息比对、整合、分析，对分离富集到的有效物质组分进行解析研究，最终表征出山豆根生物碱组分中苦参碱、氧化苦参碱、槐胺碱、槐醇、氧化槐果碱、金雀花碱、槐果碱、槐定碱8种成分；核桃楸皮总黄酮组分中二氢槲皮素、阿福豆苷、木犀草素、槲皮素、山柰酚、短叶松素、异槲皮苷、槲皮苷、杨梅苷、花旗松素、蛇葡萄素、胡桃醌及柚皮素等成分。从复方→药材→组分→成分，逐层递进，逐步深入地解析复方木鸡颗粒的科学内涵，实现了各单味药材主要有效组分化合物的基本表征。本章为复方木鸡颗粒的后续深入研究奠定了基础。

参考文献

陈林林，吴春，李伟，2008. 菟丝子黄酮的抗氧化性能研究 [J]. 食品工业科技，29（11）：116-117，121.

丑静，孟宪生，包永睿，等，2010. 水红花子中抗肝脏肿瘤有效成分的提取工艺研究 [J]. 今日药学，20（12）：12-14，47.

范健，吕建峰，2003. 山豆根的化学成分与药理研究进展 [J]. 实用医技杂志，10（11）：1254-1255.

国家药典委员会，2010. 中华人民共和国药典 [S]. 北京：中国医药科技出版社 .

胡成旭，侯欣彤，冯永宁，等，2007. 响应面法优化云芝多糖提取条件的研究 [J]. 食品工业科技，28（7）：124-126，130.

滑艳，邓雁如，汪汉卿，2003. 各种挥发油的药理活性及在医学方面的应用 [J]. 天然产物研究与开发，15（5）：467-470.

黄志宏，蒋东旭，赖小平，2010. 大孔吸附树脂法富集纯化荆芥穗总黄酮的工艺研究 [J]. 中药材，33（9）：1476-1480.

柯江维，王建红，赵宏，2006. 菟丝子黄酮对心理应激雌性大鼠海马 - 下丘脑 - 垂体 - 卵巢轴性激素受体的影响 [J]. 中草药，37（1）：90-92.

柯仲成，胡善庆，方超，等，2014. 星点设计 - 效应面法优化枇杷叶三萜酸提取工艺研究 [J]. 中成药，36（12）：2618-2620.

李厚聪，袁德培，刘圆，2014. 山豆根属植物化学成分与生物活性研究进展 [J]. 中草药，45（23）：3486-3493.

李渊，2013. 云芝胞内糖肽液体发酵及提取工艺的优化 [D]. 无锡：江南大学 .

刘海云，崔艳茹，伍庆华，等，2013. 菟丝子总黄酮对过氧化氢损伤的血管内皮细胞的保护作用 [J]. 中国实验方剂学杂志，19（18）：215-218.

刘继鑫，王克霞，李朝品，2008. 水蒸气蒸馏法提取中药挥发油存在的问题及解决方法 [J]. 时珍国医国药，19（1）：97-98.

马轶，孟宪生，包永睿，2009. 大孔吸附树脂对淫羊藿中总黄酮及淫羊藿苷吸附纯化的研究 [J]. 亚太传统医药，5（9）：48-51.

孟美，王化宇，任钰，等，2013. 正交试验优选山豆根有效部位的提取工艺 [J]. 中国实验方剂学杂志，19（6）：46-49.

穆丹，刘正奎，陶袁，等，2014. 垂柳挥发物的 GC-MS 成分分析 [J]. 中药材，37（6）：1001-1005.

欧阳臻，常钰，李永辉，等，2005. 桑叶多糖的提取纯化及其含量测定 [J]. 时珍国医国药，16（10）：961-962.

彭守静，陆仁康，俞丽华，等，1997. 菟丝子、仙茅、巴戟天对人精子体外运动和膜功能影响的研究 [J]. 中国中西医结合杂志，17（3）：145-147.

任爱农，卢爱玲，田耀洲，等，2008. 层次分析法用于中药复方提取工艺的多指标权重研究 [J]. 中国中药杂志，33（4）：372-374.

沈广志，邹桂华，梁婷，等，2015. 核桃楸的化学成分研究进展 [J]. 中国实验方剂学杂志，21（17）：219-224.

舒心莹，孟宪生，潘英，等，2010. 乙醇梯度处理和树脂联用技术对白芍中白芍总苷的纯化研究 [J]. 中药材，33（11）：1788-1791.

宋敏，李世朋，柴连琴，2010. 菟丝子黄酮及其水煎剂的保肝作用研究 [J]. 江苏农业科学，38（3）：280-282.

孙静，尤毅，蒋发现，等，2012. 云芝菌株胞外多糖的制备及纯化 [J]. 南京林业大学学报（自然科学版），36（6）：85-89.

滕建业，孟宪生，韩凌，等，2011. 枳壳中柚皮苷提取工艺的研究 [J]. 中国实验方剂学杂志，17（3）：34-35.

田春雨，薄海美，陈新新，等，2009. 不同产地菟丝子抗衰老作用的比较 [J]. 辽宁中医药大学学报，11（4）：206-207.

王君明，崔瑛，2011. 山豆根化学成分、药理作用及毒性研究进展 [J]. 中国实验方剂学杂志，17（4）：229-232.

徐国钧，1997. 中药辞海 第 3 卷 [M]. 北京：中国医药科技出版社 .

杨旋，曾南，付田，等，2006. 两种产地的荆芥挥发油化学与药理的比较研究 [J]. 成都中医药大学学报，29（2）：50-52.

张庆平，石森林，2006. 菟丝子对小鼠免疫功能影响的实验研究 [J]. 浙江临床医学，（6）：568-569.

赵文红，赵翾，白卫东，等，2008. 肉桂油水蒸气蒸馏提取工艺研究 [J]. 中国食品学报，8（2）：95-99.

郑炯，张甫生，黄明发，2007. 云芝多糖生物活性及其提取纯化研究进展 [J]. 粮食与油脂，20（2）：44-46.

郑丽娜，孙虎，谢元璋，等，2011. 山豆根化学成分与功效、毒性相互关系的研究进展 [J]. 食品与药品，13（5）：205-209.

朱晓南，宗利丽，张宸铭，等，2014. 菟丝子及其主要成分黄酮对肾虚排卵障碍大鼠的影响 [J]. 中国实验方剂学杂志，20（8）：169-172.

邹恒伟，2014. 山豆根的研究进展与趋向 [J]. 广西农学报，29（3）：43-47，52.

Alkhawajah A M，1997. Studies on the antimicrobial activity of *Juglans regia*[J]. The American Journal of Chinese Medicine，25（2）：175-180.

Chun M H，Kim E K，Lee K R，et al，2010. Quality control of *Schizonepeta tenuifolia* Briq by solid-phase microextraction gas chromatography/mass spectrometry and principal component analysis[J]. Microchemical Journal，95（1）：25-31.

Min B S，Lee S Y，Kim J H，et al，2003. Anti-complement activity of constituents from the stem-bark of *Juglans mandshurica*[J]. Biological & Pharmaceutical Bulletin，26（7）：1042-1044.

第三部分

“组效对应，多组多效”——复方木鸡颗粒药效综合评价体系构建

中药复方化学成分复杂，以往对单一功效、单一成分的研究并不能体现中药复方化学成分复杂的相互关系。课题组开展以药效为导向的复方木鸡颗粒治疗肝炎、肝硬化、肝癌的有效成分与各种药效指标的相关性研究，分析发挥各种药理作用的指标成分和不同药效组分之间的协同、拮抗、增益作用，为全面综合评价复方木鸡颗粒的药理药效提供先导条件。

针对不同药材组分性质，分别筛选组分最佳提取工艺，并对分离富集到的物质组分进行解析，最终实现各单味药材物质组分化合物的基本表征；根据复方木鸡颗粒的功能主治，针对其抗肝炎、肝硬化、肝癌三大药效展开药效筛选研究；通过给药不同剂量的复方木鸡颗粒进行干预，初步确定了复方木鸡颗粒治疗不同程度肝病具有显著疗效的剂量，形成了“组效对应，多组多效”的复方木鸡颗粒药效综合评价研究思路。

本部分第七章为复方木鸡颗粒有效物质组分体内外药效研究；第八章为复方木鸡颗粒组分配伍及“症-量”关系研究；第九章为基于微流控芯片的复方木鸡颗粒机制及“物-效”关联性研究。本部分研究能为全面、综合地评价复方木鸡颗粒药理药效提供实验基础。

第七章　复方木鸡颗粒有效物质组分体内外药效研究

引　言

通过开展复方中药有效物质组分体内外药效研究，能够帮助理解中药的药效物质基础和作用机制，为中药的现代化和国际化提供有力支持。然而，多味药材组成的复方中药，其有效物质组分往往具有复杂性和多样性，这使得对其体内外药效的研究变得尤为重要且富有挑战性。

本章依据复方木鸡颗粒的功能主治，将其分为抗肝炎、抗肝硬化和抗肝癌三大药效，分别开展体内、外药效评价研究。采用微流控芯片技术开展复方木鸡颗粒抗肝硬化和抗肝癌体外药效研究；通过构建大鼠肝炎、肝硬化、肝癌模型，评价复方木鸡颗粒抗肝炎、肝硬化、肝癌的体内药理药效；针对有效组分云芝多糖开展免疫调节研究。旨在通过上述研究，明确复方木鸡颗粒的活性物质，为其药效物质基础和作用机制的研究奠定实验基础。

第一节　复方木鸡颗粒抗肝炎有效物质组分体内药效研究

一、实验材料

（一）仪器与设备

SpectraMax Plus 384 酶标仪（美国 Molecular Devices 公司）；HC-2517 型高速离心机（科大创新股份有限公司）；Milli-Q 超纯水处理装置（美国密里博公司）；微量移液器（法国吉尔森公司）；病理切片制作由中国医科大学附属盛京医院大连医院协助完成。

复方木鸡颗粒（丹东药业集团有限公司，批号：0150303）；联苯双酯（北京协和药厂，批号：160504）；二乙基亚硝胺（DEN）（上海梯希爱（TCI）化成工业发展有限公司，批号：22VGQ）；二甲苯（石家庄燕明化工有限公司）；石蜡（山东恒翔蜡业有限公司）；盐酸（深圳华祥化工有限公司）；天门冬氨酸氨基转移酶（AST）试剂盒（批号：20160817SE）；谷丙转氨酶（ALT）试剂盒（批号：20160822VR），均购自上海朗顿生物科技有限公司。

（二）实验动物

清洁级 SD 大鼠，体重 200 g±20 g，雄性，由辽宁本溪长生生物技术有限公司提供，许可证号为 SCXK（辽）2015-0001。饲养于 25℃ ±2℃，相对湿度为 40% ～ 70% 的环境中，颗粒饲料喂养，自由饮水，适应性饲养一周后用于实验。

二、方法与结果

（一）实验方法

1. 分组给药及造模方法

按完全随机设计法将 96 只 SD 大鼠分成 8 组，每组 12 只。分为空白组、模型组、复方木鸡颗粒 C1 组、复方木鸡颗粒 C2 组、复方木鸡颗粒 C3 组、复方木鸡颗粒 C4 组、复方木鸡颗粒 C5 组和联苯双酯组，各组给药剂量见表 7-1-1。除空白组外，其余各组以 70 mg/kg 的剂量给予 1% DEN，每周灌服 1 次，连续 4 周，建立大鼠肝炎模型。同时各组大鼠灌胃给予相应的药物溶液，每天给药 1 次，连续给药 4 周，空白组、模型组给予等体积的蒸馏水，每周称量体重。末次给药后，大鼠禁食不禁水，24 h 后摘眼球取血，将血液样本放于 4℃静置 30 min 后，3000 r/min 离心分离血清 15 min，按照 ELISA 试剂盒方法测定血清中 AST、ALT 含量。剖检取肝脏、脾、胸腺，将肝组织一部分用 10% 甲醛固定液固定做组织病理学观察，另一部分迅速放入液氮中以备用。脏器指数（肝指数、脾指数、胸腺指数）= 脏器（肝脏、脾、胸腺）质量（mg）/ 体重（g）。

表 7-1-1 各组给药剂量

组别	大鼠日给药剂量（g/kg）	大鼠给药体积（ml/d）	组别	大鼠日给药剂量（g/kg）	大鼠给药体积（ml/d）
空白组	—	2	复方木鸡颗粒 C2 组	0.12	2
模型组	—	2	复方木鸡颗粒 C3 组	0.36	2
联苯双酯组	0.15	2	复方木鸡颗粒 C4 组	1.08	2
复方木鸡颗粒 C1 组	0.04	2	复方木鸡颗粒 C5 组	3.24	2

2. 数据处理

应用 SPSS22.0 统计软件，各组数据均用（$\bar{x}\pm s$）表示，组间比较采用 t 检验，$P<0.05$ 为有显著差异，$P<0.01$ 为有极显著差异。

（二）实验结果

1. 大鼠肝脏组织表面观察结果

正常大鼠肝组织表面光滑，质地柔软，颜色暗红偏深。模型组大鼠肝脏表面可见程度不同的点状小颗粒，质地较硬并出现浮肿现象。复方木鸡颗粒 C1、复方木鸡颗粒 C2 组、联苯双酯组大鼠肝脏肉眼观察颜色质地与正常大鼠基本相似，肝脏边缘处颜色稍暗白。复方木鸡颗粒 C3、C4、C5 组大鼠肝脏肉眼观察优于模型组，颜色稍有变暗，与空白组有差距，见图 7-1-1。

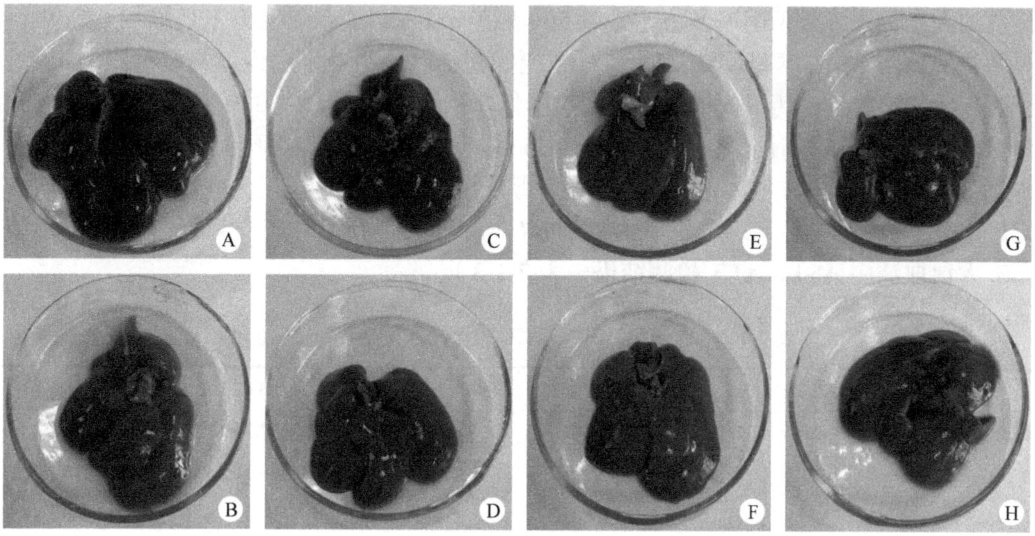

图 7-1-1　不同组别的肝炎大鼠肝脏组织

（A. 空白组；B. 模型组；C. 复方木鸡颗粒 C1 组；D. 复方木鸡颗粒 C2 组；E. 复方木鸡颗粒 C3 组；F. 复方木鸡颗粒 C4 组；G. 复方木鸡颗粒 C5 组；H. 联苯双酯组）

2. 大鼠体重及肝指数、脾指数、胸腺指数变化结果（表 7-1-2）

表 7-1-2　大鼠体重和各脏器指数变化结果（$\bar{x} \pm s$）

组别	体重（g）	肝指数（mg/g）	脾指数（mg/g）	胸腺指数（mg/g）
空白组	257.22±15.90**	20.87±0.72**	1.89±0.35**	1.45±0.24**
模型组	217.44±31.42	26.45±2.12	3.27±0.38	0.96±0.20
联苯双酯组	244.17±17.19**	21.99±0.30**	2.20±0.21**	1.20±0.21
复方木鸡颗粒 C1 组	253.37±16.25**	21.62±1.14**	2.22±0.36**	1.37±0.29**
复方木鸡颗粒 C2 组	256.30±17.40**	21.26±2.52**	2.28±0.26**	1.34±0.39**
复方木鸡颗粒 C3 组	238.45±19.26*	21.80±1.59**	2.36±0.23**	1.11±0.16
复方木鸡颗粒 C4 组	243.83±18.99**	22.71±2.36**	2.36±0.36*	1.18±0.16
复方木鸡颗粒 C5 组	243.58±27.81**	21.91±3.24**	2.39±0.33**	1.30±0.28*

注：与模型组比较，*$P < 0.05$，**$P < 0.01$。

从体征变化上看，空白组大鼠反应灵敏，体表皮毛光滑，毛色有光泽，正常饮食饮水，体重逐渐增加，生长较快，活跃度强。模型组大鼠活动迟缓，体表皮毛较为杂乱与疏松，毛色暗淡，食欲减退，体重较空白组相比有明显的降低，时常蜷缩在角落。与模型组大鼠比较，各给药组能明显改善症状，体表皮毛比较光滑，活跃度较强，接近于空白组。如表 7-1-2 所示，与空白组比较，模型组大鼠体重明显降低；与模型组比较，各给药组体重明显升高（$P < 0.05$ 或 $P < 0.01$）。其中复方木鸡颗粒 C2、C1 组体重更接近空白组。各组大鼠体重大小为空白组＞复方木鸡颗粒 C2 组＞复方木鸡颗粒 C1 组＞联苯双酯组＞复方木鸡颗粒 C4 组＞复方木鸡颗粒 C5 组＞复方木鸡颗粒 C3 组＞模型组。

脏器指数在一定程度上可反映肝脏损伤情况。肝指数方面，与模型组比较，各给药组肝指数明显降低（$P < 0.01$），其中复方木鸡颗粒 C2 组的肝指数在给药组中最小，最接近空白组。

肝指数的大小关系为模型组＞复方木鸡颗粒 C4 组＞联苯双酯组＞复方木鸡颗粒 C5 组＞复方木鸡颗粒 C3 组＞复方木鸡颗粒 C1 组＞复方木鸡颗粒 C2 组＞空白组。与模型组大鼠脾指数和胸腺指数相比，各给药组大鼠脾指数明显降低（$P < 0.05$ 或 $P < 0.01$），胸腺指数均升高，部分给药组胸腺指数具有显著差异（$P < 0.05$ 或 $P < 0.01$）。在给药组中，联苯双酯组、复方木鸡颗粒 C1 组、复方木鸡颗粒 C2 组的脾指数在给药组中较小，接近空白组。复方木鸡颗粒 C1 组、复方木鸡颗粒 C2 组的胸腺指数较高，接近空白组。

3. 大鼠血清中 AST、ALT 检测结果（表 7-1-3）

表 7-1-3　血清中 AST、ALT 的含量变化结果（$\bar{x} \pm s$）

组别	AST（U/L）	ALT（U/L）	组别	AST（U/L）	ALT（U/L）
空白组	109.09±6.37**	26.14±2.82**	复方木鸡颗粒 C2 组	113.78±7.11**	34.23±2.75**
模型组	168.87±12.08	53.57±0.53	复方木鸡颗粒 C3 组	129.64±1.14**	41.29±1.27**
联苯双酯组	121.42±8.92**	38.17±4.61**	复方木鸡颗粒 C4 组	128.02±5.99**	37.43±0.40**
复方木鸡颗粒 C1 组	123.24±3.75**	42.24±5.59**	复方木鸡颗粒 C5 组	114.70±12.97**	37.47±0.35**

注：与模型组比较，**$P < 0.01$。

如表 7-1-3 所示，与空白组比较，模型组大鼠血清 AST、ALT 含量明显升高，表明 DEN 致大鼠肝炎模型能引起大鼠血清 AST、ALT 含量的增加；与模型组比较，复方木鸡颗粒各剂量组、联苯双酯组能明显降低血清中 AST、ALT 的含量（$P < 0.01$），对大鼠肝功能指标有明显的改善，其中复方木鸡颗粒 C2 组血清中 AST、ALT 的含量低于其他各剂量组。

4. 肝脏病理学观察结果

如图 7-1-2 所示，光镜下观察，空白组肝细胞大小基本一致，排列整齐，核大而圆，肝细胞以中央静脉为中心呈放射状排列，胞质均匀，核仁清晰，肝小叶结构十分完整，未见炎症细胞浸润。模型组与空白组相比有明显的病变差异，肝细胞排列紊乱，肿大明显，肝小叶模糊，有假小叶形成的趋势，炎症细胞浸润明显，趋向肝硬化方向发展。联苯双酯组、复方木鸡颗粒 C2 组肝细胞排列整齐，部分细胞出现水肿，有少量炎症细胞浸润，肝小叶可见。复方木鸡颗粒 C1、C5 组肝细胞排列不紊乱，轻度水肿，肝小叶可见，无假小叶形成趋势，C1 组炎症细胞浸润程度较 C5 组轻。复方木鸡颗粒 C3、C4 组肝细胞排列欠规则，出现部分变性、水肿。结果显示，药物应用后大鼠肝细胞的水肿变性与炎症细胞浸润程度明显减轻，说明复方木鸡颗粒能够显著改善 DEN 诱导的大鼠肝炎模型，其中复方木鸡颗粒 C2 组细胞形态良好，炎症程度较复方木鸡颗粒其余剂量组轻。

二乙基亚硝胺 DEN 可以使大鼠动态地演变类似人类肝病的多阶段过程。本研究依据课题组前期实验基础，采用 DEN 建立和人类肝病发生发展过程相似的肝炎大鼠模型，考察 5 种不同剂量的复方木鸡颗粒抗 DEN 致大鼠肝炎的体内药理药效。

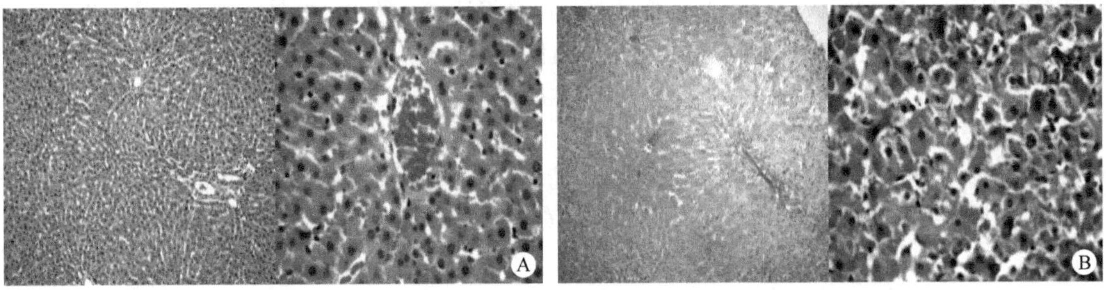

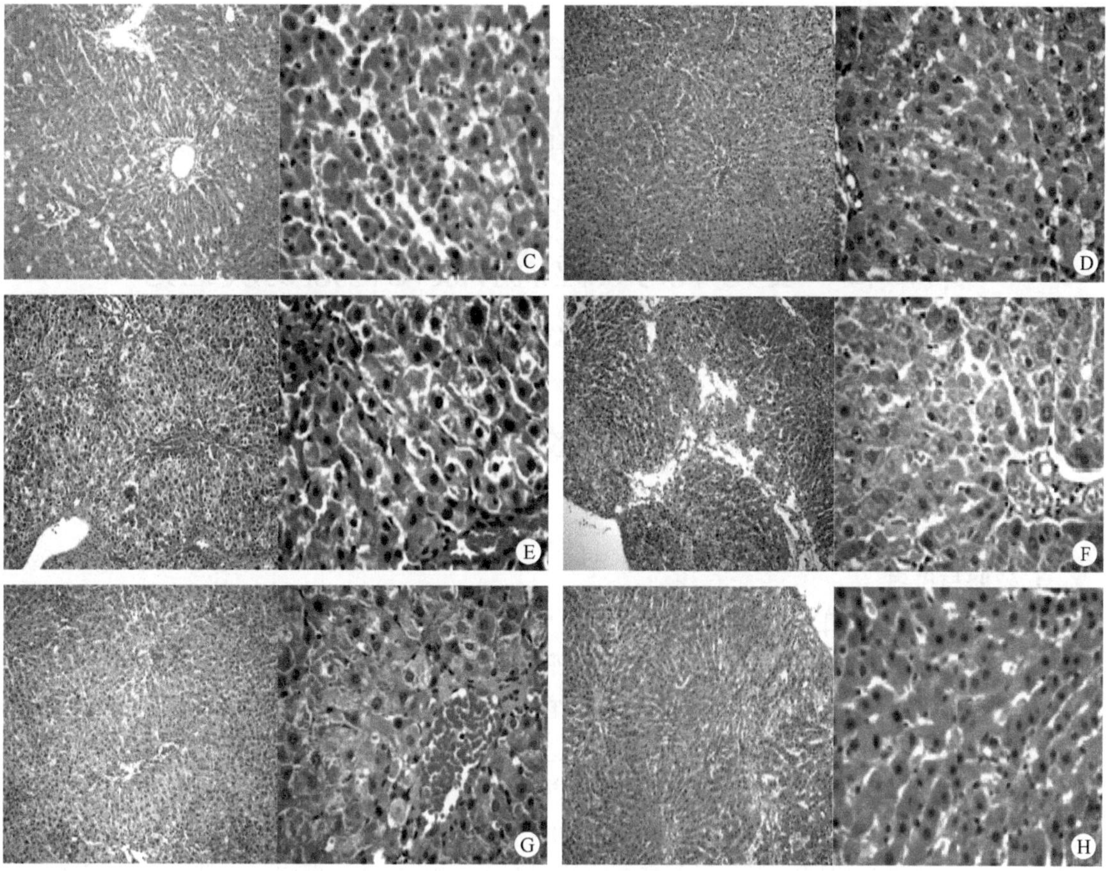

图 7-1-2　各组肝炎大鼠肝组织病理切片（HE 染色）

（各组切片图左为 ×100、右为 ×400，A. 空白组；B. 模型组；C. 复方木鸡颗粒 C1 组；D. 复方木鸡颗粒 C2 组；E. 复方木鸡颗粒 C3 组；F. 复方木鸡颗粒 C4 组；G. 复方木鸡颗粒 C5 组；H. 联苯双酯组）

生理指标显示复方木鸡颗粒 C1、C2 组大鼠体重、肝指数、脾指数和胸腺指数更接近空白组。血清中 AST、ALT 活性水平的高低可以敏感地反映肝细胞损伤情况。结果显示，复方木鸡颗粒 5 个剂量组能明显降低血清中 AST、ALT 的含量，其中复方木鸡颗粒 C2 组血清中 AST、ALT 的含量最接近空白组，复方木鸡颗粒 C5 组降低血清中 AST、ALT 的含量较优于复方木鸡颗粒 C1、C3 及 C4 组。病理结果显示，复方木鸡颗粒 C2 组肝损伤程度明显减轻优于复方木鸡颗粒其余剂量组，与联苯双酯组相似，复方木鸡颗粒 C1 组改善炎症细胞浸润程度优于复方木鸡颗粒 C5 组，复方木鸡颗粒 C5 组改善肝细胞水肿变性与炎症细胞浸润程度优于复方木鸡颗粒 C3、C4 组。药物应用后各剂量组大鼠肝细胞水肿变性与炎症细胞浸润程度明显减轻，说明复方木鸡颗粒各剂量组能够有效改善 DEN 诱导的肝炎病变。

综上所述，复方木鸡颗粒能明显增加 DEN 诱导的肝炎大鼠体重，降低其肝指数、脾指数及血清中 AST、ALT 的含量，改善肝脏的病理损伤及炎症细胞浸润程度，在肝炎治疗方面具有较好的体内药效，即对 DEN 诱导肝炎具有一定的防治作用。其中复方木鸡颗粒 C2 组体重、肝指数、血清药效指标较复方木鸡颗粒其余剂量组更贴近空白组，肝损伤减轻程度明显优于其余剂量组，具有最为显著的抗炎效果。

本节在 DEN 诱导的大鼠肝炎模型下，进一步探究了复方木鸡颗粒 5 个不同给药剂量抗肝炎的体内药理药效。通过大鼠的肝脏特征、体表特征、脏器指数，采用酶联免疫法等检测肝炎各给药组大鼠血清中 ALT、AST 的含量，并对肝组织进行病理学观察。综合其药效结果发现，复方木鸡颗粒各剂量组大鼠血清各项肝功能指标较模型组均有不同程度的改善作用，病理学检测结果发现，复方木鸡颗粒各剂量组较模型组大鼠肝脏损伤均有不同程度的减轻，说明复方木鸡颗粒对 DEN 诱导的大鼠肝炎具有一定的治疗作用。

第二节 复方木鸡颗粒抗肝硬化有效物质组分体内外药效研究

一、复方木鸡颗粒抗肝硬化有效物质组分体外药效研究

（一）实验材料

1. 仪器与设备

CO_2 培养箱（美国 SIM 公司）；HD2-BCN-1360B 型生物洁净工作台（哈尔滨东联电子技术开发有限公司）；Nikon ECLIPSE Ti 研究级荧光倒置显微镜（日本 NIKON 公司）；Thermo Scientific LegendMicro 离心机（美国 ThermoScientific）；超低温冰箱（–80℃）（海尔公司）；TG-2U 型光刻机（北京中科同志科技有限公司）；HPDC-32G-2 型等离子清洗机（美国 Harrick Plasma 公司）；SC-1B 型匀胶机（北京创世威纳科技有限公司）；BP-2B 型烘胶台（北京创世威纳科技有限公司）；XMTD-808P 程序温控仪（余姚市长江温度仪表厂）；真空干燥箱（上海一恒科学仪器有限公司）；精密注射泵（LSP04-1A，保定兰格公司）；图像处理软件 Image-Pro Plus 6.0（IPP，美国 Media Cybernetics 公司）。

2. 药材与试剂

菟丝子、山豆根、核桃楸皮、云芝药材（丹东药业集团有限公司提供，经辽宁中医药大学翟延君教授鉴定分别为旋花科植物菟丝子 *Cuscuta chinensis* Lam. 的干燥成熟种子；豆科植物越南槐 *Sophora tonkinensis* Gagnep. 的干燥根和根茎；胡桃科胡桃属核桃楸 *Juglans mandshurica* Maxim 的树皮；多孔菌科真菌采绒革盖菌 *Coriolus* versicolor 的干燥子实体）；哺乳动物细胞检测死 / 活试剂盒 Live-Dead viability kit（购自美国 Invitrogen 公司）；抛光单晶硅片（浙江立晶光电科技有限公司）；玻璃片（江苏新星实验器材有限公司）；SU-8 2075 负性光刻胶及配套显影液（美国 Micro-Chem 公司）；Sylgard184 型聚二甲基硅氧烷 PDMS 和固化剂（美国 Dow-Corning 公司）；DMEM 低糖培养基（美国 Hyclone 公司，批号：NAG1426）；胎牛血清（美国 GIBCO 公司）；Penicilin-Streptomycin Solution（Hyclone 公司；批号：J130061）；0.25%Trypsin-EDTA（1X）（美国 gibco 公司；货号：25200-056）；四甲基偶氮唑盐（MTT）（美国 gibco 公司；批号：20141229BX）；细胞培养基二甲基亚砜（DMSO）（美国 Sigma 公司，批号：RNBC9663），细胞凋亡与坏死检测试剂盒（Hoechst 33342 和 PI）（碧云天生物技术研究所，编号：C1056-1）。

3. 细胞株

大鼠肝星状细胞株 HSC-T6（北京北纳创联生物技术研究院）。

（二）方法与结果

1. 微流控芯片系统的构建

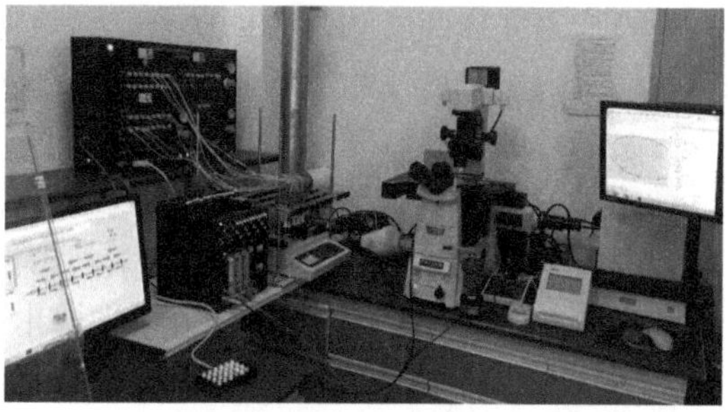

图 7-2-1　微流控芯片系统平台整体实物图

本实验室将微流控芯片技术与细胞生物学充分结合，自行设计和研发整套微流控芯片系统，见图 7-2-1。包括微流控芯片细胞孵育系统、集成气动微泵微阀微流控芯片自动化程序控制系统、微流控芯片细胞荧光检测系统。本实验室通过对该套系统的构建，旨在充分发挥微流控技术的优势，最大化提高芯片的功能与利用效率，为基于微流控芯片技术的药物筛选提供更加强大的技术支持。本实验依托实验室自行设计构建的整套微流控芯片系统，对复方木鸡颗粒抗肝硬化有效组分的药效进行研究。

2. 芯片制作工艺流程及方法

（1）**芯片制作步骤流程图**（图 7-2-2）

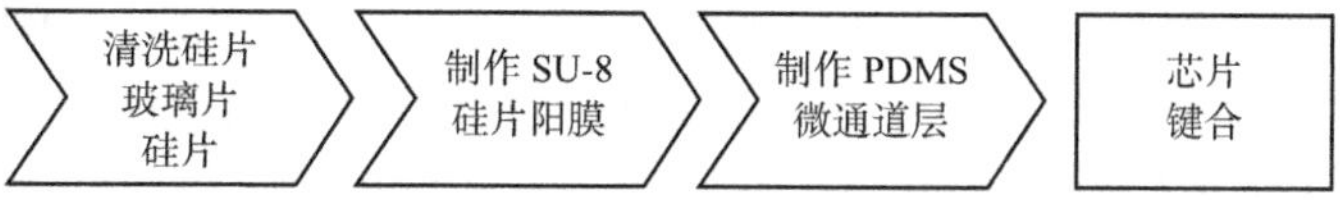

图 7-2-2　芯片制作步骤流程图

（2）**芯片制作具体操作方法**

1）硅片及玻璃基底的清洗：将大小切割合适的单晶硅片、玻璃基底放入除污溶液（浓 H_2SO_4 : H_2O_2=3 : 1）中浸泡过夜，依次用丙酮、无水乙醇和去离子水超声清洗 10 min，待彻底清洗后，用氮气吹干表面的水渍，放置在 150℃的电热平台上高温脱水。

2）SU-8 硅片阳模的制作：将清洗干净的硅片置于匀胶机上先设置初始转速 500 r/min 10 s，待稳定后设置最终转速为 3000 r/min 的转速匀涂 SU-8 光刻胶 40 s，常温静置 10 min，然后将硅片置于烘胶台上缓慢加热至 95℃并保持温度 30 min（前烘），使胶体干燥。缓慢降至室温后，将涂覆有光刻胶的硅片移至光刻机，以 10 ～ 250 mJ/cm^2 紫外辐射剂量与掩膜接触，曝光 2 min，曝光后的硅片 95℃加热约 15 min 对其进行热处理（中烘），冷却至室温后将其浸入 SU-8 配套显影液中显影 8 min，得到带有图案的光刻胶阳模，为了使胶膜更牢固地黏附于硅片的表面，将阳模在 115℃环境下加热约 30 min 以完成坚膜。

3）PDMS 流体通道层的制作：当阳模冷却至室温后，将 PDMS 预聚物与固化剂按重量比 8 : 1 均匀混合，搅拌均匀，为了避免搅拌过程中产生大量气泡，将搅拌后的 PDMS 置于真空干燥箱中脱气 40 min，然后缓慢匀速地浇铸到流体层 SU-8 阳模板上，直至浇注到所需厚度，置于加热平台上，90℃固化 15 min，待冷却后将其从模板上小心缓慢揭下，并经切割打孔得到 PDMS 流体通道芯片层，打孔器为平底针头（外径为 1.2 mm）。

4）PDMS 微阀控制层的制作：将 PDMS 预聚物与固化剂按重量比 15 : 1 均匀混合，搅拌均匀后置于真空干燥箱中脱气 40 min，然后浇铸到阀控层 SU-8 阳模板上，以 1000 r/min 旋涂，90℃固化 15 min，剥离得到 PDMS 微阀控制芯片层。

5）芯片的键合：将从模板上剥离的两层 PDMS 在显微镜下对准贴合在一起，将未完全固化两层 PDMS 置于 90℃加热台上加热 1 h，利用两层 PDMS 界面不同比例成分的热扩散和内部反应来完成两层 PDMS 的键合。之后将双层 PDMS 与清洗干净的玻璃一起放入等离子清洗机中进行氧等离子处理，以完成芯片的键合。

3. 芯片的设计原理

本课题在本实验室已构建成熟的微流控药物筛选芯片的基础上，根据实验需要，进行设计与优化，构建集成有浓度梯度及微阀结构的微流控芯片，用于复方木鸡颗粒抗肝纤维化有效组分药效研究。芯片总体结构示意图如图 7-2-3 所示，该芯片系统分为上、中、下三部分，上部为集成“圣诞树”形状结构的浓度梯度药物加样区，“圣诞树”形状的浓度梯度结构是微流控芯片中的经典结构，其优势在于通过不同的浓度并列入口，使液体以层流的方式流动，通过扩散进行多层次的分流、汇流逐渐混合，使每个支路包含不同比例的原药液，通过自动分配浓度，在“圣诞树”的底部形成复杂而精确的浓度梯度，最终作用于细胞。中部为芯片缓冲区，实现细胞培养、药物刺激等操作的转换，减轻药液对细胞的冲击力。下部为细胞培养区，由 8 条结构相同、相互平行的培养通道组成，每条通道设置 5 个复孔。8 条细胞培养腔道相互连接共用一个入口，只需注入一次细胞悬液即可完成全部腔道细胞的接种，大大缩减了实验时间，减少了实验误差。同时，该芯片分别由微阀控制层、流体通道层和玻璃基片层三层结构组成，在微阀控制层中，由三组气动微阀组成，每组 8 个微阀。其中，阀 1 将给药区与细胞培养区分隔开，形成各自独立的区域，在进行单独细胞培养时不会影响到上端给药区。阀 2、阀 3 用来控制细胞培养腔中液体的注入和排出，可以实现细胞培养腔之间的连接和分离，当对培养腔内细胞进行换液时，可以关闭阀 3 开启阀 2，实现 8 个腔道的分离，依次换液，降低通道中进入气泡的可能性。给药时，开启阀 3 关闭阀 2，此时细胞腔道相互连接，形成一个整体，细胞注入口转变为废液排出口，提高腔道利用度，简化操作过程；在给药时可以关闭阀 3 开启阀 2，实现各个腔道细胞代谢液的收集，为芯片细胞代谢实验提供支持。

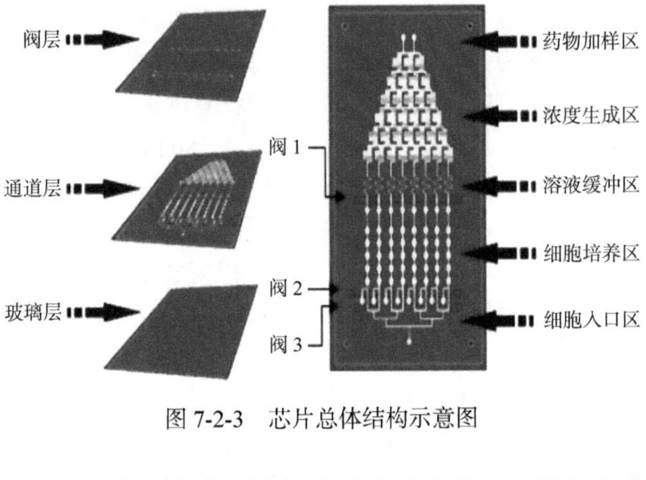

图 7-2-3 芯片总体结构示意图

我们构建的集成有浓度梯度及微阀结构的微流控芯片，在前期实验中，通过精密注射泵把培养液实时引入微尺寸通道，对流速进行考察发现，流速过大，微通道中流阻变大，影响给药区浓度梯度线性关系，同时超过细胞培养腔道中贴壁细胞可承受的最大流体剪切力，加大未贴壁细胞对贴壁细胞的碰撞；流速过小时，会造成细胞养分供应不足而死亡。因此，经考察，在流速为 0.2 μl/min 时，可将未贴壁细胞带出培养腔的同时对贴壁细胞的刮碰力小，贴壁细胞的生长状态基本不受影响。集成有浓度梯度及微阀结构的微流控芯片实物图如

图 7-2-4 所示。

4. HSC-T6 细胞的常规培养

（1）**HSC–T6 细胞的复苏** 从液氮罐中取出细胞冻存管，迅速置于 37℃水浴中，不断振摇，待冻存管内液体完全溶解，2000 r/min 离心 3 min，用酒精棉球擦拭消毒外壁，移入超净台，弃上清，加入培养液，吹打成细胞悬液，接种于培养瓶内，置 CO_2 培养箱（37 ℃，5% CO_2）中培养，次日或隔日换液。

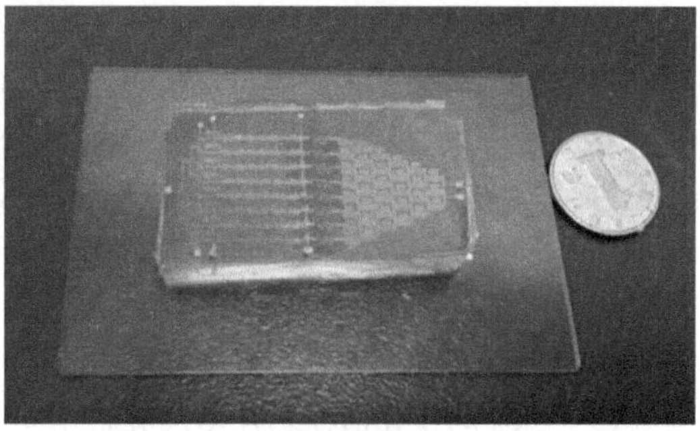

图 7-2-4 集成有浓度梯度及微阀结构的微流控芯片实物图

（2）**HSC–T6 细胞的传代** 细胞为贴壁生长细胞，隔日换液，1 ～ 2 天消化传代一次，按下列步骤严格进行无菌操作。

1）从 CO_2 培养箱中取出已贴壁生长良好的细胞，放入超净台，吸弃培养液。

2）用 PBS 洗 2 ～ 3 次。

3）加入消化液 2 ml，显微镜下观察。

4）待细胞逐渐变圆后弃去胰酶，加入培养液停止消化，吹打均匀，分装，再加入适量培养液，吹打均匀，将瓶盖旋紧。

5）用酒精棉球消毒培养瓶，将瓶盖适当旋松，置 CO_2 培养箱（37℃，5% CO_2）中培养，隔日换液。

（3）**HSC–T6 细胞的冻存** 取对数生长期的细胞，消化，离心，去上清，加入（90% 完全培养液，10% DMSO）冻存液，吹打均匀，转移到冻存管中，放置于 4℃ 30 min，–20℃ 40 min，–80℃冰箱中，过夜，次日投入液氮中。

按常规贴壁细胞培养法，将 HSC-T6 细胞培养于含 10% 胎牛血清的低糖 DMEM 培养液中，37℃、5%CO_2 饱和湿度条件下常规培养，换液并传代培养，取对数生长期细胞作后续实验。

5. HSC-T6 细胞在芯片中培养

本实验应用微流控芯片细胞孵育系统，进行芯片中体外细胞培养，芯片细胞孵育系统为体外细胞培养提供了稳定可控的气体环境和温度湿度（图 7-2-5）。

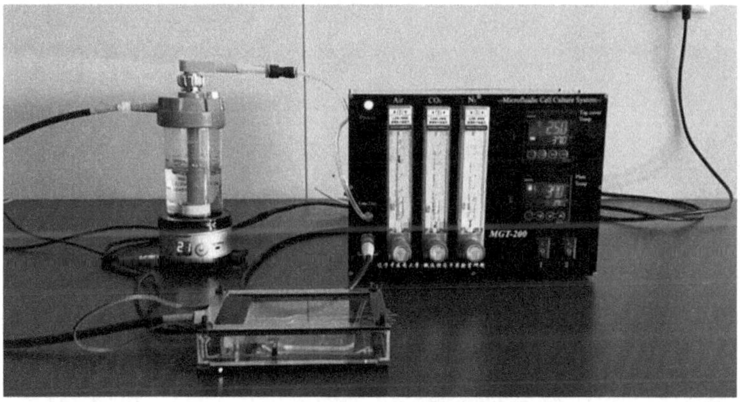

图 7-2-5 微流控芯片细胞孵育系统实物图

（1）**芯片通道的预处理** 芯片在使用前需要进行除杂和消毒处理，先将芯片微通道通入无菌水，超声震荡清洗 5 min，再将配制好的 75% 乙醇缓慢通入芯片通道中，静置 10 min，使75%乙醇与通道充分接触，对通道表面进行消毒杀菌。再用无菌超纯水冲洗通道数遍，直至将通道表面残留乙醇冲洗干净，置于60℃加热平台中，直至将通道内的水烘干。用无菌酒精擦拭芯片表面，放入细胞超净台内，紫外线照射30 min灭菌。

在使用芯片培养细胞前，用鼠尾Ⅰ型胶原蛋白对芯片的玻璃基底进行包被，鼠尾Ⅰ型胶原是一种天然培养基，具有促进体外培养细胞贴壁的作用，用PBS将鼠尾胶原配成浓度为2 μg/cm^{2}的溶液，通过微量注射泵通入芯片细胞培养通道中，常温静置1 h，用无菌水清洗通道3次后即可使用。

（2）HSC-T6分别在芯片中和孔板中生长状态比较

1）HSC-T6细胞在芯片中的生长状态：取处于对数生长期的HSC-T6细胞，用0.25%的胰酶消化后，加入2 ml DMEM培养液轻轻吹打均匀制成单细胞悬液，吸取适量细胞悬液滴加在预先用酒精棉球擦拭干净的血球计数板上进行计数。根据计数情况，取适量细胞悬液移至2 ml EP管，置于离心机中2000 r/min，离心3 min。弃去上清液，加入适量新鲜完全培养基制成浓度为5×10^{5}个/ml的细胞悬液，吹打均匀，用消过毒的无菌微量注射器吸取适量悬液，注入芯片细胞培养腔，同时关闭芯片中的阀1、阀2，开启阀3，使悬液顺利进入培养腔并铺满整个腔道，将芯片放入微流控芯片细胞孵育系统内，4 h后，待细胞完全贴壁后，用精密注射泵将培养液注入细胞培养通道中，设流速为0.2 μl/min。观察细胞在芯片中的生长状态（图7-2-6A），随机选取8条通道中的任意4条，每24 h拍照一次，通过IPP软件对细胞图像进行计数分析，取4个培养腔中细胞数目平均值，绘制大鼠肝星状细胞HSC-T6在芯片内的生长曲线（图7-2-7A）。

2）HSC-T6细胞在常规孔板中的生长状态：取处于对数生长期的HSC-T6细胞，用0.25%的胰酶消化后，加入2 ml DMEM培养液轻轻吹打均匀制成单细胞悬液，吸取适量细胞悬液滴加在预先用酒精棉球擦拭干净的血球计数板上进行计数。根据计数情况，取适量细胞悬液，加入培养液稀释，调整细胞密度为5×10^{5}个/ml，每孔100 μl接种于96孔板中，每张板接种10个孔，并设置细胞调零组，连续接种6张。接种细胞时要注意每铺设3个孔，要重新吹匀细胞悬液，防止细胞下沉影响接种密度。接种完成后，将96孔板放入细胞培养箱中培养，每24 h取出一张板，记录细胞生长状态（图7-2-6B），利用MTT法测定细胞在492 nm处的OD值，绘制大鼠肝星状细胞HSC-T6在96孔细胞培养板的生长曲线（图7-2-7B）。

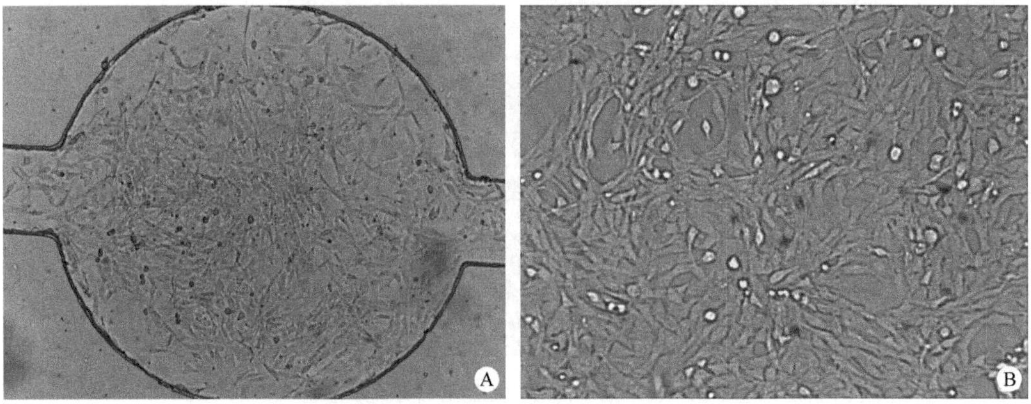

图7-2-6　HSC-T6细胞在芯片中和在孔板中的生长状态

A. 细胞在芯片中的生长状态（×100）；B. 细胞在96孔板中的生长状态（×100）

HSC-T6 细胞系是 SV40 转染的 SD 大鼠的 HSC 细胞，来源于美国 Friedman 实验室，从建系到现在已经传了 78 代，是活化的 HSC。HSC-T6 细胞具有成纤维细胞的细胞形态，贴壁生长。如图 7-2-6A 所示为细胞在芯片中的生长状态，细胞在被鼠尾胶原包被的芯片细胞培养腔中完全伸展，形态良好。如图 7-2-6B 所示为细胞在常规孔板中的生长状态，通过比较，两种培养方式下的细胞形态上无明显差异，通过倒置显微镜实时观察发现，芯片中的细胞连接更加紧密，细胞与细胞空隙之间相对干净，说明芯片中流动的培养基可以及时清理培养腔中的细胞代谢产物，同时，实时给细胞提供新鲜培养液，时刻满足细胞生存的养分，体现了微流控芯片在细胞培养领域的优势。

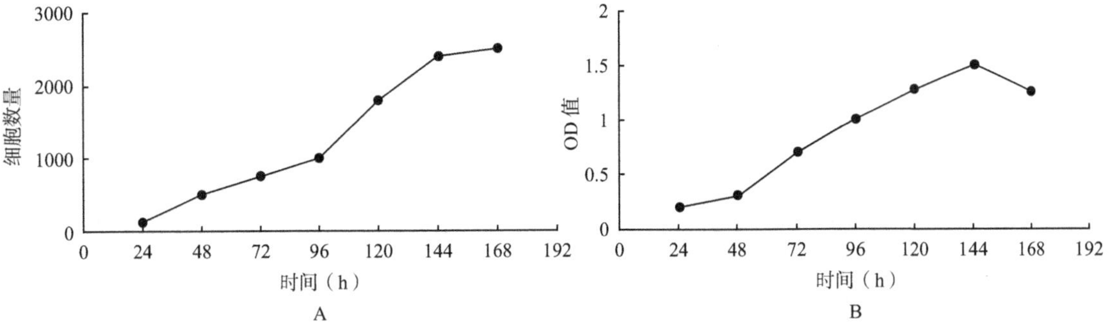

图 7-2-7 HSC-T6 细胞在芯片中和常规孔板中的生长曲线

A. 细胞在芯片中的生长曲线（n=4）；B. 细胞在孔板中的生长曲线

HSC-T6 细胞进入被鼠尾Ⅰ型胶原包被后的芯片细胞培养腔中，在芯片孵育系统内孵育 3 h，即出现贴壁状态，但并未完全伸展，4 h 后以实现 90% 的细胞完全贴壁，此时用精密注射泵以 0.2 μl/min 的流速将新鲜培养液输送至芯片的细胞培养腔内，此时，已贴壁的细胞由于其黏附力较强未被冲走，而流动的培养液将培养腔内由于胰酶消化或吹打过程造成损伤的未贴壁细胞带出培养腔，为贴壁细胞创造良好的生长空间及环境，有助于贴壁细胞的进一步伸展与生长。如图 7-2-7A 所示，HSC-T6 细胞在芯片中 24 ～ 168 h 持续增长，且 24 ～ 144 h 呈对数增长关系，144 ～ 168 h 增长相对缓慢。由图 7-2-7B 可见，细胞在 96 孔板中在 24 h 内已进入对数增长期，在 144 h 达到增殖最高点，之后随着时间的延长，在 168 h 出现细胞数量下降趋势，可能由于细胞数量不断增加，造成孔板内细胞代谢产物大量堆积，引起细胞营养不足而死亡。对比两种培养方法的细胞生长曲线，细胞在芯片和孔板中的生长规律基本一致，呈对数增长，且芯片培养方式提供的生长条件更有利于细胞长期的培养。

（3）**HSC-T6 细胞在微流控芯片中的生长活力检测** HSC-T6 细胞在微流控芯片中分别培养 24 h、48 h、72 h 后，用 Live/dead 试剂盒对细胞进行荧光染色，检测 HSC-T6 细胞的活力。钙黄绿素 -AM（Calcein-AM）可穿透完整细胞膜，进入活细胞内，与活细胞中的 DNA 结合发生水解反应形成 Calcein 荧光，即一种强烈的绿色荧光，其分子能够保留在细胞内部，故用来检测活细胞；乙锭二聚体 -1（EthD-1）不能透过活细胞膜，只能进入细胞膜破损的死细胞，与死细胞内的基因片段结合，发出红色荧光。将 Calcein-AM 5 μl 和 EthD-1 10 μl 避光溶于 1 ml PBS 中，均匀混合，用精密注射泵以 0.2 μl/min 流速将染色液通入芯片细胞培养腔中，室温避光孵育 30 min，用 PBS 清洗 3 遍，置于荧光倒置显微镜下观察并拍照（图 7-2-8）。显微镜下可观察到两种细胞状态，即活细胞，呈成纤维状，显绿色荧光；死细胞，显红色荧光。并对细胞培养区内每个培养腔道内细胞进行计数，根据公式：细胞存活率（%）= 活细胞数 /（活

细胞数 + 死细胞数）×100%，计算芯片中细胞存活率。

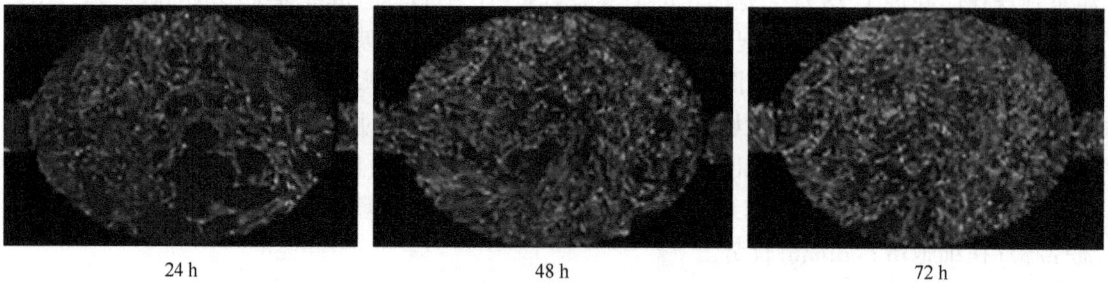

图 7-2-8 细胞 Live/dead 试剂盒双染荧光图片（×100）

将 HSC-T6 细胞在芯片中分别培养 24 h、48 h、72 h，并用细胞活性检测试剂盒（Live/dead）检测细胞在芯片中培养 72 h 的活力。结果如图 7-2-8 所示，三个时间段的三张荧光图均以绿色荧光为主，红色荧光极少。同时，三个时间段的细胞存活率均能达到 96% 以上，说明细胞在芯片中生长情况正常，活力良好。芯片上层 PDMS 对细胞无明显影响，针对 HSC-T6 细胞的细胞培养腔能够为细胞提供稳定和良好的生长环境，为后续的复方木鸡颗粒抗肝纤维化有效组分的体外药效研究奠定基础。

6. 菟丝子黄酮溶液的制备

取菟丝子药材粉末 5.0 g，精密称定，置于 200 ml 圆底烧瓶中，15 倍量 95% 乙醇回流提取 3 次，每次 1.5 h，合并三次滤液，回收乙醇至无醇味，用水稀释成生药浓度为 0.1 g/ml 的溶液，过 HPD-400 树脂，调节溶液 pH 至 5，上柱量为 1.1 g/ml（原药材 / 湿树脂），用 4 BV 60% 乙醇洗脱，收集洗脱液，水浴蒸干，加入 DMEM 培养液后超声溶解，同时加入 1‰ DMSO 助溶，配制成浓度为 1.5 mg/ml 的菟丝子总黄酮溶液，过 0.22 μm 微孔滤膜，即得。

7. 山豆根生物碱溶液的制备

称取山豆根粗粉 50.0 g，精密称定，置于 1000 ml 圆底烧瓶中，加 10 倍量 65% 乙醇回流提取 3 次，每次 2 h，合并三次滤液，回收乙醇至无醇味，加水稀释成生药浓度为 0.8 mg/ml 的溶液，过 HPD-300 树脂，调节 pH 至 5，上柱量为 0.4 mg/ml（原药材 / 湿树脂），用 2 BV 量水除杂，8 BV 65% 乙醇洗脱，收集洗脱液，水浴蒸干，纯度约为 60%。加入 DMEM 培养液后超声溶解，同时加入 1‰ DMSO 助溶，配制成浓度为 5 mmg/ml 的山豆根生物碱溶液，过 0.22 μm 微孔滤膜，即得。

8. 核桃楸皮总黄酮溶液的制备

称取核桃楸皮 10 g，置于 250 ml 圆底烧瓶中，加 15 倍量 60% 乙醇回流提取 2 次，每次 1 h，合并两次滤液，回收乙醇至无醇味，过 AB-8 树脂，上柱量为 0.4 mg/ml（原药材 / 湿树脂），用 2 BV 量水除杂，12 BV 60% 乙醇洗脱，收集洗脱液，水浴蒸干，按第一次方法进行二次纯化，达到纯度为 81%。加入 DMEM 培养液后超声溶解，同时加入 1‰ DMSO 助溶，配制成浓度为 2 mg/ml 的核桃楸皮总黄酮溶液，过 0.22 μm 微孔滤膜，即得。

9. 主要试剂的配制

细胞凋亡与坏死检测试剂盒（Hoechst 33342 和 PI）染液的配制：用预冷的 PBS 按说明书稀释使用，避光配制，现用现配。

10. 基于微流控技术的复方木鸡颗粒中菟丝子总黄酮抗肝纤维化药效研究

本实验采用本节“3”中设计的集成有浓度梯度及微阀结构的微流控芯片，利用实验室自行开发研制的集成气动微泵微阀微流控芯片自动化程序控制系统、微流控芯片细胞荧光检测系统对芯片进行操控与检测，从而实现对复方木鸡颗粒中抗肝纤维化有效组分的药效研究。操控及检测系统实物图见图 7-2-9、图 7-2-10。

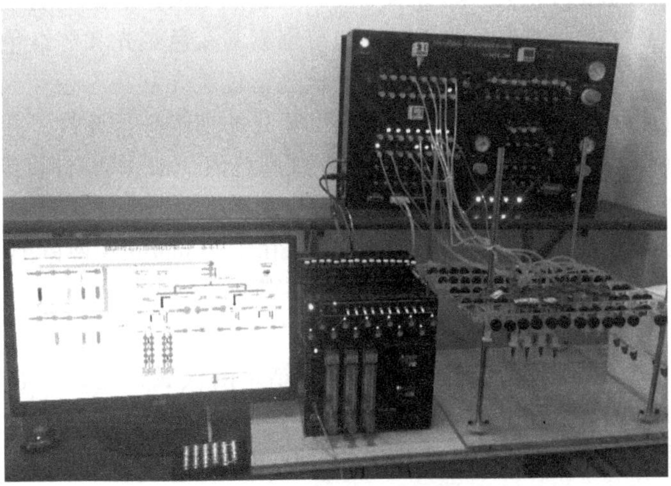

图 7-2-9　集成气动微泵微阀微流控芯片自动化程序控制系统实物图

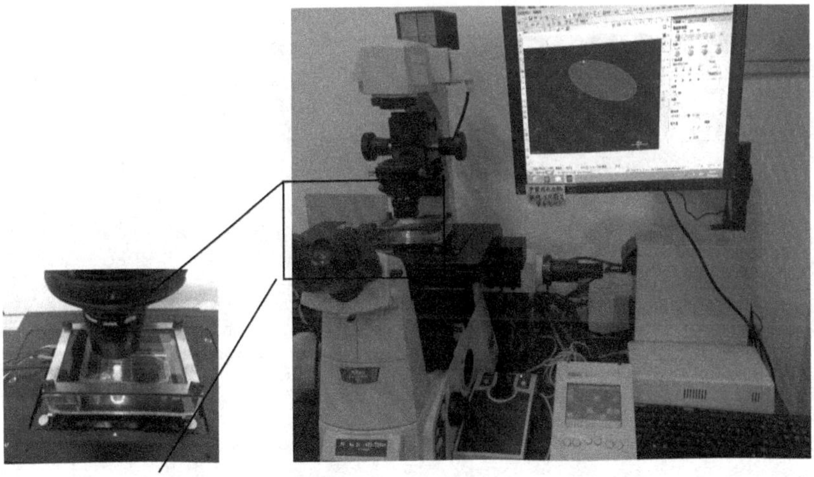

图 7-2-10　微流控芯片细胞荧光检测系统

菟丝子总黄酮对大鼠肝星状细胞 HSC-T6 的促凋亡坏死作用研究　将菟丝子总黄酮配制成浓度为 1.5 mg/ml 的溶液，待芯片中细胞密度达到给药条件时，将芯片阀 1 下方的细胞培养通道出口用软胶带封死，此时，同时开放阀 1、阀 3，关闭阀 2。将待测药液及培养液分别从浓度梯度结构的两个入口注入芯片，用精密注射泵以 0.2 μl/min 的速度实时灌注刺激，当不同浓度药液分别作用于 HSC-T6 细胞 24 h、48 h 和 72 h 后，停止给药，去掉阀 1 下方软胶带，此时，关闭阀 1、阀 3，打开阀 2，通道之间形成独立空间，用微量注射器吸取一定量的 PBS，缓慢注入细胞培养通道内，对细胞清洗 3 遍。然后开启阀 3，从阀 3 上端培养液入口处通入 PBS，排空阀 3 和阀 2 之间空间的废液。清洗完细胞后，关闭阀 1、阀 2，打开阀 3，从培养液入口处用注射泵以 0.2 μl/min 的流速匀速通入现配的 Hoechst 33342 和 PI 染液（V：V=1：1），对细胞进行双染，避光常温染色 20 min 后置于倒置显微镜下观察，拍照。

Hoechst 33342 染料可穿透完整的细胞膜，与细胞内 DNA 特异性结合，紫外光激发时发射蓝色荧光，由于凋亡细胞细胞膜的通透性增大，染色后凋亡细胞荧光会强于正常细胞；PI 染料不能穿透完整的细胞膜，对于具有完整细胞膜的正常细胞或凋亡细胞不能染色，因此只能着染细胞膜完整性丧失的坏死细胞。随着细胞膜的通透性增大，双染后的细胞荧光强度依次为坏死细胞＞凋亡细胞＞正常细胞，即正常细胞着染成弱蓝色荧光和弱红色荧光；凋亡细胞着染成亮蓝色荧光和弱红色荧光；坏死细胞着染成亮蓝色荧光和亮红色荧光。利用 IPP 图像分析软件，对荧光图片进行分析，对产生不同强度荧光的细胞进行计数，并依据公式：细胞凋亡坏死率（%）=（凋亡细胞数 + 坏死细胞数）/ 细胞总数 ×100%，计算细胞凋亡坏死率。

通过“圣诞树”形状的浓度梯度给药区域，自动生成 0 mg/ml、0.21 mg/ml、0.43 mg/ml、0.64 mg/ml、0.86 mg/ml、1.07 mg/ml、1.28 mg/ml 和 1.50 mg/ml 8 种待测药物浓度，同时对细胞进行 24 h、48 h 和 72 h 的刺激，实现菟丝子总黄酮对 HSC-T6 细胞不同浓度、不同作用时间的药效研究。由于实验样本量较大，采集到的荧光图数量较多，因此，随机选取第 3、6 列腔道中的各 1 个细胞培养腔，作为整个双染结果的代表，这 2 个培养腔的检测结果如图 7-2-11 所示。

如图可知，同一浓度菟丝子总黄酮作用的细胞随着作用时间的延长，呈现亮蓝色的细胞数量在增加，呈现亮红色荧光的细胞数量也在增加，说明随着给药时间的延长，细胞凋亡和坏死的数量不断增加。因此，在不同的药物作用时间下，凋亡坏死的细胞数为作用 72 h ＞

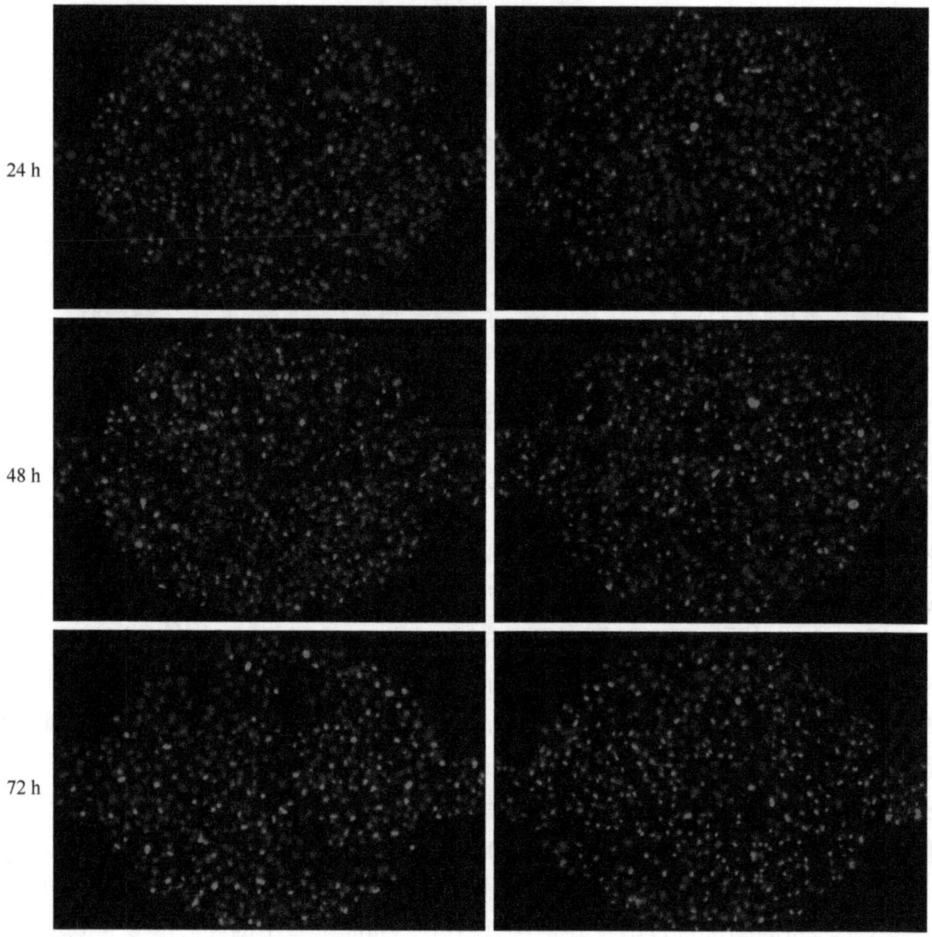

Hoechst 33342 染色细胞荧光图

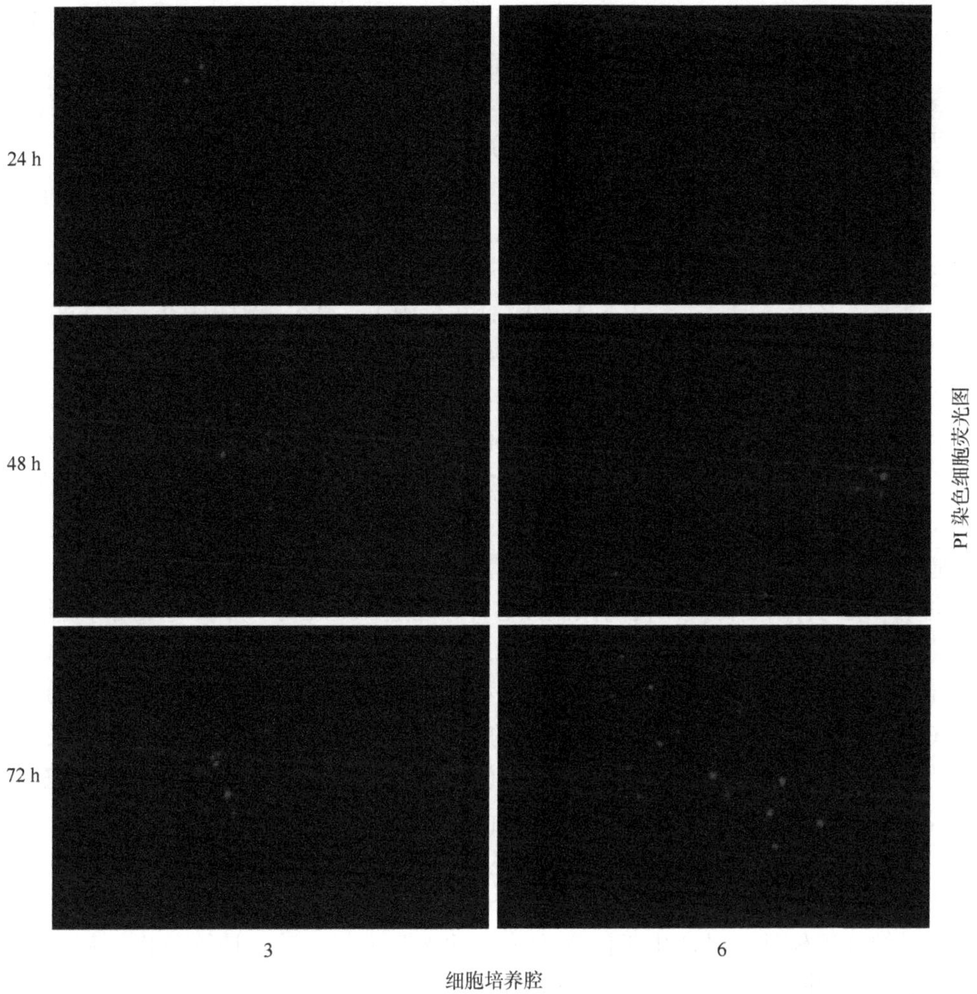

图 7-2-11　菟丝子总黄酮 Hoechst 33342/ PI 双染荧光检测结果（×100）

48 h ＞ 24 h。通过 IPP 图像分析软件，对荧光图片进行分析，对产生不同强度荧光的细胞进行计数，计算凋亡坏死率，结果见表 7-2-1。同时绘制了菟丝子总黄酮对 HSC-T6 细胞凋亡坏死影响的曲线，见图 7-2-12。

表 7-2-1　菟丝子总黄酮对 HSC-T6 细胞凋亡坏死率的影响（%）（$\bar{x} \pm s$，n=5）

时间	通道 1 0 mg/ml	通道 2 0.21 mg/ml	通道 3 0.43 mg/ml	通道 4 0.64 mg/ml	通道 5 0.86 mg/ml	通道 6 1.07 mg/ml	通道 7 1.28 mg/ml	通道 8 1.50 mg/ml
24 h	1.11±0.23	8.50±1.01*	17.79±2.08*	25.95±2.22*	30.22±2.21*	38.00±1.89*	44.70±2.04*	56.43±2.38*
48 h	1.74±0.36	13.30±1.49*	24.49±3.05*	33.11±2.58*	42.53±2.41*	48.74±2.54*	55.35±1.89*	61.54±1.19*
72 h	2.47±0.81	15.34±0.54*	27.08±1.02*	37.61±1.47*	48.74±1.97*	52.26±1.15*	60.39±2.28*	68.28±2.80*

注：与空白对照组比较，*P ＜ 0.05。

表 7-2-1、图 7-2-12 结果显示，各浓度菟丝子总黄酮对细胞凋亡坏死率的影响与空白对照组相比均存在显著性差异，说明各浓度菟丝子总黄酮对大鼠肝星状细胞 HSC-T6 均有一定的促凋亡作用，在一定浓度下，随着给药浓度的增加及作用时间的延长，促凋亡坏死作用明

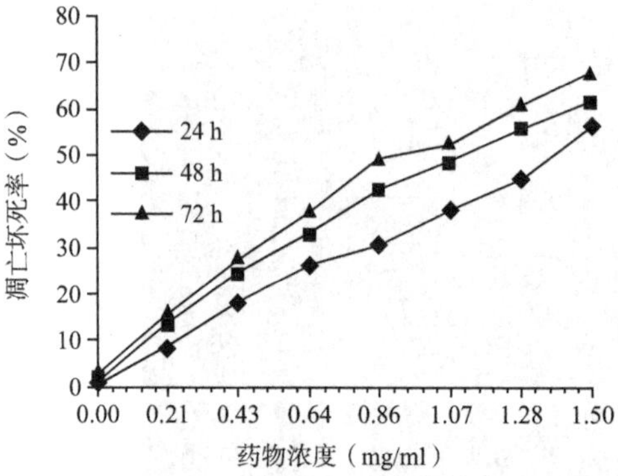

图 7-2-12　不同时间、不同浓度菟丝子总黄酮对 HSC-T6 细胞凋亡坏死率的影响

显增强，呈现出一定的浓度 - 效应及时间 - 效应关系。

11. 山豆根生物碱对大鼠肝星状细胞 HSC-T6 的促凋亡坏死作用研究

将山豆根生物碱配制成浓度为 5 mg/ml 的溶液，待芯片中细胞密度达到给药条件时，将芯片阀 1 下方的细胞培养通道出口用软胶带封死，此时，同时开放阀 1、阀 3，关闭阀 2。将待测药液及培养液分别从浓度梯度结构的两个入口注入芯片，用精密注射泵以 0.2 μl/min 的速度实时灌注刺激，当不同浓度药液分别作用 HSC-T6 细胞 24 h、48 h 和 72 h 后，停止给药，用微量注射器吸取一定量的 PBS，清洗通道，然后通入现配的 Hoechst 33342 和 PI 染液（V ∶ V=1 ∶ 1），对细胞进行双染，避光常温染色 20 min 后置于倒置显微镜下观察，拍照。

实验应用集成有浓度梯度结构的微流控芯片，通过“圣诞树”形状的浓度梯度给药区域，自动生成 0 mg/ml、0.71 mg/ml、1.43 mg/ml、2.14 mg/ml、2.86 mg/ml、3.57 mg/ml、4.28 mg/ml 和 5 mg/ml 8 种待测药物浓度，同时对细胞进行 24 h、48 h 和 72 h 的刺激，实现山豆根生物碱对 HSC-T6 细胞不同浓度、不同作用时间的药效研究。由于实验样本量较大，采集到的荧光图数量较多，因此，随机选取第 2、5 列腔道中的各 1 个细胞培养腔，作为整个双染结果的代表，这 2 个培养腔的检测结果如图 7-2-13 所示。

如图可知，同一浓度山豆根生物碱作用的细胞随着给药时间的延长，细胞凋亡和坏死的数量不断增加。因此，在不同的药物作用时间下，凋亡坏死的细胞数为作用 72 h ＞ 48 h ＞ 24 h。通过 IPP 图像分析软件，对产生不同强度荧光的细胞进行计数，计算凋亡坏死率，结果见表 7-2-2。同时绘制了山豆根生物碱对 HSC-T6 细胞凋亡坏死影响的曲线，见图 7-2-14。

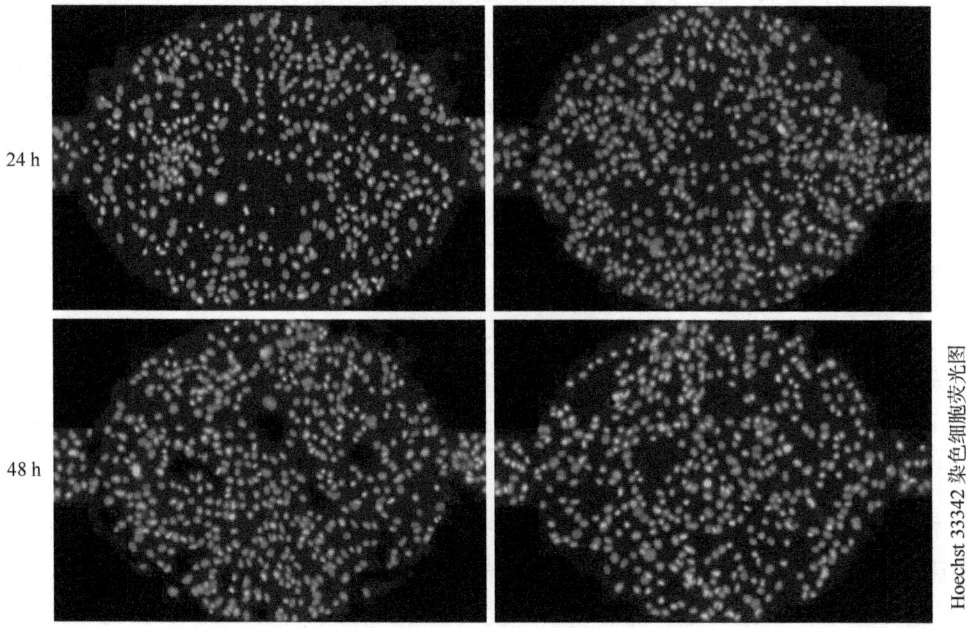

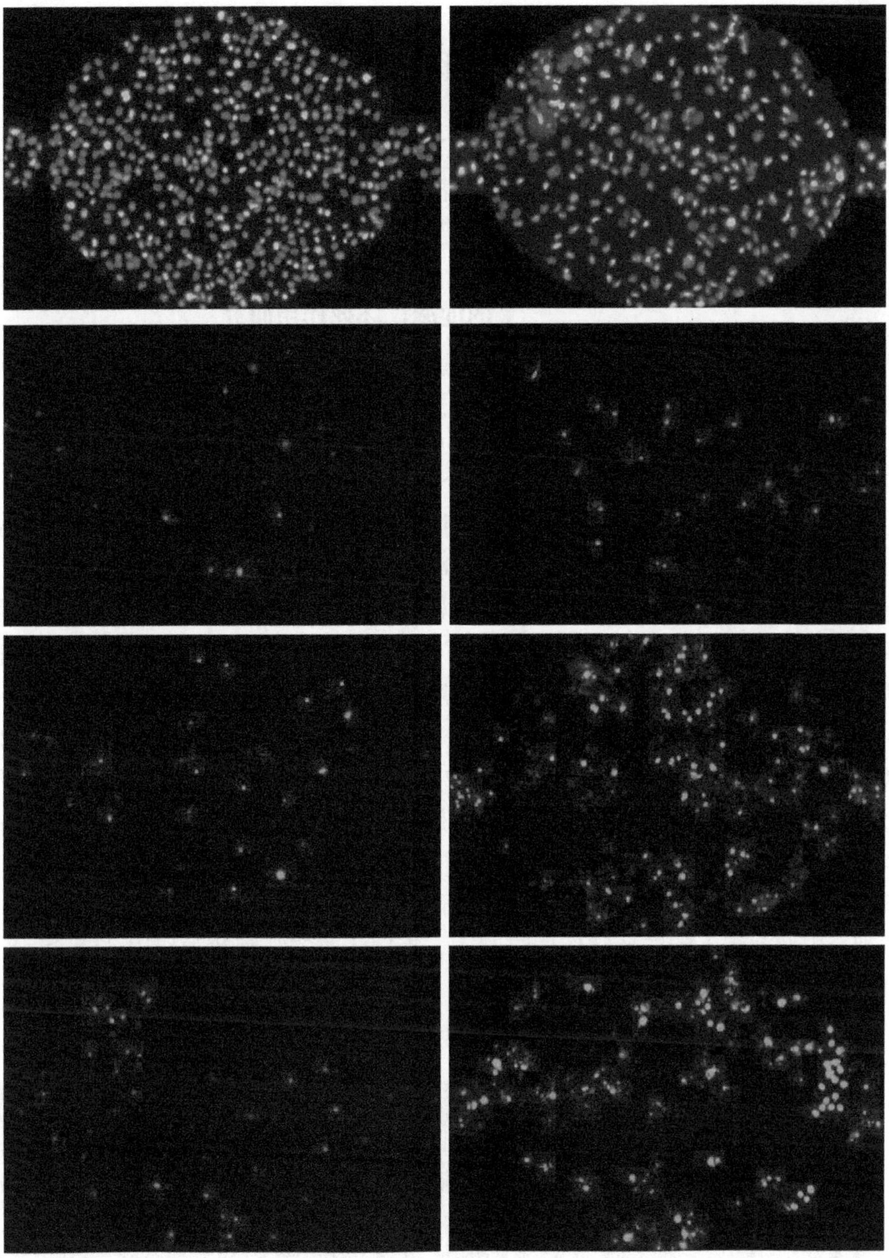

图 7-2-13　山豆根生物碱 Hoechst 33342/ PI 双染荧光检测结果（×100）

表 7-2-2　山豆根生物碱对 HSC-T6 细胞凋亡坏死率的影响（%）（$\bar{x} \pm s$，n=5）

时间	通道 1 0 mg/ml	通道 2 0.71 mg/ml	通道 3 1.43 mg/ml	通道 4 2.14 mg/ml	通道 5 2.86 mg/ml	通道 6 3.57 mg/ml	通道 7 4.28 mg/ml	通道 8 5 mg/ml
24 h	1.03±0.20	8.18±0.71*	16.87±0.95*	21.01±1.20*	22.65±0.93*	34.35±1.31*	48.14±1.84*	55.17±3.58*
48 h	1.97±0.32	11.83±1.19*	16.98±1.20*	26.31±1.91*	30.34±2.12*	39.54±1.35*	50.38±1.59*	59.49±1.91*
72 h	2.15±0.48	15.68±0.92*	22.54±1.75*	30.82±2.18*	35.36±2.70*	43.12±2.00*	55.10±2.74*	66.88±2.30*

注：与空白对照组比较，*$P < 0.05$。

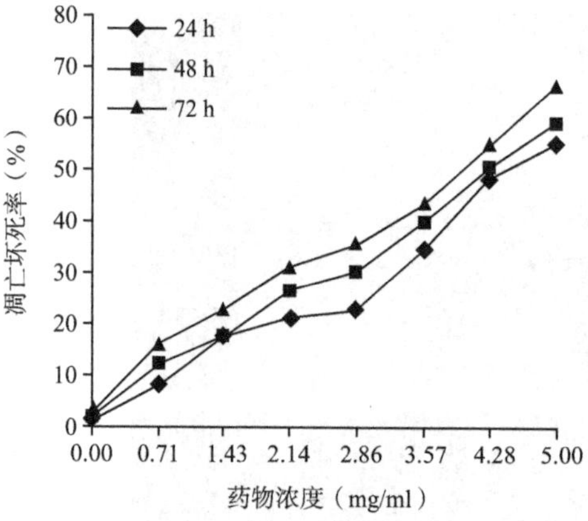

图 7-2-14　不同时间、不同浓度山豆根生物碱对 HSC-T6 细胞凋亡坏死率的影响

结果显示，各浓度山豆根生物碱对细胞凋亡坏死率的影响与空白对照组相比均存在显著性差异，说明各浓度山豆根生物碱对大鼠肝星状细胞 HSC-T6 均有一定的促凋亡作用，在一定浓度下，随着给药浓度的增加及作用时间的延长，促凋亡坏死作用明显增强，呈现出明显的时效和量效关系。

12. 核桃楸皮黄酮对大鼠肝星状细胞 HSC-T6 的促凋亡坏死作用研究

将核桃楸皮黄酮配制成浓度为 2 mg/ml 的溶液，待细胞密度达到覆盖整个腔道 80% 时，开始给药，将待测药液及培养液分别从浓度梯度结构的两个入口注入芯片，用精密注射泵以 0.2 μl/min 的速度实时灌注刺激，当不同浓度药液分别作用于 HSC-T6 细胞 24 h、48 h 和 72 h 后，停止给药，用微量注射器吸取一定量的 PBS，清洗通道，然后通入现配的 Hoechst 33342 和 PI 染液（V：V=1：1），对细胞进行双染，避光常温染色 20 min 后置于倒置显微镜下观察，拍照。

本实验应用的微流控芯片，通过“圣诞树”形状的浓度梯度给药区域，进行多层次的分流、汇流逐渐混合，可形成一系列复杂而精确的浓度梯度，从而实现药物浓度的自动分配功能。自动生成 0 mg/ml、0.29 mg/ml、0.57 mg/ml、0.86 mg/ml、1.14 mg/ml、1.43 mg/ml、1.71 mg/ml 和 2 mg/ml 8 种待测药物浓度，同时对细胞进行 24 h、48 h 和 72 h 的刺激，实现核桃楸皮黄酮对 HSC-T6 细胞不同浓度、不同作用时间的药效研究。随机选取第 1、7 列腔道中的各 1 个细胞培养腔，作为整个双染结果的代表，这 2 个培养腔的检测结果如图 7-2-15 所示。

如图 7-2-15 可知，核桃楸皮黄酮作用的细胞随着给药时间的延长，细胞凋亡和坏死的数量不断增加。因此，在不同的药物作用时间下，凋亡坏死的细胞数为作用 72 h ＞ 48 h ＞ 24 h。通过 IPP 图像分析软件，计算凋亡坏死率，结果见表 7-2-3。同时绘制了核桃楸皮黄酮对 HSC-T6 细胞凋亡坏死影响的曲线，见图 7-2-16。

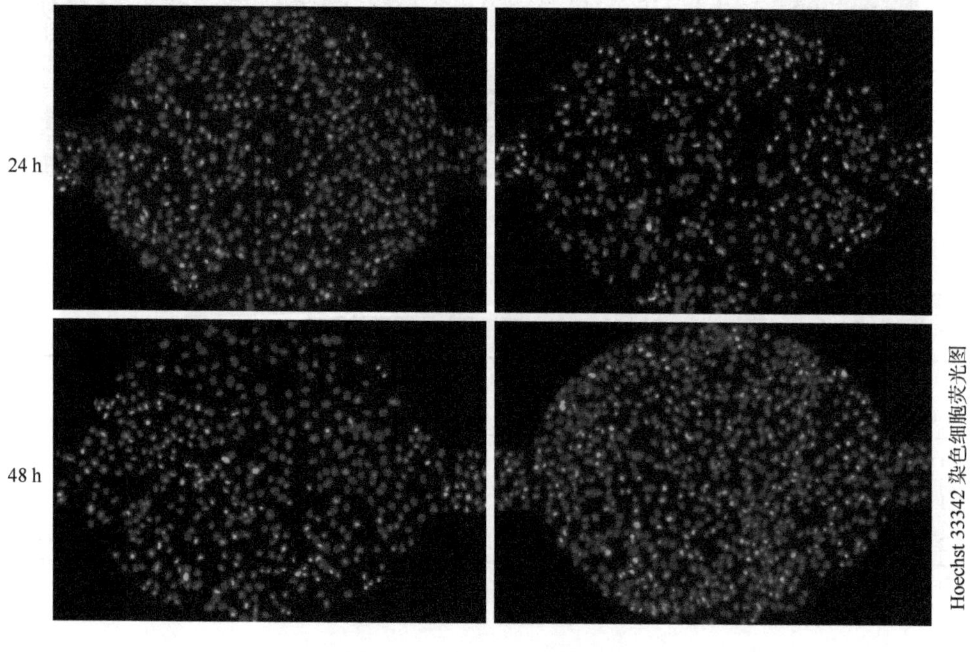

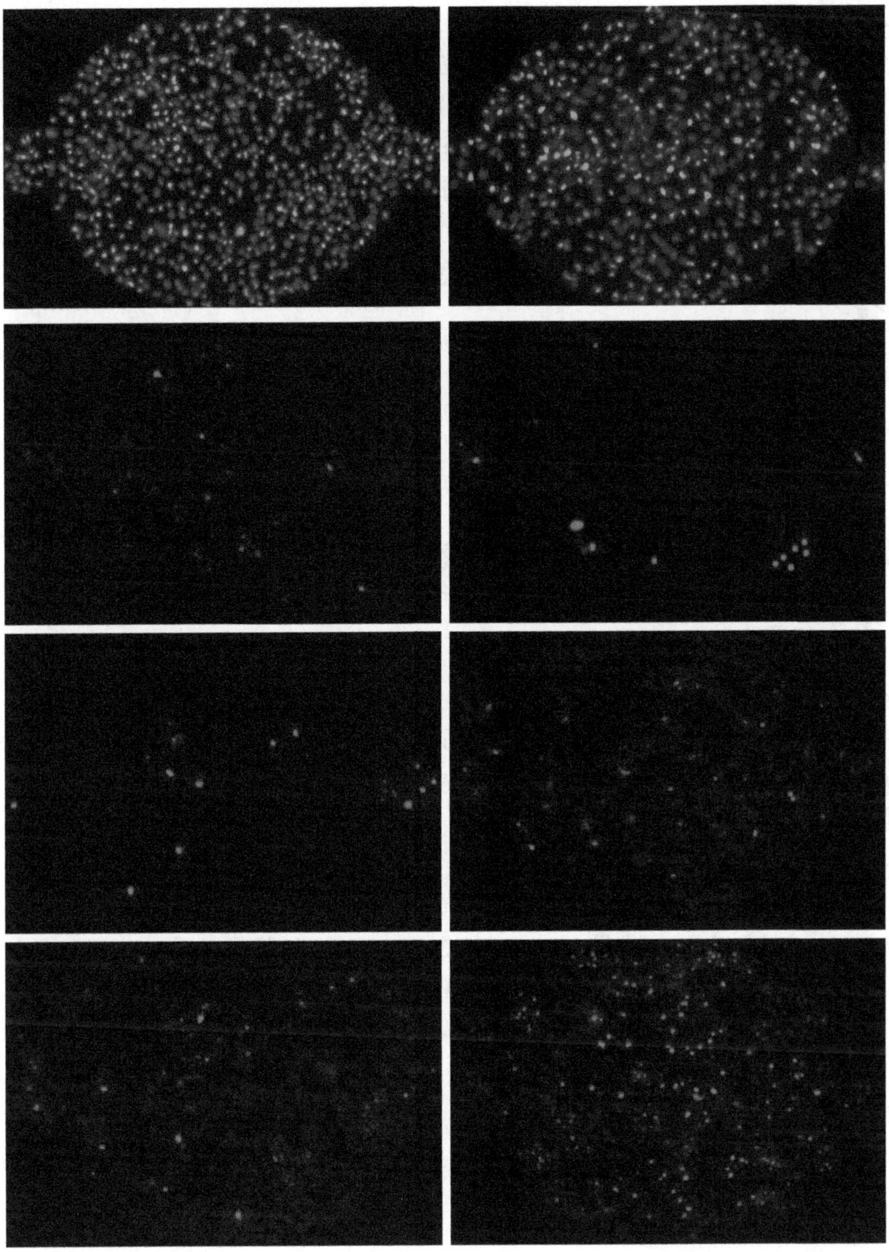

图 7-2-15　核桃楸皮黄酮 Hoechst 33342/ PI 双染荧光检测结果（×100）

表 7-2-3　核桃楸皮黄酮对 HSC-T6 细胞凋亡坏死率的影响（%）（$\bar{x} \pm s$，n=5）

时间	通道 1 0 mg/ml	通道 2 0.29 mg/ml	通道 3 0.57 mg/ml	通道 4 0.86 mg/ml	通道 5 1.14 mg/ml	通道 6 1.43 mg/ml	通道 7 1.71 mg/ml	通道 8 2 mg/ml
24 h	1.37±0.43	4.07±0.16*	13.25±1.24*	18.39±0.49*	21.47±1.23*	33.17±2.93*	42.73±0.94*	56.77±2.25*
48 h	1.99±0.27	7.48±0.66*	20.67±1.05*	25.92±1.73*	31.58±2.72*	41.80±2.58*	52.44±3.03*	64.37±2.79*
72 h	2.39±0.49	11.23±1.60*	22.92±1.07*	30.88±1.64*	37.34±1.65*	47.84±1.92*	57.81±4.02*	69.53±1.10*

注：与空白对照组比较，*P < 0.05。

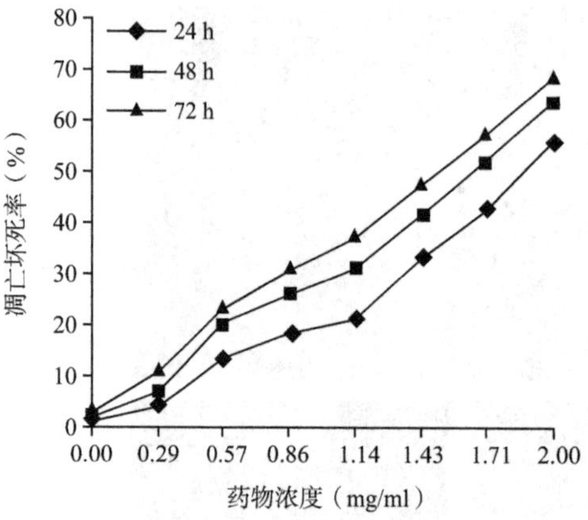

图 7-2-16 不同时间、不同浓度核桃楸皮黄酮对 HSC-T6 细胞的凋亡坏死率的影响

由图 7-2-16 和表 7-2-3 结果可知，各浓度核桃楸皮黄酮对细胞凋亡坏死率的影响与空白对照组相比均有显著性差异，说明各浓度核桃楸皮黄酮对大鼠肝星状细胞 HSC-T6 均有一定的促凋亡作用，且随着给药浓度的增加及作用时间的延长，促凋亡坏死作用明显增强，呈现出明显的时间 - 浓度 - 效应的关系。

二、复方木鸡颗粒抗肝硬化有效物质组分体内药效研究

（一）实验材料

1. 仪器与设备

HC-2517 型高速离心机（科大创新股份有限公司）；光吸收酶标仪 SpectraMax Plus 384（美谷分子仪器（上海）有限公司）。

2. 药材与试剂

秋水仙碱片（云南植物药业有限公司，批号：20141103）；天门冬氨酸氨基转移酶（AST）试剂盒（批号：20151206XR）、丙氨酸氨基转移酶（ALT）试剂盒（批号：20151218PD）、透明质酸（HA）试剂盒（批号：201600422CV）、Ⅳ型胶原（Ⅳ -C）试剂盒（批号：201600426BR）、羟脯氨酸（HYP）试剂盒（批号：20151223GB），均购自上海朗顿生物科技有限公司；甘油三酯（TG）试剂盒（批号：2016001）、总蛋白（TP）试剂盒（批号：2015026）、白蛋白（ALB）试剂盒（批号：2015028），均购自长春汇力生物技术有限公司。

3. 实验动物

健康 SD 大鼠，体重 200 g±20 g，雄性（辽宁长生生物技术有限公司，合格证号：SCXK（辽）2013-0009）。

（二）方法与结果

1. 方法

（1）分组及造模 180 只雄性 SD 大鼠，依体重均衡随机分为空白对照、模型、秋水仙碱、复方木鸡颗粒高剂量、复方木鸡颗粒中剂量及复方木鸡颗粒低剂量的 3 周组、5 周组、7 周组，每组 10 只。除空白对照组腹腔注射橄榄油溶液外，其余各组大鼠均腹腔注射 30% CCl_4 橄榄油混悬液，每次 2 ml/kg，每周 2 次，连续 7 周。实验过程中每 10 天称重 1 次，并记录体重。常规颗粒饲料喂养，自由饮水。

（2）给药方法 所有药物灌服。剂量如下。空白对照组：3 ml/（kg · d）生理盐水灌服；模型组：3 ml/（kg · d）生理盐水灌服；秋水仙碱组：0.1 ml/（kg · d）灌服；复方木鸡颗粒高剂量组：1.62 g/（kg · d）灌服；复方木鸡颗粒中剂量组：0.54 g/（kg · d）灌服；复方木

鸡颗粒低剂量组：0.18 g/（kg·d）灌服。从造模第2周起，给药组大鼠按上述给药剂量连续灌服，并按体重变化调整给药量。给药期间，除空白对照组外，其余15组大鼠，连续灌胃给药并腹腔注射 CCl_4，分别在3周末、5周末、7周末时对各组大鼠进行眼球取血后，离心，吸取血清，用ELISA试剂盒及半自动生化分析仪检测有关指标。取出大鼠肝脏，一部分浸泡在10%甲醛固定液中固定，进行HE染色，观察肝组织病理学变化情况；另一部分迅速放于液氮中以备用。

（3）检测指标 检测血清中ALT、AST、总蛋白（TP）、白蛋白（ALB）、甘油三酯（TG）、透明质酸（HA）、Ⅳ-C及肝匀浆中羟脯氨酸（HYP）的含量；HE染色，观察肝组织病理学变化情况。

（4）数据处理 采用SPSS19.0统计软件，数据以 $\bar{x} \pm s$ 表示，组间比较采用 t 检验，$P <$ 0.05，有显著差异。

2. 结果

（1）复方木鸡颗粒对大鼠血清及肝匀浆中各项肝功能指标的影响 3周、5周、7周时复方木鸡颗粒各给药组大鼠血清AST、ALT、TP、ALB、TG、HA、Ⅳ-C及肝匀浆中HYP含量检测结果分别见表7-2-4～表7-2-7。

表7-2-4 3周时复方木鸡颗粒各给药组大鼠血清中AST、ALT、TP、ALB、TG及肝匀浆中HYP含量检测结果（$\bar{x} \pm s$，n=6）

组别	ALT（U/L）	AST（U/L）	TP（g/L）	ALB（g/L）	TG（mmol/L）	HYP（g/ml）
空白对照组	68.8±2.91*	191.4±10.99*	64±1.41*	45±2.12*	0.56±0.02	547.6±16.52*
模型组	83.6±4.27	232.7±12.90	73±2.25	38±0.71	0.59±0.08	1212.0±30.60
秋水仙碱组	73.3±6.57	197.48±16.16*	71±2.65	40±1.04	0.58±0.04	552.4±30.52*
复方木鸡颗粒高剂量组	72.4±9.31*	202.49±12.05*	71.33±1.43	40±1.73	0.57±0.08	583.6±26.70*
复方木鸡颗粒中剂量组	77.4±9.25	211.3±13.47*	67.67±3.51*	39±2.52	0.57±0.02	540.6±45.82*
复方木鸡颗粒低剂量组	75.3±8.52	210.6±10.87*	72.67±1.23	42±2.06	0.57±0.07	699.0±39.88*

注：与模型组相比，*$P < 0.05$。

表7-2-5 5周时复方木鸡颗粒各给药组大鼠血清中AST、ALT、TP、ALB、TG及肝匀浆中HYP含量检测结果（$\bar{x} \pm s$，n=6）

组别	ALT（U/L）	AST（U/L）	TP（g/L）	ALB(g/L）	TG（mmol/L）	HYP（ng/ml）
空白对照组	72.3±5.58*	218.3±11.21*	67±1.21*	46±1.45*	0.49±0.01	552.6±36.57*
模型组	102.5±5.71	264.5±10.48	85±2.73	30±2.61	0.87±0.02	1298.0±32.28
秋水仙碱组	89.5±5.03*	227.4±12.81*	77±3.03*	45±3.51*	0.69±0.14*	735.6±35.73*
复方木鸡颗粒高剂量组	82.3±6.13*	231.6±17.01*	74±2.34*	46±2.36*	0.73±0.07*	660.9±35.34*
复方木鸡颗粒中剂量组	83.4±3.78*	233.6±10.05*	71±2.25*	41±2.06*	0.62±0.01*	730.6±43.39*
复方木鸡颗粒低剂量组	92.0±7.83*	228.7±14.22*	65±1.07*	43±1.15*	0.73±0.03*	803.7±46.60*

注：与模型组相比，*$P < 0.05$。

表 7-2-6 7 周时复方木鸡颗粒各给药组大鼠血清中 AST、ALT、TP、ALB、TG 及肝匀浆中 HYP 含量检测结果（$\bar{x}\pm s$，n=6）

组别	ALT（U/L）	AST（U/L）	TP（g/L）	ALB(g/L）	TG（mmol/L）	HYP（ng/ml）
空白对照组	80.25±5.73*	220.5±15.22*	70±2.01*	48±1.92*	0.53±0.04	558.5±29.88*
模型组	126.5±3.64	300.6±10.37	89±1.53	27±2.04	1.22±0.05	1663.5±33.59
秋水仙碱组	92.52±5.51*	244.6±16.69*	77±3.21*	33±1.69*	0.72±0.04*	730.6±24.79*
复方木鸡颗粒高剂量组	88.2±5.83*	253.53±17.57*	73±3.06*	38±0.21*	0.73±0.09*	764.6±32.61*
复方木鸡颗粒中剂量组	86.4±4.40*	242.82±13.71*	77±2.65*	42±2.52*	0.94±0.0.09*	814.4±42.73*
复方木鸡颗粒低剂量组	88.4±6.46*	245.4±15.31*	70±2.14*	41±1.58*	0.87±0.10*	796.4±81.22*

注：与模型组相比，*P＜0.05。

表 7-2-7 3、5、7 周时复方木鸡颗粒各给药组大鼠血清中 HA、Ⅳ-C 含量检测结果（$\bar{x}\pm s$，n=10）

组别	3 周时		5 周时		7 周时	
	HA（pg/ml）	Ⅳ-C（ng/ml）	HA（pg/ml）	Ⅳ-C（ng/ml）	HA（pg/ml）	Ⅳ-C（ng/ml）
空白对照组	209.38±14.17*	29.35±1.32*	226.43±13.47*	30.14±1.97	239.11±12.79*	31.58±2.97*
模型组	249.78±29.04	34.70±2.47	336.43±11.99	39.01±2.56	426.00±25.95	39.67±2.25
秋水仙碱组	251.70±21.60	31.41±2.66	271.24±17.30*	32.85±1.78*	278.88±22.34*	31.58±2.94*
复方木鸡颗粒高剂量组	250.15±14.23	27.09±2.09*	263.94±21.79*	30.98±2.23*	224.90±21.66*	30.72±2.69*
复方木鸡颗粒中剂量组	232.91±10.06*	31.31±1.21	252.88±20.18*	31.02±3.18*	266.17±19.71*	31.65±3.29*
复方木鸡颗粒低剂量组	234.04±23.03*	33.20±2.98	250.35±15.47*	30.72±2.47*	321.78±37.61*	33.37±2.72*

注：与模型组相比，*P＜0.05。

（2）肝组织病理学观察结果 大体形态观察。3 周时，空白对照组肝脏正常，颜色鲜红，有光泽，表面光滑细腻，质地柔软，边缘锐利；模型组肝脏肿大，颜色相对偏暗，表面可见大量白色脂肪样病变，有油腻感；各给药组肝脏轻度肿大，表面相对较平滑，脂肪性病变较模型组轻。5 周时，空白对照组肝脏正常；与空白对照组相比，模型组肝脏颜色较 3 周时变浅，体积变大，基本失去光泽，质地变硬，白色脂肪样病变较 3 周时减轻，表面凹凸不平，可见小颗粒状改变；各给药组肝脏颜色变暗，质地变硬，表面相对不平，但较模型组轻。7 周时，空白对照组肝脏仍正常；与空白对照组相比，模型组肝脏缩小，颜色呈黄褐色，无油腻感，可见明显细节结，并可见大量腹水；各给药组肝脏缩小，有细节结，但较模型组明显减轻，可见有少量腹水。

HE 染色后光镜检查。3 周时空白对照组肝细胞胞浆呈红色，肝小叶结构正常，肝细胞核呈深蓝色，且位于细胞中央，汇管区周围无炎症细胞浸润，见图 7-2-17A；模型组不仅失去正常的肝小叶结构，细胞排列相对紊乱，而且肝细胞内可见大量的空泡，细胞核缩小或碎裂，部分位于细胞周边，还有部分被挤到细胞膜附近，但多数肝细胞核已完全消失，此外，汇管区可见较多的炎症细胞，见图 7-2-17B；与模型组相比，各给药组大鼠肝脏细胞内的空泡数量和体积均减小，损伤程度明显减轻，见图 7-2-17C ～图 7-2-17F。5 周时，空白对照组肝小叶结构正常，见图 7-2-18A；随造模时间的延长，模型组不仅肝细胞纤维增生、炎症细胞浸润明显，而且肝细胞几乎被完全分割。同时肝细胞水肿加重，胞浆呈气球样变，部分肝细胞出现轻度脂肪变，还可见肝细胞呈不同程度碎屑坏死，有纤维间隔形成，肝小叶结构紊乱，部分到达早期肝硬化阶段，见图 7-2-18B；与模型组相比，各给药组肝纤维化程度明显减轻，见图 7-2-18C ～图 7-2-18F。7 周时，空白对照组肝组织结构仍正常，见图 7-2-19A；模型组肝组织内有完整的纤维隔形成，并形成大小不等的假小叶，大量肝细胞明显肿胀变性，纤维组织中伴有炎症细胞浸润，同时伴有肝细胞碎片坏死，汇管区也因结缔组织增生而变宽，见图 7-2-19B；与模型组相比，各给药组肝细胞脂肪变性明显减少，肝组织未形成完整的分隔，肝界板区及汇管区纤维组织增生较轻，肝小叶纤维结缔组织中度增生，肝组织病理损伤程度明显减轻，见图 7-2-19C ～图 7-2-19F。同时，综上病理切片结果，可得出在 3 周、5 周、7 周时，复方木鸡颗粒高剂量组肝损伤程度均较其他剂量组轻。

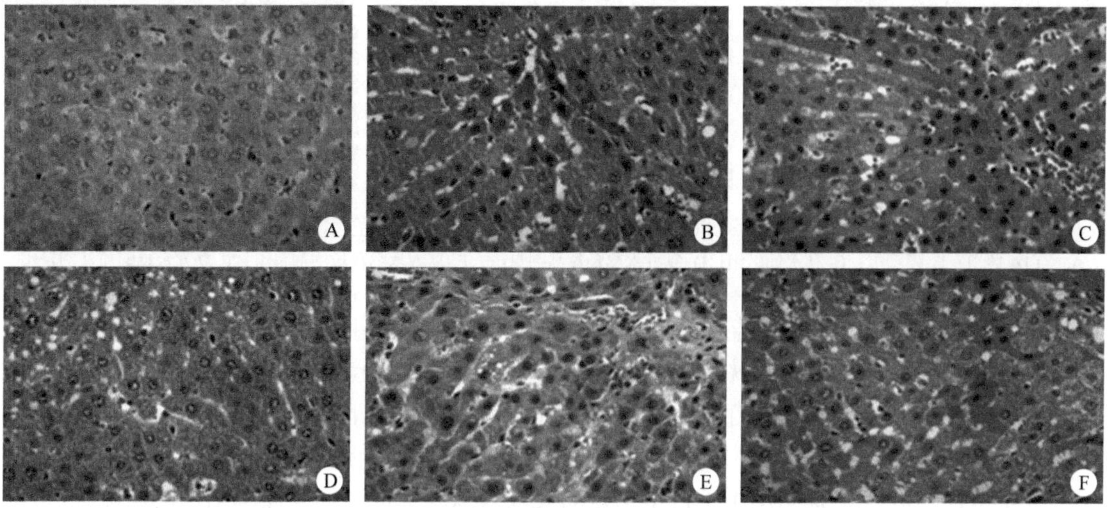

图 7-2-17　3 周时大鼠肝组织病理切片（HE 染色 ×400）

A. 空白对照组；B. 模型组；C. 秋水仙碱组；D. 复方木鸡颗粒高剂量组；E. 复方木鸡颗粒中剂量组；F. 复方木鸡颗粒低剂量组

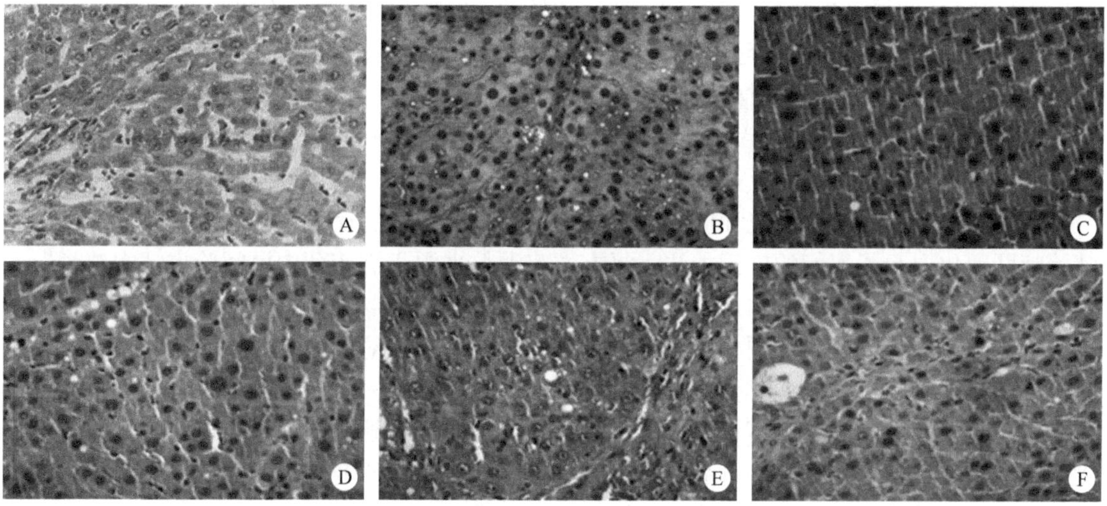

图 7-2-18　5 周时大鼠肝组织病理切片（HE 染色 ×400）

A. 空白对照组；B. 模型组；C. 秋水仙碱组；D. 复方木鸡颗粒高剂量组；E. 复方木鸡颗粒中剂量组；F. 复方木鸡颗粒低剂量组

本节以复方木鸡颗粒为研究对象，在明确其在临床上治疗肝炎、肝硬化、肝癌的前提下，利用构建的集成有浓度梯度及微阀结构的微流控芯片对菟丝子黄酮、山豆根生物碱、核桃楸皮黄酮进行体外药效研究。实验将 HSC-T6 细胞培养于芯片中，施加药物刺激，并采用

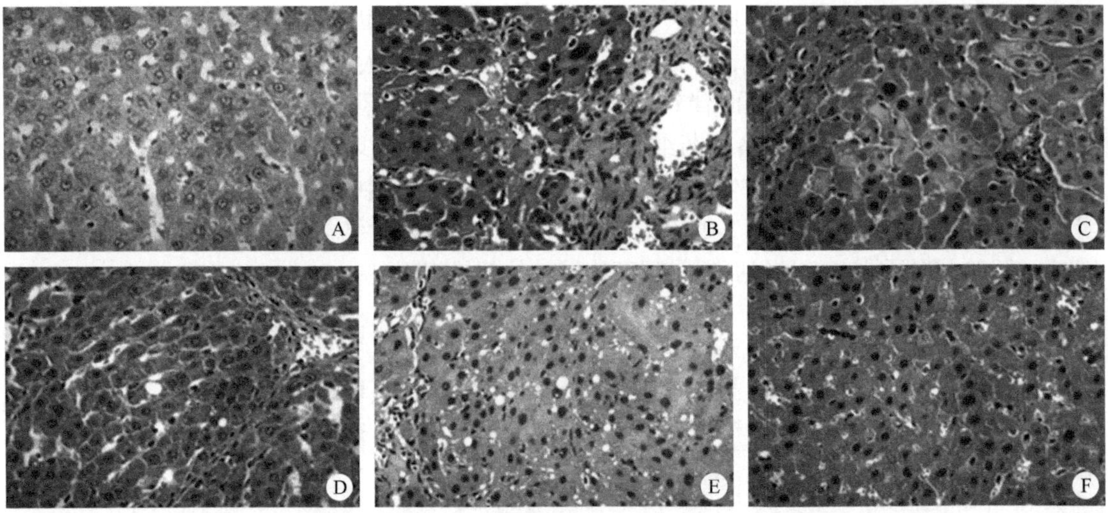

图 7-2-19　7 周时大鼠肝组织病理切片（HE 染色 ×400）

A. 空白对照组；B. 模型组；C. 秋水仙碱组；D. 复方木鸡颗粒高剂量组；E. 复方木鸡颗粒中剂量组；F. 复方木鸡颗粒低剂量组

Hoechst 33342 和 PI 双染法对药效进行检测，结合图像分析软件 IPP，成功计算出了各有效组分对 HSC-T6 细胞的凋亡坏死率。结果表明，这三种有效组分对 HSC-T6 细胞均具有明显的促凋亡坏死作用，与空白对照组相比，都存在显著差异，并且随着给药浓度的增加及药物作用时间的延长，药效作用增强，都显示出了明显的时间 - 效应与浓度 - 效应关系。

在本节的研究中，我们使用了自主构建的集成有浓度梯度结构及微阀结构的微流控芯片，并验证了本实验室自行开发研制的微流控芯片平台的适用性，在实验过程中充分发挥了微流控芯片结构精巧、功能多样、操作简单、灵活可控、集成化的优势。该芯片集细胞培养、药物生成与刺激、结果采集与检测于一体，通过巧妙的微结构设计，通过不同阀之间的启闭切换，来实现细胞培养、药物刺激等操作，降低了实验复杂度、节省了时间。当然该芯片也存在一些瑕疵，比如，在给药的同时必须用软胶带对细胞培养区的废液出口进行封死。由于软胶带的黏度不高，且遇到液体容易因为粘贴不了出现气泡，造成药液运输过程中的漏液现象，因此，还需在今后的研究中进行不断完善，寻找到解决的办法。

在我国，拥有几千年研究和应用历史的中医药具有独特的疗效和巨大的开发潜能，使用其治疗肝硬化引起了人们的广泛关注。复方木鸡颗粒来源于满族药中民间验方“木鸡汤”，收载于部颁标准《中药成方制剂》第十六册，处方由云芝提取物、菟丝子、山豆根和核桃楸皮组成，用于治疗肝炎、肝硬化、肝癌。该复方自上市以来对肝病治疗机制独特，一直是专家学者们热议的焦点。肝病作为一种身心疾病，严重威胁着人类健康，若在肝脏疾病早期阶段予以及时、有效的治疗，不仅可以防止其进一步病变为肝硬化、肝癌，还可以避免一些并发症的出现。选择与人类慢性肝病相似的动物模型，不仅是研究疾病发病机制的重要基础，也是临床评价诊断和治疗方法的重要手段。目前，关于实验性肝硬化模型的报道已有很多，其中使用 CCl_4 诱发肝硬化动物模型是一个相对较为经典的方法，多以皮下注射法或腹腔注射法诱导形成。本文采用腹腔注射 30% CCl_4 橄榄油混悬 2 ml/kg，2 次 / 周，连续 7 周的方式，成功建立肝硬化模型。

AST、ALT 主要分布在肝细胞内，如果肝细胞坏死，血清中 AST、ALT 含量就会迅速升高，并且其升高的程度与肝细胞受损的程度相一致。本实验中，3 周时复方木鸡颗粒各给药组大鼠血清中 AST（$P < 0.05$）、ALT 水平较模型组有所下降；5 周及 7 周时，模型组大鼠血清中 ALT、AST 含量显著升高（$P < 0.05$），而复方木鸡颗粒各组中 ALT（$P < 0.05$）、AST（$P < 0.05$）值显著下降，推测复方木鸡颗粒可能通过调节大鼠体内转氨酶含量，保护肝细胞而间接发挥抗肝硬化作用。TP、ALB 值主要与肝功能代谢能力有关，反映肝脏的储备能力。血液中蛋白含量在一定程度上可以比较灵敏地反映肝脏功能，当蛋白质降低，其预示着肝脏合成功能可能受到损害，是病情比较严重的一种表现。本实验中，5 周及 7 周时复方木鸡颗粒各给药组大鼠血清 TP（$P < 0.05$）、ALB（$P < 0.01$）值均与模型组具有显著差异，提示复方木鸡颗粒可增强肝脏的代谢功能，进而延缓肝硬化疾病的进程，起到防治肝硬化的作用。TG 是人体内含量最多的脂类，大部分组织均可以利用其分解产物供给能量，此外肝脏、脂肪等组织还可以进行甘油三酯的合成，如果甘油三酯过量，囤积于肝脏则会造成脂肪肝。本实验结果显示，与模型组相比，5 周及 7 周时复方木鸡颗粒各给药组大鼠血清 TG（$P < 0.01$）水平明显降低，推测复方木鸡颗粒可能通过促进大鼠血清中 TG 分解，避免形成脂肪肝，间接起到治疗肝硬化的作用。HYP 是胶原蛋白特征性成分之一，而胶原蛋白是构成结缔组织的主要成分，也是人体内含量最多的蛋白质。本实验中，通过测定血浆中 HYP 含量，发现模型组肝匀浆中 HYP 含量呈显著上升趋势，3 周、5 周及 7 周时复方木鸡颗粒各给药组肝匀浆中 HYP（$P < 0.01$）含量明显低于模型组，推测复方木鸡颗粒对体内胶原蛋白分解代谢具有一定促进作用，从而促使结缔组织分解，抑制其增生，起到防治肝硬化的作用。

除此之外，病理学结果表明，3 周时，空白对照组肝细胞结构正常，无炎症细胞浸润；模型组失去正常的肝小叶结构，同时有较多的肝细胞核消失，汇管区可见较多的炎症细胞；复方木鸡颗粒各给药组大鼠肝脏细胞内的空泡数量和体积均减小，损伤程度较模型组明显减轻。5 周时，空白对照组肝细胞结构正常；模型组肝细胞纤维增生、炎症细胞浸润明显，部分肝细胞出现轻度脂肪性病变，有纤维纵隔形成，肝小叶结构紊乱；与模型组相比，复方木鸡颗粒各给药组肝组织损伤程度较轻。7 周时，空白对照组肝组织结构仍正常；模型组肝组织内有完整的纤维隔形成，大量肝细胞明显肿胀变性，汇管区由于结缔组织增生而变宽；与模型组相比，各给药组肝组织未形成完整的分隔，界板区及肝汇管区纤维组织增生较轻，肝组织病理损伤程度明显减轻。且其作用效果与用药时间呈正相关，用药时间越长，作用效果越明显，其中高剂量组治疗效果与秋水仙碱组相似。

综上所述，中药复方木鸡颗粒对肝硬化具有一定的防治作用，推测其可能是通过在不同时间、不同程度调整各项肝功能指标，发挥降低转氨酶、升高血清白蛋白、增强机体免疫功能等多种作用，起到抑制或延缓大鼠肝硬化疾病进程的作用。

第三节　复方木鸡颗粒抗肝癌有效物质组分体内外药效研究

一、复方木鸡颗粒抗肝癌有效物质组分体外药效学研究

（一）实验材料

1. 仪器与设备

HD2-BCN-1360B 型生物洁净工作台（哈尔滨东联电子技术开发有限公司）；SORVALL

fresco 高速离心机（美国科峻仪器公司）；超低温冰箱（–80℃）（海尔公司）；NKSY 系列智能恒温水浴锅（常州诺基仪器有限公司）；W2001R 型 CO_2 培养箱（美国 SIM 公司）；Milli-Q 超纯水处理装置（美国 Millipore 公司）；ECLIPSE-TI 倒置荧光显微镜（NIKON 公司）；电子天平（德国赛多利斯集团）；图像处理软件 Image-Pro PLus 6.0（美国 Media Cybernetics 公司）；LSP04-1A 精密注射泵（保定兰格公司）；KW-4A 型匀胶机（昆山力电精密机械有限公司）；TG-2U 型光刻机（北京中科同志科技有限公司）；SMZ-745 体视显微镜（NIKON 公司）；PDC-32G-2 型等离子键合机（Harrick Plasma 公司）；ZWF-334 型摇床（上海智城科技有限公司）；DZF-6020 型真空干燥箱（上海一恒科技有限公司）。

2. 药材与试剂

云芝、山豆根、菟丝子、核桃楸皮药材（丹东药业集团有限公司提供，经辽宁中医药大学翟延君教授鉴定为正品）；SU-8 光刻胶及显影液（美国 Micro-Chem 公司）；Sylgard184 型聚二甲基硅氧烷及固化剂（美国 Dow-Corning 公司）；LIVE/DEAD 细胞死活检测试剂盒（美国 LIFE 公司）；Hoechst 33342 和 PI（美国 LIFE 公司）；小牛血清（杭州四季青生物技术有限公司）；1640 培养基（美国 GIBCO 公司）；二甲基亚砜（DMSO）（Sigma 公司）；胰蛋白酶（美国 GIBCO 公司）；青霉素 - 链霉素（碧云天生物技术研究所）；四甲基偶氮唑盐（MTT）（美国 GIBCO 公司）。

3. 细胞株

人肝癌细胞 SMMC-7721（上海细胞库，细胞培养方式参照本实验室体外细胞培养 SOP）。

4. 试剂的配制

细胞培养所需试剂的配制参照本实验室体外细胞培养 SOP。Hoechst 33342 和 PI 染液：使用移液枪精密吸取 5 μl 的 Hoechst 33342 和 5 μl 的 PI 溶于 1 ml 的 PBS 缓冲液中，避光混匀，现用现配。

（二）方法与结果

1. 微流控芯片的设计与制作

本实验设计了一种具有自动浓度梯度生成结构，即具有“圣诞树”结构单元的双层微流控芯片，由药物加样区、浓度生成区、溶液缓冲区、细胞培养区、细胞入口区组成。芯片的原理与制作参见文献。芯片结构图见图 7-3-1。芯片的制作同第一章第一节“1”项下内容。

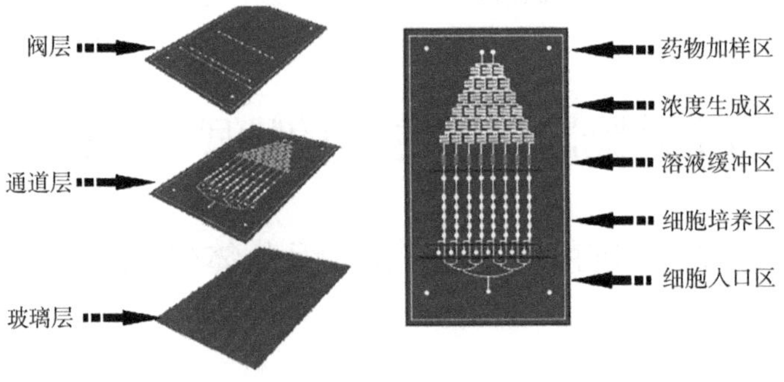

图 7-3-1　芯片结构图

2. 微流控芯片的预处理

将微流控芯片先用无菌水润洗，之后通入 75% 乙醇清洗 3 遍，每遍 5 min，然后用无菌水冲洗数遍，烘干，紫外线照射 30 min 灭菌后备用。

3. 微流控芯片中细胞的培养

将对数生长期的人肝癌 SMMC-7721 细胞用 0.25% 的胰酶消化并重新悬浮于 2 ml 培养液中，吹打均匀，置于离心机中以 2000 r/min 离心富集 3 min，用培养液将细胞密度稀释至 5×10^5 个 /cm^2，利用微量注射器将细胞从细胞注入口注入芯片中，之后将芯片放置于细胞培养箱中进行培养，待细胞贴壁后，取出芯片，使用精密注射泵以 0.2 μl/min 的流速实时通入培养液，进行长期灌流培养，每 24 h 观察拍照一次，结果见图 7-3-2。

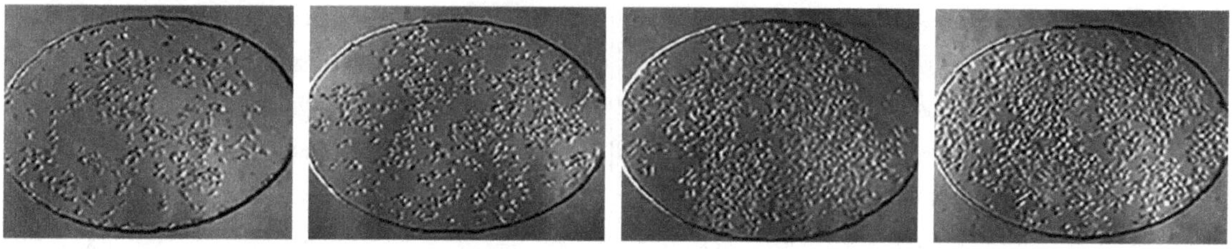

4 h　　24 h　　48 h　　72 h

图 7-3-2　SMMC-7721 细胞在芯片中的生长状态（×100）

在微流控芯片细胞培养过程中，细胞可在 48 h 内贴壁完全，并且在图 7-3-2 中可以观察到，在 72 h 培养过程中，细胞生长状态良好，数目不断增加，在第 24 h 后进入对数生长期，在第 72 h 后基本充满细胞培养腔。与常规培养下的细胞形态并无显著差别。

4. 复方木鸡颗粒抗肝癌有效组分药效学研究

（1）供试品的制备

1）核桃楸皮总黄酮的制备：取核桃楸皮药材粉末 50 g，置于 1000 ml 圆底烧瓶中，15 倍量 60% 的乙醇溶液，回流提取 2 次，每次 1 h，合并滤液，置于水浴锅上加热，将药液挥至无醇味，稀释成生药浓度为 0.1 g/ml 的药液，过 AB-8 树脂，用 2 BV 三级水除杂，以 12 BV 60% 乙醇洗脱，收集洗脱液，挥干，以同样的方法进行第二次纯化，挥干溶剂，用培养液配制成所需浓度，经 0.22 μm 微孔滤膜过滤除菌，即得。

2）核桃楸皮挥发油的制备：取干燥药材粗粉 30 g，置水蒸气蒸馏提取装置中，提取 6 h，所得馏分以乙醚萃取，提取液与乙醚比例为 2 : 1。弃去水层，挥干乙醚，即得挥发油，用培养液配制成所需浓度，经 0.22 μm 微孔滤膜过滤除菌，即得。

3）菟丝子黄酮的制备：根据本实验室其他成员研究制定的菟丝子总黄酮提取纯化工艺，取菟丝子药材粉末 5.0 g，精密称定，置于 200 ml 圆底烧瓶中，15 倍量 95% 乙醇回流提取 3 次，每次 1.5 h，合并三次滤液，回收乙醇至无醇味，用水稀释成生药浓度为 0.1 g/ml 的溶液，过 HPD-400 树脂，调节溶液 pH 至 5，上柱量为 1.1 g/ml（原药材 / 湿树脂），用 4 BV 60% 乙醇洗脱，收集洗脱液，水浴蒸干，加入 DMEM 培养液后超声溶解，同时加入 1‰ DMSO 助溶，用培养液配制成所需浓度，经 0.22 μm 微孔滤膜过滤除菌，即得。

（2）复方木鸡颗粒抗肝癌有效组分给药浓度考察　将本节“（1）”项下配制好的待测药液，从各药物注入口分别注入相应的细胞培养腔道中，并使用精密注射泵以 0.2 μl/min 的流速分别实时灌注刺激，当药物作用于细胞 48 h 后，停止给药，吸取一定量的 PBS 缓慢注入芯片内细胞培养腔，清洗细胞，然后在芯片中通入 Hoechst 33342 和 PI 染液（V : V=1 : 1）对细胞进行染色，避光孵育 20 min 后，使用 ECLIPSE-TI 倒置荧光显微镜及成像软件对芯片微培养腔内的细胞进行拍照。将所得到的荧光图片经由图像处理软件 IPP 分析，并计算出待测药物作用后 SMMC-7721 细胞的凋亡坏死率，结果见表 7-3-1、图 7-3-3 ～图 7-3-5。计算公式：细胞凋亡坏死率 %=（凋亡细胞数 + 坏死细胞数）/ 全部细胞数 ×100%。

表 7-3-1 IPP 软件计算得到的复方木鸡颗粒有效组分对 SMMC-7721 的凋亡坏死率

组分	生药浓度（mg/ml）	凋亡坏死率（%）	组分	生药浓度（mg/ml）	凋亡坏死率（%）
核桃楸皮黄酮	0.0922	17.5	核桃楸皮挥发油	0.9900	62.6
	0.1844	23.8		1.4850	71.3
	0.3688	32.9		1.9800	75.6
	0.7375	57.6	菟丝子黄酮	0.1289	21.2
	1.1063	65.3		0.2578	36.6
	1.4750	71.9		0.5156	47.2
核桃楸皮挥发油	0.1238	17.0		1.0313	65.7
	0.2475	33.8		1.5469	72.8
	0.4950	49.5		2.0625	78.4

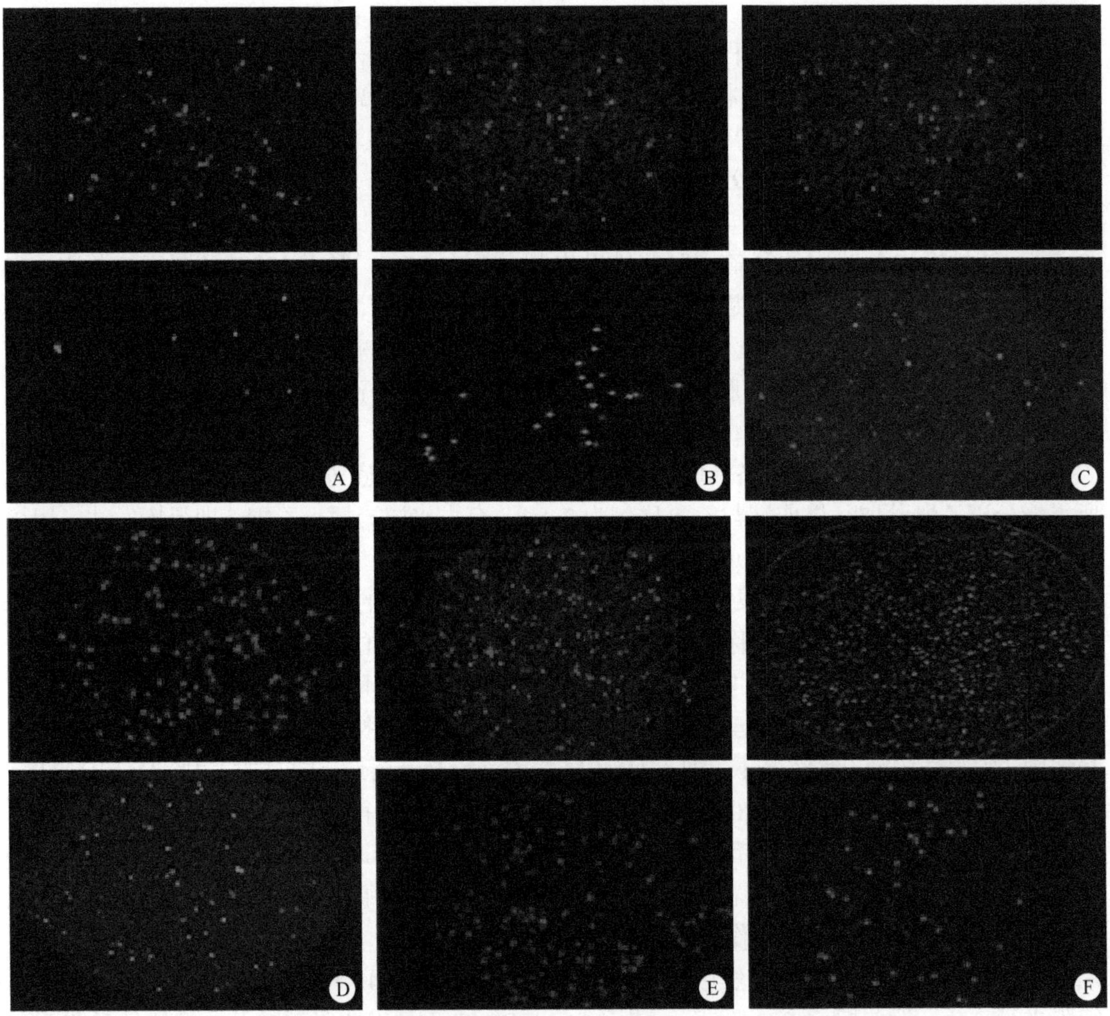

图 7-3-3 核桃楸皮黄酮不同浓度 Hoechst 33342/PI 双染荧光图（×100）

（A. 0.0922 mg/ml；B. 0.1844 mg/ml；C. 0.3688 mg/ml；D. 0.7375 mg/ml；E. 1.1063 mg/ml；F. 1.4750 mg/ml）

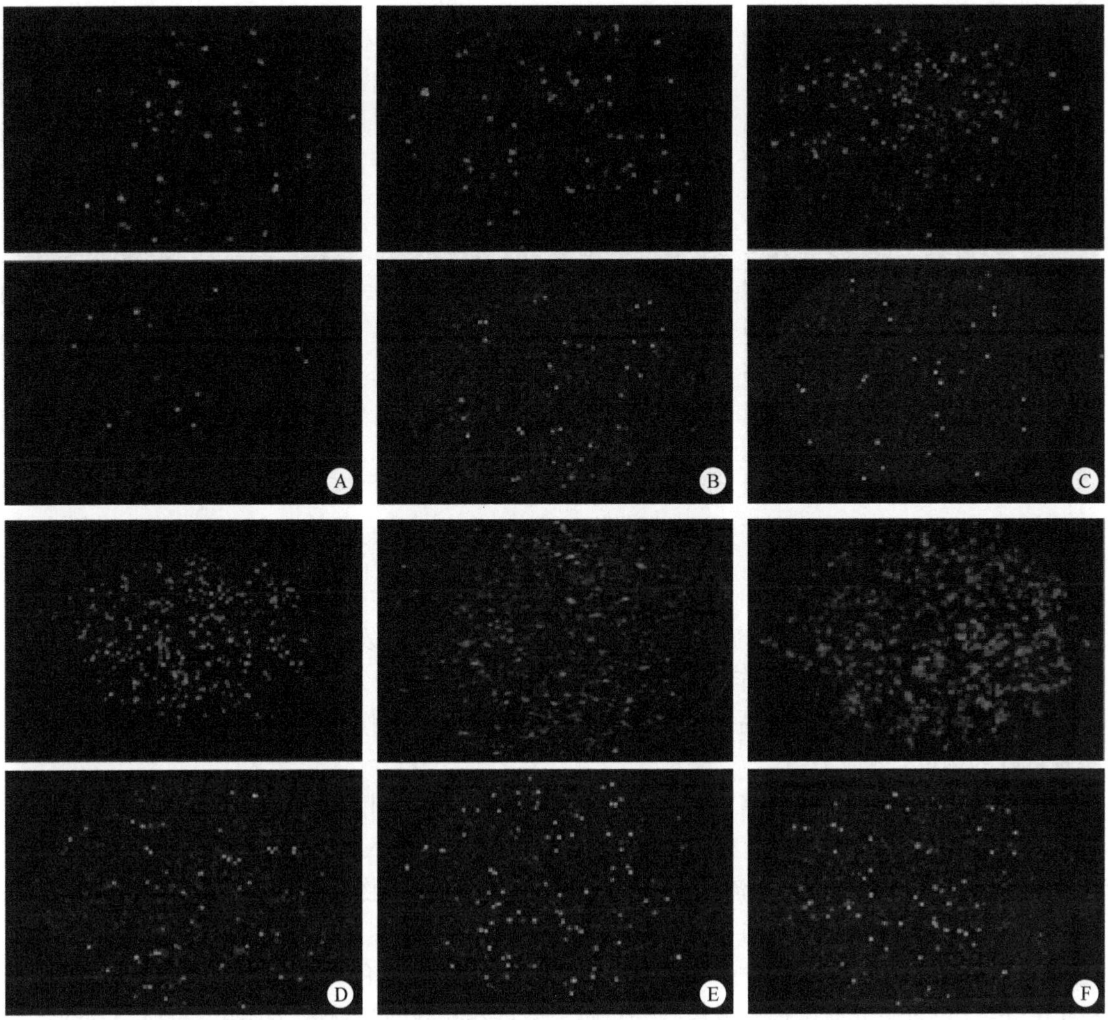

图 7-3-4 核桃楸皮挥发油不同浓度 Hoechst 33342/PI 双染荧光图（×100）

（A. 0.1238 mg/ml；B. 0.2475 mg/ml；C. 0.4950 mg/ml；D. 0.9900 mg/ml；E. 1.4850 mg/ml；F. 1.9800 mg/ml）

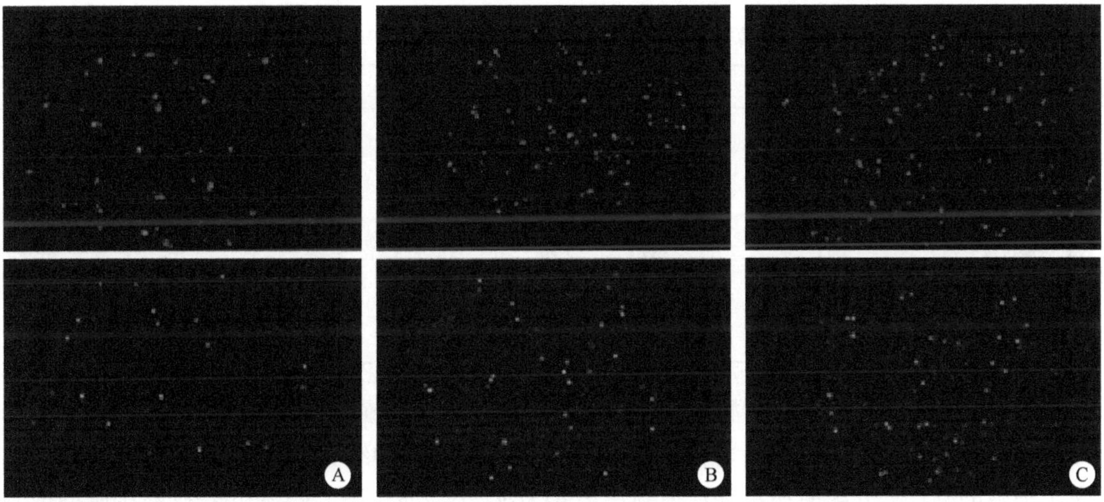

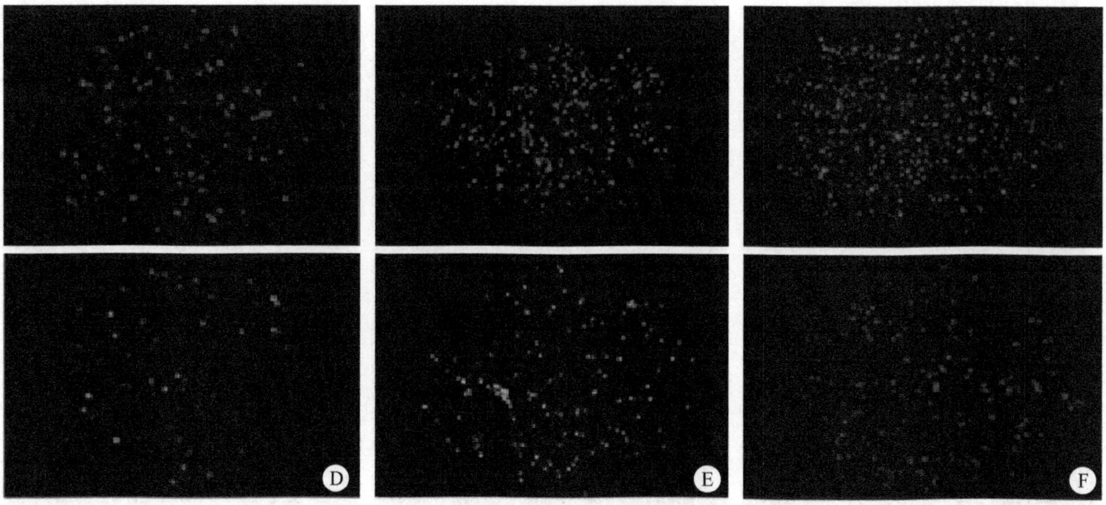

图 7-3-5　菟丝子黄酮不同浓度 Hoechst 33342/PI 双染荧光图（×100）

（A. 0.1289 mg/ml；B. 0.2578 mg/ml；C. 0.5156 mg/ml；D. 1.0313 mg/ml；E. 1.5469 mg/ml；F. 2.0625 mg/ml）

由上表可知，不同浓度的核桃楸皮黄酮、核桃楸皮挥发油、菟丝子黄酮均具有促进 SMMC-7721 细胞凋亡坏死的作用，且研究发现，随着三种组分浓度的增大，SMMC-7721 细胞的凋亡坏死率有所增加，最高可达 71.9%、75.6%、78.4%，说明药物作用有明显的剂量依赖性，呈现良好的剂量 - 效应关系。

（3）复方木鸡颗粒抗肝癌有效组分作用时间考察　分别配制核桃楸皮黄酮、核桃楸皮挥发油、菟丝子黄酮 1 mg/ml 溶液，从各药物注入口分别注入相应的细胞培养腔道中，并使用精密注射泵以 0.2 μl/min 的流速分别实时灌注刺激，当药物作用于细胞 24 h、48 h、72 h 后，停止给药，吸取一定量的 PBS 缓慢注入芯片内细胞培养腔，清洗细胞，然后在芯片中通入 Hoechst 33342 和 PI 染液（V：V=1：1）对细胞进行染色，避光孵育 20 min 后，使用 ECLIPSE-TI 倒置荧光显微镜及成像软件对芯片微培养腔内的细胞进行拍照。将所得到的荧光图片经由图像处理软件 IPP 分析，并计算出待测药物作用后 SMMC-7721 细胞的凋亡坏死率，结果见表 7-3-2、图 7-3-6 ～图 7-3-8。

表 7-3-2　IPP 软件计算得到的复方木鸡颗粒有效组分对 SMMC-7721 的凋亡坏死率

组分	作用时间（h）	凋亡坏死率（%）	组分	作用时间（h）	凋亡坏死率（%）
核桃楸皮黄酮	24	50.5	菟丝子黄酮	24	50.3
	48	66.9		48	64.7
	72	81.0		72	72.2
核桃楸皮挥发油	24	47.1			
	48	63.3			
	72	72.9			

由上表可知，核桃楸皮黄酮、核桃楸皮挥发油、菟丝子黄酮对 SMMC-7721 细胞作用不同的时间均可促进细胞的凋亡坏死，且研究发现，随着三种组分作用时间的延长，SMMC-7721 细胞的凋亡坏死率有所增加，最高可达 81.0%、72.9%、72.2%，提示药物对细胞的抑制作用存在时间依赖性，呈现较好的时间 - 效应关系。

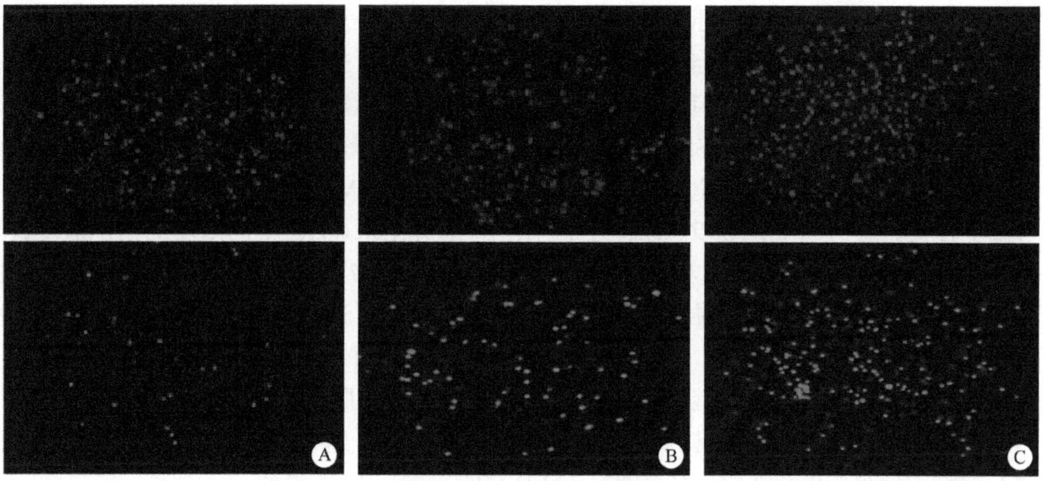

图 7-3-6　核桃楸皮黄酮不同作用时间 Hoechst 33342/PI 双染荧光图（×100）
（A. 24 h；B. 48 h；C. 72 h）

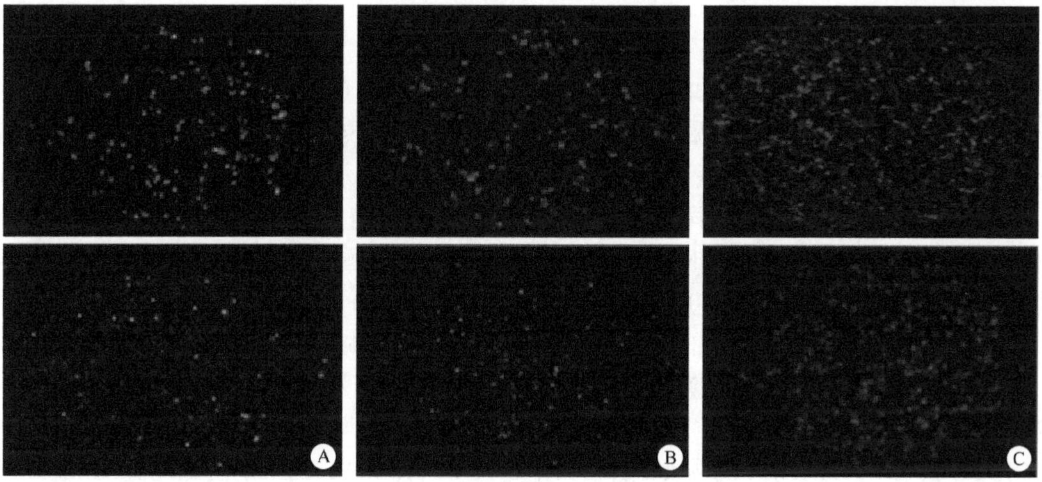

图 7-3-7　核桃楸皮挥发油不同作用时间 Hoechst 33342/PI 双染荧光图（×100）
（A. 24 h；B. 48 h；C. 72 h）

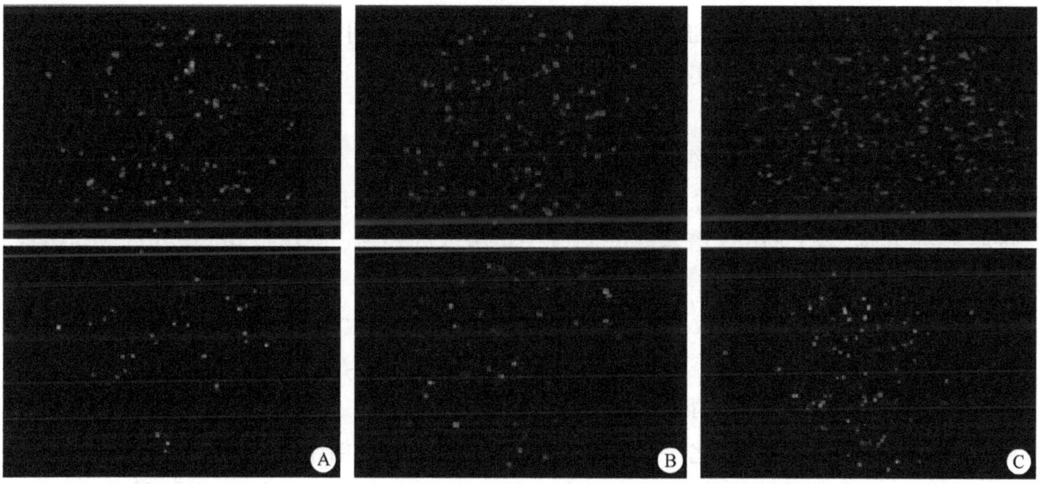

图 7-3-8　菟丝子黄酮不同作用时间 Hoechst 33342/PI 双染荧光图（×100）
（A. 24 h；B. 48 h；C. 72 h）

在本实验中，将目前发展迅速的微流控芯片技术应用于复方木鸡颗粒抗肝癌有效组分体外药效研究中，选取本实验室自行设计构建的微流控药物筛选及药效研究芯片，充分利用微流控芯片技术提供的高效、低耗、自动生成浓度梯度的特点。采用 Hoechst 33342 和 PI 双染法观察芯片中各实验组药物对 SMMC-7721 细胞凋亡坏死的影响，同时采用图像分析软件 IPP 对所得荧光图片进行分析，通过统计计算得出各组分对 SMMC-7721 细胞的凋亡坏死率，成功考察了各实验组对 SMMC-7721 细胞的抑制作用。研究结果显示，不同浓度的核桃楸皮黄酮、核桃楸皮挥发油、菟丝子黄酮均表现出明显的促进 SMMC-7721 细胞凋亡坏死的作用，且浓度越大，SMMC-7721 细胞的凋亡坏死率越高，最高分别可达 71.9%、75.6%、78.4%，说明药物作用有明显的剂量依赖性，呈现良好的剂量效应关系；核桃楸皮黄酮、核桃楸皮挥发油、菟丝子黄酮对 SMMC-7721 细胞作用不同的时间均可促进细胞的凋亡坏死，且随着作用时间的延长，SMMC-7721 细胞的凋亡坏死率有所增加，最高可达 81.0%、72.9%、72.2%，提示药物对细胞的抑制作用存在时间依赖性，呈现较好的时间 - 效应关系。

（三）基于 MTT 法复方木鸡颗粒抗肝癌有效组分药效的验证

1. 实验材料

（1）仪器与设备 HD2-BCN-1360B 型生物洁净工作台（哈尔滨东联电子技术开发有限公司）；SpectraMax Plus 384 酶标仪（美国 Molecular Devices 公司）；SORVALL fresco 高速离心机（美国科峻仪器公司）；超低温冰箱（–80℃）（海尔公司）；NKSY 系列智能恒温水浴锅（常州诺基仪器有限公司）；W2001R 型 CO_2 培养箱（美国 SIM 公司）；AE31 型倒置相差显微镜（Motic 公司）；Milli-Q 超纯水处理装置（美国 Millipore 公司）；ECLIPSE-TI 倒置荧光显微镜（NIKON 公司）；电子天平（德国赛多利斯集团）。

（2）药材与试剂 云芝、山豆根、菟丝子、核桃楸皮药材（丹东药业集团有限公司提供，经辽宁中医药大学翟延君教授鉴定为正品）；小牛血清（杭州四季青生物技术有限公司）；1640 培养基（美国 GIBCO 公司）；二甲基亚砜（DMSO）（Sigma 公司）；胰蛋白酶（美国 GIBCO 公司）；青霉素 - 链霉素（碧云天生物技术研究所）；四甲基偶氮唑盐（MTT）（美国 GIBCO 公司）；碳酸氢钠、氯化钠、氯化钾、磷酸氢二钾、磷酸二氢钠、无水乙醇均为分析级别。

（3）细胞株 人肝癌细胞 SMMC-7721（中国科学院昆明细胞库）。

（4）试剂的配制 参照本实验室体外细胞培养 SOP。

2. 方法与结果

（1）核桃楸皮黄酮的提取纯化 取干燥药材粗粉 6.0 g，以 15 倍量 60% 乙醇加热回流提取 2 h，抽滤，挥至无醇味后，用水配成 10 BV 的溶液。以 AB-8 树脂装柱，70% 乙醇洗脱，洗脱液挥干后，用 DMEM 培养液配制成一定浓度的药液，经 0.22 μm 微孔滤膜过滤除菌，即得。

（2）核桃楸皮挥发油的提取 取干燥药材粗粉 30 g，置水蒸气蒸馏提取装置中，提取 4 h，所得馏分以乙醚萃取，挥干乙醚，得挥发油，用 DMEM 培养液配制成一定浓度的药液，经 0.22 μm 微孔滤膜过滤除菌，即得。

（3）菟丝子黄酮的提取纯化 取菟丝子药材粉末 5.0 g，精密称定，置于 200 ml 圆底烧瓶中，15 倍量 95% 乙醇回流提取 3 次，每次 1.5 h，合并三次滤液，回收乙醇至无醇味，用水稀释成生药浓度为 0.1 g/ml 的溶液，过 HPD-400 树脂，调节溶液 pH 至 5，上柱量为 1.1 g/ml（原

药材 / 湿树脂），用 4 BV 60% 乙醇洗脱，收集洗脱液，水浴蒸干，加入 DMEM 培养液后超声溶解，同时加入 1‰ DMSO 助溶，配制成一定浓度的菟丝子总黄酮溶液，过 0.22 μm 微孔滤膜，即得。

（4）**菟丝子多糖的提取纯化**　参照文献用 9 倍量水回流提取 3 次，每次 1.5 h，制得菟丝子粗多糖。用 DMEM 培养液配制成一定浓度的药液，经 0.22 μm 微孔滤膜过滤除菌，即得。

（5）**山豆根多糖的提取纯化**　10 倍量水回流提取 3 次，每次 1 h，药液浓度为 1.0 g/ml，75% 乙醇醇沉 12 h。用 DMEM 培养液配制成一定浓度的药液，经 0.22 μm 微孔滤膜过滤除菌，即得。

（6）**山豆根生物碱的提取纯化**　称取山豆根粗粉 50.0 g，精密称定，置于 1000 ml 圆底烧瓶中，加 10 倍量 65% 乙醇回流提取 3 次，每次 2 h，合并三次滤液，回收乙醇至无醇味，加水稀释成生药浓度为 0.8 g/ml 的溶液，过 HPD-300 树脂，调节 pH 至 5，上柱量为 0.4 g/ml（原药材 / 湿树脂），用 2 BV 量水除杂，8 BV 65% 乙醇洗脱，收集洗脱液，水浴蒸干，纯度约为 60%。加入 DMEM 培养液后超声溶解，同时加入 1‰ DMSO 助溶，用 DMEM 培养液配制成一定浓度的药液，经 0.22 μm 微孔滤膜过滤除菌，即得。

（7）**云芝多糖的提取纯化**　取云芝干燥药材，粉碎，以 60 倍量水加热回流提取 2 次，每次 3 h，抽滤，浓缩成 1.5 g/ml（生药 / 加水量）的溶液，加入浓度为 95% 的乙醇，使醇终浓度为 70%，醇沉时间 24 h。抽滤，减压干燥即得云芝粗多糖。用 DMEM 培养液配制成一定浓度的药液，经 0.22 μm 微孔滤膜过滤除菌，即得。

（8）**细胞培养**　人肝癌 SMMC-7721 细胞株，按常规贴壁细胞培养法接种于含体积分数为 10% 小牛血清的 1640 培养基中，在温度为 37℃、5% CO_2、饱和湿度的条件下常规培养。根据细胞生长状态，每 1 ～ 2 天换液并传代一次，取达到对数生长期的细胞作后续实验。

（9）**MTT 法药效检测**　取培养 2 ～ 3 天、处于对数生长期、生长状态良好的细胞，经 PBS 清洗，用 0.25% 的胰酶消化，待细胞趋于变圆用培养液冲洗吹打细胞，制成细胞悬液。细胞计数板上计数，细胞浓度 = 四大格细胞总数 $\times 10^4/4$ 个 /ml；加 1640 培养基稀释至浓度为 5×10^4 个 /ml，接种于 96 孔培养板，每孔 100 μl，继续培养约 12 h 待细胞贴壁完全。设加药试验孔、空白对照孔（加细胞，但不加药物），每组设 5 个复孔。继续培养，一定时间后，每孔避光加 20 μl（5 mg/ml）MTT，继续培养 4 h 后吸净孔内上清液，每孔加入 150 μl DMSO，摇床振摇 10 min，用酶标仪在 490 nm 处扫描，测定 OD，结果见表 7-3-3。

细胞的抑制率 =（1– 试验组 OD/ 对照组 OD）×100%

表 7-3-3　复方木鸡颗粒各组分对 SMMC-7721 细胞抑制率考察

组分	生药浓度（mg/ml）	抑制率（%）	组分	生药浓度（mg/ml）	抑制率（%）
核桃楸皮总黄酮	0.738	43.30	菟丝子黄酮	0.517	40.43
核桃楸皮挥发油	0.495	47.12	菟丝子多糖	1.120	10.21
山豆根生物碱	1.025	10.73	云芝多糖	4.190	0
山豆根多糖	1.066	9.31			

实验结果表明，依照文献通用提取纯化方法制备的复方木鸡颗粒中各药材主要组分对人肝癌细胞 SMMC-7721 具有不同的抑制作用。具有较高抑制率的组分是核桃楸皮挥发油、菟丝子黄酮和核桃楸皮黄酮。山豆根生物碱、山豆根多糖、菟丝子多糖对 SMMC-7721 细胞抑制率较低。云芝多糖未表现出对该细胞的抑制作用。

（10）**复方木鸡颗粒有效组分对 SMMC–7721 的增殖抑制作用** 配制不同浓度的核桃楸皮黄酮、核桃楸皮挥发油、菟丝子黄酮药液，对 SMMC-7721 肝癌细胞进行抑制率考察，观察 24 h、48 h、72 h 后药物对细胞的增殖抑制作用，取 5 复孔平均值，按公式计算细胞增殖抑制率，数据采用（$\bar{x} \pm s$）表示，各组数据采用 SPSS19.0 软件进行单因素方差分析，并绘制细胞生长曲线，抑制率结果见表 7-3-4 ～表 7-3-6，生长曲线见图 7-3-9 ～图 7-3-11。

表 7-3-4 核桃楸皮黄酮组对 SMMC-7721 细胞的抑制率考察

给药时间（h）	给药浓度（mg/ml）	OD 值（$\bar{x} \pm s$）	细胞抑制率（%）
24	0.0000	1.061±0.190	–
	0.0922	1.028±0.190	3.07
	0.1844	1.017±0.119	4.13
	0.3688	0.835±0.162*	21.29
	0.7375	0.601±0.079*	43.30
	1.1063	0.515±0.009*	51.46
	1.4750	0.498±0.044*	53.03
48	0.0000	1.132±0.106	–
	0.0922	0.948±0.103*	16.23
	0.1844	0.845±0.098*	25.33
	0.3688	0.771±0.115*	31.92
	0.7375	0.457±0.127*	59.64
	1.1063	0.376±0.081*	66.78
	1.4750	0.334±0.099*	70.52
72	0.0000	1.111±0.064	–
	0.0922	0.797±0.023*	28.30
	0.1844	0.660±0.078*	40.56
	0.3688	0.592±0.088*	46.69
	0.7375	0.298±0.105*	73.21
	1.1063	0.210±0.112*	81.07
	1.4750	0.115±0.093	89.63

注：每株细胞均与各自的对照组相比较，*$P < 0.05$。

表 7-3-5 核桃楸皮挥发油组对 SMMC-7721 细胞的抑制率考察

给药时间（h）	给药浓度（mg/ml）	OD 值（$\bar{x} \pm s$）	细胞抑制率（%）
24	0.0000	1.013±0.110	–
	0.1238	0.980±0.102	3.23
	0.2475	0.798±0.099	21.24
	0.4950	0.609±0.121*	39.92
	0.9900	0.535±0.069*	47.22
	1.4850	0.475±0.054*	53.12
	1.9800	0.402±0.032*	60.28

续表

给药时间（h）	给药浓度（mg/ml）	OD 值（$\bar{x}\pm s$）	细胞抑制率（%）
48	0.0000	1.142±0.091	–
	0.1238	0.958±0.097	16.13
	0.2475	0.747±0.101*	34.59
	0.4950	0.588±0.101*	48.55
	0.9900	0.438±0.091*	61.62
	1.4850	0.334±0.023*	70.79
	1.9800	0.289±0.102*	74.69
72	0.0000	1.159±0.077	–
	0.1238	0.827±0.078	28.66
	0.2475	0.620±0.092*	46.52
	0.4950	0.459±0.097*	60.41
	0.9900	0.309±0.099*	73.33
	1.4850	0.131±0.103*	88.68
	1.9800	0.109±0.105*	90.56

注：每株细胞均与各自的对照组相比较，$^*P<0.05$。

表 7-3-6　菟丝子黄酮组对 SMMC-7721 细胞的抑制率考察

给药时间（h）	给药浓度（mg/ml）	OD 值（$\bar{x}\pm s$）	细胞抑制率（%）
24	0.0000	1.107±0.075	–
	0.1289	1.000±0.103	9.67
	0.2578	0.804±0.084	27.34
	0.5156	0.659±0.075*	40.43
	1.0313	0.558±0.102*	49.62
	1.5469	0.443±0.066*	59.99
	2.0625	0.356±0.075*	67.85
48	0.0000	1.106±0.088	–
	0.1289	0.882±0.093	20.22
	0.2578	0.708±0.078*	35.98
	0.5156	0.572±0.083*	48.24
	1.0313	0.395±0.091*	64.25
	1.5469	0.301±0.101*	72.79
	2.0625	0.250±0.067*	77.37
72	0.0000	1.112±0.589	–
	0.1289	0.758±0.077	31.79
	0.2578	0.571±0.081*	48.67
	0.5156	0.428±0.069*	61.54
	1.0313	0.296±0.043*	73.41
	1.5469	0.175±0.088*	84.26
	2.0625	0.155±0.106*	86.06

注：每株细胞均与各自的对照组相比较，$^*P<0.05$。

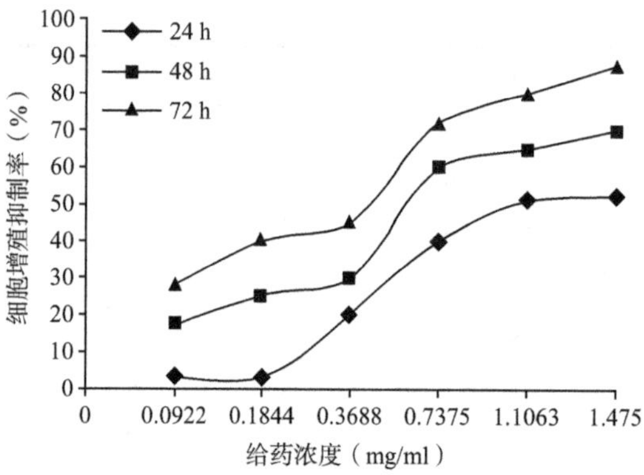

图 7-3-9 核桃楸皮黄酮组给药后人肝癌 SMMC-7721 细胞的生长曲线

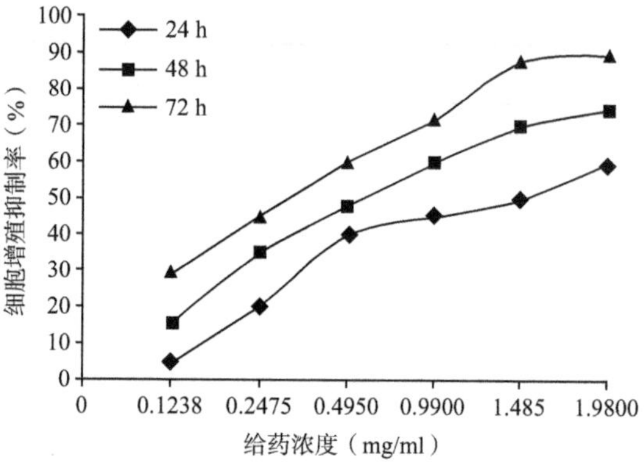

图 7-3-10 核桃楸皮挥发油组给药后人肝癌 SMMC-7721 细胞的生长曲线

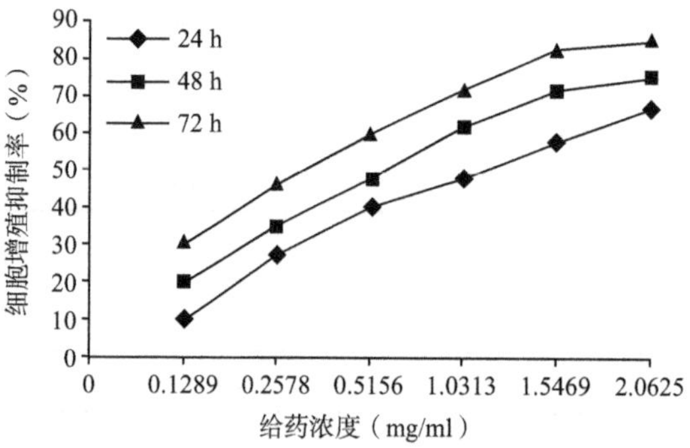

图 7-3-11 菟丝子黄酮组给药后人肝癌 SMMC-7721 细胞的生长曲线

由以上数据及图表分析可知，本实验考察了核桃楸皮黄酮、核桃楸皮挥发油、菟丝子黄酮作用于人肝癌 SMMC-7721 细胞 24 h、36 h 及 48 h 后，对其增殖抑制效果的影响。研究发现，三种药物作用 24 h 时，其增殖抑制率相对较低，分别为 53.03%，60.28%，67.85%。而作用 72 h 时，各组药物对细胞的增殖抑制作用表现出明显提高，三个组分最大浓度的抑制率分别达到 89.63%、90.56%、86.06%。在相同作用浓度下，随着时间的延长，抑制作用不断增强，如浓度为 0.2578 mg/ml 的菟丝子黄酮作用于 SMMC-7721 细胞，24 h 细胞抑制率为 27.34%，48 h 为 35.98%，72 h 则上升为 48.67%，提示药物对细胞抑制作用存在时间依赖性，呈现较好的时间 - 效应关系。随着给药剂量的增大，药物对细胞的增殖抑制作用亦增强，如同样作用 48 h，浓度为 0.2475 mg/ml 的核桃楸皮挥发油对 SMMC-7721 细胞的抑制率为 34.59%，而浓度为 1.4850 mg/ml 的核桃楸皮挥发油对相同细胞的抑制率则达 70.79%，药物作用有明显的剂量依赖性，呈现良好的剂量 - 效应关系。

MTT 法是传统体外药效实验中研究药物对细胞的增殖抑制作用的常用方法，本节实验采用此方法对基于微流控芯片技术的复方木鸡颗粒抗肝癌有效组分药效研究结果进行了验证，结果表明核桃楸皮黄酮、核桃楸皮挥发油、菟丝子黄酮三种抗肝癌有效组分对 SMMC-7721 细胞增殖抑制率有较好的时间 - 效应关系和良好的剂量 - 效应关系。此结果与采用微流控芯片技术所得结果一致，证实了具有液体流动可控、消耗试样和试剂极少、分析速度高等特点的微流控芯片可较好地用于药物体外药效研究中。

前期药物筛选实验表明，核桃楸皮黄酮、核桃楸皮挥发油、菟丝子黄酮是复方木鸡颗粒发挥抗肝癌作用的有效组分。本章采用微流控药效研究芯片及相关细胞操作技术对这三种有效组分做了进一步的药效学研究。研究表明三种有效组分均可发挥一定的促进 SMMC-7721 凋亡及坏死的作用，说明其具有一定的抗肝癌作用；同时，研究显示不同浓度的核桃楸皮黄酮、核桃楸皮挥发油、菟丝子黄酮促进 SMMC-7721 细胞凋亡坏死的作用强度不同，药物浓度越大，SMMC-7721 细胞的凋亡坏死率越高，最高可达 71.9%、75.6%、78.4%，说明药物作用有明显的剂量依赖性，呈现良好的剂量 - 效应关系；核桃楸皮黄酮、核桃楸皮挥发油、菟丝子黄酮对 SMMC-7721 细胞作用不同的时间均可促进细胞的凋亡坏死，且随着作用时间的延长，SMMC-7721 细胞的凋亡坏死率有所增加，最高可达 81.0%、72.9%、72.2%，提示药物对细胞抑制作用存在时间依赖性，呈现较好的时间 - 效应关系。本研究针对以上结果，采用 MTT 法进行了验证，结果与采用微流控芯片技术研究的结果趋势一致，说明微流控芯片可较好地用于药物体外药效研究中。

微流控芯片在细胞层面进行药物筛选除了存在上述诸多优点外，也存在一些亟待优化和解决的问题，例如，2D 平面培养的肿瘤细胞尽管可以在接近人体生理水平下进行细胞生长状态研究，也可以利用外接微泵持续推入药液，模拟体内连续动态条件，但是二维生长的肿瘤细胞模型仍在真实模拟肿瘤细胞体内生长状态方面有所欠缺，不能完全真实反映肿瘤微球三维立体生长状态。此外，在对给药刺激后的肿瘤细胞进行清洗和染色等操作时，如果加入液体量较大或施加的液体压力较大，很容易将芯片中生长状态不佳、贴壁不牢的细胞冲走，使得到的结果较真实值偏低。在微培养腔可容纳细胞量有限的情况下，各次实验之间 CV 值较大，需要多次重复才能得出较稳定的数据。三维培养可以实现更好模拟真实人体状态的模型，也可以提高容纳细胞的样本量，因此本课题将在后期着力于开展基于微流控芯片的肿瘤细胞三维培养模型研究与条件优化。

二、复方木鸡颗粒抗肝癌有效物质组分体内药效研究

（一）实验材料

1. 仪器与设备

Spectra Max Plus 384 酶标仪（美国 Molecular Devices 公司）；HC-2517 型高速离心机（科大创新股份有限公司）；Milli-Q 超纯水处理装置（美国密里博公司）；微量移液器（法国吉尔森公司）；病理切片制作由中国医科大学附属盛京医院大连医院协助完成。

2. 药材与试剂

环磷酰胺（上海源叶生物科技有限公司）；天门冬氨酸氨基转移酶（AST）试剂盒（批号：20161207DD）、谷丙转氨酶（ALT）试剂盒（批号：20161223PI）、甲胎蛋白（AFP）试剂盒（批号：20161220VN）、总胆汁酸（TBA）试剂盒（批号：20161216MR）、γ- 谷氨酰转肽酶（GGT）试剂盒（批号：20161229TV）、白蛋白（ALB）试剂盒（批号：20161228SE）（上海朗顿生物科技有限公司）；复方木鸡颗粒（丹东药业集团有限公司，批号：0150303）；联苯双酯（北京协和药厂，批号：160504）；二乙基亚硝胺（DEN）（上海梯希爱（TCI）化成工业发展有限公司，批号：22VGQ）；二甲苯（石家庄燕明化工有限公司）；石蜡（山东恒翔蜡业有限公司）；盐酸（深圳华祥化工有限公司）。

3. 实验动物

清洁级 SD 大鼠，体重 200 g±20 g，雄性（由辽宁本溪长生生物技术有限公司提供，许可证号为 SCXK（辽）2015-0001）。饲养于 25℃ ±2℃，相对湿度为 40% ～ 70% 的环境中，颗粒饲料喂养，自由饮水，适应性饲养一周后用于实验。

（二）方法与结果

1. 实验方法

（1）分组给药及造模方法 按完全随机设计法将200只SD大鼠分成8组，每组25只。分为空白组、模型组、复方木鸡颗粒C1组、复方木鸡颗粒C2组、复方木鸡颗粒C3组、复方木鸡颗粒C4组、复方木鸡颗粒C5组、环磷酰胺组。除空白组外，其余各组以70 mg/kg的剂量给予大鼠1% DEN，每周灌服1次，连续13周，建立大鼠肝癌模型。从造模第8周起，复方木鸡颗粒组和环磷酰胺组大鼠按表7-3-7给药剂量连续灌服，并按大鼠体重调整给药量，每天给药1次，连续给药10周。空白组、模型组给予等体积的蒸馏水，每周称量体重。末次给药后，大鼠禁食不禁水，24 h后摘眼球取血，将血液样本放于4℃静置30 min后，3000 r/min离心分离血清15 min，按照ELISA试剂盒方法测定血清中AST、ALT、AFP、TBA、GGT、ALB的含量。剖检取肝脏、脾、胸腺，将肝组织一部分用10%甲醛固定液固定做组织病理学观察，另一部分迅速放入液氮中以备用。脏器指数（肝指数、脾指数、胸腺指数）= 脏器（肝、脾、胸腺）质量（mg）/体重（g）。

表7-3-7 各组给药剂量

组别	大鼠日给药剂量（g/kg）	大鼠给药体积（ml/d）	组别	大鼠日给药剂量（g/kg）	大鼠给药体积（ml/d）
空白组	—	2	复方木鸡颗粒C2组	0.12	2
模型组	—	2	复方木鸡颗粒C3组	0.36	2
环磷酰胺组	0.01	2	复方木鸡颗粒C4组	1.08	2
复方木鸡颗粒C1组	0.04	2	复方木鸡颗粒C5组	3.24	2

（2）数据处理 应用SPSS22.0统计软件，各组数据均用（$\bar{x} \pm s$）表示，组间比较采用t检验，$P < 0.05$为有显著差异，$P < 0.01$为有极显著差异。

2. 实验结果

（1）大鼠肝脏组织表面观察结果 正常大鼠肝脏颜色红润，表面光滑，质地柔软，无结节。模型组大鼠肝脏颜色发黄，表面严重粗糙，整个肝脏褶皱与周围组织粘连严重，大小不等的灰白色颗粒状、肉瘤状结节遍布整个肝脏，局部出现空泡现象，肝叶表面出现深红色的充血块状物和直径为0～2 cm的瘤体，少部分大鼠结节破裂出血造成腹腔内血性腹水。复方木鸡颗粒C3、C4组肝组织表面最接近空白组，偶见粗糙，点状结节颗粒区域较小。复方木鸡颗粒C2、C5组和环磷酰胺组肝组织表面与正常大鼠相近，大鼠肝组织表面略粗糙，部分浮肿，质地较硬，边缘变钝，有细小疙瘩状突起，少数大鼠出现灰白色圆形肉瘤结节。复方木鸡颗粒C1组肝组织表面局部出现空泡现象，出现小块“血斑”，与空白组相比仍有较大差距，见图7-3-12。

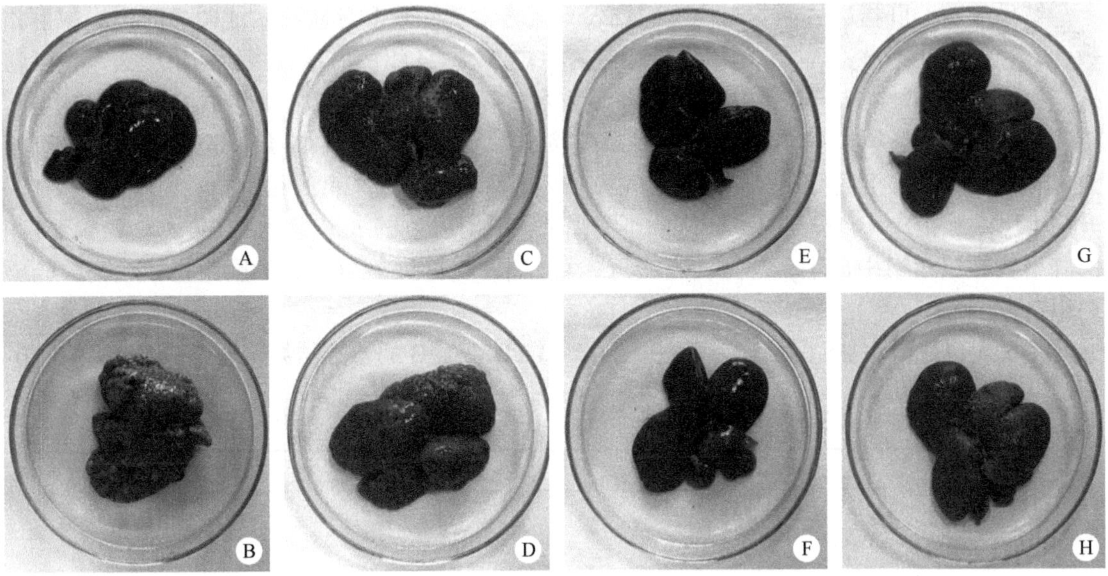

图 7-3-12 不同组别的肝癌大鼠肝脏组织

（A. 空白组；B. 模型组；C. 复方木鸡颗粒 C1 组；D. 复方木鸡颗粒 C2 组；E. 复方木鸡颗粒 C3 组；F. 复方木鸡颗粒 C4 组；G. 复方木鸡颗粒 C5 组；H. 环磷酰胺组）

（2）大鼠体重及肝指数、脾指数、胸腺指数变化结果（表 7-3-8）

表 7-3-8 大鼠体重和各脏器指数变化结果（$\bar{x} \pm s$）

组别	体重（g）	肝指数（mg/g）	脾指数（mg/g）	胸腺指数（mg/g）
空白组	$321.49 \pm 9.49^{**}$	$25.77 \pm 1.47^{**}$	$1.59 \pm 0.19^{**}$	$0.97 \pm 0.03^{**}$
模型组	255.13 ± 12.49	75.04 ± 3.55	4.46 ± 0.13	0.36 ± 0.04
环磷酰胺组	$277.27 \pm 12.08^{**}$	$48.50 \pm 3.11^{**}$	$2.93 \pm 0.10^{**}$	$0.90 \pm 0.05^{**}$
复方木鸡颗粒 C1 组	$287.69 \pm 10.03^{**}$	$59.35 \pm 4.38^{**}$	$3.51 \pm 0.09^{**}$	$0.68 \pm 0.10^{**}$
复方木鸡颗粒 C2 组	$296.07 \pm 11.84^{**}$	$52.53 \pm 3.37^{**}$	$3.49 \pm 0.05^{**}$	$0.85 \pm 0.08^{**}$
复方木鸡颗粒 C3 组	$302.62 \pm 7.26^{**}$	$51.83 \pm 1.81^{**}$	$3.06 \pm 0.08^{**}$	$0.89 \pm 0.10^{**}$
复方木鸡颗粒 C4 组	$307.59 \pm 9.35^{**}$	$46.09 \pm 2.56^{**}$	$2.71 \pm 0.09^{**}$	$0.91 \pm 0.07^{**}$
复方木鸡颗粒 C5 组	$310.83 \pm 13.26^{**}$	$51.13 \pm 2.34^{**}$	$3.15 \pm 0.12^{**}$	$0.91 \pm 0.06^{**}$

注：与模型组比较，$^{**}P < 0.01$。

从体征变化上看，模型组大鼠体表皮毛出现蓬乱、发黄、无光泽、脱毛等现象，食欲不振，虚弱消瘦，身体蜷缩，久卧不起，病态明显，死亡率较高。复方木鸡颗粒各剂量组大鼠体表皮毛比较光滑，活跃度较模型组强。环磷酰胺组大鼠偶见脱毛现象，食欲不振，身体消瘦，大鼠死亡数量多于复方木鸡颗粒各剂量组。其中复方木鸡颗粒 C3、C4、C5 组体表皮毛比较光滑，大便呈颗粒状，软硬适中，进食量与空白组相似。复方木鸡颗粒 C1 组大鼠体表皮毛较复方木鸡颗粒 C2、C3、C4、C5 组更为杂乱与疏松，色泽略显暗淡，活泼能力较弱。如表 7-3-8 所示，与模型组相比，复方木鸡颗粒各剂量组和环磷酰胺组能明显增加大鼠体重，且有显著性差异（$P < 0.01$），各组大鼠体重大小为空白组＞复方木鸡颗粒 C5 组＞复方木鸡颗粒 C4 组＞复方木鸡颗粒 C3 组＞复方木鸡颗粒 C2 组＞复方木鸡颗粒 C1 组＞环磷酰胺组＞模型组。

结果显示，肝指数方面，与模型组比较，复方木鸡颗粒和环磷酰胺能明显降低大鼠肝指数，具有显著性差异（$P < 0.01$），其中复方木鸡颗粒C4组的肝指数在给药组中最小，最接近空白组。肝指数的大小关系为模型组＞复方木鸡颗粒C1组＞复方木鸡颗粒C2组＞复方木鸡颗粒C3组＞复方木鸡颗粒C5组＞环磷酰胺组＞复方木鸡颗粒C4组＞空白组。与模型组大鼠脾指数和胸腺指数相比，复方木鸡颗粒和环磷酰胺能明显降低大鼠脾指数（$P < 0.01$），升高大鼠胸腺指数（$P < 0.01$），进一步增强了大鼠对肝癌的抵抗能力。复方木鸡颗粒C4组的脾指数在给药组中最小，与空白组接近；复方木鸡颗粒C4、C5组的胸腺指数较高，与空白组接近。

（3）大鼠血清中AST、ALT、AFP、TBA、GGT、ALB的检测结果（表7-3-9、表7-3-10）

表7-3-9 血清中AST、ALT、AFP含量变化结果（$\bar{x} \pm s$）

组别	AST（U/L）	ALT（U/L）	AFP（ng/ml）
空白组	137.29±8.09**	46.27±3.01**	2.32±0.04**
模型组	267.33±9.77	96.12±1.44	3.52±0.33
环磷酰胺组	170.28±6.46**	68.41±3.54**	2.59±0.41**
复方木鸡颗粒C1组	236.22±6.80**	79.37±3.39**	3.04±0.22*
复方木鸡颗粒C2组	222.57±2.76**	71.69±3.23**	2.81±0.10**
复方木鸡颗粒C3组	178.28±7.83**	69.17±2.32**	2.62±0.16**
复方木鸡颗粒C4组	159.14±5.66**	63.40±3.94**	2.48±0.08**
复方木鸡颗粒C5组	180.61±9.70**	67.87±1.25**	2.59±0.02**

注：与模型组比较，*$P < 0.05$，**$P < 0.01$。

表7-3-10 血清中TBA、GGT、ALB含量变化结果（$\bar{x} \pm s$）

组别	TBA（nmol/ml）	GGT（ng/ml）	ALB（mg/ml）
空白组	16.31±0.42**	12.06±1.62**	42.71±2.83**
模型组	21.46±0.60	18.39±0.66	26.08±4.60
环磷酰胺组	17.16±2.19*	14.79±0.87**	35.02±0.90**
复方木鸡颗粒C1组	19.73±1.09	15.44±0.46*	33.33±3.02**
复方木鸡颗粒C2组	17.44±1.41*	15.35±1.38**	34.28±0.82**
复方木鸡颗粒C3组	16.66±0.99**	14.31±1.13**	34.92±1.98**
复方木鸡颗粒C4组	16.55±1.87**	14.12±1.66**	38.42±1.93**
复方木鸡颗粒C5组	17.12±2.43**	14.58±2.10**	33.53±2.12**

注：与模型组比较，*$P < 0.05$，**$P < 0.01$。

如表7-3-9、表7-3-10所示，与空白组比较，模型组大鼠血清中AST、ALT、AFP、TBA、GGT含量明显升高，血清中ALB含量明显下降。与模型组相比，复方木鸡颗粒各剂量组均能明显降低血清中AST、ALT、AFP、GGT含量，升高血清中ALB含量，具有显著性差异（$P < 0.05$或$P < 0.01$）；复方木鸡颗粒C2、C3、C4、C5组能显著降低血清中TBA的含量，具有显著性差异（$P < 0.05$或$P < 0.01$）。其中复方木鸡颗粒C4组血清中AST、ALT、AFP、TBA、GGT含量低于复方木鸡颗粒其余剂量组，ALB含量高于复方木鸡颗粒其余剂量组。

（4）肝脏病理学观察结果 如图7-3-13所示，光学显微镜下观察肝组织细胞，空白组肝细胞大小基本一致，核大而圆，胞质均匀，肝索从中央静脉呈放射状排列，肝窦正常，肝细胞界面清晰，肝小叶结构十分完整，无炎症细胞浸润。模型组肝细胞出现异性的现象，细胞核由圆形变成卵圆形，不典型增生明显，胆管排列紊乱，癌细胞排列成条索状或团块状，部分癌结节可见出血坏死及炎症细胞浸润，无中央静脉。复方木鸡颗粒 C4 组大鼠正常状态细胞较多，肝索从中央静脉呈放射状排列，肝板排列整齐，偶见癌变细胞，复方木鸡颗粒 C3 组较 C4 组癌变区域增多。复方木鸡颗粒 C2、C5 组和环磷酰胺组部分肝细胞出现异性，大小不一，有少量炎症细胞存在，部分细胞核出现分裂，肝小叶分界不明显。复方木鸡颗粒 C1 组部分肝细胞出现异性的现象，胆管扩张，增生明显，炎症细胞浸润，与复方木鸡颗粒其余剂量组存在差距。结果表明，与模型组相比，各给药组肝组织病理损伤均有不同程度的减轻，能够减少癌变细胞团数量和降低细胞异性程度，说明复方木鸡颗粒能够有效改善 DEN 诱导的大鼠肝癌模型。其中复方木鸡颗粒 C4 组细胞形态良好，病理损伤较轻，肝损伤程度较其他剂量组轻。

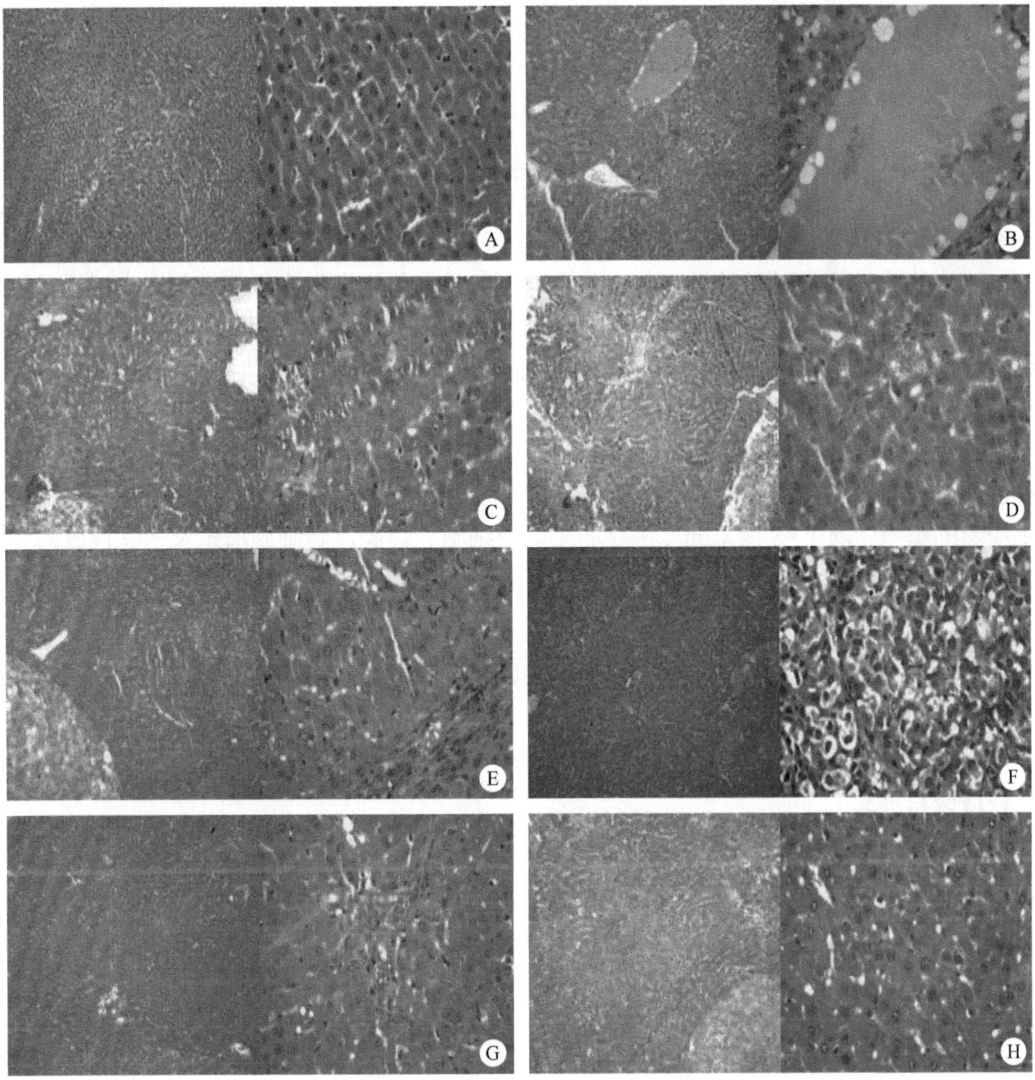

图 7-3-13　各组肝癌大鼠肝组织病理切片（HE 染色）

（各组切片图左为 ×100、右为 ×400，A. 空白组；B. 模型组；C. 复方木鸡颗粒 C1 组；D. 复方木鸡颗粒 C2 组；E. 复方木鸡颗粒 C3 组；F. 复方木鸡颗粒 C4 组；G. 复方木鸡颗粒 C5 组；H. 环磷酰胺组）

癌症作为人类健康的头号杀手，随着发病率的不断升高，严重威胁人类生活。肝癌是常见的恶性肿瘤之一，大多肝癌患者同时伴有肝硬化，DEN 诱导的大鼠肝癌模型经历肝硬化过程，接近人类肝癌的发病特点。本实验采用 DEN 造模 13 周致大鼠肝癌，通过大鼠的生理指标发现复方木鸡颗粒能够明显改善肝组织表面的癌结节，调控体重、胸腺指数，降低肝指数、脾指数来减轻肝癌引起的一系列病变及发病症状，降低死亡率。

以血清中 AST、ALT、AFP、TBA、GGT、ALB 的含量为指标，复方木鸡颗粒各剂量组均能明显降低血清中 AST、ALT、AFP、GGT 的含量，升高血清中 ALB 含量，复方木鸡颗粒 C2、C3、C4、C5 组能显著降低血清中 TBA 的含量。其中复方木鸡颗粒 C4 组在体重，肝指数，脾指数，血清 AST、ALT、AFP、TBA、GGT、ALB 指标中，较复方木鸡颗粒其余剂量组更贴近空白组，病理肝损伤程度较轻，能够减少癌变细胞数量与细胞异性，治疗效果最好。

由病理切片结果显示，复方木鸡颗粒各剂量组对大鼠肝癌均有抑制作用，不同程度地减轻肝内癌变细胞数量及炎症反应。综上所述，复方木鸡颗粒在肝癌治疗方面具有较好的体内药效，即对 DEN 诱发的肝癌具有一定的防治作用。

第四节　复方木鸡颗粒中云芝多糖免疫调节研究

细胞生物学是生命科学的重要分支，它以生命基本单位细胞为研究对象，应用近代物理、化学和实验生物学方法，从分子水平等揭示细胞生命活动及规律。此学科不仅敏感性高，方法简便，而且比体内法用药量少，结果判断更直接，不需消耗大量动物。本实验通过水提醇沉法制备云芝粗多糖，同时采用不同浓度的乙醇对所得云芝粗多糖进行梯度醇沉，并计算各级产物的总多糖含量及收率。将小鼠脾细胞、腹腔巨噬细胞分别与云芝粗多糖及分级醇沉各级样品共同孵育，采用 MTT 法或 CCK-8 法检测分级醇沉各级产物对小鼠脾细胞及腹腔巨噬细胞增殖的影响，对 LPS 或 ConA 诱导的小鼠脾细胞、腹腔巨噬细胞增殖及 NO 释放的影响，为云芝多糖的开发、利用及复方木鸡颗粒作用机制研究提供一定理论依据。

一、云芝多糖对小鼠腹腔巨噬细胞体外增殖作用的影响

（一）实验材料

1. 仪器与设备

手提式压力蒸汽消毒器（丹东市日用五金厂）；HD2-BCN-1360B 型生物洁净工作台（哈尔滨东联电子技术开发有限公司）；NUAIRETMHD2-BCN-1360B 型 CO_2 培养箱（德国 NUAIRE 公司）；AE31 型倒置相差显微镜（Motic 公司）；96 孔无菌培养板（美国 Costar 公司）；300 目细胞筛（北京索莱宝生物科技有限公司）；光吸收酶标仪 SpectraMax Plus 384（美谷分子仪器（上海）有限公司）。

2. 药材与试剂

云芝药材（丹东药业集团有限公司提供，经辽宁中医药大学翟延君教授鉴定为多孔菌科植物云芝 *Coriolus versicolor* 的干燥子实体）；RPMI 1640 培养基（美国 GIBCO 公司）；青霉素（哈药集团制药总厂，批号：A081100207）；链霉素（大连美罗大药厂，批号：

65081216）；胰蛋白酶（美国 GIBCO 公司）；四甲基偶氮唑（MTT，美国 GIBCO 公司）；刀豆蛋白 A（ConA，美国 GIBCO 公司）；脂多糖（LPS，美国 GIBCO 公司）；NO 检测试剂盒（上海朗顿生物科技有限公司，批号：20160319CE）。

3. 实验动物

健康昆明小鼠，6 ～ 8 周龄，雄性（辽宁长生生物技术有限公司，合格证号：SCXK（辽）2013-0009）。

4. 主要试剂的配制

RPMI 1640 培养液配制：取干净灭菌的 500 ml 容量瓶，精密加入 50 ml 胎牛血清，5 ml 双抗，加入 1640 培养基，并定容至刻度线，摇匀，0.22 μm 滤膜过滤除菌，分装，放于 4℃备用。

磷酸盐缓冲溶液（PBS）：精密称取 8.0 g NaCl、0.2 g KCl、0.2 g KH_2PO_4、3.49 g $Na_2HPO_4 \cdot 12\ H_2O$ 放于小烧杯中，加三蒸水搅拌使其溶解并转移至 1000 ml 容量瓶中，定容，调节 pH 7.2 ～ 7.4，0.22 μm 滤膜过滤除菌，分装，放于 4℃备用。

红细胞裂解液：准确称取 3.735 g 氯化铵、三羟甲基氨基甲烷（Tris）1.3 g 加水溶解并转移至 500 ml 容量瓶中，定容，0.22 μm 滤膜过滤除菌，放置于 4℃保存。

MTT 溶液：将 MTT 配成浓度为 5 mg/ml（用 PBS 溶解，pH7.2）的溶液，过滤除菌，–20℃避光保存或现用现配。

（二）方法与结果

1. 云芝多糖样品的制备

（1）云芝总多糖样品的制备　称取云芝药材，粉碎（过 10 目筛），60℃干燥至恒重后，加 60 倍量蒸水浸泡，回流提取 3 次，每次 1.5 h，合并续滤液，并水浴浓缩。加入 95% 乙醇使醇终浓度达 70%，室温条件下静置 24 h，离心，弃清液，所得沉淀减压干燥，即为云芝总多糖样品。采用苯酚硫酸法测定其中总多糖含量，并计算总多糖得率，结果见表 7-4-1。

（2）云芝多糖分级醇沉样品的制备　精密称取适量云芝多糖，配制成 16 mg/ml 的溶液，分次加入 95% 乙醇使醇终浓度分别达到 20%、30%、40%、50%、60%、70%、80%，边加边搅，将每次所得醇沉液于室温条件下放置 4 h，离心，所得沉淀进行减压干燥，即得云芝多糖分级醇沉各级样品，称重并计算其收率。同时采用苯酚 - 硫酸法测定各级样品中总多糖含量，结果见表 7-4-1。

2. 细胞培养

（1）小鼠腹腔巨噬细胞的培养　取饥饿 8 h 的小鼠，脱颈椎处死，置于 75% 乙醇溶液中浸泡约 5 min（消毒皮肤）。取出，于超净台中腹腔注射约 5 ml 预冷的含 5% 胎牛血清的 PBS 缓冲液，轻轻按压腹壁约 5 min，吸出腹腔液体，1500 r/min，离心 5 min，并用含 5% 胎牛血清的 PBS 洗涤两遍，加入含 10% 胎牛血清的 1640 培养液吹悬，台盼蓝染色计数，鉴定活细胞数量。调整细胞浓度为 2×10^6 个 /ml。37℃、5% CO_2 条件下培养 4 h，弃去培养液，贴壁细胞即为小鼠腹腔巨噬细胞。

（2）分组及给药　将浓度为 2×10^6 个 /ml 的小鼠腹腔巨噬细胞加到 96 孔板，每孔 100 μl，37℃、5% CO_2 条件下培养 4 h 左右，并用含 5% 胎牛血清的 PBS 缓冲液轻轻洗涤 2 次。分组及给药剂量如下。正常对照组：无任何药物干预；ConA 组：加入浓度为 5 μg/ml 的 ConA；LPS 组：加入浓度为 5 μg/ml 的 LPS；云芝多糖分级样本：分别加入总多糖及 20%、30%、40%、50%、60%、70%、80% 浓度醇沉出的多糖，浓度均为 1 mg/ml。继续培养 24 h 后，吸出孔中的液体，并每孔分别加入 180 μl 1640 培养液及 20 μl（5 mg/ml）MTT，继续培养 4 h 后，小心吸净孔内液体，每孔加入 150 μl DMSO 溶液，在微量振荡器上振摇 10 min，使紫色结晶充分溶解。用酶标仪在 492 nm 处扫描，测定 OD。重复做三次，评价云芝多糖对小鼠腹腔巨噬细胞的增殖促进作用，并优选出相对作用较好的多糖样品，结果见表 7-4-3、表 7-4-4。

（3）**云芝多糖体外刺激巨噬细胞释放 NO 能力检测** 取优选出的作用效果相对较好的不同浓度的多糖样品，处理巨噬细胞 2 h 后，分别加入 0.005 mg/ml 的 LPS、ConA，共同孵育 24 h 后，收集细胞上清液，检测其中 NO 含量，具体方法参照试剂盒说明书，结果见表 7-4-5。

（4）**数据处理** 采用 SPSS19.0 软件进行统计分析，组间比较采用单因素方差分析，数据以 $\bar{x} \pm s$ 表示。$P < 0.05$，有显著差异。

3. 云芝多糖分级醇沉样本检测结果

表 7-4-1 云芝多糖分级醇沉样本检测结果

多糖样本	总多糖纯度（%，n=3）	收率（%，n=3）	多糖样本	总多糖纯度（%，n=3）	收率（%，n=3）
总多糖	80.33	10.82	60% 醇沉	78.82	16.48
20% 醇沉	47.94	3.05	70% 醇沉	72.83	10.07
30% 醇沉	70.92	38.05	80% 醇沉	73.08	4.17
40% 醇沉	81.05	2.44	总计	—	82.91
50% 醇沉	72.56	8.65			

注：总多糖收率，即所得粗糖的质量与云芝药材的质量之比；其余各糖收率，即分级沉淀得到各样本质量与溶解时所使用云芝多糖的质量之比。

由表 7-4-1 可知，水提醇沉法所得云芝粗多糖中总多糖含量约为 80.33%。经分级醇沉得到 7 个样品中，总多糖含量多少顺序依次为 40% ＞ 60% ＞ 80% ＞ 70% ＞ 50% ＞ 30% ＞ 20%，其中 40% 浓度醇沉得到的总多糖含量最高，20% 浓度醇沉得到的总多糖含量最低；各级样品收率多少顺序依次为 30% ＞ 60% ＞ 70% ＞ 50% ＞ 80% ＞ 20% ＞ 40%，其中 30% 浓度醇沉多糖收率最高，40% 浓度醇沉多糖收率最低。

4. 云芝多糖分级醇沉各样本对巨噬细胞增殖作用的影响（表 7-4-2）

表 7-4-2 云芝多糖分级醇沉各样本对巨噬细胞增殖作用的影响

样品	样品浓度（mg/ml）	OD 值（$\bar{x} \pm s$）	增殖率（%）
空白	0	0.4844±0.021	0
ConA	0.005	0.6280±0.0521	29.64
LPS	0.005	0.6477±0.0264	33.71
20% 醇沉	1.000	0.4930±0.0338	1.78
30% 醇沉	1.000	0.6383±0.0589#	31.78
40% 醇沉	1.000	0.6526±0.0363#	34.72
50% 醇沉	1.000	0.5887±0.0630#	21.53
60% 醇沉	1.000	0.5244±0.0556#	8.26
70% 醇沉	1.000	0. 7114±0.0416#	46.87
80% 醇沉	1.000	0.6147±0.0153#	26.89
总多糖	1.000	0.5827±0.0621#	20.29

注：与空白组相比，#$P < 0.05$，细胞的增殖率 =（$OD_{给药组}/OD_{空白组}-1$）×100%。

由表 7-4-2 结果可知，云芝多糖分级醇沉样本对小鼠腹腔巨噬细胞增殖均有一定的促进作用，但作用差异较大，增殖率由大到小顺序为 70% ＞ 40% ＞ 30% ＞ 80% ＞ 50% ＞ 60% ＞ 20%。其中 70% 及 80% 醇沉样品对巨噬细胞增殖促进作用最为明显，增殖率分别为 46.87%、93.61%；总多糖增殖率为 20.29%。因此优选出促进巨噬细胞增殖的最佳样品为 70% 及 80% 浓度醇沉样品。

5. 云芝总多糖及 70%、80% 醇沉样本对巨噬细胞增殖作用的影响（表 7-4-3）

表 7-4-3　云芝总多糖及 70%、80% 醇沉样本对巨噬细胞增殖作用的影响

样品	样品浓度（mg/ml）	OD 值（$\bar{x}\pm s$）	增殖率（%）
空白	0	0.3405±0.0680	0
ConA	0.005	0.4448±0.0310#	30.42
LPS	0.005	0.4566±0.0470#	33.98
70% 醇沉	1.250	0.4019±0.0312#	17.93
	1.000	0.4728±0.0428#	38.64
	0.750	0.3973±0.0494#	16.58
	0.500	0.3730±0.0349	9.45
80% 醇沉	1.250	0.4195±0.0287#	23.09
	1.000	0.4292±0. 0088#	25.9
	0.750	0.4348±0.0114#	27.57
	0.500	0.3730±0.0331	9.45
总多糖	1.500	0.3646±0.0386	6.98
	1.250	0.3796±0.0204	11.37
	1.000	0.4099±0.0184#	11.37
	0.750	0.3540±0.0208	4.89

注：与空白组相比，#$P < 0.05$，细胞的增殖率 =（$OD_{给药组}/OD_{空白组}-1$）×100%。

由表 7-4-3 结果可知，70%、80% 醇沉多糖样品及总多糖促进小鼠腹腔巨噬细胞增殖作用的能力有一定差异，70% 醇沉多糖样品在 0.50 ～ 1.00 mg/ml 浓度范围内活性与剂量呈正相关，在浓度为 1.00 mg/ml 时，增殖促进作用最强，增殖率可达 38.64%；80% 醇沉多糖样品在 0.50 ～ 1.00 mg/ml 浓度范围内活性与剂量呈正相关，在浓度为 1.00 mg/ml 时，增殖促进作用最强，增殖率可达 38.64%；总多糖在 0.75 ～ 1.00 mg/ml 浓度范围内活性与剂量呈正相关，当浓度为 1.00 mg/ml 时，增殖率为 20.29%。

6. 云芝总多糖及 70%、80% 醇沉样本对 ConA 或 LPS 诱导的巨噬细胞增殖作用的影响（表 7-4-4）

表 7-4-4　云芝总多糖及 70%、80% 醇沉样本对 ConA 或 LPS 诱导的巨噬细胞增殖作用的影响

样品	样品浓度（mg/ml）	OD 值（$\bar{x}\pm s$）	增殖率（%）
空白	0	0.3506±0.0586	0
ConA	0.0025	0.5151±0.0546#	46.92

续表

样品	样品浓度（mg/ml）	OD 值（$\bar{x}\pm s$）	增殖率（%）
LPS	0.0025	0.6129±0.0038#	74.81
ConA+70% 醇沉	0.0025+1.00	0.4674±0.0353#	33.31
ConA+80% 醇沉	0.0025+0.75	0.5039±0.0140#	43.72
ConA+ 总多糖	0.0025+1.50	0.3894±0.0454#	11.07
LPS+70% 醇沉	0.0025+1.00	0.4114±0.0270#	17.35
LPS+80% 醇沉	0.0025+0.75	0.4856±0.0233#	38.51
LPS+ 总多糖	0.0025+1.00	0.4199±0.0237#	19.77

注：与空白组相比，#$P<0.05$，细胞的增殖率 =（$OD_{给药组}/OD_{空白组}-1$）×100%。

由表 7-4-4 结果可知，云芝多糖各样品组分别与空白组比较，各组吸光度值均有明显差异（$P<0.05$），但较 ConA 和 LPS 组吸光度值小，提示云芝多糖对 ConA 和 LPS 诱导的小鼠腹腔巨噬细胞增殖无协同作用。

7. 云芝多糖样品体外刺激巨噬细胞释放 NO 能力检测（表 7-4-5）

表 7-4-5 云芝多糖样品体外刺激巨噬细胞释放 NO 能力检测

样品	样品浓度（mg/ml）	NO 浓度（$\bar{x}\pm s$）	样品	样品浓度（mg/ml）	NO 浓度（$\bar{x}\pm s$）
空白	0	136.04±8.73	ConA+ 总多糖	0.0025+1.50	121.49±9.73
ConA	0.0025	166.92±6.74#	LPS+70% 醇沉	0.0025+1.00	144.37±13.28#
LPS	0.0025	186.18±9.67#	LPS+80% 醇沉	0.0025+0.75	153.95±10.78#
ConA+70% 醇沉	0.0025+1.00	153.21±11.42#	LPS+ 总多糖	0.0025+1.00	124.25±10.66
ConA+80% 醇沉	0.0025+0.75	141.22±10.81			

注：与空白组相比，#$P<0.05$，细胞的增殖率 =（$OD_{给药组}/OD_{空白组}-1$）×100%。

表 7-4-5 结果显示，云芝多糖能刺激体外培养的小鼠腹腔巨噬细胞释放 NO。与空白组相比较，其中 70% 醇沉样品、ConA+70% 醇沉、LPS+70% 醇沉、LPS+80% 醇沉样品能显著促进 NO 的释放（$P<0.05$），其余各组样品也能促进巨噬细胞分泌 NO，但差异不明显（$P>0.05$）。

综上，云芝多糖分级醇沉各级样品均对小鼠腹腔巨噬细胞增殖具有一定的促进作用，综合评价，70%、80% 醇沉多糖样品作用较好，其能促进巨噬细胞增殖作用且具有一定的量效关系，但当浓度超出一定范围时，促进作用反而减弱；同时 70%、80% 及总多糖样品对巨噬细胞释放 NO 能力也具有一定增强作用，但对 ConA 或 LPS 诱导的巨噬细胞增殖无协同作用。

二、云芝多糖对小鼠脾细胞体外增殖作用的影响

（一）实验材料

1. 仪器与设备

手提式压力蒸汽消毒器（丹东市日用五金厂）；HD2-BCN-1360B 型生物洁净工作台

（哈尔滨东联电子技术开发有限公司）；NUAIRETMHD2-BCN-1360B 型 CO_2 培养箱（德国 NUAIRE 公司）；AE31 型倒置相差显微镜（Motic 公司）；96 孔无菌培养板（美国 Costar 公司产品）；300 目细胞筛（北京索莱宝生物科技有限公司）；光吸收酶标仪 SpectraMax Plus 384（美谷分子仪器（上海）有限公司）。

2. 药材与试剂

Cell Counting Kit-8（CCK-8，碧云天生物技术）；云芝药材（丹东药业集团有限公司提供，经辽宁中医药大学翟延君教授鉴定为多孔菌科植物云芝 *Coriolus versicolor* 的干燥子实体）；青霉素（哈药集团制药总厂，批号：A081100207）；链霉素（大连美罗大药厂，批号：65081216）；RPMI 1640 培养基、胰蛋白酶、四甲基偶氮唑（MTT）、刀豆蛋白 A（ConA）、脂多糖（LPS）（美国 GIBCO 公司）；NO 检测试剂盒（上海朗顿生物科技有限公司，批号：20160319CE）。

3. 实验动物

健康昆明小鼠，6 ～ 8 周龄，雄性（辽宁长生生物技术有限公司，合格证号：SCXK（辽）2013-0009）。

4. 主要试剂的配制

RPMI 1640 培养液配制：取干净灭菌的 500 ml 容量瓶，精密加入 50 ml 胎牛血清，5 ml 双抗，加入 1640 培养基，并定容至刻度线，摇匀，0.22 μm 滤膜过滤除菌，分装，放于 4℃备用。

磷酸盐缓冲溶液（PBS）：精密称取 8.0 g NaCl、0.2 g KCl、0.2 g KH_2PO_4、3.49 g $Na_2HPO_4 \cdot 12\ H_2O$ 放于小烧杯中，加三蒸水搅拌使其溶解并转移至 1000 ml 容量瓶中，定容，调节 pH 7.2 ～ 7.4，0.22 μm 滤膜过滤除菌，分装，放于 4℃备用。

红细胞裂解液：准确称取 3.735 g 氯化铵、三羟甲基氨基甲烷（Tris）1.3 g 加水溶解并转移至 500 ml 容量瓶中，定容，0.22 μm 滤膜过滤除菌，放置于 4℃保存。

MTT 溶液：将 MTT 配成浓度为 5 mg/ml（用 PBS 溶解，pH7.2）的溶液，过滤除菌，–20℃避光保存或现用现配。

（二）方法与结果

1. 方法

（1）云芝多糖的制备

1）云芝总多糖样品的制备：称取云芝药材，粉碎（过 10 目筛），60℃干燥至恒重后，加 60 倍量蒸水浸泡，回流提取 3 次，每次 1.5 h，合并续滤液，并水浴浓缩。加入 95% 乙醇使醇终浓度达 70%，室温条件下静置 24 h，离心，弃清液，所得沉淀减压干燥，即云芝总多糖样品。采用苯酚——硫酸法测定其中总多糖含量，并计算总多糖得率，结果见表 7-4-6。

2）云芝多糖分级醇沉样品的制备：精密称取适量云芝多糖，配制成 16 mg/ml 的溶液，分次加入 95% 乙醇使醇终浓度分别达到 20%、30%、40%、50%、60%、70%、80%，边加边搅，将每次所得醇沉液于室温条件下放置 4 h，离心，所得沉淀进行减压干燥，即得云芝多糖分级醇沉各级样品，称重并计算其收率。同时采用苯酚—硫酸法测定各级样品中总多糖含量，结果见表 7-4-6。

表 7-4-6 云芝多糖分级醇沉样本检测结果

多糖样本	总多糖纯度（%）	收率（%，n=3）	多糖样本	总多糖纯度（%）	收率（%，n=3）
总多糖	80.33	10.82	60% 醇沉	78.82	16.48
20% 醇沉	47.94	3.05	70% 醇沉	72.83	10.07
30% 醇沉	70.92	38.05	80% 醇沉	73.08	4.17
40% 醇沉	81.05	2.44	总计	—	82.91
50% 醇沉	72.56	8.65			

注：总多糖收率，即所得粗糖的质量与云芝药材的质量之比；其余各糖收率，即分级沉淀得到各样本质量与溶解时所使用云芝多糖的质量之比。

（2）CCK–8 法体外药效检测

1）小鼠脾细胞的培养：取饥饿 8 h 以上的小鼠，脱颈椎处死，置于 75% 乙醇溶液中浸泡约 5 min（消毒皮肤）。取出，于超净台中在小鼠左下侧皮下做切口，并用消毒后的镊子钝性分离皮肤与腹膜，使左侧肋缘下暗红色条索状脾脏充分暴露于视野；一手持经高温灭菌的平镊轻轻夹住脾脏，另一只手缓慢分离系膜和结缔组织（防止脾脏破裂）。将取下的脾脏放入 5 ml 含 5% 胎牛血清的冷的 PBS 液的培养皿中，并用其淋洗 2 次。将脾脏放入经灭菌处理的筛网中，用 2.5 ml 无菌注射器的推杆，碾磨脾脏。用含 5% 胎牛血清的 PBS 缓冲液洗涤筛网及注射器，把细胞悬浮液转移到 EP 管中，2000 r/min，离心 3 min。加入红细胞裂解液（PBS：红细胞裂解液 =1：3），混匀，37℃裂解 3 min，2000 r/min，离心 3 min，弃上清，并用含 5% 胎牛血清的冷的 PBS 液洗涤 2 遍。加入含 10% 胎牛血清的 1640 培养液吹悬，台盼蓝试剂染色计数，鉴定活细胞数量。调整细胞浓度为 2×10^6 个 /ml。

2）分组及给药：分组及给药剂量如下。正常对照组（无任何药物干预）；对照组（细胞悬液 +ConA、细胞悬液 +LPS）；单纯加药组（分别加入总多糖及分级醇沉各级样本，浓度分别为 1 mg/ml；ConA：5 mg/ml；LPS：5 mg/ml）；ConA 刺激组（ConA+ 各浓度的 70%、80% 粗多糖）、LPS 刺激组（LPS+ 各浓度 70%、80% 粗多糖），加药孵育 2 h 后，分别加入浓度为 2.5 μg/ml 的 ConA、LPS。继续培养 24 h 后，采用 CCK-8 法进行检测。重复做 3 次，评价分级醇沉各级产物对小鼠脾细胞的增殖促进作用，并优选出活性相对较好的多糖样品，结果见表 7-4-7 ～表 7-4-9。

取优选出的活性相对较好的不同浓度的多糖样品，处理脾细胞 2 h 后，分别加入终浓度均为 0.0025 mg/ml 的 LPS、ConA，共同孵育 24 h 后，收集细胞上清液，检测其中 NO 含量，具体方法参照试剂盒说明书，结果见表 7-4-10。

（3）数据处理 采用 SPSS19.0 软件进行统计分析，组间比较采用单因素方差分析，数据以 $\bar{x} \pm s$ 表示。$P < 0.05$，有显著差异；$P < 0.01$，有极其显著差异。

2. 结果

（1）云芝多糖分级醇沉各样本对小鼠脾细胞增殖的影响

由表 7-4-7 结果可知，云芝多糖分级醇沉各级样本组与空白组相比，除 20% 醇沉样品外，其余各组吸光度值较空白组均有显著性差异（$P < 0.05$），提示云芝多糖分级醇沉各级样本对小鼠脾细胞增殖均有一定的促进作用，同时综合评价，优选出 70%、80% 醇沉样本较好。

表 7-4-7　云芝多糖分级醇沉各样本对小鼠脾细胞增殖的影响

样品	样品浓度（mg/ml）	OD 值（$\bar{x}\pm s$）	增殖率（%）	样品	样品浓度（mg/ml）	OD 值（$\bar{x}\pm s$）	增殖率（%）
空白	0	0.3004±0.0043	0	50% 醇沉	1.000	0.3201±0.0154	6.56
ConA	0.005	0.4308±0.0042#	43.39	60% 醇沉	1.000	0.3675±0.0211#	22.35
LPS	0.005	0.4196±0.0208#	41.96	70% 醇沉	1.000	0.4099±0.0174#	36.44
20% 醇沉	1.000	0.3419±0.0216	13.80	80% 醇沉	1.000	0.4570±0.0138#	50.17
30% 醇沉	1.000	0.3593±0.0227#	19.61	总多糖	1.000	0.3909±0.0450#	30.12
40% 醇沉	1.000	0.3693±0.0175#	22.26				

注：与空白组相比，#$P<0.05$，细胞的增殖率 =（$OD_{给药组}/OD_{空白组}-1$）×100%。

（2）云芝总多糖及 70%、80% 醇沉样本对脾细胞增殖作用的影响

表 7-4-8　云芝总多糖及 70%、80% 醇沉样本对脾细胞增殖作用的影响

样品	样品浓度（mg/ml）	OD 值（$\bar{x}\pm s$）	增殖率（%）	样品	样品浓度（mg/ml）	OD 值（$\bar{x}\pm s$）	增殖率（%）
空白	0	0.3540±0.0680	0		1.00	0.5359±0.0311#	52.96
ConA	0.005	0.5020±0.0042#	43.26		0.75	0.5181±0.0216#	47.87
LPS	0.005	0.4996±0.0317#	42.57		0.50	0.4892±0.0420#	39.61
70% 醇沉	1.25	0.5433±0.0980	55.06	总多糖	1.25	0.4698±0.0254#	34.07
	1.00	0.4917±0.0030#	40.32		1.00	0.4648±0.0226#	32.66
	0.75	0.5284±0.0285#	50.08		0.75	0.4395±0.0120#	25.42
	0.50	0.4578±0.0295#	30.65		0.50	0.4350±0.0137#	24.17
80% 醇沉	1.25	0.5303±0.0130#	51.35				

注：与空白组相比，#$P<0.05$，细胞的增殖率 =（$OD_{给药组}/OD_{空白组}-1$）×100%。

由表 7-4-8 结果可知，70%、80% 醇沉多糖样品及总多糖促进小鼠脾细胞增殖作用的能力有一定差异，并具有一定的量效关系。70% 醇沉多糖样品在 0.50 ～ 0.75 mg/ml 浓度范围内活性与剂量呈正相关，在浓度为 0.75 mg/ml 时，增殖促进作用最强，增殖率可达 50.08%；80% 醇沉多糖样品在 0.50 ～ 1.00 mg/ml 浓度范围内活性与剂量呈正相关，在浓度为 1.00 mg/ml 时，增殖促进作用最强，增殖率可达 52.96%；总多糖在 0.50 ～ 1.25 mg/ml 浓度范围内活性与剂量呈正相关，当浓度为 1.25 mg/ml 时，增殖率为 34.07%。

3. 云芝总多糖及 70%、80% 醇沉样本对 ConA 或 LPS 诱导的脾细胞增殖作用的影响

表 7-4-9　云芝总多糖及 70%、80% 醇沉样本对 ConA 或 LPS 诱导的脾细胞增殖作用的影响

样品	样品浓度（mg/ml）	OD 值（$\bar{x}\pm s$）	增殖率（%）	样品	样品浓度（mg/ml）	OD 值（$\bar{x}\pm s$）	增殖率（%）
空白	0	0.2985±0.0172	0	ConA+ 总多糖	0.0025+1.25	0.4447±0.0254#	49.88
ConA	0.0025	0.3791±0.0343#	27.00	LPS+70% 醇沉	0.0025+0.75	0.5964±0.0143#	99.80
LPS	0.0025	0.3553±0.0038#	19.05	LPS+80% 醇沉	0.0025+1.00	0.6154±0.0242#	106.16
ConA+70% 醇沉	0.0025+0.75	0.4988±0.0147#	67.11	LPS+ 总多糖	0.0025+1.25	0.4158±0.0370#	39.30
ConA+80% 醇沉	0.0025+1.00	0.5812±0.0137#	94.72				

注：与空白组相比，#$P<0.05$，细胞的增殖率 =（$OD_{给药组}/OD_{空白组}-1$）×100%。

由表 7-4-9 结果可知，云芝多糖各样品组分别与空白组相比，各组吸光度值均有显著性差异（$P < 0.01$），同时各样品组吸光度值与 ConA 和 LPS 组相比也具有显著性差异，提示云芝多糖对 ConA 和 LPS 诱导的小鼠脾细胞增殖具有一定的协同作用。

4. 云芝总多糖及 70%、80% 醇沉样本体外刺激脾细胞释放 NO 能力检测

表 7-4-10 云芝总多糖及 70%、80% 醇沉样本体外刺激脾细胞释放 NO 能力检测

样品	浓度（mg/ml）	NO 浓度（$\bar{x} \pm s$，μmol/L）	样品	浓度（mg/ml）	NO 浓度（$\bar{x} \pm s$，μmol/L）
空白	0	128.27±10.22	ConA+ 总多糖	0.0025+1.25	145.66±10.88#
ConA	0.0025	141.32±10.87#	LPS+70% 醇沉	0.0025+0.75	158.25±16.33#
LPS	0.0025	133.19±9.60	LPS+80% 醇沉	0.0025+1.00	153.95±6.92#
ConA+70% 醇沉	0.0025+0.75	161.69±15.40#	LPS+ 总多糖	0.0025+1.25	138.77±9.58#
ConA+80% 醇沉	0.0025+1.00	151.51±5.78#			

注：与空白组相比，#$P < 0.05$。

表 7-4-10 结果显示，云芝多糖能刺激体外培养的小鼠脾细胞释放 NO。与空白组相比较，其中除总多糖组样品外，其余各组样品均能显著促进 NO 的释放（$P < 0.01$），提示云芝多糖对 ConA 和 LPS 诱导小鼠脾细胞释放 NO 具有显著协同作用。

综上，云芝多糖分级醇沉各级样品均对小鼠脾细胞增殖具有一定的促进作用，综合评价，总多糖及 70%、80% 醇沉多糖样品作用效果较好，其促进小鼠脾细胞增殖作用具有一定的量效关系，但当浓度超出一定范围时，促进作用反而减弱；同时 70%、80% 醇沉及总多糖样品对小鼠脾细胞释放 NO 能力也具有一定增强作用，对 ConA 或 LPS 诱导的脾细胞增殖有协同作用。

多糖是云芝诸多组分中最主要的有效成分。目前对于云芝多糖的研究已有许多，但有关其分级醇沉及各级产物对巨噬细胞和脾细胞影响的研究甚少。分级沉淀法是在多糖水溶液中加入另外一种试剂（如乙醇、丙酮等）来改变混合溶剂的极性，使一部分物质沉淀析出，从而达到分离目的。由于云芝粗多糖不仅分子量分布相对较广，而且溶解度相差也较大，因此适合用分级沉淀法进行分离。人体内多种细胞可以产生 NO。如当体内 T 细胞或内毒素激活多形核白细胞和巨噬细胞时，能产生大量的超氧化物阴离子和诱导型 NOS 自由基，从而合成大量的 H_2O_2 和 NO，这在杀伤入侵的细菌、肿瘤细胞和真菌等微生物、有机异物及在炎症损伤方面起着十分重要的作用。此外，肝病的发病与免疫功能有着密切关系，在肝病治疗过程中，提高机体免疫功能具有重要意义。

本实验通过分级醇沉方法，得到云芝多糖各样品，采用 MTT 染色法及 CCK-8 法研究了云芝多糖各样品对小鼠腹腔巨噬细胞及脾细胞增殖的影响，结果显示各样品均可不同程度增强小鼠腹腔巨噬细胞及脾细胞的增殖。对于小鼠腹腔巨噬细胞：70% 醇沉多糖样品在 0.50 ～ 1.00 mg/ml 浓度范围内活性与剂量呈正相关，在浓度为 1.00 mg/ml 时，增殖促进作用最强，增殖率可达 38.64%；80% 醇沉多糖样品在 0.50 ～ 1.00 mg/ml 浓度范围内活性与剂量呈正相关，在浓度为 1.00 mg/ml 时，增殖促进作用最强，增殖率可达 38.64%；总多糖在 0.75 ～ 1.00 mg/ml 浓度范围内活性与剂量呈正相关，当浓度为 1.00 mg/ml 时，增殖率为 20.29%。对于小鼠脾细胞：70% 醇沉多糖样品在 0.50 ～ 0.75 mg/ml 浓度范围内活性与剂量呈正相关，在浓度为 0.75 mg/ml 时，增殖促进作用最强，增殖率可达 50.08%；80% 醇沉多糖样品在 0.50 ～

1.00 mg/ml 浓度范围内活性与剂量呈正相关，在浓度为 1.00 mg/ml 时，增殖促进作用最强，增殖率可达 52.96%；总多糖在 0.50 ～ 1.25 mg/ml 浓度范围内活性与剂量呈正相关，当浓度为 1.25 mg/ml 时，增殖率为 34.07%。同时，本实验对云芝多糖分级醇沉各级样品刺激的小鼠脾细胞及腹腔巨噬细胞代谢液中 NO 水平进行检测，结果表明云芝多糖分级醇沉各级样品组中 NO 含量较空白组水平明显升高，且各样品对于 ConA 或 LPS 刺激的小鼠脾细胞释放 NO 具有显著协同作用。

综上，由本实验可得出云芝多糖药理活性与分子量有一定关系，推测其可能通过促进免疫细胞增殖、增强其活性及诱导机体免疫细胞产生 NO、调节或促进细胞因子的分泌等，从而起到提高机体免疫功能的作用。同时，本实验不仅为云芝多糖的深层次开发及应用研究提供了重要的理论依据，也为复方木鸡颗粒作用机制研究奠定了一定基础。

第五节　研究小结

复方木鸡颗粒临床上用于治疗肝炎、肝硬化及肝癌等肝脏疾病，本章根据其三大药效，分别从细胞水平、整体动物水平及小分子物质水平等不同层面，对复方木鸡颗粒及其有效组分进行体内、外药效筛选研究。

本章针对复方木鸡颗粒抗肝炎药效，建立了二乙基亚硝胺诱导的大鼠肝炎模型，探究了复方木鸡颗粒 5 个不同给药剂量抗肝炎的体内药理药效。通过检测发现大鼠的肝脏特征、体表特征、脏器指数等生理指标更接近空白组，采用酶联免疫法等检测肝炎各给药组大鼠血清中 ALT、AST 的含量，并对肝组织进行病理学观察。综合其药效结果发现，复方木鸡颗粒各剂量组大鼠血清各项肝功能指标较模型组均有不同程度的改善，病理学检测结果发现，复方木鸡颗粒各剂量组能够有效改善 DEN 诱导的肝炎病变。

针对复方木鸡颗粒抗肝硬化药效，本章在明确其在临床上治疗肝炎、肝硬化、肝癌的前提下，采用微流控芯片技术对菟丝子黄酮、山豆根生物碱、核桃楸皮黄酮进行体外药效研究。运用芯片技术培养 HSC-T6 细胞，采用 Hoechst 33342 和 PI 双染法对药效进行检测，结合图像分析软件 IPP，成功计算出了各有效组分对 HSC-T6 细胞的凋亡坏死率。结果表明三种有效组分对 HSC-T6 细胞均具有明显的促凋亡坏死作用，与空白组相比，都存在显著性差异，并且随着给药浓度的增加及药物作用时间的延长，药效作用增强，都显示出了明显的时间 - 效应与浓度 - 效应关系。体内研究采用 CCl_4 诱导肝硬化模型，以血清中转氨酶及肝组织病理学变化情况为评价指标，证明中药复方木鸡颗粒对肝硬化具有一定的防治作用，推测其可能是通过在不同时间、不同程度调整各项肝功能指标，发挥降低转氨酶、升高血清白蛋白、增强机体免疫功能等多种作用，起到抑制或延缓大鼠肝硬化疾病进程的作用。

针对复方木鸡颗粒抗肝癌药效，前期药物筛选实验表明，核桃楸皮黄酮、核桃楸皮挥发油、菟丝子黄酮是复方木鸡颗粒发挥抗肝癌作用的有效组分。本章采用微流控药效研究芯片及相关细胞操作技术对这三种有效组分做了进一步的药效学研究。研究表明三种有效组分均可发挥一定的促进 SMMC-7721 凋亡及坏死的作用，说明其具有一定的抗肝癌作用；同时，研究显示不同浓度的核桃楸皮黄酮、核桃楸皮挥发油、菟丝子黄酮促进 SMMC-7721 细胞凋亡坏死的作用强度不同，药物浓度越大，SMMC-7721 细胞的凋亡坏死率越高，最高可达 71.9%、

75.6%、78.4%，说明药物作用有明显的剂量依赖性，呈现良好的剂量-效应关系；核桃楸皮黄酮、核桃楸皮挥发油、菟丝子黄酮对 SMMC-7721 细胞作用不同的时间均可促进细胞的凋亡坏死作用，且随着作用时间的延长，SMMC-7721 细胞的凋亡坏死率有所增加，最高可达 81.0%、72.9%、72.2%，提示药物对细胞抑制作用存在时间依赖性，呈现较好的时间-效应关系。本研究针对以上结果，采用 MTT 法进行了验证，结果与采用微流控芯片技术研究的结果趋势一致，说明微流控芯片可较好地用于药物体外药效研究中。体内药效部分采用 DEN 造模 13 周致大鼠肝癌，通过生理指标病理切片等证明复方木鸡颗粒在肝癌治疗方面具有较好的体内药效。

细胞生物学是生命科学的重要分支，它以生命基本单位细胞为研究对象，应用近代物理、化学和实验生物学方法，从分子水平等揭示细胞生命活动及规律。此学科不仅敏感性高，方法简便，而且比体内法用药量少，结果判断更直接，不需消耗大量动物。针对复方木鸡颗粒种云芝多糖对免疫的调节作用，本章通过水提醇沉法制备云芝粗多糖，同时采用不同浓度的乙醇对所得云芝粗多糖进行梯度醇沉，并计算各级产物的总多糖含量及收率。将小鼠脾细胞、腹腔巨噬细胞分别与云芝粗多糖及分级醇沉各级样品共同孵育，采用 MTT 法或 CCK-8 法检测分级醇沉各级产物对小鼠脾细胞及腹腔巨噬细胞增殖的影响，对 LPS 或 ConA 诱导的小鼠脾细胞、腹腔巨噬细胞增殖及 NO 释放的影响，为云芝多糖的开发、利用及复方木鸡颗粒作用机制研究提供一定理论依据。

综上所述，本章对复方木鸡颗粒的有效化学物质组的体内体外药效学实验进行研究，体内体外药效一致，相辅相成。明确复方木鸡颗粒及其有效组分抗肝炎、肝硬化及肝癌的药效物质基础，为复方木鸡颗粒的临床应用研究提供了实验依据。

参考文献

陈刚，郭莉霞，邓小红，等，2008. 白芍总苷对巨噬细胞一氧化氮和诱导型一氧化氮合酶生成的影响及其机制研究 [J]. 中国免疫学杂志，24（4）：345-347，351.
陈鹏，方斌，易浪，等，2013. 桃红四物汤含药血清对巨噬细胞的影响 [J]. 中国药理学通报，29（4）：582-584.
程安玮，金征宇，万发春，2007. 甘草多糖对小鼠腹腔巨噬细胞的激活作用 [J]. 食品科学，28（12）：431-434.
郭花，薛挥，2006. 肝硬化动物模型研究进展 [J]. 中国比较医学杂志，16（8）：499-501.
孔文丽，李婉玉，Grammatikos G，2015. 血清鞘脂类的变化与肝纤维化进展及治疗效果的关系 [J]. 临床肝胆病杂志，31（4）：610.
李道中，彭代银，张睿，等，2008. 正交试验优选菟丝子多糖的提取工艺 [J]. 安徽医药，12（6）：496-497.
李英杰，齐春会，赵修南，等，2005. 枸杞糖缀合物和糖链对小鼠巨噬细胞功能的影响 [J]. 中国药理学通报，21（11）：1304-1308.
庞磊，包永睿，孟宪生，等，2015. 药物筛选微流控芯片的构建及其在花蕊石抗肝癌研究中的应用 [J]. 中南药学，13（3）：241-245.
宋玉荣，姜春霞，2013. 满药复方木鸡颗粒研究新进展 [J]. 中国医药导报，10（1）：4-5.
王吉中，耿卢婧，许春平，2012. 产云芝胞外多糖发酵工艺优化及抗氧化活性研究 [J]. 食品与生物技术学报，31（7）：752-758.
王乙同，马立东，孟宪生，等，2014. 基于微流控芯片技术研究水红花子复方抗肿瘤的作用 [J]. 中国现代中药，16（2）：100-105，108.
杨道坤，梁海军，申保生，等，2010. 三甲益肝颗粒含药血清对 HSC-T6 细胞形态、增殖和凋亡的影响 [J]. 第三军医大学学报，32（5）：486-489.
曾林，王慧芳，曹永成，等，2003. 四氯化碳诱导家兔肝纤维化模型的建立 [J]. 中国比较医学杂志，13（4）：220.
张伟龙，肖翔，潘理想，等，2017. ADA 与 ALT、AST、GGT 联合检测在肝脏疾病诊断的价值研究 [J]. 中国实用医药，12（1）：53-55.
周思朗，屈艳妮，张健，等，2005. SRB 法与 MTT 法细胞计数应用比较 [J]. 中国现代医学杂志，15（17）：2615-2617，2620.
Dertinger S K W，Chiu D T，Jeon N L，et al，2001. Generation of gradients having complex shapes using microfluidic networks[J]. Analytical Chemistry，73（6）：1240-1246.
Friend J，Yeo L，2010. Fabrication of microfluidic devices using polydimethylsiloxane[J]. Biomicrofluidics，4（2）：026502.

Ikeda K，Izumi N，Tanaka E，et al，2013. Fibrosis score consisting of four serum markers successfully predicts pathological fibrotic stages of chronic hepatitis B[J]. Hepatology Research，43（6）：596-604.

Kim P，Kwon K W，Park M C，et al，2008. Soft lithography for microfluidics：a review[J]. Biochip Journal，2（1）：1-11.

Morgan M Y，Milsom J P，Sherlock S，1978. Plasma ratio of valine，leucine and isoleucine to phenylalanine and tyrosine in liver disease[J]. Gut，19（11）：1068-1073.

Sherlock S，1999. Progress report，heptic reaction to drugs[J]. Cut，20（4）：634-642.

Wu J，Norton P A，1996. Animal models of liver fibrosis[J]. Scandinavian Journal of Gastroenterology，31（12）：1137-1143.

第八章　复方木鸡颗粒组分配伍及“症-量”关系研究

引　言

“症-量”关系研究是中医药个体化治疗的关键所在，不同患者因其病情、体质等因素的差异，对于剂量需求可能有所不同。然而，目前关于复方木鸡颗粒的组分配伍及“症-量”关系的研究尚不够系统和深入。

本章采用均匀设计的方法，设计复方木鸡颗粒组成单味药材配伍组，并采用高效液相色谱法建立组成复方单味药材配伍组的指纹图谱，并对方法学进行考察；在此基础上开展不同配伍组对肝炎、肝硬化及肝癌细胞的体外药效作用研究；并参照中药新药研究方法，建立复方木鸡颗粒不同给药剂量与生化指标含量和临床病理评分的数学模型，阐述复方木鸡颗粒治疗不同程度肝病的给药剂量，为临床精准用药提供指导。

第一节　复方市鸡颗粒配伍关系研究

一、复方木鸡颗粒治疗肝炎的配伍规律研究

（一）实验材料

1. 仪器与设备

HD2-BCN-1360B 型生物洁净工作台（哈尔滨东联电子技术开发有限公司）；SUNRISE 型酶标仪（瑞士 TECAN 公司）；US AUTOFLOW 型 CO_2 培养箱（德国 NUAIRE 公司）；AE31 型倒置相差显微镜（Motic 公司）。

2. 药材与试剂

复方木鸡颗粒组成单味药材云芝、山豆根、菟丝子、核桃楸皮均由丹东药业集团有限公司提供（通过辽宁中医药大学张建奎教授鉴定，分别为多孔菌科真菌采绒革盖菌 *Coriolus versicolor*（LexFr.）Quel 的干燥子实体；豆科植物越南槐 *Sophora tonkinensis* Gagnep. 的干燥

根和根茎；旋花科植物南方菟丝子 *Cuscuta australis* R. Br. 或菟丝子 *Cuscuta chinensis* Lam. 的干燥成熟种子；胡桃科核桃属植物核桃楸的树皮）；磺胺异噁唑对照品（中国药品生物鉴定所，批号：018-8905）。

胎牛血清（北京全式金生物技术有限公司）；DMEM 高糖培养基（美国 GIBCO 公司）；二甲基亚砜（Sigma 公司）；胰蛋白酶（美国 GIBCO 公司）；细胞增殖及毒性检测试剂盒（CCK-8）（大连美仑生物技术有限公司）；娃哈哈纯净水（杭州娃哈哈集团有限公司）；青、链霉素混合溶液（美国 Hyclone 公司）。

3. 主要试剂的配制

DMEM 完全培养液的配制：将 FBS 置于 56℃水浴环境加热灭活 30 min，自然恢复至室温，过 0.22 μm 滤器并分装至经高温高压灭菌处理过的容器中，之后使用移液枪按照 10%（V：V）的比例精确吸取转移到盛装有 DMEM 的容器内；按照 1%（V：V）的比例精确吸取青、链霉素混合溶液，转移到盛装上述混有 FBS 的 DMEM 的容器内，混匀，即得。

细胞冻存液的配制：取经过灭活、过滤处理的 FBS，与 DMSO 按照 9：1（V：V）的比例混匀，即得。

PBS 的配制按照本实验室细胞培养 SOP 进行。

4. 细胞株

小鼠肝实质细胞（AML 12）（赛百慷（上海）生物技术股份有限公司）。

（二）方法与结果

1. 均匀设计方案

根据均匀设计方案选用 $U_9(9^6)$ 表，考察因素分别为云芝、核桃楸皮、山豆根及菟丝子，每个因素分别设计九个水平。参照《中国药典》2015 年版中规定的用量范围，则各药材水平表及各药材配伍组的具体比例关系见表 8-1-1、表 8-1-2。

表 8-1-1　各药材水平表（g）

试验号	云芝	核桃楸皮	山豆根	菟丝子
水平 1	0	0	0	0
水平 2	3.375	1.125	0.750	1.500
水平 3	6.750	2.250	1.500	3.000
水平 4	10.125	3.375	2.250	4.500
水平 5	13.500	4.500	3.000	6.000
水平 6	16.875	5.625	3.750	7.500
水平 7	20.250	6.750	4.500	9.000
水平 8	23.625	7.875	5.250	10.500
水平 9	27.000	9.000	6.000	12.000

表 8-1-2　各配伍组的具体比例关系表（g）

试验号	云芝	核桃楸皮	山豆根	菟丝子
水平 1	0	1.125	2.250	9.000
水平 2	3.375	3.375	5.250	6.000

续表

试验号	云芝	核桃楸皮	山豆根	菟丝子
水平 3	6.750	5.625	1.500	3.000
水平 4	10.125	7.875	4.500	0
水平 5	13.500	0	0.750	10.500
水平 6	16.875	2.250	3.750	7.500
水平 7	20.250	4.500	0	4.500
水平 8	23.625	6.750	3.000	1.500
水平 9	27.000	9.000	6.000	12.000

为了排除量效关系对药效结果的影响，在保持各组药材配比关系不变的条件下，将各组生药量调节至相同（13.5 g+4.5 g+3.0 g+6.0 g=27.0 g），调整后各配伍组药量见表 8-1-3。

表 8-1-3 调整后各配伍组药量表（g）

试验号	云芝	核桃楸皮	山豆根	菟丝子	总重
水平 1	0	2.46	4.90	19.64	27.00
水平 2	5.06	5.06	7.88	9.00	27.00
水平 3	10.80	9.00	2.40	4.80	27.00
水平 4	12.15	9.45	5.40	0	27.00
水平 5	14.73	0	0.82	11.45	27.00
水平 6	15.00	2.00	3.33	6.66	27.00
水平 7	18.69	4.15	0	4.15	27.00
水平 8	18.28	5.22	2.32	1.16	27.00
水平 9	13.50	4.50	3.00	6.00	27.00

2. 配伍组药材的制备

取按照均匀设计得到四味药材的九个配伍组合，将各个配伍组的药材混匀，置圆底烧瓶中，10 倍量水回流提取三次，第一次 3 h，第二次 3 h，第三次 4 h，摇匀，合并滤液并挥干，即得浸膏。

含药培养基的制备：取复方木鸡颗粒浸膏适量，加 MCD 培养液，制成浓度适宜的含药培养液，经 0.22 μm 微孔滤膜滤过，即得。

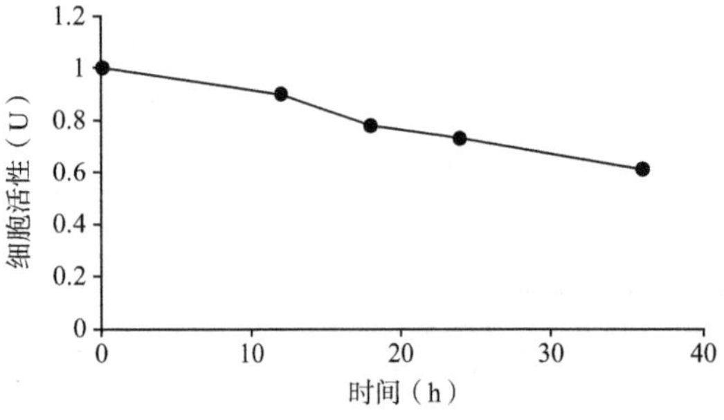

图 8-1-1 肝损伤模型图示

3. 肝细胞损伤模型的建立

AML 12 肝细胞，常规培养，取对数生长期、状态良好的细胞，接种于 6 孔培养板。待细胞贴壁后，弃去原培养液，加入蛋氨酸胆碱缺乏培养基，继续培养 6 h、12 h、24 h、36 h 和 48 h，加入 10% CCK-8 溶液，避光培养 2.5 h 后，计算细胞活性。结果如图 8-1-1 所示，细胞活性呈下降趋势，故可以认为经 MCD 处理的肝细胞损伤模型复制成功。

4. 给药方法

根据前期文献调研复制肝损伤模型的建模方法，AML 12 肝细胞，常规培养，取对数生长期、状态良好的细胞，接种于 6 孔培养板。待细胞贴壁后，密度约 85% 时弃去原培养液，造模完成后，调整细胞密度（每孔 5×10^3 ～ 10×10^4 个细胞），每孔 100 μl 细胞悬液接种于 96 孔板中，空白组加入空白培养液，模型组加入 MCD 培养液，之后给予各待测样品溶液 150 μl（空白组、凋零组给予培养液，给药组给予对应含药培养液），每个样品平行设置 3 个复孔。首先对各组细胞给不同复方木鸡颗粒含药培养液，进行复方木鸡颗粒的药效浓度考察，筛选其 IC_{50} 值；将该浓度作为木鸡颗粒 9 个配伍组的给药浓度，进而开展各配伍组的药效学研究。细胞培养 24 h 后，加入 10% CCK-8 溶液，避光培养 2.5 h 后，在 450 nm 下，测定 OD 值。根据抑制率，评价各组抗肝炎的作用效果。根据木鸡颗粒的给药浓度，测得其 IC_{50} 值，结果见表 8-1-4。

表 8-1-4　复方木鸡颗粒对抗肝炎作用的影响（n=3）

编号	给药浓度（mg/ml）	平均 OD 值（$\bar{x}\pm s$）	抑制率（%）
1	0	1.97±0.27	–
2	10	1.56±0.04	6.43
3	15	0.65±0.28*	40.38
4	20	0.24±0.01*	65.64

注：与空白对照组比较，*$P < 0.05$。

复方木鸡颗粒对肝炎细胞 IC_{50} 值约为 16 mg/ml，设计不同配伍组浓度为 15 mg/ml，其抗肝炎作用见表 8-1-5、图 8-1-2。

表 8-1-5　复方木鸡颗粒不同配伍组抗肝炎作用影响（n=3）

组别	给药浓度（mg/ml）	平均 OD 值（$\bar{x}\pm s$）	抑制率（%）
组 1	15	0.45±0.01	50.38
组 2	15	0.44±0.01	54.38
组 3	15	0.43±0.03	55.37
组 4	15	0.56±0.09	44.64
组 5	15	0.49±0.05	48.32
组 6	15	0.50±0.02	45.65
组 7	15	0.48±0.03	50.67
组 8	15	0.42±0.04	58.53
组 9	15	0.40±0.23	60.35

采用 MCD 培养液建立肝损伤模型，不同配伍组以其相同浓度给药后，均有抑制作用，抑制强弱略有差异；抑制作用最佳的是配伍组 9，构建的 9 个配伍组指纹图谱，其化学轮廓具有相似性，略有差异，侧面体现了给药后对炎症细胞的抑制作用，同时也为后续的抗肝炎谱效关系研究提供实验基础。

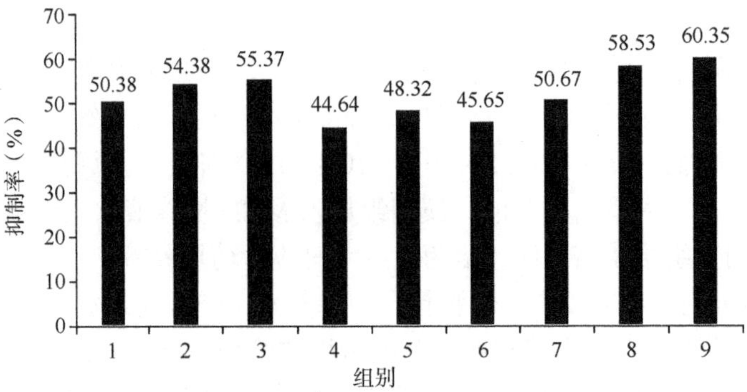

图 8-1-2 各配伍组抗肝炎作用

二、复方木鸡颗粒治疗肝硬化的配伍规律研究

（一）实验材料

1. 仪器与设备

HD2-BCN-1360B 型生物洁净工作台（哈尔滨东联电子技术开发有限公司）；SUNRISE 型酶标仪（瑞士 TECAN 公司）；US AUTOFLOW 型 CO_2 培养箱（德国 NUAIRE 公司）；AE31 型倒置相差显微镜（Motic 公司）。

2. 药材与试剂

复方木鸡颗粒组成单味药材云芝、山豆根、菟丝子、核桃楸皮均由丹东药业集团有限公司提供（通过辽宁中医药大学张建奎教授鉴定，分别为多孔菌科真菌采绒革盖菌 *Coriolus versicolor*（LexFr.）Quel 的干燥子实体；豆科植物越南槐 *Sophora tonkinensis* Gagnep. 的干燥根和根茎；旋花科植物南方菟丝子 *Cuscuta australis* R. Br. 或菟丝子 *Cuscuta chinensis* Lam. 的干燥成熟种子；胡桃科核桃属植物核桃楸的树皮）；甲醇（色谱级，美国 TEDIA 公司）；乙腈（色谱级，美国 TEDIA 公司）；甲酸（质谱级，赛默飞世尔公司）；乙腈（质谱级，德国默克集团）。

3. 主要试剂的配制

DMEM 完全培养液的配制：将 FBS 置于 56℃水浴环境加热灭活 30 min，自然恢复至室温，过 0.22 μm 滤器并分装至经高温高压灭菌处理过的容器中，之后使用移液枪按照 10%（V∶V）的比例精确吸取转移到盛装有 DMEM 的容器内；按照 1%（V∶V）的比例精确吸取青、链霉素混合溶液，转移到盛装上述混有 FBS 的 DMEM 的容器内，混匀，即得。

细胞冻存液的配制：取经过灭活、过滤处理的 FBS，与 DMSO 按照 9∶1（V∶V）的比例混匀，即得。

PBS 的配制按照本实验室细胞培养 SOP 进行。

4. 细胞株

小鼠肝实质细胞（HSC-T6）（赛百慷（上海）生物技术股份有限公司）。

（二）方法与结果

1. 四味中药组合的均匀设计

均匀设计适用于多因素多水平实验的实验设计方法，本实验采用均匀设计可使安排的试验次数大大地减少，可定量分析各因素对实验结果的影响。均匀设计方法，其要求均匀设计中水平数至少为因素数的2倍，复方木鸡颗粒由四味药材组成，分别为云芝提取物、核桃楸皮、山豆根、菟丝子；本实验选用 $U_9(9^6)$ 均匀设计表，涉及4因素、9水平，不考虑交互作用，其均匀设计表，使用表分别如表8-1-6、表8-1-7所示。

表8-1-6　均匀设计表 $U_9(9^6)$

试验号	1	2	3	4	5	6
1	1	2	4	5	7	8
2	2	4	8	1	5	7
3	3	6	3	6	3	6
4	4	8	7	2	1	5
5	5	1	2	7	8	4
6	6	3	6	3	6	3
7	7	5	1	8	4	2
8	8	7	5	4	2	1
9	9	9	9	9	9	9

表8-1-7　均匀设计 $U_9(9^6)$ 使用表

因素数	列号
2	1，3
3	1，3，5
4	1，2，3，5

根据均匀设计方案选用 $U_9(9^6)$ 表，考察4因素分别为云芝、核桃楸皮、山豆根及菟丝子，每个因素分别设计九个水平。参照《中国药典》2015年版中规定的用量范围，则各药材水平见表8-1-8。

表8-1-8　复方木鸡颗粒单味药材配伍水平表

试验号	云芝	核桃楸皮	山豆根	菟丝子
水平1	0	0	0	0
水平2	3.38	1.12	0.75	1.50
水平3	6.75	2.25	1.50	3.00
水平4	10.13	3.38	2.25	4.50
水平5	13.50	4.50	3.00	6.00
水平6	16.87	5.62	3.75	7.50
水平7	20.25	6.75	4.50	9.00
水平8	23.63	7.87	5.25	10.50
水平9	27.00	9.00	6.00	12.00

为了排除量效关系对药效结果的影响，在保持各组药材配比关系不变的条件下，将各组生药量调节至相同。具体配伍水平见表8-1-9。

表 8-1-9　调整后各组药用量

试验号	云芝	核桃楸皮	山豆根	菟丝子	总重
水平 1	0	2.46	4.90	19.64	27.00
水平 2	5.06	5.06	7.88	9.00	27.00
水平 3	10.80	9.00	2.40	4.80	27.00
水平 4	12.15	9.45	5.40	0	27.00
水平 5	14.73	0	0.82	11.45	27.00
水平 6	15.00	2.00	3.33	6.66	27.00
水平 7	18.69	4.15	0	4.15	27.00
水平 8	18.28	5.22	2.32	1.16	27.00
水平 9	13.50	4.50	3.00	6.00	27.00

2. 配伍组药材的制备

取按照均匀设计得到四味药材的九个配伍组合，将各个配伍组的药材混匀，置圆底烧瓶中，10 倍量水回流提取三次，第一次 3 h，第二次 3 h，第三次 4 h，摇匀，合并滤液并挥干，即得浸膏。

3. HSC-T6 细胞培养

从 −80℃冰箱中取出细胞冻存管，迅速置 37℃水浴中，不断振摇，待冻存管内液体完全溶解，1300 r/min 离心 5 min，用酒精棉球擦拭消毒外壁，移入超净台，弃上清，加入培养液，吹打成细胞悬液，接种于培养瓶内，并置 CO_2 培养箱（37℃，5% CO_2）中培养，次日或隔日换液；细胞为贴壁生长细胞，隔日换液，细胞长至 90% 以上进行传代培养，严格按照无菌操作。

4. 细胞分组及给药

将 HSC-T6 细胞接种于含体积分数为 10% 胎牛血清的 DMEM 高糖培养基中，置 37℃、5% CO_2 饱和湿度的条件下常规培养。2 天换液，依据细胞生长密度进行传代一次，取对数生长期、生长状态良好的细胞 1 瓶，经 PBS 清洗两次，用 0.25% 胰蛋白酶消化，待细胞变小变圆用含 10% 胎牛血清的 DMEM 培养液冲洗吹打细胞，制成单细胞悬液。细胞计数板上计数，合理稀释细胞悬液密度，并接种于 96 孔培养板，每孔 100 μl（除空白调零孔外，接种密度为每孔 8000 左右细胞），继续培养至细胞贴壁完全。设调零组：只加培养液。空白对照组：只加 HSC-T6 细胞。弃去每孔原培养液，每孔给药 150 μl，空白对照孔、调零孔补加 150 μl 含 10% 胎牛血清的 DMEM 培养基，每组分别设 5 个复孔。继续培养箱培养 24 h 后，吸弃药液，加入 10% CCK-8 溶液，避光培养 2.5 h 后，计算复方木鸡颗粒给药后细胞增殖活性，结果如表 8-1-10 所示。

表 8-1-10　复方木鸡颗粒对 HSC-T6 细胞抑制作用考察

编号	给药浓度（mg/ml）	平均 OD 值（$\bar{x} \pm s$）	抑制率（%）
1	0	0.91±0.03	–
2	15	0.74±0.02*	23.36
3	20	0.58±0.02*	44.72
4	30	0.45±0.04*	62.40

注：与空白对照组比较，*$P < 0.05$。

5. 不同配伍组 HSC-T6 细胞给药

根据复方木鸡颗粒给药后，细胞的增殖抑制情况，以木鸡颗粒的 IC_{50} 值作为不同配伍组的给药浓度，对 HSC-T6 细胞进行分组给药。取处于对数生长期、生长状态良好的细胞，经 PBS 清洗两次，用 0.25% 胰蛋白酶消化，待细胞趋于变圆用含 10% 胎牛血清的 DMEM 培养液冲洗吹打细胞，制成细胞悬液。并用细胞计数板计数，合理稀释细胞悬液密度，并接种于 96 孔培养板，设调零组：只加培养液；空白对照组：只加 HSC-T6 细胞；以及给药孔。每孔 100 μl（除空白调零孔外，接种密度为每孔 8000 左右细胞），继续培养至细胞贴壁完全。弃去每孔原培养液；分组给药，每孔给药 150 μl，空白对照孔、调零孔补加 150 μl 含 10% 胎牛血清的 DMEM 培养基，每组分别设 5 个复孔。继续培养箱培养 24 h 后，吸弃药液，加入 100 μl 10% CCK-8 溶液，避光培养 2.5 h 后，用酶标仪在 450 nm 波长下，测定 OD，不同浓度复方木鸡颗粒对肝硬化细胞的抑制作用结果见表 8-1-11、图 8-1-3。

表 8-1-11　不同配伍组对 HSC-T6 细胞抑制作用的考察

组别	给药浓度（mg/ml）	平均 OD 值（$\bar{x} \pm s$）	抑制率（%）
组 1	24	0.50±0.02	71.66
组 2	24	0.60±0.01	62.92
组 3	24	0.62±0.02	60.87
组 4	24	0.66±0.02	57.45
组 5	24	0.62±0.06	60.92
组 6	24	0.69±0.02	54.91
组 7	24	0.64±0.02	59.30
组 8	24	0.81±0.01	44.57
组 9	24	0.56±0.01	60.35

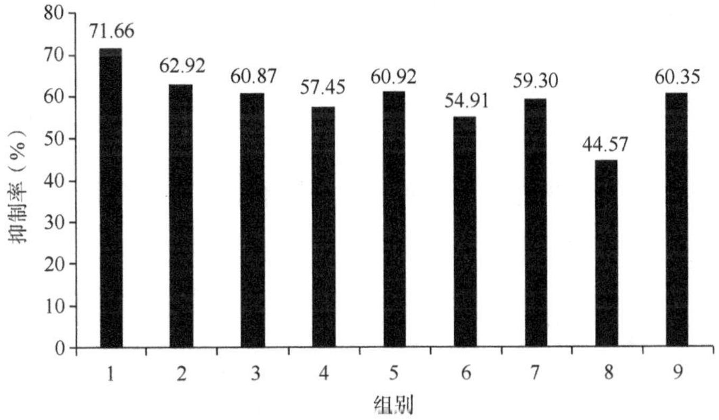

图 8-1-3　各配伍组抗肝硬化作用效果

不同配伍组给 HSC-T6 细胞相同浓度药液后，对 HSC-T6 细胞均有抑制作用，抑制强弱略有差异，本组中配伍组 1 的抑制作用较强，构建的 9 个配伍组指纹图谱，化学轮廓具有相似性，也具有差异性，体现了给药后对 HSC-T6 细胞的抑制作用，同时也为后续的抗肝硬化谱效关系的研究提供实验基础。

三、复方木鸡颗粒治疗肝癌的配伍规律研究

（一）实验材料

1. 仪器与设备

HD2-BCN-1360B 型生物洁净工作台（哈尔滨东联电子技术开发有限公司）；SUNRISE 型酶标仪（瑞士 TECAN 公司）；HD2-BCN-1360B 型 CO_2 培养箱（德国 NUAIRE 公司）；AE31 型倒置相差显微镜（Motic 公司）。

2. 药材与试剂

复方木鸡颗粒组成单味药材云芝、山豆根、菟丝子、核桃楸皮均由丹东药业集团有限公司提供（通过辽宁中医药大学张建奎教授鉴定，分别为多孔菌科真菌采绒革盖菌 *Coriolus versicolor*（LexFr.）Quel 的干燥子实体；豆科植物越南槐 *Sophora tonkinensis* Gagnep. 的干燥根和根茎；旋花科植物南方菟丝子 *Cuscuta australis* R. Br. 或菟丝子 *Cuscuta chinensis* Lam. 的干燥成熟种子；胡桃科核桃属植物核桃楸的树皮）；磺胺异噁唑对照品（中国药品生物鉴定所，批号：018-8905）。

胎牛血清（北京全式金生物技术有限公司）；DMEM 高糖培养基（美国 GIBCO 公司）；二甲基亚砜（Sigma 公司）；胰蛋白酶（美国 GIBCO 公司）；细胞增殖及毒性检测试剂盒（CCK-8）（大连美仑生物技术有限公司）；娃哈哈纯净水（杭州娃哈哈集团有限公司）；青链霉素混合溶液（美国 Hyclone 公司）。

3. 主要试剂的配制

DMEM 完全培养液的配制：将 FBS 置于 56℃水浴环境加热灭活 30 min，自然恢复至室温，过 0.22 μm 滤器并分装至经高温高压灭菌处理过的容器中，之后使用移液枪按照 10%（V∶V）的比例精确吸取转移到盛装有 DMEM 的容器内；按照 1%（V∶V）的比例精确吸取青链霉素混合溶液，转移到盛装上述混有 FBS 的 DMEM 的容器内，混匀，即得。

细胞冻存液的配制：取经过灭活、过滤处理的 FBS，与 DMSO 按照 9∶1（V∶V）的比例混匀，即得。

PBS 的配制按照本实验室细胞培养 SOP 进行。

4. 细胞株

人肝癌细胞（HepG2）（赛百慷（上海）生物技术股份有限公司）。

（二）方法与结果

1. 四味中药组合的均匀设计

根据均匀设计方案选用 U_9（9^6）表，考察因素分别为云芝、核桃楸皮、山豆根及菟丝子，每个因素分别设计九个水平。参照《中国药典》2015 年版中规定的用量范围，则各药材水平表及各药材配伍组的具体比例关系见表 8-1-12、表 8-1-13。

表 8-1-12　各药材水平表（g）

试验号	云芝	核桃楸皮	山豆根	菟丝子
水平 1	0	0	0	0
水平 2	3.375	1.125	0.750	1.500

续表

试验号	云芝	核桃楸皮	山豆根	菟丝子
水平 3	6.750	2.250	1.500	3.000
水平 4	10.125	3.375	2.250	4.500
水平 5	13.500	4.500	3.000	6.000
水平 6	16.875	5.625	3.750	7.500
水平 7	20.250	6.750	4.500	9.000
水平 8	23.625	7.875	5.250	10.500
水平 9	27.000	9.000	6.000	12.000

表 8-1-13　各配伍组的具体比例关系表（g）

试验号	云芝	核桃楸皮	山豆根	菟丝子
水平 1	0	1.125	2.250	9.000
水平 2	3.375	3.375	5.250	6.000
水平 3	6.750	5.625	1.500	3.000
水平 4	10.125	7.875	4.500	0
水平 5	13.500	0	0.750	10.500
水平 6	16.875	2.250	3.750	7.500
水平 7	20.250	4.500	0	4.500
水平 8	23.625	6.750	3.000	1.500
水平 9	27.000	9.000	6.000	12.000

为了排除量效关系对药效结果的影响，在保持各组药材配比关系不变的条件下，将各组生药量调节至相同（13.5 g+4.5 g+3.0 g+6.0 g=27.0 g），调整后各配伍组药量见表 8-1-14。

表 8-1-14　调整后各配伍组药量表（g）

试验号	云芝	核桃楸皮	山豆根	菟丝子	总重
水平 1	0	2.46	4.90	19.64	27.00
水平 2	5.06	5.06	7.88	9.00	27.00
水平 3	10.80	9.00	2.40	4.80	27.00
水平 4	12.15	9.45	5.40	0	27.00
水平 5	14.73	0	0.82	11.45	27.00
水平 6	15.00	2.00	3.33	6.66	27.00
水平 7	18.69	4.15	0	4.15	27.00
水平 8	18.28	5.22	2.32	1.16	27.00
水平 9	13.50	4.50	3.00	6.00	27.00

2. 配伍组药材的制备

取按照均匀设计得到四味药材的九个配伍组合，将各个配伍组的药材混匀，置圆底烧瓶中，10倍量水回流提取三次，第一次3 h，第二次3 h，第三次4 h，摇匀，合并滤液并挥干，即得浸膏。

含药培养基的制备：取复方木鸡颗粒浸膏适量，加MCD培养液，制成浓度适宜的含药培养液，经0.22 μm微孔滤膜滤过，即得。

3. HepG2细胞培养

含药培养基的制备：取复方木鸡颗粒浸膏适量，加MCD培养液，制成浓度适宜的含药培养液，经0.22 μm微孔滤膜滤过，即得。

4. 细胞分组及给药

取培养2～3天、处于对数生长期、生长状态良好的人肝癌HepG2细胞，将HSC-T6细胞接种于含体积分数为10%胎牛血清的DMEM高糖培养基中，置37℃、5% CO_2饱和湿度的条件下常规培养。2天换液，依据细胞生长密度进行传代一次，取对数生长期、生长状态良好的细胞，经PBS清洗两次，用0.25%胰蛋白酶消化，待细胞变小变圆用含10%胎牛血清的DMEM培养液冲洗吹打细胞，制成单细胞悬液。细胞计数板上计数，合理稀释细胞悬液密度，并接种于96孔培养板，每孔100 μl（除空白调零孔外，接种密度约为每孔8000细胞），继续培养至细胞贴壁完全。设调零组：只加培养液。空白对照组：只加HSC-T6细胞。弃去每孔原培养液，每孔给药150 μl，空白对照孔、调零孔补加150 μl含10%胎牛血清的DMEM培养基，每组分别设5个复孔。继续培养箱培养24 h后，吸弃药液，加入10% CCK-8溶液，避光培养2.5 h后，计算复方木鸡颗粒给药后细胞增殖活性。不同浓度复方木鸡颗粒对肝癌细胞的抑制作用结果见表8-1-15、表8-1-16。

表8-1-15　复方木鸡颗粒对HSC-T6细胞抑制作用考察

编号	给药浓度（mg/ml）	平均OD值（$\bar{x}\pm s$）	抑制率（%）
1	0	0.91±0.03	–
2	15	0.74±0.02*	23.36
3	20	0.58±0.02*	44.72
4	30	0.45±0.04*	62.40

注：与空白对照组比较，*$P<0.05$。

表8-1-16　复方木鸡颗粒对人肝癌HepG2细胞抑制作用考察（n=3）

编号	给药浓度（mg/ml）	平均OD值（$\bar{x}\pm s$）	抑制率（%）
1	0	1.34±0.04	–
2	16	0.89±0.05*	39.58
3	24	0.74±0.04*	52.59
4	32	0.60±0.01*	64.64

注：与空白对照组比较，*$P<0.05$。

5. 不同配伍组HepG2细胞给药

分组及给药同本节“4.”项下方法。不同配伍组对HepG2细胞抑制作用的考察结果见表8-1-17、图8-1-4。

表 8-1-17　不同配伍组对人肝癌 HepG2 细胞抑制作用考察（n=3）

组别	给药浓度（mg/ml）	平均 OD 值（$\bar{x}\pm s$）	抑制率（%）
组 1	20	0.59±0.01	65.22
组 2	20	0.65±0.03	60.45
组 3	20	0.75±0.02	51.78
组 4	20	0.73±0.05	53.58
组 5	20	0.60±0.02	64.49
组 6	20	0.77±0.07	49.88
组 7	20	0.73±0.03	53.11
组 8	20	0.82±0.03	45.40
组 9	20	0.62±0.02	62.75

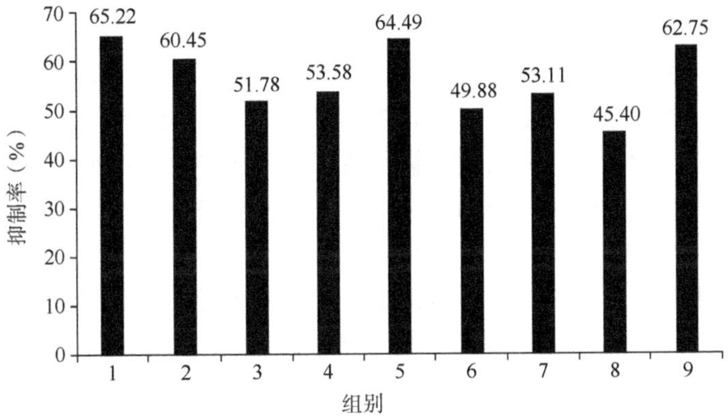

图 8-1-4　各配伍组抗肝癌作用

不同配伍组给 HepG2 细胞相同浓度药液后，对 HepG2 细胞均有抑制作用，抑制强弱略有差异，其中配伍组 1、2、5、9 的药效较好。构建的 9 个配伍组指纹图谱，其化学轮廓具有相似性，但各组含量略有差异，体现了给药后对 HepG2 细胞的抑制作用，同时也为后续的抗肝癌谱效关系研究提供实验基础。

中药复方通过多种单味药的合理配伍可以达到单味药无法取得的效果，本章采用均匀设计的方法，为排除量效的影响，使各配伍组总药量保持一致的前提下，将四味中药进行缺失配伍设计，得到复方木鸡颗粒的 9 个配伍组。采用高效液相色谱法，构建了九个配伍组的指纹图谱，同时采用全时段多波长指纹图谱融合的技术，应用 Matlab 软件编程，将 230 nm 和 283 nm 两个波长下的色谱信息进行融合，得到一张可以同时反映两个波长信息的色谱图和一组数据文件，为进一步"谱效关系"的研究提供"谱"的数据基础。

同时还开展了各配伍组的体外抗肝炎、肝硬化及肝癌的药效研究，并得到各配伍组对肝炎、肝硬化及肝癌的药效数据，为复方木鸡颗粒的"谱效关系"的研究提供"效"的数据。

第二节 复方木鸡颗粒治疗肝癌“量-效”模型的建立及“量-效”关系分析

一、基于灰色关联度的肝癌生化指标优选研究

（一）实验材料

1. 药材与试剂

复方木鸡颗粒（丹东药业集团有限公司，批号：0150303）；环磷酰胺（上海源叶生物科技有限公司）；DEN（上海梯希爱（TCI）化成工业发展有限公司，批号：22VGQ）。AST 试剂盒（上海朗顿生物科技有限公司，批号：20160817SE）；ALT 试剂盒（上海朗顿生物科技有限公司，批号：20160822VR）；AFP 试剂盒（上海朗顿生物科技有限公司，批号：20160828FS）；TBA 试剂盒（上海朗顿生物科技有限公司，批号：20161216MR）；GGT 试剂盒（上海朗顿生物科技有限公司，批号：20161229TV）；ALB 试剂盒（长春汇力生物技术有限公司，批号：2016013）；IL-2 试剂盒（上海朗顿生物科技有限公司，批号：20170522CE）；IL-6 试剂盒（上海朗顿生物科技有限公司，批号：20161226LD）；VEGF（上海朗顿生物科技有限公司，批号：20161220BT）。

2. 主要仪器

微量移液器（法国吉尔森公司）；HC-2517 型高速离心机（科大创新股份有限公司）；Milli-Q 超纯水处理装置（美国密里博公司）；Spectra Max Plus 384 酶标仪（美国 Molecular Devices 公司）。

3. 实验动物

清洁级 SD 大鼠，体重 200 g±20 g，雄性，由辽宁本溪长生生物技术有限公司提供，许可证号为 SCXK（辽）2015-0001。饲养于 25℃ ±2℃，相对湿度为 40% ～ 70% 的环境中，颗粒饲料喂养，自由饮水，适应性饲养一周后用于实验。

（二）方法与结果

1. 分组给药及造模方法

按完全随机设计法将 96 只 SD 大鼠分成 8 组，每组 12 只。分为空白组、模型组、复方木鸡颗粒 C1 组、复方木鸡颗粒 C2 组、复方木鸡颗粒 C3 组、复方木鸡颗粒 C4 组和复方木鸡颗粒 C5 组。除空白组外，其余各组以 70 mg/kg 的剂量给予大鼠 1% DEN 溶液，每周灌服 1 次，连续 13 周，建立大鼠肝癌模型。从造模第 8 周起，复方木鸡颗粒组大鼠按表 8-2-1 给药剂量连续灌服，并按体重调整给药量，每天给药 1 次，连续给药 10 周。空白对照组、模型组给予等体积的蒸馏水。每周称量体重。末次给药后，大鼠禁食不禁水，24 h 后摘眼球取血，将血液样本放于 4℃静置 30 min 后，3000 r/min 离心 15 min 分离血清，按照 ELISA 试剂盒方法测定血清中 AST、ALT、AFP、TBA、GGT、ALB、IL-2、IL-6、IL-12 和 VEGF 的含量。剖取大鼠肝组织用 10% 甲醛固定液固定，留作组织病理学观察。

表 8-2-1　各组给药剂量表

组别	大鼠日给药剂量（g/kg）	大鼠给药体积（ml/d）
空白组	—	2
模型组	—	2
复方木鸡颗粒 C1 组	0.04	2
复方木鸡颗粒 C2 组	0.12	2
复方木鸡颗粒 C3 组	0.36	2
复方木鸡颗粒 C4 组	1.08	2
复方木鸡颗粒 C5 组	3.24	2

2. 肝脏病理学观察结果（图 8-2-1）

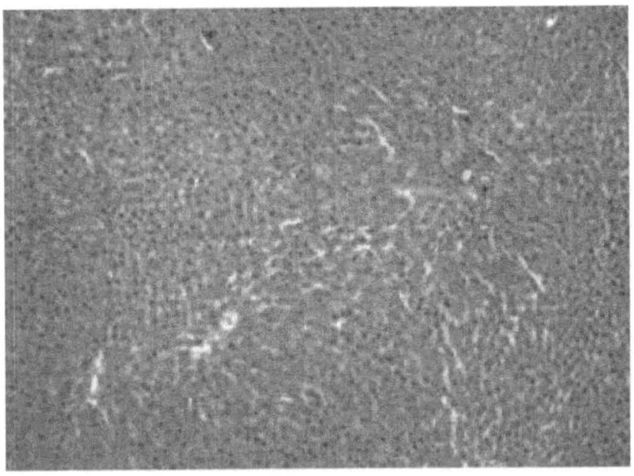

空白组（100×）

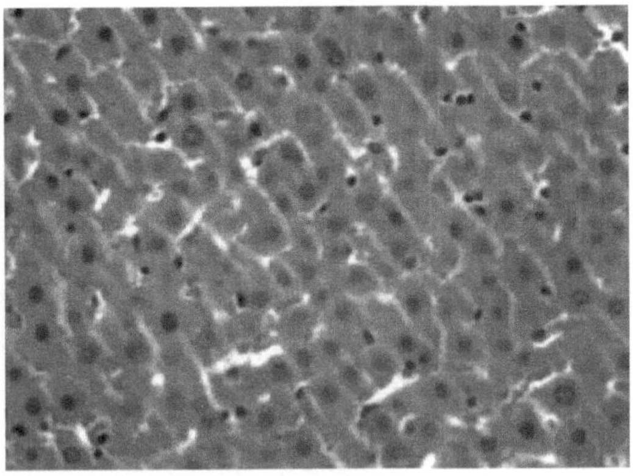

空白组（400×）

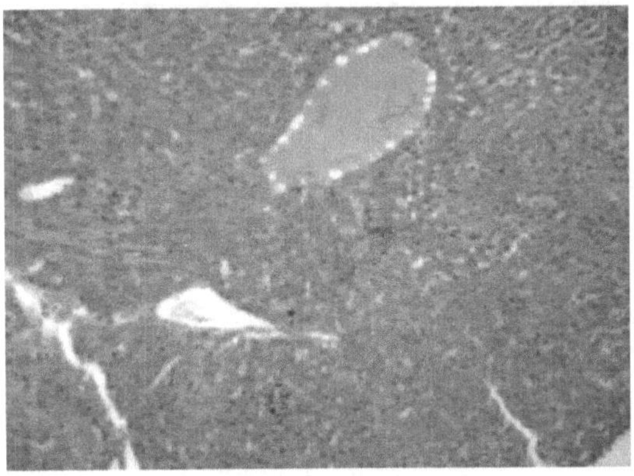

模型组（100×）

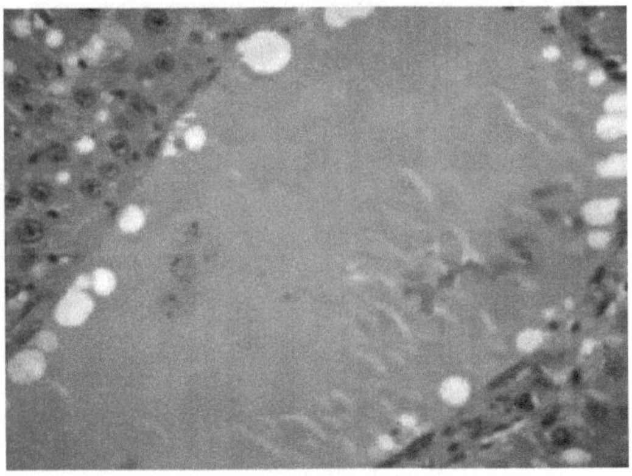

模型组（400×）

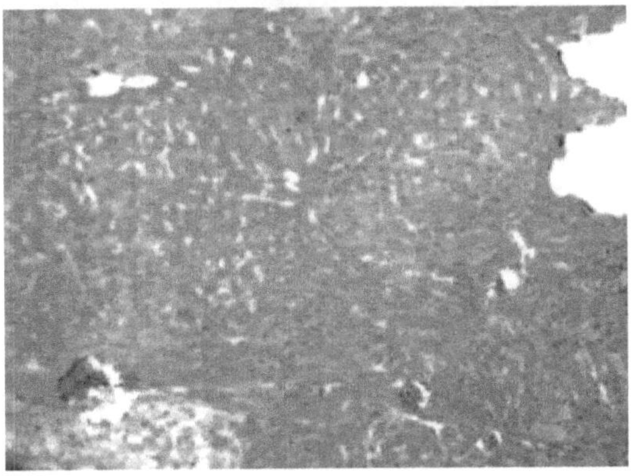

复方木鸡颗粒 C1 组（100×）

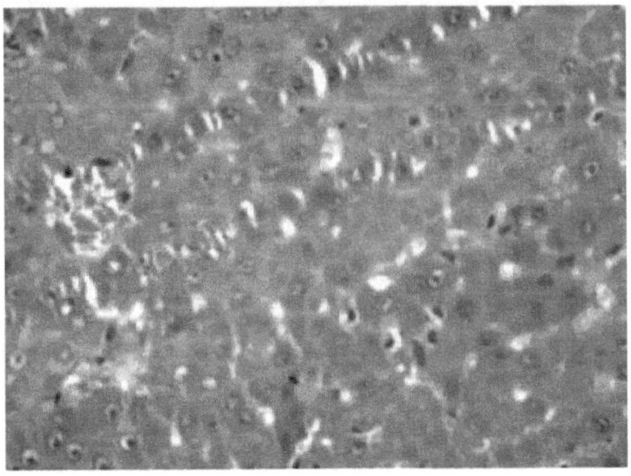

复方木鸡颗粒 C1 组（400×）

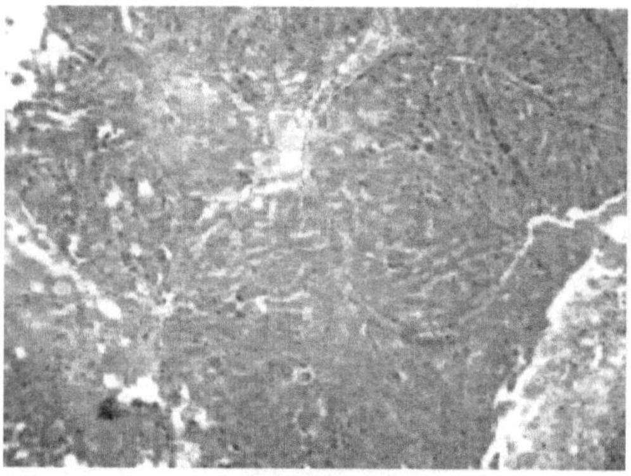

复方木鸡颗粒 C2 组（100×）

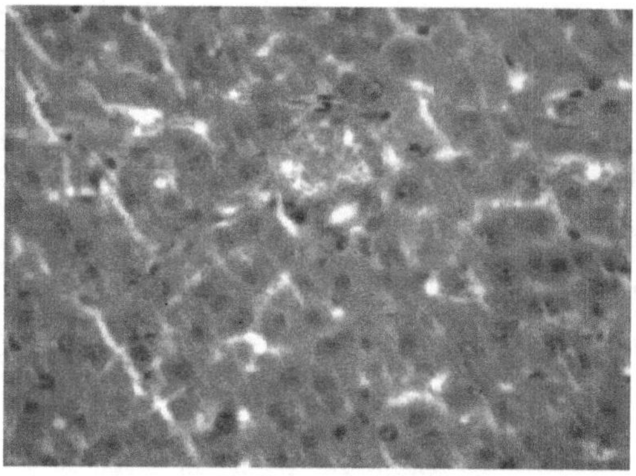

复方木鸡颗粒 C2 组（400×）

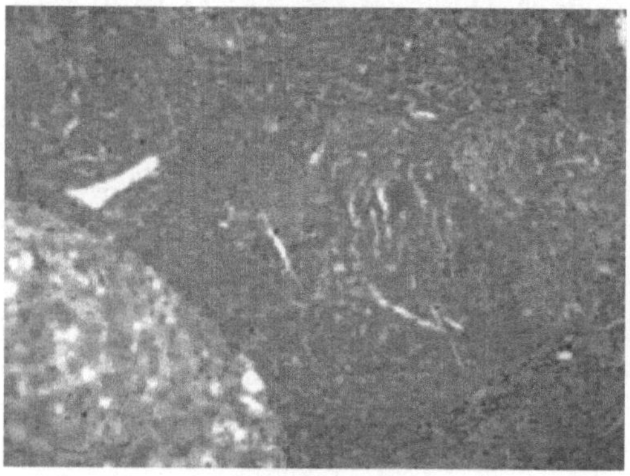

复方木鸡颗粒 C3 组（100×）

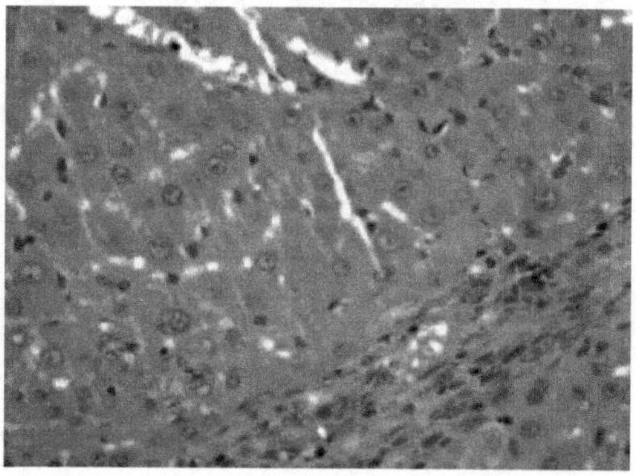

复方木鸡颗粒 C3 组（400×）

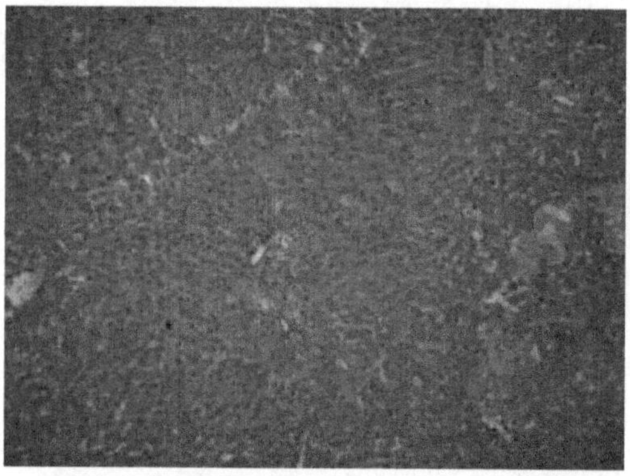

复方木鸡颗粒 C4 组（100×）

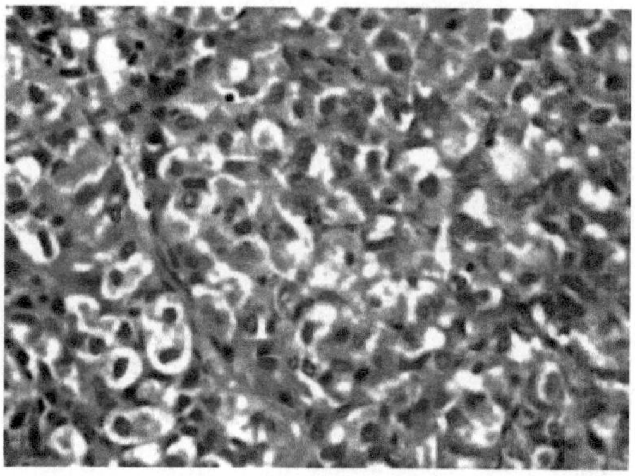

复方木鸡颗粒 C4 组（400×）

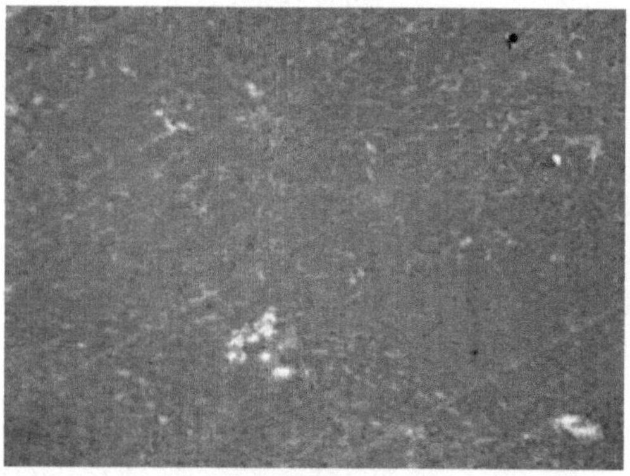

复方木鸡颗粒 C5 组（100×）

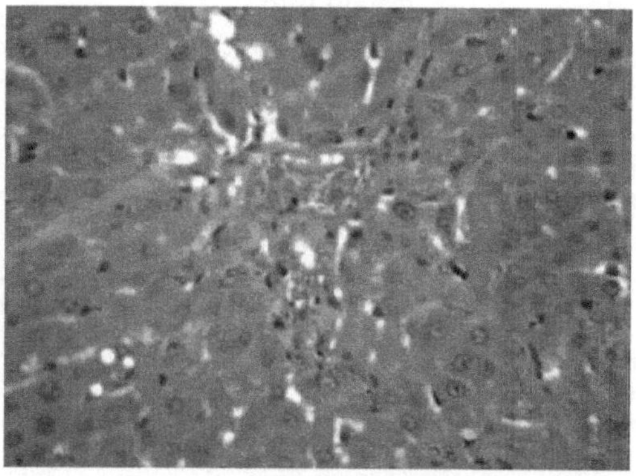

复方木鸡颗粒 C5 组（400×）

图 8-2-1 各组肝癌大鼠肝组织病理切片图（HE 染色）

如图 8-2-1 所示，光学显微镜下观察肝组织细胞，空白组（0 分）：肝细胞大小基本一致，核大而圆，胞质均匀，肝索从中央静脉呈放射状排列，肝窦正常，肝细胞界面清晰，肝小叶结构十分完整，无炎症细胞浸润。模型组（30 分）：肝细胞出现异性的现象，细胞核由圆形变成卵圆形，不典型增生明显，胆管排列紊乱，癌细胞排列成条索状或团块状，部分癌结节可见出血坏死及炎症细胞浸润，无中央静脉。

复方木鸡颗粒 C1 组（22 分）：部分肝细胞出现异性的现象，胆管扩张，增生明显，炎症细胞浸润，与复方木鸡颗粒其余剂量组存在差距。复方木鸡颗粒 C2（14 分）、C5 组（14 分）：部分肝细胞出现异性，大小不一，少量炎症细胞存在，部分细胞核出现分裂，肝小叶分界不明显。复方木鸡颗粒 C4 组（10 分）：大鼠正常状态细胞较多，肝索从中央静脉呈放射状排列，肝板排列整齐，偶见癌变细胞，复方木鸡颗粒 C3 组（12 分）较复方木鸡颗粒 C4 组癌变区域增多。

3. 血清肝功能指标检测结果

采用 ELISA 法测定各组大鼠血清中 AST、ALT、AFP、TBA、GGT、ALB、IL-2、IL-6、IL-12、VEGF 的含量，严格按照试剂盒说明书进行测定，结果见表 8-2-2、表 8-2-3。

表 8-2-2　血清肝功能指标含量及临床病理切片评分结果（$\bar{x} \pm s$）

组别	AST（U/L）	ALT（U/L）	AFP（ng/ml）	TBA（nmol/ml）	GGT（ng/ml）	ALB（mg/ml）
空白组	137.29±8.09**	46.27±3.01**	2.32±0.04**	16.31±0.42**	12.06±1.62**	42.71±2.83**
模型组	267.33±9.77	96.12±1.44	3.52±0.33	21.46±0.60	18.39±0.66	26.08±4.60
复方木鸡颗粒 C1 组	236.22±6.80**	79.37±3.39**	3.04±0.22*	19.73±1.09	15.44±0.46*	33.33±3.02**
复方木鸡颗粒 C2 组	222.57±2.76**	71.69±3.23**	2.81±0.10**	17.44±1.41*	15.35±1.38**	34.28±0.82**
复方木鸡颗粒 C3 组	178.28±7.83**	69.17±2.32**	2.62±0.16**	16.66±0.99**	14.31±1.13**	34.92±1.98**
复方木鸡颗粒 C4 组	159.14±5.66**	63.40±3.94**	2.48±0.08**	16.55±1.87**	14.12±1.66**	38.42±1.93**
复方木鸡颗粒 C5 组	180.61±9.70**	67.87±1.25**	2.59±0.02**	17.12±2.43**	14.58±2.10**	33.53±2.12**

注：与模型组比较，有显著差异（$^*P<0.05$，$^{**}P<0.01$）。

表 8-2-3　血清肝功能指标含量及临床病理切片评分结果（$\bar{x} \pm s$）

组别	IL-2（ng/L）	IL-6（ng/L）	IL-12（ng/L）	VEGF（ng/ml）	评分
空白组	402.36±10.23**	15.93±3.48**	167.71±8.81**	474.50±65.14**	0±0**
模型组	174.91±8.89	28.26±0.95	237.24±1.26	677.67±37.07	30±0
复方木鸡颗粒 C1 组	191.72±7.08	25.06±3.77	215.17±9.54**	586.50±7.78*	22±0.58*
复方木鸡颗粒 C2 组	232.05±21.27**	21.47±0.26**	194.09±8.53**	552.75±37.83**	14±0.58**
复方木鸡颗粒 C3 组	291.28±8.02**	22.27±3.37*	182.08±6.24**	544.00±29.70**	12±1**
复方木鸡颗粒 C4 组	350.13±17.03**	20.19±2.16**	180.41±6.95**	533.67±28.59**	10±0.58**
复方木鸡颗粒 C5 组	274.70±16.25**	21.85±1.56**	196.60±7.80**	532.25±36.63**	14±0.58**

注：与模型组比较，有显著差异（$^*P<0.05$，$^{**}P<0.01$）。

4. 灰色关联分析

应用灰色系统理论建模软件（GTMS3.0）将血清中 10 个肝功能生化指标含量与临床病理切片评分进行灰色相对关联度分析，并按关联系数排列，根据公式计算权重系数，结果见表 8-2-4。

表 8-2-4 灰色关联系数及权重系数计算结果

肝功能生化指标	单位	灰色关联系数	权重系数	肝功能生化指标	单位	灰色关联系数	权重系数
TBA	nmol/ml	0.7143	0.0917	AFP	ng/ml	0.7533	0.0967
IL-12	ng/L	0.7173	0.0921	AST	U/L	0.7902	0.1014
VEGF	ng/ml	0.7213	0.0926	ALT	U/L	0.7920	0.1017
GGT	ng/ml	0.7304	0.0938	ALB	mg/ml	0.8485	0.1089
IL-6	ng/L	0.7495	0.0962	IL-2	ng/L	0.9724	0.1248

血清肝功能指标结果表明，复方木鸡颗粒在 C1 ～ C4 剂量范围内，随着剂量的增加，抗肝癌药效越显著。复方木鸡颗粒 C4 组大鼠血清中各相关指标含量与复方木鸡颗粒其余剂量组相比，更为接近空白组，经折算等于临床指导用量，提示复方木鸡颗粒治疗肝纤维化、肝炎可相应减少用量，以便达到最佳治疗效果。

采用 DEN 诱导大鼠肝癌模型，给予不同剂量复方木鸡颗粒进行治疗，得到临床病理切片评分，选取 AFP 等 10 个肝功能生化指标，将肝功能生化指标与病例切片评分进行灰色关联分析，计算权重系数。肝功能生化指标的权重系数越接近 1，说明该肝功能生化指标的模型曲线与临床病理切片评分模型曲线越贴近。根据血清中 10 个肝功能生化指标含量与临床病理切片评分灰色关联系数及权重系数，肝功能指标与临床病理切片评分相关性排序为 IL-2 ＞ ALB ＞ ALT ＞ AST ＞ AFP ＞ IL-6 ＞ GGT ＞ VEGF ＞ IL-12 ＞ TBA，表明根据 IL-2、ALB、ALT、AST、AFP、IL-6 顺序进行优先检测，可提高肝癌的阳性诊断率。

二、复方木鸡颗粒量效关系模型的建立及验证

（一）实验材料

1. 仪器与设备

微量移液器（法国吉尔森公司）；HC-2517 型高速离心机（科大创新股份有限公司）；Milli-Q 超纯水处理装置（美国密里博公司）；Spectra Max Plus 384 酶标仪（美国 Molecular Devices 公司）。

2. 药材与试剂

复方木鸡颗粒（丹东药业集团有限公司，批号：0150303）；环磷酰胺（上海源叶生物科技有限公司）；DEN（上海梯希爱（TCI）化成工业发展有限公司，批号：22VGQ）。AST 试剂盒（上海朗顿生物科技有限公司，批号：20160817SE）；ALT 试剂盒（上海朗顿生物科技有限公司，批号：20160822VR）；AFP 试剂盒（上海朗顿生物科技有限公司，批号：20160828FS）；TBA 试剂盒（上海朗顿生物科技有限公司，批号：20161216MR）；GGT 试剂盒（上海朗顿生物科技有限公司，批号：20161229TV）；ALB 试剂盒（长春汇力生物技术有限公司，批号：2016013）；IL-2 试剂盒（上海朗顿生物科技有限公司，批号：20170522CE）；IL-6 试剂盒（上海朗顿生物科技有限公司，批号：20161226LD）；VEGF（上海朗顿生物科技有限公司，批号：20161220BT）。

3. 实验动物

清洁级 SD 大鼠，体重 200 g±20 g，雄性，由辽宁本溪长生生物技术有限公司提供，许

可证号为 SCXK（辽）2015-0001。饲养于 25℃ ±2℃，相对湿度为 40% ～ 70% 的环境中，颗粒饲料喂养，自由饮水，适应性饲养一周后用于实验。

（二）方法与结果

1. 血清肝功能指标检测结果

采用 ELISA 法测定各组大鼠血清中 AST、ALT、AFP、TBA、GGT、ALB、IL-2、IL-6、IL-12、VEGF 的含量，严格按照试剂盒说明书进行测定，结果见表 8-2-5、表 8-2-6。

表 8-2-5　血清肝功能指标含量及临床病理切片评分结果（$\bar{x} \pm s$）

组别	AST（U/L）	ALT（U/L）	AFP（ng/ml）	TBA（nmol/ml）	GGT（ng/ml）	ALB（mg/ml）
空白组	137.29±8.09**	46.27±3.01**	2.32±0.04**	16.31±0.42**	12.06±1.62**	42.71±2.83**
模型组	267.33±9.77	96.12±1.44	3.52±0.33	21.46±0.60	18.39±0.66	26.08±4.60
复方木鸡颗粒 C1 组	236.22±6.80**	79.37±3.39**	3.04±0.22*	19.73±1.09	15.4±0.46*	33.33±3.02**
复方木鸡颗粒 C2 组	222.57±2.76**	71.69±3.23**	2.81±0.10**	17.44±1.41*	15.35±1.38**	34.28±0.82**
复方木鸡颗粒 C3 组	178.28±7.83**	69.17±2.32**	2.62±0.16**	16.66±0.99**	14.31±1.13**	34.92±1.98**
复方木鸡颗粒 C4 组	159.14±5.66**	63.40±3.94**	2.48±0.08**	16.55±1.87**	14.12±1.66**	38.42±1.93**
复方木鸡颗粒 C5 组	180.61±9.70**	67.87±1.25**	2.59±0.02**	17.12±2.43**	14.58±2.10**	33.53±2.12**

注：与模型组比较，有显著差异（*P < 0.05，**P < 0.01）。

表 8-2-6　血清肝功能指标含量及临床病理切片评分结果（$\bar{x} \pm s$）

组别	IL-2（ng/L）	IL-6（ng/L）	IL-12（ng/L）	VEGF（ng/ml）	评分
空白组	402.36±10.23**	15.93±3.48**	167.71±8.81**	474.50±65.14**	0±0**
模型组	174.91±8.89	28.26±0.95	237.24±1.26	677.67±37.07	30±0
复方木鸡颗粒 C1 组	191.72±7.08	25.06±3.77	215.17±9.54**	586.50±7.78*	22±0.58*
复方木鸡颗粒 C2 组	232.05±21.27**	21.47±0.26**	194.09±8.53**	552.75±37.83**	14±0.58**
复方木鸡颗粒 C3 组	291.28±8.02**	22.27±3.37*	182.08±6.24**	544.00±29.70**	12±1.00**
复方木鸡颗粒 C4 组	350.13±17.03**	20.19±2.16**	180.41±6.95**	533.67±28.59**	10±0.58**
复方木鸡颗粒 C5 组	274.70±16.25**	21.85±1.56**	196.60±7.80**	532.25±36.63**	14±0.58**

注：与模型组比较，有显著差异（*P < 0.05，**P < 0.01）。

2. 血清肝功能指标检测结果归一化处理

将各组数据根据归一化公式［$\bar{x}$ =（X– 平均值）/ 标准差］，进行数据归一化处理，结果见表 8-2-7、表 8-2-8。

表 8-2-7　血清肝功能指标含量及病理切片评分归一化结果

组别	AST（U/L）	ALT（U/L）	AFP（ng/ml）	TBA（nmol/ml）	GGT（ng/ml）	ALB（mg/ml）
空白组	0.1045	–0.4386	–0.7008	–0.6173	–0.6427	–0.4598
模型组	0.6159	–0.2372	–0.6986	–0.6092	–0.6245	–0.5862
复方木鸡颗粒 C1 组	0.6078	–0.2878	–0.7237	–0.6284	–0.6529	–0.5507

续表

组别	AST（U/L）	ALT（U/L）	AFP（ng/ml）	TBA（nmol/ml）	GGT（ng/ml）	ALB（mg/ml）
复方木鸡颗粒 C2 组	0.5798	–0.3197	–0.7304	–0.6431	–0.6556	–0.5427
复方木鸡颗粒 C3 组	0.3208	–0.3280	–0.7237	–0.6402	–0.6542	–0.5316
复方木鸡颗粒 C4 组	0.1911	–0.3649	–0.7187	–0.6370	–0.6511	–0.5100
复方木鸡颗粒 C5 组	0.3492	–0.3371	–0.7345	–0.6460	–0.6615	–0.5461

表 8-2-8　血清肝功能指标含量及病理切片评分归一化结果

组别	IL-2（ng/L）	IL-6（ng/L）	IL-12（ng/L）	VEGF（ng/ml）	评分
空白组	1.6862	–0.6196	0.2861	2.1167	–0.7147
模型组	0.1554	–0.5753	0.4660	2.6605	–0.5667
复方木鸡颗粒 C1 组	0.3537	–0.5979	0.4876	2.6078	–0.6154
复方木鸡颗粒 C2 组	0.6363	–0.6191	0.4100	2.5482	–0.6636
复方木鸡颗粒 C3 组	0.9927	–0.6069	0.3434	2.4955	–0.6679
复方木鸡颗粒 C4 组	1.3003	–0.6158	0.3147	2.3663	–0.6750
复方木鸡颗粒 C5 组	0.9220	–0.6172	0.4465	2.4898	–0.6650

3. 拟合曲线的构建

以复方木鸡颗粒 C1、C3、C5 剂量组与血清中 AST、ALT、AFP、TBA、GGT、ALB、IL-2、IL-6、IL-12、VEGF 含量构建模型，模型如表 8-2-9 所示，拟合曲线如图 8-2-2 所示。

表 8-2-9　复方木鸡颗粒 C1、C3、C5 剂量组血清肝功能指标及病理切片评分预测模型

肝功能生化指标	单位	模型	对称轴
AST	U/L	$y=0.2833x^2-1.01x+0.6477$	1.7826
ALT	U/L	$y=0.0382x^2-0.1407x-0.2823$	1.8416
AFP	ng/ml	$y=-0.0011x^2+0.0004x-0.7237$	0.1818
TBA	nmol/ml	$y=0.0109x^2-0.0414x-0.6267$	1.8991
GGT	ng/ml	$y=0.0005x^2-0.0043x-0.6527$	4.3000
ALB	mg/ml	$y=-0.0202x^2+0.0677x-0.5534$	1.6757
IL-6	ng/L	$y=0.0076x^2-0.0309x-0.5967$	2.0329
VEGF	ng/ml	$y=0.1091x^2-0.3946x+2.6234$	1.8084
IL-2	ng/L	$y=-0.6318x^2+2.2498x+0.2647$	1.7805
IL-12	ng/L	$y=0.152x^2-0.5112x+0.5078$	1.6816
评分	——	$y=0.0516x^2-0.1847x-0.6081$	1.7897

4. “量 - 效”模型的验证

以复方木鸡颗粒 C1、C3、C5 剂量组与各评价指标构建模型，以复方木鸡颗粒 C2、C4 剂量组各指标含量验证“3”项下构建的模型。将复方木鸡颗粒 C2、C4 剂量组给药剂量带入

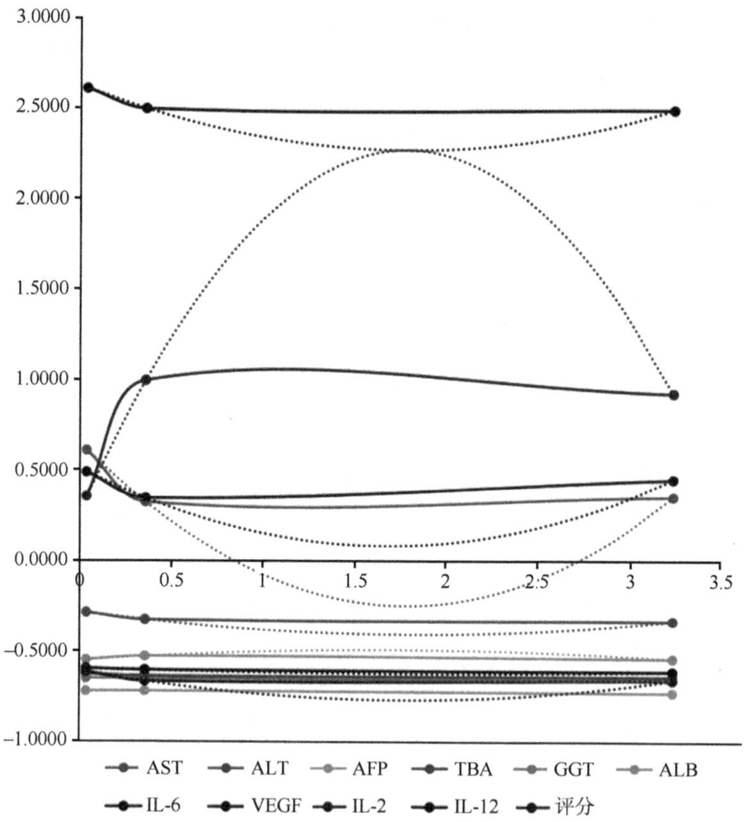

图 8-2-2　复方木鸡颗粒 C1、C3、C5 剂量组血清肝功能指标及病理切片评分预测模型（见彩图）

模型，血清中 AST、ALT、AFP、TBA、GGT、ALB、IL-2、IL-6、IL-12、VEGF 含量及临床病理评分预测结果如表 8-2-10 ～表 8-2-12 所示。

通过 SPSS 软件对复方木鸡颗粒 C2、C4 剂量组各评价指标的预测值与真实值进行 Wilcoxon 配对符号秩和检验和 Sign 符号检验，$P < 0.01$ 为差异有统计学意义，判断各指标模型的准确性。

表 8-2-10　复方木鸡颗粒 C2、C4 剂量组血清肝功能指标及病理切片预测与真实评分

组别	AST（U/L）		ALT（U/L）		AFP（ng/ml）		TBA（nmol/ml）	
	真实值	预测值	真实值	预测值	真实值	预测值	真实值	预测值
复方木鸡颗粒 C2 组	0.5798	0.5306*	−0.3197	−0.2986*	−0.7304	−0.7237*	−0.6431	−0.6315*
复方木鸡颗粒 C4 组	0.1911	−0.1127*	−0.3649	−0.3897*	−0.7187	−0.7246*	−0.6370	−0.6587*

注：与真实值比较，差异无统计学意义（*$P > 0.01$）。

表 8-2-11　复方木鸡颗粒 C2、C4 剂量组血清肝功能指标及病理切片预测与真实评分

组别	GGT（ng/ml）		ALB（mg/ml）		IL-2（ng/L）		IL-6（ng/L）	
	真实值	预测值	真实值	预测值	真实值	预测值	真实值	预测值
复方木鸡颗粒 C2 组	−0.6556	−0.6532*	−0.5427	−0.5456*	0.6363	0.5256*	−0.6191	−0.6003*
复方木鸡颗粒 C4 组	−0.6511	−0.6568*	−0.5100	−0.5038*	1.3003	1.9576*	−0.6158	−0.6212*

注：与真实值比较，差异无统计学意义（*$P > 0.01$）。

表 8-2-12　复方木鸡颗粒 C2、C4 剂量组血清肝功能指标及病理切片预测与真实评分

组别	IL-12（ng/L）		VEGF（ng/ml）		评分	
	真实值	预测值	真实值	预测值	真实值	预测值
复方木鸡颗粒 C2 组	0.4100	0.4486*	2.5482	2.5776*	–0.6636	–0.6295*
复方木鸡颗粒 C4 组	0.3147	0.1330*	2.3663	2.3245*	–0.6750	–0.7474*

注：与真实值比较，差异无统计学意义（$^*P > 0.01$）。

本节将肝功能生化指标和临床病理切片评分数据归一化，采用复方木鸡颗粒 C1、C3、C5 组数据，建立“量 - 效”关系数学模型，预测复方木鸡颗粒 C2、C4 组肝功能指标及病理切片评分的数值，对预测值与真实值进行 Wilcoxon 配对符号秩和检验和 Sign 符号检验，结果表明，预测值与真实值无显著性差异，验证了数学模型的可靠性，可根据该模型计算肝功能生化指标相对于临床病理评分的权重系数，用于评价肝癌病变程度。本节建立的模型，具有操作简单、方便、快捷的特点，可减少肝脏活体检测带来的不便，临床上对肝癌的诊断和药物疗效的验证具有重要意义。

临床上用药需依据病情轻重给予适合的剂量，病重药轻不足以缓解病情，病轻药重则会损耗患者的正气，合理掌握用药剂量对治疗结果是有决定性意义的。随着疾病的恶化程度加重，复方木鸡颗粒发挥药效的剂量存在差异化。复方木鸡颗粒 C4 组治疗肝癌效果最好，最为接近空白组，经折算等于临床指导用量，提示复方木鸡颗粒治疗肝纤维化、肝炎可相应减少用量，以便达到最佳治疗效果。

血清甲胎蛋白（AFP）是临床诊断肝癌的首选标志物，但是仅检测 AFP 诊断肝癌存在漏诊误诊的情况。优先检测与临床病理切片评分相近指标，同时采用多指标联合检测可作为提高肝癌诊断准确率的一种选择。AFP 等 10 个肝功能生化指标与病例切片评分的灰色关联分析表明，肝功能指标与临床病理切片评分的相关性大小排序为 IL-2 > ALB > ALT > AST > AFP > IL-6 > GGT > VEGF > IL-12 > TBA，临床检测可优先选择权重系数大的肝功能生化指标进行检测。

本节依据上述实验结果，建立了一种复方木鸡颗粒抗肝癌的“量 - 效”关系数学模型，该模型可通过检测肝功能指标判断临床病理切片评分，从而减少临床活体检测过程，简化临床诊断及判定程序，为肝癌的临床诊断及复方木鸡颗粒药效检验提供一种新的方法。

第三节　复方木鸡颗粒“症 - 量”关系差异分析

一、实验材料

（一）仪器与设备

Spectra Max Plus 384 酶标仪（美国 Molecular Devices 公司）；HC-2517 型高速离心机（科大创新股份有限公司）；Milli-Q 超纯水处理装置（美国密里博公司）；微量移液器（法国吉尔森公司）；病理切片制作由中国医科大学附属盛京医院大连医院协助完成。

（二）药材与试剂

复方木鸡颗粒（丹东药业集团有限公司，批号：0150303）；联苯双酯（北京协和药厂，批号：160504）；二乙基亚硝胺（DEN）（上海梯希爱（TCI）化成工业发展有限公司，批号：22VGQ）；二甲苯（石家庄燕明化工有限公司）；石蜡（山东恒翔蜡业有限公司）；盐酸（深圳华祥化工有限公司）；AST 试剂盒（批号：20160817SE）；ALT 试剂盒（批号：20160822VR），均购自上海朗顿生物科技有限公司。

（三）实验动物

清洁级 SD 大鼠，体重 200 g±20 g，雄性，由辽宁本溪长生生物技术有限公司提供，许可证号为 SCXK（辽）2015-0001。饲养于 25℃ ±2℃，相对湿度为 40% ～ 70% 的环境中，颗粒饲料喂养，自由饮水，适应性饲养一周后用于实验。

二、方法与结果

（一）实验方法

1. 肝组织病理损伤程度积分的判定

采用记分法进行半定量评估肝炎、肝硬化、肝癌的病理程度，由中国医科大学附属盛京医院大连医院三名病理科专家阅片评估。

肝炎组：根据肝细胞气球样变、脂肪变性、胞浆凝聚、水样变性、坏死细胞占整个视野的比例程度，赋予各项分值为正常：0 分；少量：1 分；轻度：2 分；中度：3 分；重度：4 分。

肝硬化组：纤维化程度：正常：0 分；无间隔形成，胶原增多：1 分；不完全间隔：2 分；假小叶形成，间隔较细：3 分；完整的纤维间隔：4 分。肝细胞坏死：正常：0 分；轻度：1 分；中度：2 分；重度：3 分。脂肪变性：正常：0 分；轻度：1 分；中度：2 分；重度：3 分。

肝癌组：阳性细胞占比：正常：0 分；少量：2 分；轻度：4 分；中度：6 分；重度：8 分。癌细胞分化状态：正常：0 分；高分化，核质比正常：2 分；中度分化：4 分；分化较差：6 分；分化最差，细胞异性：8 分。

2. 复方木鸡颗粒抗肝炎、肝硬化、肝癌体内药效综合评价

肝炎组：以肝组织病理损伤相对评分，血清中 AST 相对含量、ALT 相对含量为指标进行综合评价，按照评分公式：综合评分 =（1– 给药组肝组织病理损伤评分 / 肝组织病理损伤评分 $_{mas}$）×50%+（1– 给药组 AST 含量 /AST 含量 $_{mas}$）×25%+（1– 给药组 ALT 含量 /ALT 含量 $_{mas}$）×25%。

肝硬化组：以肝组织病理损伤相对评分，血清中 AST 相对含量、ALT 相对含量，HA 相对含量，COL- Ⅳ相对含量，TP 相对含量，ALB 相对含量为指标进行综合评价，按照评分公式：综合评分 =（1– 给药组肝组织病理损伤评分 / 肝组织病理损伤评分 $_{mas}$）×50%+（1– 给药组 AST 含量 /AST 含量 $_{mas}$）×10%+（1– 给药组 ALT 含量 /ALT 含量 $_{mas}$）×10%+（1– 给药组 HA 含量 /HA 含量 $_{mas}$）×10%+（1– 给药组 COL- Ⅳ含量 / COL- Ⅳ含量 $_{mas}$）×10%+（给药组 TP 含量 /TP 含量 $_{mas}$）×5%+（给药组 ALB 含量 /ALB 含量 $_{mas}$）×5%。

肝癌组：以肝组织病理损伤相对评分，血清中 AFP 相对含量、AST 相对含量、ALT 相对含量、GGT 相对含量、TBA 相对含量为指标进行综合评价，按照评分公式：综合评分 =（1– 给药组肝组织病理损伤评分 / 肝组织病理损伤评分 $_{mas}$）×50%+（1– 给药组 AFP 含量 / AFP 含量 $_{mas}$）×10%+（1– 给药组 AST 含量 /AST 含量 $_{mas}$）×10%+（1– 给药组 ALT 含量 /

ALT 含量 $_{mas}$）×10%+（1– 给药组 GGT 含量 /GGT 含量 $_{mas}$）×10%+（1– 给药组 TBA 含量 / TBA 含量 $_{mas}$）×10%。

（二）实验结果

1. 病理损伤评分结果（表 8-3-1 ～表 8-3-3）

表 8-3-1　复方木鸡颗粒治疗 DEN 致大鼠肝炎病理损伤评分结果（$\bar{x}\pm s$）

组别	M	C1	C2	C3	C4	C5
评分	11.00±0.82	4.00±0.82	3.50±0.58	6.50±1.00	6.50±0.58	5.00±0.82

注：M. 模型组；C1. 复方木鸡颗粒 C1 组；C2. 复方木鸡颗粒 C2 组；C3. 复方木鸡颗粒 C3 组；C4. 复方木鸡颗粒 C4 组；C5. 复方木鸡颗粒 C5 组。

表 8-3-2　复方木鸡颗粒治疗 DEN 致大鼠肝硬化病理损伤评分结果（$\bar{x}\pm s$）

组别	M	C1	C2	C3	C4	C5
评分	9.33±0.58	6.33±0.58	4.33±0.58	3.00±1.00	2.33±0.58	4.67±0.58

注：M. 模型组；C1. 复方木鸡颗粒 C1 组；C2. 复方木鸡颗粒 C2 组；C3. 复方木鸡颗粒 C3 组；C4. 复方木鸡颗粒 C4 组；C5. 复方木鸡颗粒 C5 组。

表 8-3-3　复方木鸡颗粒治疗 DEN 致大鼠肝癌病理损伤评分结果（$\bar{x}\pm s$）

组别	M	C1	C2	C3	C4	C5
评分	14.80±1.10	11.60±1.67	7.60±1.67	6.80±1.10	5.20±1.10	8.80±1.10

注：M. 模型组；C1. 复方木鸡颗粒 C1 组；C2. 复方木鸡颗粒 C2 组；C3. 复方木鸡颗粒 C3 组；C4. 复方木鸡颗粒 C4 组；C5. 复方木鸡颗粒 C5 组。

如表 8-3-1 ～表 8-3-3 所示，复方木鸡颗粒各剂量组抗肝炎病理损伤评分：复方木鸡颗粒 C2 组＜复方木鸡颗粒 C1 组＜复方木鸡颗粒 C5 组＜复方木鸡颗粒 C4 组 = 复方木鸡颗粒 C3 组＜模型组。复方木鸡颗粒各剂量组抗肝硬化病理损伤评分：复方木鸡颗粒 C4 组＜复方木鸡颗粒 C3 组＜复方木鸡颗粒 C2 组＜复方木鸡颗粒 C5 组＜复方木鸡颗粒 C1 组＜模型组。复方木鸡颗粒各剂量组抗肝癌病理损伤评分：复方木鸡颗粒 C4 组＜复方木鸡颗粒 C3 组＜复方木鸡颗粒 C2 组＜复方木鸡颗粒 C5 组＜复方木鸡颗粒 C1 组＜模型组。

2. 复方木鸡颗粒对肝炎、肝硬化、肝癌大鼠血清肝功能指标的影响

根据本实验相关实验结果，得到以下实验数据，如图 8-3-1 ～图 8-3-3 所示。

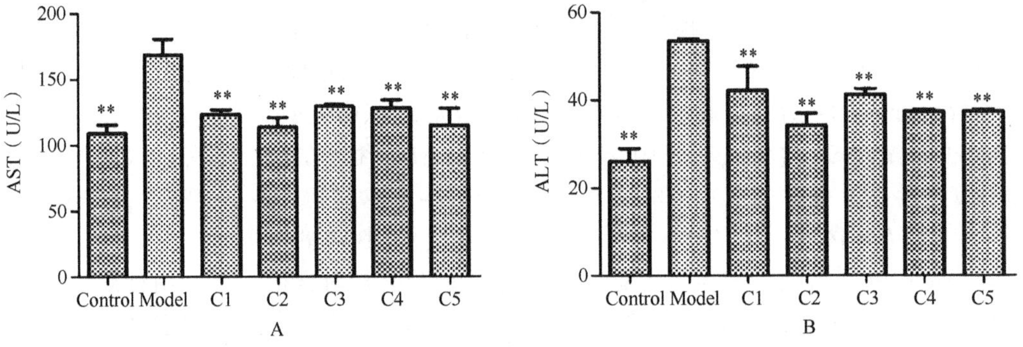

图 8-3-1　5 种不同剂量的复方木鸡颗粒对肝炎大鼠血清肝功能的影响

Control. 空白组；Model. 模型组；C1. 复方木鸡颗粒 C1 组；C2. 复方木鸡颗粒 C2 组；C3. 复方木鸡颗粒 C3 组；C4. 复方木鸡颗粒 C4 组；C5. 复方木鸡颗粒 C5 组；$^*P<0.5$；$^{**}P<0.01$

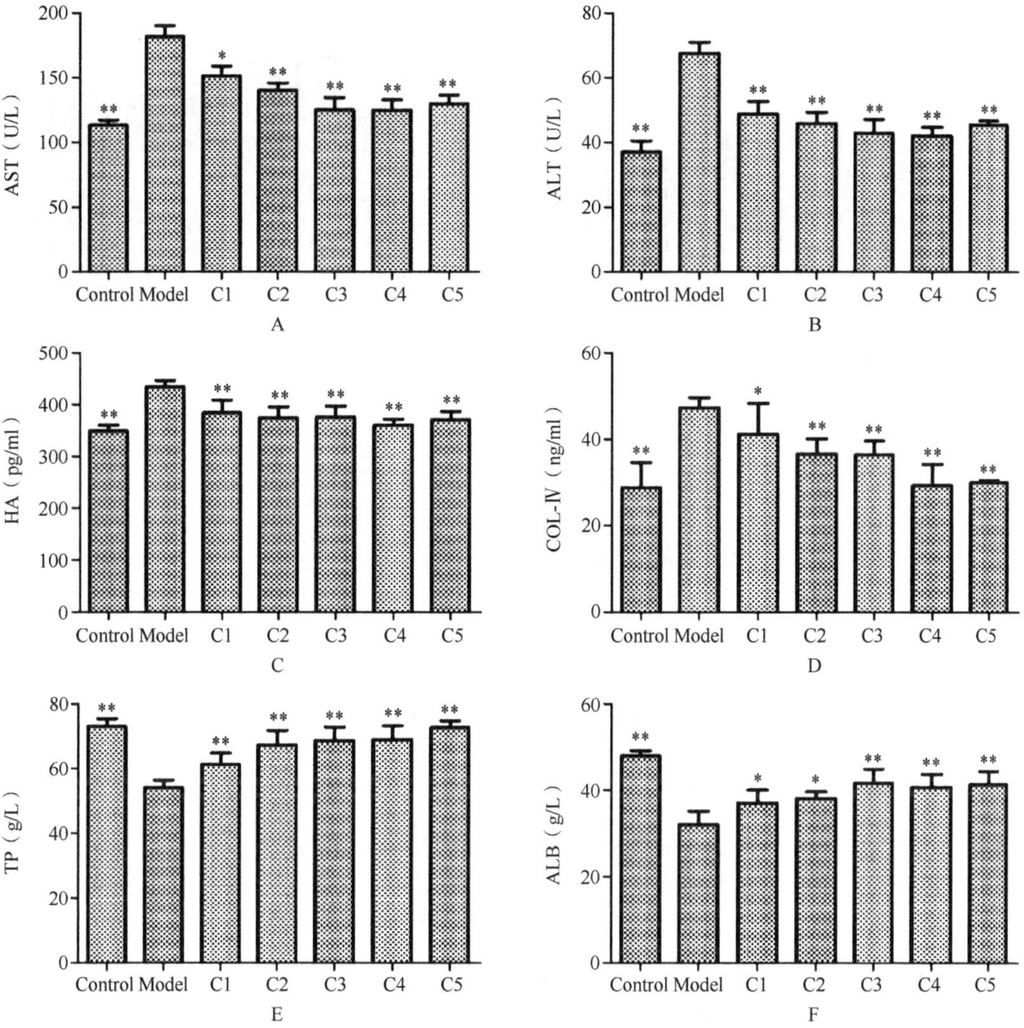

图 8-3-2　5 种不同剂量的复方木鸡颗粒对肝硬化大鼠血清肝功能的影响

Control. 空白组；Model. 模型组；C1. 复方木鸡颗粒 C1 组；C2. 复方木鸡颗粒 C2 组；C3. 复方木鸡颗粒 C3 组；C4. 复方木鸡颗粒 C4 组；C5. 复方木鸡颗粒 C5 组；$^{*}P < 0.5$；$^{**}P < 0.01$

如图 8-3-1 ～图 8-3-3 所示，复方木鸡颗粒各剂量组对肝炎大鼠血清中 AST 含量的影响：空白组＜复方木鸡颗粒 C2 组＜复方木鸡颗粒 C5 组＜复方木鸡颗粒 C1 组＜复方木鸡颗粒 C4 组＜复方木鸡颗粒 C3 组＜模型组；对肝炎大鼠血清中 ALT 含量的影响：空白组＜复方木鸡颗粒 C2 组＜复方木鸡颗粒 C4 组＜复方木鸡颗粒 C5 组＜复方木鸡颗粒 C3 组＜复方木鸡颗

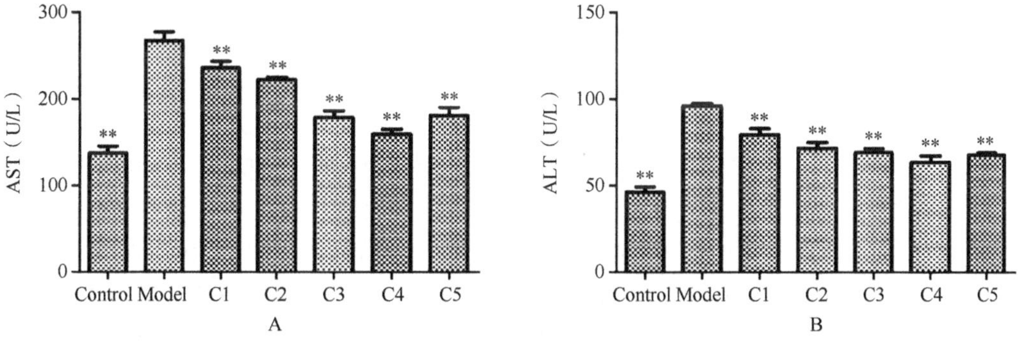

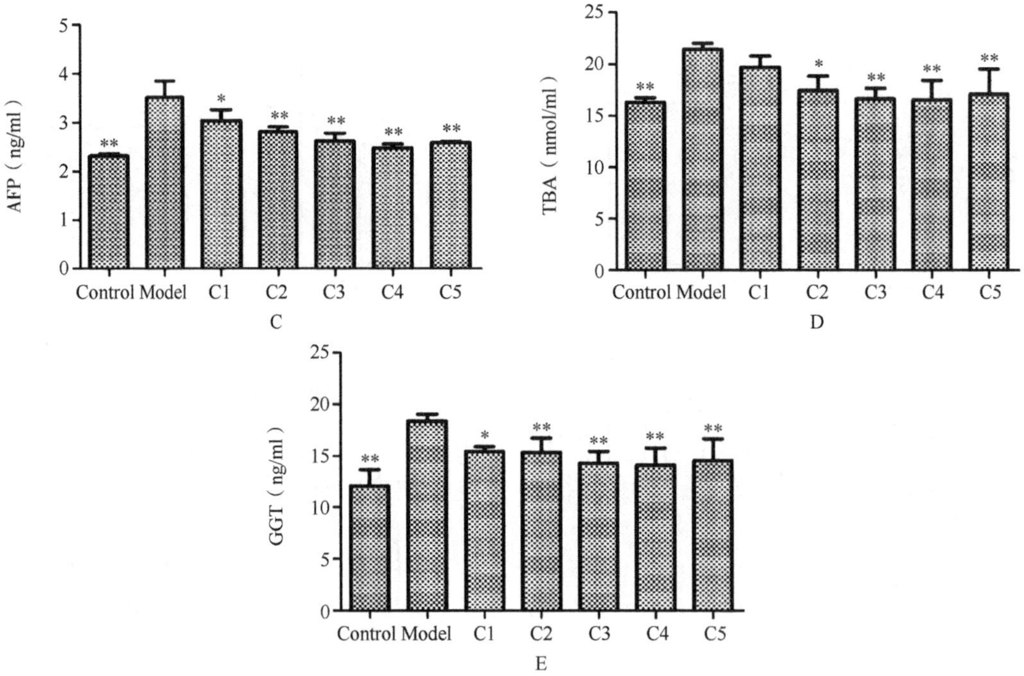

图 8-3-3 5 种不同剂量的复方木鸡颗粒对肝癌大鼠血清肝功能的影响

Control. 空白组；Model. 模型组；C1. 复方木鸡颗粒 C1 组；C2. 复方木鸡颗粒 C2 组；C3. 复方木鸡颗粒 C3 组；C4. 复方木鸡颗粒 C4 组；C5. 复方木鸡颗粒 C5 组；$*P < 0.5$；$**P < 0.01$

粒 C1 组＜模型组；对肝硬化大鼠血清中 AST 含量的影响：空白组＜复方木鸡颗粒 C4 组＜复方木鸡颗粒 C3 组＜复方木鸡颗粒 C5 组＜复方木鸡颗粒 C2 组＜复方木鸡颗粒 C1 组＜模型组；对肝硬化大鼠血清中 ALT 含量的影响：空白组＜复方木鸡颗粒 C4 组＜复方木鸡颗粒 C3 组＜复方木鸡颗粒 C5 组＜复方木鸡颗粒 C2 组＜复方木鸡颗粒 C1 组＜模型组；对肝硬化大鼠血清中 HA 含量的影响：空白组＜复方木鸡颗粒 C4 组＜复方木鸡颗粒 C5 组＜复方木鸡颗粒 C2 组＜复方木鸡颗粒 C3 组＜复方木鸡颗粒 C1 组＜模型组；对肝硬化大鼠血清中 COL-Ⅳ含量的影响：空白组＜复方木鸡颗粒 C4 组＜复方木鸡颗粒 C5 组＜复方木鸡颗粒 C3 组＜复方木鸡颗粒 C2 组＜复方木鸡颗粒 C1 组＜模型组；对肝硬化大鼠血清中 TP 含量的影响：空白组＞复方木鸡颗粒 C5 组＞复方木鸡颗粒 C4 组＞复方木鸡颗粒 C3 组＞复方木鸡颗粒 C2 组＞复方木鸡颗粒 C1 组＞模型组；对肝硬化大鼠血清中 ALB 含量的影响：空白组＞复方木鸡颗粒 C3 组＞复方木鸡颗粒 C5 组＞复方木鸡颗粒 C4 组＞复方木鸡颗粒 C2 组＞复方木鸡颗粒 C1 组＞模型组；对肝癌大鼠血清中 AST 含量的影响：空白组＜复方木鸡颗粒 C4 组＜复方木鸡颗粒 C3 组＜复方木鸡颗粒 C5 组＜复方木鸡颗粒 C2 组＜复方木鸡颗粒 C1 组＜模型组；对肝癌大鼠血清中 ALT 含量的影响：空白组＜复方木鸡颗粒 C4 组＜复方木鸡颗粒 C5 组＜复方木鸡颗粒 C3 组＜复方木鸡颗粒 C2 组＜复方木鸡颗粒 C1 组＜模型组；对肝癌大鼠血清中 AFP 含量的影响：空白组＜复方木鸡颗粒 C4 组＜复方木鸡颗粒 C5 组＜复方木鸡颗粒 C3 组＜复方木鸡颗粒 C2 组＜复方木鸡颗粒 C1 组＜模型组；对肝癌大鼠血清中 TBA 含量的影响：空白组＜复方木鸡颗粒 C4 组＜复方木鸡颗粒 C3 组＜复方木鸡颗粒 C5 组＜复方木鸡颗粒 C2 组＜复方木鸡颗粒 C1 组＜模型组；对肝癌大鼠血清中 GGT 含量的影响：空白组＜复方木鸡颗粒 C4 组＜复方木鸡颗粒 C3 组＜复方木鸡颗粒 C5 组＜复方木鸡颗粒 C2

组＜复方木鸡颗粒 C1 组＜模型组。

3. 复方木鸡颗粒抗肝炎、肝硬化、肝癌体内药效综合评价（表 8-3-4 ～表 8-3-6）

表 8-3-4　复方木鸡颗粒各剂量组抗肝炎体内药效综合评价

组别	病理损伤相对评分	血清中 AST 药效评分	血清中 ALT 药效评分	综合评分
复方木鸡颗粒 C1 组	0.3182	0.0676	0.0529	0.4386
复方木鸡颗粒 C2 组	0.3409	0.0816	0.0903	0.5127
复方木鸡颗粒 C3 组	0.2045	0.0581	0.0573	0.3199
复方木鸡颗粒 C4 组	0.2045	0.0605	0.0753	0.3403
复方木鸡颗粒 C5 组	0.2727	0.0802	0.0751	0.4281

表 8-3-5　复方木鸡颗粒各剂量组抗肝硬化体内药效综合评价

组别	病理损伤相对评分	血清中 AST 药效评分	血清中 ALT 药效评分	血清中 HA 药效评分	血清中 COL- Ⅳ 药效评分	血清中 TP 药效评分	血清中 ALB 药效评分	综合评分
复方木鸡颗粒 C1 组	0.1115	0.0168	0.0278	0.0115	0.0130	0.0420	0.0385	0.2611
复方木鸡颗粒 C2 组	0.2499	0.0229	0.0322	0.0138	0.0225	0.0461	0.0396	0.4271
复方木鸡颗粒 C3 组	0.2856	0.0312	0.0365	0.0134	0.0229	0.0470	0.0434	0.4800
复方木鸡颗粒 C4 组	0.3214	0.0312	0.0378	0.0170	0.0380	0.0473	0.0424	0.5351
复方木鸡颗粒 C5 组	0.2678	0.0285	0.0328	0.0146	0.0364	0.0498	0.0431	0.4730

表 8-3-6　复方木鸡颗粒各剂量组抗肝癌体内药效综合评价

组别	病理损伤相对评分	血清中 AST 药效评分	血清中 ALT 药效评分	血清中 AFP 药效评分	血清中 TBA 药效评分	血清中 GGT 药效评分	综合评分
复方木鸡颗粒 C1 组	0.1081	0.0116	0.0174	0.0136	0.0081	0.0160	0.1749
复方木鸡颗粒 C2 组	0.2432	0.0167	0.0254	0.0202	0.0187	0.0165	0.3408
复方木鸡颗粒 C3 组	0.2703	0.0333	0.0280	0.0256	0.0224	0.0222	0.4017
复方木鸡颗粒 C4 组	0.3243	0.0405	0.0340	0.0295	0.0229	0.0232	0.4745
复方木鸡颗粒 C5 组	0.2027	0.0324	0.0294	0.0264	0.0202	0.0207	0.3319

如表 8-3-4 ～表 8-3-6 所示，复方木鸡颗粒各剂量组抗肝炎体内药效综合评分：复方木鸡颗粒 C2 组＞复方木鸡颗粒 C1 组＞复方木鸡颗粒 C5 组＞复方木鸡颗粒 C4 组＞复方木鸡颗粒 C3 组。复方木鸡颗粒各剂量组抗肝硬化体内药效综合评分：复方木鸡颗粒 C4 组＞复方木鸡颗粒 C3 组＞复方木鸡颗粒 C5 组＞复方木鸡颗粒 C2 组＞复方木鸡颗粒 C1 组。复方木鸡颗粒各剂量组抗肝癌体内药效综合评分：复方木鸡颗粒 C4 组＞复方木鸡颗粒 C3 组＞复方木鸡颗粒 C2 组＞复方木鸡颗粒 C5 组＞复方木鸡颗粒 C1 组。

病理学诊断作为肝病临床常用的“金标准”之一，是观察肝损伤病变的最直接指标，是临床上对患者进行预后分析和药物选择，疾病性质、等级判断的重要依据。相关血清指标的检测也被用来评价机体病变的程度，通过酶联免疫法等进行血清定量检测来反映肝组织的细胞损伤情况，对肝病治疗作用的综合评价具有重要意义。

由病理损伤评分和相关血清肝功能指标结果分析，5个不同剂量复方木鸡颗粒调控肝炎大鼠血清中AST含量结果与病理评分结果相近，调控肝硬化大鼠血清中AST、ALT含量结果与病理评分结果相近，调控肝癌大鼠血清中AST、TBA、GGT含量结果与病理评分结果相近。通过实验结果推测针对DEN致大鼠肝病模型，血清中AST水平可以间接反映肝炎病理改善水平，血清中AST、ALT水平可以间接反映肝硬化病理改善水平，血清中AST、TBA、GGT水平可以间接反映肝癌病理改善水平，但仍有待于临床研究的进一步验证。

AST与ALT是当前国内外用于反映肝细胞损伤严重程度的两项重要指标，当肝细胞损伤时，血清中AST、ALT含量就会迅速升高，同时对肝病的诊断及疗效可提供依据。HA、COL-Ⅳ水平能够反映肝脏胶原的合成状态，对于肝硬化、肝纤维化的诊断具有重要价值，且与肝纤维化、肝硬化程度成正比。TP是机体血清中所有蛋白的总和，ALB是其中一种，TP与ALB主要由肝脏制造，与肝功能代谢能力有关，当血清中蛋白质含量降低，预示着肝脏的代谢与储备能力有所下降。研究表明，随着疾病向肝硬化方向发展过程中，TP、ALB异常检出率也会加大，可作为肝硬化的检测指标。目前肝癌的血清学诊断仍以AFP为主要指标，会随着肝细胞发生病变而急剧增加。TBA在健康人体内含量甚微，GGT在肝炎、肝硬化患者中稍有变化，在肝癌患者中显著升高，TBA和GGT的联合检测可提高肝癌的诊断率。本实验通过将相关指标配以不同的占比分别对复方木鸡颗粒各剂量组抗肝炎、肝硬化、肝癌体内药效进行综合评分评价。

根据综合评分显示，DEN致大鼠肝炎模型中，复方木鸡颗粒在0.04～3.24 g/kg剂量范围内能够明显改善肝损伤程度，但其应用剂量与改善DEN致大鼠肝炎不呈线性相关。复方木鸡颗粒C2组对DEN致大鼠肝炎的治疗作用优于复方木鸡颗粒其余剂量组，复方木鸡颗粒C1、C5组对DEN致大鼠肝炎的治疗作用较优于复方木鸡颗粒C3、C4组。DEN致大鼠肝硬化模型中，复方木鸡颗粒C4组对DEN致大鼠肝硬化的治疗作用优于复方木鸡颗粒其余剂量组，复方木鸡颗粒在C1～C4剂量范围内，随着剂量的增加，发挥抗肝硬化药效越为显著。DEN致大鼠肝癌模型中，复方木鸡颗粒C4组对DEN致大鼠肝癌的治疗作用优于复方木鸡颗粒其余剂量组，复方木鸡颗粒在C1～C4剂量范围内，随着剂量的增加，发挥抗肝癌药效越为显著。

临床上的合理用药需给予适合的剂量，病重药轻不足以缓解病情，甚至还会使病情继续恶化，病轻药重则会损耗患者的正气，因此，合理掌握用药剂量对治疗结果具有决定性意义。根据实验结果发现，基于DEN致大鼠肝病模型，发挥抗肝炎体内药理药效最佳的剂量低于临床指导用量，发挥抗肝硬化、肝癌体内药理药效最佳的剂量一致，等于临床指导用量。三种不同阶段的肝病发挥药效最优的剂量存在差异，说明不同阶段肝病适当调整剂量会提高疗效。有文献报道，临床上服用复方木鸡颗粒2～3个月对肝炎有明显的治疗效果，结合本实验研究结果推测适当减少剂量可能会提高疗效，进一步缩短疗程，有待于临床研究的进一步验证。

第四节 研究小结

复方木鸡颗粒是由云芝、核桃楸皮、菟丝子、山豆根四种药材制成的颗粒剂，临床用于治疗肝炎、肝硬化、肝癌等不同严重程度的肝脏疾病，在防治肝病方面发挥了重要的作用。本章首先采用均匀设计的方法，设计复方木鸡颗粒组成单味药材配伍组，并采用高效液相色谱法建立组成复方单味药材配伍组的指纹图谱，并对方法学进行考察；在此基础上开展不同配伍组对肝炎、肝硬化及肝癌细胞的体外药效作用研究，探究其对肝脏疾病的治疗作用。

临床上诊断肝癌的金标准是病理组织学活检，常规肝功能检查是辅助诊断肝癌的有效手段。AFP 是临床诊断肝癌的首选标志物，但仍有 30% ～ 40% 肝癌患者 AFP 呈阴性或低浓度，部分良性患者 AFP 也有不同程度的升高。因此，仅检测 AFP 指标不能精准判断肝癌或药物治疗肝癌的效果。本章基于灰色关联方法，探讨包括 AFP 在内的 10 个肝功能生化指标含量与代表肝癌程度的临床病理切片评分之间的灰色关联度，计算权重系数并排序，优先检测或联合检测权重系数大的肝功能生化指标即可可靠地诊断肝癌。

目前，复方木鸡颗粒在临床上针对三种不同阶段的肝病采取一致的剂量进行治疗。一般而言，不同的剂量往往产生不同的疗效，病症有轻重之分，重者服用剂量宜重，轻者服用剂量不宜过重，合理掌握剂量是获得理想疗效的重要环节。因此，本章以 DEN 致大鼠肝炎、肝硬化、肝癌病理模型为基础，探讨满药复方木鸡颗粒治疗不同阶段肝病的“症 - 量关系”，寻找随着症的不同所服用的剂量差异变化。

参考文献

崔健，耿惠，刘淑杰，等，2001. 山豆根在复方中化学成分变化的研究 [J]. 中草药，32（7）：613-614.

高涛，钱方兴，刘珍龙，等，2008. 复方木鸡颗粒抗肝纤维化作用研究 [J]. 中西医结合肝病杂志，18（5）：275-276.

郭澄，王雅君，张剑萍，2005. 菟丝子的化学成分和药理活性研究 [J]. 时珍国医国药，16（10）：1035-1036.

国家药典委员会，2009. 中华人民共和国药典：2005 年版增补本 [M]. 北京：化学工业出版社 .

黄珍，王小花，刘海峰，2019. 肝纤维化治疗的研究进展 [J]. 牡丹江医学院学报，40（4）：98-100.

蒋智，张建淮，屠道远，2018. 肝癌肿瘤标志物的研究进展 [J]. 中国临床研究，31（2）：270-273.

金毅，徐峰，鲁艺，2014. 四氯化碳急性肝损伤毒性病理学诊断方法探讨 [J]. 中国新药杂志，23（19）：2224-2227.

李丹丹，李鹏，2018. 联合检测对原发性肝癌的诊断价值及影响 [J]. 中国城乡企业卫生，33（9）：107-108.

李寒冰，2009. 板蓝根质量生物评价与控制方法的研究及应用 [D]. 成都：成都中医药大学 .

李启龙，杨良，杜风梅，等，2004. 复方木鸡颗粒治疗肝炎 AFP 低持阳性临床体会 [J]. 黑龙江医药科学，27（4）：39.

李日向，耿新义，常占杰，2003. 复方木鸡颗粒治疗慢性乙型肝炎（湿热留恋瘀毒型）肝纤维化的临床研究 [J]. 现代中医药，23（5）：15-16.

廖松林总，刘彤华，2006. 肿瘤病理诊断与鉴别诊断学 [M]. 福州：福建科学技术出版社 .

陆兴热，陈凤羽，刘孝文，等，2017. 肝病患者 AFP、TP、ALB、SOD 检测的临床价值 [J]. 分子诊断与治疗杂志，9（1）：37-40.

门莎莎，董振南，贾兴旺，等，2011. AFP、TBA、GGT 和 ALT 联合检测对原发性肝癌的诊断价值 [J]. 标记免疫分析与临床，18（2）：68-70.

谭国胜，向贤宏，王于，等，2009. 脂肪间质干细胞移植对大鼠肝硬化模型的治疗作用 [J]. 世界华人消化杂志，17（11）：1074-1078.

王丽娜，鞠吉雨，郑洁，等，2010. AFP-L3、HSP70 及 AFP 水平在大鼠肝癌发展中的动态变化 [J]. 中国医药导报，7（22）：13-15，18.

王岩，2017. 复方木鸡颗粒谱效关系和质量控制方法研究 [D]. 沈阳：辽宁中医药大学 .

王宇琦，纪桂元，邓颖勋，等，2015. 白藜芦醇对蛋氨酸胆碱缺乏培养基诱导肝细胞损伤的保护作用 [J]. 营养学报，37（1）：41-46.

吴京燕，潘玉英，杨云峰，等，2007. 牛初乳冻干粉对酒精性肝损伤的预防作用 [J]. 中国比较医学杂志，17（1）：33-35，65.

吴静娟，2004. 核桃楸皮等有效成分的药理与临床应用 [J]. 中成药，26（3）：230-232.

叶之华，2015. 地五养肝胶囊对 Solt-Farber 二步法肝癌大鼠模型的肝癌发生发展的影响及其机制 [D]. 武汉：湖北中医药大学 .

张松，2009. 云芝子实体多糖和菌丝体多糖的分离纯化研究 [D]. 北京：北京中医药大学 .

Jia M F，Ren D Y，Nie Y，et al，2017. Beneficial effects of apple peel polyphenols on vascular endothelial dysfunction and liver injury in high choline-fed mice[J]. Food & Function，8（3）：1282-1292.

第九章　基于微流控芯片的复方木鸡颗粒机制及“物-效”关联性研究

引　言

微流控技术作为一种微型化的实验平台，具有样品消耗少、操作简便、反应时间短等优点，能够实现对药物复杂成分的高效、快速分析。通过将微流控技术应用于复方木鸡颗粒的研究中，可以更加精确地模拟药物在体内的代谢过程，从而揭示其药效物质基础及作用机制。

本章围绕诱导肿瘤细胞凋亡、抑制细胞迁移、细胞侵袭及新生血管生成四个肿瘤治疗机制开展研究，拟设计与制作具有自主知识产权的系列药效评价生物芯片，并以系列芯片为载体，开展复方木鸡颗粒从复方、组成药材到药效组分三个化学层面的药理药效研究，探究基于肿瘤形成机制的复方木鸡颗粒抗肝肿瘤作用的药效物质，揭示复方木鸡颗粒药效组分与基于肿瘤细胞特征的抗肝肿瘤药效之间的关联性。

第一节　基于肝肿瘤细胞凋亡特征芯片的“物-效”关联性研究

一、基于肝肿瘤细胞凋亡特征的微控芯片系统的构建

（一）实验材料

1. 仪器与设备

JKG-2A 型光刻机（上海学泽光学机械有限公司）；HPDC32G2 型等离子清洗机（美国 Harrick Plasma 公司）；KW-4A 型匀胶机（昆山力电精密机械有限公司）；BP-2B 型烘胶台（北京创世威纳科技有限公司）；XMTD-808P 程序温控仪（余姚市长江温度仪表厂）；LSP04-1A 精密注射泵（保定兰格公司）；NIKON ECLIPSE TI 荧光倒置显微镜（日本 Nikon 公司）；

DZF-6020 型真空干燥箱（上海一恒科学仪器有限公司）；W2001R 型 CO_2 培养箱（美国 SIM 公司）；Milli-Q 超纯水处理装置（美国 Millipore 公司）；D15 型环保恒温平台（深圳市精良和科技有限公司）；Thermo Legend Micro 离心机（美国 Thermo Fisher 公司）；HD2-BCN-1360B 型生物洁净工作台（哈尔滨东联电子技术开发有限公司）。

2. 药材与试剂

SU-8 负性光刻胶及显影液（美国 MICRO-Chem 公司）；Sylgard 184 SiliconeElastomer Kit 聚二甲基硅氧烷 PDMS 和固化剂（美国 Dow-Corning 公司）；多聚赖氨酸包被的洁净玻璃片（75 mm×25 mm，江苏新星实验器材有限公司）；直拉单晶抛光硅片（规格：P 型掺杂、厚度 725 μm、直径 200 mm、晶体取向 100、电阻率 1 ～ 50 Ω · cm、平整度 TIR ＜ 3 μm、翘曲度 TTY ＜ 10 μm，弯曲度 BOW ＜ 10 μm，抛光粗糙度＜ 1 μm，哈尔滨特博科技有限公司）；PDMS 打孔器、聚四氟乙烯管、黏性铝箔胶带、低黏性透明胶带、无尘布、无尘纸、一次性塑料杯、无尘棉签、尖头剪刀等（均购于淘宝或当地沃尔玛超市）；其他试剂均为分析纯。

3. 主要试剂的配制

配置食人鱼洗液（Piranha Solution），先准备好一个装有凉水的小盆，将 1000 ml 的烧杯装三分之一的水放进盆中，再拿一个已洗干净的 500 ml 的烧杯放入 1000 ml 的烧杯中；用量筒量取 50 ml 的 30% 过氧化氢溶液，倒入 500 ml 的烧杯中，再量取 150 ml 的浓硫酸，在持续搅拌下少量多次地缓缓倒入盛有浓硫酸的烧杯中，此过程中过氧化氢溶液会与浓硫酸发生反应并大量放热（注意戴上护目镜及长袖胶皮手套操作，注意安全），在过氧化氢溶液全部加入且洗液自然冷却至室温后方可浸泡硅片，该试剂每两周换新。

（二）方法与结果

1. 基于肝肿瘤细胞凋亡特征的微流控芯片的设计原理及结构概述

本实验设计并制作一种多功能的高通量药物筛选微流控芯片，共由上、下两部分组成，包括 PDMS 层和玻璃基底层，如图 9-1-1 所示。主要通道在 PDMS 层流体通道上，包括流体通道区和细胞培养区。芯片尺寸的长 × 宽为 5.5 cm×2.5 cm，其厚度约为 3.5 mm，芯片共包括 16 个细胞及药物入口，一个废液出口；细胞培养区由 8×8 列细胞培养通道组成，每条通道有 4 个细胞培养腔，培养腔设计成长 × 宽为 0.8 mm×1.0 mm 的椭圆形。本实验将 0 作为共用废液出口，1、2、3、4、5、6、7、8、1’、2’、3’、4’、5’、6’、7’、8’作为细胞及药物的 16 个入口。细胞培养区由 8×8 列培养通道组成，每条通道设有 4 个复孔，培养腔为椭圆形，尺寸为 1.0 mm×1.2 mm；本实验构建的微流控芯片系统可实现 12 个药效组

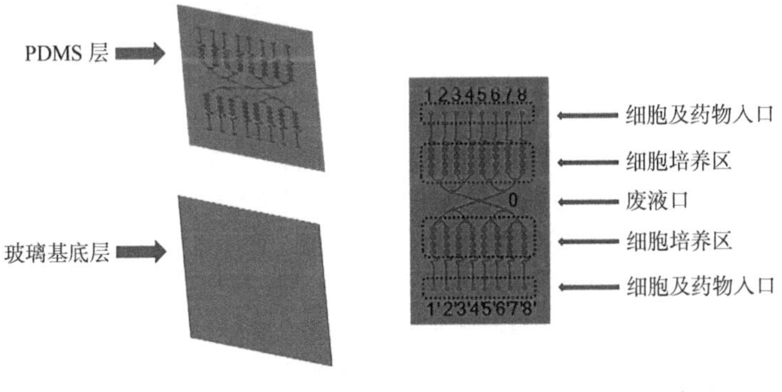

图 9-1-1　基于肝肿瘤细胞凋亡特征的微流控芯片的设计图

分配伍组的同时在线药效筛选，即药物的高通量筛选，若想筛选更多组分药效，也可通过增加更多的细胞培养区结构单元来实现，该类芯片尤其适用于中药复方的药效筛选。

芯片结构里的细胞培养腔形状大小的设计过程其实较为复杂，需考虑低流速时流体会出现的层流、不稳定湍流等流动、扩散等特性，常规设计微流控细胞生物芯片内部的细胞培养腔多设计成椭圆形，这样使得腔的形状更加符合液体流型，以保证腔内液体分布更均匀，经验证该尺寸下流体能够很好地注入并充满每个腔体，不会产生死体积或影响细胞的预期流向。

2. 基于肝肿瘤细胞凋亡特征的微流控芯片的制作

本实验将用CorelDRAW绘图软件设计好的芯片图形文件，用激光照排打印机打印在透明塑料薄膜上，作为光刻用的掩膜。再采用实验室微流控芯片技术，软光刻、模塑法及氧等离子体键合技术进行制作而得。实物图如图9-1-2所示。

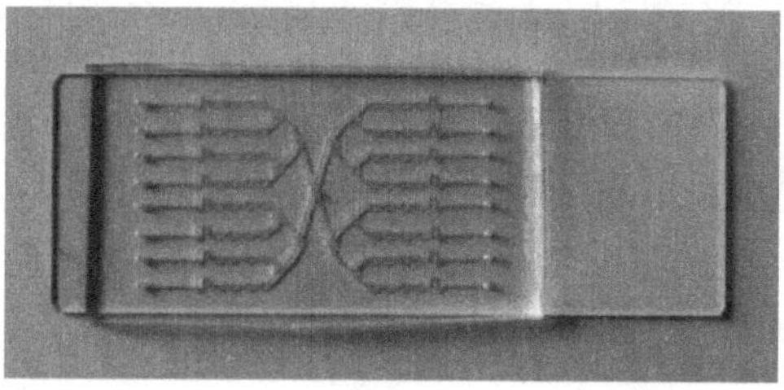

图9-1-2　基于肝肿瘤细胞凋亡特征的微流控芯片的实物图

（1）阳模制作　本实验所需阳模采用软光刻法制作，流程如图9-1-3所示，具体步骤如下。

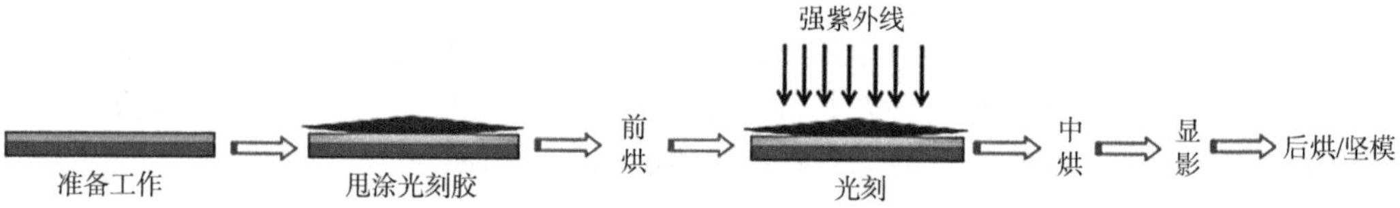

图9-1-3　微流控芯片阳模制作流程图

1）准备工作：使用玻璃切割刀，分别将单晶单抛硅片及玻璃片按尺寸略大于掩膜设计进行切割；分别将切割好的玻璃片及硅片光面朝上；因硅片经不同手段加工后，表面已被很多杂质、金属离子和微型颗粒等严重污染。这些杂质的存在影响后续试验的进行，所以本实验中所采用的硅片在使用前均置于本章第一节“（1）”项下所配的食人鱼洗液中浸泡过夜，之后用镊子小心转移至洁净烧杯中，依次使用丙酮、无水乙醇、三级水对玻璃片及硅片表面进行超声处理，再使用氮气强气流吹干表面的水分，再用无尘布擦干背面残留的水分，最后于110℃加热平台烘40 min以上，使水分彻底烘干，增加其后续使用性能。

2）甩涂SU-8-2075负性光刻胶：打开暖关灯，紫外线较弱的环境下，将SU-8-2075光刻胶向经过（1）中步骤清洗过的硅片上表面缓慢倾倒，轻轻摇晃硅片，使其在重力作用下缓慢均匀铺满硅片的全部表面，再使用匀胶机对光刻胶进行旋涂，参数：慢速档（转速750 r/min，时间10 s）与快速档（转速1840 r/min，时间40 s），按照上述档位旋涂得到的SU-8光刻胶厚度约为130 μm。

3）前烘（避光）：将旋涂好光刻胶的硅片转移至平板式温控平台上，盖上覆有锡纸的玻璃皿，按照如下温度进行程序控温：65℃，15 min→95℃，40 min→65℃，5 min→自然降至室温。

4）光刻（曝光）：将经过前烘的带有光刻胶的硅片取出，将所设计的掩膜覆盖于其上，用四个相同规格的微小磁石在掩膜最边上四个角的位置将掩膜与硅片贴紧，并小心将掩膜抚平，用无尘布擦掉掩膜上残留的灰尘；再将其置于光刻机下，给予其约260 mJ/cm^2 的能量，3 min后将硅片取下，小心分离掩膜与经过光刻的带有光刻胶的硅片，这时在日光下即可看见光刻印记，原理就是在掩膜不同结构的选择性透过紫外线的情况下，暴露于光下的光刻胶发生变性。

5）中烘：将硅片被曝光的一面朝上，放置于平板式温控平台上，盖上覆有锡纸的玻璃皿，按照如下温度进行程序控温：65℃，10 min→95℃，10 min→65℃，5 min→自然降至室温，被曝光变性的光刻胶会生成强酸，在热的驱动作用下发生环氧交联反应，从而使被曝光的区域变得坚固。

6）显影：将经过中烘的带有光刻胶的硅片取出，浸入盛装有SU-8配套显影液的玻璃皿中，使其与显影液充分接触，在未曝光的部分被基本溶解掉之后，使用胶头滴管吸取新的SU-8显影液对局部残留有未曝光光刻胶的位置进行小范围的冲洗，直至整个结构显露出来为止。

7）后烘（坚模）：将显影后的硅片使用氮气吹干，并进行后烘，即105℃保持2 h。经过坚模处理的带有设计结构的硅片即为阳模，是后续PDMS浇注的基础，一般制作性能良好的阳模可重复使用20次以上。

（2）PDMS通道层的制作　本节内容所涉及的微流控芯片采用模塑法进行制作，流程如图9-1-4所示，其主要步骤如下。

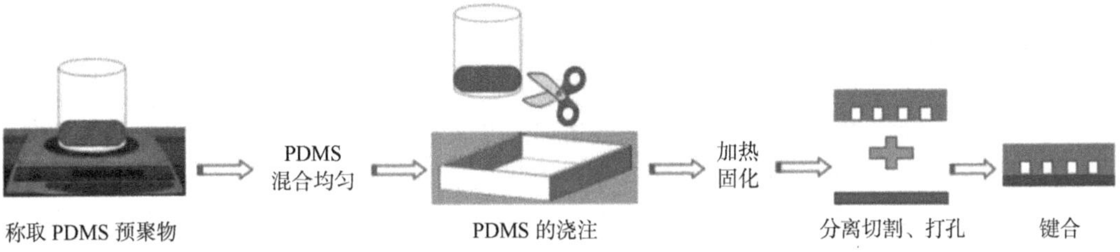

图9-1-4　微流控芯片PDMS通道层制作流程图

1）称取PDMS预聚物：在洁净的一次性塑料杯中，按照硅片大小称取相应重量（约0.4 g/cm^2）PDMS，本节设计芯片按PDMS ：固化剂10 ：1（V ：V）的比例适量称取PDMS和固化剂，配制通道层所需PDMS预聚物。

2）PDMS预聚物混合均匀：将杯中的PDMS和固化剂用玻璃棒搅和完全混合均匀至其内部产生大量因搅拌产生的气泡为止，将塑料杯倾斜置于真空干燥箱中1 h左右，使PDMS预聚物完全脱气。

3）通道层PDMS的浇注：使用无尘棉签轻轻拭去阳模表面的痕迹及细小灰尘，然后将黏性铝箔胶带裁剪成合适大小，紧密包围阳模四周，此刻该阳模可模拟一个小的临时“容器”；该步骤有两个要求，一是尽量严丝合缝，以避免后续PDMS的浇注过程发生泄露的情况；二是“围墙”四面应垂直于硅片，以减小对PDMS固化后的立体形状的影响。将脱气完全的PDMS预聚物从真空干燥箱中取出，用尖头剪刀剪开一次性塑料杯下方一个小角，开口切勿过大；将PDMS置于围筑好的阳模上方约2 cm处，让PDMS在重力作用下自行缓慢流入。

4）加热固化：使用水平仪测试并调整加热装置台面的绝对水平，将带有围墙的浇筑好PDMS预聚物的阳模放在平板式温控平台，65℃，10 min→95℃，30 min→65℃，10 min→自然降至室温。

5）分离切割：将热固好的PDMS与阳模取出，小心翘起一边或一角，缓慢将二者分离，直至完全摘下，PDMS上表面黏着低黏性胶带后倒放在实验台上，使用切割刀切去外围不规则的PDMS。

6）打孔：按照实验要求，在设计为细胞及药物入口、废液口的圆形结构处用自制的打孔器进行打孔。打穿后使用小镊子将由打孔产生的 PDMS 圆柱体从打孔器针头中移除，而后再将打孔器缓慢与 PDMS 芯片分离，以防造成不必要的损坏。完成打孔后使用低黏性胶带在 PDMS 芯片两侧进行蘸取，以便去掉操作时的指纹和灰尘。

7）PDMS 与玻璃片的键合：将事先清洗好的玻璃片及（6）中处理得到的通道层 PDMS 聚合物放入氧等离子清洗机中，将其带有通道的一面朝上，关闭氧等离子清洗机阀门并将其水平指向左侧，关闭上面的进气微阀，先开启空气泵抽出清洗机内空气 1 ~ 2 min，之后适当旋开进气微阀，启动清洗机并将功率调至 high 模式（720 V/25 mA/18 W）激发氧等离子 3 min，3 min 后，关闭等离子激发，用镊子取出玻璃片和 PDMS 聚合物，注意其正反面不可颠倒放置，一般先取出玻璃片放下后，再将 PDMS 取出，将被处理的一面旋转向下，对着玻璃片被处理的一面轻轻放下，将 PDMS 贴在玻璃片上数秒后，用手轻轻赶走两层之间的气泡，将其转移至加热装置中，初步键合后可将其放在 65℃的加热平台上用塑料片、大玻璃片、砝码分别压在其上，再调整加热装置到 110℃，使用热键合的方式进行一段时间的稳固键合处理即可。

本节设计制作了基于肝肿瘤细胞凋亡特征微流控芯片，该芯片是单层 PDMS 芯片，具有操作简单、易制作等优点，单层芯片因没有阀控装置，往往用途比较单一，而本节通过设计多个相同的结构单元，可实现 16 种药物的同时在线筛选，即药物的高通量筛选，若想筛选更多组分药效，也可通过增加更多的细胞培养区结构单元来实现，该类芯片尤其适用于中药复方的药效筛选。此外，该芯片通过预留多个出入口的设计，可以达到制作一次阳模便可实验不同的使用功能，每次实验可按不同实验设计进行不同的打孔以决定液体在芯片通道内的流动取向，并结合微黏性胶带进行简单的阻滞以实现预期的流体操控。

由于本芯片设计较多预留进出口，因实际操作时发现在不同的入口通入细胞悬液时，所能进入的每个通道的细胞数量也有区别，推测是由于设计通道过多，通入各个通道内的培养液体积和速度是不同的，因此不能按照传统的 0.20 μl/min 的给药速度进行灌注，应按照本芯片实际使用的入口去考察流速，以防止培养液分布不均匀而导致实验失败。本节实验在预实验中对该芯片进行了流速的考察，结果发现以 0.07 ~ 0.10 μl/min 的速度通入细胞悬液时，细胞在芯片中分布均匀，因此最终选取了 0.09 μl/min 的速度对该芯片内部的细胞进行药物灌注。

综上所述，本节实验基于肿瘤细胞凋亡特征设计并制作的微流控芯片，最多可实现 16 种药物的同时在线筛选，即药物的高通量筛选，也可通过设计多个相同的结构单元来完成更多组别的实验；此外，又对此芯片适宜流速进行合理的优化，使其细胞分布均匀，能够满足凋亡药效实验的需求，本研究为后续基于微流控芯片开展的药物高效、准确筛选提供了较强的前期基础。

二、基于肝肿瘤细胞凋亡特征芯片的复方木鸡颗粒及组成药材药效学研究

（一）实验材料

1. 仪器与设备

Smart-S30 实验室纯水系统（购于上海和泰仪器有限公司）；US AUTOFLOW 型 CO_2

培养箱（购于德国 NUAIRE 公司）；KQ5200B 超声波清洗器（购于昆山市超声仪器有限公司）；Sartorius CP225D 型电子分析天平（购于北京赛多利斯天平有限公司）；图像处理软件 Image-Pro-PLus 6.0（购于美国 Media Cybernetics 公司）；YJ-200A 型高速中药粉碎机（购于北京亿健医疗营销管理机构）；JKG-2A 型光刻机（购于上海学泽光学机械有限公司）；HPDC32G2 型等离子清洗机（购于美国 Harrick Plasma 公司）；KW-4A 型匀胶机（购于昆山力电精密机械有限公司）；BP-2B 型烘胶台（购于北京创世威纳科技有限公司）；XMTD-808P 程序温控仪（购于余姚市长江温度仪表厂）；LSP04-1A 精密注射泵（购于保定兰格公司）；NIKON ECLIPSE TI 荧光倒置显微镜（购于日本 Nikon 公司）；DZF-6020 型真空干燥箱（购于上海一恒科学仪器有限公司）；W2001R 型 CO_2 培养箱（购于美国 SIM 公司）；Milli-Q 超纯水处理装置（购于美国 Millipore 公司）；D15 型环保恒温平台（购于深圳市精良和科技有限公司）；Thermo Legend Micro 离心机（购于美国 Thermo Fisher 公司）；HD2-BCN-1360B 型生物洁净工作台（购于哈尔滨东联电子技术开发有限公司）。

2. 药材与试剂

（1）**药材**　复方木鸡颗粒（10 g/ 袋，批号：18090557）、核桃楸皮、菟丝子、山豆根、云芝药材由丹东药业集团有限公司提供，经辽宁中医药大学张建奎教授鉴定为胡桃科植物核桃楸 *Juglans mandshurica* Maxim. 的干燥树皮、菟丝子亚科植物菟丝子 *Cuscuta chinensis* Lam. 的干燥成熟种子、豆科植物越南槐 *Sophora tonkinensis* Gagnep. 的干燥根和根茎、多孔菌科真菌采绒革盖菌 *Coriolus versicolor*（L. ex Fr.）Quel 的干燥子实体，使用中药破碎机进行粉碎，过四号筛。

（2）**试剂与材料**　细胞凋亡 / 坏死检测试剂盒（Hoechst 33342 染液和 PI，购于碧云天生物技术研究所）；活细胞 / 死细胞双染试剂盒（钙黄素 Calcein-AM/PI，购于北京索莱宝科技有限公司）；高糖 DMEM 培养基、0.25%Trypsin-EDTA，胎牛血清（购于美国 Gibco 有限公司）；紫杉醇标准品（购于北京索莱宝有限公司）；细胞级二甲基亚砜（DMSO，购于美国 Sigma 公司）。

3. 主要试剂的配制

（1）**DMEM 高糖完全培养基的配制**　在 56℃水浴条件下将 FBS 加热灭活 30 min，待其恢复至室温后，用 0.22 μm 粒径滤膜过滤后分装至经高温高压灭菌处理过的 10 ml EP 管中，之后使用移液枪按照 1∶10（V∶V）的比例精确吸取转移到盛装有 DMEM 的容器内；按照 1∶100（V∶V）的比例精确吸取青链霉素混合溶液，转移到盛装上述混有 FBS 的 DMEM 的容器内，混匀，即得，置于 4℃冰箱中保存备用，临用时放入 37℃培养箱中预热。

（2）**HepG2 细胞冻存液的配制**　取经过灭活、过滤处理的 FBS，上述配制好的 DMEM 完全培养液与 DMSO 按照 9∶1（V∶V）的比例混匀，即得。

（3）**1×PBS 缓冲液的配制**　分别精密称取氯化钠 8.0 g、氯化钾 0.2 g、磷酸氢二钠 3.5 g、磷酸二氢钠 0.2 g，倒入盛有三级水的烧杯中，玻璃棒搅动，充分溶解，然后把溶液倒入容量瓶中准确定容至 1000 ml，摇匀，再移入 300 ml 溶液瓶内待消毒，将 PBS 倒入溶液瓶（大的吊针瓶）内，盖上胶帽，并插上针头放入高压蒸汽灭菌锅内消毒 30 min（注意高压消毒后要用灭菌蒸馏水补充蒸发掉的水分），置于 4℃冰箱中保存备用，临用时放入 37℃培养箱中预热。

（4）**含有 EDTA 胰酶溶液的配制**　称取 0.25 g 胰蛋白酶和 0.02 g EDTA，倒入烧杯中，用 1×PBS 溶解后定容到 100 ml 容量瓶中，用正压滤器过滤除菌，过滤后的 0.25% 胰酶 -EDTA 溶液放置在 4℃冰箱中保存备用。

4. 细胞株

人肝癌 HepG2 细胞购于上海复蒙生物有限公司。

（二）方法与结果

1. 供试品溶液的配制

（1）复方含药培养液的配制 称取适量复方木鸡颗粒，配制成所需浓度的含药培养液，过滤除菌，备用。

（2）核桃楸皮药材含药培养液的配制 取干燥药材粗粉适量，以 15 倍量 60% 乙醇加热回流提取 2 h，抽滤，水浴挥干，用培养液配制成所需浓度。

（3）菟丝子药材含药培养液的配制 取干燥药材粗粉适量，用 15 倍量 50% 乙醇以回流 1.5 h 提取 2 次，合并滤液后水浴蒸干，加入 DMEM 培养液超声使溶解无药渣，配制成所需浓度药液，过滤除菌即得。

（4）山豆根药材含药培养液的配制 称取山豆根粗粉加 10 倍量 60% 乙醇回流提取 3 次，每次 2 h，合并滤液，水浴蒸干，既得。加入 DMEM 培养液超声使溶解，并配制成所需浓度药液，经微孔滤膜过滤除菌，即得。

（5）云芝药材含药培养液的配制 取云芝干燥药材，粉碎，以 60 倍量水加热回流提取 2 次，每次 3 h，抽滤，减压干燥即得。用 DMEM 培养液配制成一定浓度的药液，经微孔滤膜过滤除菌，即得。

注释：复方及各组成药材基于诱导细胞凋亡药效的抗肿瘤药物浓度的选择是在预实验筛选最优浓度上下的基础上分别选择高、中、低三个浓度。

2. 染色液的配制

（1）细胞死活检测试剂盒染色液的配制 参照试剂盒相关操作说明精密吸取 5 μl 的 Calcein-AM 染液和 15 μl 的 PI 染液，溶于 5 ml 的细胞染色缓冲液中，避光混匀，即得，现用现配。

（2）细胞凋亡与坏死试剂盒染色液的配制 参照试剂盒相关操作说明精密吸取 5 μl 的 Hoechst 33342 和 5 μl 的 PI 溶于 1 ml 的 PBS 缓冲液中，避光混匀，现用现配。

3. 芯片设计与制作

同本章第一节“一、”项下（二）内容，芯片设计图及实物图如图 9-1-1、图 9-1-2 所示。

4. 芯片预处理

将已设计并制作好的微流控芯片依次使用微量注射器将无菌三级水、75% 乙醇分别注入通道层冲洗 3 次，最后再通入无菌三级水将残留的乙醇冲至无醇味，于 90℃加热台烘干，紫外灯下照射 30 min 灭菌，备用。

5. 芯片中细胞培养

取空白组肝癌 HepG2 细胞，按常规贴壁细胞培养法，使用配制好的 DMEM 培养液置于细胞培养箱中常规培养，待细胞处于对数生长期时，用 0.25% 的胰酶消化，置于离心机中以 1200 r/min 离心 5 min，再在完全培养液中混悬成细胞悬液，将细胞密度调整为 5×10^5 个 /cm^2，接种于芯片中，待细胞贴壁后，将培养液以 0.09 μl/ml 的流速经微量注射泵注入芯片中进行动态培养。

6. 芯片中细胞活力检测

将对数生长期的 HepG2 细胞在微流控芯片中分别培养 24 h、36 h、48 h 后，用细胞检测死 / 活试剂盒中混合染色液对细胞进行避光染色 5 min，残余的染料用 PBS 冲洗干净，并使用尼康荧光倒置显微镜检测 HepG2 细胞的活力。根据公式：细胞存活率（%）= 活细胞数 /（活细胞数 + 死细胞数）×100%。

7. 基于肝肿瘤细胞凋亡特征芯片的复方木鸡颗粒及组成药材抗肝癌药效学研究

肝癌 HepG2 细胞在芯片中生长至密度为 80% 时，使用精密注射泵以 0.09 μl/min 的流速实时通入上述复方及各组成药材的待测含药培养液，从各药物注入口分别注入相应的细胞培养腔道中，分别当药物作用于细胞 24 h、36 h、48 h 后，停止给药，吸取一定量的 PBS 缓慢注入芯片内细胞培养腔，清洗细胞，然后在芯片中通入 Hoechst 33342 和 PI 染液（V ∶ V=1 ∶ 1）对细胞进行染色，避光孵育 20 min 后，使用荧光倒置显微镜及成像软件对芯片微培养腔内的细胞进行拍照。将所得到的荧光图片经由图像处理软件 IPP 分析，并计算出待测药物作用后 HepG2 细胞的凋亡坏死率，计算公式：凋亡坏死率为凋亡细胞数加上坏死细胞数与细胞总数的比值的百分比。

8. 统计分析

按照荧光拍照方法、IPP 软件处理及相关的计算公式得到复方木鸡颗粒及各药材的凋亡坏死率和标准差，均用（$\bar{x} \pm s$）表示；组间比较使用 SPSS19.0 软件 ANOVA 单因素方差分析功能计算各给药组与紫杉醇组细胞凋亡坏死率之间的统计学差异，以 $P < 0.05$ 认定为有显著差异；使用 SPSS19.0 软件“Probit”回归模型对各给药组不同时间点的 IC_{50} 值进行估算。

9. 芯片中细胞生长状态及活力检测结果

芯片中细胞生长状态如图 9-1-5 所示，细胞在芯片中的生长状态良好。活力检测结果如图 9-1-6 所示，按照公式计算 24 h、36 h、48 h 三个时间点芯片中细胞的存活率均大于 96%。

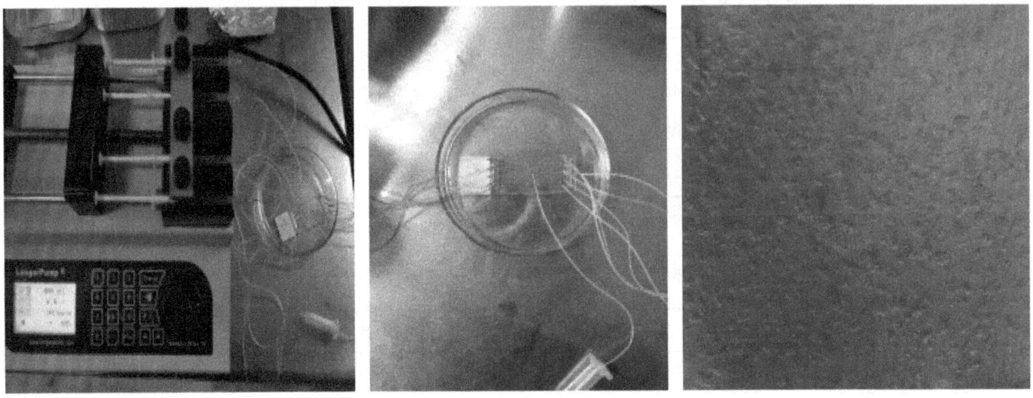

图 9-1-5　芯片中人肝癌细胞 HepG2 的状态

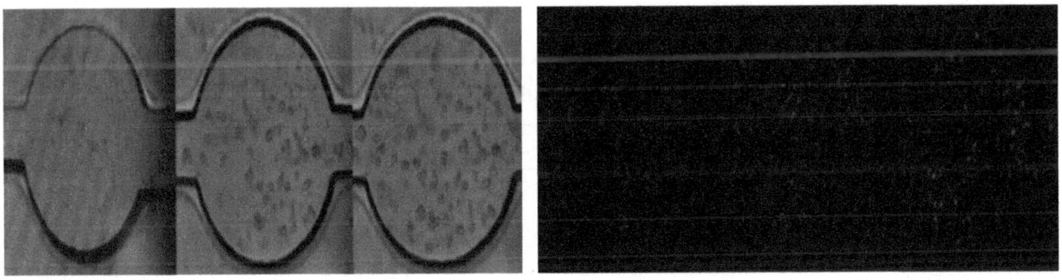

A　　B　　C　　A　　B　　C

图 9-1-6　10× 物镜下不同时间点空白组细胞生长状态

（A. 24 h 的细胞状态；B. 36 h 的细胞状态；C. 48 h 的细胞状态）

10. 基于肝肿瘤细胞凋亡特征芯片的复方木鸡颗粒及组成药材对肝癌 HepG2 细胞凋亡的影响

通过 IPP 软件计算出复方木鸡颗粒及组成药材对 HepG2 肝癌细胞的凋亡坏死率，如表 9-1-1 ～表 9-1-5 所示，IC_{50} 值对比结果见表 9-1-6，空白组及紫杉醇组组间 RSD 见表 9-1-7、表 9-1-8，空白组及复方高剂量给药组 HepG2 细胞双染荧光图如图 9-1-7 所示。

表 9-1-1 复方木鸡颗粒各剂量组不同时间点对 HepG2 细胞凋亡坏死率的影响（n=3，$\bar{x} \pm s$，%）

组别	24 h	36 h	48 h
4.00 mg/ml 组	18.41±1.35*	26.24±0.95*	33.96±3.06*
5.00 mg/ml 组	21.39±0.61*	35.64±0.31*	48.48±2.28*
6.00 mg/ml 组	33.04±0.78*	42.37±1.42*	56.58±2.48*

注：与空白组相比，*$P < 0.05$。

表 9-1-2 核桃楸皮药材各剂量组不同时间点对 HepG2 细胞凋亡坏死率的影响（n=3，$\bar{x} \pm s$，%）

组别	24 h	36 h	48 h
1.50 mg/ml 组	22.36±1.35*	32.19±1.05*	43.65±2.01*
2.00 mg/ml 组	33.92±0.58*	41.07±0.84*	58.14±1.94*
3.00 mg/ml 组	56.29±1.27*	63.82±1.49*	76.56±2.48*

注：与空白组相比，*$P < 0.05$。

表 9-1-3 菟丝子药材各剂量组不同时间点对 HepG2 细胞凋亡坏死率的影响（n=3，$\bar{x} \pm s$，%）

组别	24 h	36 h	48 h
3.50 mg/ml 组	22.46±0.59*	31.00±0.76*	40.23±0.48*
4.00 mg/ml 组	34.09±1.03*	43.27±0.78*	52.41±0.27*
4.50 mg/ml 组	43.18±1.07*	59.07±1.56*	74.22±1.74*

注：与空白组相比，*$P < 0.05$。

表 9-1-4 山豆根药材各剂量组不同时间点对 HepG2 细胞凋亡坏死率的影响（n=3，$\bar{x} \pm s$，%）

组别	24 h	36 h	48 h
2.5 mg/ml 组	19.71±1.76*	30.55±1.84*	44.35±1.09*
3.0 mg/ml 组	26.64±0.85*	39.27±0.39*	51.52±0.38*
3.5 mg/ml 组	38.08±0.65*	50.19±1.56*	67.44±1.72*

注：与空白组相比，*$P < 0.05$。

表 9-1-5 云芝药材各剂量组不同时间点对 HepG2 细胞凋亡坏死率的影响（n=3，$\bar{x} \pm s$，%）

组别	24 h	36 h	48 h
4.00 mg/ml 组	−1.71±0.24	−0.75±0.42	−0.85±0.47
5.00 mg/ml 组	0.64±0.66	0.87±0.35	0.95±0.32
6.00 mg/ml 组	1.29±0.26	1.56±0.47	1.89±0.71

注：与空白组相比，*$P < 0.05$。

表 9-1-6　各给药组不同时间点的 IC_{50} 值比较（n=3，$\bar{x}\pm s$，mg/ml）

组别	24 h	36 h	48 h
复方木鸡颗粒组	9.26	6.77	5.27
核桃楸皮组	2.78	2.28	1.63
菟丝子组	4.77	4.19	3.81
山豆根组	4.21	3.51	2.89
云芝组	—	—	—

注：“—”，没有药效作用，无法计算其抑制率。

表 9-1-7　空白组组间细胞凋亡坏死率的相对标准偏差值比较（n=3）

组别	24 h	36 h	48 h
平均值（%）	1.17	1.23	1.11
标准差	0.02	0.04	0.03
RSD（%）	1.82	2.89	2.55

表 9-1-8　紫杉醇给药组间的相对标准偏差值比较（n=3）

组别	24 h	36 h	48 h
平均值（%）	20.28	45.26	78.26
标准差	0.54	1.34	0.95
RSD（%）	2.66	2.96	2.21

本实验开展肝癌细胞凋亡药效研究中，因传统 96 孔板存在操作步骤复杂耗时、细胞易铺展不匀及不符合人体微环境等缺点，而本实验采用微流控芯片技术恰好可以解决上述孔板存在的问题，因芯片操作步骤简单，以注射泵匀速动态灌注细胞可使细胞在芯片中铺展均匀，也可模拟体内生理条件，贴近人体微环境。此外本实验选用的 Hoechst 33342-PI 双染方法在荧光显微镜下观察效果较好，而且易操作、结果稳定可靠、重复性较好。再结合微流控芯片技术，可实现在线实时控制染色液的注入与清洗，减少人为的机械损伤，也可实时观察细胞染色情况等，故本实验选择将两者结合开展复方木鸡颗粒凋亡药效作用研究。

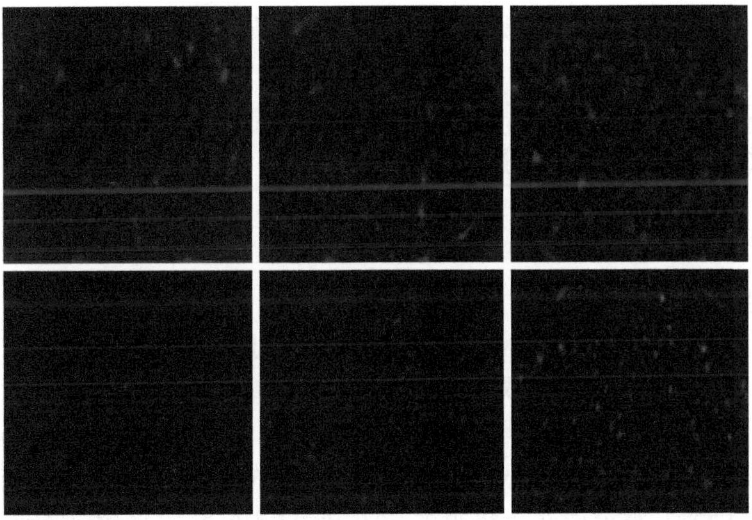

A　　B　　C

D E F G

图 9-1-7 10× 物镜下空白组及复方高剂量给药组 HepG2 细胞双染荧光图
（A. 空白组；B. 紫杉醇组；C. 复方木鸡颗粒组；D. 核桃楸皮组；E. 菟丝子组；F. 山豆根组；G. 云芝组）

本节实验基于肝肿瘤细胞凋亡特征芯片开展复方木鸡颗粒及四种组成药材干预体外培养的人肝癌 HepG2 细胞不同时间的诱导凋亡活性研究，因为药物及剂量都颇多，无法全都在一块芯片上完成实验，因此本实验选择多块芯片进行实验，在实验前对各组细胞进行相同时间的饥饿处理使绝大多数细胞的状态相同，且应统一各组实验芯片中细胞的接种数量以保证实验结果的齐同可比，最后对由两块芯片得到紫杉醇给药组的实验结果进行统计分析，如表 9-1-8 所示，各组数据的标准差均很小，且总体 RSD 值均小于 3%，说明两组实验得到的实验结果具有较好的齐同可比性，间接证明其他数据的可靠性。

由表 9-1-2 ～表 9-1-5 可以看出，复方木鸡颗粒按细胞凋亡坏死率进行药效贡献排序：核桃楸皮＞菟丝子＞山豆根＞云芝，说明复方木鸡颗粒各药材可通过诱导细胞凋亡而发挥抗肝癌药效，验证了复方具有多靶点、多途径的综合调控作用。

综上所述，本实验利用细胞凋亡特征芯片将复方木鸡颗粒整体拆分成不同组成药材，探讨其基于细胞凋亡机制的抗肝肿瘤药效作用，从而揭示了复方木鸡颗粒可以通过诱导肿瘤细胞凋亡来达到治疗肿瘤的作用。本研究不仅为多组分中药复方药效筛选提供一种方便快捷的实验方法，也为抗肿瘤中药新药研发提供了一定的参考价值。

三、基于肝肿瘤细胞凋亡特征芯片的复方木鸡颗粒药效组分的“物 - 效”关联性研究

（一）实验材料

1. 仪器与设备

Smart-S30 实验室纯水系统（上海和泰仪器有限公司）；US AUTOFLOW 型 CO_2 培养箱（德国 NUAIRE 公司）；KQ5200B 超声波清洗器（昆山市超声仪器有限公司）；Sartorius CP225D 型电子分析天平（北京赛多利斯天平有限公司）；图像处理软件 Image-Pro-PLus 6.0（美国 Media Cybernetics 公司）；YJ-200A 型高速中药粉碎机（北京亿健医疗营销管理机构）；JKG-2A 型光刻机（上海学泽光学机械有限公司）；HPDC32G2 型等离子清洗机（美国

harrick plasma 公司）；KW-4A 型匀胶机（昆山力电精密机械有限公司）；BP-2B 型烘胶台（北京创世威纳科技有限公司）；XMTD-808P 程序温控仪余姚市长江温度仪表厂 LSP04-1A 精密注射泵（保定兰格公司）；NIKON ECLIPSE TI 荧光倒置显微镜（日本 Nikon 公司）；DZF-6020 型真空干燥箱（上海一恒科学仪器有限公司）；W2001R 型 CO_2 培养箱（美国 SIM 公司）；Milli-Q 超纯水处理装置（美国 Millipore 公司）；D15 型环保恒温平台（深圳市精良和科技有限公司）；Thermo Legend Micro 离心机（美国 Thermo Fisher 公司）；HD2-BCN-1360B 型生物洁净工作台（哈尔滨东联电子技术开发有限公司）。

2. 药材与试剂

复方木鸡颗粒（10 g/ 袋，批号：18090557）、核桃楸皮、菟丝子、山豆根、云芝药材由丹东药业集团有限公司提供，经辽宁中医药大学张建奎教授鉴定为胡桃科植物核桃楸 *Juglans mandshurica* Maxim. 的干燥树皮、菟丝子亚科植物菟丝子 *Cuscuta chinensis* Lam. 的干燥成熟种子、豆科植物越南槐 *Sophora tonkinensis* Gagnep. 的干燥根和根茎、多孔菌科真菌采绒革盖菌 *Coriolus* versicolor（L. ex Fr.）Quel 的干燥子实体，使用中药破碎机进行粉碎，过四号筛。细胞凋亡 / 坏死检测试剂盒（Hoechst 33342 染液和 PI，购于碧云天生物技术研究所）；活细胞 / 死细胞双染试剂盒（钙黄素 Calcein-AM/PI，购于北京索莱宝科技有限公司）；高糖 DMEM 培养基、0.25%Trypsin-EDTA，胎牛血清（购于美国 Gibco 有限公司）；紫杉醇标准品（购于北京索莱宝有限公司）；细胞级二甲基亚砜（DMSO，购于美国 Sigma 公司）。

3. 主要试剂的配制

（1）**DMEM 高糖完全培养基的配制** 在 56℃水浴条件下将 FBS 加热灭活 30 min，待其恢复至室温后，用 0.22 μm 粒径滤膜过滤后分装至经高温高压灭菌处理过的 10 ml EP 管中，之后使用移液枪按照 1：10（V：V）的比例精确吸取转移到盛装有 DMEM 的容器内；按照 1：100（V：V）的比例精确吸取青链霉素混合溶液，转移到盛装上述混有 FBS 的 DMEM 的容器内，混匀，即得，置于 4℃冰箱中保存备用，临用时放入 37℃培养箱中预热。

（2）**HepG2 细胞冻存液的配制** 取经过灭活、过滤处理的 FBS，上述配制好的 DMEM 完全培养液与 DMSO 按照 9：1（V：V）的比例混匀，即得。

（3）**1×PBS 缓冲液的配制** 分别精密称取氯化钠 8.0 g、氯化钾 0.2 g、磷酸氢二钠 3.5 g、磷酸二氢钠 0.2 g，倒入盛有三级水的烧杯中，玻璃棒搅动，充分溶解，然后把溶液倒入容量瓶中准确定容至 1000 ml，摇匀，再移入 300 ml 溶液瓶内待消毒，将 PBS 倒入溶液瓶（大的吊针瓶）内，盖上胶帽，并插上针头放入高压蒸汽灭菌锅内消毒 30 min（注意高压消毒后要用灭菌蒸馏水补充蒸发掉的水分），置于 4℃冰箱中保存备用，临用时放入 37℃培养箱中预热。

（4）**含有 EDTA 胰酶溶液的配制** 称取 0.25 g 胰蛋白酶和 0.02 g EDTA，倒入烧杯中，用 1×PBS 溶解后定容到 100 ml 容量瓶中，用正压滤器过滤除菌，过滤后的 0.25% 胰酶 -EDTA 溶液放置在 4℃冰箱中保存备用。

4. 细胞株

人肝癌 HepG2 细胞购于上海复蒙生物有限公司。

（二）方法与结果

1. 复方木鸡颗粒及各药效组分的制备

（1）**复方含药培养液的配制** 称取适量复方木鸡颗粒，配制成所需浓度的含药培养液，过滤除菌，备用。

（2）核桃楸皮黄酮的提取纯化 取干燥药材粗粉适量，以 15 倍量 60% 乙醇加热回流提取 2 h，抽滤，挥至无醇味后，用水配成 10 BV 的溶液。以 AB-8 树脂装柱，70% 乙醇洗脱，洗脱液挥干后，用 DMEM 培养液配制成一定浓度的药液，经微孔滤膜过滤除菌，即得。

（3）菟丝子黄酮的提取纯化 取干燥药材粗粉适量，用 15 倍量 95% 乙醇以回流 1.5 h 条件提取 2 次，合并滤液后再挥干，用水稀释使生药浓度为 0.1 g/ml，过 HPD-400 树脂，调节溶液 pH 至 5，上柱量为 1.1 g/ml，用 4 BV 60% 乙醇洗脱，收集洗脱液，水浴蒸干，加入 DMEM 培养液超声使溶解无药渣，配制成所需浓度药液，过滤除菌，即得。

（4）菟丝子多糖的提取纯化 用 9 倍量水回流提取 3 次，每次 1.5 h，制得菟丝子粗多糖。用 DMEM 培养液配制成一定浓度的药液，经微孔滤膜过滤除菌，即得。

（5）山豆根多糖的提取纯化 10 倍量水回流提取 3 次，每次 1 h，药液浓度为 1.0 g/ml，75% 乙醇醇沉 12 h。用 DMEM 培养液配制成一定浓度的药液，经微孔滤膜过滤除菌，即得。

（6）山豆根生物碱的提取纯化 称取山豆根粗粉加 10 倍量 65% 乙醇回流提取 3 次，每次 2 h，合并滤液，回收乙醇至无醇味，以生药浓度 0.8 g/ml 上 HPD-300 树脂，调节 pH 至 5，上柱量为 0.4 g/ml（原药材 / 湿树脂），用 2 BV 水除杂，8 BV 65% 乙醇洗脱，收集洗脱液，水浴蒸干，加入 DMEM 培养液超声使溶解，并配制成所需浓度药液，经微孔滤膜过滤除菌，即得。

（7）云芝多糖的提取纯化 取云芝干燥药材，粉碎，以 60 倍量水加热回流提取 2 次，每次 3 h，抽滤，浓缩成 1.5 g/ml 的溶液，加入浓度为 95% 的乙醇，使乙醇终浓度为 70%，醇沉时间 24 h。抽滤，减压干燥即得云芝粗多糖。用 DMEM 培养液配制成一定浓度的药液，经微孔滤膜过滤除菌，即得。

2. 基于肝肿瘤细胞凋亡特征芯片的复方木鸡颗粒药效组分配伍组体外药效学研究

（1）利用均匀设计方法对复方木鸡颗粒药效组分进行配伍设计 在试验因素较多的条件下，均匀设计法较正交设计法具有更多的选择性、更好的灵活性。另外，均匀设计因考虑试验因素均匀分布，增加其可行性，可大量减少试验次数。用统计软件可直接处理实验数据，方便、准确，可定量研究不同配伍组对实验结果的影响，故本实验采用均匀设计法。

本研究将复方木鸡颗粒四味组成药材中的核桃楸皮、菟丝子、山豆根、云芝进行拆分研究，确立其中核桃楸皮黄酮、菟丝子黄酮、菟丝子多糖、山豆根生物碱、山豆根多糖、云芝多糖 6 个物质组。因均匀设计法要求水平数至少为实验因素数的两倍，而复方木鸡颗粒中包含上述 6 种药效组分，故选择 $U_{12}^{*}(12^{10})$ 设计表，如表 9-1-9 所示，并按照对应的使用表安排试验，如表 9-1-10 所示。

表 9-1-9 均匀设计表 $U_{12}^{*}(12^{10})$

列号	1	2	3	4	5	6	7	8	9	10
1	1	2	3	4	5	6	7	8	10	12
2	2	4	6	8	10	12	1	3	7	11
3	3	6	9	12	2	5	8	11	4	10
4	4	8	12	3	7	11	2	6	1	9
5	5	10	2	7	12	4	9	1	11	8
6	6	12	5	11	4	10	3	9	8	7

续表

列号	1	2	3	4	5	6	7	8	9	10
7	7	1	8	2	9	3	10	4	5	6
8	8	3	11	6	1	9	4	12	2	5
9	9	5	1	10	6	2	11	7	12	4
10	10	7	4	1	11	8	5	2	9	3
11	11	9	7	5	3	1	12	10	6	2
12	12	11	10	9	8	7	6	5	3	1

表 9-1-10　U^*_{12}（12^{10}）使用表

因素个数	列号	D（方差）	因素个数	列号	D（方差）
2	1，5	0.1163	5	1，3，4，8，10	0.2272
3	1，6，9	0.1838	6	1，2，6，7，8，9	0.2670
4	1，6，7，9	0.2233	7	1，2，6，7，8，9，10	0.2768

（2）**复方木鸡颗粒药效组分配伍试验具体安排**　根据上表，将复方木鸡颗粒中 6 种药效组分作为考察因素，每个因素各取 12 个水平。为解除量效关系对药效的干扰，在保证各组药材配比条件不变的前提下，调节 6 种药效组分的剂量，保证各配伍组最终总浓度为 2 mg/ml，药量见表 9-1-11。

表 9-1-11　均匀设计实际给药表（mg）

编号	HH	TH	SS	ST	TT	YT
1	0.0000	0.5240	5.2850	4.7590	8.7570	10.3230
2	0.4610	2.0290	15.0280	0.0000	3.2340	8.8960
3	0.7270	2.6690	4.3130	5.6650	12.7630	3.5110
4	0.1480	5.0780	14.6510	1.0990	8.6720	0.0000
5	1.5590	5.1480	3.4660	6.9370	0.0000	12.5380
6	1.4420	4.6530	7.6900	1.2830	8.0910	6.4890
7	3.2140	0.0000	3.1760	10.7250	5.6400	6.8930
8	2.6110	0.1100	8.8440	2.4890	14.3950	1.1990
9	2.4840	1.8220	0.9200	6.9050	6.5340	10.9830
10	3.4800	3.4040	8.0210	3.4390	1.3570	9.9470
11	3.1590	3.7080	0.0000	7.7280	9.9730	5.0800
12	4.3460	5.7970	7.0260	4.3940	5.5440	2.5410

按上表中数据进行配制，得到各药效组分配伍组药液，过滤备用。实验选择阳性药物为紫杉醇，浓度为 30 μg/ml，同时设立空白对照组。

（3）**基于肝肿瘤细胞凋亡特征芯片的复方木鸡颗粒药效组分配伍组体外药效试验**　当细胞生长至满培养瓶的 80% ～ 90% 时，以 0.2 μl/ml 的流速运用微量注射泵分别将配制好的 12 个配伍组药液注入相应的芯片通道中，给药 48 h 后，采用 Hoechst 33342/PI 双染法观察芯片中各配伍组对 HepG2 肝癌细胞凋亡坏死的影响。通过 IPP（Image-Pro Plus 6.0）软件对所得荧光图像进行分析，计算出各实验组的细胞凋亡坏死率：凋亡坏死率为凋亡细胞数加上坏死细胞数与细胞总数的比值的百分比。

（4）基于凋亡特征芯片的复方木鸡颗粒药材新配伍复方与复方木鸡颗粒体外药效差异性试验 按药效组分最佳配比以出膏率为媒介还原为药材配比，再精密称取各药材适量，用培养液配制成不同浓度的配伍溶液；再精密称取复方木鸡颗粒适量，同样配制成不同生药浓度的含药培养液。将上述配好的各溶液经滤膜过滤除菌，再分别通入芯片中，作用 48 h 后，采用 Hoechst 33342/PI 对细胞进行双染，经 IPP 图像处理软件处理分析，计算出各实验组 HepG2 细胞的凋亡坏死率。

3. 统计分析

（1）数据分析 按照荧光拍照方法、IPP 软件处理及相关的计算公式得到复方木鸡颗粒及各药材的凋亡坏死率和标准差，均用（$\bar{x} \pm s$）表示；组间比较使用 SPSS19.0 软件 ANOVA 单因素方差分析功能计算各给药组与紫杉醇组细胞凋亡坏死率之间的统计学差异，以 $P < 0.05$ 认定为有显著差异；使用 SPSS19.0 软件“Probit”回归模型对各给药组不同时间点的 IC_{50} 值进行估算。

（2）Pearson 相关性分析 通过统计分析软件 SPSS19.0 对药效指标与其相关性进行分析，得到每个药效组分与药效相关性大小。

（3）CSZ 均匀软件分析 为了推测 6 种药效组分体外抗肝癌的最佳配伍比例，将最终得到的数据结果通过均匀设计软件 CSZ 处理。

4. 基于凋亡特征芯片的复方木鸡颗粒药效组分配伍组对肝癌 HepG2 细胞凋亡的影响

通过 IPP 软件计算出各配伍组对 HepG2 肝癌细胞的凋亡坏死率，如表 9-1-12 所示。

表 9-1-12 各配伍组对 HepG2 细胞凋亡坏死率的影响（n=3，$\bar{x} \pm s$，%）

实验组	凋亡坏死率	实验组	凋亡坏死率	实验组	凋亡坏死率	实验组	凋亡坏死率
空白组	1.24±0.35	配伍组 3	25.79±0.45*	配伍组 7	67.78±1.67*	配伍组 11	68.67±1.28*
紫杉醇组	86.94±1.22*	配伍组 4	44.62±1.46*	配伍组 8	67.91±1.40*	配伍组 12	83.95±2.17*
配伍组 1	25.42±0.48*	配伍组 5	67.51±1.44*	配伍组 9	71.84±2.22*		
配伍组 2	58.54±1.39*	配伍组 6	50.90±2.17*	配伍组 10	81.83±2.31*		

注：与空白组相比较，*$P < 0.05$。

5. 基于凋亡特征芯片的复方木鸡颗粒药材新配伍复方与复方木鸡颗粒对肝癌 HepG2 细胞凋亡的差异性影响

经 IPP 图像处理软件分析处理得到细胞凋亡坏死率如表 9-1-13 所示。

表 9-1-13 药材新配伍复方与复方木鸡颗粒对肝癌细胞凋亡坏死率的影响（n=3）

浓度（mg/ml）	最佳配伍组凋亡坏死率（$\bar{x} \pm s$）	复方木鸡颗粒凋亡坏死率（$\bar{x} \pm s$）	两者凋亡坏死率平均值（%）	标准差	RSD（%）
1.00	35.36±0.66*	33.96±0.86*	34.66	0.99	2.86
1.50	57.52±1.21*	56.48±1.28*	57.05	0.66	1.17
2.00	86.53±1.97*	83.39±0.76*	84.96	2.22	2.61

注：与空白组相比较，*$P < 0.05$ 表示具有显著性差异。

6. Pearson 相关性分析

通过统计分析软件 SPSS19.0 对药效指标与其相关性进行分析，结果如表 9-1-14 所示。

表 9-1-14　6 种药效组分与药效指标的 Pearson 系数

Pearson 系数	凋亡坏死率	HH	TH	SS	TT	ST	YT
凋亡坏死率	1.000	0.855**	0.204	–0.137	–0.470	0.181	0.108
HH	0.855**	1.000	0.096	–0.419	–0.166	0.426	–0.070
TH	0.204	0.096	1.000	0.142	–0.344	–0.251	–0.142
SS	–0.137	–0.410	0.142	1.000	–0.067	–0.859**	–0.351
TT	–0.470	–0.166	–0.344	–0.067	1.000	–0.074	–0.682*
SS	0.181	0.426	–0.251	–0.859**	–0.074	1.000	0.278
YT	0.108	–0.070	–0.142	–0.351	–0.682*	–0.278	1.000

注：与空白组比较，$^{*}P<0.05$，$^{**}P<0.01$。

在不考虑交互作用的前提下，其回归方程为：

$$Y=5.403+13.797X_1-0.991X_2+1.838X_3+0.383X_5+1.580X_6$$

从方程式中不难看出只有 HH（X_1）的系数绝对值最大。可以推测单独使用核桃楸皮黄酮时药效良好，但是当与其他 6 种药效组分以一定的比例混合在一起的情况下，其各自的药效会发生一定的变化。

7. CSZ 均匀软件分析

为了推测 6 种药效组分体外抗肝癌的最佳配伍比例，我们将所得到的数据结果通过均匀设计软件处理，最终得到凋亡坏死率（Y）与各因素 HH（X_1）、TH（X_2）、SS（X_3）、TT（X_4）、ST（X_5）和 YT（X_6）之间的回归方程：

$$Y=55.84+0.679X_2+6.735X_1X_1+12.762X_1X_3+9.551X_1X_4-2.499X_1X_6-2.706X_2X_4-0.624X_2X_6$$
$$-0.992X_3X_4-1.273X_3X_6-2.553X_5X_6+2.382X_6X_6$$

最后得出以凋亡坏死率为指标时的最佳配伍比例：$X_1:X_2:X_3:X_4:X_5:X_6=4.35:5.80:15.03:10.73:1.36:1.20$。

从表 9-1-12 及表 9-1-13 可以得出各配伍组细胞凋亡坏死率与空白对照组相比均有显著性差异，说明各配伍组均有一定的诱导 HepG2 细胞凋亡作用，然而各配伍组的细胞凋亡坏死率却不尽相同，其中配伍组 12 的细胞凋亡坏死率最高，为（83.95±2.17）%，说明其诱导细胞凋亡药效最佳，配伍组 1 的细胞凋亡坏死率最低，仅为（25.42±0.48）%，说明其抑制细胞迁移药效最差，进一步证明了复方中各药效组分按不同比例配伍时对人肝肿瘤 HepG2 细胞的抑制作用强弱是有差异的，间接证明中药组分间相互作用可能存在类似中医理论中“相畏”“相杀”等内涵理念。表 9-1-13 的结果表明，复方木鸡颗粒按药效组分最佳配比形成的新药材配伍复方各剂量药效与原复方相比标准差很小，且总体 RSD 值均小于 3%，说明两者药效结果无显著性差异，说明复方木鸡颗粒基于凋亡机制具有抗肝癌药效组方的合理性，进一步阐明复方木鸡颗粒的药效物质基础。

综上所述，本实验通过构建基于肝肿瘤细胞凋亡特征芯片的复方木鸡颗粒体外药效筛选平台，开展复方中药效组分最佳配伍比例研究，进而确定药材最佳配比，明确复方木鸡颗粒的配伍规律；再通过相关药效学研究验证，阐明复方木鸡颗粒的药效物质基础，明确复方木鸡颗粒诱导肝肿瘤细胞凋亡的药效物质及与药效之间的“物 - 效”关系，解释复方发挥抗肿瘤作用的合理性。本实验不仅为中药复方多组分配伍关系的筛选和优化提供了关键技术，也为组分中药的现代研究提供新的研究思路与方法。

中药组分配伍是对中药配伍的继承与发展，其通过优化复方中不同组分的配伍关系，明确复方的配伍规律，阐明复方的药效物质基础，是现代中药研究的重要内容之一。前期课题组经体内外药效学相关研究已证明复方木鸡颗粒具有抗肝癌药效作用，并通过相关药效筛选实验得知核桃楸皮黄酮、菟丝子黄酮、山豆根生物碱、山豆根多糖、菟丝子多糖和云芝多糖6 种组分是抗肝癌的有效组分。

本节首先通过多次重复的凋亡药效实验，对复方及方中不同组成药材抑制 HepG2 细胞的凋亡活性进行了筛选，确认复方及方中核桃楸皮、菟丝子、山豆根三种药材具有良好的抑制凋亡能力，且其药效与给药剂量呈现正相关关系，四者 48 h 的 IC_{50} 值分别为 5.270 mg/ml、1.628 mg/ml、3.811 mg/ml、2.889 mg/ml。

再次，本节也采用均匀设计、统计分析及 CSZ 软件处理，研究复方木鸡颗粒中 6 种药效组分间的相互作用，进而筛选出最佳的配伍比例：核桃楸皮（X_1）：菟丝子黄酮（X_2）：山豆根生物碱（X_3）：菟丝子多糖（X_4）：山豆根多糖（X_5）：云芝多糖（X_6）=4.35：5.80：15.03：10.73：1.36：1.20，将药材新配伍复方与复方两者在相同剂量时进行药效对比，结果显示两者的药效结果无显著性差异，为继续探究复方木鸡颗粒抗肝肿瘤作用的药效物质基础提供新的研究思路和方法。

综上所述，本节实验通过将复方木鸡颗粒整体拆分成复方、组成药材到药效组分三个化学层面，区分了复方木鸡颗粒发挥抗肝肿瘤药效的作用对象，探究基于细胞凋亡机制的复方木鸡颗粒抗肝肿瘤作用的药效物质基础，明确复方木鸡颗粒药效组分与基于肿瘤细胞特征的抗肝肿瘤药效之间的关联性。

第二节　基于肝肿瘤细胞迁移特征芯片的“物 - 效”关联性研究

一、基于肝肿瘤细胞迁移特征的微控芯片系统的构建

（一）实验材料

1. 仪器与设备

JKG-2A 型光刻机（上海学泽光学机械有限公司）；HPDC32G2 型等离子清洗机（美国 Harrick Plasma 公司）；KW-4A 型匀胶机（昆山力电精密机械有限公司）；BP-2B 型烘胶台（北京创世威纳科技有限公司）；XMTD-808P 程序温控仪（余姚市长江温度仪表厂）；LSP04-1A 精密注射泵（保定兰格公司）；NIKON ECLIPSE TI 荧光倒置显微镜（日本 Nikon 公司）；DZF-6020 型真空干燥箱（上海一恒科学仪器有限公司）；W2001R 型 CO_2 培养箱（美国 SIM 公司）；Milli-Q 超纯水处理装置（美国 Millipore 公司）；D15 型环保恒温平台（深圳市精良和科技有限公司）；Thermo Legend Micro 离心机（美国 Thermo Fisher 公司）；HD2-BCN-

1360B 型生物洁净工作台（哈尔滨东联电子技术开发有限公司）。

2. 药材与试剂

SU-8 负性光刻胶及显影液（购于美国 MICRO-Chem 公司）；Sylgard 184 SiliconeElastomer Kit（聚二甲基硅氧烷 PDMS 和固化剂，购于美国 Dow-Corning 公司）；多聚赖氨酸包被的洁净玻璃片（75 mm×25 mm，购于江苏新星实验器材有限公司）；直拉单晶抛光硅片（规格：P 型掺杂、厚度 725 μm、直径 200 mm、晶体取向 100、电阻率 1 ～ 50 Ω · cm、平整度 TIR ＜ 3 μm、翘曲度 TTY ＜ 10 μm、弯曲度 BOW ＜ 10 μm、抛光粗糙度＜ 1 μm，购于哈尔滨特博科技有限公司）。

3. 主要试剂的配制

食人鱼洗液（Piranha Solution）的配制：先准备好一个装有凉水的小盆，将 1000 ml 的烧杯装三分之一的水放进盆中，再拿一个已洗干净的 500 ml 的烧杯放入 1000 ml 的烧杯中；用量筒量取 50 ml 的 30% 过氧化氢溶液，倒入 500 ml 的烧杯中，再量取 150 ml 的浓硫酸，在持续搅拌下少量多次地缓缓倒入盛有浓硫酸的烧杯中，此过程中过氧化氢会与浓硫酸发生反应并大量放热（注意戴上护目镜及长袖胶皮手套操作，注意安全），在过氧化氢全部加入且洗液自然冷却至室温后方可浸泡硅片，该试剂每两周换新。

（二）方法与结果

1. 基于肝肿瘤细胞迁移特征的微流控芯片的设计原理及结构概述

一种基于肝肿瘤细胞迁移特征设计的微流控芯片，主要通过控制阀控装置的开关来实现相关药效学研究。按照实验需求，结合矢量制图软件 CorelDraw X7 设计与优化芯片的结构，并借助超高分辨打印机以胶印的方式输出到透明菲林片上制成掩膜，芯片结构示意图见图 9-2-1。

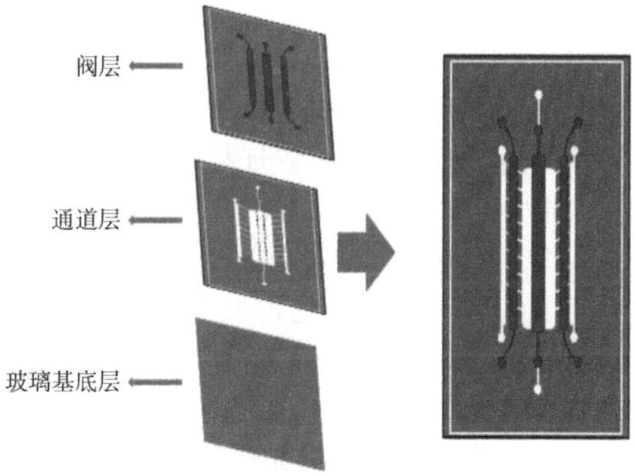

图 9-2-1 基于肝肿瘤细胞迁移特征的微流控芯片的设计图

该芯片主要有三层：从上至下分别是阀层、通道层及玻璃基底层。其中流体通道单元是通道层与阀层通过等离子键合技术及热键合技术构成，而流体通道单元与玻璃基底层是采用等离子不可逆键合技术键合成一体，该芯片可设计成多个完全相同的结构单元，实现多种药物同时在线筛选的目的。

该芯片通道结构左右对称，主要由两个细胞及药物入口、一个细胞培养区域、两个废液口组成，芯片中设计的阀控装置，在实际使用中可通过通入与抽出液体灵活控制其开关，得到“划痕”，避免了常规机械划取或电损伤等划痕实验对细胞造成的机械性损害及划线准确度问题，提高了药物筛选的真实度与可信度。

2. 基于肝肿瘤细胞迁移特征的微流控芯片的制作

（1）阳模制作 本实验所需阳模采用软光刻法制作，具体步骤同本章第一节“（1）”项下内容。

（2）微阀控制通道层的制作 本节内容所涉及的微流控芯片采用模塑法进行制作，其主要步骤如下。

将 PDMS 与固化剂按 8∶1（V∶V）的比例称取，再用搅拌棒搅和至均匀气泡状态后，置于真空干燥箱中脱气 1 h。然后浇注到 SU-8 阳模“容器”内，再置于加热台加热，程序：（65℃→5 min；95℃→15 min；95℃→5 min，65℃→自然降至室温）。冷却后将 PDMS 层从阳模上缓慢揭下，并切割打孔得到 PDMS 微阀控制通道层。

（3）流体通道层的制作 将 PDMS 与固化剂按 12∶1（V∶V）的比例称取，再用搅拌棒搅和至均匀气泡状态后，置于真空干燥箱中脱气 1 h。然后浇注到 SU-8 阳模“容器”内，再按照参数：慢速档（转速 750 r/min，时间 5 s）与快速档（转速 100 r/min，时间 10 s）进行匀胶机旋涂，使其尽量薄。置于加热台加热，程序：（65℃→5 min；95℃→15 min；65℃→5 min；65℃→自然降至室温），备用。

（4）芯片键合 将上述得到 PDMS 微阀控制通道层与未与阳模分离的 PDMS 流体通道层置体式显微镜下对准贴合在一起，置于 105℃加热台上加热 2 h，完成两层 PDMS 的键合，并从流体通道层 SU-8 阳模板上将键合成整体的芯片进行分离、切割、打孔，再将双层 PDMS 与玻璃片在氧等离子清洗机中进行键合处理后，最终完成整张的芯片键合，实物图如图 9-2-2 所示。

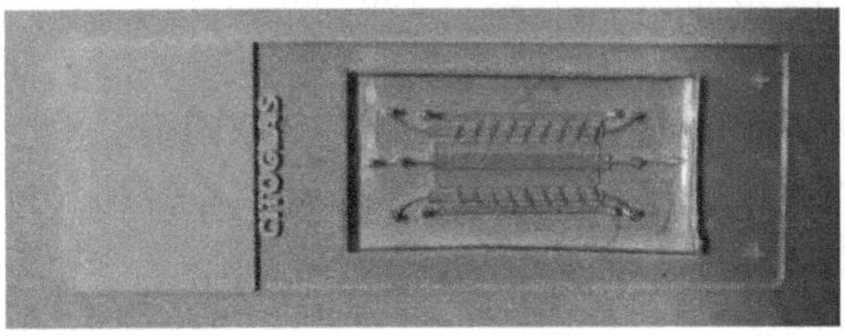

图 9-2-2 基于肝肿瘤细胞迁移特征的微流控芯片的实物图

肝肿瘤细胞的转移是肝癌预后差及易复发的主要原因之一，即肝肿瘤的发生发展离不开细胞迁移。目前阶段对体外肿瘤细胞迁移研究主要采用孔板的“划痕 - 愈合”法，即用 1 ml 枪头在孔中间位置划线，人为造出“伤口”，再等两侧细胞向伤口位置迁移。该法虽操作简单，但也涉及许多缺点，如每次“划痕”很难次次相同，重复起来较难，另外人为的“划痕”操作，可能会对细胞造成机械损伤。

除了上述的孔板划痕实验，也有一些学者开展了基于微流控芯片技术的细胞迁移模型研究，如在芯片中放入与通道大小相同的内容物，先注入细胞悬液，在细胞贴壁后再取出内容物，从而得到“划痕”，然而这种方法需要细胞培养过程中反复多次嵌入取出操作，大大增加了染菌风险，因此限制了该类芯片的实际应用；还有学者构建电流趋化细胞迁移的微流控芯片模型，这类芯片中实现细胞迁移目的较容易达到，处理数据也相对简单，缺点是制作过程较复杂，需要实验室更多复杂的仪器设备，实验人员有较好的理工科知识储备，因此，这类芯片的实际应用也较少。

二、基于肝肿瘤细胞迁移特征芯片的复方木鸡颗粒及组成药材药效学研究

（一）实验材料

1. 仪器与设备

JKG-2A 型光刻机（上海学泽光学机械有限公司）；HPDC32G2 型等离子清洗机（美国 Harrick Plasma 公司）；KW-4A 型匀胶机（昆山力电精密机械有限公司）；BP-2B 型烘胶台（北京创世威纳科技有限公司）；XMTD-808P 程序温控仪（余姚市长江温度仪表厂）；LSP04-1A 精密注射泵（保定兰格公司）；NIKON ECLIPSE TI 荧光倒置显微镜（日本 Nikon 公司）；

DZF-6020 型真空干燥箱（上海一恒科学仪器有限公司）；W2001R 型 CO_2 培养箱（美国 SIM 公司）；Milli-Q 超纯水处理装置（美国 Millipore 公司）；D15 型环保恒温平台（深圳市精良和科技有限公司）；Thermo Legend Micro 离心机（美国 Thermo Fisher 公司）；HD2-BCN-1360B 型生物洁净工作台（哈尔滨东联电子技术开发有限公司）。

2. 药材与试剂

（1）药材 复方木鸡颗粒（10 g/ 袋，批号：18090557）、核桃楸皮、菟丝子、山豆根、云芝药材复方木鸡颗粒（10 g/ 袋，批号：18090557）、核桃楸皮、菟丝子、山豆根、云芝药材由丹东药业集团有限公司提供，经辽宁中医药大学张建奎教授鉴定为胡桃科植物核桃楸 *Juglans mandshurica* Maxim. 的干燥树皮、菟丝子亚科植物菟丝子 *Cuscuta chinensis* Lam. 的干燥成熟种子、豆科植物越南槐 *Sophora tonkinensis* Gagnep. 的干燥根和根茎、多孔菌科真菌采绒革盖菌 *Coriolus versicolor*（L. ex Fr.）Quel 的干燥子实体，使用中药破碎机进行粉碎，过四号筛。

（2）试剂与材料 细胞凋亡 / 坏死检测试剂盒（Hoechst 33342 染液和 PI，购于碧云天生物技术研究所）；活细胞 / 死细胞双染试剂盒（Calcein-AM/PI，购于北京索莱宝科技有限公司）；高糖 DMEM 培养基、0.25% Trypsin-EDTA，胎牛血清（购于美国 Gibco 有限公司）；紫杉醇标准品（购于北京索莱宝有限公司）；细胞级二甲基亚砜（DMSO，购于美国 Sigma 公司）。

3. 主要试剂的配制

（1）DMEM 高糖完全培养基的配制 在 56℃水浴条件下将 FBS 加热灭活 30 min，待其恢复至室温后，用 0.22 μm 粒径滤膜过滤后分装至经高温高压灭菌处理过的 10 ml EP 管中，之后使用移液枪按照 1∶10（V∶V）的比例精确吸取转移到盛装有 DMEM 的容器内；按照 1∶100（V∶V）的比例精确吸取青链霉素混合溶液，转移到盛装上述混有 FBS 的 DMEM 的容器内，混匀，即得，置于 4℃冰箱中保存备用，临用时放入 37℃培养箱中预热。

（2）HepG2 细胞冻存液的配制 取经过灭活、过滤处理的 FBS，上述配制好的 DMEM 完全培养液与 DMSO 按照 9∶1（V∶V）的比例混匀，即得。

（3）1×PBS 缓冲液的配制 分别精密称取氯化钠 8.0 g、氯化钾 0.2 g、磷酸氢二钠 3.5 g、磷酸二氢钠 0.2 g，倒入盛有三级水的烧杯中，玻璃棒搅动，充分溶解，然后把溶液倒入容量瓶中准确定容至 1000 ml，摇匀，再移入 300 ml 溶液瓶内待消毒，将 PBS 倒入溶液瓶（大的吊针瓶）内，盖上胶帽，并插上针头放入高压蒸汽灭菌锅内消毒 30 min（注意高压消毒后要用灭菌蒸馏水补充蒸发掉的水分），置于 4℃冰箱中保存备用，临用时放入 37℃培养箱中预热。

（4）含有 EDTA 胰酶溶液的配制 称取 0.25 g 胰蛋白酶和 0.02 g EDTA，倒入烧杯中，用 1×PBS 溶解后定容到 100 ml 容量瓶中，用正压滤器过滤除菌，过滤后的 0.25% 胰酶 -EDTA 溶液放置在 4℃冰箱中保存备用。

4. 细胞株

人肝癌 HepG2 细胞购于上海复蒙生物有限公司。

（二）方法与结果

1. 供试品溶液的配制

同本章第一节“二、”项下（二）方法与结果进行配制。

2. 芯片设计与制作

见本章第二节"一、"项下（二）进行制作。

3. 芯片预处理

见本章第一节"一、"项下（二）进行处理。

4. 芯片中细胞培养

见本章第一节"一、"项下（二）进行培养。

5. 基于肝肿瘤细胞迁移特征芯片的复方木鸡颗粒及组成药材抗肝癌药效学研究

取处于对数生长期的细胞密度约为 1×10^5 个 /ml 的 HepG2 细胞悬液，注入芯片中，并保持划痕模拟阀的液体流入，培养 12 h 后细胞贴壁生长成单层，再将细胞饥饿处理 12 h，之后抽出阀层的液体，即打开划痕模拟阀；再借助精密蠕动泵以流速 0.2 μL/ml，将"1"中配制好的不同剂量复方及组成药材的含药培养液注入芯片中，刺激细胞 48 h，48 h 后在荧光倒置显微镜下观察空白组、阳性药组及给药组的细胞迁移情况，并计算细胞迁移率。

利用尼康荧光显微镜进行拍照，使用 IPP 软件的细胞计数功能对各组细胞迁移至划痕区的细胞进行计数，得到复方木鸡颗粒及各药材的细胞迁移率，细胞迁移率的计算公式：细胞迁移率为该组分迁移细胞数量与空白组迁移细胞数量比值的百分比。

6. 数据分析

上述细胞迁移率均用（$\bar{x}\pm s$）表示；组间比较使用 SPSS19.0 软件 ANOVA 单因素方差分析功能计算各给药组与紫杉醇组细胞迁移率之间的统计学差异，以 $P<0.05$ 认定为有显著差异。

7. 芯片中 HepG2 细胞状态

显微镜观察结果显示：细胞生长状态良好，基本达到芯片 90%，如图 9-2-3 所示。

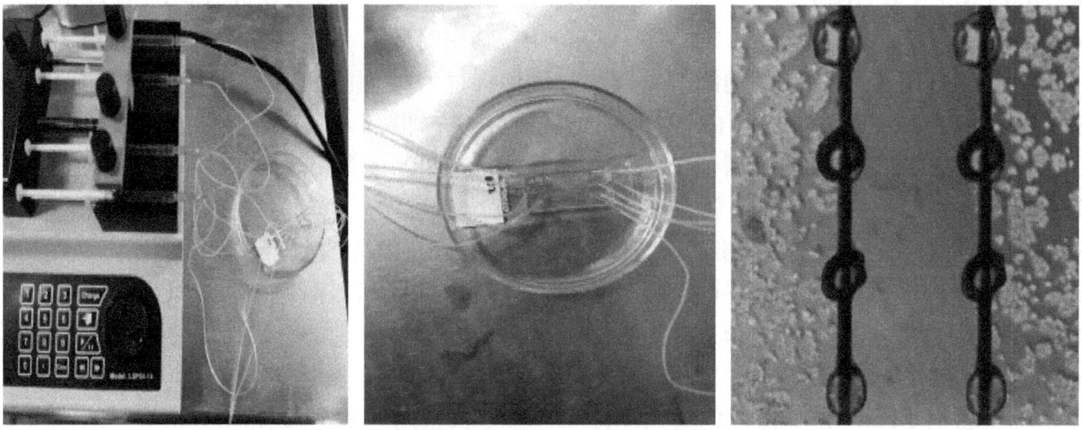

图 9-2-3　10× 物镜下芯片中人肝癌细胞 HepG2 的状态

8. 基于肝肿瘤细胞迁移特征芯片的复方木鸡颗粒及组成药材对肝癌细胞迁移作用影响

基于肝肿瘤细胞迁移特征芯片的复方木鸡颗粒及组成药材对肝癌细胞迁移作用影响如表 9-2-1 ～表 9-2-5 所示，IC_{50} 值对比结果见表 9-2-6，紫杉醇组组间 RSD 见表 9-2-7，各高剂量组芯片内细胞状态见图 9-2-4。

表 9-2-1　复方木鸡颗粒各剂量组 48 h 对 HepG2 细胞迁移率的影响（n=3，$\bar{x}\pm s$，%）

组别	细胞迁移率	组别	细胞迁移率
3.00 mg/ml 组	67.30±1.74*	5.00 mg/ml 组	23.86±0.54*
4.00 mg/ml 组	44.61±1.18*	空白组	100.00±1.38

注：与空白组相比，*$P<0.05$。

表 9-2-2　核桃楸皮药材各剂量组 48 h 对 HepG2 细胞迁移率的影响（n=3，$\bar{x}\pm s$，%）

组别	细胞迁移率
0.50 mg/ml 组	63.29±1.90*
1.00 mg/ml 组	45.57±1.23*
1.50 mg/ml 组	20.32±0.57*

注：与空白组相比，*$P<0.05$。

表 9-2-3　菟丝子药材各剂量组 48 h 对 HepG2 细胞迁移率的影响（n=3，$\bar{x}\pm s$，%）

组别	细胞迁移率
3.00 mg/ml 组	78.68±1.56*
3.50 mg/ml 组	51.46±1.09*
4.00 mg/ml 组	28.51±0.62*

注：与空白组相比，*$P<0.05$。

表 9-2-4　山豆根药材各剂量组 48 h 对 HepG2 细胞迁移率的影响（n=3，$\bar{x}\pm s$，%）

组别	细胞迁移率
2.00 mg/ml 组	73.35±1.68*
2.50 mg/ml 组	57.52±1.31*
3.00 mg/ml 组	23.28±0.42*

注：与空白组相比，*$P<0.05$。

表 9-2-5　云芝药材各剂量组 48 h 对 HepG2 细胞迁移率的影响（n=3，$\bar{x}\pm s$，%）

组别	细胞迁移率
3.00 mg/ml 组	92.81±1.95
4.00 mg/ml 组	95.38±1.10
5.00 mg/ml 组	93.96±1.26

表 9-2-6　各给药组 48 h 的 IC_{50} 值比较

组别	IC_{50} 值（mg/ml）	组别	IC_{50} 值（mg/ml）
复方木鸡颗粒组	3.70	山豆根组	2.50
核桃楸皮组	0.75	云芝组	—
菟丝子组	3.54		

注：“—”，没有药效作用，无法计算其抑制率。

表 9-2-7　紫杉醇给药组间细胞迁移率的相对标准偏差值比较（n=3）

细胞迁移率平均值（%）	22.36
标准差	0.44
RSD（%）	1.97

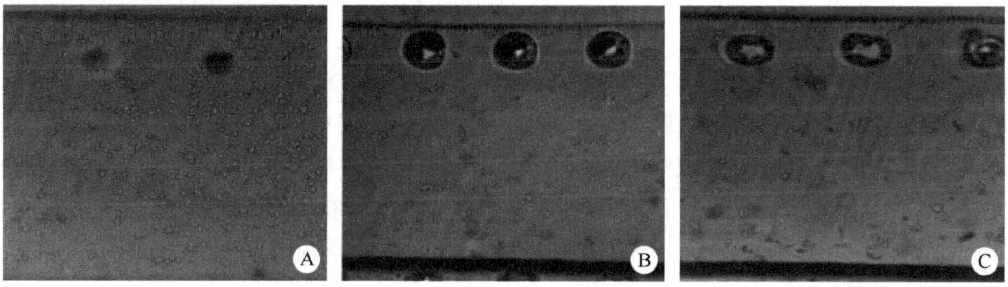

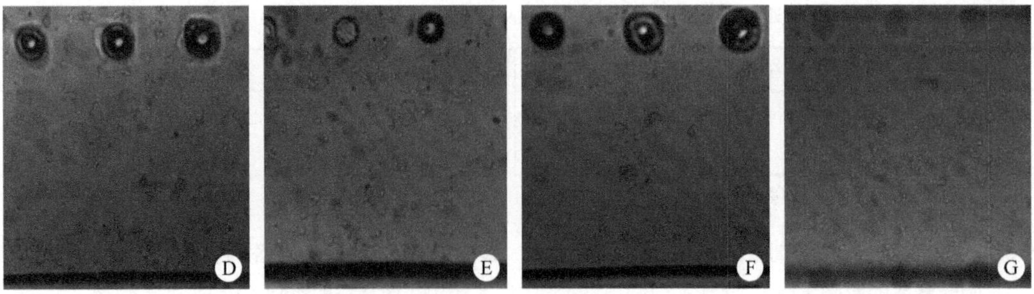

图 9-2-4　10× 物镜下空白组及高剂量给药组 HepG2 细胞迁移状态图
（A. 空白组；B. 紫杉醇组；C. 复方木鸡颗粒组；D. 核桃楸皮组；E. 菟丝子组；F. 山豆根组；G. 云芝组）

本实验基于肝肿瘤细胞迁移特征芯片开展复方木鸡颗粒及四种组成药材干预体外培养的人肝癌 HepG2 细胞 48 h 的抑制迁移活性研究中，选择对由三块芯片得到紫杉醇给药组的实验结果进行统计分析，如表 9-2-7 所示，各组数据的标准差均很小，且总体 RSD 值均小于 3%，说明本实验得到的实验结果具有较好的齐同可比性，间接证明其他数据的可靠性。

本实验基于肿瘤细胞迁移特征芯片，采用荧光拍照、IPP 数据处理等方法开展复方木鸡颗粒及其各组成药材给药 48 h 后抑制 HepG2 细胞的迁移作用研究，由表 9-2-1 ～表 9-2-5 可以看出，复方木鸡颗粒按细胞迁移率进行药效贡献排序：核桃楸皮＞山豆根＞菟丝子＞云芝，说明复方木鸡颗粒多药材同时有效于抑制细胞迁移药效机制中，验证了复方具有多靶点、多途径的综合调控作用。

综上所述，本实验利用细胞迁移特征芯片将复方木鸡颗粒整体拆分成不同组成药材，探讨其基于细胞迁移机制的抗肝肿瘤药效作用，从而揭示了复方木鸡颗粒可以通过抑制肿瘤细胞迁移来达到治疗肿瘤的作用。本研究不仅为多组分中药复方药效筛选提供一种方便快捷的实验方法，也为抗肿瘤中药新药研发提供了一定的参考价值。

三、基于肝肿瘤细胞迁移特征芯片的复方木鸡颗粒药效组分的“物 - 效”关联性研究

（一）实验材料

1. 主要仪器及设备

Smart-S30 实验室纯水系统（上海和泰仪器有限公司）；US AUTOFLOW 型 CO_2 培养箱（德国 NUAIRE 公司）；KQ5200B 超声波清洗器（昆山市超声仪器有限公司）；Sartorius CP225D 型电子分析天平（北京赛多利斯天平有限公司）；图像处理软件 Image-Pro-PLus 6.0（美国 Media Cybernetics 公司）；YJ-200A 型高速中药粉碎机（北京亿健医疗营销管理机构）；JKG-2A 型光刻机（上海学泽光学机械有限公司）；HPDC32G2 型等离子清洗机（美国 Harrick Plasma 公司）；KW-4A 型匀胶机（昆山力电精密机械有限公司）；BP-2B 型烘胶台（北京创世威纳科技有限公司）；XMTD-808P 程序温控仪（余姚市长江温度仪表厂）；LSP04-1A 精密注射泵（保定兰格公司）；NIKON ECLIPSE TI 荧光倒置显微镜（日本 Nikon 公司）；DZF-6020 型真空干燥箱（上海一恒科学仪器有限公司）；W2001R 型 CO_2 培养箱（美国 SIM 公司）；Milli-Q 超纯水处理装置（美国 Millipore 公司）；D15 型环保恒温平台（深圳市精良和科技有限公司）；Thermo Legend Micro 离心机（美国 Thermo Fisher 公司）；HD2-BCN-

1360B 型生物洁净工作台（哈尔滨东联电子技术开发有限公司）。

2. 药材与试剂

（1）**药材** 复方木鸡颗粒（10 g/袋，批号：18090557）、核桃楸皮、菟丝子、山豆根、云芝药材由丹东药业集团有限公司提供，经辽宁中医药大学张建奎教授鉴定为胡桃科植物核桃楸 *Juglans mandshurica* Maxim. 的干燥树皮、菟丝子亚科植物菟丝子 *Cuscuta chinensis* Lam. 的干燥成熟种子、豆科植物越南槐 *Sophora tonkinensis* Gagnep. 的干燥根和根茎、多孔菌科真菌采绒革盖菌 *Coriolus versicolor*（L. ex Fr.）Quel 的干燥子实体，使用中药破碎机进行粉碎，过四号筛。

（2）**试剂与材料** 细胞凋亡/坏死检测试剂盒（Hoechst 33342 染液和 PI，购于碧云天生物技术研究所）；活细胞/死细胞双染试剂盒（Calcein-AM/PI，购于北京索莱宝科技有限公司）；高糖 DMEM 培养基、0.25%Trypsin-EDTA，胎牛血清（购于美国 Gibco 有限公司）；紫杉醇标准品（购于北京索莱宝有限公司）；细胞级二甲基亚砜（DMSO，购于美国 Sigma 公司）。

3. 主要试剂的配制

（1）**DMEM 高糖完全培养基的配制** 在 56℃水浴条件下将 FBS 加热灭活 30 min，待其恢复至室温后，用 0.22 μm 粒径滤膜过滤后分装至经高温高压灭菌处理过的 10 ml EP 管中，之后使用移液枪按照 1∶10（V∶V）的比例精确吸取转移到盛装有 DMEM 的容器内；按照 1∶100（V∶V）的比例精确吸取青链霉素混合溶液，转移到盛装上述混有 FBS 的 DMEM 的容器内，混匀，即得，置于 4℃冰箱中保存备用，临用时放入 37℃培养箱中预热。

（2）**HepG2 细胞冻存液的配制** 取经过灭活、过滤处理的 FBS，上述配制好的 DMEM 完全培养液与 DMSO 按照 9∶1（V∶V）的比例混匀，即得。

（3）**1×PBS 缓冲液的配制** 分别精密称取氯化钠 8.0 g、氯化钾 0.2 g、磷酸氢二钠 3.5 g、磷酸二氢钠 0.2 g，倒入盛有三级水的烧杯中，玻璃棒搅动，充分溶解，然后把溶液倒入容量瓶中准确定容至 1000 ml，摇匀，再移入 300 ml 溶液瓶内待消毒，将 PBS 倒入溶液瓶（大的吊针瓶）内，盖上胶帽，并插上针头放入高压蒸汽灭菌锅内消毒 30 min（注意高压消毒后要用灭菌蒸馏水补充蒸发掉的水分），置于 4℃冰箱中保存备用，临用时放入 37℃培养箱中预热。

（4）**含有 EDTA 胰酶溶液的配制** 称取 0.25 g 胰蛋白酶和 0.02 g EDTA，倒入烧杯中，用 1×PBS 溶解后定容到 100 ml 容量瓶中，用正压滤器过滤除菌，过滤后的 0.25% 胰酶-EDTA 溶液放置在 4℃冰箱中保存备用。

4. 细胞株

人肝癌 HepG2 细胞购于上海复蒙生物有限公司。

（二）方法与结果

1. 复方木鸡颗粒及各药效组分的制备

同本章第一节“二、”项下（二）方法进行配制。

2. 基于肝肿瘤细胞迁移特征芯片的复方木鸡颗粒药效组分配伍组体外药效学研究

（1）**利用均匀设计方法对复方木鸡颗粒药效组分进行配伍设计** 在试验因素较多的条件下，均匀设计法较正交设计法具有更多的选择性、更好的灵活性。另外，均匀设计因考虑试验因素均匀分布，增加其可行性，可大量减少试验次数。用统计软件可直接处理实验数据，方便、准确，可定量研究不同配伍组对试验结果的影响，故本实验采用均匀设计法。

本研究将复方木鸡颗粒四味组成药材中的核桃楸皮、菟丝子、山豆根、云芝进行拆分研究，确立其中核桃楸皮黄酮、菟丝子黄酮、菟丝子多糖、山豆根生物碱、山豆根多糖、云芝多糖 6 个物质组。因均匀设计法要求水平数至少为试验因素数的两倍，而复方木鸡颗粒中包含上述 6 种药效组分，故选择 $U^*_{12}(12^{10})$ 设计表，并按照 $U^*_{12}(12^{10})$ 设计表与对应的使用表安排试验，如表 9-2-8 和表 9-2-9 所示。

表 9-2-8　均匀设计表 $U^*_{12}(12^{10})$

列号	1	2	3	4	5	6	7	8	9	10
1	1	2	3	4	5	6	7	8	10	12
2	2	4	6	8	10	12	1	3	7	11
3	3	6	9	12	2	5	8	11	4	10
4	4	8	12	3	7	11	2	6	1	9
5	5	10	2	7	12	4	9	1	11	8
6	6	12	5	11	4	10	3	9	8	7
7	7	1	8	2	9	3	10	4	5	6
8	8	3	11	6	1	9	4	12	2	5
9	9	5	1	10	6	2	11	7	12	4
10	10	7	4	1	11	8	5	2	9	3
11	11	9	7	5	3	1	12	10	6	2
12	12	11	10	9	8	7	6	5	3	1

表 9-2-9　$U^*_{12}(12^{10})$ 使用表

因素个数	列号	D（方差）	因素个数	列号	D（方差）
2	1，5	0.1163	5	1，3，4，8，10	0.2272
3	1，6，9	0.1838	6	1，2，6，7，8，9	0.2670
4	1，6，7，9	0.2233	7	1，2，6，7，8，9，10	0.2768

（2）复方木鸡颗粒药效组分配伍试验具体安排　根据上表，将复方木鸡颗粒中 6 种药效组分作为考察因素，每个因素各取 12 个水平。为解除量效关系对药效的干扰，在保证各组药材配比条件不变的前提下，调节 6 种药效组分的剂量，保证各配伍组最终总浓度为 2 mg/ml，药量见表 9-2-10。

表 9-2-10　均匀设计实际给药表

编号	HH（mg）	TH（mg）	SS（mg）	ST（mg）	TT（mg）	YT（mg）
1	0.0000	0.5240	5.2850	4.7590	8.7570	10.3230
2	0.4610	2.0290	15.028	0.0000	3.2340	8.8960
3	0.7270	2.6690	4.3130	5.6650	12.7630	3.5110
4	0.1480	5.0780	14.6510	1.0990	8.6720	0.0000
5	1.5590	5.1480	3.4660	6.9370	0.0000	12.5380
6	1.4420	4.6530	7.6900	1.2830	8.0910	6.4890

续表

编号	HH（mg）	TH（mg）	SS（mg）	ST（mg）	TT（mg）	YT（mg）
7	3.2140	0.0000	3.1760	10.7250	5.6400	6.8930
8	2.6110	0.1100	8.8440	2.4890	14.3950	1.1990
9	2.4840	1.8220	0.9200	6.9050	6.5340	10.9830
10	3.4800	3.4040	8.0210	3.4390	1.3570	9.9470
11	3.1590	3.7080	0.0000	7.7280	9.9730	5.0800
12	4.3460	5.7970	7.0260	4.3940	5.5440	2.5410

按上表中数据进行配制，得到各药效组分配伍组药液，其余实验方法同第二章第三节。根据上表，将复方木鸡颗粒中 6 种药效组分作为考察因素，每个因素各取 12 个水平。为解除量效关系对药效的干扰，在保证各组药材配比条件不变的前提下，调节 6 种药效组分的剂量，保证各配伍组最终总浓度为 2 mg/ml。

（3）基于肝肿瘤细胞迁移特征芯片的复方木鸡颗粒药效组分配伍组体外药效试验　取处于对数生长期的细胞密度约为 1×10^5 个 /ml 的 HepG2 细胞悬液，注入芯片中，并保持划痕模拟阀的液体流入，培养 12 h 后细胞贴壁生长成单层，再将细胞饥饿处理 12 h，之后抽出阀层的液体，即打开划痕模拟阀；再借助精密蠕动泵以流速 0.2 μl/ml，将"1"中配制好的不同剂量复方及组成药材的含药培养液注入芯片中，刺激细胞 48 h，48 h 后在荧光倒置显微镜下观察空白组、阳性药组及给药组的细胞迁移情况，并计算细胞迁移率。

利用尼康荧光显微镜进行拍照，使用 IPP 软件的细胞计数功能对各组细胞迁移至划痕区的细胞进行计数，得到复方木鸡颗粒及各药材的细胞迁移率，细胞迁移率的计算公式：细胞迁移率为该组分迁移细胞数量与空白组迁移细胞数量比值的百分比。将上述配制的 12 个药效组分配伍组药液注入芯片中，刺激细胞 48 h，48 h 后在荧光倒置显微镜下观察空白组、阳性药组及各给药组的细胞迁移情况，并计算细胞迁移率。

同上述方法对各组细胞迁移至划痕区的细胞进行计数，得到 12 个药效组分配伍组的细胞迁移率，细胞迁移率的计算公式同上。

（4）基于肝肿瘤细胞迁移特征芯片的复方木鸡颗粒药材新配伍复方与复方木鸡颗粒体外药效差异性试验　按药效组分最佳配比以出膏率为媒介还原为药材配比，再精密称取各药材适量，用培养液配制成不同浓度的配伍溶液；再精密称取复方木鸡颗粒适量，同样配制成不同生药浓度的含药培养液。将上述配好的各溶液经滤膜过滤除菌，再分别通入芯片中，作用 48 h 后，采用 Hoechst 33342/PI 对细胞进行双染，经 IPP 图像处理软件处理分析，计算出各实验组 HepG2 细胞的凋亡坏死率。配制成不同浓度的含药培养液，分别通入芯片中，作用 48 h 后，在荧光倒置显微镜下观察各给药组的细胞迁移情况，并计算细胞迁移率。

3. 统计分析

（1）数据分析　按照荧光拍照方法、IPP 软件处理及相关的计算公式得到复方木鸡颗粒及各药材的凋亡坏死率和标准差，均用（$\bar{x}\pm s$）表示；组间比较使用 SPSS19.0 软件 ANOVA 单因素方差分析功能计算各给药组与紫杉醇组细胞凋亡坏死率之间的统计学差异，以 $P<0.05$ 认定为有显著差异；使用 SPSS19.0 软件"Probit"回归模型对各给药组不同时间点的 IC_{50} 值进行估算。

（2）Pearson 相关性分析　通过统计分析软件 SPSS19.0 对药效指标与其相关性进行分析，得到每个药效组分与药效相关性大小。

（3）CSZ 均匀软件分析　为了推测 6 种药效组分体外抗肝癌的最佳配伍比例，将最终得到的数据结果通过均匀设计软件 CSZ 处理。

4. 基于肝肿瘤细胞迁移特征芯片的复方木鸡颗粒药效组分配伍组对肝癌 HepG2 细胞迁移的影响

通过 IPP 软件计算出各配伍组对 HepG2 肝癌细胞迁移率，如表 9-2-11 所示。

表 9-2-11　各配伍组对 HepG2 细胞迁移率的影响（n=3，$\bar{x} \pm s$，%）

实验组	细胞迁移率	实验组	细胞迁移率	实验组	细胞迁移率	实验组	细胞迁移率
空白组	100.00±1.35	配伍组 3	86.80±1.64*	配伍组 7	55.85±1.44*	配伍组 11	42.95±0.65*
紫杉醇组	22.36±0.44*	配伍组 4	79.92±0.84*	配伍组 8	49.37±1.09*	配伍组 12	14.35±0.41*
配伍组 1	88.01±2.11*	配伍组 5	62.47±1.94*	配伍组 9	39.64±0.46*		
配伍组 2	64.71±1.06*	配伍组 6	78.72±2.67*	配伍组 10	26.48±0.68*		

注：与空白组相比较，*P < 0.05 表示具有显著性差异。

5. 基于迁移特征芯片的复方木鸡颗粒药材新配伍复方与复方木鸡颗粒对肝癌 HepG2 细胞迁移的差异性影响

经 IPP 图像处理软件分析处理得到细胞迁移率如表 9-2-12 所示。

表 9-2-12　药材新配伍复方与复方木鸡颗粒对肝癌细胞迁移率的影响（n=3）

浓度（mg/ml）	最佳配伍组迁移率（$\bar{x} \pm s$）	复方木鸡颗粒迁移率（$\bar{x} \pm s$）	两者迁移率平均值（%）	标准差	RSD（%）
1.00	80.02±1.76*	78.48±1.28*	79.25	1.09	1.37
1.50	58.54±1.54*	56.58±1.48*	57.56	1.39	2.41
2.00	35.36±1.18*	33.96±1.06*	34.66	0.99	2.86

注：与空白组相比较，*P < 0.05 表示具有显著性差异。

6. Pearson 相关性分析

通过统计分析软件 SPSS19.0 对药效指标与其相关性进行分析，结果如表 9-2-13 所示。

表 9-2-13　药效组分与药效指标的 Pearson 系数

Pearson 系统	细胞迁移率	HH	TH	SS	TT	ST	YT
细胞迁移率	1.000	−0.909**	−0.175	0.212	0.325	−0.205	−0.021
HH	−0.909**	1.000	0.096	−0.419	−0.166	0.426	−0.070
TH	−0.175	0.096	1.000	0.142	−0.344	−0.251	−0.142
SS	0.212	−0.419	0.142	1.000	−0.067	−0.859	−0.351
TT	0.325	−0.166	−0.344	−0.067	1.000	−0.074	−0.682
SS	−0.205	0.426	−0.251	−0.859	−0.074	1.000	0.278
YT	−0.021	−0.070	−0.142	−0.351	−0.682	−0.278	1.000

注：与空白组比较，**P < 0.01。

在不考虑交互作用的前提下，其回归方程：

$$Y=101.085-172.829X_1-5.077X_2-8.482X_3+10.708X_5-11.534X_6$$

从方程式中不难看出只有 HH（X_1）的系数绝对值最大。可以推测单独使用核桃楸皮黄酮时药效良好，但是当与其他 6 种药效组分以一定的比例混合在一起的情况下，其各自的药效会发生一定的变化。

7. CSZ 均匀软件分析

为了推测 6 种药效组分体外抗肝癌的最佳配伍比例，我们将所得到的数据结果通过均匀设计软件处理，最终得到细胞迁移率（Y）与各因素 HH（X_1）、TH（X_2）、SS（X_3）、TT（X_4）、ST（X_5）和 YT（X_6）之间的回归方程：

$$Y(\%)=81.564-14.012X_2+68.933X_1X_1-242.394X_1X_3-77.443X_1X_4-35.740X_1X_6$$
$$-123.395X_2X_4+124.837X_2X_6+110.078X_3X_4+2.980X_3X_6+8.473X_5X_6-31.405X_6X_6$$

最后得出以细胞迁移率为指标时的最佳配伍比例：$X_1:X_2:X_3:X_4:X_5:X_6$=4.35：0.11：15.03：10.73：1.36：1.20。

从表 9-2-11 及表 9-2-12 可以得出各配伍组细胞迁移率与空白对照组相比均有显著性差异，说明各配伍组均有一定的抑制 HepG2 细胞迁移的作用，然而各配伍组的细胞迁移率却不尽相同，其中配伍组 12 的细胞迁移率最低，为 14.35%±0.41%，说明其抑制细胞迁移药效最佳，配伍组 1 的细胞迁移率最高，仅为 88.01%±2.11%，说明其抑制细胞迁移药效最差，进一步证明了复方中各药效组分按不同比例配伍时对人肝肿瘤 HepG2 细胞的抑制作用强弱是有差异的，间接证明中药组分相互之间可能存在类似中医理论中“相畏”“相杀”等内涵理念。表 9-2-12 的结果表明，复方木鸡颗粒按药效组分最佳配比形成的新药材配伍复方各剂量药效与原复方相比标准差很小，且总体 RSD 值均小于 3%，说明两者药效结果无显著性差异，说明复方木鸡颗粒基于迁移机制具有抗肝癌药效组方的合理性，进一步阐明复方木鸡颗粒的药效物质基础。

综上所述，本实验通过构建基于肝肿瘤细胞迁移特征芯片的复方木鸡颗粒体外药效筛选平台，开展复方中药效组分最佳配伍比例研究，进而确定药材最佳配比，明确复方木鸡颗粒的配伍规律；再通过相关药效学研究验证，阐明复方木鸡颗粒的药效物质基础，明确复方木鸡颗粒诱导肝肿瘤细胞凋亡的药效物质及与药效之间的“物 - 效”关系，解释复方发挥抗肿瘤作用的合理性。本实验不仅为中药复方多组分配伍关系的筛选和优化提供了关键技术，也为组分中药的现代研究提供新的研究思路与方法。

本节首先通过多次重复的迁移药效实验，对复方及方中不同组成药材抑制 HepG2 细胞的迁移活性进行了筛选，确认复方及方中核桃楸皮、菟丝子、山豆根三种药材具有良好的抑制凋亡能力，且其药效与给药剂量呈正相关关系，四者 48 h 的 IC_{50} 值分别为 3.693 mg/ml、0.751 mg/ml、3.542 mg/ml、2.500 mg/ml。

再次，本节也采用均匀设计、统计分析及 CSZ 软件处理，研究复方木鸡颗粒中 6 种药效组分间的相互作用，进而筛选出抑制肝肿瘤迁移药效的最佳的配伍比例：核桃楸皮（X_1）：菟丝子黄酮（X_2）：山豆根生物碱（X_3）：菟丝子多糖（X_4）：山豆根多糖（X_5）：云芝多糖（X_6）=4.35：0.11：15.03：10.73：1.36：1.20。复方木鸡颗粒按药效组分最佳配比形成的新药材配伍复方与复方两者在相同剂量时进行药效对比，结果显示两者的药效结果无显著性差异，为继续探究复方木鸡颗粒抗肝肿瘤作用的药效物质基础提供新的研究思路和方法。

综上所述，本节实验通过将复方木鸡颗粒整体拆分成复方、组成药材到药效组分三个化学层面，区分了复方木鸡颗粒发挥抗肝肿瘤药效的作用对象，探究基于细胞迁移机制的复方木鸡颗粒抗肝肿瘤作用的药效物质基础，明确复方木鸡颗粒药效组分与基于肿瘤细胞特征的抗肝肿瘤药效之间的关联性。

第三节　基于肝肿瘤细胞侵袭特征芯片的“物 - 效”关联性研究

一、基于肝肿瘤细胞侵袭特征的微控芯片系统的构建

（一）实验材料

1. 仪器与设备

JKG-2A 型光刻机（上海学泽光学机械有限公司）；HPDC32G2 型等离子清洗机（美国 Harrick Plasma 公司）；KW-4A 型匀胶机（昆山力电精密机械有限公司）；BP-2B 型烘胶台（北京创世威纳科技有限公司）；XMTD-808P 程序温控仪（余姚市长江温度仪表厂）；LSP04-1A 精密注射泵（保定兰格公司）；NIKON ECLIPSE TI 荧光倒置显微镜（日本 Nikon 公司）；DZF-6020 型真空干燥箱（上海一恒科学仪器有限公司）；W2001R 型 CO_2 培养箱（美国 SIM 公司）；Milli-Q 超纯水处理装置（美国 Millipore 公司）；D15 型环保恒温平台（深圳市精良和科技有限公司）；Thermo Legend Micro 离心机（美国 Thermo Fisher 公司）；HD2-BCN-1360B 型生物洁净工作台（哈尔滨东联电子技术开发有限公司）。

2. 试剂与材料

SU-8 负性光刻胶及显影液（美国 MICRO-Chem 公司）；Sylgard 184 SiliconeElastomer Kit 聚二甲基硅氧烷 PDMS 和固化剂（美国 Dow-Corning 公司）；多聚赖氨酸包被的洁净玻璃片（75 mm×25 mm，江苏新星实验器材有限公司）；直拉单晶抛光硅片（规格：P 型掺杂、厚度 725 μm、直径 200 mm、晶体取向 100、电阻率 1 ～ 50 Ω · cm、平整度 TIR ＜ 3 μm、翘曲度 TTY ＜ 10 μm、弯曲度 BOW ＜ 10 μm、抛光粗糙度＜ 1 μm，哈尔滨特博科技有限公司）；PDMS 打孔器、聚四氟乙烯管、黏性铝箔胶带、低黏性透明胶带、无尘布、无尘纸、一次性塑料杯、无尘棉签、尖头剪刀等（均购于淘宝或当地沃尔玛超市）；其他试剂均为分析纯。

3. 试剂的配制

配制食人鱼洗液（Piranha Solution）：先准备好一个装有凉水的小盆，将 1000 ml 的烧杯装三分之一的水放进盆中，再拿一个已洗干净的 500 ml 的烧杯放入 1000 ml 的烧杯中；用量筒量取 50 ml 的 30% 过氧化氢溶液，倒入 500 ml 的烧杯中，再量取 150 ml 的浓硫酸，在持续搅拌下少量多次地缓缓倒入盛有浓硫酸的烧杯中，此过程中过氧化氢会与浓硫酸发生反应并大量放热（注意戴上护目镜及长袖胶皮手套操作，注意安全），在过氧化氢全部加入且洗液自然冷却至室温后方可浸泡硅片，该试剂每两周换新。

（二）方法与结果

1. 基于肝肿瘤细胞侵袭特征的微流控芯片的设计原理及结构概述

一种基于肝肿瘤细胞侵袭特征设计的微流控芯片，主要通过在芯片内放入三块带有一定孔径的微孔滤膜，并在其上表面通道内加入基质胶进行细胞培养，再给予不同药物的刺激，观察细胞在下层营养趋化下发生侵袭的药效学研究。按照实验需求，结合矢量制图软件 CorelDraw X7 设计与优化芯片的结构，并借助超高分辨打印机以胶印的方式输出到透明菲林片上制成掩膜，芯片结构示意图见图 9-3-1。

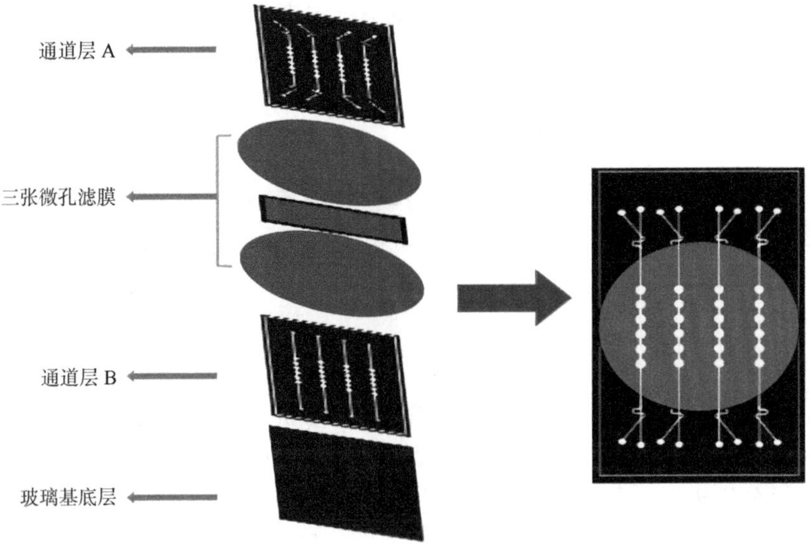

图 9-3-1　基于肝肿瘤细胞侵袭特征的微流控芯片的设计图

该芯片主要有四层：从上至下分别是通道层 A、三张微孔滤膜、通道层 B 及玻璃基底层。其中三张微孔滤膜是通过静电吸附作用键合在一起，而其他结构间是通过短时间的热键合处理，实现可逆封接而成，该芯片可同时实现四种药物的在线筛选的目的。

该芯片通道结构呈中心对称，主要由两层四排的通道层构成，每层都有自己独立的细胞及药物入口、废液口等，具体来说，该芯片的主要设计思路来源于传统体外细胞侵袭实验方法“Transwell 小室”。

2. 基于肝肿瘤细胞侵袭特征的微流控芯片的制作

（1）阳模制作　本实验所需阳模采用软光刻法制作，具体步骤同第九章第三节“（1）”。

（2）芯片的键合　将上述得到未和阳模分离的通道层 B 置体式显微镜下与三张微孔滤膜置体式显微镜下对准放在一起，再将通道层 A 放在滤膜上面，保证对齐后，用手指按压除掉中间气泡，上面放重物置于 105℃加热台上加热 2 h，完成两层 PDMS 的键合，并从流体通道层 SU-8 阳模板上将键合成整体的芯片进行分离、切割、打孔，再将双层 PDMS 与玻璃片在氧等离子清洗机中进行键合处理后，最终完成整张的芯片键合，实物图如图 9-3-2 所示。

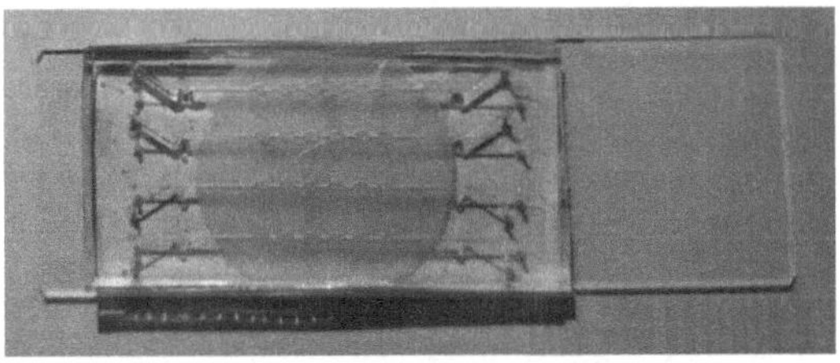

图 9-3-2　基于肝肿瘤细胞侵袭特征的微流控芯片的实物图

目前国内外基于微流控芯片对体外肿瘤细胞侵袭研究实验大致有几类：一类是用制作PMMA材料的硬质夹板，通过外力固定两层PDMS层及内部的结构单元，但这种方法操作较为复杂，一般就是一次实验配一款夹板，利用率较低，再一个原因就是外力通常难以衡量，会导致实验的重复性较差；还有一类是设计芯片内通道高度不一的结构，即先构建基质胶载体，再通入细胞悬液，将芯片旋转90°，使细胞贴于一侧生长，而后进行给药等，这种方法设计到多次阳模制作过程，加大了实验者的操作难度，对手法要求较高，重复性较差，实际应用起来难度较大。

而本节以“Transwell小室”为设计思路，设计出的微流控芯片可依赖PC微孔滤膜间与PDMS材料间强的静电吸附作用，加以热键合的方式二者合一对两层PDMS层进行可逆键合，这样操作既可以使一定流速下芯片内通道密闭良好，又可以随时取出中间的微孔滤膜，方便进行下一步实验。操作简单易行，对操作者的手法要求较小，实际应用价值较高。

二、基于肝肿瘤细胞侵袭特征芯片的复方木鸡颗粒及组成药材药效学研究

（一）实验材料

1. 仪器与设备

Smart-S30实验室纯水系统（上海和泰仪器有限公司）；US AUTOFLOW型CO_2培养箱（德国NUAIRE公司）；KQ5200B超声波清洗器（昆山市超声仪器有限公司）；Sartorius CP225D型电子分析天平（北京赛多利斯天平有限公司）；图像处理软件Image-Pro-PLus 6.0（美国Media Cybernetics公司）；YJ-200A型高速中药粉碎机（北京亿健医疗营销管理机构）；JKG-2A型光刻机（上海学泽光学机械有限公司）；HPDC32G2型等离子清洗机（美国Harrick Plasma公司）；KW-4A型匀胶机（昆山力电精密机械有限公司）；BP-2B型烘胶台（北京创世威纳科技有限公司）；XMTD-808P程序温控仪（余姚市长江温度仪表厂）；LSP04-1A精密注射泵（保定兰格公司）；NIKON ECLIPSE TI荧光倒置显微镜（日本Nikon公司）；DZF-6020型真空干燥箱（上海一恒科学仪器有限公司）；W2001R型CO_2培养箱（美国SIM公司）；Milli-Q超纯水处理装置（美国Millipore公司）；D15型环保恒温平台（深圳市精良和科技有限公司）；Thermo Legend Micro离心机（美国Thermo Fisher公司）；HD2-BCN-1360B型生物洁净工作台（哈尔滨东联电子技术开发有限公司）。

2. 药材与试剂

（1）药材 复方木鸡颗粒（10 g/袋，批号：18090557）、核桃楸皮、菟丝子、山豆根、云芝药材由丹东药业集团有限公司提供，经辽宁中医药大学张建奎教授鉴定为胡桃科植物核桃楸 *Juglans mandshurica* Maxim. 的干燥树皮、菟丝子亚科植物菟丝子 *Cuscuta chinensis* Lam. 的干燥成熟种子、豆科植物越南槐 *Sophora tonkinensis* Gagnep. 的干燥根和根茎、多孔菌科真菌采绒革盖菌 *Coriolus versicolor*（L. ex Fr.）Quel 的干燥子实体，使用中药破碎机进行粉碎，过四号筛。

（2）试剂与材料 低成长因子型Matrigel基质胶（购于美国Corning公司，9.2 mg/ml，批号：6235004）；结晶紫染色液（购于北京索莱宝有限公司，批号：G1062）；冰醋酸（购于天津市科密欧化学试剂有限公司）；细胞凋亡/坏死检测试剂盒（Hoechst 33342染液和

PI，购于碧云天生物技术研究所）；活细胞 / 死细胞双染试剂盒（Calcein-AM/PI，购于北京索莱宝科技有限公司）；高糖 DMEM 培养基、0.25%Trypsin-EDTA，胎牛血清（购于美国 Gibco 有限公司）；紫杉醇标准品（购于北京索莱宝有限公司）；细胞级二甲基亚砜（DMSO，购于美国 Sigma 公司）。

3. 主要试剂的配制

（1）结晶紫染色液的配制　吸取适量结晶紫母液，用 70% 乙醇稀释成 0.10% 浓度，反复震荡使其混匀，避光 4℃保存，即可。

（2）33% 醋酸溶液的配制　量取适量的冰醋酸，精确加入 2 倍体积量的灭菌三级水，密封摇匀，即得。

（3）DMEM 高糖完全培养基的配制　在 56℃水浴条件下将 FBS 加热灭活 30 min，待其恢复至室温后，用 0.22 μm 粒径滤膜过滤后分装至经高温高压灭菌处理过的 10 ml EP 管中，之后使用移液枪按照 1：10（V：V）的比例精确吸取转移到盛装有 DMEM 的容器内；按照 1：100（V：V）的比例精确吸取青链霉素混合溶液，转移到盛装上述混有 FBS 的 DMEM 的容器内，混匀，即得，置于 4℃冰箱中保存备用，临用时放入 37℃培养箱中预热。

（4）HepG2 细胞冻存液的配制　取经过灭活、过滤处理的 FBS，上述配制好的 DMEM 完全培养液与 DMSO 按照 9：1（V：V）的比例混匀，即得。

（5）1×PBS 缓冲液的配制　分别精密称取氯化钠 8.0 g、氯化钾 0.2 g、磷酸氢二钠 3.5 g、磷酸二氢钠 0.2 g，倒入盛有三级水的烧杯中，玻璃棒搅动，充分溶解，然后把溶液倒入容量瓶中准确定容至 1000 ml，摇匀，再移入 300 ml 溶液瓶内待消毒，将 PBS 倒入溶液瓶（大的吊针瓶）内，盖上胶帽，并插上针头放入高压蒸汽灭菌锅内消毒 30 min（注意高压消毒后要用灭菌蒸馏水补充蒸发掉的水分），置于 4℃冰箱中保存备用，临用时放入 37℃培养箱中预热。

（6）含有 EDTA 胰酶溶液的配制　称取 0.25 g 胰蛋白酶和 0.02 g EDTA，倒入烧杯中，用 1×PBS 溶解后定容到 100 ml 容量瓶中，用正压滤器过滤除菌，过滤后的 0.25% 胰酶 -EDTA 溶液放置在 4℃冰箱中保存备用。

4. 细胞株

人肝癌 HepG2 细胞购于上海复蒙生物有限公司。

（二）方法与结果

1. 供试品溶液的配制

同本章第一节“二、”项下（二）方法进行配制。

2. 芯片设计与制作

见本节“一、”项下（二）方法。

3. 芯片预处理

同本章第一节“二、”项下（二）内容进行处理。

4. 芯片中细胞培养

同本章第一节“二、”项下（二）内容进行培养。

5. 基于肝肿瘤细胞迁移特征芯片的复方木鸡颗粒及组成药材抗肝癌药效学研究

1）将芯片、EP 管、枪头提前放入 –20℃预冷，将基质胶按照所需浓度进行稀释，尽量不要产生气泡，再将芯片置于冰袋上，用微量注射器将基质胶缓慢打入芯片上层流体通道内，放培养箱内孵育 30 min，30 min 后待基质胶固化，再将饥饿处理的细胞用含 2%FBS 的培养液重悬，注入芯片上层通道内，然后在芯片下层通道注入 2%FBS 的培养液，使细胞缓慢附着于基质胶上，待 6 h 后，细胞附着于基质胶并开始生长后，再借助精密蠕动泵以流速 0.1 μl/ml，将“1”中配制好的不同剂量复方及组成药材的含药培养液注入芯片上层各通道中，以 1 μl/h 的速度对向芯片下层各通道通入含有 10% 血清的 DMEM 培养液。

2）在给药刺激 24 h 后，将通道层 A 移开，用棉签拭去夹层 PC 膜上残留的基质胶和细胞，取出对应的膜，放入 12 孔板中。将各给药组对应的微孔滤膜如上述方法处理。

3）在避光条件下，使用结晶紫溶液对各组滤膜进行浸泡染色 15 min，然后放 37℃培养箱内烘干，烘干后在每孔内加入 1.5 ml 33% 醋酸溶液，浸没各滤膜，再置于摇床上进行脱色处理，10 min 后取出各微孔滤膜，使用酶标仪在 570 nm 下读取各组洗脱液的 OD 值，实验重复 3 次，统计数据，处理结果。细胞侵袭率（%）=（OD 给药 /OD 空白）×100%。

6. 数据分析

上述细胞相对侵袭率均用（$\bar{x} \pm s$）表示；组间比较使用 SPSS19.0 软件 ANOVA 单因素方差分析功能计算各给药组与紫杉醇组细胞相对侵袭率之间的统计学差异，以 $P < 0.05$ 认定为有显著差异。

7. 基于肝肿瘤细胞侵袭特征芯片的复方木鸡颗粒及组成药材对肝癌细胞侵袭作用影响

基于肝肿瘤细胞侵袭特征芯片的复方木鸡颗粒及组成药材对肝癌细胞侵袭作用影响如表 9-3-1 ～表 9-3-5 所示，IC_{50} 值对比结果见表 9-3-6，紫杉醇组组间 RSD 见表 9-3-7。

表 9-3-1 复方木鸡颗粒各剂量组 24 h 对 HepG2 细胞侵袭率的影响（n=3，$\bar{x} \pm s$，%）

组别	细胞侵袭率	组别	细胞侵袭率
3.00 mg/ml 组	71.62±1.65*	5.00 mg/ml 组	27.39±0.84*
4.00 mg/ml 组	49.81±1.09*	空白组	100.00±1.46

注：与空白组相比，*$P < 0.05$。

表 9-3-2 核桃楸皮药材各剂量组 24 h 对 HepG2 细胞侵袭率的影响（n=3，$\bar{x} \pm s$，%）

组别	细胞侵袭率
0.50 mg/ml 组	66.18±1.22*
1.00 mg/ml 组	46.57±1.28*
1.50 mg/ml 组	27.62±0.38*

注：与空白组相比，*$P < 0.05$。

表 9-3-3 菟丝子药材各剂量组 24 h 对 HepG2 细胞侵袭率的影响（n=3，$\bar{x} \pm s$，%）

组别	细胞侵袭率
3.00 mg/ml 组	70.05±1.14*
3.50 mg/ml 组	50.28±1.60*
4.00 mg/ml 组	29.46±0.42*

注：与空白组相比，*$P < 0.05$。

表 9-3-4 山豆根药材各剂量组 24 h 对 HepG2 细胞侵袭率的影响（n=3，$\bar{x} \pm s$，%）

组别	细胞侵袭率
2.00 mg/ml 组	64.20±2.07*
2.50 mg/ml 组	48.62±0.89*
3.00 mg/ml 组	23.07±0.66*

注：与空白组相比，*$P < 0.05$。

表 9-3-5 云芝药材各剂量组 24 h 对 HepG2 细胞侵袭率的影响（n=3，$\bar{x} \pm s$，%）

组别	细胞侵袭率
3.00 mg/ml 组	93.01±1.38
4.00 mg/ml 组	90.38±0.98
5.00 mg/ml 组	94.96±1.64

表 9-3-6　各给药组 24 h 的 IC_{50} 值比较

组别	IC_{50} 值（mg/ml）	组别	IC_{50} 值（mg/ml）
复方木鸡颗粒组	3.90	山豆根组	2.35
核桃楸皮组	0.83	云芝组	—
菟丝子组	3.48		

注：“—”，没有药效作用，无法计算其抑制率。

表 9-3-7　紫杉醇给药组间细胞侵袭率的相对标准偏差值比较（*n*=3）

细胞侵袭率平均值（%）	22.36
标准差	0.44
RSD（%）	1.97

本节实验基于肝肿瘤细胞侵袭特征芯片开展复方木鸡颗粒及四种组成药材干预体外培养的人肝癌 HepG2 细胞 24 h 的抑制侵袭活性研究，同第一节一样药物及剂量都颇多，因此对由不同块芯片得到紫杉醇给药组的实验结果进行统计分析，如表 9-3-7 所示，各组数据的标准差均很小，且总体 RSD 值均小于 3%，说明本实验得到的实验结果具有较好的齐同可比性，间接证明其他数据的可靠性。

本实验基于肿瘤细胞侵袭特征芯片，采用 IPP 数据处理等方法开展复方木鸡颗粒及其各组成药材给药 24 h 后抑制 HepG2 细胞的侵袭作用研究，由表 9-3-1 ～表 9-3-5 可以看出，复方木鸡颗粒按抑制细胞侵袭药效 IC_{50} 值进行药效贡献排序：核桃楸皮＞山豆根＞菟丝子＞云芝，说明复方木鸡颗粒多药材同时有效于抑制细胞侵袭药效机制中，验证了复方具有多靶点、多途径的综合调控作用。

综上所述，本实验利用细胞侵袭特征芯片将复方木鸡颗粒整体拆分成不同组成药材，探讨其基于细胞侵袭机制的抗肝肿瘤药效作用，从而揭示了复方木鸡颗粒可以通过抑制肿瘤细胞侵袭来达到治疗肿瘤的作用。

三、基于肝肿瘤细胞侵袭特征芯片的复方木鸡颗粒药效组分的“物 - 效”关联性研究

（一）实验材料

1. 仪器与设备

酶标仪（瑞士 TECAN 公司）；JKG-2A 型光刻机（上海学泽光学机械有限公司）；HPDC32G2 型等离子清洗机（美国 Harrick Plasma 公司）；KW-4A 型匀胶机（昆山力电精密机械有限公司）；BP-2B 型烘胶台（北京创世威纳科技有限公司）；XMTD-808P 程序温控仪（余姚市长江温度仪表厂）；LSP04-1A 精密注射泵（保定兰格公司）；NIKON ECLIPSE TI 荧光倒置显微镜（日本 Nikon 公司）；DZF-6020 型真空干燥箱（上海一恒科学仪器有限公司）；W2001R 型 CO_2 培养箱（美国 SIM 公司）；Milli-Q 超纯水处理装置（美国 Millipore 公司）；D15 型环保恒温平台（深圳市精良和科技有限公司）；Thermo Legend Micro 离心机（美国 Thermo Fisher 公司）；HD2-BCN-1360B 型生物洁净工作台（哈尔滨东联电子技术开发有限公司）。

2. 药材与试剂

（1）**药材** 复方木鸡颗粒（10 g/袋，批号：18090557）、核桃楸皮、菟丝子、山豆根、云芝药材由丹东药业集团有限公司提供，经辽宁中医药大学张建奎教授鉴定为胡桃科植物核桃楸 *Juglans mandshurica* Maxim. 的干燥树皮、菟丝子亚科植物菟丝子 *Cuscuta chinensis* Lam. 的干燥成熟种子、豆科植物越南槐 *Sophora tonkinensis* Gagnep. 的干燥根和根茎、多孔菌科真菌采绒革盖菌 *Coriolus versicolor*（L. ex Fr.）Quel 的干燥子实体，使用中药破碎机进行粉碎，过四号筛。

（2）**试剂** 人肿瘤血管生长因子（VEGF）ELISA kit（购于上海科兴有限公司，批号：19123039N）；海藻酸钠（购于 Sigma-Aldrich 公司，批号：081M1093V）；氯化钙（购于 Sigma-Aldrich 公司，批号：SLBC6574V）；细胞凋亡/坏死检测试剂盒（Hoechst 33342 染液和 PI，购于碧云天生物技术研究所）；活细胞/死细胞双染试剂盒（Calcein-AM/PI，购于北京索莱宝科技有限公司）；高糖 DMEM 培养基、0.25%Trypsin-EDTA，胎牛血清（购于美国 Gibco 有限公司）；紫杉醇标准品（购于北京索莱宝有限公司）；细胞级二甲基亚砜（DMSO，购于美国 Sigma 公司）。

3. 主要试剂的配制

（1）**海藻酸钙水凝胶组成液的配制** 称取适量海藻酸钠粉末及氯化钙粉末于超净台紫外灯下照射 0.5 h，以 DMEM 完全培养基分别配制 1：100（w：w）的海藻酸钠溶液及 1：100（w：w）的氯化钙溶液。

（2）**DMEM 高糖完全培养基的配制** 在 56℃水浴条件下将 FBS 加热灭活 30 min，待其恢复至室温后，用 0.22 μm 粒径滤膜过滤后分装至经高温高压灭菌处理过的 10 ml EP 管中，之后使用移液枪按照 1：10（V：V）的比例精确吸取转移到盛装有 DMEM 的容器内；按照 1：100（V：V）的比例精确吸取青链霉素混合溶液，转移到盛装上述混有 FBS 的 DMEM 的容器内，混匀，即得，置于 4℃冰箱中保存备用，临用时放入 37℃培养箱中预热。

（3）**HepG2 细胞冻存液的配制** 取经过灭活、过滤处理的 FBS，上述配制好的 DMEM 完全培养液与 DMSO 按照 9：1（V：V）的比例混匀，即得。

（4）**1×PBS 缓冲液的配制** 分别精密称取氯化钠 8.0 g、氯化钾 0.2 g、磷酸氢二钠 3.5 g、磷酸二氢钠 0.2 g，倒入盛有三级水的烧杯中，玻璃棒搅动，充分溶解，然后把溶液倒入容量瓶中准确定容至 1000 ml，摇匀，再移入 300 ml 溶液瓶内待消毒，将 PBS 倒入溶液瓶（大的吊针瓶）内，盖上胶帽，并插上针头放入高压蒸汽灭菌锅内消毒 30 min（注意高压消毒后要用灭菌蒸馏水补充蒸发掉的水分），置于 4℃冰箱中保存备用，临用时放入 37℃培养箱中预热。

（5）**含有 EDTA 胰酶溶液的配制** 称取 0.25 g 胰蛋白酶和 0.02 g EDTA，倒入烧杯中，用 1×PBS 溶解后定容到 100 ml 容量瓶中，用正压滤器过滤除菌，过滤后的 0.25% 胰酶-EDTA 溶液放置在 4℃冰箱中保存备用。

4. 细胞株

人肝癌细胞 HepG2 购于上海复蒙生物有限公司、人脐静脉内皮细胞 HUVEC 购于赛百慷（上海）生物技术股份有限公司。

（二）方法与结果

1. 复方木鸡颗粒及各药效组分的制备

同本章第一节“二、”项下（二）内容。

2. 基于肝肿瘤细胞侵袭特征芯片的复方木鸡颗粒药效组分配伍组体外药效学研究

（1）利用均匀设计方法对复方木鸡颗粒药效组分进行配伍设计 在试验因素较多的条件下，均匀设计法较正交设计法具有更多的选择性、更好的灵活性。另外，均匀设计因考虑试验因素均匀分布，增加其可行性，可大量减少试验次数。用统计软件可直接处理实验数据，方便、准确，可定量研究不同配伍组对试验结果的影响，故本实验采用均匀设计法。

本研究将复方木鸡颗粒四味组成药材中的核桃楸皮、菟丝子、山豆根、云芝进行拆分研究，确立其中核桃楸皮黄酮、菟丝子黄酮、菟丝子多糖、山豆根生物碱、山豆根多糖、云芝多糖6个物质组。因均匀设计法要求水平数至少为试验因素数的两倍，而复方木鸡颗粒中包含上述6种药效组分，故选择$U_{12}^{*}(12^{10})$设计表，并按照$U_{12}^{*}(12^{10})$设计表与对应的使用表安排试验，如表9-3-8和表9-3-9所示。

表9-3-8 均匀设计表$U_{12}^{*}(12^{10})$

列号	1	2	3	4	5	6	7	8	9	10
1	1	2	3	4	5	6	7	8	10	12
2	2	4	6	8	10	12	1	3	7	11
3	3	6	9	12	2	5	8	11	4	10
4	4	8	12	3	7	11	2	6	1	9
5	5	10	2	7	12	4	9	1	11	8
6	6	12	5	11	4	10	3	9	8	7
7	7	1	8	2	9	3	10	4	5	6
8	8	3	11	6	1	9	4	12	2	5
9	9	5	1	10	6	2	11	7	12	4
10	10	7	4	1	11	8	5	2	9	3
11	11	9	7	5	3	1	12	10	6	2
12	12	11	10	9	8	7	6	5	3	1

表9-3-9 $U_{12}^{*}(12^{10})$使用表

因素个数	列号	D（方差）	因素个数	列号	D（方差）
2	1，5	0.1163	5	1，3，4，8，10	0.2272
3	1，6，9	0.1838	6	1，2，6，7，8，9	0.2670
4	1，6，7，9	0.2233	7	1，2，6，7，8，9，10	0.2768

（2）复方木鸡颗粒药效组分配伍试验具体安排 根据上表，将复方木鸡颗粒中6种药效组分作为考察因素，每个因素各取12个水平。为解除量效关系对药效的干扰，在保证各组药材配比条件不变的前提下，调节6种药效组分的剂量，保证各配伍组最终总浓度为2 mg/ml，药量见表9-3-10。

表 9-3-10 均匀设计实际给药表（mg）

编号	HH	TH	SS	ST	TT	YT
1	0	0.5240	5.2850	4.7590	8.7570	10.3230
2	0.4610	2.0290	15.028	0	3.2340	8.8960
3	0.7270	2.6690	4.3130	5.6650	12.7630	3.5110
4	0.1480	5.0780	14.6510	1.0990	8.6720	0
5	1.5590	5.1480	3.4660	6.9370	0	12.5380
6	1.4420	4.6530	7.6900	1.2830	8.0910	6.4890
7	3.2140	0	3.1760	10.7250	5.6400	6.8930
8	2.6110	0.1100	8.8440	2.4890	14.3950	1.1990
9	2.4840	1.8220	0.9200	6.9050	6.5340	10.9830
10	3.4800	3.4040	8.0210	3.4390	1.3570	9.9470
11	3.1590	3.7080	0	7.7280	9.9730	5.0800
12	4.3460	5.7970	7.0260	4.3940	5.5440	2.5410

按上表中数据进行配制，得到各药效组分配伍组药液，过滤备用。实验选择阳性药物为紫杉醇，浓度为 30 μg/ml，同时设立空白对照组。

（3）基于肝肿瘤细胞侵袭特征芯片的复方木鸡颗粒药效组分配伍组体外药效实验 当细胞生长至满培养瓶的 80% ～ 90% 时，以 0.2 μl/ml 的流速运用微量注射泵分别将配制好的 12 个配伍组药液注入相应的芯片通道中，将上述配制的 12 个药效组分配伍组药液注入芯片中，刺激细胞 24 h，24 h 后继续采用 Hoechst 33342/PI 双染法观察芯片中各配伍组对 HepG2 肝癌细胞凋亡坏死的影响。通过 IPP（Image-Pro Plus 6.0）软件对所得荧光图像进行分析，得到细胞侵袭率。

（4）基于肝肿瘤细胞侵袭特征芯片的复方木鸡颗粒药材新配伍复方与复方木鸡颗粒体外药效差异性实验 按药效组分最佳配比以出膏率为媒介还原为药材配比，再精密称取各药材适量，用培养液配制成不同浓度的配伍溶液；再精密称取复方木鸡颗粒适量，同样配制成不同生药浓度的含药培养液。将上述配好的各溶液经滤膜过滤除菌，分别通入芯片中，作用 24 h 后，采用 Hoechst 33342/PI 对细胞进行双染，经 IPP 图像处理软件处理分析，计算细胞侵袭率。

3. 统计分析

（1）数据分析 按照本章第二节“1”项下的荧光拍照方法、IPP 软件处理及相关的计算公式得到复方木鸡颗粒及各药材的凋亡坏死率和标准差；组间比较使用 SPSS19.0 软件 ANOVA 单因素方差分析功能计算各给药组与紫杉醇组细胞凋亡坏死率之间的统计学差异，以 $P < 0.05$ 认定为有显著差异；使用 SPSS19.0 软件“Probit”回归模型对各给药组不同时间点的 IC_{50} 值进行估算。

（2）Pearson 相关性分析 通过统计分析软件 SPSS19.0 对药效指标与其相关性进行分析，得到每个药效组分与药效相关性大小。

（3）CSZ 均匀软件分析 为了推测 6 种药效组分体外抗肝癌的最佳配伍比例，将最终得到的数据结果通过均匀设计软件 CSZ 处理。

4. 基于肝肿瘤细胞侵袭特征芯片的复方木鸡颗粒药效组分配伍组对肝癌 HepG2 细胞侵袭的影响

通过酶标仪测出的 OD 值，计算出各配伍组对 HepG2 肝癌细胞侵袭率，如表 9-3-11 所示。

表 9-3-11 各配伍组对 HepG2 细胞侵袭率的影响（n=3，$\bar{x}\pm s$，%）

实验组	细胞侵袭率	实验组	细胞侵袭率	实验组	细胞侵袭率	实验组	细胞侵袭率
空白组	100.00±1.07	配伍组 3	84.64±0.64*	配伍组 7	55.85±1.44*	配伍组 11	42.95±0.65*
紫杉醇组	25.04±1.58*	配伍组 4	82.08±2.07*	配伍组 8	49.37±1.09*	配伍组 12	14.35±0.41*
配伍组 1	90.06±1.44*	配伍组 5	66.12±1.24*	配伍组 9	39.64±0.46*		
配伍组 2	69.38±1.55*	配伍组 6	78.72±2.67*	配伍组 10	26.48±0.68*		

注：与空白组相比较，*P < 0.05 表示具有显著性差异。

5. 基于肝肿瘤细胞侵袭特征芯片的复方木鸡颗粒药材新配伍复方与复方木鸡颗粒对肝癌 HepG2 细胞侵袭的差异性影响

酶标仪 OD 值经 EXCEL 分析处理得到细胞侵袭率，如表 9-3-12 所示。

表 9-3-12 药材新配伍复方与复方木鸡颗粒对肝癌细胞侵袭率的影响（n=3）

浓度（mg/ml）	最佳配伍组侵袭率（$\bar{x}\pm s$）	复方木鸡颗粒侵袭率（$\bar{x}\pm s$）	两者侵袭率平均值（%）	标准差	RSD（%）
1.00	78.63±1.08*	76.58±1.67*	77.61	1.45	1.87
1.50	50.32±1.71*	48.48±1.28*	49.40	1.30	2.63
2.00	32.15±1.44*	33.46±0.46*	32.81	0.93	2.82

注：与空白组相比较，*P < 0.05 表示具有显著性差异。

6. Pearson 相关性分析

通过统计分析软件 SPSS19.0 对药效指标与其相关性进行分析，结果如表 9-3-13 所示。

表 9-3-13 6 种药效组分与药效指标的 Pearson 系数

Pearson 系数	细胞侵袭率	HH	TH	SS	TT	ST	YT
细胞侵袭率	1.000	–0.915**	–0.181	0.228	0.302	–0.201	–0.013
HH	–0.915**	1.000	0.096	–0.419	–0.166	0.426	–0.070
TH	–0.181	0.096	1.000	0.142	–0.344	–0.251	–0.142
SS	0.228	–0.419	0.142	1.000	–0.067	–0.859	–0.351
TT	0.302	–0.166	–0.344	–0.067	1.000	–0.074	–0.682
SS	–0.201	0.426	–0.251	–0.859	–0.074	1.000	0.278
YT	–0.013	–0.070	–0.142	–0.351	–0.682	–0.278	1.000

注：与空白组比较，**P < 0.01。

在不考虑交互作用的前提下，其回归方程：

$$Y=96.753-172.499X_1-4.744X_2-4.350X_3+15.974X_5-10.456X_6$$

从方程式中不难看出只有 HH（X_1）的系数绝对值最大。可以推测单独使用核桃楸皮黄酮时药效最好，但是当与其他 6 种药效组分以一定的比例混合在一起的情况下，其各自的药效会发生一定的变化。

7. CSZ 均匀软件分析

为了推测 6 种药效组分体外抗肝癌的最佳配伍比例，我们将所得到的数据结果通过均匀设计软件处理，最终得到细胞侵袭率（Y）与各因素 HH（X_1）、TH（X_2）、SS（X_3）、TT（X_4）、ST（X_5）和 YT（X_6）之间的回归方程：

$$Y(\%)=85.517-1.247X_2+10.875X_1X_1-24.959X_1X_3-5.848X_1X_4-7.110X_1X_6-13.966X_2X_4 +12.875X_2X_6+10.044X_3X_4+0.186X_3X_6+0.290X_5X_6-2.551X_6X_6$$

最后得出以细胞侵袭率为指标时的最佳配伍比例：X_1 ∶ X_2 ∶ X_3 ∶ X_4 ∶ X_5 ∶ X_6=0.15 ∶ 5.80 ∶ 15.03 ∶ 10.73 ∶ 1.36 ∶ 12.54。

从表 9-3-11 及表 9-3-12 可以得出各配伍组细胞相对侵袭率与空白组相比均有显著性差异，说明各配伍组均有一定的抑制 HepG2 细胞侵袭的作用，然而各配伍组的细胞相对侵袭率却不尽相同，其中配伍组 12 的细胞相对侵袭率最低，为 17.09%±2.74%，说明其抑制细胞侵袭药效最佳，配伍组 1 的细胞相对侵袭率最高，仅为 90.06%±1.44%，说明其抑制细胞侵袭药效最差，进一步证明了复方中各药效组分按不同比例配伍时对人肝肿瘤 HepG2 细胞的抑制作用强弱是有差异的，间接证明中药组分相互之间可能存在类似中医理论中“相畏”“相杀”等内涵理念。表 9-3-5 的结果表明，复方木鸡颗粒按药效组分最佳配比形成的新药材配伍复方各剂量药效与原复方相比标准差很小，且总体 RSD 值均小于 3%，说明两者药效结果无显著性差异，说明复方木鸡颗粒基于侵袭机制具有抗肝癌药效组方的合理性，进一步阐明复方木鸡颗粒的药效物质基础。

综上所述，本实验通过构建基于肝肿瘤细胞侵袭特征芯片的复方木鸡颗粒体外药效筛选平台，开展复方中药效组分最佳配伍比例研究，进而确定药材最佳配比，明确复方木鸡颗粒的配伍规律；再通过相关药效学研究验证，阐明复方木鸡颗粒的药效物质基础，明确复方木鸡颗粒抑制肝肿瘤细胞侵袭的药效物质及与药效之间的“物 - 效”关系，解释复方发挥抗肿瘤作用的合理性。

本节首先通过多次重复的侵袭药效实验，对复方及方中不同组成药材抑制 HepG2 细胞的侵袭活性进行了筛选，确认复方及方中核桃楸皮、菟丝子、山豆根三种药材具有良好的抑制侵袭能力，且其药效与给药剂量呈现正相关关系，四者 24 h 的 IC_{50} 值分别为 3.693 mg/ml、0.751 mg/ml、3.542 mg/ml、2.500 mg/ml。

同时，本节也采用均匀设计、统计分析及 CSZ 软件处理，研究复方木鸡颗粒中 6 种药效组分间的相互作用，进而筛选出抑制肝肿瘤迁移药效的最佳的配伍比例：核桃楸皮（X_1）∶菟丝子黄酮（X_2）∶山豆根生物碱（X_3）∶菟丝子多糖（X_4）∶山豆根多糖（X_5）∶云芝多糖（X_6）=0.15 ∶ 5.80 ∶ 15.03 ∶ 10.73 ∶ 1.36 ∶ 12.54，将药材最佳配伍比例与复方两者在相同剂量时进行药效对比，结果显示两者的药效结果无显著性差异，为继续探究复方木鸡颗粒抗肝肿瘤作用的药效物质基础提供新的研究思路和方法。

综上所述，本节实验通过将复方木鸡颗粒整体拆分成复方、组成药材到药效组分三个化学层面，区分了复方木鸡颗粒发挥抗肝肿瘤药效的作用对象，探究基于细胞侵袭机制的复方木鸡颗粒抗肝肿瘤作用的药效物质基础，明确复方木鸡颗粒药效组分与基于肿瘤细胞特征的抗肝肿瘤药效之间的关联性。

第四节　基于肝肿瘤细胞新生血管生成特征芯片的“物 - 效”关联性研究

一、基于肝肿瘤细胞新生血管生成特征的微控芯片系统的构建

（一）实验材料

1. 仪器与设备

JKG-2A 型光刻机（上海学泽光学机械有限公司）；HPDC32G2 型等离子清洗机（美国 Harrick Plasma 公司）；KW-4A 型匀胶机（昆山力电精密机械有限公司）；BP-2B 型烘胶台（北京创世威纳科技有限公司）；XMTD-808P 程序温控仪（余姚市长江温度仪表厂）；LSP04-1A 精密注射泵（保定兰格公司）；NIKON ECLIPSE TI 荧光倒置显微镜（日本 Nikon 公司）；DZF-6020 型真空干燥箱（上海一恒科学仪器有限公司）；W2001R 型 CO_2 培养箱（美国 SIM 公司）；Milli-Q 超纯水处理装置（美国 Millipore 公司）；D15 型环保恒温平台（深圳市精良和科技有限公司）；Thermo Legend Micro 离心机（美国 Thermo Fisher 公司）；HD2-BCN-1360B 型生物洁净工作台（哈尔滨东联电子技术开发有限公司）。

2. 试剂与材料

荧光素钠（购于 Sigma-Aldrich 公司）；SU-8 负性光刻胶及显影液（购于美国 MICRO-CHEM 公司）；Sylgard 184 SiliconeElastomer Kit（聚二甲基硅氧烷 PDMS 和固化剂，购于美国 Dow-Corning 公司）；多聚赖氨酸包被的洁净玻璃片（75 mm×25 mm，购于江苏新星实验器材有限公司）；直拉单晶抛光硅片（规格：P 型掺杂、厚度 725 μm、直径 200 mm、晶体取向 100、电阻率 1 ～ 50 Ω · cm、平整度 TIR ＜ 3 μm、翘曲度 TTY ＜ 10 μm、弯曲度 BOW ＜ 10 μm、抛光粗糙度＜ 1 μm，购于哈尔滨特博科技有限公司）；PDMS 打孔器、聚四氟乙烯管、黏性铝箔胶带、低黏性透明胶带、无尘布、无尘纸、一次性塑料杯、无尘棉签、尖头剪刀等（均购于淘宝或当地沃尔玛超市）；其他试剂均为分析纯。

3. 主要试剂的配制

（1）荧光素钠溶液（100 mg/l）的配制　精密称取 20 mg 荧光素钠溶于 200 ml 无菌三级水中，混合均匀，即得，现用现配。

（2）食人鱼洗液（Piranha Solution）的配制　先准备好一个装有凉水的小盆，将 1000 ml 的烧杯装三分之一的水放进盆中，再拿一个已洗干净的 500 ml 的烧杯放入 1000 ml 的烧杯中；用量筒量取 50 ml 的 30% 过氧化氢溶液，倒入 500 ml 的烧杯中，再量取 150 ml 的浓硫酸，在持续搅拌下少量多次地缓缓倒入盛有浓硫酸的烧杯中，此过程中过氧化氢会与浓硫酸发生反应并大量放热（注意戴上护目镜及长袖胶皮手套操作，注意安全），在过氧化氢全部加入且洗液自然冷却至室温后方可浸泡硅片，该试剂每两周换新。

（二）方法与结果

1. 基于肝肿瘤细胞新生血管生成特征的微流控芯片的设计原理及结构概述

本实验基于肝肿瘤细胞新生血管生成特征设计并制作一种微流控芯片，共由上、下两部分组成，包括 PDMS 层和玻璃基底层，如图 9-4-1 所示。主要通道在 PDMS 层流体通道上，包括流体通道

区和细胞培养区。芯片尺寸的长 × 宽为 5.5 cm×2.5 cm，其厚度约为 4 mm，由两个结构相同的单元构成，每个单元中间为三维细胞（3D）培养通道，两边为二维细胞培养（2D）通道，二维细胞培养通道和三维细胞培养通道之间由 PDMS 拦截坝微柱结构分割，拦截坝微柱间距为 30 μm。

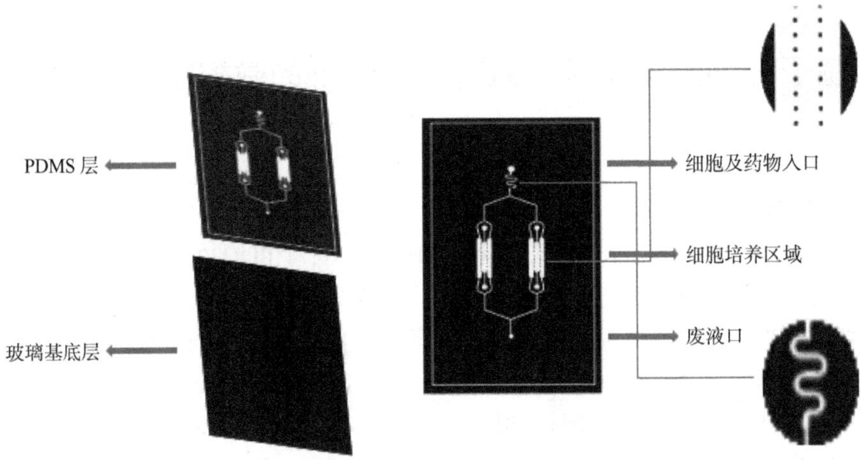

图 9-4-1　基于肝肿瘤细胞新生血管生成特征的微流控芯片的设计图

2. 基于肝肿瘤细胞新生血管生成特征的微流控芯片的制作

本实验将用 CorelDRAW 绘图软件设计好的芯片图形文件，用激光照排打印机打印在透明塑料薄膜上，作为光刻用的掩膜。本实验将用 CorelDRAW 绘图软件设计好的芯片图形文件，用激光照排打印机打印在透明塑料薄膜上，作为光刻用的掩膜。再采用实验室微流控芯片技术，软光刻、模塑法及氧等离子体键合技术进行制作而得。实物图如图 9-4-2 所示。

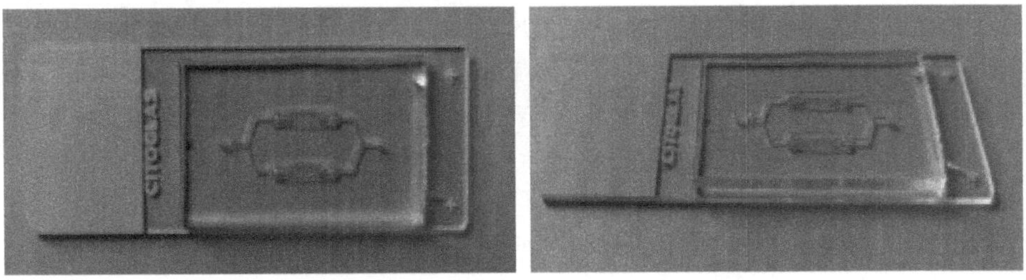

图 9-4-2　基于肝肿瘤细胞新生血管生成特征的微流控芯片的实物图

（1）**阳模制作**　本实验所需阳模采用软光刻法制作，具体步骤同本章第一节“一、”项下（二）内容。

（2）**PDMS 通道层的制作**　同本章第一节“一、”项下（二）内容进行制作。

图 9-4-3　20× 物镜下芯片中的拦截坝结构

芯片拦截坝结构的功能是将海藻酸钙水凝胶拦截在中间通道，这样设计既实现了不同种细胞物理隔离，又可实现细胞间的相互通信交流，而该结构之所以能拦住水凝胶是因为 PDMS 为疏水材质，当存在 30 μm 的微柱时，荧光素钠水溶液无法浸润 PDMS，所以只能停留在微柱内侧，如图 9-4-3 所示，为显微镜

（20×）下的芯片拦截坝的微结构，为一定有规则结构的 PDMS 拦截柱组成的拦截坝，右侧为荧光素钠溶液被拦截在 3D 通道内，而且未发现有明显的向两侧通道泄露的现象。

二、基于肝肿瘤细胞新生血管生成特征芯片的复方木鸡颗粒及组成药材药效学研究

（一）实验材料

1. 仪器与设备

酶标仪（瑞士 TECAN 公司）；JKG-2A 型光刻机（上海学泽光学机械有限公司）；HPDC32G2 型等离子清洗机（美国 Harrick Plasma 公司）；KW-4A 型匀胶机（昆山力电精密机械有限公司）；BP-2B 型烘胶台（北京创世威纳科技有限公司）；XMTD-808P 程序温控仪（余姚市长江温度仪表厂）；LSP04-1A 精密注射泵（保定兰格公司）；NIKON ECLIPSE TI 荧光倒置显微镜（日本 Nikon 公司）；DZF-6020 型真空干燥箱（上海一恒科学仪器有限公司）；W2001R 型 CO_2 培养箱（美国 SIM 公司）；Milli-Q 超纯水处理装置（美国 Millipore 公司）；D15 型环保恒温平台（深圳市精良和科技有限公司）；Thermo Legend Micro 离心机（美国 Thermo Fisher 公司）；HD2-BCN-1360B 型生物洁净工作台（哈尔滨东联电子技术开发有限公司）。

2. 药材与试剂

（1）药材　复方木鸡颗粒、核桃楸皮、菟丝子、山豆根、云芝药材复方木鸡颗粒（10 g/袋，批号：18090557）、核桃楸皮、菟丝子、山豆根、云芝药材由丹东药业集团有限公司提供，经辽宁中医药大学张建奎教授鉴定为胡桃科植物核桃楸 *Juglans mandshurica* Maxim. 的干燥树皮、菟丝子亚科植物菟丝子 *Cuscuta chinensis* Lam. 的干燥成熟种子、豆科植物越南槐 *Sophora tonkinensis* Gagnep. 的干燥根和根茎、多孔菌科真菌采绒革盖菌 *Coriolus versicolor*（L. ex Fr.）Quel 的干燥子实体，使用中药破碎机进行粉碎，过四号筛。

（2）试剂　人肿瘤血管生长因子（VEGF）ELISA kit（购于上海科兴有限公司，批号：19123039N）；海藻酸钠（购于 Sigma-Aldrich 公司，批号：081M1093V）；氯化钙（购于 Sigma-Aldrich 公司，批号：SLBC6574V）；细胞凋亡 / 坏死检测试剂盒（Hoechst 33342 染液和 PI，购于碧云天生物技术研究所）；活细胞 / 死细胞双染试剂盒（Calcein-AM/PI，购于北京索莱宝科技有限公司）；高糖 DMEM 培养基、0.25%Trypsin-EDTA，胎牛血清（购于美国 Gibco 有限公司）；紫杉醇标准品（购于北京索莱宝有限公司）；细胞级二甲基亚砜（DMSO，购于美国 Sigma 公司）。

3. 主要试剂的配制

（1）海藻酸钙水凝胶组成液的配制　称取适量海藻酸钠粉末及氯化钙粉末于超净台紫外灯下照射 0.5 h，以 DMEM 完全培养基分别配制 1∶100（w∶w）的海藻酸钠溶液及 1∶100（w∶w）的氯化钙溶液。

（2）DMEM 高糖完全培养基的配制　在 56℃水浴条件下将 FBS 加热灭活 30 min，待其恢复至室温后，用 0.22 μm 粒径滤膜过滤后分装至经高温高压灭菌处理过的 10 ml EP 管中，之后使用移液枪按照 1∶10（V∶V）的比例精确吸取转移到盛装有 DMEM 的容器内；按照 1∶100（V∶V）的比例精确吸取青链霉素混合溶液，转移到盛装上述混有 FBS 的 DMEM 的

容器内，混匀，即得，置于4℃冰箱中保存备用，临用时放入37℃培养箱中预热。

（3）**HepG2细胞冻存液的配制** 取经过灭活、过滤处理的FBS，上述配制好的DMEM完全培养液与DMSO按照9∶1（V∶V）的比例混匀，即得。

（4）**1×PBS缓冲液的配制** 分别精密称取氯化钠8.0 g、氯化钾0.2 g、磷酸氢二钠3.5 g、磷酸二氢钠0.2 g，倒入盛有三级水的烧杯中，玻璃棒搅动，充分溶解，然后把溶液倒入容量瓶中准确定容至1000 ml，摇匀，再移入300 ml溶液瓶内待消毒，将PBS倒入溶液瓶（大的吊针瓶）内，盖上胶帽，并插上针头放入高压蒸汽灭菌锅内消毒30 min（注意高压消毒后要用灭菌蒸馏水补充蒸发掉的水分），置于4℃冰箱中保存备用，临用时放入37℃培养箱中预热。

（5）**含有EDTA胰酶溶液的配制** 称取0.25 g胰蛋白酶和0.02 g EDTA，倒入烧杯中，用1×PBS溶解后定容到100 ml容量瓶中，用正压滤器过滤除菌，过滤后的0.25%胰酶-EDTA溶液放置在4℃冰箱中保存备用。

4. 细胞株

人肝癌细胞HepG2购于上海复蒙生物有限公司、人脐静脉内皮细胞HUVEC购于赛百慷（上海）生物技术股份有限公司。

（二）方法与结果

1. 供试品溶液的配制

复方及组成药材的含药培养液的配制同本章第一节“二、”项下（二）内容。

注释：复方及各组成药材基于抑制细胞新生血管生成药效的抗肿瘤药物浓度的选择是在预实验筛选最优浓度上下的基础上分别选择高、中、低三个浓度。

2. 芯片设计与制作

同本节“一、”项下（二）内容。

3. 芯片预处理

同本章第一节“一、”项下（二）内容进行处理。

4. 芯片中三维HepG2细胞和二维HUVEC细胞共培养

微流控芯片用于细胞共培养前要进行消毒处理，使用前芯片使用紫外光照射30 min，对芯片表面进行消毒。待肝癌细胞HepG2-水凝胶在微流控芯片3D培养区域交联形成后，DMEM注入芯片两侧通道使多余的氯化钙排出芯片外。

5. 基于肝肿瘤细胞新生血管生成特征芯片的复方木鸡颗粒及组成药材抗肝癌药效学研究

（1）**准备工作** 将准备好的HUVEC细胞通入芯片两侧细胞培养通道中，HUVEC细胞前期准备过程：血管内皮细胞HUVEC与肝癌细胞HepG2培养条件一致，采用DMEM高糖培养液，含10%的胎牛血清，100 U/ml的青霉素和100 U/ml的链霉素。将对数生长期的HUVEC细胞使用胰蛋白酶消化约1 min，至细胞大部分变圆时，倒掉胰酶加入DMEM细胞培养液使其终止消化，使用移液枪吹打细胞，得到细胞密度为5×10^5个/ml的细胞悬液，实验时注入芯片前要吹打均匀，另外HUVEC细胞接种6 h可基本全部贴壁，一般芯片中的细胞均在培养12 h以后才进行后续药物干预等实验。

（2）**用于ELISA试剂盒复方木鸡颗粒及组成药材的样品制备** 待HUVEC细胞在芯片中接种培养12 h后，使用精密注射泵以0.2 μl/min的流速实时通入上述复方及各组成药材的待测含药培养液，从各药物注入口分别注入相应的细胞培养腔道中，刺激共培养条件下的血管内皮细胞，分别当药物作用于细胞 24 h 后，停止给药，接出细胞代谢液样品，将 4 条通道的代谢液收集至同一个 EP 管中；通入 PBS 清洗芯片中的细胞，之后通入胰酶进行细胞消化，使用适量 DMEM 终止消化并将细胞从芯片内冲出至对应的 EP 管中，1500 r/min 离心 5 min，弃上清，使用上述收集到的代谢液重悬细胞，混匀后，4℃预冷 20 min 后置入 –80℃冰箱 4 h，取出到 37℃环境中融化，再放回 4℃预冷，如此重复 3 次，最后一次 37℃孵化后，使用高速离心机 10 000 r/min 离心 15 min，取上清备用。

根据本实验的前期预实验结果，上述代谢液样品所测得的 OD 值均在给定的标准曲线范围内，因此本实验样品直接用于检测。

（3）基于肝肿瘤细胞新生血管生成特征芯片的复方木鸡颗粒及组成药材抗肝癌药效学研究　为测定 HUVEC 细胞和 HepG2 细胞 - 水凝胶共培养时，HUVEC 细胞代谢产物血管内皮细胞生长因子 VEGF 的含量，进而对复方木鸡颗粒抗肝癌药效进行评价，具体实验方法如下。

将“（2）”中制备的代谢液样品按照 VEGF 试剂盒说明书分别逐步进行操作，每个剂量做 3 个复孔，取 3 孔 OD 值的平均值计算 VEGF 在该剂量下的表达浓度；标准曲线每浓度设 2 个复孔，取 2 孔 OD 值的平均值计算标准曲线。

6. 数据分析

上述 VEGF 代谢水平均用（$\bar{x} \pm s$）表示；组间比较使用 SPSS19.0 软件 ANOVA 单因素方差分析功能计算各给药组与紫杉醇组 VEGF 代谢水平之间的统计学差异，以 $P < 0.05$ 认定为有显著差异。

7. 芯片中三维 HepG2 细胞和二维 HUVEC 细胞培养状态

芯片中三维培养 HepG2 细胞和二维培养 HUVEC 细胞的状态如图 9-4-4 所示。

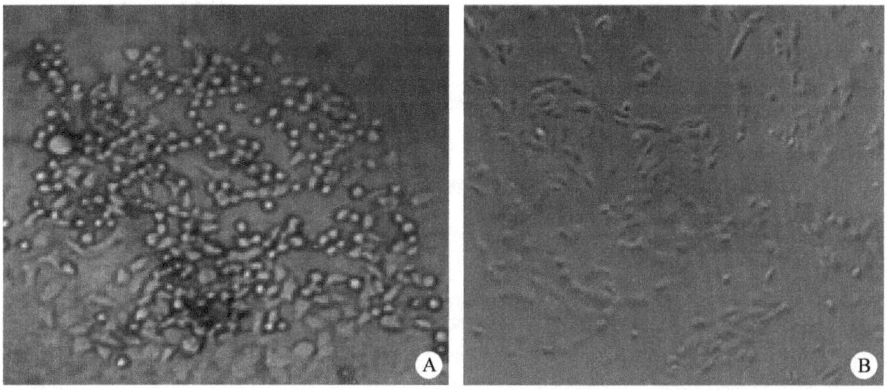

图 9-4-4　芯片中三维培养 HepG2 细胞和二维培养 HUVEC 细胞 24 h 的细胞状态图
（A. HepG2 细胞；B. HUVEC 细胞）

8. 基于肝肿瘤细胞新生血管生成特征芯片的复方木鸡颗粒及组成药材对抑制肝癌细胞新生血管生成作用影响

本实验测得的相同样品间复孔 OD 值较小，VEGF 试剂盒的标准曲线回归系数 R^2 均在 0.9986 ～ 1.0000。HUVEC 细胞 VEGF 检测结果统计如表 9-4-1 ～表 9-4-7 所示，空白组及给药组对 HUVEC 细胞影响状态图见图 9-4-5。

表 9-4-1 复方木鸡颗粒各剂量组 24 h 对 HUVEC 新生血管生长因子 VEGF 的影响（n=3，$\bar{x}\pm s$，ng/L）

组别	VEGF	组别	VEGF
3.00 mg/ml 组	267.06±1.29*	5.00 mg/ml 组	204.09±1.37*
4.00 mg/ml 组	240.71±2.01*	空白组	283.19±0.78

注：与空白组相比，*P < 0.05。

表 9-4-2 核桃楸皮各剂量组 24 h 对 HUVEC 新生血管生长因子 VEGF 的影响（n=3，$\bar{x}\pm s$，ng/L）

组别	VEGF
0.50 mg/ml 组	254.27±1.84*
1.00 mg/ml 组	237.09±1.52*
1.50 mg/ml 组	214.33±0.99*

注：与空白组相比，*P < 0.05。

表 9-4-3 菟丝子药材各剂量组 24 h 对 HUVEC 新生血管生长因子 VEGF 的影响（n=3，$\bar{x}\pm s$，ng/L）

组别	VEGF
3.00 mg/ml 组	288.22±2.57*
3.50 mg/ml 组	260.43±1.31*
4.00 mg/ml 组	237.05±1.68*

注：与空白组相比，*P < 0.05。

表 9-4-4 山豆根各剂量组 24 h 对 HUVEC 新生血管生长因子 VEGF 的影响（n=3，$\bar{x}\pm s$，ng/L）

组别	VEGF
2.00 mg/ml 组	268.37±1.79*
2.50 mg/ml 组	251.13±2.01*
3.00 mg/ml 组	234.86±2.26*

注：与空白组相比，*P < 0.05。

表 9-4-5 云芝药材各剂量组 24 h 对 HUVEC 新生血管生长因子 VEGF 的影响（n=3，$\bar{x}\pm s$，ng/L）

组别	VEGF
3.00 mg/ml 组	270.22±1.26*
4.00 mg/ml 组	259.03±1.41*
5.00 mg/ml 组	238.76±0.84*

注：与空白组相比，*P < 0.05。

表 9-4-6 空白组 48 h 内的 HUVEC 新生血管生长因子 VEGF 的影响（n=3，$\bar{x}\pm s$，ng/L）

组别	VEGF
24 h 组	302.14±1.79
36 h 组	346.28±1.45
48 h 组	374.03±2.04

注：与空白组相比，*P < 0.05。

表 9-4-7 紫杉醇给药组间 VEGF 的相对标准偏差值比较（n=3）

细胞 VEGF 平均值（%）	160.53
标准差	1.48
RSD（%）	0.92

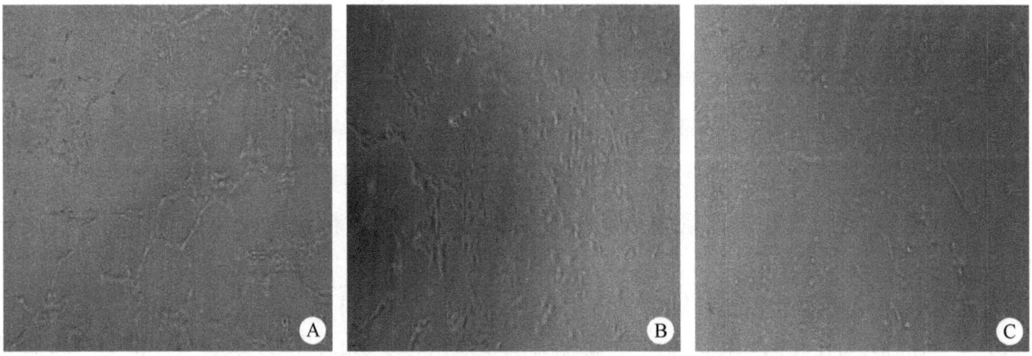

图 9-4-5 空白组、阳性药组及给药组对 HUVEC 细胞影响状态图

（A. 空白组；B. 阳性药组；C. 给药组）

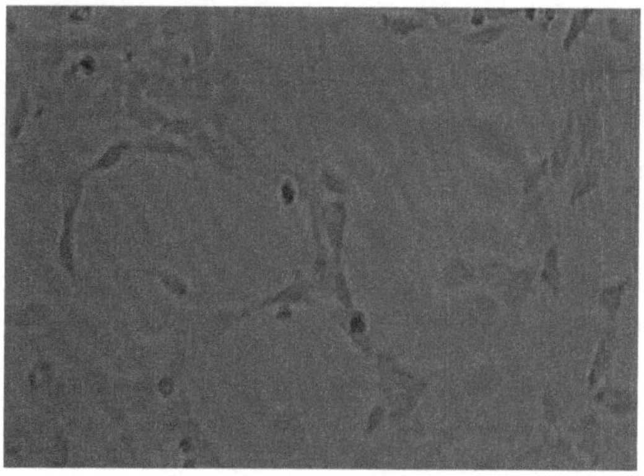

图 9-4-6　共培养系统中 HUVEC 细胞的类血管结构

上述实验研究发现在药物刺激 24 h 后，包埋在水凝胶中的 HepG2 细胞从细胞形态上看并没有发生变化，细胞仍呈团簇状生长，但在共培养系统中的内皮细胞 HUVEC 变化明显，细胞数量上略微减少，且发现类血管结构的生成，如图 9-4-6 所示。

将共培养系统中的 HUVEC 细胞上清液进行收集，定量检测人肿瘤 VEGF 的分泌量变化来判断其新生血管生成情况，VEGF 是肿瘤细胞生长分泌的重要的活性因子之一，它能使正常的血管内皮细胞发生形态的改变，促进肿瘤微血管的形成和分化，在 VEGF 的刺激下使血管内皮细胞大量增殖，重新排列，并扭曲连接形成管状结构。

如图 9-4-4 所示，在复方木鸡颗粒及组成药材的给药刺激下，共培养芯片系统上 HUVEC 细胞 VEGF 的 24 h 的分泌量与空白组相比均有所减少，从代谢物分析复方木鸡颗粒及组成药材均有一定抑制肿瘤血管新生的作用，说明复方木鸡颗粒多药材同时有效于抑制细胞新生血管生成药效机制中，验证了复方具有多靶点、多途径的综合调控作用。

由于中间的三维培养通道中充满了 HepG2 细胞 - 海藻酸钙凝胶，因此 HUVEC 细胞不会进入中间的通道而只会停留在两侧的细胞培养通道中，肿瘤细胞与内皮细胞之间是通过扩散作用进行物质交流的。

综上所述，本实验基于微流控芯片技术，将复方木鸡颗粒整体拆分成不同组成药材，探讨其抗肝肿瘤药效作用，从而揭示了复方木鸡颗粒可以通过抑制肿瘤细胞新生血管来达到治疗肿瘤的作用。本研究不仅为多组分中药复方药效筛选提供一种方便快捷的实验方法，也为抗肿瘤中药新药研发提供了一定的参考价值。

三、基于肝肿瘤细胞新生血管生成特征芯片的复方木鸡颗粒药效组分的“物 - 效”关联性研究

（一）实验材料

1. 仪器与设备

Smart-S30 实验室纯水系统（上海和泰仪器有限公司）；US AUTOFLOW 型 CO_2 培养箱（德国 NUAIRE 公司）；KQ5200B 超声波清洗器（昆山市超声仪器有限公司）；Sartorius CP225D 型电子分析天平（北京赛多利斯天平有限公司）；图像处理软件 Image-Pro-PLus 6.0（美国 Media Cybernetics 公司）；YJ-200A 型高速中药粉碎机（北京亿健医疗营销管理机构）；JKG-2A 型光刻机（上海学泽光学机械有限公司）；HPDC32G2 型等离子清洗机（美国 Harrick Plasma 公司）；KW-4A 型匀胶机（昆山力电精密机械有限公司）；BP-2B 型烘胶台（北京创世威纳科技有限公司）；XMTD-808P 程序温控仪（余姚市长江温度仪表厂）；LSP04-1A 精密注射泵（保定兰格公司）；NIKON ECLIPSE TI 荧光倒置显微镜（日本 Nikon 公司）；DZF-6020 型真空干燥箱（上海一恒科学仪器有限公司）；W2001R 型 CO_2 培养箱（美国 SIM

公司）；Milli-Q 超纯水处理装置（美国 Millipore 公司）；D15 型环保恒温平台（深圳市精良和科技有限公司）；Thermo Legend Micro 离心机（美国 Thermo Fisher 公司）；HD2-BCN-1360B 型生物洁净工作台（哈尔滨东联电子技术开发有限公司）。

2. 药材与试剂

（1）药材 复方木鸡颗粒（10 g/ 袋，批号：18090557）、核桃楸皮、菟丝子、山豆根、云芝药材由丹东药业集团有限公司提供，经辽宁中医药大学张建奎教授鉴定为胡桃科植物核桃楸 *Juglans mandshurica* Maxim. 的干燥树皮、菟丝子亚科植物菟丝子 *Cuscuta chinensis* Lam. 的干燥成熟种子、豆科植物越南槐 *Sophora tonkinensis* Gagnep. 的干燥根和根茎、多孔菌科真菌采绒革盖菌 *Coriolus versicolo*r（L. ex Fr.）Quel 的干燥子实体，使用中药破碎机进行粉碎，过四号筛。

（2）试剂与材料 低成长因子型 Matrigel 基质胶（购于美国 Corning 公司，9.2 mg/ml，批号：6235004）；结晶紫染色液（购于北京索莱宝有限公司，批号：G1062）；冰醋酸（购于天津市科密欧化学试剂有限公司）；细胞凋亡 / 坏死检测试剂盒（Hoechst 33342 染液和 PI，购于碧云天生物技术研究所）；活细胞 / 死细胞双染试剂盒（Calcein-AM/PI，购于北京索莱宝科技有限公司）；高糖 DMEM 培养基、0.25%Trypsin-EDTA，胎牛血清（购于美国 Gibco 有限公司）；紫杉醇标准品（购于北京索莱宝有限公司）；细胞级二甲基亚砜（DMSO，购于美国 Sigma 公司）。

3. 主要试剂的配制

（1）结晶紫染色液的配制 吸取适量结晶紫母液，用 70% 乙醇稀释成 0.10% 浓度，反复震荡使其混匀，避光 4℃保存，即可。

（2）33% 醋酸溶液的配制 量取适量的冰醋酸，精确加入 2 倍体积量的灭菌三级水，密封摇匀，即得。

（3）DMEM 高糖完全培养基的配制 在 56℃水浴条件下将 FBS 加热灭活 30 min，待其恢复至室温后，用 0.22 μm 粒径滤膜过滤后分装至经高温高压灭菌处理过的 10 ml EP 管中，之后使用移液枪按照 1∶10（V∶V）的比例精确吸取转移到盛装有 DMEM 的容器内；按照 1∶100（V∶V）的比例精确吸取青链霉素混合溶液，转移到盛装上述混有 FBS 的 DMEM 的容器内，混匀，即得，置于 4℃冰箱中保存备用，临用时放入 37℃培养箱中预热。

（4）HepG2 细胞冻存液的配制 取经过灭活、过滤处理的 FBS，上述配制好的 DMEM 完全培养液与 DMSO 按照 9∶1（V∶ V）的比例混匀，即得。

（5）1×PBS 缓冲液的配制 分别精密称取氯化钠 8.0 g、氯化钾 0.2 g、磷酸氢二钠 3.5 g、磷酸二氢钠 0.2 g，倒入盛有三级水的烧杯中，玻璃棒搅动，充分溶解，然后把溶液倒入容量瓶中准确定容至 1000 ml，摇匀，再移入 300 ml 溶液瓶内待消毒，将 PBS 倒入溶液瓶（大的吊针瓶）内，盖上胶帽，并插上针头放入高压蒸汽灭菌锅内消毒 30 min（注意高压消毒后要用灭菌蒸馏水补充蒸发掉的水分），置于 4℃冰箱中保存备用，临用时放入 37℃培养箱中预热。

（6）含有 EDTA 胰酶溶液的配制 称取 0.25 g 胰蛋白酶和 0.02 g EDTA，倒入烧杯中，用 1×PBS 溶解后定容到 100 ml 容量瓶中，用正压滤器过滤除菌，过滤后的 0.25% 胰酶 -EDTA 溶液放置在 4℃冰箱中保存备用。

4. 细胞株

人肝癌 HepG2 细胞购于上海复蒙生物有限公司。

（二）方法与结果

1. 复方木鸡颗粒及各药效组分的制备

同本章第一节“二、”项下（二）内容。

2. 基于肝肿瘤细胞新生血管生成特征芯片的复方木鸡颗粒药效组分配伍组体外药效学研究

（1）利用均匀设计方法对复方木鸡颗粒药效组分进行配伍设计　本研究将复方木鸡颗粒四味组成药材中的核桃楸皮、菟丝子、山豆根、云芝进行拆分研究，确立其中核桃楸皮黄酮、菟丝子黄酮、菟丝子多糖、山豆根生物碱、山豆根多糖、云芝多糖 6 个物质组。因均匀设计法要求水平数至少为试验因素数的两倍，而复方木鸡颗粒中包含上述 6 种药效组分，故选择 $U_{12}^{*}(12^{10})$ 设计表，并按照 $U_{12}^{*}(12^{10})$ 设计表与对应的使用表安排试验，如表 9-4-8 和表 9-4-9 所示。

表 9-4-8　均匀设计表 $U_{12}^{*}(12^{10})$

列号	1	2	3	4	5	6	7	8	9	10
1	1	2	3	4	5	6	7	8	10	12
2	2	4	6	8	10	12	1	3	7	11
3	3	6	9	12	2	5	8	11	4	10
4	4	8	12	3	7	11	2	6	1	9
5	5	10	2	7	12	4	9	1	11	8
6	6	12	5	11	4	10	3	9	8	7
7	7	1	8	2	9	3	10	4	5	6
8	8	3	11	6	1	9	4	12	2	5
9	9	5	1	10	6	2	11	7	12	4
10	10	7	4	1	11	8	5	2	9	3
11	11	9	7	5	3	1	12	10	6	2
12	12	11	10	9	8	7	6	5	3	1

表 9-4-9　$U_{12}^{*}(12^{10})$ 使用表

因素个数	列号	D（方差）	因素个数	列号	D（方差）
2	1，5	0.1163	5	1，3，4，8，10	0.2272
3	1，6，9	0.1838	6	1，2，6，7，8，9	0.2670
4	1，6，7，9	0.2233	7	1，2，6，7，8，9，10	0.2768

（2）复方木鸡颗粒药效组分配伍试验具体安排　根据上表，将复方木鸡颗粒中 6 种药效组分作为考察因素，每个因素各取 12 个水平。为解除量效关系对药效的干扰，在保证各组药材配比条件不变的前提下，调节 6 种药效组分的剂量，保证各配伍组最终总浓度为 2 mg/ml，药量见表 9-4-10。

表 9-4-10 均匀设计实际给药表（mg）

编号	HH	TH	SS	ST	TT	YT
1	0	0.524	5.2850	4.7590	8.7570	10.3230
2	0.461	2.029	15.028	0	3.2340	8.8960
3	0.727	2.669	4.3130	5.6650	12.7630	3.5110
4	0.148	5.078	14.6510	1.0990	8.6720	0
5	1.559	5.148	3.4660	6.9370	0	12.5380
6	1.442	4.6530	7.6900	1.2830	8.0910	6.4890
7	3.2140	0	3.1760	10.7250	5.6400	6.8930
8	2.6110	0.1100	8.8440	2.4890	14.3950	1.1990
9	2.4840	1.8220	0.9200	6.9050	6.5340	10.9830
10	3.4800	3.4040	8.0210	3.4390	1.3570	9.9470
11	3.1590	3.7080	0	7.7280	9.9730	5.0800
12	4.3460	5.7970	7.0260	4.3940	5.5440	2.5410

按上表中数据进行配制，得到各药效组分配伍组药液，过滤备用。实验选择阳性药物为紫杉醇，浓度为 30 μg/ml，同时设立空白对照组。

（3）基于肝肿瘤细胞新生血管生成特征芯片的复方木鸡颗粒药效组分配伍组体外药效实验 待 HUVEC 细胞在芯片中接种培养 12 h 后，使用精密注射泵以 0.2 μl/min 的流速实时通入上述复方及各组成药材的待测含药培养液，从各药物注入口分别注入相应的细胞培养腔道中，刺激共培养条件下的血管内皮细胞，分别当药物作用于细胞 24 h 后，停止给药，接出细胞代谢液样品，将 4 条通道的代谢液收集至同一个 EP 管中；通入 PBS 清洗芯片中的细胞，之后通入胰酶进行细胞消化，使用适量 DMEM 终止消化并将细胞从芯片内冲出至对应的 EP 管中，1500 r/min 离心 5 min，弃上清，使用上述收集到的代谢液重悬细胞，混匀后，4℃预冷 20 min 后置入 –80℃冰箱 4 h，取出到 37℃环境中融化，再放回 4℃预冷，如此重复 3 次，最后一次 37℃孵化后，使用高速离心机 10 000 r/min 离心 15 min，取上清备用。

根据本实验的前期预实验结果，上述代谢液样品所测得的 OD 值均在给定的标准曲线范围内，因此本实验样品直接用于检测。制备用于 ELISA 试剂盒的复方木鸡颗粒及组成药材的代谢液样品，待 HUVEC 细胞和 HepG2 细胞 - 海藻酸钙凝胶共培养系统在芯片中接种培养 24 h 后，使用精密注射泵以 0.2 μl/min 的流速实时通入芯片中，将制备的代谢液样品按照 VEGF 试剂盒说明书分别逐步进行操作，每个剂量做 3 个复孔，取 3 孔 OD 值的平均值计算 VEGF 在该剂量下的表达浓度；标准曲线每浓度设 2 个复孔，取 2 孔 OD 值的平均值计算标准曲线。因最终需利用数据分析软件 CSZ 量化其 VEGF 代谢水平，比较各配伍组的抗肝癌药效，进而得到药效组分最佳配比，并与复方木鸡颗粒进行药效对比，故需计算出各配伍组的 VEGF 相对代谢率，便于后续实验。相对代谢率 =（空白组代谢 – 给药组代谢）/ 空白组代谢 ×100%。

（4）基于肝肿瘤细胞新生血管生成特征芯片的复方木鸡颗粒药材新配伍复方与复方木鸡颗粒体外 VEGF 差异代谢试验 按最佳配伍比例精密称取各药材适量，用培养液配制成不同浓度的配伍溶液，再精密称取复方木鸡颗粒适量，同样配制成不同浓度的生药含药培养液。待 HUVEC 细胞在芯片中接种培养 12 h 后，使用精密注射泵以 0.2 μl/min 的流速实时通入上述复方及各组成药材的待测含药培养液，从各药物注入口分别注入相应的细胞培养腔道中，刺激共培养条件下的血管内皮细胞，分别当药物作用于细胞 24 h 后，停止给药，接出细胞代谢液样品，将 4 条通道的代谢液收集至同一个 EP 管中；通入 PBS 清洗芯片中的细胞，之后通入胰酶进行细胞消化，使用适量 DMEM 终止消化并将细胞从芯片内冲出至对应的 EP 管中，1500 r/min 离心 5 min，弃上清，使用上述收集到的代谢液重悬细胞，混匀后，4℃预冷 20 min 后置入 –80℃冰箱 4 h，取出到 37℃环境中融化，再放回 4℃预冷，如此重复 3 次，最后一次 37℃孵化后，使用高速离心机 10 000 r/min 离心 15 min，取上清备用。配制成不同浓度复方木鸡颗粒药材新配伍复方和复方木鸡颗粒的各代谢液样品，待 HUVEC 细胞和 HepG2 细胞 - 海藻酸钙凝胶共培养系统在芯片中接种培养 12 h 后，使用精密注射泵以 0.2 μl/min 的流速实时通入芯片中，作用 24 h 后，计算其细胞 VEGF 代谢率。

3. 统计分析

（1）数据分析　按照荧光拍照方法、IPP 软件处理及相关的计算公式得到复方木鸡颗粒及各药材的凋亡坏死率和标准差；组间比较使用 SPSS19.0 软件 ANOVA 单因素方差分析功能计算各给药组与紫杉醇组细胞凋亡坏死率之间的统计学差异，以 $P < 0.05$ 认定为有显著差异；使用 SPSS19.0 软件“Probit”回归模型对各给药组不同时间点的 IC_{50} 值进行估算。

（2）Pearson 相关性分析　通过统计分析软件 SPSS19.0 对药效指标与其相关性进行分析，得到每个药效组分与药效相关性大小。

（3）CSZ 均匀软件分析　为了推测 6 种药效组分体外抗肝癌的最佳配伍比例，将最终得到的数据结果通过均匀设计软件 CSZ 处理。

4. 基于肝肿瘤细胞新生血管生成特征芯片的复方木鸡颗粒药效组分配伍组抑制肝癌 HepG2 细胞新生血管生成的影响

本实验测得 VEGF 试剂盒的标准曲线回归系数 R^2 均在 0.9979 ～ 1.0000。通过 CSZ 软件计算出各配伍组的 HUVEC 细胞 VEGF 代谢率，结果如表 9-4-11 所示。

表 9-4-11　复方木鸡颗粒 12 个配伍组 24 h 的 VEGF 相对代谢率计算结果（n=3，$\bar{x} \pm s$，%）

实验组	VEGF	实验组	VEGF	实验组	VEGF	实验组	VEGF
空白组	—	配伍组 3	5.74±1.08*	配伍组 7	30.34±1.81*	配伍组 11	37.81±2.46*
紫杉醇组	43.41±2.14*	配伍组 4	11.22±2.72*	配伍组 8	29.22±1.72*	配伍组 12	46.35±1.92*
配伍组 1	6.84±1.57*	配伍组 5	27.89±2.46*	配伍组 9	35.06±1.34*		
配伍组 2	23.64±1.67*	配伍组 6	25.45±2.34*	配伍组 10	41.54±2.07*		

注：与空白组相比较，$*P < 0.05$ 表示具有显著性差异。

5. 基于肝肿瘤细胞新生血管生成特征芯片的复方木鸡颗粒药材新配伍复方与复方木鸡颗粒体外 VEGF 差异代谢研究

本实验测得 VEGF 试剂盒 HUVEC 细胞 VEGF 代谢率结果统计如表 9-4-12 所示。

表 9-4-12　药材新配伍复方与复方木鸡颗粒对 HUVEC 细胞 VEGF 代谢的影响（n=3）

浓度（mg/ml）	最佳配伍组 VEGF 代谢率（$\bar{x} \pm s$）	复方木鸡颗粒 VEGF 代谢率（$\bar{x} \pm s$）	两者代谢率平均值（%）	标准差	RSD（%）
1.00	15.36±2.77*	14.74±2.03*	15.05	0.44	2.91
1.50	26.13±1.82*	27.12±1.64*	26.63	0.70	2.63
2.00	33.08±2.43*	34.47±1.72*	33.78	0.98	2.91

注：与空白组相比较，$*P < 0.05$ 表示具有显著性差异。

6. Pearson 相关性分析

通过统计分析软件 SPSS19.0 对药效指标与其相关性进行分析，结果如表 9-4-13、图 9-4-7 所示。

表 9-4-13　6 种药效组分与药效指标的 Pearson 系数

Pearson 系数	VEGF	HH	TH	SS	TT	ST	YT
VEGF	1.000	0.912**	0.231	−0.261	−0.401	0.218	0.118
HH	0.912**	1.000	0.096	−0.419	−0.166	0.426	−0.070
TH	0.231	0.096	1.000	0.142	−0.344	−0.251	−0.142
SS	−0.261	−0.419	0.142	1.000	−0.067	−0.859**	−0.351
TT	−0.401	−0.166	−0.344	−0.067	1.000	−0.074	−0.682*
SS	0.218	0.426	−0.251	−0.859**	−0.074	1.000	0.278
YT	0.118	−0.070	−0.142	−0.351	−0.682*	−0.278	1.000

注：与空白组比较，*$P < 0.05$，**$P < 0.01$。

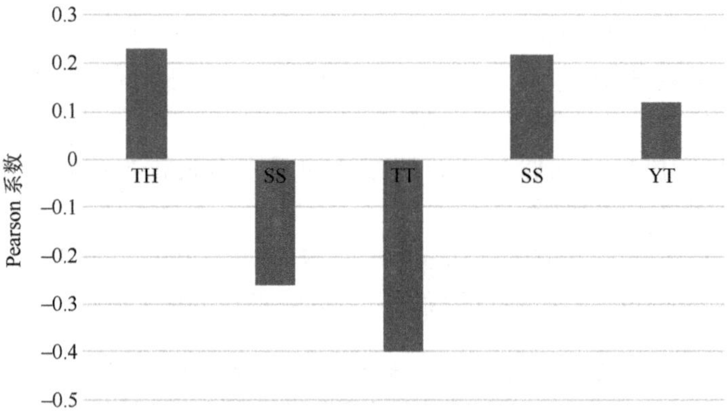

图 9-4-7　Pearson 相关性分析

在不考虑交互作用的前提下，其回归方程：

$$Y=2.407+95.190X_1-6.897X_2+2.316X_3-8.810X_5+9.417X_6$$

从方程式中不难看出只有 HH（X_1）的系数绝对值最大。可以推测单独使用核桃楸皮黄酮时药效良好，但是当与其他 6 种药效组分以一定的比例混合在一起的情况下，其各自的药效会发生一定的变化。

7. CSZ 均匀软件分析

为了推测 6 种药效组分体外抗肝癌的最佳配伍比例，我们将所得到的数据结果通过均匀设计软件处理，最终得到 VEGF 代谢率（Y）与各因素 HH（X_1）、TH（X_2）、SS（X_3）、TT（X_4）、ST（X_5）和 YT（X_6）之间的回归方程：

$$Y=20.446+0.775X_2+159.030X_1X_1+43.632X_1X_3+32.891X_1X_4-15.238X_1X_6-28.832X_2X_4$$
$$+23.820X_2X_6-56.168X_3X_4-6.231X_3X_6-4.870X_5X_6+7.237X_6X_6$$

最后得出以 VEGF 代谢率为指标时的最佳配伍比例：$X_1 : X_2 : X_3 : X_4 : X_5 : X_6$=0.15：5.80：15.03：10.73：14.40：1.20。

从基于新生血管生成特征芯片的 12 个配伍组 48 h 对 HUVEC 新生血管生长因子 VEGF 的影响可以得出各配伍组细胞的 VEGF 代谢与空白对照组相比均有显著性差异，说明各配伍组对 HepG2 细胞有一定的抑制新生血管生成作用，然而各配伍组的 VEGF 代谢却不尽相同，其中配伍组 12 的代谢最高，达到 46.35%±1.92%，说明其药效作用最强，配伍组 1 的代谢最低，仅为 5.74%±1.08%，说明其药效作用最弱，由此可知复方中各药效组分按不同比例配伍时对人肝肿瘤 HUVEC 细胞的抑制作用强弱是有差异的，间接证明中药组分相互之间可能存在类似中医理论中“相畏”“相杀”等内涵理念。由表 9-4-12 可知按照均匀设计筛选出的最佳配比组成的药材新配伍复方各剂量药效与复方木鸡颗粒原方的药效相比标准差很小，且总体 RSD 值均小于 3%，说明两者药效结果无显著性差异，说明复方木鸡颗粒基于新生血管生成机制具有抗肝癌药效组方的合理性，进一步阐明复方木鸡颗粒的药效物质基础。

血管新生概念上指人类机体生成新的血管，主要包括三方面内容，即血管生成（vasculogenesis）、血管新生（angiogenesis）和较大动脉生长过程（arteriogenesis）。在正常人体中通常不会发生血管新生，这是由于正常人体内各相关因素是处于平衡状态的，而诱导血管的新生在生理层面上有正常和病理两种因素，正常生理下的血管新生发生在组织恢复、形成胎盘和伤口恢复等过程中。在病理情况下，肿瘤的形成会引起血管新生，因肿瘤在生长和转移过程中会分泌一类血管生成因子来诱导血管新生，比如本实验选用的 VEGF 指标，该生长因子会刺激正常生理状态下的血管内皮细胞增殖和引起毛细血管的出芽生长。因此本实验选用 VEGF 的代谢水平为指标进行抗肿瘤血管生成药物的体外筛选。

本节我们以肿瘤细胞三维培养仿生肿瘤实质为基础，构建肿瘤新生血管模型，具体是以微流控芯片为载体，构建 3D HepG2 细胞 - 水凝胶和 HUVEC 共培养系统，即在 HepG2 细胞 - 水凝胶的两侧细胞培养通道中培养人血管内皮细胞 HUVEC，观察共培养系统中 HUVEC 内皮细胞代谢液中肿瘤分泌因子 VEGF 的水平，进而进行复方木鸡颗粒体外抗肝肿瘤血管生成的体外药效筛选。

首先，本节实验开展复方木鸡颗粒组成药材体外抑制肝肿瘤新生血管生成药效学研究，结果表明复方及组成药材具有良好的抑制新生血管能力，且其药效与给药剂量呈现正相关关系。其次，本节实验也采用均匀设计、统计分析及 CSZ 软件处理，研究复方木鸡颗粒中六种药效组分间的相互作用，进而筛选出最佳的配伍比例：核桃楸皮（X_1）：菟丝子黄酮（X_2）：山豆根生物碱（X_3）：菟丝子多糖（X_4）：山豆根多糖（X_5）：云芝多糖（X_6）=4.35：5.80：15.03：10.73：1.36：1.20，将药材最佳配伍比例与复方两者在相同剂量时进行药效对比，结果显示两者标准差很小，且总体 RSD 值均小于 3%，药效结果无显著性差异，为继续探究复方木鸡颗粒抗肝肿瘤作用的药效物质基础提供新的研究思路和方法。

综上所述，本节实验通过将复方木鸡颗粒整体拆分成复方、组成药材到药效组分三个化学层面，区分了复方木鸡颗粒发挥抗肝肿瘤药效的作用对象，探究基于细胞新生血管机制的复方木鸡颗粒抗肝肿瘤作用的药效物质基础，明确复方木鸡颗粒药效组分与基于肿瘤细胞特征的抗肝肿瘤药效之间的关联性，阐明复方木鸡颗粒的药效物质基础，明确复方木鸡颗粒抑制肝肿瘤细胞新生血管生成的药效物质及与药效之间的“物 - 效”关系，解释复方发挥抗肿瘤作用的合理性。

第五节 研究小结

本章采用软光刻、模塑法及等离子体键合等工艺，设计并制作基于细胞凋亡、细胞迁移、细胞侵袭、细胞新生血管生成四大肿瘤细胞特征的四块生物芯片，通过大量的文献调研及实际验证，优选出适用于生物芯片的工艺参数及封接键合方法，使其分别能够实现多种药物或是多种细胞同时筛选细胞凋亡活性研究、细胞迁移活性研究、细胞侵袭活性研究及细胞新生血管生成活性研究等功能。因芯片中的细胞一直处于动态培养过程，更加贴近人体微环境，所以在微流控芯片技术中进行的药物筛选与机制研究，相对于传统体外培养得到的结果更加准确、可信。

基于肝肿瘤细胞特征构建的四块微流控芯片，开展了复方木鸡颗粒药效组分配伍比例研究，并将得到的最佳组分配伍组以出膏率为媒介还原回药材配比，再将形成的新配伍复方与复方进行药效对比，从而验证复方木鸡颗粒基于诱导细胞凋亡、抑制细胞迁移、抑制细胞侵袭、抑制细胞新生血管生成机制的药效物质，进而阐明其药效组分与上述药效间的“物-效”关系，也证明了实验自主构建的微流控芯片系统适用性良好，为四个机制方向的抗肿瘤药物的快速筛选提供一种新的思路和方法。

基于肝肿瘤细胞特征构建的四块微流控芯片，可以验证复方木鸡颗粒是基于诱导细胞凋亡、抑制细胞迁移、抑制细胞侵袭、抑制细胞新生血管生成等途径发挥抗肝癌作用的，从而表明复方木鸡颗粒具有组效对应、多靶点、多途径综合调控治疗肝肿瘤的优势，可以克服西药成分单一、靶点单一而容易产生耐药性的缺陷，为其他满药中药复方的抗肿瘤机制研究提供科学依据。

综上所述，本章从抵抗细胞死亡、组织浸润、组织转移、持续的血管生成等肿瘤细胞特征入手，构建肿瘤细胞凋亡、迁移、侵袭及新生血管生成的生物芯片，同时围绕上述四块芯片开展复方木鸡颗粒药理药效评价研究，明确复方木鸡颗粒多靶点、多途径、多角度的综合调控治疗抗肝肿瘤的药效特点。

参考文献

包永睿，杨欣欣，王帅，等，2019. 基于微流控芯片的菟丝子黄酮对大鼠 HSC-T6 细胞凋亡影响研究［J］. 亚太传统医药，15（7）：26-30.

曹洛云，李天娇，孟宪生，等，2018. 山豆根生物碱对 DEN 诱发肝癌大鼠的作用及机制研究［J］. 中国现代应用药学，35（3）：370-374.

陈林林，吴春，2012. 菟丝子黄酮成分分析及对食用油脂的抗氧化活性［J］. 食品科学，33（15）：103-106.

陈祥晖，李慧，包永睿，等，2019. 基于微流控芯片的矿物药白矾硝石治疗宫颈癌配伍规律研究［J］. 亚太传统医药，15（7）：180-183.

寇林元，2009. 均匀试验设计效果评价及优化分析方法研究［D］. 太原：山西医科大学 .

李道中，彭代银，张睿，等，2008. 正交试验优选菟丝子多糖的提取工艺［J］. 安徽医药，12（6）：496-497.

李健英，王连芝，闫广利，等，2011. 菟丝子中总黄酮提取工艺研究［J］. 哈尔滨商业大学学报（自然科学版），27（1）：5-6，11.

刘宇文，熊耀康，姚振生，等，2006. 云芝多糖超声提取方法的研究［J］. 江西科学，24（4）：179-180，216.

庞磊，包永睿，孟宪生，等，2015. 药物筛选微流控芯片的构建及其在花蕊石抗肝癌研究中的应用［J］. 中南药学，13（3）：241-245.

盛华刚，2013. 中药组分配伍模式的研究进展［J］. 中国实验方剂学杂志，19（16）：349-352.

肖伟，于德泉，赵维诚，2005. 瘤性体液中肿瘤血管生长因子的提取和检测［J］. 肿瘤防治杂志，12（17）：1289-1291.

徐为峰，王帅，孟宪生，等，2016. 用于肿瘤细胞三维培养的微流控芯片构建及培养条件研究 [J]. 中国药理学通报，32（4）：581-585.

杨帆，2012. 山豆根生物碱成分的提取分离及抗氧化、抗肿瘤活性研究 [D]. 长春：长春师范学院 .

尹龙萍，邓毅，贾伟，等，2007. 山豆根粗多糖最优化提取工艺研究 [J]. 中药材，30（3）：351-353.

张紫嫣，包永睿，王帅，等，2020. 复方木鸡颗粒对人肝癌细胞 SMMC-7721 细胞周期和细胞凋亡的影响 [J]. 中南药学，18（3）：407-410.

郑莹，王帅，孟宪生，等，2013. 基于量效融合评价的正交优选核桃楸皮抗肝 SMMC-7721 肿瘤黄酮类成分的提取工艺 [J]. 中药材，36（10）：1686-1689.

Folkman J，1995. Angiogenesis in cancer，vascular，rheumatoid and other disease[J]. Nature Medicine，1（1）：27-31.

Folkman J，2003. Fundamental concepts of the angiogenic process[J]. Current Molecular Medicine，3（7）：643-651.

Folkman J，Shing Y，1992. Angiogenesis[J]. Journal of Biological Chemistry，267（16）：10931-10934.

Furness P N，1997. Basement membrane synthesis and degradation[J]. The Journal of Pathology，183（1）：1-3.

Judah Folkman，1974. Tumor Angiogenesis Factor[J]. Cancer Research，34：2113.

Li J，Nandagopal S，Wu D，et al，2011. Activated T lymphocytes migrate toward the cathode of DC electric fields in microfluidic devices[J]. Lab on a Chip，11（7）：1298-1304.

Ogura Y，Kobayashi H，Imoto M，et al，2021. Unified synthesis and assessment of tumor cell migration inhibitory activity of optically active UTKO1，originally designed moverastin analog[J]. Bioscience，Biotechnology，and Biochemistry，85（1）：160-167.

Thomas K A，Rios-Candelore M，Giménez-Gallego G，et al，1985. Pure brain-derived acidic fibroblast growth factor is a potent angiogenic vascular endothelial cell mitogen with sequence homology to interleukin 1[J]. PNAS82（19）：6409-6413.

Van Horssen R，ten Hagen T L M，2011. Crossing barriers：the new dimension of 2D cell migration assays[J]. Journal of Cellular Physiology，226（1）：288-290.

Zheng C H，Yu Z L，Zhou Y，et al，2012. Live cell imaging analysis of the epigenetic regulation of the human endothelial cell migration at single-cell resolution[J]. Lab on a Chip，12（17）：3063-3072.

第四部分

“经时血药，PK-PD”——复方木鸡颗粒入血成分药动药效相关性研究

中药复方具有多组分、多途径、多靶点、多效应的作用特点，使得研究中药复方物质基础、体内过程、生物效应及其相互关系变得相当复杂。中药血清药物化学和药代动力学是建立在中药有效成分形成、吸收和分布规律上的一种中药药效物质基础研究方法。本部分第十章为复方木鸡颗粒血清药物化学研究；第十一章为复方木鸡颗粒在肝病的不同病理状态下药动学、药效学及两者相关性研究。本部分的研究为揭示中药复方药效物质基础，解析复方科学内涵奠定了实验基础。

第十章　复方木鸡颗粒血清药物化学研究

引　言

血清药物化学是一门由药物化学与药理学交叉形成的新兴学科，主要研究药物在生物体内的吸收、分布、代谢和排泄过程中，与血清等生物体液中的成分相互作用及其引发的化学变化。复方木鸡颗粒在肝病治疗方面展现出良好的疗效。然而，复方木鸡颗粒的药效物质基础及在人体内的代谢过程尚未完全明确，这在一定程度上制约了其临床应用及疗效的充分发挥。

本章在明确复方木鸡颗粒具有抗肝炎、抗肝硬化、抗肝癌作用的基础上，采用 UPLC-QTOF-MS 技术，研究复方木鸡颗粒在生理、病理状态下的入血成分及其体内转化规律，探讨生理及不同病理状态下对药物吸收的影响，为揭示其体内药效物质提供前期基础，并为临床针对不同病证的深入研究提供参考依据。

第一节　生理状态下复方市鸡颗粒的血清药物化学成分研究

一、复方木鸡颗粒血浆样品制备方法的构建

（一）实验材料

1. 仪器与设备

Agilent1290 高效液相色谱仪（美国 Agilent 公司）；HGA-10L 空气发生器、QF-3800 氮气吹干仪（北京汇龙昌海科贸有限公司）。

2. 药品与试剂

戊巴比妥钠（索莱宝生物科技有限公司）；复方木鸡颗粒浸膏（丹东药业集团有限公司）；甲醇、乙腈（质谱级，德国默克公司）。

3. 实验动物

健康 SD 大鼠，雄性，体重 200 g±20 g，购自辽宁长生生物技术有限公司，合格证号为

SCXK（辽）2015-0001。在自由摄食、饮水环境中适应1周后用于实验。

（二）方法和结果

1. 色谱条件

色谱柱：SB-C_{18}色谱柱（4.6 mm×100 mm，2.7 μm）。流动相：0.1%甲酸水（A）-甲醇（B）。洗脱方式：梯度洗脱，条件见表10-1-1。柱温：30℃。流速：1.0 ml/min。进样量：10 μl。

表10-1-1　流动相梯度洗脱条件

时间（min）	流动相A（%）	流动相B（%）
0	95	5
30	0	100

2. 灌胃用溶液的制备

称取复方木鸡颗粒浸膏适量，加三级水制成浓度分别为4.725 g/kg、9.450 g/kg、14.175 g/kg的灌胃用溶液（分别标记为①、②、③），其剂量相当于人临床等效剂量的5倍、10倍、15倍。

3. 空白血样的处理

取空白血样300 μl，加入甲醇1.2 ml，涡旋2 min，于4℃，12000 r/min离心10 min，取上清液，氮气吹干，加入100 μl 50%甲醇复溶，涡旋2 min，再于4℃，12000 r/min离心10 min，取上清液，即得供试品溶液。

4. 含药血样的处理

取含药血样300 μl，其余按本节空白血样的处理方法处理，即得供试品溶液。

5. 血样方法学考察

（1）血清、血浆的考察　取健康SD大鼠6只，随机分成2组，均按体重给予上述制备好的灌胃用溶液②，连续5天，每天2次。末次给药前12 h禁食不禁水，末次给药90 min后，1%戊巴比妥钠溶液麻醉，一组用添加剂为肝素钠的一次性使用负压采血容器获取血浆，另一组用不含添加剂的一次性使用负压采血容器获取血清，轻晃，4℃静置30 min，于3500 r/min离心10 min，–80℃冰箱保存，备用。按本节含药血样的处理方法处理，即得供试品溶液。

（2）采血时间点的考察　取健康SD大鼠15只，随机分成5组，均按体重给予上述制备好的灌胃用溶液②，连续5天，每天2次。末次给药前12 h禁食不禁水，末次给药后，各组按组别顺序依次于末次给药30 min、60 min、90 min、120 min、180 min后，用1%戊巴比妥钠溶液麻醉，用装有抗凝剂肝素钠的采血管于肝门静脉取血，轻晃，4℃静置30 min，于3500 r/min离心10 min，–80℃冰箱保存，备用。按本节含药血样的处理方法处理，即得供试品溶液。

（3）给药剂量的考察　取健康SD大鼠9只，随机分成3组，按组别顺序依次按体重给予上述制备好的灌胃用溶液①、②、③，连续5天，每天2次。末次给药前12 h禁食不禁水，末次给药90 min后，用1%戊巴比妥钠溶液麻醉，用装有抗凝剂肝素钠的采血管于肝门静脉取血，轻晃，4℃静置30 min，于3500 r/min离心10 min，–80℃冰箱保存，备用。按本节“4. 含药血样的处理”项下方法处理，即得供试品溶液。

（4）血样除蛋白方法的考察

1）血样采集方法：取健康SD大鼠6只，随机分为空白组和给药组，每组3只，给药组按体重给予上述制备好的灌胃用溶液②，连续5天，每天2次。空白组灌胃给予相同体积的三级水。末次给药前12 h禁食不禁水，末次给药90 min后，用1%戊巴比妥钠溶液麻醉，用装有抗凝剂肝素钠的采血管于肝门静脉取血，轻晃，4℃静置30 min，于3500 r/min离心10 min，取上清液即得含药血浆和空白血浆。–80℃冰箱保存，备用。

2）甲醇沉淀蛋白法：取空白血浆及含药血浆各300 μl，按本节空白血样的处理方法及本节含药血样的处理方法处理，即得空白血浆和含药血浆的供试品溶液。

3）乙腈沉淀蛋白法：取空白血浆及含药血浆各300 μl，加入乙腈1.2 ml，涡旋2 min，于4℃，12000 r/min离心10 min，取上清液，氮气吹干，加入100 μl 50%甲醇复溶，涡旋2 min，再于4℃，12000 r/min离心10 min，取上清液，即得空白血样和含药血浆的供试品溶液。

6. 含药血清、含药血浆的确定

如图10-1-1所示，含药血浆的HPLC色谱图比含药血清的HPLC色谱图的色谱峰数量相对较多，反映的血样信息量相对丰富，更适于分析。因此，本实验最终选择血浆样品作为血样的分析形式进行分析。

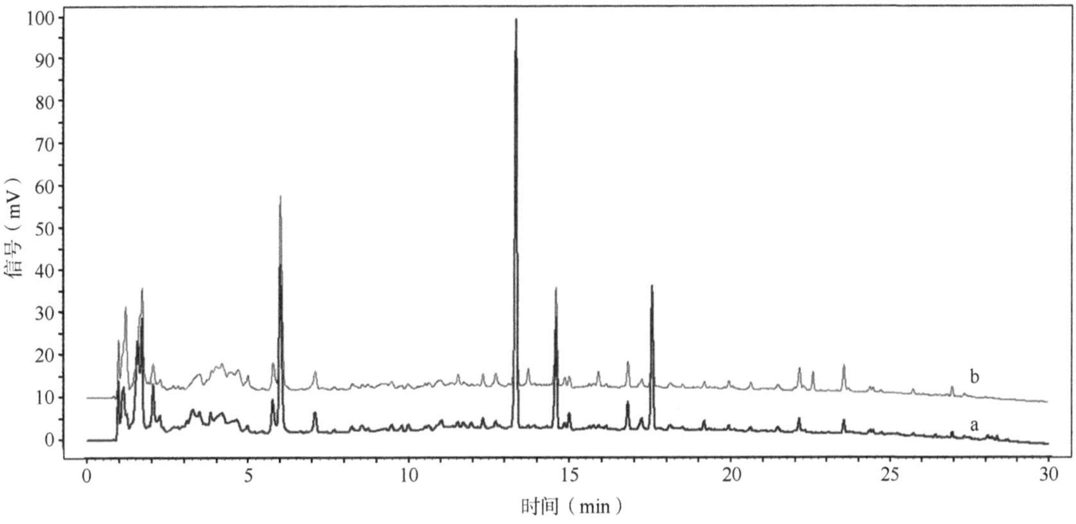

图10-1-1　含药血清、含药血浆的HPLC色谱图

a. 含药血清；b. 含药血浆

7. 采血时间点的确定

如图10-1-2所示，给药后90 min采血，含药血浆HPLC色谱图的色谱峰数量相对较多，入血成分的含量较高，更适于分析。因此，本实验最终确定给药后90 min为最佳采血时间点。

8. 给药剂量的确定

如图10-1-3所示，给药剂量为人临床等效剂量的20倍时，含药血浆HPLC色谱图的色谱峰数量相对较多，入血成分峰的强度相对较强，血样信息量较丰富。因此，本研究最终确定人临床等效剂量的20倍量为最佳给药剂量。

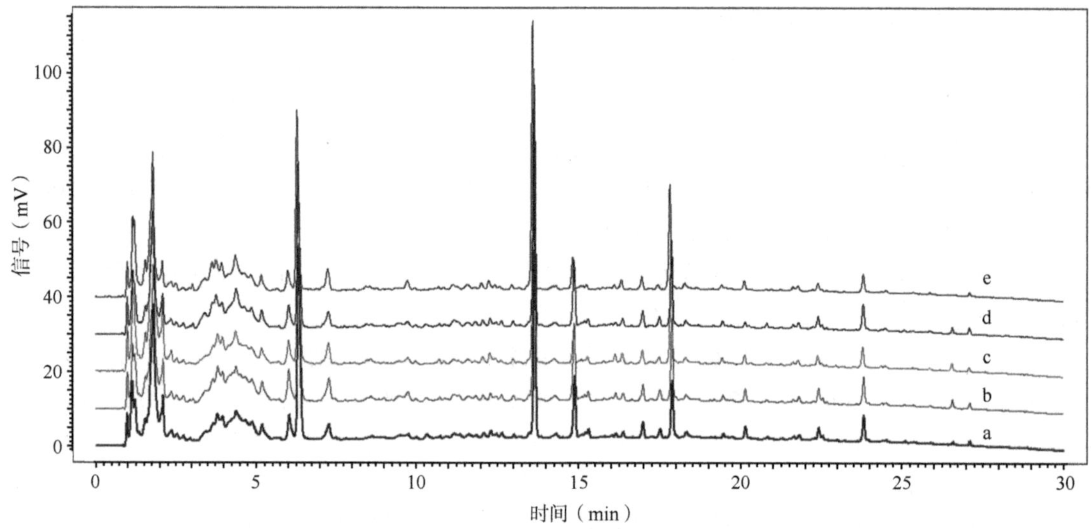

图 10-1-2 不同采血时间点含药血浆的 HPLC 色谱图

a. 30 min 含药血浆；b. 60 min 含药血浆；c. 90 min 含药血浆；d. 120 min 含药血浆；e. 180 min 含药血浆

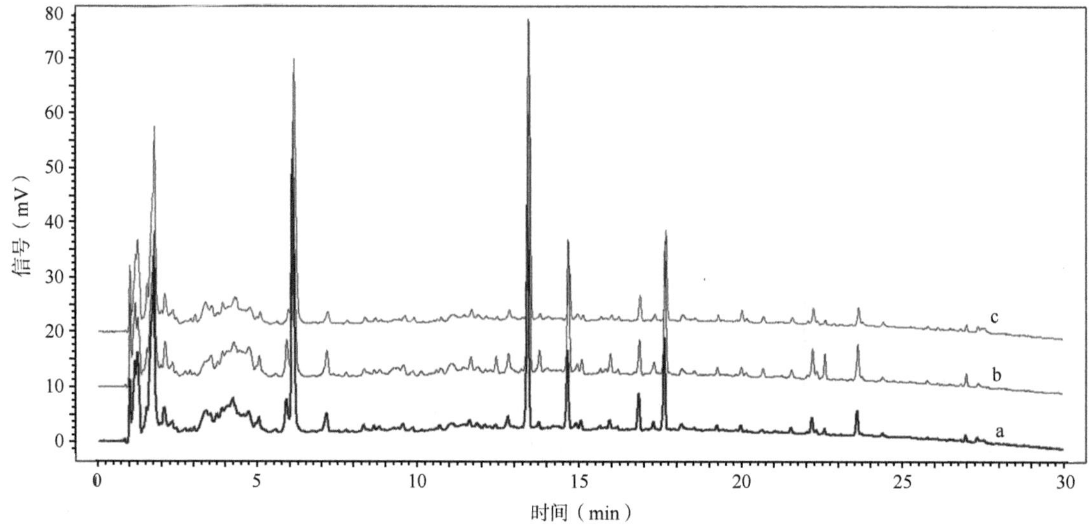

图 10-1-3 不同给药剂量含药血浆的 HPLC 色谱图

a. 10 倍量含药血浆；b. 20 倍量含药血浆；c. 30 倍量含药血浆

9. 除蛋白方法的确定

如图 10-1-4 和图 10-1-5 所示，在甲醇和乙腈两种有机试剂沉淀蛋白方法中，甲醇沉淀法处理得到的血浆样品被检出入血成分相对较多，对入血成分的富集能力相对较强，乙腈沉淀法处理血浆后得到的入血成分检测效果相对于甲醇沉淀法略差。因此，本实验最终确定甲醇沉淀蛋白法为血浆样品的除蛋白方法。

本实验前期基于文献调研发现，通过血清药物化学研究手段对药物的入血成分进行分析的相关研究所采用的取血方式有多种，包括眼眶取血、摘眼球取血、肝门静脉取血、腹主动脉取血等。其中，肝门静脉取血的血样采集方式更便于血清药物化学的初步探究，该血样采集方式采集的血样既包含最原始吸收入血成分，又包含体循环中血液含有的成分。此外，肝门静脉取血的采血量较大，采血也较迅速，避免了在血样采集时易出现溶血的弊端。因此，本实验研究未对血样的采血方式进行考察，直接选用了肝门静脉取血的采血方式。

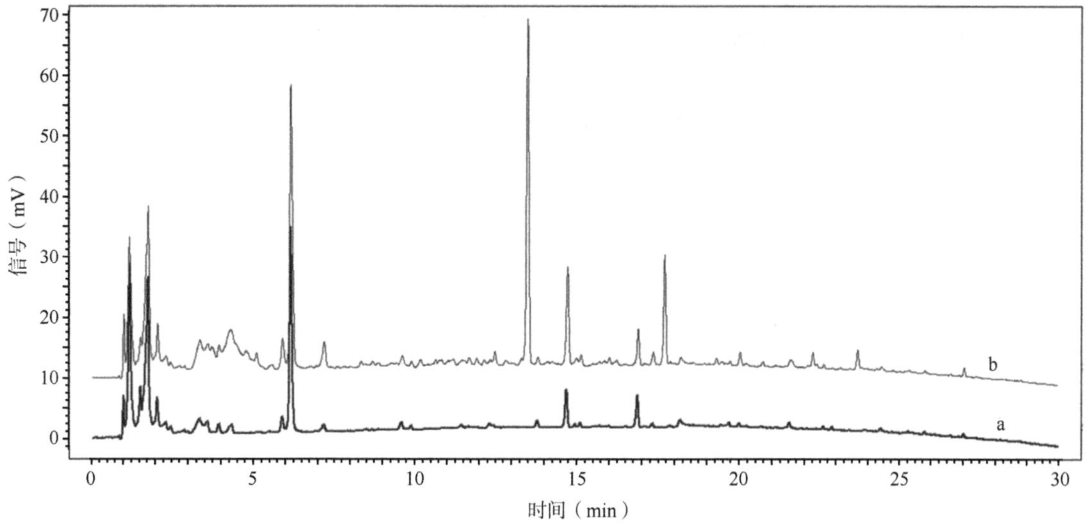

图 10-1-4　甲醇沉淀蛋白法处理含药血浆、空白血浆的 HPLC 色谱图

a. 空白血浆；b. 含药血浆

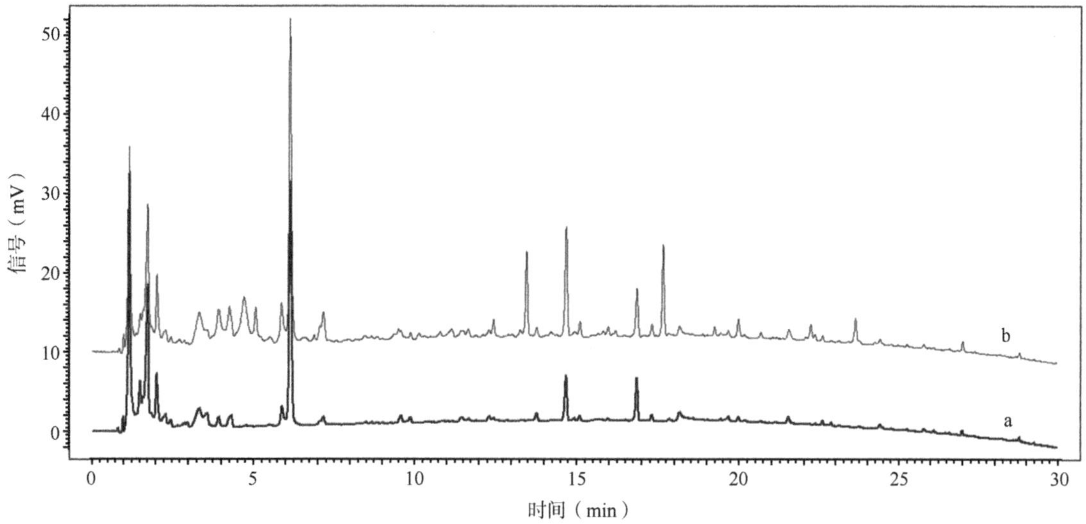

图 10-1-5　乙腈沉淀蛋白法处理含药血浆、空白血浆的 HPLC 色谱图

a. 空白血浆；b. 含药血浆

本实验为了确定血样分析形式，对含药血清和含药血浆进行了考察，最终确定选用含药血浆进行入血成分分析；为了确定最佳采血时间点，对末次给药后 30 min、60 min、90 min、120 min 及 180 min 共 5 个时间点进行考察，最终确定末次给药后 90 min 为最佳采血时间点；为了确定最佳给药剂量，对人临床等效剂量的 10 倍、20 倍及 30 倍量进行分析，最终确定人临床等效剂量的 20 倍量为最佳给药剂量。另外，血样的预处理没有统一的方法，一直是血清药物化学研究的难点。本实验前期，一方面通过文献调研发现，多种血样预处理方法中，对有机试剂除蛋白、强酸除蛋白及热水浴除蛋白等方法的考察相对较多，另一方面考

虑到热水浴处理方法可能导致蛋白残留及强酸处理方法导致强酸残留等情况对实验仪器的损耗，本实验仅对有机试剂甲醇沉淀和乙腈沉淀两种血样除蛋白方法进行比较，最终确定甲醇除蛋白为最佳的沉淀蛋白方法。本实验通过对含药血清、含药血浆、采血时间点、给药剂量及血样预处理方法等的考察比较，最终构建了复方木鸡颗粒血浆样品制备方法。

二、基于健康大鼠的复方木鸡颗粒体内化学成分谱的建立及入血成分分析

（一）实验材料

1. 仪器与设备

Agilent1290 高效液相色谱仪（美国安捷伦科技有限公司）、Agilent-6550 四极杆飞行时间质谱仪（美国安捷伦科技有限公司）；HGA-10L 空气发生器、QF-3800 氮气吹干仪（北京汇龙昌海科贸有限公司）。

2. 药品与试剂

戊巴比妥钠（索莱宝生物科技有限公司）；复方木鸡颗粒浸膏（丹东药业集团有限公司）；甲醇、乙腈（质谱级，德国默克公司）。

3. 实验动物

健康 SD 大鼠，雄性，体重 200 g±20 g，购自辽宁长生生物技术有限公司，许可证号为 SCXK（辽）2015-0001。在自由摄食、饮水环境中适应 1 周后用于实验。

（二）方法和结果

1. 色谱条件

色谱柱：SB-C_{18} 色谱柱（4.6 mm×100 mm，2.7 μm）。流动相：0.1% 甲酸水（A）- 甲醇（B）。洗脱方式：梯度洗脱。梯度洗脱条件：0 ～ 12 min，5% ～ 27%B；12 ～ 22 min，27% ～ 58%B；22 ～ 33 min，58% ～ 68%B；33 ～ 46 min，68% ～ 100%B。流动相梯度洗脱条件见表 10-1-1。柱温：30℃。流速：0.4 ml/min。进样量：1.0 μl。

2. 一级质谱条件

离子源：电喷雾离子源（Dual AJS ESI），扫描方式：正 / 负离子模式检测，干燥气体流速（drying gas flow）为 11 L/min，干燥气体温度（drying gas temp）为 280℃，毛细管电压（vcap）为 4000 V（正）/3500 V（负），雾化器压力（nebulizer pressure）为 50 psig，鞘气温度为 350℃，鞘气流速为 11 L/min。碎裂电压（fragmentor）为 150 V，OCT IRF Vpp 为 750 V，采集速率为 2.0 Spectra/s，质量扫描范围 *m/z* 50 ～ 1500。

3. 二级质谱条件

二级质谱碰撞电压为 40 eV。数据的采集和处理采用 Agilent Analysis 软件 B.04.00（Agilent Technologies，USA），分子式和元素组成预测采用 Formula Predictor 和 Accurate MaSSCalculator。

4. 灌胃用溶液的制备

同“复方木鸡颗粒血浆样品制备方法的构建”中灌胃用溶液②的制备方法制备。

5. 给药方案及血样采集

取健康 SD 大鼠 12 只，随机分为空白组和给药组，每组 6 只，给药组按体重给予上述制备好的灌胃用复方木鸡颗粒溶液，连续 5 天，每天 2 次，空白组灌胃给予相同体积的三级水。末次给药前 12 h 禁食不禁水，末次给药 90 min 后，应用 1% 戊巴比妥钠溶液麻醉，用装有抗凝剂肝素钠的采血管于肝门静脉取血，轻晃，4℃静置 30 min，于 3500 r/min 离心 10 min，取上清液，置于 –80℃冰箱保存，备用。

6. 空白血浆及含药血浆样品的处理

取空白血浆和含药血浆各 300 μl，加入冰甲醇 1.2 ml，涡旋 2 min，于 4℃，12000 r/min 离心 10 min，取上清液，氮气吹干，加入 100 μl50% 冰甲醇复溶，涡旋 2 min，再于 4℃，12000 r/min 离心 10 min，取上清液，即得空白血浆和含药血浆的供试品溶液。

7. 入血成分分析

在不同的离子检测模式下，分别将给药后含药血浆图谱与空白血浆图谱进行比对，发现复方木鸡颗粒灌胃后在大鼠体内出现的入血成分，再将含药血浆图谱与复方体外图谱比对，推测哪些为原型成分，哪些为代谢产物。

8. 正离子模式下复方木鸡颗粒的入血成分分析

通过比对含药血浆及空白血浆图谱，发现有 19 个色谱峰在含药血浆图谱中多出。将这 19 个差异色谱峰与复方体外图谱比对，其中有 7 个差异色谱峰在复方体外图谱中能被检测到。故可以推测，这 7 个差异色谱峰所对应的化学成分为原型成分入血，其余 12 个差异色谱峰所对应的化学成分为代谢产物入血。含药血浆的总离子流图见图 10-1-6，空白血浆的总离子流图见图 10-1-7，具体数据见表 10-1-2。

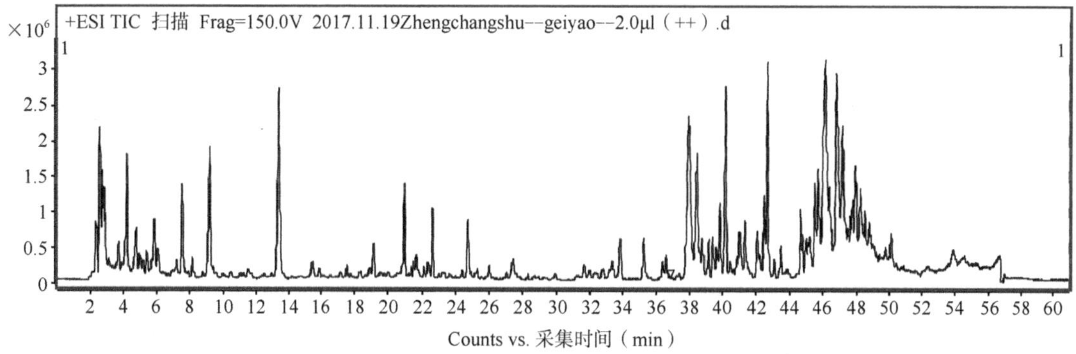

图 10-1-6　复方木鸡颗粒健康大鼠含药血浆的总离子流图

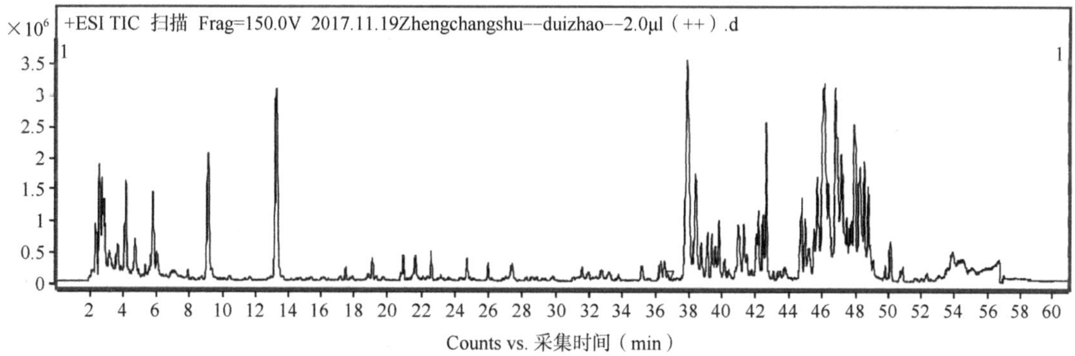

图 10-1-7　复方木鸡颗粒健康大鼠空白血浆的总离子流图

表 10-1-2 复方木鸡颗粒健康大鼠入血成分分析

峰号	T_R（min）	准分子离子 MS（*m/z*）	来源	峰号	T_R（min）	准分子离子 MS（*m/z*）	来源
1	3.99	259.0788	原型成分	11	11.58	301.1522	代谢产物
2	5.01	191.1179	原型成分	12	12.46	217.0952	代谢产物
3	5.23	285.1575	原型成分	13	15.86	263.1749	代谢产物
4	6.2	265.1906	原型成分	14	17.16	176.0317	代谢产物
5	6.76	275.1095	原型成分	15	19.52	285.1575	代谢产物
6	7.61	249.1959	原型成分	16	20.06	233.1260	代谢产物
7	8.17	247.1801	原型成分	17	20.48	285.1575	代谢产物
8	9.59	192.0266	代谢产物	18	22.36	529.0580	代谢产物
9	10.07	349.9910	代谢产物	19	25.29	483.0890	代谢产物
10	11.17	279.0469	代谢产物				

（1）**原型入血成分分析** 2 号峰的保留时间为 5.01 min，一级质谱中的准分子离子峰为 *m/z* 191.1174，主要的二级碎片离子为 *m/z* 148.0743、*m/z* 133.0516，经标准数据库信息比对，碎片离子信息与金雀花碱大体一致，最终推测其可能为金雀花碱。该峰的二级质谱图见图 10-1-8。

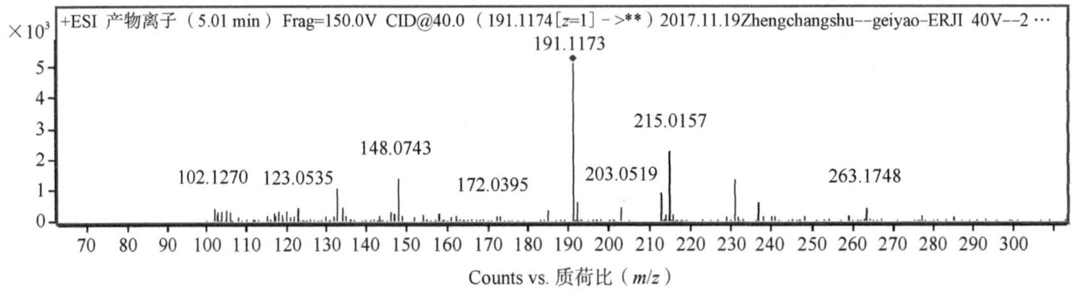

图 10-1-8 2 号峰的二级质谱图

4 号峰的保留时间为 6.20 min，一级质谱中的准分子离子峰为 *m/z* 265.1906，主要的二级碎片离子为 *m/z* 247.1761、*m/z* 150.1265、*m/z* 122.0960，碎片峰 *m/z* 122.0960 和 *m/z* 150.1265 为苦参碱类物质的特征性碎片离子峰，经与氧化苦参碱对照品比对，发现碎片峰 *m/z* 247.1761 在氧化苦参碱对照品二级碎片离子中存在，但其他碎片信息不太一致，保留时间也有所差异，故确定该物质不是氧化苦参碱，推测其可能为某种苦参碱类化合物。该峰的二级质谱图见图 10-1-9。

6 号峰的保留时间为 7.61 min，一级质谱中的准分子离子峰为 *m/z* 249.1959，主要的二级碎片离子为 *m/z* 122.0959、*m/z* 176.1064、*m/z* 148.1116、*m/z* 136.1116，经与苦参碱对照品比对，碎片离子信息与苦参碱基本一致，最终确定其为苦参碱。该峰的二级质谱图见图 10-1-10。

7 号峰的保留时间为 8.17 min，一级质谱中的准分子离子峰为 *m/z* 247.1801，主要的二级碎片离子为 *m/z* 179.1541、*m/z* 150.1269、*m/z* 136.1117，经与槐果碱对照品比对，碎片离子信息与槐果碱基本一致，最终确定其为槐果碱。该峰的二级质谱图见图 10-1-11。

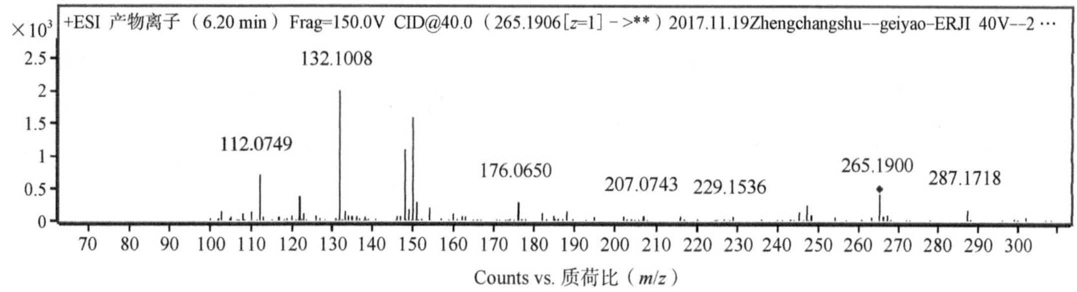

图 10-1-9　4 号峰的二级质谱图

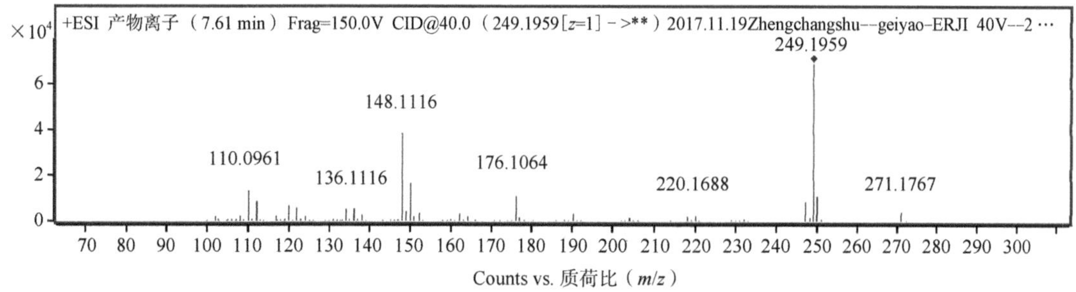

图 10-1-10　6 号峰的二级质谱图

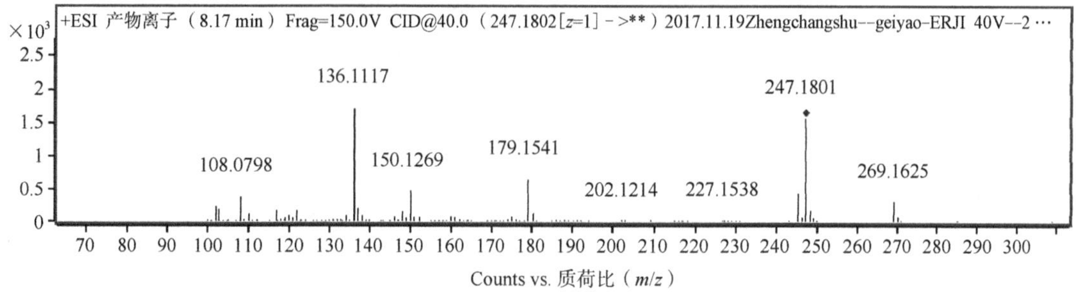

图 10-1-11　7 号峰的二级质谱图

（2）**代谢产物分析**　10 号峰的保留时间为 11.17 min，一级质谱中的准分子离子峰为 *m/z* 279.0469，主要的二级碎片离子为 *m/z* 261.1593、*m/z* 164.9187、*m/z* 133.0338，其中，*m/z* 261.1593 可能为分子脱去一分子水的碎片峰，该物质在一级质谱中的准分子离子峰 *m/z* 279.0469 的分子量比氧化槐果碱的准分子离子峰 *m/z* 263.1749（$[M+H]^+$）的分子量多近 16，推测其可能为氧化槐果碱的羟基化代谢产物。该峰的二级质谱图见图 10-1-12。

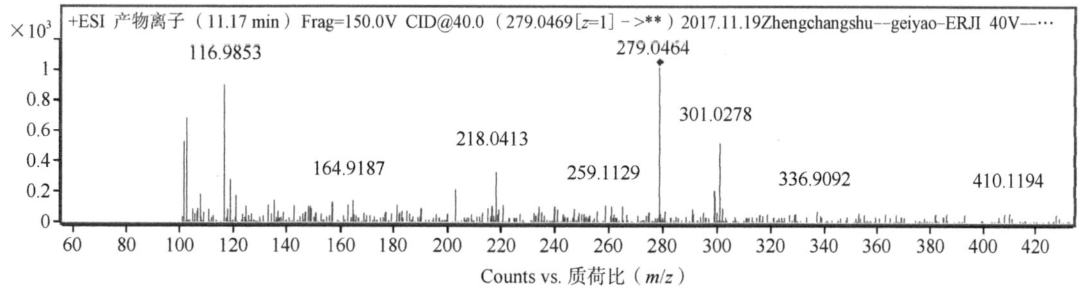

图 10-1-12　10 号峰的二级质谱图

13 号峰的保留时间为 15.86 min，一级质谱中的准分子离子峰为 *m/z* 263.1749，主要的二级碎片离子为 *m/z* 246.1482、*m/z* 175.1222、*m/z* 148.0999、*m/z* 133.0761。其中，*m/z* 148.0999 为苦参碱类物质的特征性碎片离子峰，*m/z* 246.1482 可能为分子脱去一分子水的碎片峰，该物质在一级质谱中的准分子离子峰 *m/z* 263.1749 的分子量比槐果碱的准分子离子峰 *m/z* 247.1801（$[M+H]^+$）的分子量多近 16，推测其可能为槐果碱的 α-C 发生氧化生成的羟基化代谢产物。该峰的二级质谱图见图 10-1-13。

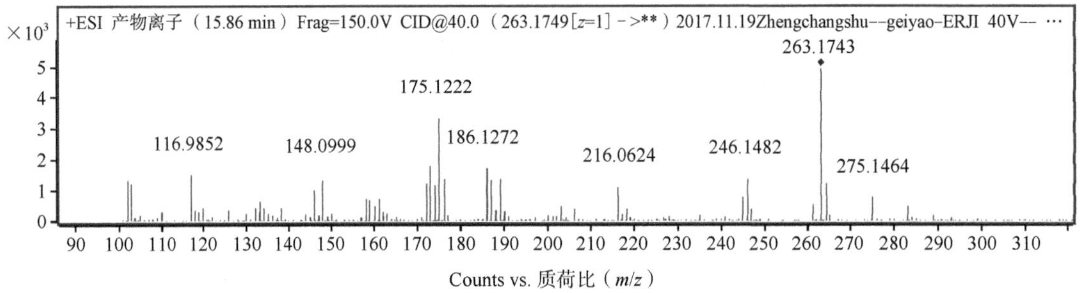

图 10-1-13　13 号峰的二级质谱图

9. 负离子模式下复方木鸡颗粒的入血成分分析

通过比对含药血浆及空白血浆图谱，发现有 30 个色谱峰在含药血浆图谱中多出。将这 30 个差异色谱峰与复方体外图谱比对，其中有 6 个差异色谱峰在复方体外图谱中能被检测到。故可以推测，该 6 个差异色谱峰所对应的化学成分为原型成分入血，其余 24 个差异色谱峰所对应的化学成分为代谢产物入血。含药血浆的总离子流图见图 10-1-14，空白血浆的总离子流图见图 10-1-15，具体数据见表 10-1-3。

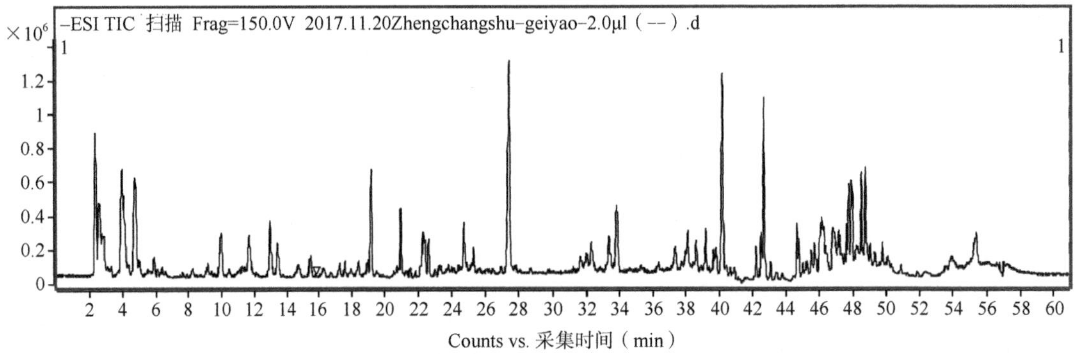

图 10-1-14　复方木鸡颗粒健康大鼠含药血浆的总离子流图

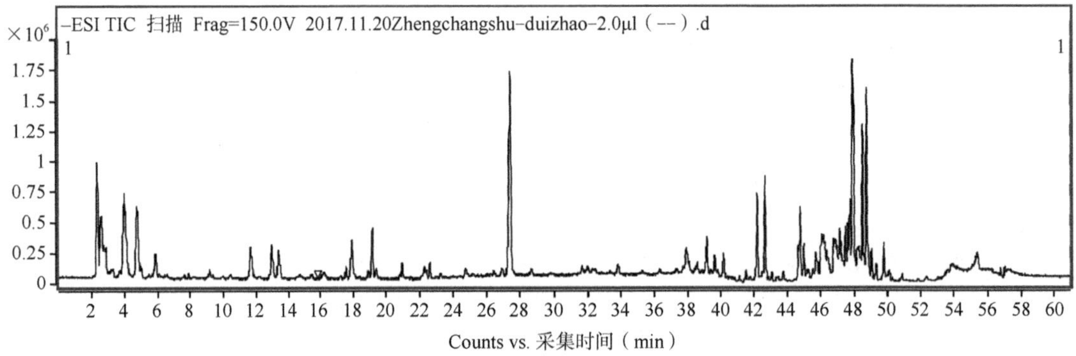

图 10-1-15　复方木鸡颗粒健康大鼠空白血浆的总离子流图

表 10-1-3　复方木鸡颗粒健康大鼠入血成分分析

峰号	T_R（min）	准分子离子 MS（*m/z*）	来源	峰号	T_R（min）	准分子离子 MS（*m/z*）	来源
1	4.35	188.0024	代谢产物	16	21.57	433.1133	代谢产物
2	5.16	285.0619	代谢产物	17	21.84	173.0812	原型成分
3	8.28	204.9808	代谢产物	18	22.43	505.0622	代谢产物
4	9.13	301.0566	代谢产物	19	23.81	137.0237	代谢产物
5	9.60	168.0295	代谢产物	20	24.73	187.0973	原型成分
6	10.06	188.9855	代谢产物	21	25.31	459.0939	代谢产物
7	11.29	255.0505	原型成分	22	26.13	279.0665	代谢产物
8	11.47	203.9968	代谢产物	23	27.81	329.0304	原型成分
9	12.14	246.9910	代谢产物	24	28.07	321.0760	代谢产物
10	14.77	257.0124	代谢产物	25	28.70	263.0713	代谢产物
11	16.32	242.9960	代谢产物	26	31.24	263.0710	代谢产物
12	16.73	273.0067	代谢产物	27	34.61	307.0603	代谢产物
13	18.75	261.0072	代谢产物	28	36.91	299.0194	代谢产物
14	20.55	541.0290	代谢产物	29	38.35	267.0295	原型成分
15	20.80	163.0390	代谢产物	30	40.92	283.0248	原型成分

（1）**原型入血成分分析**　30 号峰保留时间为 40.92 min，一级质谱中的准分子离子峰为 *m/z* 283.0248，主要的二级碎片离子为 *m/z* 239.0343、*m/z* 211.0398、*m/z* 183.0450、*m/z* 167.0491。其中，*m/z* 239.0347 可能是分子失去一个羧基的碎片峰 $[M\text{-}H\text{-}CO_2]^-$，*m/z* 211.0398 可能是分子继续失去一个羰基的碎片峰 $[M\text{-}H\text{-}CO_2\text{-}CO]^-$，*m/z* 183.0450 可能是分子继续失去一个羰基的碎片峰 $[M\text{-}H\text{-}CO_2\text{-}2CO]^-$，*m/z* 167.0491 可能是分子继续失去一个氧原子的碎片峰 $[M\text{-}H\text{-}CO_2\text{-}2CO\text{-}O]^-$，通过参考文献比对，发现其裂解规律与大黄酸基本一致，最终推测其可能为大黄酸。该峰的二级质谱图见图 10-1-16。

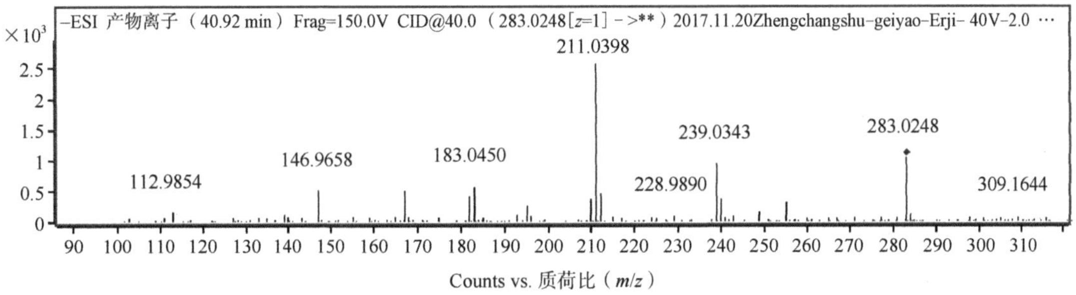

图 10-1-16　30 号峰的二级质谱图

（2）**代谢产物分析**　3 号峰保留时间为 8.28 min，一级质谱的准分子离子峰为 *m/z* 204.9808，主要的二级碎片离子为 *m/z* 125.0240。*m/z* 125.0240 可能是分子失去一个磺酸基的碎片峰 $[M\text{-}H\text{-}SO_3]^-$，该物质在一级质谱中的准分子离子峰 *m/z* 204.9808 的分子量比焦性没食子酸的准分子离子峰 *m/z* 125.0240（$[M\text{-}H]^-$）的分子量多近 80，推测其可能为焦性没食子酸的硫酸化代谢产物，即焦性没食子酸硫酸酯。该峰的二级质谱图见图 10-1-17。

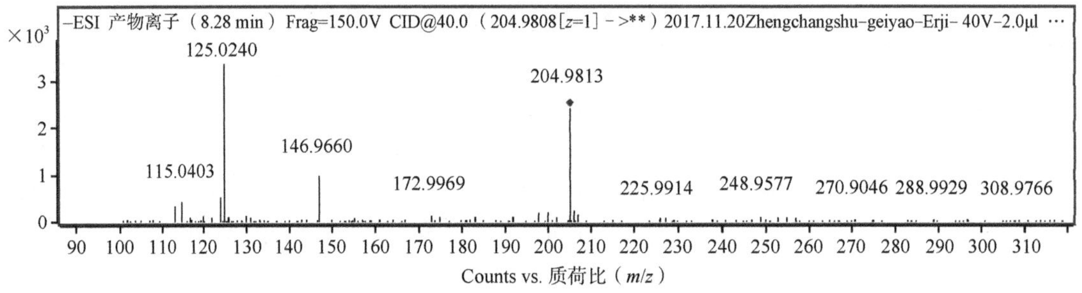

图 10-1-17 3 号峰的二级质谱图

6 号峰保留时间为 10.06 min，一级质谱中的准分子离子峰为 *m/z* 188.9855，主要的二级碎片离子为 *m/z* 125.0243、*m/z* 109.0292。其中，碎片峰 *m/z* 125.0243 是焦性没食子酸的准分子离子峰，*m/z* 109.0295 可能是分子失去一个磺酸基的碎片峰 $[M\text{-}H\text{-}SO_3]^-$，该物质在一级质谱中的准分子离子峰 *m/z* 188.9858 的分子量比焦性没食子酸硫酸化代谢产物的准分子离子峰 *m/z* 204.9806（$[M\text{-}H]^-$）的分子量少约 16，推测其可能为焦性没食子酸的去氧硫酸化代谢产物。该峰的二级质谱图见图 10-1-18。

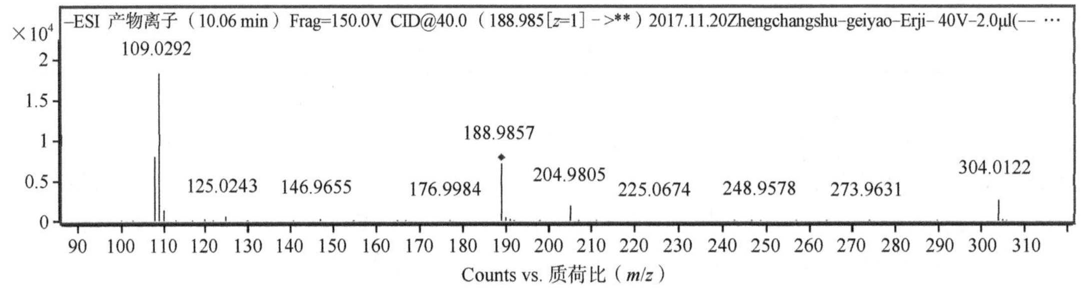

图 10-1-18 6 号峰的二级质谱图

11 号峰保留时间为 16.32 min，一级质谱中的准分子离子峰为 *m/z* 242.9960，主要的二级碎片离子为 *m/z* 163.0387、*m/z* 119.0494。其中，碎片峰 *m/z* 163.0387 为 m- 香豆酸或其同分异构体的准分子离子峰，碎片峰 *m/z* 119.0497 也是 m- 香豆酸或其同分异构体的碎片峰，该物质在一级质谱中的准分子离子峰 *m/z* 242.9965 的分子量比 m- 香豆酸或其同分异构体的准分子离子峰 *m/z* 163.0392 的分子量多约 80。经参考文献比对，推测其可能为 m- 香豆酸或其同分异构体的硫酸化代谢产物。该峰的二级质谱图见图 10-1-19。

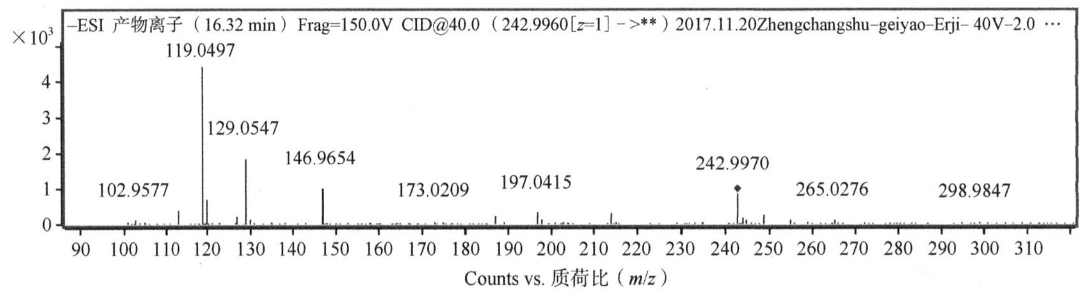

图 10-1-19 11 号峰的二级质谱图

12 号峰保留时间为 16.73 min，一级质谱中的准分子离子峰为 *m/z* 273.0067，主要的二级碎片离子为 *m/z* 193.0499、*m/z* 178.0262、*m/z* 134.0364。其中，碎片峰 *m/z* 193.0499 为阿魏酸或异阿魏酸的准分子离子峰，碎片峰 *m/z* 134.0364 也是阿魏酸或异阿魏酸的碎片峰，虽然复方体外成分解析中未发现阿魏酸或异阿魏酸成分，但经对照品比对确认了含有绿原酸成分，通过文献调研，发现阿魏酸、异阿魏酸是绿原酸某代谢途径中的代谢产物，该物质在一级质谱中的准分子离子峰 *m/z* 273.0073 的分子量比阿魏酸或异阿魏酸的准分子离子峰的分子量多近 80。另经文献比对，推测其可能为绿原酸的代谢产物阿魏酸或异阿魏酸的硫酸化产物阿魏酸 -4-O- 硫酸酯或异阿魏酸 -3-O- 硫酸酯。该峰的二级质谱图见图 10-1-20。

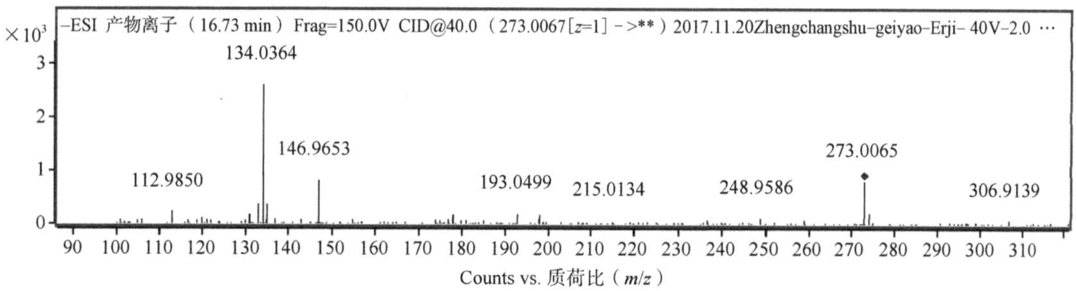

图 10-1-20　12 号峰的二级质谱图

14 号峰保留时间为 20.55 min，一级质谱中的准分子离子峰为 *m/z* 541.0290，主要的二级碎片离子为 *m/z* 285.0402，碎片峰 *m/z* 285.0402 为山柰酚的准分子离子峰，该物质在一级质谱中的准分子离子峰 *m/z* 541.0290 的分子量比山柰酚的准分子离子峰的分子量多近 256，经文献比对，推测其可能为山柰酚的葡萄糖醛酸硫酸化产物。该峰二级质谱图见图 10-1-21。

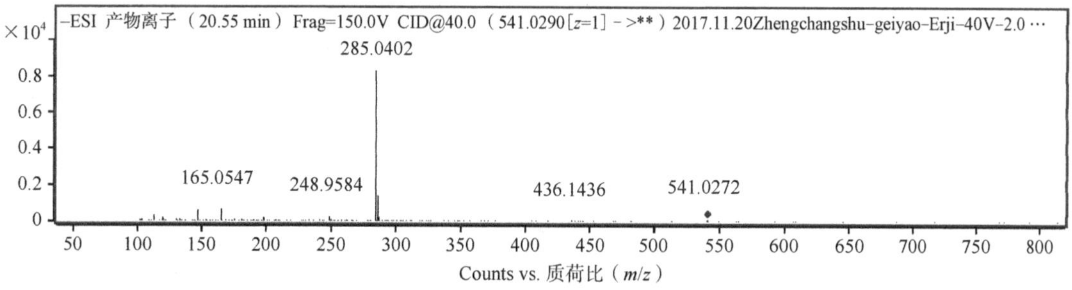

图 10-1-21　14 号峰的二级质谱图

15 号峰保留时间为 20.80 min，一级质谱中的准分子离子峰为 *m/z* 163.0390，主要的二级碎片离子为 *m/z* 119.0492，经与标准数据库信息与参考文献比对，推测其可能为绿原酸的代谢产物 m- 香豆酸或其同分异构体。该峰二级质谱图见图 10-1-22。

18 号峰保留时间为 22.43 min，一级质谱中的准分子离子峰为 *m/z* 505.0622，主要的二级碎片离子为 *m/z* 329.0297、*m/z* 314.0057、*m/z* 298.9821，碎片峰 *m/z* 329.0297 比 *m/z* 505.0622 的分子量少约 176，表明其为葡萄糖醛酸盐，碎片峰 *m/z* 314.0057 比碎片峰 *m/z* 329.0297 的分子量少约 15，碎片峰 *m/z* 298.9826 比碎片峰 *m/z* 314.0063 的分子量少约 15，通过参考文献比对，推测其可能为鞣花酸的代谢产物鞣花酸二甲醚葡萄糖醛酸。该峰的二级质谱图见图 10-1-23。

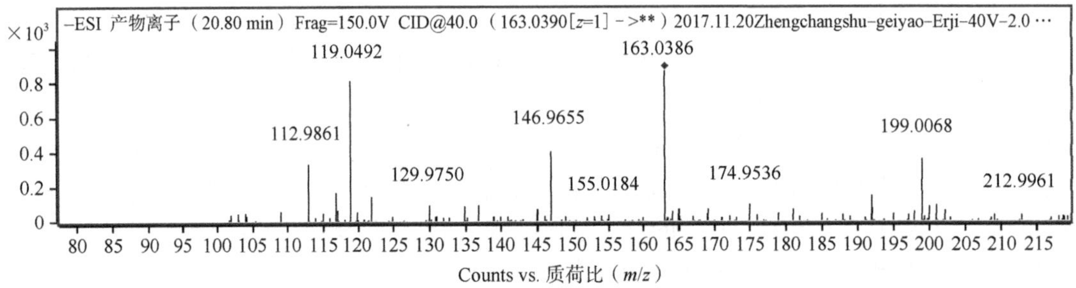

图 10-1-22　15 号峰的二级质谱图

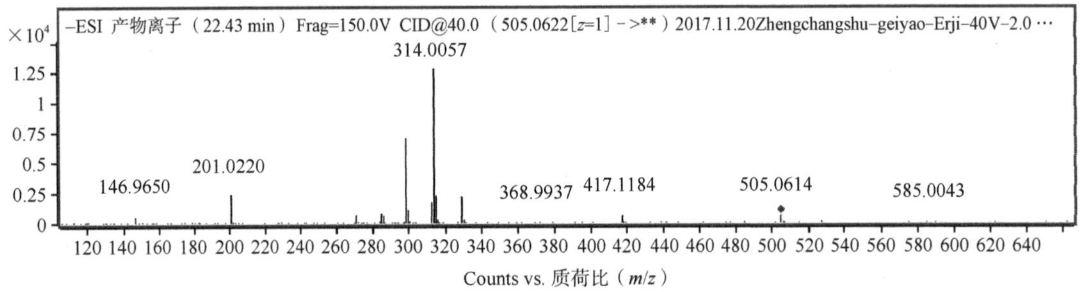

图 10-1-23　18 号峰的二级质谱图

19 号峰保留时间为 23.81 min，一级质谱中的准分子离子峰为 *m/z* 137.0237，主要的二级碎片离子为 *m/z* 93.0342，*m/z* 93.0342 可能是分子继续失去一个羧基的碎片峰 $[M\text{-}H\text{-}CO_2]^-$。经文献比对，推测其为对羟基苯甲酸。对羟基苯甲酸是绿原酸某代谢途径中的中间产物，因此推测该物质为绿原酸的代谢产物对羟基苯甲酸。该峰的二级质谱图见图 10-1-24。

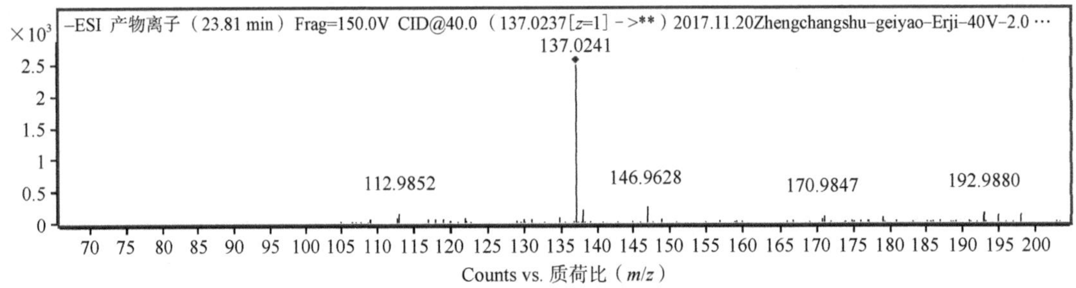

图 10-1-24　19 号峰的二级质谱图

28 号峰保留时间为 36.91 min，一级质谱中的准分子离子峰为 *m/z* 299.0194，主要的二级碎片离子为 *m/z* 255.0302、*m/z* 227.0342、*m/z* 199.0397、*m/z* 183.0448、*m/z* 171.0449、*m/z* 155.0487。其中，*m/z* 255.0302 可能是分子失去一个羧基的碎片峰 $[M\text{-}H\text{-}CO_2]^-$，*m/z* 227.0342 可能是分子继续失去一个羰基的碎片峰 $[M\text{-}H\text{-}CO_2\text{-}CO]^-$，*m/z* 199.0397 可能是分子继续失去一个羰基的碎片峰 $[M\text{-}H\text{-}CO_2\text{-}2CO]^-$，*m/z* 183.0448 可能是分子继续失去一个氧原子的碎片峰 $[M\text{-}H\text{-}CO_2\text{-}2CO\text{-}O]^-$。通过参考文献比对，发现其裂解规律与大黄酸基本一致，该物质在一级质谱中的准分子离子峰 *m/z* 299.0203 的分子量比大黄酸的准分子离子峰 *m/z* 283.0248（$[M\text{-}H]^-$）的分子量多约 16，推测其可能为大黄酸的单羟基化代谢产物。该峰的二级质谱图见图 10-1-25。

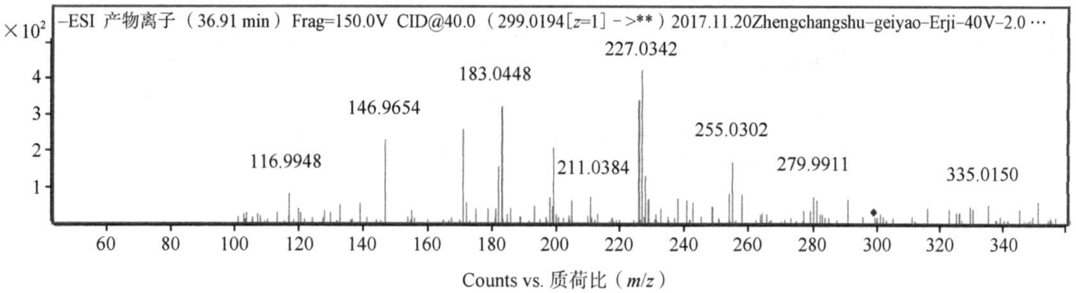

图 10-1-25　28 号峰的二级质谱图

本研究在进行复方木鸡颗粒给药后含药血浆样品分析时，采用与复方木鸡颗粒体外成分解析相同的色谱质谱条件，即利用构建复方木鸡颗粒体外图谱的条件构建其给药后的体内图谱。一方面，考虑到相同条件所构建的体内外图谱，其所含成分的对应关系相对较好；另一方面，经前期预实验及条件摸索发现，在此复方体外条件下构建的含药血浆体内图谱中的各成分峰能够得到较好的分离。因此，选择上述已建立好的复方木鸡颗粒体外成分解析条件应用于基于健康大鼠的复方木鸡颗粒体内化学成分谱的建立及入血成分分析研究。

本研究通过含药血浆及空白血浆图谱比对的方法，发现并提取在含药血浆中多出的差异色谱峰，结合正、负离子两种模式，共检测到 49 个差异色谱峰，再通过含药血浆图谱与复方体外图谱比对的方法，确定多出的差异色谱峰哪些为复方中的原型成分，哪些为代谢产物。最终发现了 16 个入血成分，包括 5 个原型成分和 11 个代谢产物。所涉及的代谢类型主要包括羟基化、葡萄糖醛酸化、硫酸化等。此外，为了避免动物个体间的差异，本研究选用同组间各只大鼠的混合血浆样本进行分析。

本研究通过对含药血浆、含药血清、采血时间点、给药剂量、血样预处理方法等的考察，构建了复方木鸡颗粒血浆样品的制备方法，最终确定采用给药后的含药血浆进行入血成分分析，采用人临床等效剂量的 20 倍为最佳给药剂量，采用给药后 90 min 为最佳采血时间点，采用甲醇沉淀法为血样除蛋白方法。该血浆样品制备方法的构建，为后续复方木鸡颗粒的入血成分分析提供了前期基础。

本研究采用 UHPLC-Q-TOF-MS 技术，运用与复方木鸡颗粒体外成分解析相同的液质条件构建复方木鸡颗粒体内化学成分谱，开展基于健康大鼠的复方木鸡颗粒入血成分分析。通过复方体外图谱、含药血浆图谱、空白血浆图谱的比较分析，在健康大鼠含药血浆中共检测到 49 个差异色谱峰，发现了 16 个入血成分，确认了 2 个原型成分（苦参碱和槐果碱），推测了 3 个原型成分（金雀花碱、未知结构的苦参碱类化合物和大黄酸）及 11 个代谢产物。结果发现，复方木鸡颗粒灌胃给药健康大鼠后，有生物碱类、蒽醌类等原型成分，以及生物碱类、黄酮类、酚酸类、蒽醌类等相关的代谢产物，所涉及的代谢类型主要包括羟基化，葡萄糖醛酸化，硫酸化等。本节研究内容为复方木鸡颗粒入血的药效物质研究提供了前期基础。

第二节　病理状态下复方木鸡颗粒的血清药物化学成分研究

一、大鼠体内肝炎、肝硬化、肝癌动物模型的建立

（一）实验材料

1. 药品与试剂

DEN 购自梯希爱（TCI）（上海）化成工业发展有限公司；ALT 试剂盒（上海朗顿生物科技有限公司，批号：20160822VR、20161223PI）；AST 试剂盒（上海朗顿生物科技有限公司，批号：20160817SE、20161207DD）；AFP 试剂盒（上海朗顿生物科技有限公司，批号：20160828FS、20161220VN）；HYP、IV-C、ALB、ALP 试剂盒（上海朗顿生物科技有限公司，批号分别为 20160819DD、20160819OB、20161228SE、2016006）。

2. 实验动物

健康 SD 大鼠，雄性，体重 200 g±20 g，购自辽宁长生生物技术有限公司，许可证号为 SCXK（辽）2015-0001。在自由摄食、饮水环境中适应 1 周后用于实验。

（二）方法和结果

1. 主要试剂的配制

（1）甲醛固定液的制备　通风橱中精密吸取甲醛溶液适量，与 9 倍量的三级水充分混匀，配成 10% 的甲醛固定液，于 4℃避光保存，备用。

（2）1% DEN 溶液的配制　通风橱中精密吸取 DEN 溶液适量，与生理盐水充分混匀，配成 1% DEN 溶液，于 4℃避光保存，备用。

2. 体内肝炎、肝硬化、肝癌动物模型的建立及取材

（1）体内肝炎动物模型的建立及取材　将 30 只健康 SD 大鼠随机分成空白对照组和肝炎模型组，其中空白对照组 5 只，肝炎模型组 25 只。肝炎模型组大鼠以灌胃给药的方式，按 70 mg/kg 的剂量给予上述配制好的 1% DEN 溶液，连续 4 周，每周 1 次，正常对照组大鼠以等体积生理盐水替代 DEN，在整个实验过程中，每周根据体重变化调整造模剂 DEN 的用量。实验于第 2 ～ 4 周分别随机处死 3 只肝炎模型组大鼠。大鼠在处死前 12 h 禁食不禁水，采取摘眼球的取血方式取血，分离血清，随后大鼠脱颈椎处死，剖腹取出完整的肝脏、脾脏和胸腺，称重并记录各脏器重量，观察肝脏外观形态，留取部分肝组织，并用配制好的 10% 甲醛固定液，作组织病理学研究。血清样本置于 –80℃冰箱冷冻保存，备用。

（2）体内肝硬化动物模型的建立及取材　将 40 只健康 SD 大鼠随机分成空白对照组和肝硬化模型组，其中空白对照组 5 只，肝硬化模型组 35 只。肝硬化模型组大鼠以同样的方法进行造模，连续 8 周，每周 1 次。实验于第 5、6、8 周分别随机处死 3 只肝硬化模型组大鼠。大鼠在处死前 12 h 禁食不禁水，采取摘眼球的取血方式取血，分离血清，随后大鼠脱颈椎处死，剖腹取出完整的肝脏、脾脏和胸腺，称重并记录各脏器的重量，观察肝脏外观形态，留取部分肝组织用配制好的 10% 甲醛固定液，作组织病理学研究。血清样本置于 –80℃冰箱冷冻保存，备用。

（3）体内肝癌动物模型的建立及取材　将 60 只健康 SD 大鼠随机分成空白对照组和肝癌

模型组，其中空白对照组5只，肝癌模型组55只。肝癌模型组大鼠以同样的方法进行造模，连续13周，每周1次。实验于第10、12、13周分别随机处死3只肝癌模型组大鼠。大鼠在处死前12 h禁食不禁水，采取摘眼球的取血方式取血，分离血清，随后大鼠脱颈椎处死，剖腹取出完整的肝脏、脾脏和胸腺，称重并记录各脏器的重量，观察肝脏外观形态，留取部分肝组织，并用配好的10%甲醛固定液，作组织病理学研究。血清样本置于–80℃冰箱冷冻保存，备用。

3. 检测指标及方法

（1）大鼠生理状态指标的常规检查　在整个实验进行的过程中，对各实验组大鼠的毛发、精神状态、活动能力、体重、死亡情况等生理状态指标进行观察和检测。

（2）肝组织形态学变化的观察　大鼠处死后，对剖腹取出的完整肝脏组织表面形态进行观察。

（3）脏器指数的检测　大鼠处死后，剖腹取出完整的肝脏、脾脏及胸腺，称重并记录各脏器的重量，按以下公式计算各脏器指数。肝指数（mg/g）= 肝脏重量（mg）/ 大鼠体重（g）；脾指数（mg/g）= 脾脏重量（mg）/ 大鼠体重（g）；胸腺指数（mg/g）= 胸腺重量（mg）/ 大鼠体重（g）。

（4）肝组织病理学变化的观察　将10%甲醛固定液固定的肝组织常规石蜡包埋，切片，进行HE染色，光学显微镜下观察并拍照，进行常规组织学检查，观察组织的形态学改变。

（5）生化指标的检测

1）肝炎模型组大鼠血清中的生化指标检测：取离心分离得到的血清，用ELISA试剂盒检测空白对照组和肝炎模型组大鼠血清的ALT、AST生化指标值，具体操作方法参照试剂盒说明书。

2）肝硬化模型组大鼠血清中的生化指标检测：取离心分离得到的血清，用ELISA试剂盒检测空白对照组和肝硬化模型组大鼠血清的ALT、AST、HYP、IV-C生化指标值，具体操作方法参照试剂盒说明书。

3）肝癌模型组大鼠血清中的生化指标检测：取离心分离得到的血清，用ELISA试剂盒检测空白对照组和肝癌模型组大鼠血清的ALT、AST、AFP、ALP、ALB生化指标值，具体操作方法参照试剂盒说明书。

4. 统计学方法

应用SPSS22.0统计软件对实验结果进行统计分析，实验数据用均数 ± 标准差（$\bar{x} \pm s$）表示，组间比较采用单因素方差分析，以 $P < 0.05$ 为差值有显著性意义。

5. 大鼠体内肝炎动物模型的建立结果

（1）各组大鼠的外观体征观察结果　在整个实验期间，空白对照组大鼠毛发密实，有光泽，精神状态好，活动能力强；造模2周和3周的肝炎模型组大鼠的外观体征与空白对照组相比，各指标均有日渐转劣的趋势，造模4周的肝炎模型组大鼠毛发略杂乱，色泽略暗淡，活动能力减弱。

（2）各组大鼠体重变化及死亡状况结果　如表10-2-1所示，实验前，空白对照组大鼠与肝炎模型组大鼠体重无显著性差异（$P > 0.05$）；实验后，空白对照组大鼠与肝炎模型组大鼠体重有显著性差异（$P < 0.05$）；实验前后比较，空白对照组大鼠体重有所增加，体重增加率为3.99%；肝炎模型组大鼠体重有所下降，体重下降率为3.88%。在整个实验过程中，空白对照组大鼠与肝炎模型组大鼠均未出现死亡状况。

表 10-2-1 各组大鼠的体重变化率及死亡率的测定结果（$\bar{x} \pm s$）

组别	体重		体重变化率（%）	死亡率（%）
	第 1 周	第 4 周		
空白对照组	241.63±27.42	244.38±29.44	+3.99	—
肝炎模型组	243.13±15.86	238.38±19.84*	−3.88	—

注：与空白对照组相比，$^{*}P < 0.05$。

（3）**各组大鼠肝组织形态学变化结果** 如图 10-2-1 所示，空白对照组大鼠的肝脏呈棕红色，表面光滑，有光泽，质地柔软；2 周肝炎模型组大鼠的肝脏颜色、光滑度、质地等外观特征与空白对照组相比，没有明显差异；3 周肝炎模型组大鼠的肝脏表面略粗糙，色泽略暗淡，质地柔软程度略差；4 周肝炎模型组大鼠的肝脏表面较粗糙，色泽暗淡，整体暗白区域较多，质地柔软程度较差。随着造模时间的增长，2 ～ 4 周肝炎模型组大鼠肝脏表面的光滑程度、色泽鲜亮程度、质地柔软程度等均呈逐渐下调趋势。

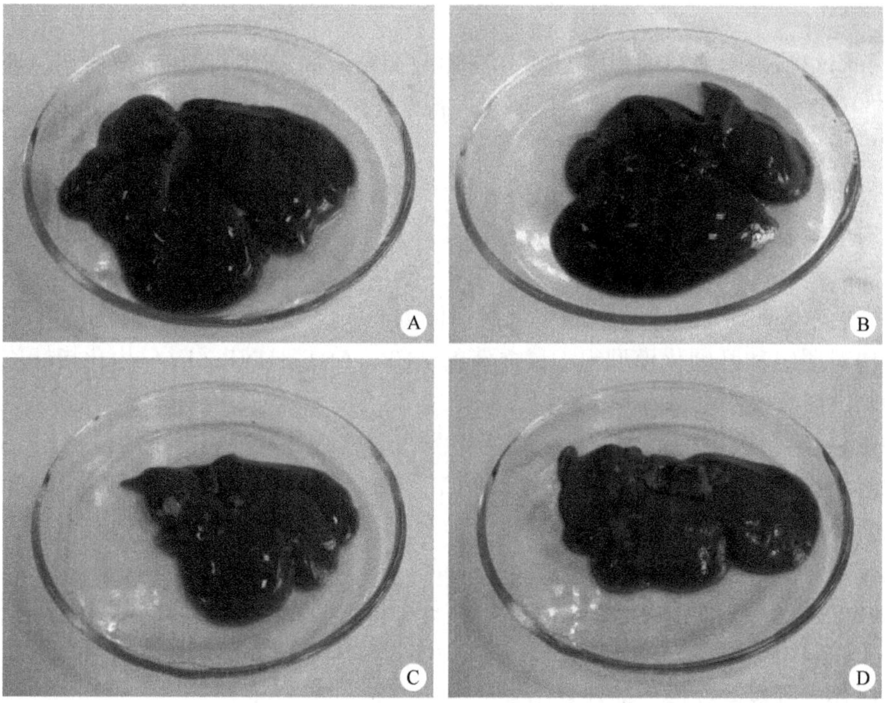

图 10-2-1 各组大鼠肝脏表面外观图

A. 空白对照组；B. 2 周肝炎模型组；C. 3 周肝炎模型组；D. 4 周肝炎模型组

（4）**各组大鼠肝指数、脾指数、胸腺指数测定结果** 如表 10-2-2 所示，空白对照组大鼠的肝、脾及胸腺指数与肝炎模型组相比，均有显著性差异（$P < 0.05$），肝指数的大小关系为肝炎模型组＞空白对照组，脾指数的大小关系为肝炎模型组＞空白对照组，胸腺指数的大小关系为空白对照组＞肝炎模型组。

表 10-2-2　各组大鼠肝指数、脾指数、胸腺指数的测定结果（$\bar{x} \pm s$）

组别	肝指数（mg/g）	脾指数（mg/g）	胸腺指数（mg/g）
空白对照组	21.17±2.14	1.80±0.29	1.38±0.32
肝炎模型组	33.65±2.42*	2.35±0.30*	1.08±0.18*

注：与空白对照组相比，*$P < 0.05$。

（5）**各组大鼠肝组织病理学变化结果**　如图 10-2-2 所示，显微镜下观察大鼠肝组织病理切片结果显示，空白对照组大鼠的肝组织存在中央静脉和肝小叶，结构清晰完整，肝板结构完整，排列整齐，肝窦正常，肝细胞界面清晰，大小均一，没有异型性，核大而圆，胞质均匀，核仁清晰，未见炎细胞浸润、纤维组织增生、肝细胞变性、坏死；2 周肝炎模型组大鼠肝组织的基本结构还较完整，但呈现一定的细胞水肿及气球样变；3 周肝炎模型组大鼠肝组织有少量的炎细胞浸润，并伴有一定的细胞气球样变性及细胞水肿，以及变性区域向中央静脉区域移动；4 周肝炎模型组大鼠肝组织的细胞水肿、细胞变性等区域均增大，汇管区可见大量的炎细胞浸润现象，肝细胞排列紊乱，肝小叶模糊、结构开始紊乱，坏死区域与核分裂可见，肝炎形成。

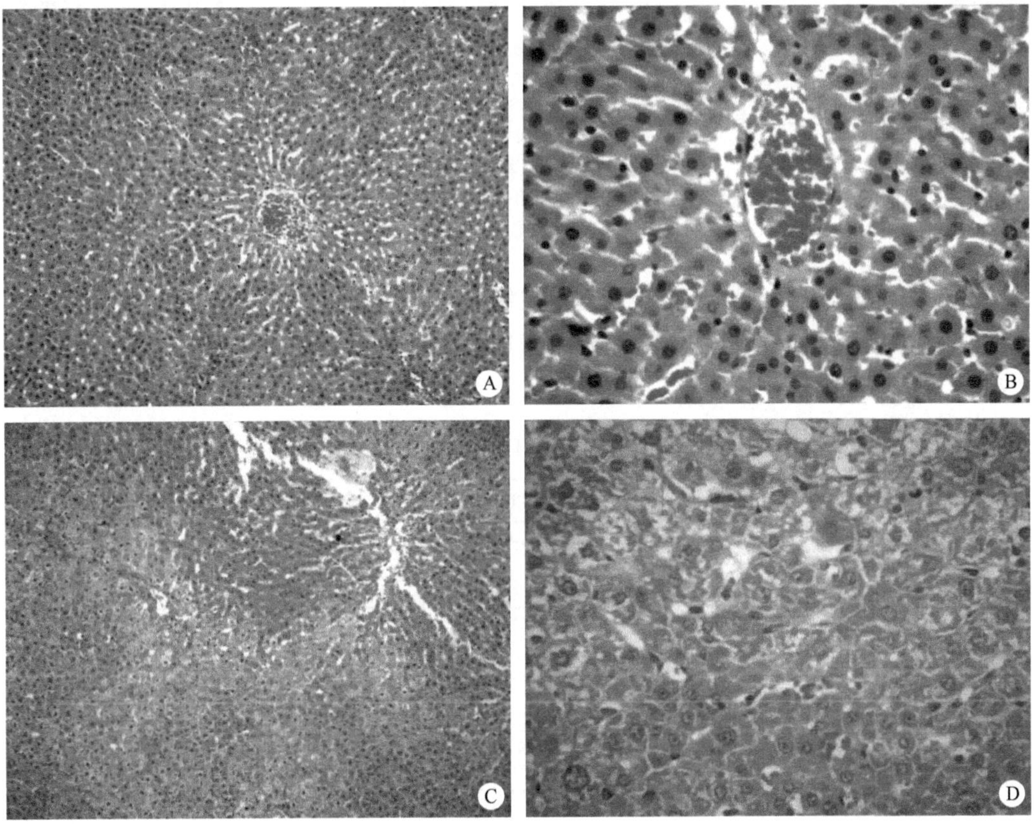

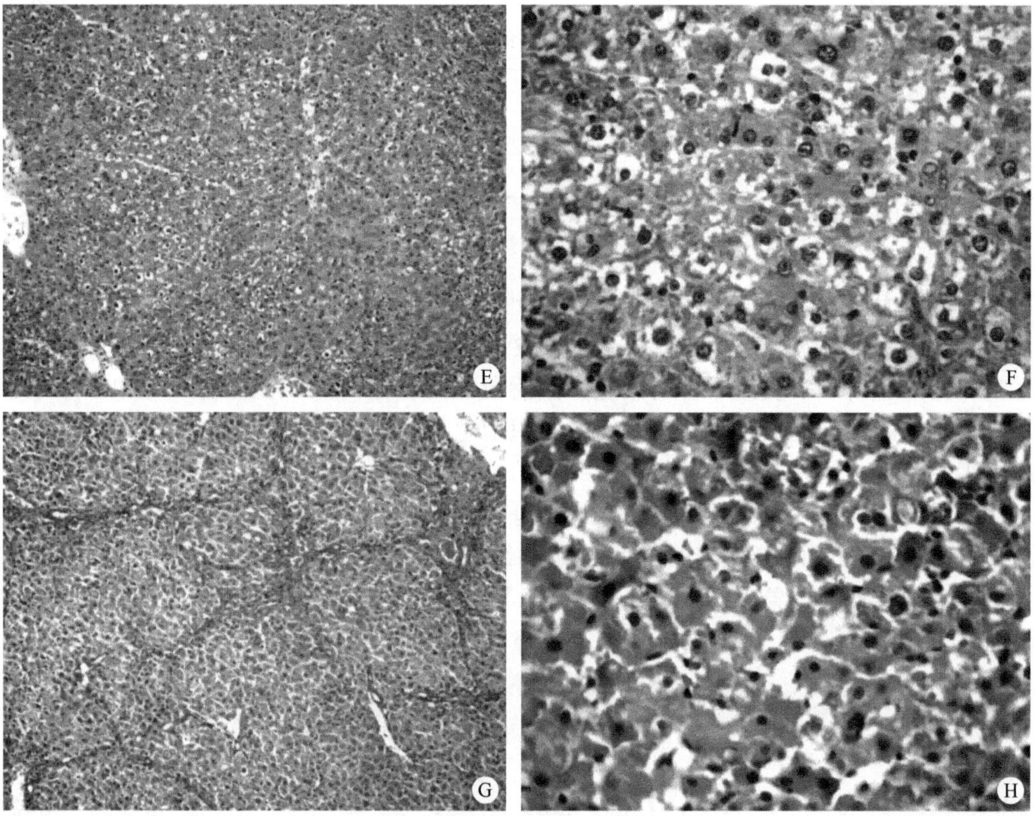

图 10-2-2　各组大鼠的肝组织病理切片

A. 空白对照组 ×100；B. 空白对照组 ×400；C. 22 周肝炎模型组 ×100；D. 22 周肝炎模型组 ×400；E. 3 周肝炎模型组 ×100；F. 3 周肝炎模型组 ×400；G. 4 周肝炎模型组 ×100；H. 4 周肝炎模型组 ×400

（6）各组大鼠血清中 ALT、AST 含量测定结果　如表 10-2-3 所示，试剂盒测定结果显示，与空白对照组相比，肝炎模型组大鼠血清的 ALT、AST 测定值均升高，差异有显著性意义（$P < 0.05$）。

表 10-2-3　各组大鼠血清中 ALT、AST 值的测定结果（$\bar{x} \pm s$）

组别	ALT（IU/L）	AST（IU/L）
空白对照组	32.06±4.25	119.40±8.89
肝炎模型组	48.02±3.30*	168.87±20.84*

注：与空白对照组相比，*$P < 0.05$。

6. 大鼠体内肝硬化动物模型的建立结果

（1）各组大鼠的外观体征观察结果　在整个实验期间，空白对照组大鼠毛发密实，有光泽，精神状态好，活动能力强；随着造模时间的增长，模型组大鼠的外观体征与空白对照组相比，各指标均有日渐转劣的趋势，毛发逐渐杂乱，毛色逐渐晦暗无光泽，精神逐渐萎靡不振，食欲减退，活动能力减弱。

（2）各组大鼠体重变化及死亡状况结果　如表 10-2-4 所示，实验前，空白对照组大鼠与肝硬化模型组大鼠体重无显著性差异（$P > 0.05$）；实验后，空白对照组大鼠与肝硬化模型组大鼠体重有显著性差异，（$P<0.05$）；实验前后比较，空白对照组大鼠体重有所增加，体重增加率为 8.23%；肝硬化模型组大鼠体重有所下降，体重下降率为 6.88%。在整个实验过程中，空白对照组大鼠未出现死亡状况，肝硬化模型组大鼠出现死亡状况，死亡率为 25.7%。

表 10-2-4　各组大鼠的体重变化及死亡率的测定结果（$\bar{x}\pm s$）

组别	体重		体重变化率（%）	死亡率（%）
	第 1 周	第 8 周		
空白对照组	230.25±8.91	249.19±16.73	+8.23	—
肝硬化模型组	231.60±18.43	215.66±19.00*	–6.88	25.7

注：与空白对照组相比，*$P<0.05$。

（3）**各组大鼠肝组织形态学变化结果**　如图 10-2-3 所示，空白对照组大鼠的肝脏呈棕红色，表面光滑，有光泽，质地柔软；5 周肝硬化模型组大鼠的肝脏颜色呈暗红色、表面尚光滑、质地韧；6 周肝硬化模型组大鼠的肝脏表面粗糙，略呈花斑状，色泽灰白，质地韧；8 周肝硬化模型组大鼠的肝脏表面粗糙，质地韧，略呈小结节状和微颗粒样改变，结节间可见弥漫分布的纤维间隔。随着造模时间的增加，肝硬化模型组大鼠肝脏的外观形态越来越差。

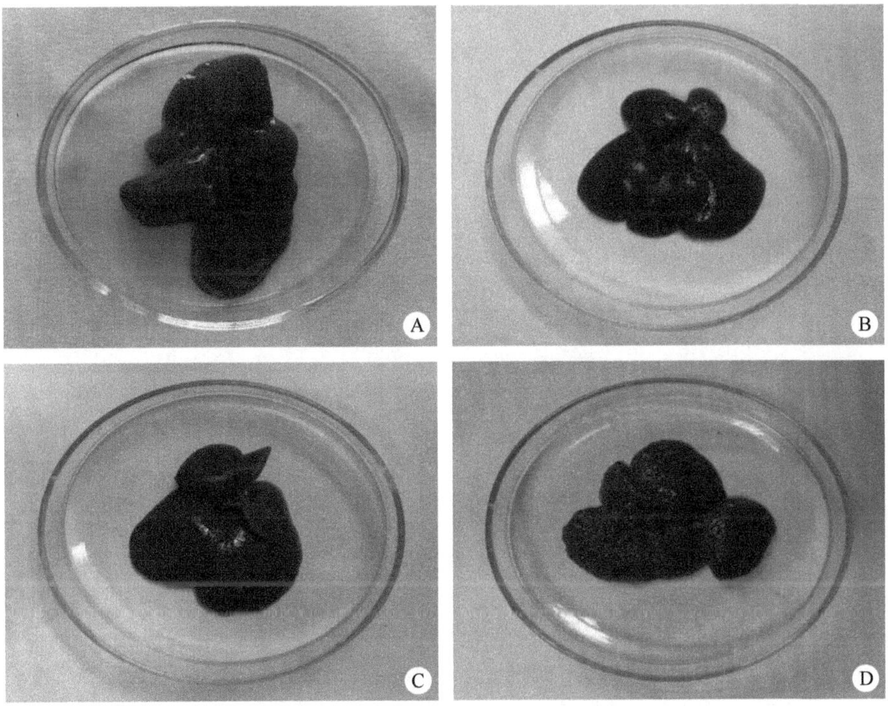

图 10-2-3　各组大鼠肝脏表面外观图

A. 空白对照组；B. 5 周肝硬化模型组；C. 36 周肝硬化模型组；D. 48 周肝硬化模型组

（4）**各组大鼠肝指数、脾指数、胸腺指数测定结果**　如表 10-2-5 所示，空白对照组大鼠的肝指数、脾指数及胸腺指数与肝硬化模型组相比，均有显著性差异（$P<0.05$），肝指数

的大小关系为肝硬化模型组＞空白对照组，脾指数的大小关系为肝硬化模型组＞空白对照组，胸腺指数的大小关系为空白对照组＞肝硬化模型组。

表 10-2-5　各组大鼠肝指数、脾指数、胸腺指数的测定结果（$\bar{x} \pm s$）

组别	肝指数（mg/g）	脾指数（mg/g）	胸腺指数（mg/g）
空白对照组	22.16±1.65	1.79±0.33	0.97±0.24
肝硬化模型组	40.21±2.34*	2.74±0.55*	0.69±0.28*

注：与空白对照组相比，*$P < 0.05$。

（5）**各组大鼠肝组织病理学变化结果**　如图 10-2-4 所示，显微镜下观察大鼠肝组织病理切片结果显示，空白对照组大鼠的肝组织有中央静脉存在，肝小叶都存在，结构清晰完整，肝板结构完整，排列整齐，肝窦正常，肝细胞界面清晰，大小均一，没有异型性，核大而圆，胞质均匀，核仁清晰，未见炎细胞浸润、纤维组织增生、肝细胞变性、坏死；5 周肝硬化模型组大鼠肝组织的肝细胞体积略增大，空泡样变性广泛，纤维组织轻度增生，肝小叶模糊，但结构较完整；6 周肝硬化模型组大鼠肝组织炎细胞浸润，肝细胞排列紊乱，点状坏死可见，纤维组织轻度增生明显，中央静脉增厚；8 周肝硬化模型组大鼠肝组织的肝细胞排列紊乱，大小不均匀，肝小叶正常结构消失，正常的肝板、肝窦结构消失，纤维组织增生，纤维间隔出现，假小叶出现，肝硬化形成。

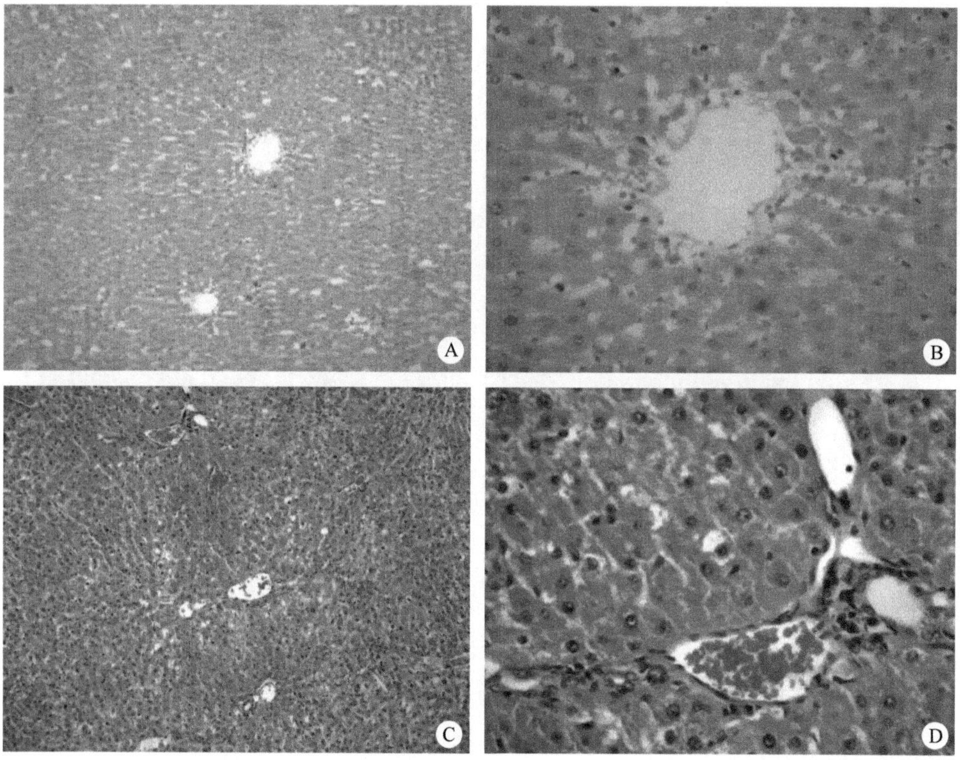

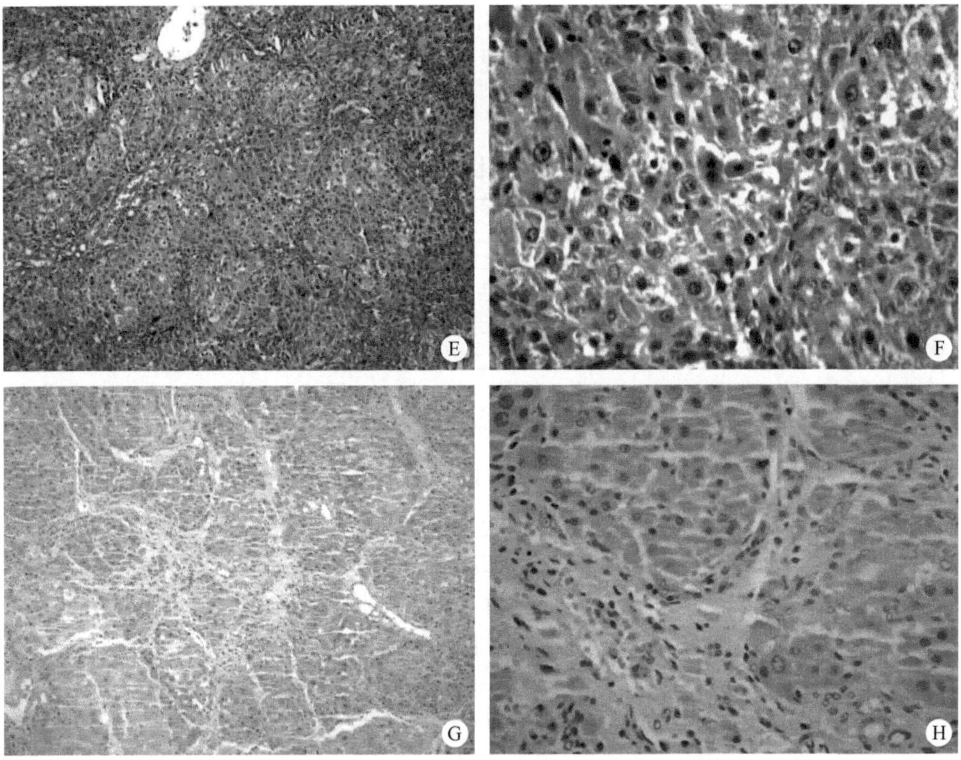

图 10-2-4　各组大鼠的肝组织病理切片

A. 空白对照组 ×100；B. 空白对照组 ×400；C. 5 周肝硬化模型组 ×100；D. 5 周肝硬化模型组 ×400；E. 6 周肝硬化模型组 ×100；F. 6 周肝硬化模型组 ×400；G. 8 周肝硬化模型组 ×100；H. 8 周肝硬化模型组 ×100

（6）**各组大鼠血清中 ALT、AST、HYP、IV-C 含量测定结果**　如表 10-2-6 所示，试剂盒测定结果显示，与空白对照组相比，肝硬化模型组大鼠血清的 ALT、AST、HYP、IV-C 测定值均升高，差异有显著性意义（$P < 0.05$）。

表 10-2-6　各组大鼠血清中 ALT、AST、HYP、IV-C 值的测定结果（$\bar{x} \pm s$）

组别	ALT（U/L）	AST（U/L）	HYP（ng/g）	IV-C（ng/ml）
空白对照组	38.40±3.38	99.28±3.57	37.417±2.39	34.68±9.01
肝硬化模型组	60.75±7.32*	158.85±2.76*	51.318±0.89*	47.28±2.35*

注：与空白对照组相比，*$P < 0.05$。

7. 大鼠体内肝癌动物模型的建立结果

（1）**各组大鼠的外观体征观察结果**　在整个实验期间，空白对照组大鼠毛发密实，有光泽，精神状态好，活动能力强，状态始终良好，未见任何明显的病态表现；肝癌模型组大鼠随着造模时间的增长，逐渐出现毛色发黄、枯燥、无光泽，精神萎靡，食欲减退，行动迟缓，体重增长缓慢，部分大鼠体重偏低，鼻孔出血，死亡等病态状况。

（2）**各组大鼠体重变化及死亡状况结果**　如表 10-2-7 所示，实验前，空白对照组大鼠与肝癌模型组大鼠体重无显著性差异（$P > 0.05$）；实验后，空白对照组大鼠与肝癌模型组大鼠体重有显著性差异（$P < 0.05$）；实验前后比较，空白对照组大鼠体重有所增加，体重增

加率为 82.02%；肝癌模型组大鼠体重也有所增加，但增幅小，体重增加率为 14.18%。在实验进行的整个过程中，空白对照组大鼠未出现死亡状况，肝癌模型组大鼠出现死亡状况，死亡率为 50.9%。

表 10-2-7 各组大鼠的体重变化及死亡率的测定结果（$\bar{x}\pm s$）

组别	体重		体重化率（%）	死亡率（%）
	第 1 周	第 13 周		
空白对照组	160.14±9.12	291.49±27.45	+82.02	—
肝癌模型组	161.45±8.90	184.35±22.82*	+14.18	50.9

注：与空白组相比，$^{*}P < 0.05$。

（3）**各组大鼠肝组织形态学变化结果** 如图 10-2-5 所示，空白对照组大鼠的肝脏表面呈鲜红色，光滑平整，有光泽，质地柔软；10 ～ 12 周肝癌模型组大鼠的肝脏表面色泽逐渐变暗淡，逐渐变粗糙，质地由柔软逐渐变脆、变硬，出现大小不一的灰白色斑点样病灶，其大小逐渐增大，数量逐渐增多；13 周肝癌模型组大鼠的肝脏表面暗黄，无光泽，粗糙，质地脆，遍布大小不一的灰白色癌结节，可见癌瘤、出血点及坏死区域。

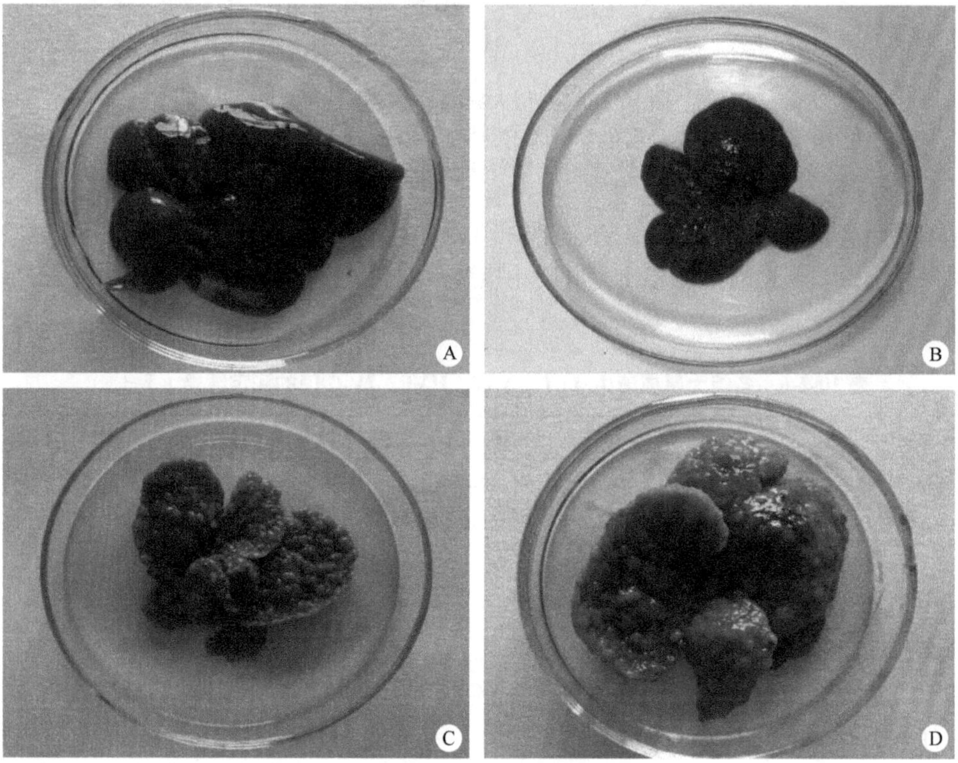

图 10-2-5 各组大鼠肝脏表面外观图

A. 空白对照组；B. 10 周肝癌模型组；C. 12 周肝癌模型组；D. 13 周肝癌模型组

（4）**各组大鼠肝指数、脾指数、胸腺指数测定结果** 如表 10-2-8 所示，空白对照组大鼠的肝指数、脾指数及胸腺指数与模型组相比，均有显著性差异（$P < 0.05$），肝指数的大小

关系为肝癌模型组＞空白对照组，脾指数的大小关系为肝癌模型组＞空白对照组，胸腺指数的大小关系为空白对照组＞肝癌模型组。

表 10-2-8　各组大鼠肝指数、脾指数、胸腺指数的测定结果（$\bar{x} \pm s$）

组别	肝指数（mg/g）	脾指数（mg/g）	胸腺指数（mg/g）
空白对照组	22.81 ± 1.74	1.71 ± 0.20	0.91 ± 0.14
肝癌模型组	$81.41 \pm 23.54^{*}$	$5.01 \pm 0.54^{*}$	$0.41 \pm 0.09^{*}$

注：与空白对照组相比，$^{*}P < 0.05$。

（5）各组大鼠肝组织病理学变化结果　如图 10-2-6 所示，空白对照组大鼠的肝组织有中央静脉存在，肝小叶都存在，结构清晰完整，肝板结构完整，排列整齐，肝窦正常，肝细胞界面清晰，大小均一，没有异型性，核大而圆，胞质均匀，核仁清晰。10 周肝癌模型组大鼠的肝组织多个结节状坏死，尚不到肝癌程度，核变化不明显，纤维化明显，结节形状不明显；失去肝板、中央静脉，细胞核异形，细胞挤压，细胞大小不一，胆管细胞增生，汇管区被挤压；12 周肝癌模型组大鼠的肝组织有明显的癌结节，腺泡扩张，核仁清楚，胆管附近出现癌细胞，嗜血性病变，胆管扩张增生（有缝隙），弥漫性炎细胞，蓝色淋巴细胞，结节被淋巴细胞分隔，不好的细胞有多个核仁，细胞核较大，血窦扩张（红色颗粒聚团），微腺泡形成腺腔；13 周肝癌模型组大鼠的肝组织癌结节众多，中央静脉、肝细胞正常结构消失，表现为细胞异性，核由圆形变成卵圆形，核大，核仁明显，核内染色质大量凝集，胆管上皮增生，周围胆管扩张，炎细胞浸润，见坏死区域，核分裂，肝癌形成。

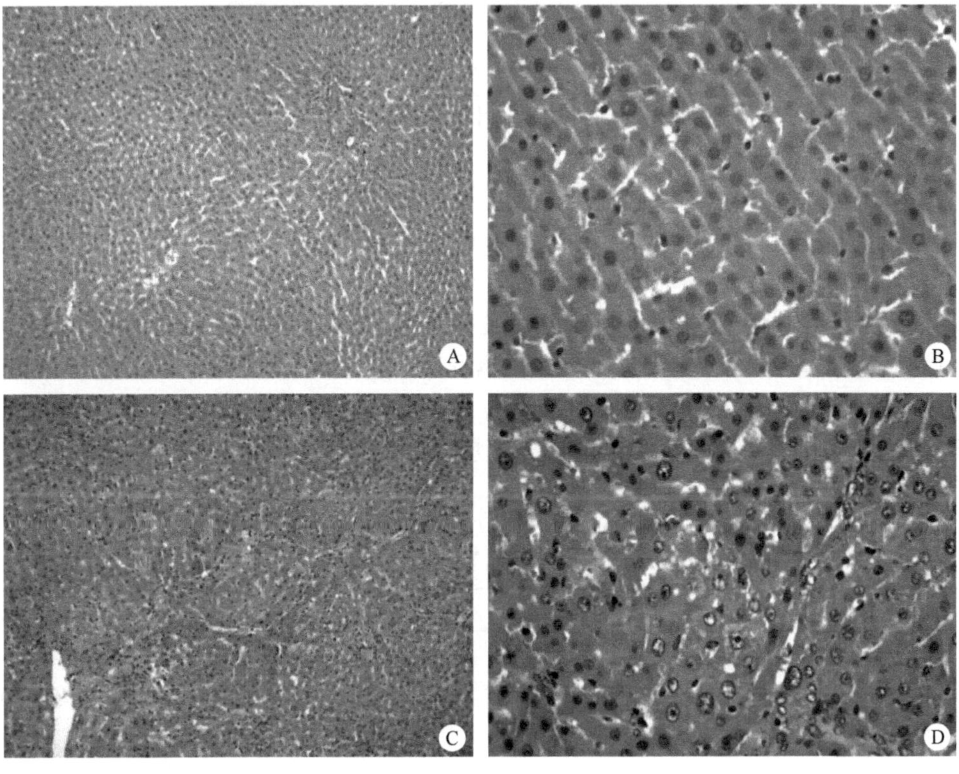

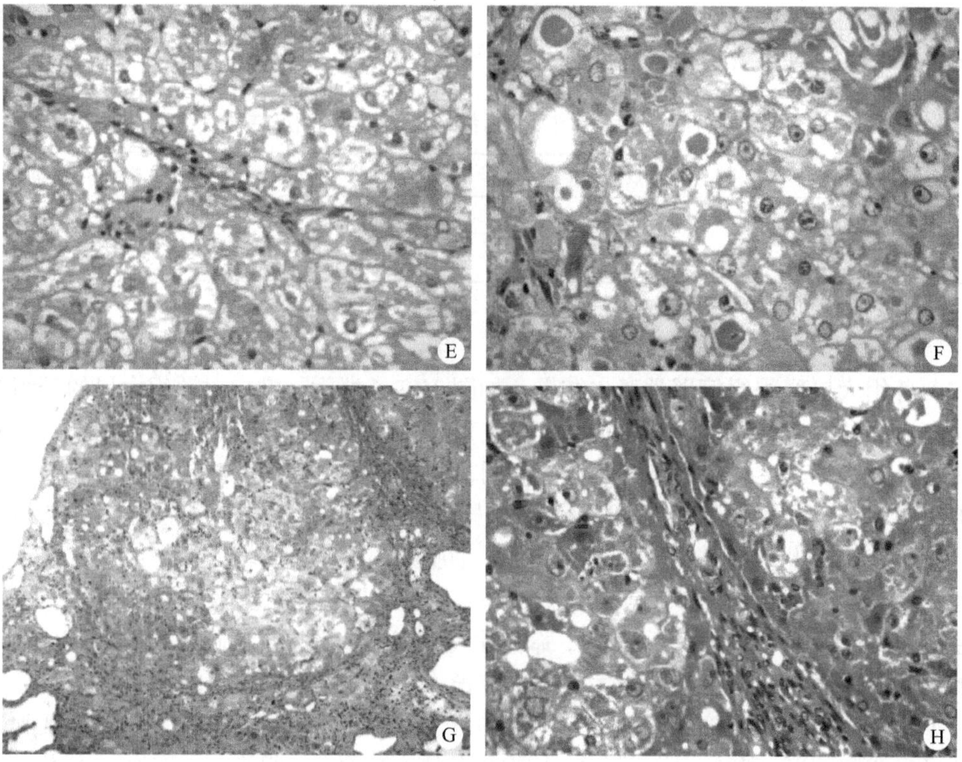

图 10-2-6 各组大鼠的肝组织病理切片

A. 空白对照组 ×100；B. 空白对照组 ×400；C. 10 周肝癌模型组 ×100；D. 10 周肝癌模型组 ×400；E. 12 周肝癌模型组 ×100；F. 12 周肝癌模型组 ×400；G. 13 周肝癌模型组 ×100；H. 13 周肝癌模型组 ×400

（6）各组大鼠血清中 ALT、AST、AFP、ALP、ALB 含量测定结果 如表 10-2-9 所示，试剂盒测定结果显示，与空白对照组相比，肝癌模型组大鼠血清的 ALT、AST、AFP、ALP 测定值均升高，ALB 测定值下降，差异均有显著性意义（$P < 0.05$）。

病理动物模型是进行病理状态下相关实验研究的基本条件，理想的动物模型应该尽可能接近于人类疾病的发生和发展。目前，诱发性制备肝炎、肝硬化和肝癌模型的方法有很多，化学损伤方法就是其中之一，常用的化学诱导剂包括 CCL_4、DEN 等。其中，DEN 是一种 N-亚硝基化合物，具有很强毒性、致癌性和肝脏靶向性。此外，从病理学角度来看，肝癌的发生是多病因、多阶段的复杂病理进程，DEN 诱发癌变的过程是先诱使肝脏发生中毒反应，随着时间的推移，肝脏逐渐出现不同程度的硬化，最后发生癌变。该过程经历与人类肝癌的发生、发展十分相似。因此，DEN 诱发大鼠肝癌模型已成为目前实验性肝癌研究领域颇为广泛的动物模型之一。

表 10-2-9 各组大鼠血清中 ALT、AST、AFP、ALP、ALB 值的测定结果（$\bar{x} \pm s$）

组别	ALT（U/L）	AST（U/L）	AFP（ng/ml）	ALP（U/L）	ALB（mg/ml）
空白对照组	43.14±0.20	138.09±0.21	2.32±0.04	17.80±7.60	42.71±7.83
肝癌模型组	112.20±0.19*	223.16±0.29*	3.52±0.33*	51.60±11.46	26.08±4.60*

注：与空白对照组相比，*$P < 0.05$。

本研究以 DEN 为造模剂，随着造模时间的增加，逐渐诱发大鼠体内肝炎、肝硬化和肝癌模型。各模型组大鼠外观特征、肝组织形态学、肝组织病理学、肝功能生化指标值的测定等结果均较理想，以肝脏病理切片指标为主，其他指标为辅，可以确定本实验所制备的 DEN 诱导大鼠体内肝炎模型、肝硬化模型和肝癌模型是成功的。大鼠体内肝炎、肝硬化、肝癌动物模型的成功建立为后续基于该三种病理模型大鼠的复方木鸡颗粒入血成分分析研究奠定了基础。

二、基于肝炎病理模型大鼠的复方木鸡颗粒体内化学谱的建立及入血成分分析

（一）实验材料

1. 仪器与设备

Agilent1290 高效液相色谱仪（美国安捷伦科技有限公司）；HGA-10L 空气发生器、QF-3800 氮气吹干仪（北京汇龙昌海科贸有限公司）。

2. 药品与试剂

戊巴比妥钠（索莱宝生物科技有限公司）；复方木鸡颗粒浸膏（丹东药业集团有限公司）；甲醇、乙腈（质谱级，德国默克公司）。

3. 实验动物

建模成功的肝炎病理模型大鼠。

（二）方法和结果

1. 色谱条件

色谱柱：SB-C_{18} 色谱柱（4.6 mm×100 mm，2.7 μm）。流动相：0.1% 甲酸水（A）- 甲醇（B）。洗脱方式：梯度洗脱。流动相梯度洗脱条件见表 10-1-1。柱温：30℃。流速：0.4 ml/min。进样量：1.0 μl。

2. 一级质谱条件

离子源：电喷雾离子源（Dual AJS ESI），扫描方式：正 / 负离子模式检测，干燥气体流速（drying gas flow）为 11 L/min，干燥气体温度（drying gas temp）为 280℃，毛细管电压（vcap）为 4000 V（正）/3500 V（负），雾化器压力（nebulizer pressure）为 50 psig，鞘气温度为 350℃，鞘气流速为 11 L/min。碎裂电压（fragmentor）为 150 V，OCT IRF Vpp 为 750 V，采集速率为 2.0 Spectra/s，质量扫描范围 *m*/*z* 50 ～ 1500。

3. 二级质谱条件

二级质谱碰撞电压为 40 eV。数据的采集和处理采用 Agilent Analysis 软件 B.04.00（Agilent Technologies，USA），分子式和元素组成预测采用 Formula Predictor 和 Accurate MaSSCalculator。

4. 灌胃用溶液的制备

同“复方木鸡颗粒血浆样品制备方法的构建”中灌胃用溶液②的制备方法制备。

5. 给药方案及血样采集

取肝炎病理模型大鼠 12 只，随机分为对照组和给药组，每组 6 只。给药组按体重给予

上述制备好的灌胃用复方木鸡颗粒溶液，连续5天，每天2次，空白组灌胃给予相同体积的三级水。末次给药前12 h禁食不禁水，末次给药90 min后，应用1%戊巴比妥钠溶液麻醉，用装有抗凝剂肝素钠的采血管肝门静脉取血，轻晃，4℃静置30 min，于3500 r/min离心10 min，取上清液，置–80℃冰箱保存，备用。

6. 空白血浆及含药血浆样品的处理

取肝炎病理模型大鼠的对照血浆和含药血浆各300 μl，加入冰甲醇1.2 ml，涡旋2 min，于4℃，12000 r/min离心10 min，取上清液，氮气吹干，加入100 μl50%冰甲醇复溶，涡旋2 min，再于4℃，12000 r/min离心10 min，取上清液，即得空白血浆和含药血浆的供试品溶液。

7. 入血成分分析

在不同的离子检测模式下，分别将给药后含药血浆图谱与空白血浆图谱进行比对，发现复方木鸡颗粒灌胃后在大鼠体内出现的入血成分，再将含药血浆图谱与复方体外图谱比对，推测哪些为原型成分，哪些为代谢产物。

8. 正离子模式下复方木鸡颗粒的入血成分分析

通过比对含药血浆及空白血浆图谱，发现有20个色谱峰在含药血浆图谱中多出。将这20个差异色谱峰与复方体外图谱比对，其中有7个差异色谱峰在复方体外图谱中能被检测到。故可以推测，上述7个差异色谱峰所对应的化学成分为原型成分入血，其余13个差异色谱峰所对应的化学成分为代谢产物入血。含药血浆的总离子流图见图10-2-7，空白血浆的总离子流图见图10-2-8，具体数据见表10-2-10。

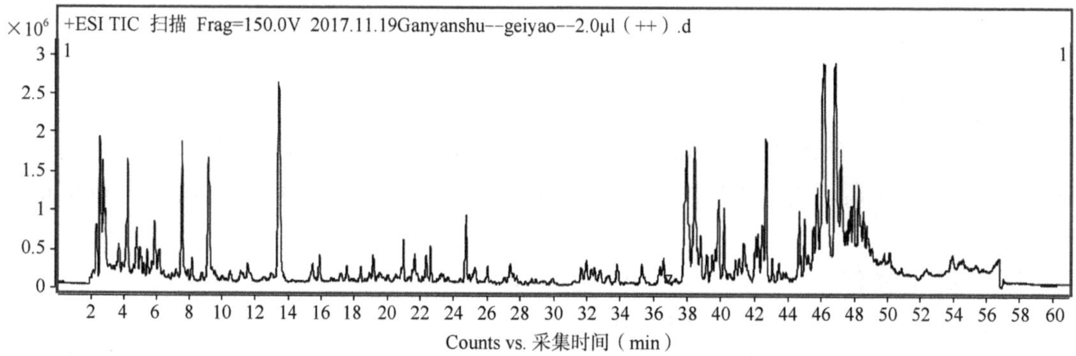

图10-2-7 复方木鸡颗粒肝炎模型大鼠含药血浆的总离子流图

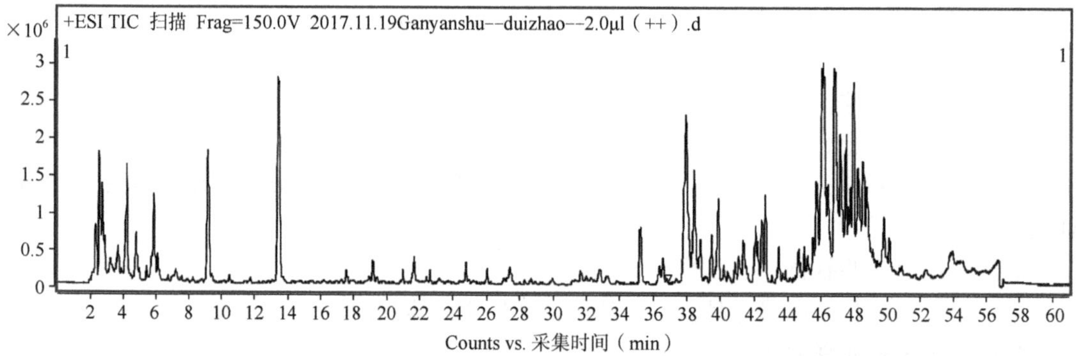

图10-2-8 复方木鸡颗粒肝炎模型大鼠空白血浆的总离子流图

表 10-2-10　复方木鸡颗粒肝炎模型大鼠入血成分分析

峰号	T_R（min）	准分子离子 MS（*m/z*）	来源	峰号	T_R（min）	准分子离子 MS（*m/z*）	来源
1	3.956	259.0788	原型成分	11	11.475	301.1521	代谢产物
2	4.96	191.1178	原型成分	12	12.509	217.0949	代谢产物
3	5.238	285.1576	原型成分	13	15.86	263.1752	代谢产物
4	6.19	265.1912	原型成分	14	17.165	176.0318	代谢产物
5	6.768	275.1101	原型成分	15	19.556	285.1576	代谢产物
6	7.61	249.1964	原型成分	16	20.052	233.1264	代谢产物
7	8.12	247.1806	原型成分	17	20.524	285.1572	代谢产物
8	9.614	192.0267	代谢产物	18	22.120	515.1518	代谢产物
9	10.069	349.9913	代谢产物	19	22.335	529.0582	代谢产物
10	11.28	279.0476	代谢产物	20	25.313	483.0895	代谢产物

（1）**原型入血成分分析**　2 号峰（4.96 min，*m/z* 191.1178）推测其可能为金雀花碱，推测过程同本章第一节所述的 2 号峰的推测过程。该峰的二级质谱图见图 10-2-9。

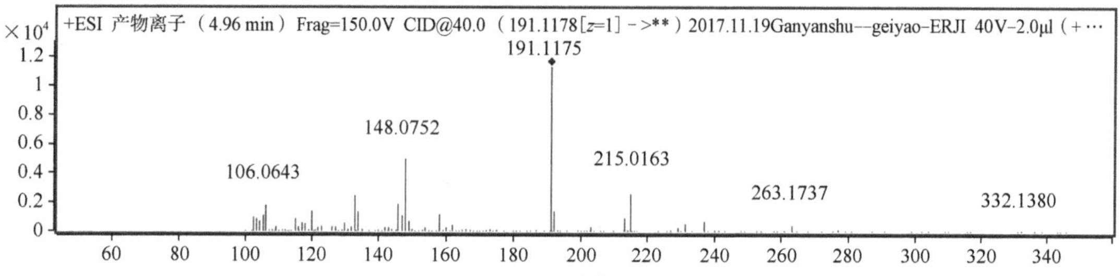

图 10-2-9　2 号峰的二级质谱图

4 号峰（6.19 min，*m/z* 265.1912）推测其可能为某种苦参碱类化合物，推测过程同本章第一节所述的 4 号峰的推测过程。该峰的二级质谱图图 10-2-10。

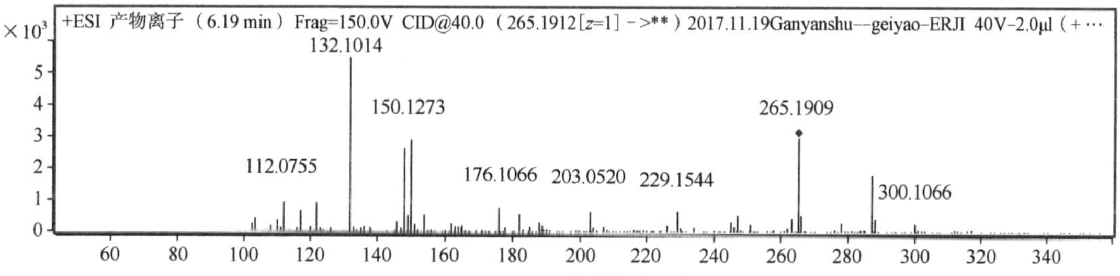

图 10-2-10　4 号峰的二级质谱图

6 号峰（7.61 min，*m/z* 249.1964）确定其为苦参碱，确定过程同本章第一节所述的 6 号峰的确定过程。该峰的二级质谱图图 10-2-11。

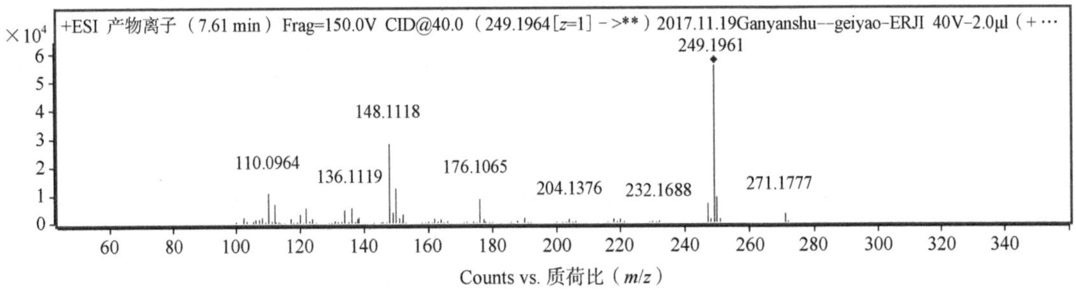

图 10-2-11 6 号峰的二级质谱图

7 号峰（8.12 min，*m/z* 247.1806）确定其为槐果碱，确定过程同本章第一节所述的 7 号峰的确定过程。该峰的二级质谱图图 10-2-12。

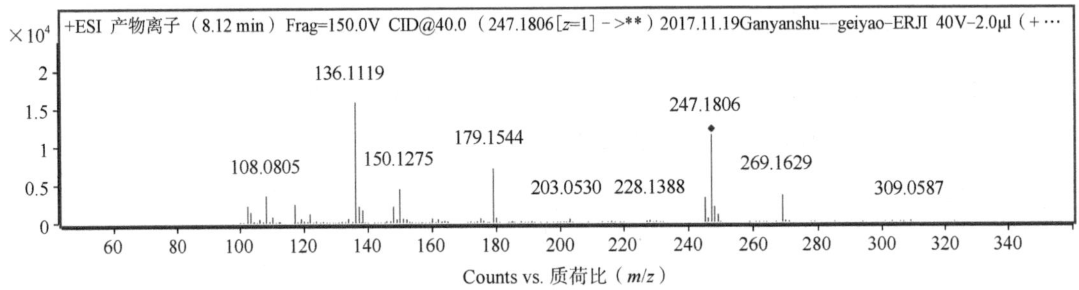

图 10-2-12 7 号峰的二级质谱图

（2）代谢产物分析 10 号峰（11.28 min，*m/z* 279.0476）推测其可能为氧化槐果碱的羟基化代谢产物，推测过程同本章第一节所述的 10 号峰的推测过程。该峰的二级质谱图图 10-2-13。

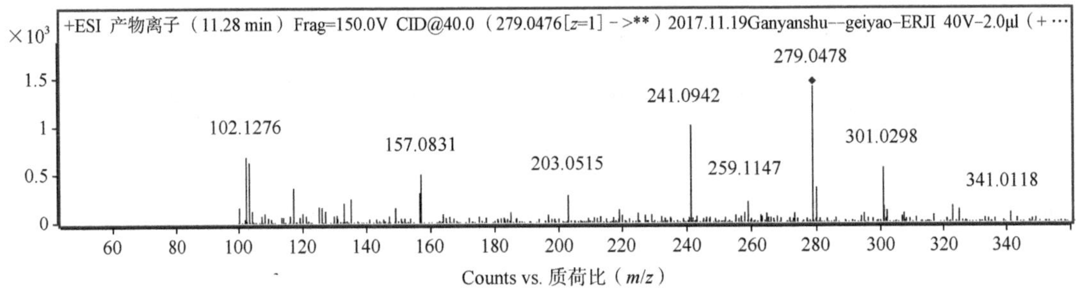

图 10-2-13 10 号峰的二级质谱图

13 号峰（15.86 min，*m/z* 263.1752）推测其可能为槐果碱的羟基化代谢产物，推测过程同第本章第一节所述的 13 号峰的推测过程。该峰的二级质谱图图 10-2-14。

9. 负离子模式下复方木鸡颗粒的入血成分分析

通过比对含药血浆及空白血浆图谱，发现有 33 个色谱峰在含药血浆图谱中多出。将这 33 个差异色谱峰与复方体外图谱比对，其中有 6 个差异色谱峰在复方体外图谱中能被检测到。故可以推测，这 6 个差异色谱峰所对应的化学成分为原型成分入血，其余 27 个差异色谱峰所对应的化学成分为代谢产物入血。含药血浆的总离子流图见图 10-2-15，空白血浆的总离子流图见图 10-2-16，具体数据见表 10-2-11。

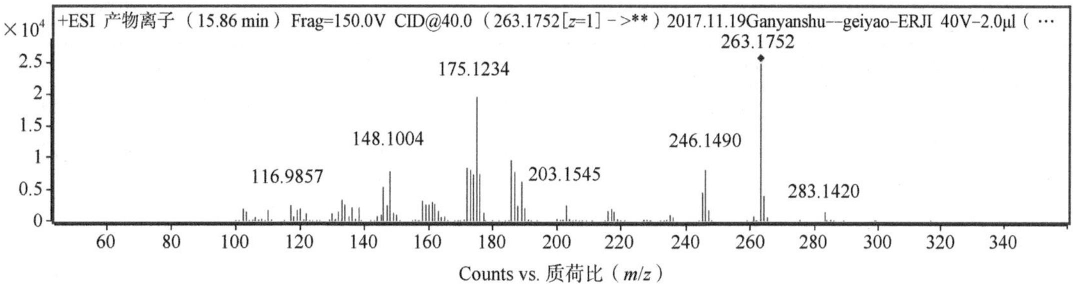

图 10-2-14　13 号峰的二级质谱图

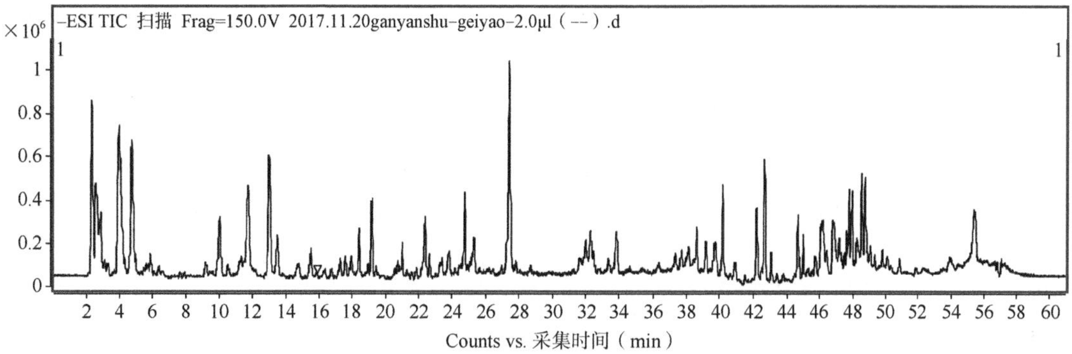

图 10-2-15　复方木鸡颗粒肝炎模型大鼠含药血浆的总离子流图

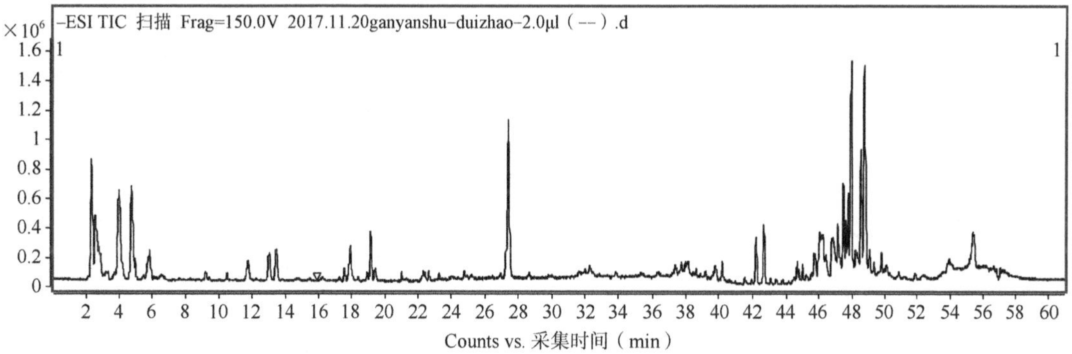

图 10-2-16　复方木鸡颗粒肝炎模型大鼠空白血浆的总离子流图

表 10-2-11　复方木鸡颗粒肝炎模型大鼠入血成分分析

峰号	T_R（min）	准分子离子 MS（m/z）	来源	峰号	T_R（min）	准分子离子 MS（m/z）	来源
1	4.60	188.0018	代谢产物	9	12.04	246.9910	代谢产物
2	5.20	285.0616	代谢产物	10	14.78	257.0121	代谢产物
3	8.34	204.9807	代谢产物	11	16.43	242.9964	代谢产物
4	9.17	301.0561	代谢产物	12	17.33	273.0071	代谢产物
5	9.61	168.0290	代谢产物	13	18.76	261.0070	代谢产物
6	10.00	188.9857	代谢产物	14	20.54	541.0296	代谢产物
7	11.31	255.0503	原型成分	15	20.81	163.0394	代谢产物
8	11.46	203.9967	代谢产物	16	21.58	433.1133	代谢产物

续表

峰号	T_R（min）	准分子离子MS（m/z）	来源	峰号	T_R（min）	准分子离子MS（m/z）	来源
17	21.83	173.0810	原型成分	26	27.83	329.0301	原型成分
18	22.34	505.0625	代谢产物	27	28.06	321.0760	代谢产物
19	23.80	137.0244	代谢产物	28	28.74	263.0712	代谢产物
20	24.18	213.0219	代谢产物	29	31.27	263.0714	代谢产物
21	24.50	585.1641	代谢产物	30	34.63	307.0606	代谢产物
22	24.52	231.0329	代谢产物	31	36.86	299.0188	代谢产物
23	24.74	187.0972	原型成分	32	38.38	267.0289	原型成分
24	25.32	459.0932	代谢产物	33	41.01	283.0241	原型成分
25	26.13	279.0660	代谢产物				

（1）原型入血成分分析 33号峰（41.01 min，*m/z* 283.0241）推测其可能为大黄酸，推测过程同本章第一节所述的30号峰的推测过程。该峰的二级质谱图见图10-2-17。

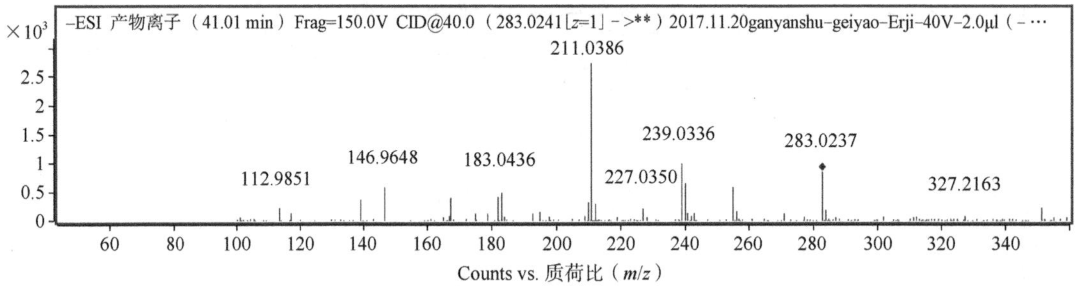

图10-2-17 33号峰的二级质谱图

（2）代谢产物分析 3号峰（8.34 min，*m/z* 204.9807）推测其可能为焦性没食子酸的硫酸化代谢产物，焦性没食子酸硫酸酯，推测过程同本章第一节所述的3号峰的推测过程。该峰的二级质谱图见图10-2-18。

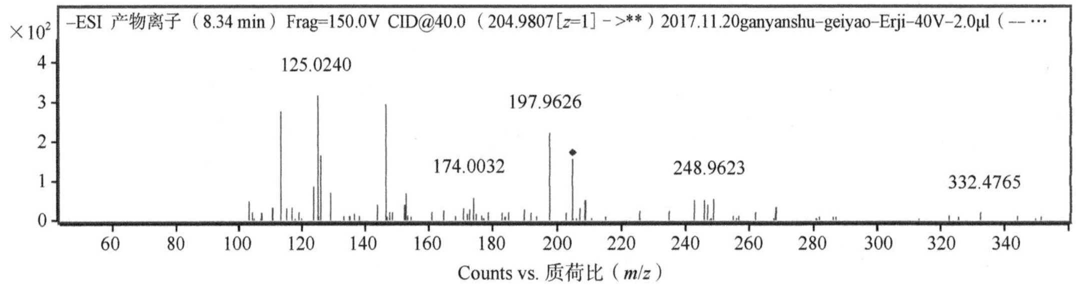

图10-2-18 3号峰的二级质谱图

6号峰（10.00 min，*m/z* 188.9857）推测其可能为焦性没食子酸的去氧硫酸化代谢产物，推测过程同本章第一节所述的6号峰的推测过程。该峰的二级质谱图见图10-2-19。

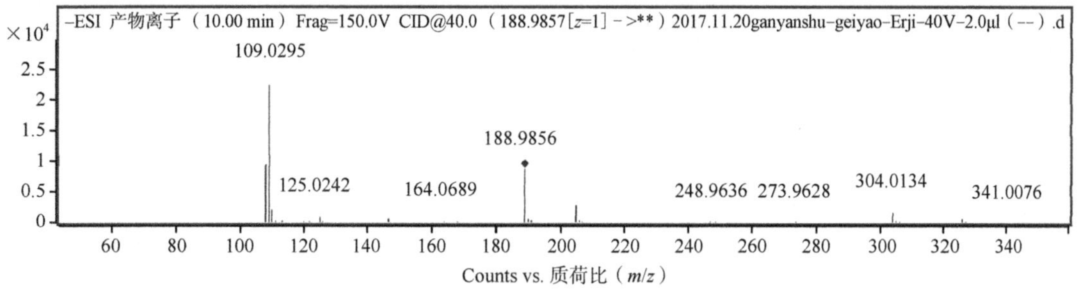

图 10-2-19　6 号峰的二级质谱图

11 号峰（16.43 min，*m/z* 242.9964）推测其可能为 m- 香豆酸或其同分异构体的硫酸化代谢产物，推测过程同本章第一节所述的 11 号峰的推测过程。该峰的二级质谱图见图 10-2-20。

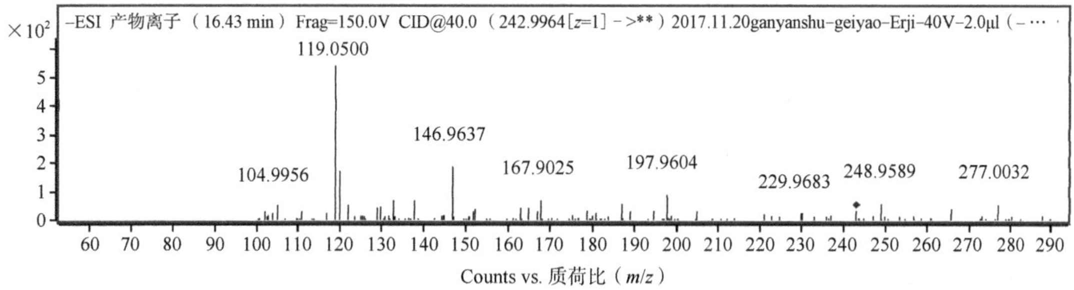

图 10-2-20　11 号峰的二级质谱图

12 号峰（17.33 min，*m/z* 273.0071）推测其可能为绿原酸的代谢产物阿魏酸或异阿魏酸的硫酸化产物，阿魏酸 -4-O- 硫酸酯或异阿魏酸 -3-O- 硫酸酯，推测过程同本章第一节所述的 12 号峰的推测过程。该峰的二级质谱图见图 10-2-21。

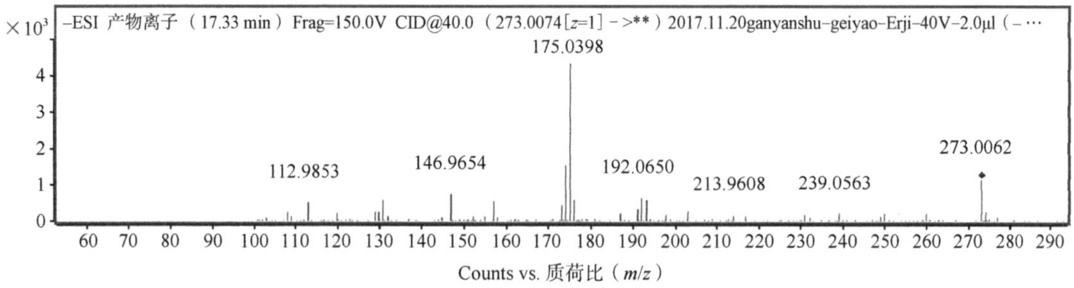

图 10-2-21　12 号峰的二级质谱图

14 号峰（20.54 min，*m/z* 541.0296）推测其可能为山柰酚的葡萄糖醛酸硫酸化产物，推测过程同本章第一节所述的 14 号峰的推测过程。该峰的二级质谱图见图 10-2-22。

15 号峰（20.81 min，*m/z* 163.0394）推测其可能为绿原酸的代谢产物 m- 香豆酸或其同分异构体，推测过程同本章第一节所述的 15 号峰的推测过程。该峰的二级质谱图见图 10-2-23。

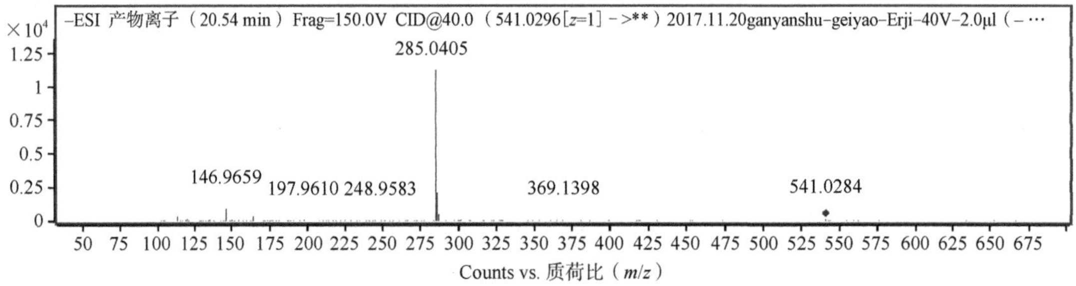

图 10-2-22　14 号峰的二级质谱图

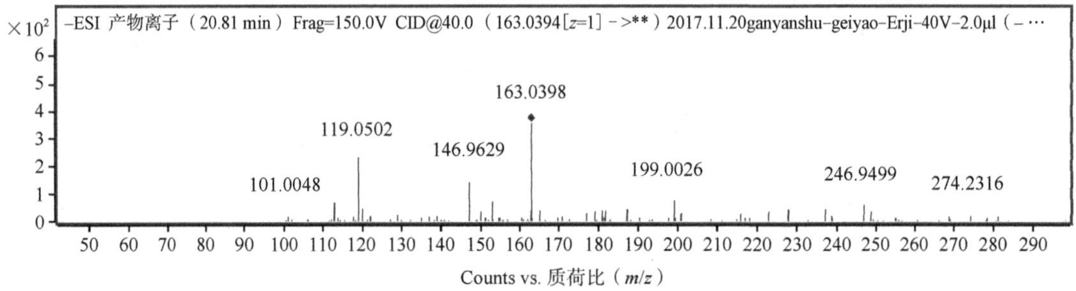

图 10-2-23　15 号峰的二级质谱图

18 号峰（22.34 min，*m/z* 505.0625）推测其可能为鞣花酸的代谢产物鞣花酸二甲醚葡萄糖醛酸，推测过程同本章第一节所述的 18 号峰的推测过程。该峰的二级质谱图见图 10-2-24。

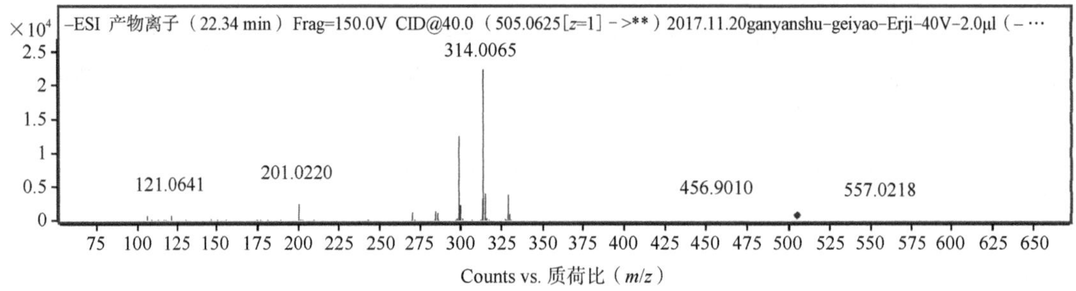

图 10-2-24　18 号峰的二级质谱图

19 号峰（23.80 min，*m/z* 137.0244）推测其可能为绿原酸的代谢产物对羟基苯甲酸，推测过程同本章第一节所述的 19 号峰的推测过程。该峰的二级质谱图见图 10-2-25。

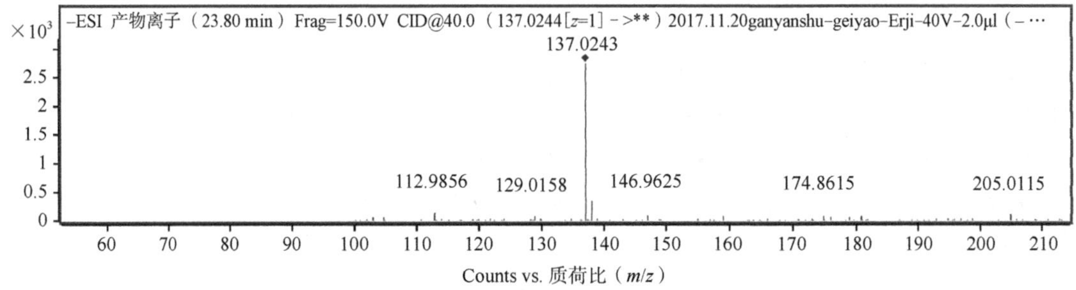

图 10-2-25　19 号峰的二级质谱图

31 号峰（36.86 min，*m/z* 299.0188）的推测其可能为大黄酸的单羟基化代谢产物，推测过程同本章第一节所述的 28 号峰的推测过程。该峰的二级质谱图见图 10-2-26。

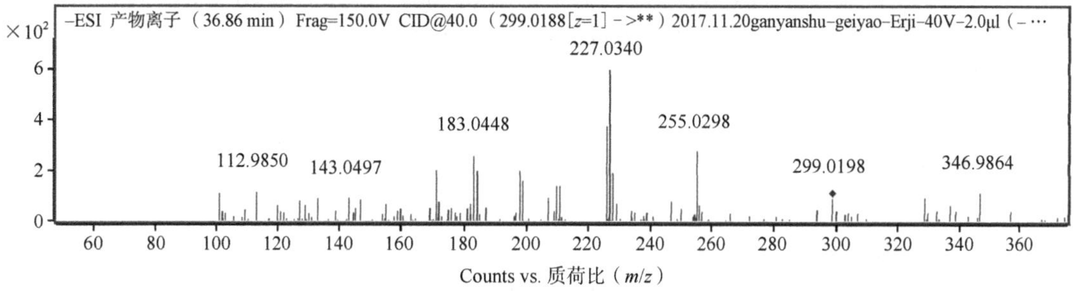

图 10-2-26　31 号峰的二级质谱图

本研究在大鼠体内肝炎动物模型成功建立的基础上，同样采用 UHPLC-Q-TOF-MS 技术及已经建立好的体内外成分解析液质条件，开展基于肝炎病理模型大鼠的复方木鸡颗粒体内化学成分谱的建立及入血成分分析研究。结合正、负离子两种模式下，在肝炎模型大鼠含药血浆中共检测到 53 个差异色谱峰，发现了其中 16 个入血成分，包括 5 个原型成分和 11 个代谢产物。这些入血成分可能是复方木鸡颗粒发挥抗肝炎药效的体内直接作用物质，为复方木鸡颗粒治疗肝炎的药效物质研究基础提供了参考依据。

三、基于肝硬化病理模型大鼠的复方木鸡颗粒体内化学谱的建立及入血成分分析

（一）实验材料

1. 仪器与设备

Agilent1290 高效液相色谱仪、Agilent-6550 四极杆飞行时间质谱仪（美国安捷伦科技有限公司）；Agilent1290 高效液相色谱仪（美国安捷伦科技有限公司）；HGA-10L 空气发生器、QF-3800 氮气吹干仪（北京汇龙昌海科贸有限公司）。

2. 药品与试剂

戊巴比妥钠（索莱宝生物科技有限公司）；复方木鸡颗粒浸膏（丹东药业集团有限公司）；甲醇、乙腈（质谱级，德国默克公司）。

3. 实验动物

建模成功的肝硬化病理模型大鼠。

（二）方法与结果

1. 色谱条件

色谱柱：SB-C_{18} 色谱柱（4.6 mm×100 mm，2.7 μm）。流动相：0.1% 甲酸水（A）- 甲醇（B）。洗脱方式：梯度洗脱。梯度洗脱条件：0 ～ 12 min，5% ～ 27%B；12 ～ 22 min，27% ～ 58%B；22 ～ 33 min，58% ～ 68%B；33 ～ 46 min，68% ～ 100%B。流动相梯度洗脱条件见表 10-1-1。柱温：30℃。流速：0.4 ml/min。进样量：1.0 μl。

2. 一级质谱条件

离子源：电喷雾离子源（Dual AJS ESI），扫描方式：正 / 负离子模式检测，干燥气体流

速（drying gas flow）为 11 L/min，干燥气体温度（drying gas temp）为 280℃，毛细管电压（vcap）为 4000 V（正）/3500 V（负），雾化器压力（nebulizer pressure）为 50 psig，鞘气温度为 350℃，鞘气流速为 11 L/min。碎裂电压（fragmentor）为 150 V，OCT IRF Vpp 为 750 V，采集速率为 2.0 Spectra/s，质量扫描范围 *m/z* 50 ～ 1500。

3. 二级质谱条件

二级质谱碰撞电压为 40 eV。数据的采集和处理采用 Agilent Analysis 软件 B.04.00（Agilent Technologies，USA），分子式和元素组成预测采用 Formula Predictor 和 Accurate MaSSCalculator。

4. 灌胃用溶液的制备

同本章“复方木鸡颗粒血浆样品制备方法的构建”中的灌胃用溶液②的制备方法制备。

5. 给药方案及血样采集

取肝硬化病理模型大鼠 12 只，随机分为对照组和给药组，每组 6 只。给药组按体重给予上述制备好的灌胃用复方木鸡颗粒溶液，连续 5 天，每天 2 次，空白组灌胃给予相同体积的三级水。末次给药前 12 h 禁食不禁水，末次给药 90 min 后，1% 戊巴比妥钠溶液麻醉，用装有抗凝剂肝素钠的采血管肝门静脉取血，轻晃，4℃静置 30 min 后，于 3500 r/min 离心 10 min，取上清液，置 –80℃冰箱保存，备用。

6. 空白血浆及含药血浆样品的处理

取肝硬化病理模型大鼠的对照血浆和含药血浆各 300 μl，加入冰甲醇 1.2 ml，涡旋 2 min，于 4℃，12000 r/min 离心 10 min，取上清液，氮气吹干，加入 100 μl 50% 冰甲醇复溶，涡旋 2 min，再于 4℃，12000 r/min 离心 10 min，取上清液，即得空白血浆和含药血浆的供试品溶液。

7. 入血成分分析

在不同的离子检测模式下，分别将给药后含药血浆图谱与空白血浆图谱进行比对，分析复方木鸡颗粒灌胃后在大鼠体内出现的入血成分，再将含药血浆图谱与复方体外图谱比对，分析入血成分中哪些为原型成分，哪些为代谢产物。

8. 正离子模式下复方木鸡颗粒的入血成分分析

通过比对含药血浆及空白血浆图谱，发现有 20 个色谱峰在含药血浆图谱中多出。将这 20 个差异色谱峰与复方体外图谱比对，其中有 7 个差异色谱峰在复方体外图谱中能被检测到。故可以推测，这 7 个差异色谱峰所对应的化学成分为原型成分入血，其余 13 个差异色谱峰所对应的化学成分为代谢产物入血。含药血浆的总离子流图见图 10-2-27，空白血浆的总离子流图见图 10-2-28，具体数据见表 10-2-12。

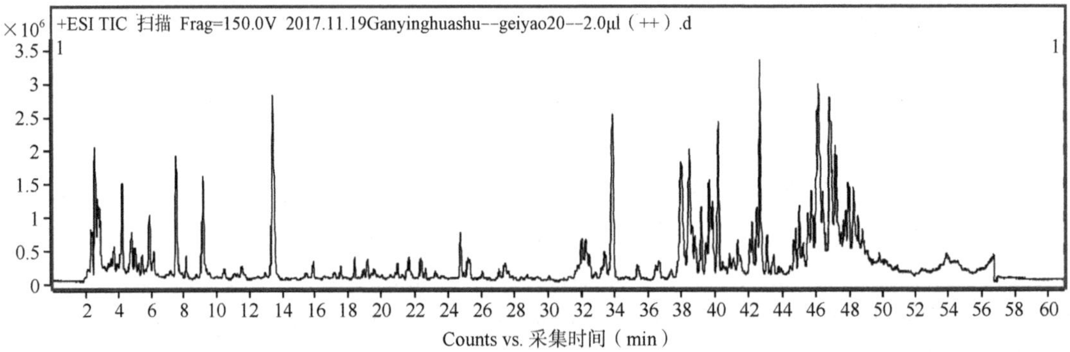

图 10-2-27 复方木鸡颗粒肝硬化模型大鼠含药血浆的总离子流图

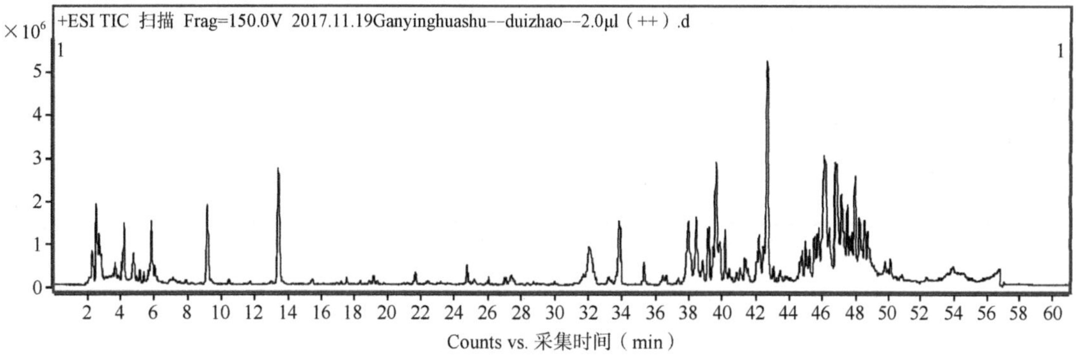

图 10-2-28 复方木鸡颗粒肝硬化模型大鼠空白血浆的总离子流图

表 10-2-12 复方木鸡颗粒肝硬化模型大鼠入血成分分析

峰号	T_R（min）	准分子离子 MS（*m/z*）	来源	峰号	T_R（min）	准分子离子 MS（*m/z*）	来源
1	3.96	259.0788	原型成分	11	11.58	301.1521	代谢产物
2	5.01	191.1177	原型成分	12	12.50	217.0951	代谢产物
3	5.24	285.1576	原型成分	13	16.02	263.1751	代谢产物
4	6.19	265.1913	原型成分	14	17.17	176.0317	代谢产物
5	6.78	275.1098	原型成分	15	19.56	285.1575	代谢产物
6	7.55	249.1963	原型成分	16	20.07	233.1262	代谢产物
7	8.22	247.1805	原型成分	17	20.53	285.1573	代谢产物
8	9.61	192.0266	代谢产物	18	22.15	515.1506	代谢产物
9	10.07	349.9911	代谢产物	19	22.36	529.0584	代谢产物
10	11.12	279.0476	代谢产物	20	25.33	483.0894	代谢产物

（1）原型入血成分分析 2 号峰（5.01 min，*m/z* 191.1177）推测其可能为金雀花碱，推测过程同本章第一节所述的 2 号峰的推测过程。该峰的二级质谱图见图 10-2-29。

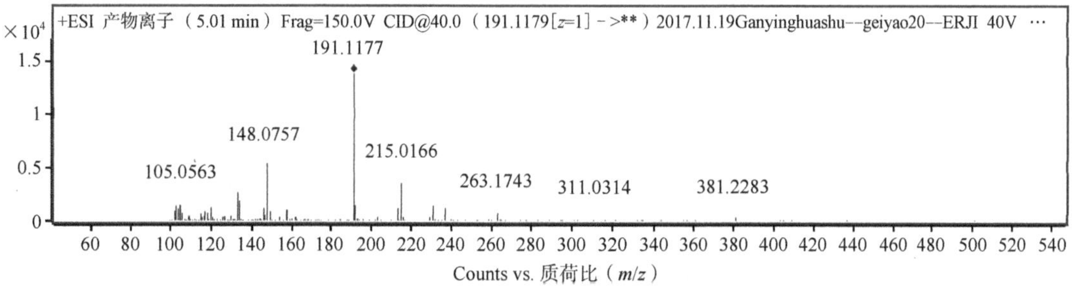

图 10-2-29 2 号峰的二级质谱图

4 号峰（6.194 min，*m/z* 265.1913）推测其可能为某种苦参碱类化合物，推测过程同本章第一节所述的 4 号峰的推测过程。该峰的二级质谱图见图 10-2-30。

6 号峰（7.55 min，*m/z* 249.1963）确定其为苦参碱，确定过程同本章第一节所述的 6 号峰的确定过程。该峰的二级质谱图见图 10-2-31。

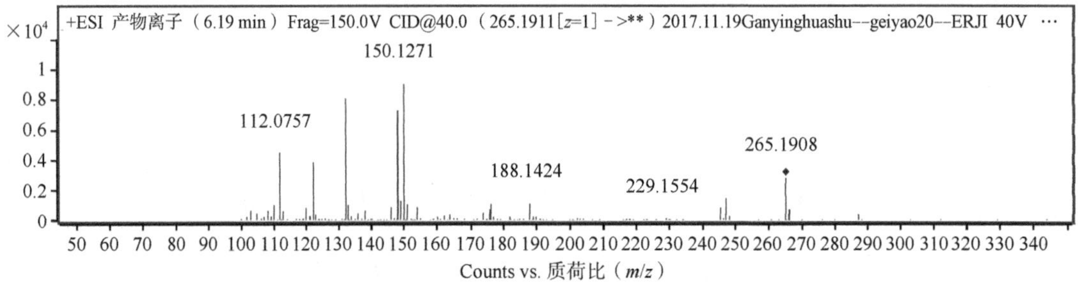

图 10-2-30　4 号峰的二级质谱图

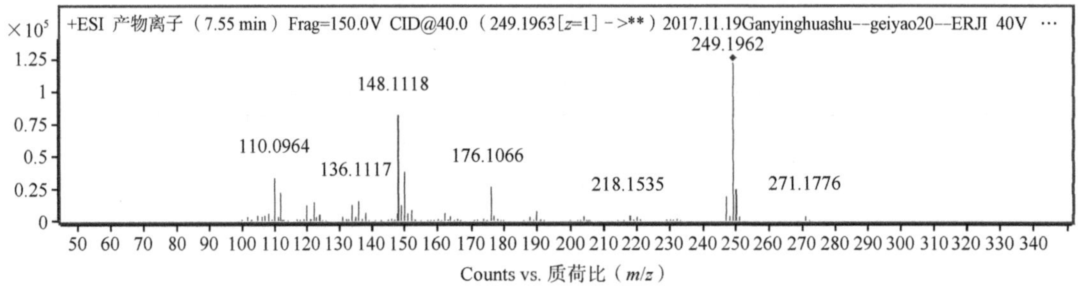

图 10-2-31　6 号峰的二级质谱图

7 号峰（8.22 min，*m/z* 247.1805）确定其为槐果碱，确定过程同本章第一节所述的 7 号峰的确定过程。该峰的二级质谱图见图 10-2-32。

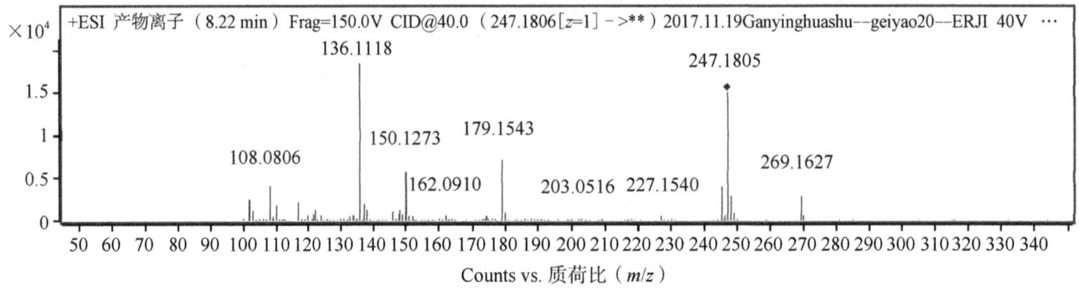

图 10-2-32　7 号峰的二级质谱图

（2）代谢产物分析　10 号峰（11.12 min，*m/z* 279.0476）推测其可能为氧化槐果碱的羟基化代谢产物，推测过程同本章第一节所述的 10 号峰的推测过程。该峰的二级质谱图见图 10-2-33。

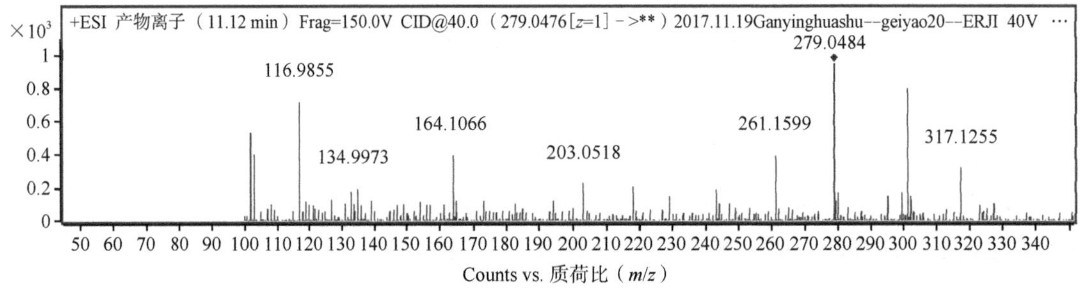

图 10-2-33　10 号峰的二级质谱图

13 号峰（16.02 min，*m/z* 263.1751）推测其可能为槐果碱的羟基化代谢产物，推测过程同本章第一节所述的 13 号峰的推测过程。该峰的二级质谱图见图 10-2-34。

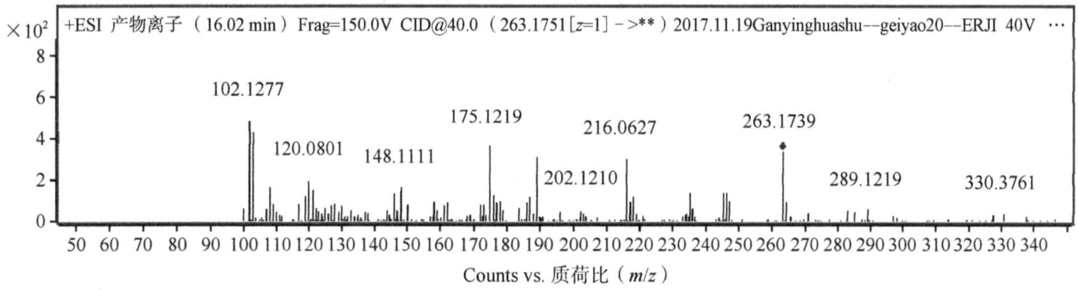

图 10-2-34　13 号峰的二级质谱图

9. 负离子模式下复方木鸡颗粒的入血成分分析

通过比对含药血浆及空白血浆图谱，发现有 30 个色谱峰在含药血浆图谱中多出。将这 30 个差异色谱峰与复方体外图谱比对，其中有 6 个差异色谱峰在复方体外图谱中能被检测到。故可以推测，这 6 个差异色谱峰所对应的化学成分为原型成分入血，其余 24 个差异色谱峰所对应的化学成分为代谢产物入血。含药血浆的总离子流图见图 10-2-35，空白血浆的总离子流图见图 10-2-36，具体数据见表 10-2-13。

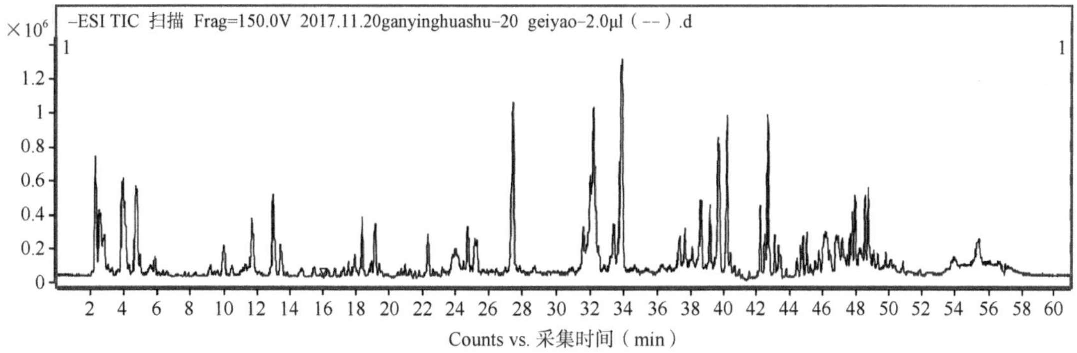

图 10-2-35　复方木鸡颗粒肝硬化模型大鼠含药血浆的总离子流图

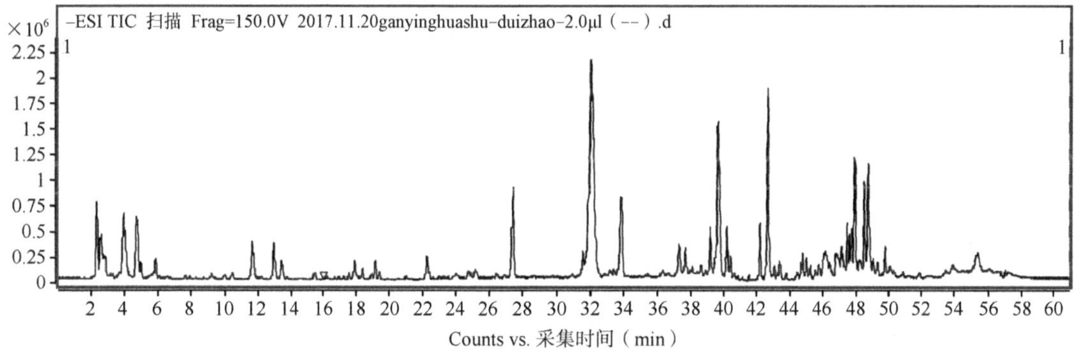

图 10-2-36　复方木鸡颗粒肝硬化模型大鼠空白血浆的总离子流图

表 10-2-13 复方木鸡颗粒肝硬化模型大鼠入血成分分析

峰号	T_R（min）	准分子离子MS（*m/z*）	来源	峰号	T_R（min）	准分子离子MS（*m/z*）	来源
1	4.60	188.0016	代谢产物	16	21.83	173.0806	原型成分
2	5.18	285.0608	代谢产物	17	22.35	505.0627	代谢产物
3	8.32	204.9806	代谢产物	18	23.32	137.0240	代谢产物
4	9.18	301.0557	代谢产物	19	24.48	585.1643	代谢产物
5	9.63	168.0291	代谢产物	20	24.74	187.0965	原型成分
6	10.02	188.9858	代谢产物	21	25.32	459.0926	代谢产物
7	11.33	255.0505	原型成分	22	26.13	279.0652	代谢产物
8	11.49	203.9966	代谢产物	23	27.83	329.0291	原型成分
9	12.02	246.9906	代谢产物	24	28.08	321.0750	代谢产物
10	14.76	257.0125	代谢产物	25	28.72	263.0704	代谢产物
11	16.37	242.9965	代谢产物	26	31.31	263.0706	代谢产物
12	16.69	273.0071	代谢产物	27	34.62	307.0601	代谢产物
13	18.76	261.0070	代谢产物	28	36.91	299.0187	代谢产物
14	20.60	541.0299	代谢产物	29	38.40	267.0284	原型成分
15	20.80	163.0393	代谢产物	30	40.92	283.0243	原型成分

（1）**原型入血成分分析** 30号峰（40.92 min，*m/z* 283.0243）推测其可能为大黄酸，推测过程同本章第一节所述的30号峰的推测过程。该峰的二级质谱图见图 10-2-37。

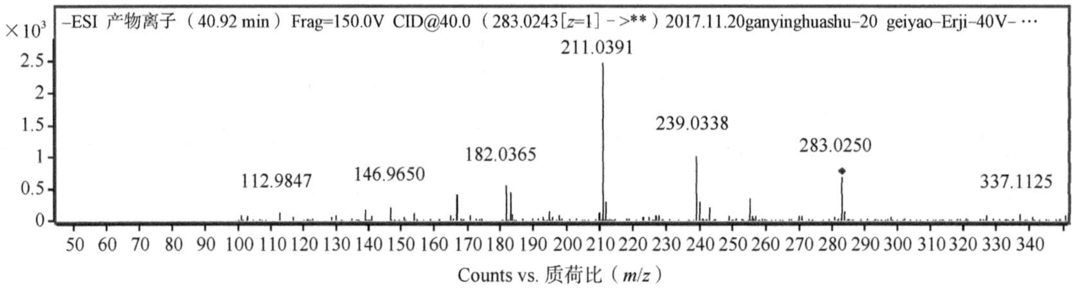

图 10-2-37 30号峰的二级质谱图

（2）**代谢产物分析** 3号峰（8.32 min，*m/z* 204.9806）推测其可能为焦性没食子酸的硫酸化代谢产物，焦性没食子酸硫酸酯，推测过程同本章第一节所述的3号峰的推测过程。该峰的二级质谱图见图 10-2-38。

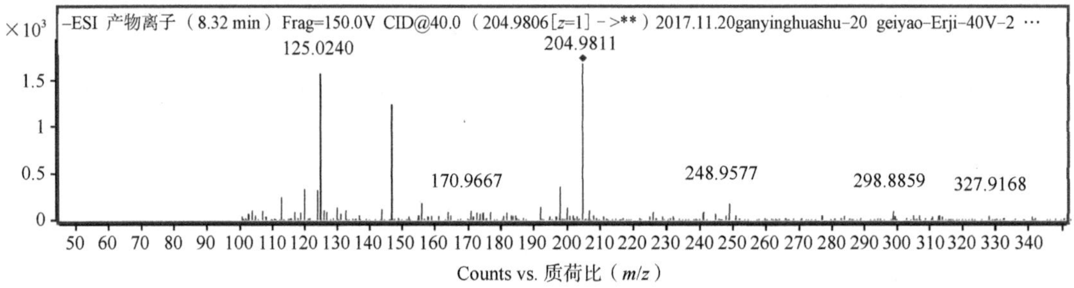

图 10-2-38 3号峰的二级质谱图

6 号峰（10.02 min，*m/z* 188.9858）推测其可能为焦性没食子酸的去氧硫酸化代谢产物，推测过程同本章第一节所述的 6 号峰的推测过程。该峰的二级质谱图见图 10-2-39。

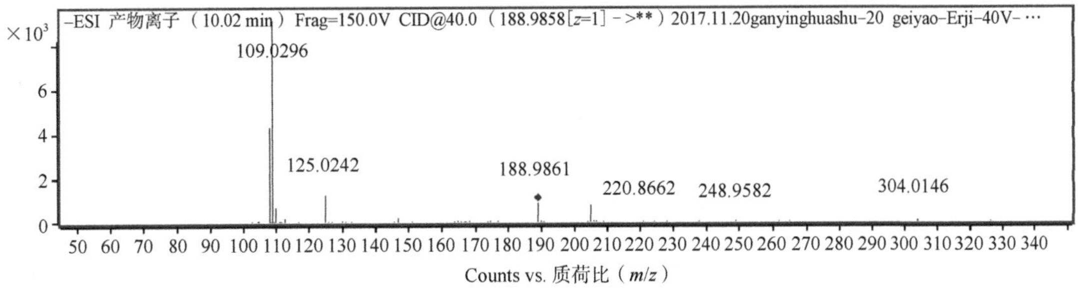

图 10-2-39　6 号峰的二级质谱图

11 号峰（16.37 min，*m/z* 242.9965）推测其可能为 m- 香豆酸或其同分异构体的硫酸化代谢产物，推测过程同本章第一节所述的 11 号峰的推测过程。该峰的二级质谱图见图 10-2-40。

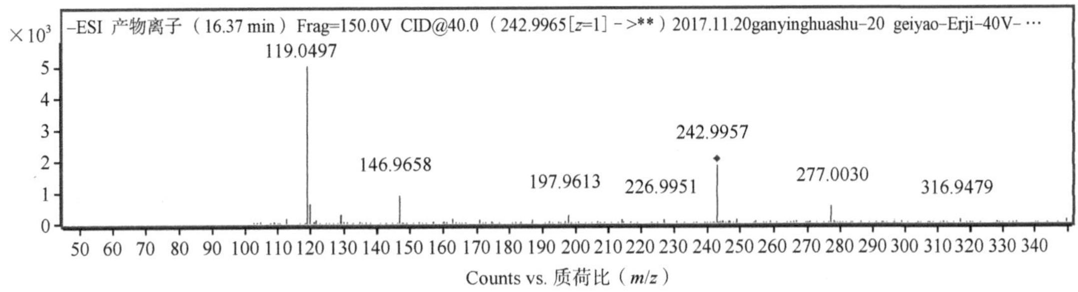

图 10-2-40　11 号峰的二级质谱图

12 号峰（16.69 min，*m/z* 273.0071）推测其可能为绿原酸的代谢产物阿魏酸或异阿魏酸的硫酸化产物，阿魏酸 -4-O- 硫酸酯或异阿魏酸 -3-O- 硫酸酯，推测过程同本章第一节所述的 12 号峰的推测过程。该峰的二级质谱图见图 10-2-41。

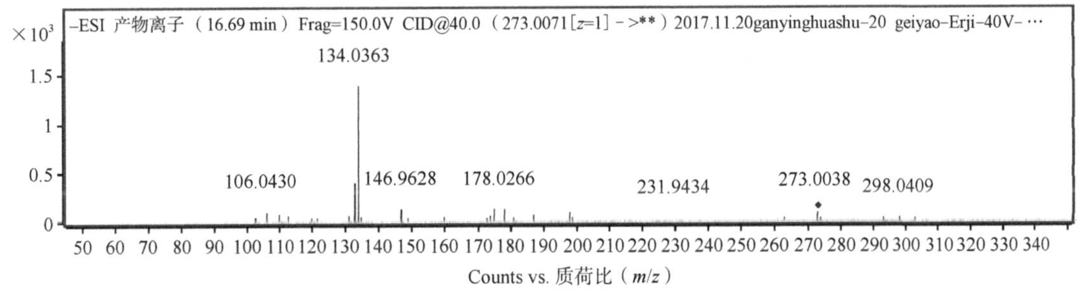

图 10-2-41　12 号峰的二级质谱图

14 号峰（20.60 min，*m/z* 541.0299）推测其可能为山柰酚的葡萄糖醛酸硫酸化产物，推测过程同本章第一节所述的 14 号峰的推测过程。该峰的二级质谱图见图 10-2-42。

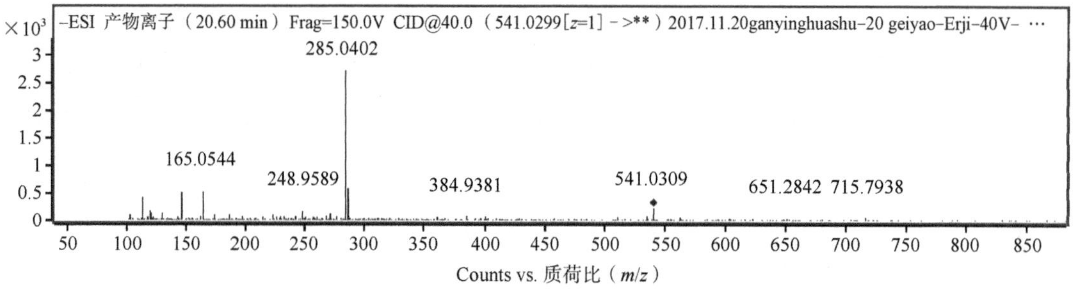

图 10-2-42　14 号峰的二级质谱图

15 号峰（20.80 min，*m/z* 163.0393）推测其可能为绿原酸的代谢产物 m- 香豆酸或其同分异构体，推测过程同本章第一节所述的 15 号峰的推测过程。该峰的二级质谱图见图 10-2-43。

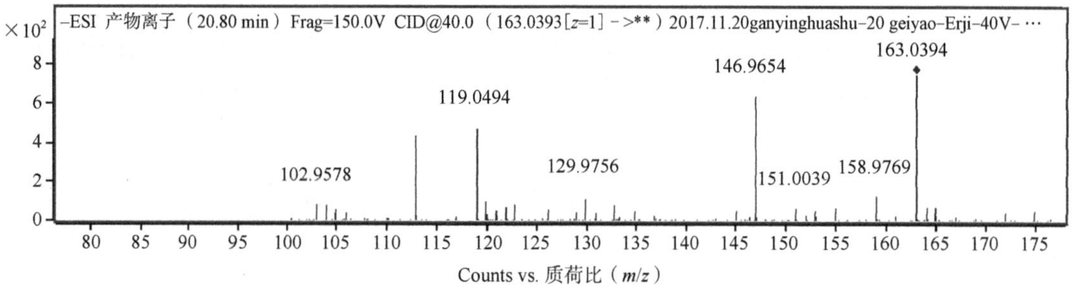

图 10-2-43　15 号峰的二级质谱图

17 号峰（22.35 min，*m/z* 505.0627）推测其可能为鞣花酸的代谢产物鞣花酸二甲醚葡萄糖醛酸，推测过程同本章第一节所述的 18 号峰的推测过程。该峰的二级质谱图见图 10-2-44。

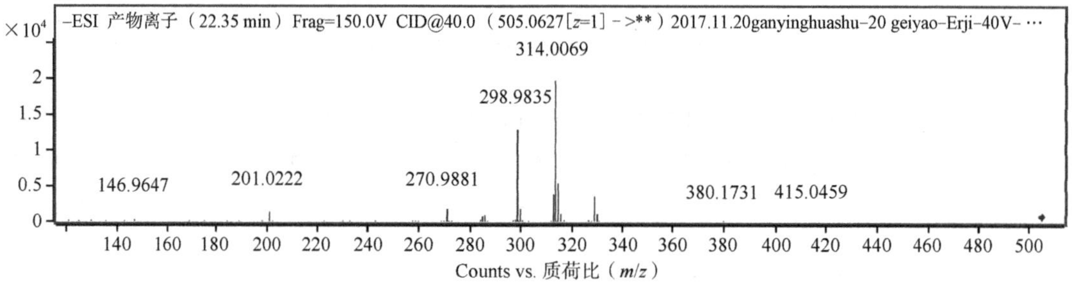

图 10-2-44　17 号峰的二级质谱图

18 号峰（23.82 min，*m/z* 137.0240）推测其可能为绿原酸的代谢产物对羟基苯甲酸，推测过程同本章第一节所述的 19 号峰的推测过程。该峰的二级质谱图见图 10-2-45。

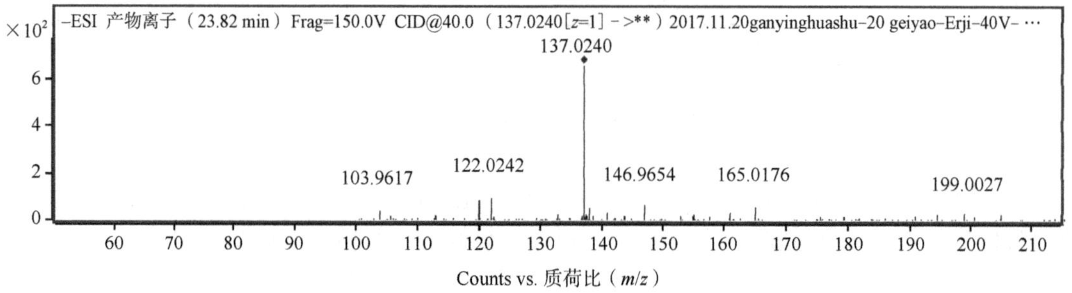

图 10-2-45　18 号峰的二级质谱图

28 号峰（36.91 min，*m/z* 299.0187）的推测其可能为大黄酸的单羟基化代谢产物，推测过程同本章第一节所述的 28 号峰的推测过程。该峰的二级质谱图见图 10-2-46。

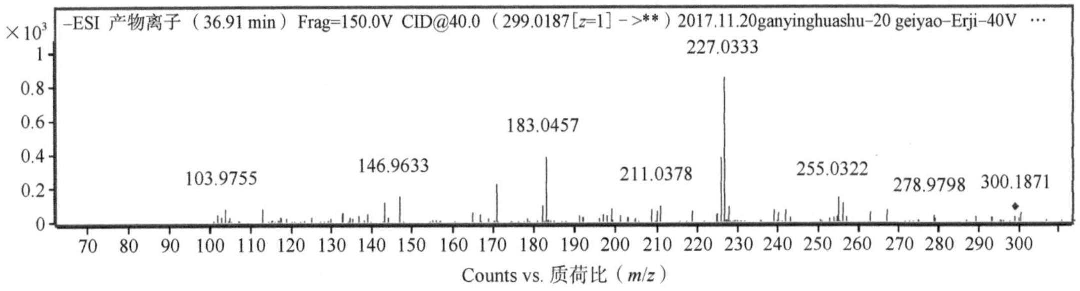

图 10-2-46　28 号峰的二级质谱图

本研究在大鼠体内肝硬化动物模型成功建立的基础上，对基于肝硬化病理模型大鼠的复方木鸡颗粒入血成分进行分析研究。结合正、负离子两种模式下，在肝硬化模型大鼠含药血浆中共检测到 50 个差异色谱峰，发现了 16 个入血成分，包括 5 个原型成分和 11 个代谢产物。这些入血成分可能是复方木鸡颗粒发挥抗肝硬化药效的体内直接作用物质，为复方木鸡颗粒治疗肝硬化的药效物质研究提供了参考依据。

四、基于肝癌病理模型大鼠的复方木鸡颗粒体内化学谱的建立及入血成分分析

（一）实验材料

1. 主要仪器与设备

Agilent1290 高效液相色谱仪、Agilent-6550 四极杆飞行时间质谱仪（美国安捷伦科技有限公司）；Agilent1290 高效液相色谱仪（美国安捷伦科技有限公司）；HGA-10L 空气发生器、QF-3800 氮气吹干仪（北京汇龙昌海科贸有限公司）。

2. 药品与试剂

戊巴比妥钠（索莱宝生物科技有限公司）；复方木鸡颗粒浸膏（丹东药业集团有限公司）；甲醇、乙腈（质谱级，德国默克公司）。

3. 实验动物

建模成功的肝癌病理模型大鼠。

（二）方法与结果

1. 色谱条件

色谱柱：SB-C_{18} 色谱柱（4.6 mm×100 mm，2.7 μm）。流动相：0.1% 甲酸水（A）- 甲醇（B）。洗脱方式：梯度洗脱。流动相梯度洗脱条件见表 10-1-1。柱温：30℃。流速：0.4 ml/min。进样量：1.0 μl。

2. 一级质谱条件

离子源：电喷雾离子源（Dual AJS ESI），扫描方式：正 / 负离子模式检测，干燥气体流速（drying gas flow）为 11 L/min，干燥气体温度（drying gas temp）为 280℃，毛细管电压

（vcap）为 4000 V（正）/3500 V（负），雾化器压力（nebulizer pressure）为 50 psig，鞘气温度为 350℃，鞘气流速为 11 L/min。碎裂电压（fragmentor）为 150V，OCT IRF Vpp 为 750 V，采集速率为 2.0 Spectra/s，质量扫描范围 *m/z* 50 ～ 1500。

3. 二级质谱条件

二级质谱碰撞电压为 40 eV。数据的采集和处理采用 Agilent Analysis 软件 B.04.00（Agilent Technologies，USA），分子式和元素组成预测采用 Formula Predictor 和 Accurate MaSSCalculator。

4. 灌胃用溶液的制备

同本章“复方木鸡颗粒血浆样品制备方法的构建”中的灌胃用溶液②的制备方法制备。

5. 给药方案及血样采集

取肝癌病理模型大鼠 12 只，随机分为对照组和给药组，每组 6 只。给药组按体重给予上述制备好的灌胃用复方木鸡颗粒溶液，连续 5 天，每天 2 次，空白组灌胃给予相同体积的三级水。末次给药前 12 h 禁食不禁水，末次给药 90 min 后，应用 1% 戊巴比妥钠溶液麻醉，用装有抗凝剂肝素钠的采血管肝门静脉取血，轻晃，4℃静置 30 min，于 3500 r/min 离心 10 min，取上清液，置于 –80℃冰箱保存，备用。

6. 空白血浆及含药血浆样品的处理

取肝癌病理模型大鼠的对照血浆和含药血浆各 300 μl，加入冰甲醇 1.2 ml，涡旋 2 min，于 4℃，12000 r/min 离心 10 min，取上清液，氮气吹干，加入 100 μl 50% 冰甲醇复溶，涡旋 2 min，再于 4℃，12000 r/min 离心 10 min，取上清液，即得空白血浆和含药血浆的供试品溶液。

7. 入血成分分析

在不同的离子检测模式下，分别将给药后含药血浆图谱与空白血浆图谱进行比对，分析发现复方木鸡颗粒灌胃后在大鼠体内出现的入血成分，再将含药血浆图谱与复方体外图谱比对，分析哪些为原型成分，哪些为代谢产物。

8. 正离子模式下复方木鸡颗粒的入血成分分析

通过比对含药血浆及空白血浆图谱，发现有 19 个色谱峰在含药血浆图谱中多出。将这 19 个差异色谱峰与复方体外图谱比对，有 7 个差异色谱峰在复方体外图谱中能被检测到。故可以推测，这 7 个差异色谱峰所对应的化学成分为原型成分入血，其余 12 个差异色谱峰所对应的化学成分为代谢产物入血。含药血浆的总离子流图见图 10-2-47，空白血浆的总离子流图见图 10-2-48，具体数据见表 10-2-14。

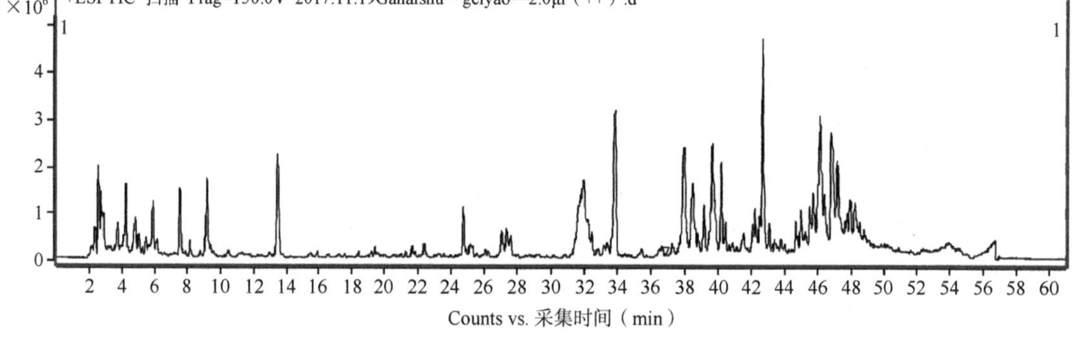

图 10-2-47 复方木鸡颗粒肝癌模型大鼠含药血浆的总离子流图

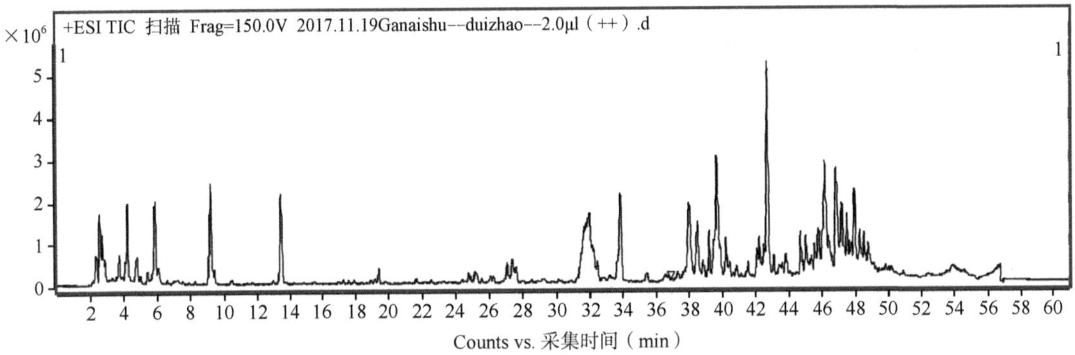

图 10-2-48　复方木鸡颗粒肝癌模型大鼠空白血浆的总离子流图

表 10-2-14　复方木鸡颗粒肝癌模型大鼠入血成分分析

峰号	T_R（min）	准分子离子 MS（*m/z*）	来源	峰号	T_R（min）	准分子离子 MS（*m/z*）	来源
1	4.062	259.0785	原型成分	11	11.644	301.1516	代谢产物
2	5.010	191.1177	原型成分	12	12.464	217.0951	代谢产物
3	5.242	285.1572	原型成分	13	15.936	263.1748	代谢产物
4	6.185	265.1908	原型成分	14	17.177	176.0315	代谢产物
5	6.780	275.1095	原型成分	15	19.559	285.1569	代谢产物
6	7.599	249.1963	原型成分	16	20.080	233.1258	代谢产物
7	8.203	247.1805	原型成分	17	20.552	285.1569	代谢产物
8	9.625	192.0265	代谢产物	18	22.405	529.0577	代谢产物
9	10.089	349.9905	代谢产物	19	25.341	483.0891	代谢产物
10	11.329	279.0470	代谢产物				

（1）原型入血成分分析　2 号峰（5.010 min，*m/z* 191.1177）推测其可能为金雀花碱，推测过程同本章第一节所述的 2 号峰的推测过程。该峰的二级质谱图见图 10-2-49。

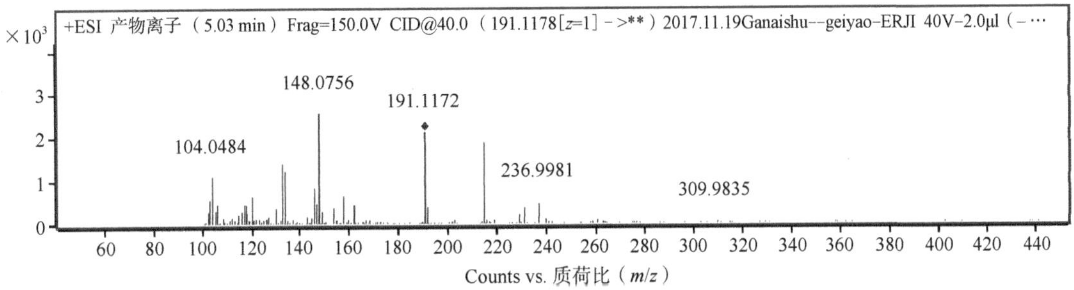

图 10-2-49　2 号峰的二级质谱图

4 号峰（6.185 min，*m/z* 265.1908）推测其可能为某种苦参碱类化合物，推测过程同本章第一节所述的 4 号峰的推测过程。该峰的二级质谱图见图 10-2-50。

6 号峰（7.599 min，*m/z* 249.1963）确定其为苦参碱，确定过程同本章第一节所述的 6 号峰的确定过程。该峰的二级质谱图见图 10-2-51。

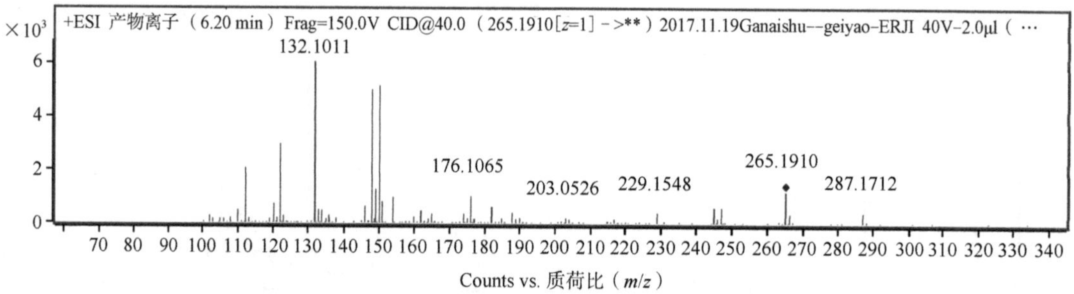

图 10-2-50　4 号峰的二级质谱图

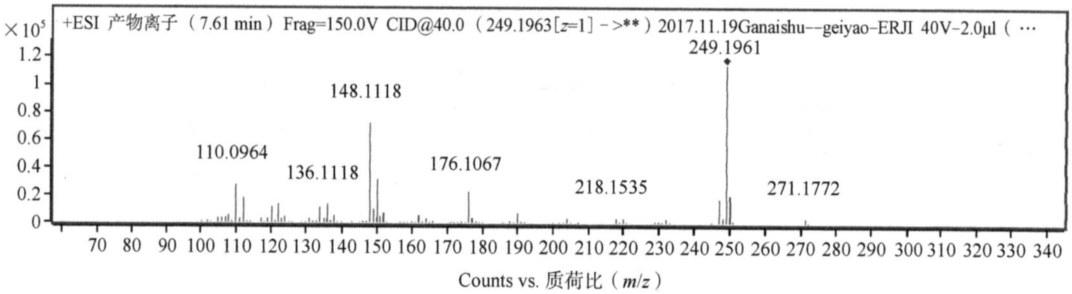

图 10-2-51　6 号峰的二级质谱图

7 号峰（8.203 min，*m/z* 247.1805）确定其为槐果碱，确定过程同本章第一节所述的 7 号峰的确定过程。该峰的二级质谱图见图 10-2-52。

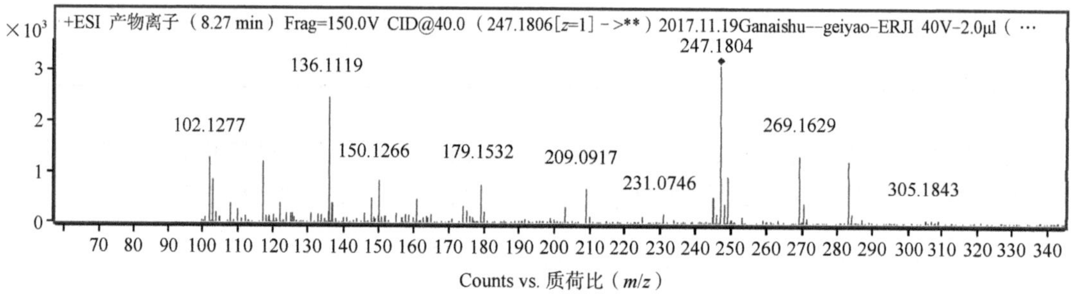

图 10-2-52　7 号峰的二级质谱图

（2）**代谢产物分析**　10 号峰（11.329 min，*m/z* 279.0470）推测其可能为氧化槐果碱的羟基化代谢产物，推测过程同本章第一节所述的 10 号峰的推测过程。该峰的二级质谱图见图 10-2-53。

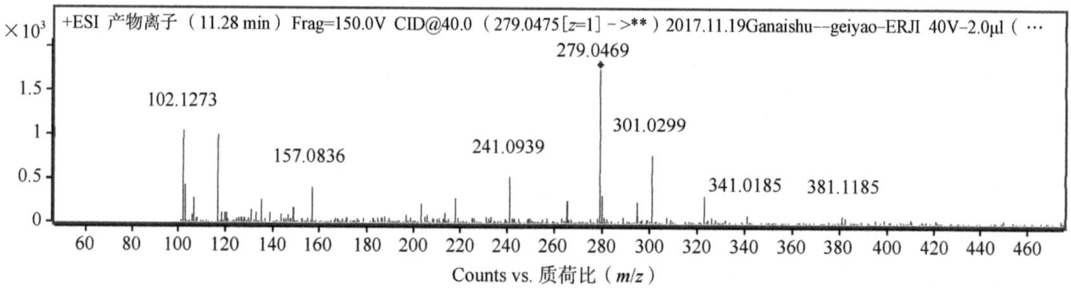

图 10-2-53　10 号峰的二级质谱图

13 号峰（15.936 min，*m/z* 263.1748）推测其可能为槐果碱的羟基化代谢产物，推测过程同本章第一节所述的 13 号峰的推测过程。该峰的二级质谱图见图 10-2-54。

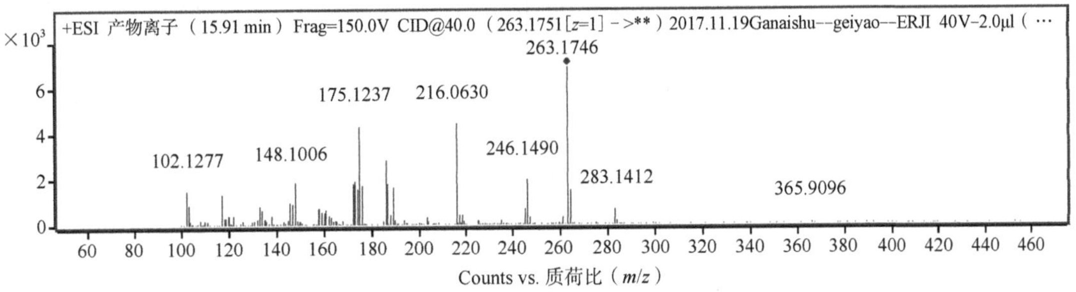

图 10-2-54　13 号峰的二级质谱图

9. 负离子模式下复方木鸡颗粒的入血成分分析

通过比对含药血浆及空白血浆图谱，发现有 27 个色谱峰在含药血浆图谱中多出。将这 27 个差异色谱峰与复方体外图谱比对，有 6 个差异色谱峰在复方体外图谱中能被检测到。故可以推测，这 6 个差异色谱峰所对应的化学成分为原型成分入血，其余 21 个差异色谱峰所对应的化学成分为代谢产物入血。含药血浆的总离子流图见图 10-2-55，空白血浆的总离子流图见图 10-2-56，具体数据见表 10-2-15。

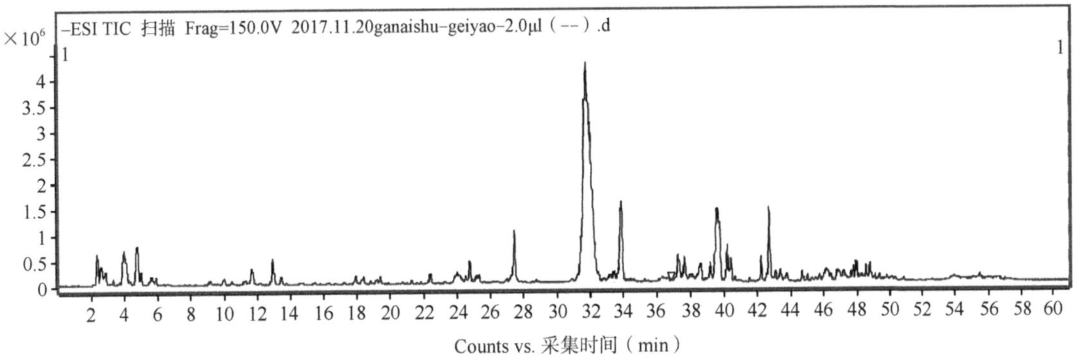

图 10-2-55　复方木鸡颗粒肝癌模型大鼠含药血浆的总离子流图

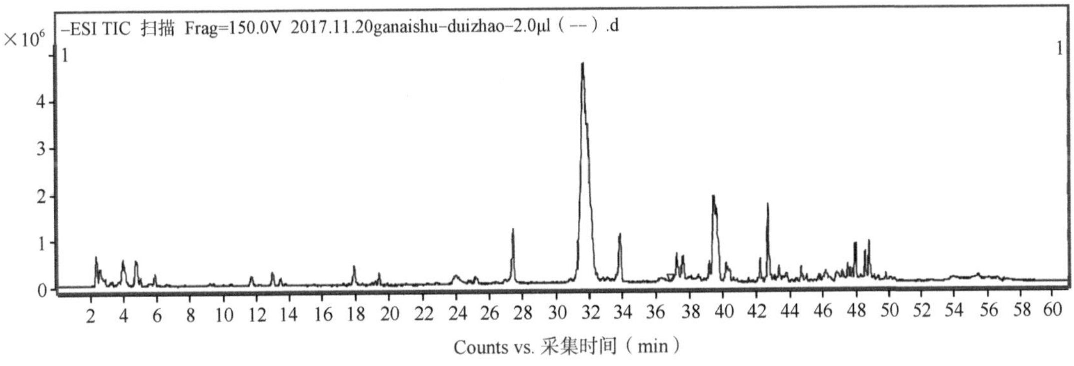

图 10-2-56　复方木鸡颗粒肝癌模型大鼠空白血浆的总离子流图

表 10-2-15 复方木鸡颗粒肝癌模型大鼠入血成分分析

峰号	T_R（min）	准分子离子 MS（*m/z*）	来源	峰号	T_R（min）	准分子离子 MS（*m/z*）	来源
1	4.360	188.0016	代谢产物	15	20.745	163.0388	代谢产物
2	5.211	285.0604	代谢产物	16	21.862	173.0803	原型成分
3	8.338	204.9805	代谢产物	17	22.383	505.0610	代谢产物
4	9.182	301.0561	代谢产物	18	23.789	137.0232	代谢产物
5	9.628	168.0289	代谢产物	19	24.492	585.1635	代谢产物
6	10.067	188.9855	代谢产物	20	24.765	187.0966	原型成分
7	11.316	255.0503	原型成分	21	25.336	459.0925	代谢产物
8	11.465	203.9967	代谢产物	22	26.171	279.0652	代谢产物
9	12.135	246.9909	代谢产物	23	27.867	329.0289	原型成分
10	14.773	257.0120	代谢产物	24	28.123	321.0756	代谢产物
11	16.328	242.9958	代谢产物	25	28.752	263.0704	代谢产物
12	16.758	273.0061	代谢产物	26	34.630	307.0611	原型成分
13	18.768	261.0067	代谢产物	27	40.960	283.0242	原型成分
14	20.563	541.0276	代谢产物				

（1）**原型入血成分分析** 30 号峰（40.960 min，*m/z* 283.0242）推测其可能为大黄酸，推测过程同本章第一节所述的 30 号峰的推测过程。该峰的二级质谱图见图 10-2-57。

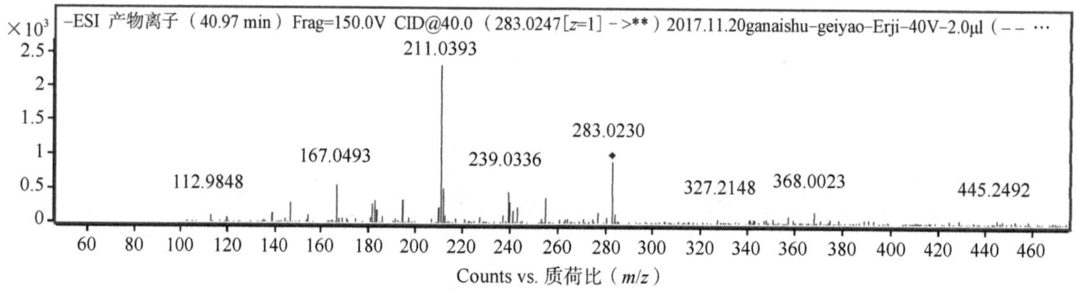

图 10-2-57 30 号峰的二级质谱图

（2）**代谢产物分析** 3 号峰（8.338 min，*m/z* 204.9805）推测其可能为焦性没食子酸的硫酸化代谢产物，焦性没食子酸硫酸酯，推测过程同本章第一节所述的 3 号峰的推测过程。该峰的二级质谱图见图 10-2-58。

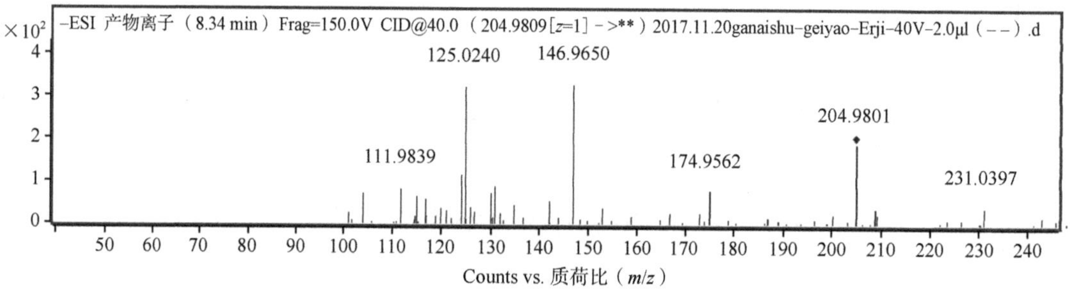

图 10-2-58 3 号峰的二级质谱图

6 号峰（10.067 min，*m/z* 188.9855）推测其可能为焦性没食子酸的去氧硫酸化代谢产物，推测过程同本章第一节所述的 6 号峰的推测过程。该峰的二级质谱图见图 10-2-59。

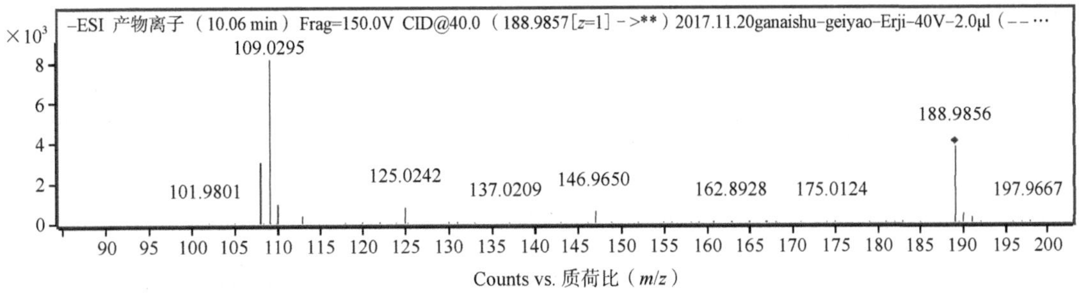

图 10-2-59　6 号峰的二级质谱图

11 号峰（16.328 min，*m/z* 242.9958）推测其可能为 m- 香豆酸或其同分异构体的硫酸化代谢产物，推测过程同本章第一节所述的 11 号峰的推测过程。该峰的二级质谱图见图 10-2-60。

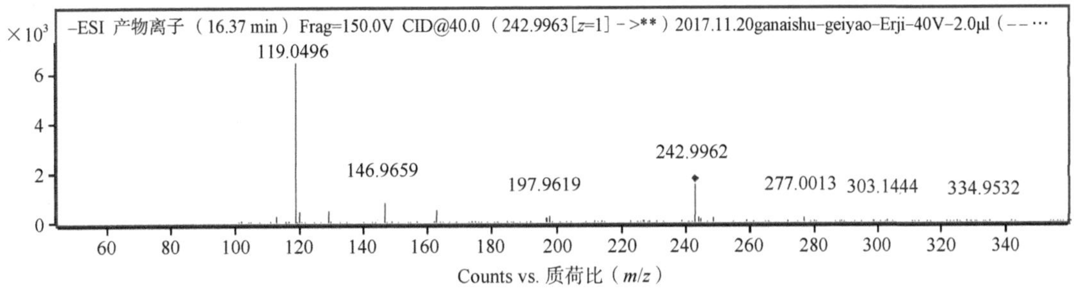

图 10-2-60　11 号峰的二级质谱图

12 号峰（16.758 min，*m/z* 273.0061）推测其可能为绿原酸的代谢产物阿魏酸或异阿魏酸的硫酸化产物，阿魏酸 -4-O- 硫酸酯或异阿魏酸 -3-O- 硫酸酯，推测过程同本章第一节所述的 12 号峰的推测过程。该峰的二级质谱图见图 10-2-61。

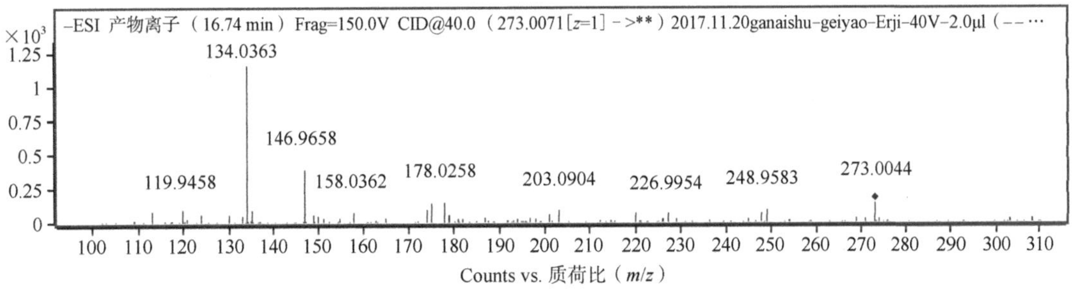

图 10-2-61　12 号峰的二级质谱图

14 号峰（20.563 min，*m/z* 541.0276）推测其可能为山柰酚的葡萄糖醛酸硫酸化产物，推测过程同本章第一节所述的 14 号峰的推测过程。该峰的二级质谱图见图 10-2-62。

15 号峰（20.745 min，*m/z* 163.0388）推测其可能为绿原酸的代谢产物 m- 香豆酸或其同分异构体，推测过程同本章第一节所述的 15 号峰的推测过程。该峰的二级质谱图见图 10-2-63。

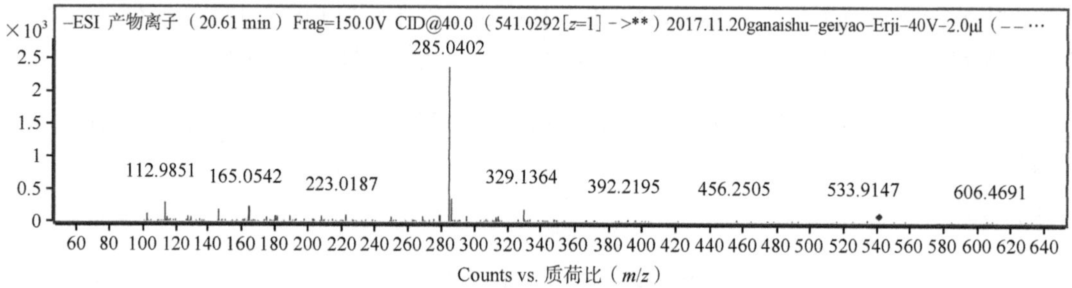

图 10-2-62 14 号峰的二级质谱图

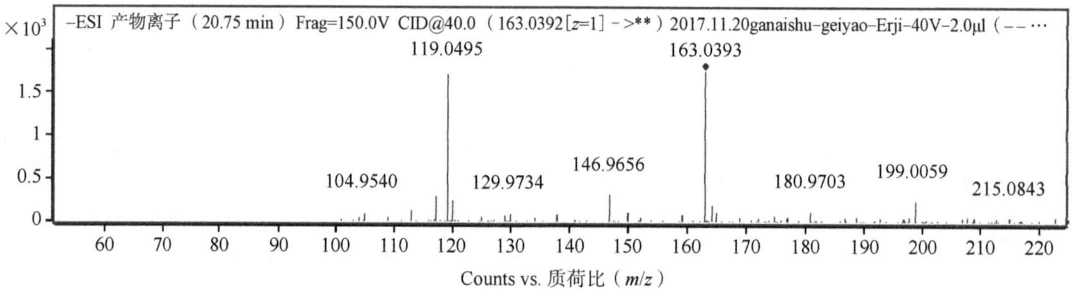

图 10-2-63 15 号峰的二级质谱图

17 号峰（22.383 min，*m/z* 505.0610）推测其可能为鞣花酸的代谢产物鞣花酸二甲醚葡萄糖醛酸，推测过程同本章第一节所述的 18 号峰的推测过程。该峰的二级质谱图见图 10-2-64。

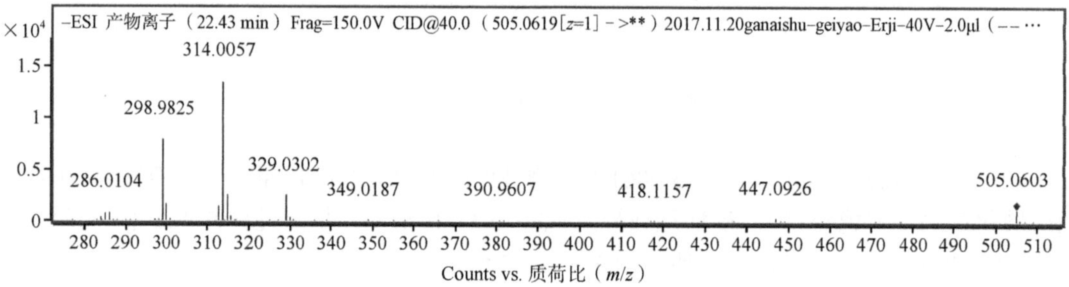

图 10-2-64 17 号峰的二级质谱图

18 号峰（23.789 min，*m/z* 137.0232）推测其可能为绿原酸的代谢产物对羟基苯甲酸，推测过程同本章第一节所述的 19 号峰的推测过程。该峰的二级质谱图见图 10-2-65。

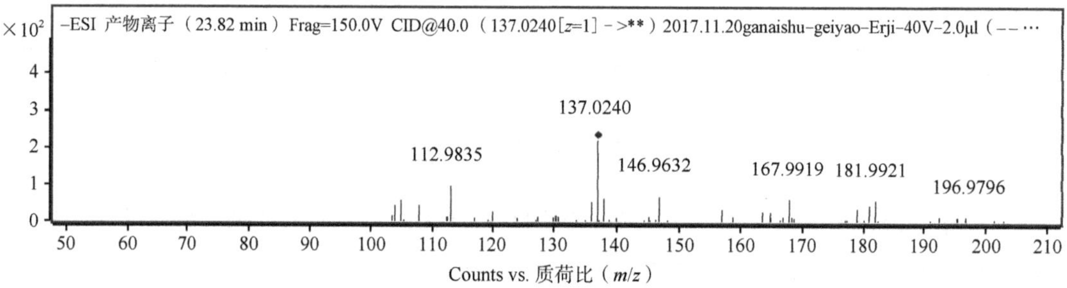

图 10-2-65 18 号峰的二级质谱图

本研究在大鼠体内肝癌动物模型成功建立的基础上，对基于肝癌病理模型大鼠的复方木鸡颗粒入血成分进行分析研究。结合正、负离子两种模式下，在肝癌模型大鼠含药血浆中共检测到46个差异色谱峰，其中发现了15个入血成分，包括5个原型成分和10个代谢产物。这些入血成分可能是复方木鸡颗粒发挥抗肝癌药效的体内直接作用物质，为复方木鸡颗粒治疗肝癌的药效物质研究提供了参考依据。

本章第一节研究已对基于生理状态下复方木鸡颗粒的入血成分进行了分析研究，但药物吸收会受到机体状态的影响而有或多或少的不同，可能体现在“质”或者是“量”上。因此，基于病理模型基础研究复方木鸡颗粒的入血成分有其必要性。复方木鸡颗粒临床具有抗肝炎、肝硬化、肝癌的作用，疗效显著。因此，本节研究针对复方木鸡颗粒的三种药理作用，以DEN为造模剂，构建大鼠体内肝炎、肝硬化、肝癌动物模型，以肝脏病理切片指标为主，其他指标辅助判断各个病理模型是否建立成功，从而在肝炎、肝硬化、肝癌病理模型成功建立的基础上，开展基于肝炎、肝硬化、肝癌病理状态下的复方木鸡颗粒入血成分分析研究。

本节研究同样采用UHPLC-Q-TOF-MS技术，运用已建立好的复方木鸡颗粒体内外化学成分谱构建条件，建立基于不同病理模型大鼠的复方木鸡颗粒体内含药血浆图谱和对照图谱。同样选用同组间各只大鼠的混合血样样本进行分析，以期减小动物个体间的差异。通过比对不同病理状态下的模型对照组大鼠与模型给药组大鼠含药血浆中化合物的差异，探究不同病理模型下复方木鸡颗粒成分的入血情况。综合正、负离子两种检测模式，在肝炎病理模型大鼠含药血浆中共检测到53个差异色谱峰；在肝硬化病理模型大鼠含药血浆中共检测到50个差异色谱峰；在肝癌病理模型大鼠含药血浆中共检测到46个差异色谱峰，发现了其中16个入血成分，确认了其中2个原型成分（苦参碱和槐果碱），推测了其中3个原型成分（金雀花碱、未知结构的苦参碱类化合物和大黄酸）及11个代谢产物。结果发现，复方木鸡颗粒灌胃给药病理大鼠后，有生物碱类、蒽醌类等原型成分及生物碱类、黄酮类、酚酸类、蒽醌类等相关的代谢产物，所涉及的代谢类型主要包括羟基化，葡萄糖醛酸化，硫酸化等。且在确认和推测出的16个入血成分中，除了大黄酸羟基化代谢产物在肝癌模型给药组中未检测到以外，其他成分在三种病理模型给药大鼠的含药血浆中均有，说明这些入血成分可能对肝炎、肝硬化、肝癌三种疾病均有治疗作用，可能是复方木鸡颗粒的药效物质。本节研究为复方木鸡颗粒基于病理状态下药效物质研究提供了前期基础。

第三节　生理、病理状态下复方木鸡颗粒入血成分差异分析

一、生理、病理状态下复方木鸡颗粒入血成分差异分析

（一）实验材料

1. 仪器与设备

Agilent1290高效液相色谱仪、Agilent-6550四极杆飞行时间质谱仪（美国安捷伦科技有限公司）、HGA-10 L空气发生器、QF-3800氮气吹干仪（北京汇龙昌海科贸有限公司）。

2. 药品与试剂

戊巴比妥钠（索莱宝生物科技有限公司）；复方木鸡颗粒浸膏（丹东药业集团有限公司）；甲醇、乙腈（质谱级，德国默克公司）。

3. 实验动物

健康 SD 大鼠，雄性，体重 200 g±20 g，购自辽宁长生生物技术有限公司，许可证号为 SCXK（辽）2015-0001。在自由摄食、饮水环境中适应 1 周后用于实验。建模成功的肝炎病理模型大鼠，建模成功的肝硬化病理模型大鼠，建模成功的肝癌病理模型大鼠。

4. 入血成分分析

在含药血浆质谱图中，提取初步明确的 16 个入血成分的质谱峰，以健康大鼠含药血浆质谱图中入血成分峰的丰度为基准，计算各病理模型大鼠含药血浆中入血成分峰的相对丰度变化率，以此考察不同病理状态下复方入血成分与生理状态下复方入血成分的吸收差异。

（二）方法与结果

1. 正离子模式下复方木鸡颗粒的入血成分分析

初步明确的 16 个入血成分峰在生理、病理状态下的质谱提取离子流图见图 10-3-1 ～图 10-3-16。

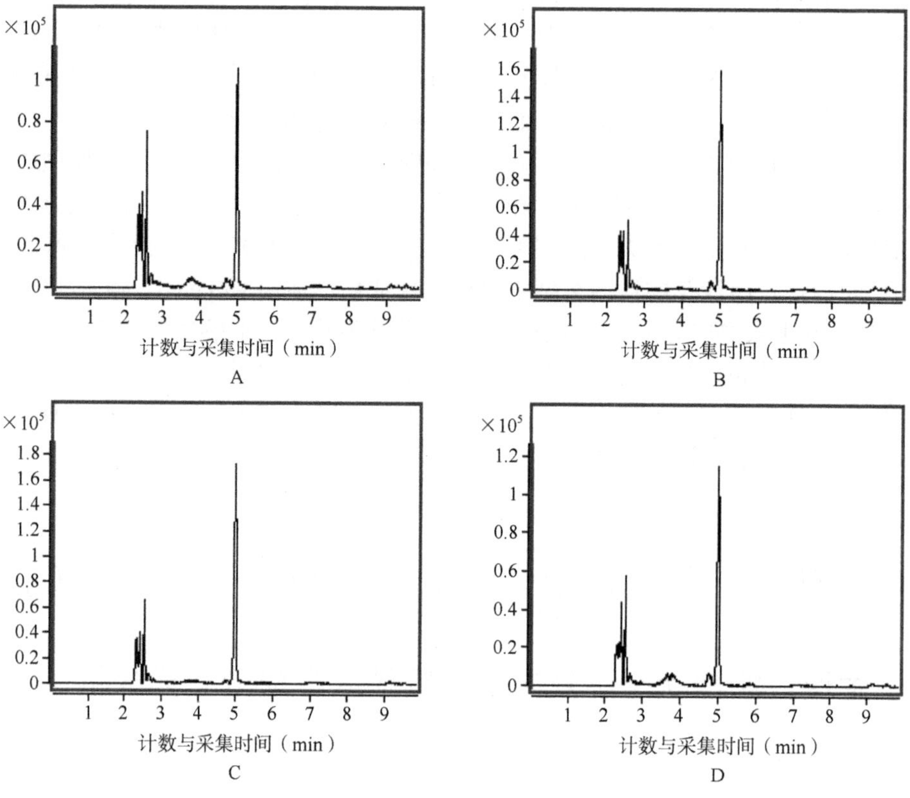

图 10-3-1　金雀花碱提取离子流图

A. 生理；B. 肝炎；C. 肝硬化；D. 肝癌

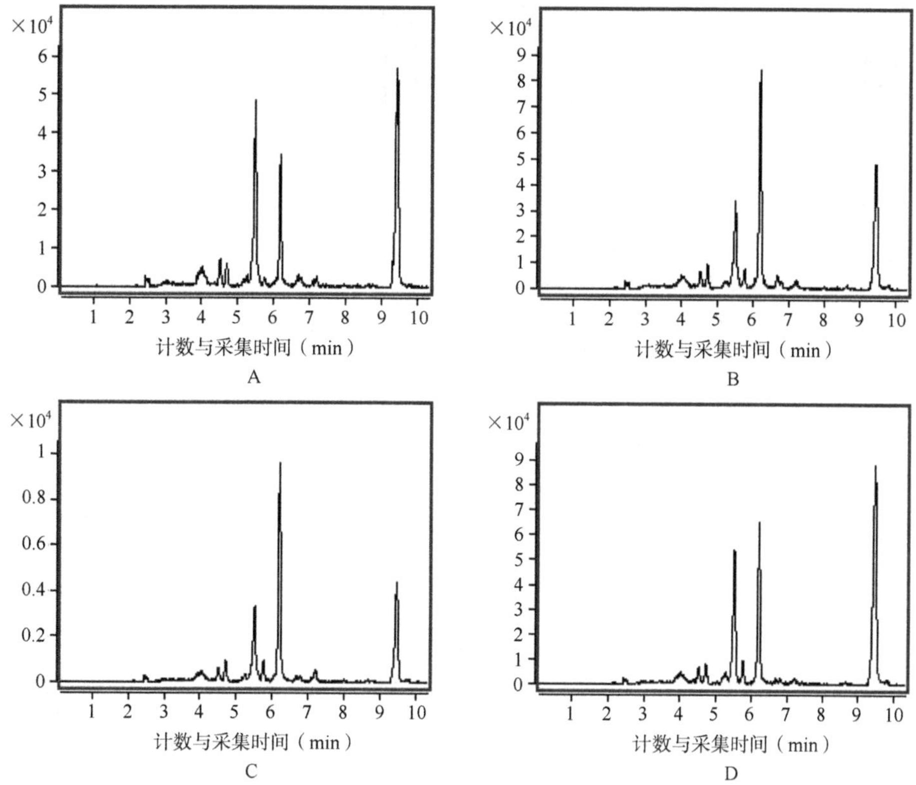

图 10-3-2 苦参碱类化合物提取离子流图

A. 生理；B. 肝炎；C. 肝硬化；D. 肝癌

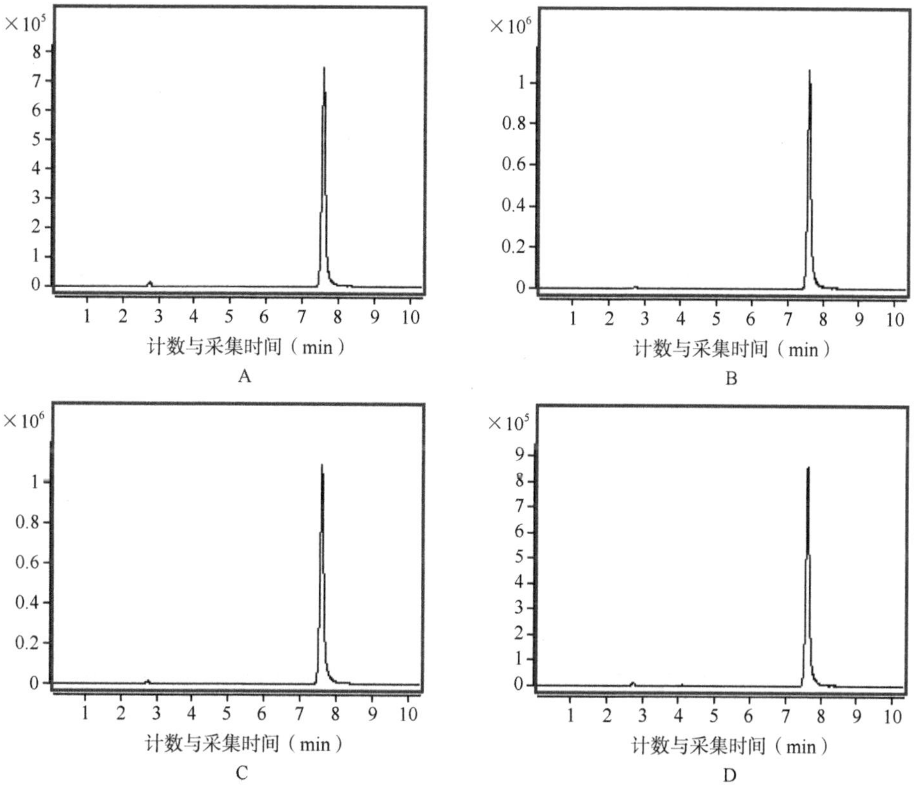

图 10-3-3 苦参碱提取离子流图

A. 生理；B. 肝炎；C. 肝硬化；D. 肝癌

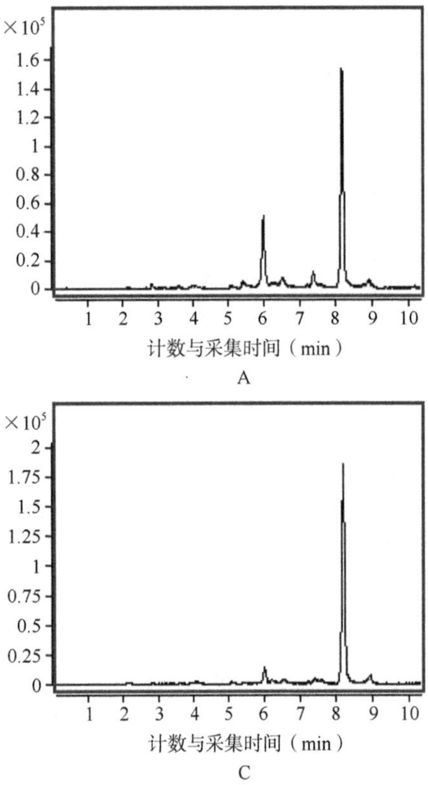

图 10-3-4　槐果碱提取离子流图

A. 生理；B. 肝炎；C. 肝硬化；D. 肝癌

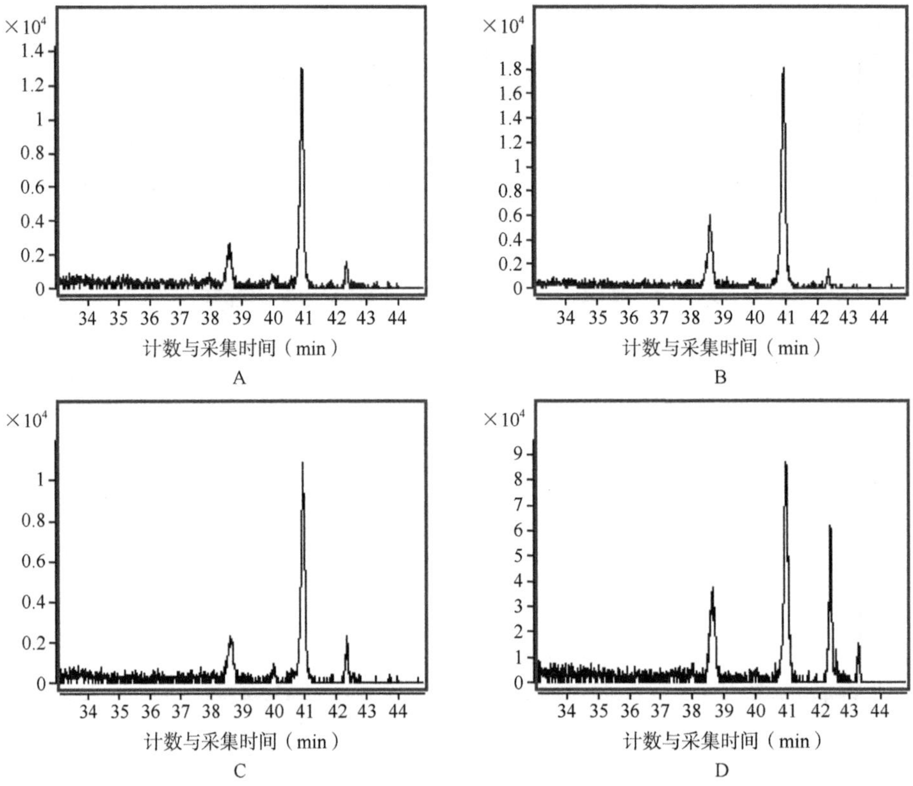

图 10-3-5　大黄酸提取离子流图

A. 生理；B. 肝炎；C. 肝硬化；D. 肝癌

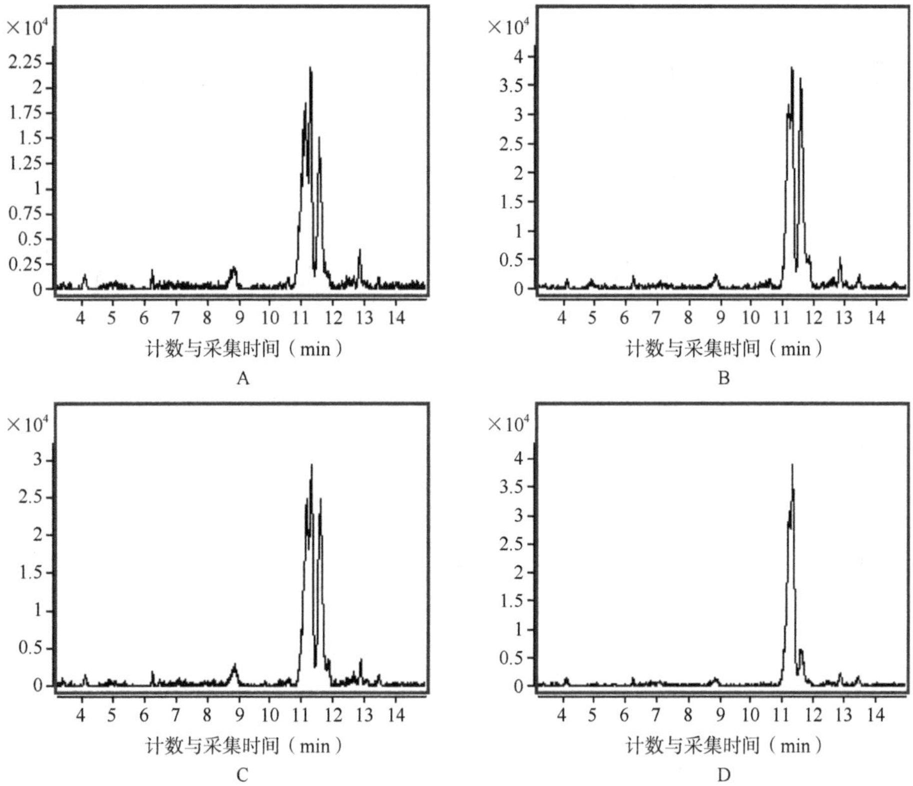

图 10-3-6　氧化槐果碱羟基化物提取离子流图

A. 生理；B. 肝炎；C. 肝硬化；D. 肝癌

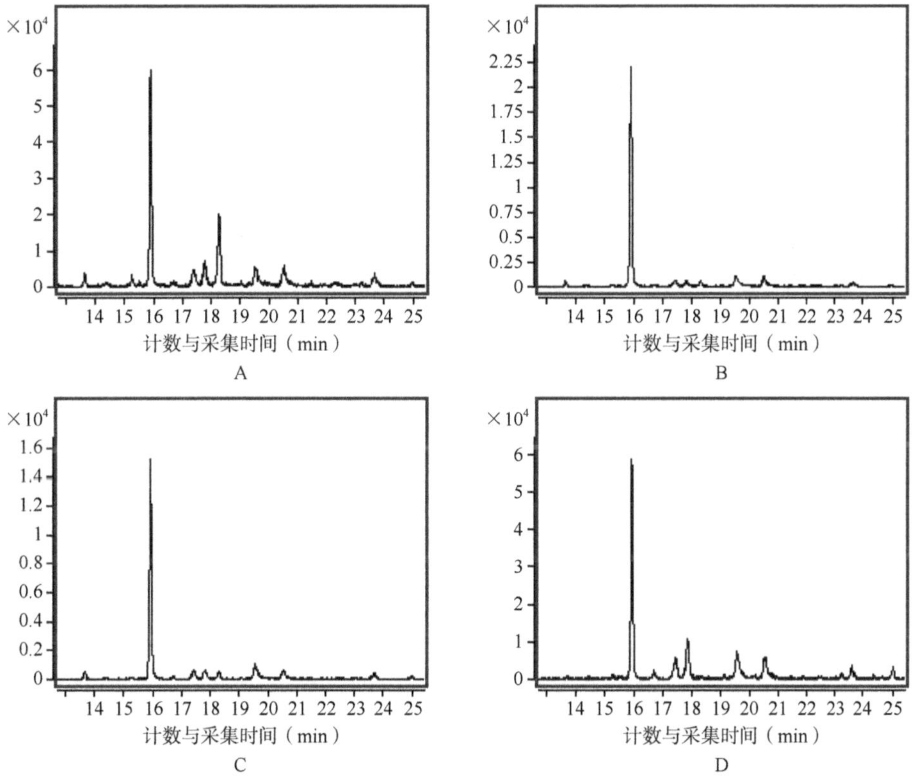

图 10-3-7　槐果碱羟基化物提取离子流图

A. 生理；B. 肝炎；C. 肝硬化；D. 肝癌

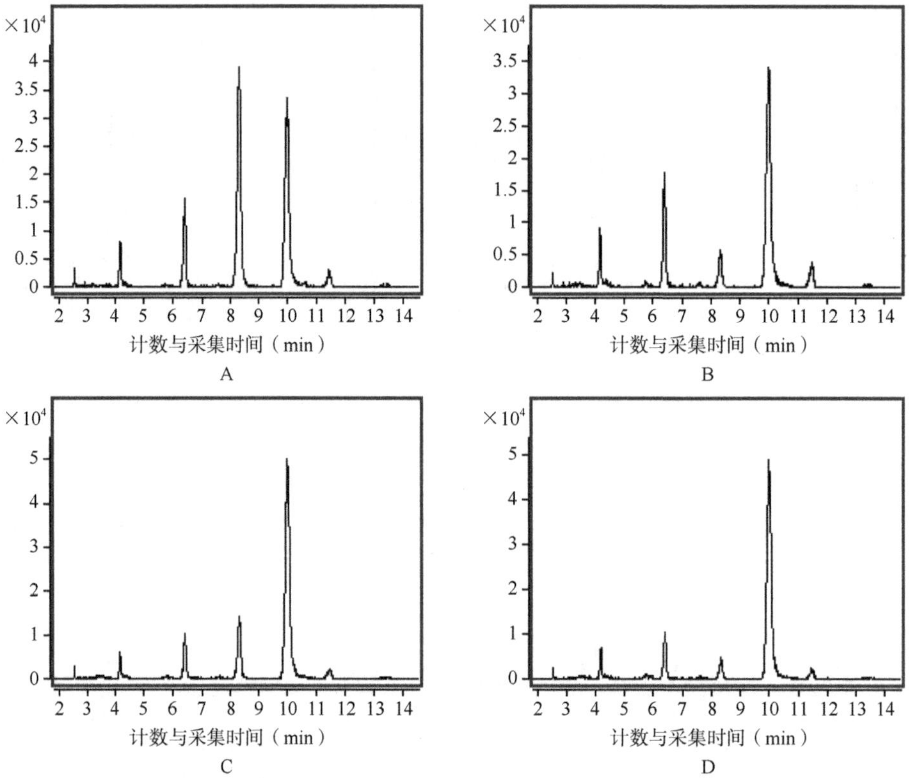

图 10-3-8　焦性没食子酸硫酸化物提取离子流图

A. 生理；B. 肝炎；C. 肝硬化；D. 肝癌

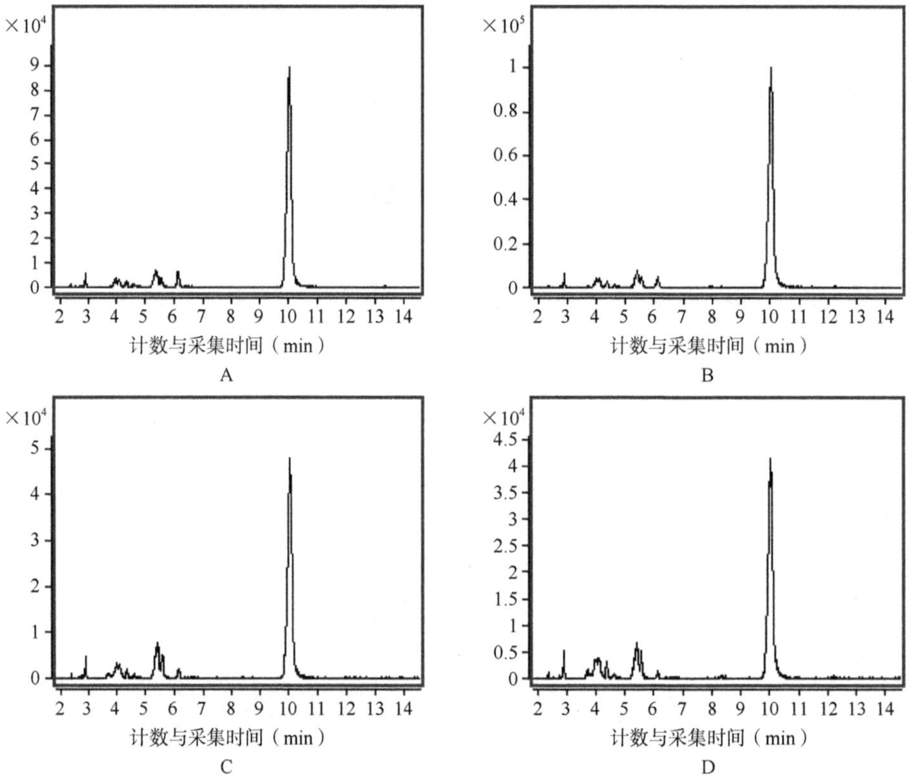

图 10-3-9　焦性没食子酸去氧硫酸化物提取离子流图

A. 生理；B. 肝炎；C. 肝硬化；D. 肝癌

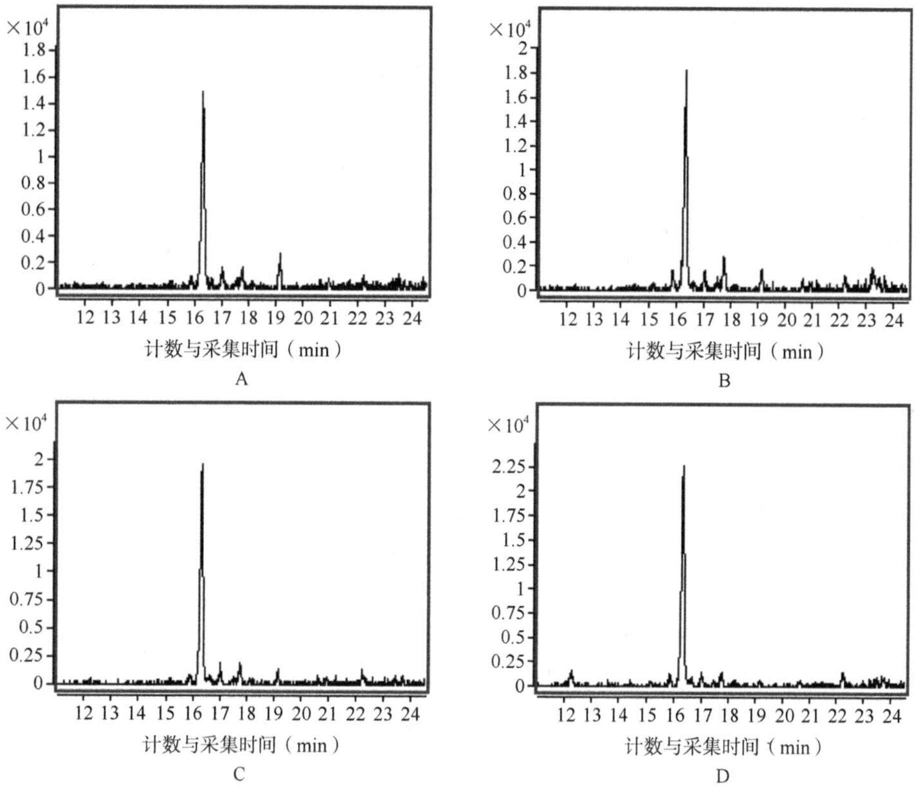

图 10-3-10　m- 香豆酸或其同分异构体的硫酸化物提取离子流图

A. 生理；B. 肝炎；C. 肝硬化；D. 肝癌

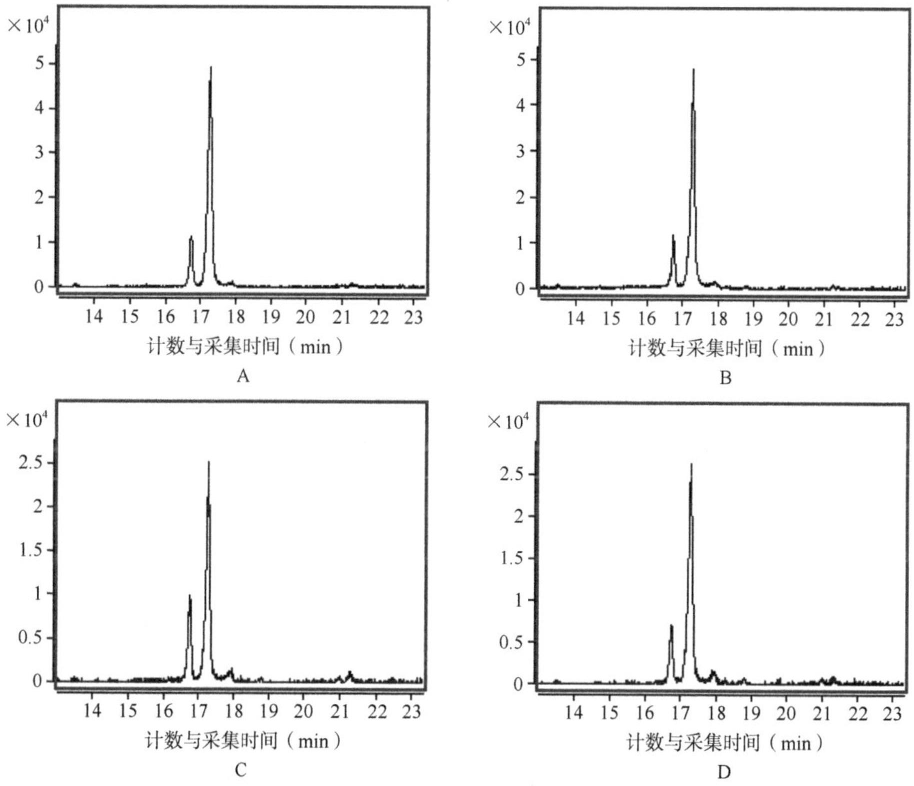

图 10-3-11　阿魏酸 -4-O- 硫酸酯或异阿魏酸 -3-O- 硫酸酯提取离子流图

A. 生理；B. 肝炎；C. 肝硬化；D. 肝癌

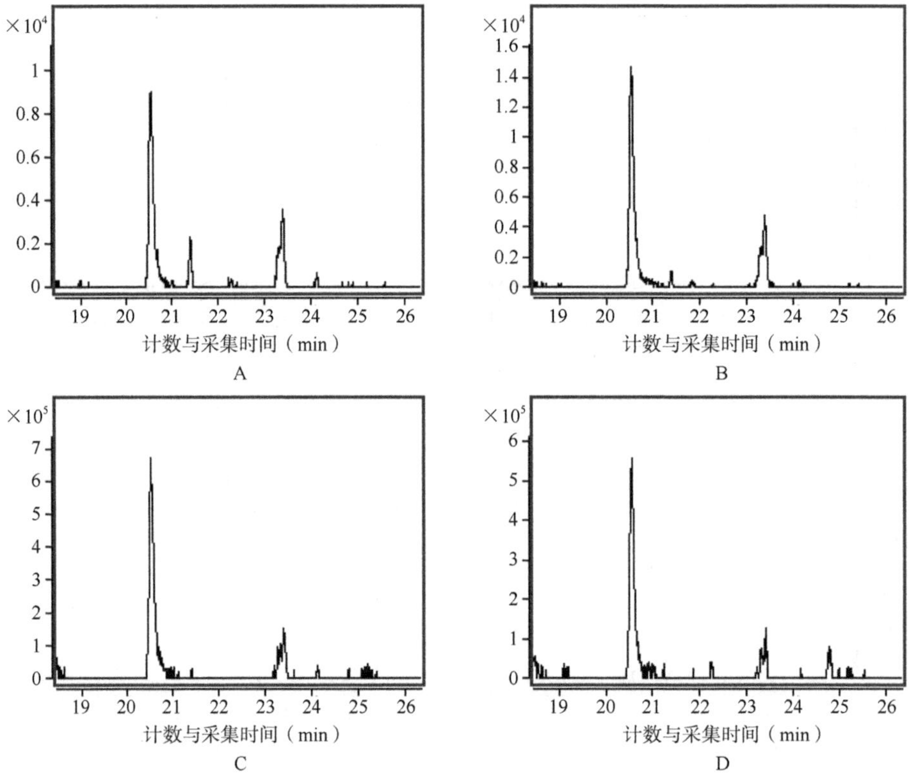

图 10-3-12　山柰酚葡萄糖醛酸硫酸化物提取离子流图

A. 生理；B. 肝炎；C. 肝硬化；D. 肝癌

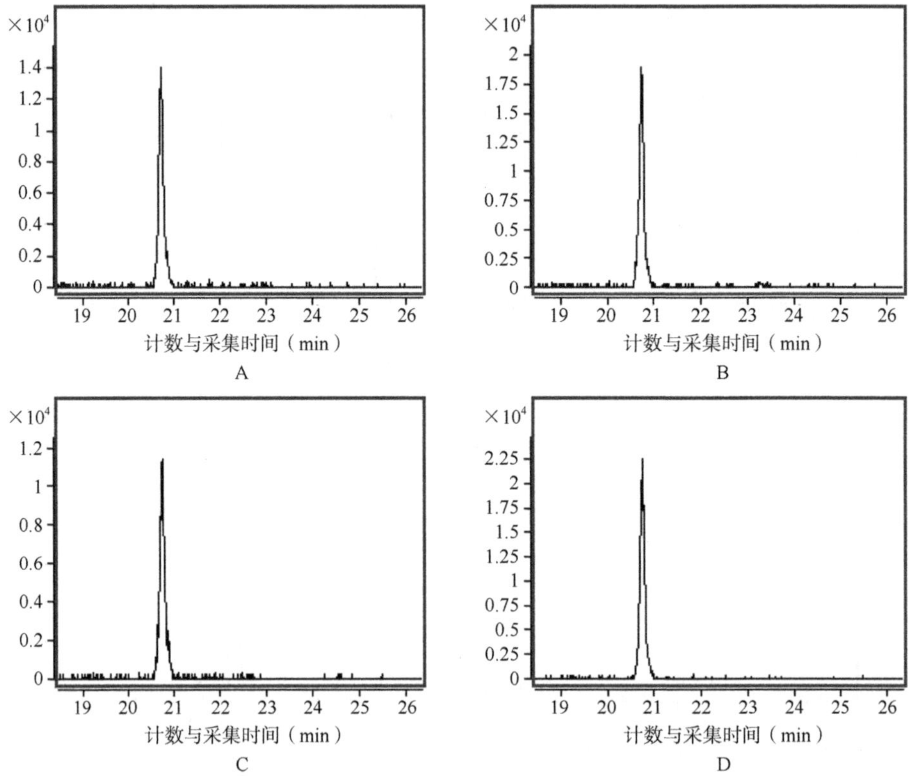

图 10-3-13　m- 香豆酸或其同分异构体提取离子流图

A. 生理；B. 肝炎；C. 肝硬化；D. 肝癌

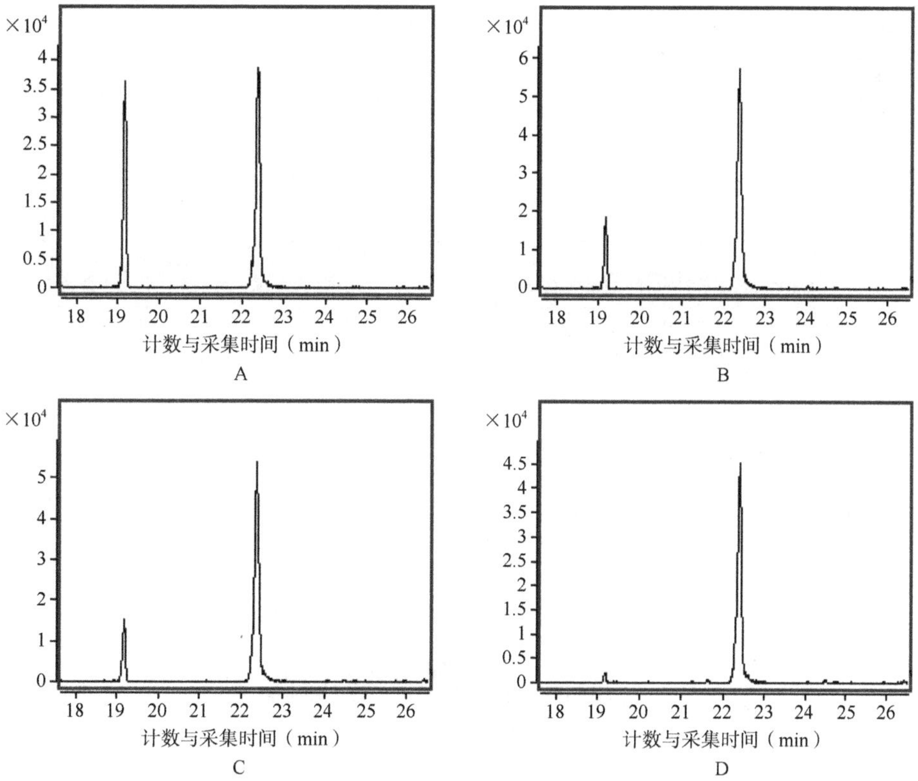

图 10-3-14　鞣花酸二甲醚葡萄糖醛酸提取离子流图

A. 生理；B. 肝炎；C. 肝硬化；D. 肝癌

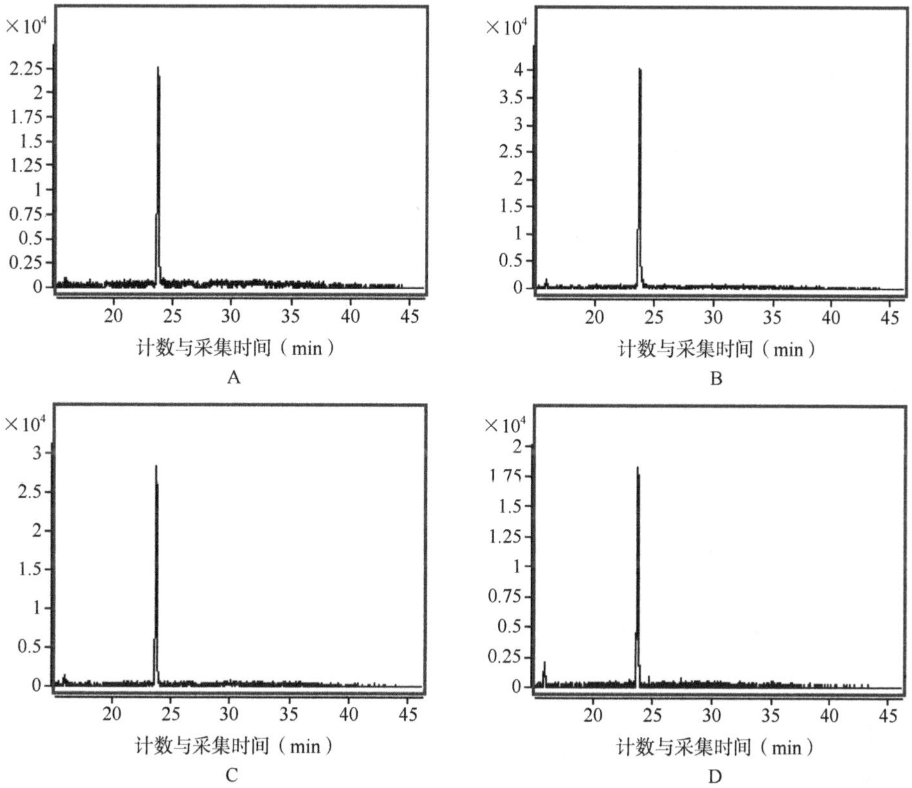

图 10-3-15　对羟基苯甲酸提取离子流图

A. 生理；B. 肝炎；C. 肝硬化；D. 肝癌

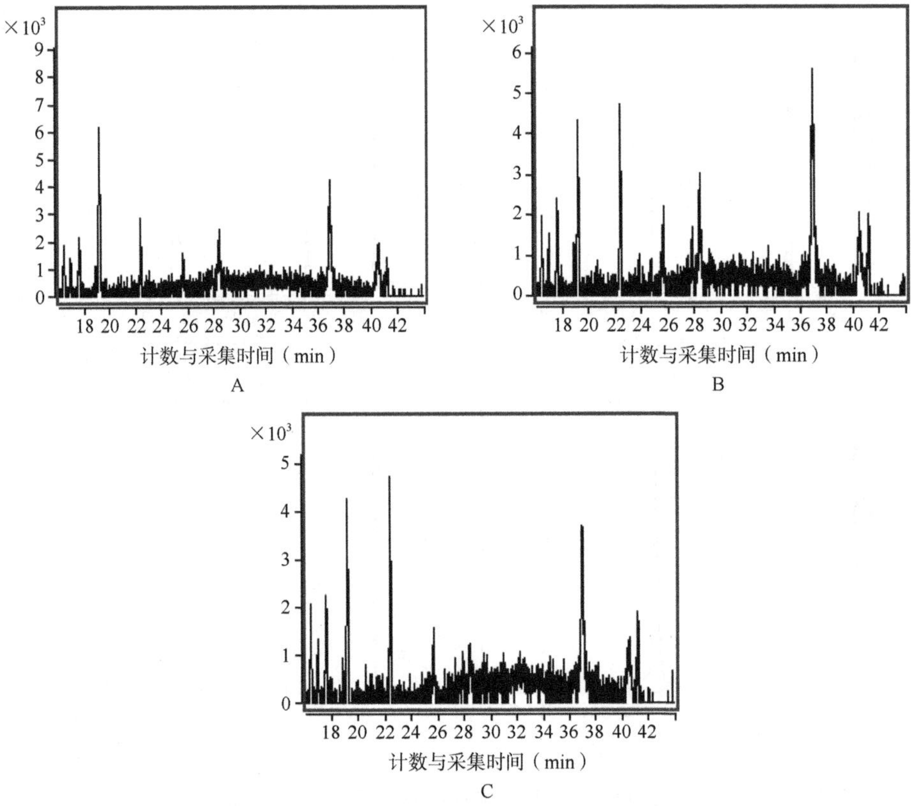

图 10-3-16 大黄酸羟基化物提取离子流图

A. 生理；B. 肝炎；C. 肝硬化

生理、病理状态下复方木鸡颗粒原型成分差异分析见表 10-3-1，代谢产物差异分析见表 10-3-2。

表 10-3-1 生理、病理状态下复方木鸡颗粒原型成分差异

原型成分	相对丰度变化（%）			
	生理	肝炎	肝硬化	肝癌
金雀花碱	1	+52	+64	+10
苦参碱类化物	1	+150	+179	+91
苦参碱	1	+40	+47	+13
槐果碱	1	+6	+19	+29
大黄酸	1	+38	–15	–35

表 10-3-2 生理、病理状态下复方木鸡颗粒代谢产物差异

代谢产物	相对丰度变化（%）			
	生理	肝炎	肝硬化	肝癌
氧化槐果碱羟基化物	1	+73	+34	+77
槐果碱羟基化物	1	+267	+153	–3
焦性没食子酸硫酸化物	1	–85	–64	–88

续表

代谢产物	相对丰度变化（%）			
	生理	肝炎	肝硬化	肝癌
焦性没食子酸去氧硫酸化物	1	+12	–46	–54
m- 香豆酸或其同分异构体的硫酸化物	1	+21	+30	+50
阿魏酸 -4-O- 硫酸酯或异阿魏酸 -3-O- 硫酸酯	1	+2	–15	–38
山柰酚葡萄糖醛酸硫酸化物	1	+67	–26	–38
m- 香豆酸或其同分异构体	1	+36	–18	+61
鞣花酸二甲醚葡萄糖醛酸	1	+48	+40	+17
对羟基苯甲酸	1	+80	+27	–19
大黄酸羟基化物	1	+33	–12	——

2. 生理、肝炎病理状态下复方木鸡颗粒入血成分差异

肝炎病理状态下与生理状态下比较，有 5 个原型成分和 10 个代谢产物在血中浓度增加，有 1 个代谢产物在血中浓度减少。吸收差异明显的成分有 12 个（相对丰度变化率达 30% 以上）。

3. 生理、肝硬化病理状态下复方木鸡颗粒入血成分差异

肝硬化病理状态下与生理状态下比较，有 4 个原型成分和 5 个代谢产物在血中浓度增加，1 个原型成分和 6 个代谢产物在血中浓度减少。吸收差异明显的成分有 9 个（相对丰度变化率达 30% 以上）。

4. 生理、肝癌病理状态下复方木鸡颗粒入血成分差异

肝癌病理状态下与生理状态下比较，有 1 个代谢产物大黄酸羟基化物在肝癌病理状态下未被检测到，其余共有入血成分中，有 4 个原型成分和 4 个代谢产物在血中浓度增加，1 个原型成分和 6 个代谢产物在血中浓度减少。吸收差异明显的成分有 9 个（相对丰度变化率达 30% 以上）。

肝炎病理和肝硬化病理状态下的入血成分与生理状态相比无绝对差异，即入血成分个数相同，肝癌病理状态下的入血成分与生理状态相比有绝对差异，即大黄酸的羟基化代谢产物在肝癌病理状态下未检测到。但三种病理状态与生理状态相比，对入血成分的吸收就整体而言，呈现相同的趋势，多数入血成分在病理模型大鼠血中的浓度增加，少数入血成分在病理模型大鼠血中的浓度减少，说明复方木鸡颗粒在病理模型大鼠体内的吸收要强于在健康大鼠体内的吸收，客观反映了生病才吃药的观念。

二、不同病理状态下复方木鸡颗粒入血成分差异分析

（一）方法

以肝炎模型大鼠含药血浆质谱图中入血成分峰的丰度为基准，计算肝硬化、肝癌病理模型大鼠含药血浆中入血成分峰的相对丰度变化率，以此考察不同病理状态下复方入血成分的吸收差异。

（二）结果

不同病理状态下复方木鸡颗粒原型成分差异分析见表 10-3-3，代谢产物差异分析见表 10-3-4。

表 10-3-3 不同病理状态下复方木鸡颗粒原型成分差异

原型成分	相对丰度变化（%）		
	肝炎	肝硬化	肝癌
金雀花碱	1	+8	–28
苦参碱类化合物	1	+12	–24
苦参碱	1	+5	–19
槐果碱	1	+12	+21
大黄酸	1	–39	–53

表 10-3-4 不同病理状态下复方木鸡颗粒代谢产物差异

代谢产物	相对丰度变化（%）		
	肝炎	肝硬化	肝癌
氧化槐果碱羟基化物	1	–22	+3
槐果碱羟基化物	1	–31	–74
焦性没食子酸硫酸化物	1	+146	–18
焦性没食子酸去氧硫酸化物	1	–52	–59
m- 香豆酸或其同分异构体的硫酸化物	1	+7	+24
阿魏酸 -4-O- 硫酸酯或异阿魏酸 -3-O- 硫酸酯	1	–16	–39
山柰酚葡萄糖醛酸硫酸化物	1	–55	–63
m- 香豆酸或其同分异构体	1	–39	+18
鞣花酸二甲醚葡萄糖醛酸	1	–5	–21
对羟基苯甲酸	1	–30	–55
大黄酸羟基化物	1	–34	—

1. 肝炎、肝硬化病理状态下复方木鸡颗粒代谢产物差异

肝硬化病理状态下与肝炎病理状态下比较，有 4 个原型成分和 2 个代谢产物在血中浓度增加，有 1 个原型成分和 9 个代谢产物在血中浓度减少。吸收差异明显的成分有 8 个（相对丰度变化率达 30% 以上）。

2. 肝炎、肝癌病理状态下复方木鸡颗粒代谢产物差异

肝癌病理状态下与肝炎病理状态下比较，有 1 个代谢产物大黄酸羟基化物在肝癌病理状态下未被检测到，其余共有入血成分中，有 1 个原型成分和 3 个代谢产物在血中浓度增加，4 个原型成分和 7 个代谢产物在血中浓度减少。吸收差异明显的成分有 6 个（相对丰度变化率达 30% 以上）。

3. 肝硬化、肝癌病理状态下复方木鸡颗粒代谢产物差异

肝癌病理状态下与肝硬化病理状态下比较，有 1 个代谢产物大黄酸羟基化物在肝癌病理状态下未被检测到，其余共有入血成分中有 1 个原型成分和 3 个代谢产物在血中浓度增加，4 个原型成分和 7 个代谢产物在血中浓度减少。

不同病理状态下的入血成分存在绝对差异，即大黄酸的羟基化代谢产物在肝癌病理状态下未检测。与肝炎病理状态相比，肝硬化和肝癌病理状态下入血成分在血中的浓度多数减少，少数增加；与肝硬化病理状态相比，肝癌病理状态下入血成分在血中的浓度多数减少，少数增加。总体上说明复方木鸡颗粒在不同病理模型大鼠体内的吸收有差异，有随肝损伤程度增加而减小的趋势，客观反映了随症施量的观念。

部分推测的原型成分和代谢产物的鉴定过程见图 10-3-17 ～图 10-3-21。

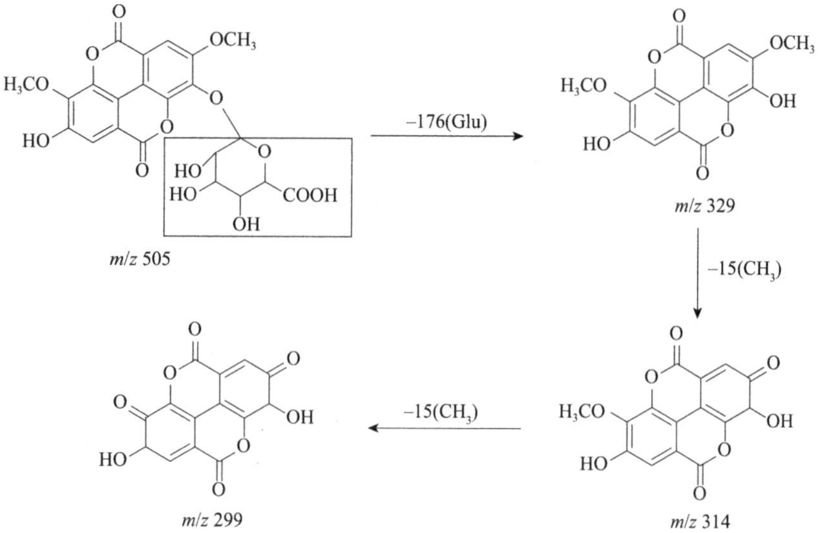

图 10-3-17　鞣花酸二甲醚葡萄糖醛酸可能的代谢过程

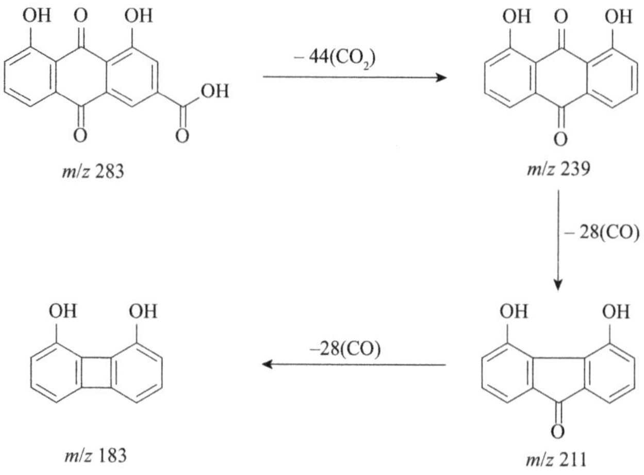

图 10-3-18　大黄酸可能的代谢过程

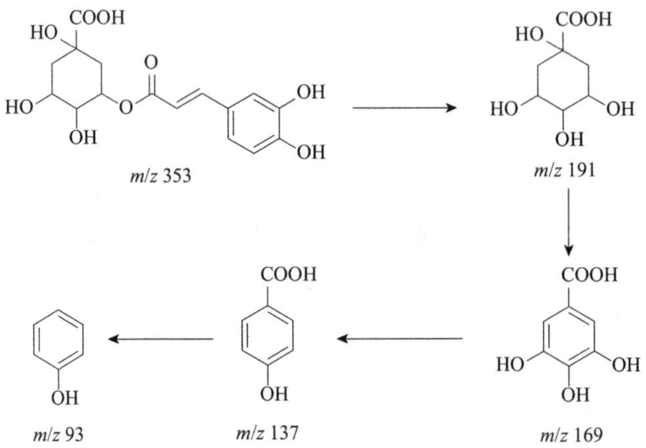

图 10-3-19　对羟基苯甲酸可能的代谢过程

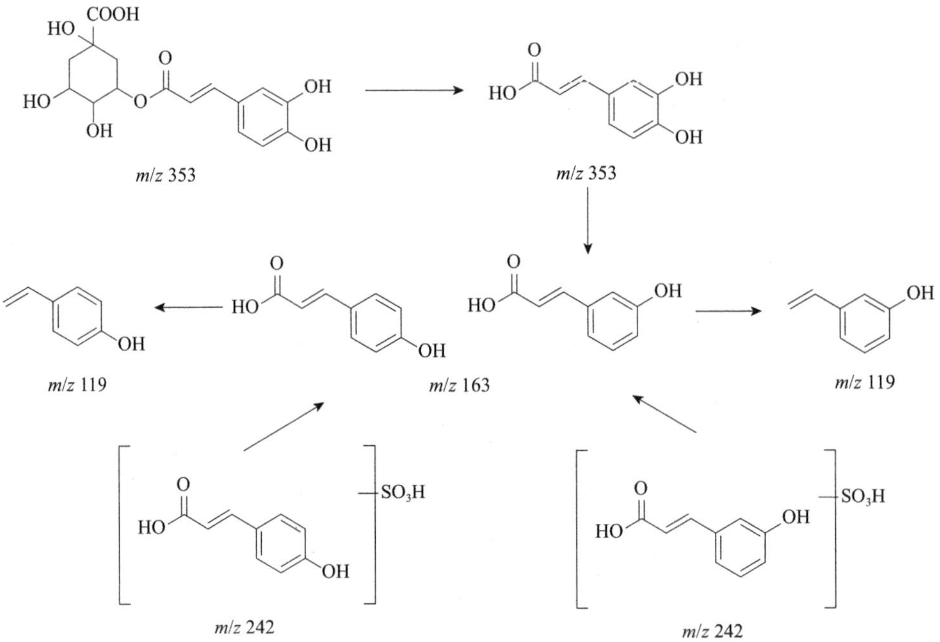

图 10-3-20　m- 香豆酸或其同分异构体及其硫酸化代谢产物可能的代谢过程

本研究基于初步明确的 16 个入血成分，通过对生理、病理状态下含药血浆质谱图比对，找出绝对差异入血成分，在共有入血成分中，以健康大鼠含药血浆质谱图中入血成分峰的丰度为基准，以相对丰度变化率为指标，对生理、病理状态下复方入血成分的吸收差异进行了分析；以肝炎模型大鼠含药血浆质谱图中入血成分峰的丰度为基准，以相对丰度变化率为指标，对不同病理状态下复方入血成分的吸收差异进行了分析。结果表明，不同机体状态下，复方木鸡颗粒在体内的吸收存在差异，从总体上可以看出，复方木鸡颗粒在病理模型大鼠体内的吸收要强于在健康大鼠体内的吸收，在不同病理模型大鼠体内的吸收有随肝损伤程度增加而减小的趋势，客观反映了生病才吃药及随症施量的观念，客观说明了药物治疗疾病确实存在“证 - 量”上的关系，该差异性的存在必定会影响复方木鸡颗粒的整体疗效，为其临床针对不同病证的深入研究提供参考依据。

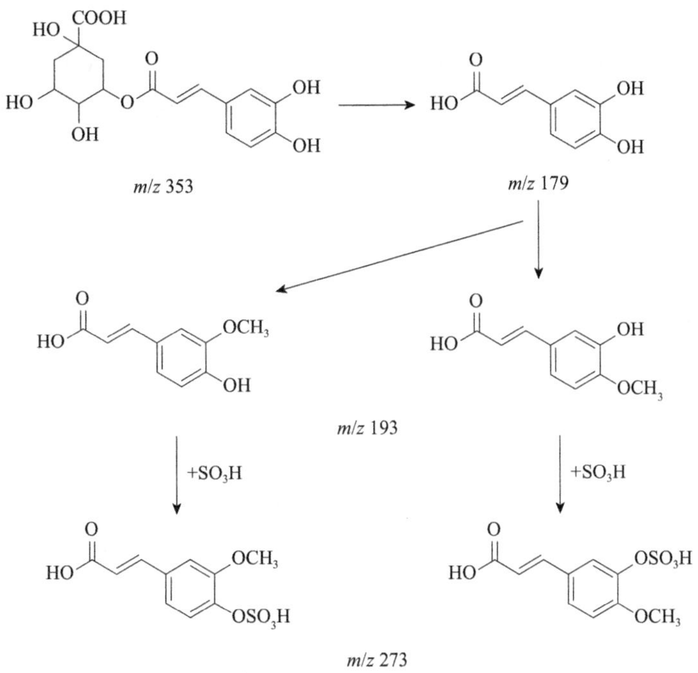

图 10-3-21　阿魏酸 -4-O- 硫酸酯或异阿魏酸 -3-O- 硫酸酯可能的代谢过程

第四节　研究小结

本章采用中药血清药物化学的研究手段，建立了复方木鸡颗粒血清药物化学研究方法，采用 UHPLC-Q-TOF-MS 技术，共对复方木鸡颗粒中的 31 个化学成分进行了初步解析，主要包括生物碱、黄酮、酚酸、蒽醌等类别的化合物。生理状态下发现了 16 个入血成分，其中原型成分有 5 个，代谢产物有 11 个，代谢产物主要来源于槐果碱、没食子酸、焦性没食子酸、绿原酸、鞣花酸等成分的代谢，包括槐果碱的羟基化物、焦性没食子酸硫酸酯、m- 香豆酸或其同分异构体、阿魏酸 -4-O- 硫酸酯或异阿魏酸 -3-O- 硫酸酯、对羟基苯甲酸、鞣花酸二甲醚葡萄糖醛酸等，所涉及的代谢类型主要包括羟基化、硫酸化、葡萄糖醛酸化等，为基于生理状态下复方木鸡颗粒入血的药效物质研究提供前期基础，为复方木鸡颗粒的质量控制研究及入血成分的分析研究提供了参考依据；对复方木鸡颗粒在生理状态下的入血成分及入血成分在体内的转化规律的探讨，为基于生理状态下复方木鸡颗粒入血的药效物质研究提供前期基础。

基于前期实验明确复方木鸡颗粒具有抗肝炎、抗肝硬化、抗肝癌作用的基础上，在肝炎病理状态下发现了 16 个入血成分，其中原型成分有 5 个，代谢产物有 11 个；肝硬化病理状态下发现了 16 个入血成分，其中原型成分有 5 个，代谢产物有 11 个；肝癌病理状态下发现了 15 个入血成分，其中原型成分有 5 个，代谢产物有 10 个，为基于病理状态下复方木鸡颗粒入血的药效物质研究提供前期基础。同时探讨了其在肝炎、肝硬化、肝癌病理状态下的入血成分及入血成分在体内的转化规律，为基于病理状态下复方木鸡颗粒入血的药效物质研究提供前期基础。

最后，本章通过对复方木鸡颗粒在生理及不同病理状态下大鼠体内的入血成分进行对比，在确认和推测的16个入血成分中，共有的有15个，差异的有1个即大黄酸的羟基化代谢产物，该代谢产物只在生理、肝炎病理、肝硬化病理状态下被检测到。且生理、病理状态下及不同病理状态下，入血成分的吸收均有差异，为复方木鸡颗粒临床针对不同病证的深入研究提供参考依据。本章探讨了生理、病理状态下及不同病理状态下复方木鸡颗粒在体内的吸收差异，为其临床针对不同病证的深入研究提供参考依据。

参考文献

常伟，张稳稳，李培培，等，2017. 二乙基亚硝胺联合四氯化碳诱导原发性肝癌小鼠模型的方法 [J]. 中国新药杂志，26（10）：1169-1173.

崔培珅，2013. 大黄蒽醌 ESI-ITMSn 质谱行为的量子化学辅助研究 [D]. 佳木斯：佳木斯大学 .

高茹，林以宁，梁鸽，等，2012. 绿原酸的吸收与代谢研究进展 [J]. 中国实验方剂学杂志，18（10）：316-319.

耿耘，肖秋元，李海霖，等，2011. 大承气汤血中移行成分的代谢分析 [J]. 中华中医药学刊，29（9）：1961-1962，2153.

李云，周明眉，邢丽娜，等，2015. 绿原酸的肠道菌群代谢研究进展 [J]. 中草药，46（4）：610-614.

梁静，徐风，尚明英，等，2013. 赤芍化学成分没食子酸丙酯在大鼠体内的代谢研究 [J]. 中国中药杂志，38（22）：3970-3976.

马飞祥，薛培凤，王媛媛，等，2017. 中药血清药物化学研究进展 [J]. 中国中药杂志，42（7）：1265-1270.

谭嘉鑫，游逾，曾林立，等，2015. 口服二乙基亚硝胺诱导建立同系小鼠肝硬化模型 [J]. 现代医药卫生，31（6）：812-814.

王喜军，张宁，孙晖，等，2004. 六味地黄丸的血清药物化学研究 [J]. 中国天然药物，2（4）：219-222.

王颖，王帅，包永睿，等，2017. 复方木鸡颗粒对 CCl4 诱导大鼠肝硬化的防治作用 [J]. 中成药，39（3）：597-601.

吴昊，刘斌，王伟，等，2009. 荷叶生物碱部位大鼠血中移行成分的初步研究 [J]. 中华中医药杂志，24（3）：324-326.

徐睿，李源，黄熙，等，2001. 中药方剂药动学研究中亟待解决的三大问题 [J]. 广东药学院学报，17（3）：206-208.

杨帅，2010. 清络方药效成分定性定量分析及血清药物化学初步研究 [D]. 北京：中国协和医科大学 .

张梁，徐德生，冯怡，2007. 芍药甘草复方大鼠血中移行组分归属分析研究 [J]. 中国中药杂志，32（17）：1789-1791.

郑阳阳，王帅，孟宪生，等，2016. 复方木鸡颗粒对小鼠慢性肝损伤的影响 [J]. 亚太传统医药，12（5）：13-16.

周陈杰，宫绪萌，蔡理全，等，2014. 改良的从肝硬化到产生肝癌的大鼠模型 [J]. 南方医科大学学报，34（4）：497-499.

DuPont M S，Day A J，Bennett R N，et al，2004. Absorption of kaempferol from endive，a source of kaempferol-3-glucuronide，in humans[J]. European Journal of Clinical Nutrition，58（6）：947-954.

Li W K，Sun Y K，Joseph J，et al，2003. P-hydroxybenzoic acid alkyl esters in Andrographis paniculata herbs，commercial extracts，and formulated products[J]. Journal of Agricultural and Food Chemistry，51（2）：524-529.

Ma J Y，Zhou X L，Fu J，et al，2016. In vivo metabolite profiling of a purified ellagitannin isolated from Polygonum capitatum in rats[J]. Molecules，21（9）：1110.

Pimpão R C，Dew T，Figueira M E，et al，2014. Urinary metabolite profiling identifies novel colonic metabolites and conjugates of phenolics in healthy volunteers[J]. Molecular Nutrition & Food Research，58（7）：1414-1425.

Wang J，Cao G X，Wang H，et al，2017. Characterization of isochlorogenic acid A metabolites in rats using high-performance liquid chromatography/quadrupole time-of-flight mass spectrometry[J]. Biomedical Chromatography，31（8）：e3927.

Xu Y，Mao X，Qin B Y，et al，2018. In vitro and in vivo metabolic activation of Rhein and characterization of glutathione conjugates derived from Rhein[J]. Chemico-Biological Interactions，283：1-9.

第十一章　复方木鸡颗粒 PK-PD 研究

引　言

随着现代医学的快速发展，对药物的研究已不再仅停留在疗效观察层面，而是深入到药物在体内的代谢过程、作用机制及与疗效之间的关联性等方面。中药复方化学成分复杂多样，通过药动学（PK）- 药效学（PD）研究，可以深入探究复方中各有效成分在体内的代谢过程、转化产物及与疗效之间的关系，为明确其药效物质基础，揭示其药效作用机制提供重要线索。

本章主要涉及复方木鸡颗粒在肝病的不同病理状态下的药动学、药效学及其相互关系的深入研究。通过这些研究，可以揭示中药复方药效物质基础，从而更加深入地解析复方木鸡颗粒的科学内涵，为进一步的应用与发展提供实验依据和理论支持。

第一节　基于生理状态下的复方市鸡颗粒药动学研究

一、实验材料

（一）仪器与设备

Agilent-1290 高效液相色谱仪（美国安捷伦科技有限公司）；ChemStation 工作站（美国安捷伦科技公司）；HC-2517 型高速离心机（科大创新股份有限公司）；HGA-10L 空气发生器、QF-3800 氮气吹干仪（北京汇龙昌海科贸有限公司）；–80℃低温冰箱（NEW BRUNSWICK SCIENTIFIC 公司）。

（二）药品与试剂

复方木鸡颗粒浸膏（丹东药业集团有限公司）；氧化槐果碱、槲皮素对照品（批号分别为：160507、150810，均购自成都普菲德生物技术有限公司）；异槲皮苷、香叶木素对照品

（批号分别为 wkq16040703、wkq16080501，均购自四川省维克奇生物科技有限公司）；甲醇、乙腈（高效液相色谱用，美国 TEDIA 公司）；甲酸（高效液相色谱用，天津市大茂化学试剂厂）；三级水（超纯水系统制备）。

（三）实验动物

清洁级 SD 大鼠，体重 200 g±20 g，雄性，购自辽宁长生生物技术有限公司，许可证号为 SCXK（辽）2015-0001。实验环境室温 20 ～ 25℃，相对湿度 55% ～ 65%。实验所使用动物研究部分严格遵照实验室动物保护指导原则进行，并已征得辽宁中医药大学动物实验伦理委员会同意，实验前禁食 12 h，其间自由饮水。

二、方法与结果

（一）色谱条件

Agilent-1290 系列的高效液相色谱仪，色谱柱为 Agilent 5 TC-C_{18}（250 mm×4.6 mm）；流动相为 0.1% 甲酸水（A）- 乙腈（B）进行梯度洗脱，洗脱流速为 1 ml/min，柱温 30℃，检测波长 254 nm，进样量 10 μl。梯度洗脱表如表 11-1-1 所示。

表 11-1-1　梯度洗脱表

时间（min）	流动相 A（%）	流动相 B（%）
0	97	3
10	97	3
40	80	20
60	57	43
73	19	81
75	0	100

（二）灌胃药液的制备

取复方木鸡颗浸膏适量，加水溶解，配置 10.8 g/kg 剂量（20 倍临床剂量）溶液，备用。

（三）系列标准溶液制备

分别取氧化槐果碱、异槲皮苷、槲皮素对照品适量，精密称定，置于 10 ml 量瓶，甲醇溶解并加至刻度线处，摇匀，得浓度分别为 0.40 mg/ml、0.30 mg/ml、0.2 mg/ml 的对照品储备液，置于 4℃冰箱保存。储备液采用倍数稀释法配制成 7 个浓度的系列对照品溶液，即得氧化槐果碱为（100 μg/ml、50 μg/ml、25 μg/ml、12.5 μg/ml、6.25 μg/ml、5 μg/ml、2.5 μg/ml）、异槲皮苷（30 μg/ml、15 μg/ml、7.5 μg/ml、3.75 μg/ml、1.875 μg/ml、0.9375 μg/ml、0.4688 μg/ml）、槲皮素（50 μg/ml、25 μg/ml、12.5 μg/ml、6.25 μg/ml、3.125 μg/ml、1.5625 μg/ml、0.78125 μg/ml）标准系列溶液，置于 4℃冰箱保存备用。

（四）内标物溶液的制备

取香叶木素对照品约 5.0 mg 置于 10 ml 容量瓶中，用甲醇溶解并定容至刻度，摇匀，即得浓度为 0.50 mg/ml 的内标物储备液。精密吸取储备液适量，用甲醇稀释成浓度为 10 μg/ml 的内标物溶液，置于 4℃冰箱冷藏保存备用。

（五）质控样品的制备

吸取 200 μl 空白血浆，分别加入 50 μl 工作溶液和 20 μl 内标物溶液按照生物样品处理方法，制备成低、中、高三种浓度的质控样品。氧化槐果碱血浆浓度分别为 12.500 μg/ml、3.125 μg/ml、0.781 μg/ml，异槲皮苷血浆浓度分别为 5.000 μg/ml、1.250 μg/ml、0.313 μg/ml，槲皮素血浆浓度分别为 6.250 μg/ml、1.563 μg/ml、0.391 μg/ml，置于 4℃冰箱冷藏保存备用。

（六）血浆样品的采集

取健康雄性 SD 大鼠 6 只，体重 200 g±20 g，实验前隔夜禁食时间为 12 h，自由饮水。按 20 倍临床给药剂量灌胃复方木鸡颗粒，分别在给药前和给药 0.083 h、0.25 h、0.5 h、0.75 h、1 h、1.5 h、2 h、3 h、4 h、6 h、8 h、12 h、24 h 后眼眶取血，置于肝素预处理过的 EP 管中，离心 10 min（3000 r/min），小心吸取上清液，置于 –80℃冰箱储存备用。

（七）血浆样品的处理

取上述大鼠血浆 200 μl，依次加入 20 μl 内标物溶液及 800 μl 预冷甲醇，涡旋振荡 2 min，混合均匀，12000 r/min 离心 10 min 沉淀蛋白，吸取上清液，氮气吹干，加入 50 μl 50% 乙腈水溶液溶解样品，涡旋振荡 2 min，12000 r/min 离心 10 min，吸取上清液 10 μl 进样分析。

（八）分析方法的确证

1. 方法的专属性

取空白血浆 200 μl，按本研究血浆样品的处理方法操作（不加内标物），得空白血浆色谱图（图 11-1-1A）；将一定浓度的氧化槐果碱、异槲皮苷、槲皮素对照品溶液和内标物溶液加入空白血浆，同法操作，得色谱图（图 11-1-1B）；取灌服复方木鸡颗粒浸膏后的大鼠血浆 200 μl，按本研究血浆样品的处理方法操作，得色谱图（图 11-1-1C）。结果表明，待测组分氧化槐果碱、异槲皮苷、槲皮素保留时间分别为 19.235 min、46.411 min、56.181 min，内标香叶木素保留时间在 60.90 min，测组分氧化槐果碱、异槲皮苷、槲皮素与内标物峰、大鼠血浆内源性物质均实现基线分离。

2. 检测限（LOD）和定量限（LOQ）考察

取已知浓度的氧化槐果碱、异槲皮苷、槲皮素标准溶液，将其无限稀释后，精密吸取稀释溶液 50 μl 至 200 μl 空白血浆中，按本研究血浆样品的处理方法进行预处理，配制待检测的样品溶液，进行分析测定，并根据测得结果调整待测样品浓度，使所测得的 S/N 均为 10，重复分析 5 次，经 HPLC 法测定，得到氧化槐果碱、异槲皮苷、槲皮素的 LOQ（S/N=10）分别为 0.65 μg/ml、0.15 μg/ml、3.082 μg/ml，LOD（S/N=3）分别为 0.18 μg/ml、0.05 μg/ml、0.95 μg/ml。

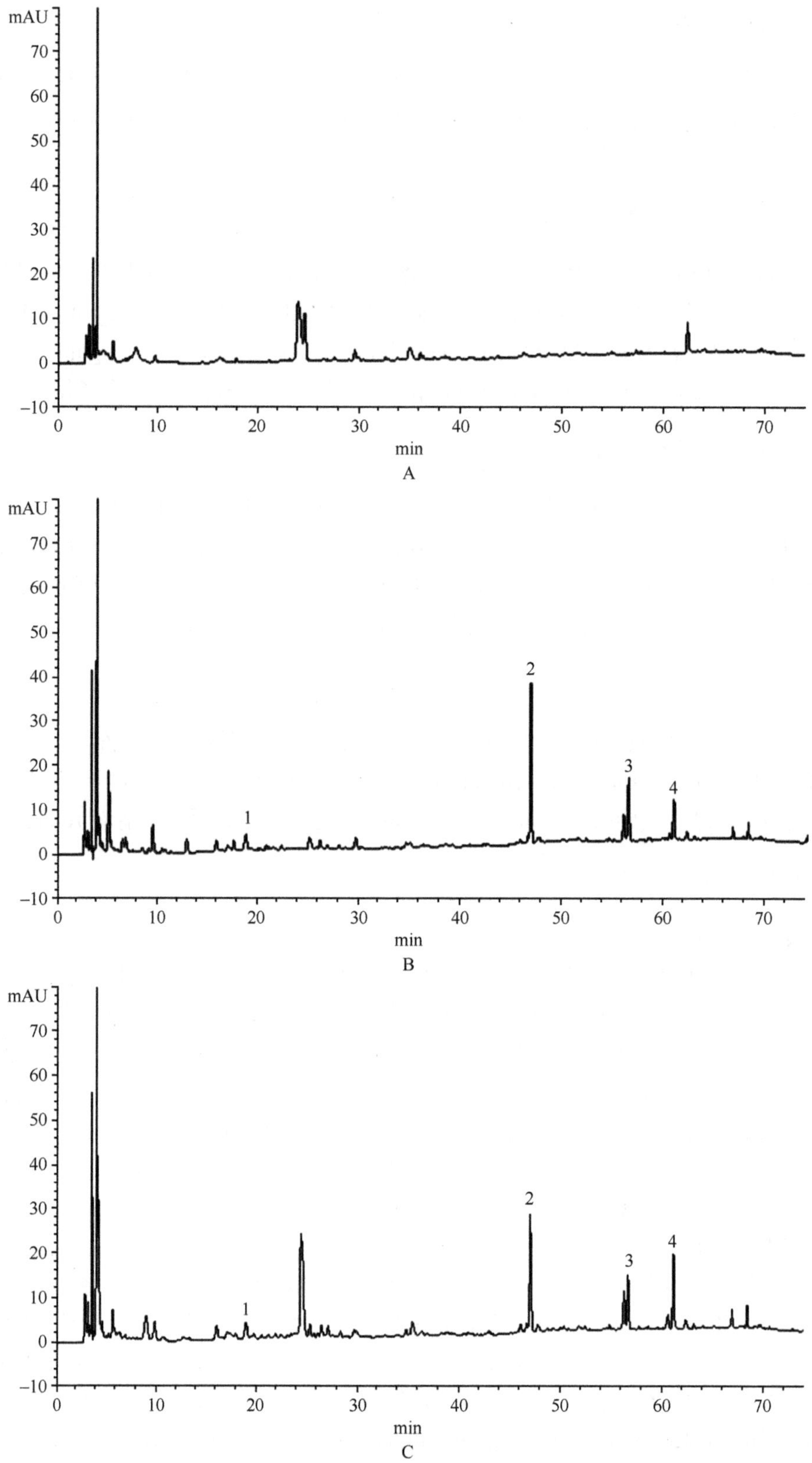

图 11-1-1　HPLC 色谱图

A. 空白血浆样品色谱图；B. 空白血浆加对照品和内标物色谱图；C. 复方木鸡颗粒浸膏灌胃给药后加内标物血浆样品质谱图；1. 氧化槐果碱；2. 异槲皮苷；3. 槲皮素；4. 内标物

3. 线性范围及标准曲线考察

取大鼠空白血浆 200 μl，精密加入 50 μl 不同浓度的氧化槐果碱、异槲皮苷、槲皮素对照品溶液及 20 μl 香叶木素，配制成溶液。氧化槐果碱血浆浓度分别为 25.0000 μg/ml、12.5000 μg/ml、6.2500 μg/ml、3.1250 μg/ml、1.5625 μg/ml、1.2500 μg/ml、0.6250 μg/ml；异槲皮苷血浆浓度分别为 7.5000 μg/ml、3.7500 μg/ml、1.8750 μg/ml、0.9375 μg/ml、0.4688 μg/ml、0.2344 μg/ml、0.1172 μg/ml；槲皮素血浆浓度分别为 12.5000 μg/ml、6.2500 μg/ml、3.1250 μg/ml、1.5625 μg/ml、0.7813 μg/ml、0.3906 μg/ml、0.1953 μg/ml。按本研究血浆样品的处理方法依法操作，在血浆样品测定条件下进样分析，记录各成分的峰面积，建立标准曲线（图 11-1-2）。将待测成分与内标物色谱峰面积相比作为纵坐标（*Y*），血浆中待测成分的浓度（μg/ml）为横坐标（*X*），采用加权最小二乘法进行回归运算，权重系数为 $1/C^2$，计算直线的回归方程。建立氧化槐果碱、异槲皮苷、槲皮素的回归方程，分别为 Y=0.1035X+0.045（r=0.9967）、Y=0.5069X+0.0592（r=0.9988）、Y=0.1239X+0.0515（r=0.9925）。

结果表明，血浆中氧化槐果碱、异槲皮苷、槲皮素浓度分别在 0.625 ～ 25 μg/ml、0.1172 ～ 7.5000 μg/ml、0.1953 ～ 12.5000 μg/ml 浓度范围内时，待测物与内标物色谱峰面积比呈良好的线性关系。

4. 精密度

取大鼠空白血浆 200 μl，按本研究血浆样品的处理方法分别制备高、中、低 3 种浓度，氧化槐果碱血浆样品浓度分别为 12.500 μg/ml、3.125 μg/ml、0.781 μg/ml，异槲皮苷血浆样品浓度分别为 5.000 μg/ml、1.250 μg/ml、0.313 μg/ml，槲皮素血浆样品浓度分别为 6.25 μg/ml、

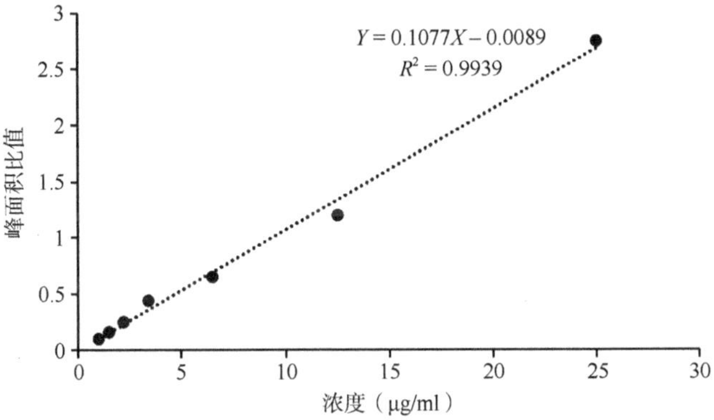

A

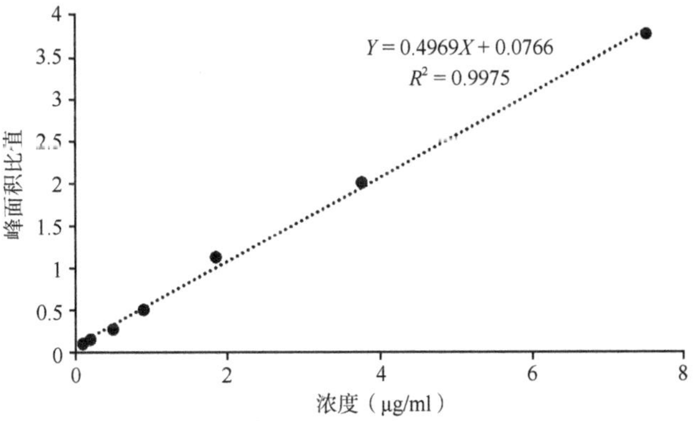

B

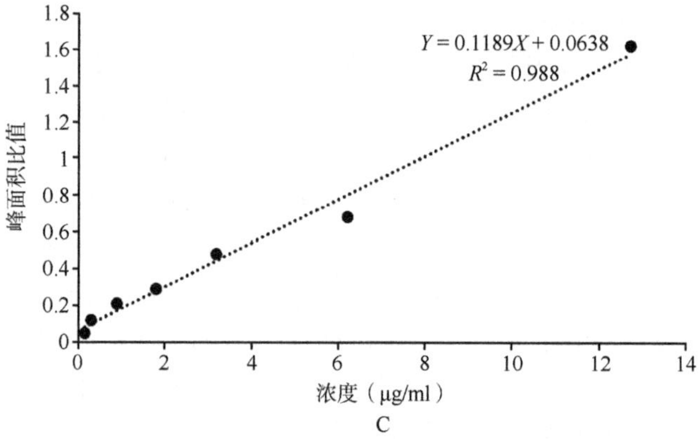

图 11-1-2　各成分标准曲线

A. 氧化槐果碱；B. 异槲皮苷；C. 槲皮素

1.563 μg/ml、0.391 μg/ml。日内精密度测定在当天内用同一条标准曲线对每个浓度的 5 个质控样品进行处理、分析；日间精密度的检测是对每个浓度的 5 个质控样品进行分析（每天一个分析批），连续测定 3 天，并与标准曲线同时进行，以当日所得的标准曲线计算血浆样品的浓度，求得该方法的精密度（RSD）和准确度（RE），结果见表 11-1-2。

表 11-1-2　样品精密度考察结果（$\bar{x} \pm s$，n=5）

	浓度（μg/ml）	日内精密度			日间精密度		
		实测浓度（μg/ml）	RSD（%）	RE（%）	实测浓度（μg/ml）	RSD（%）	RE（%）
氧化槐果碱	0.781	0.746±0.15	12.17	–4.57	0.764±0.16	14.29	–2.24
	3.125	3.355±0.48	4.37	7.30	3.349±0.39	11.55	7.16
	12.500	13.903±1.92	13.87	11.22	13.229±1.95	4.75	5.80
异槲皮苷	0.313	0.287±0.03	2.15	–8.13	0.339±0.05	13.48	8.50
	1.250	1.259±0.13	10.04	0.74	1.192±0.13	11.31	–4.64
	5.000	4.850±0.69	11.26	–3.00	4.725±0.65	13.70	–5.15
槲皮素	0.391	0.422±0.05	10.72	7.90	0.427±0.06	14.01	9.37
	1.563	1.484±0.19	13.45	–5.03	1.519±0.19	12.19	–2.76
	6.250	6.315±0.28	4.98	1.04	6.331±0.85	6.71	1.29

结果表明，该方法测得氧化槐果碱、异槲皮苷和槲皮素日内和日间精密度 RSD 均 ≤ 14.29%，RE 为 –8.13 ～ 11.22。表明该方法具有良好的精密度和重复性，符合生物分析方法指导原则的要求。

5. 提取回收率

取大鼠空白血浆 200 μl，按本研究血浆样品的处理方法分别制备高、中、低 3 种浓度，氧化槐果碱血浆样品浓度分别为 12.500 μg/ml、3.125 μg/ml、0.781 μg/ml，异槲皮苷血浆样品浓度分别为 5.000 μg/ml、1.250 μg/ml、0.313 μg/ml，槲皮素血浆样品浓度分别为 6.250 μg/ml、1.563 μg/ml、0.391 μg/ml。每个浓度 5 份，取 10 μl 进样分析，记录氧化槐果碱、异槲皮苷、槲皮素的色谱峰面积；再另取大鼠空白血浆，先加甲醇沉淀蛋白，再向所得上清液中加入相应浓度的标准溶液 50 μl 和内标物溶液 10 μl，涡旋混合后于 40℃氮气流下吹干。底物加入等体积的 50% 乙腈溶液溶解，涡旋振荡 1 min，12000 r/min 离心 10 min，取 10 μl 上清液进样分析，记录相应色谱峰面积。以提取后每一浓度质控样品获得的峰面积与含有相同含量未经提取指标溶液直接进样分析所获得的色谱峰面积之比计算提取回收率，3 种浓度质控样品的提取回收率见表 11-1-3。

表 11-1-3　氧化槐果碱、异槲皮苷、槲皮素的提取回收率（$\bar{x} \pm s$，n=5）

	加样浓度（μg/ml）	提取回收率（%）
氧化槐果碱	0.781	82.48±3.10
	3.125	86.52±2.00
	12.500	91.47±4.00
异槲皮苷	0.3125	94.56±7.10
	1.250	92.53±1.50
	5.000	93.94±1.10
槲皮素	0.391	91.02±9.06
	1.563	88.05±4.01
	6.250	92.54±6.90

由结果可知，大鼠血浆中氧化槐果碱、异槲皮苷、槲皮素提取回收率在 82.48%～91.47%，结果表明本研究分析方法对氧化槐果碱的提取回收率不低于（82.48±3.10）%，对异槲皮苷的提取回收率不低于（92.53±1.5）%，对槲皮素的提取回收率不低于（88.05±4.01）%，表明血浆中甲醇沉淀蛋白时候提取回收率较高，符合生物分析方法指导原则的要求。

6. 稳定性

（1）**短期稳定性**　取大鼠空白血浆 200 μl，按本研究血浆样品的处理方法分别制备高、中、低 3 种浓度，氧化槐果碱血浆样品浓度分别为 12.500 μg/ml、3.125 μg/ml、0.781 μg/ml，异槲皮苷血浆样品浓度分别为 5.000 μg/ml、1.250 μg/ml、0.313 μg/ml，槲皮素血浆样品浓度分别为 6.250 μg/ml、1.563 μg/ml、0.391 μg/ml，每个浓度 5 份，考察样品室温放置 12 h（短期），取 10 μl 进样分析，记录相应色谱峰面积，带入标准曲线，计算待测成分在质控样品中的浓度。

表 11-1-4　样品短期稳定性考察结果（$\bar{x} \pm s$，n=5）

成分	浓度（μg/ml）	实际测得浓度（μg/ml）	RSD（%）	RE（%）
氧化槐果碱	0.781	0.749±2.50	4.05	–4.11
	3.125	3.028±0.99	9.62	–3.10
	12.500	12.820±0.96	4.83	2.56
异槲皮苷	0.313	0.292±2.00	7.55	–6.69
	1.250	1.161±1.09	7.74	–7.13
	5.000	4.797±4.54	11.28	–4.05
槲皮素	0.391	0.412±0.09	11.64	5.46
	1.563	1.552±0.27	2.27	–0.64
	6.250	6.104±0.29	8.27	–2.34

由结果可知，生物样品经室温放置 12 h 后，氧化槐果碱定量分析的准确度为 –4.11% ～ 2.56%，相对标准偏差在 ±9.62%；异槲皮苷定量分析的准确度为 –7.13% ～ –4.05%，相对偏差在 ±11.28%；槲皮素定量分析的准确度为 –2.34% ～ 5.46%，相对偏差在 ±11.64%。表明氧化槐果碱、异槲皮苷、槲皮素于室温放置 12 h 内可保持稳定。

（2）**冻融稳定性** 取大鼠空白血浆 200 μl，按本研究血浆样品的处理方法分别制备高、中、低 3 种浓度，氧化槐果碱血浆样品浓度分别为 12.500 μg/ml、3.125 μg/ml、0.781 μg/ml，异槲皮苷血浆样品浓度分别为 5.000 μg/ml、1.250 μg/ml、0.313 μg/ml，槲皮素血浆样品浓度分别为 6.250 μg/ml、1.563 μg/ml、0.391 μg/ml，每个浓度 5 样本，分别于 –80℃冷冻 24 h，25℃放置 30 min；–80℃冷冻 12 h，25℃放置 30 min；–80℃冷冻 12 h，25℃放置 30 min。最后一次融溶后进样检测，带入标准曲线计算出待测组分氧化槐果碱、异槲皮苷、槲皮素在质控样品中的浓度，计算 RE，结果见表 11-1-5。

表 11-1-5 样品冻融稳定性结果（$\bar{x} \pm s$，n=5）

成分	浓度（μg/ml）	实际测得浓度（μg/ml）	RSD（%）	RE（%）
氧化槐果碱	0.781	0.794±1.02	5.35	1.65
	3.125	3.028±0.99	6.29	–3.10
	12.500	11.982±1.96	8.34	–4.14
异槲皮苷	0.313	0.303±6.35	2.47	–2.94
	1.250	1.267±2.67	11.78	1.37
	5.000	4.893±0.77	1.39	–2.15
槲皮素	0.391	0.400±0.14	5.23	2.48
	1.563	1.508±0.41	10.74	–3.52
	6.250	6.037±0.95	13.89	–3.41

由结果可知，氧化槐果碱定量分析的准确度为 –4.14% ～ 1.65%，相对偏差在 ±8.34%；异槲皮苷定量分析的准确度为 –2.94% ～ 1.37%，相对偏差在 ±11.78%；槲皮素定量分析的准确度为 –3.52% ～ 2.48%，相对偏差在 ±13.89%，表明氧化槐果碱、异槲皮苷、槲皮素血浆样品反复冻融也可保持稳定。

（3）**长期稳定性** 取大鼠空白血浆 200 μl，按上述本研究血浆样品的处理方法分别制备高、中、低 3 种浓度，氧化槐果碱血浆样品浓度分别为 12.500 μg/ml、3.125 μg/ml、0.781 μg/ml，异槲皮苷血浆样品浓度分别为 5.000 μg/ml、1.250 μg/ml、0.313 μg/ml，槲皮素血浆样品浓度分别为 6.250 μg/ml、1.563 μg/ml、0.391 μg/ml，每个浓度 5 样本，于 –80℃冷冻 15 天后取出，待完全融溶后取 10 μl 进样分析，计算相对偏差，结果见表 11-1-6。

表 11-1-6 样品长期稳定性结果（$\bar{x} \pm s$，n=5）

成分	浓度（μg/ml）	实际测得浓度（μg/ml）	RSD（%）	RE（%）
氧化槐果碱	0.781	0.805±0.13	10.04	3.02
	3.125	3.003±1.09	7.62	–3.91
	12.500	12.020±4.37	9.13	–0.04

续表

成分	浓度（μg/ml）	实际测得浓度（μg/ml）	RSD（%）	RE（%）
异槲皮苷	0.313	0.294±1.68	11.37	–5.98
	1.250	1.301±1.03	6.62	4.10
	5.000	5.163±2.00	3.58	3.26
槲皮素	0.391	0.414±0.05	1.98	5.85
	1.563	1.497±0.15	5.22	–4.20
	6.250	6.252±0.28	14.61	–0.29

由结果可知，氧化槐果碱定量分析的准确度为 –3.91% ～ 3.02%，相对偏差在 ±10.04%；异槲皮苷定量分析的准确度为 –5.98% ～ 4.10%，相对偏差在 ±11.37%；槲皮素定量分析的准确度为 –4.20% ～ 5.85%，相对偏差在 ±14.61%，表明氧化槐果碱、异槲皮苷、槲皮素血浆样品在 –80℃条件下稳定性可保持 15 天。

7. 药动学数据结果

（1）血药浓度曲线 将给药后不同时间血药浓度和时间数据用DAS 3.0药代动力学软件处理，以统计矩方法计算各项药代动力学参数。大鼠灌胃复方木鸡颗粒浸膏后的血浆中氧化槐果碱、异槲皮苷、槲皮素的药物浓度 - 时间曲线和药代动力学参数见图 11-1-3 和表 11-1-7。

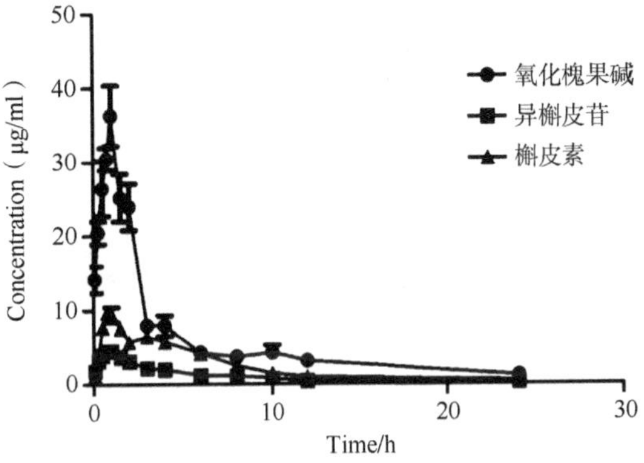

图 11-1-3 大鼠灌胃复方木鸡颗粒后各成分的药时曲线（n=5）

表 11-1-7 大鼠体内各成分在血浆样品药动学参数（$\bar{x}\pm s$，n=5）

参数项（单位）	氧化槐果碱	异槲皮苷	槲皮素
AUC（0～t）[mg/（L·h）]	137.951±22.765	24.281±5.576	58.334±3.930
AUC（0～∞）[mg/（L·h）]	150.849±24.942	24.387±5.617	66.790±4.454
R_AUC（t/∞）（%）	92.150±6.178	99.550±0.545	87.625±8.052
MRT（0～t）（h）	5.574±1.211	5.774±1.560	6.029±0.762
MRT（0～∞）（h）	7.898±3.069	5.870±1.654	10.404±3.588
$t_{1/2z}$（h）	6.331±1.643	2.430±0.220	10.369±4.403
T_{max}（h）	0.938±0.125	0.813±0.239	0.750±0.204
CLz/F[L/（h·kg）]	74.357±16.173	458.924±93.806	162.245±10.848
C_{max}（mg/L）	37.741±6.879	4.960±0.875	10.819±1.096

（2）模型拟合曲线 灌胃复方木鸡颗粒后，大鼠体内氧化槐果碱、异槲皮苷、槲皮素的模型拟合药时曲线如图 11-1-4，模型评价指标如表 11-1-8。

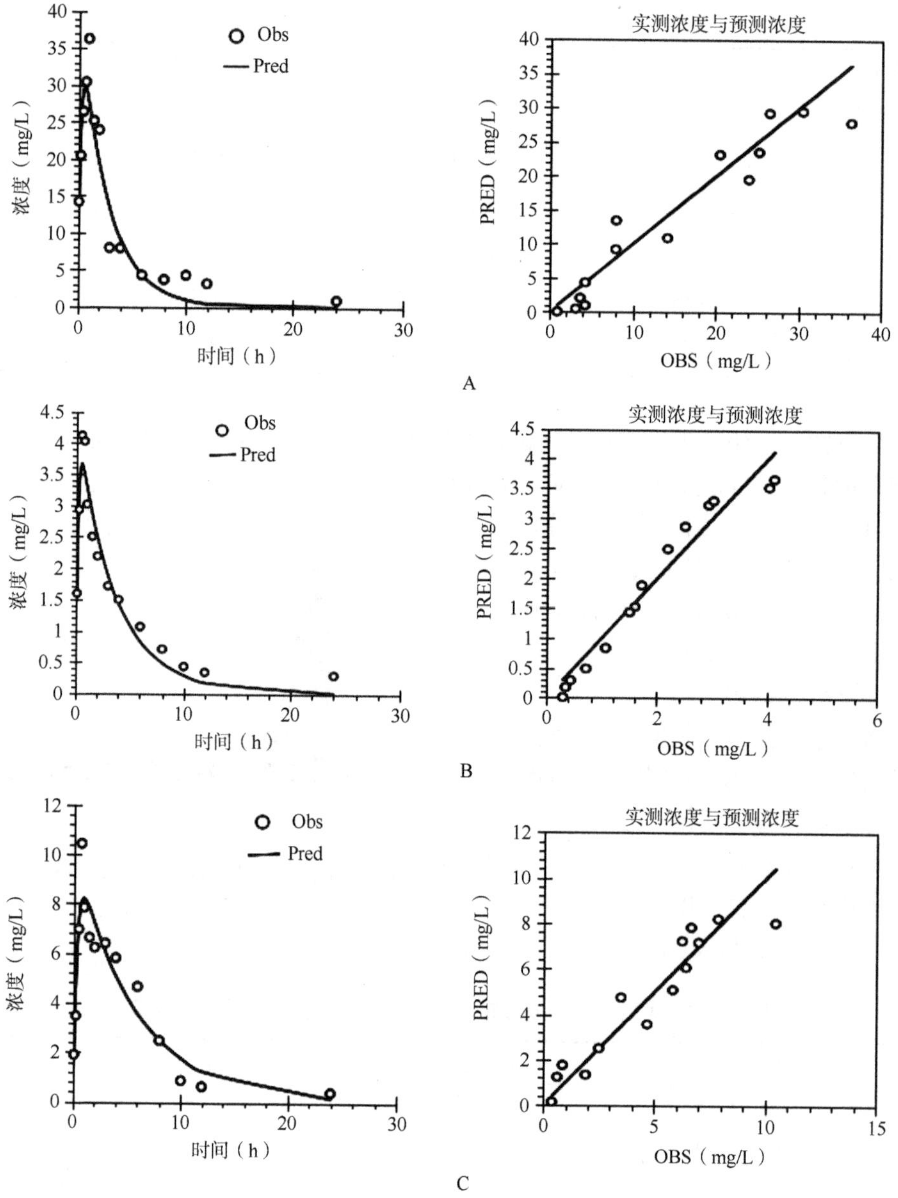

图 11-1-4 有效成分的预测浓度和实测浓度的拟合曲线

A. 氧化槐果碱；B. 异槲皮苷；C. 槲皮素

表 11-1-8 模型评价指标

		氧化槐果碱	异槲皮苷	槲皮素
模型评价指标	AIC	49.785	13.84	112.745
	R^2	0.906	0.948	0.891
	RE	3.209	0.817	35.892
房室数		2	2	2
权重系数		2	1	1

本研究通过大鼠灌胃给予复方木鸡颗粒浸膏后，采集一系列血样，采用高效液相色谱法测定血浆中氧化槐果碱、异槲皮苷、槲皮素等药物浓度，方法学考察可知氧化槐果碱、异槲皮苷、槲皮素浓度分别在 0.625 ～ 25.000 μg/ml（r=0.9967）、0.117 ～ 7.500 μg/ml（r=0.9988）、0.1953 ～ 12.5000 μg/ml（r=0.9925）时，线性关系良好，提取回收率、精密度和准确度、稳定性均符合生物样品分析要求，为后续复方木鸡颗粒在肝炎、肝硬化、肝癌模型下的药动学研究提供了方法及实验依据。

采用 DAS 3.0 药代动力学软件，采用非房室模型拟合求算药代动力学参数，得到 5 只大鼠灌胃给予复方木鸡颗粒浸膏后的血药浓度 - 时间曲线，其中氧化槐果碱、异槲皮苷、槲皮素分别在 0.928 h、0.813 h、0.750 h 时达到最大吸收峰，达峰浓度分别为 37.741 mg/L、4.960 mg/L、10.819 mg/L，清除率分别为 74.357 L/（h · kg）、458.924 L/（h · kg）、16.224 L/（h · kg），平均滞留时间分别为 7.89 h、5.87 h、10.40 h，表明灌胃给药后氧化槐果碱、异槲皮苷、槲皮素在大鼠体内的分布迅速，吸收较快，能够较快速达到最高血药浓度，但是其在体内滞留时间较短，不利于药物的长期药效，但是槲皮素在 3 h 左右再次出现吸收高峰，推测为复方内药物协同作用，促进药物的再吸收。根据 AIC 准则、权重残差平方和 RE 及拟合度 R^2 选择权重系数分别为 2、1、1，药代动力学行为属于二室开放模型，与文献报道大致吻合。

第二节　基于不同病理状态下的复方木鸡颗粒药动学研究

一、基于肝炎模型的复方木鸡颗粒药动学研究

（一）实验材料

1. 仪器与设备

Agilent-1290 高效液相色谱仪（美国安捷伦科技有限公司）；ChemStation 工作站（美国安捷伦科技公司）；HC-2517 型高速离心机（科大创新股份有限公司）；HGA-10L 空气发生器、QF-3800 氮气吹干仪（北京汇龙昌海科贸有限公司）；–80℃低温冰箱（NEW BRUNSWICK SCIENTIFIC 公司）。

2. 药品与试剂

二乙基亚硝胺（梯希爱（TCI）（上海）化成工业发展有限公司，批号：22VGQ-MF）；生理盐水（吉林都邦药业股份有限公司，批号：1106060404）；复方木鸡颗粒浸膏（丹东药业集团有限公司）；氧化槐果碱、槲皮素对照品（均购自成都普菲德生物技术有限公司，批号分别为 160507、150810）；异槲皮苷、香叶木素对照品（均购自四川省维克奇生物科技有限公司，批号分别为 wkq16040703、wkq16080501）；甲醇、乙腈（高效液相色谱用，美国 TEDIA 公司）；甲酸（高效液相色谱用，天津市大茂化学试剂厂）；三级水（超纯水系统制备）。

3. 实验动物

清洁级 SD 大鼠，体重 200 g±20 g，雄性，购自辽宁长生生物技术有限公司，许可证号为 SCXK（辽）2015-0001。实验环境室温 20 ～ 25℃，相对湿度 55% ～ 65%。实验所使用动物研究部分严格遵照实验室动物保护指导原则进行，并已征得辽宁中医药大学动物实验伦理委员会同意，实验前禁食 12 h，其间自由饮水。

（二）方法与结果

1. 肝炎模型的建立

（1）1% DEN 溶液的配制 精密吸取 DEN 溶液 1 ml，溶于 100 ml 生理盐水中，充分混匀后，装于棕色瓶中，于 4℃避光保存，备用。

（2）大鼠药物性肝炎模型的建立 SD 雄性大鼠，体重（180±20）g，适应性喂养 1 周后，按 70 mg/kg 的剂量灌胃给予 DEN，每周 1 次，连续灌胃 4 周，建立大鼠肝炎模型。

2. 动物分组及给药

（1）单次给药药动学 取造模成功的肝炎大鼠，随机分为模型对照组和给药组。5 只未给药肝炎模型大鼠禁食 12 h，眼眶静脉丛取血，所得血浆充分混合，放于 −80℃冷冻保存待用。给药组大鼠按 10.8 g/kg 剂量（20 倍临床剂量）灌胃复方木鸡颗粒。

（2）多次给药药动学 取造模成功的肝炎大鼠，每天按 0.54 g/kg 剂量灌胃 1 次，连续给药 25 天。

（3）血样采集

1）单次给药药动学：取健康雄性 SD 大鼠 6 只，体重（200±20）g，实验之前隔夜禁食 12 h，其间自由饮水。按 20 倍临床给药剂量灌胃复方木鸡颗粒，分别在给药前和给药 0.083 h、0.25 h、0.5 h、0.75 h、1 h、1.5 h、2 h、3 h、4 h、6 h、8 h、12 h、24 h 后眼眶取血，置于肝素预处理过的 EP 管中，离心 10 min（3000 r/min），小心吸取上清液，置于 −80℃冰箱储存，备用。

2）多次给药药动学：分别于给药后第 5、10、15、20、25 天，根据采血时间点，进行采血，每批次 5 只大鼠。

3. 系列标准溶液制备

分别取氧化槐果碱、异槲皮苷、槲皮素对照品适量，精密称定，置于 10 ml 量瓶中，甲醇溶解并加至刻度，摇匀，得浓度分别为 0.40 mg/ml、0.30 mg/ml、0.2 mg/ml 的对照品储备液，于 4℃冰箱保存。储备液采用倍数稀释法配制成 7 个浓度的系列对照品溶液，即得氧化槐果碱（浓度分别为 100 μg/ml、50 μg/ml、25 μg/ml、12.5 μg/ml、6.25 μg/ml、5 μg/ml、2.5 μg/ml）、异槲皮苷（浓度分别为 30 μg/ml、15 μg/ml、7.5 μg/ml、3.75 μg/ml、1.875 μg/ml、0.9375 μg/ml、0.4688 μg/ml）、槲皮素（浓度分别为 50 μg/ml、25 μg/ml、12.5 μg/ml、6.25 μg/ml、3.125 μg/ml、1.5625 μg/ml、0.78125 μg/ml）的标准系列溶液，置于 4 ℃冰箱内保存，备用。

4. 内标物溶液的制备

取香叶木素对照品约 5.0 mg 置于 10 ml 容量瓶中，用甲醇溶解并定容至刻度，摇匀，即得浓度为 0.50 mg/ml 的内标物储备液。精密吸取储备液适量，用甲醇稀释成浓度为 10 μg/ml 的内标物溶液，置于 4℃冰箱保存，备用。

5. 质控样品的制备

吸取 200 μl 空白血浆，分别加入 50 μl 工作溶液和 20 μl IS 溶液按照生物样品处理方法，制备成低、中、高三种浓度的质控样品，其中氧化槐果碱血浆浓度分别为 12.500 μg/ml、3.125 μg/ml、0.781 μg/ml，异槲皮苷血浆浓度分别为 5.000 μg/ml、1.250 μg/ml、0.313 μg/ml，槲皮素血浆浓度分别为 6.250 μg/ml、1.563 μg/ml、0.391 μg/ml，置于 4 ℃冰箱冷藏保存，备用。

6. 血浆样品的处理

取上述大鼠血浆 200 μl，依次加入 20 μl 内标物溶液及 800 μl 预冷甲醇，涡旋振荡 2 min

混合均匀，12000 r/min 离心 10 min，沉淀蛋白，吸取上清液，氮气吹干，加入 50 μl 50% 乙腈水溶液溶解样品，涡旋振荡 2 min，于 12000 r/min 离心 10 min，吸取上清液 10 μl 进样分析。

7. 测定方法

Agilent-1290 系列的高效液相色谱仪，色谱柱为 Agilent 5 TC-C_{18}（250×4.6 mm）；流动相为 0.1% 甲酸水（A）- 乙腈（B），洗脱流速为 1 ml/min，柱温 30℃，检测波长 254 nm，进样量 10 μl，梯度洗脱表如表 11-2-1 所示。

表 11-2-1　梯度洗脱表

时间（min）	流动相 A（%）	流动相 B（%）
0	97	3
10	97	3
40	80	20
60	57	43
73	19	81

8. 方法的专属性

氧化槐果碱、异槲皮苷、槲皮素与内标物峰保留时间分别为 19.235 min、46.411 min、56.181 min、60.90 min（图 11-2-1）。

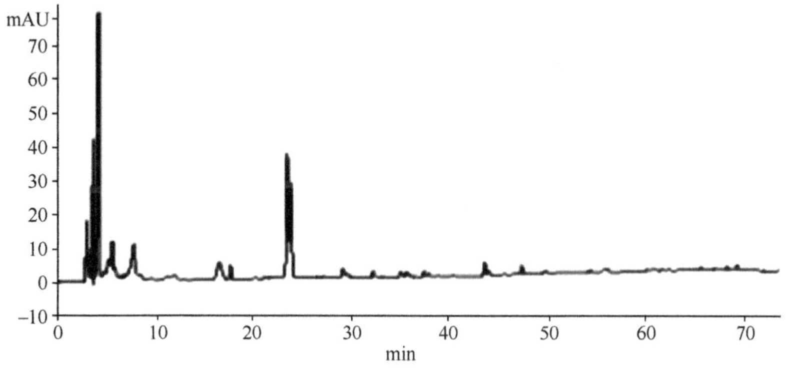

A

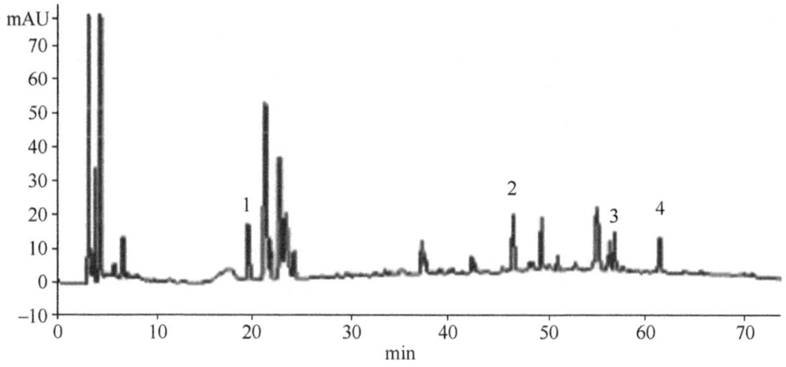

B

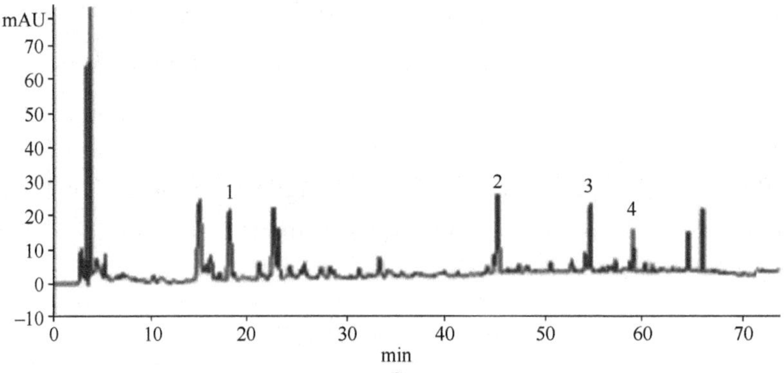

图 11-2-1　HPLC 色谱图

A. 空白血浆样品；B. 空白血浆加对照品和 IS；C. 灌胃给药复方木鸡颗粒后 3 h 加内标物血浆样品；1. 氧化槐果碱；2. 异槲皮苷；3. 槲皮素；4. 内标物

9. 药动学数据结果

（1）单次给药药动学　将给药后不同时间血药浓度用 DAS 3.0 药代动力学软件处理，以非房室模型分析各项药代动力学参数。肝炎大鼠血浆中氧化槐果碱、异槲皮苷、槲皮素的药物浓度 - 时间曲线和药代动力学参数如图 11-2-2 和表 11-2-2 所示。

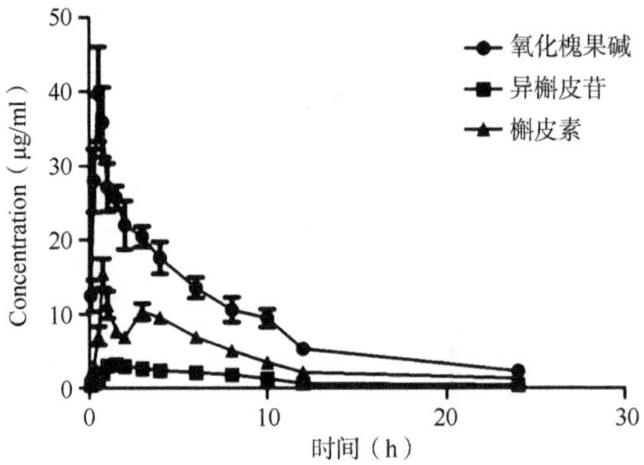

图 11-2-2　肝炎大鼠各成分的血浆药物浓度 - 时间曲线（n=5）

表 11-2-2　肝炎大鼠体内有效成分在血浆样品药动学参数（$\bar{x}\pm s$，n=5）

参数项（单位）	氧化槐果碱	异槲皮苷	槲皮素
AUC（0～t）[mg/（L・h）]	230.881±28.415	29.714±5.006	98.339±6.306
AUC（0～∞）[mg/（L・h）]	246.931±23.727	31.782±4.932	101.642±4.827
R_AUC（t/∞）（%）	93.420±5.387	93.50±5.825	96.760±4.109
MRT（0～t）（h）	6.671±0.394	7.568±0.770	7.242±0.601
MRT（0～∞）（h）	8.519±1.923	9.289±1.619	8.091±0.887
$t_{1/2z}$（h）	5.937±1.548	5.418±1.044	4.435±1.804
T_{max}（h）	0.850±0.265	1.400±0.418	0.800±0.112
CLz/F[L/（h・kg）]	44.061±4.222	346.050±50.296	106.447±5.047
C_{max}（mg/L）	42.919±1.551	3.591±0.138	17.193±2.138

（2）多次给药药动学

1）多次给药血药浓度：多次灌胃给予复方木鸡颗粒后，第 5、10、15、20、25 天肝炎大鼠体内氧化槐果碱、异槲皮苷和槲皮素的血药浓度如图 11-2-3 所示。

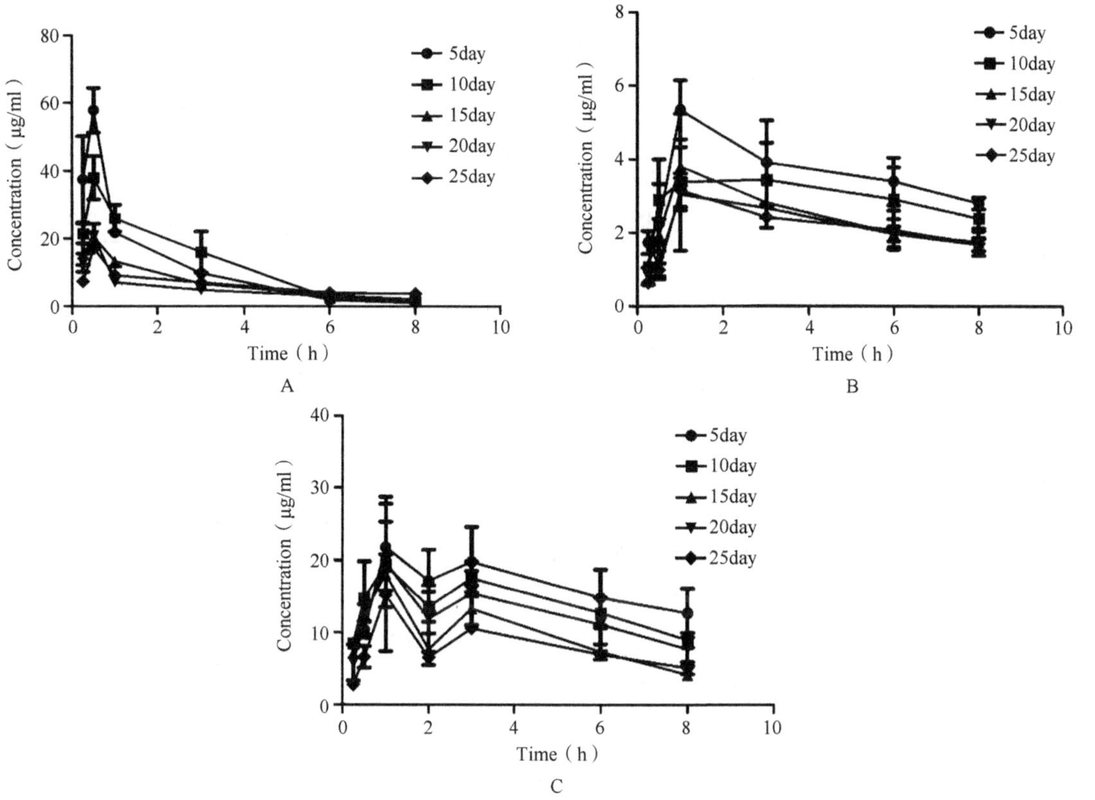

图 11-2-3　多次给药血药浓度曲线

A. 氧化槐果碱；B. 异槲皮苷；C. 槲皮素

由图 11-2-3 可知，氧化槐果碱和异槲皮苷分别在 0.5 h 和 1 h 左右达到峰浓度，无双峰现象，槲皮素在 1 h 和 3 h 各有一个峰浓度。

2）多次给药模型拟合：多次灌胃复方木鸡颗粒后，肝炎大鼠体内氧化槐果碱、异槲皮苷和槲皮素的模型拟合部分药时曲线如图 11-2-4 所示，相关药动参数如表 11-2-3 所示。

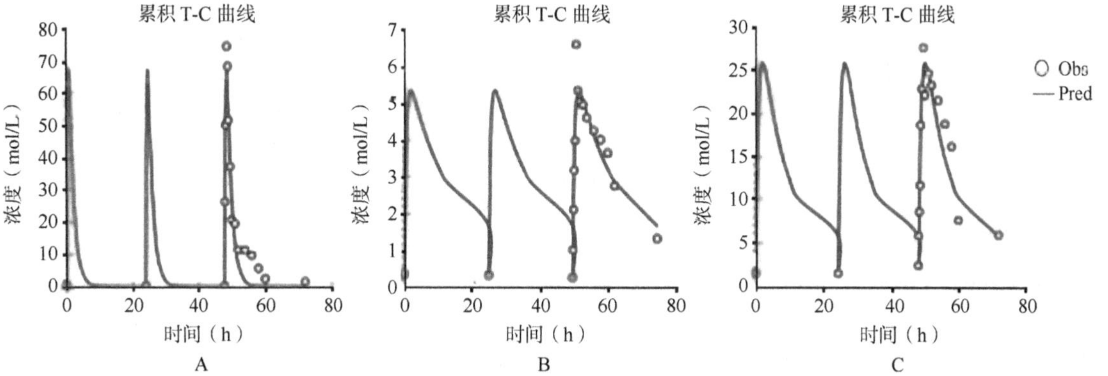

图 11-2-4　多次给药模型拟合

A. 氧化槐果碱；B. 异槲皮苷；C. 槲皮素

表 11-2-3 多次给药药动学参数（$\bar{x} \pm s$，n=5）

参数项（单位）	氧化槐果碱	异槲皮苷	槲皮素
AUC（0～t）[mg/（L·h）]	444.362±58.412	130.939±25.600	444.922±36.306
AUC（0～∞）[mg/（L·h）]	496.732±77.427	157.004±34.592	637.938±44.827
MRT（0～t）（h）	16.164±1.394	18.436±1.070	15.554±1.601
MRT（0～∞）（h）	24.657±2.349	37.828±6.190	56.663±11.87
T_{max}（h）	0.500±0.165	1.000±0.180	1.130±0.112
CLz/F[L/（h·kg）]	1087.106±152.86	3.051±0.296	0.732±0.470
C_{max}（mg/L）	74.458±11.515	6.5715±0.163	27.512±7.183

研究显示，通过模型拟合，随着给药天数的增加，体内药物有一定的蓄积，T_{max} 和 C_{max} 减少，清除率降低，而曲线下面积 AUC 增大。

本研究采用 DEN 建立大鼠肝炎模型，通过单次和多次灌胃给予复方木鸡颗粒浸膏后，采集一系列血样，利用 HPLC 技术测定血浆中氧化槐果碱、异槲皮苷、槲皮素等药物浓度。采用 DAS 3.0 药代动力学软件，根据相关系数，AIC 和拟合度等判定药代动力学模型，发现氧化槐果碱和槲皮素符合一室开放模型，而异槲皮苷二室开放模型有较好的模型拟合效果。但是房室模型有一定的局限性，根据软件介绍，决定采用非房室模型拟合求算药动学参数。结果显示，氧化槐果碱、异槲皮苷、槲皮素分别在 0.85 h、1.4 h、0.8 h 达到最大吸收峰，峰浓度分别为 42.919、3.591、171.931 mg/L，曲线下面积分别为 230.881 mg/（L·h）、29.714 mg/（L·h）、983.39 mg/（L·h），清除率分别为 44.061 L/（h·kg）、346.05 L/（h·kg）、10.645 L/（h·kg）。另外，氧化槐果碱和槲皮素达峰时间较早，且槲皮素出现双峰现象，而异槲皮苷在 1.4 h 才达峰，起效较慢，推测是复方制剂在治疗时所体现的协同互补作用，使药效在体内持续时间相对较长，能够使治疗效果最大化。将这些数据分别与生理状态下的参数比较，可以发现肝炎鼠体内三者的曲线下面积大于生理组，氧化槐果碱和槲皮素的峰浓度也大于生理组，而肝炎组的清除率小于生理组，推测 DEN 对肝脏造成损伤，导致肝功能降低，对药物的清除率减少。

二、基于肝硬化模型的复方木鸡颗粒药动学研究

（一）实验材料

1. 仪器与设备

Agilent-1290 高效液相色谱仪（美国安捷伦科技有限公司）；ChemStation 工作站（美国安捷伦科技公司）；HC-2517 型高速离心机（科大创新股份有限公司）；HGA-10L 空气发生器、QF-3800 氮气吹干仪（北京汇龙昌海科贸有限公司）；–80℃低温冰箱（NEW BRUNSWICK SCIENTIFIC 公司）。

2. 药品与试剂

二乙基亚硝胺（梯希爱（TCI）（上海）化成工业发展有限公司，批号：22VGQ-MF）；生理盐水（吉林都邦药业股份有限公司，批号：1106060404）；复方木鸡颗粒浸膏（丹东药业集团有限公司）；氧化槐果碱、槲皮素对照品（均购自成都普菲德生物技术有限公司，批

号分别为 160507、150810）；异槲皮苷、香叶木素对照品（均购自四川省维克奇生物科技有限公司，批号分别为 wkq16040703、wkq16080501）；甲醇、乙腈（高效液相色谱用，美国 TEDIA 公司）；甲酸（高效液相色谱用，天津市大茂化学试剂厂）；三级水（超纯水系统制备）。

3. 实验动物

清洁级 SD 大鼠，体重 200 g±20 g，雄性，购自辽宁长生生物技术有限公司，许可证号为 SCXK（辽）2015-0001。实验环境室温 20 ～ 25℃，相对湿度 55% ～ 65%。实验所使用动物研究部分严格遵照实验室动物保护指导原则进行，并已征得辽宁中医药大学动物实验伦理委员会同意，实验前禁食 12 h，其间自由饮水。

（二）方法与结果

1. 肝硬化模型的建立

（1）1% DEN 溶液的配制　精密吸取 DEN 溶液 1 ml，溶于 100 ml 生理盐水中，充分混匀后，装于棕色瓶中，于 4℃避光保存，备用。

（2）大鼠药物性肝硬化模型的建立　SD 大鼠，雄性，体重 180 g±20 g，适应性喂养 1 周后，按 70 mg/kg 的剂量灌胃给予 DEN，每周 1 次，连续灌胃 8 周，建立大鼠肝硬化模型。

2. 动物分组及给药

（1）单次给药药动学　取造模成功的肝硬化大鼠，随机分为模型对照组和给药组。5 只未给药肝硬化模型大鼠禁食 12 h，眼眶静脉丛取血，所得血浆充分混合，放于 –80℃冷冻保存待用。给药组大鼠按 10.8 g/kg 剂量（20 倍临床剂量）灌胃复方木鸡颗粒。

（2）多次给药药动学　取造模成功的肝硬化大鼠，每天灌胃给予复方木鸡颗粒 0.54 g/kg，连续灌胃 28 天。

（3）血样采集

1）单次给药药动学：取健康雄性 SD 大鼠 6 只，体重（200±20）g，实验之前隔夜禁食时间为 12 h，其间自由饮水。按 20 倍临床给药剂量灌胃复方木鸡颗粒，分别在给药前和给药 0.083 h、0.25 h、0.5 h、0.75 h、1 h、1.5 h、2 h、3 h、4 h、6 h、8 h、12 h、24 h 后眼眶取血，置于肝素预处理过的 EP 管中离心 10 min（3000 r/min），小心吸取上清液，置于 –80℃冰箱储存，备用。

2）多次给药药动学：分别于给药后第 7、14、21、28 天，根据本章第一节“采血时间点”所述方法采血，每批次 5 只大鼠。

（4）血样处理　取上述大鼠血浆 200 μl，依次加入 20 μl 内标物溶液，800 μl 预冷甲醇，涡旋振荡 2 min，混合均匀，12000 r/min 离心 10 min 沉淀蛋白，吸取上清液，氮气吹干，加入 50 μl50% 乙腈水溶液溶解样品，涡旋振荡 2 min，12000 r/min 离心 10 min，吸取上清液 10 μl 进样分析。

3. 测定方法

同第本章第一节“方法与结果”。

（1）色谱条件　Agilent-1290 系列的高效液相色谱仪，色谱柱为 Agilent 5 TC-C_{18}（250 mm×4.6 mm）；流动相为 0.1% 甲酸水（A）- 乙腈（B）进行梯度洗脱，洗脱流速为 1 ml/min，柱温 30℃，检测波长 254 nm，进样量 10 μl。梯度洗脱表如表 11-2-4 所示。

表 11-2-4 梯度洗脱表

时间（min）	流动相 A（%）	流动相 B（%）
0	97	3
10	97	3
40	80	20
60	57	43
73	19	81

（2）灌胃药液的制备 取复方木鸡颗浸膏适量，加水溶解，配置 10.8 g/kg 剂量（20 倍临床剂量）溶液，备用。

（3）系列标准溶液制备 分别取氧化槐果碱、异槲皮苷、槲皮素对照品适量，精密称定，置于 10 ml 容量瓶中，甲醇溶解并加至刻度，摇匀，得浓度分别为 0.40 mg/ml、0.30 mg/ml、0.2 mg/ml 的对照品储备液，于 4℃冰箱保存。储备液采用倍数稀释法配制成 7 个浓度的系列对照品溶液，即氧化槐果碱（浓度分别为 100 μg/ml、50 μg/ml、25 μg/ml、12.5 μg/ml、6.25 μg/ml、5 μg/ml、2.5 μg/ml）、异槲皮苷（浓度分别为 30 μg/ml、15 μg/ml、7.5 μg/ml、3.75 μg/ml、1.875 μg/ml、0.9375 μg/ml、0.4688 μg/ml）、槲皮素（浓度分别为 50 μg/ml、25 μg/ml、12.5 μg/ml、6.25 μg/ml、3.125 μg/ml、1.5625 μg/ml、0.78125 μg/ml）的标准系列溶液，置于 4℃冰箱保存，备用。

（4）内标物溶液的制备 取香叶木素对照品约 5.0 mg 置于 10 ml 容量瓶中，用甲醇溶解并定容至刻度处，摇匀，即得浓度为 0.50 mg/ml 的内标物储备液。精密吸取储备液适量，用甲醇稀释成浓度为 10 μg/ml 的内标物溶液，置于 4℃冰箱保存，备用。

（5）质控样品的制备 吸取 200 μl 空白血浆，分别加入 50 μl 工作溶液和 20 μl 内标物溶液，按照生物样品处理方法，制备成低、中、高三种浓度的质控样品。其中，氧化槐果碱血浆浓度分别为 12.500 μg/ml、3.125 μg/ml、0.781 μg/ml，异槲皮苷血浆浓度分别为 5.000 μg/ml、1.250 μg/ml、0.313 μg/ml，槲皮素血浆浓度分别为 6.250 μg/ml、1.563 μg/ml、0.391 μg/ml，置于 4℃冰箱冷藏保存，备用。

（6）血浆样品的采集 取健康雄性 SD 大鼠 6 只，体重（200±20）g，实验之前隔夜禁食 12 h，其间自由饮水。按 20 倍临床给药剂量灌胃复方木鸡颗粒，分别在给药前和给药 0.083 h、0.25 h、0.5 h、0.75 h、1 h、1.5 h、2 h、3 h、4 h、6 h、8 h、12 h、24 h 后眼眶取血，置于肝素预处理过的 EP 管中离心 10 min（3000 r/min），小心吸取上清液，置于 −80℃冰箱储存，备用。

（7）血浆样品的处理 取上述大鼠血浆 200 μl，依次加入 20 μl 内标物溶液及 800 μl 预冷甲醇，涡旋振荡 2 min，混合均匀，12000 r/min 离心 10 min 沉淀蛋白，吸取上清液，氮气吹干，加入 50 μl50% 乙腈水溶液溶解样品，涡旋振荡 2 min，12000 r/min 离心 10 min，吸取上清液 10 μl 进样分析。

4. 方法的专属性

取空白血浆 200 μl，按本研究血浆样品的处理方法操作（不加内标物），得空白血浆色谱图（图 11-2-5A）；将一定浓度的氧化槐果碱、异槲皮苷、槲皮素对照品溶液和内标物溶液加入空白血浆，同法操作，得色谱图（图 11-2-5B）；取灌服复方木鸡颗粒浸膏后的大鼠血浆 200 μl，按本研究血浆样品的处理方法操作，得色谱图（图 11-2-5C）。结果表明，待测组分氧化槐果碱、异槲皮苷、槲皮素保留时间分别为 19.235 min、46.411 min、56.181 min，内标香叶木素保留时间为 60.90 min，测组分氧化槐果碱、异槲皮苷、槲皮素与内标物峰、大鼠血浆内源性物质均实现基线分离。

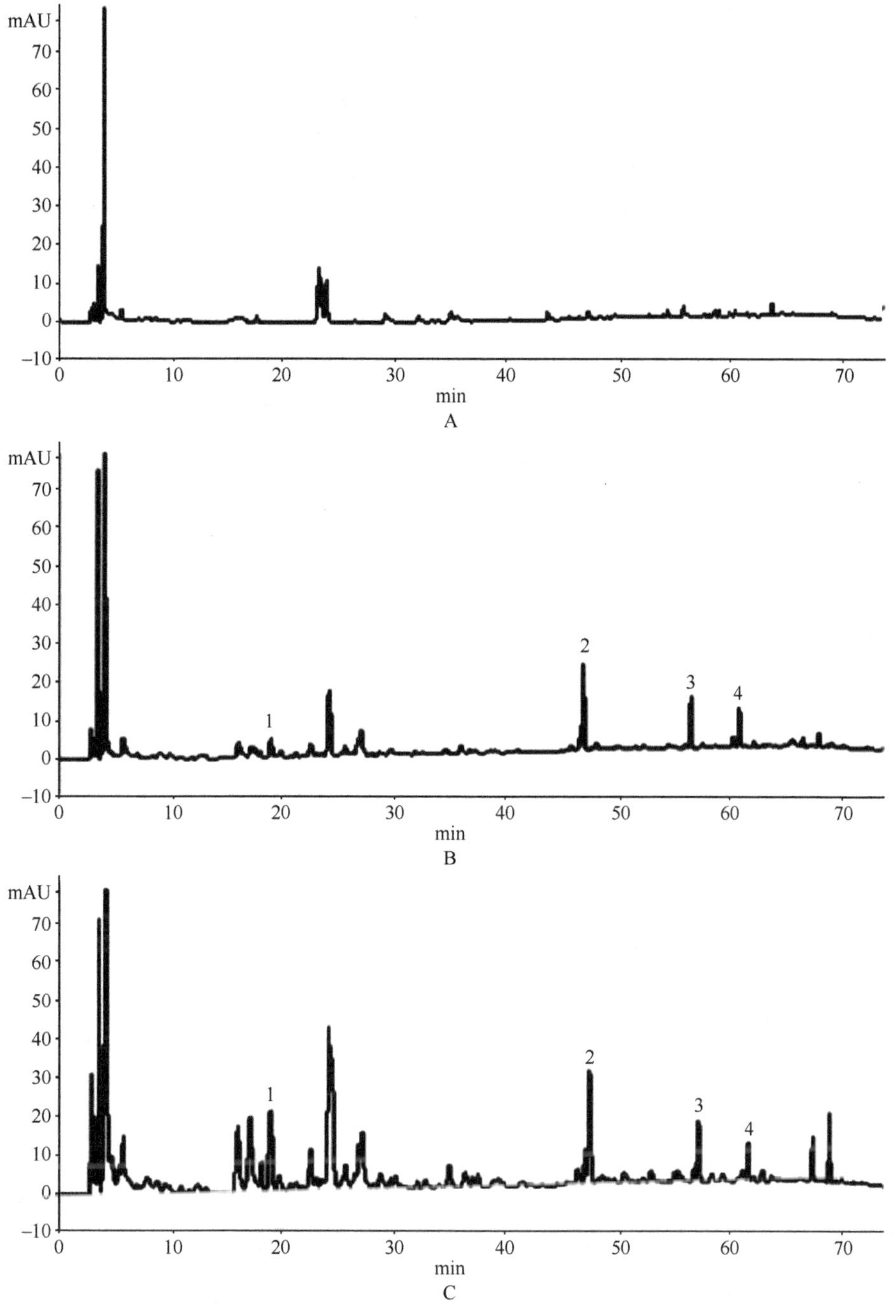

图 11-2-5　HPLC 色谱图

A. 空白血浆样品；B. 空白血浆加对照品和内标物；C. 复方木鸡颗粒浸膏灌胃给药后 1.5 h 加内标物血浆样品；1. 氧化槐果碱；2. 异槲皮苷；3. 槲皮素；4. 内标物

5. 药动学数据结果

（1）单次给药药动学　操作方法同本章第二节（二）项下相关内容。将给药后不同时间血药浓度用 DAS 3.0 药代动力学软件处理，以非房室模型分析各项药代动力学参数。肝炎大鼠血浆中氧化槐果碱、异槲皮苷、槲皮素的药物浓度 - 时间曲线和药代动力学参数如图 11-2-6 和表 11-2-5 所示。

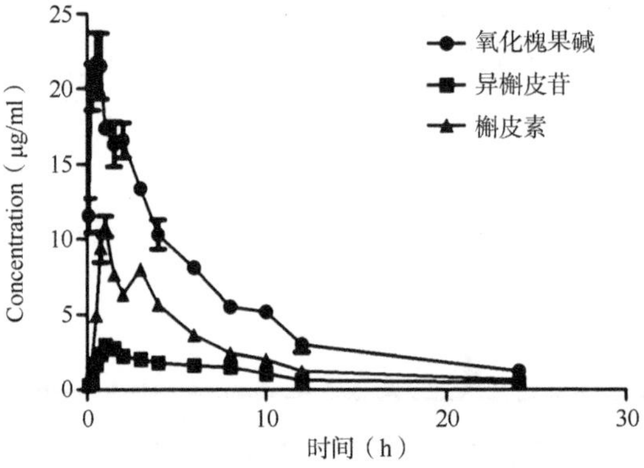

图 11-2-6 肝硬化大鼠体内的血浆药物浓度 - 时间曲线（n=5）

表 11-2-5 肝硬化大鼠体内有效成分在血浆样品药动学参数（$\bar{x} \pm s$，n=5）

参数项（单位）	氧化槐果碱	异槲皮苷	槲皮素
AUC（0～t）[mg/（L·h）]	138.582±6.678	25.980±3.751	62.487±1.060
AUC（0～∞）[mg/（L·h）]	151.732±9.68	30.515±0.917	67.109±1.890
R_AUC（t/∞）（%）	91.433±2.902	85.367±14.354	93.167±4.102
MRT（0～t）（h）	6.306±0.402	8.145±0.976	6.524±0.292
MRT（0～∞）（h）	8.721±1.182	13.467±6.271	8.421±0.926
$t_{1/2z}$（h）	7.060±0.935	9.542±2.015	6.499±1.617
T_{max}（h）	0.583±0.144	1.167±0.289	0.917±0.144
CLz/F[L/（h·kg）]	71.366±4.406	354.134±10.774	161.019±4.610
C_{max}（mg/L）	24.073±2.061	3.075±0.314	11.517±0.020

（2）多次给药药动学

1）多次给药血药浓度：多次灌胃给予复方木鸡颗粒后，肝硬化大鼠体内有效成分的血药浓度曲线如图 11-2-7。

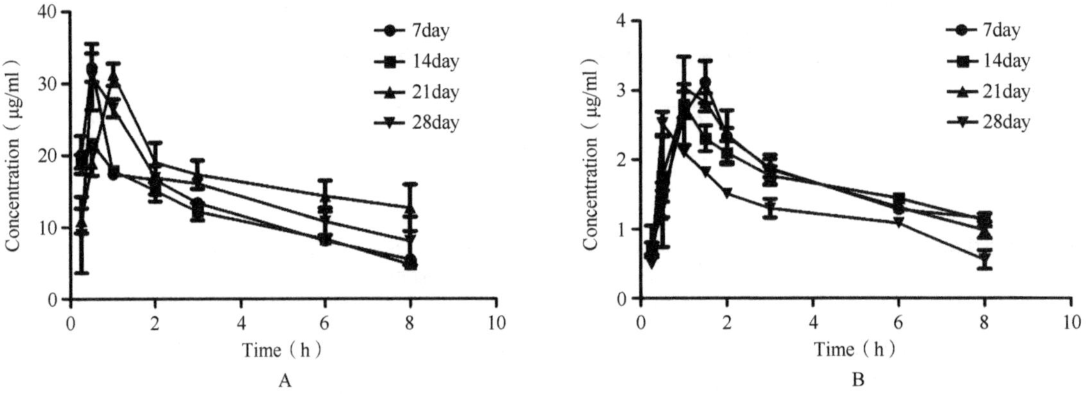

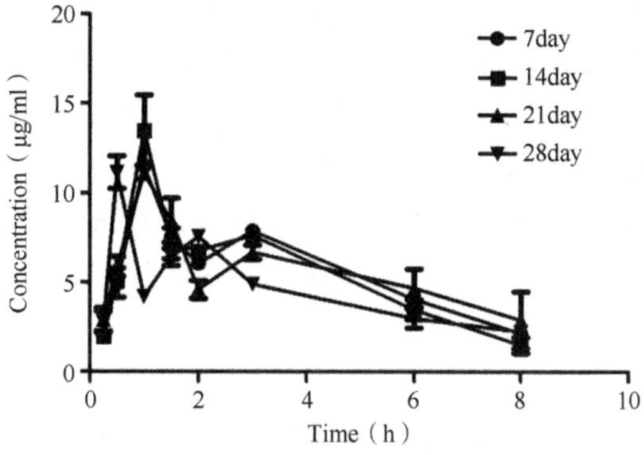

C

图 11-2-7　多次给药血药浓度曲线

A. 氧化槐果碱；B. 异槲皮苷；C. 槲皮素

如图 11-2-7 所示，随着给药天数的增加，药物的达峰时间有所提前，峰浓度降低，槲皮素在 2 h 或 3 h 仍然出现双峰现象。

2）多次给药模型拟合：拟合结果如图 11-2-8 和表 11-2-6 所示。

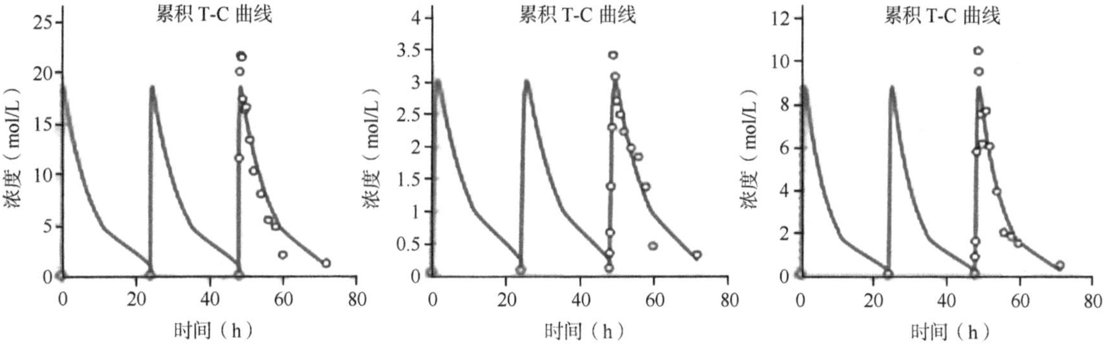

图 11-2-8　多次给药模型拟合

A. 氧化槐果碱；B. 异槲皮苷；C. 槲皮素

表 11-2-6　多次给药药动学参数（$\bar{x} \pm s$，n=5）

参数项（单位）	氧化槐果碱	异槲皮苷	槲皮素
AUC（0～t）[mg/（L·h）]	131.471±14.852	30.793±0.670	62.332±3.658
AUC（0～∞）[mg/（L·h）]	144.843±24.317	36.560±2.548	67.967±4.827
MRT（0～t）（h）	6.020±0.439	9.414±0.700	6.360±1.211
MRT（0～∞）（h）	8.662±2.159	18.031±1.589	8.737±0.980
T_{max}（h）	0.500±0.065	1.000	0.750±0.210
CLz/F[L/（h·kg）]	3.728±0.860	14.770±0.985	7.945±1.040
C_{max}（mg/L）	21.697±5.110	3.426±0.631	10.495±1.837

结果显示，肝硬化大鼠体内 T_{max}、C_{max} 及 AUC 降低，与单次给药相比，在体内吸收较快，清除率降低，蓄积增大。

本研究采用DEN建立大鼠肝硬化模型，通过非房室模型分析方式计算药代动力学参数，其中单次给药后，氧化槐果碱、异槲皮苷、槲皮素分别在0.583 h、1.167 h、0.917 h达到最大吸收峰，峰浓度分别为24.073 mg/L、3.075 mg/L、11.517 mg/L，曲线下面积分别为138.582 mg/（L·h）、25.980 mg/（L·h）、624.870 mg/（L·h）。通过分析可以发现，肝硬化大鼠体内氧化槐果碱、异槲皮苷和槲皮素的曲线下面积及达峰浓度均小于肝炎组。另外，氧化槐果碱和异槲皮苷达峰时间较肝炎组早，推测是药物在治疗时显示出的较快吸收，使药物尽快分布到达体内发挥疗效。

三、基于肝癌模型的复方木鸡颗粒药动学研究

（一）实验材料

1. 仪器与设备

Agilent-1290高效液相色谱仪（美国安捷伦科技有限公司）；ChemStation工作站（美国安捷伦科技公司）；HC-2517型高速离心机（科大创新股份有限公司）；HGA-10 L空气发生器、QF-3800氮气吹干仪（北京汇龙昌海科贸有限公司）；–80℃低温冰箱（NEW BRUNSWICK SCIENTIFIC公司）。

2. 药品与试剂

二乙基亚硝胺（梯希爱（TCI）（上海）化成工业发展有限公司，批号：22VGQ-MF）；生理盐水（吉林都邦药业股份有限公司，批号：1106060404）；复方木鸡颗粒浸膏（丹东药业集团有限公司）；氧化槐果碱、槲皮素对照品（均购自成都普菲德生物技术有限公司，批号分别为160507、150810）；异槲皮苷、香叶木素对照品（均购自四川省维克奇生物科技有限公司，批号分别为wkq16040703、wkq16080501）；甲醇、乙腈（高效液相色谱用，美国TEDIA公司）；甲酸（高效液相色谱用，天津市大茂化学试剂厂）；三级水（超纯水系统制备）。

3. 实验动物

清洁级SD大鼠，体重200 g±20 g，雄性，购自辽宁长生生物技术有限公司，许可证号为SCXK（辽）2015-0001。实验环境室温20～25℃，相对湿度55%～65%。实验所使用动物研究部分严格遵照实验室动物保护指导原则进行，并已征得辽宁中医药大学动物实验伦理委员会同意，实验前禁食12 h，其间自由饮水。

（二）实验方法

1. 肝癌模型的建立

（1）**1% DEN溶液的配制** 精密吸取DEN溶液1 ml，溶于100 ml生理盐水中，充分混匀后，装于棕色瓶中，于4℃避光保存，备用。

（2）**大鼠肝癌模型的建立** SD大鼠，雄性，体重200 g±20 g，适应性喂养1周后，按70 mg/kg剂量灌胃给予DEN，每周1次，连续灌胃13周，建立大鼠肝癌模型。

2. 动物分组及给药

（1）**单次给药药动学** 取造模成功的肝癌大鼠，随机分为模型对照组和给药组。将5只未给药肝炎模型大鼠禁食12小时，眼眶静脉丛取血，所得血浆充分混合，于–80℃冷冻保存，待用。给药组大鼠按10.8 g/kg剂量（20倍临床剂量）灌胃复方木鸡颗粒。

（2）多次给药药动学　取造模成功的肝癌大鼠，每天按 0.54 g/kg 剂量灌胃给予复方木鸡颗粒，连续给药 40 天。

（3）血样采集

1）单次给药药动学：取健康雄性 SD 大鼠 6 只，体重 200 g±20 g，实验之前隔夜禁食 12 h，其间自由饮水。按 20 倍临床给药剂量灌胃复方木鸡颗粒，分别在给药前和给药 0.083 h、0.25 h、0.5 h、0.75 h、1 h、1.5 h、2 h、3 h、4 h、6 h、8 h、12 h、24 h 后于眼眶取血，置于肝素预处理过的 EP 管中离心 10 min（3000 r/min），小心吸取上清液，置于 –80℃冰箱储存，备用。

2）多次给药药动学：分别于给药后第 10、20、30、40 天，根据第一章第一节所述的采血时间点进行采血，每批次 5 只大鼠。

（4）血样处理　取上述大鼠血浆 200 μl，依次加入 20 μl 内标物溶液及 800 μl 预冷甲醇，涡旋振荡 2 min，混合均匀，12000 r/min 离心 10 min，沉淀蛋白，吸取上清液，氮气吹干，加入 50 μl50% 乙腈水溶液溶解样品，涡旋振荡 2 min，12000 r/min 离心 10 min，吸取上清液 10 μl 进样分析。

3. 测定方法

（1）色谱条件　Agilent-1290 系列的高效液相色谱仪，色谱柱为 Agilent 5 TC-C_{18}（250 mm×4.6 mm）；流动相为 0.1% 甲酸水（A）- 乙腈（B）进行梯度洗脱，洗脱流速为 1 ml/min，柱温 30℃，检测波长 254 nm，进样量 10 μl，梯度洗脱表如表 11-2-7 所示。

表 11-2-7　梯度洗脱表

时间（min）	流动相 A（%）	流动相 B（%）
0	97	3
10	97	3
40	80	20
60	57	43
73	19	81

（2）灌胃药液的制备　取复方木鸡颗浸膏适量，加水溶解，配制 10.8 g/kg 剂量（20 倍临床剂量）的溶液，备用。

（3）系列标准溶液制备　分别取氧化槐果碱、异槲皮苷、槲皮素对照品适量，精密称定，置 10 ml 量瓶中，甲醇溶解并加至刻度，摇匀，得浓度分别为 0.40 mg/ml、0.30 mg/ml、0.2 mg/ml 的对照品储备液，置于 4℃冰箱保存。储备液采用倍数稀释法配制成 7 个浓度的系列对照品溶液，即得氧化槐果碱（浓度为 100 μg/ml、50 μg/ml、25 μg/ml、12.5 μg/ml、6.25 μg/ml、5 μg/ml、2.5 μg/ml）、异槲皮苷（30 μg/ml、15 μg/ml、7.5 μg/ml、3.75 μg/ml、1.875 μg/ml、0.9375 μg/ml、0.4688 μg/ml）、槲皮素（50 μg/ml、25 μg/ml、12.5 μg/ml、6.25 μg/ml、3.125 μg/ml、1.5625 μg/ml、0.78125 μg/ml）的标准系列溶液，置于 4℃冰箱内保存，备用。

（4）内标物溶液的制备　取香叶木素对照品约 5.0 mg 置于 10 ml 容量瓶中，用甲醇溶解并定容至刻度，摇匀，即得浓度为 0.50 mg/ml 的内标物储备液。精密吸取储备液适量，用甲醇稀释成浓度为 10 μg/ml 的内标物溶液，置于 4℃水箱保存，备用。

（5）质控样品的制备　吸取 200 μl 空白血浆，分别各加入 50 μl 工作溶液和 20 μl 内标物溶液，按照生物样品处理方法制备成低、中、高三种浓度的质控样品。其中氧化槐果碱血浆浓度分别为 12.500 μg/ml、3.125 μg/ml、0.781 μg/ml，异槲皮苷血浆浓度分别为 5.000 μg/ml、1.250 μg/ml、0.313 μg/ml，槲皮素血浆浓度分别为 6.250 μg/ml、1.563 μg/ml、0.391 μg/ml，于 4℃冰箱冷藏保存，备用。

（6）**血浆样品的采集** 取健康雄性 SD 大鼠 6 只，体重 200 g±20 g，实验之前隔夜禁食 12 h，其间自由饮水。按 20 倍临床给药剂量灌胃复方木鸡颗粒，分别在给药前和给药 0.083 h、0.25 h、0.5 h、0.75 h、1 h、1.5 h、2 h、3 h、4 h、6 h、8 h、12 h、24 h 后于眼眶取血，置于肝素预处理过的 EP 管中离心 10 min（3000 r/min），小心吸取上清液，置于 –80℃冰箱储存，备用。

（7）**血浆样品的处理** 取上述大鼠血浆 200 μl，依次加入 20 μl 内标物溶液和 800 μl 预冷甲醇，涡旋振荡 2 min，混合均匀，12000 r/min 离心 10 min，沉淀蛋白，吸取上清液，氮气吹干，加入 50 μl 50% 乙腈水溶液溶解样品，涡旋振荡 2 min，12000 r/min 离心 10 min，吸取上清液 10 μl 进样分析。

4. 方法的专属性

取空白血浆 200 μl，按本研究血浆样品的处理方法操作（不加内标物），得空白血浆色谱图（图 11-2-9A）；将一定浓度的氧化槐果碱、异槲皮苷、槲皮素对照品溶液和内标物溶液加入空白血浆，同法操作，得色谱图（图 11-2-9B）；取灌服复方木鸡颗粒浸膏后的大鼠血浆 200 μl，按本研究血浆样品的处理方法操作，得色谱图（图 11-2-9C）。结果表明，待测组分氧化槐果碱、异槲皮苷、槲皮素保留时间分别为 19.235 min、46.411 min、56.181 min，内标香叶木素保留时间为 60.90 min，测组分氧化槐果碱、异槲皮苷、槲皮素与内标物峰、大鼠血浆内源性物质均实现基线分离。

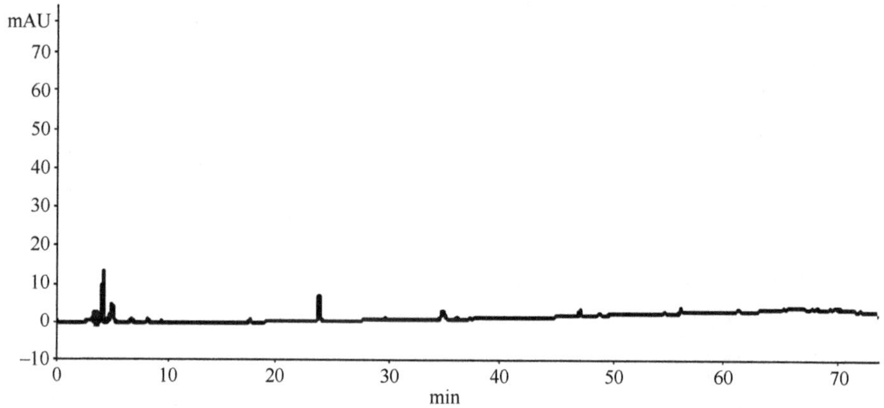

A

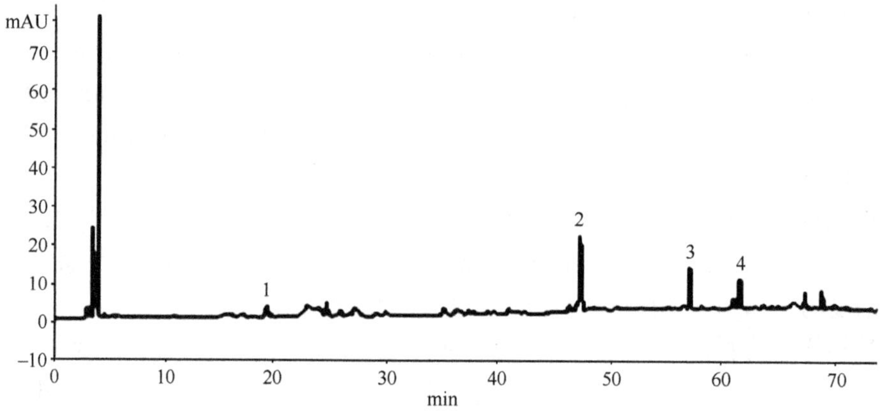

B

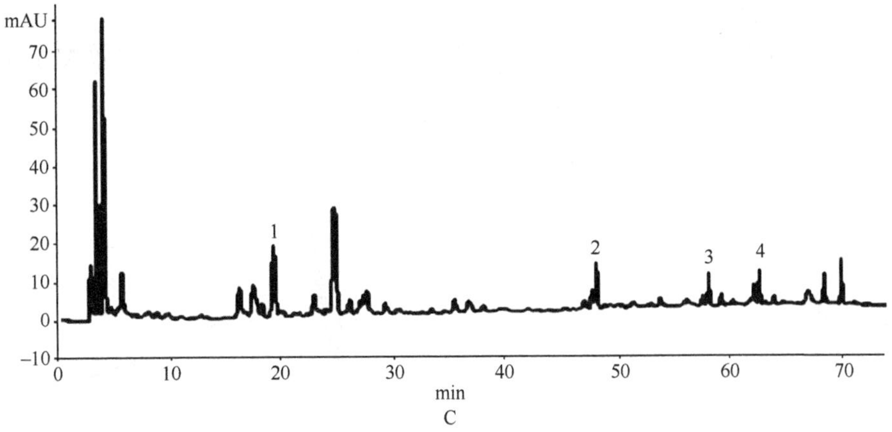

图 11-2-9　HPLC 色谱图

A. 空白血浆样品；B. 空白血浆加对照品和内标物；C. 复方木鸡颗粒浸膏灌胃给药后 1 h 加内标物血浆样品；1. 氧化槐果碱；2. 异槲皮苷；3. 槲皮素；4. 内标物

5. 药动学数据结果

（1）单次给药药动学　将给药后不同时间血药浓度和时间数据用 DAS 3.0 药代动力学软件处理，以非房室模型分析各项药代动力学参数。大鼠灌胃复方木鸡颗粒浸膏后的血浆中氧化槐果碱、异槲皮苷、槲皮素的药时曲线和药代动力学参数如图 11-2-10 和表 11-2-8 所示。

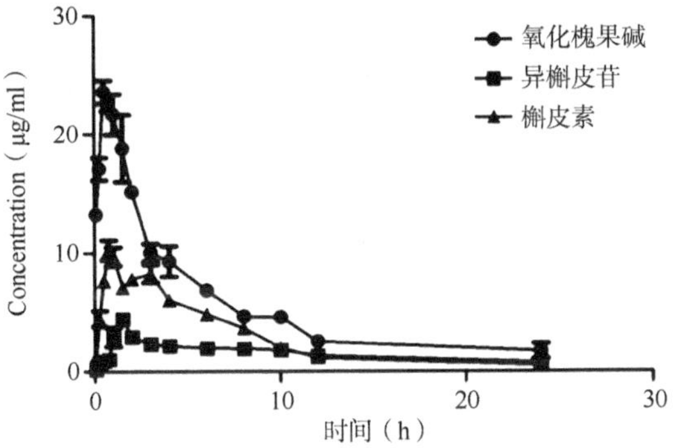

图 11-2-10　肝癌大鼠体内各成分的血浆药时曲线（n=5）

表 11-2-8　大鼠体内各成分在血浆样品药动学参数（$\bar{x} \pm s$，n=5）

参数项（单位）	氧化槐果碱	异槲皮苷	槲皮素
AUC（0～t）[mg/（L·h）]	129.700±4.602	37.081±3.790	68.065±1.169
AUC（0～∞）[mg/（L·h）]	162.078±35.198	52.939±11.103	69.168±2.074
R_AUC（t/∞）（%）	82.100±14.426	72.733±20.457	98.467±2.57
MRT（0～t）（h）	6.475±1.165	9.302±0.060	6.046±0.505
MRT（0～∞）（h）	13.023±7.176	20.564±11.209	6.438±1.002
$t_{1/2z}$（h）	10.905±3.089	13.824±1.649	3.122±0.350
T_{max}（h）	0.667±0.209	1.333±0.289	0.833±0.144
CLz/F[L/（h·kg）]	68.709±14.433	209.647±40.471	156.236±4.703
C_{max}（mg/L）	24.516±0.836	4.465±0.534	11.008±0.775

（2）多次给药药动学

1）多次给药血药浓度曲线：多次给药复方木鸡颗粒后，肝癌体内有效成分血药浓度如图 11-2-11 所示。

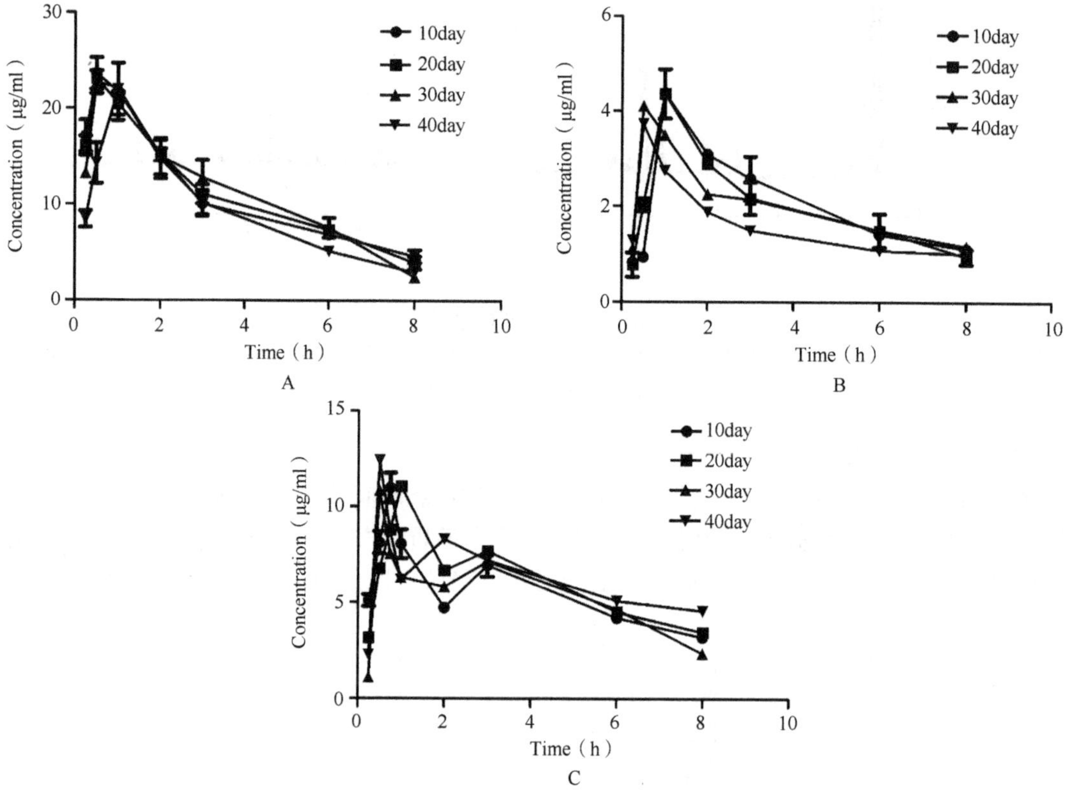

图 11-2-11 肝癌大鼠体内血药浓度

A. 氧化槐果碱；B. 异槲皮苷；C. 槲皮素

由图 11-2-11 可见，氧化槐果碱和异槲皮苷分别在 0.5 h 和 1 h 左右达到峰浓度，无双峰现象，槲皮素在 0.75 h 和 3 h 左右各有一个峰浓度，且随着给药时间的延长，T_{max} 缩短，C_{max} 降低。

2）多次给药模型拟合：模型拟合结果见图 11-2-12 和表 11-2-9。

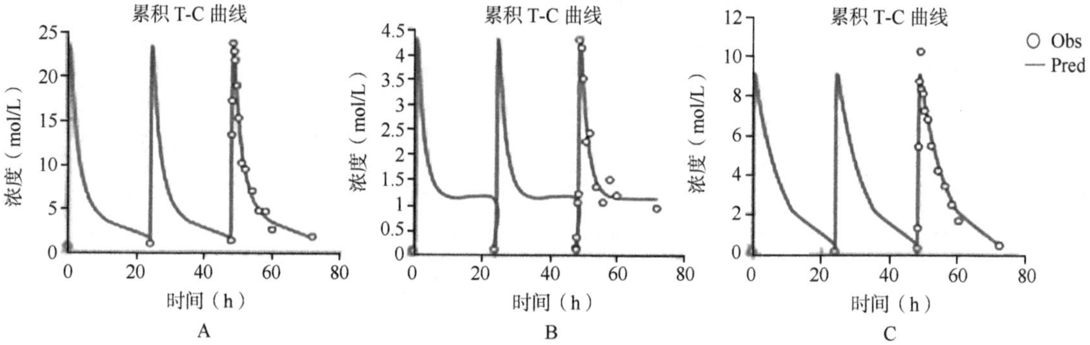

图 11-2-12 多次给药模型拟合

A. 氧化槐果碱；B. 异槲皮苷；C. 槲皮素

表 11-2-9　多次给药药动学参数（$\bar{x} \pm s$，n=5）

参数项（单位）	氧化槐果碱	异槲皮苷	槲皮素
AUC（0～t）[mg/（L·h）]	129.752±12.953	43.057±7.85	67.735±13.658
AUC（0～∞）[mg/（L·h）]	156.04±23.714	64.117±10.06	70.956±19.337
MRT（0～t）（h）	6.501±1.356	9.456±0.56	6.333±0.211
MRT（0～∞）（h）	12.03±2.159	32±3.81	7.485±1.02
T_{max}（h）	0.5±0.15	0.75±0.06	0.75±0.26
CLz/F[L/（h·kg）]	3.461±0.68	8.422±0.756	7.61±1.4
C_{max}（mg/L）	23.6168±3.46	4.2659±0.97	10.2069±1.569

由图 11-2-12 及表 11-2-9 可知，与单次给药相比，多次给药模型 AUC 增大，清除率降低，体内平均驻留时间延长，T_{max} 和 C_{max} 减小，说明药物吸收较快而消除较慢，保证药物在体内长时间有效。

通过灌胃给予肝癌大鼠复方木鸡颗粒后，采用同于肝炎大鼠的研究方法，得到相关的药动学参数。其中，单次给药后氧化槐果碱、异槲皮苷、槲皮素分别在 0.667 h、1.333 h、0.833 h 达到最大吸收峰，C_{max} 分别为 24.516 mg/L、3.465 mg/L、110.076 mg/L，AUC 分别为 129.7 mg/(L·h)、27.081 mg/（L·h）、680.65 mg/（L·h）。通过分析，肝癌大鼠体内氧化槐果碱 AUC 比肝硬化减少，而异槲皮苷和槲皮素略高于肝硬化，具体原因有待进一步探索。其他参数与肝硬化相差不大。

本研究在前期实验室研究的基础上，采用大鼠肝炎、肝硬化及肝癌模型。通过灌胃给予不同肝病模型大鼠复方木鸡颗粒，并分别在不同时间点经大鼠眼眶静脉取血，采用 HPLC 技术测定不同肝病模型下大鼠体内的血药浓度，经 DAS 3.0 软件，得到相关的药物浓度 - 时间曲线和药动学参数。

研究结果显示，在肝炎、肝硬化和肝癌三个肝病模型中，肝炎模型下氧化槐果碱、异槲皮苷、槲皮素的曲线下面积（AUC）达到最大，且高于生理组，肝硬化和肝癌组相差甚小。随着肝病的加重，清除率也降低。推测机体发生疾病时，药物代谢酶谱可能会发生改变，影响药物的机体代谢，同时机体功能状态的变化，也可能影响药物的分布与消除。多数药物以肝的生物转化和肾的排泄两种途径从体内消除，因此清除率即为肝清除率和肾清除率之和。肝炎尚属于肝脏的炎症，此时机体较亢奋，因而血药浓度较高，肝清除率较大。半衰期随着肝病的进展而延长，达峰时间相对较短，推测为药物能够较快速达到最高血药浓度，在体内分布较快，从机体清除较慢，其药效体内持续时间相对较长。

另外，从槲皮素的药时曲线可以看到明显双峰现象，这种双峰现象的出现与许多关于中药的报道相似。推测为由槲皮素的肝肠循环造成的，肝脏对药物吸收后通过胆汁排泄到肠道的药物，在肠道中又重新被吸收，经门静脉返回肝脏重新进入体循环，导致血药浓度又升高，从而出现双峰现象。

综上，随着肝炎、肝硬化、肝癌的发生发展，体内药物的代谢也发生了改变，导致肝清除率降低，消除减慢，但是具体如何影响还有待进一步研究。

第三节 基于不同病理状态下的复方木鸡颗粒药效学研究

一、基于肝炎模型的复方木鸡颗粒药效学研究

（一）实验材料

1. 仪器与设备

DYY-6C 电泳仪（北京六一仪器厂）；UV-1750（日本 SHIMADZU 公司）；PCR 仪（日本 TAKARA 公司 TP600）；实时荧光定量 PCR（Piko Thermol 公司）；高速冷冻离心机（Piko Thermol 公司）；SUNRISE 酶标仪（瑞士 TECAN 公司）。

2. 实验药物与试剂

复方木鸡颗粒浸膏（丹东药业集团有限公司）；氧化槐果碱、槲皮素对照品（均购自成都普菲德生物技术有限公司，批号分别为 160507、150810）；异槲皮苷、香叶木素对照品（均购自四川省维克奇生物科技有限公司，批号分别为 wkq16040703、wkq16080501）；甲醇、乙腈（高效液相色谱用，美国 TEDIA 公司）；甲酸（高效液相色谱用，天津市大茂化学试剂厂）；三级水（超纯水系统制备）。

3. 实验动物

清洁级 SD 大鼠，体重 180 ～ 220 g，雄性，购自辽宁长生生物技术有限公司，许可证号为 SCXK（辽）2015-0001。实验环境室温 20 ～ 25℃，相对湿度 55% ～ 65%。实验所使用动物研究部分严格遵照实验室动物保护指导原则进行，并已征得辽宁中医药大学动物实验伦理委员会同意，实验前禁食 12 h，其间自由饮水。

（二）方法与结果

1. 大鼠肝炎模型的建立

（1）1% DEN 溶液的配制 精密吸取 DEN 溶液 1 ml，溶于 100 ml 生理盐水中，充分混匀后，装于棕色瓶中，于 4℃避光保存，备用。

（2）大鼠药物性肝炎模型的建立 SD 大鼠，雄性，体重 180 g±20 g，适应性喂养 1 周后，按 70 mg/kg 的剂量灌胃给予 DEN，每周 1 次，连续灌胃 4 周，建立大鼠肝炎模型。

2. 动物给药及处理

取造模成功的肝炎大鼠，随机分为模型组及给药 5 天组、10 天组、15 天组、20 天组、25 天组，每组 8 只。将各给药组大鼠分别灌胃给予复方木鸡颗粒 0.54 g/（kg · d），连续给药 25 天，分别于给药后第 5、10、15、20、25 天各处理一批肝癌大鼠。无菌摘眼球法取大鼠血清，置于 EP 管中，室温静置 30 min，于 4℃，3000 r/min 离心 10 min，吸取上清液，于 −80℃冰箱保存，备用。解剖大鼠，摘取肝、脾、胸腺等组织器官，称重并记录。将肝、脾等组织装于冻存管并置于液氮罐中保存，待做相关基因差异的实验［注：肝指数（脾指数 / 胸腺指数）（mg/g）= 肝（脾 / 胸腺重量）/ 体重］。

3. 肝组织中总 RNA 的提取

称取模型组和各给药组肝组织分别约 0.1 g，加入 1 ml TransZol Up 裂解肝组织，在冰袋上用电动匀浆器进行匀浆至无明显颗粒状，然后转移到 1.5 ml EP 管中，静置 10 min，于 4℃，

13000 r/min 离心 15 min。吸取上清液，加入 0.2 ml 氯仿，剧烈振摇约 20 s，静置 10 min，于 4℃，13000 r/min 离心 15 min。吸取上层，加入等体积的异丙醇，混匀，静置 10 min，于 4℃，13000 r/min 离心 10 min。弃上清，加入 1 ml 75% DEPC 水，轻弹，充分洗涤 RNA，静置 10 min，于 4℃，7500 r/min 离心 5 min。弃上清，晾干沉淀的 RNA 团块至边缘透明化，根据 RNA 团块大小加入 40 ～ 100 μl RNA 溶液。

4. 紫外分光光度法测定总 RNA 的纯度及浓度

采用紫外分光光度法测定 RNA 在 260 nm、280 nm、320 nm 波长下的吸光度值（OD）。以 OD_{260}/OD_{280} 值为评价指标，两者比值在 1.80 ～ 2.00，说明样品总 RNA 完整无杂质。同时应用 1% 的琼脂糖凝胶电泳分离总 RNA，观察 ^{28}S 和 ^{18}S 亮度比，当大于 1 ：1 时，则说明样品纯度较高，无 DNA 或蛋白质的污染，可进行后续 cDNA 合成。总 RNA 的浓度（μg/ml）=（$OD_{260}-OD_{320}$）× 稀释倍数 ×40，本研究稀释了 100 倍。

5. RT-PCR 测定 IL-6、NF-κB、IGF-1mRNA 的相对表达

（1）逆转录 cDNA 合成 按 TransScript One-Step gDNA Removal and cDNA Synthesis SuperMix 试剂盒的说明（表 11-3-1）依次加入如下试剂。

表 11-3-1 cDNA 第一链合成体系

化合物	体积
2×TS Reaction Mix	10 μl
总 RNA	2 μl（根据浓度而定）
Random Primer（N9）（0.1 μg/μl）	1 μl
TransScript RT/RI Enzyme Mix	1 μl
gDNA Remover	1 μl
RNase-free Water	5 μl（补足到 20 μl）

20 μl 反应体系，轻轻混匀，分别以 25℃反应 10 min、42℃反应 30 min、85℃反应 5 min 的条件在 PCR 仪上进行反应，反转录合成 cDNA。

（2）目的基因的扩增

1）引物的设计与合成：引物由英潍捷基（上海）贸易有限公司设计、合成，并按 PAG 级别纯化方式进行纯化。引物序列如表 11-3-2 所示。

表 11-3-2 引物序列号

基因	序列号
NF-κB	正向引物：5'-GCTCAAGATCTGCCGAGTAAA-3'
	反向引物：5'-GTCCCGTGAAATACACCTCAA -3'
IGF-1	正向引物：5'-GCGTGGGTAGATTGCTGTTA-3'
	反向引物：5'-GAGGCAGGGACTAGGAGATATAA-3'
IL-6	正向引物：5'-GAAGTTAGAGTCACAGAAGGAGTG-3'
	反向引物：5'-GTTTGCCGAGTAGACCTCATAG-3'
β-actin	正向引物：5'-TGC TGT CCC TGT ATG CCTCT-3'
	反向引物：5'-TTT GAT GTC ACG CAC GAT TT-3'

2）RT-PCR 反应体系：按 TransStart Top Green qPCRSuperMix 试剂盒说明（表 11-3-3）依次加入如下试剂。

表 11-3-3 RT-PCR 反应体系

化合物	体积（μl）
2× *TransStart*® Top Green qPCRSuperMix	10
cDNA	2
Forward Primer	1
Reverse Primer	1
ddH_2O	6

20 μl 反应体系，混合均匀，放入 RT-PCR 仪。反应条件如表 11-3-4 所示。

表 11-3-4 RT-PCR 反应条件

温度（℃）	时间	循环次数（次）
94	5 min	1
94	10 s	40
60	15 s	
72	15 s	
72	5 min	1
4	∞	

6. ELISA 法检测大鼠血清中 AST、ALT 的含量

采用酶联免疫吸附法检测大鼠血清中 AST、ALT 的含量。严格按照 AST、ALT 试剂盒说明书，酶标仪 450 nm 下测定每组的吸光度，建立标准曲线，根据每组的 OD 值在标准曲线上计算各组 AST、ALT 的含量。

7. 统计学处理

应用 SPSS22.0 和 GraphPad Prism 5 软件处理数据，实验结果以 $\bar{x} \pm s$ 表示，多组间比较采用单因素方差分析，以 $P < 0.05$ 表示有统计学意义。

8. 复方木鸡颗粒对肝炎大鼠脏器的药效动力学

肝炎大鼠给予复方木鸡颗粒后，肝体比、脾指数、胸腺指数的经时变化如图 11-3-1 所示。

由图 11-3-1 可以看出，DEN 诱导的大鼠肝炎模型会导致肝脾肿大，胸腺萎缩。肝指数最能直观反映肝脏的变化，肝指数在一般肝损伤实验研究中，也常作为主要评价肝炎发生发展进程的指标。脾与肝同属于消化系统，肝病的发生发展，常伴随着肝脾肿大的加重或减轻。胸腺是重要的免疫器官，胸腺指数可在一定程度上反映机体免疫功能的强弱。实验结果显示模型组肝指数和脾指数增长较为迅速，复方木鸡颗粒组给药初期肝指数与模型组相似，但随着给药天数的增加，肝指数的增长逐渐减缓，给药 25 天时几乎与 20 天时持平。脾指数虽然有上升趋势，但始终低于模型组，说明复方木鸡颗粒可抑制大鼠肝组织炎症的发展。模型组胸腺指数持续下降，给药组胸腺指数下降较为缓慢，且始终高于模型组，说明复方木鸡颗粒能降低肝炎大鼠的肝指数和脾指数，对肝炎有较好的治疗效果，对肝炎有一定的免疫调节作用。

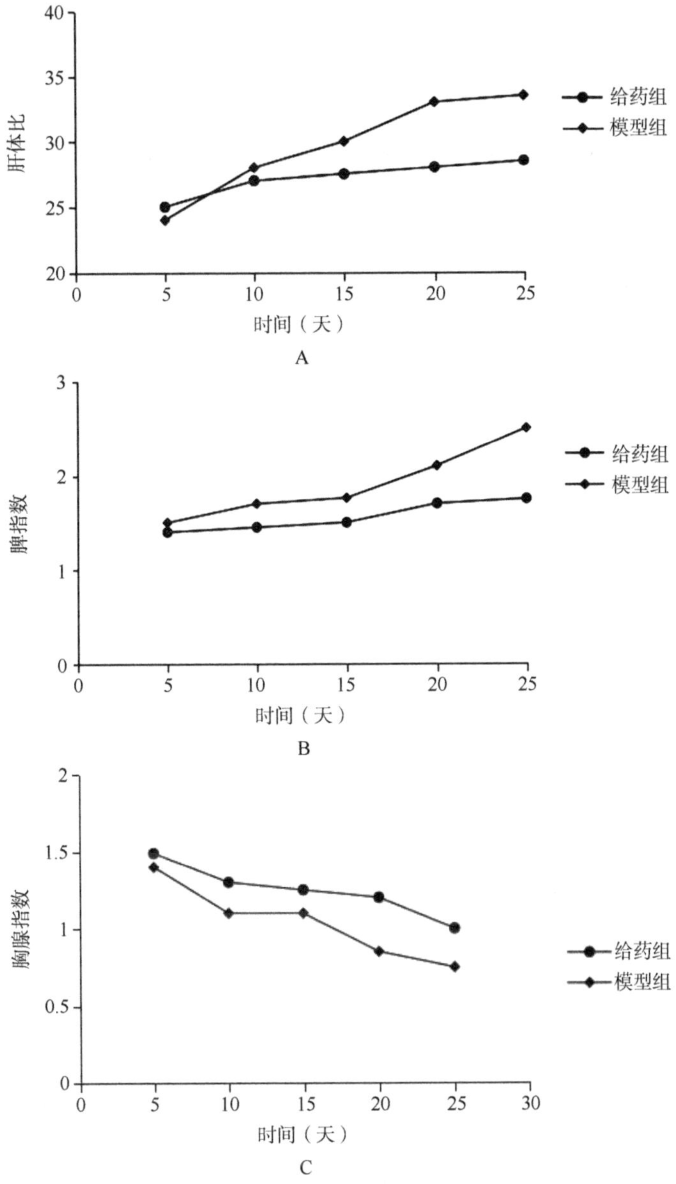

图 11-3-1　肝炎大鼠脏器指数的变化

A. 肝体比；B. 脾指数；C. 胸腺指数

9. 复方木鸡颗粒对肝炎大鼠 IL-6、NF-κB、IGF-1 mRNA 表达的药效学

大鼠肝炎的发生发展及复方木鸡颗粒给药治疗过程中，IL-6、NF-κB、IGF-1 mRNA 表达的动态变化如图 11-3-2 所示。

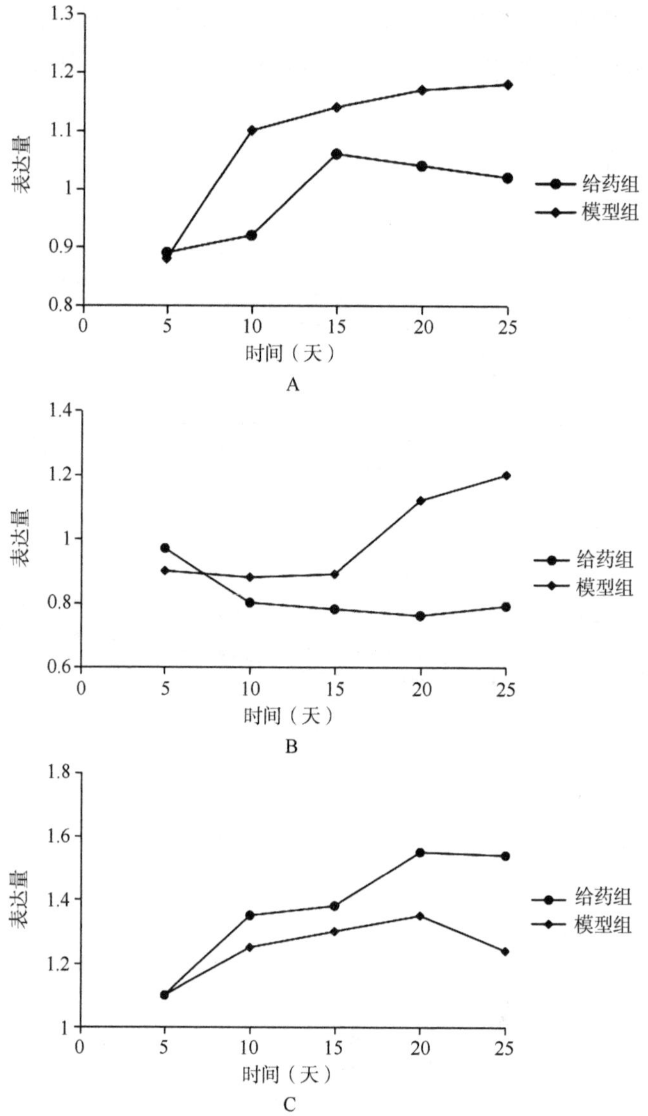

图 11-3-2　各组 IL-6 mRNA、NF-κB mRNA、IGF-1 mRNA 表达情况

A. IL-6 mRNA；B. NF-κB mRNA；C. IGF-1 mRNA

由图 11-3-2 可见，模型组大鼠各时间段肝组织中 IL-6、NF-κB、IGF-1 的含量明显高于复方木鸡颗粒给药组。给药前期，IL-6 增加较明显，给药 15 天之后，有缓慢降低的趋势，模型组后期增长也较为缓慢。而两组的 NF-κB 含量前期均逐渐下降，而后给药组缓慢增长，模型组增长较为迅速。模型组大鼠 IGF-1 含量随病情进展而逐步增加，给药 20 天，出现下降趋势，给药组虽然呈大致相同的变化趋势，但整体水平相对较高。说明复方木鸡颗粒可分别通过降低 IL-6、NF-κB mRNA，升高 IGF-1 mRNA 表达来达到抗肝炎的作用效果。

10. 复方木鸡颗粒对肝炎大鼠血清 AST、ALT 的药效动力学

图 11-3-3 显示了在模型组和给药组的肝炎大鼠血清中 AST、ALT 的经时变化过程。

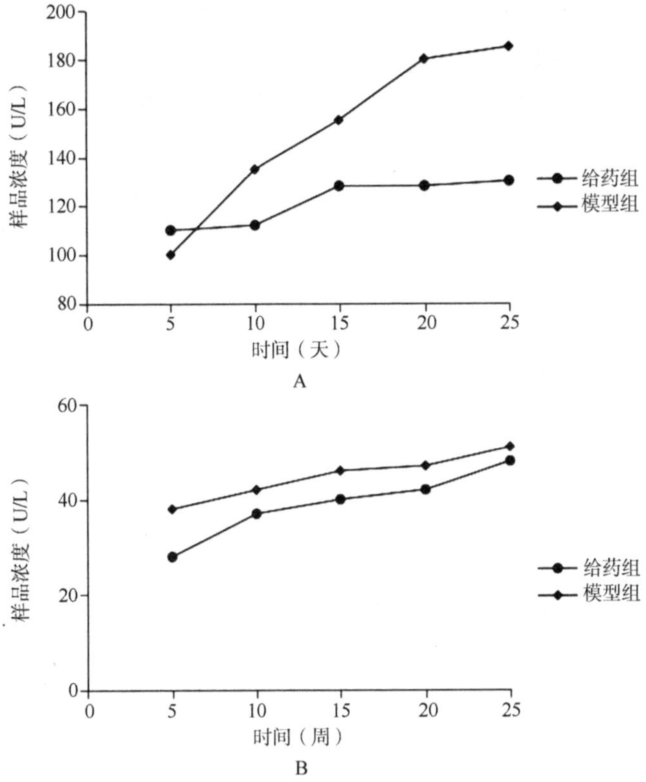

图 11-3-3 肝炎大鼠血清中 AST、ALT 的变化

A. AST；B. ALT

ALT、AST 是反映肝细胞有无损伤及严重程度的重要指标，当肝细胞受损或细胞坏死时，血清中 ALT、AST 含量会明显增加。由图 11-3-3 可见，在肝炎发生的初期，给药组大鼠血清中 AST 与模型组相比无明显差别。从给药后第 10 天开始，AST 含量开始上升，其中模型组增长极为迅速，几乎呈直线增长，第 20 天之后增长速度减慢。而给药组的增长过程则较为缓慢，给药 15 天之后趋于平缓。而模型组和给药组大鼠血清中 ALT 的增长都比较平缓，但模型组的总体水平仍高于给药组。提示复方木鸡颗粒可不同程度降低大鼠体内 AST、ALT 含量，从而产生抗炎作用。

本研究结果显示，肝炎发生发展进程中，伴随着肝脾肿大等炎症反应，免疫器官胸腺也有轻微缩小。给药初期，模型组与复方木鸡颗粒组肝指数、脾指数、胸腺指数相差不大，增长缓慢，随着给药时间的延长，模型组变化较大，而复方木鸡颗粒组增长曲线较为平缓，且均低于同时间点的模型组。说明复方木鸡颗粒可延缓肝炎的发展进程，对肝炎有一定的防治作用。

NF-κB 是细胞内的一个重要转录因子，与炎症有密切联系。它的激活可引起一些炎症细胞因子，如 IL-1β、IL-6 和 TNF-α 等释放增多。NF-κB/IL-6 信号通路的活化参与肝炎、肝纤维化、肝癌等疾病的发生。有文献报道，IGF-1 是一种有胰岛素样作用的多肽物质，能促进肝细胞增殖，加强肝合成代谢，促进肝炎症后的修复。本研究结果显示，随着炎症的发展，大鼠体内的炎症因子 IL-6 含量持续增多，转录因子 NF-κB 活化，使炎症加重，肝细胞受损，表达 IGF-1 的细胞减少。给药复方木鸡颗粒后，IL-6 增长缓慢，NF-κB 活化受到抑制，IGF-1

的含量上升，从而达到抗肝炎作用。ALT、AST是反映肝细胞有无损伤及严重程度的重要指标，当肝细胞膜受损或细胞坏死时，血清中ALT、AST含量会明显增加。本研究结果显示，模型组大鼠血清中AST的含量远高于给药组，ALT的含量在同一时间点也高于复方木鸡颗粒给药组。

综上所述，在大鼠肝炎发生发展过程中，大鼠脏器指数，IL-6、NF-κB和IGF-1的表达，以及AST、ALT的含量随时间呈现不同程度的动态变化。复方木鸡颗粒可防治肝炎，并分别从生理生化指标及基因等不同水平影响其效应。

二、基于肝硬化模型的复方木鸡颗粒药效学研究

（一）实验材料

1. 仪器与设备

Agilent-1290高效液相色谱仪（美国安捷伦科技有限公司）；ChemStation工作站（美国安捷伦科技公司）；HC-2517型高速离心机（科大创新股份有限公司）；HGA-10L空气发生器、QF-3800氮气吹干仪（北京汇龙昌海科贸有限公司）；–80℃低温冰箱（NEW BRUNSWICK SCIENTIFIC公司）。

2. 实验药物与试剂

AST、ALT（均购自上海朗顿生物科技有限公司，批号分别为20151206XR，20151218PD）；TransZol Up试剂盒（北京全式金生物，批号：L10303）；琼脂糖（西班牙BIOWEST 公司）；TransScript One-Step gDNA Removal and cDNA Synthesis SuperMix、TransStart Top Green qPCR SuperMix试剂盒（北京全式金生物技术有限公司）；硼酸，Tris碱，$Na_2EDTA·2H_2O$（北京索莱宝科技有限公司）；异丙醇、氯仿、无水乙醇等其他化学试剂，均为分析纯。

3. 实验动物

清洁级SD大鼠，体重200 g±20 g，雄性，购自辽宁长生生物技术有限公司，许可证号为SCXK（辽）2015-0001。实验环境室温20～25℃，相对湿度55%～65%。实验使用动物研究部分严格遵照实验室动物保护指导原则进行，并已征得辽宁中医药大学动物实验伦理委员会同意，实验前禁食12 h，其间自由饮水。

（二）方法与结果

1. 大鼠肝硬化模型的建立

（1）1% DEN溶液的配制 精密吸取DEN溶液1 ml，溶于100 ml生理盐水中，充分混匀后，装于棕色瓶中，于4℃避光保存，备用。

（2）大鼠药物性肝硬化模型的建立 SD雄性大鼠，体重180 g±20 g，适应性喂养1周后，按70 mg/kg剂量灌胃给予DEN，每周1次，连续灌胃8周，建立大鼠肝硬化模型。

2. 动物给药及处理

取造模成功的肝硬化大鼠，随机分为模型组，以及给药7天组、14天组、21天组、28天组，每组8只。将各给药组大鼠分别灌胃给予复方木鸡颗粒0.54 g/（kg·d），连续给药28天，分别于给药后第7、14、21、28天各处理一批肝硬化大鼠。无菌摘眼球法取大鼠血清，置于

EP 管中，室温静置 30 min，于 4℃，3000 r/min 离心 10 min，吸取上清液于 –80℃冰箱保存，备用。解剖大鼠，摘取肝、脾、胸腺等组织器官，称重并记录。将肝、脾等组织装于冻存管并置于液氮罐中保存，待做相关基因差异的实验［注：肝指数（脾指数 / 胸腺指数）（mg/g）= 肝（脾 / 胸腺重量）/ 体重］。

3. 肝组织中总 RNA 的提取

称取各组肝硬化大鼠肝组织各 0.1 g，加入 1 ml TransZol Up 裂解肝组织，在冰袋上用电动匀浆器进行匀浆至无明显颗粒状，然后转移到 1.5 ml EP 管中，静置 10 min，于 4℃，13000 r/min 离心 15 min。吸取上清液，加入 0.2 ml 氯仿，剧烈振摇约 20 s，静置 10 min，于 4℃，13000 r/min 离心 15 min。吸取上层，加入等体积的异丙醇，混匀，静置 10 min，于 4℃，13000 r/min 离心 10 min。弃上清，加入 1 ml 75% DEPC 水，轻弹，充分洗涤 RNA，静置 10 min，于 4℃，7500 r/min 离心 5 min。弃上清，晾干沉淀的 RNA 团块至边缘透明化，根据 RNA 团块大小加入 40 ～ 100 μl RNA 溶液。

4. 紫外分光光度法测定总 RNA 的纯度及浓度

采用紫外分光光度法测定 RNA 在 260 nm、280 nm、320 nm 波长下的吸光度值（OD）。以 OD_{260}/OD_{280} 比值为评价指标，两者比值在 1.80 ～ 2.00，说明样品总 RNA 完整无杂质。同时应用 1% 的琼脂糖凝胶电泳分离总 RNA，观察 ^{28}S 和 ^{18}S 亮度比，当大于 1 ∶ 1 时，则说明样品纯度较高，无 DNA 或蛋白质的污染，可进行后续 cDNA 合成。总 RNA 的浓度（μg/ml）=（$OD_{260}-OD_{320}$）× 稀释倍数 ×40，本研究稀释了 100 倍。

5. RT-PCR 法测定 IL-6、NF-κB、IGF-1 mRNA 的表达

同本节“基于肝炎模型的复方木鸡颗粒药效学研究”相关内容。

6. ELISA 法检测大鼠血清中 AST、ALT 的含量

用酶联免疫吸附法检测大鼠血清中 AST、ALT 的含量。严格按照 AST、ALT 试剂盒说明书，酶标仪 450 nm 下测定每组的吸光度，建立标准曲线，根据每组的 OD 值在标准曲线上来计算各组 AST、ALT 的含量。

7. 统计学处理

应用 SPSS22.0 和 GraphPad Prism 5 软件处理数据，实验结果以 $\bar{x} \pm s$ 表示，多组间比较采用单因素方差分析，以 $P < 0.05$ 表示有统计学意义

8. 复方木鸡颗粒对肝硬化大鼠脏器的药效动力学

肝硬化大鼠给予复方木鸡颗粒后，肝指数、脾指数、胸腺指数的经时变化如图 11-3-4 所示。

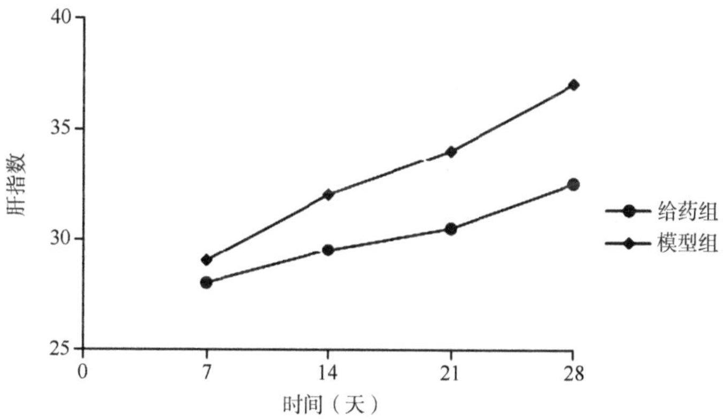

A

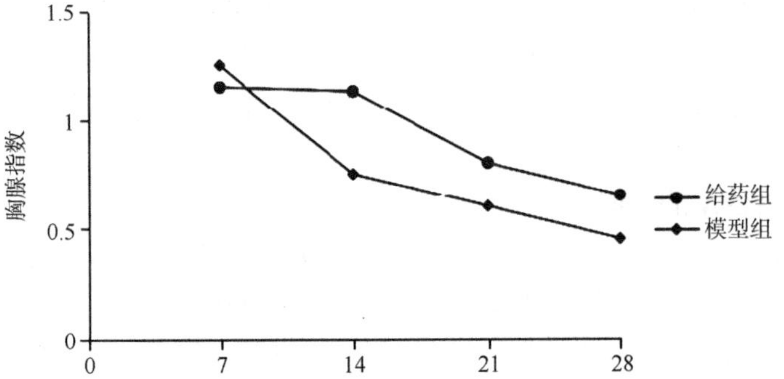

B

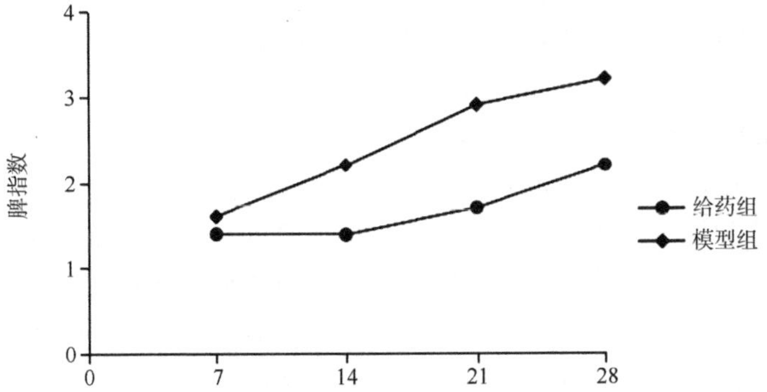

C

图 11-3-4　肝硬化大鼠脏器指数的变化

A. 肝指数；B. 胸腺指数；C. 脾指数

9. 复方木鸡颗粒对肝炎大鼠血清 AST、ALT 的药效动力学

如图 11-3-4 所示，模型组肝指数、脾指数增长较迅速，远高于复方木鸡颗粒给药组。给药前期，模型组与给药组胸腺指数相差不大，但随着给药时间的延长，复方木鸡颗粒组大鼠的胸腺指数开始高于模型组，说明复方木鸡颗粒可抑制大鼠肝硬化的发展，减轻大鼠肝脏及脾脏的肿胀程度，提高大鼠免疫力。

10. 复方木鸡颗粒对肝硬化大鼠 IL-6、NF-κB、IGF-1 的药效动力学

大鼠肝硬化的发生发展及复方木鸡颗粒给药治疗过程中，IL-6、NF-κB、IGF-1 mRNA 表达的动态变化如图 11-3-5 所示。

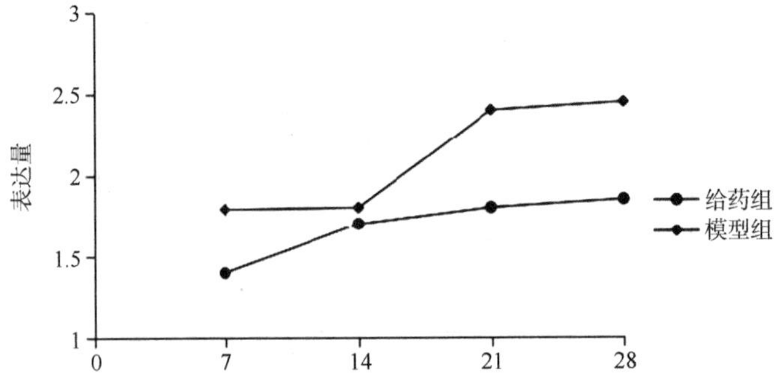

A

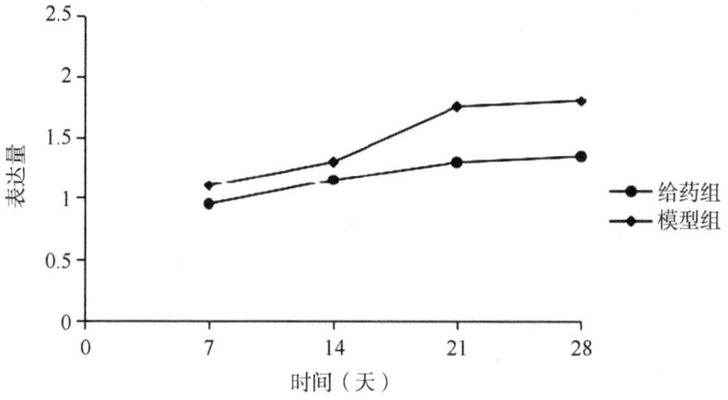

B

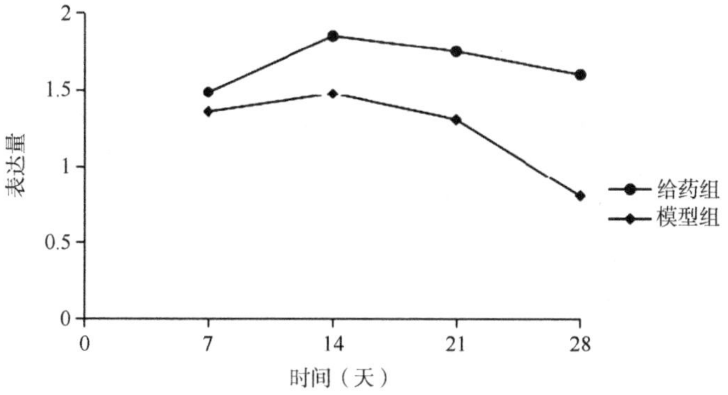

C

图 11-3-5　IL-6、NF-κB、IGF-1 mRNA 在各组大鼠肝组织中表达情况

A. IL-6 mRNA；B. NF-κB mRNA；C. IGF-1 mRNA

11. 复方木鸡颗粒对肝炎大鼠血清 AST、ALT 的药效动力学

由图 11-3-5 可见，模型组大鼠 IL-6、NF-κB mRNA 随病情进展而逐步增加。给药组虽然呈大致相同的变化趋势，但整体水平相对较低，说明复方木鸡颗粒可分别降低 IL-6、NF-κB mRNA 表达。而 IGF-1 的表达量却出现了先增加后降低的趋势，且模型组低于给药组。

12. 复方木鸡颗粒对肝硬化大鼠血清中 AST、ALT 的药效动力学

图 11-3-6 显示了在模型组和复方木鸡颗粒给药组的肝硬化大鼠血清中，AST、ALT 的经时变化过程。

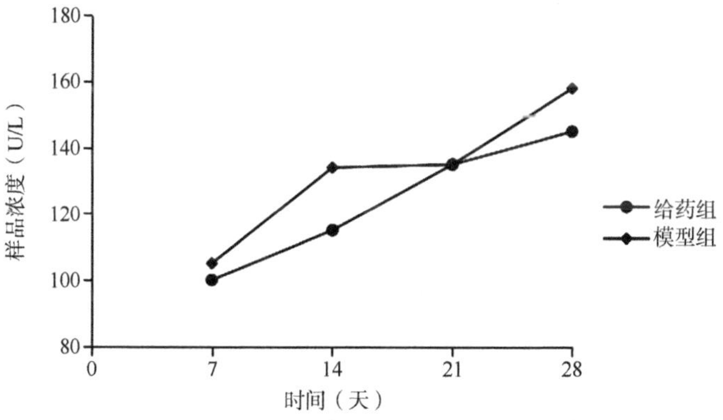

A

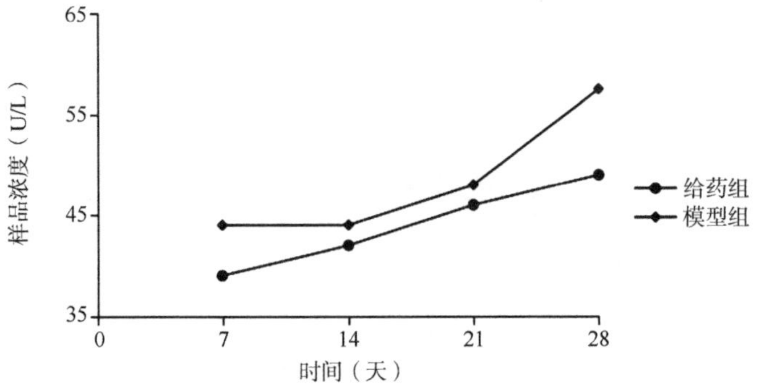

B

图 11-3-6　AST、ALT 在肝硬化大鼠血清中的含量变化

A. AST；B. ALT

由图 11-3-6 可见，在肝硬化发生的初期，给药组与模型组大鼠体内 AST、ALT 含量无明显差别，从给药后第 7 天开始，AST、ALT 含量开始迅速上升，给药组的上升幅度小于模型组，提示复方木鸡颗粒可不同程度降低大鼠体内 AST、ALT 含量。

IL-6 在慢性乙型肝炎相关肝纤维化、肝硬化与肝癌形成中起关键作用。肝脏损伤致肝硬化时，由 NF-κB 调控的 IL-6、IL-8、TNF-α 等炎症因子分泌会增多。本实验中，与模型相比，复方木鸡颗粒给药组大鼠肝组织中 IL-6、NF-κB 的表达明显减少，推测复方木鸡颗粒可能通过调节 NF-κB 代谢通路，降低相关细胞因子的表达，从而起到抗肝硬化作用。对于 IGF-1，有文献报道人体 90% 的 IGF-1 由肝脏的分泌，肝纤维化可导致 IGF-1 水平持续降低，病重者有可能检测不到 IGF-1。实验中 IGF-1 的表达水平出现下降趋势，但复方木鸡颗粒给药组仍高于模型组，说明复方木鸡颗粒对肝脏损伤可能有修复作用。另外，复方木鸡颗粒给药组大鼠血清中 AST、ALT 水平仍然高于模型组。

综上，复方木鸡颗粒可通过调节 NF-κB 代谢通路，降低 IL-6 等相关细胞因子的表达和大鼠血清中 AST、ALT 的水平，从而防治肝硬化或修复肝脏损伤。

三、基于肝癌模型的复方木鸡颗粒药效学研究

（一）实验材料

1. 仪器与设备

DYY-6C 电泳仪（北京六一仪器厂）；UV-1750（日本 SHIMADZU 公司）；PCR 仪（日本 TAKARA 公司 TP600）；实时荧光定量 PCR（Piko Thermol 公司）；高速冷冻离心机（Piko Thermol 公司）；SUNRISE 酶标仪（瑞士 TECAN 公司）。

2. 实验药物与试剂

AST、ALT（均购自上海朗顿生物科技有限公司，批号分别为 20151206XR，20151218PD）；TransZol Up 试剂盒（北京全式金生物，批号 L10303）；琼脂糖（西班牙 BIOWEST 公司）；Trans Script One-Step gDNA Removal and cDNA Synthesis SuperMix、TransStart Top Green qPCR SuperMix 试剂盒（北京全式金生物技术有限公司）；硼酸，Tris 碱，$Na_2EDTA \cdot 2H_2O$（北京索莱宝科技有限公司）；异丙醇、氯仿、无水乙醇等其他化学试剂，均为分析纯。

3. 实验动物

清洁级 SD 大鼠，体重 180 ～ 220 g，雄性，购自辽宁长生生物技术有限公司，许可证号为 SCXK（辽）2015-0001。实验环境室温 20 ～ 25℃，相对湿度 55% ～ 65%。实验使用动物研究部分严格遵照实验室动物保护指导原则进行，并已征得辽宁中医药大学动物实验伦理委员会同意，实验前禁食 12 h，其间自由饮水。

（二）方法与结果

1. 肝癌模型的建立

（1）**1% DEN 溶液的配制**　精密吸取 DEN 溶液 1 ml，溶于 100 ml 生理盐水中，充分混匀后，装于棕色瓶中，于 4℃避光保存，备用。

（2）**大鼠肝癌模型的建立**　SD 雄性大鼠，体重 200 g±20 g，适应性喂养 1 周后，按 70 mg/kg 的剂量灌胃给予 DEN，每周 1 次，连续灌胃 13 周，建立大鼠肝癌模型。

2. 动物给药及处理

取造模成功的肝癌大鼠，随机分为模型组，以及给药 10 天组、20 天组、30 天组、40 天组，每组 8 只。将各给药组大鼠分别灌胃给予复方木鸡颗粒 0.54 g/（kg·d），连续给药 40 天，分别于给药后第 10、20、30、40 天各处理一批肝癌大鼠。取造模成功的肝炎大鼠，随机分为模型组，以及给药 5 天组、10 天组、15 天组、20 天组、25 天组，每组 8 只。将各给药组大鼠分别灌胃给予复方木鸡颗粒 0.54 g/（kg·d），连续给药 25 天，分别于给药后第 5、10、15、20、25 天各处理一批肝癌大鼠。无菌摘眼球法取大鼠血清，置于 EP 管中，室温静置 30 min，于 4℃，3000 r/min 离心 10 min，吸取上清液，于 –80℃冰箱保存，备用。解剖大鼠，摘取肝、脾、胸腺等组织器官，称重并记录。将肝、脾等组织装于冻存管并置于液氮罐中保存，待做相关基因差异的实验［注：肝指数（脾指数 / 胸腺指数）（mg/g）= 肝（脾 / 胸腺重量）/ 体重］。

3. 肝组织中总 RNA 的提取

称取各组肝癌大鼠肝组织各 0.1 g，加入 1 ml TransZol Up 裂解肝组织，在冰袋上用电动匀浆器进行匀浆至无明显颗粒状，然后转移到 1.5 ml EP 管中，静置 10 min，于 4℃，13000 r/min 离心 15 min。吸取上清液，加入 0.2 ml 氯仿，剧烈振摇约 20 s，静置 10 min，于 4℃，13000 r/min 离心 15 min。吸取上层，加入等体积的异丙醇，混匀，静置 10 min，于 4℃，13000 r/min 离心 10 min。弃上清，加入 1 ml 75% DEPC 水，轻弹，充分洗涤 RNA，静置 10 min，于 4℃，7500 r/min 离心 5 min。弃上清，晾干沉淀的 RNA 团块至边缘透明化，根据 RNA 团块大小加入 40 ～ 100 μl RNA 溶液。

4. 紫外分光光度法测定总 RNA 的纯度及浓度

采用紫外分光光度法测定 RNA 在 260 nm、280 nm、320 nm 波长下的吸光度值（OD）。以 OD_{260}/OD_{280} 为评价指标，两者比值在 1.80 ～ 2.00，说明样品总 RNA 完整无杂质。同时应用 1% 的琼脂糖凝胶电泳分离总 RNA，观察 ^{28}S 和 ^{18}S 亮度比，大于 1 ∶ 1 时，说明样品纯度较高，无 DNA 或蛋白质的污染，可进行后续 cDNA 合成。总 RNA 的浓度（μg/ml）=（OD_{260}–OD_{320}）× 稀释倍数 ×40。本研究稀释了 100 倍。

5. RT-PCR 法测定 IL-6、NF-κB、IGF-1 mRNA 的表达

同本节“基于肝炎模型的复方木鸡颗粒药效学研究”相关内容。

6. ELISA 法检测大鼠血清中 AST、ALT 的含量

采用酶联免疫吸附法检测大鼠血清中 AST、ALT 的含量。严格按照 AST、ALT 试剂盒说明书，酶标仪 450 nm 下测定每组的吸光度，建立标准曲线，根据每组的 OD 值在标准曲线上，计算各组 AST、ALT 的含量。

7. 统计学处理

应用 SPSS22.0 和 GraphPad Prism 5 软件处理数据，研究结果以 $\bar{x} \pm s$ 表示，多组间比较采用单因素方差分析，以 $P < 0.05$ 表示有统计学意义。

8. 复方木鸡颗粒对肝癌大鼠脏器的药效动力学

肝癌大鼠给予复方木鸡颗粒后，肝指数的经时变化如图 11-3-7 所示。

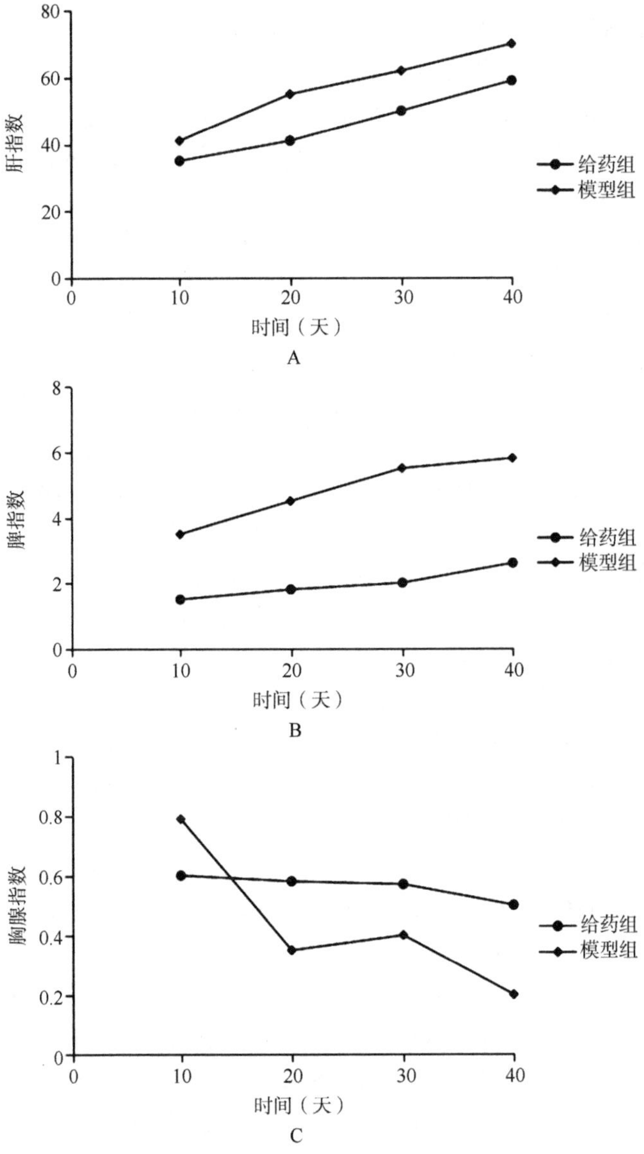

图 11-3-7　肝癌大鼠脏器指数的变化

A. 肝指数；B. 脾指数；C. 胸腺指数

由图 11-3-7 可知，模型组肝指数、脾指数在各个时间段始终高于复方木鸡颗粒给药组。对于胸腺指数，初期模型组和给药组均较高，随着肝癌的进展，两组胸腺指数均降低，但是模型组减少速度较复方木鸡颗粒给药组快，且最后远低于给药组，说明复方木鸡颗粒有一定的免疫调节作用。

9. 复方木鸡颗粒对肝硬化大鼠 IL-6、NF-κB、IGF-1 的药效动力学

大鼠肝癌的发生发展及复方木鸡颗粒给药治疗过程中，IL-6 mRNA、NF-κB mRNA、IGF-1 mRNA 表达的动态变化如图 11-3-8 所示。

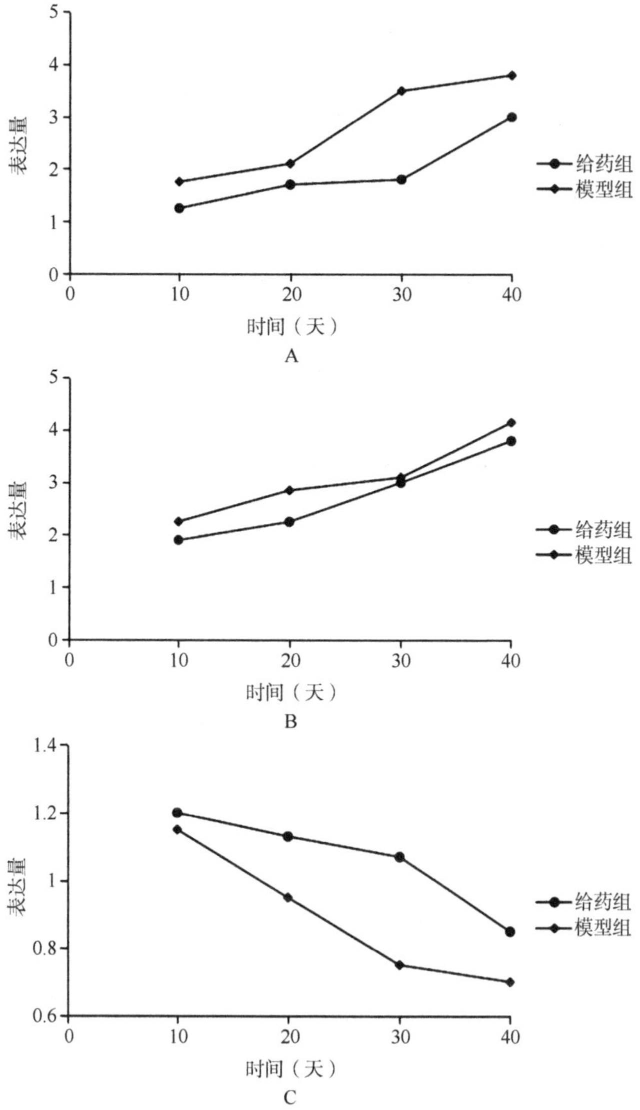

图 11-3-8　IL-6、NF-κB、IGF-1mRNA 在各组大鼠肝组织中的表达情况

A. IL-6 mRNA；B. NF-κB mRNA；C. IGF-1 mRNA

由图 11-3-8 可见，肝癌模型组大鼠肝组织中 IL-6 mRNA 及 NF-κB mRNA 的表达水平高于复方木鸡颗粒给药组，且随着病情的进展及给药时间的延长，给药组 IL-6 mRNA 及 NF-κB mRNA 表达水平始终低于模型组。由于肝脏的严重损伤，分泌 IGF-1 的细胞数量减少，因此 IGF-1 mRNA 的表达水平呈现下降趋势。

10. 复方木鸡颗粒对肝癌大鼠血清中 AST、ALT 的药效动力学

图 11-3-9 显示了肝癌模型组和复方木鸡颗粒给药组的大鼠血清中 AST、ALT 随时间的变化过程。

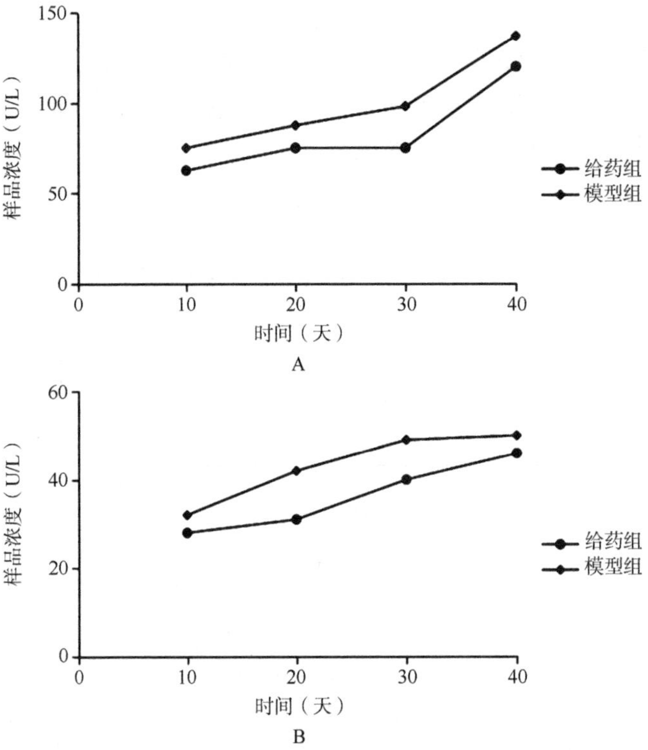

图 11-3-9　AST、ALT 在各组大鼠血清中的含量变化

A. AST；B. ALT

由图 11-3-9 可见，肝癌大鼠模型组与给药组血清中 AST、ALT 相比无明显差别，给药组与模型组有相似的变化趋势，但是复方木鸡颗粒给药组在相同时间段血清中 AST、ALT 含量却明显低于模型组。

IL-6 能够通过 NF-κB/IL-6 信号通路参与肝细胞癌的发生。本研究结果显示，复方木鸡颗粒给药组对 IL-6、NF-κB mRNA 表达水平有抑制作用，进而影响 NF-κB/IL-6 信号通路，达到抗肝肿瘤的作用。但是对于 IGF-1 的水平，本章第二节提到，肝病严重的患者体内，IGF-1 的分泌会明显下降，本研究采用 DEN 建立大鼠肝癌模型，DEN 对肝脏有较大的亲和力，故肝癌大鼠的肝脏受到严重损害，IGF-1 mRNA 表达下降。另外，肝癌大鼠给药组血清中 AST、ALT 与模型组有相似的变化趋势，随着病情的发展而逐渐升高，但是复方木鸡颗粒给药组在相同时间段血清中 AST、ALT 的含量却明显低于模型组。

复方木鸡颗粒来源于满药民间验方“木鸡汤”，目前由丹东药业有限公司生产。处方由云芝提取物、山豆根、菟丝子和核桃楸皮组成，用于治疗肝炎、肝硬化、肝癌。本研究在前期明确复方木鸡颗粒疗效及初步作用机制的基础上，开展复方木鸡颗粒对肝炎、肝硬化、肝癌的药效动力学研究，观察给予复方木鸡颗粒不同时期的药效变化，寻找合适的药效指标用于药动学和药效学的相关性研究。

采用 DEN 成功诱导大鼠肝炎、肝硬化、肝癌模型后，大鼠的肝脏会受到不同程度的损伤，因而导致一些生理指标、生化指标及基因表达不同。从本研究结果可以看出，随着肝病的演进过程，即肝炎—肝硬化—肝癌，大鼠的肝指数和脾指数依次递增，肝癌大鼠的肝指数远高于肝炎和肝硬化。由于肝脏的损伤程度是递增的，大鼠的免疫系统受损程度也在递增，肝癌大鼠的胸腺指数达到最低，肝组织中 IGF-1 基因的表达也开始下降。值得关注的是，复方木鸡颗粒作用于肝炎、肝硬化、肝癌模型大鼠后，大鼠肝指数及脾指数降低，胸腺指数升高，同一时间，给药组的肝指数及脾指数要低于模型组，胸腺指数和 IGF-1 mRNA 水平高于模型组，体现了复方木鸡颗粒对肝炎、肝硬化和肝癌的防治作用。结果显示，NF-κB 及 IL-6 在肝炎、肝硬化和肝癌肝组织中的表达依次递增。ALT、AST 存在于肝细胞质和线粒体内，正常细胞因为有细胞膜包裹，不会释放入血，但是当肝细胞受到损害后，细胞就会变性坏死，细胞膜通透性增加，肝细胞中所含的 ALT、AST 就会被释放入血，使血液中的 ALT、AST 活性增加。

综上，复方木鸡颗粒对 DEN 诱导的大鼠肝炎、肝硬化和肝癌有一定的防治作用，推测其可能是通过在不同时间、不同程度调整各项肝功能指标，发挥降低 NF-κB、IL-6 的表达及转氨酶含量，增强机体免疫功能等多种作用，从而起到延缓或防治肝病发展的作用。

第四节　不同病理状态下复方木鸡颗粒的 PK-PD 研究

一、实验方法

（一）PK 模型分析

根据一、二、三房室分析的方法，对复方木鸡颗粒中有效成分血药浓度及药时曲线下面积与药效指标进行模型结合，以拟合结果最好的 PK 参数与 PD 指标进行连接。选择时应先以其中某一个固定的效应指标作为标准，如血清中 AST 含量，进行拟合，从而选出最佳 PK 因素。例如，分别将氧化槐果碱、异槲皮苷、槲皮素的各自血药浓度（C1、C2、C3）及总血药浓度（C_T）与 AST 含量进行拟合；将氧化槐果碱、异槲皮苷、槲皮素的各自药时曲线下面积（AUC1、AUC2、AUC3）及总血药浓度（C_T）与 AST 含量进行拟合，从而选择较优的药动参数。

（二）PD 模型分析

根据药效动力学的实验结果，将药动学过程的动态变化参数，分别与 IL-6 mRNA、NF-κB mRNA、IGF-1 mRNA 的表达，以及 AST、ALT 等药理效应指标进行拟合，从中选出相关性较优的药理指标，与 PK 因素进行下一步的连接。

（三）PK-PD 结合模型分析

分别选用以下常用的模型拟合方式：线性与对数线性模型、Emax 及 Sigmoid *E*max 模型、β- 函数模型，根据参数估计值的变化率，以拟合度、Akaike criteria（AIC）、权重残差平方和（Re）等为主要拟合优度参数，选择合适的模型，得到主要的模型参数，分析两者之间的相关性。本研究分别将复方木鸡颗粒在肝炎、肝硬化、肝癌大鼠体内有效成分的总药时曲线下面积（AUC_T）与不同的药效指标进行模型拟合，以 AUC_T 为横坐标，药效指标为纵坐标，建立 PK-PD 模型，得到对应模型的药动学和药效学参数，探讨两者之间的内在关系。

二、实验结果

参考第二节模型拟合结果，以 AUC_T 作为 PK 参数，选择有吸收滞后的二室模型进行关联，PK-PD 模型选择 $E=E_{max}\times AUC_T^{\gamma}/(AUC_T^{\gamma}+EC_{50}^{\gamma})$，$E_{max}$ 表示给药后药理效应的最大值，EC_{50} 表示效应为最大值 1/2 时的 AUC_T，γ 表示效应曲线的斜率。其中二室模型灌胃给药示意图如图 11-4-1 所示。

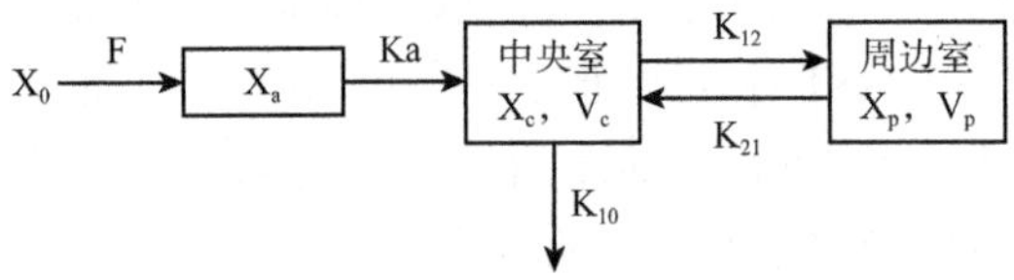

图 11-4-1　二室模型给药示意图

（一）基于 IL-6 mRNA、NF-κB mRNA、IGF-1 mRNA 表达的 PK-PD 结合模型

模型拟合结果如图 11-4-2，参数见表 11-4-1。

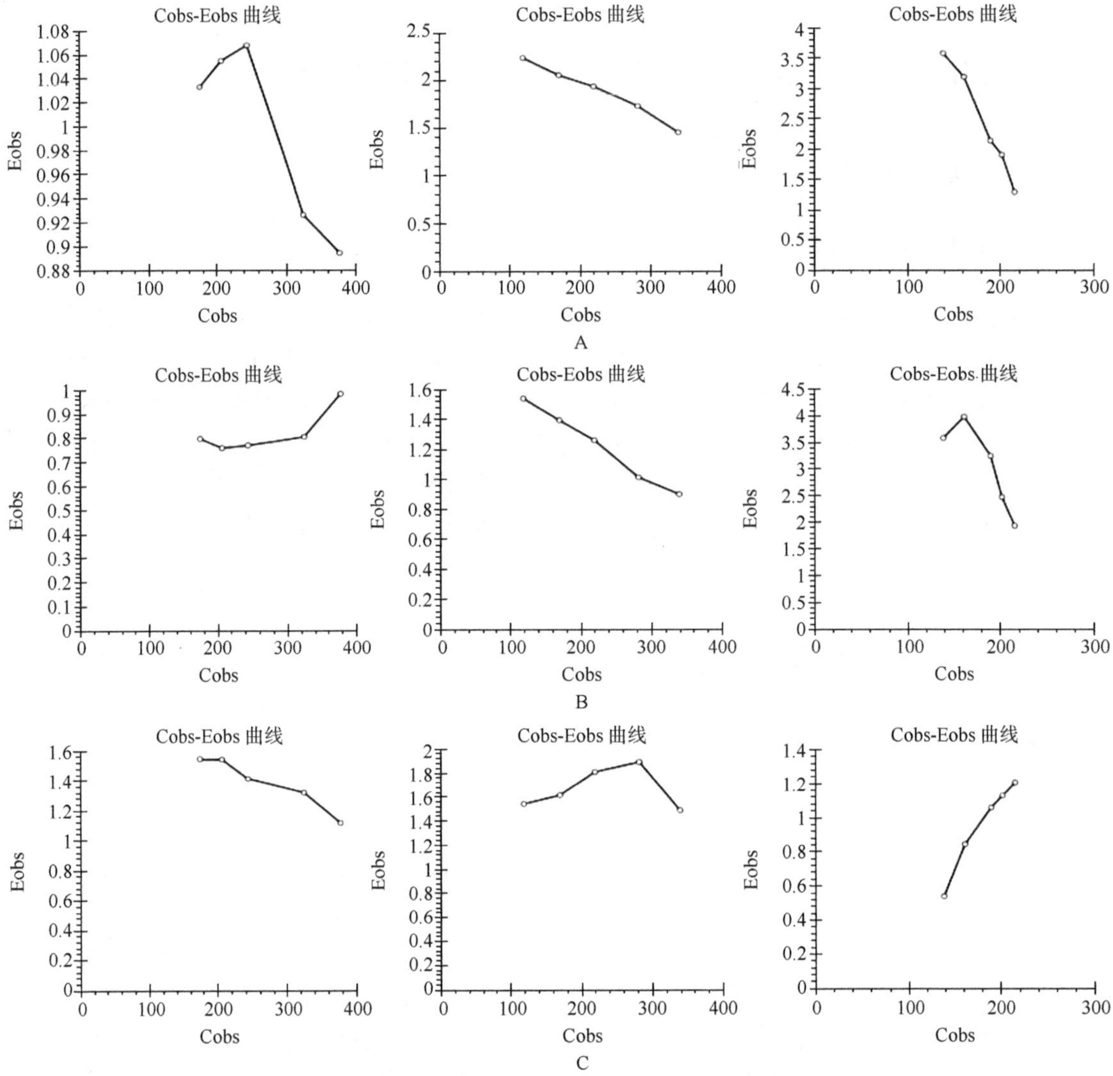

图 11-4-2　IL-6 mRNA、NF-κB mRNA、IGF-1 mRNA 表达的 PK-PD 结合模型

A. IL-6 mRNA；B. NF-κB mRNA；C. IGF-1 mRNA。从左至右依次为肝炎、肝硬化、肝癌

表 11-4-1　模型参数表

参数项（单位）		肝炎			肝硬化			肝癌		
		IL-6	NF-κB	IGF-1	IL-6	NF-κB	IGF-1	IL-6	NF-κB	IGF-1
房室模型评价	AIC		40.964			41.335			38.133	
	RE		0.004			0.014			0.006	
	R^2		0.988			0.989			0.952	
	SBC		38.621			38.992			35.79	
药效学模型评价（R^2）		0.985	0.987	0.961	0.943	0.903	0.975	0.759	0.857	1
E_{max}（相对表达量）		1.986	3.204	2.767	2.412	2.435	3.279	3.757	3.032	1.213
ED_{50}[mg/（L・h）]		286.910	412.530	150.690	220.170	214.890	170.750	15.540	268.390	153.670
γ		0.010	0.362	0.840	0.049	0.240	0.730	7.570	2.243	9.933

由图 11-4-2 和表 11-4-1 可知，IL-6 在大鼠体内随着 AUC_T 的递增呈现下降趋势，在肝炎大鼠中先增加后降低，且随着肝病的演进过程，肝癌大鼠体内 IL-6 浓度最高。同样与炎症有关的 NF-κB 在肝硬化和肝癌大鼠体内也呈现上升趋势，而在肝炎大鼠体内却有相反的拟合图。IGF-1 在肝炎和肝硬化大鼠体内均有较高表达，在肝癌鼠体内表达降低，推测与肝功能损坏有关。另外，如表 11-4-1 显示，三种肝病模型的房室模型拟合较好，AIC 和 SBC 模型判定参数较小，拟合度均大于 0.95。而药效学模型中肝癌大鼠与 IL-6 和 NF-κB 的拟合结果较差，拟合度小于 0.90。

（二）基于 AST、ALT 水平的 PK-PD 结合模型

拟合结果如图 11-4-3 和表 11-4-2 所示。

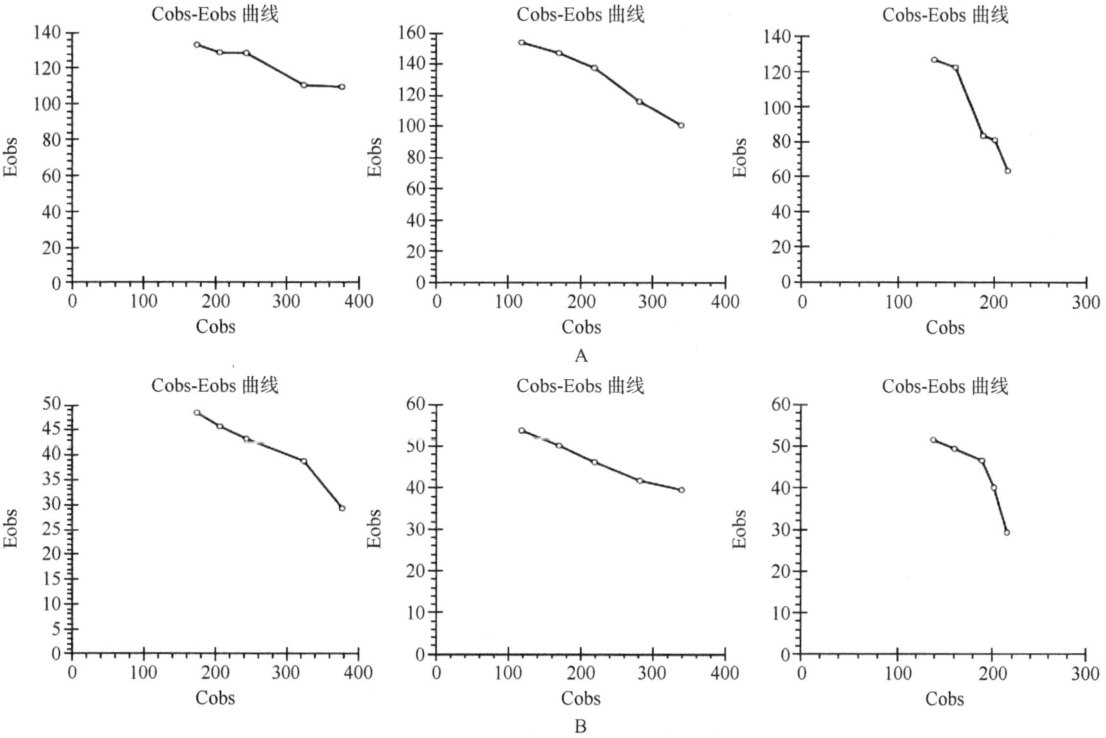

图 11-4-3　大鼠血清中 AST、ALT 的 PK-PD 结合模型

A. AST；B. ALT。从左至右依次为肝炎、肝硬化、肝癌

表 11-4-2 AST、ALT 模型拟合参数

参数项（单位）		肝炎		肝硬化		肝癌	
		AST	ALT	AST	ALT	AST	ALT
房室模型评价	AIC	40.964		41.335		38.133	
	RE	0.004		0.014		0.006	
	R^2	0.988		0.989		0.952	
	SBC	38.621		38.992		35.790	
药效学模型评价（R^2）		0.980	0.898	0.896	0.964	0.841	0.909
E_{max}（U/L）		243.483	59.625	186.338	92.354	188.743	64.876
ED_{50}[mg/（L·h）]		235.640	373.360	353.190	214.201	182.782	209.150
γ		0.170	0.341	0.401	1.950	0.010	0.930

由图 11-4-3 可见，AST、ALT 在肝炎、肝硬化大鼠体内的变化接近于负线性关系，随着 AUC_T 增加，AST、ALT 含量减少，药效增强，模型拟合优于肝癌大鼠。

本研究将复方木鸡颗粒有效成分氧化槐果碱、异槲皮苷和槲皮素的总曲线下面积 AUC_T 与药效指标通过二室模型（权重系数为 1）进行模型拟合，以 AUC_T 为横坐标，各效应指标为纵坐标，拟合的效应模型为 $E=E_{max}\times AUC_T^{\gamma}/（AUC_T^{\gamma}+EC_{50}^{\gamma}）$，肝炎、肝硬化、肝癌的 AUC_T 分别为 0 ～ 378.353 mg/（L·h）、0 ～ 340.326 mg/（L·h）、0 ～ 215.941 mg/（L·h）。以拟合度、AIC、SBC、权重残差平方和（Re）等为主要拟合优度参数，结果显示拟合度接近于 1，AIC 和 SBC 数据较小，模型拟合较佳。实验结果显示，随着 AUC_T 递增，IL-6 mRNA、NF-κB mRNA、IGF-1 mRNA 在肝组织中的表达，AST、ALT 在血清中的水平基本呈现递减趋势，即对炎症因子的抑制作用越强，药效越好。而 AUC_T 随着模型加重而递减，说明随着疾病的加重应该考虑增大给药剂量或增加给药次数，随症加减。NF-κB 在肝炎大鼠体内及 IGF-1 在肝癌大鼠体内，表现出相反的作用。IGF-1 由肝脏分泌，肝纤维化可导致 IGF-1 水平持续降低，病重者甚至检测不到 IGF-1。肝炎尚为肝脏轻度病变，此时机体较为亢进，而分泌的因子也较多。因此肝病前期机体会分泌大量因子进行修复与抵抗疾病。另外，在肝炎、肝硬化大鼠体内，药动参数能较好地与 IL-6、NF-κB、AST、ALT 进行拟合，进一步说明复方木鸡颗粒抗肝炎、肝硬化的作用机制与 NF-κB 通路及功能指标相关，而抗肝癌的作用机制除了炎症通路外，可能还与其他途径共同作用，之后会进一步介绍复方木鸡颗粒抗肝癌的作用机制。

第五节 研究小结

本章采用 HPLC 测定复方木鸡颗粒中有效成分氧化槐果碱、异槲皮苷和槲皮素在大鼠血浆中的浓度，此方法有较高的灵敏度、精密度和准确度，具有良好的专属性，方法可靠，能够满足复方木鸡颗粒中氧化槐果碱、异槲皮苷和槲皮素在大鼠血浆中含量测定要求，为后续复方木鸡颗粒在肝炎、肝硬化、肝癌模型下的药动学研究提供方法及实验依据。经 DAS 3.0 软件分析，氧化槐果碱、异槲皮苷和槲皮素均属于二室开放模型，达峰时间在 0.8 h 左右，其中槲皮素在 3 h 左右再次出现吸收高峰，推测为复方内药物协同作用，促进药物的再吸收。

复方木鸡颗粒有效成分在肝炎、肝硬化、肝癌大鼠体内吸收代谢有较大差异。从肝炎到肝癌变化过程中，大鼠体内的有效成分达峰时间缩短，峰浓度和清除率降低，药物的半衰期延长。推测为机体发生肝病时，体内的药物代谢酶谱发生变化，对药物的代谢产生影响，进而影响药物的分布和消除。另外，氧化槐果碱和槲皮素在体内分布较快，消除缓慢，槲皮素出现双峰现象，异槲皮苷在体内分布较慢，推测为复方制剂在治疗时所体现的协同互补作用，使药效在体内持续时间相对较长，能够使治疗效果最大化。多次给药过程中，随着肝病的进展可影响药物使之在体内的蓄积。

通过比对病理切片，发现辅助考察指标 AST、ALT 与病理切片强弱相关性较强，基本能体现出复方木鸡颗粒抗肝炎、肝硬化、肝癌的药效作用。IL-6 mRNA、NF-κB mRNA、IGF-1 mRNA 的相对表达量与病理切片也有一定的相关性，能部分反映复方木鸡颗粒的药效作用，且在肝病的发生发展过程中呈现动态变化。

$AUC_{0\sim\infty}$与 AST、ALT 拟合度较好，呈明显负相关，尤以在肝炎、肝硬化体内较明显。在一定范围内，随着 $AUC_{0\sim\infty}$增加，AST、ALT 含量降低，药效较强，肝炎、肝硬化、肝癌的 AUC_T范围分别为 0 ～ 378.353 mg/（L·h）、0 ～ 340.326 mg/（L·h）、0 ～ 215.941 mg/（L·h）。肝炎的血药浓度最大，药效较好。此模型通过“效应 - 时间 - 浓度”将药效学与药动学很好的连接起来，可为复方木鸡颗粒的血药浓度反映药效指标提供实验参考。

参考文献

侯鹏鹏，2008. 药物性肝炎研究进展［J］. 医学理论与实践，21（8）：899-900.
李好枝，2003. 体内药物分析［M］. 北京：中国医药科技出版社 .
李红，2014. 大黄抗炎、解热作用的 PK-PD 模型研究［D］. 成都：成都中医药大学 .
李红，张艳，于宜平，等，2013. 大黄解热作用与降低血浆一氧化氮作用的 PK-PD 研究［J］. 中国中药杂志，38（8）：1231-1236.
李晓天，孟宪生，包永睿，等，2017. 复方木鸡颗粒对 DEN 致大鼠肝炎的量效初步研究［J］. 药学研究，36（8）：439-442.
刘建平，2011. 生物药剂学与药物动力学［M］. 4 版 . 北京：人民卫生出版社 .
刘心霞，2013. 白藜芦醇在黑色素瘤小鼠体内的药动药效及 PK-PD 结合模型研究［D］. 武汉：华中科技大学 .
柳晓泉，陈渊成，郝琨，等，2007. 药动学 - 药效学结合模型的研究进展及在新药研发中的应用［J］. 中国药科大学学报，38（6）：481-488.
谭嘉鑫，游逾，曾林立，等，2015. 口服二乙基亚硝胺诱导建立同系小鼠肝硬化模型［J］. 现代医药卫生，31（6）：812-814.
汪慧，顾亚琴，舒燕，等，2015. HPLC 测定山楂叶提取物中槲皮素在大鼠体内的血药浓度及药动学研究［J］. 中华灾害救援医学，3（3）：147-150.
张蕾，王志伟，康建伟，等，2008. HPLC-MS 法同时测定大鼠血浆中苦参碱、氧化苦参碱和氧化槐果碱的浓度及其药代动力学［J］. 药学学报，43（8）：843-847.
张丽敏，2017. 山绿茶降压胶囊药代动力学及初步作用机制研究［D］. 沈阳：辽宁中医药大学 .
郑涛，2015. 阿托伐他汀在 DEN 诱导大鼠肝炎 - 肝硬化 - 肝癌进程中的保护作用及机制研究［D］. 上海：第二军医大学 .
周至品，肖喜泉，王勤，等，2016. 三叶香茶菜对 CCl4 肝纤维化大鼠 NF-κB/IL-6 信号通路的影响［J］. 中药药理与临床，32（6）：150-153.
朱先女，杜雪霞，李贵华，等，2008. 软肝升白汤对乙型肝炎肝硬化患者瘦素、胰岛素生长因子 -1、生长激素、血清白蛋白水平的影响［J］. 中西医结合肝病杂志，18（3）：134-136.
Jia M F，Ren D Y，Nie Y，et al，2017. Beneficial effects of apple peel polyphenols on vascular endothelial dysfunction and liver injury in high choline-fed mice［J］. Food & Function，8（3）：1282-1292.

Lan T, Chang L, Wu L, et al, 2015. IL-6 plays a crucial role in HBV infection[J]. Journal of Clinical and Translational Hepatology, 3(4): 271-276.

Lorenzo O, Picatoste B, Ares-Carrasco S, et al, 2011. Potential role of nuclear factor κB in diabetic cardiomyopathy[J]. Mediators of Inflammation, 2011: 652097.

Niijima K, Niijima Y, Okada S, et al, 2017. Drug-induced liver injury caused by ipragliflozin administration with causality established by a positive lymphocyte transformation test (LTT) and the roussel uclaf causality assessment method (RUCAM): a case report[J]. Annals of Hepatology, 16 (2): 308-311.

The Guidance Principles for Research Methods of Non Clinical Pharmacokinetics of Chemical Drugs, 2004[S]. SFDA.

第五部分

“谱效相关，以谱见效”——复方木鸡颗粒质量控制方法研究

中药质量评价方法是中药复方质量控制的关键，也是保证中药疗效的必要手段。目前，复方中药的质量控制主要依赖物理性状、化学成分、药效评价等多项指标。虽然已经建立了相应的质量标准，但由于复方中药的复杂性和多样性，标准化研究仍然存在一定的局限性和不足之处。因此，如何建立全面、有效的质量评价指标成为复方中药质量评控的难点。

鉴于复方中药化学成分复杂，质量控制指标无法准确反映其功能属性的现状，课题组以中医理论和先进的质量控制分析技术为指导，构建多息指纹图谱；利用人工神经网络和相关分析方法，结合复方木鸡颗粒抗肝炎、抗肝纤维化、抗肝癌等体内外药理实验结果，建立谱效关系，完成复方木鸡颗粒多指标成分定量研究；建立具有自主知识产权、能全面直观反映药材质量的“能效色带”软件，实现对中药药效的“可视化”预测及中成药整体质量控制，形成“谱效相关，以谱见效”的复方木鸡颗粒质量控制方法研究思路。

本部分第十二章为以药效为导向的复方木鸡颗粒质量控制方法研究；第十三章为复方木鸡颗粒能效色带研究。本部分为揭示中药复方质量标志物，解决真正控制中药有效成分含量方法提供了一条探索性的解决方案。

第十二章　药效为导向的复方木鸡颗粒质量控制方法研究

引　言

随着中药现代化和国际化的推进，质量控制要求日益严格。传统质量控制方法仅侧重于中药成分的定性或定量分析，而以药效为导向的质量控制方法则成为当前中药研究的热点。药效是药物质量和研发生产的核心目标，建立药效与药物成分之间的关联是对药物质量的全面控制。这种方法可确保药物有效性，提高稳定性和安全性，为患者治疗提供可靠保障。

本章在传统医药理论指导下，利用先进的质量控制分析技术构建复方全息指纹图谱，并与复方木鸡颗粒的抗肝炎、肝硬化及抗肝癌等体内外药理实验结果相结合，通过相关性分析建立谱效关系；从有机成分、无机成分两方面建立复方木鸡颗粒质量控制方法；采用生物效价研究思路建立了对不同阶段肝病的生物效价检测方法，为建立综合、全面、有效的质量评价标准奠定基础。

第一节　各单味药材质量控制研究

一、山豆根药材质量控制研究

（一）同时测定不同产地山豆根药材中五种生物碱类成分含量

1. 实验材料

（1）仪器与设备　Agilent1290 高效液相色谱仪（安捷伦科技中国有限公司）；ACCULAB ALC-11C.4 型电子分析天平（德国赛多利斯集团）；DZTW 型调温电热套（巩义市宇华仪器有限责任公司）；HSS 型电子恒温水浴锅（上海博讯实业有限公司医疗设备厂）；高速中药粉碎机（北京亿健品牌）。

（2）药材与试剂　10 个产地山豆根药材，经辽宁中医药大学翟延君教授鉴定为豆科植物

越南槐 *Sophora tonkinensis* Gagnep. 的干燥根和根茎。其样品来源如下：S1、S2、S3 广西，S4、S5 广东，S6 浙江，S7 湖南，S8 四川，S9 山西，S10 江西。

苦参碱对照品（批号：Q4C5-AG8B）、氧化苦参碱对照品（批号：YGU4-3YSU），购于中国药品生物制品鉴定所；槐果碱（批号：140507）、槐定碱（批号：141213）、氧化槐果碱（批号：140507），购于成都普菲德生物技术有限公司。

乙腈为色谱纯，甲醇、乙醇、氯仿等均为分析纯，购于天津市科密欧化学试剂有限公司。

2. 方法与结果

（1）溶液的制备

1）对照品溶液的制备：精密称取苦参碱、槐果碱、槐定碱、氧化槐果碱、氧化苦参碱适量，置容量瓶中，加甲醇定容至刻度，摇匀使其充分溶解，即得苦参碱、槐果碱、槐定碱、氧化槐果碱、氧化苦参碱浓度分别为 0.1269 mg/ml、0.0178 mg/ml、0.0153 mg/ml、0.0243 mg/ml、0.1196 mg/ml 的混合对照品溶液。

2）供试品溶液的制备：分别称取 10 批产地药材 5 g，提取纯化山豆根生物碱。所得干膏用甲醇复溶至 50 ml 容量瓶中，摇匀，过 0.22 μm 的微孔滤膜，取续滤液即得。

（2）色谱条件 色谱柱（4.6 mm×250 mm，5 μm），流动相为乙腈 -（0.02% 磷酸 +0.036% 三乙胺）水（5 ∶ 95），流速 0.8 ml/min，检测波长 215 nm，柱温 25 ℃。在上述色谱条件下，混合对照品和山豆根生物碱溶液的色谱图如图 12-1-1。

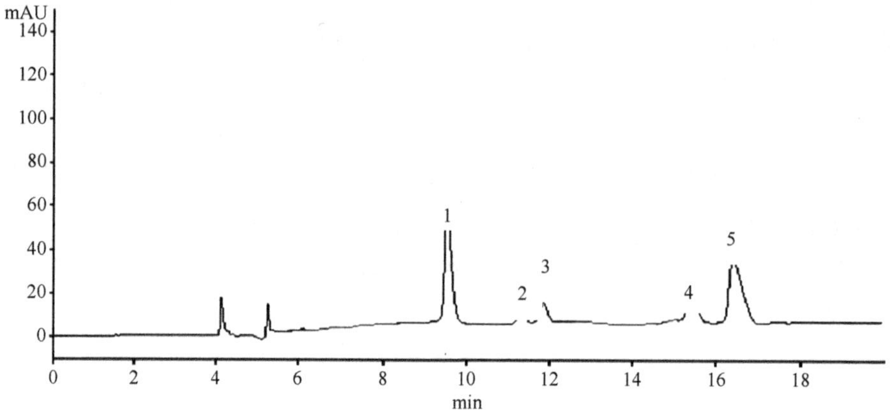

A

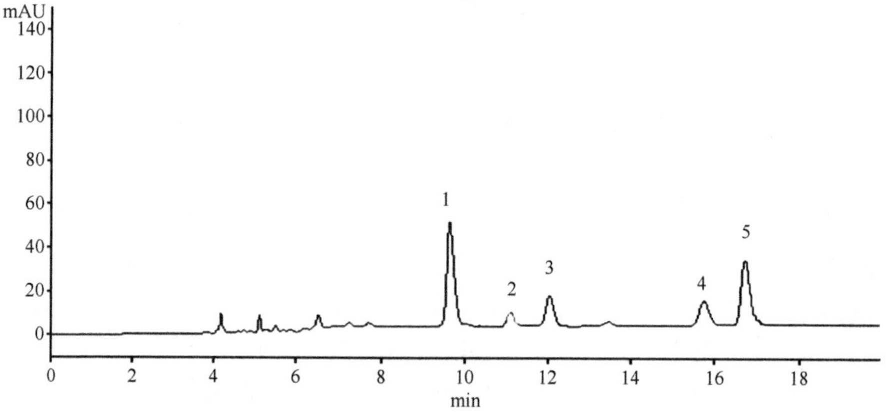

B

图 12-1-1 对照品溶液（A）和山豆根供试溶液（B）HPLC 色谱图

1. 苦参碱；2. 槐定碱；3. 槐果碱；4. 氧化槐果碱；5. 氧化苦参碱

（3）方法学考察

1）线性关系考察：分别精密吸取混合对照品溶液 1 μl、2 μl、3 μl、4 μl、5 μl、6 μl、8 μl、9 μl 注入高效液相色谱仪，按本研究色谱条件测定，记录 215 nm 色谱图。以进样量（μg）为横坐标，色谱峰面积为纵坐标，绘制标准曲线，苦参碱、槐定碱、槐果碱、氧化槐果碱、氧化苦参碱的回归方程及相关系数见表 12-1-1。如表 12-1-1 所示，苦参碱、槐定碱、槐果碱、氧化槐果碱、氧化苦参碱在线性范围内与峰面积呈良好的线性关系。

表 12-1-1　山豆根中 5 种生物碱成分的线性关系（*n*=5）

样品号	对照品名称	回归方程	线性范围（μg）	*R*
1	苦参碱	Y=692.27X+92.607	0.2538 ～ 0.7613	0.9991
2	槐定碱	Y=614.58X+6.5	0.0153 ～ 0.0918	0.9993
3	槐果碱	Y=952.26X+16.308	0.0178 ～ 0.1560	0.9992
4	氧化槐果碱	Y=1325.2X+20.73	0.0243 ～ 0.1455	0.9990
5	氧化苦参碱	Y=809.07X+77.287	0.1196 ～ 1.0766	0.9996

2）精密度考察：精密吸取同一混合对照品溶液 10 μl，连续进样 6 次，按本研究色谱条件测定，记录 215 nm 色谱图，测定色谱峰面积。测得苦参碱、槐定碱、槐果碱、氧化槐果碱、氧化苦参碱峰面积值（RSD）分别为 0.97%、0.56%、1.5%、0.77%、1.1%（*n*=6），均＜ 3%，表明仪器精密度良好。

3）稳定性考察：取同一份 2 号批次供试品溶液，室温下放置，分别于 0 h、2 h、4 h、8 h、12 h、24 h 进样 10 μl，对 5 个成分进行测定，记录 215 nm 色谱图，测定色谱峰面积。测得苦参碱、槐定碱、槐果碱、氧化槐果碱、氧化苦参碱峰面积值（RSD）分别为 0.45%、1.4%、1.1%、0.72%、1.1%（*n*=6），均＜ 3%，表明供试品溶液在 24 h 内稳定。

4）重复性考察：称取 6 份 2 号批次样品约 5 g，精密称定，按本研究供试品溶液制备方法制备供试品，按本研究色谱条件对 5 种成分进行测定，并记录 215 nm 色谱图，测定色谱峰面积。测得苦参碱、槐定碱、槐果碱、氧化槐果碱、氧化苦参碱峰面积值（RSD）分别为 1.1%、0.95%、1.1%、0.79%、1.3%（*n*=6），均＜ 3%，方法的重复性符合要求。

5）回收率试验：精密称取已知含量的山豆根药材（2 号批次）约 2.5 g，共 6 份，分别精密加入混合对照品溶液 25 ml，按照本研究供试品溶液制备方法制成回收率用供试品，按本研究色谱条件，测定样品含量，计算回收率。结果显示，回收率为 92% ～ 103%，且 RSD 均小于 5%，符合要求（表 12-1-2）。

表 12-1-2　回收率试验结果（*n*=6）

样品号	称样量（g）	样品中含量(mg)	对照品加入量（mg）	测得量（mg）	回收率(%)	平均回收率(%)	RSD(%)
苦参碱							
1	2.511	17.376	3.173	20.541	99.75	100.05	1.7
2	2.504	17.328	3.173	20.446	98.27		
3	2.501	17.307	3.173	20.535	101.73		
4	2.506	17.342	3.173	20.467	98.49		
5	2.509	17.362	3.173	20.603	102.14		
6	2.513	17.389	3.173	20.559	99.91		

续表

样品号	称样量（g）	样品中含量(mg)	对照品加入量（mg）	测得量（mg）	回收率(%)	平均回收率(%)	RSD(%)
槐定碱							
1	2.511	1.346	0.445	1.786	98.88	99.21	1.2
2	2.504	1.342	0.445	1.781	98.65		
3	2.501	1.341	0.445	1.783	99.33		
4	2.506	1.343	0.445	1.778	97.75		
5	2.509	1.345	0.445	1.796	101.35		
6	2.513	1.347	0.445	1.789	99.33		
槐果碱							
1	2.511	4.625	0.383	5	97.91	97.61	2.4
2	2.504	4.612	0.383	4.975	94.78		
3	2.501	4.607	0.383	4.979	97.13		
4	2.506	4.616	0.383	4.982	95.56		
5	2.509	4.622	0.383	5.008	100.78		
6	2.513	4.629	0.383	5.01	99.48		
氧化槐果碱							
1	2.511	3.036	0.608	3.639	99.18	98.57	1.7
2	2.504	3.027	0.608	3.625	98.36		
3	2.501	3.024	0.608	3.620	98.19		
4	2.506	3.03	0.608	3.612	95.72		
5	2.509	3.033	0.608	3.643	100.33		
6	2.513	3.038	0.608	3.644	99.67		
氧化苦参碱							
1	2.511	19.623	2.990	22.503	96.32	97.05	2.9
2	2.504	19.569	2.990	22.519	98.66		
3	2.501	19.545	2.990	22.409	95.79		
4	2.506	19.584	2.990	22.348	92.44		
5	2.509	19.608	2.990	22.601	100.10		
6	2.513	19.639	2.990	22.599	99.00		

（4）**样品含量测定** 分别对10批次山豆根供试品进样，记录215 nm色谱图，并测定色谱峰面积，分别计算10批山豆根中苦参碱、槐定碱、槐果碱、氧化槐果碱、氧化苦参碱的含量，结果见表12-1-3。

表12-1-3 山豆根药材中5种生物碱成分的含量测定结果

样品号＼成分	苦参碱（mg/g）	槐定碱（mg/g）	槐果碱（mg/g）	氧化槐果碱（mg/g）	氧化苦参碱（mg/g）
1	7.498	0.487	1.193	1.062	8.915
2	6.925	0.586	1.884	1.289	7.915

续表

成分 样品号	苦参碱（mg/g）	槐定碱（mg/g）	槐果碱（mg/g）	氧化槐果碱（mg/g）	氧化苦参碱（mg/g）
3	6.263	0.508	1.305	0.941	6.888
4	6.442	0.543	1.269	0.991	7.480
5	4.998	0.392	1.049	0.569	4.371
6	5.158	0.431	1.273	0.919	6.013
7	2.734	0.289	0.655	0.471	3.450
8	2.372	0.321	0.741	0.477	3.079
9	5.759	0.439	1.313	0.782	5.743
10	5.618	0.415	1.286	0.376	1.260
平均值	5.377	0.441	1.197	0.788	5.511
RSD（%）	31.13	21.20	28.39	38.38	45.76

结果表明，10 批不同产地及批次的山豆根中苦参碱、槐定碱、槐果碱、氧化槐果碱、氧化苦参碱 5 个成分的含量分别为 2.372 ～ 7.498 mg/g、0.289 ～ 0.586 mg/g、0.655 ～ 1.884 mg/g、0.376 ～ 1.289 mg/g、1.260 ～ 8.915 mg/g，不同产地及批次中 5 种生物碱成分的含量有所差异，为山豆根的质量控制提供了可靠的依据。

苦参碱和氧化苦参碱被《中国药典》用作考察山豆根药材的指标性成分，并规定同药材两者含量之和不得少于 0.6%。本研究的 10 批药材基本都达到《中国药典》标准。但是同一成分的含量在各产地之间差异非常明显，5 个成分的 RSD 均在 20% 以上。这说明产地对于山豆根中活性成分含量的影响的确很大。

2020 年版《中国药典》规定苦参碱和氧化苦参碱的含量测定波长为 210 nm，但根据研究人员对 5 种生物碱紫外吸收波长的测定结果，发现这 5 个生物碱成分有 3 个突出波长 210 nm、215 nm 和 220 nm。虽然 210 nm 的响应值最高，215 nm 次之，但考虑到 DAD 检测器在低波长下不稳定，溶剂影响增大，因此本研究最终选用 215 nm 作为测定波长。

（二）山豆根多糖的质量标准研究

1. 实验材料

（1）仪器与设备　UV-1800 型紫外分光光度计（北京瑞利分析仪器公司）；ACCULAB ALC-11C.4 型电子天平（德国赛多利斯集团）；HSS 型电子恒温水浴锅（上海博讯实业有限公司医疗设备厂）；DZTW 型调温电热套（北京市永光明医疗仪器厂）；SHZ-D Ⅲ型循环水式真空泵（巩义市予华仪器有限责任公司）。

（2）药材与试剂　山豆根药材（辽宁丹东药业集团有限公司提供，经辽宁中医药大学翟延君教授鉴定为正品）；葡萄糖（成都普菲德生物技术有限公司，批号：140743）；乙醇、浓硫酸、苯酚（分析纯）（天津市凯信化学工业有限公司）。

2. 实验方法

（1）对照品溶液的制备　准确称取山豆根药材粉末 5 g，10 倍量水加热回流提取 3 次，每次 1 h，合并提取液，浓缩，并定容到 100 ml 量瓶中，精密吸取 5 ～ 50 ml 量瓶中，蒸馏水稀释至刻度，即得。

（2）**标准曲线的绘制** 精密量取对照品溶液0 ml、0.2 ml、0.3 ml、0.4 ml、0.5 ml、0.6 ml、0.7 ml置于10 ml具塞试管中，分别加水使成1 ml，再分别加入5%苯酚溶液1 ml，震荡后迅速加入浓硫酸5 ml，混匀，静置30 min，于488 nm处测定吸收度。以浓度为横坐标，吸光度为纵坐标绘制标准曲线，得回归方程为：Y=9.9111X+0.0255（r=0.9998，n=6）。表明山豆根多糖在19.2～67.2 μg呈良好的线性关系（图12-1-2）。

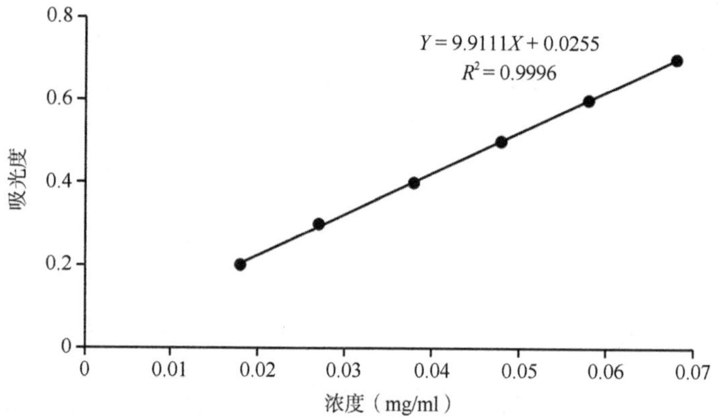

图12-1-2 山豆根多糖标准曲线

（3）**精密度试验** 精密吸取同一对照品溶液，分别测定6次，计算其吸光度的相对标准偏差（RSD）为0.56%，符合《中国药典》规定。测定值见表12-1-4。

表12-1-4 精密度试验

进样序次	1	2	3	4	5	6	RSD（%）
吸光度	0.5049	0.5077	0.5052	0.5081	0.5115	0.5038	0.56

（4）**重复性试验** 取同一样品，平行处理6份，精密吸取0.2 ml，488 nm波长下测定吸光度，计算得样品含量的相对标准偏差为1.73%，符合《中国药典》规定。结果见表12-1-5。

表12-1-5 重复性试验

进样序次	1	2	3	4	5	6	RSD（%）
吸光度	0.7091	0.6844	0.7182	0.7072	0.6960	0.7113	1.73

（5）**稳定性试验** 取同一样品溶液，每隔5 min测定一次吸光度，共测6次，相对标准偏差为1.69%，表明样品在25 min内具有良好的稳定性，符合《中国药典》规定。结果见表12-1-6。

表12-1-6 稳定性试验

时间（min）	0	5	10	15	20	25	RSD（%）
吸光度	0.7094	0.7183	0.6985	0.7083	0.7176	0.6871	1.69

（6）**回收率试验** 采用加样回收法，精密称定已知含量的山豆根药材粉末2 g，共6份，分别精密加入适量葡萄糖对照品溶液，按供试品溶液制备及测定方法操作，根据葡萄糖的检出量计算回收率为97.91%，RSD为2.13%，符合《中国药典》规定。测定结果见表12-1-7。

表 12-1-7 加样回收率试验结果

样品号	称样量（g）	样品中山豆根多糖含量（mg）	葡萄糖对照品加入量（mg）	测得量(mg）	回收率（%）	平均回收率（%）	RSD（%）
1	1.994	88.89	48.36	137.05	99.85	97.92	1.94
2	1.960	87.38	48.36	131.74	97.05		
3	1.954	87.11	48.36	135.87	100.30		
4	2.038	90.85	48.36	133.45	95.86		
5	2.084	92.9	48.36	139.01	98.41		
6	1.962	87.46	48.36	130.47	96.06		

（7）样品含量测定 吸取 3 份供试品溶液各 0.2 ml 置于 10 ml 具塞试管中，按本研究标准曲线的绘制方法操作，测定吸光度值，并用回归方程计算山豆根多糖的含量，结果见表 12-1-8。

表 12-1-8 山豆根多糖含量测定结果

样品号	多糖含量（g）	含量（%）	平均含量（%）
1	0.252	5.04	4.96
2	0.232	4.64	
3	0.260	5.20	

以上方法学考察结果表明，本法简便、准确，重复性好，可用于控制山豆根药材中多糖的含量。

（三）基于红外光谱及无机元素的山豆根质量标准研究

1. 实验材料

（1）仪器与设备 Agilent 7500a ICP-MS（美国安捷伦公司）；MDS-6 型温压双控微波消解仪（上海市新仪微波化学科技有限责任公司）；Milli2Q 超纯水处理系统（美国密里博公司）；安捷伦 Cary 630 FTIR 红外光谱仪（美国安捷伦公司）。

（2）药材与试剂 多元素混合标准储备液：Ag、Al、Th、Be、Co、Cr、Cd、Ba、Se、Ti、V、Ni、U、Mn、Cu、Mo、Zn、As、Sb、Hg、Pb（10 ppm，Agilent U.S.A）；Fe、Ca、Na、K、Mg（1000 ppm，AgiLent U.S.A），批号：5183-4688；均由国家标准物质研究中心提供，根据测试需要稀释后使用；内标物溶液：Li、Y、Sc、In、Tb、Ge、Bi（10 ppm，AgiLent U.S.A，产品号：Part#5183-4680）；调谐液：Li、Y、Ce、Ti、Co（10 ppm，AgiLent U.S.A，产品号：Part#5184-3566）；高纯氩气（φ（Ar）＞99.99%，大连经济技术开发区嘉盛气体有限公司）；浓硝酸（含量 65%～68%）（优级纯，天津市科密欧化学试剂有限公司）；水为超纯水；10 个产地山豆根药材经辽宁中医药大学翟延君教授鉴定为豆科植物越南槐 *Sophora tonkinensis* Gagnep. 的干燥根和根茎。其样品来源如下：S1、S2、S3 广西，S4、S5 广东，S6 浙江，S7 湖南，S8 四川，S9 山西，S10 江西。

2. 方法与结果

（1）ICP-MS 仪器工作参数 微波消解仪工作条件见表 12-1-9，ICP-MS 测定工作条件见表 12-1-10。

表 12-1-9 微波消解仪工作条件参数

步骤	1	2	3	4	5
升温时间（min）	5	5	0	0	10
保持时间（min）	2	15	20	10	5
温度（℃）	130	200	200	200	75

表 12-1-10 ICP-MS 的测定工作参数

项目	参数	项目	参数
RF 功率	1250 W	压力	230 ～ 350 kPa
等离子体流速	15.0 L/min	雾化室温度	2℃
载气流速	1.15 L/min	分析时间 / 质量	3S
采样深度	8.0 mm	重复次数	3 次
温度	15 ～ 20℃	排风量	5 ～ 7.5 m^3/min

（2）供试品溶液的制备 分别取 10 批不同产地山豆根药材粗粉（过 60 目筛）0.1 g（平行 3 份），精密称定，置于聚四氟乙烯（TFM）消解罐中，精密加入 5.0 ml 浓 HNO_3 溶液，进行消解反应。当冷却到室温后，将消解完全的样品倒出，去离子水定容到 100 ml 容量瓶中，即得供试品溶液。

（3）方法学考察

1）线性关系考察：用去离子水将 Agilent 多元素混标溶液稀释，其中 Cu、Zn、Mn、Ni、Pb、Cd、As、Hg、Cr 等元素逐级稀释浓度为 0 ng/ml、10 ng/ml、20 ng/ml、30 ng/ml、50 ng/ml，Ca、Fe、K、Mg 元素标准储备液逐级稀释浓度为 0 ng/ml、1000 ng/ml、2000 ng/ml、3000 ng/ml、5000 ng/ml，在优化的实验条件下，采集空白及标准溶液，仪器自动绘制标准曲线，各元素相关系数均＞ 0.9993。

2）检出限：根据检出限测定方法，在优化的实验条件下，平行测定 7 次空白溶液，得到方法的检出限：Mg 为 0.390 μg/L，Ca 为 0.178 μg/L，Zn 为 0.436 μg/L，Co 为 0.340 μg/L，K 为 0.680 μg/L，As 为 0.055 μg/L，Hg 为 0.090 μg/L，Cd 为 0.20 μg/L，Pb 为 0.054 μg/L，Cu 为 0.199 μg/L，Na 为 3.98 μg/L，Ni 为 3.57 ng/L，Fe 为 0.76 ng/L。

3）精密度试验：取同一批山豆根药材样品，按本研究供试品溶液的制备方法制备供试品溶液，按本研究仪器工作条件，重复测量 6 次，测得各元素 RSD 均在 1.19% ～ 4.07%，符合有关规定，说明此方法精密度良好。

4）重复性试验：取同一批次山豆根药材约 0.1 g，精密称定 6 份，按本研究供试品溶液的制备方法制备供试品溶液，按本研究仪器工作条件测定各元素含量，测得各元素 RSD 均在 1.10% ～ 4.16%，符合有关规定，说明本方法重复性良好。

5）稳定性试验：取同一批次山豆根药材约 0.21 g，精密称定，按本研究供试品溶液的制备方法制备供试品溶液，分别于 0 min、30 min、60 min、90 min、120 min、240 min 测定各元素含量，测得各元素 RSD 均在 1.25% ～ 4.30%，符合有关规定，说明此方法稳定性良好。

（4）不同产地山豆根药材中无机元素测定结果及统计分析

1）无机元素的全定量检测结果：取 10 批不同产地山豆根药材，按本研究供试品溶液的制备方法制备供试品溶液，按本研究仪器工作条件进行测定，10 批产地药材全定量测定结果见表 12-1-11。

表 12-1-11　10 批不同产地山豆根药材全定量测定结果表（μg/g）

样品号	Be	Na	Mg	Al	K	Ca	U
1	0.019	96.301	2233.333	1314.333	3349.666	11202.667	0.099
2	0.186	174.223	2893.000	6347.333	3283.000	13990.000	0.118
3	0.067	93.607	2139.000	2395.333	3185.333	11676.118	0.116
4	0.089	53.569	1601.000	2835.667	3476.000	10904.000	0.046
5	0.082	131.800	1510.333	2656.666	4220.000	11951.000	0.045
6	0.034	63.558	1377.333	1162.367	4824.000	14250.000	0.003
7	0.037	192.350	1391.767	1367.233	5041.000	12831.333	0.000
8	0.026	137.470	1916.333	1177.000	3967.667	11151.667	0.063
9	0.043	149.837	1776.667	1630.333	4966.667	13216.667	0.045
10	0.045	188.900	1260.000	995.800	5405.000	13350.000	0.024
$\bar{x} \pm s$	0.063±0.049	128.162±49.94	1809.877±502.312	2188.207±1606.428	4171.833±836.699	12452.345±1230.819	0.056±0.043

样品号	V	Cr	Mn	Fe	Co	Ni	Pb
1	1.742	6.812	26.857	888.667	0.417	1.797	1.500
2	10.823	10.793	84.08	4040.667	1.373	7.360	5.737
3	3.617	8.152	41.293	1546.667	0.656	3.405	2.329
4	4.407	14.997	69.073	1959.333	0.824	4.125	2.895
5	3.844	12.373	78.580	1692.667	0.869	3.538	28.725
6	1.399	3.7501	75.213	1008.167	0.588	1.984	2.388
7	1.765	20.723	89.547	1246.000	0.628	1.858	1.982
8	1.506	7.907	43.330	877.233	0.458	1.902	1.421
9	2.096	9.372	65.897	1192.667	0.628	2.671	4.646
10	1.388	14.897	94.397	854.300	0.798	3.358	2.512
$\bar{x} \pm s$	3.259±2.885	10.953±4.963	66.827±22.583	1530.637±958.891	0.724±0.272	3.200±1.685	5.414±8.304

续表

样品号	Cu	Zn	As	Se	Cd	Sb	Ba	Ti
1	11.514	16.813	0.469	0.203	0.205	0.052	12.77	0.093
2	4.613	30.23	4.297	0.267	0.7649	0.465	10.317	0.177
3	10.221	22.463	1.467	0.335	0.282	0.213	12.360	0.134
4	5.239	18.63	1.894	0.231	0.282	0.255	73.39	0.066
5	10.743	25.203	1.698	0.128	3.331	0.220	70.590	0.050
6	9.789	17.257	0.279	0.135	0.137	0.138	176.933	0.300
7	7.856	16.253	0.086	0.167	0.108	0.000	163.267	0.000
8	10.790	18.877	0.385	0.244	0.095	0.028	56.227	0.050
9	11.624	19.393	0.654	0.168	0.529	0.065	103.417	0.025
10	60.577	25.110	0.145	0.111	0.191	0.000	127.100	0.000
$\bar{x} \pm s$	14.297±16.452	21.023±4.579	1.137±1.293	0.199±0.071	0.592±0.985	0.144±0.148	80.637±61.228	0.089±0.093

2）主成分分析：数据进行分析前对原始数据进行标准化预处理，消除量纲不同、数据差异过大对结果产生影响，运用 MPP 软件对上述元素进行分析，得出 16 种差异性元素（Be、Al、V、Cr、Mn、Fe、Co、Ni、Cu、As、Cd、Sb、Ba、TI、pB、U），对差异性元素进行主成分分析，主成分三维图（图 12-1-3）中各产地山豆根的空间位置表明其关系的远近程度，说明主成分分析不仅能从无机元素的角度对山豆根的整体质量做出综合评价，又能对其分类进行判别。

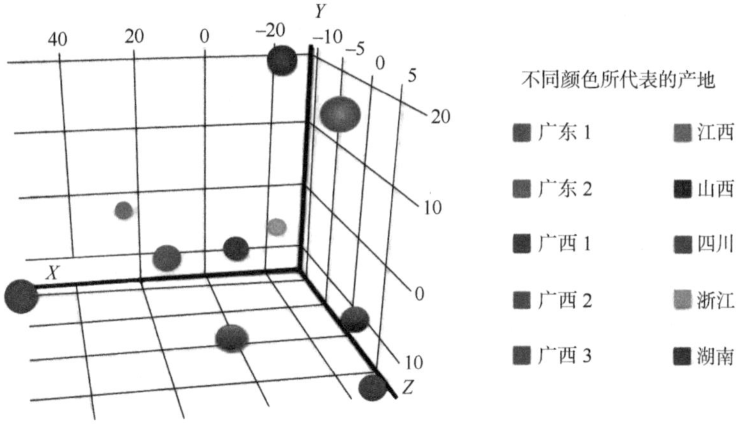

图 12-1-3　不同产地山豆根无机元素 PCA 得分图（见彩图）

3）聚类分析：运用 MPP 软件以平方欧氏距离为度量准则、以组间平均连接法为组群合并准则，对样品差异性元素进行聚类。聚类结果清晰反映不同产地之间的具体关联，能直观的对不同样本的相似性和差异进行分析判断（图 12-1-4）。

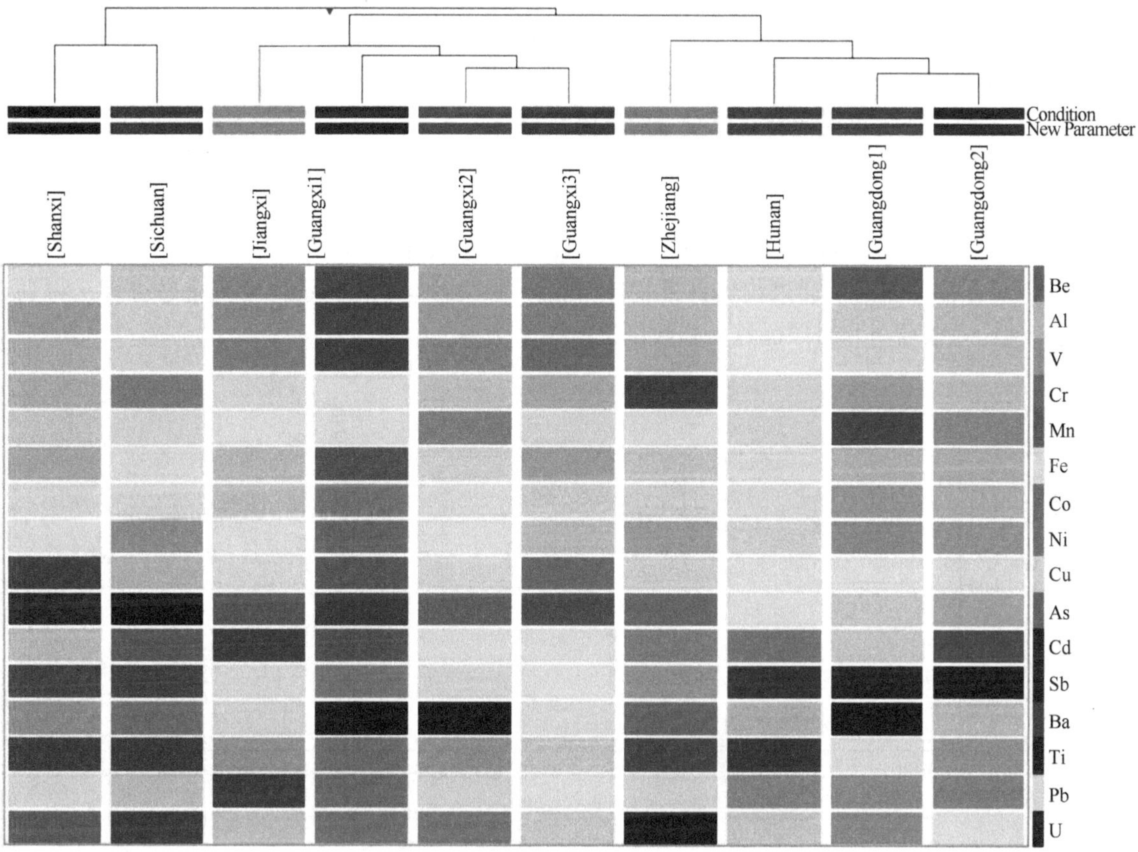

图 12-1-4　不同产地山豆根差异元素聚类分析

通过全定量分层聚类将10个产地的山豆根按无机元素分为三大类。山西、四川为一类，江西、广西1、广西2、广西3为一类，浙江、湖南、广东1、广东2为一类。根据聚类结果可知，这些微量元素在不同样品体内分布与地理位置、生产环境和用药部位都有一定关系。

4）山豆根无机元素指纹谱的建立：根据全定量无机元素的含量测定结果，按照无机元素原子序号的顺序绘制含量分布曲线，将10批次山豆根无机元素含量分布曲线绘制在一起，进行样本间的比较（图12-1-5）。

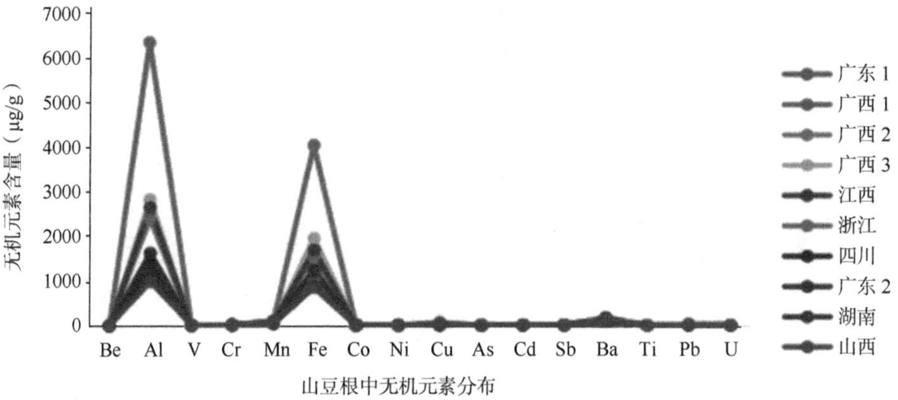

图12-1-5 无机元素含量分布（见彩图）

由图12-1-5可知，10个不同产地的山豆根中除几个样品的个别元素外，图谱在Al、Fe处有明显的峰，其余元素的含量分布基本具有相似的峰形，由于产地和生态环境不同，含量分布也有差异，其含量分布图可作为山豆根无机元素指纹谱和其他药材无机元素指纹谱区别及鉴定的依据，其在不同药材中有不同的分布特征，为山豆根中无机元素指纹图谱的建立提供借鉴。

（5）不同产地山豆根药材红外光谱的检测及分析

1）不同产地山豆根药材红外光谱的检测结果：取过200目筛的10批不同产地的山豆根药材及苦参碱、氧化苦参碱对照品少量，将均匀的样品和对照品置于红外光谱仪中分别测定红外光谱，测定区域4000～600 cm^{-1}，采用衰减全反射技术，分辨率4 cm^{-1}，每批样品扫描8次，样品扫描完成后，通过仪器自带软件扣除背景，经S-G quad-cubi平滑函数处理，得到10批产地山豆根药材和对照品红外指纹图谱（图12-1-6）。

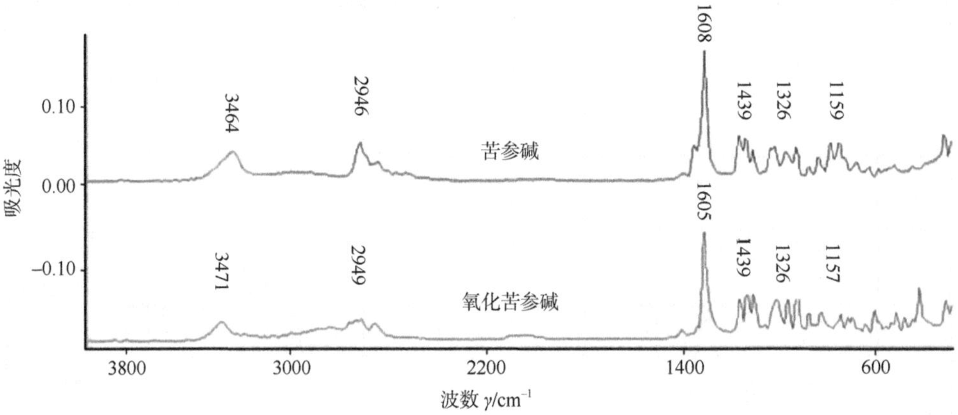

A

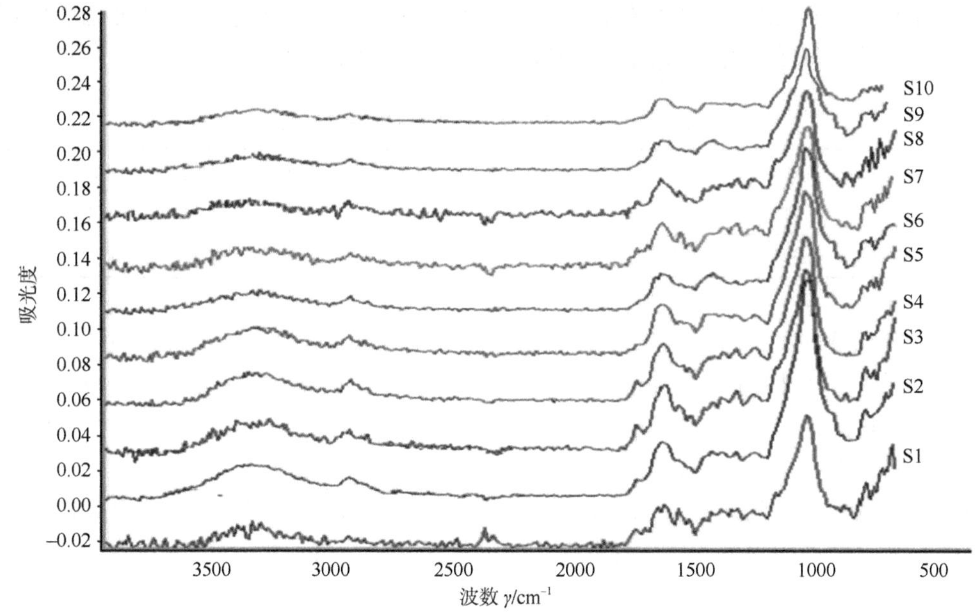

B

图 12-1-6　苦参碱、氧化苦参碱对照品红外图谱（A）及 10 批产地山豆根药材红外图谱（B）

2）不同产地山豆根光谱特征聚类分析：测定得到 10 个产地的 FTIR。根据样品的吸收峰值的特点筛选出 12 个特征峰，记录各吸收峰的峰高值，于欧式距离应用聚类分析中的组间连接法，得到表征 10 个样品关系的树系图（图 12-1-7）。

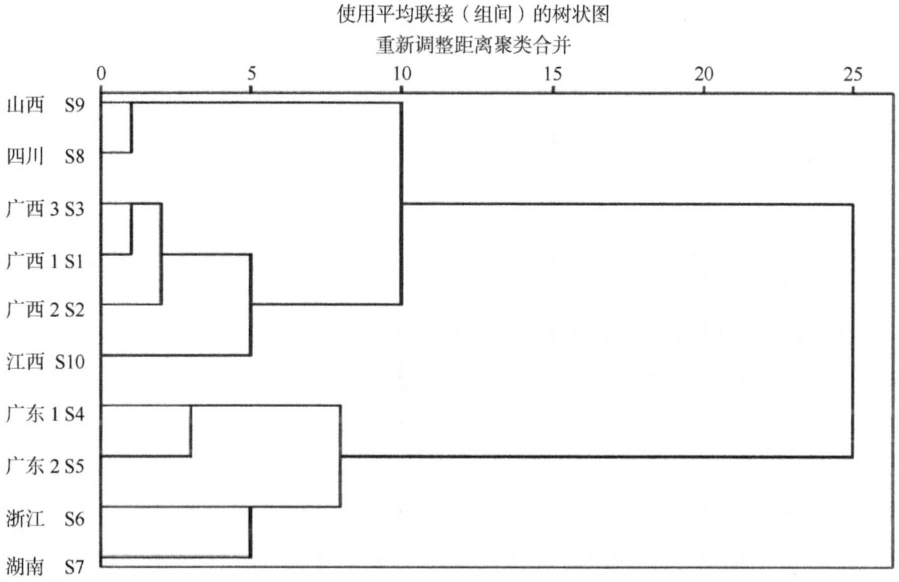

图 12-1-7　10 批不同产地山豆根药材聚类图

由聚类分析图知，树系图的距离系数越小，表示关系越近。在距离 10 时，10 个产地的山豆根被分成了三大类，即江西、广西 1、广西 2、广西 3 为一类，浙江、湖南、广东 1、广东 2 为一类，山西、四川为一类。

3）不同产地山豆根药材红外光谱相似度分析：以山豆根药材的 12 个特征峰为依据，采用夹角余弦法计算各样品指纹图谱的相似度。结果见表 12-1-12。

表 12-1-12　不同产地山豆根药材相似度值

产地	广西 1	广西 2	广西 3	广东 1	广东 2	浙江	湖南	四川	山西	江西
	S1	S2	S3	S4	S5	S6	S7	S8	S9	S10
相似度	0.982	0.955	0.968	0.919	0.922	0.891	0.859	0.828	0.841	0.955

从相似度计算的结果可以看出，相同产地不同批次的山豆根药材具有较高的相似度（> 0.9），不同产地山豆根药材的相似度也较高（> 0.8）。以 0.85 为标准，可以将湖南、四川产地的山豆根化为一类，其余一类；再以 0.95 为标准，可以将广西 1、广西 2、广西 3、江西归为一类，广东 1、广东 2、湖南归为一类，与聚类分析结果相一致。

中药药效物质基础的研究要综合分析，中药的药用价值不仅与有机成分有关，还与无机元素的种类和含量密切相关，是药材发挥药效的物质基础，可直接参与调节体内必需的元素，还常与有机成分协同发挥作用。而红外光谱法在鉴定和分析药材质量方面具有全面、快速、节省资源的优势。因此两者可作为评价其药材质量的指标。

本研究首先从无机元素角度对山豆根药材质量做出评价。主成分分析和聚类分析分别对多个无机元素指标综合效应进行评价从而进行分类，将 10 个产地的山豆根按无机元素分为三大类。山西、四川为一类，江西、广西 1、广西 2、广西 3 为一类，浙江、湖南、广东 1、广东 2 为一类。该分类使数据结果更加客观，分类结果更加科学，同时建立无机元素指纹谱，因此可从无机元素角度更加全面的控制和评价山豆根药材的质量。

中药中的很多微量元素不仅是人体生长发育必需的，而且是生命活动中不可或缺的，如 Mn、Cu、Co 等微量元素作为人体新陈代谢所必需的催化剂，在核酸、蛋白质、酶等中具有重要的生理功能，同时其含量过高或过低都可能会导致疾病的发生。Cu 与体内的酶代谢、骨骼生成等密切相关，并且参与免疫系统的调节，Cu 含量过低容易受到自由基损害，Fe 在红细胞代谢生成中发挥重要作用，Cr 也参与机体的糖代谢。

重金属污染已经成为影响中药材质量的重要因素，《中国药典》主要限制 5 种重金属含量，各元素限量标准为铅（Pb）≤ 5.0 mg/kg，镉（Cd）≤ 0.3 mg/kg，铜（Cu）≤ 20.0 mg/kg，砷（As）≤ 2.0 mg/kg，汞（Hg）≤ 0.2 mg/kg。本实验元素含量测定结果均符合限量标准。

采用红外光谱法，根据红外吸收峰特征确定山豆根中含有生物碱、酯类、黄酮类、苷类、糖类等成分，通过聚类分析将 10 批不同产地的山豆根药材分为 3 大类，而相似度是评价指纹图谱的一个重要参数，常用的相似度计算方法有夹角余弦法和相关系数法，相关系数或夹角余弦值越接近 1，说明两者越相似。本研究以山豆根药材的 12 种特征峰为依据，采用夹角余弦法计算各样品指纹图谱的相似度，结果与聚类分析及基于无机元素的分类均相一致。采用红外光谱法获得的信息量大、速度快、准确率高，说明 FTIR 结合聚类分析法及相似度评价可以作为山豆根药材分类的可行性手段。

本研究采用可见分光光度法，对山豆根多糖质量标准进行控制，精密度、重复性、线性、加样回收率均符合要求，本法简便、准确，可用于控制山豆根多糖的含量。

本研究通过高效液相色谱法对 10 个不同产地山豆根 5 种生物碱类含量进行同时测定，比较完善的对山豆根生物碱组分进行质量控制。方法学考察符合要求，结果表明 10 个不同产地及批次的山豆根中苦参碱、槐定碱、槐果碱、氧化槐果碱、氧化苦参碱 5 个成分的含量分别在 2.372 ～ 7.498 mg/g、0.289 ～ 0.586 mg/g、0.655 ～ 1.884 mg/g、0.376 ～ 1.289 mg/g、1.260 ～ 8.915 mg/g、0.208 ～ 0.418 mg/g，该方法操作简单，精密度、重复性、稳定性、回收率均符合分析要求，为山豆根质量的系统评价和质量控制提供完善的实验依据。

本研究首先采用电感耦合等离子体质谱法（ICP-MS）对不同产地山豆根中无机元素进行研究，MPP 分析结果表明，10 个产地的山豆根药材按无机元素含量可分为三大类。山西、四川为一类，江西、广西 1、广西 2、广西 3 为一类，浙江、湖南、广东 1、广东 2 为一类。同时本研究通过检测 10 个不同产地山豆根红外光谱，通过红外吸收峰特征不仅确定了山豆根中含有生物碱、酯类、黄酮类、苷类、糖类等成分，而且通过聚类分析和相似度分析将 10 个不同产地的山豆根药材分为三类，与通过无机元素的分类基本相一致。因此本研究从无机元素角度为鉴别山豆根提供依据，为阐明药材中无机元素与药材的产地、生态环境的相关性奠定基础，寻找不同产地山豆根中无机元素的特征，为其合理开发利用及研究作用机制提供依据。采用红外光谱法能更全面、快速的鉴定和分析药材质量。

二、菟丝子药材质量控制研究

菟丝子为旋花科植物南方菟丝子（*Cuscuta australis* R. Br.）或菟丝子（*Cuscuta chinensis* Lam.）的干燥成熟种子，始载于《神农本草经》，并列为上品，具有补益肝肾、固精缩尿、安胎、明目、止泻的功效。菟丝子为临床常用药材，产地分布广泛。目前，市场流通的商品除南方菟丝子和菟丝子外，还有收录于四川地方标准的大菟丝子（*Cuscuta japonica* Choisy）。由于菟丝子药材品种多，产地广，不同产地药材质量可能存在差异，进而影响其药效及临床合理应用。而黄酮类成分是菟丝子主要药效成分，因此以黄酮类成分为指标评价菟丝子药材质量较为科学、合理。目前有文献报道菟丝子中一种或几种黄酮类成分的含量测定方法，为了更加全面、准确、快速评价菟丝子药材质量，本研究首次利用 UPLC 建立菟丝子药材中 6 种黄酮类成分含量测定方法，并利用此方法测定 12 个产地菟丝子中金丝桃苷、异槲皮苷、槲皮素、紫云英苷、山柰酚、异鼠李素 6 种黄酮类成分的含量，对其特征峰面积进行系统聚类分析，比较不同产地菟丝子之间差异。该方法快速、可靠，为合理评价菟丝子药材质量及指导临床提供依据。

（一）实验材料

1. 仪器与设备

Agilent-1290 Infinity Ⅱ超高效液相色谱仪（美国安捷伦科技有限公司，包括二元高压梯度泵、真空脱气机、自动进样器、柱温箱、DAD 检测器、OpenLAB CDS 色谱工作站）；HS6150 型超声波清洗器（天津恒奥科技发展有限公司）；CP225D 电子分析天平（德国赛多利斯公司）。

2. 药材与试剂

12 批不同产地菟丝子药材分别来自内蒙古、宁夏、吉林、云南、安徽、山东、河北、江苏、辽宁、河南、黑龙江、四川，经辽宁中医药大学翟延君教授鉴定为旋花科植物菟丝子 *Cuscuta chinensis* Lam. 的干燥成熟种子，四川大菟丝子为大菟丝子 *Cuscuta japonica* Choisy 的干燥成熟种子。

金丝桃苷、异槲皮苷、异鼠李素、槲皮素对照品（购自中国食品药品检定研究院，批号分别为 111521-201408、111809-201403、110860-200608、100081-200907）；山柰酚、紫云英苷对照品（购自成都普菲德生物技术有限公司，批号分别为 130708、140712）；乙腈、甲酸、甲醇为色谱纯，水为超纯水。

（二）方法与结果

1. 对照品溶液的配制

精密称取金丝桃苷对照品、异槲皮苷对照品、紫云英苷对照品、山柰酚对照品、分槲皮素对照品、异鼠李素对照品适量，置于同一 10 ml 量瓶中，加甲醇定容至刻度，摇匀，即得金丝桃苷、异槲皮苷、紫云英苷、槲皮素、山柰酚、异鼠李素浓度分别为 187.200 μg/ml、96.800 μg/ml、352.800 μg/ml、9.260 μg/ml、115.200 μg/ml、9.150 μg/ml 的混合对照品溶液。

2. 供试品溶液的制备

分别取 12 批不同产地菟丝子药材粉末（过四号筛）1.0 g，精密称定，置于具塞锥形瓶中，精密加入 40 ml 80% 甲醇溶液，超声 1 h，滤过，挥干，用 80% 甲醇复溶，定溶至 10 ml 量瓶中，摇匀，经 0.22 μm 微孔滤膜滤过，即得。

3. 色谱条件

Agilent Eclipse Plus C_{18} 色谱柱（2.1 mm×50 mm，1.8 μm），流动相为乙腈（B）–0.1% 甲酸水（A），进样量 4 μl，流速 0.20 ml/min，柱温 30℃，检测波长 360 nm。梯度洗脱见表 12-1-13，结果各样品中 6 种黄酮类成分的分离度均符合要求，混合对照品及样品的色谱图见图 12-1-8。

表 12-1-13　梯度洗脱表

时间（min）	流动相 A（%）	流动相 B（%）
0	90	10
7	82	18
12	70	30
15	62	38
19	41	59

4. 方法学考察

（1）线性关系考察　分别精密移取混合对照品溶液 0.125 ml、0.250 ml、0.500 ml、1.000 ml、1.500 ml、2.000 ml 于 2 ml 量瓶中，加甲醇定容至刻度处，摇匀。按本研究色谱条件进样分析，以各成分峰面积为纵坐标，以进样量为横坐标，进行线性回归，将混合对照品溶液逐步稀释，分别以 *S*/*N*=3 和 *S*/*N*=10 时各对照品的浓度作为最低检出限（LOD）和最低定量限（LOQ）。

（2）精密度试验　精密吸取同一混合对照品溶液 4 μl，按本研究色谱条件连续进样 6 次，测定峰面积。

（3）稳定性试验　按本研究供试品溶液的制备方法制备供试品溶液一份，于室温放置 0 h、2 h、4 h、6 h、8 h、12 h、24 h，按本研究色谱条件，以峰面积为指标进样分析。

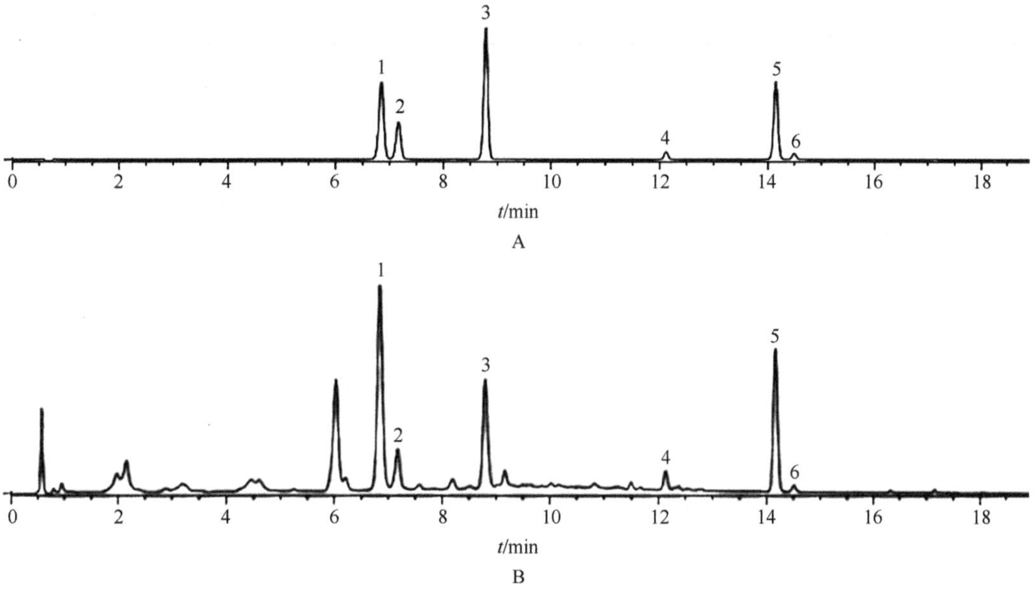

图 12-1-8　混合对照品（A）及样品（B）色谱图

1. 金丝桃苷；2. 异槲皮苷；3. 紫云英苷；4. 槲皮素；5. 山柰酚；6. 异鼠李素

（4）**重复性试验**　取同一批药材粉末 6 份，精密称定，按本研究供试品溶液的制备方法制备供试品溶液，按本研究色谱条件进行分析。

（5）**加样回收率试验**　取已知含量的菟丝子药材粉末 6 份，每份约 0.5 g，精密称定，分别加入 6 种被测成分混合对照品甲醇溶液 1 ml（金丝桃苷、异槲皮苷、紫云英苷、槲皮素、山柰酚、异鼠李素浓度分别为 0.772 mg/ml、0.171 mg/ml、0.502 mg/ml、0.033 mg/ml、0.320 mg/ml、0.018 mg/ml 的混合溶液），按本研究供试品溶液的制备方法制备样品溶液，按本研究色谱条件测定含量，计算回收率。

5. 样品含量测定

分别取 12 种不同产地菟丝子药材粉末约 1.0 g，精密称定，按本研究供试品溶液的制备方法制备供试品溶液，按本研究色谱条件测定峰面积，并用外标法计算样品中金丝桃苷、异槲皮苷、紫云英苷、槲皮素、山柰酚、异鼠李素的含量。

6. 聚类分析

以 1 ～ 12 号样品的 6 个共有峰金丝桃苷、异槲皮苷、紫云英苷、槲皮素、山柰酚、异鼠李素的峰面积为依据，利用 SPSS（19.0）软件，以欧氏距离为测度，采用组间连接法进行聚类分析。

7. 线性关系考察结果

如表 12-1-14 所示，金丝桃苷、异槲皮苷、紫云英苷、槲皮素、山柰酚、异鼠李素 6 个黄酮类成分在线性范围内与峰面积线性关系良好。

表 12-1-14　6 个黄酮类化合物的回归方程、线性范围、检出限及定量限

成分	回归方程	r	线性范围（μg）	LOD（ng/ml）	LOQ（ng/ml）
金丝桃苷	Y=10529X+42.495	0.9999	0.0468 ～ 0.7488	0.2925	0.8775
异槲皮苷	Y=9776.8X+22.983	0.9999	0.0242 ～ 0.3872	0.3025	1.2100

续表

成分	回归方程	r	线性范围（μg）	LOD（ng/ml）	LOQ（ng/ml）
紫云英苷	Y=7901.8X+57.260	0.9999	0.0882 ～ 1.4112	0.3675	1.4700
槲皮素	Y=17213X+5.6202	0.9997	0.0023 ～ 0.0370	0.2890	1.0120
山柰酚	Y=14681X+82.377	0.9996	0.0288 ～ 0.4608	0.3600	1.2600
异鼠李素	Y=17755X-12.294	0.9994	0.0023 ～ 0.0370	0.2860	1.2155

8. 精密度试验结果

结果显示，金丝桃苷、异槲皮苷、紫云英苷、槲皮素、山柰酚、异鼠李素峰面积的 RSD 分别为 0.4%、0.5%、0.4%、0.4%、0.4%、0.7%，表明仪器精密度良好。

9. 稳定性试验结果

结果显示，金丝桃苷、异槲皮苷、紫云英苷、槲皮素、山柰酚、异鼠李素 24 h 内峰面积的 RSD 分别为 0.4%、0.8%、0.3%、0.6%、0.5%、1.9%，表明供试品溶液在 24 h 内稳定。

10. 重复性试验结果

结果金丝桃苷、异槲皮苷、紫云英苷、槲皮素、山柰酚、异鼠李素的平均含量分别为 1.5397 mg/g、0.3430 mg/g、0.9597 mg/g、0.0603 mg/g、0.6244 mg/g、0.0356 mg/g，RSD 分别为 1.0%、1.0%、1.5%、1.5%、1.1%、2.1%，表明方法重复性良好。

11. 加样回收率试验结果

回收率结果见表 12-1-15。结果表明本方法回收率在 95% ～ 105% 且 RSD 均＜ 3.00%，符合《中国药典》规定。

表 12-1-15　6 种黄酮类成分加样回收率（n=6）

成分	样品含量 mg	加入量（mg）	测得量（mg）	回收率（%）	平均回收率（%）	RSD（%）
金丝桃苷	0.7703	0.7720	1.5352	99.08	99.95	1.0
	0.7705	0.7720	1.5359	99.15		
	0.7752	0.7720	1.5616	101.86		
	0.7726	0.7720	1.5448	100.02		
	0.7714	0.7720	1.5422	99.85		
	0.7837	0.7720	1.5535	99.72		
异槲皮苷	0.1727	0.1710	0.3419	98.96	99.78	1.2
	0.1727	0.1710	0.3422	99.13		
	0.1723	0.1710	0.3445	100.70		
	0.1731	0.1710	0.3415	98.45		
	0.1719	0.1710	0.3423	99.68		
	0.1720	0.1710	0.3460	101.78		
紫云英苷	0.4844	0.5020	0.9747	97.66	99.53	1.0
	0.4892	0.5020	0.9885	99.46		
	0.4917	0.5020	0.9976	100.78		

续表

成分	样品含量 mg	加入量（mg）	测得量（mg）	回收率（%）	平均回收率（%）	RSD（%）
	0.4835	0.5020	0.9817	99.25		
	0.4871	0.5020	0.9903	100.23		
	0.4842	0.5020	0.9852	99.79		
槲皮素	0.0336	0.0330	0.0629	97.90	99.38	1.4
	0.0308	0.0330	0.0634	97.89		
	0.0310	0.0330	0.0644	101.02		
	0.0307	0.0330	0.0639	100.78		
	0.0307	0.0330	0.0633	98.76		
	0.0309	0.0330	0.0638	99.90		
山柰酚	0.3183	0.3200	0.6316	97.89	100.03	1.1
	0.3190	0.3200	0.6386	99.89		
	0.3171	0.3200	0.6392	100.67		
	0.3129	0.3200	0.6328	99.96		
	0.3128	0.3200	0.6351	100.74		
	0.3143	0.3200	0.6376	101.01		
异鼠李素	0.0181	0.0180	0.0359	98.67	99.35	0.5
	0.0180	0.0180	0.0358	98.90		
	0.0182	0.0180	0.0362	99.67		
	0.0182	0.0180	0.0360	99.23		
	0.0181	0.0180	0.0361	100.01		
	0.0179	0.0180	0.0358	99.60		

12. 样品含量测定结果

由表 12-1-16 可以看出，12 批来自不同产地的菟丝子中 6 种黄酮类成分含量差异较大，其中槲皮素与异鼠李素的含量相对于金丝桃苷、异槲皮苷、紫云英苷、山柰酚均较低；四川大菟丝子与其他 11 个产地的菟丝子相比，紫云英苷的含量最高，而金丝桃苷、异槲皮苷、槲皮素、山柰酚含量最低。目前有文献报道，紫云英苷具有良好的药理活性，因此紫云英苷可能是四川大菟丝子发挥药效的主要成分。菟丝子为寄生植物，不同寄主植物对菟丝了中 6 种黄酮类成分有影响，因此不同产地菟丝子含量的差异与寄主植物的关系值得进一步深入研究。

表 12-1-16　不同产地菟丝子药材含量测定结果（mg/g，*n*=2）

样品号	样品来源	金丝桃苷	异槲皮苷	紫云英苷	槲皮素	山柰酚	异鼠李素
1	内蒙古	0.7007	0.1050	0.5455	0.0599	0.1331	0.0261
2	宁夏	0.2660	0.0708	0.3908	0.0124	0.1962	0.0119
3	吉林	0.1316	0.0717	0.6209	0.0241	0.0826	0.0085

续表

样品号	样品来源	金丝桃苷	异槲皮苷	紫云英苷	槲皮素	山柰酚	异鼠李素
4	云南	0.7740	0.1485	0.3904	0.0589	0.1199	0.0189
5	安徽	0.5187	0.1603	0.5767	0.0255	0.1489	0.0150
6	山东	0.5180	0.1929	1.0891	0.0575	0.7383	0.0341
7	河北	0.8718	0.3018	1.9821	0.0867	1.0758	0.0780
8	江苏	0.8890	0.3361	1.9622	0.0590	0.5245	0.0285
9	辽宁	0.4508	0.2706	1.8338	0.0624	0.9170	0.0453
10	河南	0.8738	0.2069	0.8262	0.0278	0.3087	0.0107
11	黑龙江	0.7151	0.3225	1.1123	0.0679	0.3725	0.0193
12	四川（大菟丝子）	0.1300	0.0477	2.9623	0.0089	0.0809	0.0119

13. 聚类分析

由聚类分析结果（图 12-1-9）可以看出，12 个产地菟丝子药材可以分为 3 类。内蒙古、云南、安徽、宁夏、吉林、河南、黑龙江为一类，河北、辽宁、江苏、山东为一类，四川为一类。由于菟丝子药材在种属上主要有三种，分别为《中国药典》收录的菟丝子、南方菟丝子及纳入地方标准的大菟丝子，所以归为一类的不同产地的菟丝子药材可能属于同一个种属。12 个产地菟丝子药材可能依据种属不同分为三类，而四川产大菟丝子由于为植物金灯藤的干燥成熟种子，在种质上与其他产地存在差异，故单独为一类。此外，河北、辽宁、江苏、山东为沿海省份，沿海地区的气候、土壤可能存在相似性，对菟丝子质量可能存在近似影响，故为一类。

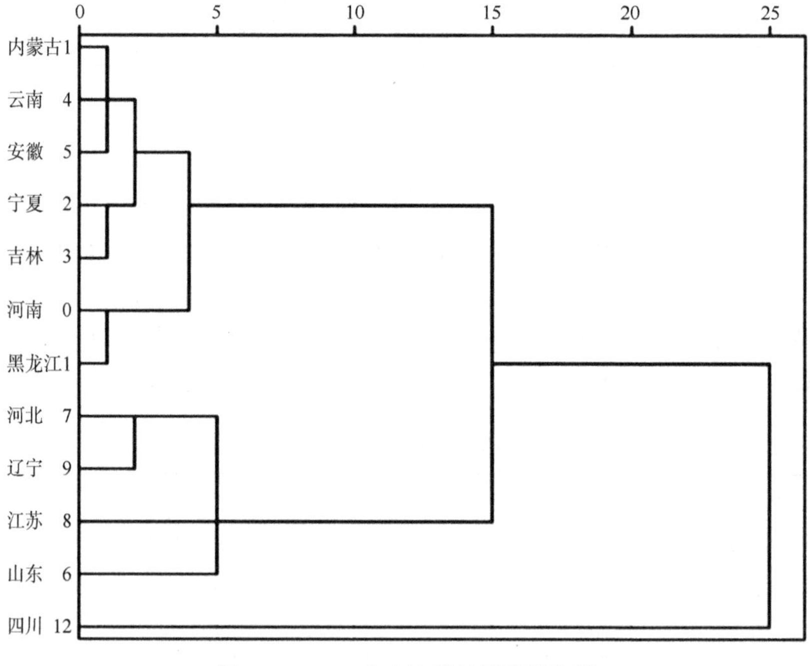

图 12-1-9　12 个产地菟丝子聚类分析

本研究考察了超声提取与回流提取2种方法对菟丝子中6种黄酮类成分含量的影响，发现超声提取法更有助于6种黄酮类成分的溶出，而且其操作简便，节省时间和溶剂。同时对溶剂浓度（100%、80%、50%）、溶剂用量（20 ml、40 ml、80 ml）和超声时间（30 min、60 min、90 min）进行考察，最终确定80%甲醇40 ml，超声提取1 h效果最好。

目前有关菟丝子中酚酸和几种黄酮类成分的含量测定方法已有文献报道，而酚酸类成分目前尚未有研究证明其是菟丝子的主要药效成分，黄酮类已明确为菟丝子的有效活性成分，以其为指标性成分对菟丝子的质量控制研究更加合理。本研究建立同时对菟丝子中6种黄酮类成分定量的方法，以活性成分为指标评价菟丝子的质量准确、合理。许晓嘉等建立了5种黄酮类成分的含量测定方法，本研究在其基础上增加了异槲皮苷的含量测定，由于异槲皮苷具有抗氧化、抗癌、保肝退黄的药理作用，是菟丝子黄酮中活性较强、含量较高的成分，将其作为指标性成分可以更全面地控制菟丝子药材的质量。

三、核桃楸皮药材多波长融合指纹图谱与多指标成分定量研究

（一）基于全时段多波长融合的核桃楸皮药材指纹图谱研究

1. 实验材料

（1）**仪器与设备** Agilent-1290超高效液相色谱仪（美国安捷伦科技公司）；ChemStation工作站（美国安捷伦科技公司）；实验室超纯水机（成都品成科技有限公司）；CP225D电子分析天平（十万分之一）（德国赛多利斯集团）；SHZ-D Ⅲ型循环水式真空泵（巩义市予华仪器有限公司）；HH-S恒温水浴锅（上海博讯仪器有限公司）；HS6150型超声波清洗机（天津恒奥科技发展有限公司）。

（2）**药材与试剂** 甲醇（色谱纯）（德国默克（Merck）公司）；乙腈（色谱纯）（德国默克（Merck）公司）；甲酸（色谱纯）（天津市科密欧化学试剂有限公司）；核桃楸皮购买于安徽、河南、湖南、吉林、山东、陕西、四川、辽宁本溪、辽宁抚顺等11个地区（表12-1-17），均为当地生产药材，经辽宁中医药大学翟延君教授鉴定为正品。

表12-1-17 样品来源

样品号	样品产地	样品号	样品产地
1	安徽	7	吉林
2	本溪	8	山东
3	抚顺（1号）	9	陕西（1号）
4	抚顺（2号）	10	陕西（2号）
5	河南	11	四川
6	湖南		

2. 方法与结果

经文献报道，采用下列条件开展实验。

（1）**液相色谱条件** 色谱柱为Agilent Poroshell-120 SB-C_{18}（4.6 mm×100 mm，2.7 μm）；

流动相为 0.1% 甲酸水溶液（A）- 乙腈（B）；梯度洗脱见表 12-1-18，流速为 0.8 ml/min；进样量为 2 μl；柱温为 30℃。

表 12-1-18 流动相梯度洗脱表

时间（min）	流动相 A（%）	流动相 B（%）
0	98	2
10	95	5
22	94	6
55	90	10
70	87	13
80	85	15
92	79	21
107	75	25
125	70	30

（2）供试品溶液的制备 精密称取核桃楸皮药材粉末 6.0 g，置圆底烧瓶中，加 15 倍量（90 ml）体积分数为 60% 的乙醇溶液，提取 2 次，每次 1 h，补足失重，抽滤，挥干。将干膏用 40 ml 的 60% 乙醇溶解，过 0.45 μm 滤膜，取续滤液，即得。

（3）检测波长的选择及全时段多波长指纹图谱融合方法 精密吸取供试品溶液 3 μl 进样，经过二极管阵列检测器（DAD），在本研究液相色谱条件下对核桃楸皮药材色谱图进行紫外全波长（200 ～ 400 nm）扫描，扫描结果显示核桃楸皮主要吸收峰的波长分别为 210 nm 和 254 nm，经选择确定选用的 2 个融合波长分别为 210 nm 和 254 nm。分别由 Agilent-1290 色谱工作站中导出 210 nm 和 254 nm 的 .dif 格式的数据文件。利用 MATLAB 软件进行编程，对 .dif 格式数据进行全时段多波长融合，得到一张能同时反映 2 个波长信息的合成色谱图及图谱相关文件。

（4）指纹图谱方法学考察

1）系统适用性考察：取供试品溶液 3 μl 注入高效液相色谱仪进行分析，记录 120 min 的色谱图，由保留时间及在线紫外光谱图可知，4 号峰保留时间为 50.1 min 左右，且与相邻峰分离度较好，在测定时较稳定，峰面积较大，故以 4 号色谱峰作为参照峰来确定供试品溶液中的色谱峰（视为 S 峰），采用全时段多波长指纹图谱融合方法进行色谱图融合，以供试品 S 峰的保留时间和峰面积为 1，计算各峰的相对保留时间和相对峰面积，结果见图 12-1-10。

2）精密度试验：取同一供试品溶液重复进样 6 次，每次 3 μl，记录指纹图谱，按照之前方法进行全时段多波长融合，以 4 号色谱峰的保留时间和峰面积为参照（设为 1）计算各融合谱峰的相对保留时间和相对峰面积的 RSD。结果显示，各融合色谱峰相对保留时间 RSD 在 0.01% ～ 1.04%，相对峰面积的 RSD 在 0.19% ～ 1.71%，RSD 均小于 5%，说明本方法仪器精密度良好，符合指纹图谱的要求。

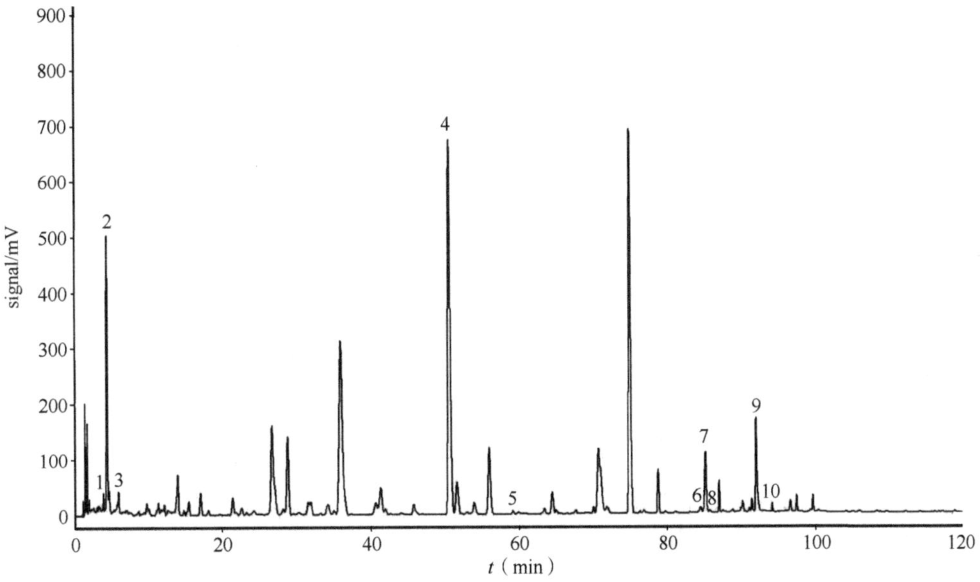

图 12-1-10　核桃楸皮 HPLC 指纹图谱

3）重复性试验：取同一批号荆芥药材粉末 6 份，每份 6.0 g，精密称定，按照本研究供试品溶液的制备方法制备供试品溶液，按本研究液相色谱条件进样测定，进样 3 μl，记录色谱图，并进行全时段多波长融合，以 4 号色谱峰的保留时间和峰面积为参照（设为 1）计算各融合色谱峰的相对保留时间和相对峰面积的 RSD。结果显示，本方法重现性较高，各融合色谱峰相对保留时间的 RSD 在 0.1% ～ 1.00%，相对峰面积的 RSD 在 0.2% ～ 1.09%，RSD 均＜ 5%，符合指纹图谱的要求。

4）稳定性试验：取同一供试品溶液在室温下放置，按本研究液相色谱条件分别于 0 h、2 h、4 h、6 h、8 h、10 h 进样测定，每次 3 μl，记录指纹图谱，并进行全时段多波长融合，以 4 号色谱峰的保留时间和峰面积为参照（设为 1）计算各融合色谱峰的相对保留时间和相对峰面积的 RSD。结果显示，各融合色谱峰的相对保留时间的比值比较稳定，各融合色谱峰相对保留时间的 RSD 在 0.02% ～ 0.10%，相对峰面积的 RSD 在 0.57% ～ 1.82%，均＜ 5%，表明核桃楸皮提取液样品至少在 10 h 内稳定性良好。

（5）指纹图谱的分析与评价　根据 11 个不同产地的核桃楸皮供试品 HPLC 图谱，首先通过 Metlab 软件进行全时段多波长融合，再采用“中药色谱指纹图谱相似度评价系统 2004 A 版”（国家药典委员会）软件，以多点校正方法进行核桃楸皮药材色谱峰的匹配。根据 11 批次供试品 HPLC 图谱共有峰的匹配，生成核桃楸皮药材对照指纹图谱。将实验数据导入中药指纹图谱相似度评价软件进行相似度计算，设定参照图谱（S1），通过对核桃楸皮药材指纹图谱的多点校正法，将谱峰自动匹配，然后生成对照图谱，进行相似度评价，通过软件得出上述 11 批不同产地核桃楸皮药材指纹图谱的共有模式（即对照图谱 R），11 批次样品图见图 12-1-11。然后将 11 批核桃楸皮样品的指纹图谱与该共有模式比较，采用相关系数作为测度，以其中位数矢量作为共有模式，计算各样品的相似度，得到了 11 批核桃楸皮药材的相似度计算结果（表 12-1-19）。

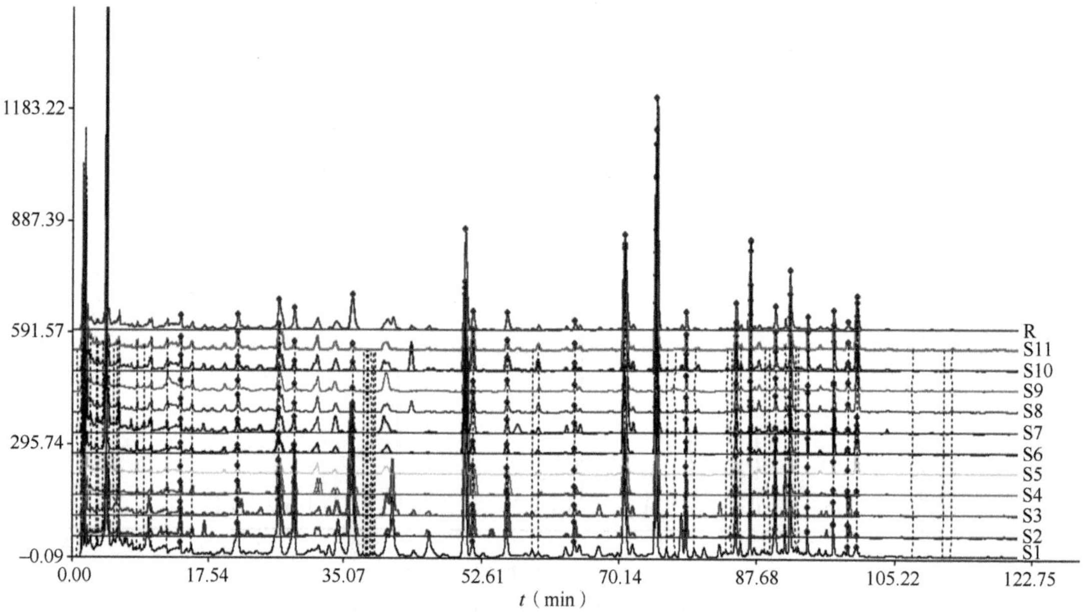

图 12-1-11 11 批核桃楸皮药材对比图及对照图谱

表 12-1-19 11 批核桃楸皮提取液相似度考察

	安徽	本溪	抚顺 1	抚顺 2	河南	湖南	吉林	山东	陕西 1	陕西 2	四川	对照指纹图谱
安徽	1	0.722	0.766	0.698	0.767	0.898	0.803	0.793	0.834	0.832	0.954	0.848
本溪	0.722	1	0.860	0.945	0.847	0.888	0.974	0.965	0.699	0.788	0.789	0.827
抚顺 1	0.766	0.86	1	0.905	0.991	0.922	0.747	0.814	0.713	0.902	0.788	0.755
抚顺 2	0.698	0.945	0.905	1	0.886	0.738	0.696	0.811	0.880	0.724	0.764	0.685
河南	0.767	0.847	0.991	0.886	1	0.895	0.600	0.896	0.940	0.792	0.899	0.871
湖南	0.898	0.888	0.922	0.738	0.895	1	0.849	0.922	0.720	0.818	0.908	0.885
吉林	0.803	0.974	0.747	0.696	0.600	0.849	1	0.823	0.947	0.714	0.937	0.895
山东	0.793	0.965	0.814	0.811	0.896	0.922	0.823	1	0.835	0.859	0.861	0.904
陕西 1	0.834	0.699	0.713	0.880	0.940	0.720	0.947	0.835	1	0.834	0.849	0.892
陕西 2	0.832	0.788	0.902	0.724	0.792	0.818	0.714	0.859	0.834	1	0.938	0.895
四川	0.954	0.789	0.788	0.764	0.899	0.908	0.937	0.861	0.849	0.938	1	0.880
对照指纹图谱	0.848	0.827	0.755	0.685	0.871	0.885	0.895	0.904	0.892	0.895	0.880	1

从表 12-1-19 可以看出，与对照指纹图谱相比，1 批核桃楸皮药材的相似度在 0.9 以上，8 批核桃楸皮药材的相似度在 0.8 以上，来源于抚顺的 2 批核桃楸皮药材的相似度低于 0.8，分别为 0.755（抚顺 1）、0.685（抚顺 2），说明相似情况与质量品质存在一定差异，可能与产地不同、生长年限不同、地理隔离等有关。此外，抚顺 1 号的核桃楸皮药材在购买时发现

贮藏时间较久，也可能是导致其相似度较低的原因之一。其他不同产地的核桃楸皮相似度均较高，说明本研究初步构建的核桃楸皮药材指纹图谱可以为核桃楸皮药材的质量控制、品质评价提供一种方案。

（6）不同来源核桃楸皮药材指纹图谱的系统聚类分析

1）共有指纹峰的指认：在上述 11 批供试品中生成的指纹图谱中，选择保留时间在 51.1 min 的色谱峰作为参比峰（R），同时将其色谱峰面积定为 1.0，同时根据指纹图谱相似度分析软件标示出核桃楸皮指纹图谱中的 10 个共有峰，其中的 4 号峰是参比峰（R），以各峰对内参比峰的相对色谱峰面积定性。按照公式（1）计算：

$$X_{ij}=A_{ij}/W_i \qquad (1)$$

其中，X_{ij} 表示第 i 个样品的第 j 个峰面积与参比峰的比值，A_{ij} 表示第 i 个样品第 j 个峰的峰面积，W_i 表示第 i 个样品的参比峰面积。

2）各产地指纹图谱药材指纹图谱的系统聚类分析：应用“SPSS19.0 软件”中的因子分析程序对原始数据进行标准化处理后进行聚类分析。以 Pearson 相关性作为样品间的相似性测度，采用最远邻元素（further neighbor）方法，以相对峰面积作为变量，对样本之间的相似程度和不同变量对其影响进行分析和探讨（图 12-1-12）。

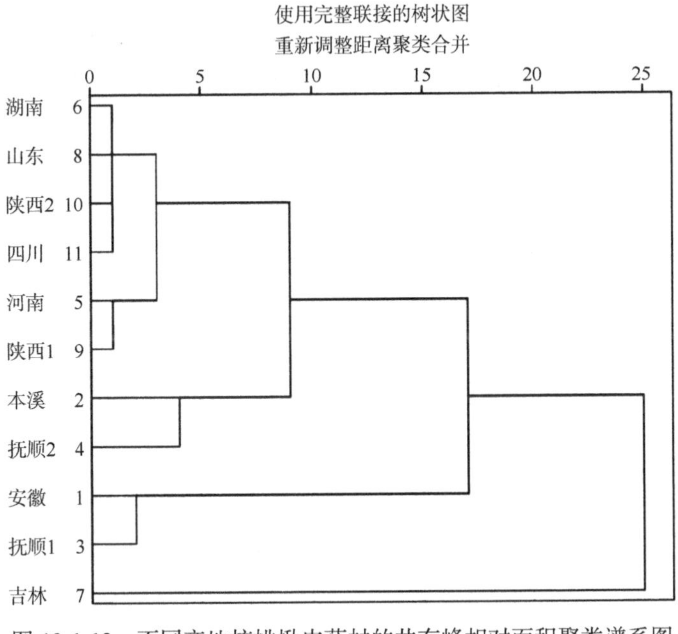

图 12-1-12　不同产地核桃楸皮药材的共有峰相对面积聚类谱系图

从图 12-1-12 聚类结果分析可知，11 个不同来源的核桃楸皮药材大体可分为 5 大类：湖南、山东、陕西 2 号、四川 4 个产地的核桃楸皮药材归为一类；河南、陕西 1 号 2 个产地的核桃楸皮药材归为一类；本溪、抚顺 2 号 2 个产地的核桃楸皮药材为一类；安徽、抚顺 2 号 2 个产地的核桃楸皮药材归为一类；产地为吉林的核桃楸皮药材单独聚为一类。

核桃楸皮药材中含有多种复杂化学成分，不同成分紫外吸收差异较大，单一紫外吸收波长下难以全面反映核桃楸皮药材中各类化学成分的全部信息，即无法对其整体质量进行掌握。而全时段多波长融合技术可以利用现代信息处理分析手段将多种反映不同波长下中药紫外吸收的信息有效融合，变换为统一化色谱指纹图谱，从而可以较为全面和直观地了解药材的内在质量。本研究首先通过DAD检测器进行全波长扫描，确定不同波长下核桃楸皮药材的紫外吸收情况，选出适合的采样波长，利用“中药色谱指纹图谱相似度评价系统”软件对各波长进行融合，以得到全面反映核桃楸皮药材中各类成分信息的指纹图谱，经评价发现，1批核桃楸皮药材的相似度在0.9以上，8批核桃楸皮药材的相似度在0.8以上，产地为抚顺的2批核桃楸皮药材的相似度低于0.8，分别为0.755（抚顺1）、0.685（抚顺2），说明相似情况与质量品质存在一定差异，这些差异可能是由于产地不同，采集季节、采集部位不同，贮藏方式等诸多因素有关。

在已知核桃楸皮具有良好的抗肿瘤、抗菌、清热等功效的情况下，截至2020版《中国药典》，尚未收入核桃楸皮药材，即未对核桃楸皮质量进行严格的标准与规范，仍作为地方药进行使用，或作为中药秦皮的误用品、伪品。这不仅限制了核桃楸皮的应用，也导致核桃楸皮药材标准良莠不齐，影响药效与用药安全，因而通过多批次、不同产地的核桃楸皮药材通过多波长融合建立指纹图谱，可以为核桃楸皮规范化、安全合理的应用提供参考依据。

此外，本研究通过SPSS19.0软件，以Pearson相关性作为样品间的相似性测度，采用最远邻元素（further neighbor）方法对11个不同产地的核桃楸皮进行系统归类，11个不同来源的核桃楸皮药材大体可分为5大类：湖南、山东、陕西2号、四川四个产地的核桃楸皮药材归为一类；河南、陕西1号两个来源的核桃楸皮药材归为一类；本溪、抚顺2号两个产地的核桃楸皮药材为1类；安徽、抚顺2号两个产地的核桃楸皮药材归为一类；来源于吉林的核桃楸皮药材单独聚为一类。由此可以看出，药材的归类情况与药材出产的地理位置并不完全相关，在得到上述数据后，项目组分析个别来源的核桃楸皮可能存在收货药材后运到异地销售的情况，但抚顺1号、抚顺2号产地的核桃楸皮为项目组成员亲自在当地作为药用的核桃楸皮树上采集得到，在聚类分析中两者并未被分到同一组中。可见，药材的分类结果与产地并不一定完全一致，可能还受到实际生长环境、药材生长、贮藏年份的影响。另外，本实验选择皮尔逊相关系数考察各样本之间的相关程度，采用最远邻元素（further neighbor两类的距离定义为一类的所有个体与另一类所有个体的距离最大者）进行分析。在SPSS软件中进行聚类分析时，有多种聚类方法，如组间连接、组内连接、最近邻元素、最远邻元素、质心聚类法、中位数聚类法、Ward法等，选择不同的聚类方法，得到的聚类结果基本相似，但个别位置不同，因而在选择聚类方法时，也应充分考虑，认真选择。

（二）核桃楸皮药材多指标成分定量研究

1. 实验材料

（1）仪器与设备 Agilent-1290超高效液相色谱仪（美国安捷伦科技公司）；ChemStation工作站（美国安捷伦科技公司）；实验室超纯水机（成都品成科技有限公司）；CP225D电子分析天平（十万分之一）（德国赛多利斯集团）；SHZ-D Ⅲ型循环水式真空泵（巩义市予华仪器有限公司）；YJ-200A高速中药粉碎机（巩义市予华仪器有限责任公司）；HH-S恒温水浴锅（上海博讯仪器有限公司）；HS6150型超声波清洗机（天津恒奥科技发展有限公司）。

（2）药材与试剂 甲醇（色谱纯，德国Merck公司）；乙腈（色谱纯，德国Merck公司）；甲酸（色谱纯，天津市科密欧化学试剂有限公司）。核桃楸皮购买于安徽、河南、湖南、吉林、山东、陕西、四川、辽宁本溪、辽宁抚顺等11个地区（表12-1-20），均为当地生产药材，经辽宁中医药大学翟延君教授鉴定为正品。

表 12-1-20 样品来源

样品号	样品产地	样品号	样品产地
1	安徽	7	吉林
2	本溪	8	山东
3	抚顺（1 号）	9	陕西（1 号）
4	抚顺（2 号）	10	陕西（2 号）
5	河南	11	四川
6	湖南		

2. 方法与结果

（1）液相条件 Agilent Poroshell-120 C_{18} 色谱柱（4.6 mm×100 mm，2.7 μm）；流动相：0.2% 甲酸水（A）- 乙腈（B），梯度洗脱见表 12-1-21，进样量：2 μl，流速：0.8 ml/min，柱温：30℃。

表 12-1-21 流动相梯度洗脱表

时间（min）	流动相 A（%）	流动相 B（%）
0	98	2
10	95	5
22	94	6
55	90	10
70	87	13
80	85	15
92	79	21
107	75	25
125	70	30

（2）对照品溶液的制备 分别精密称取槲皮素、鞣花酸、柚皮苷对照品适量，置于容量瓶中，加甲醇至刻度线，超声使对照品溶剂，分别配制成 0.2484 mg/ml 的槲皮素标准品溶液、0.2948 mg/ml 的鞣花酸标准品溶液、0.1000 mg/ml 的柚皮苷对照品溶液，置于 4℃冰箱中备用。

（3）供试品溶液的制备 精密称取核桃楸皮药材粉末 6.0 g，置于圆底烧瓶中，加 15 倍量（90 ml）体积分数为 60% 的乙醇溶液，提取 2 次，每次 1 h，补足失重，抽滤，挥干。将干膏以 40 ml 的 60% 乙醇溶解，过 0.45 μm 滤膜，取续滤液，即得。

（4）检测波长的选择 分别精密吸取槲皮素、鞣花酸、柚皮苷 2 μl 注入液相色谱仪，按照本研究液相条件，通过 DAD 检测器对三份对照品进行紫外全波长扫描（200 ～ 400 nm），扫描结果显示这三种物质均在 210 nm 处有最大吸收波长。简便起见，直接使用该波长作为核桃楸皮多指标成分定量研究的波长。

（5）方法学考察

1）线性关系考察：分别精密吸取槲皮素对照品溶液 0.5 μl、2 μl、4 μl、8 μl、12 μl、20 μl，鞣花酸对照品溶液 0.5 μl、1 μl、2 μl、4 μl、6 μl、8 μl，柚皮苷 1 μl、2 μl、4 μl、8 μl、16 μl、20 μl 注入超高效液相色谱仪中，按照本研究液相条件，记录 210 nm 下的色谱图。以对照品含量为横坐标，色谱峰峰面积为纵坐标，绘制标准曲线，并进行回归计算，得到各对照品的线性回归方程。结果见表 12-1-22。

表 12-1-22 线性回归分析结果（n=5）

成分	线性回归方程	线性范围	r
槲皮素	Y=1918.1X+330.67	0.1107 ～ 5.013	0.9995
鞣花酸	Y=1850.9X+52.966	0.1474 ～ 2.358	0.9994
柚皮苷	Y=2579X+27.682	0.1000 ～ 2.0000	0.9997

结果表明，槲皮素、鞣花酸、柚皮苷 3 种对照品在线性范围内与峰面积线性关系良好。

2）精密度考察：分别吸取 3 份对照品溶液，按照本研究色谱条件进行测定，每份对照品连续进样 6 次，每次进样 2 μl，将各个对照品在 210 nm 处的紫外吸收色谱峰面积进行记录，测得槲皮素、鞣花酸、柚皮苷在多次测定后峰面积值 RSD 分别为 0.37%、1.03%、1.89%（n=6），均＜ 3.00%，证明仪器精密度良好。

3）重复性考察：取 6 份同一批样品约 6.0 g，精密称定，按照本研究供试品溶液的制备方法制备得到供试品溶液，按照本研究色谱条件进样测定，进样量为 2 μl，记录供试品在 210 nm 处的紫外吸收峰，将 6 批样品中槲皮素、鞣花酸、柚皮苷中的峰面积分别进行计算，RSD 分别为 0.88%、0.62%、1.30%（n=6），均＜ 3.00%，表明该方法重复性良好，满足相关要求。

4）稳定性考察：取同一供试品溶液，分别于第 0 h、4 h、8 h、12 h、24 h 进样 2 μl 于液相色谱仪中，记录在 210 nm 处的紫外吸收峰，测定 3 项指标性成分的峰面积，结果不同时间槲皮素、鞣花酸、柚皮苷峰面积 RSD 值分别为 1.16%、0.94%、1.05%，均＜ 3.00%，证明供试品溶液在 24 h 内可保持稳定。

5）加样回收率试验：采用加样回收法，精密称定已知含量的核桃楸皮药材粉末 3.0 g，共 6 份，分别精密加入 3 个对照品适量，按照本研究供试品溶液的制备方法制备供试品溶液，按照本研究色谱条件，测定 6 份样品中 3 个成分的含量，计算回收率。结果槲皮素、鞣花酸、柚皮苷的平均加样回收率分别为 96.19%、95.82%、96.43%。结果表明本方法回收率在 95% ～ 105%，且 RSD 值均＜ 3.00%，符合《中国药典》规定。

6）样品含量测定：取同一批号核桃楸皮粉末 6.0 g（3 份），精密称定，按照本研究供试品溶液的制备方法制备供试品溶液，按照本研究色谱条件测定，进样 2 μl，记录 210 nm 处的色谱图，记录 3 个成分的峰面积，从而测定每份样品中 3 种化学成分的含量，结果见表 12-1-23。

表 12-1-23 含量测定结果

成分	样品含量（mg/g）			平均值（mg/g）	RSD（%）
	1	2	3		
槲皮素	2.73	2.65	2.58	2.66	2.85
鞣花酸	17.05	16.45	16.14	16.55	2.78
柚皮苷	6.33	6.08	6.22	6.21	2.03

结果表明，样品中槲皮素、鞣花酸、柚皮苷的含量分别为2.66 mg/g、16.55 mg/g、6.21 mg/g。

通过文献调研及初步筛选，证明核桃楸皮中含有醌类、黄酮类、鞣质、多酚类等物质。其中，如槲皮素、鞣花酸、柚皮苷等均已被明确证明具有较强抗肿瘤活性。样品色谱图与对照品色谱图进行比对，发现这3种成分在本实验色谱条件下与相邻峰均具有较好的分离度，且具有较大的峰面积，本节对核桃楸皮药材中的这3种成分进行含量测定。在首先明确所测3种成分均在210 nm处有最大吸收后，即选择该波长作为计算含量时使用的波长，从而省去了进行多波长融合的工序。经过方法学考查，仪器性能良好，样品稳定，3种成分的含量在测定条件下，在线性范围内与峰面积线性关系良好。通过核桃楸皮中发挥抗肿瘤作用的药效成分的含量作为指标，对核桃楸皮药材质量控制具有较大意义。

复方木鸡颗粒由云芝、山豆根、菟丝子及核桃楸皮四味中药组成。经文献调研及前期预实验结果证实，生物碱和多糖为山豆根中主要药效组分，故本研究采用紫外分光光度法，对山豆根多糖进行方法学考察；同时采用HPLC技术对山豆根生物碱类成分进行同时测定，为提高用药安全性和有效性提供依据，同时为进一步开展谱效学研究、阐明中药作用机制奠定基础，这对于提高中药质量、促进中药现代化具有重要意义。此外，本研究采用ICP-MS技术和红外色谱法，对不同产地和批次的山豆根药材进行差异分析和综合评价，为山豆根质量的研究提供借鉴和思路。

菟丝子中多种黄酮类成分都具有较好的药理活性，且含量较高。而2010年版《中国药典》只以金丝桃苷的限量作为菟丝子的质量控制指标，不能全面评价菟丝子的质量，本研究在前期利用UPLC-Q TOF-MS/MS技术指认出菟丝子药材中6种黄酮类成分，并建立这6种活性成分的定量方法。同时，这6种成分的含量占总含量的60%左右，因此以6种黄酮类成分的含量为指标控制菟丝子药材质量更为全面、合理、有意义。

面对中药质量控制长期采用以单一成分作为指标进行测量与控制的现状，本研究采用核桃楸皮中多指标成分定量从而进行质量控制，测定了核桃楸皮中已知明确有抗肿瘤活性的槲皮素、鞣花酸、柚皮苷的含量，并对使用的方法学进行考察。结果显示核桃楸皮药材中槲皮素含量为2.66 mg/g，鞣花酸的含量为16.55 mg/g，柚皮苷的含量为6.21 mg/g，应用的方法可行，具有较好的适用性，能够反映核桃楸皮药材的质量。本研究同时基于全时段多波长融合的方法构建了核桃楸皮的指纹图谱，并对各个产地核桃楸皮之间的相似度进行评价，1批核桃楸皮药材的相似度在0.9以上，8批核桃楸皮药材的相似度在0.8以上，来源于抚顺的两批核桃楸皮药材的相似度低于0.8，分别为0.755（抚顺1）、0.685（抚顺2），说明相似情况与质量品质存在一定差异，可能与产地不同、生长年限不同、地理隔离等关系有关。此外，抚顺1号的核桃楸皮药材在购买时发现贮藏时间较久，也可能是造成其相似度较低的原因。其他不同产地的核桃楸皮相似度均较高，证明本研究初步构建的核桃楸皮药材指纹图谱可以为核桃楸皮药材的质量控制、品质评价提供一种方案。对不同产地的核桃楸皮药材进行聚类分析，11个不同来源的核桃楸皮药材大体可分为5大类：湖南、山东、陕西2号、四川4个产地的核桃楸皮药材归为一类；河南、陕西1号为一类；本溪、抚顺2号为一类；安徽、抚顺2号为一类；来源于吉林的核桃楸皮药材单独为一类。由此可知，药材的归类情况与药材出产的地理位置并不完全相关，可能还受到实际生长环境、药材生长、贮藏年份的影响。

第二节 复方木鸡颗粒有机成分及无机成分质量控制研究

一、复方木鸡颗粒有机成分含量测定研究

（一）实验材料

1. 仪器与设备

安捷伦 1260 高效液相色谱仪（美国安捷伦公司）；KQ5200B 型超声波清洗器（昆山市超声仪器有限公司）；Agilent Poroshell SB-C_{18} 色谱柱（4.6 mm×100 mm，2.7 μm）（美国安捷伦公司）；SHZ-D Ⅲ型循环水式真空泵（巩义市予华仪器有限责任公司）。

2. 药材与试剂

不同批次复方木鸡颗粒均来自丹东药业集团有限公司（批号：S1 为 1503032；S2 为 151203102；S3 为 151107100；S4 为 16010188；S5 为 16010222；S6 为 151201100；S7 为 151202101；S8 为 15100287；S9 为 16050224；S10 为 16050225；S11 为 16050226）；没食子酸对照品（批号：20160317）、鞣花酸对照品（批号：20150917）、金丝桃苷对照品（批号：111521-201408）、异槲皮苷对照品（批号：111809-201403）、异鼠李素对照品（批号：110860-200608）、槲皮素对照品（批号：100081-200907），均购自中国食品药品检定研究院；槲皮素 -3-O-β-D- 半乳糖 -7-O-β-D- 葡萄糖苷对照品（批号：20160517）、芦丁对照品（批号：140618）、木犀草素对照品（批号：150218）、柚皮素对照品（批号：150317）、山柰酚对照品（批号：130708）、绿原酸对照品（批号：160601）、紫云英苷对照品（批号：140712），均购自成都普菲德生物技术有限公司。甲醇、乙腈（色谱纯，美国 TEDIA 公司）；甲酸（色谱纯，天津市科密欧化学试剂有限公司）；水，为超纯水。

（二）方法与结果

1. 供试品溶液制备

精密称取复方木鸡颗粒粉末约 10.0 g，加 100 ml 70% 甲醇超声提取（功率 700 W，频率 40 kHz）60 min，取出后，放冷，称定重量，用 70% 甲醇补足失重，摇匀，滤过并挥至尽干，所得浸膏加 40 ml 水溶解后，再加入等体积的乙酸乙酯，剧烈震荡 30 s，重复萃取 3 次，每次静止 30 min，分取及合并有机层，挥干，然后用甲醇将其转移至 10 ml 容量瓶中，经 0.22 μm 滤膜过滤，即得复方木鸡颗粒供试品溶液。

2. 混合对照品溶液制备

分别精密称取绿原酸对照品、异槲皮苷对照品、槲皮素对照品适量，置于同一 10 ml 容量瓶中，加甲醇定容至刻度，摇匀，即得绿原酸、异槲皮苷、槲皮素浓度分别为 16.880 μg/ml、24.800 μg/ml、34.400 μg/ml 的混合对照品溶液。

3. 色谱条件

采用 Agilent 系列 1260 高效液相色谱仪，应用 Agilentporoshell SB-C_{18}（4.6 mm×100 mm，2.7 μm）色谱柱，以乙腈（A）-0.04% 甲酸水（B）为流动相进行梯度洗脱（0 ～ 13 min，1% ～ 6% A；13 ～ 19 min，6% ～ 8% A；19 ～ 32 min，8% ～ 13% A；32 ～ 34 min，13% ～ 13% A，34 ～ 44 min，13% ～ 17% A，44 ～ 52 min，17% ～ 21% A，52 ～ 86 min，21% ～ 41% A），

流速 1 ml/min，柱温 30℃，检测波长 254 nm，进样量 5 μl。

4. 复方木鸡颗粒的 HPLC 色谱图

取复方木鸡颗粒样品，按本研究供试品溶液制备方法制备供试品，按本研究色谱分析方法进行检测，记录 86 min 内色谱峰的峰面积和保留时间。分别精密吸取了空白甲醇溶液、复方木鸡颗粒供试品溶液 5 μl，注入高效液相色谱仪，分别进行图谱采集，其结果如图 12-2-1 及图 12-2-2 所示。由图谱可知，在此条件下空白甲醇无干扰。

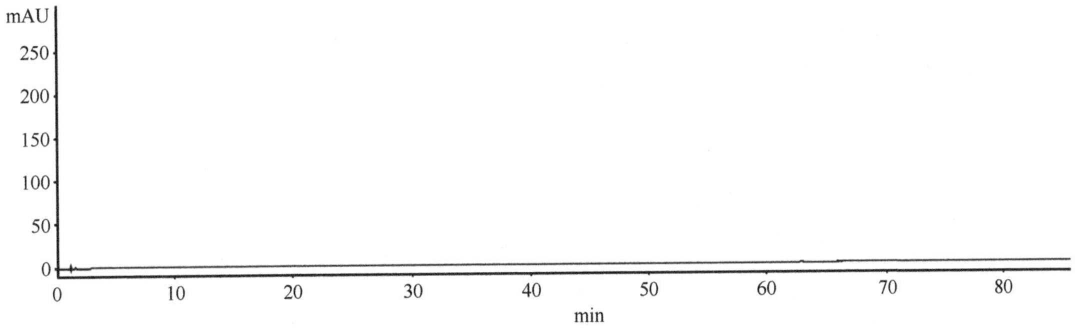

图 12-2-1 空白甲醇溶液 HPLC 色谱图

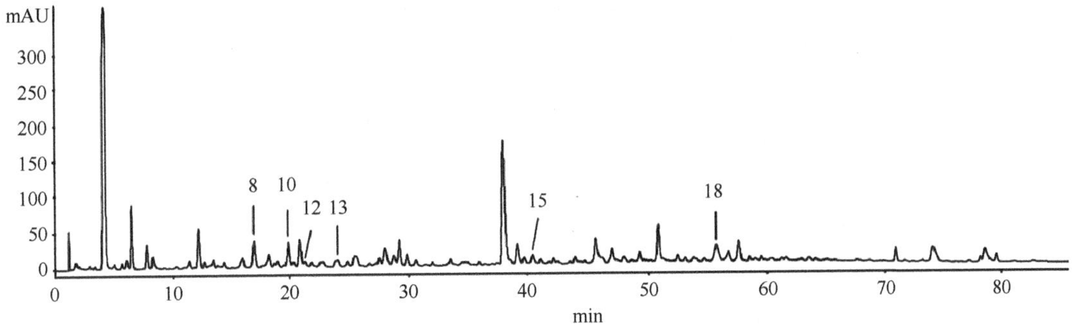

图 12-2-2 复方木鸡颗粒供试品溶液 HPLC 色谱图

5. 复方木鸡颗粒中有效成分的方法学考察

（1）标准曲线的建立 精密吸取混合对照品溶液，用色谱甲醇稀释成不同质量浓度梯度芦丁，槲皮素混合对照品溶液，按照本研究色谱条件进样含量测定及图谱采集，以各成分峰面积为纵坐标，以进样量为横坐标，绘制标准曲线并采用标准曲线对供试品含量进行测定，绿原酸线性回归方程为 Y=1905.8X+3.5473，r=0.9998，线性范围为 0.0238 ～ 0.1642 μg；异槲皮苷线性回归方程为 Y=3370X+0.6250，r=0.9995，线性范围为 0.0248 ～ 0.1736 μg；槲皮素线性回归方程为 Y=4860X–7.8280，r=0.9995，线性范围为 0.0344 ～ 0.2408 μg；绿原酸、异槲皮苷、槲皮素 3 个成分在线性范围内与峰面积线性关系良好，可用于本复方有效成分含量的测定。

（2）精密度 精密吸取同一供试品溶液 5 μl，按本研究色谱条件连续进样 6 次，测定峰面积值。结果绿原酸、异槲皮苷、槲皮素的含量 RSD 分别为 1.06%、1.14%、1.48%，表明仪器精密度良好。

（3）稳定性 按本研究供试品溶液制备方法制备供试品溶液一份，于室温放置 0 h、2 h、4 h、6 h、8 h、12 h、24 h，按本研究色谱条件，以峰面积为指标进样分析。结果绿原酸、异槲皮苷、槲皮素含量的 RSD 分别为 1.24%、1.37%、1.53%，表明供试品溶液在 24 h 内稳定。

（4）**重复性** 取同一批木鸡颗粒粉末6份，精密称定，按本研究供试品溶液制备方法制备供试品溶液，按本研究色谱条件进行分析。结果绿原酸、异槲皮苷、槲皮素含量的RSD分别为4.51%、3.35%、2.94%，表明方法重复性良好。

（5）**加样回收率** 取已知含量的复方木鸡颗粒粉末6份，每份约5.0 g，精密称定，分别加入3种物质对照品甲醇溶液1 ml（绿原酸、异槲皮苷、槲皮素浓度分别为35.2 μg/ml、66.3 μg/ml、120.1 μg/ml）。按本研究供试品溶液制备方法制备供试品溶液，按本研究色谱条件测定含量，计算回收率，结果绿原酸、异槲皮苷、槲皮素加样回收率分别为99.62%、100.24%、99.86%，RSD分别为2.85%、1.92%、1.71%，表明该方法准确度良好。

6. 复方木鸡颗粒中有效成分的含量测定

取复方木鸡颗粒粉末，共3份，按本研究供试品溶液制备方法制备供试品溶液，按本研究液相色谱条件进行检测，测定复方木鸡颗粒的峰面积，并以外标一点法，计算绿原酸、异槲皮苷、槲皮素的平均含量分别为7.08 μg/g、13.23 μg/g、23.95 μg/g。

中药及其复方制剂成分复杂，建立一种合理有效的质量控制方法是中药走向现代化发展的根本，然而建立针对药效成分的质控方法则能更有力的说明实际应用意义；因此，本研究在明确复方木鸡颗粒治疗肝炎有效成分的基础上，运用了具有分离性好，定量准确等优点的高效液相色谱仪，在以药效为导向，构建了复方木鸡颗粒中有效成分的质量控制方法的同时，对槲皮素、异槲皮苷、绿原酸进行了线性、稳定性、重复性、精密度、加样回收率等方法学考察，其结果均符合要求。另外，测定了槲皮素、异槲皮苷、绿原酸的平均含量，分别为7.08 μg/g、13.23 μg/g、23.95 μg/g。本方法的建立不仅丰富了复方木鸡颗粒的质量标准，也为全面、客观地评价和控制复方木鸡颗粒的质量控制提供科学依据。

二、复方木鸡颗粒无机元素含量测定研究

（一）实验材料

1. 仪器与设备

新仪MDS-6型稳压双控微波消解/萃取仪（上海新仪微波化学科技有限公司）；Aglient7500a型ICP-MS（美国安捷伦公司）；BP210S型电子分析天平（西化仪（北京）科技有限公司）；去离子水Mil-Q纯水系统（Millipore）。

不同批次复方木鸡颗粒均来自丹东药业集团有限公司（批号：1号：1503032；2号：151203102；3号：151107100；4号：16010188 5号：16010222；6号：151201100；7号：151202101；8号：15100287）。

2. 药材与试剂

硝酸（优级纯，天津市科密欧化学试剂有限公司）；多元素混合标准溶液（国家标准物质研究中心，K、Ca、Na、Mg浓度均为1000 ppm，As、Cd、Cr、Cu、Mn、Ni、Pb、Zn浓度均为10ppm）；Hg单元素标准溶液（100 μg/ml，美国Accustandard Inc.公司）；内标物溶液（Li、Sc、Ge、Y、In、Tb、Bi质量浓度为10 μg/ml，美国安捷伦科技有限公司）；调谐液（Li、Y、Ce、Tl、Co质量浓度为10 μg/L，美国安捷伦科技有限公司）；氩气（高纯氩气 ϕ（Ar）> 99.99%）；水，为超纯水。

（二）方法与结果

1. 仪器工作条件

RF 功率 1.3 kW，等离子体流量 15 L/min，载气流量 1.16 L/min，测样深度 8.9 mm，雾室温度 2℃，分析时间 3 s，测样次数 3 次。

2. 供试品溶液制备

取 8 批次复方木鸡颗粒，每份样品精确称取约 0.10 g，一式 3 份，精密加入 5 ml 浓硝酸，置于耐压耐高温消解罐中，按表 12-2-1 条件进行消解，待冷却后转移至 100 ml 容量瓶中，用超纯水定容至刻度，空白对照样品采用同样的方式进行消解。

表 12-2-1　微波消解条件

步骤	1	2	3	4	5
升温时间（min）	5	5	0	0	10
保持时间（min）	2	15	20	10	5
温度（℃）	130	200	200	200	75

3. 全定量分析方法的建立

（1）复方木鸡颗粒中无机元素的半定量测定及筛选　取 8 批复方木鸡颗粒，按本研究供试品溶液制备方法制备供试品溶液，按本研究仪器工作条件进行无机元素的半定量检测，得到 Na、Mg、K、Ca、Zn 等 54 种无机元素，并应用 MPP 软件对半定量检测到的 54 个无机元素进行分析，得到 36 个差异元素，并对其中的 4 种宏量元素（Na、Mg、K、Ca）及依据复方木鸡颗粒样品中半定量检测的无机元素含量高低，以及依据相关文献对微量元素生物活性的研究结果，优选了 Cr、Mn、Ni、Zn 元素，另外增加对人体有害的重金属元素 Cu、As、Cd、Hg、Pb 共 13 种无机元素作为全定量分析的无机元素种类。

（2）标准曲线的建立　精密吸取混标溶液各 0 μl、100 μl、200 μl、300 μl、500 μl 于 100 ml 容量瓶中，同时依次向 5 个容量瓶中分别加入 0 μl、10 μl、20 μl、30 μl、50 μl Hg 元素单标溶液，用三级水定容至刻度，得到不同浓度的标准溶液。在优化的分析条件下，采集标准溶液，并绘制标准曲线，各元素的线性关系如表 12-2-2。

表 12-2-2　各元素的线性关系

无机元素	线性回归方程	相关系数
Na	$Y=5.495\times10^{-1}X-3.292$	0.9999
Mg	$Y=3.502\times10^{-1}X-7.692$	1.0000
K	$Y=7.514\times10^{-1}X+1.234\times10^{2}$	0.9999
Ca	$Y=1.412\times10^{-3}X+1.312\times10^{-1}$	0.9991
Cr	$Y=9.207\times10^{-2}X-2.555\times10^{-2}$	0.9998
Mn	$Y=1.090X+4.667\times10^{-1}$	0.9999
Ni	$Y=1.160X-5.125\times10^{-1}$	0.9992
Cu	$Y=2.76X-1.596$	0.9996
Zn	$Y=5.166\times10^{-1}X-4.493\times10^{-1}$	0.9996

续表

无机元素	线性回归方程	相关系数
As	$Y=7.543\times10^{-2}X-4.442\times10^{-2}$	0.9995
Cd	$Y=8.402\times10^{-2}X-7.758\times10^{-2}$	0.9991
Hg	$Y=5.381\times10^{-1}X+3.946\times10^{-1}$	0.9966
Pb	$Y=7.135\times10^{-1}X-2.079\times10^{-1}$	0.9996

（3）**检出限** 根据检出限测定方法，在优化的实验条件下，平行测定 7 次空白溶液，得到检出限：Na 为 34.859 ng/L、Mg 为 7.603 ng/L、K 为 6.130 ng/L、Ca 为 22.961 ng/L、Cr 为 0.110 ng/L、Mn 为 0.086 ng/L、Ni 为 0.076 ng/L、Zn 为 2.105 ng/L、Cu 为 0.233 ng/L、As 为 0.478 ng/L、Cd 为 0.020 ng/L、Hg 为 0.106 ng/L、Pb 为 0.036 ng/L。

（4）**精密度** 按本研究供试品溶液制备方法制备供试品溶液，按本研究设定的仪器工作条件，重复测量同一样品 6 次，在标准物质的规定范围内，计算各金属元素含量的相对标准偏差，其结果各元素 RSD 均为 0.28% ～ 4.40%，符合有关规定，说明仪器精密度良好。

（5）**重复性** 按本研究供试品溶液制备方法制备同一批复方木鸡颗粒 6 份供试品溶液，按本研究设定的仪器工作条件测定各元素含量。经计算，各元素的 RSD 均位于 0.16% ～ 4.46%，符合有关规定，说明本方法重复性良好。

（6）**稳定性** 按本研究供试品溶液制备方法制备供试品溶液，按本研究设定的仪器工作条件分别于 0 min、30 min、60 min、90 min、120 min、240 min 测定各元素含量。经计算，各元素的 RSD 均位于 1.28% ～ 4.73%，符合有关规定，说明各元素在 240 min 内稳定性良好。

（7）**复方木鸡颗粒中无机元素的全定量检测** 同法取 8 批样品制成供试品溶液，对 13 种无机元素进行全定量检测，扣除空白样本本底的干扰后，将各待测元素代入标准曲线后，计算其在样品中的含量。结果见表 12-2-3。

表 12-2-3 复方木鸡颗粒中 13 种无机元素全定量测定结果（ng/g，n=3）

	Na	Mg	K	Ca	Cr	Mn	Ni	Zn	Cu	Cd	Hg	Pb	S
1	–	76.698	480.684	151.978	–	2.734	–	–	–	0.006	1.166	–	–
2	68.281	276.886	1403.708	803.175	0.056	14.622	0.157	17.655	0.276	0.021	0.744	0.037	–
3	–	–	193.371	–	–	1.348	–	–	–	–	0.159	–	–
4	–	12.547	458.983	–	–	2.434	–	–	–	0.007	0.011	–	–
5	12.200	348.736	1983.641	679.800	–	17.650	–	–	–	0.007	0.106	–	–
6	47.780	418.883	2302.478	1238.161	–	17.219	–	–	–	0.007	–	–	–
7	38.658	253.715	1805.880	496.353	–	14.452	–	–	–	0.012	–	–	–
8	159.677	538.069	3087.896	717.059	11.389	26.786	6.933	15.211	0.414	0.049	–	0.090	–

注：“–”代表低于检出限。

由表 12-2-3 可知，重金属元素 As 含量低于检出限，Cu ≤ 0.414 ng/g，Cd ≤ 0.049 ng/g，Hg ≤ 1.166 ng/g，Pb ≤ 0.090 ng/g；根据《药用植物及制剂进出口绿色行业标准》的规定（Pb ≤ 5.0 mg/kg、Cd ≤ 0.3 mg/kg、Hg ≤ 0.2 mg/kg、As ≤ 2.0 mg/kg），As、Cu、Cd、Hg、Pb 共 5 种重金属元素的含量限度均符合相关规定。

（8）差异元素的聚类分析　聚类分析是一种探索性分析方法，并根据一组数据的内在规律较合理的将其分类，本研究应用 MPP 软件对 13 种无机元素进行聚类分析。其结果见图 12-2-3。

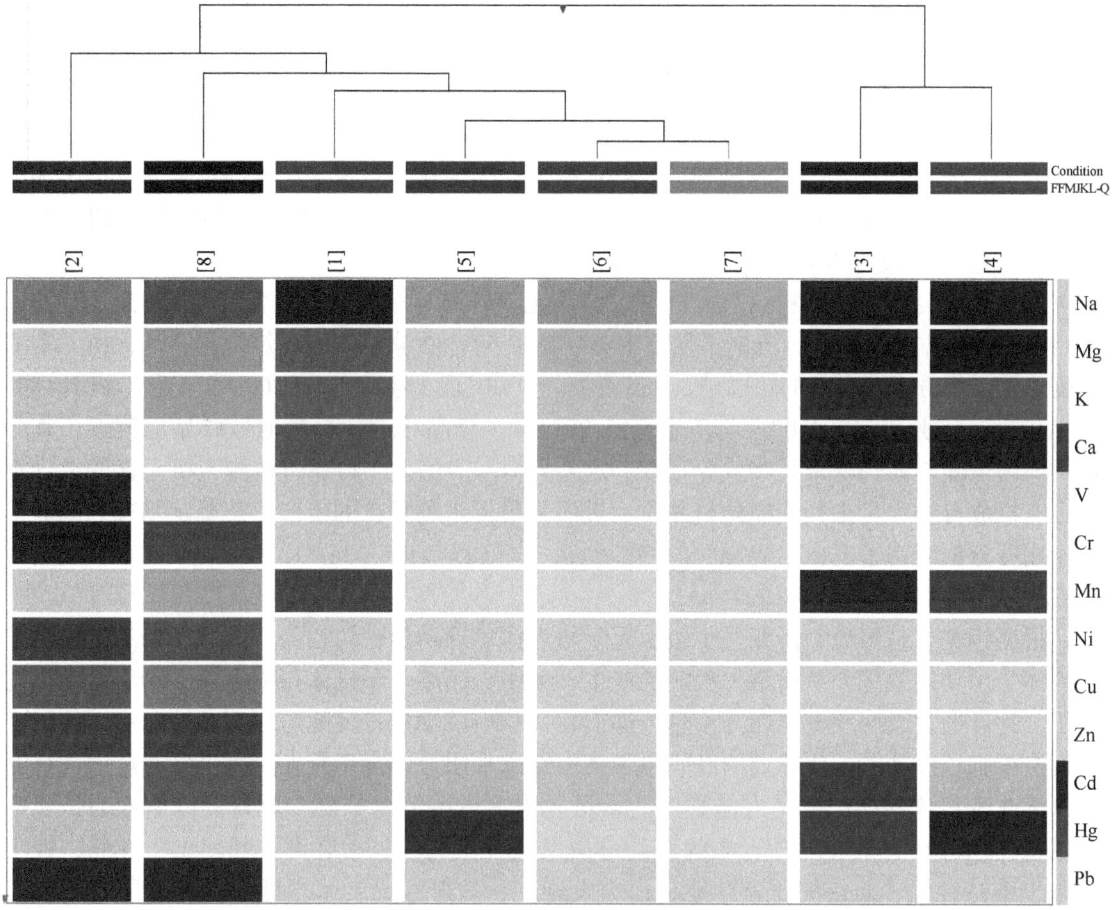

图 12-2-3　差异元素的聚类分析

由图 12-2-3 可知，除 As 元素外，其他 12 种元素为影响 8 个批次复方木鸡颗粒分两类的主要因素。其中，3 号样品与 4 号样品亲缘关系相近，6 号样品与 7 号样品亲缘关系相近，与其他样品亲缘关系也较近。

（9）差异元素的主成分分析　主成分分析是一种将多个指标降为少数几个综合指标的统计方法。即用少数几个综合指标来反映大量原始指标的主要信息，为进一步明确差异元素在复方木鸡颗粒中的贡献率，对其差异元素进行了主成分分析，结果见表 12-2-4。

表 12-2-4 主成分因子总体描述

主成分	累计值	方差贡献率	累计贡献率
1	8.421	64.777	64.777
2	2.227	17.133	81.910
3	1.699	13.070	94.980
4	0.526	4.043	99.023
5	0.086	0.661	99.684
6	0.034	0.259	99.943

由表 12-2-4 可以看出，总方差的 81.910% 的贡献来自前 2 个因子，即一个 2 因子模型解释了试验数据的 81.910%。由因子载荷矩阵可知，第 1 个主因子表明其与 Cr、Ni 高度正相关；第 2 个主因子表明其与 Ca、Mg、Mn、K 正相关；因为总方差 81.910% 的贡献来自第 1 和第 2 个主因子，所以可以认为 Ca、Mg、Mn、K、Cr、Ni 是复方木鸡颗粒的特征性无机元素；其贡献为 Ca ＞ Mg ＞ Mn ＞ K ＞ Cr ＞ Ni。

据报道，复方木鸡颗粒具有抗肝炎、肝硬化、肝癌等作用，本研究采用了 ICP-MS 技术并结合多元数据分析软件，分析了复方木鸡颗粒中 54 个元素的半定量结果，并从无机元素的角度建立了复方木鸡颗粒的轮廓谱，通过聚类分析，发现 3 号（151107100）与 4 号（16010188）样品相近；6 号（151201100）与 7 号（151202101）样品相近，与其他号样品也较近，其分类的原因可能与原药材中某些成分存在一定差异有关。因此，可通过检测无机元素的差异及结合有机成分的含量来判断原药材品质，进而为稳定木鸡颗粒的生产工艺奠定基础。同时，经主成分分析获得了复方木鸡颗粒的特征元素，即 Ca、Mg、Mn、K、Cr、Ni 元素，其贡献为 Ca ＞ Mg ＞ Mn ＞ K ＞ Cr ＞ Ni。

根据相关文献报道，研究显示微量元素与人体生理功能密切相关，微量元素的盈缺会导致人体生理功能紊乱，从而触发疾病的产生。其中，钙离子是机体各项生理活动不可缺少的离子，钙可通过改变膜电位参与信息传递而发挥相应的功能；镁既可影响体液免疫功能，也可调节细胞免疫功能，研究表明肝病患者体内镁水平明显低于正常人，所以可通过增加镁的摄入来改善机体功能；锰是人体必需的微量元素，可调节内分泌，提高机体免疫力，还可影响机体内环核苷酸，环核苷酸的紊乱可诱发各种疾病，包括肝炎、肝硬化、肝癌；钾主要用于维持神经、肌肉的正常功能，研究发现，一般肝病患者呈现低血钾症，因此改变机体内钾的含量来达到治疗疾病的作用；Ni 元素可影响造血功能，Cr 元素在机体糖代谢和脂代谢中发挥重要作用，并可防止细胞内某些基因物质的突变达到预防癌症的作用。

综上所述，本研究通过检测不同批次复方木鸡颗粒的无机元素，筛选出对人体有益的和重金属元素，并对其进行全定量分析，其中的重金属元素含量限度均符合相关规定。与此同时，其差异元素的线性、重复性、稳定性、精密度等方法学结果均符合要求。因此，可通过控制差异元素的含量来改善由原料药导致不同批次复方木鸡颗粒的质量差异，为复方木鸡颗粒质量的稳定性及重金属元素含量的可控性奠定基础，也为从无机与有机两方面综合评价复方木鸡颗粒的质量提供了有力补充。经主成分分析，得到了复方木鸡颗粒的特征元素，通过对特征元素的分析，发现微量元素与药效之间有密切联系，本研究的开展为全面开展复方木鸡颗粒无机元素与药效间的关系研究奠定了基础，同时也为复方木鸡颗粒的综合利用与开发提供了参考。

由临床应用可知，复方木鸡颗粒可用于肝炎的治疗，然而部颁标准仅对其组分进行了理化鉴别，因此本研究在明确复方木鸡颗粒抗肝炎作用药效成分的基础上，应用高效液相色谱法，测定了其药效指标绿原酸、异槲皮苷、槲皮素的含量；此外，也对其线性、稳定性、重复性等方法学进行了考察，明确了本研究所构建的质控方法可用于复方木鸡颗粒药效成分的质量检测，进而为完善其制剂准则提供科学依据；同时，复方木鸡颗粒发挥药理药效作用可能与其无机成分有着密切的关系。因此，本研究测定了不同批次复方木鸡颗粒中无机元素的含量，拟从无机成分的角度，通过聚类分析和主成分析探讨复方木鸡颗粒的差异元素，为进一步探究复方木鸡颗粒无机成分的药效学提供理论依据。

第三节　复方木鸡颗粒治疗肝炎、肝纤维化、肝癌的生物效价研究

一、复方木鸡颗粒抗肝炎的生物效价测定方法研究

（一）实验材料

1. 仪器与设备

HD2-BCN-1360B 型生物洁净工作台（哈尔滨东联电子技术开发有限公司）；SUNRISE 型酶标仪（瑞士 TECAN 公司）；–80℃超低温冰箱（海尔公司）；NKSY 系列恒温水浴锅（常州诺基仪器有限公司）；US AUTOFLOW 型 CO_2 培养箱（德国 NUAIRE 公司）；AE31 型倒置相差显微镜（Motic 公司）；CP225D 电子分析天平（德国 Sarto-rius 分析天平有限公司，十万分之一）；KQ5200B 型超声波清洗器（昆山市超声仪器有限公司）；Agilent-1100 型高效液相色谱仪（美国安捷伦公司）；Agilent-6550 精确质量四极杆飞行时间（Q-TOF）LC/MS 系统（美国安捷伦公司）。

2. 药材与试剂

DMEM 蛋氨酸、胆碱缺乏培养基（MCD）（赛百慷（上海）生物技术股份有限公司）；对照品水飞蓟宾（大连美仑生物技术有限公司）（批号：0856-9601），赋值 1 UI/mg（UI 为水飞蓟宾抗肝炎活性效价单位数）。

胎牛血清（北京全式金生物技术有限公司）；DMEM 高糖培养基（美国 GIBCO 公司）；二甲基亚砜（Sigma 公司）；胰蛋白酶（美国 GIBCO 公司）；细胞增殖及毒性检测试剂盒（CCK-8）（大连美仑生物技术有限公司）；无水乙醇（分析纯，天津富宇化学试剂公司）。紫杉醇对照品（北京索莱宝科技有限公司）（批号：121D021），赋值 10000 UI/mg，UI 为紫杉醇抗肝癌活性效价单位数；对照品绿原酸（广东省齐云生物科技有限公司，批号：121101，供含量测定用）；乙腈（色谱纯，德国 Merck 公司）；乙腈（质谱级，德国默克集团）；甲酸（质谱级，赛默飞世尔公司）；娃哈哈纯净水（杭州娃哈哈集团有限公司）。

15 批复方木鸡颗粒（丹东药业集团有限公司）（批号：1 号：1801032；2 号：18010395；3 号：

18080224；4 号：18080258；5 号：18090557；6 号：180905117；7 号：17040177；8 号：170401133；9 号：17040212；10 号：17040259；11 号：17070114；12 号：17070140；13 号：17080197；14 号：170801103；15 号：171102127）。

3. 实验细胞

小鼠肝实质细胞（AML12）（赛百慷（上海）生物技术股份有限公司）。

（二）方法与结果

1. 对照品溶液的制备

精密称取水飞蓟宾对照品适量，加 MCD 培养液制成浓度为 2 μg/ml、4 μg/ml、8 μg/ml、16 μg/ml 的溶液，经 0.22 μm 微孔滤膜滤过，即得。

2. 供试品溶液的制备

称取各批次复方木鸡颗粒粉末约 4.00 g，置于 100 ml 锥形瓶中，加 50% 乙醇 20 ml 超声（功率 700 W，频率 40 kHz）20 min，静置，滤过，挥成浸膏。含药培养基的制备：取浸膏适量，加 MCD 培养液，制成浓度为 10 mg/ml、9 mg/ml 和 8 mg/ml、7 mg/ml、6 mg/ml 和 5 mg/ml 含药培养液，经 0.22 μm 微孔滤膜滤过，即得。

液相样品溶液的制备：取浸膏适量，加色谱级甲醇，制成浓度为 40 mg/ml 的溶液，经 0.22 μm 微孔滤膜滤过，即得。

3. 对照品和供试品 IC_{50} 的测定

（1）蛋氨酸胆碱缺乏诱导肝细胞损伤模型的建立 AML12 肝细胞，常规培养，取对数生长期、状态良好的细胞，接种于 6 孔培养板。待细胞贴壁后，弃去原培养液，加入蛋氨酸胆碱缺乏培养基，继续培养 12 h、24 h、36 h 和 48 h，加入 10% CCK-8 溶液，避光培养 2.5 h 后，计算细胞活性。结果如图 12-3-1 所示，细胞活性呈下降趋势，故可以认为经 MCD 处理的肝细胞损伤模型复制成功。

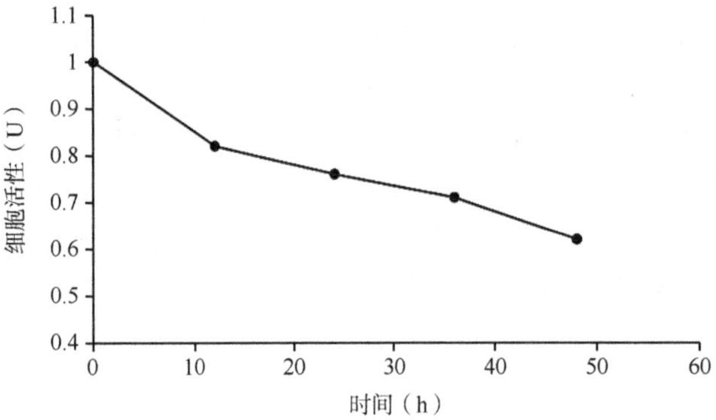

图 12-3-1 MCD 作用后 AML12 细胞活性

（2）复方木鸡颗粒对肝细胞损伤模型的影响 AML12 肝细胞，常规培养，取对数生长期、状态良好的细胞，接种于 6 孔培养板。待细胞贴壁后，弃去原培养液，空白组加入空白培养液，模型组加入 MCD 培养液，之后给予各待测样品溶液 150 μl（空白组、凋零组给予培养液、给药组给予对应含药培养液），每个样品平行设置 4 个复孔。给药组包括复方木鸡颗粒 15 个批次的 3 个剂量组，水飞蓟宾各剂量组。培养 36 h 后，加入 10% CCK-8 溶液，避光培养 2.5 h 后，在 450 nm 下，测定光密度（OD）。缺乏抑制率（%）=[1-（$OD_{缺乏组}$-$OD_{凋零组}$）/（$OD_{空白组}$-$OD_{凋零组}$）]×100%，细胞活力$_{空白}$=[1-（$OD_{给药组}$-$OD_{凋零组}$）/（$OD_{空白组}$-$OD_{凋零组}$）]×100%。根据对照品和供试品的给药浓度及抑制率，测得对照品和供试品 IC_{50}，结果见表 12-3-1。

表 12-3-1　15 批复方木鸡颗粒及水飞蓟宾抗肝炎的 IC_{50}（n=4）

批次	IC_{50}（mg）	IC_{50}（mg）	IC_{50}（mg）	IC_{50}（mg）	平均值（$\bar{x} \pm s$）
1	6.223	6.568	7.019	6.334	6.54±0.35
2	6.743	6.553	6.875	6.667	6.71±0.14
3	6.457	6.300	6.831	6.736	6.58±0.25
4	6.042	5.747	5.960	5.771	5.88±0.14
5	6.733	6.747	6.925	6.544	6.74±0.16
6	8.783	8.311	8.323	8.074	8.37±0.30
7	7.218	8.790	7.665	8.086	7.94±0.67
8	7.149	7.078	7.589	6.575	7.10±0.42
9	7.371	6.816	7.128	6.840	7.04±0.26
10	6.769	6.999	8.086	7.642	7.37±0.60
11	6.570	6.244	6.171	5.860	6.21±0.29
12	5.562	5.498	5.159	4.353	5.14±0.56
13	5.784	5.803	4.931	4.735	5.31±0.56
14	7.265	8.328	6.328	6.269	7.05±0.97
15	7.433	7.998	7.783	6.210	7.36±0.80
水飞蓟宾	0.0514	0.0434	0.0480	0.0447	0.0469±0.0036

4. 供试品生物效价的测定

根据表 12-3-1 中 15 批复方木鸡颗粒及水飞蓟宾抗肝炎 IC_{50}，利用中国药典生物检定统计 BS2000 软件的直接测定法计算复方木鸡颗粒抗肝炎效价及实验误差，结果见表 12-3-2。

表 12-3-2　15 批复方木鸡颗粒相对于水飞蓟宾（1 UI/mg）的抗肝炎生物效价

批次编号	生物效价（UI/mg）	可信限率（%）	可信限范围（UI/mg）
1	139.63	11.40	124.62 ~ 156.44
2	143.47	9.66	130.28 ~ 157.99
3	140.67	10.40	126.79 ~ 156.06
4	125.73	9.81	114.00 ~ 138.66
5	144.05	9.76	130.68 ~ 158.79
6	178.97	10.28	161.52 ~ 198.32
7	169.35	13.89	147.46 ~ 194.49
8	151.60	11.81	134.75 ~ 170.54
9	150.45	10.39	135.63 ~ 166.89
10	157.31	13.67	137.27 ~ 180.27
11	132.72	10.97	118.96 ~ 148.08

续表

批次编号	生物效价（UI/mg）	可信限率（%）	可信限范围（UI/mg）
12	109.48	16.76	92.661 ～ 129.35
13	113.15	16.05	96.441 ～ 132.76
14	149.69	18.98	123.95 ～ 180.77
15	156.57	16.84	132.41 ～ 185.15

二、复方木鸡颗粒抗肝纤维化的生物效价测定方法研究

（一）实验材料

1. 仪器与设备

HD2-BCN-1360B 型生物洁净工作台（哈尔滨东联电子技术开发有限公司）；SUNRISE 型酶标仪（瑞士 TECAN 公司）；–80℃超低温冰箱（海尔公司）；NKSY 系列恒温水浴锅（常州诺基仪器有限公司）；US AUTOFLOW 型 CO_2 培养箱（德国 NUAIRE 公司）；AE31 型倒置相差显微镜（Motic 公司）；CP225D 电子分析天平（德国 Sarto-rius 分析天平有限公司，十万分之一）；KQ5200B 型超声波清洗器（昆山市超声仪器有限公司）；Agilent-1100 型高效液相色谱仪（美国安捷伦公司）；Agilent-6550 精确质量四极杆飞行时间（Q-TOF）LC/MS 系统（美国安捷伦公司）。

2. 药材与试剂

15 批复方木鸡颗粒（丹东药业集团有限公司：批号：1 号：1801032；2 号：18010395；3 号：18080224；4 号：18080258；5 号：18090557；6 号：180905117；7 号：17040177；8 号：170401133；9 号：17040212；10 号：17040259；11 号：17070114；12 号：17070140；13 号：17080197；14 号：170801103；15 号：171102127）。

对照品秋水仙素（大连美仑生物技术有限公司，批号：J1225AS），赋值 10000 UI/mg，UI 为秋水仙素抗肝纤维化活性效价单位数。

胎牛血清（北京全式金生物技术有限公司）；DMEM 高糖培养基（美国 GIBCO 公司）；二甲基亚砜（Sigma 公司）；胰蛋白酶（美国 GIBCO 公司）；细胞增殖及毒性检测试剂盒（CCK-8）（大连美仑生物技术有限公司）；无水乙醇（分析纯，天津富宇化学试剂公司）。紫杉醇对照品（北京索莱宝科技有限公司）（批号：121D021），赋值 10000 UI/mg，UI 为紫杉醇抗肝癌活性效价单位数；对照品绿原酸（广东省齐云生物科技有限公司，批号：121101，供含量测定用）；乙腈（色谱纯，德国 Merck 公司）；乙腈（质谱级，德国默克集团）；甲酸（质谱级，赛默飞世尔公司）；纯净水（杭州娃哈哈集团有限公司）。

3. 实验细胞

永生型大鼠肝储脂细胞（HSC-T6）（赛百慷（上海）生物技术股份有限公司）。

（二）方法与结果

1. 对照品溶液的制备

精密称取秋水仙素对照品适量，加 DMEM 培养液制成浓度为 2 μg/ml、4 μg/ml、8 μg/ml 的溶液，经 0.22 μm 微孔滤膜滤过，即得。

2. 供试品溶液的制备

称取各批次复方木鸡颗粒粉末约 4.00 g，于 100 ml 锥形瓶中，加 50% 乙醇 20 ml 超声（功率 700 W，频率 40 kHz）20 min，静置，滤过，挥成浸膏。含药培养基的制备：取浸膏适量，加 DMEM 完全培养液，制成浓度为 38 mg/ml、34 mg/ml 和 30 mg/ml 含药培养液，经 0.22 μm 微孔滤膜滤过，即得。

液相样品溶液的制备：取浸膏适量，加色谱级甲醇，制成浓度为 40 mg/ml 的溶液，经 0.22 μm 微孔滤膜滤过，即得。

3. 对照品和供试品 IC_{50} 的测定

人 HSC-T6 细胞，常规培养，取对数生长期、状态良好的 HepG2 细胞，以 7.5×10^3/ml 的密度接种于 96 孔培养板。待细胞贴壁后，弃去原培养液，加入各待测样品溶液 150 μl（空白组、凋零组给予标准培养液、给药组给予对应含药培养液），每个样品平行设置 4 个复孔。给药组包括复方木鸡颗粒 15 个批次的 3 个剂量组，紫杉醇各剂量组。培养 36 h 后，加入 10% CCK-8 溶液，避光培养 2.5 h 后，在 450 nm 下，测定光密度（OD）。抑制率（%）=[1-（平均 $OD_{给药组}$ - 平均 $OD_{凋零组}$）/（平均 $OD_{空白组}$ - 平均 $OD_{凋零组}$）]×100%。根据对照品和供试品的给药浓度及抑制率，测得对照品和供试品 IC_{50}，结果见表 12-3-3 至表 12-3-18，根据对照品和供试品的给药浓度及抑制率，计算 4 次测得对照品和供试品 IC_{50}，结果见表 12-3-19。

表 12-3-3　复方木鸡颗粒对 HSC-T6 细胞增殖作用的影响（批号：1801032，*n*=4）

批号	给药浓度（mg/ml）	平均 OD（$\bar{x}\pm s$）	抑制率（%）
1801032	0	3.43±0.037	–
	10	3.18±0.042*	7.31
	20	2.70±0.063*	21.20
	40	0.68±0.045*	80.17

注：与空白对照组比较，*$P<0.05$。

表 12-3-4　复方木鸡颗粒对 HSC-T6 细胞增殖作用的影响（批号：18010395，*n*=4）

批号	给药浓度（mg/ml）	平均 OD（$\bar{x}\pm s$）	抑制率（%）
18010395	0	3.43±0.037	–
	10	3.12±0. 046*	40.02
	20	2.17±0. 052*	56.05
	40	0.54±0. 047*	71.80

注：与空白对照组比较，*$P<0.05$。

表 12-3-5　复方木鸡颗粒对 HSC-T6 细胞增殖作用的影响（批号：18080224，*n*=4）

批号	给药浓度（mg/ml）	平均 OD（$\bar{x}\pm s$）	抑制率（%）
18080224	0	3.43±0.037	–
	10	3.18±0. 056*	16.21
	20	2.14±0. 024*	32.25
	40	1.25±0. 051*	44.92

注：与空白对照组比较，*$P<0.05$。

表 12-3-6　复方木鸡颗粒对 HSC-T6 细胞增殖作用的影响（批号：18080258，n=4）

批号	给药浓度（mg/ml）	平均 OD（$\bar{x}\pm s$）	抑制率（%）
18080258	0	3.43±0.037	–
	10	3.21±0. 013*	35.28
	20	1.84±0. 025*	45.15
	40	0.43±0. 020*	51.93

注：与空白对照组比较，*P＜0.05。

表 12-3-7　复方木鸡颗粒对 HSC-T6 细胞增殖作用的影响（批号：18090557，n=4）

批号	给药浓度（mg/ml）	平均 OD（$\bar{x}\pm s$）	抑制率（%）
18090557	0	3.25±0.067	–
	10	3.13±0.046*	32.01
	20	2.65±0.054*	30.86
	40	0.29±0.068*	64.58

注：与空白对照组比较，*P＜0.05。

表 12-3-8　复方木鸡颗粒对 HSC-T6 细胞增殖作用的影响（批号：180905117，n=4）

批号	给药浓度（mg/ml）	平均 OD（$\bar{x}\pm s$）	抑制率（%）
180905117	0	3.25±0.067	–
	10	3.04±0.066*	17.50
	20	2.36±0.083*	26.09
	40	0.31±0.064*	47.63

注：与空白对照组比较，*P＜0.05。

表 12-3-9　复方木鸡颗粒对 HSC-T6 细胞增殖作用的影响（批号：17040177，n=4）

批号	给药浓度（mg/ml）	平均 OD（$\bar{x}\pm s$）	抑制率（%）
17040177	0	3.25±0.067	–
	10	3.22±0.060*	14.11
	20	2.21±0.041*	40.93
	40	0.23±0.053*	56.78

注：与空白对照组比较，*P＜0.05。

表 12-3-10　复方木鸡颗粒对 HSC-T6 细胞增殖作用的影响（批号：170401133，n=4）

批号	给药浓度（mg/ml）	平均 OD（$\bar{x}\pm s$）	抑制率（%）
170401133	0	3.25±0.067	–
	10	3.10±0.056*	26.03
	20	2.25±0.083*	33.81
	40	0.16±0.046*	56.59

注：与空白对照组比较，*P＜0.05。

表 12-3-11 复方木鸡颗粒对 HSC-T6 细胞增殖作用的影响（批号：1801032，n=4）

批号	给药浓度（mg/ml）	平均 OD（$\bar{x}\pm s$）	抑制率（%）
17040212	0	3.31±0.051	–
	10	3.16±0.033*	35.53
	20	2.48±0.053*	46.13
	40	0.24±0.038*	51.23

注：与空白对照组比较，*$P<0.05$。

表 12-3-12 复方木鸡颗粒对 HSC-T6 细胞增殖作用的影响（批号：17040259，n=4）

批号	给药浓度（mg/ml）	平均 OD（$\bar{x}\pm s$）	抑制率（%）
17040259	0	3.31±0.051	–
	10	2.98±0.043*	30.94
	20	2.65±0.021*	40.19
	40	0.29±0.055*	51.14

注：与空白对照组比较，*$P<0.05$。

表 12-3-13 复方木鸡颗粒对 HSC-T6 细胞增殖作用的影响（批号：17070114，n=4）

批号	给药浓度（mg/ml）	平均 OD（$\bar{x}\pm s$）	抑制率（%）
17070114	0	3.31±0.051	–
	10	3.21±0.055*	26.06
	20	2.94±0.067*	50.30
	40	0.45±0.034*	97.95

注：与空白对照组比较，*$P<0.05$。

表 12-3-14 复方木鸡颗粒对 HSC-T6 细胞增殖作用的影响（批号：17070140，n=4）

批号	给药浓度（mg/ml）	平均 OD（$\bar{x}\pm s$）	抑制率（%）
17070140	0	3.31±0.051	–
	10	3.09±0.034*	31.33
	20	2.75±0.044*	98.18
	40	0.48±0.022*	98.25

注：与空白对照组比较，*$P<0.05$。

表 12-3-15 复方木鸡颗粒对 HSC-T6 细胞增殖作用的影响（批号：1801032，n=4）

批号	给药浓度（mg/ml）	平均 OD（$\bar{x}\pm s$）	抑制率（%）
17080197	0	3.18±0.024	–
	10	2.91±0.033*	52.70
	20	2.08±0.076*	93.94
	40	0.26±0.052*	99.35

注：与空白对照组比较，*$P<0.05$。

表 12-3-16 复方木鸡颗粒对 HSC-T6 细胞增殖作用的影响（批号：170801103，n=4）

批号	给药浓度（mg/ml）	平均 OD（$\bar{x}\pm s$）	抑制率（%）
170801103	0	3.18±0.024	–
	10	2.86±0.033*	22.54
	20	2.03±0.057*	77.05
	40	0.24±0.077*	98.39

注：与空白对照组比较，$^*P < 0.05$。

表 12-3-17 复方木鸡颗粒对 HSC-T6 细胞增殖作用的影响（批号：1801032，n=4）

批号	给药浓度（mg/ml）	平均 OD（$\bar{x}\pm s$）	抑制率（%）
171102127	0	3.18±0.024	–
	10	2.95±0.044	64.25
	20	2.27±0.087*	81.31
	40	0.27±0.025*	99.28

注：与空白对照组比较，$^*P < 0.05$。

表 12-3-18 秋水仙素对 HSC-T6 细胞增殖作用的影响（n=4）

批号	给药浓度（μg/ml）	平均 OD（$\bar{x}\pm s$）	抑制率（%）
J1225AS	0	3.18±0.024	–
	2	1.89±0.031*	40.62
	4	1.86±0.033*	41.59
	8	1.73±0.035*	45.56

注：与空白对照组比较，$^*P < 0.05$。

表 12-3-19 15 批复方木鸡颗粒及秋水仙素抗肝纤维化 IC_{50}（n=4）

批次	IC_{50}（mg）	IC_{50}（mg）	IC_{50}（mg）	IC_{50}（mg）	平均值（$\bar{x}\pm s$）
1	31.43	29.56	27.14	27.15	28.82±2.08
2	25.40	26.12	26.39	26.04	25.99±0.42
3	44.31	37.71	36.08	32.44	37.64±4.97
4	30.43	30.17	30.41	29.97	30.25±0.22
5	28.52	28.11	26.32	26.27	27.31±1.18
6	26.01	26.21	26.76	26.36	26.34±0.32
7	27.72	25.52	25.86	24.71	25.95±1.27
8	25.63	25.82	25.85	26.30	25.90±0.28
9	28.39	26.04	25.10	25.77	26.33±1.43
10	26.87	26.42	26.98	26.60	26.72±0.25
11	30.30	29.80	27.91	28.59	29.15±1.09
12	28.28	29.16	28.75	29.04	28.81±0.39

续表

批次	IC_{50}（mg）	IC_{50}（mg）	IC_{50}（mg）	IC_{50}（mg）	平均值（$\bar{x}\pm s$）
13	25.92	25.13	24.37	25.06	25.12±0.63
14	24.88	25.41	24.26	24.21	24.69±0.57
15	24.94	25.23	26.27	27.13	25.89±1.00
秋水仙素	0.01674	0.01750	0.01715	0.01767	0.01727±0.00041

4. 供试品生物效价的测定

根据表 12-3-19 中 15 批复方木鸡颗粒及秋水仙素抗肝纤维化 IC_{50}，利用中国药典生物检定统计 BS2000 软件的直接测定法计算复方木鸡颗粒抗肝纤维化效价及实验误差，结果见表 12-3-20。

表 12-3-20　15 批复方木鸡颗粒相对于秋水仙素的抗肝纤维化生物效价

批次编号	生物效价（UI/mg）	可信限率（%）	可信限范围（UI/mg）
1	6.001	9.23	5.4724 ~ 6.5804
2	6.643	3.54	6.4120 ~ 6.8820
3	4.616	16.19	3.9287 ~ 5.4231
4	5.707	3.06	5.5354 ~ 5.8845
5	6.326	6.04	5.9556 ~ 6.7196
6	6.555	3.28	6.3435 ~ 6.7732
7	6.657	6.62	6.2312 ~ 7.1120
8	6.665	3.22	6.4538 ~ 6.8829
9	6.564	7.16	6.1109 ~ 7.0510
10	6.461	3.15	6.2604 ~ 6.6678
11	5.925	5.46	5.6101 ~ 6.2569
12	5.992	3.37	5.7938 ~ 6.1978
13	6.873	4.25	6.587 ~ 7.1718
14	6.993	4.06	6.7146 ~ 7.2821
15	6.670	5.56	6.3099 ~ 7.0512

5. 高效液相色谱条件

Agilent Poroshell-120 SB-C_{18} 色谱柱（4.6 mm×100 mm，2.7 mm）；流动相：0.04% 甲酸水（A）- 乙腈（B），洗脱梯度见表 12-3-21；流速 1 ml/min；检测波长 254 nm；柱温设定为 30℃；进样量 10 μl。

表 12-3-21 梯度洗脱表

时间（min）	流动相 A（%）	流动相 B（%）
0	95	5
13	94	6
19	92	8
32	87	13
34	87	13
44	83	17
52	89	21
86	59	41

6. 15 批复方木鸡颗粒指纹图谱的建立

取 15 批复方木鸡颗粒，按本研究供试品溶液的制备方法制备供试品溶液，按本研究高效液相色谱条件记录色谱图，将其导入“中药色谱指纹图谱相似度评价系统”（2012 版），以 S1 样品为参照图谱，中位数法生成谱图，选择色谱分离度、对称度较好，且能够满足定性、定量要求的色谱峰作为特征峰，Mark 峰匹配法进行自动匹配，生成 15 批次复方木鸡颗粒特征图谱。共检测到 48 个特征峰，相似度均＞0.9（图 12-3-2，图 12-3-3，表 12-3-22）。

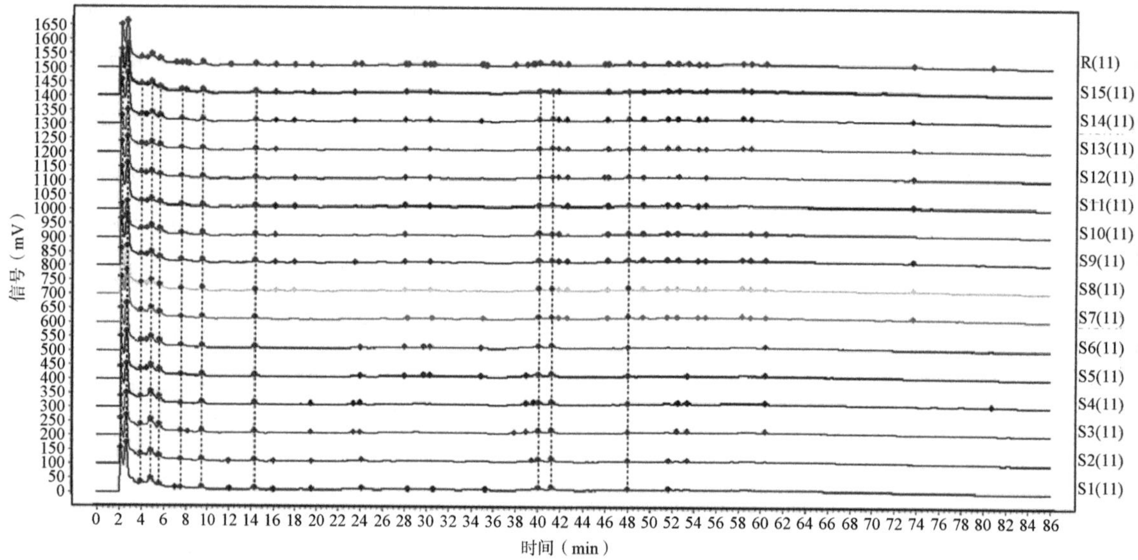

图 12-3-2 15 批复方木鸡颗粒 HPLC 指纹图谱

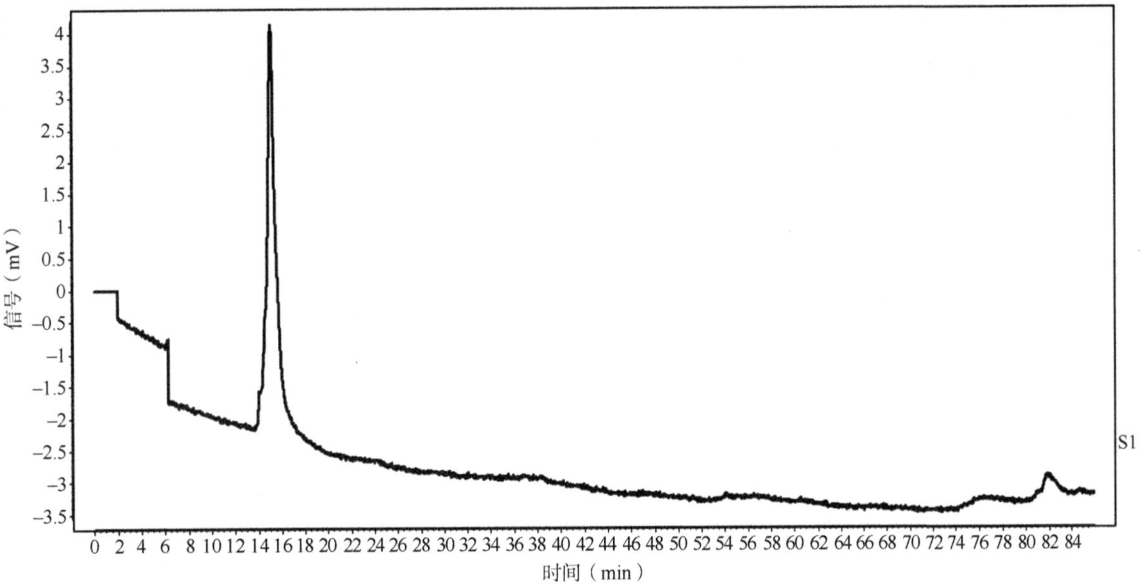

图 12-3-3　绿原酸对照品 HPLC 图谱

表 12-3-22　15 批复方木鸡颗粒指纹图谱相似度评价

	S1	S2	S3	S4	S5	S6	S7	S8	S9	S10	S11	S12	S13	S14	S15	对照指纹图谱
S1	1	1	0.985	0.985	0.993	0.993	0.989	0.993	0.992	0.990	0.992	0.991	0.992	0.993	0.992	0.996
S2	1	1	0.986	0.986	0.993	0.994	0.989	0.993	0.992	0.990	0.992	0.991	0.992	0.993	0.992	0.996
S3	0.985	0.986	1	0.998	0.986	0.985	0.988	0.982	0.981	0.984	0.973	0.973	0.976	0.979	0.979	0.987
S4	0.985	0.986	0.998	1	0.986	0.987	0.992	0.986	0.985	0.987	0.977	0.976	0.978	0.981	0.984	0.990
S5	0.993	0.993	0.986	0.986	1	0.999	0.990	0.996	0.995	0.996	0.994	0.994	0.995	0.996	0.995	0.998
S6	0.993	0.994	0.985	0.987	0.999	1	0.992	0.997	0.997	0.997	0.995	0.996	0.996	0.997	0.997	0.998
S7	0.989	0.989	0.988	0.992	0.99	0.992	1	0.996	0.996	0.995	0.991	0.991	0.992	0.993	0.994	0.996
S8	0.993	0.993	0.982	0.986	0.996	0.997	0.996	1	1	0.999	0.997	0.997	0.999	0.999	0.999	0.999
S9	0.992	0.992	0.981	0.985	0.995	0.997	0.996	1	1	0.999	0.998	0.997	0.999	0.999	0.999	0.999
S10	0.990	0.990	0.984	0.987	0.996	0.997	0.995	0.999	0.999	1	0.995	0.994	0.997	0.997	0.999	0.998
S11	0.992	0.992	0.973	0.977	0.994	0.995	0.991	0.997	0.998	0.995	1	0.999	0.999	0.999	0.997	0.997
S12	0.991	0.991	0.973	0.976	0.994	0.996	0.991	0.997	0.997	0.994	0.999	1	0.999	0.998	0.997	0.997
S13	0.992	0.992	0.976	0.978	0.995	0.996	0.992	0.999	0.999	0.997	0.999	0.999	1	0.999	0.998	0.998
S14	0.993	0.993	0.979	0.981	0.996	0.997	0.993	0.999	0.999	0.997	0.999	0.998	0.999	1	0.999	0.998
S15	0.992	0.992	0.979	0.984	0.995	0.997	0.994	0.999	0.999	0.999	0.997	0.997	0.998	0.999	1	0.998
对照指纹图谱	0.996	0.996	0.987	0.99	0.998	0.998	0.996	0.999	0.999	0.998	0.997	0.997	0.998	0.998	0.998	1

7. 灰色关联度分析结果

应用灰色系统理论建模软件（GTMS 3.0）将 15 批复方木鸡颗粒指纹图谱所得的 48 个特征峰的峰面积与 15 批复方木鸡颗粒抗肝纤维化生物效价进行关联度分析；将相关性按关联系数大小进行排列，得出抗肝纤维化相关系数大于 0.6 的特征峰保留时间、化学成分及关联系数结果（表 12-3-23）。

表 12-3-23　复方木鸡颗粒抗肝纤维化关联度计算结果

峰号	保留时间（min）	关联系数	峰号	保留时间（min）	关联系数
1	2.100	0.9721	13	14.357	0.9922
2	2.608	0.8840	14	16.128	0.8483
3	3.914	0.8608	31	40.091	0.6276
5	4.788	0.7775	32	41.232	0.6088
6	5.607	0.6861	39	51.567	0.9948
11	9.486	0.6287			

8. 复方木鸡颗粒化学成分解析

（1）色谱条件　色谱柱：EclipsePlusC$_{18}$（50 mm×2.1 mm，1.8 mm）；流动相：0.04% 甲酸水（A）- 乙腈（B）；流速：0.6 ml/min；柱温：30℃；梯度洗脱表：（0～3 min）1%～6% B；（3～4.5 min）6%～8%B；（4.5～8 min）8%～13% B；（8～9 min）13%～13% B；（9～12 min）13%～17% B；（12～15 min）17%～21% B；（15～23 min）21%～41% B。

（2）质谱条件　电喷雾离子源（Dual AJS ESI），采用正 / 负离子模式检测，干燥气体流速（drying gas flow）为 13 L/min，干燥气体温度（drying gas temp）为 225℃，毛细管电压（V_{cap}）为 4000/3500 V，雾化器压力（neulizer pressure）为 40 psig，碎裂电压（fragmentor）为 175 V，OCT IRF V_{pp} 为 750 V，二级质谱碰撞电压为 20 eV，*m/z* 为 100～1500，其中复方木鸡颗粒一级质谱总离子流图如图 12-3-4 所示。

（3）复方木鸡颗粒中化学成分鉴定　根据复方木鸡颗粒提供的二级碎片离子质谱图，通过查找 METLIN 等数据库和参考文献中已报到的化合物结构，以及与相应对照品的棒图进行比对，鉴定了复方木鸡颗粒中灰色关联系数大于 0.9 的有效成分，具体结果棒状图见 12-3-5。

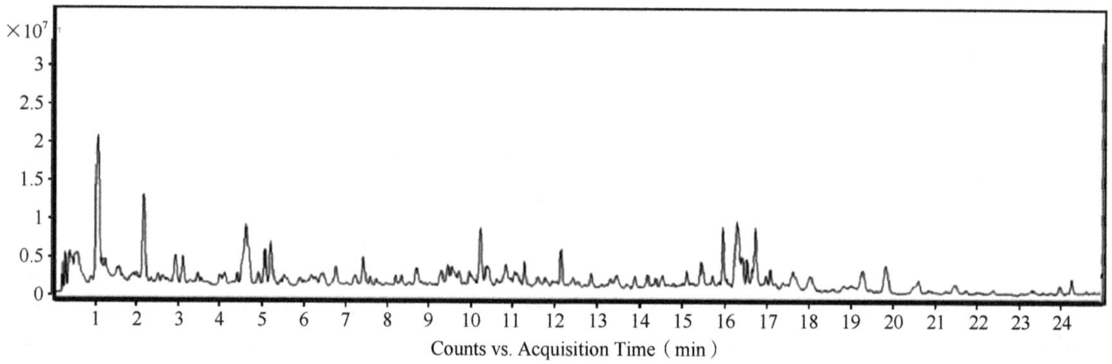

A

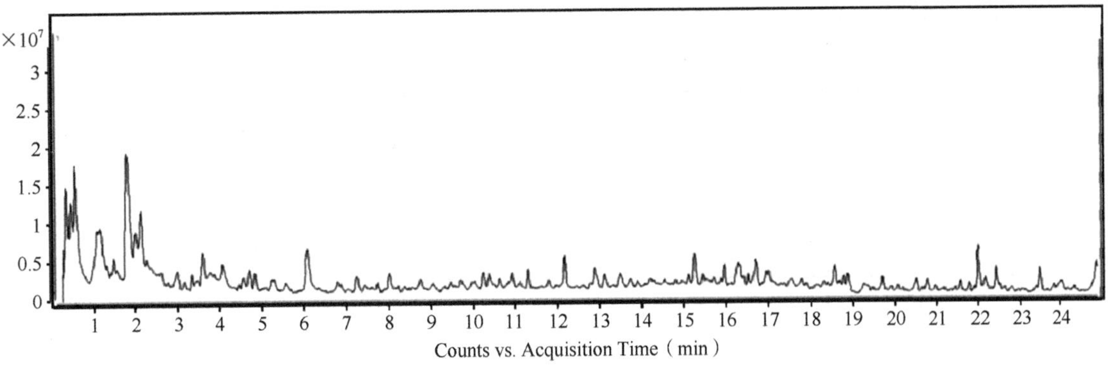

B

图 12-3-4　复方木鸡颗粒一级质谱总离子流图

A. 正离子模式；B. 负离子模式

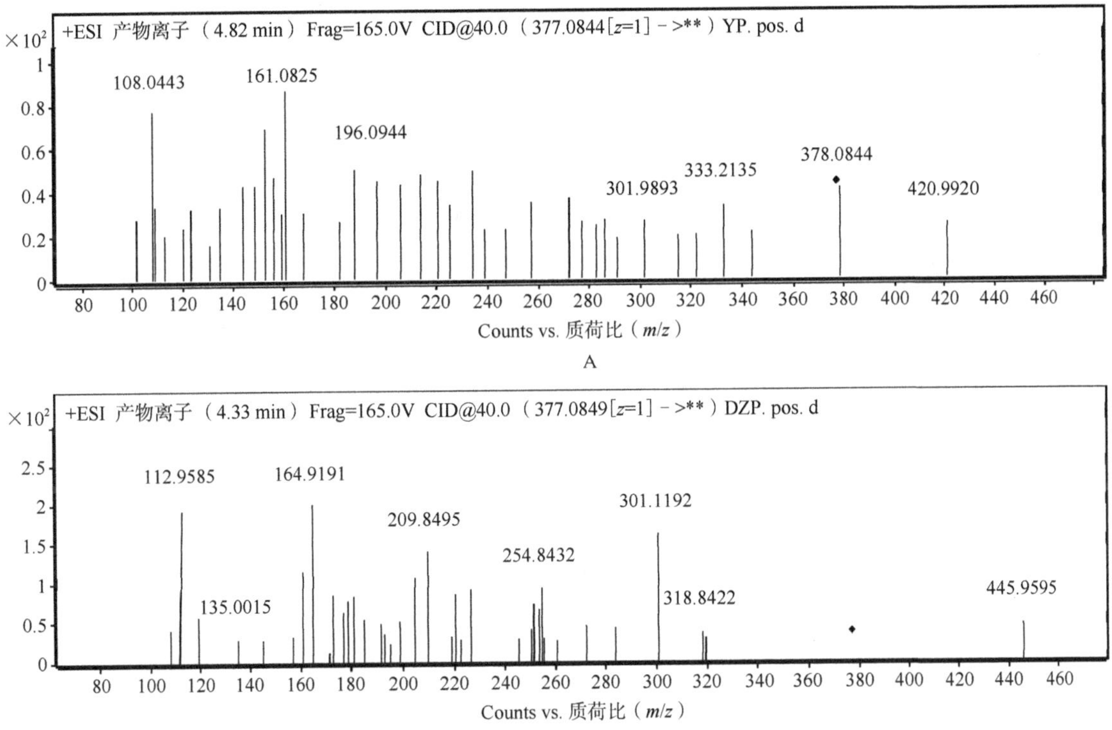

B

图 12-3-5　绿原酸质谱棒图比对

A. 供试品；B. 对照品

9. 复方木鸡颗粒抗肝纤维化生物效价关系模型的建立

根据 15 批复方木鸡颗粒指纹图谱所得的 48 个特征峰，选取与生物效价关联系数大于 0.9 的 1 号、13 号和 39 号三个关键特征峰，以峰面积为横坐标，以复方木鸡颗粒抗肝纤维化生物效价为纵坐标，建立散点图，并拟合曲线，结果见图 12-3-6 至图 12-3-8。

取 15 批复方木鸡颗粒抗肝纤维化生物活性的平均值 6.310 UI/mg 的 110%、90%、70% 作为复方木鸡颗粒抗肝纤维化活性分级线，即抗肝纤维化生物活性低于 4.417 UI/mg 为劣，高于 4.417 UI/mg 且低于 5.679 UI/mg 为可，高于 5.679 UI/mg 且低于 6.941 UI/mg 为良，高于

6.941 UI/mg 为优。

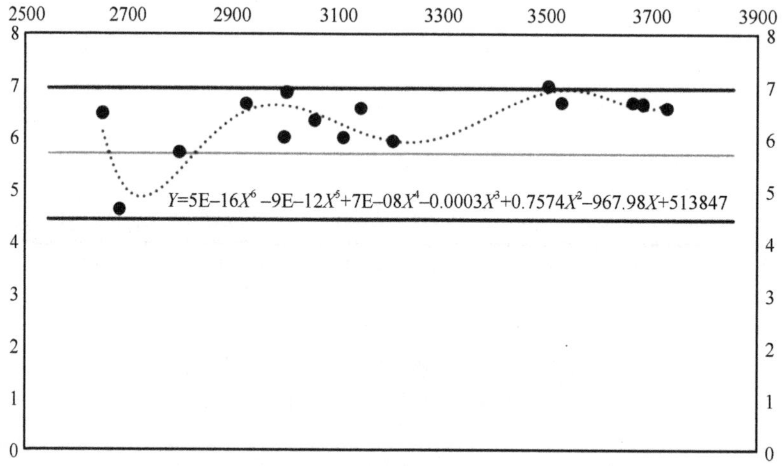

图 12-3-6　1 号峰与抗肝纤维化生物效价散点图

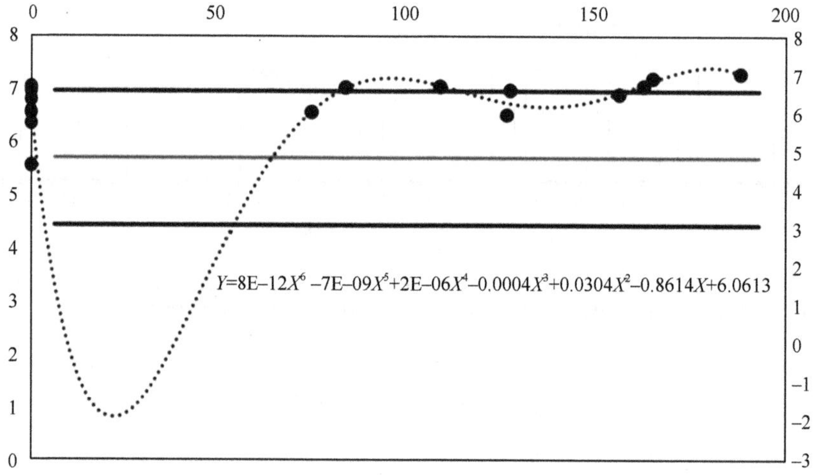

图 12-3-7　13 号峰与抗肝纤维化生物效价散点图

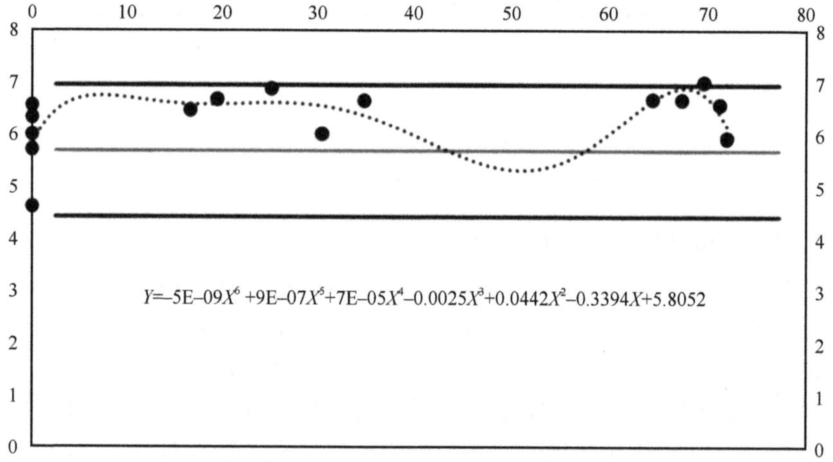

图 12-3-8　39 号峰面积与抗肝纤维化生物效价散点图

三、复方木鸡颗粒抗肝癌的生物效价测定方法研究

（一）实验材料

1. 药材与试剂

15 批复方木鸡颗粒（丹东药业集团有限公司；批号：1 号：1801032；2 号：18010395；3 号：18080224；4 号：18080258；5 号：18090557；6 号：180905117；7 号：17040177；8 号：170401133；9 号：17040212；10 号：17040259；11 号：17070114；12 号：17070140；13 号：17080197；14 号：170801103；15 号：171102127）。

胎牛血清（北京全式金生物技术有限公司）；DMEM 高糖培养基（美国 GIBCO 公司）；二甲基亚砜（Sigma 公司）；胰蛋白酶（美国 GIBCO 公司）；细胞增殖及毒性检测试剂盒（CCK-8）（大连美仑生物技术有限公司）；无水乙醇（分析纯，天津富宇化学试剂公司）。紫杉醇对照品（北京索莱宝科技有限公司，批号：121D021），赋值 10000 UI/mg，UI 为紫杉醇抗肝癌活性效价单位数；对照品绿原酸（广东省齐云生物科技有限公司，批号：121101，供含量测定用）；乙腈（色谱纯，德国 Merck 公司）；乙腈（质谱级，德国默克集团）；甲酸（质谱级，赛默飞世尔公司）；纯净水（杭州娃哈哈集团有限公司）。

2. 主要仪器

HD2-BCN-1360B 型生物洁净工作台（哈尔滨东联电子技术开发有限公司）；SUNRISE 型酶标仪（瑞士 TECAN 公司）；–80℃超低温冰箱（海尔公司）；NKSY 系列恒温水浴锅（常州诺基仪器有限公司）；US AUTOFLOW 型 CO_2 培养箱（德国 NUAIRE 公司）；AE31 型倒置相差显微镜（Motic 公司）；CP225D 电子分析天平（德国 Sarto-rius 分析天平有限公司，十万分之一）；KQ5200B 型超声波清洗器（昆山市超声仪器有限公司）；Aglient1100 型高效液相色谱仪（美国安捷伦公司）；Agilent-6550 精确质量四极杆飞行时间（Q-TOF）LC/MS 系统（美国安捷伦公司）。

3. 实验细胞

人肝癌细胞（HepG2）（赛百慷（上海）生物技术股份有限公司）。

（二）方法与结果

1. 对照品溶液的制备

精密称取紫杉醇对照品适量，加无水乙醇制成浓度为 6 mg/ml 的母液，吸取母液适量，加 DMEM 培养基制成浓度为 6 μg/ml、10 μg/ml、14 μg/ml 的溶液，经 0.22 μm 微孔滤膜滤过，即得。

2. 供试品溶液的制备

称取各批次复方木鸡颗粒粉末约 4.00 g，置于 100 ml 锥形瓶中，加 50% 乙醇 20 ml 超声（功率 700 W，频率 40 kHz）20 min，静置，滤过，挥成浸膏。含药培养基的制备：取浸膏适量，加 DMEM 完全培养液，制成浓度为 38 mg/ml、34 mg/ml 和 30 mg/ml 含药培养液，经 0.22 μm 微孔滤膜滤过，即得。

液相样品溶液的制备：取浸膏适量，加色谱级甲醇，制成浓度为 40 mg/mL 的溶液，经 0.22 μm 微孔滤膜滤过，即得。

3. IC_{50}的测定

人肝癌 HepG2 细胞，常规培养，取对数生长期、状态良好的 HepG2 细胞，以 7.5×10^3/ml 的密度接种于96孔培养板。待细胞贴壁后，弃去原培养液，加入各待测样品溶液 150 μl（空白组、凋零组给予标准培养液、给药组给予对应含药培养液），每个样品平行设置 4 个复孔。给药组包括复方木鸡颗粒 15 个批次的 3 个剂量组，紫杉醇各剂量组。培养 36 h 后，加入 10% CCK-8 溶液，避光培养 2.5 h 后，在 450 nm 下，测定光密度（OD）。抑制率（%）=[1-（平均 $OD_{给药组}$ - 平均 $OD_{凋零组}$）/（平均 $OD_{空白组}$ - 平均 $OD_{凋零组}$）]×100%，结果见表 12-3-24 至表 12-3-39。根据对照品和供试品的给药浓度及抑制率，测得对照品和供试品 IC_{50} 值，结果见表 12-3-40。

表 12-3-24　复方木鸡颗粒对 HepG2 细胞增殖作用的影响（批号：1801032，n=4）

批号	给药浓度（mg/ml）	平均 OD（$\bar{x}\pm s$）	抑制率（%）
1801032	0	2.07±0.024	–
	30	1.62±0.045*	21.76
	34	1.35±0.031*	34.86
	38	0.81±0.028*	60.74

注：与空白对照组比较，*P＜0.05。

表 12-3-25　复方木鸡颗粒对 HepG2 细胞增殖作用的影响（批号：18010395，n=4）

批号	给药浓度（mg/ml）	平均 OD（$\bar{x}\pm s$）	抑制率（%）
18010395	0	2.98±0.021	–
	30	1.79±0.027*	40.02
	34	1.31±0.042*	56.05
	38	0.84±0.051*	71.80

注：与空白对照组比较，*P＜0.05。

表 12-3-26　复方木鸡颗粒对 HepG2 细胞增殖作用的影响（批号：18080224，n=4）

批号	给药浓度（mg/ml）	平均 OD（$\bar{x}\pm s$）	抑制率（%）
18080224	0	2.23±0.027	–
	30	1.87±0.029*	16.21
	34	1.51±0.020*	32.25
	38	1.23±0.021*	44.92

注：与空白对照组比较，*P＜0.05。

表 12-3-27　复方木鸡颗粒对 HepG2 细胞增殖作用的影响（批号：18080258，n=4）

批号	给药浓度（mg/ml）	平均 OD（$\bar{x}\pm s$）	抑制率（%）
18080258	0	2.38±0.023	–
	30	1.54±0.062*	35.28
	34	1.31±0.058*	45.15
	38	1.14±0.063*	51.93

注：与空白对照组比较，*P＜0.05。

表 12-3-28　复方木鸡颗粒对 HepG2 细胞增殖作用的影响（批号：18090557，n=4）

批号	给药浓度（mg/ml）	平均 OD（$\bar{x} \pm s$）	抑制率（%）
18090557	0	2.68±0.022	–
	30	1.82±0.035*	32.01
	34	1.85±0.035*	30.86
	38	0.95±0.026*	64.58

注：与空白对照组比较，$^*P < 0.05$。

表 12-3-29　复方木鸡颗粒对 HepG2 细胞增殖作用的影响（批号：180905117，n=4）

批号	给药浓度（mg/ml）	平均 OD（$\bar{x} \pm s$）	抑制率（%）
180905117	0	3.46±0.042	–
	30	2.85±0.037*	17.50
	34	2.56±0.045*	26.09
	38	1.81±0.026*	47.63

注：与空白对照组比较，$^*P < 0.05$。

表 12-3-30　复方木鸡颗粒对 HepG2 细胞增殖作用的影响（批号：17040177，n=4）

批号	给药浓度（mg/ml）	平均 OD（$\bar{x} \pm s$）	抑制率（%）
17040177	0	3.42±0.052	–
	30	2.94±0.037*	14.11
	34	2.02±0.042*	40.93
	38	1.48±0.044*	56.78

注：与空白对照组比较，$^*P < 0.05$。

表 12-3-31　复方木鸡颗粒对 HepG2 细胞增殖作用的影响（批号：170401133，n=4）

批号	给药浓度（mg/ml）	平均 OD（$\bar{x} \pm s$）	抑制率（%）
170401133	0	3.35±0.051	–
	30	2.48±0.062*	26.03
	34	2.22±0.067*	33.81
	38	1.45±0.064*	56.59

注：与空白对照组比较，$^*P < 0.05$。

表 12-3-32　复方木鸡颗粒对 HepG2 细胞增殖作用的影响（批号：17040212，n=4）

批号	给药浓度（mg/ml）	平均 OD（$\bar{x} \pm s$）	抑制率（%）
17040212	0	3.58±0.024	–
	30	2.31±0.045*	35.53
	34	1.93±0.036*	46.13
	38	1.75±0.046*	51.23

注：与空白对照组比较，$^*P < 0.05$。

表 12-3-33　复方木鸡颗粒对 HepG2 细胞增殖作用的影响（批号：17040259，n=4）

批号	给药浓度（mg/ml）	平均 OD（$\bar{x}\pm s$）	抑制率（%）
17040259	0	3.34±0.045	–
	30	2.31±0.024*	30.94
	34	2.00±0.033*	40.19
	38	1.63±0.029*	51.14

注：与空白对照组比较，*P < 0.05。

表 12-3-34　复方木鸡颗粒对 HepG2 细胞增殖作用的影响（批号：17070114，n=4）

批号	给药浓度（mg/ml）	平均 OD（$\bar{x}\pm s$）	抑制率（%）
17070114	0	1.15±0.035	–
	30	0.85±0.037*	26.06
	34	0.57±0.045*	50.30
	38	0.02±0.044*	97.95

注：与空白对照组比较，*P < 0.05。

表 12-3-35　复方木鸡颗粒对 HepG2 细胞增殖作用的影响（批号：17070140，n=4）

批号	给药浓度（mg/ml）	平均 OD（$\bar{x}\pm s$）	抑制率（%）
17070140	0	1.21±0.033	–
	30	0.83±0.042*	31.33
	34	0.02±0.047*	98.18
	38	0.02±0.052*	98.25

注：与空白对照组比较，*P < 0.05。

表 12-3-36　复方木鸡颗粒对 HepG2 细胞增殖作用的影响（批号：17080197，n=4）

批号	给药浓度（mg/ml）	平均 OD（$\bar{x}\pm s$）	抑制率（%）
17080197	0	2.66±0.051	–
	30	1.26±0.066*	52.70
	34	0.16±0.073*	93.94
	38	0.02±0.067*	99.35

注：与空白对照组比较，*P < 0.05。

表 12-3-37　复方木鸡颗粒对 HepG2 细胞增殖作用的影响（批号：170801103，n=4）

批号	给药浓度（mg/ml）	平均 OD（$\bar{x}\pm s$）	抑制率（%）
170801103	0	2.33±0.044	–
	30	1.80±0.033*	22.54
	34	0.53±0.045*	77.05
	38	0.04±0.051*	98.39

注：与空白对照组比较，*P < 0.05。

表 12-3-38　复方木鸡颗粒对 HepG2 细胞增殖作用的影响（批号：171102127，n=4）

批号	给药浓度（mg/ml）	平均 OD（$\bar{x}\pm s$）	抑制率（%）
171102127	0	2.39±0.078	–
	30	0.85±0.054*	64.25
	34	0.45±0.067*	81.31
	38	0.02±0.051*	99.28

注：与空白对照组比较，*$P<0.05$。

表 12-3-39　紫杉醇对 HepG2 细胞增殖作用的影响（n=4）

批号	给药浓度（mg/ml）	平均 OD（$\bar{x}\pm s$）	抑制率（%）
121D021	0	0.94±0.063	–
	6	0.76±0.072*	19.01
	10	0.16±0.064*	83.21
	14	0.06±0.059*	94.07

注：与空白对照组比较，*$P<0.05$

表 12-3-40　15 批复方木鸡颗粒及紫杉醇 IC_{50}（n=4）

批次	IC_{50}（mg）	IC_{50}（mg）	IC_{50}（mg）	IC_{50}（mg）	平均值（$\bar{x}\pm s$）
1	37.63	38.92	36.31	37.14	37.50±1.09
2	34.63	31.32	33.17	33.03	33.04±1.35
3	38.89	38.80	39.50	38.21	38.85±0.53
4	36.59	37.54	39.13	36.07	37.33±1.34
5	36.05	35.53	34.83	36.51	35.73±0.72
6	43.10	43.38	45.92	50.27	45.67±3.32
7	38.71	38.64	33.58	41.44	38.09±3.28
8	38.16	42.69	42.35	36.56	39.94±3.05
9	42.73	38.38	39.09	38.04	39.56±2.16
10	32.51	35.74	35.69	35.85	34.95±1.63
11	31.84	32.47	32.47	33.15	32.48±0.53
12	29.65	30.70	30.09	30.48	30.23±0.46
13	30.38	30.26	30.08	29.71	30.11±0.29
14	32.22	32.28	32.38	32.18	32.27±0.09
15	30.64	31.15	31.47	31.03	31.07±0.34
紫杉醇	0.008566	0.008003	0.00723	0.007441	0.007810±0.00060

4. 供试品生物效价的测定

根据表 12-3-39 中 15 批复方木鸡颗粒及紫杉醇的 IC_{50}，利用中国药典生物检定统计 BS2000 软件中的直接测定法计算复方木鸡颗粒抗肝癌效价及实验误差，结果见表 12-3-41。

表 12-3-41　15 批复方木鸡颗粒相对于紫杉醇的抗肝癌生物效价

批次编号	生物效价（UI/mg）	可信限率（%）	可信限范围（UI/mg）
1	2.114	7.93	1.9527 ～ 2.2881
2	2.369	7.79	2.1918 ～ 2.5606
3	2.019	7.00	1.8826 ～ 2.1652
4	2.094	7.57	1.9414 ～ 2.2585
5	2.199	7.17	2.0471 ～ 2.3624
6	1.684	10.34	1.5185 ～ 1.8668
7	2.063	10.48	1.8578 ～ 2.2901
8	1.970	10.46	1.7748 ～ 2.1867
9	1.975	8.37	1.8170 ～ 2.1476
10	2.231	8.13	2.0569 ～ 2.4196
11	2.408	7.02	2.2447 ～ 2.5825
12	2.592	7.01	2.4166 ～ 2.7797
13	2.605	6.94	2.4300 ～ 2.7915
14	2.441	7.04	2.2748 ～ 2.6186
15	2.511	6.95	2.3425 ～ 2.6917

5. 高效液相色谱条件

同本节“复方木鸡颗粒抗肝纤维化的生物效价测定方法研究”内容。

6. 15 批复方木鸡颗粒指纹图谱的建立

取 15 批复方木鸡颗粒，按本节“复方木鸡颗粒抗肝纤维化的生物效价测定方法研究”的供试品溶液的制备方法制备供试品溶液，按本节“复方木鸡颗粒抗肝纤维化的生物效价测定方法研究”的色谱条件记录色谱图，将其导入“中药色谱指纹图谱相似度评价系统”（2012 版），以 S1 样品为参照图谱，中位数法生成谱图，选择色谱分离度、对称度较好，且能够满足定性、定量要求的色谱峰作为特征峰，Mark 峰匹配法进行自动匹配，生成 15 批次复方木鸡颗粒特征图谱。

共检测到 48 个特征峰，相似度均＞ 0.9（图 12-3-9，图 12-3-10，表 12-3-42）。

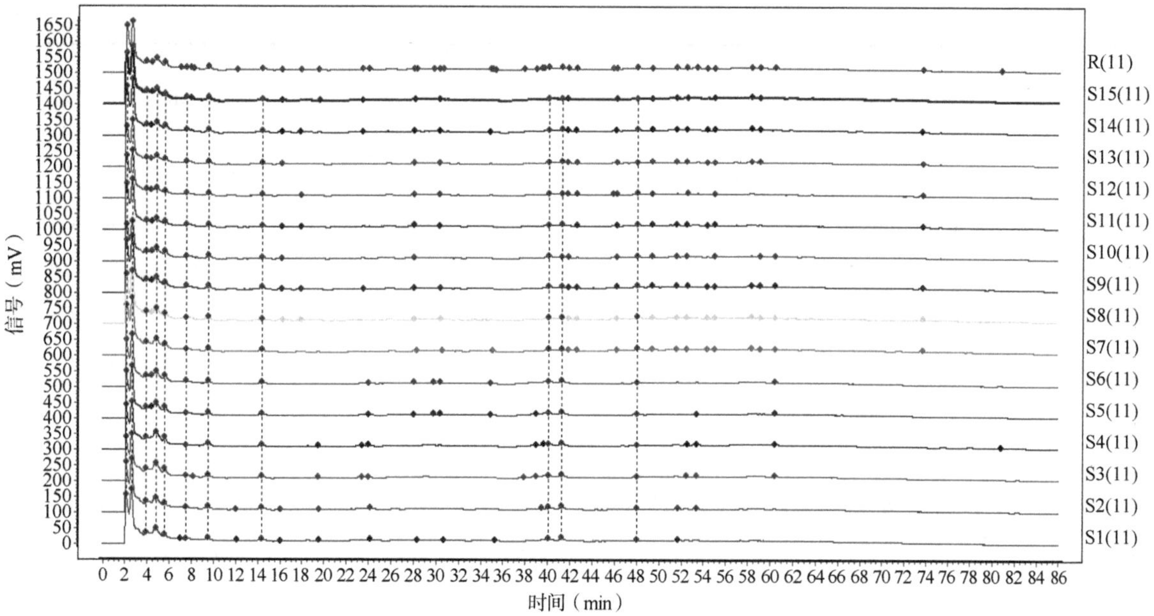

图 12-3-9 15 批复方木鸡颗粒 HPLC 指纹图谱

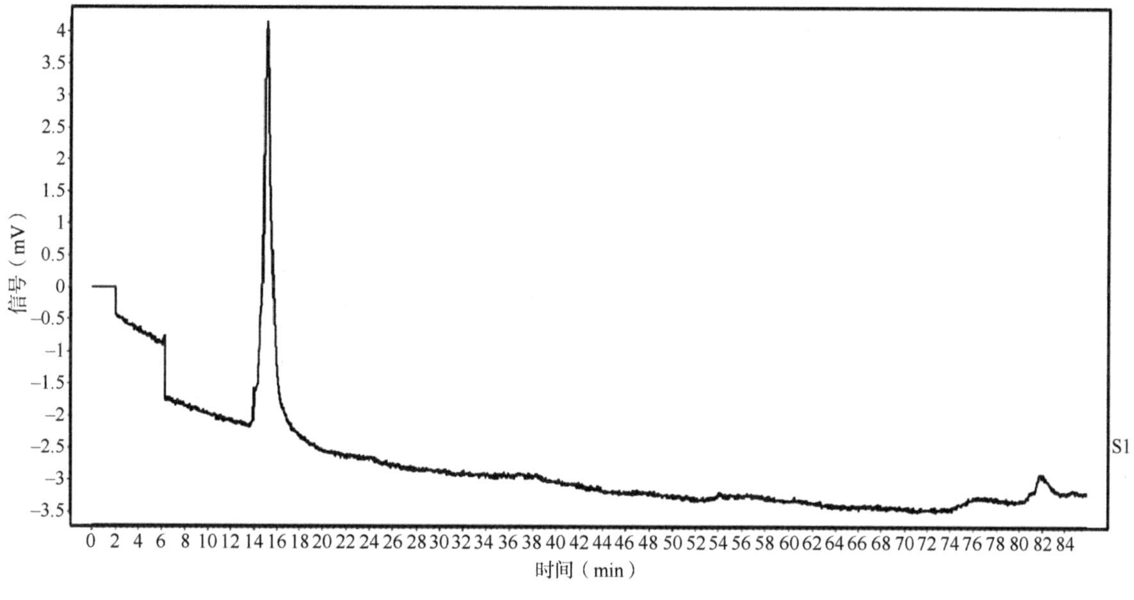

图 12-3-10 绿原酸对照品 HPLC 图谱

表 12-3-42 15 批复方木鸡颗粒指纹图谱相似度评价

	S1	S2	S3	S4	S5	S6	S7	S8	S9	S10	S11	S12	S13	S14	S15	对照指纹图谱
S1	1	1	0.985	0.985	0.993	0.993	0.989	0.993	0.992	0.990	0.992	0.991	0.992	0.993	0.992	0.996
S2	1	1	0.986	0.986	0.993	0.994	0.989	0.993	0.992	0.990	0.992	0.991	0.992	0.993	0.992	0.996
S3	0.985	0.986	1	0.998	0.986	0.985	0.988	0.982	0.981	0.984	0.973	0.973	0.976	0.979	0.979	0.987

续表

	S1	S2	S3	S4	S5	S6	S7	S8	S9	S10	S11	S12	S13	S14	S15	对照指纹图谱
S4	0.985	0.986	0.998	1	0.986	0.987	0.992	0.986	0.985	0.987	0.977	0.976	0.978	0.981	0.984	0.990
S5	0.993	0.993	0.986	0.986	1	0.999	0.990	0.996	0.995	0.996	0.994	0.994	0.995	0.996	0.995	0.998
S6	0.993	0.994	0.985	0.987	0.999	1	0.992	0.997	0.997	0.997	0.995	0.996	0.996	0.997	0.997	0.998
S7	0.989	0.989	0.988	0.992	0.990	0.992	1	0.996	0.996	0.995	0.991	0.991	0.992	0.993	0.994	0.996
S8	0.993	0.993	0.982	0.986	0.996	0.997	0.996	1	1	0.999	0.997	0.997	0.999	0.999	0.999	0.999
S9	0.992	0.992	0.981	0.985	0.995	0.997	0.996	1	1	0.999	0.998	0.997	0.999	0.999	0.999	0.999
S10	0.990	0.990	0.984	0.987	0.996	0.997	0.995	0.999	0.999	1	0.995	0.994	0.997	0.997	0.999	0.998
S11	0.992	0.992	0.973	0.977	0.994	0.995	0.991	0.997	0.998	0.995	1	0.999	0.999	0.999	0.997	0.997
S12	0.991	0.991	0.973	0.976	0.994	0.996	0.991	0.997	0.997	0.994	0.999	1	0.999	0.998	0.997	0.997
S13	0.992	0.992	0.976	0.978	0.995	0.996	0.992	0.999	0.999	0.997	0.999	0.999	1	0.999	0.998	0.998
S14	0.993	0.993	0.979	0.981	0.996	0.997	0.993	0.999	0.999	0.997	0.999	0.998	0.999	1	0.999	0.998
S15	0.992	0.992	0.979	0.984	0.995	0.997	0.994	0.999	0.999	0.999	0.997	0.997	0.998	0.999	1	0.998
对照指纹图谱	0.996	0.996	0.987	0.990	0.998	0.998	0.996	0.999	0.999	0.998	0.997	0.997	0.998	0.998	0.998	1

7. 灰色关联度分析结果

应用灰色系统理论建模软件（GTMS 3.0）将 15 批复方木鸡颗粒指纹图谱 48 个特征峰的峰面积与 15 批复方木鸡颗粒抗肝癌生物效价进行关联度分析；将相关性按关联系数大小进行排列，得出抗肝癌相关系数＜ 0.6 的特征峰保留时间、化学成分及关联系数结果见表 12-3-43。

表 12-3-43 复方木鸡颗粒抗肝癌关联度计算结果

峰号	保留时间（min）	关联系数	峰号	保留时间（min）	关联系数
1	2.100	0.9450	13	14.357	0.9787
2	2.608	0.8619	14	16.128	0.8695
3	3.914	0.8828	31	40.091	0.6203
5	4.788	0.7616	32	41.232	0.6025
6	5.607	0.6754	39	51.567	0.9664
11	9.486	0.6213			

8. 复方木鸡颗粒化学成分解析

（1）色谱条件

色谱柱：EclipsePlusC_{18}（50 mm×2.1 mm，1.8 mm）；流动相：0.04% 甲酸水（A）- 乙腈（B）；流速：0.6 mL/min；柱温：30℃；梯度洗脱见表 12-3-44。

表 12-3-44　梯度洗脱表

时间（min）	A（%）	B（%）
0	99	1
3	94	6
4.5	92	8
8	87	13
9	87	13
12	83	17
15	79	21
23	59	41

（2）质谱条件　电喷雾离子源（Dual AJS ESI），采用正 / 负离子模式检测，干燥气体流速（drying gas flow）为 13 L/min，干燥气体温度（drying gas temp）为 225℃，毛细管电压（vcap）为 4000/3500 V，雾化器压力（neulizer pressure）为 40 psig，碎裂电压（fragmentor）为 175 V，OCT IRF Vpp 为 750 V，二级质谱碰撞电压为 20 eV，*m/z* 为 100 ～ 1500，其中复方木鸡颗粒一级质谱总离子流图，如图 12-3-11 所示。

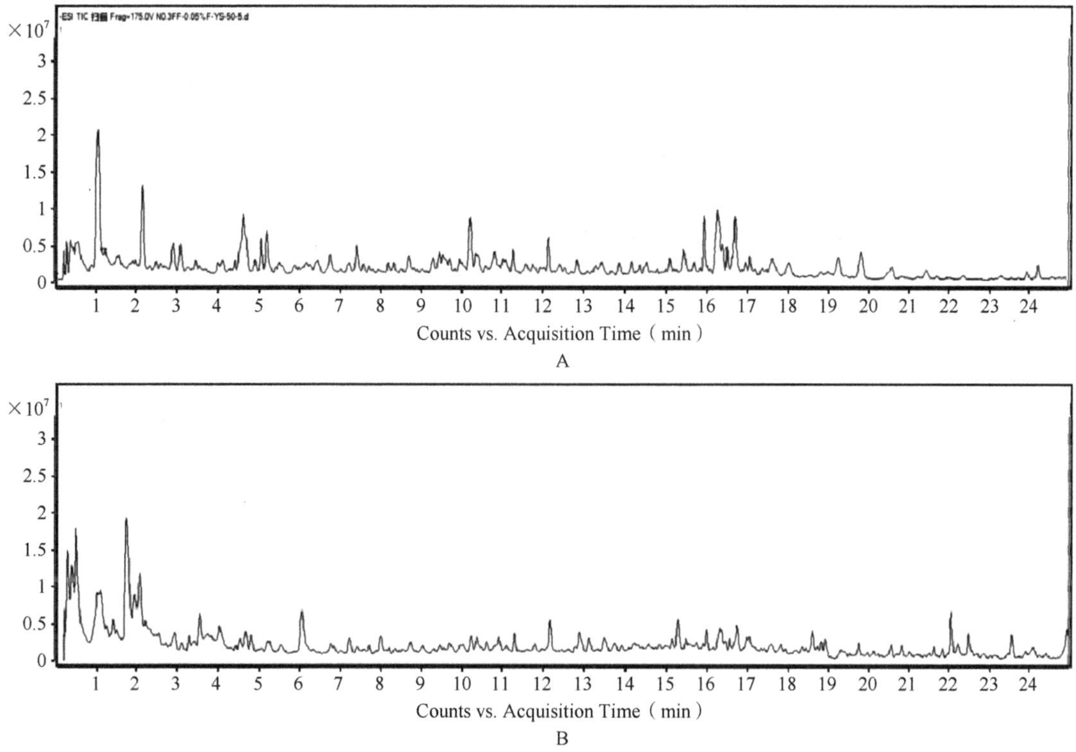

图 12-3-11　复方木鸡颗粒一级质谱总离子流图

A. 正离子模式；B. 负离子模式

（3）复方木鸡颗粒中化学成分鉴定　根据复方木鸡颗粒提供的二级碎片离子质谱图，查找 METLIN 等数据库和参考文献已报道的化合物结构，与相应对照品的棒图进行比对，鉴定了复方木鸡颗粒中灰色关联系数大于 0.9 的有效成分，具体结果棒状图见 12-3-12。

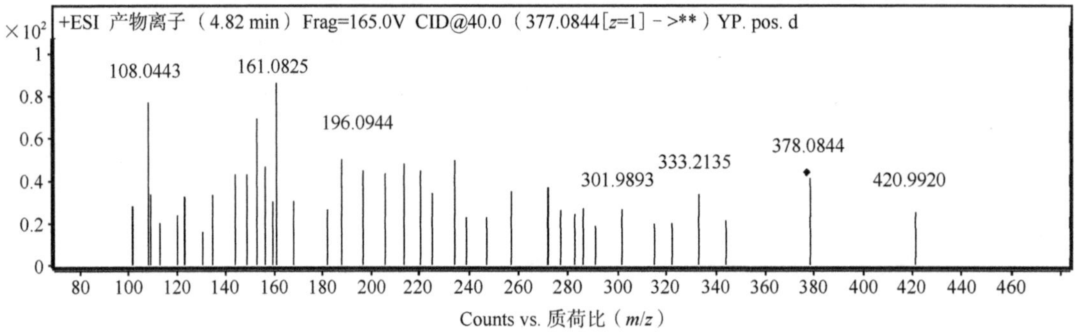

A

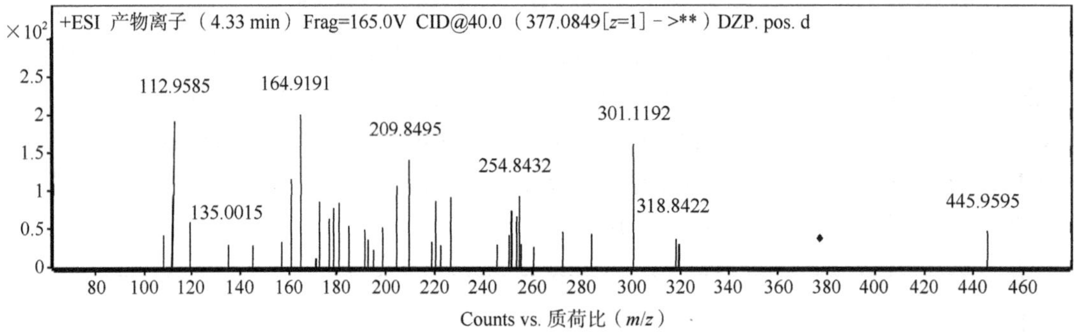

B

图 12-3-12　绿原酸质谱棒图比对

A. 正离子模式；B. 负离子模式

9. 复方木鸡颗粒抗肝癌生物效价关系模型的建立

根据本研究 15 批复方木鸡颗粒指纹图谱所得的 48 个特征峰，选取与生物效价关联系数大于 0.9 的 1 号、13 号和 39 号三个关键特征峰，以峰面积为横坐标，以复方木鸡颗粒抗肝癌生物效价为纵坐标，建立散点图，并拟合曲线，结果见图 12-3-13 ～图 12-3-15。

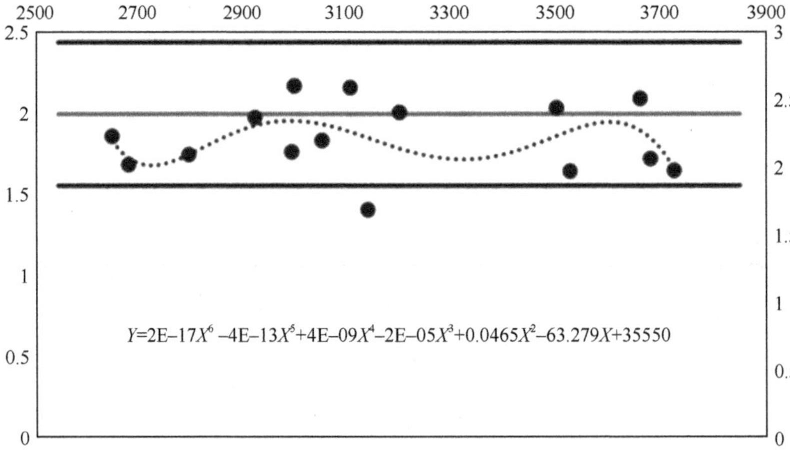

图 12-3-13　1 号峰与抗肝癌生物效价散点图

取 15 批复方木鸡颗粒抗肝癌生物活性的平均值 2.218 UI/mg 的 110%、90%、70% 作为复方木鸡颗粒抗肝癌活性分级线，即抗肝癌生物活性低于 1.5526 UI/mg 为劣，高于 1.5526 UI/mg 且低于 1.9962 UI/mg 为可，高于 1.9962 UI/mg 且低于 2.4398 UI/mg 为良，高于 2.4398 UI/mg 为优。

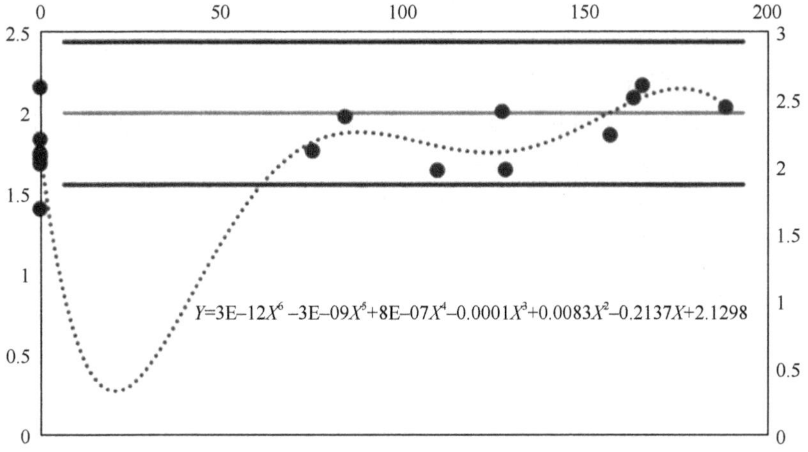

图 12-3-14　13 号峰与抗肝癌生物效价散点图

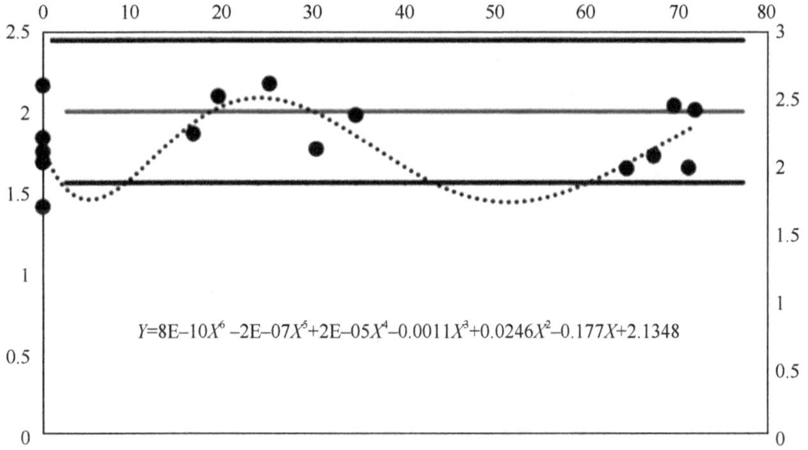

图 12-3-15　39 号峰与抗肝癌生物效价散点图

针对肝炎、肝纤维化、肝癌三大疾病，开展复方木鸡颗粒生物效价研究，能够保证复方木鸡颗粒的临床定性定量使用，医生可以此为参考针对病情有意识根据效价强度，活性大小和生物效应的量化值进行调整，为临床上更安全、有效、准确地遣方用药提供依据。以抗肝癌的标杆药品紫杉醇作为阳性药为例，待测药物相对于阳性药的相对生物效价即可表达其在该类药品中的活性强度。因此，该质量评价方法还可用于其他药品间抗肝癌和抗肝纤维化的活性强度比较。

中药的质量关系着临床用药的安全、有效，一直备受关注。复方木鸡颗粒作为一种中成药，化学成分复杂，其质量控制尚不完善。本研究采用生物效价法研究复方木鸡颗粒抗肝癌、抗肝纤维化、抗肝炎的活性，结果表明，15 批复方木鸡颗粒抗肝癌生物效价（相对于紫杉醇）的平均值为 2.218 UI/mg，质量标准的最低限为 1.553 UI/mg；抗肝纤维化的生物效价（相对于秋水仙素）的平均值为 6.310 UI/mg，质量标准的最低限为 4.417 UI/mg；抗肝炎生物效价（相对于水飞蓟宾）的平均值为 144.19 UI/mg，质量标准的最低限为 100.93 UI/mg。

中药的化学成分复杂，仅控制一个或者几种化学成分的含量很难反映临床。本研究通过构建 15 批次复方木鸡颗粒指纹图谱，结合抗肝癌、抗纤维化疗效，开展灰色关联分析，得到特征图谱与抗肝癌、肝纤维化药效的关联系数。选取关联系数＞ 0.9 的 1 号、13 号和 39 号三个关键特征峰，以峰面积为横坐标，以生物效价为纵坐标，建立散点图，并拟合曲线。结果表明，关键峰面积与抗肝癌生物效价呈多项式曲线关系。可见关键峰面积与抗肝癌生物效价并非单纯的线性关系，而是拥有多个峰值顶点。因此，可选取与抗肝癌、抗肝纤维化生物效价相关系数均较高的 3 个峰为指标进行含量检测，以控制复方木鸡颗粒质量。

本研究建立的复方木鸡颗粒的生物效价方法操作简单，稳定性高，灵敏可靠，可有效表征复方木鸡颗粒活性，为复方木鸡颗粒的质量控制提供理论基础。

第四节　研究小结

满族传统医药历史悠久，是祖国医学的重要组成部分，而满医药的理论基础不甚清晰，复方木鸡颗粒有满药第一方之誉，加强其质量控制是保证其临床用药安全有效的关键。

本研究运用 HPLC 技术，对复方木鸡颗粒各单味药材开展多指标成分定量分析，对山豆根的主要有效组分生物碱类 5 种化学成分、12 批不同产地菟丝子中 6 种黄酮类成分及核桃楸皮药材中所含的 3 种成分分别进行了含量测定。方法均操作简单，重复性、稳定性、精密度、回收率均符合要求，能够更全面地分析各单味药材的质量，从而为各药材的品质评价、质量控制奠定坚实的基础。

由于复方木鸡颗粒成分复杂，其发挥药效的物质基础可能为有机成分和无机成分的协同作用。为了进一步明确复方木鸡颗粒治疗相应肝病的药效物质，保证复方制剂质量的安全、稳定、可控性，针对有机成分本章开展了基于谱效关系的复方木鸡颗粒抗肝炎、肝硬化及抗肝癌作用的谱效关系研究，以期明确其抗肝炎、肝硬化及抗肝癌作用的有效成分，从而为其建立一种质量控制的方法，为复方木鸡颗粒在生产实践上的质量控制提供理论依据。而微量元素在人体中所占比重虽然极小，但其对人体的健康却起着至关重要的作用。

本章第二节以复方木鸡颗粒为研究对象，收集不同批次的复方木鸡颗粒成方制剂，采用电感耦合等离子体质谱法（ICP-MS），对其无机元素进行全定量和半定量进行检测，从无机成分的角度对其微量元素的分布特征及含量进行分析，建立复方木鸡颗粒无机元素的轮廓谱，并通过聚类分析和主成分分析，得到影响复方木鸡颗粒质量的特征元素，从而为开展复方木鸡颗粒中无机元素与药效的关系提供科学依据，也为复方木鸡颗粒在临床中合理用药和生产上的质量保证提供依据。

生物效价测定法作为一种基于生物活性测定的质量分析手段，其有望成为一种真正符合中医药传统理论、体现中成药临床应用特点、保证中成药安全有效的质量控制与评价方法。历版的《中国药典》尚未收载复方木鸡颗粒，因此，并无其相关质量标准。《中华人民共和国卫生部药品标准　中药成方制剂　第 16 册》仅记载了其理化鉴别，《国家食品药品监督管理局国家药品标准》记载了其薄层鉴别，尚未建立其生物质量控制与评价方法，因此本章建立的基于生物效价的复方木鸡颗粒质量控制与评价的方法具有实际意义。

参考文献

曹治权，1993. 微量元素与中医药 [M]. 北京：中国中医药出版社 .

常馨，包永睿，孟宪生，等，2016. ICP-MS 法分析不同批次气滞胃痛颗粒中无机元素的差异 [J]. 中成药，38（4）：950-954.

晁显玉，曹红翠，2010. 清热类中药微量元素的主成分分析和聚类分析研究 [J]. 安徽农业科学，38（5）：2364-2366.

陈二林，李喜香，伍珊娜，等，2019. 基于活血生物效价的当归质量评价研究 [J]. 中药材，42（4）：818-821.

陈季武，胡斌，赵实，等，2005. 天然黄酮类化合物清除 DPPH^ ＊的构效关系 [J]. 发光学报，26（5）：664-668.

程顺峰，2000. 钙离子的体内代谢及其药理作用 [J]. 医药导报，19（1）：63.

丁霏，2007. 大蒜素上调 TRAIL 配体、caspase-8 的表达诱导宫颈癌细胞凋亡的体外研究 [D]. 石家庄：河北医科大学 .

冯利，庞静秋，吕世琦，2003. 高效液相色谱法在药物分析专业的应用 [J]. 黑龙江医药，16（1）：43-44.

国家药典委员会，2010. 中华人民共和国药典 - 二部 2010 年版 [M]. 北京：中国医药科技出版社 .

国家药典委员会，2011. 国家药品标准 - 第 87 册 - 新药转正标准 [M]. 北京：中国医药科技出版社 .

国家药典委员会，2015. 中华人民共和国药典 - 四部 2015 年版 [M]. 北京：中国医药科技出版社 .

韩丽琴，董顺福，刘建华，2007. 中药微量元素 Cu 和总黄酮测定与清除自由基功效关系 [J]. 辽宁中医杂志，34（8）：1130-1132.

胡丽萍，王跃飞，宋殿荣，等，2010. HPLC-UV-MS 法同时测定菟丝子中 5 种成分的含量 [J]. 中药材，33（8）：1277-1279.

姬艳，秦建萍，史兵伟，2002. 肝硬变患者血清微量元素测定的临床意义 [J]. 淮海医药，20（2）：89-91.

贾奎寿，郑秀琴，2003. 微量元素对人体健康的影响 [J]. 广东微量元素科学，10（1）：60-62.

金黎明，李春斌，权春善，等，2018. 满药复方木鸡颗粒抗菌和抗癌活性研究 [J]. 大连民族大学学报，（5）：396-398，403.

赖玉熔，周炯亮，1995. 锰和锗对 CCl4 肝损害保护作用的实验研究 [J]. 卫生毒理学杂志，9（2）：84-87.

雷飞飞，2013. 中药质量评价与控制模式的进展与发展趋势 [C]//“好医生杯” 中药制剂创新与发展论坛论文集（上），成都：136-139.

李道中，彭代银，张睿，等，2008. 正交试验优选菟丝子多糖的提取工艺 [J]. 安徽医药，12（6）：496-497.

李寒冰，2009. 板蓝根质量生物评价与控制方法的研究及应用 [D]. 成都：成都中医药大学 .

李怀国，叶家宏，李子鸿，等，2014. HPLC 法同时测定菟丝子中 5 种成分的含量 [J]. 中药新药与临床药理，25（1）：64-67.

李穆睿，张慧，王丛，等，2015. 基于生物效价的双黄连制剂质量控制研究 [J]. 中国民族民间医药，24（8）：30-32.

李沛波，王永刚，吴钉红，等，2007. 田基黄中三个黄酮类化合物保肝退黄作用的实验研究 [J]. 中山大学学报（医学科学版），28（1）：40-43.

李万立，罗海吉，2008. 微量元素铜与人类疾病关系的研究进展 [J]. 微量元素与健康研究，25（1）：62-65.

廖丰华，陈宜，阳群，等，2015. 微波消解 - 原子吸收光谱法测定马鞭草中重金属元素的含量 [J]. 安徽农业科学，43（19）：74-75，158.

刘博，包永睿，王帅，等，2014. 十产地柴胡药材无机元素差异分析 [J]. 中南药学，12（2）：158-161.

刘晶晶，胡晓茹，2019. 三黄泻心汤质量标志物抑菌生物效价测定 [J]. 药物分析杂志，39（5）：852-858.

马晓静，2013. 氯化钾溶液保留灌肠治疗重型肝炎低钾血症的观察及护理 [J]. 中国民康医学，25（9）：118-119.

聂新华，2006. 高效液相色谱法测定菟丝子中金丝桃苷的含量 [J]. 中国实验方剂学杂志，12（9）：13-14.

彭恩兰，2012. 中药现代化与国际化的思考 [J]. 江西中医学院学报，24（1）：85-88.

齐冰，李爽，孟宪生，等，2014. 气滞胃痛颗粒中无机元素分析 [J]. 广东微量元素科学，21（2）：1-4.

施开良，2002. 环境 • 化学与人类健康人类社会文明与进步的标志 [M]. 北京：化学工业出版社 .

宋玉荣，姜春霞，2013. 满药复方木鸡颗粒研究新进展 [J]. 中国医药导报，10（1）：4-5.

孙婷婷，2019. 中药开发突破“质 - 量 - 效”瓶颈 [N]. 医药经济报，2019-02-25（008）.

唐爽，包永睿，孟宪生，等，2015. 基于多波长覆盖融合指纹图谱的大川芎片主要成分研究 [J]. 药学研究，34（1）：7-9，22.

田柱萍，何邦平，王小燕，等，2005. 中药材的药效与其所含微量元素关系的研究进展 [J]. 微量元素与健康研究，22（4）：54-56.

王栋，王永禄，郭啸，等，2011. 中药金礞石红外指纹图谱相似度分析 [J]. 光谱学与光谱分析，31（10）：2715-2718.

王根志，王秋霞，2004. 微量元素与人体健康 [J]. 微量元素与健康研究，21（2）：54-56.

王勤，曹继华，李艳丽，2003. 微量元素对人体的重要作用 [J]. 河南中医学院学报，18（6）：81-83.

吴炳辅，崔万钧，1986. 中药中微量元素研究的现状和展望 [J]. 中草药，17（4）：38-42.

肖岚，杨梓懿，石继连，2012. HPLC 同时测定菟丝子不同炮制品中 5 种主要活性成分含量 [J]. 湖南中医药大学学报，32（7）：50-53.

许晓嘉，徐丽媛，郭志勇，等，2014. HPLC 法同时测定中药菟丝子中五种黄酮类成分含量的研究 [J]. 世界中医药，9（4）：491-493.

严寒静，房志坚，2008. 不同产地何首乌无机元素的含量测定和主成分分析 [J]. 中国中药杂志，33（4）：416-419.

姚东，孟宪生，王帅，等，2013. 气滞胃痛颗粒全时段多波长融合指纹图谱研究及多成分定量分析 [J]. 中国中药杂志，38（10）：1513-1517.

尹海波，张囡，罗宏，等，2010. 不同产地牛儿苗无机元素的主成分分析和聚类分析 [J]. 中国中药杂志，35（15）：1935-1938.

尹建梅，王霁云，陈学军，等，2000. 微量元素 Cr^{3+} 对糖尿病二级预防的临床研究 [J]. 中国慢性病预防与控制，8（1）：42-43.

于向洋，王玉，万山荣，等，2015. 复方木鸡颗粒对不同 p53 基因型的人结肠癌细胞的抑制作用 [J]. 中国病理生理杂志，31（10）：1846.

张建逵，康廷国，窦德强，2012. 林下山参与园参无机元素的聚类分析和主成分分析 [J]. 中草药，43（9）：1835-1840.

张咪咪，2015. 高效液相色谱法在中药复方制剂有效成分含量测定的应用研究 [D]. 延安：延安大学.

张忠诚，张忠玺，张荣广，2003. 锰与人体健康 [J]. 微量元素与健康研究，20（2）：59-60.

中华人民共和国卫生部药典委员会，1998. 中华人民共和国卫生部药品标准 中药成方制剂 第十六册 [M]. 北京：中华人民共和国卫生部.

Burmistrova O，Quintana J，Díaz J G，et al，2011. Astragalin heptaacetate-induced cell death in human leukemia cells is dependent on caspases and activates the MAPK pathway[J]. Cancer Letters，309（1）：71-77.

Chen Y P，Zhu W F，2019. Knockdown of the sonic hedgehog（SHH）gene inhibits proliferation of Hep3B and SMMC-7721 hepatocellular carcinoma cells *via* the PI3K/Akt/PCK1 signaling pathway[J]. Medical Science Monitor，25：6023-6033.

Yang L J，Chen Q F，Wang F，et al，2011. Antiosteoporotic compounds from seeds of *Cuscuta chinensis*[J]. Journal of Ethnopharmacology，135（2）：553-560.

第十三章　复方木鸡颗粒能效色带研究

引　言

“能效色带”研究是一种将药物成分指纹图谱与其药效紧密结合的分析方法，该色带不仅可以直观地展示药物的主要成分和药效特点，还可以为复方中药的质量控制、优化配方及新药研发提供有力的支持工具。随着现代分析技术的不断发展，如高效液相色谱法、质谱法等，这些技术的应用为“能效色带”研究和更加准确地揭示药物成分与药效之间的关系提供了有力的技术支持。

本章通过指纹图谱和谱效关系研究方法，运用现代软件工程技术，建立复方木鸡颗粒有效成分与抗肝炎、肝硬化及肝癌药效指标的联系，以谱效结合的方式评价其质量，构建基于“能效色带”的质量控制方法，为揭示中药复方质量标志物，解决真正控制中药有效成分含量方法提供一条探索性解决方案。

第一节　复方市鸡颗粒抗肝炎能效色带研究

一、实验材料

（一）药材与试剂

云芝、山豆根、菟丝子、核桃楸皮均由丹东药业集团有限公司提供；磺胺异噁唑对照品（中国药品生物鉴定所，批号：018-8905）；甲醇（色谱级）、乙腈（色谱级），均购自美国 TEDIA 公司；甲酸（质谱级），购自赛默飞世尔公司。

（二）仪器与设备

安捷伦 1290 高效液相色谱仪（美国安捷伦公司）；CP225D 电子分析天平（德国 Sartorius 分析天平有限公司，十万分之一）；HD2-BCN-1360B 型生物洁净工作台（哈尔滨东联电子技术开发有限公司）；SUNRISE 型酶标仪（瑞士 TECAN 公司）；US AUTOFLOW 型 CO_2 培养箱（德国 NUAIRE 公司）；AE31 型倒置相差显微镜（Motic 公司）；胎牛血清（北京全式金生物技术有限公司）；DMEM 高糖培养基（美国 GIBCO 公司）；二甲基亚砜（Sigma 公司）；胰蛋白酶（美国 GIBCO 公司）；细胞增殖及毒性检测试剂盒（CCK-8）（大连美仑生物技术有限公司）；娃哈哈纯净水（杭州娃哈哈集团有限公司）；青霉素、链霉素混合溶液（美国 Hyclone 公司）。

（三）细胞株

小鼠肝实质细胞（AML-12，赛百慷（上海）生物技术股份有限公司）。

二、方法与结果

（一）复方木鸡颗粒指纹图谱研究

1. 四味中药组合的均匀设计

均匀设计法适用于多因素多水平实验的实验设计方法，本方法采用均匀设计可使安排的试验次数大大地减少，可定量分析各因素对试验结果的影响。均匀设计方法，其要求均匀设计中水平数至少为因素数的 2 倍，复方木鸡颗粒由 4 味药材组成，分别为云芝、核桃楸皮、山豆根、菟丝子；本实验选用 U_9（9^6）均匀设计表，涉及 4 因素、9 水平，不考虑交互作用，其均匀设计表及均匀设计使用表如表 13-1-1 和表 13-1-2 所示。

表 13-1-1 均匀设计表 U_9（9^6）

试验号	1	2	3	4	5	6
1	1	2	4	5	7	8
2	2	4	8	1	5	7
3	3	6	3	6	3	6
4	4	8	7	2	1	5
5	5	1	2	7	8	4
6	6	3	6	3	6	3
7	7	5	1	8	4	2
8	8	7	5	4	2	1
9	9	9	9	9	9	9

表 13-1-2 均匀设计 U_9（9^6）使用表

因素数	列号
2	1，3
3	1，3，5
4	1，2，3，5

根据均匀设计方案选用 $U_9(9^6)$ 表，考察 4 因素分别为云芝、核桃楸皮、山豆根及菟丝子，每个因素分别设计 9 个水平。参照 2020 年版《中国药典》规定的用量范围，各药材水平表见表 13-1-3。

表 13-1-3　复方木鸡颗粒单味药材配伍水平表

试验号	云芝（g）	核桃楸皮（g）	山豆根（g）	菟丝子（g）
水平 1	0.00	0.00	0.00	0.00
水平 2	3.38	1.12	0.75	1.50
水平 3	6.75	2.25	1.50	3.00
水平 4	10.13	3.38	2.25	4.50
水平 5	13.50	4.50	3.00	6.00
水平 6	16.87	5.62	3.75	7.50
水平 7	20.25	6.75	4.50	9.00
水平 8	23.63	7.87	5.25	10.50
水平 9	27.00	9.00	6.00	12.00

为了排除量效关系对药效结果的影响，在保持各组药材配比关系不变的条件下，将各组生药量调节至相同。具体配伍水平见表 13-1-4。

表 13-1-4　调整后各组药用量

试验号	云芝（g）	核桃楸皮（g）	山豆根（g）	菟丝子（g）	总重（g）
水平 1	0.00	2.46	4.90	19.64	27.00
水平 2	5.06	5.06	7.88	9.00	27.00
水平 3	10.80	9.00	2.40	4.80	27.00
水平 4	12.15	9.45	5.40	0.00	27.00
水平 5	14.73	0.00	0.82	11.45	27.00
水平 6	15.00	2.00	3.33	6.66	27.00
水平 7	18.69	4.15	0.00	4.15	27.00
水平 8	18.28	5.22	2.32	1.16	27.00
水平 9	13.50	4.50	3.00	6.00	27.00

2. 供试品溶液的制备

取按照均匀设计得到四味药材的九个配伍组合，将各个配伍组的药材混匀，置圆底烧瓶中，10 倍量水回流提取三次，第一次 3 h，第二次 3 h，第三次 4 h，摇匀，合并滤液并挥干，即得浸膏。取浸膏 1 g，精密加入 25 ml 甲醇，精密称定重量，超声（功率 700 W，频率 40 kHz）1 h，静置，放冷，再次称定重量，用甲醇补足损失重量，摇匀挥干，并用甲醇复溶，定容至 5 ml。加入磺胺异噁唑对照品 200 μl（浓度为 2 mg/ml），作为内标物溶液，磺胺异噁唑的终浓度为 100 μg/ml。

3. 供试品全时段双波长融合图谱建立

（1）色谱条件 Agilent-1260 Infiniy Ⅱ高效液相色谱仪，Agilent Poroshell SB-C_{18}（4.6 mm ×100 mm，2.7 μm）色谱柱，流动相为乙腈（B）-0.2% 甲酸水（A）进行梯度洗脱。流速 0.6 ml/min，柱温 30℃，检测波长为 230 nm、283 nm，进样量 6 μl。洗脱梯度如表 13-1-5 所示。

表 13-1-5 梯度洗脱程序

时间（min）	A（%）	B（%）
0	95	5
2	90	10
8	80	20
18	70	30
25	65	35

（2）供试品全时段双波长融合图谱建立 通过 DAD 检测器对 9 个配伍组色谱图进行紫外全波长（200 ～ 400 nm）扫描。根据扫描结果确定将波长 230 nm、283 nm 作为融合波长。分别从 Agilent-1260 Infiniy Ⅱ色谱工作站中导出 230 nm、283 nm 的 .csv 格式数据文件，更改数据格式文件为 .xls 格式，使用 Matlab 软件编程，对上述格式数据进行全时段多波长信息融合，得到一张同时反映 2 个波长信息的色谱图和 1 组图谱文件，全时段多波长信息融合色谱图见图 13-1-1。采用以上方法检测 9 个配伍组的液相色谱，并输出保留时间及峰面积等数据，为后续研究做铺垫。

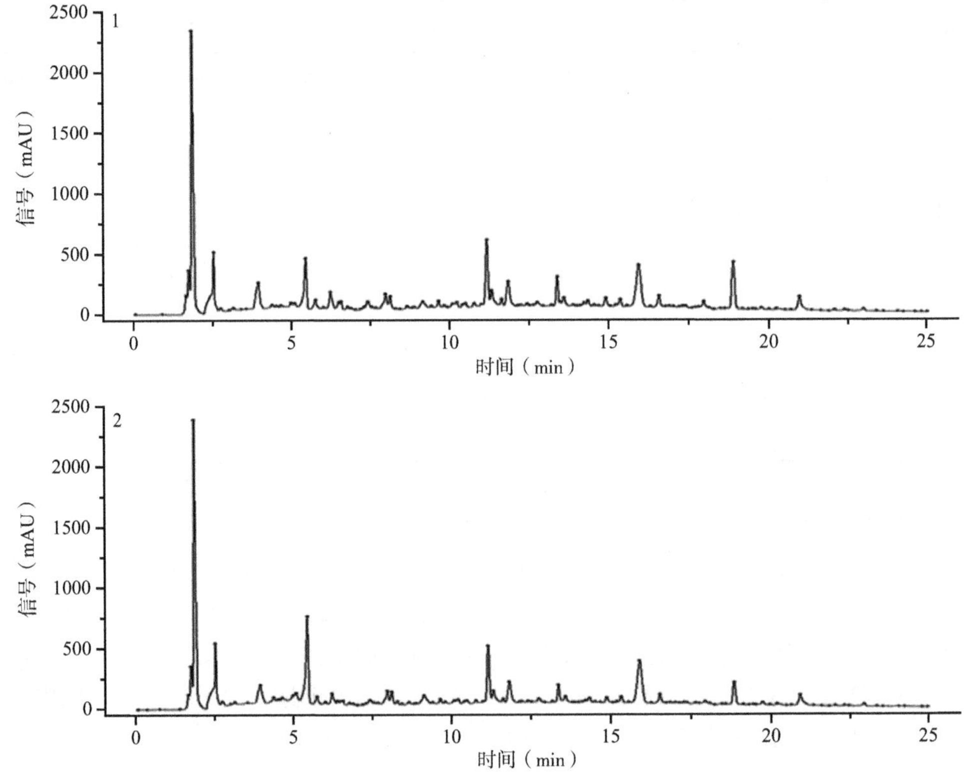

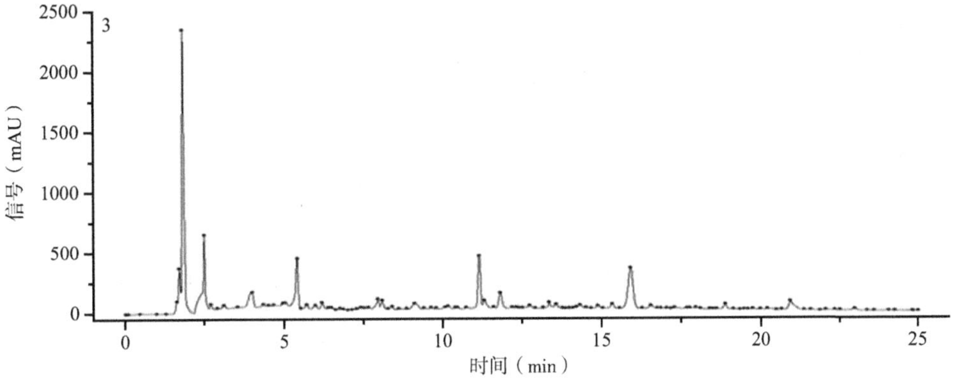
3
信号（mAU）
时间（min）

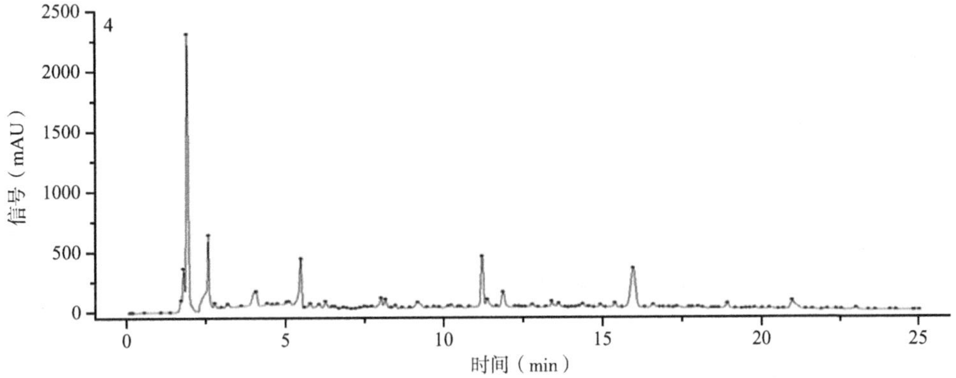
4
信号（mAU）
时间（min）

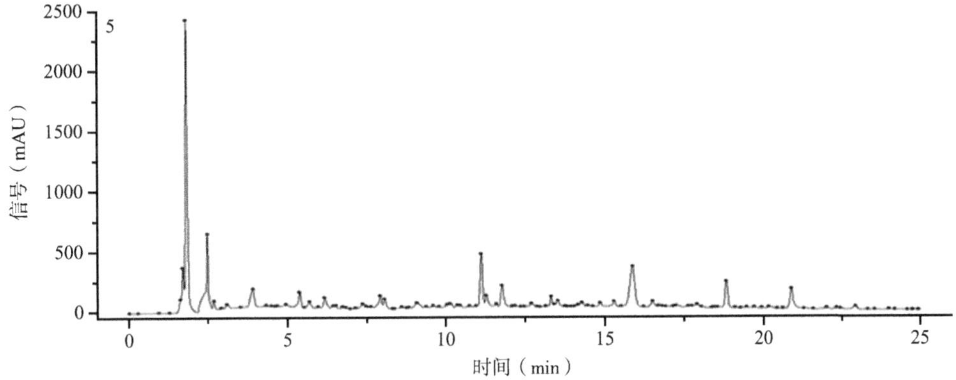
5
信号（mAU）
时间（min）

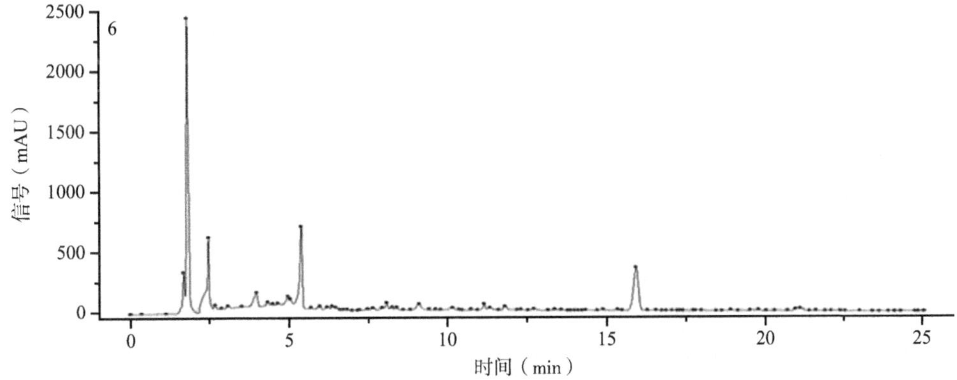
6
信号（mAU）
时间（min）

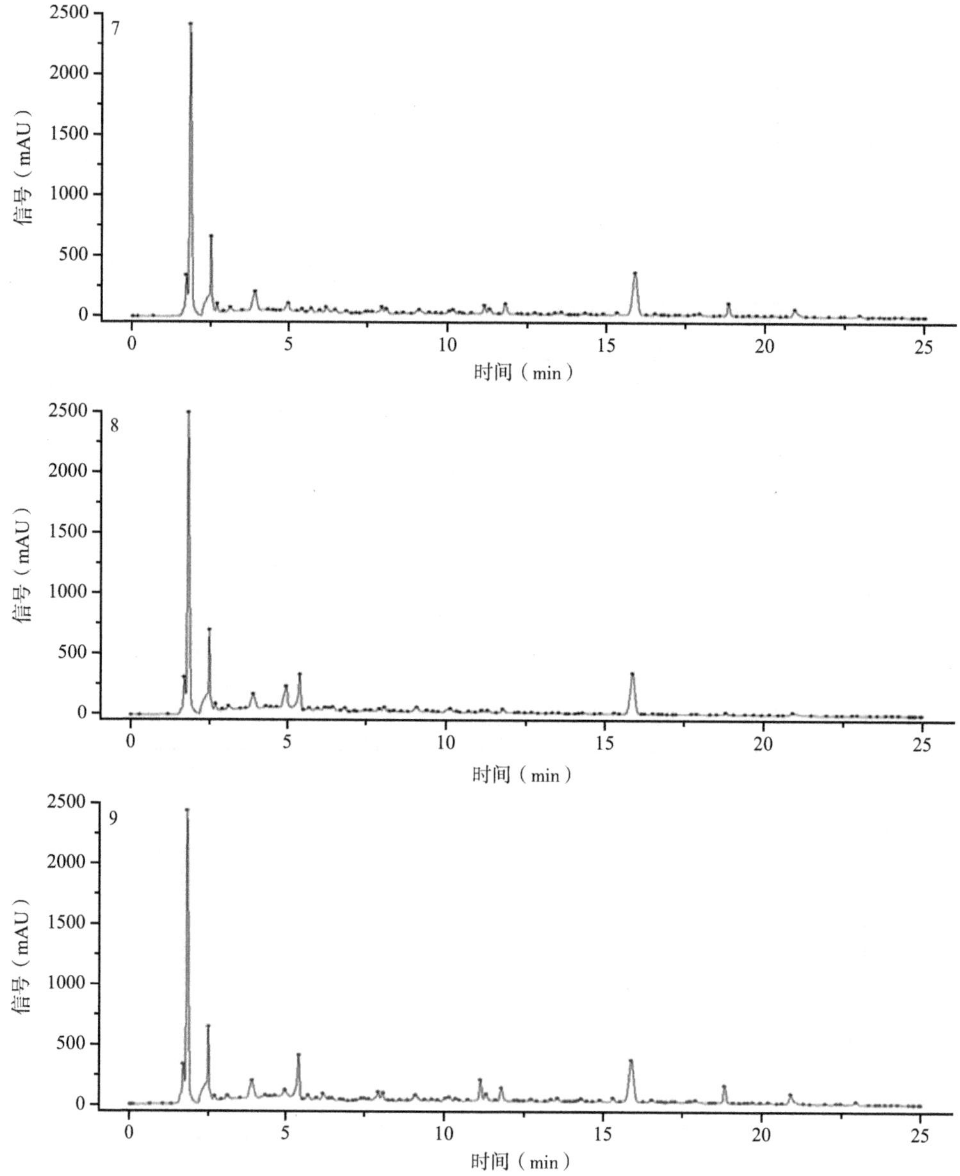

图 13-1-1　复方木鸡颗粒配伍 1 ～ 9 组指纹融合图谱

（二）复方木鸡颗粒抗肝炎作用药效评价

1. 主要试剂的配制

DMEM 完全培养液的配制：将 FBS 置于 56℃水浴环境加热灭活 30 min，自然恢复至室温，过 0.22 μm 滤器并分装至经高温高压灭菌处理过的容器中，之后使用移液枪按照 10%（v ∶ v）的比例精确吸取转移到盛装有 DMEM 的容器内；按照 1%（v ∶ v）的比例精确吸取青链霉素混合溶液，转移到盛装上述混有 FBS 的 DMEM 的容器内，混匀，即得。

细胞冻存液的配制：取经过灭活、过滤处理的 FBS，与 DMSO 按照 9 ∶ 1（v ∶ v）的比例混匀，即得；PBS 的配制按照本研究细胞培养 SOP 进行。

2. 肝细胞损伤模型的建立

AML12 肝细胞，常规培养，取对数生长期、状态良好的细胞，接种于 6 孔培养板。待细胞贴壁后，弃去原培养液，加入蛋氨酸胆碱缺乏培养基（MCD），继续培养 6 h、12 h、24 h、36 h 和 48 h，加入 10% CCK-8 溶液，避光培养 2.5 h 后，450 nm 测定吸光度，计算细胞活性。结果显示细胞活性呈下降趋势，故可以认为经 MCD 处理的肝细胞损伤模型复制成功。

3. 给药方法

AML12 肝细胞，常规培养，取对数生长期、状态良好的细胞，接种于 6 孔培养板。待细胞贴壁后，密度约 85% 弃去原培养液，复制肝损伤模型。造模完成后，调整细胞密度（每孔 0.5×10^4 ～ 10×10^4 个细胞），每孔 100 μl 细胞悬液接种于 96 孔板中，空白组加入空白培养液，模型组加入 MCD 培养液，之后给予各待测样品溶液 150 μl（空白组、凋零组给予培养液、给药组给予对应含药培养液），每个样品平行设置 3 个复孔。首先对各组细胞给不同浓度复方木鸡颗粒含药培养液，进行复方木鸡颗粒的药效浓度考察，筛选其 IC_{50}；将该浓度作为复方木鸡颗粒 9 个配伍组的给药浓度，进而开展各配伍组的药效学研究。细胞培养 24 h 后，加入 10% CCK-8 溶液，避光培养 2.5 h 后，在 450 nm 下，测定光密度（OD）。根据抑制率，评价各组抗肝炎的作用效果。根据木鸡颗粒的给药浓度，测得其 IC_{50}，结果见表 13-1-6。

表 13-1-6　复方木鸡颗粒对抗肝炎作用的影响（$\bar{x}\pm s$，n=3）

编号	给药浓度（mg/ml）	平均 OD（$\bar{x}\pm s$）	抑制率（%）
1	0	1.97±0.27	-
2	10	1.56±0.04	6.43
3	15	0.65±0.28	40.38
4	20	0.24±0.01	65.64

复方木鸡颗粒对肝炎细胞 IC_{50} 值约为 16 mg/ml，设计不同配伍组浓度为 15 mg/ml，其抗肝炎作用见表 13-1-7。

表 13-1-7　复方木鸡颗粒不同配伍组抗肝炎作用影响（$\bar{x}\pm s$，n=3）

组别	给药浓度（mg/ml）	平均 OD（$\bar{x}\pm s$）	抑制率（%）
组 1	15	0.45±0.01	50.38
组 2	15	0.44±0.01	54.38
组 3	15	0.43±0.03	55.37
组 4	15	0.56±0.09	44.64
组 5	15	0.49±0.05	48.32
组 6	15	0.50±0.02	45.65
组 7	15	0.48±0.03	50.67
组 8	15	0.42±0.04	58.53
组 9	15	0.40±0.23	60.35

（三）复方木鸡颗粒质量与药效相关性评价

根据不同配伍组的指纹图谱，记录色谱峰保留时间和峰面积。首先将影响整体行为的数据进行分列，以反映系统药效行为特征的数据序列（细胞的抑制率）为母序列，以影响系统药效行为的因素数据序列（不同配伍组的24个共有峰峰面积）为子序列。采用灰色关联度分析软件（Grey ModeLing_V3.0）进行分析，根据灰色相对关联度的计算公式进行计算，得出不同色谱峰与体外药效学评价指标之间的关联系数，结果关联度较强，关联度大于0.9的共有峰关联系数见表13-1-8。

表13-1-8　提取的色谱峰与抗肝炎药效的关联系数

峰号	保留时间（min）	关联系数	峰号	保留时间（min）	关联系数
1	2.676	0.9686	7	12.690	0.9981
2	2.816	0.9025	8	13.816	0.9161
3	4.463	0.9691	9	14.630	0.9401
4	5.676	0.9346	10	17.603	0.9297
5	6.430	0.9189	11	19.676	0.9284
6	8.043	0.9532			

（四）能效色带软件的程序设计

应用Visual Basic（VB）编程语言对色带软件进行程序设计，以保留时间确定峰归属，计算与药效相关的各色谱峰的峰面积与关联度的乘积，并加和，以最大值为15换算至百分内，建立量效关系方程：$Y_{药效评分}$=（$0.9686X_1+0.9025X_2+0.9691X_3+0.9346X_4+0.9189X_5+0.9532X_6+0.9981X_7+0.9161X_8+0.9401X_9+0.9297X_{10}+0.9284X_{11}$）/15×100，其中$Y_{药效评分}$为复方木鸡颗粒抗肝炎的药效评分，$X_1$～$X_{11}$分别为8个色谱峰的相对峰面积。最终得到复方木鸡颗粒抗肝炎药效的药效评分。

应用VB程序开发工具设计软件操作界面，以及评分输出方式。此项目VB工程共包含2个窗体、2个模块和1个用户控件，其中窗体包含欢迎界面和主要操作窗体，如图13-1-2所示，主窗体中共有5个click事件和7个change事件，他们都被相应的程序设计语言所控制，由于仪器设备不同，同一色谱条件下色谱峰的保留时间可能不同，因此本程序设计时采用手动输入内标物峰的保留时间及峰面积，以避免因仪器不同导致的偏差。在2个模块中输入了程序所用到的公用的函数、过程、常数、自定义结构、全局变量等。由图可知，色带被分为6个颜色区域（红、橙、黄、绿、蓝、紫），共100分，以指针指示复方木鸡颗粒最终药效评分。通过待检测样品选择，导入待检测样品融合图谱数据，输入内标物保留时间和峰面积，读取待检测样品数据，待检测数据容量中显示待检测样品共有峰数量，选择标准药效数据，即筛选出的与抗肝炎相关的11个共有峰的图谱数据，标准药效容量中显示为11，以标准药效数据中相对保留时间作为指标，通过量效关系方程读取待检测样品药效数据，最后检测抗肝炎药效，即可通过指针指示分数直观反映复方木鸡颗粒抗肝炎的药效。

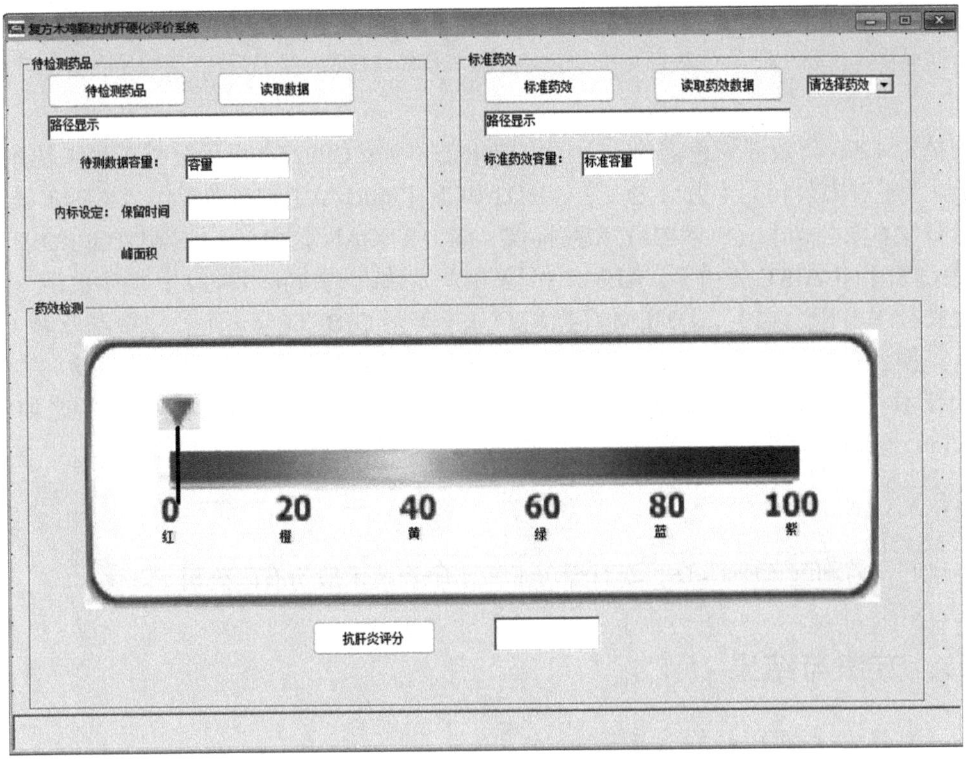

图 13-1-2　色带软件操作界面

本研究将复方木鸡颗粒有效成分含量与其抗肝炎作用相关联。通过有效成分含量与药效相关性研究，阐明了复方木鸡颗粒指纹图谱特征与其抗肝炎作用的相关性，从而使构建的复方木鸡颗粒抗肝炎药效指纹图谱更有针对性的控制复方木鸡颗粒的质量。并首次将复方木鸡颗粒抗肝炎药效的评分通过“能效色带”的形式表现出来。针对指纹图谱和药效作用的相关性，建立相应的量效关系方程，在此基础上开发相应的软件，将复方木鸡颗粒抗肝炎的药效通过“能效色带”直观的形式表现出来，实现对中药药效的“可视化”预测。本研究首次应用“能效色带”软件对复方木鸡颗粒抗肝炎作用进行评价，即通过输入指纹图谱数据，直接计算出该药的药效作用，此方法操作简便，可以实现对药效作用的预测和计算，进而评价复方木鸡颗粒的质量，将此方法应用于企业实际生产，通过测定有效成分含量即可直观反映其药效，对于企业保障药品质量，稳定临床疗效，树立良好口碑意义重大，具有较好的实际应用价值。

第二节　复方市鸡颗粒抗肝硬化能效色带研究

一、实验材料

（一）药材与试剂

云芝、山豆根、菟丝子、核桃楸皮均由丹东药业集团有限公司提供；磺胺异噁唑对照品（中国药品生物鉴定所，批号：018-8905）；甲醇（色谱级，美国 TEDIA 公司），乙腈（色谱级，美国 TEDIA 公司）；甲酸（质谱级，赛默飞世尔公司）。

（二）仪器与设备

安捷伦 1290 高效液相色谱仪（美国安捷伦公司）；CP225D 电子分析天平（德国 Sartorius 分析天平有限公司，十万分之一）；HD2-BCN-1360B 型生物洁净工作台（哈尔滨东联电子技术开发有限公司）；SUNRISE 型酶标仪（瑞士 TECAN 公司）；US AUTOFLOW 型 CO_2 培养箱（德国 NUAIRE 公司）；AE31 型倒置相差显微镜（Motic 公司）；胎牛血清（北京全式金生物技术有限公司）；DMEM 高糖培养基（美国 GIBCO 公司）；二甲基亚砜（Sigma 公司）；胰蛋白酶（美国 GIBCO 公司）；细胞增殖及毒性检测试剂盒（CCK-8）（大连美仑生物技术有限公司）；纯净水（杭州娃哈哈集团有限公司）；青、链霉素混合溶液（美国 Hyclone 公司）。

（三）细胞株

小鼠肝实质细胞（HSC-T6，赛百慷（上海）生物技术股份有限公司）。

二、方法与结果

（一）复方木鸡颗粒指纹图谱建立

1. 4 味中药组合的均匀设计

均匀设计适用于多因素多水平实验的实验设计方法，该方法采用均匀设计可使安排的试验次数极大减少，可定量分析各因素对试验结果的影响，均匀设计方法，其要求均匀设计中水平数至少为因素数的 2 倍，复方木鸡颗粒由 4 味药材组成，分别为云芝、核桃楸皮、山豆根、菟丝子；本实验选用 $U_9(9^6)$ 均匀设计表，涉及 4 因素、9 水平，不考虑交互作用，其均匀设计表及均匀设计使用表分别如表 13-2-1、表 13-2-2 所示。

表 13-2-1 均匀设计表 $U_9(9^6)$

试验号	1	2	3	4	5	6
1	1	2	4	5	7	8
2	2	4	8	1	5	7
3	3	6	3	6	3	6
4	4	8	7	2	1	5
5	5	1	2	7	8	4
6	6	3	6	3	6	3
7	7	5	1	8	4	2
8	8	7	5	4	2	1
9	9	9	9	9	9	9

表 13-2-2　均匀设计 $U_9(9^6)$ 使用表

因素数	列号
2	1，3
3	1，3，5
4	1，2，3，5

根据均匀设计方案选用 $U_9(9^6)$ 表，考察 4 因素分别为云芝、核桃楸皮、山豆根及菟丝子，每个因素分别设计 9 个水平。参照 2020 年版《中国药典》规定的用量范围，各药材水平表见表 13-2-3。

表 13-2-3　复方木鸡颗粒单味药材配伍水平表

试验号	云芝（g）	核桃楸皮（g）	山豆根（g）	菟丝子（g）
水平 1	0.00	0.00	0.00	0.00
水平 2	3.38	1.12	0.75	1.50
水平 3	6.75	2.25	1.50	3.00
水平 4	10.13	3.38	2.25	4.50
水平 5	13.50	4.50	3.00	6.00
水平 6	16.87	5.62	3.75	7.50
水平 7	20.25	6.75	4.50	9.00
水平 8	23.63	7.87	5.25	10.50
水平 9	27.00	9.00	6.00	12.00

为了排除量效关系对药效结果的影响，在保持各组药材配比关系不变的条件下，将各组生药量调节至相同，具体配伍水平见表 13-2-4。

表 13-2-4　调整后各组药用量

试验号	云芝（g）	核桃楸皮（g）	山豆根（g）	菟丝子（g）	总重（g）
水平 1	0.00	2.46	4.90	19.64	27.00
水平 2	5.06	5.06	7.88	9.00	27.00
水平 3	10.80	9.00	2.40	4.80	27.00
水平 4	12.15	9.45	5.40	0.00	27.00
水平 5	14.73	0.00	0.82	11.45	27.00
水平 6	15.00	2.00	3.33	6.66	27.00
水平 7	18.69	4.15	0.00	4.15	27.00
水平 8	18.28	5.22	2.32	1.16	27.00
水平 9	13.50	4.50	3.00	6.00	27.00

2. 供试品溶液的制备

取按照均匀设计得到四味药材的九个配伍组合，将各个配伍组的药材混匀，置圆底烧瓶中，10 倍量水回流提取 3 次，第一次 3 h，第二次 3 h，第三次 4 h，摇匀，合并滤液并挥干，即得浸膏。

取浸膏 1 g，精密加入 25 ml 甲醇，精密称定重量，超声（功率 700 W，频率 40 kHz）1 h，静置、放冷、再次称定重量，用甲醇补足损失重量，摇匀挥干，并用甲醇复溶，定容至 5 ml，加入磺胺异噁唑对照品 200 μl（浓度为 2 mg/ml），作为内标物溶液，磺胺异噁唑的终浓度为 100 μg/ml。

3. 供试品溶液全时段双波长融合图谱建立

（1）色谱条件 Agilent-1260 Infiniy Ⅱ高效液相色谱仪，Agilent Poroshell SB-C_{18}（4.6 mm×100 mm，2.7 μm）色谱柱，流动相为乙腈（B）-0.2% 甲酸水（A）进行梯度洗脱，流速为 0.6 ml/min，柱温为 30℃，检测波长为 230 nm、283 nm，进样量为 6 μl；洗脱梯度如表 13-2-5 所示。

表 13-2-5 梯度洗脱程序

时间（min）	A（%）	B（%）
0	95	5
2	90	10
8	80	20
18	70	30
25	65	35

（2）供试品溶液全时段双波长融合图谱建立 通过 DAD 检测器对 9 个配伍组色谱图进行紫外全波长 200 ～ 400 nm 扫描。根据扫描结果，确定将波长 230 nm、283 nm 作为融合波长，分别从 Agilent-1260 Infiniy Ⅱ色谱工作站中导出 230 nm、283 nm 的 .csv 格式数据文件，更改数据格式文件为 .xls 格式，使用 Matlab 软件编程，对上述格式数据进行全时段多波长信息融合，得到一张同时反映 2 个波长信息的色谱图和 1 组图谱文件，全时段多波长信息融合色谱图见图 13-2-1。采用以上方法检测 9 个配伍组的液相色谱，并输出保留时间及峰面积等数据，为后续研究做铺垫。

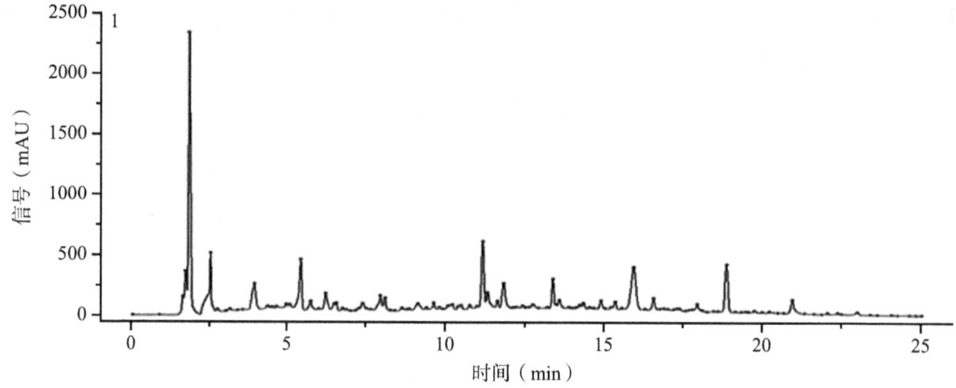

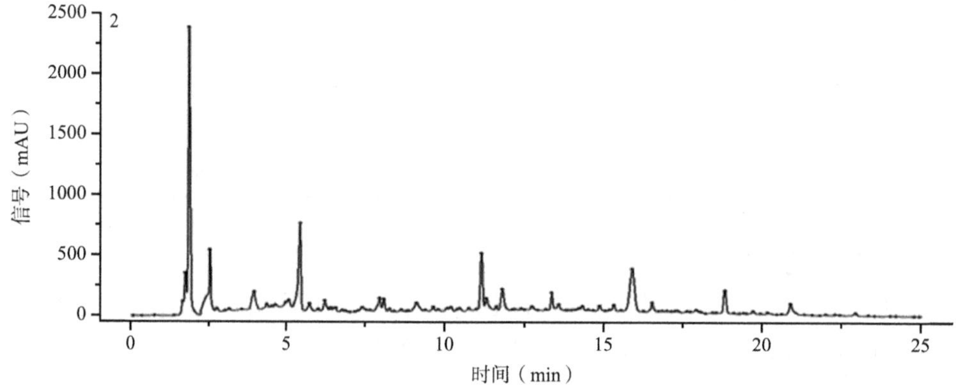

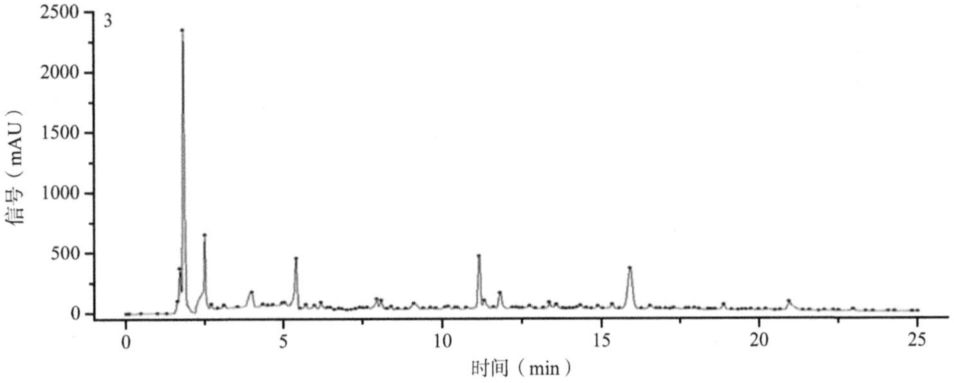
3
信号（mAU）
2500
2000
1500
1000
500
0
0
5
10
15
20
25
时间（min）

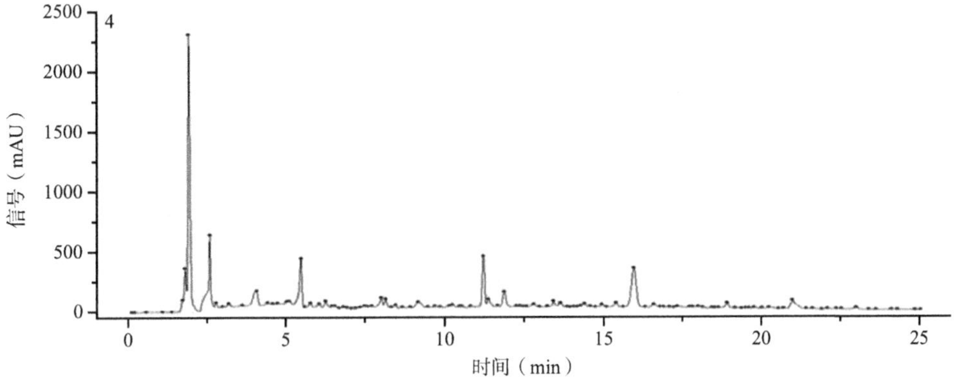
4
信号（mAU）
2500
2000
1500
1000
500
0
0
5
10
15
20
25
时间（min）

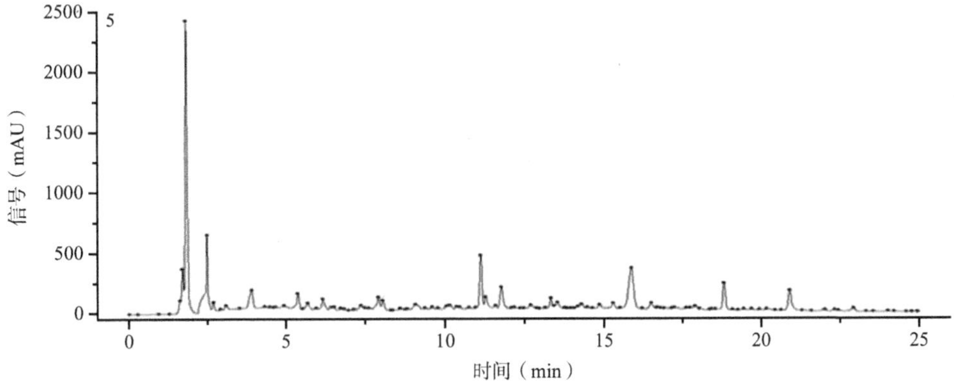
5
信号（mAU）
2500
2000
1500
1000
500
0
0
5
10
15
20
25
时间（min）

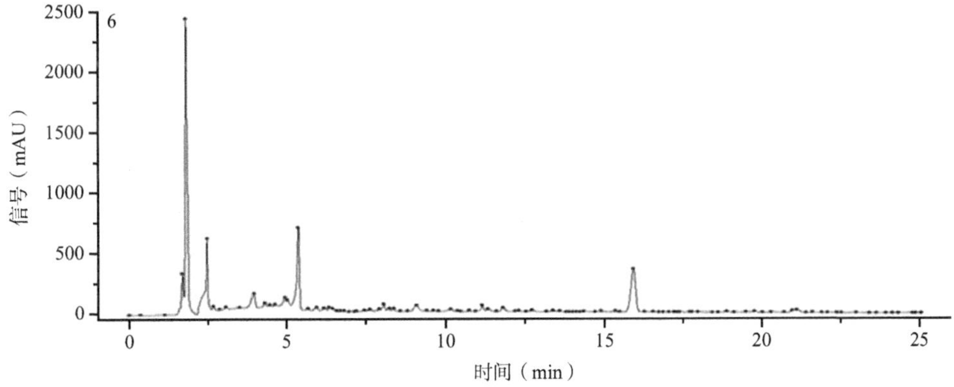
6
信号（mAU）
2500
2000
1500
1000
500
0
0
5
10
15
20
25
时间（min）

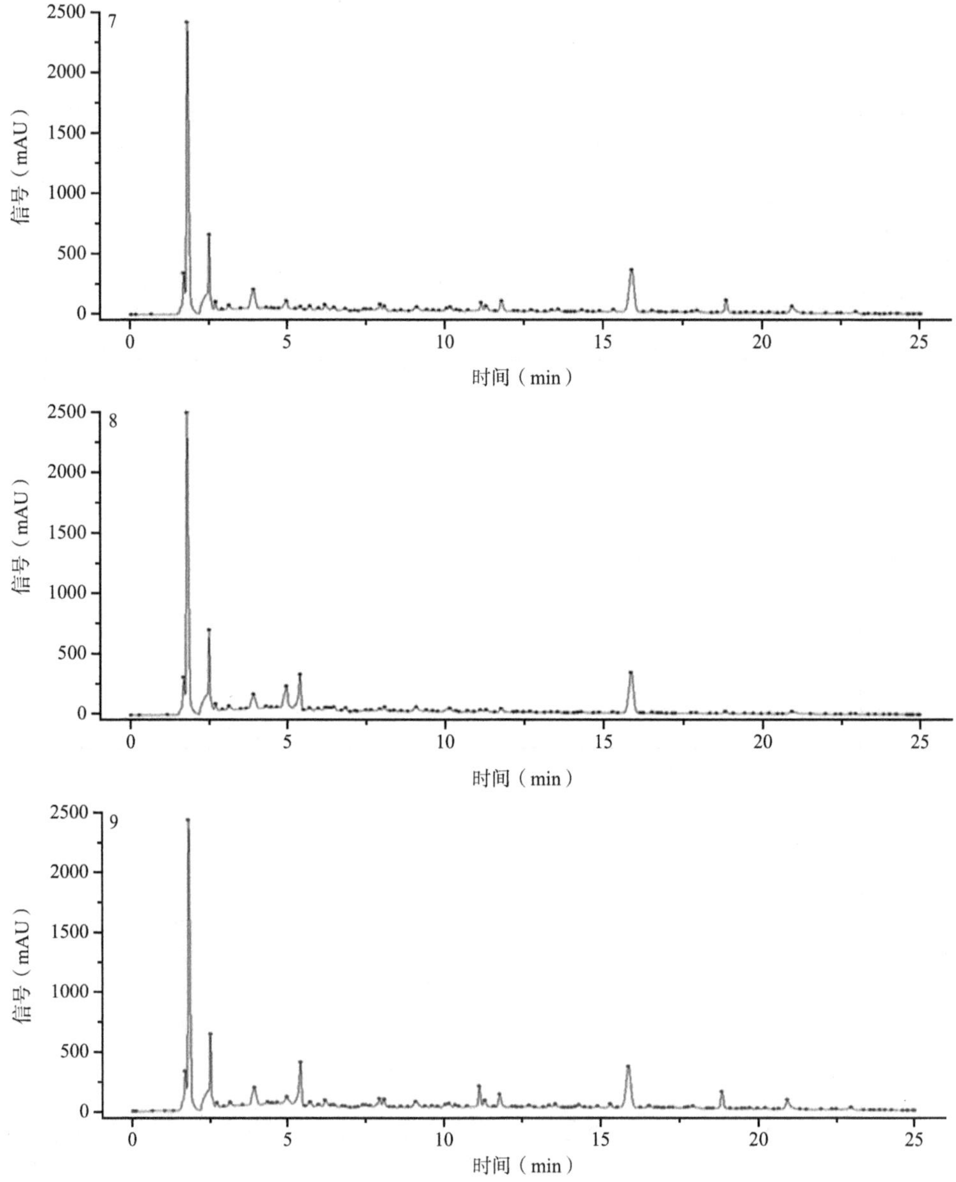

图 13-2-1 复方木鸡颗粒配伍 1 ～ 9 组指纹融合图谱

（二）复方木鸡颗粒抗肝硬化作用药效评价

1. HSC-T6 细胞培养

从 –80℃冰箱中取出细胞冻存管，迅速置于 37℃水浴中，不断振摇，待冻存管内液体完全溶解，1300 r/min 离心 5 min，用酒精棉球擦拭消毒外壁，移入超净台，弃上清液，加入培养液，吹打成细胞悬液，接种于培养瓶内，并放置于 CO_2 培养箱中培养，培养箱温度为 37℃，5% CO_2，细胞为贴壁生长细胞，隔日换液，细胞长至 90% 以上进行传代培养，实验过程严格执行无菌操作。

2. 细胞分组及给药

将 HSC-T6 细胞接种于含体积分数为 10% 胎牛血清的 DMEM 高糖培养基中，置于

37℃、5% CO_2 饱和湿度的条件下常规培养，2 天换液，依据细胞生长密度进行传代一次，取对数生长期、生长状态良好的细胞 1 瓶，经 PBS 清洗 2 次，用 0.25% 胰蛋白酶消化，待细胞变小变圆用含 10% 胎牛血清的 DMEM 培养液冲洗吹打细胞，制成单细胞悬液。细胞计数板上计数，合理稀释细胞悬液密度，并接种于 96 孔培养板，每孔 100 μl（除空白调零孔外，接种密度为每孔 8000 左右细胞），继续培养至细胞贴壁完全。

设调零组及空白对照组。调零组只加培养液。空白对照组只加 HSC-T6 细胞；弃去每孔原培养液，每孔给药 150 μl，空白对照孔、调零孔补加 150 μl 含 10% 胎牛血清的 DMEM 培养基，每组分别设 5 个复孔。继续培养箱培养 24 h 后，吸弃药液，加入 10% CCK-8 溶液，避光培养 2.5 h 后，计算复方木鸡颗粒给药后细胞增殖抑制率，并计算其 IC_{50}；将该浓度作为木鸡颗粒 9 个配伍组的给药浓度，进而开展各配伍组的药效学研究，结果见表 13-2-6。

表 13-2-6　复方木鸡颗粒对 HSC-T6 细胞抑制作用的考察

编号	给药浓度（mg/ml）	平均 OD（$\bar{x}\pm s$）	抑制率（%）
1	0	0.91±0.03	-
2	15	0.74±0.02	23.36
3	20	0.58±0.02	44.72
4	30	0.45±0.04	62.40

根据复方木鸡颗粒给药后细胞的增殖抑制情况，以木鸡颗粒的 IC_{50}（24 mg/ml），作为不同配伍组的给药浓度，对 HSC-T6 细胞进行分组给药。取处于对数生长期、生长状态良好的细胞 1 瓶，经 PBS 清洗 2 次，用 0.25% 胰蛋白酶消化，待细胞趋于变圆用含 10% 胎牛血清的 DMEM 培养液冲洗吹打细胞，制成细胞悬液，并用细胞计数板计数，合理稀释细胞悬液密度，并接种于 96 孔培养板。设调零组、空白对照组及给药孔。调零组只加培养液；空白对照组只加 HSC-T6 细胞。每孔 100 μl（除空白调零孔外，接种密度为每孔 8000 左右细胞），继续培养至细胞贴壁完全。弃去每孔原培养液；分组给药，每孔给药 150 μl，空白对照孔、调零孔补加 150 μl 含 10% 胎牛血清的 DMEM 培养基，每组分别设 5 个复孔。继续培养箱培养 24 h 后，吸弃药液，加入 100 μl 10% CCK-8 溶液，避光培养 2.5 h 后，用酶标仪在 450 nm 波长下，测定吸光值（OD），不同浓度复方木鸡颗粒对肝硬化细胞的抑制作用结果见表 13-2-7。

表 13-2-7　不同配伍组对 HSC-T6 细胞抑制作用的考察

组别	给药浓度（mg/ml）	平均 OD（$\bar{x}\pm s$）	抑制率（%）
组 1	24	0.50±0.02	71.66
组 2	24	0.60±0.01	62.92
组 3	24	0.62±0.02	60.87
组 4	24	0.66±0.02	57.45
组 5	24	0.62±0.06	60.92
组 6	24	0.69±0.02	54.91
组 7	24	0.64±0.02	59.30
组 8	24	0.81±0.01	44.57
组 9	24	0.56±0.01	60.35

3. 复方木鸡颗粒质量与药效相关性评价

根据不同配伍组的指纹图谱，记录色谱峰保留时间和峰面积。首先将影响整体行为的数据进行分列，以反映系统药效行为特征的数据序列，即细胞的抑制率为母序列，以影响系统药效行为的因素数据序列，不同配伍组的 24 个共有峰峰面积为子系列。采用灰色关联度分析软件（Grey ModeLing_V3.0）进行分析，根据灰色相对关联度的计算公式进行计算，得出不同色谱峰与体外药效学评价指标之间的关联系数，结果关联度较强，关联度大于 0.84 的共有峰关联系数见表 13-2-8。

表 13-2-8 提取的色谱峰与抗肝硬化药效的关联系数

峰号	保留时（min）	关联系数	峰号	保留时间（min）	关联系数
1	2.463	0.9709	5	9.063	0.9907
2	2.676	0.8450	6	9.750	0.9692
3	4.463	0.8454	7	12.690	0.8696
4	8.043	0.9061			

4. 能效色带软件的程序设计

应用 Visual Basic（VB）编程语言对色带软件进行程序设计，以保留时间确定峰归属，计算与药效相关的各色谱峰的峰面积与关联度的乘积，并加和，以最大值为 10 换算至百分内，建立量效关系方程：$Y_{药效评分}=(0.9709X_1+0.8450X_2+0.8454X_3+0.9061X_4+0.9907X_5+0.9692X_6+0.8696X_7)/10\times100$，其中 $Y_{药效评分}$为复方木鸡颗粒抗肝硬化的药效评分，$X_1\sim X_7$ 分别为 7 个色谱峰的相对峰面积，最终得到复方木鸡颗粒对抗肝硬化药效的药效评分。

应用 VB 程序开发工具设计软件操作界面，以及评分输出方式，该 VB 工程共包含 2 个窗体、2 个模块和 1 个用户控件，其中窗体包含欢迎界面和主要操作窗体（图 13-2-2），主窗体中共有 5 个 click 事件和 7 个 change 事件，他们都被相应的程序设计语言所控制，由于仪器设备不同，同一色谱条件下色谱峰的保留时间可能不同，因此本程序设计时采用手动输入内标物峰的保留时间及峰面积，以避免仪器不同所导致的偏差。在 2 个模块中输入了程序所用到的公用的函数、过程、常数、自定义结构、全局变量等。由图 13-2-2 可知，色带被分为 6 个颜色区域，分别为红、橙、黄、绿、蓝、紫，共 100 分，以指针指示复方木鸡颗粒最终药效评分。通过待检测样品选择，导入待检测样品融合图谱数据，输入内标物保留时间和峰面积，读取待检测样品数据，待检测数据容量中显示待检测样品共有峰数量，选择标准药效数据，即筛选出的与抗肝硬化相关的 7 个共有峰的图谱数据，标准药效容量中显示为 7，以标准药效数据中相对保留时间作为指标，通过量效关系方程读取待检测样品药效数据，最后检测抗肝硬化药效，即可通过指针指示分数直观反映复方木鸡颗粒抗肝硬化的药效。

该方法实现了通过检测复方木鸡颗粒中有效成分相对峰面积，即可将其抗肝硬化药效以“色带”形式直观反映出来，可用于评价复方木鸡颗粒质量及其发挥抗肝硬化作用的药效效果，可应用于企业实际生产中，通过测定有效成分含量可直观反映其药效，对于企业保障药品质量，稳定临床疗效起到了积极的作用，具有良好的实用价值。

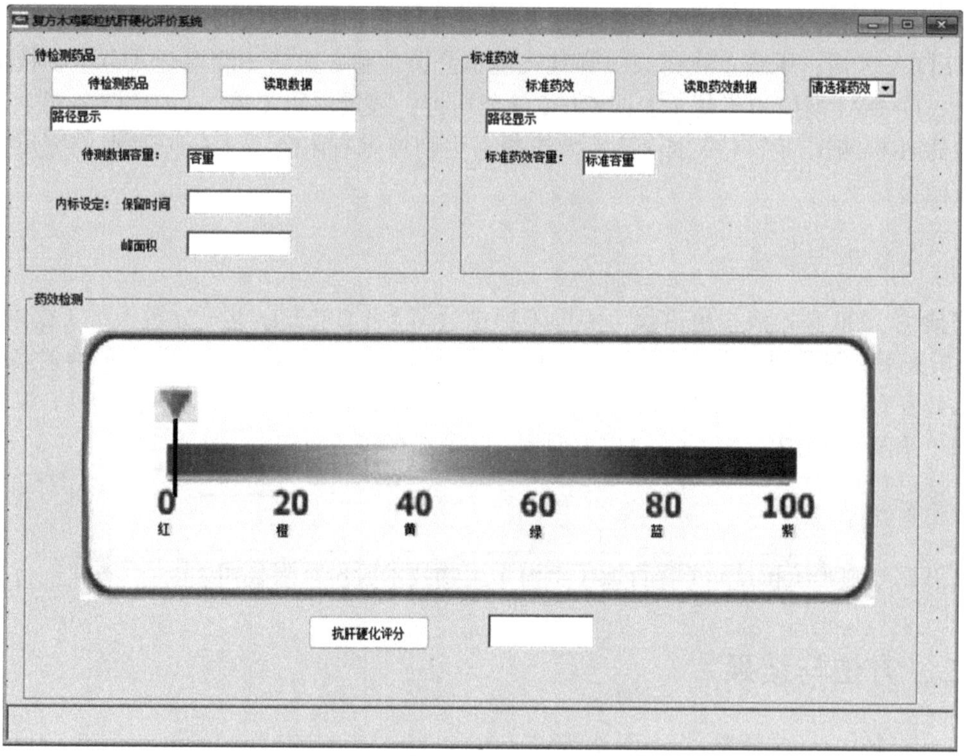

图 13-2-2　色带软件操作界面

本研究将复方木鸡颗粒有效成分含量与其抗肝硬化作用相关联。通过有效成分含量与药效相关性研究，阐明了复方木鸡颗粒指纹图谱特征与其抗肝硬化作用的相关性，从而使构建的复方木鸡颗粒抗肝硬化药效指纹图谱更有针对性的控制复方木鸡颗粒质量，并首次将复方木鸡颗粒抗肝硬化药效的评分以“能效色带”的形式表现出来。针对指纹图谱和药效作用的相关性，建立相应的量效关系方程，在此基础上开发相应的软件，将复方木鸡颗粒抗肝硬化的药效通过“能效色带”直观的形式表现出来，实现对中药药效的“可视化”预测。本研究首次应用“能效色带”软件对复方木鸡颗粒抗肝硬化作用进行评价，即通过输入指纹图谱数据，直接计算该药的药效作用，此方法操作简便，可以实现对药效作用的预测和计算，进而评价复方木鸡颗粒的质量。将此方法应用于企业实际生产，通过测定有效成分含量即可直观反映其药效，对于企业保障药品质量，稳定临床疗效，树立良好口碑意义重大，具有较好的实际应用价值。

第三节　复方市鸡颗粒抗肝癌能效色带研究

一、实验材料

（一）药材与试剂

云芝、山豆根、菟丝子、核桃楸皮均由丹东药业集团有限公司提供；磺胺异噁唑对照品（中国药品生物鉴定所，批号：018-8905）；甲醇（色谱级）美国 TEDIA 公司，乙腈（色谱级）美国 TEDIA 公司；甲酸（质谱级）赛默飞世尔公司，胎牛血清（北京全式金生物技术有限公司）；DMEM 高糖培养基（美国 GIBCO 公司）；胰蛋白酶（美国 GIBCO 公司）；细胞增殖及毒性检测试剂盒（CCK-8）（大连美仑生物技术有限公司）；纯净水（杭州娃哈哈集团有限公司）。

（二）仪器与设备

安捷伦 1290 高效液相色谱仪（美国安捷伦公司）；CP225D 电子分析天平（德国 Sartorius 分析天平有限公司，十万分之一）；HD2-BCN-1360B 型生物洁净工作台（哈尔滨东联电子技术开发有限公司）；SUNRISE 型酶标仪（瑞士 TECAN 公司）；US AUTOFLOW 型 CO_2 培养箱（德国 NUAIRE 公司）；AE31 型倒置相差显微镜（Motic 公司）。

（三）细胞株

人肝癌细胞（HepG2）（赛百慷（上海）生物技术股份有限公司）。

二、方法与结果

（一）复方木鸡颗粒指纹图谱研究。

1. 四味中药组合的均匀设计

均匀设计适用于多因素多水平实验的实验设计方法，本方法采用均匀设计可使安排的试验次数极大减少，可定量分析各因素对试验结果的影响。均匀设计方法，其要求均匀设计中水平数至少为因素数的 2 倍，复方木鸡颗粒由 4 味药材组成，分别为云芝、核桃楸皮、山豆根，菟丝子；本实验选用 $U_9(9^6)$ 均匀设计表，涉及 4 因素，9 水平，不考虑交互作用，其均匀设计表，使用表分别如表 13-3-1 及表 13-3-2 所示。

表 13-3-1　均匀设计表 $U_9(9^6)$

试验号	1	2	3	4	5	6
1	1	2	4	5	7	8
2	2	4	8	1	5	7
3	3	6	3	6	3	6
4	4	8	7	2	1	5
5	5	1	2	7	8	4
6	6	3	6	3	6	3
7	7	5	1	8	4	2
8	8	7	5	4	2	1
9	9	9	9	9	9	9

表 13-3-2　均匀设计 $U_9(9^6)$ 使用表

因素数	列号
2	1，3
3	1，3，5
4	1，2，3，5

根据均匀设计方案选用 $U_9(9^6)$ 表，考察 4 因素分别为云芝、核桃楸皮、山豆根及菟丝子，每个因素分别设计九个水平。参照 2020 年版《中国药典》规定的用量范围，各药材水平表见表 13-3-3。

表 13-3-3　复方木鸡颗粒单味药材配伍水平表

试验号	云芝（g）	核桃楸皮（g）	山豆根（g）	菟丝子（g）
水平 1	0.00	0.00	0.00	0.00
水平 2	3.38	1.12	0.75	1.50
水平 3	6.75	2.25	1.50	3.00
水平 4	10.13	3.38	2.25	4.50
水平 5	13.50	4.50	3.00	6.00
水平 6	16.87	5.62	3.75	7.50
水平 7	20.25	6.75	4.50	9.00
水平 8	23.63	7.87	5.25	10.50
水平 9	27.00	9.00	6.00	12.00

为了排除量效关系对药效结果的影响，在保持各组药材配比关系不变的条件下，将各组生药量调节至相同。具体配伍水平见表 13-3-4。

表 13-3-4　调整后各组药用量

试验号	云芝（g）	核桃楸皮（g）	山豆根（g）	菟丝子（g）	总重（g）
水平 1	0.00	2.46	4.90	19.64	27.00
水平 2	5.06	5.06	7.88	9.00	27.00
水平 3	10.80	9.00	2.40	4.80	27.00
水平 4	12.15	9.45	5.40	0.00	27.00
水平 5	14.73	0.00	0.82	11.45	27.00
水平 6	15.00	2.00	3.33	6.66	27.00
水平 7	18.69	4.15	0.00	4.15	27.00
水平 8	18.28	5.22	2.32	1.16	27.00
水平 9	13.50	4.50	3.00	6.00	27.00

2. 供试品溶液的制备

取按照均匀设计得到 4 味药材的 9 个配伍组合，将各个配伍组的药材混匀，置圆底烧瓶中，加入药材质量的 10 倍量水回流提取 3 次，第一次 3 h，第二次 3 h，第三次 4 h，摇匀，合并滤液并减压回收至干，即得浸膏。取浸膏 1 g，精密加入 25 ml 甲醇，精密称定重量，超声（功率 700 W，频率 40 kHz）1 h，静置，放冷，再次称定重量，用甲醇补足损失重量，摇匀挥干，并用甲醇复溶，定容至 5 ml。加入磺胺异噁唑对照品 200 μl（浓度为 2 mg/ml，溶剂为甲醇），作为内标物溶液，磺胺异噁唑的终浓度为 100 μg/ml。

3. 供试品全时段双波长融合图谱建立

（1）色谱条件 Agilent-1260 Infiniy Ⅱ高效液相色谱仪，Agilent Poroshell SB-C_{18}（4.6 mm × 100 mm，2.7 μm）色谱柱，流动相 A 为甲酸：水（v ： v=0.2 ： 100），B 为乙腈，梯度洗脱。流速 0.6 ml/min，柱温 30℃，检测波长为 230 nm、283 nm，进样量 6 μl。洗脱梯度表 13-3-5 所示。

表 13-3-5 梯度洗脱程序

时间（min）	A（%）	B（%）
0	95	5
2	90	10
8	80	20
18	70	30
25	65	35

（2）供试品全时段双波长融合图谱建立 通过 DAD（二极管阵列）检测器对 9 个配伍组色谱图进行紫外全波长（200 ～ 400 nm）扫描。根据扫描结果确定将波长 230 nm、283 nm 作为融合波长。分别从 Agilent-1260 Infiniy Ⅱ色谱工作站中导出 230 nm、283 nm 的 .csv 格式数据文件，更改数据格式文件为 .xls 格式，使用 Matlab 软件编程，对上述格式数据进行全时段多波长信息融合，得到一张同时反映 2 个波长信息的色谱图和一组图谱文件，全时段多波长信息融合色谱图见图 13-3-1。采用以上方法检测 9 个配伍组的液相色谱，并输出保留时间及峰面积等数据，为后续研究做铺垫。

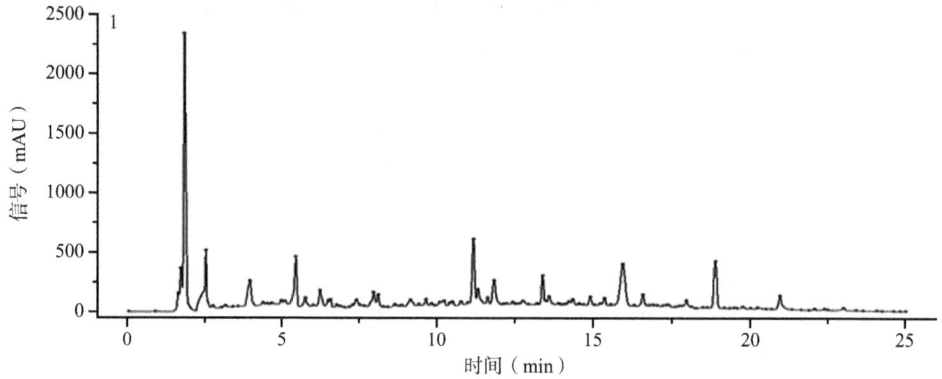

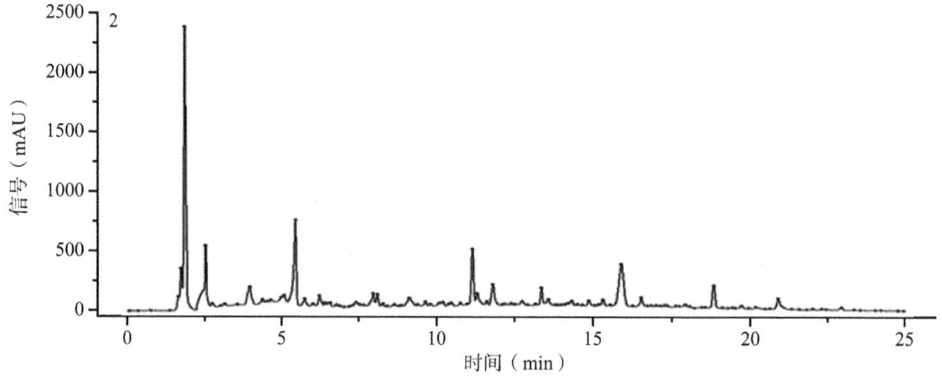

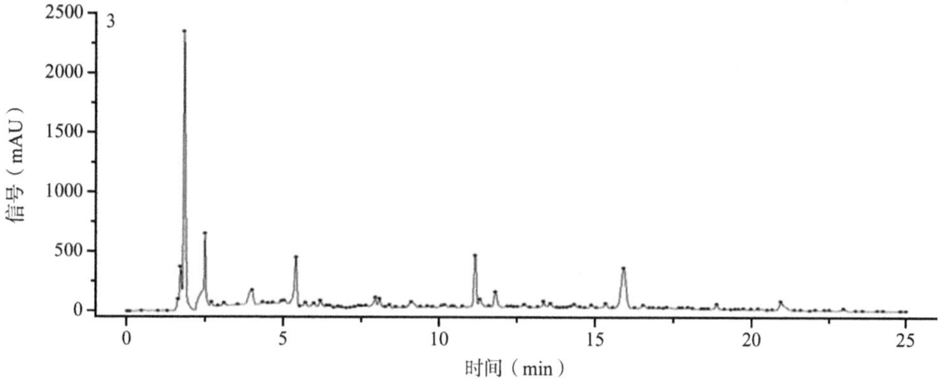
3
信号（mAU）
时间（min）

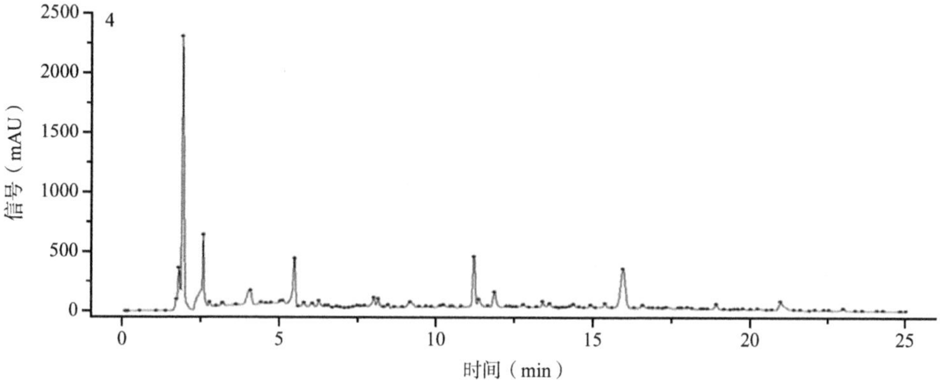
4
信号（mAU）
时间（min）

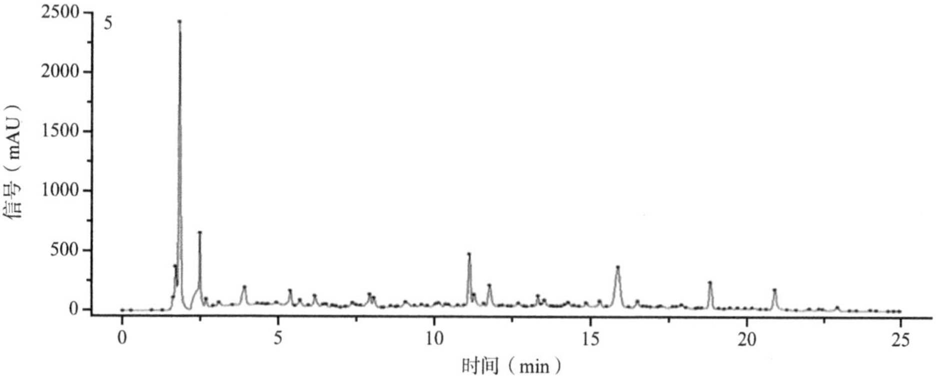
5
信号（mAU）
时间（min）

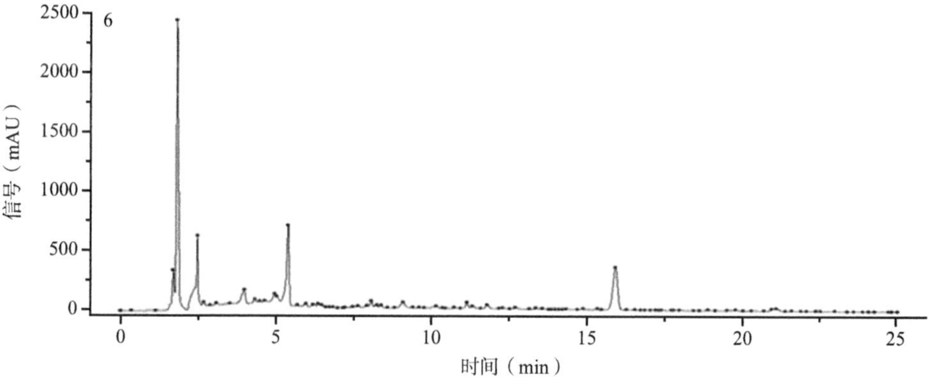
6
信号（mAU）
时间（min）

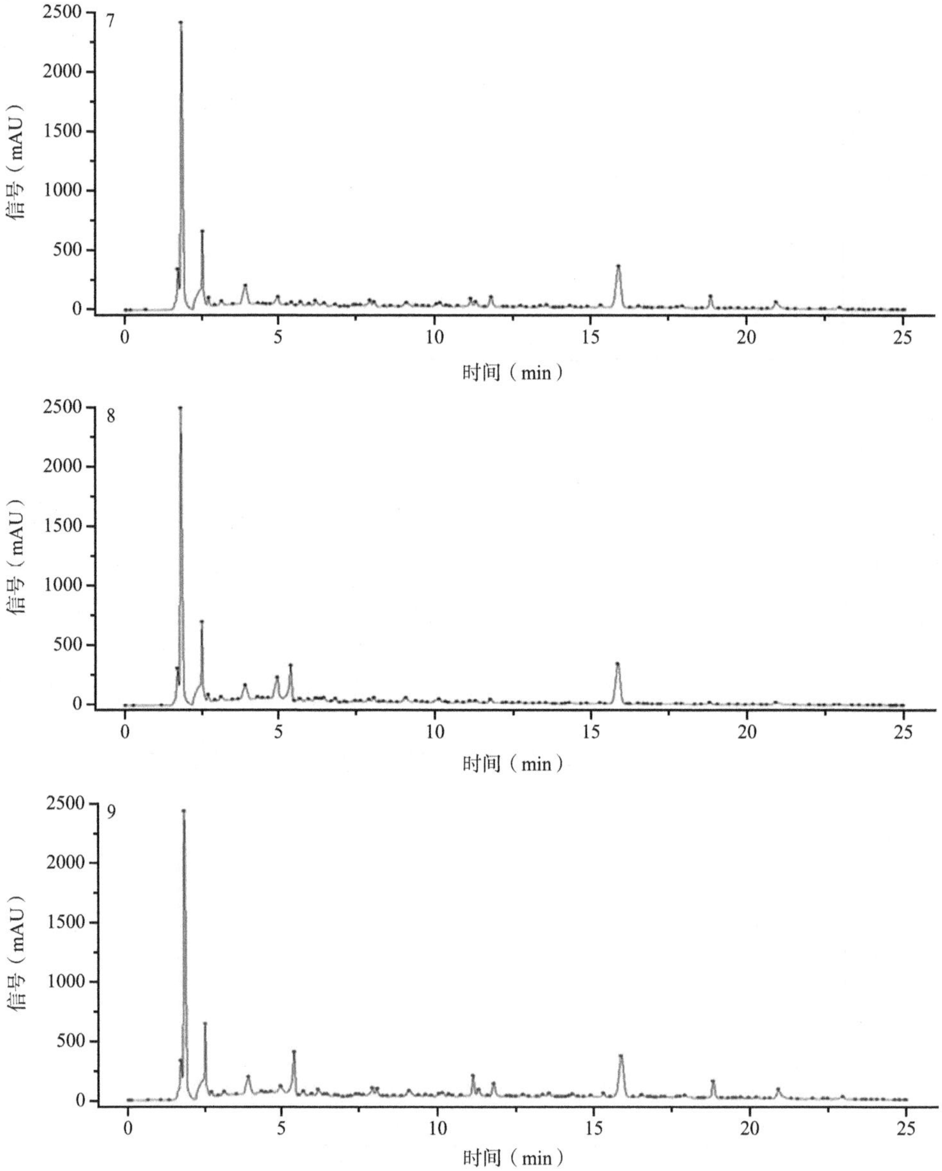

图 13-3-1　复方木鸡颗粒配伍 1 ～ 9 组指纹融合图谱

（二）复方木鸡颗粒抗肝癌作用药效评价

1. HepG2 细胞培养

从 –80℃冰箱中取出细胞冻存管，迅速置 37℃水浴中，不断振摇，待冻存管内液体完全溶解，于 1300 r/min 离心 5 min，用酒精棉球擦拭消毒外壁，移入超净台，弃上清液，加入培养液，吹打成细胞悬液，接种于培养瓶内，并置于 CO_2 培养箱（37℃，5% 体积分数的 CO_2）中培养；细胞为贴壁生长细胞，隔日换液，细胞长至培养瓶 90% 以上进行传代培养，严格按照无菌操作。

2. 细胞分组及给药

将 HepG2 细胞接种于含体积分数为 10% 胎牛血清的 DMEM 高糖培养基中，置于 37℃、5% 体积分数 CO_2 饱和湿度的条件下常规培养。2 天换液，依据细胞生长密度进行一次传代，取对数生长期、生长状态良好的细胞 1 瓶，经 PBS 清洗 2 次，用 0.25% 体积分数的胰蛋白酶 PBS 溶液消化，待细胞变小变圆用含 10% 胎牛血清的 DMEM 培养液冲洗吹打细胞，制成单细胞悬液。细胞计数板上计数，合理稀释细胞悬液密度，并接种于 96 孔培养板，每孔 100 μl（除空白调零孔外，接种密度为每孔 8000 左右细胞），继续培养至细胞贴壁完全。设调零组及空白对照组，调零组只加培养液，空白对照组只加 HepG2 细胞。弃去每孔原培养液，每孔给药 150 μl，空白对照孔、调零孔补加 150 μl 含 10% 太牛血清的 DMEM 培养基，每组分别设 5 个复孔。继续培养箱培养 24 h 后，吸弃药液，加入 10% CCK-8 溶液，避光培养 2.5 h 后，计算复方木鸡颗粒给药后细胞增殖抑制率，并计算其 IC_{50}（半数抑制浓度）；将计算所得的 IC_{50} 作为木鸡颗粒 9 个配伍组的给药浓度，进而开展各配伍组的药效学研究。结果见表 13-3-6。

表 13-3-6　复方木鸡颗粒对 HepG2 细胞抑制作用的考察

编号	给药浓度（mg/ml）	平均 OD（$\bar{x}\pm s$）	抑制率（%）
1	0	1.34±0.04	-
2	16	0.89±0.05	39.58
3	24	0.74±0.04	52.59
4	32	0.60±0.01	64.64

根据复方木鸡颗粒给药后，细胞的增殖抑制情况，以木鸡颗粒的 IC_{50}（20 mg/ml）作为不同配伍组的给药浓度，对 HepG2 细胞进行分组给药。取处于对数生长期、生长状态良好的细胞 1 瓶，经 PBS 清洗 2 次，用 0.25% 体积分数的胰蛋白酶 PBS 溶液消化，待细胞趋于变圆用含 10% 胎牛血清的 DMEM 培养液冲洗吹打细胞，制成细胞悬液。并用细胞计数板计数，合理稀释细胞悬液密度，并接种于 96 孔培养板。设调零组（只加培养液）、空白对照组（只加 HepG2 细胞）及给药孔。每孔 100 μl（除空白调零孔外，接种密度为每孔 8000 左右细胞），继续培养至细胞贴壁完全。弃去每孔原培养液；分组给药，每孔给药 150 μl，空白对照孔、调零孔补加 150 μl 含 10% 胎牛血清的 DMEM 培养基，每组分别设 5 个复孔。继续培养箱培养 24 h 后，吸弃药液，加入 100 μl 10% CCK-8 溶液，避光培养 2.5 h 后，用酶标仪在 450 nm 波长下，测定吸光值（OD），不同浓度复方木鸡颗粒对肝癌细胞的抑制作用结果见表 13-3-7。

表 13-3-7　不同配伍组对 HepG2 细胞抑制作用的考察

组别	给药浓度（mg/ml）	平均 OD（$\bar{x}\pm s$）	抑制率（%）
组 1	20	0.59±0.01	65.22
组 2	20	0.65±0.03	60.45
组 3	20	0.75±0.02	51.78
组 4	20	0.73±0.05	53.58
组 5	20	0.60±0.02	64.49
组 6	20	0.77±0.07	49.88
组 7	20	0.73±0.03	53.11
组 8	20	0.82±0.03	45.40
组 9	20	0.62±0.02	62.75

3. 复方木鸡颗粒质量与药效相关性评价

根据不同配伍组的指纹图谱，记录色谱峰保留时间和峰面积。首先将影响整体行为的数据进行分列，以反映系统药效行为特征的数据序列（细胞的抑制率）为母序列，以影响系统药效行为的因素数据序列（不同配伍组的 24 个共有峰峰面积）为子系列。采用灰色关联度分析软件 Grey ModeLing_V3.0 进行分析，根据灰色相对关联度的计算公式进行计算，得出不同色谱峰与体外药效学评价指标之间的关联系数，结果关联度较强，关联度大于 0.9 的共有峰关联系数见表 13-3-8。

表 13-3-8 提取的色谱峰与抗肝癌药效的关联系数

峰号	保留时间（min）	关联系数	峰号	保留时间（min）	关联系数
1	2.463	0.9233	7	8.043	0.9909
2	2.676	0.9327	8	9.063	0.9062
3	4.323	0.9311	9	9.750	0.9249
4	4.463	0.9331	10	12.690	0.9635
5	5.676	0.9013	11	14.630	0.9064
6	6.510	0.9036			

4. 能效色带软件的程序设计

应用 Visual Basic（VB）编程语言对色带软件进行程序设计，以保留时间确定峰归属，计 0 ～ 100 之间的数值，建立量效关系方程：$Y_{药效评分}=(0.9233X_1+0.9327X_2+0.9311X_3+0.9331X_4+0.9013X_5+0.9036X_6+0.9909X_7+0.9062X_8+0.9249X_9+0.9635X_{10}+0.9064X_{11})/15\times100$，其中 $Y_{药效评分}$ 为复方木鸡颗粒抗肝癌的药效评分，X_1 ～ X_{11} 分别为 11 个色谱峰的相对峰面积，最终得到复方木鸡颗粒对抗肝癌药效的药效评分。

应用 VB 程序开发工具设计软件操作界面及评分输出方式。此项目 VB 工程共包含 2 个窗体、2 个模块和 1 个用户控件，其中窗体包含欢迎界面和主要操作窗体，如图 13-3-2 所示，主窗体中共有 5 个 click 事件和 7 个 change 事件，它们都被相应的程序设计语言所控制，由于仪器设备不同，同一色谱条件下色谱峰的保留时间可能不同，因此本程序设计时采用手动输入内标物峰的保留时间及峰面积，以避免由于仪器不同所导致的偏差。在 2 个模块中输入了程序所用到的公用的函数、过程、常数、自定义结构、全局变量等。由图 13-3-2 可知，色带被分为 6 个颜色区域（红、橙、黄、绿、蓝、紫），共 100 分，以指针指示复方木鸡颗粒最终药效评分。通过待检测样品选择，导入待检测样品融合图谱数据，输入内标物保留时间和峰面积，读取待检测样品数据，待检测数据容量中显示待检测样品共有峰数量，选择标准药效数据，即筛选出的与抗肝癌相关的 11 个共有峰的图谱数据，标准药效容量中显示为 11，以标准药效数据中相对保留时间作为指标，通过量效关系方程读取待检测样品药效数据，最后检测抗肝癌药效，即可通过指针指示分数直观反映复方木鸡颗粒抗肝癌的药效。

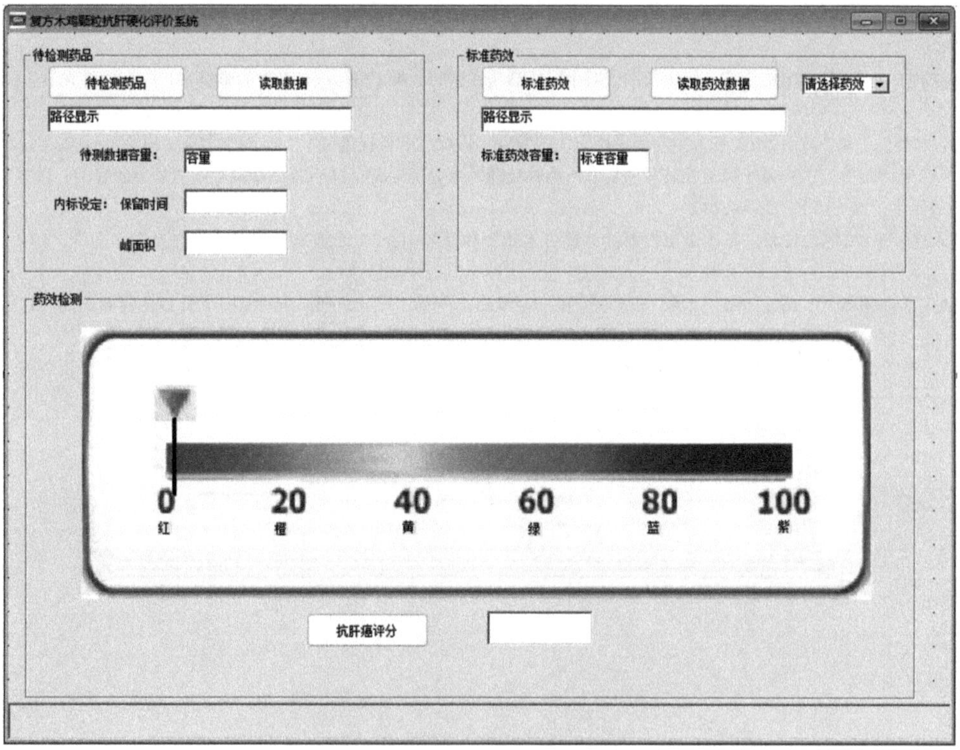

图 13-3-2　色带软件操作界面

第四节　研究小结

本章分别将复方木鸡颗粒有效成分含量与其抗肝炎作用、抗肝硬化作用、抗肝癌作用相关联。通过有效成分含量与药效相关性研究，分别阐明复方木鸡颗粒指纹图谱特征与其抗肝炎作用、抗肝硬化作用、抗肝癌作用的相关性，从而更有针对性的控制复方木鸡颗粒的质量。本章首次将复方木鸡颗粒抗肝炎、抗肝硬化、抗肝癌药效的评分，以“能效色带”的形式表现出来。针对指纹图谱和药效作用的相关性，建立相应的量效关系方程，在此基础上开发相应的软件，将复方木鸡颗粒抗肝炎、抗肝硬化、抗肝癌的药效通过“能效色带”直观的形式表现出来，实现对中药药效的“可视化”预测。本章首次应用“能效色带”软件对复方木鸡颗粒抗肝炎、抗肝硬化、抗肝癌作用进行评价，即通过输入指纹图谱数据，直接计算该药的药效作用，此方法操作简便，可以实现对药效作用的预测和计算，进而评价复方木鸡颗粒的质量，将此方法应用于企业实际生产，通过测定有效成分含量可直观反映其药效，对企业保障药品质量，稳定临床疗效，树立良好口碑意义重大，具有较好的实际应用价值。

参考文献

包永睿，杨欣欣，王帅，等，2019. 基于微流控芯片的菟丝子黄酮对大鼠 HSC-T6 细胞凋亡影响研究 [J]. 亚太传统医药，15（7）：26-30.

李慧，包永睿，王帅，等，2019. 基于灰色关联分析的茜草醇提物抗氧化、抗肝癌谱效关系研究 [J]. 中南药学，17（6）：815-819.

刘林莉，麻秀萍，徐剑，等，2022. 白及正丁醇提取物止血作用的谱效关系研究 [J]. 中药材，45（11）：2664-2670.

刘天竹，王帅，李天娇，等，2017. 基于均匀设计法东北天南星治疗肺癌药效组分配伍优化研究 [J]. 时珍国医国药，28（8）：2023-2025.

麦炜健，徐扬志，赵丹，等，2018. 表皮细胞生长因子对小鼠非酒精性脂肪肝炎 TNF-α、CHOP 的影响 [J]. 广东药科大学学报，34(6)：724-727.

孟宪生，包永睿，王帅，等，2019. 复方中药质量标志物的发现与量效色卡可视化技术 [J]. 药学学报，54（2）：222-227.

孙悦，包永睿，王帅，等，2021. 基于微流控芯片的复方木鸡颗粒药效组分诱导肝癌 HepG2 细胞凋亡配伍规律研究 [J]. 世界科学技术-中医药现代化，23（10）：3606-3612.

孙悦，包永睿，王帅，等，2021. 基于微流控芯片的复方木鸡颗粒诱导 HepG2 细胞凋亡作用研究 [J]. 中南药学，19（2）：177-181.

王宇琦，纪桂元，邓颖勋，等，2015. 白藜芦醇对蛋氨酸胆碱缺乏培养基诱导肝细胞损伤的保护作用 [J]. 营养学报，37（1）：41-46.

张丽敏，王嘉仡，孟宪生，等，2017. 基于全时段双波长融合 HPLC 图谱的山绿茶药材多成分定量研究 [J]. 药物分析杂志，37（8）：1497-1502.

第六部分

“自下而上，上下结合”——复方木鸡颗粒药效作用机制研究

中药作用机制研究在推动中医药现代化与国际化、提升中药临床疗效与安全性、促进中药创新药物的研发及弘扬中医药文化等方面都具有重要意义。然而中药具有多成分、多靶点的特点，使得分析中药作用机制，推进中药的国际化应用具有极大困难。

本部分以药效为导向，从代谢组学角度出发，采用定性鉴定和定量测定相结合的方法，对系统中的相关内源性物质进行定性，探索与药理成分作用相关的代谢途径。从代谢、相关基因、相关蛋白、相关金属等多个方面揭示了复方木鸡颗粒的“多成分、多靶点、多途径整合调节”的作用机制，构建了复方木鸡颗粒的生物药理网络，阐释科学内涵，形成“自下而上，上下结合”的复方木鸡颗粒药效作用机制研究思路。

本部分第十四章为复方木鸡颗粒各有效物质组分药效和作用机制的初步筛选；第十五章为复方木鸡颗粒及有效物质组分抗肝炎作用机制研究；第十六章为复方木鸡颗粒及有效物质组分抗肝硬化作用机制研究；第十七章为复方木鸡颗粒及有效物质组分抗肝癌作用机制研究。本部分研究揭示了复方木鸡颗粒抗肝炎、肝硬化、肝癌的作用机制，为其临床合理应用提供依据。

第十四章　复方木鸡颗粒各有效物质组分药效和作用机制的初步筛选

引　言

中药复方药效的发挥依赖多种有效物质组分的协同作用，针对中药复方中各有效物质组分的药效和作用机制进行初步筛选研究，对于精准地把握中药复方的药效特点及指导临床应用具有重要意义。

本章在明确复方木鸡颗粒的体内抗肝肿瘤药效的基础上，将该药物拆分为来自 4 味药材的 6 种不同组分：核桃楸皮黄酮、菟丝子黄酮、山豆根生物碱、菟丝子多糖、云芝多糖、山豆根多糖，然后对这 6 种组分在体外抑制肿瘤细胞增殖能力、促免疫细胞增殖活性及抑制血管新生能力进行了详细的考察，从提高机体免疫力、抑制肿瘤新生血管生成的角度，初步揭示了复方木鸡颗粒各有效物质组分的抗肿瘤作用机制。通过该研究，以期深入理解复方木鸡颗粒的药效物质基础及其作用机制，为其在临床上的广泛应用和进一步发展奠定坚实基础。

第一节　基于人 HepG2 细胞的体外抗肝癌有效组分筛选

一、实验材料

（一）仪器与设备

超低温冰箱（–80℃）（海尔公司）；NKSY 系列智能恒温水浴锅（常州诺基仪器有限公司）；W2001R 型 CO_2 培养箱（美国 SIM 公司）；Milli-Q 超纯水处理装置（美国 Millipore 公司）；ECLIPSE-TI 倒置荧光显微镜（日本 NIKON 公司）；SpectraMax Plus384 酶标仪（美国 Molecular Devices 公司）；Thermo Legend Micro 离心机（美国 Thermo Fisher 公司）。

（二）药材与试剂

核桃楸皮、菟丝子、山豆根、云芝药材由丹东药业提供，经辽宁中医药大学张建奎教授鉴定为胡桃科植物核桃楸 *Juglans mandshurica* Maxim. 的干燥树皮、菟丝子亚科植物菟丝子 *Cuscuta chinensis* Lam. 的干燥成熟种子、豆科植物越南槐 *Sophora tonkinensis* Gagnep. 的干燥根和根茎、多孔菌科真菌采绒革盖菌 *Coriolus versicolor*（L. ex Fr.）Quel 的干燥子实体，使用药材破碎机进行粉碎，过 4 号筛。

MTT，重组 Trypsin，紫杉醇标准品（购于北京索莱宝有限公司）；高糖 DMEM 培养基、0.25% Trypsin-EDTA，胎牛血清（购于美国 GIBCO 有限公司）；细胞级二甲基亚砜（DMSO）（美国 Sigma 公司）；青霉素、链霉素混合溶液（美国 Hyclone 公司）；碳酸氢钠，氯化钠，氯化钾，磷酸氢二钾，磷酸二氢钠均为分析级别（购于西陇化工股份有限公司）；不同直径的 0.22 μm 滤膜（购于美国 Millipore 公司）；细胞培养瓶、孔板（购于美国 Corning 公司）。

（三）主要试剂的配制

HepG2 完全培养液：将 FBS 置于 56℃水浴环境加热灭活 30 min，自然恢复至室温后，过 0.22 μm 滤器并分装至经高温高压灭菌处理过的 10 ml EP 管中，之后使用移液枪按照 10%（v ∶ v）的比例精确吸取转移到盛装有 DMEM 的容器内；按照 1%（v ∶ v）的比例精确吸取青链霉素混合溶液，转移到盛装上述混有 FBS 的 DMEM 的容器内，混匀，即得。

HepG2 细胞冻存液：取经过灭活、过滤处理的 FBS，上述配制好的 DMEM 完全培养液与 DMSO 按照 6 ∶ 3 ∶ 1（v ∶ v ∶ v）的比例混匀，即得。

MTT、PBS 等其余试剂、溶液按照本研究细胞培养 SOP 进行配制。

（四）细胞株

人肝癌 HepG2 细胞购于齐氏（上海）生物科技有限公司，细胞使用配制好的 DMEM 完全培养液置于细胞培养箱中（37℃、5% CO_2、饱和湿度）常规培养，每天换液，细胞密度汇合至 85% ～ 90% 时进行 1 ∶ 3 传代。

二、方法与结果

（一）复方木鸡颗粒各组分的制备

1. 核桃楸皮黄酮

称取适量预粉碎的核桃楸皮药材粉末，以 15 倍生药量的 60% 乙醇加热回流 2 次，每次 1 h，合并二次滤液，水浴加热浓缩至 0.1 g/ml 生药浓度，以同体积的 AB-8 湿树脂进行纯化，2 倍柱体积三级水除杂后 12 倍柱体积 60% 乙醇洗脱，洗脱液重复上述纯化方法进行二次纯化，二次洗脱液水浴加热浓缩至近干，减压干燥，即得。

2. 菟丝子黄酮

称取适量预粉碎的菟丝子药材粉末，以 15 倍生药量的 95% 乙醇加热回流 3 次，每次 1.5 h，合并三次滤液，水浴加热浓缩至 0.1 g/ml 生药浓度，用 HCl 和 NaOH 将浓缩液 pH 调至 5，以 1.1 倍体积的 HPD-400 湿树脂进行纯化，2 倍柱体积三级水除杂后 4 倍柱体积 60% 乙醇洗脱，洗脱液水浴加热浓缩至近干，减压干燥，即得。

3. 山豆根生物碱

称取适量预粉碎的山豆根药材粉末，以 10 倍生药量 65% 乙醇加热回流 2 次，每次 2 h，合并二次滤液，水浴加热浓缩至 0.8 g/ml 生药浓度，用 HCl 和 NaOH 将浓缩液 pH 调至 5，以 0.8 倍体积的 HPD-300 湿树脂进行纯化，2 倍柱体积三级水除杂后 8 倍柱体积 65% 乙醇进行洗脱，二次洗脱液水浴加热浓缩至近干，减压干燥，即得。

4. 菟丝子粗多糖

称取适量预粉碎的菟丝子药材粉末，以 20 倍生药量的三级水加热回流 2 次，每次 1 h，合并二次滤液，水浴加热浓缩至 0.5 g/ml 生药浓度，加入过量 80% 乙醇混匀，静置醇沉 24 h，滤过后水溶除杂，加热稍浓缩后涂于高温清洁灭菌处理过的搪瓷托盘内壁，置于真空干燥装置内常温干燥。

5. 山豆根粗多糖

称取适量预粉碎的山豆根药材粉末，以 10 倍量三级水加热回流 3 次，每次 1 h，合并 3 次滤液，水浴加热浓缩至 1.0 g/ml 生药浓度，加入过量 75% 乙醇混匀，静置醇沉 12 h，同本研究核桃楸皮黄酮制备方法进行除杂和干燥。

6. 云芝粗多糖

称取适量预粉碎的云芝药材粉末，以 30 倍量三级水加热回流 3 次，每次 2 h，合并 3 次滤液，水浴加热浓缩至 1.0 g/ml 生药浓度，加入过量 70% 乙醇混匀，静置醇沉 24 h，同本研究菟丝子粗多糖制备方法进行除杂和干燥。

上述提取纯化方法是在本课题组前期大量实验得出的制备方法基础上进一步优化而得，按照上述方法对 6 种组分进行制备，获得相应组分的干膏，使用研钵进行粉碎，过 5 号筛（80 目），放入自封袋内，密封后置于阴凉处保存。

（二）各给药组含药培养液的配制

适量称取核桃楸皮黄酮、菟丝子黄酮、山豆根生物碱干膏粉末，使用 DMEM 完全培养液将各组分配制为含该组分 2.00 mg/ml 生药浓度的含药培养液，0.22 μm 滤膜除菌，按实验要求稀释成相应浓度用于后续实验。

适量称取菟丝子多糖、山豆根多糖、云芝多糖干膏粉末，加入一定体积的 DMSO 混悬均匀后加入少量 DMEM 完全培养液常温放置，使多糖沉淀溶胀 30 min，之后 80℃水浴加热 1 h，使多糖完全溶解，之后补加适量 DMEM 培养液将各组分配制为含该组分 2.00 mg/ml 生药浓度的含药培养液，并保证 DMSO 的最终体积分数小于 0.3%，使用 0.22 μm 滤膜滤过，按实验要求稀释成相应浓度用于后续实验。

吸取适量顺铂注射液，加入适量 DMEM 完全培养液配制成终浓度为 8 μg/ml 的母液，用时稀释至合适浓度，4℃备用。

（三）MTT 法考察各组分对人肝癌细胞 HepG2 的增殖抑制作用

取处于对数生长期的 HepG2 细胞，弃去培养液，使用 PBS 清洗 2 次，每次 3 ml，0.25% 胰酶消化，于 1200 r/min 离心 5 min，调整细胞密度至 5×10^4 个 /ml，每孔 0.10 ml 接种于 96 孔板中，并补加 0.10 ml 的 DMEM 培养液放入细胞培养箱中孵育。当细胞贴壁完全，密度达 85% 左右时，小心吸弃原培养液，并分别给予 0.20 mL 含有 0.25 mg/ml、0.50 mg/ml、1.00 mg/ml、1.50 mg/ml、2.00 mg/ml 的各组分含药培养液及浓度为 8 μg/ml 顺铂含药培养液，同时设置不接种细胞，只加培养液的调零孔和接种细胞并给予不含药培养液的阴性对照组，每组实验设5个复孔，分别于药物干预24 h、48 h、72 h后，每孔避光加入20 μl MTT，37℃避光孵育4 h后吸弃培养液，每孔加入150 μl DMSO，置于摇床上摇晃10 min，使甲瓒充分溶解，使用酶标仪于492 nm处读取OD。各组实验均重复3次，取3次平均OD计算各组分在各时间点对HepG2细胞的增殖抑制作用，计算公式为：抑制率（%）=（$OD_{给药组}-OD_{阴性对照组}-OD_{调零组}$）/（$OD_{给药组}-OD_{调零组}$）×100。

（四）实验结果

使用Excel软件统计所有给药组的OD值数据，并按照“（三）”中公式计算其抑制率和标准差；使用Excel软件计算不同给药组实验中各组顺铂的细胞增殖抑制率之间的相对标准偏差（RSD，%）；使用SPSS22.0软件单因素方差分析功能计算各给药组与顺铂组细胞增殖抑制率之间的统计学差异，以$P < 0.05$认定为有显著差异；使用SPSS22.0软件Probit回归功能对各给药组各时间点的IC_{50}进行估算（响应频率为时间点的抑制率，观测值汇总设为100，协变量设为给药浓度，模型选择“Logit”，转换选择“以10为底的对数”）。结果见表14-1-1至表14-1-6，IC_{50}对比结果见表14-1-7，顺铂组组间RSD见表14-1-8。

表14-1-1 核桃楸皮黄酮（HH）各剂量组不同时间点对HepG2细胞增殖抑制率的影响（$n=3$，$\bar{x}\pm s$，%）

组别 \ 时间	24 h	48 h	72 h
HH 0.25 mg/ml组	8.33±0.60	12.50±0.52	20.01±1.01
HH 0.50 mg/ml组	20.62±0.50	33.87±0.99	45.67±1.11
HH 1.00 mg/ml组	32.05±0.11	47.21±1.28	57.52±1.01
HH 1.50 mg/ml组	53.04±1.51	62.99±0.98	77.04±1.05
HH 2.00 mg/ml组	64.66±0.58	76.90±1.59	91.19±1.45
顺铂8 μg/ml组	51.75±0.84	72.76±1.31	86.99±1.77

表14-1-2 菟丝子黄酮（TH）各剂量组不同时间点对HepG2细胞增殖抑制率的影响（$n=3$，$\bar{x}\pm s$，%）

组别 \ 时间	24 h	48 h	72 h
TH 0.25 mg/ml组	12.51±0.70	18.75±0.46	25.41±1.14
TH 0.50 mg/ml组	19.41±1.35	27.15±0.45	38.37±0.61
TH 1.00 mg/ml组	31.39±0.61	42.93±0.31	54.35±1.43
TH 1.50 mg/ml组	50.94±1.63	62.57±1.42	72.37±1.17
TH 2.00 mg/ml组	61.03±1.10	73.51±1.14	83.50±1.41
顺铂8 μg/ml组	49.95±1.35	69.75±1.23	81.40±2.22

表 14-1-3　山豆根生物碱（SS）各剂量组不同时间点对 HepG2 细胞增殖抑制率的影响（n=3，$\bar{x}\pm s$，%）

组别＼时间	24 h	48 h	72 h
SS0.25 mg/ml 组	5.46±0.90	10.20±0.71	17.80±1.29
SS0.50 mg/ml 组	15.39±0.98	23.57±0.95	30.63±1.38
SS1.00 mg/ml 组	23.64±0.82	31.60±1.28	42.08±0.98
SS1.50 mg/ml 组	36.64±0.60	51.98±0.70	62.72±2.31
SS2.00 mg/ml 组	44.14±1.43	59.89±1.10	72.73±1.35
顺铂 8 μg/ml 组	52.52±0.87	72.33±0.91	82.36±1.40

表 14-1-4　山豆根多糖（ST）各剂量组不同时间点对 HepG2 细胞增殖抑制率的影响（n=3，$\bar{x}\pm s$，%）

组别＼时间	24 h	48 h	72 h
ST 0.25 mg/ml 组	−2.38±1.10	−3.15±1.03	−5.84±1.79
ST 0.50 mg/ml 组	−2.74±1.75	0.82±1.81	3.91±1.96
ST 1.00 mg/ml 组	3.01±1.91	4.53±1.74	6.07±1.37
ST 1.50 mg/ml 组	4.98±1.73	6.95±1.34	10.66±1.08
ST 2.00 mg/ml 组	7.83±2.06	10.72±1.34	14.89±0.53
顺铂 8 μg/ml 组	54.44±1.01	70.72±0.46	85.29±1.30

表 14-1-5　菟丝子多糖（TT）各剂量组不同时间点对 HepG2 细胞增殖抑制率的影响（n=3，$\bar{x}\pm s$，%）

组别＼时间	24 h	48 h	72 h
TT 0.25 mg/ml 组	−2.62±1.10	−5.15±1.03	−3.84±1.83
TT 0.50 mg/ml 组	−4.51±1.57	−2.82±2.02	1.17±1.73
TT 1.00 mg/ml 组	3.04±1.11	6.48±1.18	8.21±1.45
TT 1.50 mg/ml 组	4.99±1.20	6.33±1.50	8.70±0.78
TT 2.00 mg/ml 组	8.83±1.55	10.16±1.04	14.05±0.49
顺铂 8 μg/ml 组	53.10±0.76	74.77±1.02	84.80±1.44

表 14-1-6　云芝多糖（YT）各剂量组不同时间点对 HepG2 细胞增殖抑制率的影响（n=3，$\bar{x}\pm s$，%）

组别＼时间	24 h	48 h	72 h
YT 0.25 mg/ml 组	−3.34±1.30	−4.55±1.03	−4.84±1.52
YT 0.50 mg/ml 组	−1.04±1.05	−0.82±0.99	0.11±0.92
YT 1.00 mg/ml 组	2.61±0.91	2.08±1.03	3.07±1.01
YT 1.50 mg/ml 组	5.18±0.65	5.95±1.13	7.66±1.08
YT 2.00 mg/ml 组	6.43±1.92	9.56±0.86	11.74±0.99
顺铂 8 μg/ml 组	52.01±1.88	70.89±1.75	81.67±0.97

表 14-1-7　各给药组不同时间点的 IC_{50} 比较（n=3，$\bar{x}\pm s$，mg/ml）

组别＼时间	24 h	48 h	72 h
HH 组	1.412±0.020	0.951±0.029	0.632±0.014
TH 组	1.531±0.038	1.023±0.016	0.694±0.010
SS 组	2.447±0.039	1.507±0.035	1.017±0.023
ST 组	--	--	--
TT 组	--	--	--
YT 组	--	--	--

注："--"表示最大抑制率不足 50%，未进行计算。

表 14-1-8　顺铂给药组间的相对标准偏差值比较（n=6）

组别＼时间	24 h	48 h	72 h
平均值（%）	52.30	71.87	83.75
标准差	1.50	1.80	2.27
RSD（%）	2.86	2.50	2.71

本研究采用传统的 MTT 法，对本课题组前期初步筛选出的复方木鸡颗粒中具有体内抗肝肿瘤活性的 6 种不同有效组分干预体外培养的人肝癌 HepG2 细胞不同时间的抑制生长活性进行研究，由于组分与剂量较多，无法在同一块孔板上完成实验，本研究设计了多张孔板同时进行实验，以每一张孔板完成一种组分的药效实验，每组实验前对所有待用细胞进行了相同时间的饥饿处理，使绝大多数细胞处于相同或相似的状态，每次实验时都统一了各孔板内的细胞种板密度以保证实验数据的齐同可比，实验结束后对由不同孔板得到顺铂给药组的实验结果进行统计分析（表 14-1-8），各组数据的标准差均很小，且总体 RSD 均小于 3%，说明不同组得到的实验结果具有较好的齐同可比性。

由表 14-1-1 至表 14-1-6 可以看出，上述 6 种组分都具有抑制体外培养的人肝癌 HepG2 细胞生长的活性，按其在 72 h 时对细胞抑制率的大小排名，为核桃楸皮黄酮（HH）＞菟丝子黄酮（TH）＞山豆根生物碱（SS）＞山豆根多糖（ST）＞菟丝子多糖（TT）＞云芝多糖（YT）。其中 HH 的药效稍好于 TH，两者最大给药剂量的药效都强于本研究设立的阳性药顺铂（8 μg/ml）；SS 的药效次之于两种黄酮类成分，最大剂量组的细胞抑制率也不如顺铂，但其 72 h 的 IC_{50} 在众多具有抗肿瘤活性的中药中也占于中等，具有一定的应用价值；而方中的另外 3 组多糖类成分的药效则相对较差，其最大浓度组（2.0 mg/ml 生药浓度）在最大给药时间（72 h）下的抑制率均小于 15%，可能通过其他方式发挥抗肿瘤作用。

综上所述，本研究完成了本课题组前期筛选出的复方木鸡颗粒中 6 种有效组分体外抗肝肿瘤活性的验证、对比和总结分析，为后续实验的开展提供了较好的基础，也为上述组分对应的中药在临床上的合理应用剂量提供了一定的参考价值。

第二节　基于人NK细胞的体外促免疫活性有效组分筛选

一、实验材料

（一）仪器与设备

超低温冰箱（–80℃）（海尔公司）；NKSY系列智能恒温水浴锅（常州诺基仪器有限公司）；W2001R型 CO_2 培养箱（美国SIM公司）；Milli-Q超纯水处理装置（美国Millipore公司）；ECLIPSE-TI倒置荧光显微镜（日本NIKON公司）；SpectraMax Plus384酶标仪（美国Molecular Devices公司）；Thermo Legend Micro离心机（美国Thermo Fisher公司）。

（二）药材与试剂

核桃楸皮、菟丝子、山豆根、云芝药材，由丹东药业提供，经辽宁中医药大学张建奎教授鉴定，分别为胡桃科植物核桃楸 *Juglans mandshurica* Maxim.的干燥树皮、菟丝子亚科植物菟丝子 *Cuscuta chinensis* Lam.的干燥成熟种子、豆科植物越南槐 *Sophora tonkinensis* Gagnep.的干燥根和根茎、多孔菌科真菌采绒革盖菌 *Coriolus versicolor*（L. ex Fr.）Quel的干燥子实体，使用药材破碎机进行粉碎，过4号筛。

MTT，重组Trypsin，紫杉醇标准品，购于北京索莱宝有限公司；高糖DMEM培养基、0.25% Trypsin-EDTA，胎牛血清，购于美国GIBCO有限公司；细胞级二甲基亚砜（DMSO），购于美国Sigma公司；青霉素、链霉素混合溶液，购于美国Hyclone公司；碳酸氢钠，氯化钠，氯化钾，磷酸氢二钾，磷酸二氢钠，均为分析级别，均购于西陇化工股份有限公司。不同直径的0.22 μm滤膜，购于美国Millipore公司；细胞培养瓶、孔板，购于美国Corning公司。

NK细胞基础培养基（附配有NK细胞培养因子、双抗、胎牛血清），购于赛百慷（上海）生物技术股份有限公司；Cell Counting kit（CCK-8），购于北京Solarbio科技有限公司。

（三）主要试剂的配制

NK细胞完全培养液：将购买的基础培养基与其匹配的NK细胞培养因子、双抗、胎牛血清按照赛百慷公司NK细胞培养说明书要求，适量加入到NK细胞基础培养基中。

MTT、PBS等其余试剂、溶液按照本实验室细胞培养SOP进行配制。

（四）细胞株

人NK细胞，购于赛百慷（上海）生物技术股份有限公司，纯度（CD_{3^-}、CD_{56^+}）约90%。细胞使用配制好的NK细胞完全培养液置于细胞培养箱中（37℃、5% CO_2、饱和湿度），按照悬浮细胞培养方式常规培养，隔天离心收集细胞并换液，每2次换液后进行1次传代操作，传代时使用细胞计数板计数确保细胞密度不少于 5×10^5 个/ml，防止因细胞数量过少导致的细胞增殖周期增长。

二、方法与结果

（一）各给药组含药培养液的制备

适量称取核桃楸皮黄酮、菟丝子黄酮、山豆根生物碱干膏粉末，使用DMEM完全培养液将各组分配制为含该组分2.00 mg/ml生药浓度的含药培养液，0.22 μm滤膜除菌，按实验要求稀释成相应浓度用于后续实验。

适量称取菟丝子多糖、山豆根多糖、云芝多糖干膏粉末，加入一定体积的DMSO混悬均匀后加入少量DMEM完全培养液常温放置，使多糖沉淀溶胀30 min，之后80℃水浴加热1 h，使多糖完全溶解，之后补加适量DMEM培养液将各组分配制为含该组分2.00 mg/ml生药浓度的含药培养液，并保证DMSO的最终体积分数小于0.3%，使用0.22 μm滤膜滤过，按实验要求稀释成相应浓度用于后续实验。

吸取适量顺铂注射液，加入适量DMEM完全培养液配制成终浓度为8 μg/ml的母液，用时稀释至合适浓度，于4℃储存备用。

使用NK细胞完全培养液将复方木鸡颗粒各组分配制为含该组分1.50 mg/ml的含药培养液，0.22 μm滤膜除菌，并按实验要求稀释成相应浓度用于后续实验。

NK生长因子组：在NK细胞培养基中添加适量的双抗后，加入NK细胞培养说明书规定额外20%含量的NK细胞生长因子、血清。

（二）CCK-8法考察各组分对人自然杀伤NK细胞的增殖作用

取处于对数生长期的NK细胞，1500 r/min收集5 min，加入新鲜的NK细胞培养液调整细胞密度至1×10^5个/ml，每孔0.10 ml接种于96孔板中，放入细胞培养箱中孵育，稳定1 h，1 h后分别给予0.10 ml含有0.20 mg/ml、0.37 mg/ml、0.75 mg/ml的各组分含药培养液，同时设置不接种细胞只加培养液的调零组、接种细胞并给予不含药培养液的阴性对照组、接种细胞并给予额外NK生长因子与血清的生长因子阳性组。每组实验设5个复孔，分别于药物干预24 h、36 h、48 h后加入10 μl CCK-8，孵育2 h后使用酶标仪于450 nm处读取OD。各组分实验均重复3次，取3次平均OD计算各组分在各时间点对NK细胞的增殖作用，计算公式为：增殖率（%）=（$OD_{给药组}-OD_{调零组}$）/（$OD_{阴性对照组}-OD_{调零组}$）×100。

（三）实验结果

使用Excel软件统计所有给药组的OD数据，并按照本部分“（二）”公式计算其抑制率和标准差；使用Excel软件计算不同给药组实验中各组顺铂的细胞增殖抑制率之间的相对标准偏差（RSD，%）；使用SPSS22.0软件单因素方差分析功能计算各给药组与顺铂组细胞增殖抑制率之间的统计学差异，以$P<0.05$认定为有显著差异；使用SPSS22.0软件Probit回归功能对各给药组各时间点的IC_{50}进行估算（响应频率为时间点的抑制率，观测值汇总设为100，协变量设为给药浓度，模型选择“Logit”，转换选择“以10为底的对数”）。不同给药组的实验结果如表14-2-1至表14-2-6所示，阳性对照组组间RSD见表14-2-7。

表 14-2-1　HH 各剂量组不同时间点对 NK 细胞增殖率的影响（n=3，$\bar{x}\pm s$，%）

组别＼时间	24 h	36 h	48 h
HH 0.20 mg/ml 组	−1.41±0.51	−3.22±0.37	−5.98±0.45
HH 0.37 mg/ml 组	−4.57±0.29	−8.33±0.68	−10.71±0.87
HH 0.75 mg/ml 组	−8.01±0.71	−11.72±0.76	−14.09±1.20
生长因子阳性组	12.75±1.74	18.76±1.31	24.99±1.07

表 14-2-2　TH 各剂量组不同时间点对 NK 细胞增殖率的影响（n=3，$\bar{x}\pm s$，%）

组别＼时间	24 h	36 h	48 h
TH 0.20 mg/ml 组	3.57±0.41	5.17±0.76	8.23±0.72
TH 0.37 mg/ml 组	6.91±0.34	8.88±0.57	11.02±0.70
TH 0.75 mg/ml 组	7.92±0.21	12.47±1.08	14.93±0.46
生长因子阳性组	13.56±0.46	19.02±1.11	24.05±1.26

表 14-2-3　SS 各剂量组不同时间点对 NK 细胞增殖率的影响（n=3，$\bar{x}\pm s$，%）

组别＼时间	24 h	36 h	48 h
SS0.20 mg/ml 组	0.87±0.31	−2.01±0.47	−4.12±0.50
SS0.37 mg/ml 组	−3.62±0.52	−5.98±0.49	−7.44±0.46
SS0.75 mg/ml 组	−6.22±0.57	−10.41±0.66	−12.97±0.85
生长因子阳性组	14.52±1.02	19.88±0.37	25.75±1.62

表 14-2-4　ST 各剂量组不同时间点对 NK 细胞增殖率的影响（n=3，$\bar{x}\pm s$，%）

组别＼时间	24 h	36 h	48 h
ST 0.20 mg/ml 组	2.88±0.23	4.07±0.47	4.92±0.57
ST 0.37 mg/ml 组	4.64±0.18	7.66±0.36	9.09±0.81
ST 0.75 mg/ml 组	7.95±0.59	10.92±0.77	13.15±0.64
生长因子阳性组	13.82±0.74	18.44±1.04	23.93±0.68

表 14-2-5　TT 各剂量组不同时间点对 NK 细胞增殖率的影响（n=3，$\bar{x}\pm s$，%）

组别＼时间	24 h	36 h	48 h
TT 0.20 mg/ml 组	3.65±0.31	4.78±0.32	6.12±0.21
TT 0.37 mg/ml 组	6.63±0.50	11.07±0.38	13.85±1.01
TT 0.75 mg/ml 组	10.94±0.51	17.21±0.48	19.75±0.81
生长因子阳性组	13.75±1.38	18.36±0.79	22.97±1.49

表 14-2-6 YT 各剂量组不同时间点对 NK 细胞增殖率的影响（n=3，$\bar{x}\pm s$，%）

组别 \ 时间	24 h	36 h	48 h
YT 0.20 mg/ml 组	5.27±0.19	7.74±0.53	9.01±0.89
YT 0.37 mg/ml 组	9.95±0.18	14.96±0.69	18.75±0.76
YT 0.75 mg/ml 组	14.25±1.23	18.57±1.00	20.71±0.99
生长因子阳性组	13.34±0.58	20.01±0.84	24.28±0.67

表 14-2-7 生长因子阳性组间的相对标准偏差值比较（n=6）

组别 \ 时间	24 h	36 h	48 h
平均值（%）	13.62	19.08	24.33
标准差	0.58	0.71	0.95
RSD（%）	4.29	3.74	3.92

本研究的目的是考察不同剂量的不同组分对 NK 细胞增殖活性是否具有干预作用及其干预程度的大小。因为本实验使用的含有不同组分的培养液在浓度≥1 mg/ml 后会有肉眼可辨的色差，而实验对象 NK 细胞又是一种悬浮细胞，若在加入 CCK-8 孵育前进行细胞收集、离心更换新鲜液体会对实验结果造成较大的影响，而不换液即加入 CCK-8 孵育可能会因孔内液体的本底颜色而对所测吸光度值产生一定的干扰，因此实验最终选择 0.20 mg/ml、0.37 mg/ml、0.75 mg/ml 三个浓度剂量来考察不同组分对 NK 细胞生长的增殖影响。

另外，由于组分和剂量设置较多，不能于同一块孔板上完成所有实验，因此本研究也采取了如第一节中的多孔板结果校正方式，在不同孔板中设置一致的阳性对照组，并在实验后对来自不同孔板的数据进行了统计学分析，结果显示，6 组实验的阳性对照组数据具有较小的标准差，其总体 RSD 均小于 5%，说明实验结果具有一定的可比性。

由表 14-2-1 至表 14-2-6 可知，复方木鸡颗粒各组分中，具有促免疫细胞增殖活性的是菟丝子黄酮及 3 种多糖类组分，且都随着给药剂量的增大而具有一定的量效相关性，其促增殖活性从大到小依次为云芝多糖＞菟丝子多糖＞菟丝子黄酮＞山豆根多糖；而核桃楸皮黄酮和山豆根生物碱两组组分则具有一定的抑制免疫细胞增殖的作用，这种抑制作用可能与其药材自身存在的一些毒性成分相关。

第三节 基于人内皮 HUVEC 细胞的体外抗新生血管有效组分筛选

一、实验材料

（一）仪器与设备

超低温冰箱（–80℃）（海尔公司）；NKSY 系列智能恒温水浴锅（常州诺基仪器有限公司）；W2001R 型 CO_2 培养箱（美国 SIM 公司）；Milli-Q 超纯水处理装置（美国 Millipore

公司）；ECLIPSE-TI 倒置荧光显微镜（日本 NIKON 公司）；SpectraMax Plus384 酶标仪（美国 Molecular Devices 公司）；Thermo Legend Micro 离心机（美国 Thermo Fisher 公司）。

（二）药材与试剂

核桃楸皮、菟丝子、山豆根、云芝药材，由丹东药业提供，经辽宁中医药大学张建奎教授鉴定为胡桃科植物核桃楸 *Juglans mandshurica* Maxim. 的干燥树皮、菟丝子亚科植物菟丝子 *Cuscuta chinensis* Lam. 的干燥成熟种子、豆科植物越南槐 *Sophora tonkinensis* Gagnep. 的干燥根和根茎、多孔菌科真菌采绒革盖菌 *Coriolus versicolor*（L. ex Fr.）Quel 的干燥子实体，使用药材破碎机进行粉碎，过 4 号筛。

MTT，重组 Trypsin，紫杉醇标准品，购于北京索莱宝有限公司；高糖 DMEM 培养基、0.25% Trypsin-EDTA，胎牛血清，购于美国 GIBCO 有限公司；细胞级二甲基亚砜（DMSO），购于美国 Sigma 公司；青霉素、链霉素混合溶液，购于美国 Hyclone 公司；碳酸氢钠，氯化钠，氯化钾，磷酸氢二钾，磷酸二氢钠，均为分析级别，均购于西陇化工股份有限公司。不同直径的 0.22 μm 滤膜，购于美国 Millipore 公司；细胞培养瓶、孔板，购于美国 Corning 公司。

内皮细胞基础培养基（附配有 HUVEC 细胞生长因子、双抗、血清），购于赛百慷（上海）生物技术股份有限公司。人重组 VEGF165，购于美国 PeproTech 公司；低成长因子型 Matrigel 基质胶（9.2 mg/ml，批号：6235004），购于美国 Corning 公司。

（三）细胞株

人 HUVEC 细胞，购于赛百慷（上海）生物技术股份有限公司。细胞使用配制好的 HUVEC 细胞完全培养液置于细胞培养箱中（37℃、5%CO_2、饱和湿度），按照贴壁细胞培养方式常规培养，根据细胞实际生长状态进行换液、传代。

二、方法与结果

（一）主要试剂的配制

HUVEC 细胞完全培养液：将购买的内皮细胞基础培养基分成两部分，一部分按照赛百慷公司 HUVEC 细胞培养说明书要求，适量加入其匹配的 HUVEC 细胞生长因子、双抗、血清，用于常规细胞培养。另一部分基础培养基分装到数个 10 ml EP 管中，按照不同使用需求加入少量血清、双抗或是只加入双抗，用作饥饿培养、维持培养或药物配制。

MTT、PBS 等其余试剂、溶液按照本实验室细胞培养 SOP 进行配制。

（二）含药培养液的制备

使用不含生长因子的 HUVEC 细胞培养液将复方木鸡颗粒各组分配制为含该组分 0.50 mg/ml 的含药培养液，0.22 μm 滤膜除菌，备用。

取 VEGF165 标准品，使用不含生长因子的 HUVEC 细胞培养液将其稀释成 10 ng/ml 浓度，备用。

称取适量索拉非尼标准品，加入一定体积的 DMSO 助溶，加入 HUVEC 细胞完全培养液，40℃超声处理使各组分完全溶解，之后补加适量 DMEM 培养液将终浓度调整为 2 nmol/ml，于 4℃下储存备用。

（三）基于 Matrigel 的 HUVEC 体外成管实验

1. 准备工作

实验前夜从 –20℃取出分装好的 CorningMatrigel 基质胶，置于 4℃环境下缓慢融化，准备适量合适体积的枪头、EP 管放于无菌盒内，密封，与待用的无菌封装的 96 孔板一同置于 –20℃冰箱内预冷处理。取出预先置于 4℃环境下解冻的 CorningMatrigel 基质胶，使用预冷的枪头吸取适量基质胶于预冷的 EP 管中，取出预冷的孔板，放于平整冰盒上，吸取基质胶 60 μl 加入孔板中心区域各孔内，该步骤需要谨慎操作，避免产生气泡，同时，向孔板最外两圈孔内各加入 200 μl PBS，以保持孔板湿润环境，基质胶不会因受热而皱缩或是脱水变性，将孔板放入 37℃ 1 h，使基质胶凝固，1 h 后取出孔板，向每孔加入 100 μl 使用不含生长因子的 HUVEC 培养液制备好的 HUVEC 细胞悬液（2×10^5 个 /ml），培养箱内培养过夜，使细胞附着并浸入基质胶内良好生长。

2. 给药干预

实验分为 10 组，分别为空白组、血清阳性组、VEGF165 组、索拉非尼组、核桃楸皮黄酮组、菟丝子黄酮组、山豆根生物碱组、山豆根多糖组、菟丝子多糖组、云芝多糖组。将孔板从培养箱内取出，小心吸去孔内细胞培养液，每孔加入 30 μl 含有 15% 血清的 HUVEC 完全培养液，作为血管生成的刺激物，然后分别加入 70 μl 含有 15% 血清的 HUVEC 完全培养液（空白组）、纯血清（血清阳性组）、含有 15% 血清的 HUVEC 完全培养液配制的索拉非尼、$VEGF_{165}$ 及本研究配制的各含药培养液，继续放入细胞培养箱培养 6 h。

3. 实验结果

培养 6 h 后取出孔板，使用倒置显微镜进行观察并拍照，不同组分干预下的 HUVEC 成管实验结果如图 14-3-1。

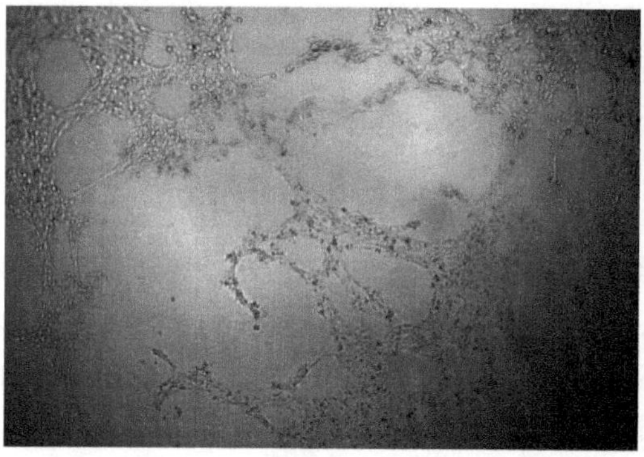

空白

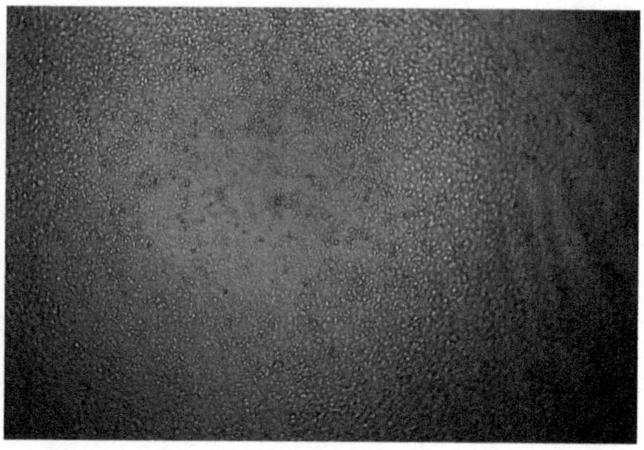

索拉非尼

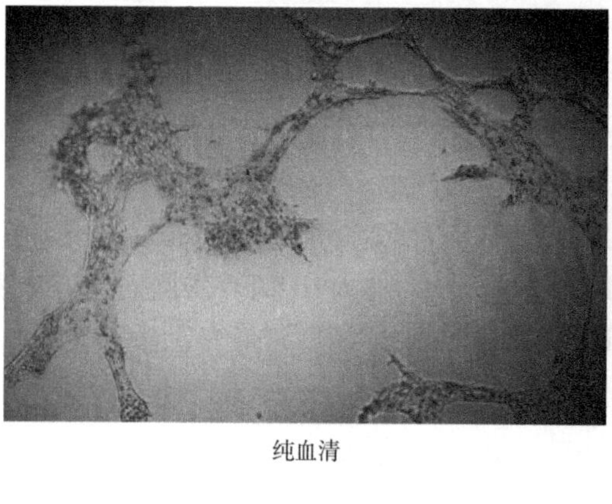

纯血清

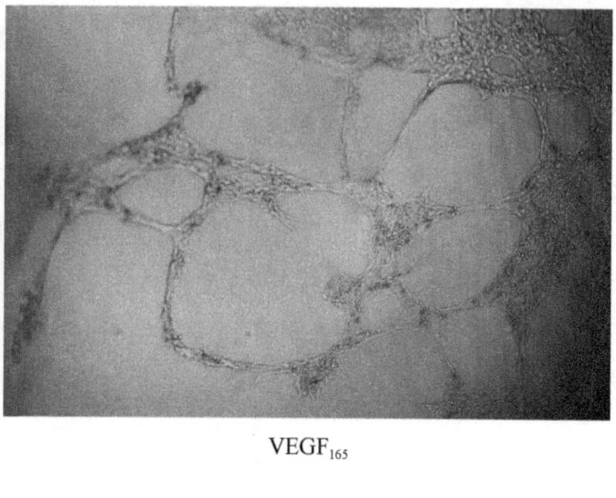

$VEGF_{165}$

核桃楸皮黄酮

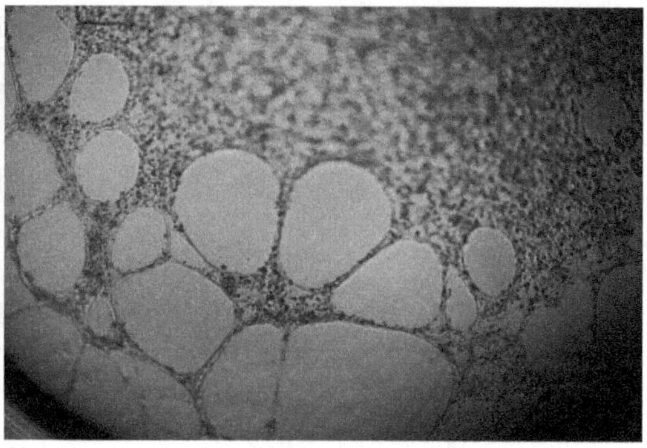

菟丝子黄酮

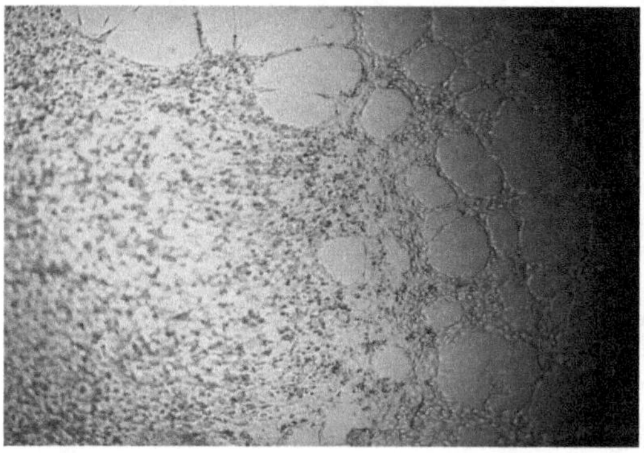

山豆根生物碱

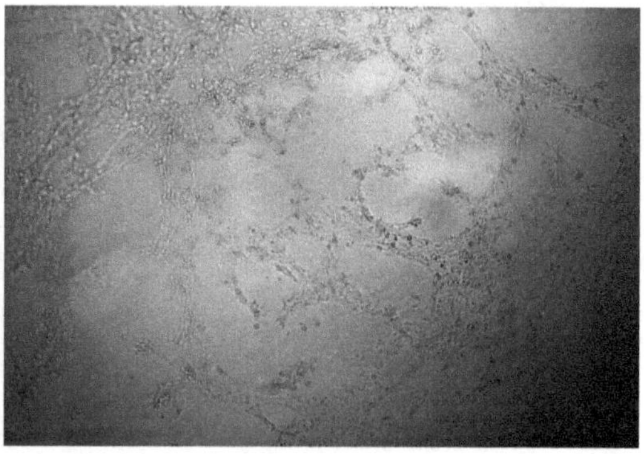

山豆根多糖

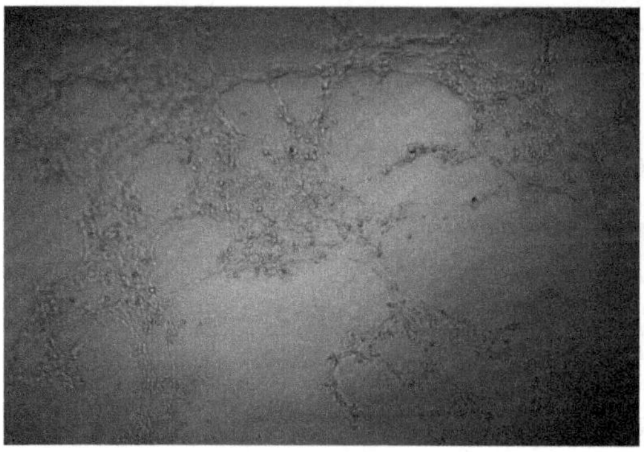

菟丝子多糖

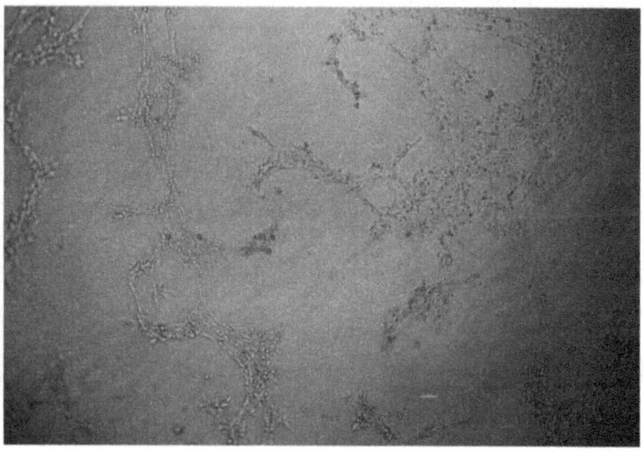

云芝多糖

图 14-3-1　不同给药干预下的 HUVEC 细胞体外成管实验结果（4×）

细胞在基质胶上稳定生长，还未给予成管刺激物或不同组分药物干预时，细胞在基质胶内均匀分布，充满观察视野，在受到刺激的情况下，会发生迁移、侵袭形成管状结构，又或是缩合成环，在文献调研和前期预实验的基础上发现，细胞聚合度越大，即细胞降解基质胶，发生迁移、侵袭、聚合后所留下的空腔面积越大，反映其成管效应越强。因此，本研究通过 IPP 软件计算不同刺激物干预下的 HUVEC 细胞迁袭后不存在细胞的空腔面积百分比为指标，评价不同组分对 HUVEC 细胞体外成管能力。空腔面积计算方式：使用 IPP 软件的 Multi AOI 功能，使用 irregular AOI 选择不含细胞区域，使用 Count/Size 功能，选择 Measure-Select Measurements 中的 Area，然后使用 Edit-convertAOIto objects 标记选定区域，使用 View-Statistics 功能获得该区域面积，即为空腔面积总和，然后使用 AOI 功能重新选择图中所有区域，应用上述方法测得该区域总面积，空腔面积百分比（%）=（$A_{空}$/$A_{所有}$）×100，各组分实验结果如表 14-3-1 所示。由于本研究数据均在相同目镜、物镜下采集，各区域总面积一致，实测值为 261042。以山豆根多糖组为例，实际操作图如图 14-3-2 所示。

表 14-3-1　不同给药干预下的 HUVEC 细胞空腔面积百分比

组别	未成管面积（平方像素）	空腔面积占比（%）
空白组	129107	49.46
索拉非尼 2 nmol/ml 组	7181	2.75[a]
纯血清组	190176	72.85[a]
VEGF10 ng/ml 组	172717	66.16[a]
HH 0.5 mg/ml 组	75312	28.85[a]
TH 0.5 mg/ml 组	111505	42.72[a]
SS0.5 mg/ml 组	83607	32.03[a]
ST 0.5 mg/ml 组	94534	36.21[a]
TT 0.5 mg/ml 组	130690	50.06
YT 0.5 mg/ml 组	169864	60.87[a]

注：与空白组相比，a 为 $P < 0.05$。

本研究的目的是考察不同组分对人 HUVEC 细胞体外成管活性是否具有干预作用及其干预程度的大小。通过本研究前期的预实验可知，对 HUVEC 成管活性的考察给药浓度不可过大，所需浓度的确定既要保证发挥该组分的抑制作用，又要保证细胞不会在给药期间凋亡坏死，否则研究结果的实际意义较差。复方木鸡颗粒各组分以 0.5 mg/ml 的生药浓度干预 HUVEC 细胞 12 h 内，不会对 HUVEC 的生长活性造成较大影响，同时又能对成管反应发挥不同程度的干预，因此本研究将所有组分的浓度设为 0.5 mg/ml，保证实验数据的准确性，以及组分之间药效的可比性。

由表 14-3-1 可以明显看出，在添加适量血清的影响下，各组分对细胞成管的影响不同，索拉非尼组细胞几乎无肉眼可见空腔，细胞致密的单个生长；纯胎牛血清和 VEGF165 因子刺激下的 HUVEC 细胞都有较大幅度的成管现象，纯血清组空腔面积大于 VEGF165 组，这说明血清中的复杂因子发挥了极强的促内皮细胞迁移、侵袭、聚合成管的活性，且其作用比单独的 VEGF165 强。而对比各组分抑制成管的能力发现，核桃楸皮黄酮和山豆根生物碱的抑制作用良好，只有约 30% 区域具有空腔，菟丝子黄酮的作用不如上述 2 种成分，但其空腔比例相比于空白组也具有统计学差异。3 种多糖类组分的成管反应差距较大，其中山豆根多糖具有良好的抑制成管作用，其空腔比例小于菟丝子黄酮组，菟丝子多糖药效则与空白组相似，在其干预下未见明显不同的成管趋势；而云芝多糖的空腔面积达 60.87%，大于空白组的 46.49%，这说明除在少量血清刺激下，其自身的成分对内皮细胞活性也有一定的促进作用。

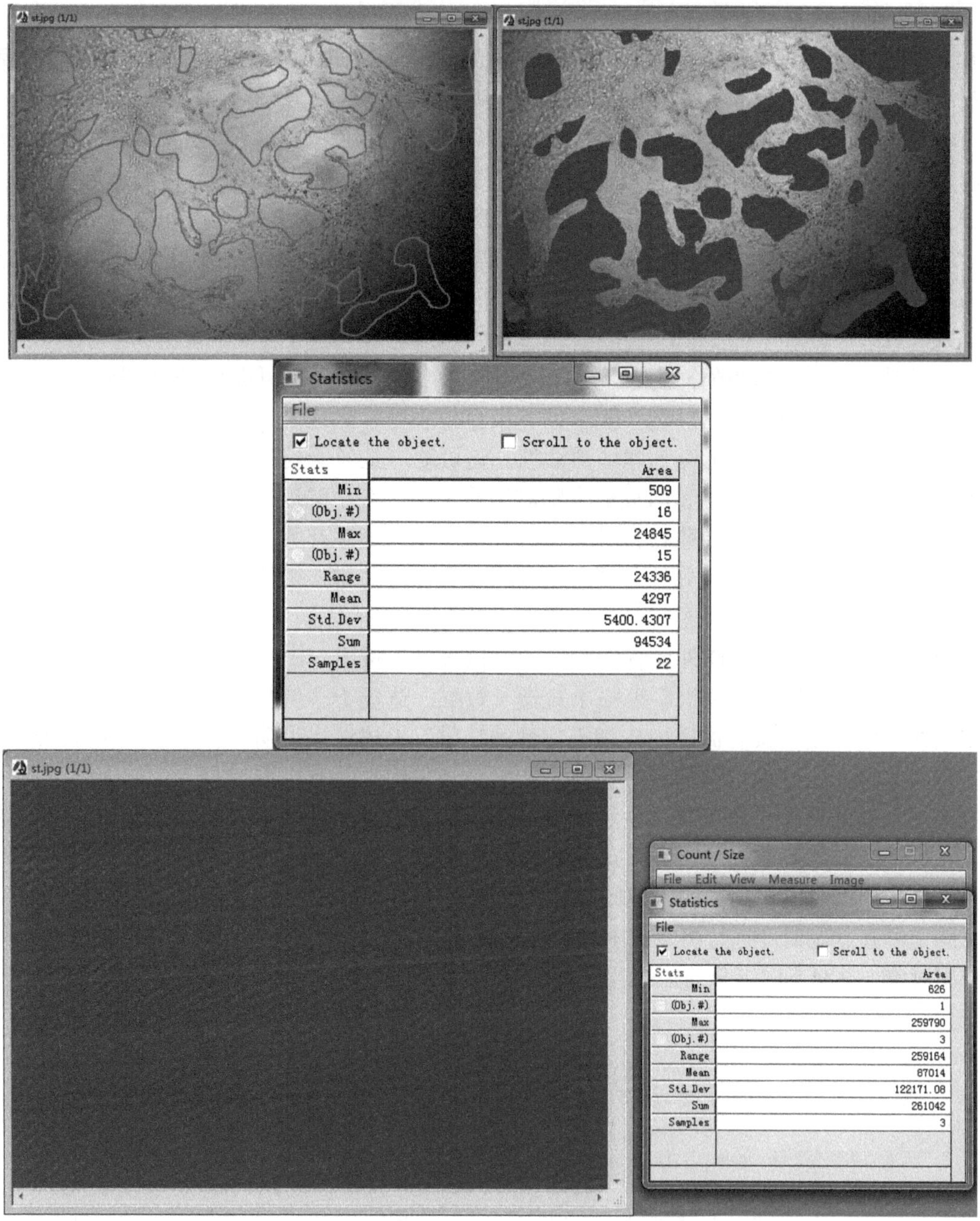

图 14-3-2　以山豆根多糖给药组为例的 IPP 软件计算空腔面积示意图

第四节　研究小结

本章基于前期对复方木鸡颗粒的体内抗肝肿瘤药效的初步研究，将复方木鸡颗粒拆分为来自 4 味药材的 6 种不同组分：核桃楸皮黄酮、菟丝子黄酮、山豆根生物碱、菟丝子多糖、云芝多糖、山豆根多糖。采用传统的 MTT 法与 CCK-8 法，以人肝癌 HepG2 细胞、人免疫

NK 细胞为研究对象，考察各组分的体外抑制肿瘤细胞增殖能力及促免疫细胞增殖活性，通过 Matrigel 基质胶的成管实验，以人脐静脉内皮 HUVEC 细胞为研究对象，通过设置合适的给药浓度、给药时间，考察各组分的抑制血管新生能力。

本章首先通过多次重复的药效实验，对方中不同组分对 HepG2 细胞的增殖抑制活性进行筛选，确认方中核桃楸皮黄酮、菟丝子黄酮、山豆根生物碱 3 种组分具有良好的抑制增殖能力，且其药效与给药剂量呈正相关关系，三者 72 h 的 IC_{50} 分别为 0.632 mg/ml、0.694 mg/ml、1.017 mg/ml；而方中 3 种多糖类成分在最大剂量、最大给药时间的干预下，对 HepG2 细胞的抑制作用均小于 15%，说明其发挥抗肿瘤作用的作用机制并不依赖于直接的细胞杀伤作用实现。

通过对 NK 细胞的增殖作用实验，得出方中 3 种多糖类组分均可提高 NK 细胞的增殖活性，其作用强弱依次为云芝多糖＞菟丝子多糖＞山豆根多糖，除此之外，菟丝子中的黄酮组分具有略优于山豆根多糖的促 NK 细胞增殖活性，这可能与菟丝子药材无毒、性温、补脾的功效相关；而方中核桃楸皮黄酮和山豆根生物碱给药干预后有小幅度的抑制 NK 细胞增殖作用，这种抑制作用可能与这两种药材自身有小毒、性寒凉的特性有关，因此得出结论除核桃楸皮黄酮和山豆根生物碱两种成分外，其余组分均具有一定的增强机体免疫能力，这也可能是其具有抗肿瘤活性的作用机制之一。

而通过 HUVEC 细胞体外成管实验发现，核桃楸皮黄酮、山豆根生物碱都具有良好的抑制 HUVEC 成管作用，山豆根多糖强于菟丝子黄酮，菟丝子多糖与空白组无显著差异，而云芝多糖在一定程度上具有促进内皮细胞活性的功效。上述结果说明 3 种多糖类成分的组成具有一定的差异，山豆根多糖的良好药效可能因为其中确实具有可调控相关信号通路的成分，抑制内皮细胞的迁移、侵袭和发生聚合成管的活性，也可能是因为该药物具有一定的毒性成分，在提纯时未能有效去除所致，这种成分虽然在基于 HepG2 细胞和 NK 细胞的实验中未见明显体现，但其对内皮细胞的活性则有较大影响。

综上所述，本研究通过将复方木鸡颗粒拆分成不同组分，区分了各组分发挥抗肝肿瘤药效的作用对象，并对不同组分的药效进行对比，为后续研究的合理开展奠定了坚实的理论基础。

参考文献

包永睿，杨欣欣，王帅，等，2019. 基于微流控芯片的菟丝子黄酮对大鼠 HSC-T6 细胞凋亡影响研究 [J]. 亚太传统医药，15（7）：26-30.

曹洛云，李天娇，孟宪生，等，2018. 山豆根生物碱对 DEN 诱发肝癌大鼠的作用及机制研究 [J]. 中国现代应用药学，35（3）：370-374.

王达，王帅，包永睿，等，2016. UPLC 测定不同产地菟丝子药材中 6 种黄酮类成分的含量 [J]. 中国实验方剂学杂志，22（5）：96-100.

王颖，包永睿，孟宪生，等，2017. 云芝多糖对小鼠脾细胞的免疫增强作用研究 [J]. 中南药学，15（3）：284-287.

杨欣欣，包永睿，王帅，等，2019. 星点设计 - 响应面法优化山豆根总生物碱提取工艺研究 [J]. 时珍国医国药，30（8）：1822-1824.

郑义博，杨欣欣，包永睿，等，2018. 基于 PI3K/PTEN/VEGF 的菟丝子总黄酮抗肝癌作用机制研究 [J]. 中国医院药学杂志，38（14）：1462-1465.

郑莹，王帅，孟宪生，等，2013. 基于量效融合评价的正交优选核桃楸皮抗肝 SMMC-7721 肿瘤黄酮类成分的提取工艺 [J]. 中药材，36（10）：1686-1689.

第十五章　复方木鸡颗粒及有效物质组分抗肝炎作用机制研究

引　言

肝炎作为一种常见的肝脏疾病，对全球人类的健康造成了严重威胁。中药因其疗效独特、副作用小，在肝炎治疗中表现出优势，其中复方木鸡颗粒疗效得到广泛认可，在临床中应用广泛。然而，复方木鸡颗粒及其有效物质组分在抗肝炎方面的具体作用机制尚未完全清楚，这限制了其在临床上的进一步应用，阻碍了研究人员对中药制剂作用机制的深入理解。

本章基于非靶向代谢组学和肠道菌群的研究方法，探讨复方木鸡颗粒抗肝炎的作用机制，通过血清代谢物轮廓谱，挖掘潜在生物标志物及其代谢通路；同时，使用 16S rRNA 测序技术测定大鼠粪便菌群并进行数据分析。综合分析肠道菌群和代谢组学结果，揭示复方木鸡颗粒治疗肝炎的潜在作用机制，为其在临床上的更广泛应用和进一步发展提供科学依据。

第一节　基于非靶向代谢组学的复方木鸡颗粒抗肝炎初步作用机制研究

一、实验材料

（一）仪器与设备

UPLC-Q-TOF-MS（美国 Agilent 公司）；QF-3800 氮气吹干仪（北京华盛谱信仪器有限责任公司）；–80℃低温冰箱（NEW BRUNSWICK SCIENTIFIC 公司）；台式冷冻离心机（美国 Thermo 公司）。

（二）药材与试剂

复方木鸡颗粒（丹东药业集团有限公司）；葡醛内酯（山西云鹏制药有限公司）；乙腈（质

谱级，德国Merck公司）；甲醇（质谱级，德国Merck公司）；甲酸（质谱级，美国Fisher公司）；二乙基亚硝胺（上海梯希爱化成工业发展有限公司）；AST试剂盒（上海朗顿生物科技有限公司）；ALT试剂盒（上海朗顿生物科技有限公司）；石蜡（山东恒翔蜡业有限公司）；盐酸（深圳华祥化工有限公司）。

（三）实验动物

SD大鼠，雄性，体重200 g±20 g，由辽宁长生生物技术有限公司提供（许可证号为SCXK（辽）2015-0001）。常规饲养1周后用于实验。

二、方法与结果

（一）血清样本的收集与制备

SD大鼠72只，随机分为空白组、模型组、葡醛内酯组（0.06 g/kg）、复方木鸡颗粒C1剂量组（0.1 g/kg）、复方木鸡颗粒C2剂量组（0.3 g/kg）、复方木鸡颗粒C3剂量组（1 g/kg），每组12只。除空白组外，其余各组以70 mg/kg的剂量灌胃给予1% DEN溶液，每周1次，连续4周，建立大鼠肝炎模型。空白组给予相同体积的生理盐水溶液。造模同时，各给药组大鼠按剂量灌胃给予相应药物溶液，每天给药1次，连续给药4周，空白组、模型组给予等容积的蒸馏水。末次给药后，禁食不禁水，24 h后进行肝门静脉取血，将血液样本放于4℃静置30 min后，于3000 r/min离心15 min以分离血清，置于–80℃冰箱冷冻保存，备用。精密吸取血清样本100 μl，加入300 μl冰甲醇，涡旋振荡2 min，于4℃，12000 r/min离心10 min，上清液氮气吹干，加入50%冰甲醇100 μl复溶，于4℃，12000 r/min离心10 min，吸取上清液，进样分析。

（二）色谱条件

色谱柱为Agilent Poroshell-120 SB-C_{18}（2.1×100 mm，1.8 μm）；流动相为0.1%甲酸水溶液（A）- 乙腈（B）；流速为0.4 ml/min；进样量为1.0 μl；柱温为30℃。流动相梯度洗脱条件见表15-1-1。

表15-1-1 流动相梯度洗脱条件

时间（min）	流动相A（%）	流动相B（%）
0	95	5
10	50	50
13	50	50
20	0	100

（三）质谱条件

电喷雾离子源（Dual AJS ESI），采用正、负离子模式检测，干燥气体流速（drying gas flow）：12 L/min；干燥气体温度（drying gas temp）：225℃；毛细管电压（vcap）：4000 V（正

离子）、3500 V（负离子）；雾化器压力（neulizer pressure）：45 psig；鞘气温度：350℃；鞘气流速：11 L/min；碎裂电压（fragmentor）：175 V；质量扫描范围：*m*/*z* 100 ～ 1500。

（四）多元数据分析

采用 MaSSHunter Qualitative 软件获取原始数据。采用 Profinder B.08.00 软件对各组数据进行峰检测、峰对齐等归一化处理，并转换为 .cef 格式文件。为最大化检查数据趋势，监测异常值和控制数据质量，将 .cef 格式文件导入 MaSSProfiler Professional，对数据进行差异统计分析（t 检验分析及方差分析），以 $P < 0.05$，$f > 2$ 为标准，筛选差异代谢物。应用 ID Browser 功能，获得差异代谢物的准确质量和化学组成。然后将上述数据和碎片光谱数据与数据库中的标准数据进行比较，鉴定差异化合物。

（五）血清样本代谢轮廓谱的构建

使用 UPLC-Q-TOF-MS 分析得到空白组、肝炎模型组、复方木鸡颗粒各剂量组的正离子和负离子模式的总离子流图（图 15-1-1，图 15-1-2）。

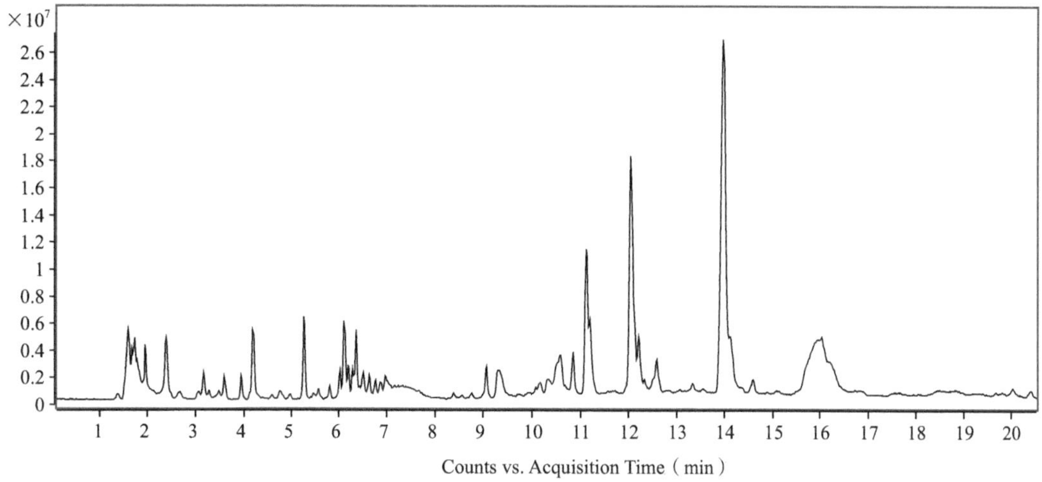

A

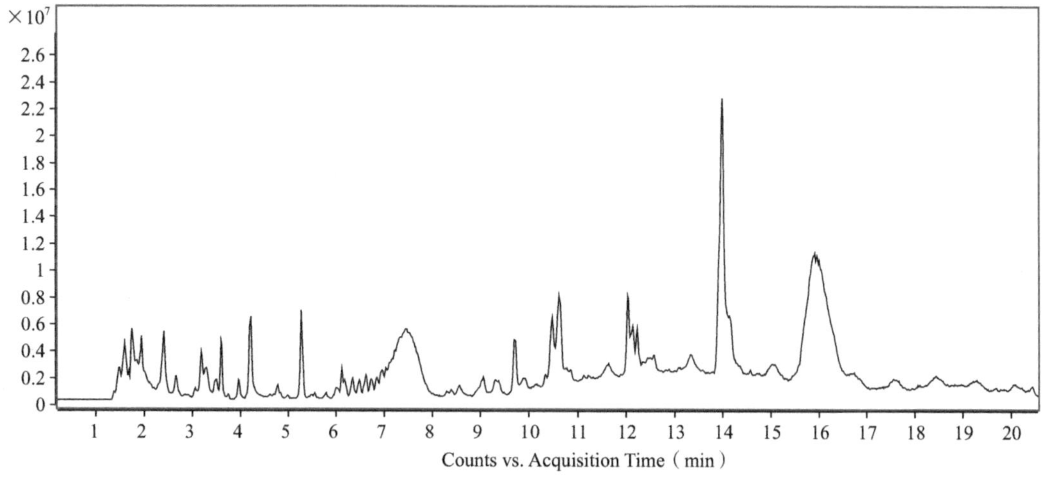

B

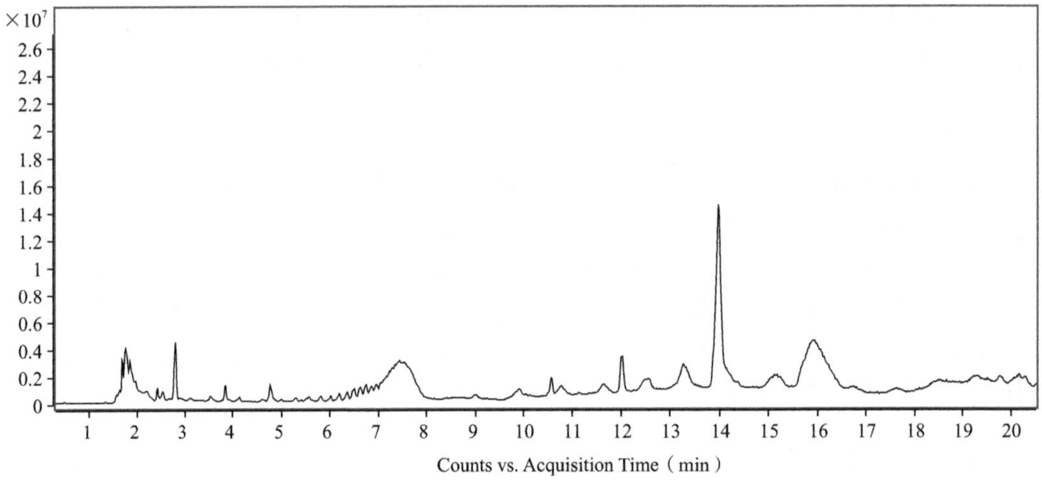

C

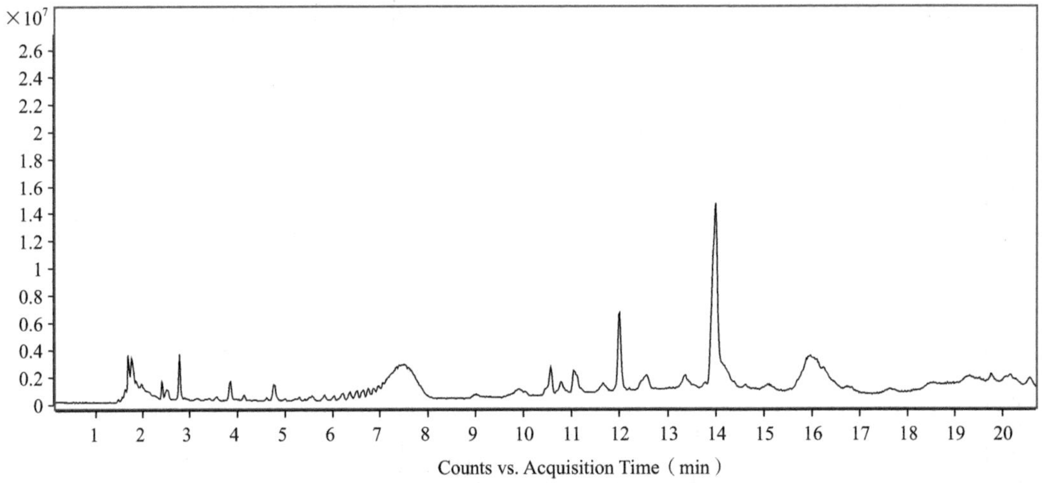

D

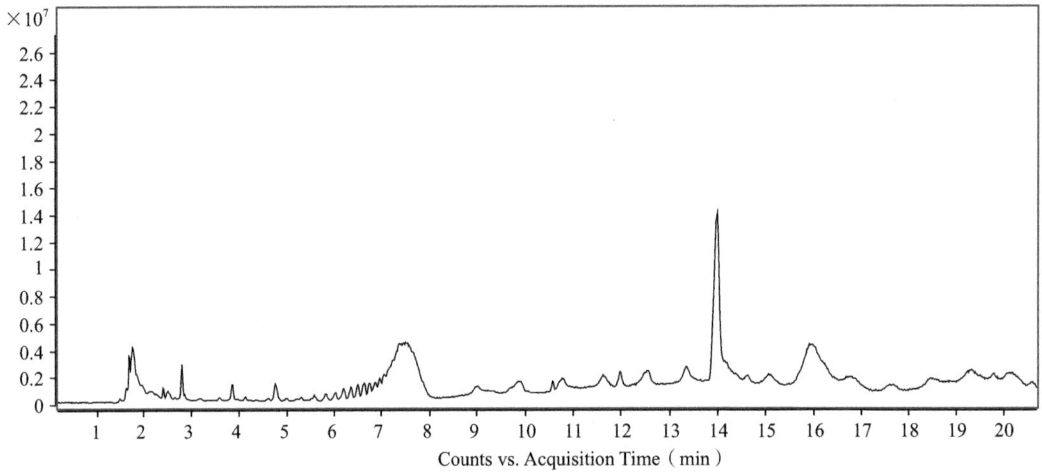

E

图 15-1-1　正离子模式总离子流图

A. 空白组；B. 肝炎模型组；C. 复方木鸡颗粒 C1 组；D. 复方木鸡颗粒 C2 组；E. 复方木鸡颗粒 C3 组

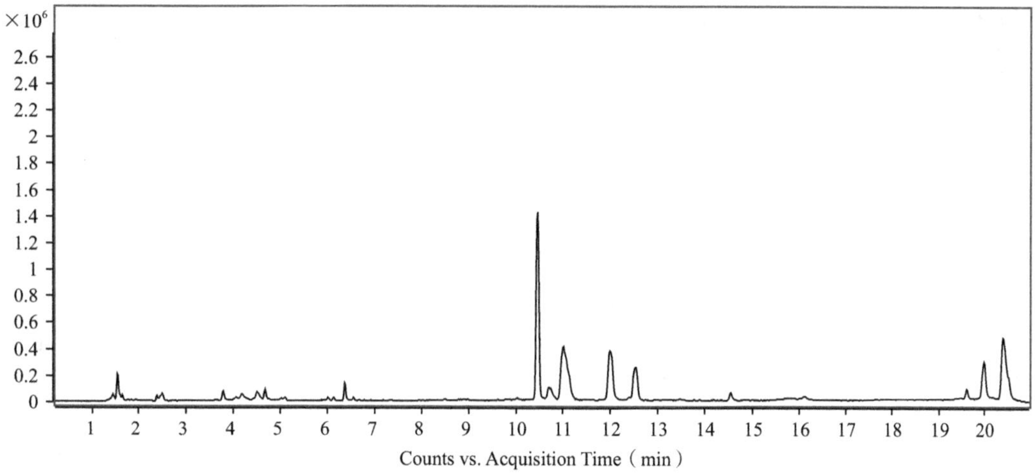
×10^6
2.6
2.4
2.2
2
1.8
1.6
1.4
1.2
1
0.8
0.6
0.4
0.2
0
1 2 3 4 5 6 7 8 9 10 11 12 13 14 15 16 17 18 19 20
Counts vs. Acquisition Time（min）

A

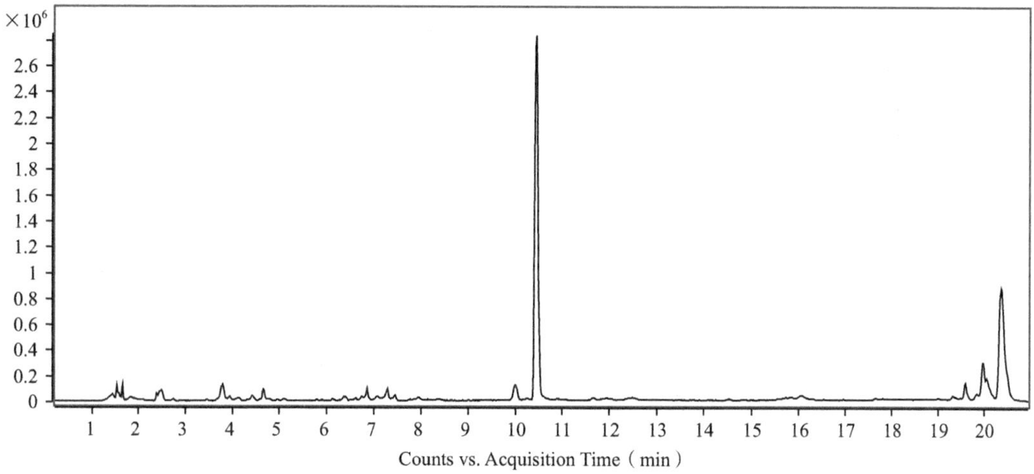
×10^6
2.6
2.4
2.2
2
1.8
1.6
1.4
1.2
1
0.8
0.6
0.4
0.2
0
1 2 3 4 5 6 7 8 9 10 11 12 13 14 15 16 17 18 19 20
Counts vs. Acquisition Time（min）

B

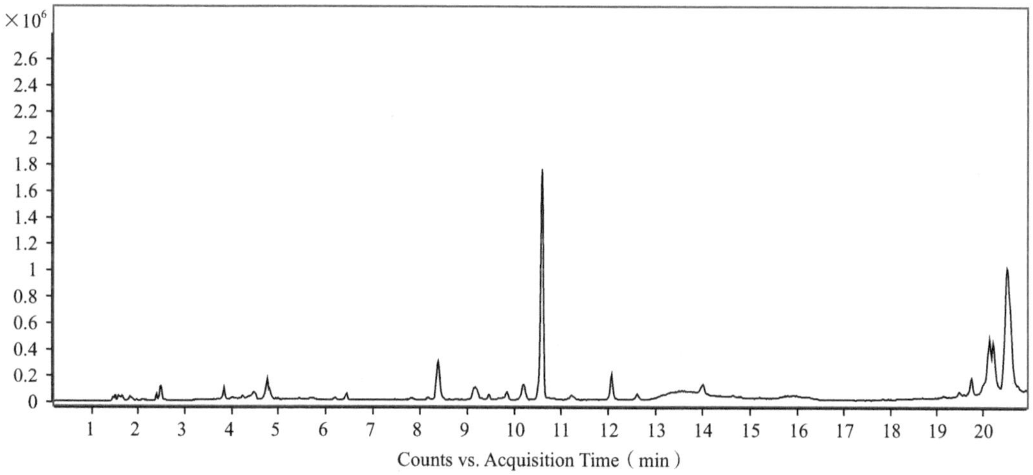
×10^6
2.6
2.4
2.2
2
1.8
1.6
1.4
1.2
1
0.8
0.6
0.4
0.2
0
1 2 3 4 5 6 7 8 9 10 11 12 13 14 15 16 17 18 19 20
Counts vs. Acquisition Time（min）

C

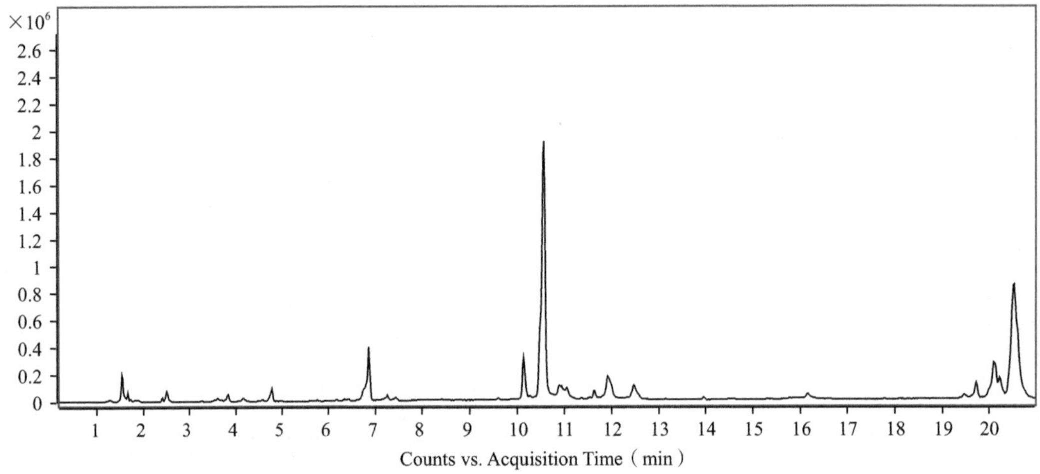

D

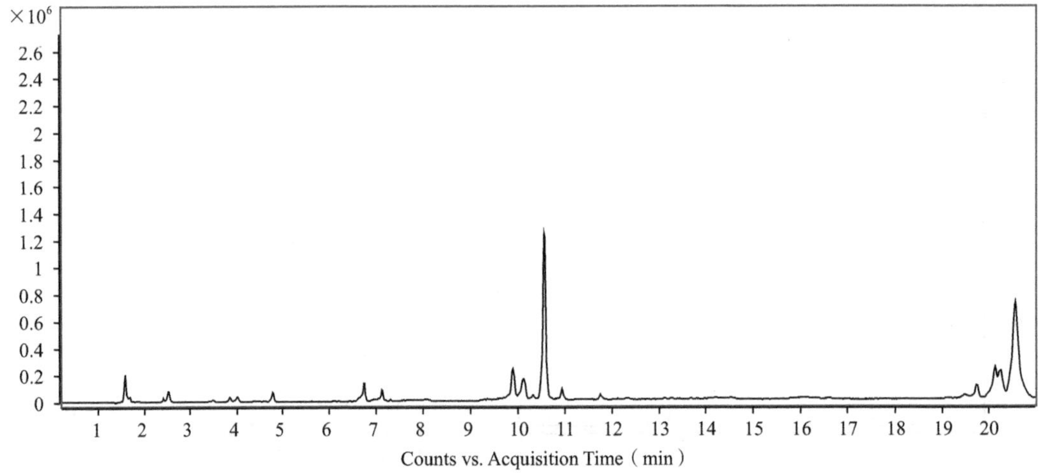

E

图 15-1-2 负离子模式总离子流图

A. 空白组；B. 肝炎模型组；C. 复方木鸡颗粒 C1 组；D. 复方木鸡颗粒 C2 组；E. 复方木鸡颗粒 C3 组

（六）内源性代谢差异物的鉴定

采用 MPP 软件，对数据进行差异统计分析（t 检验分析及方差分析），以 $P < 0.05$，$f > 2$ 为标准筛选差异代谢物，同时使用 ID Browser 功能对其进行在线谱库匹配（Metlin、HMDB、KEGG）及分子式生成，鉴定差异代谢物。结果筛选出 11 种代谢差异物，详见表 15-1-2。

表 15-1-2 复方木鸡颗粒抗 DEN 诱导肝炎大鼠代谢差异物鉴定信息表

样品号	精确分子量（Da）	分子式	鉴定	调节	极性
1	168.0284	$C_5H_4N_4O_3$	Uric acid	down	Positive
2	208.0844	$C_{10}H_{12}N_2O_3$	Formyl-5-hydroxykynurenamine	down	Positive
3	339.0951	$C_{15}H_{17}NO_8$	5-Hydroxy-6-methoxyindole glucuronide	down	Positive
4	317.2933	$C_{18}H_{39}NO_3$	Phytosphingosine	up	Positive

续表

样品号	精确分子量（Da）	分子式	鉴定	调节	极性
5	379.2487	$C_{18}H_{38}NO_5P$	Sphingosine-1-phosphate	down	Positive
6	111.0796	$C_5H_9N_3$	Histamine	down	Positive
7	149.0504	$C_5H_{11}NO_2S$	L-Methionine	down	Negative
8	105.0426	$C_3H_7NO_3$	L-Serine	down	Negative
9	408.2875	$C_{24}H_{40}O_5$	Cholic acid	down	Negative
10	304.2407	$C_{20}H_{32}O_2$	Arachidonic acid	down	Negative
11	280.2402	$C_{18}H_{32}O_2$	Linoleic acid	down	Negative

肝脏是氨基酸代谢的中心器官，含有丰富的与氨基酸代谢密切相关的酶。生理情况下，肝脏内氨基酸代谢较为活跃；当肝脏损伤或病变时，肝代谢氨基酸的功能下降，肝细胞内氨基酸代谢降低，使复杂的体内代谢紊乱，进而引起一系列的肝病。本研究结果显示，经复方木鸡颗粒干预后，L-Serine、Histamine、L-methionine 等内源性物质含量有所变化，揭示复方木鸡颗粒治疗 DEN 致大鼠肝炎与调节氨基酸代谢紊乱有关。

胆汁酸是内源性胆固醇代谢的主要产物，其与脂质的吸收及胆汁的排泄密切相关。生理情况下，外周血中胆汁酸含量较少；当肝脏受药物或其他因素刺激而损伤时，胆汁酸代谢失衡，外周血中胆汁酸浓度增加。本研究结果显示，经复方木鸡颗粒干预后，Cholic acid 等内源性物质含量有所变化，揭示复方木鸡颗粒治疗 DEN 致大鼠肝炎与调节胆汁酸代谢有关。

鞘脂类代谢是脂类代谢的其中一个分支，包括鞘磷脂及糖鞘脂类。在神经磷脂酶的作用下，鞘磷脂形成胆碱和神经酰胺，神经酰胺进一步生成鞘氨醇。鞘脂类代谢产物对细胞间相互作用、黏附、分化、凋亡具有高度生物活性。本研究结果显示，经复方木鸡颗粒干预后，调节 Phytosphingosine、Sphingosine 等内源性物质含量，维持大鼠体内鞘氨醇等物质的动态平衡，抑制鞘氨醇激酶途径的异常激活，预示复方木鸡颗粒治疗肝炎可能与调节大鼠体内鞘脂类代谢有关。

花生四烯酸代谢与炎症密切相关。当生物体受到某种刺激时，生物体内 AA 在磷脂酶 A2 作用下发生水解，成为游离的 AA。AA 可通过环氧化酶（COX）等分别代谢为前列腺素、血栓素和白三烯，从而在体内起重要的生物活性调节作用。本研究显示，经复方木鸡颗粒干预后，调节 AA 含量，抑制 AA 通路的激活，减少炎性因子的释放，从而达到抗肝炎作用。

第二节　基于肠道菌群的复方木鸡颗粒抗肝炎作用机制研究

一、实验材料

（一）仪器与设备

MiSeq Sequencing Platform（美国 Illumina 公司）；核酸定量分析仪 NanoDrop ND-1000（美国 Thermo 公司）；TBS380 荧光计（美国 PROMEGA 公司）；2100 生物分析仪（美国 Agilent 公司）；PCR 扩增仪（美国 ABI 公司）；Milli-Q 超纯水系统（美国 Millipore 公司）；

Ms2 minishaker 型涡旋震荡仪（德国 IKA 集团）；低温高速离心机（德国 Heraeus 公司）；PB-20 型酸度计（德国 SISL 集团）；电泳仪电源（北京六一仪器厂）；Fastwin BIS-168 UV 凝胶成像系统（广东方统生物技术公司）；SLT-13V-85 型超低温冰箱（–80℃）（美国 Harris 公司）；移液器（多种量程）（德国艾本德公司）。

（二）药品与试剂

Q5® High-FidelityDNAPolymerase 扩增聚合酶（美国 NEB 公司）；Agilent High SensitivityDNAKit（美国 Agilent 公司）；Quant-iT PicoGreen dsDNA Assay Kit（美国 Invitrogen 公司）；AxyPrepDNAGel Extraction Kit（美国 Axygen 公司）；TruSeq NanoDNALT Library Prep Kit（美国 Illumina 公司）；MiSeq Reagent Kit V3（美国 Illumina 公司）；Omega M5635-02 Mag-Bind SoilDNAKit（200）（美国 Omega 公司）。

（三）实验动物

SD 大鼠，雄性，体重 200 g±20 g，由辽宁长生生物技术有限公司提供，许可证号为 SCXK（辽）2015-0001。常规饲养 1 周后用于实验。

二、方法与结果

（一）DEN 诱导肝炎模型的建立及给药

SD 大鼠 72 只，随机分为空白组、模型组、葡醛内酯组（0.06 g/kg）、复方木鸡颗粒 C1 剂量组（0.1 g/kg）、复方木鸡颗粒 C2 剂量组（0.3 g/kg）、复方木鸡颗粒 C3 剂量组（1 g/kg），每组 12 只。除空白组外，其余各组以 70 mg/kg 的剂量灌胃给予 1% DEN 溶液，每周 1 次，连续 4 周，建立大鼠肝炎模型。空白组给予相同体积的生理盐水溶液。造模的同时，各给药组大鼠按剂量灌胃给予相应药物溶液，每天给药 1 次，连续给药 4 周，空白组、模型组给予等容积的蒸馏水。末次给药后，禁食不禁水，24 h 后进行肝门静脉取血，将血液样本于 4℃静置 30 min，3000 r/min 离心 15 min 分离血清，置于 –80℃冰箱冷冻保存，备用。剖取肝脏、脾、胸腺，称重并记录各脏器的重量，观察肝脏外观形态，留取部分肝组织用 10% 甲醛固定液固定做组织病理学观察，另一部分迅速放入液氮中以备用。

（二）粪便样本的收集与保存

各组大鼠在取样前 1 天禁食不禁水，取样前将大鼠抓起，使用已标记好的无菌冻存管，直接收集大鼠应激排出的粪便 3 ～ 4 粒，轻轻放入冰盒，并立即转移入 –80℃冰箱中保存待测。

（三）总 DNA 的提取

称量各组粪便约 500 mg，放入 2 ml 离心管中。加入 800 μl 的 SLX Mlus Buffer，使用组织破碎仪振荡 7 min（25 Hz）。加入 80 μl Buffer DS，振荡混匀，90℃孵育 10 min。仪器振荡混匀，13000 r/min 离心 5 min。转移离心液 600 μl，移至一个新的 2 ml EP 管中。加入 200 μl Buffer SP2，轻轻振荡混匀。加入 100 μl HTR Reagent，轻轻振荡混匀。冰浴静置 5 min，于 13000 r/min 离心 5 min。小心转移上清液 400 μl 至 96 孔板，加入 450 μl Binding Buffer 及

40 μl 磁珠，混匀，室温静置 2 min。使用核酸纯化仪纯化。检测浓度，0.8% 琼脂糖凝胶电泳判断分子大小，微量紫外分光光度计对 DNA 进行定量。

（四）IlluminaMiSeq 测序

1. PCR 扩增

样品质量达到要求后，以其为模板扩增细菌 ^{16}S rDNA V4 区，所采用的引物为 ^{520}F（5'-barcode+AYTGGGYDTAAAGNG-3'）及 ^{802}R（5'-TACNVGGGTATCTAATCC-3'）。

2. 文库构建和上机测序

利用 Illumina 公司的 TruSeq NanoDNALT Library Prep Kit 进行建库并进行质检和定量。文库合格后，上 MiSeq 机器进行双端测序。

3. OTU 划分

使用 QIIME 软件，在序列比对之后按 97% 的序列一致性将测得的序列进行 OTU 划分，每个 OTU 序列以其中丰度最高的序列为代表。利用默认参数下的 QIIME 软件比对代表序列和对应数据库的模板序列，找到分类学信息以对应 OTU。获得样本在门（phylum）、纲（class）、目（order）、科（family）、属（genus）、种（species）各分类的具体组成信息，统计分类鉴定结果并利用 R 软件将鉴定结果进行绘图。

4. Alpha 多样性分析

多从以下方面对样品 Alpha 多样性进行分析。①描述菌群多样性的指数：香农指数（Shannon index）和辛普森指数（Simpson index）。②描述菌群丰度的指数：Chao 指数（Chao1 index）和 ACE 指数（ACE index）。③描述测序深度的指数：稀释曲线（dilution curve）和物种累积曲线（species accumulation curves），采用 R 软件绘制两者曲线。

5. Beta 多样性分析

为了量化分析各个样本之间的物种结构差异，通过主坐标分析（principal coordinates analysis，PCoA）、NMDS 分析（non-metric multidimensional scaling）来比较不同样本的相似程度。利用 QIIME 软件，将 UniFrac PCoA 分析获得的数据进行绘图，贡献率大的主坐标将被选择用来观察分析检测样本之间的差异。在获得距离矩阵数据之后，使用 NMDS 分析降维处理多维数据，采用 R 软件绘图，以二维排序图描述样本群落结构分布。

6. 肠道菌群紊乱分析

细菌失调程度（D_{dys}）被引用来比较和分析肠道菌群在各组大鼠中的整体变化。然后根据以下公式计算 D_{dys}：

$$D_{dys}=\sum(\lg[100\times RA_{harmful}+1])-\sum(\lg[100\times RA_{probiotic}+1])$$

其中，D_{dys} 是肠道菌群紊乱的程度；$RA_{harmful}$ 是每个有害细菌属的相对丰度；$RA_{probiotic}$ 是每个益生菌属的相对丰度。

（五）OTU 精简和分类鉴定

根据预测得到的各功能类群在各样本中的丰度分布，计算各样本共有功能类群的数量，并通过 Venn 图直观地呈现各样本所共有和独有的功能类群所占的比例（表 15-2-1，图 15-2-1）。从结果可以看出，各组间样本 OUT 数存在显著差异。与正常大鼠相比，肝炎大鼠肠道菌群中各分类 OUT 数及特有 OUT 数均较多，给药组各分类 OUT 数及特有 OUT 数在空白组与模型组之间。

表 15-2-1　OTU 划分和分类地位鉴定结果统计表

组别	门	纲	目	科	属	种	未归属
空白组	1061	1061	1061	802	502	80	0
肝炎模型组	1806	1806	1805	1340	497	56	0
C1 剂量组	1623	1623	1622	1280	507	39	1
C2 剂量组	1415	1415	1415	1175	583	42	0
C3 剂量组	1684	1684	1684	1361	522	44	0
葡醛内酯组	1554	1554	1554	1154	428	39	0

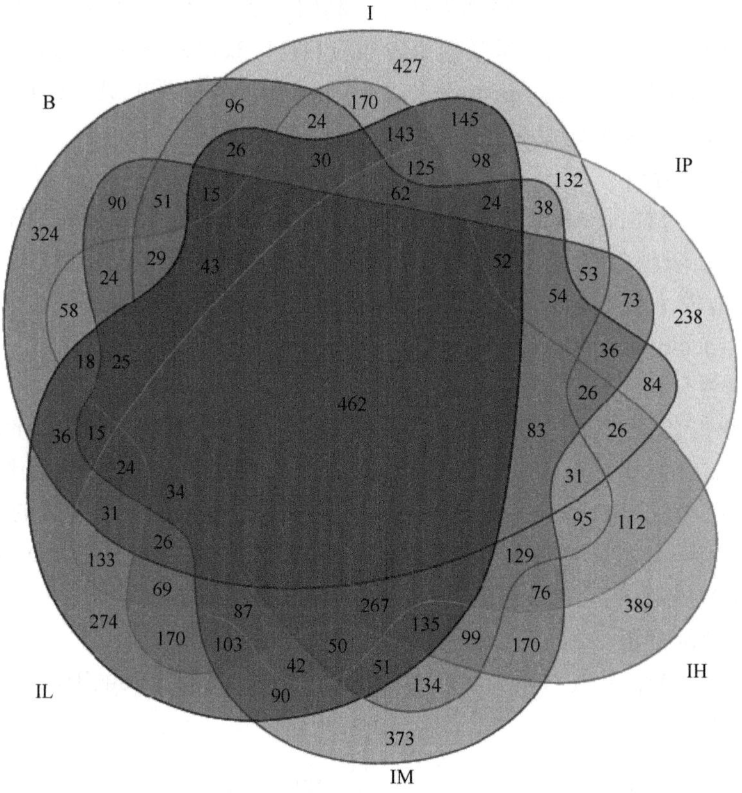

图 15-2-1　各组样本共有 OTU 数 Venn 图

（六）Alpha 多样性分析

1. 稀释曲线

稀释曲线（dilution curve）主要用于检测样品测序的饱和情况，检测测序深度是否充足，在检测过程中，测序深度被逐步扩大，而当前测序深度下可测得的样本物种总数及物种的相对丰度也随着升高，直至曲线归于平稳，即表示检测测序量已经充足，即使增加测序量，所得到的 Alpha 多样性指标也将趋于稳定，停止明显升高。由图 15-2-2 可知，测序数据量增加，样品

OTU 数增加趋势减缓，测序数量饱和，表明测序样品中物种多样性检测得到了足够测序数据量的支撑。

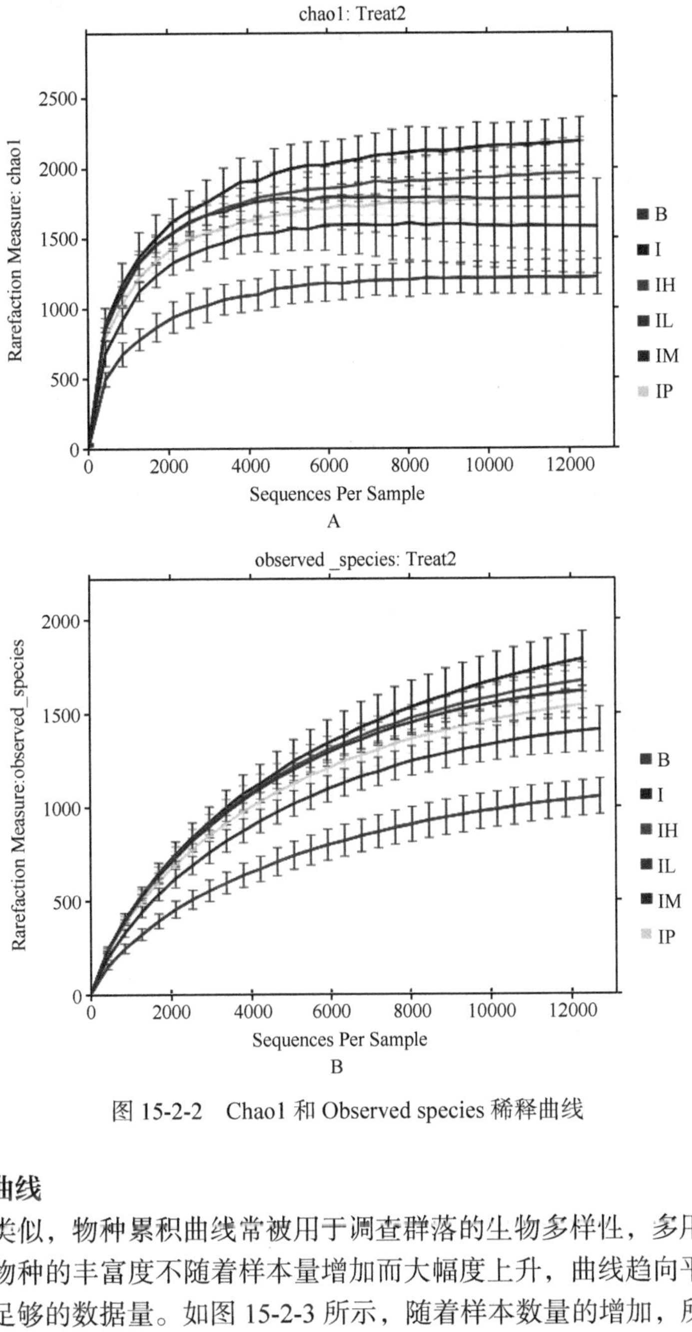

图 15-2-2　Chao1 和 Observed species 稀释曲线

2. 物种累积曲线

与稀释曲线类似，物种累积曲线常被用于调查群落的生物多样性，多用来判断抽样量是否已经充分。当物种的丰富度不随着样本量增加而大幅度上升，曲线趋向平稳时，代表样本已被检测获得了足够的数据量。如图 15-2-3 所示，随着样本数量的增加，所观测到的新物种的增加速率逐渐降低，趋于平稳，表明现有样本量足以反映不同群落间的多样性差异。

3. Alpha 多样性指数

在研究分析微生物群落的 Alpha 多样性时，可以采用多个指数共同衡量的方式，包括侧重于体现群落丰度 Chao1 指数和 ACE 指数，以及兼顾群落均匀度的 Shannon 指数和 Simpson 指数。相比 Chao1 指数，ACE 指数计算方法更加复杂。Simpson 指数倾向于群落中的优势物种和物种的均匀度，Shannon 指数则对群落中的稀有物种和群落丰度更加敏感。如表 15-2-2

所示，与空白组相比，模型组肠道菌群的多样性及丰度均较高。与模型相比，给药组 Chao1 指数与 ACE 指数明显降低，Shannon 指数及 Simpson 指数除复方木鸡颗粒 C2 组略有降低以外，其他组无显著差异，说明复方木鸡颗粒给药后肠道菌群样品丰度较模型组低，趋向于空白组；复方木鸡颗粒 C2 组的多样性较模型低，趋向于空白组。

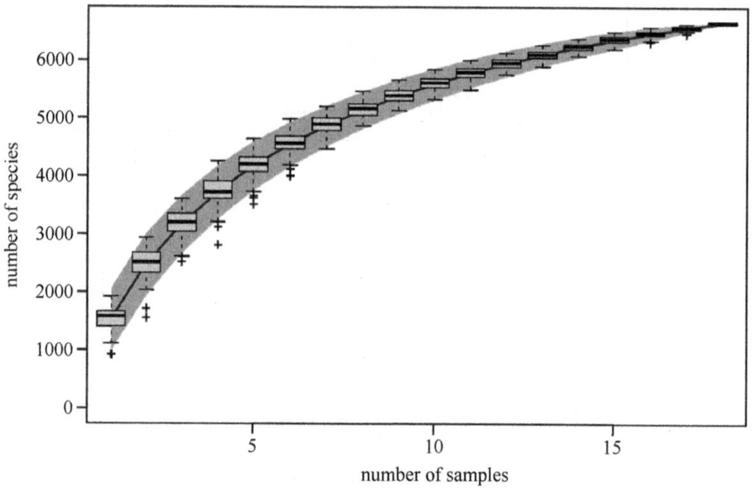

图 15-2-3　Specaccum 物种累积曲线

表 15-2-2　菌群微生物多样性指数表

	Simpson 指数	Chao1 指数	ACE 指数	Shannon 指数
空白组	0.9240	1220.783	1271.277	6.4100
肝炎模型组	0.9843	2200.19	2280.68	8.5967
C1 剂量组	0.9846	1797.09	1816.26	8.4700
C2 剂量组	0.9656	1582.50	1649.43	7.6033
C3 剂量组	0.9864	1975.67	2002.01	8.5600
葡醛内酯组	0.9701	1806.31	1842.12	8.1633

（七）Beta 多样性分析

Alpha 多样性用来分析单独样本内的物种丰富度，而 Beta 多样性则是为了量化分析各个样本之间的物种结构差异。微生物种类繁多，但不同微生物之间却存在着内部关联，即系统发育亲缘关系。利用样本间系统发育关系的距离，可以比较不同样本的相似程度，样品间的距离与群落结构相似度成正比，群落结构相似的样本会倾向于聚集在一起，而群落结构差异大的样本会相互分开。因此，主坐标分析（principalcoordinates analysis，PCoA）可以用来观察分析检测样本之间的差异。如图 15-2-4 所示，空白对照组与肝炎模型组及复方木鸡颗粒各给药组之间明显分开一定的距离，各给药组之间距离相近，葡醛内酯组与模型组之间距离相近，表明葡醛内酯发挥疗效的同时并没有明显改变肝炎大鼠的肠道菌群结构，而在复方木鸡颗粒的影响下群落结构则发生了显著变化。

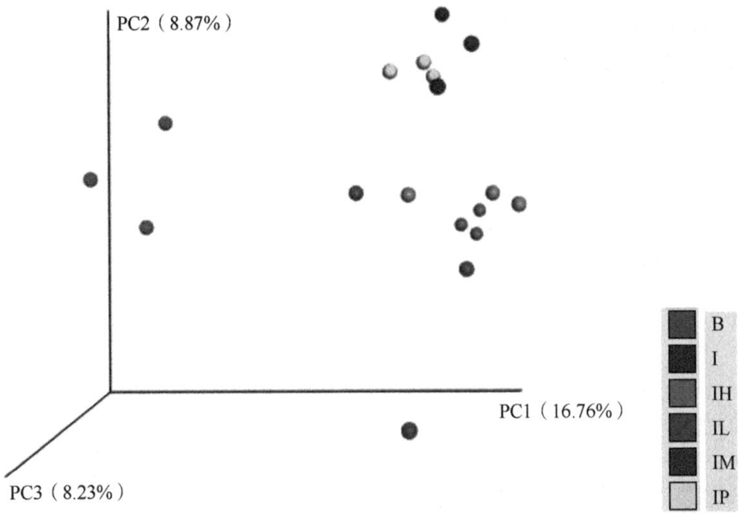

图 15-2-4　基于 UniFrac 距离的 PCoA 主坐标分析（见彩图）

非度量多维尺度（non-metric multidimensional scaling，NMDS）分析与主坐标分析类似，也是在获得距离矩阵数据之后，对多维数据进行降维处理的分析方法。与柱坐标分析不同的是，NMDS 分析并不依赖确切的距离数值，对原始数据进行变量变换，对样本之间的大小关系进行分析，适用于分析结构复杂的数据，或是获得数据类型为相对量而不是精确差异数据的情况。结果如图 15-2-5 所示，各组之间基本分开，表明各组之间的群落结构具有明显的差

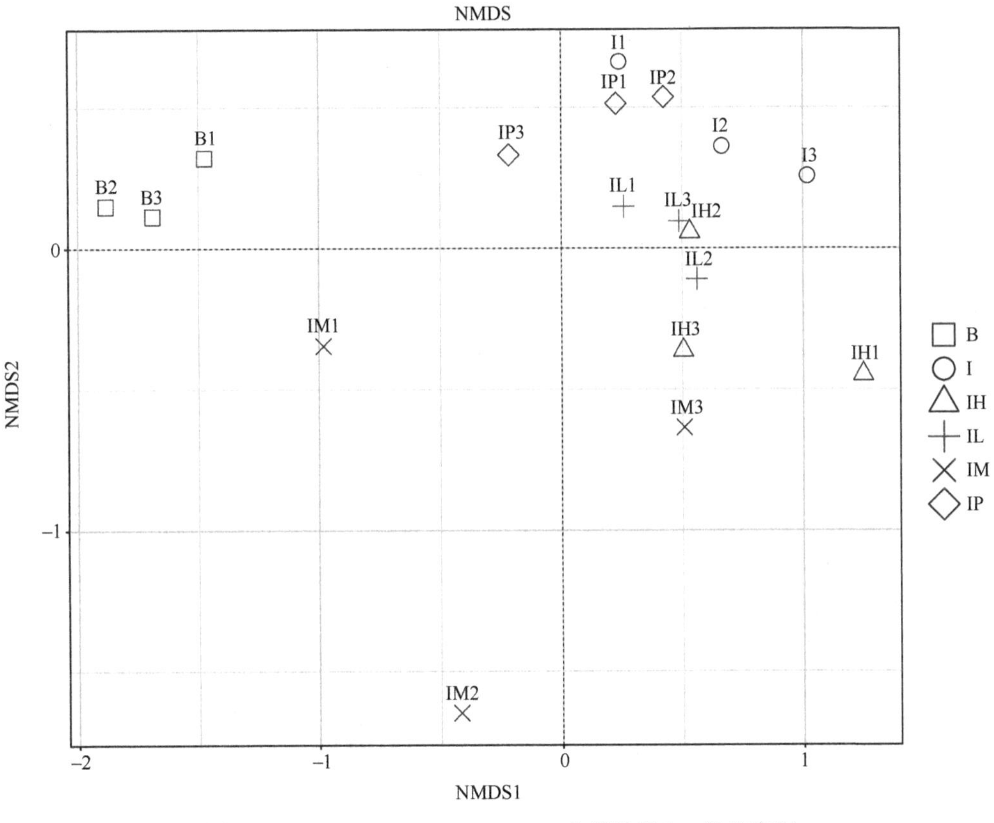

图 15-2-5　Weighted UniFracNMDS 分析的样本二维排序图

异性，模型组和各给药组之间存在一定的距离，表明复方木鸡颗粒各剂量在改变肝炎病理状态的同时，也改变了肠道菌群的构成，且使其趋向于空白对照组肠道菌群原有的状态。

（八）分类学组成分析

通过比对丰度最高的代表序列和相对应数据库中的模板序列，获得样本在门、纲、目、科、属、种各分类的具体组成信息，可以比较不同样本在各分类水平所含有的微生物类群数量（图 15-2-6）。

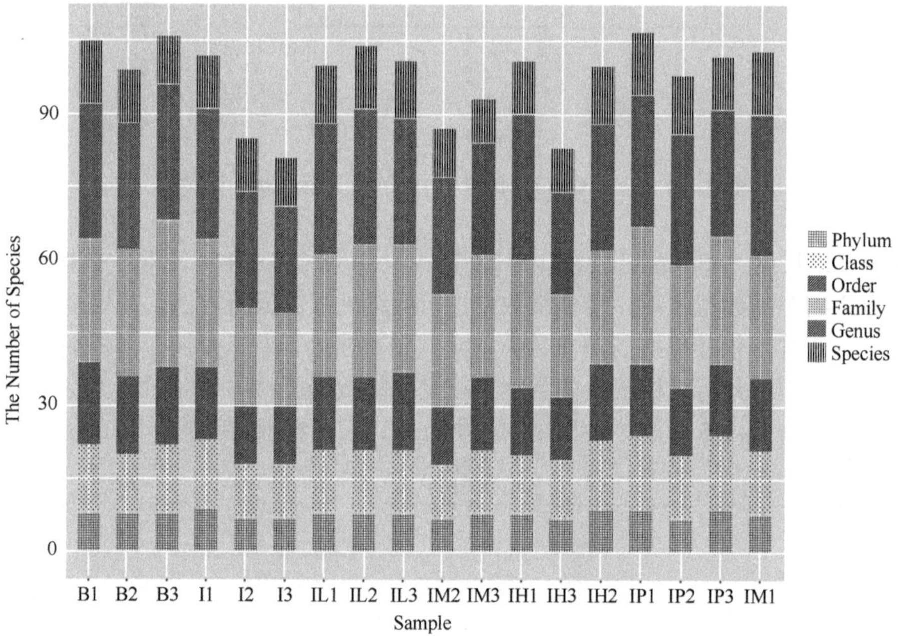

图 15-2-6 各分类水平的微生物类群数统计图

1. 门分类水平上的菌群组成

比较门水平上各组大鼠肠道菌群的相对丰度，与空白对照组相比，模型组和各给药组的厚壁菌门、放线菌门和疣微菌门相对丰度显著降低，拟杆菌门相对丰度显著升高（图 15-2-7）。

2. 纲分类水平上的菌群组成

比较纲水平上各组大鼠肠道菌群的相对丰度，与空白对照组相比，模型组、复方木鸡颗粒低和高剂量组，阳性药组的梭菌纲相对丰度显著升高，复方木鸡颗粒中剂量组无显著差异变化。各给药组的类杆菌纲相对丰度显著升高，疣微菌纲和科氏菌纲数量均降低（图 15-2-8）。

3. 目分类水平上的菌群组成

比较目水平上各组大鼠肠道菌群的相对丰度，与空白对照组相比，模型组、复方木鸡颗粒低和高剂量组，阳性药组的梭菌目相对丰度显著升高，复方木鸡颗粒中剂量组无显著差异变化。各给药组的类杆菌目相对丰度显著升高，丹毒丝菌目、螺旋体目和科氏菌目数量均降低（图 15-2-9）。

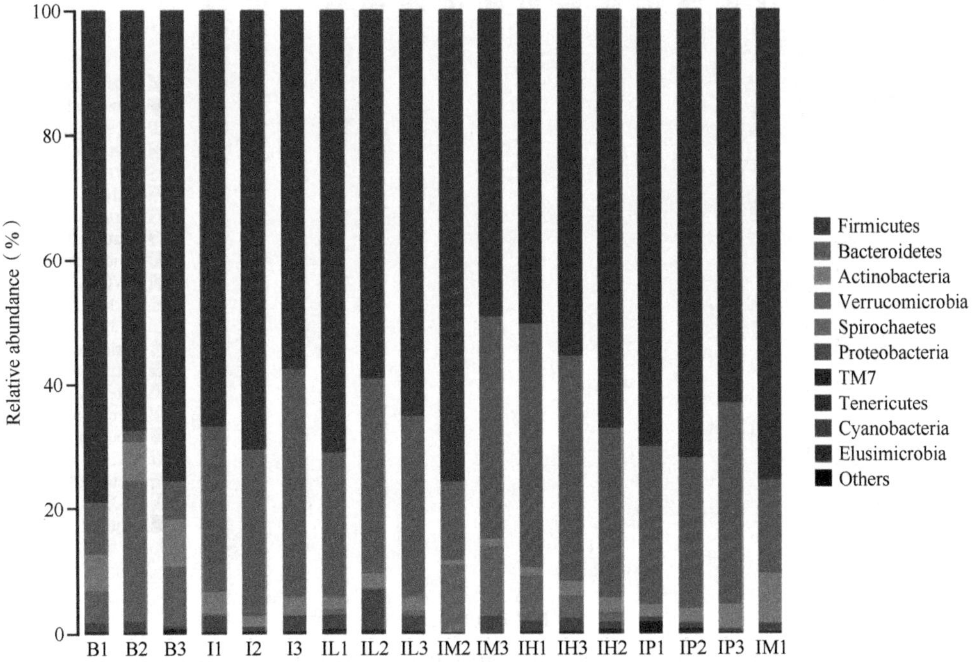

图 15-2-7　门分类水平上的菌群组成和丰度分布图（见彩图）

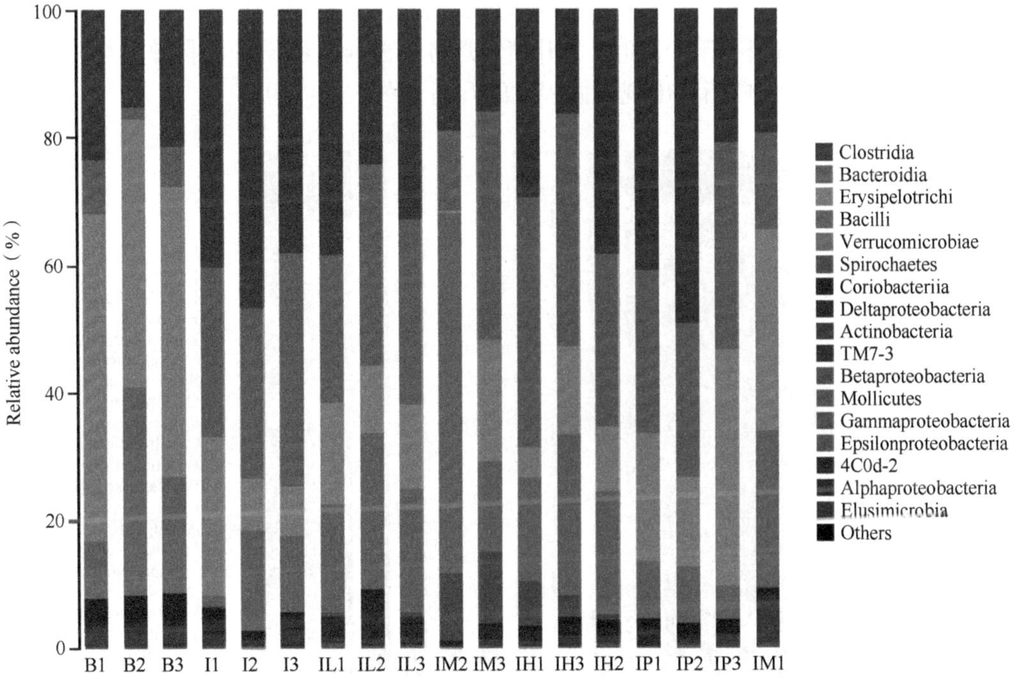

图 15-2-8　纲分类水平上的菌群组成和丰度分布图（见彩图）

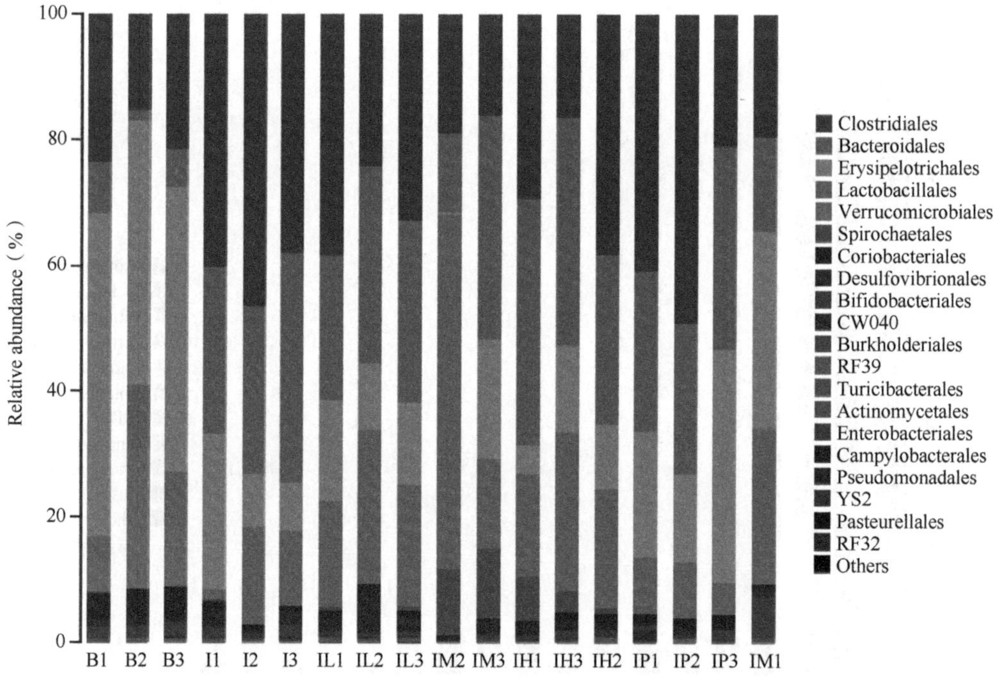

图 15-2-9　目分类水平上的菌群组成和丰度分布图（见彩图）

4. 科分类水平上的菌群组成

比较科水平上各组大鼠肠道菌群的相对丰度，与空白对照组相比，模型组和各给药组的梭菌目 S24-7 科，十字疣科相对丰度显著升高，丹毒丝菌科、红蝽杆菌科数量均降低。复方木鸡颗粒各给药组的乳酸杆菌科出现不同程度的升高（图 15-2-10）。

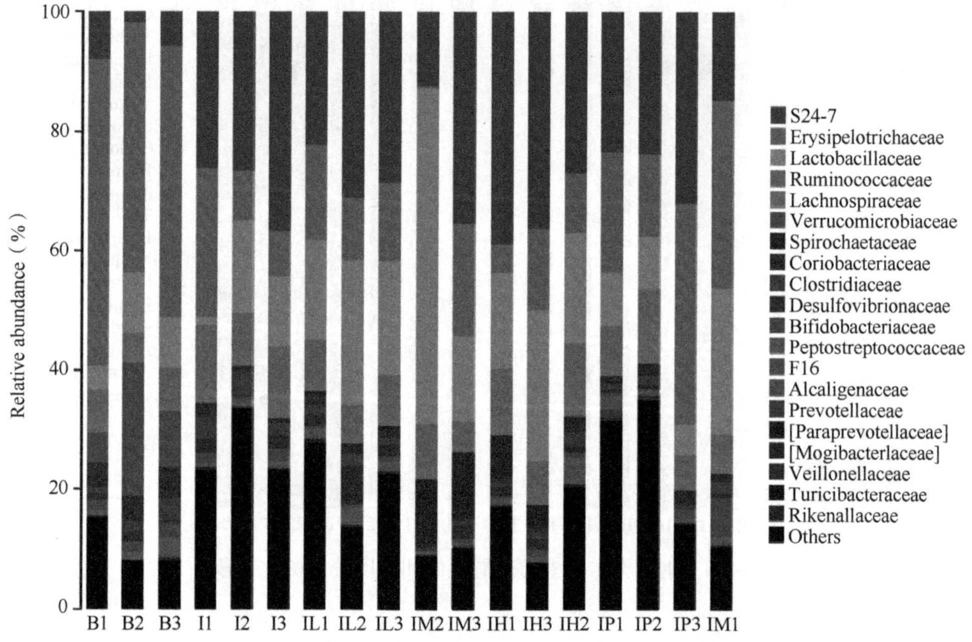

图 15-2-10　科分类水平上的菌群组成和丰度分布图（见彩图）

5. 属分类水平上的菌群组成

比较门水平上各组大鼠肠道菌群的相对丰度，与空白对照组相比，模型组和各给药组的类杆菌属、Akkermansia 菌属的相对丰度显著降低，乳酸杆菌属、颤螺旋菌属的相对丰度显著升高（图 15-2-11）。

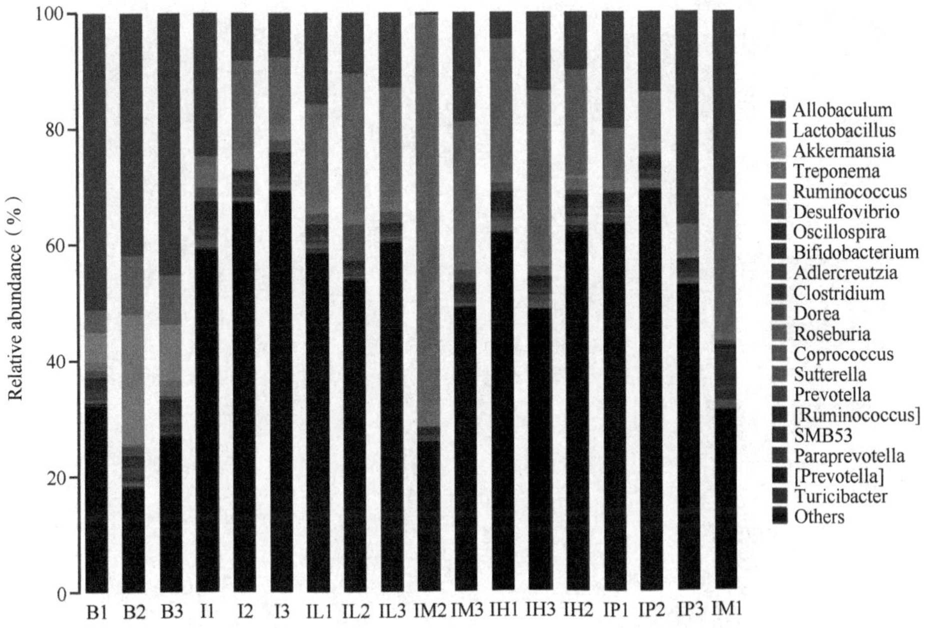

图 15-2-11　属分类水平上的菌群组成和丰度分布图（见彩图）

6. 聚类分析热图

聚类分析热图在生物分析中应用广泛，以色彩丰富的可视化信息，直观的展示出研究对象的差异变化情况。对丰度前 50 位的属进行聚类分析，根据在属水平上样本群落构成数据，以 OTU 丰度及相似度将样本进行排列，并用颜色梯度来区分（图 15-2-12）。色块代表对应的样本中 OTU 丰度，低丰度用绿色表示，高丰度用红色表示。

与对照组相比，肝炎模型组肠道菌群的微生物构成变化显著。结果显示，报道具有益生菌作用的异杆菌、Akkermansia、双歧杆菌等，呈显著下降趋势。有害菌包括多种链球菌、Dorea，以及条件致病菌拟杆菌等，均呈显著上升趋势。这些结果与以前的报告一致。这一结果表明，促炎细菌的增加和益生菌的减少伴随着肝炎疾病的发生。此外，许多在大多数情况下对机体健康起重要稳定作用的肠道菌数量发生了改变，这些变化可能是菌群失调的标志。因此，随着肝病的进一步发展，肠道微生物群可能会出现更严重的菌群失调，对机体产生不良影响。

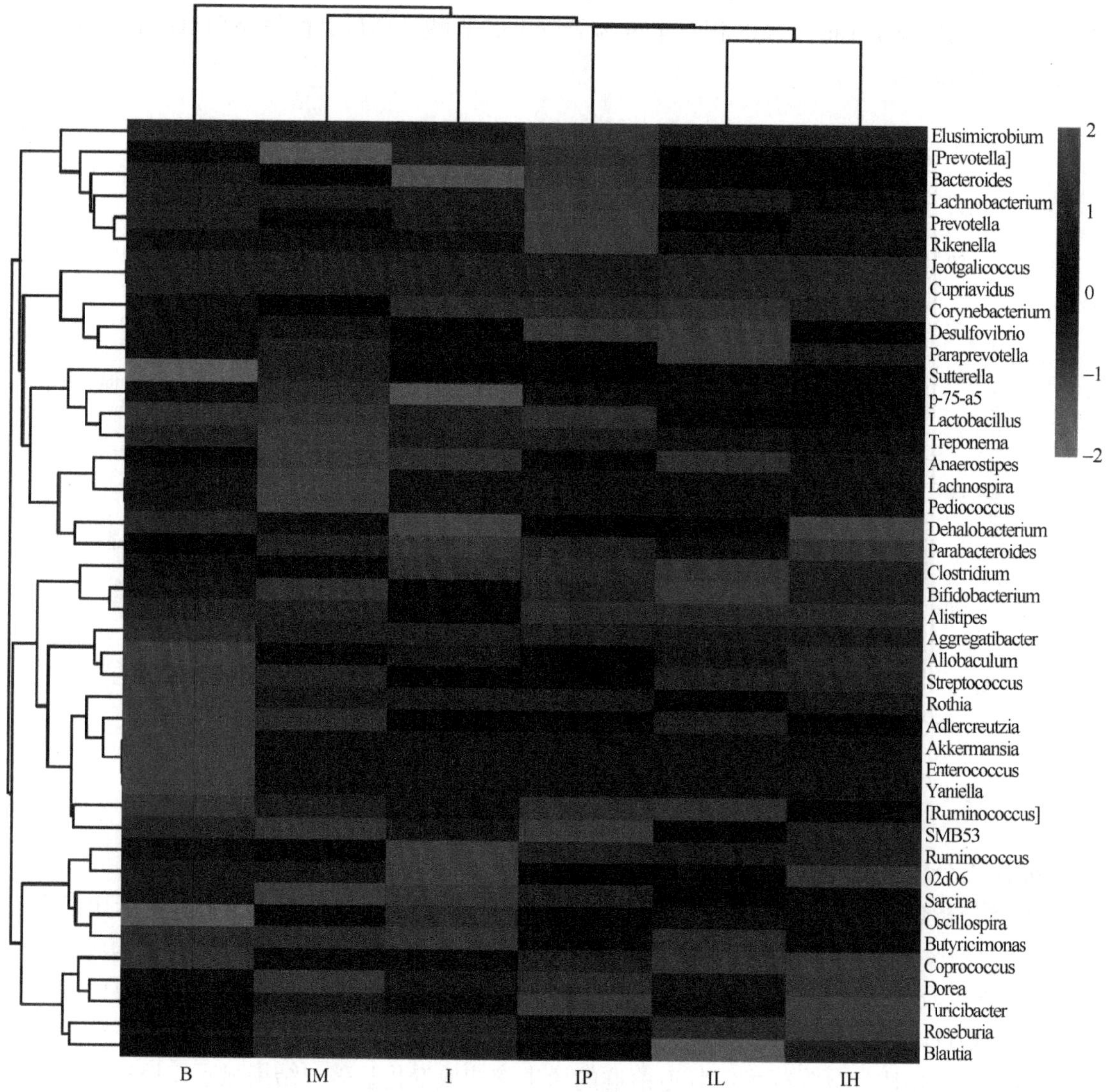

图 15-2-12 属水平聚类分析热图（见彩图）

7. 组间分类学组成的差异分析

为了更直观的比较数据分散情况，选择差异最为显著的前 20 个肠道微生物来绘制箱线图（图 15-2-13）。横坐标为样本分组，纵坐标为各肠道微生物在各样本内的序列量，绘图方法选择以箱线图结合小提琴图的形式。为了更直观地显示数据的分布情况，小提琴图可以用胖瘦展示数据的密度。

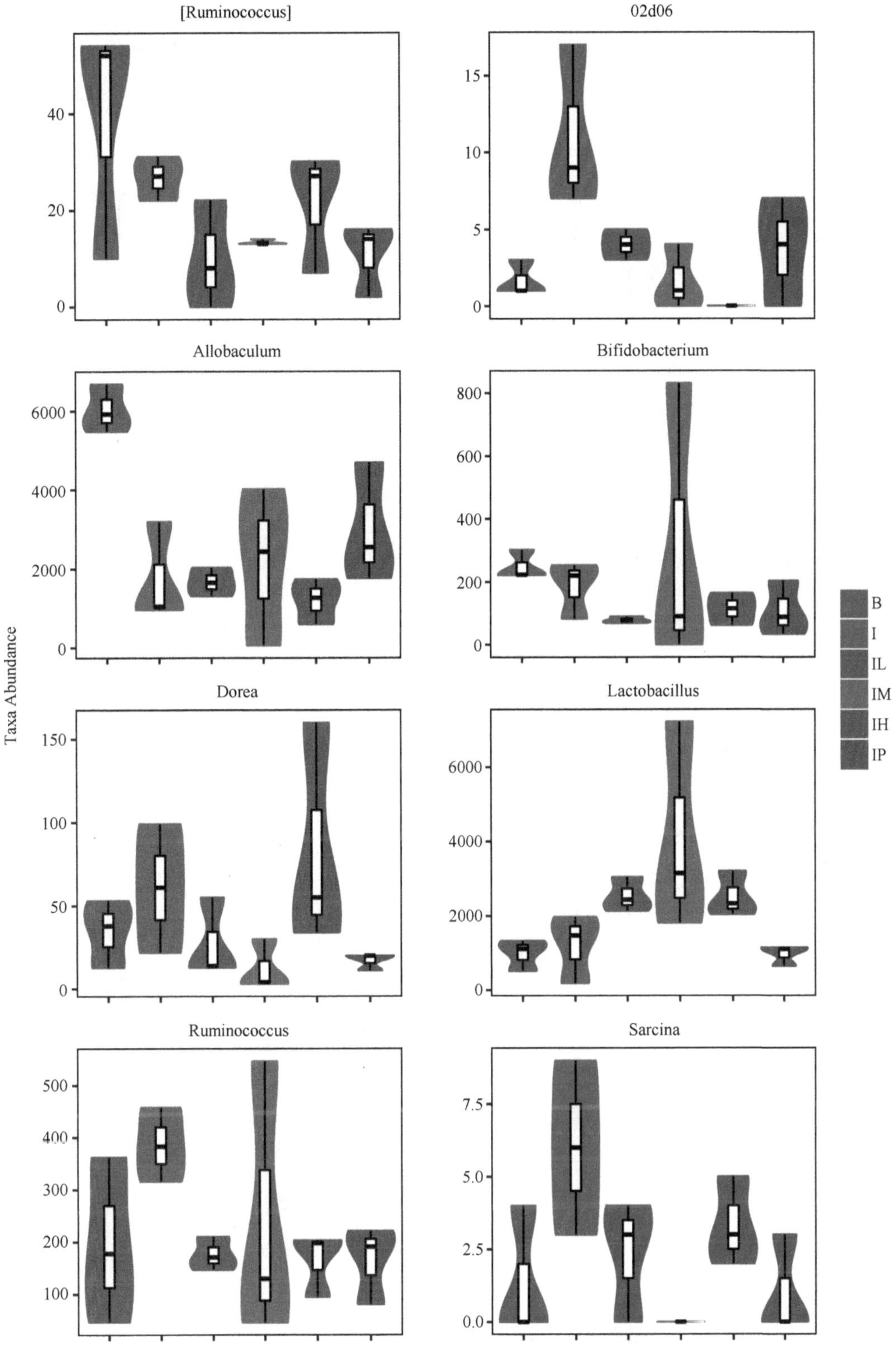
[Ruminococcus]
02d06
Allobaculum
Bifidobacterium
Dorea
Lactobacillus
Ruminococcus
Sarcina
Taxa Abundance
B
I
IL
IM
IH
IP

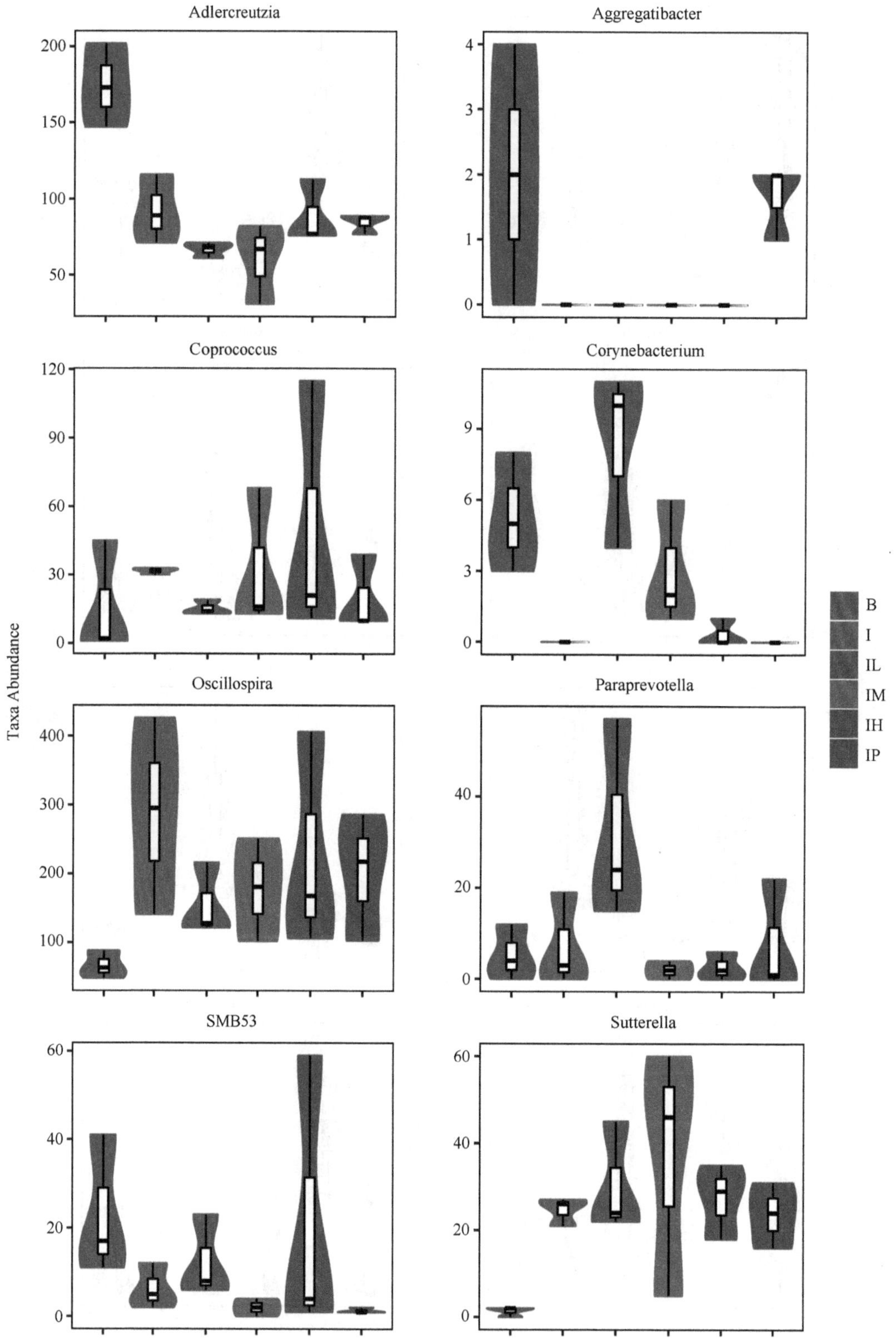
Adlercreutzia
Aggregatibacter
Coprococcus
Corynebacterium
Oscillospira
Paraprevotella
SMB53
Sutterella
Taxa Abundance
B
I
IL
IM
IH
IP

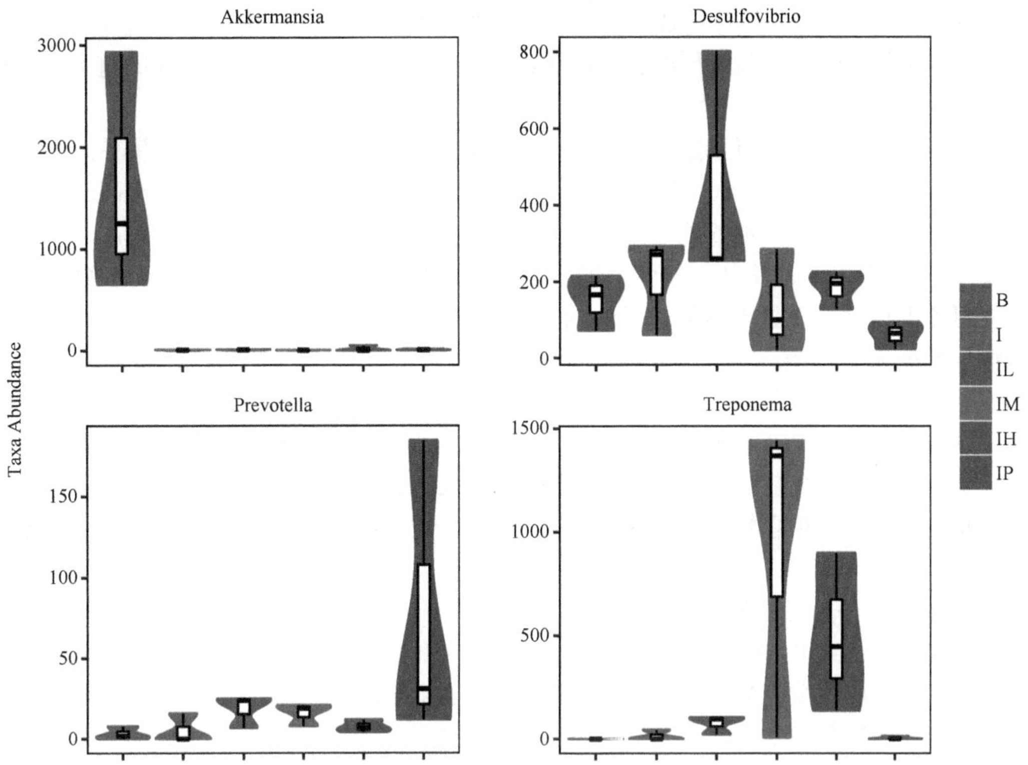

图 15-2-13　组间差异分类单元丰度分布图

8. 肠道菌群紊乱分析

根据公式计算 D_{dys}，统计结果如表 15-2-3 所示，与空白对照组相比，肝炎模型组和各给药组的 D_{dys} 均有不同程度的升高。与肝炎模型组相比，复方木鸡颗粒各给药组的 D_{dys} 显著降低。

表 15-2-3　肠道菌群紊乱程度

组别	菌群紊乱程度（D_{dys}）
空白组	$-2.78 \pm 0.27^{**}$
肝炎模型组	-0.38 ± 0.20
葡醛内酯组	$-1.01 \pm 0.15^{*}$
复方木鸡颗粒 C1 组	$-1.06 \pm 0.12^{*}$
复方木鸡颗粒 C2 组	$-0.94 \pm 0.23^{*}$
复方木鸡颗粒 C3 组	$-1.04 \pm 0.12^{*}$

注：与模型组比较，$^{*}P < 0.05$，$^{**}P < 0.01$。

多样性常被用来描述微生物群落的复杂性。对于微生物群落来说，它们多样性的改变往往源自生存环境的变化。不同环境中细菌多样性过高或过低都容易导致疾病。因此，维持适当的微生物菌落复杂度与维持人体健康有密切关系。实验组肠道菌群多样性明显高于空白对照组，表明实验组肠道菌群处于相对紊乱的状态，这种相对紊乱的菌群构成被证实将通过脑-

肠轴或肝 - 肠轴等途径对机体造成多方面影响，如影响食物运化、影响新陈代谢、调节免疫功能和改变定植抗力等。与此同时，肠道菌群紊乱可能会导致各种疾病，如肠道炎症、代谢疾病，甚至癌症。

Akkermansia 的存在与健康肠道有关，是一种重要的肠道菌群，具有能量平衡和炎症抑制作用，其数量与多种疾病状态呈负相关。已证实，在肥胖症患者中，Akkermansia 的丰度显著降低，在一项研究中，油酰乙醇酰胺被使用来调节肥胖人群体内 Akkermansia 的丰度及膳食吸收。在 2 型糖尿病患者中，高纤维、富含多酚和植物蛋白的饮食被用来调节患者肠道菌群，结果表明此类饮食可以显著增加患者体内的 Akkermansia 丰度，改善血糖控制，使患者不完全依赖于抗糖尿病药物。在溃疡性结肠炎和克罗恩病患者的病例中，Akkermansia 的数量显著减少。而研究表明在健康人群中，Akkermansia 菌属具有十分丰富的代谢途径，这些研究证实了 Akkermansia 与健康状态的相关性，表明 Akkermansia 可能被用作多种疾病的生物标志物。在本研究中，经 DEN 诱导的大鼠肠道内 Akkermansia 丰度显著降低，与其他研究结果相符。此外，复方木鸡颗粒展示出其能够调节肠道菌群平衡的功能，上调了 Akkermansia 的丰度。

Prevotella 是一种低致病性共生细菌，广泛存在于健康人体中。研究表明 Prevotella 与富含植物的饮食有关，也与慢性炎症有关。在本研究中，Prevotella 的相对丰度随着肝病的发展而显著增加。类杆菌在人和动物体内大量存在，在维持菌落平衡和辅助消化方面发挥着重要作用，然而在肠道菌群紊乱的状态下，类杆菌可引发内源性感染。在本研究中，类杆菌在肝炎模型组中上升表明类杆菌在肠道菌群紊乱中也起到促进作用。

第三节　基于肠道菌群及代谢组学联合的复方木鸡颗粒抗肝炎作用机制

为了更深入地阐述肠道菌群和肝脏相互作用的潜在机制，利用全微生物组关联分析（microbiome-wide association study，MWAS），筛选出差异代谢产物，与关键的差异微生物种类进行联合分析，结果如图 15-3-1 及图 15-3-2 所示。

为了进一步研究互作关系，研究者评估了来自差异物种的基因家族的丰度与关键代谢物水平的关系。关联热图和关联网络分析结果表明，多种肠道细菌与血清代谢产物之间呈显著的正相关或负相关。菌群增多与疾病密切相关的肠道菌，如 Clostridiaceae02d06，与 5- 羟基 -6- 甲氧基吲哚葡萄糖醛酸、甲酰 -5- 羟基脲胺、胆汁酸、L- 丝氨酸、鞘氨醇 -1- 磷酸、花生四烯酸均呈显著正相关；Ruminococcus 与鞘氨醇 -1- 磷酸、花生四烯酸、亚油酸呈显著正相关，与植物鞘氨醇呈显著负相关；Sarcina 与鞘氨醇 -1- 磷酸呈显著正相关。具有益生菌或具有维持肠道菌群平衡作用的肠道菌如 Akkermansia、Allobaculum，与 5- 羟基 -6- 甲氧基吲哚葡萄糖醛酸、甲酰 -5- 羟基脲胺、胆汁酸、鞘氨醇 -1- 磷酸呈显著负相关。

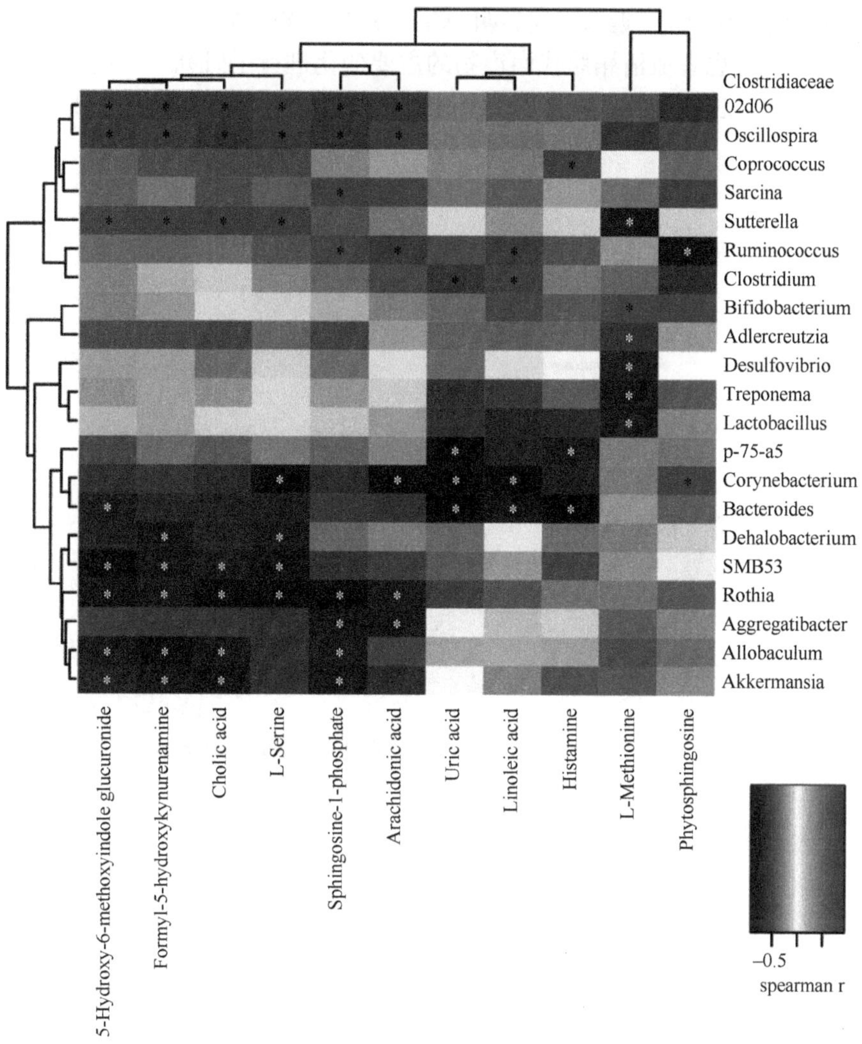

图 15-3-1　肠道菌群及代谢组学相关性热图（见彩图）

色阶代表斯皮尔曼相关性系数，红色表示强正相关，蓝色表示强负相关。* 代表 $P < 0.05$

现代研究认为，肝脏代谢产物会影响肠道微生物群的组成和肠道屏障的完整性。代谢紊乱会破坏肠道屏障，导致细菌代谢产物甚至细菌自身的渗漏。这些有害产品随后会进入血液循环，通过门静脉进入肝脏，并导致肝脏炎症和其他疾病。肠道微生物群和代谢产物紊乱可能通过内分泌和免疫途径对肝脏起主要的负反馈作用。

在肠道菌群及代谢组学相关性分析中，Akkermansia 与胆汁酸展示了强负相关的关联。而胆汁酸代谢是肝脏影响肠道的重要途径，当肝脏疾病发生导致胆汁酸代谢紊乱时，高水平的胆汁酸将产生类似肝毒素样的作用。给药组大鼠经复方木鸡颗粒干预后胆汁酸含量下降，在疾病发生发展阶段与胆汁酸含量正相关的较为活跃的肠道菌，如 Clostridiaceae02d06、Sarcina、Ruminococcus 等，相对丰度被下调，表明给药组大鼠体内胆汁酸代谢有所好转。与 Clostridiaceae02d06、Ruminococcus 正相关的还有花生四烯酸和鞘氨醇 -1- 磷酸。作为一种多不饱和脂肪酸，花生四烯酸是亚油酸的衍生物，具有非常重要的生物化学作用，是前列腺素和白三烯的直接前体。花生四烯酸有利于促炎微生物群，可通过 TLR4-NF-κB 途径加重非酒精性脂肪性肝炎的炎症反应。近来研究表明，鞘氨醇 -1- 磷酸可被视为一种促炎症的脂质介质，研究人员对慢性肝病患者血清鞘脂代谢产物的主要变化进行了研究，发现鞘氨醇 -1- 磷酸可作为肝病患者的新标志物，随着肝炎发展至肝硬化乃至肝癌，血清鞘脂代谢产物水平会出现显著上升。

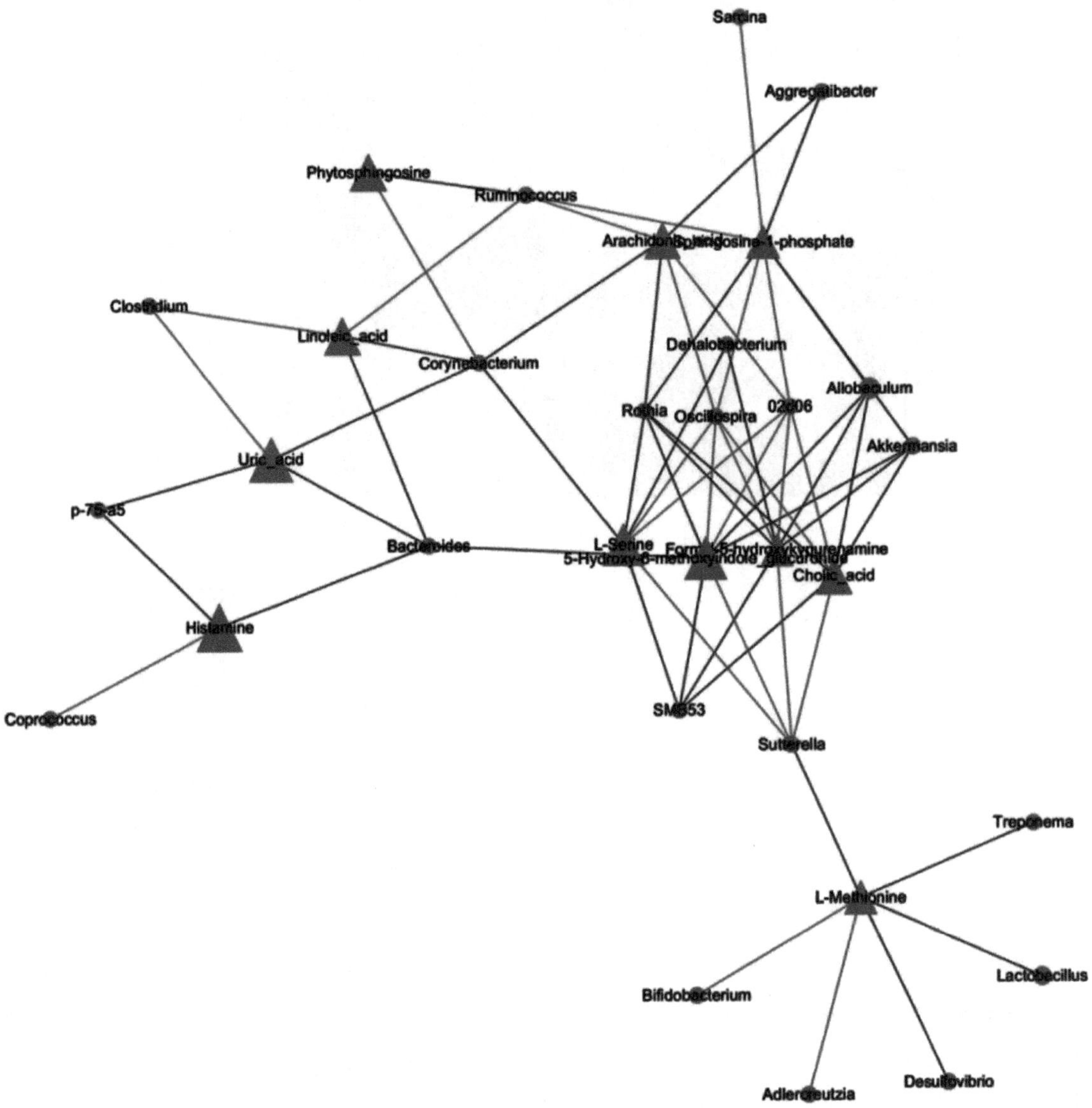

图 15-3-2　肠道菌群及代谢组学关联网络分析（见彩图）

描述代谢物和微生物之间关系的网络图，这些关系以线表示显著上升或显著下降，$P < 0.05$。红色和绿色分别代表正相关和负相关，物种节点用圆表示，代谢物节点用三角形表示，节点大小用来表示检测数值或相对丰度的高低

研究结果表明，复方木鸡颗粒可通过调节肠道菌群的紊乱，在上调有益菌丰度的同时下调多种与疾病相关的肠道菌及门静脉血中的多种促炎症代谢产物，以此来治疗肝炎。基于肠道菌群及代谢组学复方木鸡颗粒抗肝炎作用机制如图 15-3-3 所示。

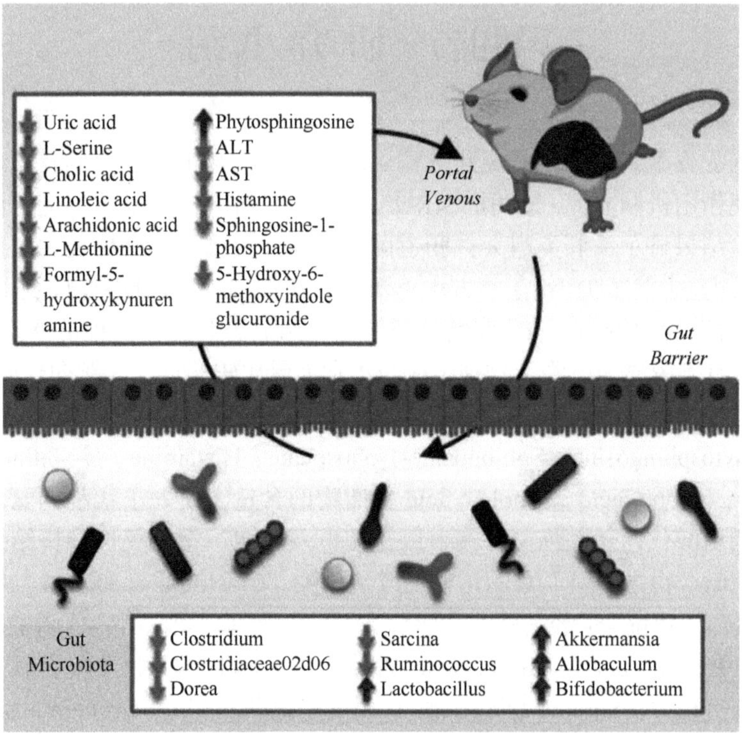

图 15-3-3　基于肠道菌群及代谢组学复方木鸡颗粒抗肝炎作用机制图

本章通过 DEN 诱导构建肝炎大鼠模型，验证了复方木鸡颗粒抗肝炎的药效作用。在药效明确的基础上，基于肠道菌群及代谢组学开展复方木鸡颗粒抗肝炎作用机制研究。采用 16S rRNA 测序技术对大鼠粪便菌群进行测定，并进行数据分析。实验结果显示，肝炎组大鼠肠道菌落多样性及物种丰度均发生了显著变化，表现为致病菌增多，而益生菌减少。给予复方木鸡颗粒干预后，肠道菌群多样性及丰度均得以改善，主要表现为异杆菌、Akkermansia、双歧杆菌等益生菌显著升高，多种链球菌、Dorea 及条件致病菌拟杆菌等有害菌显著下降，物种组成与正常大鼠比较接近。非靶向代谢组学结果显示，复方木鸡颗粒通过调节 Uric acid、Formyl-5-hydroxykynurenamine、5-Hydroxy-6-methoxyindole glucuronide、Phytosphingosine、Sphingosine-1-phosphate、Histamine、L-Methionine、L-Serine、Cholic acid、Arachidonic acid、Linoleic acid 代谢物的含量，使处于紊乱的氨基酸、胆汁酸、花生四烯酸及鞘氨醇代谢通路恢复平衡。肠道菌群及代谢组学相关性分析结果表明，多种肠道细菌与血清代谢产物之间呈显著的正相关或负相关。Clostridiaceae02d06 与 5- 羟基 -6- 甲氧基吲哚葡萄糖醛酸、甲酰 -5- 羟基脲胺、胆汁酸、L- 丝氨酸、鞘氨醇 -1- 磷酸、花生四烯酸均呈显著正相关；Ruminococcus 与鞘氨醇 -1- 磷酸、花生四烯酸、亚油酸呈显著正相关，与植物鞘氨醇呈显著负相关；Sarcina 与鞘氨醇 -1- 磷酸呈显著正相关。Akkermansia、Allobaculum 与 5- 羟基 -6- 甲氧基吲哚葡萄糖醛酸、甲酰 -5- 羟基脲胺、胆汁酸、鞘氨醇 -1- 磷酸呈显著负相关。本章研究结果表明，复方木鸡颗粒可通过调节肠道菌群的紊乱，在上调有益菌丰度的同时，下调多种与疾病相关的肠道菌及门静脉血中的多种促炎症代谢产物，以此来治疗肝炎。

第四节 研究小结

本章在明确复方木鸡颗粒抗肝炎药效作用的基础上，基于肠道菌群及代谢组学开展复方木鸡颗粒抗肝炎作用机制研究。采用 ^{16}SrRNA 测序技术对大鼠粪便菌群进行测定，并进行了数据分析。实验结果显示，肝炎组大鼠肠道菌落多样性及物种丰度均发生了显著变化，表现为致病菌增多，而益生菌减少。给予复方木鸡颗粒干预后，肠道菌群多样性及丰度均得以改善，主要表现为异杆菌、Akkermansia、双歧杆菌等益生菌显著升高，多种链球菌、Dorea 及条件致病菌拟杆菌等有害菌显著下降，物种组成与正常大鼠比较接近。非靶向代谢组学结果显示，复方木鸡颗粒通过调节 Uric acid、Formyl-5-hydroxykynurenamine、5-Hydroxy-6-methoxyindole glucuronide、Phytosphingosine、Sphingosine-1-phosphate、Histamine、L-Methionine、L-Serine、Cholic acid、Arachidonic acid、Linoleic acid 代谢物的含量，使处于紊乱的氨基酸、胆汁酸、花生四烯酸及鞘氨醇代谢通路恢复平衡。肠道菌群及代谢组学相关性分析结果表明，多种肠道细菌与血清代谢产物之间呈显著的正相关或负相关。Clostridiaceae02d06 与 5- 羟基 -6- 甲氧基吲哚葡萄糖醛酸、甲酰 -5- 羟基脲胺、胆汁酸、L- 丝氨酸、鞘氨醇 -1- 磷酸、花生四烯酸均呈显著正相关；Ruminococcus 与鞘氨醇 -1- 磷酸、花生四烯酸、亚油酸呈显著正相关，与植物鞘氨醇呈显著负相关；Sarcina 与鞘氨醇 -1- 磷酸呈显著正相关。Akkermansia、Allobaculum 与 5- 羟基 -6- 甲氧基吲哚葡萄糖醛酸、甲酰 -5- 羟基脲胺、胆汁酸、鞘氨醇 -1- 磷酸呈显著负相关。本章研究结果表明，复方木鸡颗粒可通过调节肠道菌群的紊乱，在上调有益菌丰度的同时，下调多种与疾病相关的肠道菌及门静脉血中的多种促炎症代谢产物，以此来治疗肝炎。

参考文献

陈丽萍，王琦，2019. 肠道菌群与慢性肝脏疾病相关性研究进展 [J]. 中国临床研究，32（8）：1112-1115.

陈龙，朱祖康，王丙云，等，2000. 花生四烯酸代谢物在炎症中的作用 [J]. 国外畜牧科技，27（4）：31-34.

冯小平，蒋滢，1993. 急性肝损伤时氨基酸代谢变化的研究现状 [J]. 氨基酸杂志，（1）：26-29，33.

刘利敏，姚明解，胡端敏，2020. 嗜黏蛋白阿克曼氏菌与肝损伤关系的研究进展 [J]. 临床肝胆病杂志，36（9）：2133-2136.

文洁，许华，俞励平，等，2000. 支链氨基酸对动物实验性肝损伤作用的研究 [J]. 广东药学，（6）：1-4.

许会彬，周虹，2008. 脂类代谢组学的发展和应用 [J]. 医学分子生物学杂志，5（5）：423-427.

Aoki M，Aoki H，Ramanathan R，et al，2016. Corrigendum to "sphingosine-1-phosphate signaling in immune cells and inflammation：roles and therapeutic potential"[J]. Mediators of Inflammation，2016：2856829.

Cummings J，1983. Fermentation in the human large intestine：evidence and implications for health[J]. The Lancet，321（8335）：1206-1209.

Dao M C，Everard A，Aron-Wisnewsky J，et al，2016. *Akkermansia muciniphila* and improved metabolic health during a dietary intervention in obesity：relationship with gut microbiome richness and ecology[J]. Gut，65（3）：426-436.

Henao-Mejia J，Elinav E，Jin C C，et al，2012. Inflammasome-mediated dysbiosis regulates progression of NAFLD and obesity[J]. Nature，482（7384）：179-185.

Hu J Z，Raikhel V，Gopalakrishnan K，et al，2016. Effect of postnatal low-dose exposure to environmental chemicals on the gut microbiome in a rodent model[J]. Microbiome，4（1）：26.

James J H，Ziparo V，Jeppsson B，et al，1979. Hyperammonaemia，plasma aminoacid imbalance，and blood-brain aminoacid transport：a unified theory of portal-systemic encephalopathy[J]. Lancet，2（8146）：772-775.

Karlsson F H，Tremaroli V，Nookaew I，et al，2013. Gut metagenome in European women with normal，impaired and diabetic glucose control[J]. Nature，498（7452）：99-103.

Karlsson F，Tremaroli V，Nielsen J，et al，2013. Assessing the human gut microbiota in metabolic diseases[J]. Diabetes，62（10）：3341-3349.

Li Z P，Yang S Q，Lin H Z，et al，2003. Probiotics and antibodies to TNF inhibit inflammatory activity and improve nonalcoholic fatty liver disease[J]. Hepatology，37（2）：343-350.

Lynn M A，Tumes D J，Choo J M，et al，2018. Early-life antibiotic-driven dysbiosis leads to dysregulated vaccine immune responses in mice[J]. Cell Host & Microbe，23（5）：653-660. e5.

Ma Y，Bao Y R，Wang S，et al，2016. Anti-inflammation effects and potential mechanism of saikosaponins by regulating nicotinate and nicotinamide metabolism and arachidonic acid metabolism[J]. Inflammation，39（4）：1453-1461.

MacFarlane G T，Cummings J H，Allison C，1986. Protein degradation by human intestinal bacteria[J]. Journal of General Microbiology，132（6）：1647-1656.

Malaguarnera M，Greco F，Barone G，et al，2007. *Bifidobacterium longum* with fructo-oligosaccharide（FOS）treatment in minimal hepatic encephalopathy：a randomized，double-blind，placebo-controlled study[J]. Digestive Diseases and Sciences，52（11）：3259-3265.

Man A W C，Xia N，Daiber A，et al，2020. The roles of gut microbiota and circadian rhythm in the cardiovascular protective effects of polyphenols[J]. British Journal of Pharmacology，177（6）：1278-1293.

Mantis N J，Rol N，Corthésy B，2011. Secretory IgA's complex roles in immunity and mucosal homeostasis in the gut[J]. Mucosal Immunology，4（6）：603-611.

Mo Q F，Fu A K，Deng L L，et al，2019. High-dose glycerol monolaurate up-regulated beneficial indigenous microbiota without inducing metabolic dysfunction and systemic inflammation：new insights into its antimicrobial potential[J]. Nutrients，11（9）：1981.

Nguyen T L A，Vieira-Silva S，Liston A，et al，2015. How informative is the mouse for human gut microbiota research?[J]. Disease Models & Mechanisms，8（1）：1-16.

Ni J J，Huang R，Zhou H F，et al，2019. Analysis of the relationship between the degree of dysbiosis in gut microbiota and prognosis at different stages of primary hepatocellular carcinoma[J]. Frontiers in Microbiology，10：1458.

Odenwald M A，Turner J R，2017. The intestinal epithelial barrier：a therapeutic target?[J]. Nature Reviews Gastroenterology & Hepatology，14（1）：9-21.

Png C W，Lindén S K，Gilshenan K S，et al，2010. Mucolytic bacteria with increased prevalence in IBD mucosa augment *in vitro* utilization of mucin by other bacteria[J]. The American Journal of Gastroenterology，105（11）：2420-2428.

Qi X Y，Yun C Y，Sun L L，et al，2019. Publisher Correction：Gut microbiota–bile acid–interleukin-22 axis orchestrates polycystic ovary syndrome[J]. Nature Medicine，25（9）：1459.

Seki E，Schnabl B，2012. Role of innate immunity and the microbiota in liver fibrosis：crosstalk between the liver and gut[J]. The Journal of Physiology，590（3）：447-458.

Tripathi A，Debelius J，Brenner D A，et al，2018. Publisher Correction：The gut–liver axis and the intersection with the microbiome[J]. Nature Reviews Gastroenterology & Hepatology，15（12）：785.

Turner J R，2009. Intestinal mucosal barrier function in health and disease[J]. Nature Reviews Immunology，9（11）：799-809.

Wang L，Christophersen C T，Sorich M J，et al，2011. Low relative abundances of the mucolytic bacterium *Akkermansia muciniphila* and *Bifidobacterium* spp. in feces of children with autism[J]. Applied and Environmental Microbiology，77（18）：6718-6721.

Zhang H S，DiBaise J K，Zuccolo A，et al，2009. Human gut microbiota in obesity and after gastric bypass[J]. PNAS106（7）：2365-2370.

第十六章　复方木鸡颗粒及有效物质组分抗肝硬化作用机制研究

引　言

肝硬化作为一种严重的慢性肝脏疾病，其发病机制和治疗方法一直是医学界研究的热点和难点。近年来，中药制剂在抗肝硬化治疗方面取得了显著进展，其中复方木鸡颗粒因其独特的疗效和较小的副作用而备受学者的关注。然而，关于复方木鸡颗粒及其有效物质组分在抗肝硬化方面的具体作用机制，目前尚缺乏深入的研究和明确的阐释。

本章基于非靶向代谢组学和肠道菌群的研究方法，探讨复方木鸡颗粒抗肝硬化的作用机制，通过血清代谢物轮廓谱，挖掘潜在生物标志物及其代谢通路；同时，使用16S rRNA测序技术测定大鼠粪便菌群并进行数据分析。综合分析肠道菌群和代谢组学结果，揭示复方木鸡颗粒治疗肝硬化的潜在作用机制，为其在临床上的更广泛应用和进一步发展提供科学依据。

第一节　基于非靶向代谢组学的复方木鸡颗粒抗肝硬化作用机制研究

一、实验材料

（一）仪器与设备

UPLC-Q-TOF-MS（Angilent科技有限公司）；QF-3800氮气吹干仪（北京华盛谱信仪器有限责任公司）；−80℃低温冰箱（NEW BRUNSWICK SCIENTIFIC公司）；台式冷冻离心机（美国Thermo公司）。

（二）药材与试剂

复方木鸡颗粒（丹东药业集团有限公司）；秋水仙碱（山西云鹏制药有限公司）；乙腈（质谱级，德国 Merck 公司）；甲醇（质谱级，德国 Merck 公司）；甲酸（质谱级，美国 Fisher 公司）；二乙基亚硝胺（上海梯希爱化成工业发展有限公司）；AST 试剂盒（上海朗顿生物科技有限公司）；ALT 试剂盒（上海朗顿生物科技有限公司）；石蜡（山东恒翔蜡业有限公司）；盐酸（深圳华祥化工有限公司）。

（三）实验动物

SD 大鼠，雄性，体重 200 g±20 g，由辽宁长生生物技术有限公司提供（许可证号为 SCXK（辽）2015-0001）。常规饲养 1 周后用于实验。

二、方法与结果

（一）血清样本的收集与制备

SD 大鼠 72 只，随机分为空白组、模型组、秋水仙碱组（0.06 g/kg）、复方木鸡颗粒 C1 剂量组（0.1 g/kg）、复方木鸡颗粒 C2 剂量组（0.3 g/kg）、复方木鸡颗粒 C3 剂量组（1 g/kg），每组 12 只。除空白组外，其余各组以 70 mg/kg 的剂量灌胃给予 1% DEN 溶液，每周 1 次，连续 8 周，建立大鼠肝硬化模型。空白组给予相同体积的生理盐水溶液。造模同时，各给药组大鼠按剂量灌胃给予相应药物溶液，每天给药 1 次，连续给药 4 周，空白组，模型组给予等容积的蒸馏水。末次给药后，禁食不禁水，24 h 后进行肝门静脉取血，将血液样本放于 4℃静置 30 min，3000 r/min 离心 15 min 分离血清，置于 –80℃冰箱冷冻保存，备用。剖取肝脏、脾、胸腺，称重并记录各脏器的重量，观察肝脏外观形态，留取部分肝组织用 10% 甲醛固定液固定做组织病理学观察，另一部分迅速放入液氮中以备用。精密吸取血清样本 100 μl，加入 300 μl 冰甲醇，涡旋振荡 2 min，于 4℃，12000 r/min 离心 10 min，上清液氮气吹干，加入 50% 冰甲醇 100 μl 复溶，于 4℃，12000 r/min 离心 10 min，吸取上清液，进样分析。

（二）色谱条件

色谱柱为 Agilent Poroshell-120 SB-C_{18}（2.1 mm×100 mm，1.8 μm）；流动相为 0.1% 甲酸水溶液（A）- 乙腈（B）；流速为 0.4 ml/min；进样量为 1.0 μl；柱温为 30℃。流动相梯度洗脱条件如表 16 1 1 所示。

表 16-1-1　流动相梯度洗脱条件

时间（min）	流动相 A（%）	流动相 B（%）
0	95	5
10	50	50
13	50	50
20	0	100

（三）质谱条件

电喷雾离子源（Dual AJS ESI），采用正、负离子模式检测，干燥气体流速（drying gas flow）：12 L/min；干燥气体温度（drying gas temp）：225℃；毛细管电压（vcap）：4000 V（正离子）、3500 V（负离子）；雾化器压力（neulizer pressure）：45 psig；鞘气温度：350℃；鞘气流速：11 L/min；碎裂电压（fragmentor）：175 V；质量扫描范围：*m/z* 100 ～ 1500。

（四）多元数据分析

采用 MaSSHunter Qualitative 软件获取原始数据。采用 Profinder B.08.00 软件对各组数据进行峰检测、峰对齐等归一化处理，并转换为 .cef 文件。为最大化检查数据趋势，监测异常值和控制数据质量，将 .cef 文件导入 MaSS Profiler Professional，对数据进行差异统计分析（t 检验分析及方差分析），以 $P < 0.05$，$f > 2$ 为标准，筛选差异代谢物。应用 ID Browser 功能，获得差异代谢物的准确质量和化学组成。然后将上述数据和碎片光谱数据与数据库中的标准数据进行比较，鉴定差异化合物。

（五）血清样本代谢轮廓谱的构建

使用 UPLC-Q-TOF-MS 分析得到空白组、肝硬化模型组、复方木鸡颗粒各剂量组的正离子和负离子模式的总离子流图（图 16-1-1，图 16-1-2）。

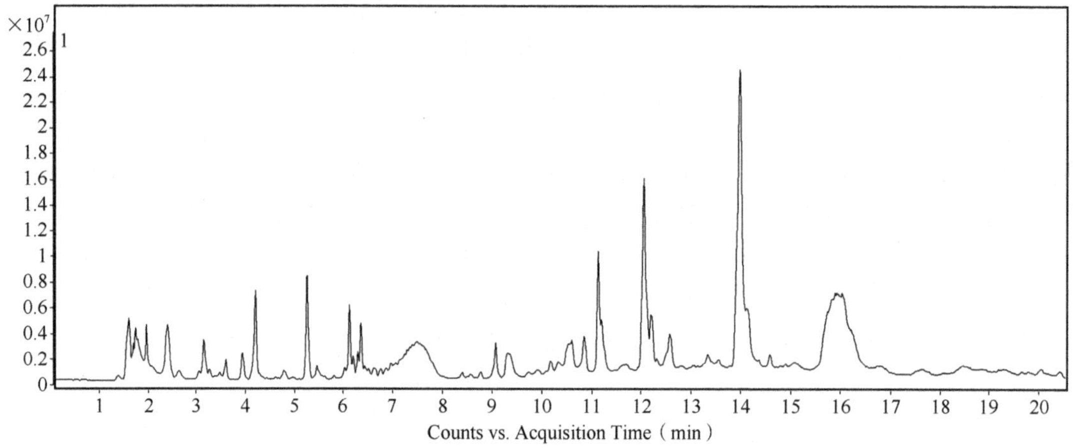

A

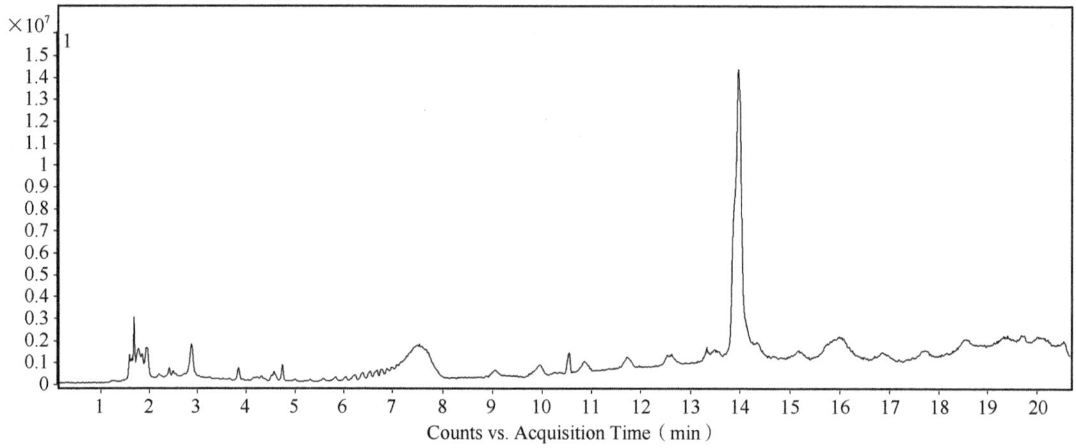

B

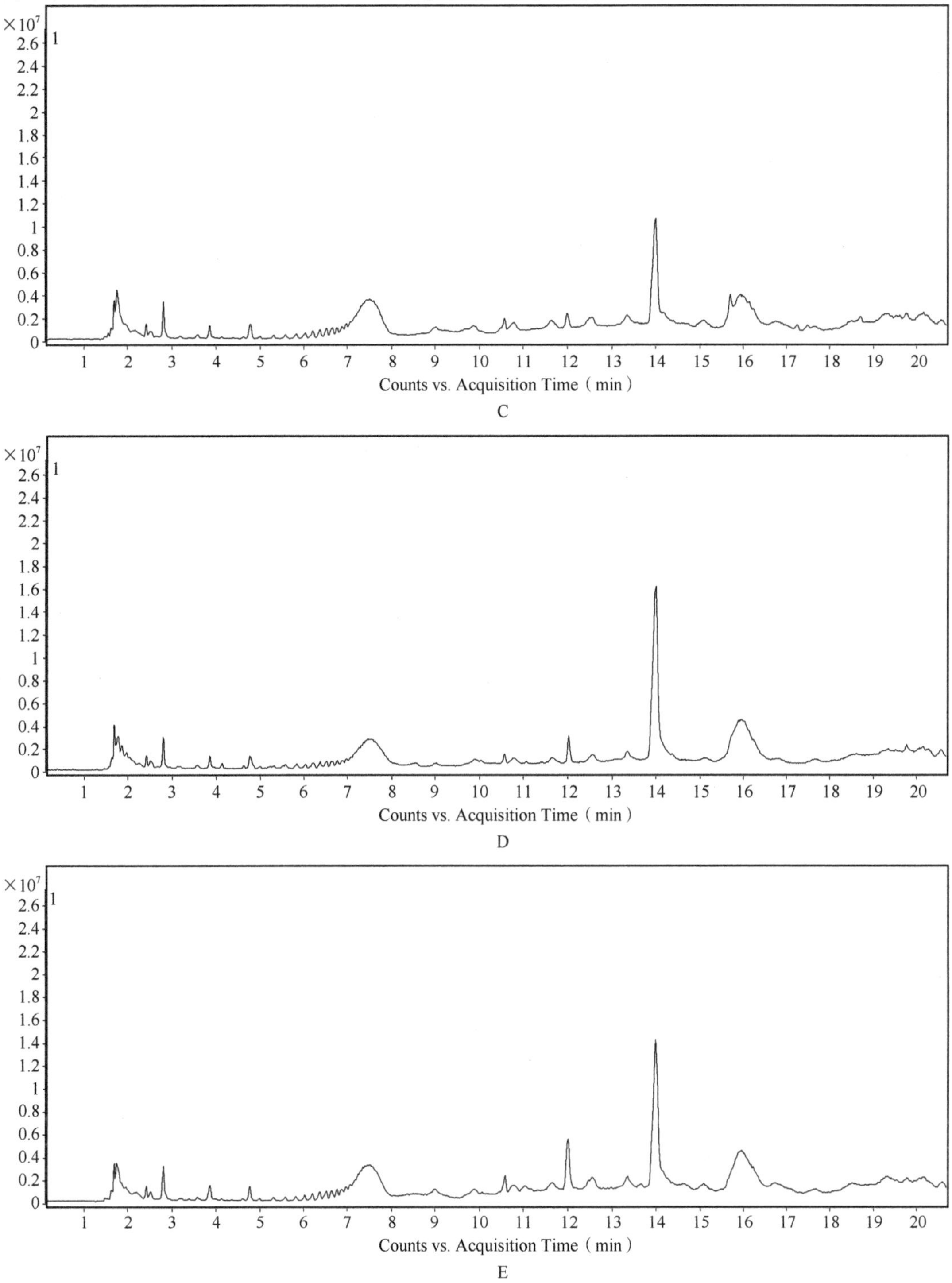

图 16-1-1　正离子模式总离子流图

A. 空白组；B. 肝硬化模型组；C. 复方木鸡颗粒 C1 组；D. 复方木鸡颗粒 C2 组；E. 复方木鸡颗粒 C3 组

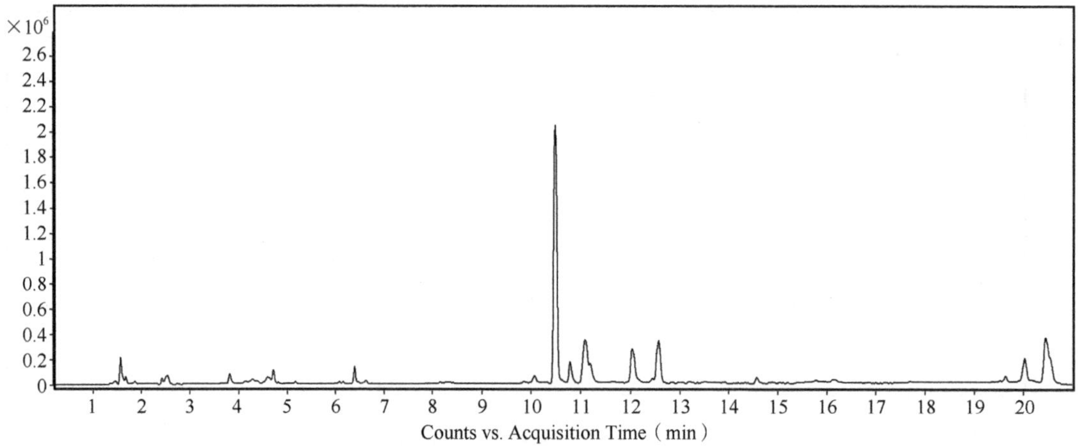
×10^6
2.6
2.4
2.2
2
1.8
1.6
1.4
1.2
1
0.8
0.6
0.4
0.2
0
1 2 3 4 5 6 7 8 9 10 11 12 13 14 15 16 17 18 19 20
Counts vs. Acquisition Time（min）

A

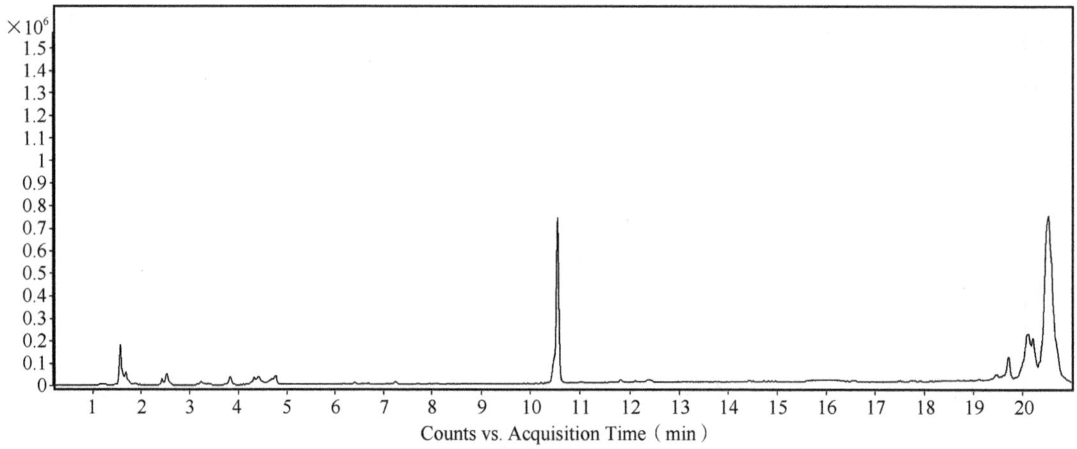
×10^6
1.5
1.4
1.3
1.2
1.1
1
0.9
0.8
0.7
0.6
0.5
0.4
0.3
0.2
0.1
0
1 2 3 4 5 6 7 8 9 10 11 12 13 14 15 16 17 18 19 20
Counts vs. Acquisition Time（min）

B

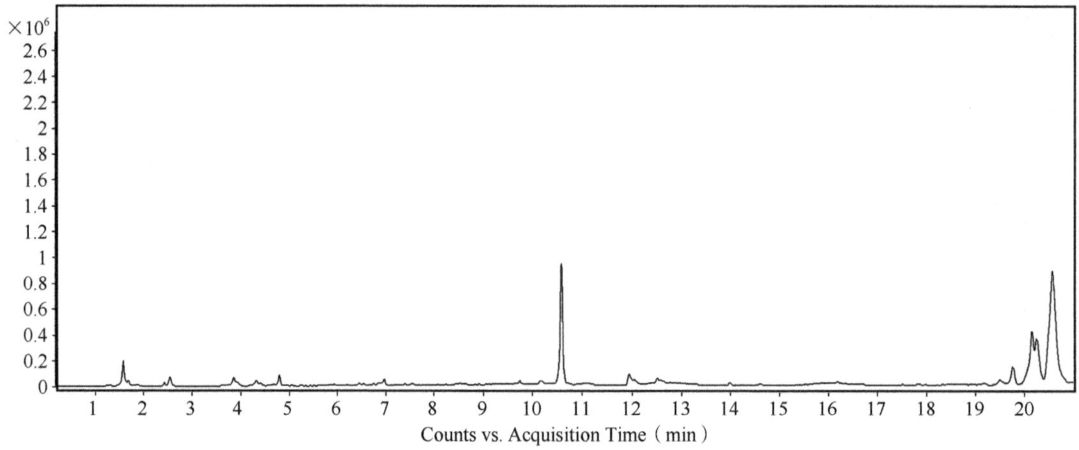
×10^6
2.6
2.4
2.2
2
1.8
1.6
1.4
1.2
1
0.8
0.6
0.4
0.2
0
1 2 3 4 5 6 7 8 9 10 11 12 13 14 15 16 17 18 19 20
Counts vs. Acquisition Time（min）

C

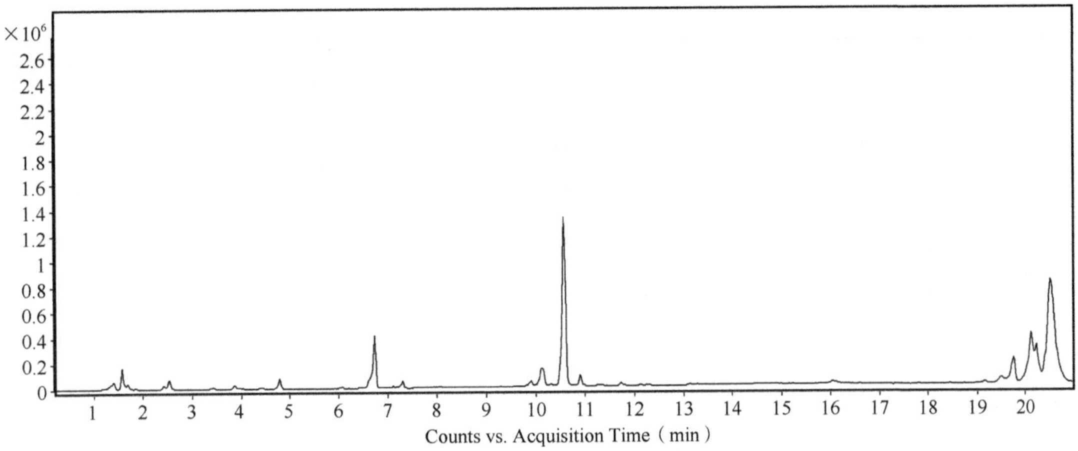

D

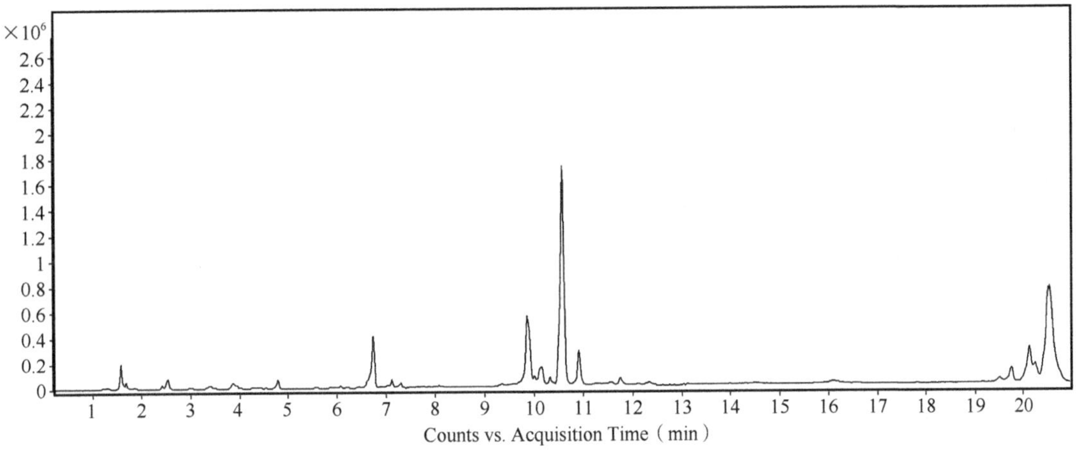

E

图 16-1-2　负离子模式总离子流图

A. 空白组；B. 肝硬化模型组；C. 复方木鸡颗粒 C1 组；D. 复方木鸡颗粒 C2 组；E. 复方木鸡颗粒 C3 组

（六）内源性代谢差异物的鉴定

采用 MPP 软件，对数据进行差异统计分析（t 检验分析及方差分析），以 $P < 0.05$，$f > 2$ 为标准筛选差异代谢物，同时使用 ID Browser 功能对其进行在线谱库匹配（Metlin、HMDB、KEGG）及分子式生成，鉴定差异代谢物。结果筛选出 10 种代谢差异物（表 16-1-2）。

表 16-1-2　复方木鸡颗粒抗 DEN 诱导肝硬化大鼠代谢差异物鉴定信息表

序号	精确分子量（Da）	分子式	鉴定	调节	极性
1	208.0842	$C_{10}H_{12}N_2O_3$	Formyl-5-hydroxykynurenamine	down	Positive
2	339.0941	$C_{15}H_{17}NO_8$	5-Hydroxy-6-methoxyindole glucuronide	down	Positive
3	317.2927	$C_{18}H_{39}NO_3$	Phytosphingosine	down	Positive
4	301.2978	$C_{18}H_{39}NO_2$	Sphinganine	down	Positive
5	379.2484	$C_{18}H_{38}NO_5P$	Sphingosine-1-phosphate	down	Positive

续表

序号	精确分子量（Da）	分子式	鉴定	调节	极性
6	105.0426	$C_3H_7NO_3$	L-Serine	down	Positive
7	204.0888	$C_{11}H_{12}N_2O_2$	L-Tryptophan	down	Negative
8	448.2099	$C_{24}H_{32}O_8$	17-Beta-Estradiol-3-glucuronide	up	Negative
9	149.0511	$C_5H_{11}NO_2S$	L-Methionine	down	Negative
10	90.0377	$C_3H_6O_3$	L-Lactate	down	Negative

色氨酸（tryptophan）为芳香族氨基酸，属于必需氨基酸。肝脏是氨基酸代谢的主要场所。正常情况下，肝内氨基酸代谢十分活跃；当肝脏损伤或病变时，肝代谢氨基酸的功能下降，对芳香族氨基酸的降解能力下降。经复方木鸡颗粒干预后，L-Serine、L-Tryptophan、L-Methionine 等内源性物质含量有所变化，揭示复方木鸡颗粒治疗 DEN 致大鼠肝硬化与调节氨基酸代谢紊乱有关。

鞘氨醇 -1- 磷酸是多种生理过程的生物活性脂质介质，当其由细胞内的鞘氨醇激酶激活合成后，将被转运至细胞外与特异性 G 蛋白结合并调节多种生物系统效应。鞘氨醇 -1- 磷酸是鞘脂代谢途径中受多种因素调控的多效性信号分子，其促炎作用被广泛证实。本研究结果显示，经复方木鸡颗粒干预后，调节 Phytosphingosine、Sphingosine、Sphingosine-1-phosphate 等内源性物质含量，维持了大鼠体内鞘氨醇等物质的动态平衡，抑制了鞘氨醇激酶途径的异常激活，预示复方木鸡颗粒治疗肝硬化可能与调节大鼠体内鞘脂类代谢有关。

第二节　基于肠道菌群的复方木鸡颗粒抗肝硬化作用机制研究

一、实验材料

（一）仪器与设备

MiSeq Sequencing Platform（美国 Illumina 公司）；核酸定量分析仪 NanoDrop ND-1000（美国 Thermo 公司）；TBS380 荧光计（美国 PROMEGA 公司）；2100 生物分析仪（美国 Agilent 公司）；PCR 扩增仪（美国 ABI 公司）；Milli-Q 超纯水系统（美国 Millipore 公司）；Ms2 minishaker 型涡旋震荡仪（德国 IKA 集团）；低温高速离心机（德国 Heraeus 公司）；PB-20 型酸度计（德国 SISL 集团）；电泳仪电源（北京六一仪器厂）；Fastwin BIS-168 UV 凝胶成像系统（广东方统生物技术公司）；SLT-13V-85 型超低温冰箱（–80℃）（美国 Harris 公司）；移液器（多种量程）（德国艾本德公司）。

（二）药品与试剂

Q5® High-FidelityDNAPolymerase 扩增聚合酶（美国 NEB 公司）；Agilent High Sensitivity DNAKit（美国 Agilent 公司）；Quant-iT PicoGreen dsDNA Assay Kit（美国 Invitrogen 公司）；AxyPrepDNAGel Extraction Kit（美国 Axygen 公司）；TruSeq NanoDNALT Library Prep Kit（美

国 Illumina 公司）；MiSeq Reagent Kit V3（美国 Illumina 公司）；Omega M5635-02 Mag-Bind SoilDNAKit（200）（美国 Omega 公司）。

（三）实验动物

SD 大鼠，雄性，体重 200 g±20 g，由辽宁长生生物技术有限公司提供（许可证号为 SCXK（辽）2015-0001）。常规饲养 1 周后用于实验。

二、方法与结果

（一）DEN 诱导肝硬化模型的建立及给药

SD 大鼠 72 只，随机分为空白组、模型组、秋水仙碱组（0.06 g/kg）、复方木鸡颗粒 C1 剂量组（0.1 g/kg）、复方木鸡颗粒 C2 剂量组（0.3 g/kg）、复方木鸡颗粒 C3 剂量组（1 g/kg），每组 12 只。除空白组外，其余各组以 70 mg/kg 的剂量灌胃 1% DEN 溶液，每周 1 次，连续 8 周，建立大鼠肝硬化模型。空白组给予相同体积的生理盐水溶液。造模同时，各给药组大鼠按剂量灌胃给予相应药物溶液，每天 1 次，连续 4 周，空白组，模型组给予等容积的蒸馏水。末次给药后，禁食不禁水，24 h 后进行肝门静脉取血，将血液样本放于 4℃静置 30 min，3000 r/min 离心 15 min 分离血清，置于 –80℃冰箱冷冻保存，备用。剖取肝脏、脾、胸腺，称重并记录各脏器的重量，观察肝脏外观形态，留取部分肝组织用 10% 甲醛固定液固定进行组织病理学观察，另一部分迅速放入液氮中备用。

（二）粪便样本的收集与保存

各组大鼠在取样前一天禁食不禁水，取样前将大鼠抓起，使用已标记好的无菌冻存管，直接收集大鼠应激排出的粪便 3 ～ 4 粒，轻轻放入冰盒，并立即转移至 –80℃冰箱保存待测。

（三）总 DNA 的提取

称量各组粪便约 500 mg，放入 2 ml 离心管中。加入 800 μl 的 SLX Mlus Buffer，组织破碎仪振荡 7 min（25 Hz）。加入 80 μl 的 Buffer DS，振荡混匀，90℃孵育 10 min。仪器振荡混匀，13000 r/min 离心 5 min。转移离心液 600 μl，移至一个新的 2 ml EP 管中。加入 200 μl Buffer SP2，轻轻振荡混匀。加入 100 μl 的 HTR Reagent，轻轻振荡混匀。冰浴静置 5 min，13000 r/min 离心 5 min。小心转移上清液 400 μl 至 96 孔板，加入 450 μl 的 Binding Buffer 及 40 μl 的磁珠，混匀，室温静置 2 min。核酸纯化仪纯化。检测浓度，0.8% 琼脂糖凝胶电泳判断分子大小，微量紫外分光光度计对 DNA 进行定量。

（四）IlluminaMiSeq 测序

1. PCR 扩增

样品质量达到要求后，以其为模板扩增细菌 ^{16}S rDNA V4 区，所采用的引物为 ^{520}F（5’-barcode+ AYTGGGYDTAAAGNG-3’）及 ^{802}R（5’-TACNVGGGTATCTAATCC-3’）。

2. 文库构建和上机测序

利用 Illumina 公司的 TruSeq Nano DNA LT Library Prep Kit 进行建库并进行质检和定量。

文库合格后，上 MiSeq 机器进行双端测序。

3. OTU 划分

使用 QIIME 软件，在序列比对之后按 97% 的序列一致性将测得的序列进行 OTU 划分，每个 OTU 序列以其中丰度最高的序列为代表。利用默认参数下的 QIIME 软件比对代表序列和对应数据库的模板序列，找到分类学信息以对应 OTU。获得样本在门、纲、目、科、属、种各分类的具体组成信息，统计分类鉴定结果并利用 R 软件将鉴定结果进行绘图。

4. Alpha 多样性分析

对样品 Alpha 多样性的分析主要包括：①描述菌群多样性的指数：香农指数和辛普森指数；②描述菌群丰度的指数：Chao1 指数和 ACE 指数；③描述测序深度的指数：稀释曲线和物种累计曲线来表示，采用 R 软件绘制两者曲线。

5. Beta 多样性分析

为了量化分析各个样本之间的物种结构差异，通过主坐标分析（principal coordinates analysis，PCoA）、NMDS 分析来比较不同样本的相似程度。利用 QIIME 软件，将 UniFrac PCoA 分析获得的数据进行绘图，贡献率大的主坐标将被选择用来观察分析检测样本之间的差异。在获得距离矩阵数据之后，使用 NMDS 分析降维处理多维数据，采用 R 软件绘图，以二维排序图描述样本群落结构分布。

6. 肠道菌群紊乱分析

细菌失调程度（D_{dys}）被用来比较和分析肠道菌群在各组大鼠中的整体变化。可根据以下公式计算 D_{dys}：

$$D_{dys}=\sum(\lg[100\times RA_{harmful}+1])-\sum(\lg[100\times RA_{probiotic}+1])$$

其中，D_{dys} 是肠道菌群紊乱的程度；$RA_{harmful}$ 是每个有害细菌属的相对丰度；$RA_{probiotic}$ 是每个益生菌属的相对丰度。

（五）OTU 精简和分类鉴定

根据预测得到的各功能类群在各样本中的丰度分布，使用 R 软件计算各样本共有功能类群的数量，并通过 Venn 图直观地呈现各样本所共有和独有的功能类群所占的比例（表 16-2-1，图 16-2-1）。从结果可以看出，各组间样本 OUT 数存在显著差异。与正常大鼠相比，肝硬化大鼠肠道菌群中各分类 OUT 数及特有 OUT 数均较多，给药组各分类 OUT 数及特有 OUT 数在空白组与模型组之间。

表 16-2-1　OTU 划分和分类地位鉴定结果统计表

组别	门	纲	目	科	属	种	未归属
空白组	1061	1061	1061	802	502	80	0
肝硬化模型组	1511	1511	1511	1034	531	41	0
C1 剂量组	1585	1585	1584	1265	639	41	0
C2 剂量组	1376	1376	1376	989	666	38	0

续表

组别	门	纲	目	科	属	种	未归属
C3 剂量组	1570	1570	1569	1043	471	38	0
秋水仙碱组	1413	1413	1412	914	499	51	0

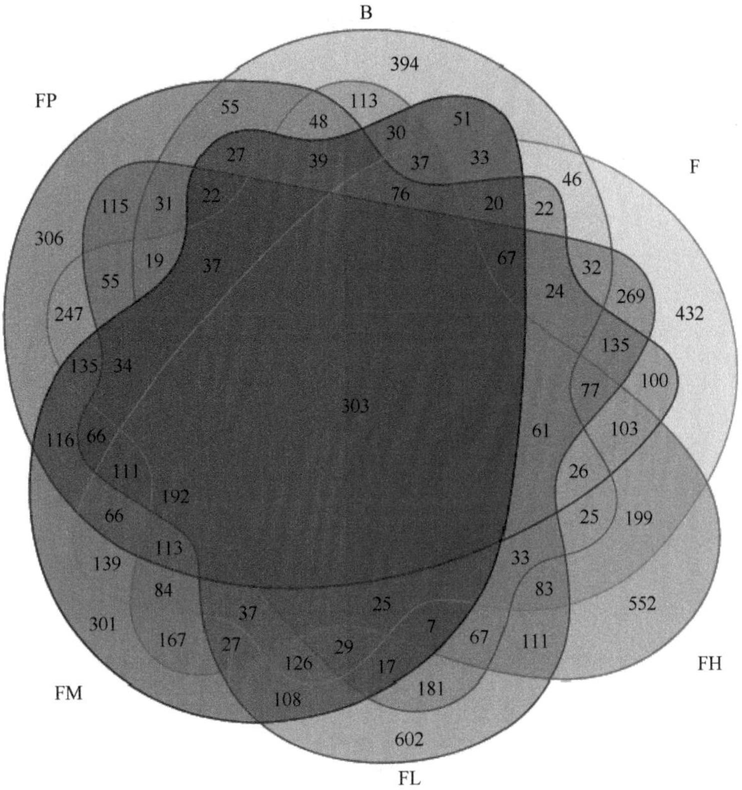

图 16-2-1　各组样本共有 OTU 数 Venn 图

（六）Alpha 多样性分析

1. 稀释曲线

稀释曲线主要用于检测样品测序的饱和情况，检测测序深度是否充足，在检测过程中，测序深度被逐步扩大，而当前测序深度下可测得的样本物种总数及物种的相对丰度也随之升高，直至曲线归于平稳，即表示检测测序量已经充足，即使增加测序量，所得到的 Alpha 多样性指标也将趋于稳定，停止明显升高。由图 16-2-2 可知，测序数据量增加，样品 OTU 数增加趋势减缓，测序数据量饱和，表明测序样品中物种多样性检测得到了足够测序数据量的支撑。

2. Specaccum 物种累积曲线

与稀释曲线类似，物种累积曲线常被用于调查群落的生物多样性，多用来判断抽样量是否已经充分。当物种丰度不随着样本量增大而大幅度上升，曲线趋向平稳时，代表已获得足够的数据量。如图 16-2-3 所示，随着样本数量的增加，新物种的增加率逐渐降低，直至趋于平稳，表明现有样本量足以反映不同群落间的多样性差异。

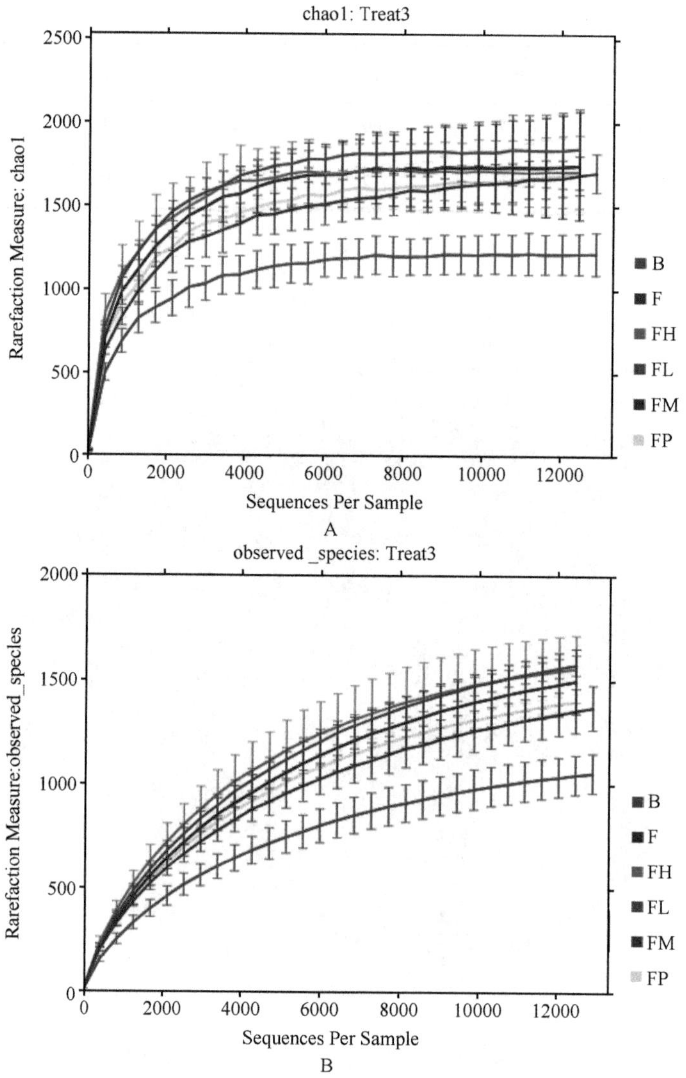

图 16-2-2 Chao1 和 Observed species 稀释曲线

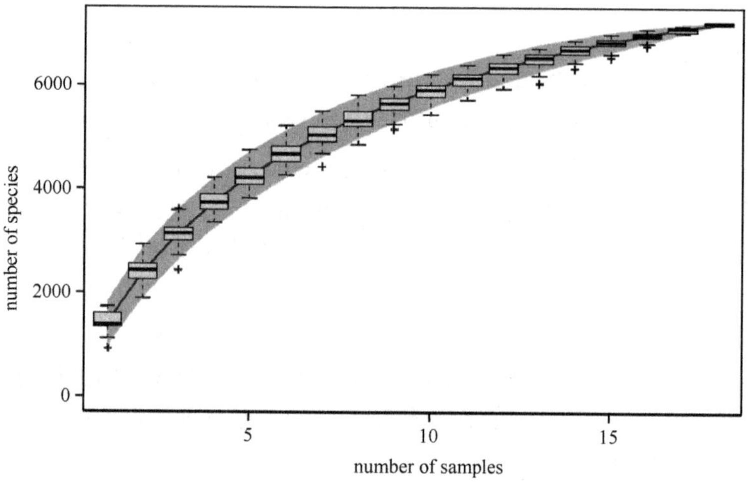

图 16-2-3 Specaccum 物种累积曲线

3. Alpha 多样性指数

在研究分析微生物群落的 Alpha 多样性时，可以采用多个指数共同衡量的方式，包括侧重于体现群落丰度 Chao1 指数和 ACE 指数，以及兼顾群落均匀度的 Shannon 指数和 Simpson 指数。相比 Chao1 指数，ACE 指数计算方法更加复杂。Simpson 指数倾向于群落中的优势物种和物种的均匀度，Shannon 指数则对群落中的稀有物种和群落丰度更加敏感。如表 16-2-2 所示，与空白组相比，模型组肠道菌群的多样性及丰度均较高。与模型相比，复方木鸡颗粒 C2 及 C3 组 Chao1 指数与 ACE 指数下降，Shannon 指数及 Simpson 指数降低，说明随着疾病程度的深入，复方木鸡颗粒低剂量干预后肠道菌群的多样性及丰度变化不显著。

表 16-2-2　菌群微生物多样性指数表

组别	Simpson 指数	Chao1 指数	ACE 指数	Shannon 指数
空白组	0.9240	1220.78	1271.28	6.4100
肝硬化模型组	0.9686	1746.52	1817.87	7.7967
C1 剂量组	0.9738	1854.79	1920.07	8.0433
C2 剂量组	0.9408	1408.33	1524.93	6.7067
C3 剂量组	0.9419	1416.00	1547.58	7.3300
秋水仙碱组	0.9696	1980.17	2018.46	7.6100

（七）Beta 多样性分析

Alpha 多样性用来分析单独样本内的物种丰度，而 Beta 多样性则是为了量化分析各个样本之间的物种结构差异。微生物种类繁多，但不同微生物之间却存在着内部关联，即系统发育亲缘关系。利用样本间系统发育关系的距离，可以比较不同样本的相似程度，样品间的距离与群落结构相似度成正比，群落结构相似的样本会倾向于聚集在一起，而群落结构差异大的样本会相互分开。因此，主坐标分析可以用来观察分析检测样本之间的差异。如图 16-2-4 所示，空白对照组与肝炎模型组及复方木鸡颗粒各给药组之间明显分开一定的距离，各给药组之间距离相近，复方木鸡颗粒 C1 组与模型组之间距离相近，表明复方木鸡颗粒 C1 组发挥疗效的同时并没有明显改变肝炎大鼠的肠道菌群结构，而在复方木鸡颗粒 C2 组及 C3 组的影响下群落结构则发生了显著的变化。

NMDS 分析与主坐标分析类似，也是在获得距离矩阵数据之后，对多维数据进行降维处理的分析方法。与柱坐标分析不同的是，NMDS 分析并不依赖确切的距离数值，对原始数据进行变量变换，对样本之间的大小关系进行分析，适用于分析结构复杂的数据，或是仅获得等级关系数据而没有精确差异数据的情况。结果如图 16-2-5 所示，各组之间基本分开，表明各组之间的群落结构具有明显的差异性，模型组和各给药组之间存在一定的距离，表明复方木鸡颗粒各剂量在改变肝硬化病理状态的同时，也改变了肠道菌群的构成，且使其趋向于空白对照组肠道菌群原有的状态。

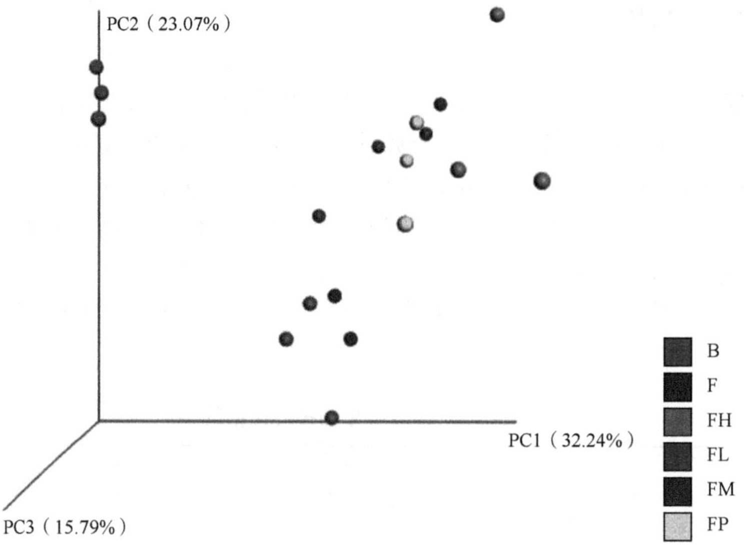

图 16-2-4 基于 UniFrac 距离的 PCoA 主坐标分析（见彩图）

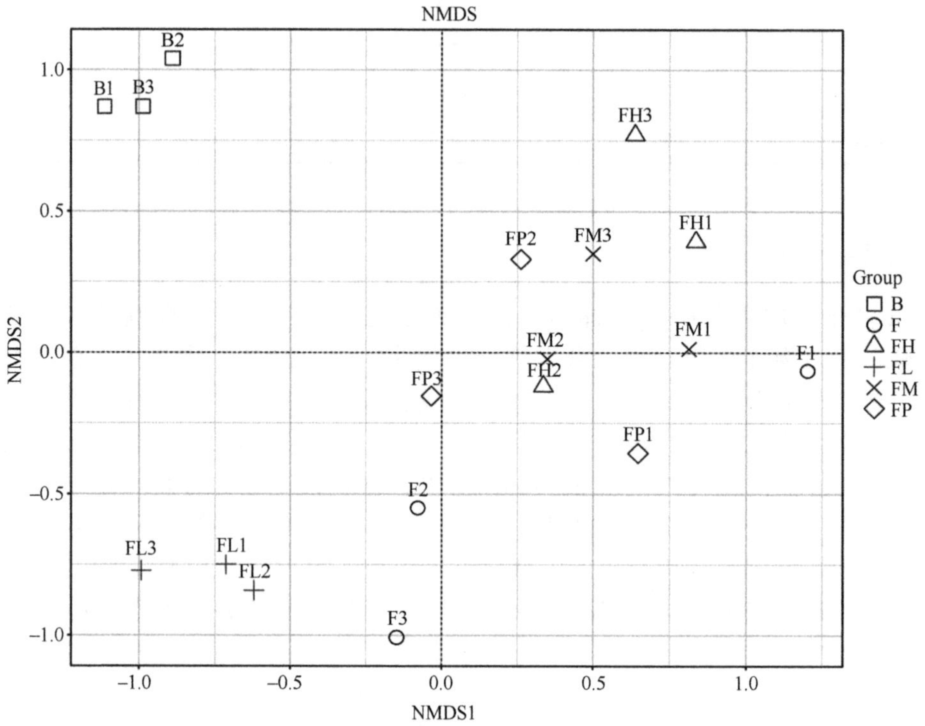

图 16-2-5 Weighted UniFracNMDS 分析的样本二维排序图

（八）分类学组成分析

根据 OTU 划分和分类地位鉴定结果，可以获得每个样本在各分类水平的具体组成。由门、纲、目、科、属、种组成的不同分类水平，可以比较不同样本在各分类水平所含有的微生物类群数量（图 16-2-6）。

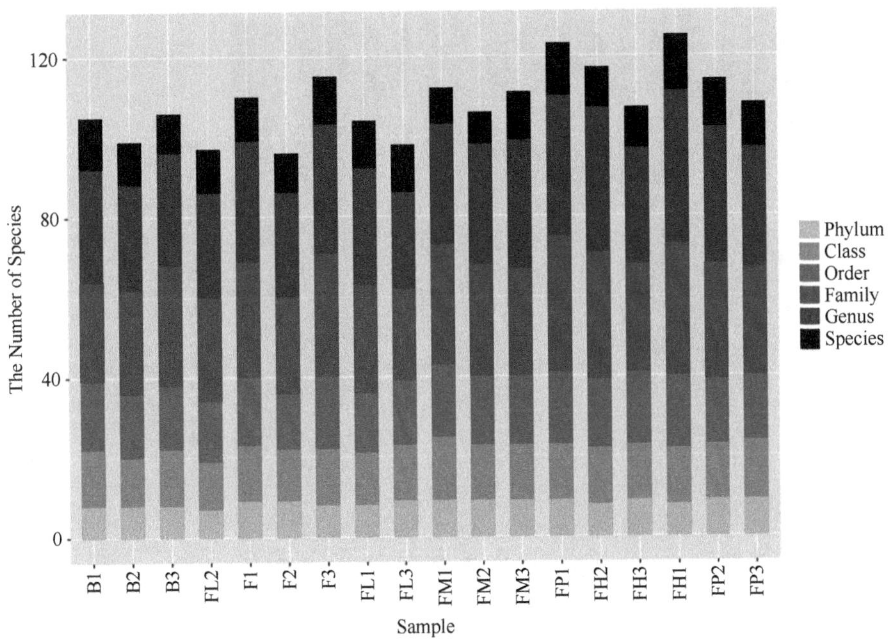

图 16-2-6　各分类水平的微生物类群数统计图（见彩图）

1. 门分类水平上的菌群组成

比较门水平上各组大鼠肠道菌群的相对丰度，与空白对照组相比，模型组和各给药组的放线菌门和疣微菌门相对丰度显著降低，厚壁菌门和拟杆菌门显著升高（图 16-2-7）。

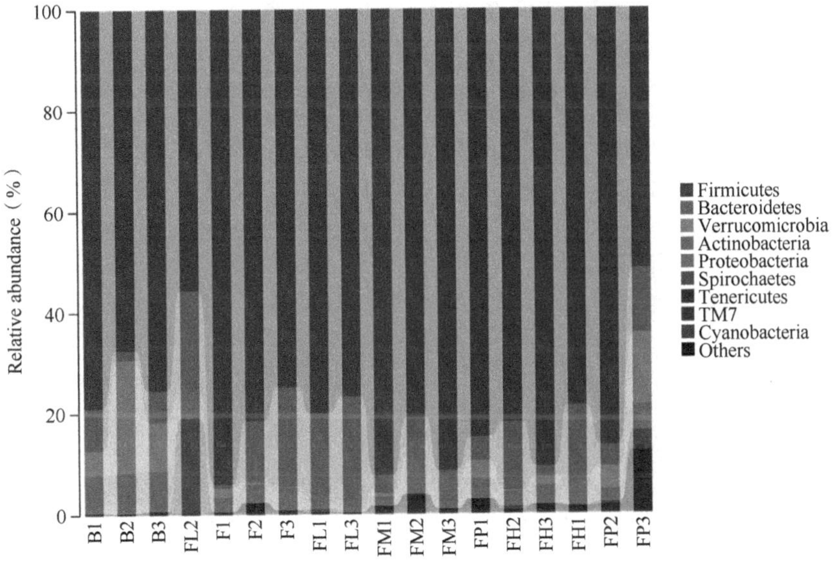

图 16-2-7　门分类水平上的菌群组成和丰度分布图（见彩图）

2. 纲分类水平上的菌群组成

比较纲水平上各组大鼠肠道菌群的相对丰度，与空白对照组相比，模型组、复方木鸡颗粒低和高剂量组，阳性药组的梭菌纲相对丰度显著升高。各给药组的类杆菌纲相对丰度显著升高，疣微菌纲和科氏菌纲数量均降低（图 16-2-8）。

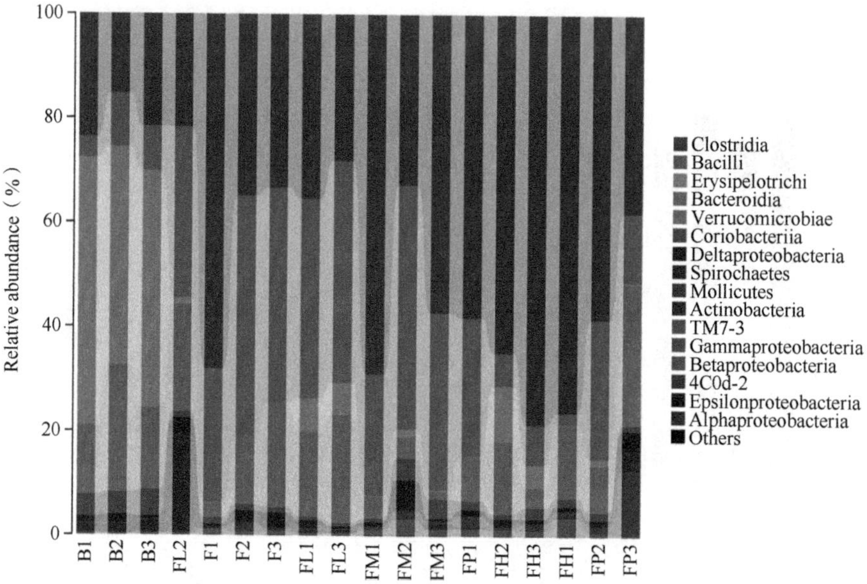

图 16-2-8 纲分类水平上的菌群组成和丰度分布图（见彩图）

3. 目分类水平上的菌群组成

比较目水平上各组大鼠肠道菌群的相对丰度，与空白对照组相比，模型组、复方木鸡颗粒各剂量组，阳性药组的梭菌目相对丰度显著升高。各给药组的乳杆菌目和类杆菌目相对丰度显著升高，丹毒丝菌目、螺旋体目和科氏菌目数量均降低（图 16-2-9）。

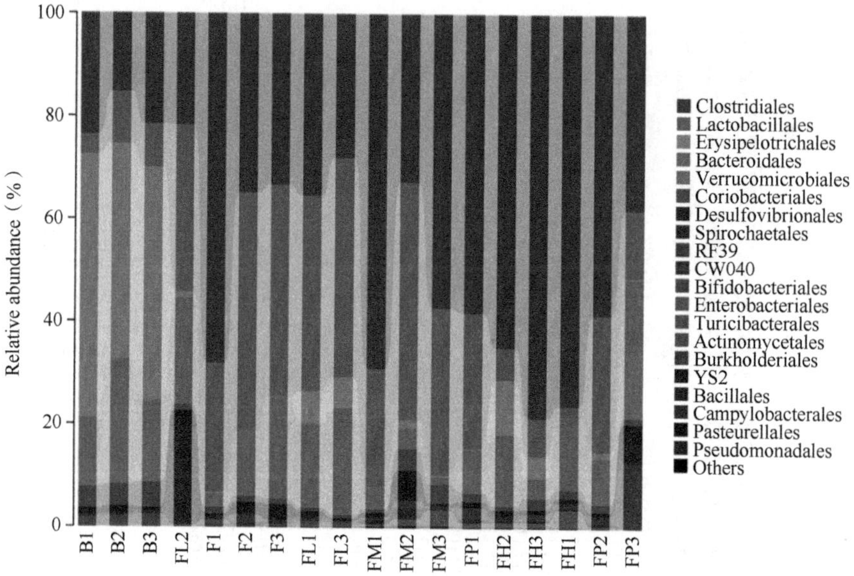

图 16-2-9 目分类水平上的菌群组成和丰度分布图（见彩图）

4. 科分类水平上的菌群组成

比较科水平上各组大鼠肠道菌群的相对丰度，与空白对照组相比，模型组和各给药组的梭菌目 S24-7 科，十字疣科相对丰度显著升高，丹毒丝菌科、红蝽杆菌科数量均降低。复方木鸡颗粒各给药组的乳酸杆菌科出现不同程度的升高（图 16-2-10）。

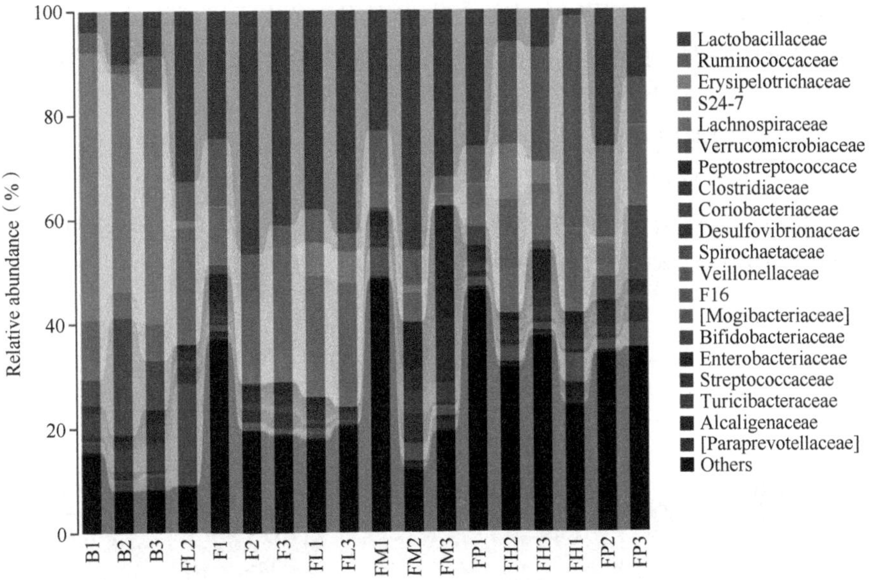

图 16-2-10　科分类水平上的菌群组成和丰度分布图（见彩图）

5. 属分类水平上的菌群组成

比较门水平上各组大鼠肠道菌群的相对丰度，与空白对照组相比，模型组和各给药组的类杆菌属、Akkermansia 菌属的相对丰度显著降低，乳酸杆菌属、颤螺旋菌属的相对丰度显著升高（图 16-2-11）。

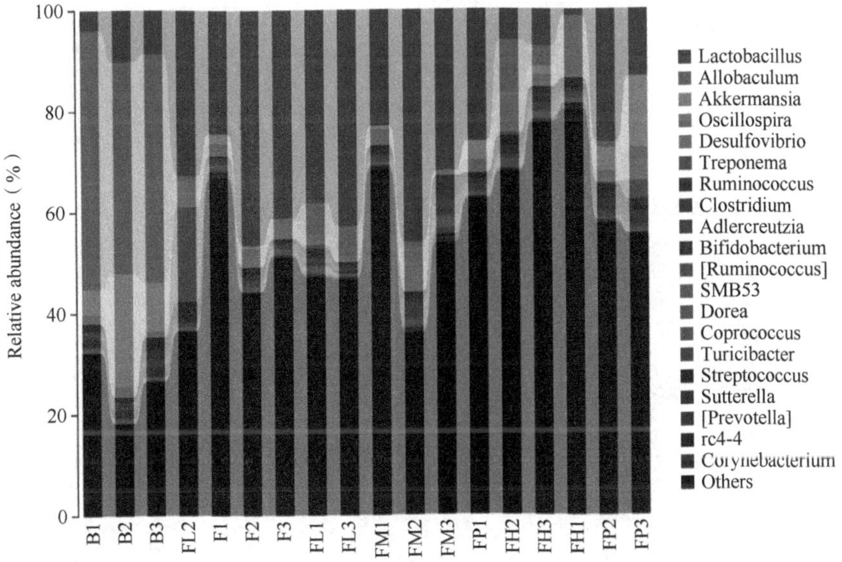

图 16-2-11　属分类水平上的菌群组成和丰度分布图（见彩图）

6. 聚类分析和热图

聚类分析热图在生物分析中应用广泛，以色彩丰富的可视化信息，直观的展示出研究对象的差异变化情况。对丰度前 50 位的属进行聚类分析，根据在属水平上样本群落构成数据，根据 OTU 丰度及相似度将样本进行排列，并用颜色梯度来区分（图 16-2-12）。色块代表对应的样本中 OTU 丰度，低丰度用绿色表示，高丰度用红色表示。

从热图结果整体来看，低剂量给药组与肝硬化模型组的菌群构成相近，这与 Beta 多样性分析所得的结果一致，表明它们之间的物种差异并不明显。与此同时，其他各给药组与模型组之间差异显著。与对照组相比，肝硬化模型组中具有益生菌作用的异杆菌、Akkermansia、双歧杆菌等呈显著下降趋势。有害菌包括多种链球菌、Dorea 等，均呈显著上升趋势。这些结果符合已有的报道，提示促炎细菌的增加和益生菌的减少伴随着肝脏疾病的发生。此外，许多在大多数情况下对机体健康起重要稳定作用的肠道菌群的数量也发生了改变，这些变化可能是菌群失调的标志。

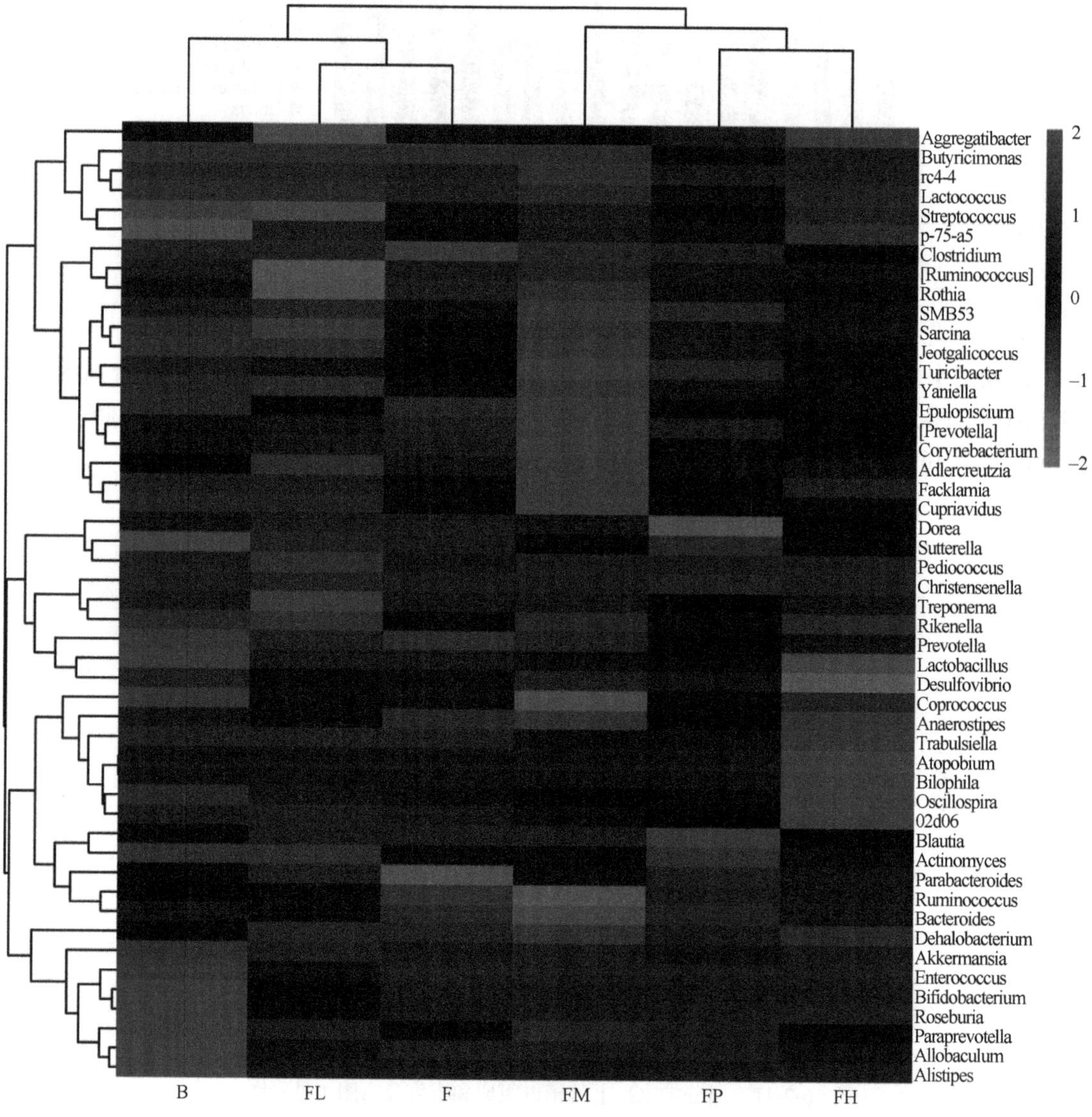

图 16-2-12 属水平聚类分析热图（见彩图）

7. 组间分类学组成的差异分析

为了更直观的比较数据分散情况，选择差异最为显著的前 20 个肠道微生物绘制箱线图（图 16-2-13）。横坐标为样本分组，纵坐标为各肠道微生物在各样本内的序列量，绘图方法选择以箱线图结合小提琴图的形式。为了更直观的显示数据的分布情况，小提琴图可以用胖瘦展示数据的密度。

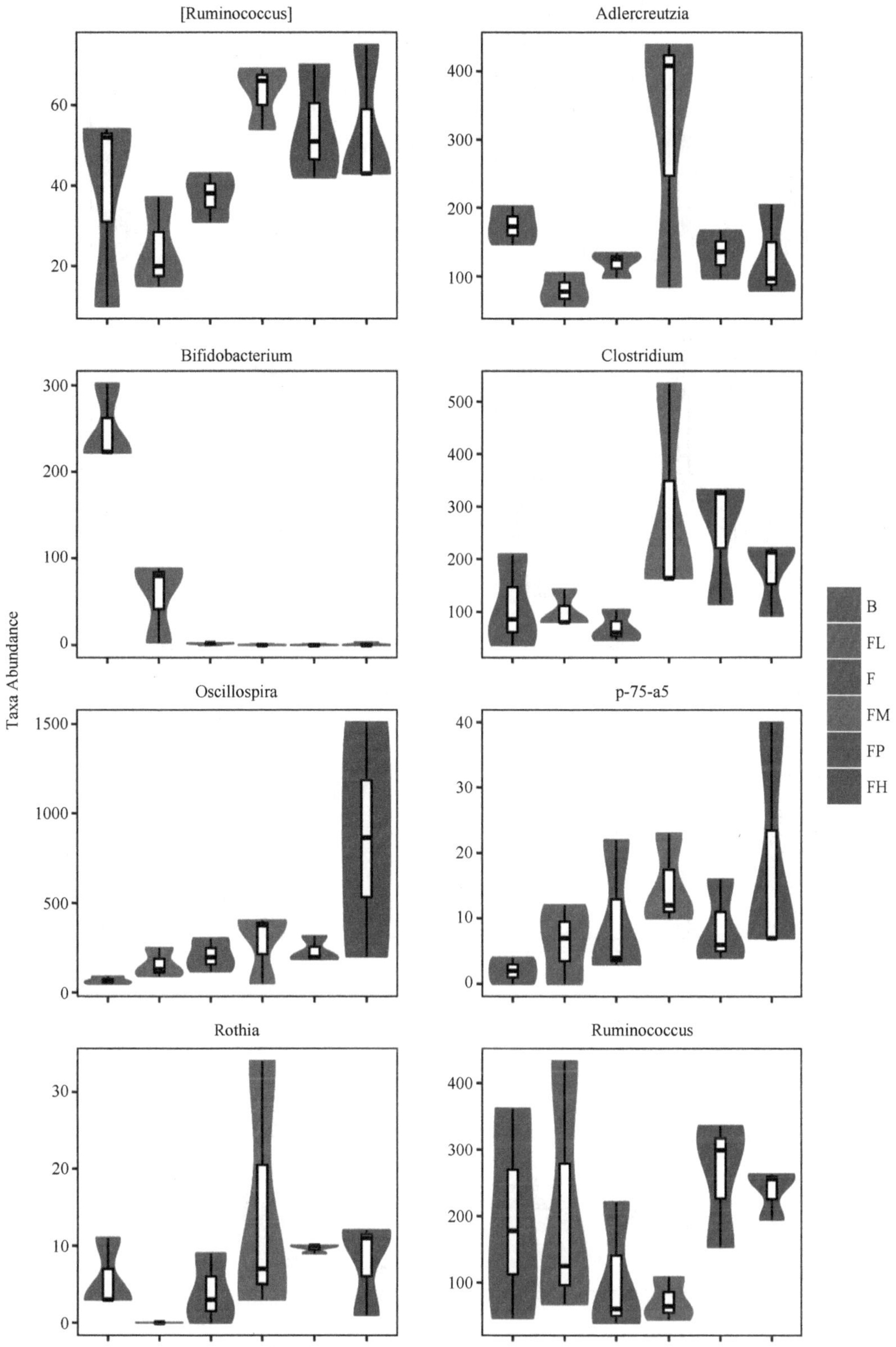

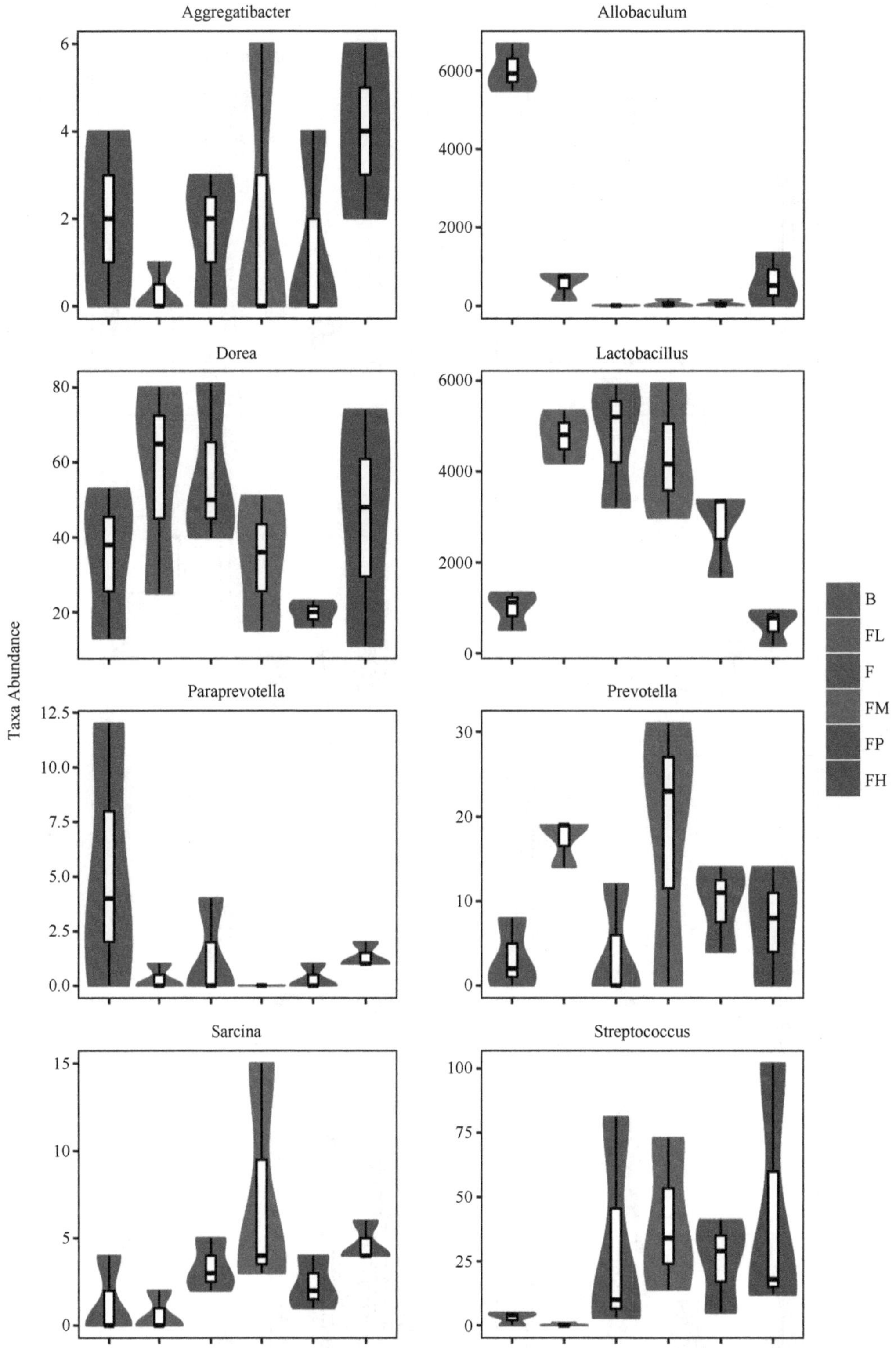
Aggregatibacter
Allobaculum
Dorea
Lactobacillus
Paraprevotella
Prevotella
Sarcina
Streptococcus
Taxa Abundance
B
FL
F
FM
FP
FH

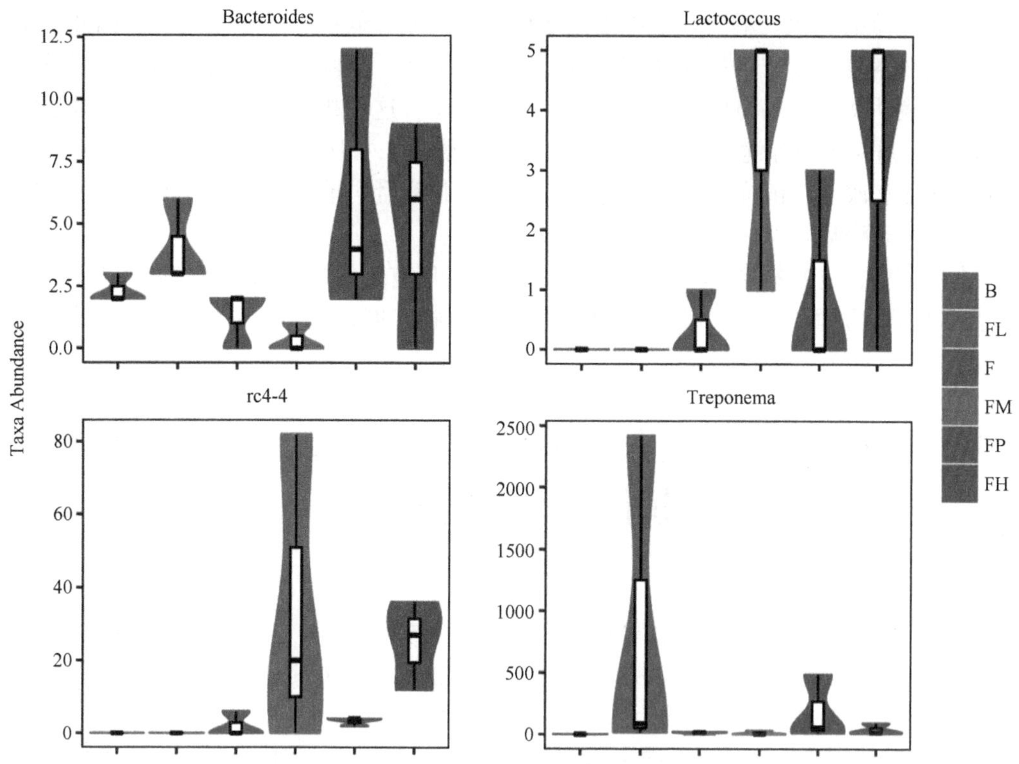

图 16-2-13　组间差异分类单元丰度分布图

8. 肠道菌群紊乱分析

根据公式计算 D_{dys}，统计结果如表 16-2-3 所示，与健康对照组相比，肝硬化模型组和复方木鸡颗粒各给药组及秋水仙碱组的 D_{dys} 均有不同程度的升高。与肝硬化模型组相比，复方木鸡颗粒 C2 及 C3 给药组，秋水仙碱组的 D_{dys} 显著降低（$P < 0.05$）。

表 16-2-3　肠道菌群紊乱程度

组别	菌群紊乱程度（D_{dys}）
空白组	$-2.78 \pm 0.27^{**}$
肝硬化模型组	0.34 ± 0.17
秋水仙碱组	$-0.34 \pm 0.18^{*}$
复方木鸡颗粒 C1 组	0.71 ± 0.46
复方木鸡颗粒 C2 组	$-0.25 \pm 0.13^{*}$
复方木鸡颗粒 C3 组	$-0.74 \pm 0.33^{*}$

注：与模型组比较，$^{*}P < 0.05$，$^{**}P < 0.01$

肝硬化当前的诊断方法以有创诊断为主，无创诊断没有被广泛应用，因此对肠道微生物及入血代谢产物的标志物研究具有较强的研究价值，但准确性仍是较难解决的问题。目前科学家认为有望使用肠道菌群标志物来准确检测肝硬化，且代谢物也能实现类似的准确诊断，并与肠道微生物标志物存在显著相关性。

多样性常被用来描述微生物群落的复杂性。对于微生物群落来说，群落多样性的改变往往源自生存环境的变化。不同环境中细菌多样性过高或过低都容易导致疾病。因此，维持适当的微生物菌落复杂度与维持人体健康有着密切的关系。实验组肠道菌群多样性明显高于空白对照组，表明实验组肠道菌群处于相对无序的状态，这种相对紊乱的菌群构成被证实将通过脑 - 肠轴、肝 - 肠轴等途径对机体造成多方面的影响，如影响食物运化，影响新陈代谢、调节免疫功能和改变定植抗力等。与此同时，肠道菌群紊乱可能会导致各种疾病，如肠道炎症、代谢疾病，甚至癌症。

在本研究中，复方木鸡颗粒上调了部分对肠道功能有益的微生物丰度，如艾克曼菌、双歧杆菌、酪酸菌等；下调了部分对肠道功能有害的微生物丰度，如拟杆菌、多尔氏菌、链球菌等。

第三节　肠道菌群及代谢组学联合分析复方木鸡颗粒抗肝硬化作用机制

为更深入地阐释肠道菌群和肝脏相互作用的潜在机制，利用全微生物组关联分析（microbiome-wide association study，MWAS），将筛选出的差异代谢产物，与关键的差异微生物种类进行联合分析，结果如图 16-3-1，图 16-3-2 所示。

为了进一步研究互作关系，研究者评估了来自差异物种的基因家族的丰度与关键代谢物水平的关系。由此形成的网络包含 21 个节点和 42 条边，代表重要的微生物基因组、元基因组衍生的物种和代谢物。Bacteroides、Prevotella 与 L-lactate、methionine 呈显著负相关。Fackiamia、Jeotgalicoccus 与 L-Serine、鞘氨醇 -1- 磷酸呈显著正相关。

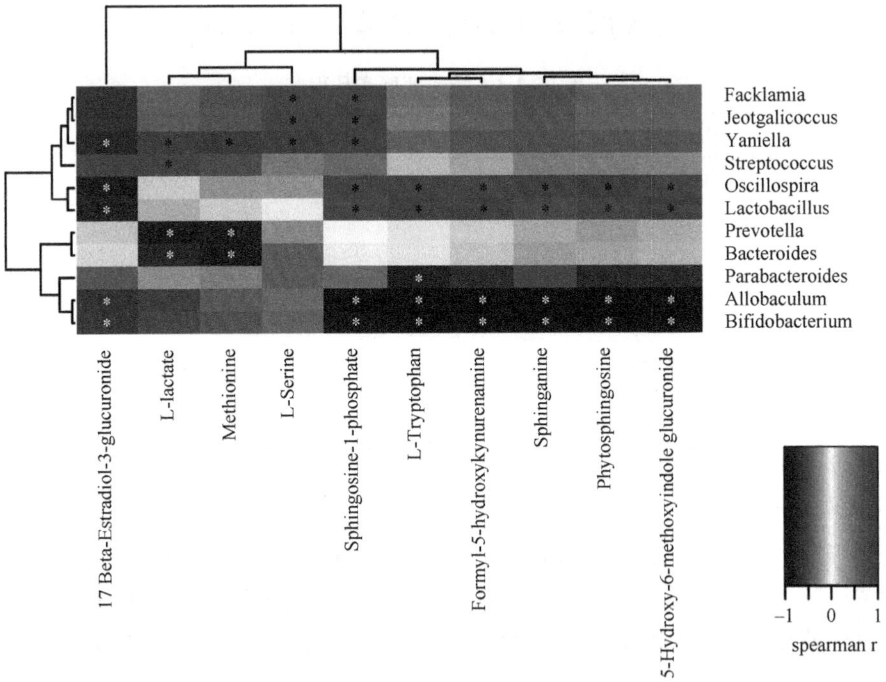

图 16-3-1　肠道菌群及代谢组学相关性热图（见彩图）

色阶代表斯皮尔曼相关性系数，红色表示强正相关，蓝色表示强负相关。* 代表 $P < 0.05$

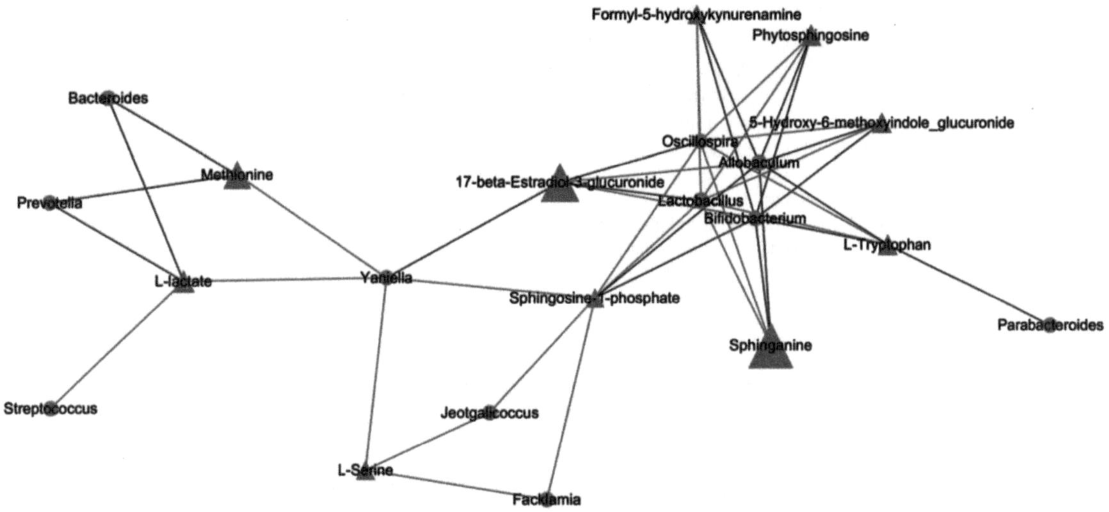

图 16-3-2　肠道菌群及代谢组学关联网络分析（见彩图）

描述代谢物和微生物之间关系的网络图，这些关系以线表示显著上升或显著下降，$P < 0.05$，红色和绿色分别代表正相关和负相关，物种节点用圆表示，代谢物节点用三角形表示，节点大小用来表示检测数值或相对丰度的高低

目前越来越多的数据表明肝部疾病对机体代谢产生不可忽视的影响，而微生物在肝病的发病机制中也起着重要作用，研究肠道微生物及代谢产物产生的特定变化及相关性有助于探索药物治疗肝病的机制。

人类的肠道菌群在出生后一年内即建立起来，组成成分由宿主的基因型决定，但后天的饮食因素可对肠道菌群产生暂时或永久的影响。肠道菌群紊乱可能会导致各种疾病，如肠道炎症、代谢疾病，甚至癌症。Bacteroides 经常被认为是肠道中的有益微生物，然而有报道表明在酒精使用障碍患者体内 Bacteroides 的丰度显著增多。在本研究中，Bacteroides 与 L-lactate、methionine 具有显著负相关改变。在糖酵解过程中，丙酮酸可被乳酸脱氢酶还原成乳酸，乳酸主要参与丙酮酸代谢，大鼠内脏器官的损伤使乳酸参与的糖异生过程被阻碍，使乳酸含量上升。丙酮酸代谢紊乱也将影响到氨基酸的合成及代谢紊乱，继而引发并加重肝组织损伤。由本研究结果可知，在丙酮酸代谢途径下，复方木鸡颗粒中的 L-lactate 等内源性代谢物含量均有所改变，推测复方木鸡颗粒可能通过调节大鼠体内丙酮酸代谢起到治疗肝硬化的作用。

鞘氨醇 -1- 磷酸是多种生理过程的生物活性脂质介质，当其由细胞内的鞘氨醇激酶激活合成后，将被转运至细胞外与特异性 G 蛋白结合并调节多种生物系统效应。鞘氨醇 -1- 磷酸是鞘脂代谢途径中受多种因素调控的多效性信号分子，其促炎作用被广泛证实。研究表明鞘氨醇与瘤胃球菌的丰度增加具有相关性，在本研究中复方木鸡颗粒可显著下调大鼠门静脉血中鞘氨醇及鞘氨醇 -1- 磷酸的量，从而调控相关代谢菌群，而发挥抗肝硬化作用。

研究结果表明，复方木鸡颗粒可通过调节肠道菌群的紊乱，在上调有益菌丰度的同时下调多种与疾病相关的肠道菌及门静脉血中的多种促炎症代谢产物，如鞘氨醇 -1- 磷酸等，以此来治疗肝硬化。其对肝硬化的治疗机制还有待进一步阐明（图 16-3-3）。

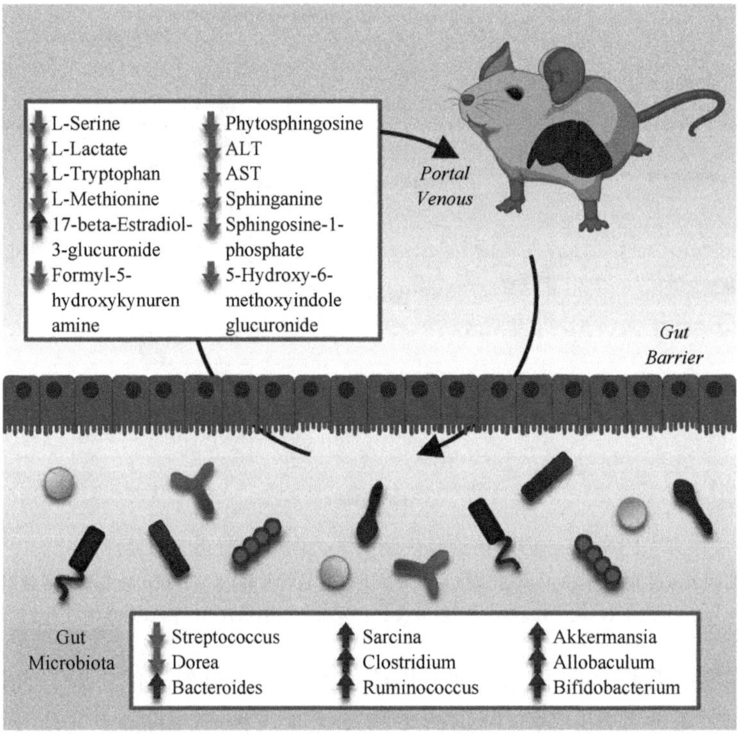

图 16-3-3 基于肠道菌群及代谢组学复方木鸡颗粒抗肝硬化作用机制图

第四节 研究小结

本研究在明确复方木鸡颗粒抗肝硬化的药效作用基础上，基于肠道菌群及代谢组学开展复方木鸡颗粒抗肝硬化作用机制研究。采用 16S rRNA 测序技术对大鼠粪便菌群进行测定，并进行数据分析。实验结果显示，肝硬化大鼠肠道菌落多样性及物种丰度均发生了显著变化，表现为致病菌增多，而益生菌减少。给予复方木鸡颗粒干预后，肠道菌群多样性及丰度均得以改善，主要表现为 Bacteroides 等益生菌显著升高，物种组成与正常大鼠比较接近。非靶向代谢组学结果显示，复方木鸡颗粒通过调节 Formyl-5-hydroxykynurenamine、5-Hydroxy-6-methoxyindole glucuronide、Phytosphingosine、Sphinganine、Sphingosine-1-phosphate、L-Serine、L-Tryptophan、17-β-Estradiol-3-glucuronide、L-Methionine、L-lactate 代谢物的含量，使处于紊乱的氨基酸、丙酮酸及鞘氨醇代谢通路恢复平衡。肠道菌群及代谢组学相关性分析结果表明，多种肠道细菌与血清代谢产物之间呈显著的正相关或负相关。Bacteroides、Prevotella 与 L-lactate、methionine 呈显著负相关。Fackiamia、Jeotgalicoccus 与 L-Serine、鞘氨醇 -1- 磷酸呈显著正相关。本章研究结果表明，复方木鸡颗粒可通过调节肠道菌群的紊乱，在上调有益菌丰度的同时下调多种与疾病相关的肠道菌及门静脉血中的多种促炎症代谢产物，从而发挥抗肝硬化作用。

参考文献

李坤，沈天白，李莹，2014. 肠道菌群与慢性肝病的研究进展 [J]. 中西医结合肝病杂志，24（6）：377-380.

孙元培，2018. 基于“肝与大肠相通” 理论探讨肝硬化患者肠道菌群及其预后的相关性 [D]. 太原：山西省中医药研究院 .

Adan-Gokbulut A，Kartal-Yandim M，Iskender G，et al，2013. Novel agents targeting bioactive sphingolipids for the treatment of cancer[J]. Current Medicinal Chemistry，20（1）：108-122.

Addolorato G，Ponziani F R，Dionisi T，et al，2020. Gut microbiota compositional and functional fingerprint in patients with alcohol use disorder and alcohol-associated liver disease[J]. Liver International，40（4）：878-888.

Ekiz H A，Baran Y，2010. Therapeutic applications of bioactive sphingolipids in hematological malignancies[J]. International Journal of Cancer，127（7）：1497-1506.

Grąt M，Wronka K M，Krasnodębski M，et al，2016. Profile of gut microbiota associated with the presence of hepatocellular cancer in patients with liver cirrhosis[J]. Transplantation Proceedings，48（5）：1687-1691.

Qin N，Yang F L，Li A，et al，2014. Alterations of the human gut microbiome in liver cirrhosis[J]. Nature，513（7516）：59-64.

第十七章　复方木鸡颗粒及有效物质组分抗肝癌作用机制研究

引　言

肝癌作为一种严重威胁人类生命健康的恶性肿瘤，其治疗一直是医学领域的研究重点。复方木鸡颗粒在肝病治疗中显示出独特的疗效，使得它在肝癌治疗中具有一定的应用前景。近年来，随着对中药现代化研究的深入，复方木鸡颗粒有效物质组分及作用机制受到关注。然而，目前关于复方木鸡颗粒及有效物质组分抗肝癌的具体作用机制尚不完全清楚。

本章基于非靶向代谢组学和肠道菌群的研究方法，探讨复方木鸡颗粒抗肝炎的作用机制，通过血清代谢物轮廓谱，挖掘潜在生物标志物及其代谢通路；同时，使用16S rRNA测序技术测定大鼠粪便菌群并进行数据分析。综合分析肠道菌群和代谢组学结果，揭示复方木鸡颗粒治疗肝癌的潜在作用机制，为其在临床上的更广泛应用和进一步发展提供科学依据。

第一节　基于非靶向代谢组学的复方木鸡颗粒抗肝癌作用机制研究

一、实验材料

（一）仪器与设备

UPLC-Q-TOF-MS（美国Agilent公司）；QF-3800氮气吹干仪（北京华盛谱信仪器有限责任公司）；−80℃低温冰箱（NEW BRUNSWICK SCIENTIFIC公司）；台式冷冻离心机（美国Thermo公司）。

（二）药材与试剂

乙腈（质谱级，德国 Merck 公司）；甲醇（质谱级，德国 Merck 公司）；甲酸（质谱级，美国 Fisher 公司）；复方木鸡颗粒（丹东药业集团有限公司）；环磷酰胺（山西云鹏制药有限公司）；二乙基亚硝胺（上海梯希爱化成工业发展有限公司）；AST 试剂盒（上海朗顿生物科技有限公司）；ALT 试剂盒（上海朗顿生物科技有限公司）；石蜡（山东恒翔蜡业有限公司）；盐酸（深圳华祥化工有限公司）。

（三）实验动物

SD 大鼠，雄性，体重 200 g±20 g，由辽宁长生生物技术有限公司提供，许可证号为 SCXK（辽）2015-0001。常规饲养 1 周后用于实验。

二、方法与结果

（一）血清样本的收集与制备

SD 大鼠 72 只，随机分为空白组、模型组、环磷酰胺组（0.06 g/kg）、复方木鸡颗粒 C1 剂量组（0.1 g/kg）、复方木鸡颗粒 C2 剂量组（0.3 g/kg）、复方木鸡颗粒 C3 剂量组（1 g/kg），每组 12 只。除空白组外，其余各组以 70 mg/kg 的剂量灌胃给予 1% DEN 溶液，每周 1 次，连续 13 周，建立大鼠肝癌模型。从造模第 8 周起，复方木鸡颗粒组和环磷酰胺组大鼠按给药剂量连续灌服，并按大鼠体重调整给药剂量，每天给药 1 次，连续给药 10 周。空白组、模型组给予等容积的蒸馏水。末次给药后，禁食不禁水，24 h后进行肝门静脉取血，将血液样本于4℃静置 30 min，3000 r/min 离心 15 min 分离血清，置于 −80 ℃冰箱冷冻保存，备用。精密吸取血清样本 100 μl，加入 300 μl 冰甲醇，涡旋振荡 2 min，于 4℃，12000 r/min 离心 10 min，上清液氮气吹干，加入 50% 冰甲醇 100 μl 复溶，于 4℃，12000 r/min 离心 10 min，吸取上清液，进样分析。

（二）色谱条件

Agilent-1290 系列的高效液相色谱仪，使用 Agilent Poroshell 120 SB-C_{18}（4.6 mm×100 mm，2.7 μm）色谱柱，流动相为乙腈（B）-0.1% 甲酸水（A）进行梯度洗脱，梯度洗脱程序见表 17-1-1，柱温 30℃，流速 0.4 ml/min，进样量 1.0 μl。

表 17-1-1 流动相梯度洗脱条件

时间（min）	流动相 A（%）	流动相 B（%）
0	95	5
10	50	50
13	50	50
20	0	100

（三）质谱条件

电喷雾离子源（Dual AJS ESI），采用正、负离子模式检测，干燥气体流速（drying gas

flow）：12 L/min；干燥气体温度（drying gas temp）：225℃；毛细管电压（vcap）：4000 V（正离子）、3500 V（负离子）；雾化器压力（neulizer pressure）：45 psig；鞘气温度：350℃；鞘气流速：11 L/min；碎裂电压（fragmentor）：175 V；质量扫描范围：*m/z* 100 ～ 1500。

（四）多元数据分析

采用 Mass Hunter Qualitative 软件获取原始数据。采用 Profinder B.08.00 软件对各组数据进行峰检测、峰对齐等归一化处理，并转换为 .cef 格式文件。为最大化检查数据趋势，监测异常值和控制数据质量，将 .cef 格式文件导入 Mass Profiler Professional，对数据进行差异统计分析（t 检验分析及方差分析），以 $P < 0.05$，$f > 2$ 为标准，筛选差异代谢物。应用 ID Browser 功能，获得差异代谢物的准确质量和化学组成。然后将上述数据和碎片光谱数据与数据库中的标准数据进行比较，鉴定差异化合物。

（五）血清样本代谢轮廓谱的构建

使用 UPLC-Q-TOF-MS 分析得到空白组、肝癌模型组、复方木鸡颗粒各剂量组的正离子和负离子模式的总离子流图（图 17-1-1，图 17-1-2）。

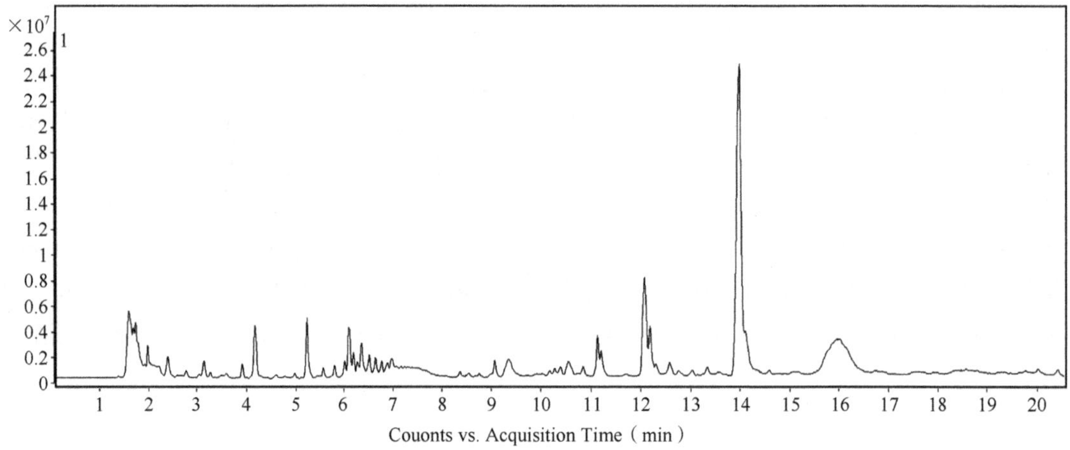

A

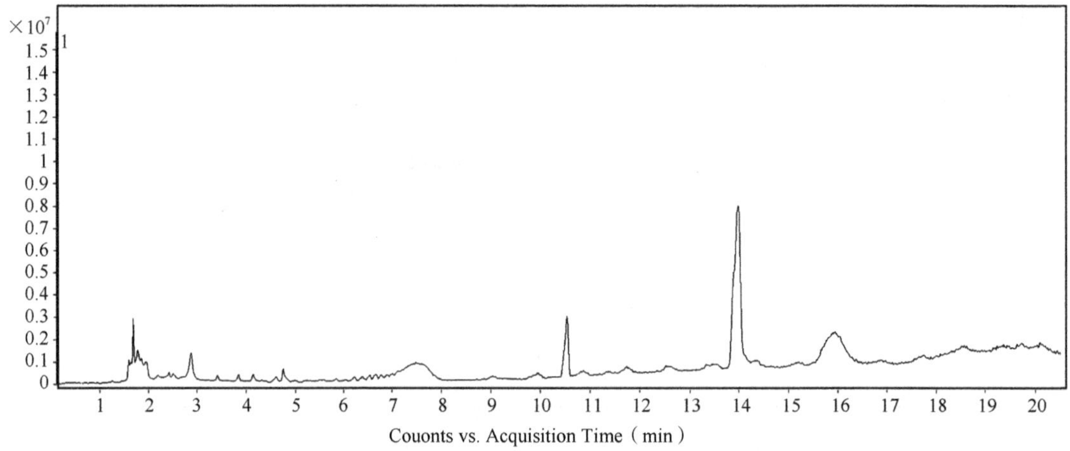

B

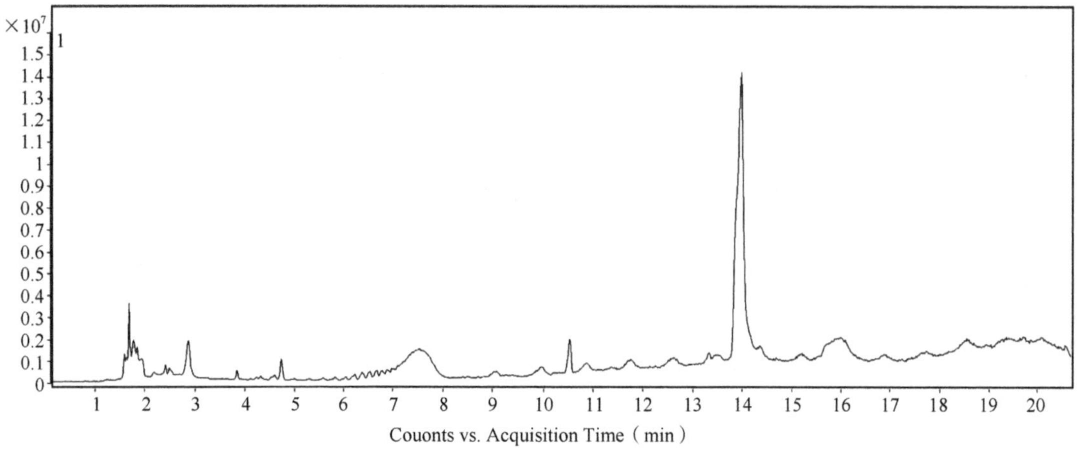

C

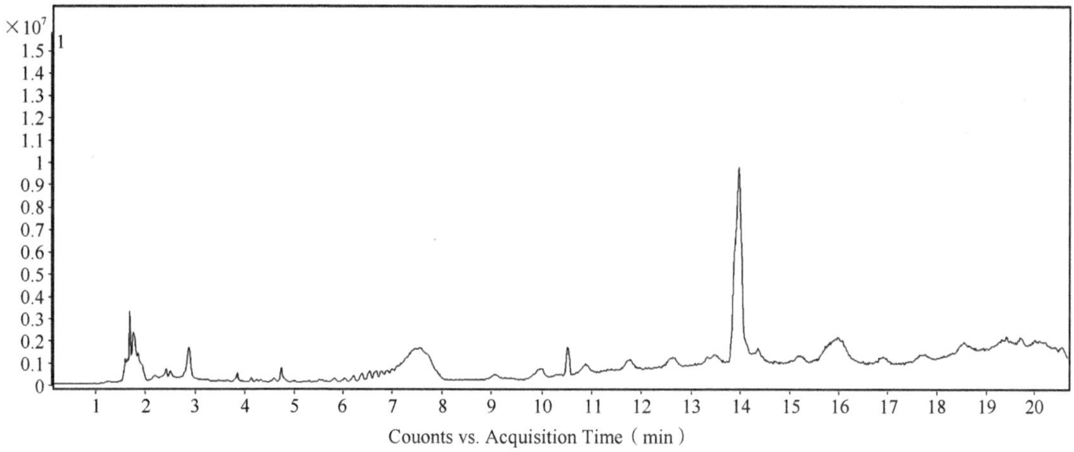

D

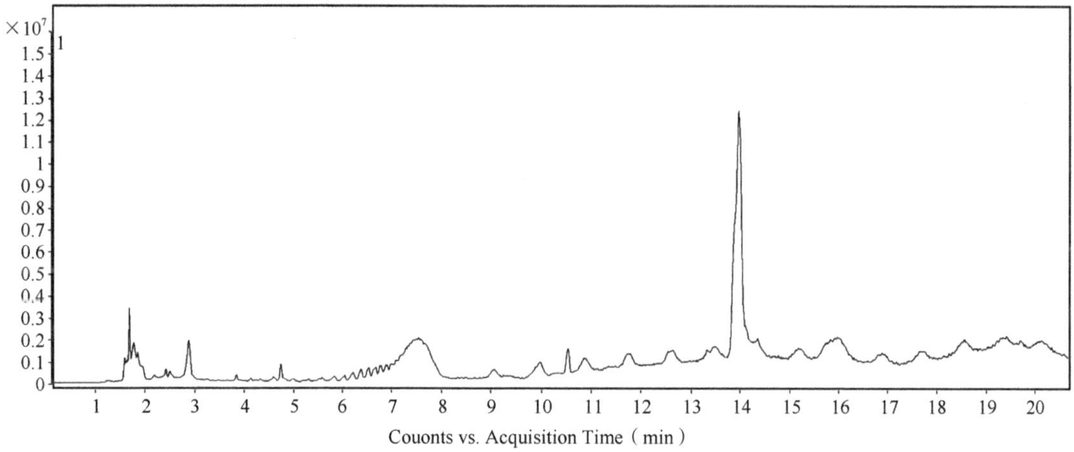

E

图 17-1-1　正离子模式总离子流图

A. 空白组；B. 肝癌模型组；C. 复方木鸡颗粒 C1 组；D. 复方木鸡颗粒 C2 组；E. 复方木鸡颗粒 C3 组

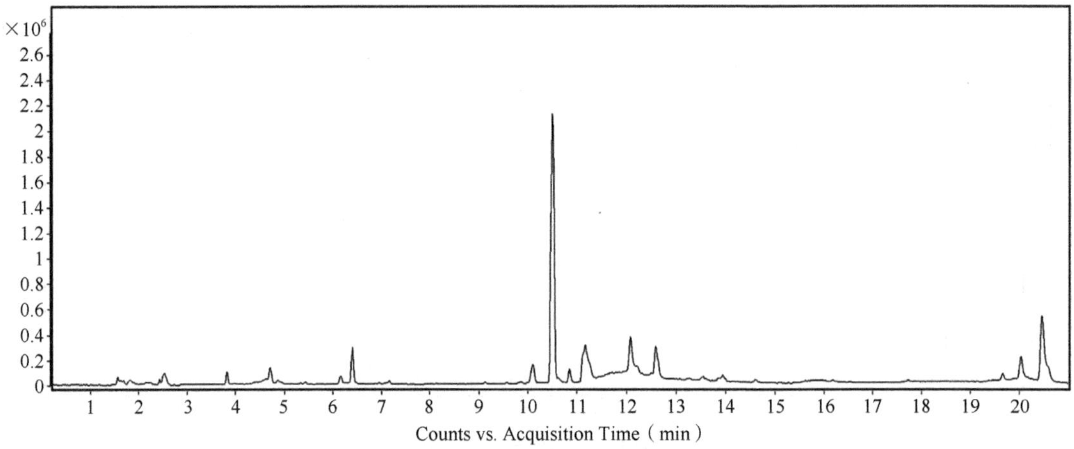
×10^6
2.6
2.4
2.2
2
1.8
1.6
1.4
1.2
1
0.8
0.6
0.4
0.2
0
1 2 3 4 5 6 7 8 9 10 11 12 13 14 15 16 17 18 19 20
Counts vs. Acquisition Time（min）

A

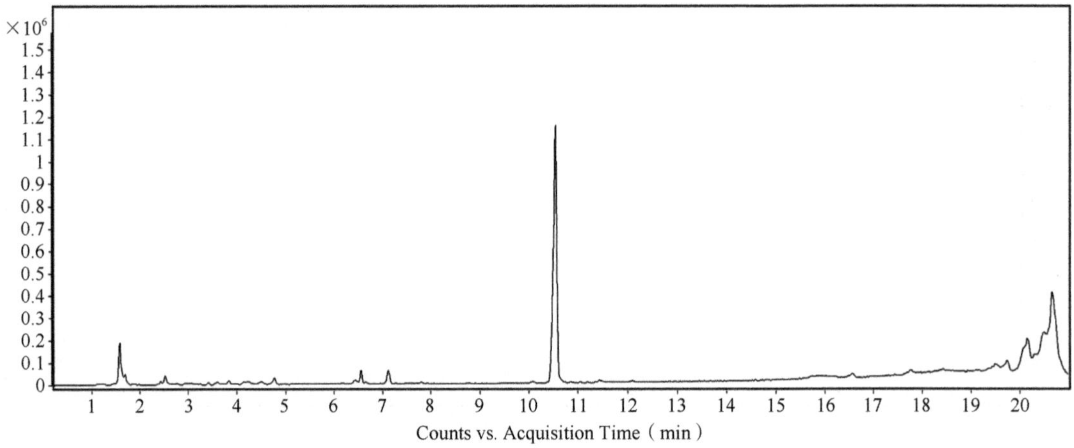
×10^6
1.5
1.4
1.3
1.2
1.1
1
0.9
0.8
0.7
0.6
0.5
0.4
0.3
0.2
0.1
0
1 2 3 4 5 6 7 8 9 10 11 12 13 14 15 16 17 18 19 20
Counts vs. Acquisition Time（min）

B

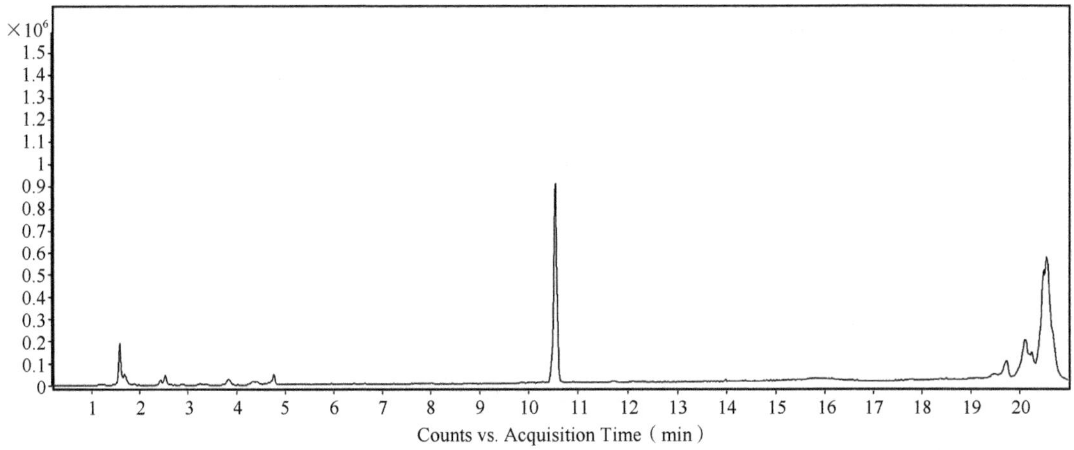
×10^6
1.5
1.4
1.3
1.2
1.1
1
0.9
0.8
0.7
0.6
0.5
0.4
0.3
0.2
0.1
0
1 2 3 4 5 6 7 8 9 10 11 12 13 14 15 16 17 18 19 20
Counts vs. Acquisition Time（min）

C

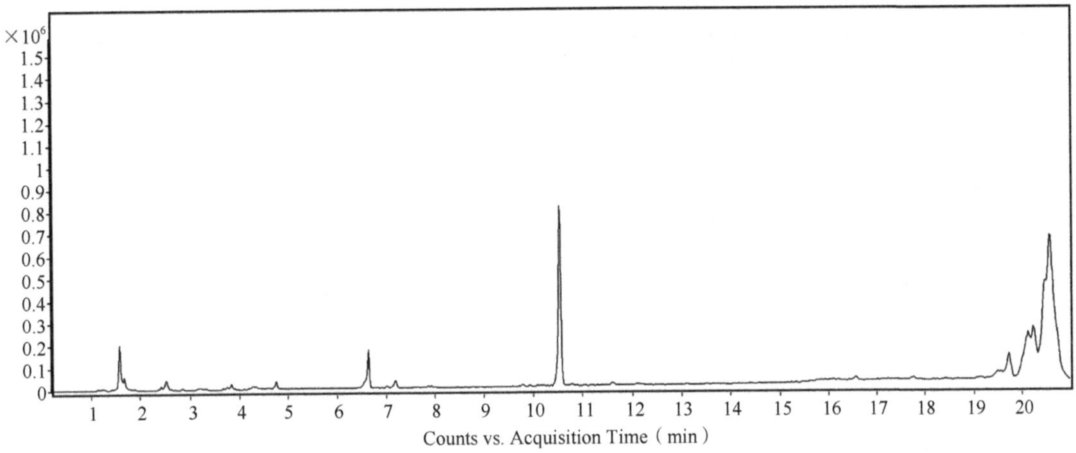

D

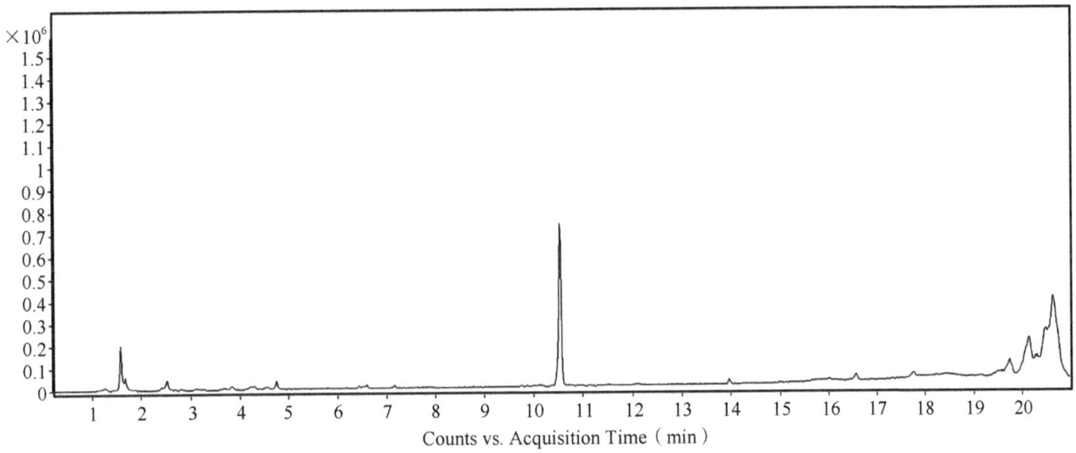

E

图 17-1-2　负离子模式总离子流图

A. 空白组；B. 肝癌模型组；C. 复方木鸡颗粒 C1 组；D. 复方木鸡颗粒 C2 组；E. 复方木鸡颗粒 C3 组

（六）内源性代谢差异物的鉴定

采用 MPP 软件，对数据进行差异统计分析（t 检验分析及方差分析），以 $P < 0.05$、$f > 2$ 为标准筛选差异代谢物，同时使用 ID Browser 功能对其进行在线谱库匹配（Metlin、HMDB、KEGG）及分子式生成，鉴定差异代谢物。结果筛选出 9 种代谢差异物（表 17-1-2）。

表 17-1-2　复方木鸡颗粒抗 DEN 诱导肝癌大鼠代谢差异物鉴定信息表

序号	精确分子量（Da）	分子式	鉴定	调节	极性
1	379.2484	$C_{18}H_{40}NO_5P$	Sphingosine-1-phosphate	down	Positive
2	339.0953	$C_{15}H_{17}NO_8$	5-Hydroxy-6-methoxyindole glucuronide	down	Positive
3	90.0377	$C_3H_6O_3$	L-lactate	down	Negative
4	284.0764	$C_{10}H_{12}N_4O_6$	Xanthosine	up	Negative

续表

序号	精确分子量（Da）	分子式	鉴定	调节	极性
5	133.0374	$C_4H_7NO_4$	D-Aspartic acid	up	Negative
6	648.0974	$C_{42}H_{81}NO_3$	Ceramide（d18：1/24：1（15Z））	up	Negative
7	131.1332	$C_4H_9N_3O_2$	Creatine	up	Negative
8	89.0932	$C_3H_7NO_2$	Sarcosine	up	Negative
9	223.2252	$C_{11}H_{13}NO_4$	N-Acetyl-L-tyrosine	down	Negative

肝脏具有代谢氨基酸的重要功能。正常情况下，肝内氨基酸代谢十分活跃；当肝脏损伤或病变时，肝代谢氨基酸的功能下降，对氨基酸的降解能力下降。天冬氨酸为酸性氨基酸，普遍存在于生物合成作用中。它是生物体内赖氨酸、苏氨酸、异亮氨酸、蛋氨酸等氨基酸，以及嘌呤、嘧啶碱基的合成前体。天冬氨酸可参与鸟氨酸循环，通过促进尿素形成，降低血中氮和二氧化碳的含量，从而增强肝脏功能。本研究结果显示，经复方木鸡颗粒干预后，D-Aspartic acid、Sarcosine、N-Acetyl-L-tyrosine 等内源性物质含量有所变化，揭示复方木鸡颗粒治疗 DEN 致大鼠肝癌与调节氨基酸代谢紊乱有关。

鞘脂是细胞膜的组成成分，鞘脂代谢通路与肝脏疾病的发生发展过程相关。神经酰胺 / S-1-P 作为关键因子调控肝细胞是否凋亡，以 S-1-P 生成和神经酰胺降解等方式激活 AKT 通路以保护肝细胞。同时 S1P/S1PRs 可通过 PI3K/AKT、ERK-MAP 和 p38 信号传导途径促进细胞增殖。本研究结果显示，经复方木鸡颗粒干预后，调节 phingosine-1- phosphate、Ceramide（d18：1/24：1（15Z））等内源性物质含量，进而参与磷脂酰肌醇 -3- 激酶 / 蛋白激酶 B（phosphatidylinositol-3-kinase/protein kinase B，PI3K/AKT）通路，抑制 PI3K 活化，进而阻止所有由 AKT 调控的下游信号传导，从而起到治疗肝癌的作用。

第二节　基于肠道菌群的复方木鸡颗粒抗肝癌作用机制研究

一、实验材料

（一）仪器与设备

MiSeq Sequencing Platform（美国 Illumina 公司）；核酸定量分析仪 NanoDrop ND-1000（美国 Thermo 公司）；TBS380 荧光计（美国 PROMEGA 公司）；2100 生物分析仪（美国 Agilent 公司）；PCR 扩增仪（美国 ABI 公司）；MILLI-Q 超纯水系统（美国 Millipore 公司）；Ms2 minishaker 型涡旋震荡仪（德国 IKA 集团）；低温高速离心机（德国 Heraeus 公司）；PB-20 型酸度计（德国 SISL 集团）；电泳仪电源（北京六一仪器厂）；Fastwin BIS-168 UV 凝胶成像系统（广东方统生物技术公司）；–80℃低温冰箱（美国 Harris 公司）。

（二）药材与试剂

Q5® High-Fidelity DNA Polymerase 扩增聚合酶（美国 NEB 公司）；Agilent High Sensitivity DNA Kit （美国 Agilent 公司）；Quant-iT PicoGreen dsDNA Assay Kit（美国 Invitrogen

公司）；AxyPrep DNA Gel Extraction Kit（美国 Axygen 公司）；TruSeq Nano DNA LT Library Prep Kit（美国 Illumina 公司）；MiSeq Reagent Kit V3（美国 Illumina 公司）；Omega M5635-02 Mag-Bind Soil DNA Kit（美国 Omega 公司）。

（三）实验动物

SD 大鼠，雄性，体重 200 g±20 g，由辽宁长生生物技术有限公司提供，许可证号为 SCXK（辽）2015-0001。常规饲养 1 周后用于实验。

二、方法与结果

（一）DEN 诱导肝癌模型的建立及给药

SD 大鼠 72 只，随机分为空白组、模型组、环磷酰胺组（0.01 g/kg）、复方木鸡颗粒 C1 剂量组（0.1 g/kg）、复方木鸡颗粒 C2 剂量组（0.3 g/kg）、复方木鸡颗粒 C3 剂量组（1 g/kg），每组 12 只。除空白组外，其余各组以 70 mg/kg 的剂量灌胃给予 1% DEN 溶液，每周 1 次，连续 13 周，建立大鼠肝癌模型。从造模第 8 周起，复方木鸡颗粒组和环磷酰胺组大鼠按给药剂量连续灌服，并按大鼠体重调整给药剂量，每天给药 1 次，连续给药 10 周。空白组、模型组给予等容积蒸馏水。末次给药后，大鼠禁食不禁水，24 h 后进行肝门静脉取血，将血液样本于 4℃静置 30 min，3000 r/min 离心 15 min 分离血清，置于 –80℃冰箱冷冻保存，备用。剖取肝脏、脾、胸腺，称重并记录各脏器的重量，观察肝脏外观形态，留取部分肝组织，用 10% 甲醛固定液固定做组织病理学观察，剩余部分迅速放入液氮中备用。

（二）粪便样本的收集与保存

各组大鼠在取样前一天禁食不禁水，取样前将大鼠抓起，使用已标记好的无菌冻存管，直接收集大鼠应激排出的粪便 3 ～ 4 粒，轻轻放入冰盒，并立即转移入 –80℃冰箱中保存待测。

（三）总 DNA 的提取

称量各组粪便约 500 mg，放入 2 ml 离心管。加入 800 μl SLX Mlus Buffer，使用组织破碎仪振荡 7 min（25 Hz）。加入 80 μl Buffer DS，振荡混匀，90℃孵育 10 min。使用仪器振荡混匀，于 13000 r/min 离心 5 min。转移离心液 600 μl 至一个新的 2 ml EP 管中。加入 200 μl Buffer SP2，轻轻振荡混匀。加入 100 μl HTR Reagent，轻轻振荡混匀。冰浴静置 5 min，于 13000 r/min 离心 5 min。小心转移上清液 400 μl 至 96 孔板，加入 450 μl Binding Buffer 及 40 μl 磁珠，混匀，室温静置 2 min。使用核酸纯化仪纯化。检测浓度，0.8% 琼脂糖凝胶电泳判断分子大小，微量紫外分光光度计对 DNA 进行定量。

（四）Illumina MiSeq 测序

1. PCR 扩增

样品质量达到要求后，以其为模板扩增细菌 ^{16}S rDNA V4 区，所采用的引物为 ^{520}F

（5’-barcode+ AYTGGGYDTAAAGNG-3’），802R（5’- TACNVGGGTATCTAATCC-3’）。

2. 文库构建和上机测序

利用 Illumina 公司的 TruSeq Nano DNA LT Library Prep Kit 建库并进行质检和定量。文库合格后，使用 MiSeq 机器进行双端测序。

3. OTU 划分

使用 QIIME 软件，在序列比对之后按 97% 的序列一致性将测得的序列进行 OTU 划分，每个 OTU 序列以其中丰度最高的序列代表。利用默认参数下的 QIIME 软件比对代表序列和对应数据库的模板序列，找到分类学信息以对应 OTU。获得样本在门、纲、目、科、属、种的具体组成信息，统计分类鉴定结果并利用 R 软件将鉴定结果进行绘图。

4. Alpha 多样性分析

对样品 Alpha 多样性的分析主要包括以下内容。①描述菌群多样性的指数：香农指数和辛普森指数；②描述菌群丰度的指数：Chao1 指数和 ACE 指数；③描述测序深度的指数：稀释曲线和物种累计曲线来表示，采用 R 软件绘制两者曲线。

5. Beta 多样性分析

为了量化分析各个样本之间的物种结构差异，通过主坐标分析、NMDS 分析来比较不同样本的相似程度。利用 QIIME 软件，将 UniFrac PCoA 分析获得的数据进行绘图，贡献率大的主坐标将被用于分析检测样本之间的差异。在获得距离矩阵数据后，使用 NMDS 分析降维处理多维数据，采用 R 软件绘图，以二维排序图描述样本群落结构分布。

6. 肠道菌群紊乱分析

细菌失调程度（D_{dys}）被用来比较和分析肠道菌群在各组大鼠中的整体变化。然后根据以下公式计算 D_{dys}：

$$D_{dys}=\sum(\lg[100\times RA_{harmful}+1])-\sum(\lg[100\times RA_{probiotic}+1])$$

其中，D_{dys} 是肠道菌群紊乱的程度；$RA_{harmful}$ 是每个有害细菌属的相对丰度；$RA_{probiotic}$ 是每个益生菌属的相对丰度。

（五）OTU 精简和分类鉴定

根据预测得到的各功能类群在各样本中的丰度分布，使用 R 软件计算各样本共有功能类群的数量，并通过 Venn 图直观地呈现各样本所共有和独有的功能类群所占的比例（表 17-2-1，图 17-2-1）。从结果可以看出，各组间样本 OUT 数存在显著差异。与正常大鼠相比，肝癌大鼠肠道菌群中各分类 OUT 数及特有 OUT 数均较多，给药组各分类 OUT 数及特有 OUT 数在空白组与模型组之间。

表 17-2-1　OTU 划分和分类地位鉴定结果统计表

组别	门	纲	目	科	属	种	未归属
空白组	1061	1061	1061	802	502	80	0
肝癌模型组	1571	1571	1570	1137	563	45	0
C1 剂量组	1395	1395	1394	1044	654	38	0

续表

组别	门	纲	目	科	属	种	未归属
C2 剂量组	1484	1484	1484	978	650	40	0
C3 剂量组	1555	1555	1553	1179	621	52	1
环磷酰胺组	1538	1538	1536	1117	482	38	0

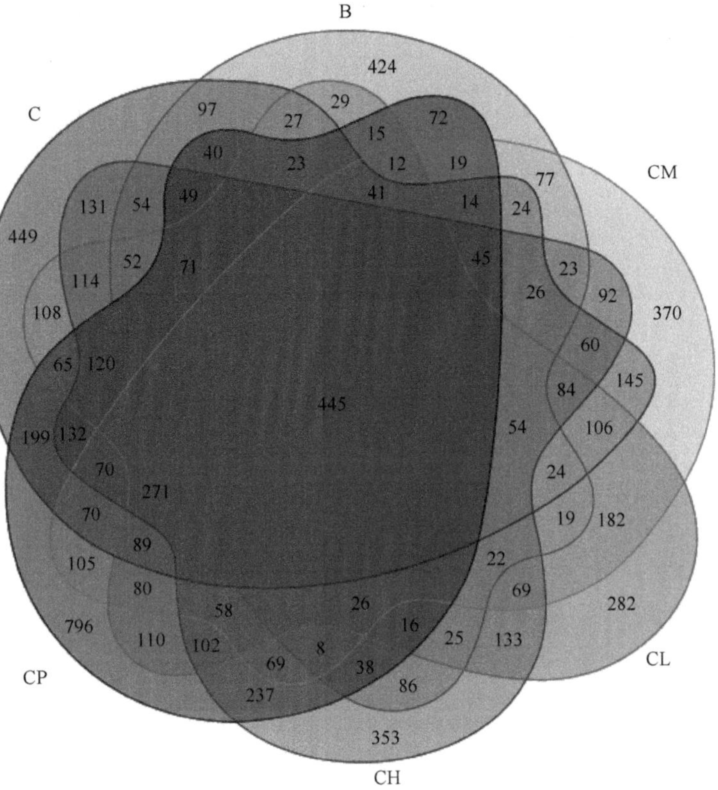

图 17-2-1　各组样本共有 OTU 数 Venn 图

（六）Alpha 多样性分析

1. 稀释曲线

稀释曲线主要用于检测样品测序的饱和情况及测序深度是否充足。在检测过程中，测序深度被逐步扩大，而当前测序深度下可测得的样本物种总数及物种的相对丰度也随之升高，直至曲线归于平稳，表示检测测序量已经充足，即使增加测序量，所得到的 Alpha 多样性指标也趋于稳定，不会明显升高。由图 17-2-2 可知，测序数据量增加，样品 OTU 数增加趋势减缓，测序数量饱和，表明测序样品中物种多样性检测得到了足够测序数据量的支撑。

2. Specaccum 物种累积曲线

与稀释曲线类似，物种累积曲线常用于调查群落的生物多样性，多用来判断抽样量是否已经充分。当物种的丰富度不随着样本量增加而大幅度上升，曲线趋向平稳时，代表已获得足够的样本量。如图 17-2-3 所示，随着样本量的增加，所检测到的新物种的增加率逐渐降低，趋于平稳，表明现有样本量足以反映不同群落间的多样性差异。

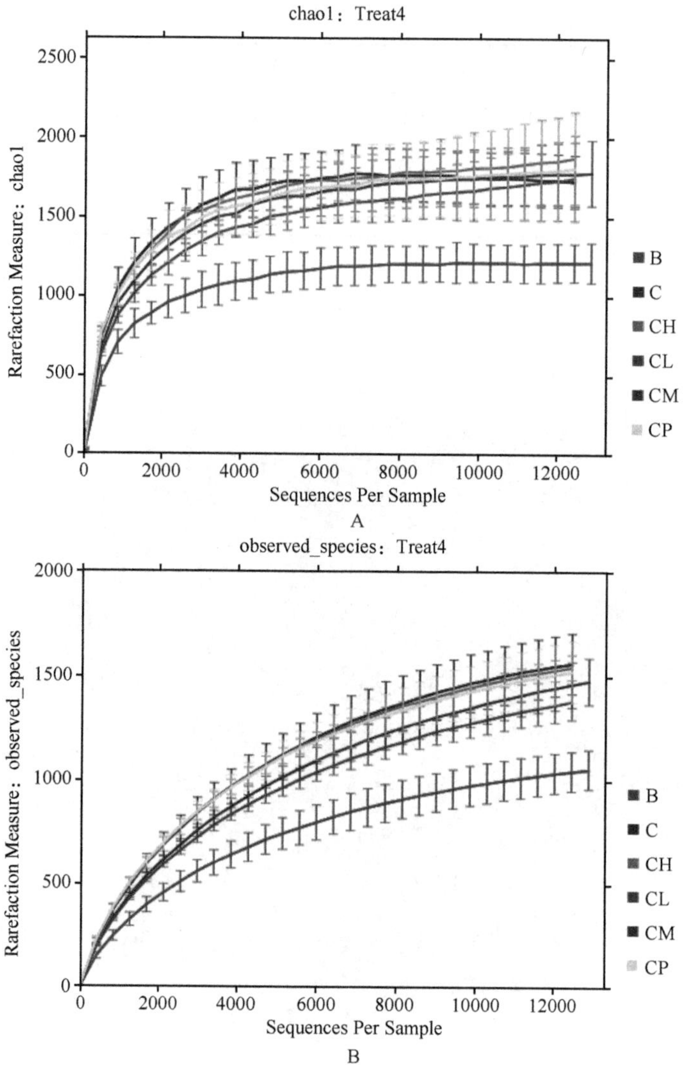

图 17-2-2　Chao1 和 Observed species 稀释曲线

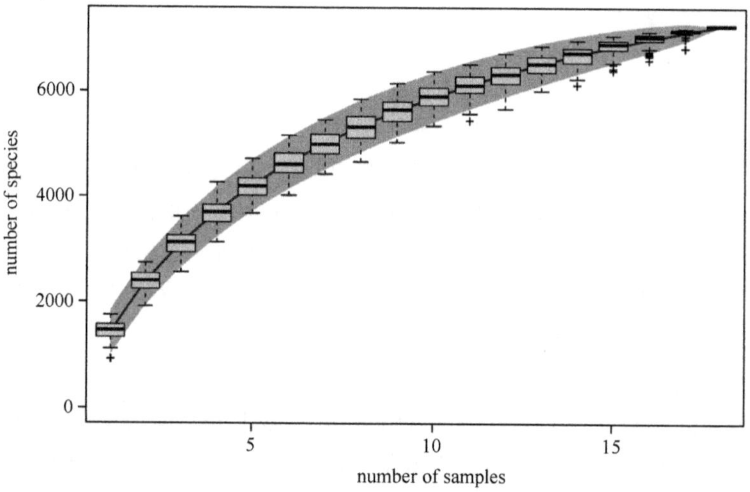

图 17-2-3　Specaccum 物种累积曲线

3. Alpha 多样性指数

在分析微生物群落的 Alpha 多样性时，可以采用多个指数共同衡量的方式，如侧重于体现群落丰富度 Chao1 指数和 ACE 指数，以及兼顾群落均匀度的 Shannon 指数和 Simpson 指数。相比 Chao1 指数，ACE 指数计算方法更加复杂。Simpson 指数倾向于群落中的优势物种和物种的均匀度，Shannon 指数则对群落中的稀有物种和群落丰富度更加敏感。如表 17-2-2 所示，与空白组相比，模型组肠道菌群的多样性及丰富度均较高。与模型相比，复方木鸡颗粒 C3 组 Chao1 指数与 ACE 指数下降，Shannon 指数及 Simpson 指数降低，说明随着疾病程度的深入，复方木鸡颗粒低剂量干预后肠道菌群的多样性及丰度变化不显著。

表 17-2-2　菌群微生物多样性指数表

组别	Simpson 指数	Chao1 指数	ACE 指数	Shannon 指数
空白组	0.9240	1220.78	1271.28	6.4100
肝癌模型组	0.9819	1728.50	1820.91	8.2267
复方木鸡颗粒 C1 组	0.9838	1765.08	1889.31	8.3033
复方木鸡颗粒 C2 组	0.9688	1783.22	1855.50	7.6900
复方木鸡颗粒 C3 组	0.9654	1684.56	1779.37	7.6100
环磷酰胺组	0.9795	1820.83	1829.49	8.2900

（七）Beta 多样性分析

Alpha 多样性用来分析单独样本内的物种丰富度，而 Beta 多样性则是为了量化分析各样本之间的物种结构差异。微生物种类繁多，但不同微生物之间却存在着内部关联，即系统发育亲缘关系。利用样本间系统发育关系的距离，可以比较不同样本的相似程度，样本间的距离与群落结构相似度成正比，群落结构相似的样本会倾向于聚集在一起，而群落结构差异大的样本会相互分开。因此，主坐标分析（principalcoordinates analysis，PCOA）可以用于分析检测样本之间的差异。如图 17-2-4 所示，空白对照组与肝癌模型组及复方木鸡颗粒各给药组之间明显分开一定的距离，各给药组之间距离相近，复方木鸡颗粒给药组与模型组之间距离相近，表明复方木鸡颗粒发挥疗效的同时并没有明显改变肝癌大鼠的肠道菌群结构。

NMDS 分析与主坐标分析类似，也是在获得距离矩阵数据之后，对多维数据进行降维处理的分析方法。与主坐标分析不同的是，NMDS 分析并不依赖确切的距离数值，对原始数据进行变量变换，对样本之间的大小关系进行分析，适用于分析结构复杂的数据，或是获得数据类型为相对量而不是精确差异数据的情况。结果如图 17-2-5 所示，各组之间基本分开，表明各组之间的群落结构具有明显的差异性，模型组和各给药组之间距离不远，表明复方木鸡颗粒各剂量在改变了肝癌病理状态的同时，稍微改变了肠道菌群的构成。

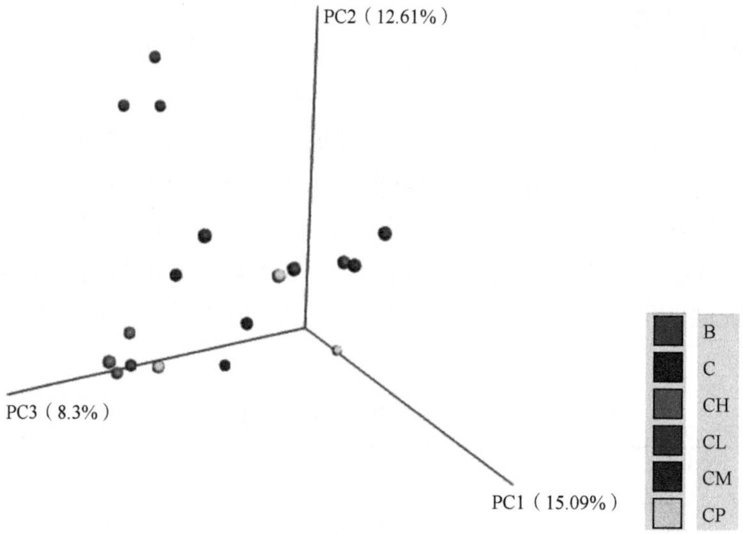

图 17-2-4 基于 UniFrac 距离的 PCoA 主坐标分析（见彩图）

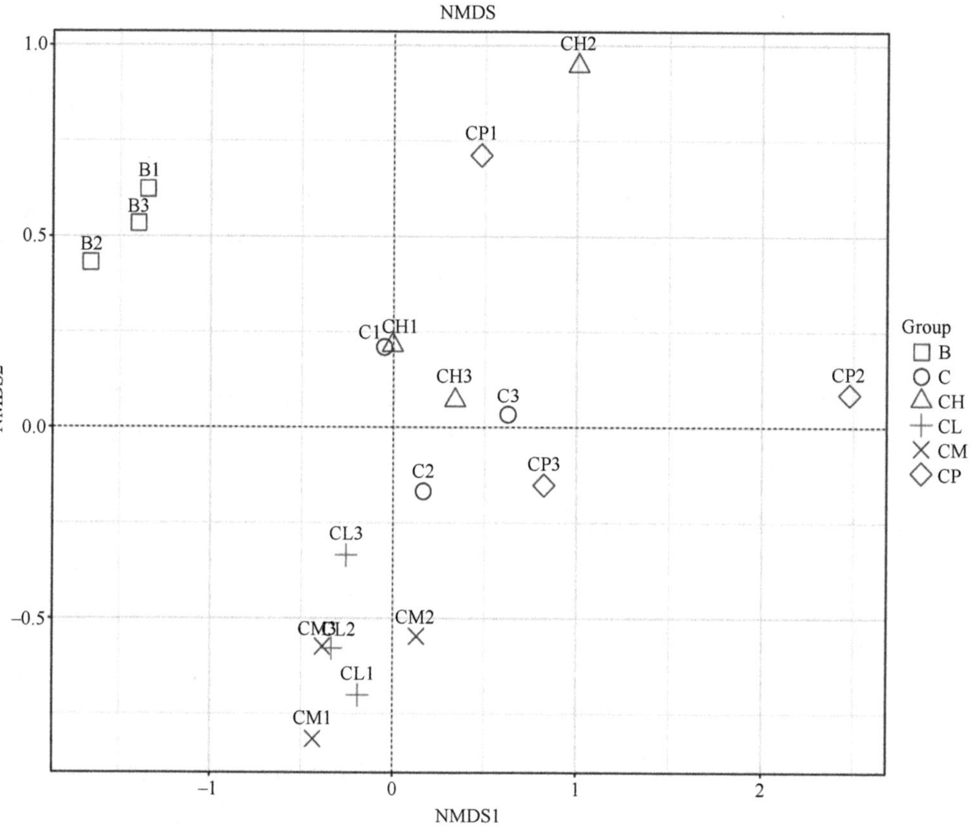

图 17-2-5 Weighted UniFrac NMDS 分析的样本二维排序图

（八）分类学组成分析

通过比对丰度最高的代表序列和相对应数据库中的模板序列，获得样本在门、纲、目、科、属、种的具体组成信息，可以比较不同样本在各分类水平所含有的微生物类群数量（图 17-2-6）。

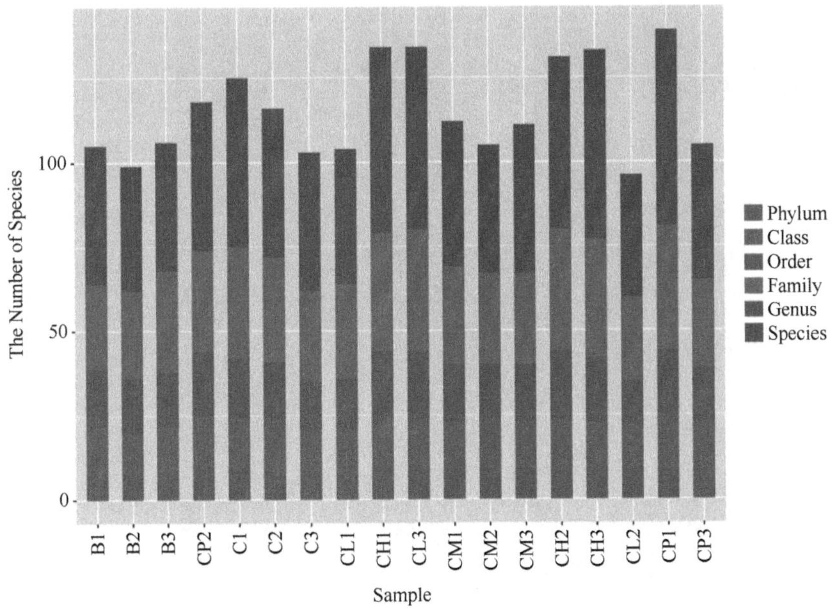

图 17-2-6　各分类水平的微生物类群数统计图（见彩图）

1. 门分类水平上的菌群组成

比较门水平上各组大鼠肠道菌群的相对丰度，与空白对照组相比，模型组和各给药组的厚壁菌门、放线菌门和疣微菌门相对丰度显著降低，拟杆菌门相对丰度显著升高（图 17-2-7）。

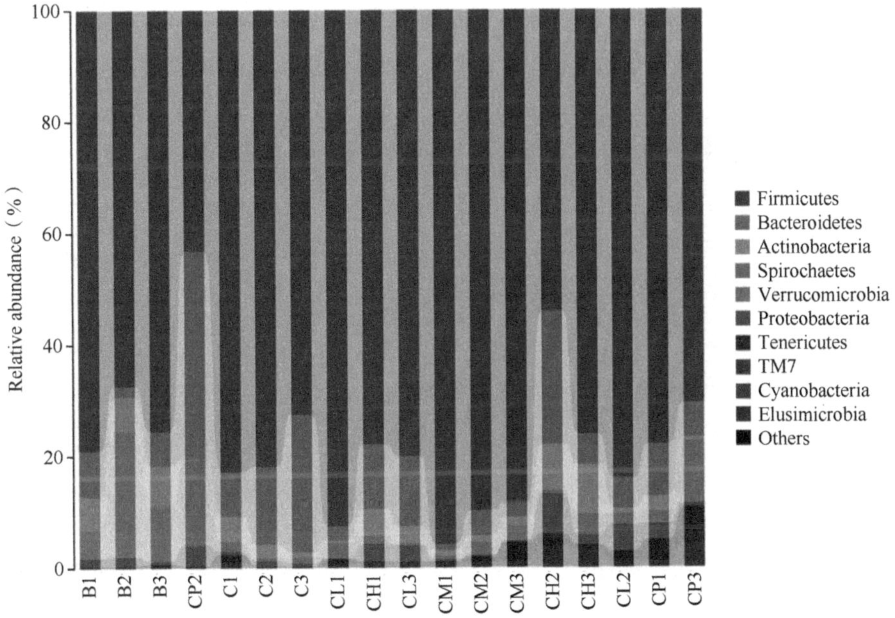

图 17-2-7　门分类水平上的菌群组成和丰度分布图（见彩图）

2. 纲分类水平上的菌群组成

比较纲水平上各组大鼠肠道菌群的相对丰度，与空白对照组相比，给药组梭菌纲相对丰度升高。各给药组的类杆菌纲相对丰度显著升高，疣微菌纲和科氏菌纲相对丰度均降低（图 17-2-8）。

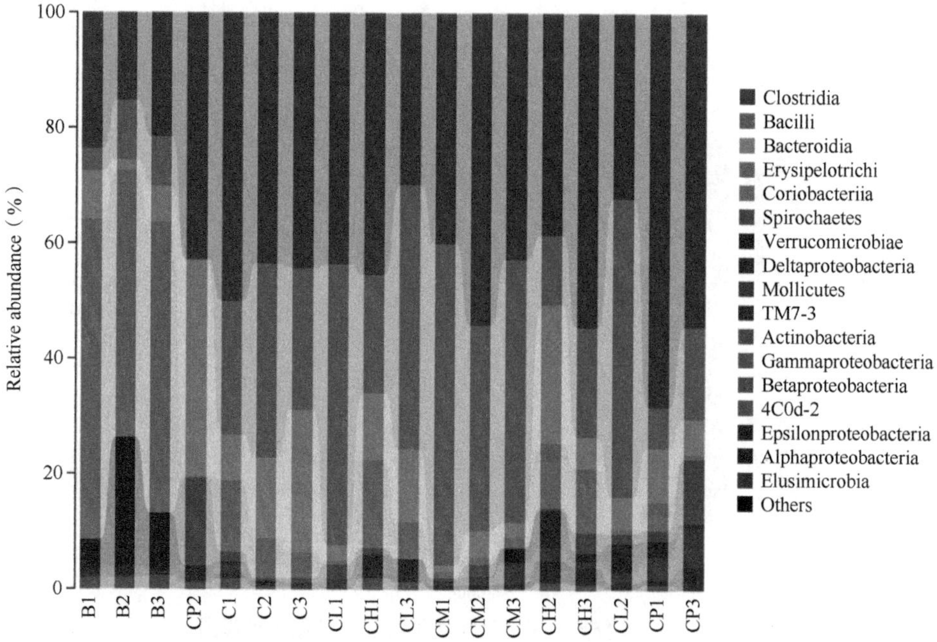

图 17-2-8　纲分类水平上的菌群组成和丰度分布图（见彩图）

3. 目分类水平上的菌群组成

比较目水平上各组大鼠肠道菌群的相对丰度，与空白对照组相比，模型组、复方木鸡颗粒低和高剂量组及阳性药组的梭菌目相对丰度显著升高，复方木鸡颗粒中剂量组无显著差异变化。各给药组的类杆菌目相对丰度显著升高，丹毒丝菌目、螺旋体目和科氏菌目相对丰度均降低（图 17-2-9）。

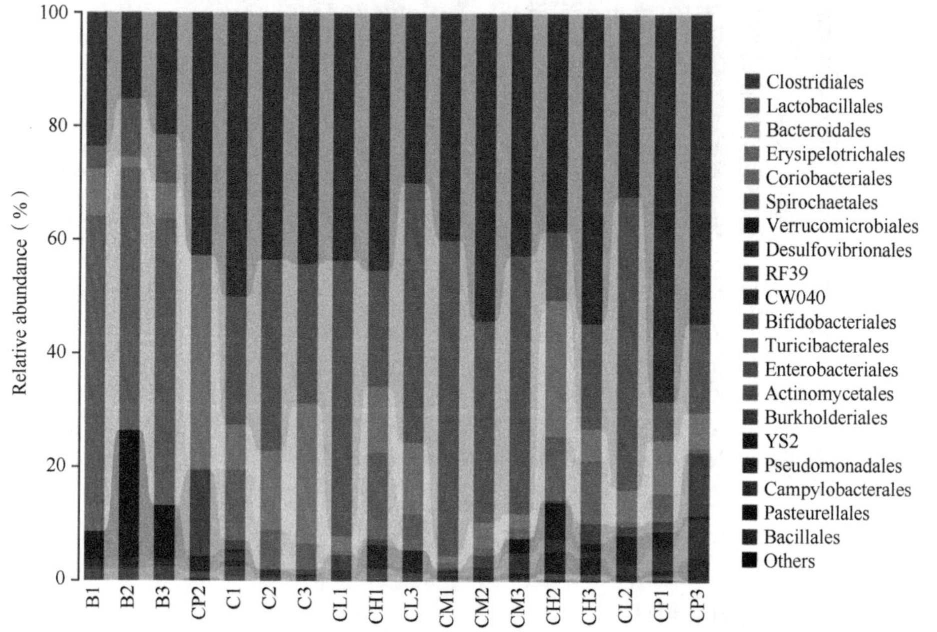

图 17-2-9　目分类水平上的菌群组成和丰度分布图（见彩图）

4. 科分类水平上的菌群组成

比较科水平上各组大鼠肠道菌群的相对丰度，与空白对照组相比，模型组和各给药组的梭菌目 S24-7 科、十字疣科相对丰度显著升高，丹毒丝菌科、红蝽杆菌科相对丰度均降低。复方木鸡颗粒各给药组的乳酸杆菌科相对丰度出现不同程度的升高（图 17-2-10）。

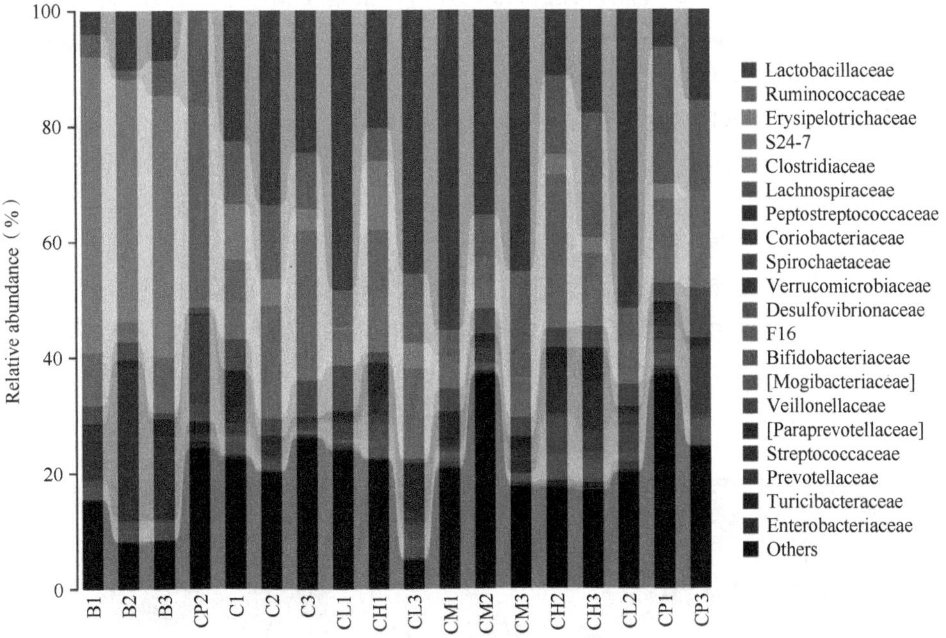

图 17-2-10　科分类水平上的菌群组成和丰度分布图（见彩图）

5. 属分类水平上的菌群组成

比较属水平上各组大鼠肠道菌群的相对丰度，与空白对照组相比，模型组和各给药组的类杆菌属、Akkermansia 菌属的相对丰度显著降低，乳酸杆菌属、颤螺旋菌属的相对丰度显著升高（图 17-2-11）。

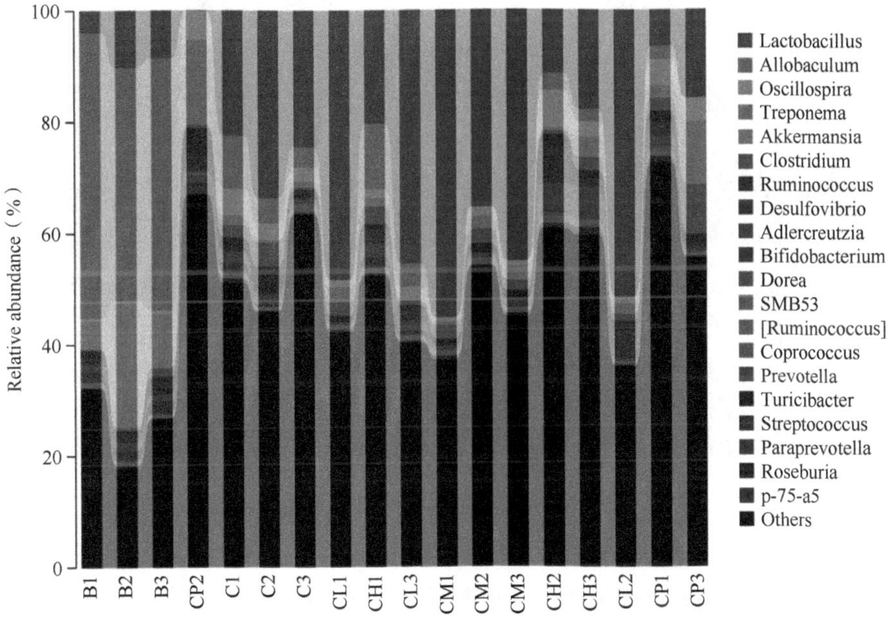

图 17-2-11　属分类水平上的菌群组成和丰度分布图（见彩图）

6. 聚类分析和热图

聚类分析热图在生物分析中应用广泛，以色彩丰富的可视化信息直观的展示出研究对象的差异变化情况。对丰度前 50 位的属进行聚类分析，根据在属水平上样本群落构成数据，以 OTU 丰度及相似度将样本进行排列，并用颜色梯度来区分（图 17-2-12）。色块代表对应的样本中 OTU 丰度，低丰度用绿色表示，高丰度用红色表示。

与对照组相比，肝癌模型组肠道菌群的微生物构成变化显著。结果显示，报道具有益生菌作用的异杆菌、Akkermansia、双歧杆菌等，呈显著下降趋势。有害菌包括多种链球菌、Dorea 及条件致病菌拟杆菌等，均呈显著上升趋势。这些结果与以前的报告一致。这一结果表明，促炎细菌的增加和益生菌的减少伴随着肝脏疾病的发生。此外，许多在大多数情况下对机体健康起重要稳定作用的肠道菌数量发生了改变，这些变化可能是菌群失调的标志。因此，随着肝病的进一步发展，肠道微生物群可能会出现更严重的菌群失调，对机体造成不良影响。

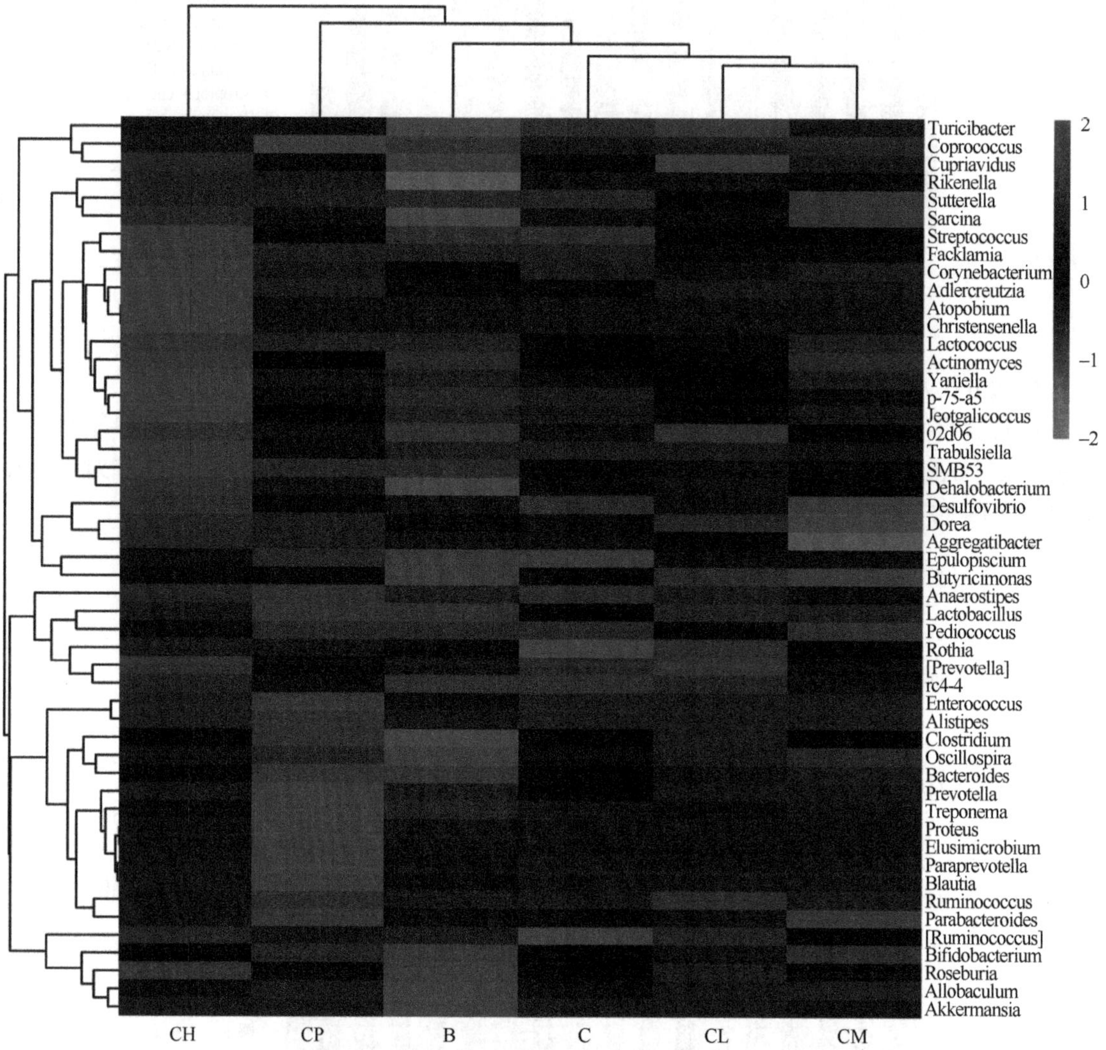

图 17-2-12 属水平聚类分析热图（见彩图）

7. 组间分类学组成的差异分析

为了更直观的比较数据分散情况，选择差异最为显著的前 20 个肠道微生物来绘制箱线图（图 17-2-13）。横坐标为样本分组，纵坐标为各肠道微生物在各样本内的序列量，绘图方法选择以箱线图结合小提琴图的形式。为了更直观的显示数据的分布情况，小提琴图可以用胖瘦展示数据的密度。

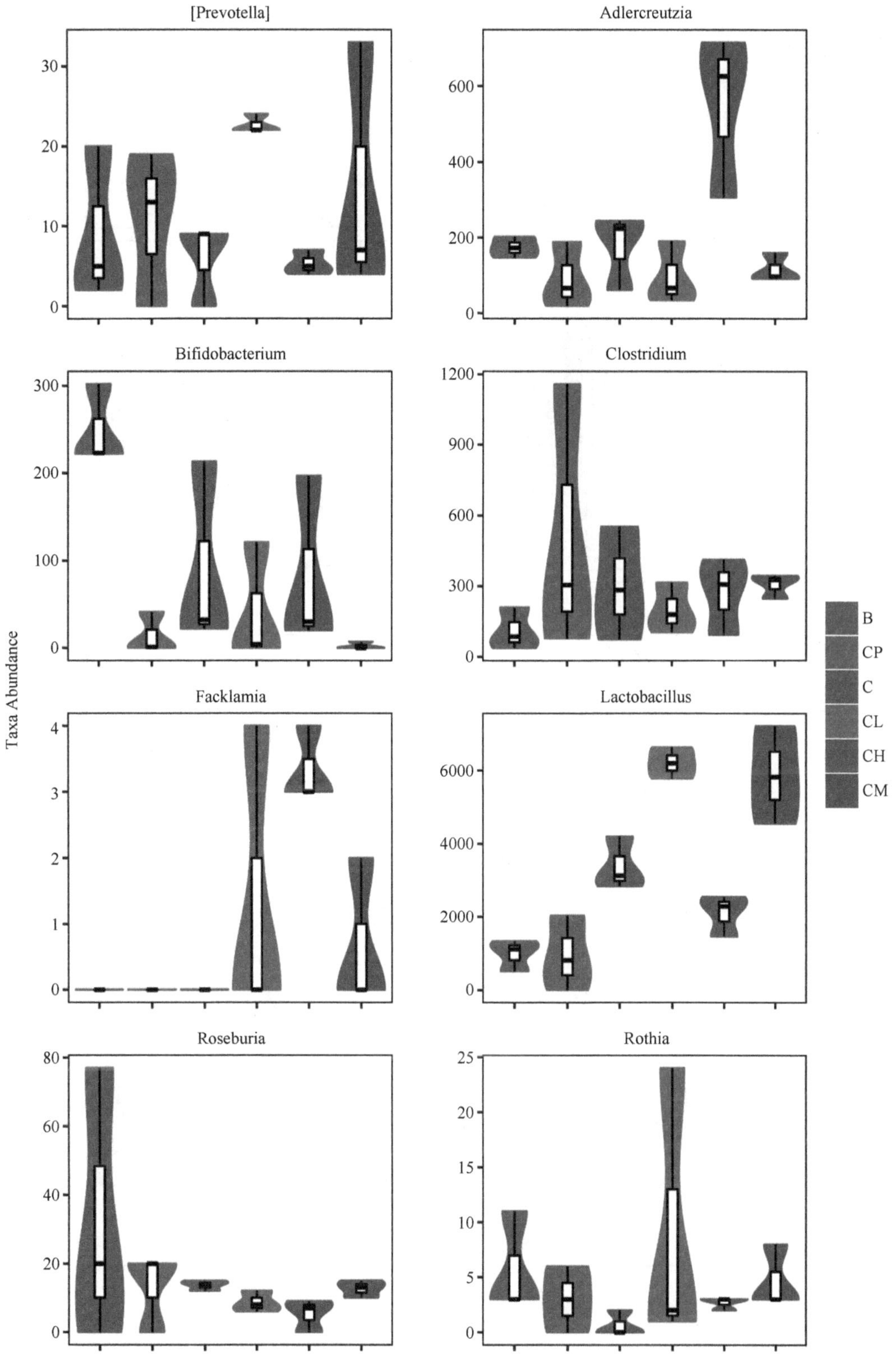

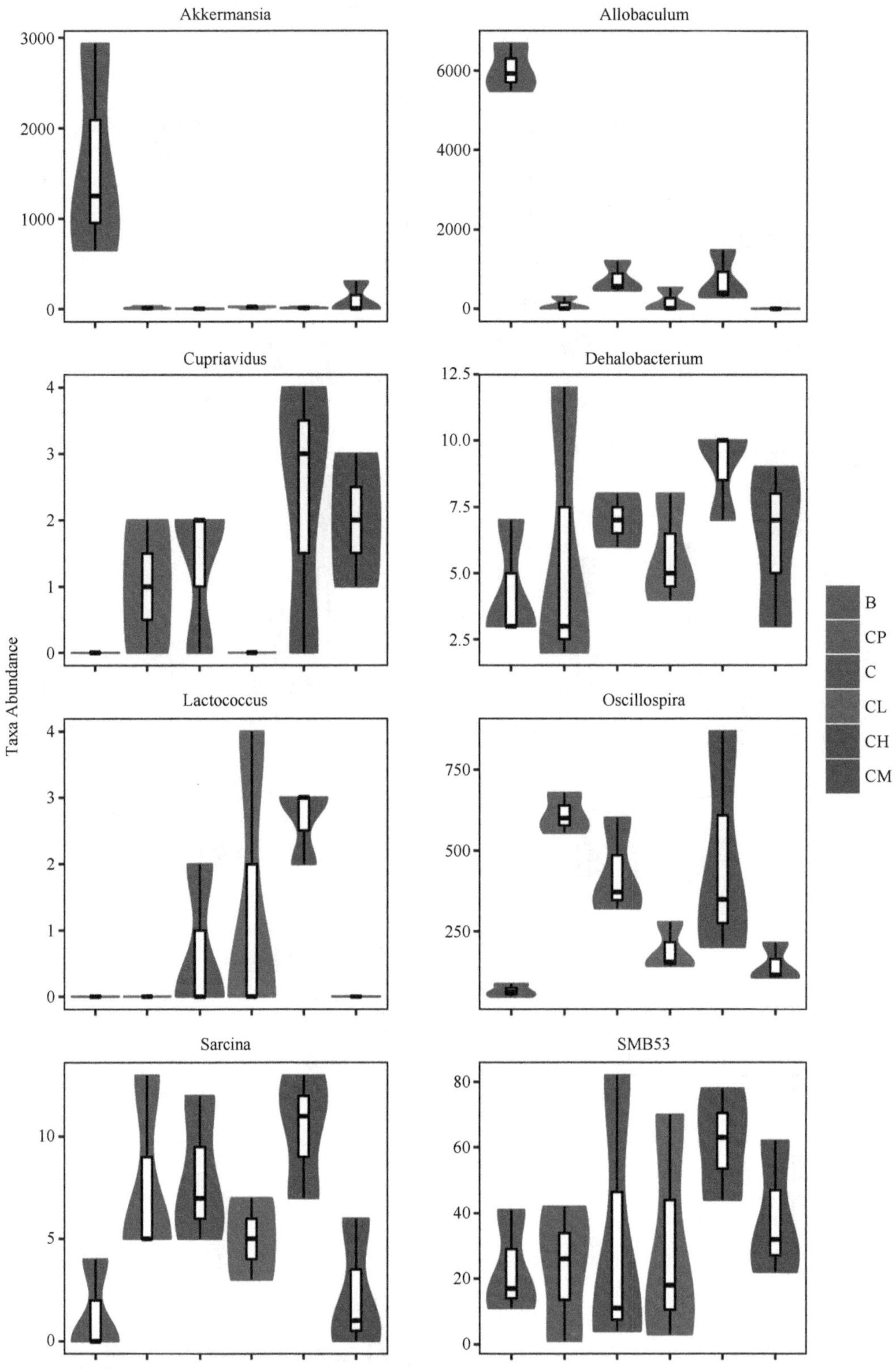
Akkermansia
Allobaculum
Cupriavidus
Dehalobacterium
Lactococcus
Oscillospira
Sarcina
SMB53
Taxa Abundance
B
CP
C
CL
CH
CM

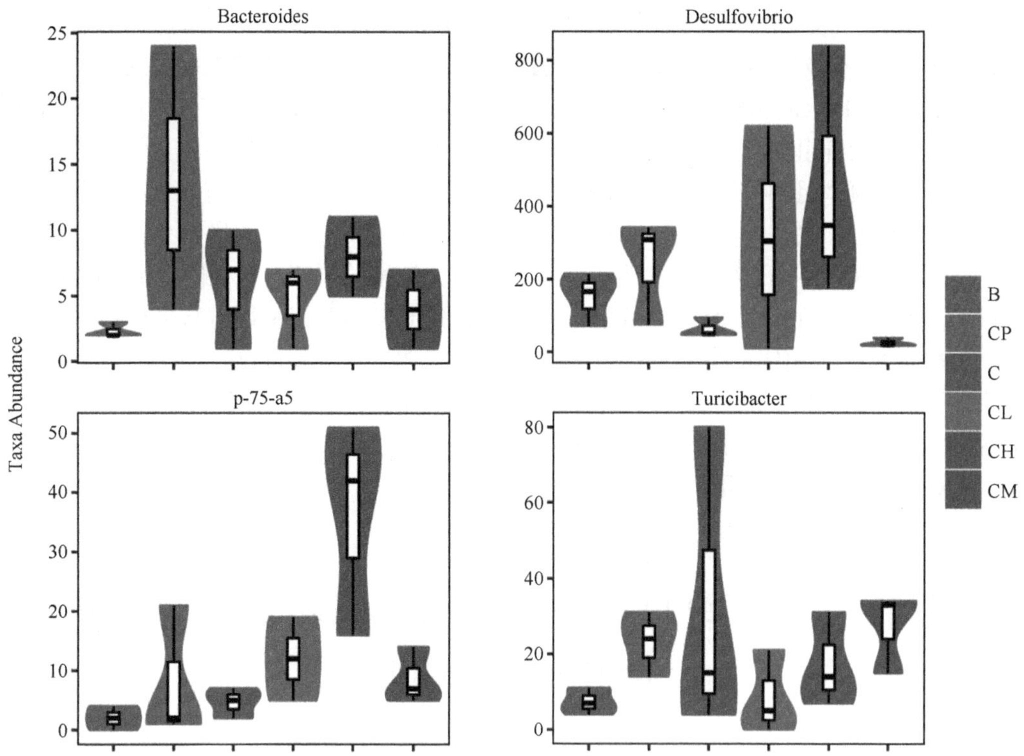

图 17-2-13　组间差异分类单元丰度分布图

8. 肠道菌群紊乱分析

根据公式计算 D_{dys}，统计结果如表 17-2-3 所示，与健康对照组相比，肝癌模型组和各给药组的 D_{dys} 均有不同程度的升高。与肝癌模型组相比，各给药组的 D_{dys} 未出现显著性差异。

表 17-2-3　肠道菌群紊乱程度

组别	菌群紊乱程度
空白组	$-2.78\pm0.27^{**}$
肝癌模型组	-0.27 ± 0.45
环磷酰胺组	-0.08 ± 0.53
复方木鸡颗粒 C1 组	-0.49 ± 0.19
复方木鸡颗粒 C2 组	0.55 ± 0.39
复方木鸡颗粒 C3 组	0.51 ± 0.37

注：与模型组比较，$^*P < 0.05$，$^{**}P < 0.01$。

肠道微生物群已成为维持人类健康的关键因素，不仅影响胃肠道，还影响大脑、肝脏和胰腺等远端器官。目前大量研究表明，肠道微生物群与癌症具有相关性，并显示出调节抗癌药物疗效的作用。肠道微生物群的改变与对化疗药物耐药性有关，而对机体补充不同的细菌物种可以恢复机体对抗癌药物的反应。越来越多的证据显示调节肠道微生物群以提高抗癌药物疗效的潜力，更深入地了解微生物群与癌症治疗之间的相互作用，有助于研究人员确定预防癌症的新策略，对不同类型患者进行精准划分，可以令患者获得更为有效的治疗，并减少并发症的发生率。

在本研究中，复方木鸡颗粒各剂量部分上调了对肠道功能有益的微生物丰度，如Akkermansia菌、双歧杆菌、异杆菌、乳酸菌等；下调了部分对肠道功能有害的微生物丰度，如梭菌、Sarcina、Dorea、瘤胃球菌等。然而，其调节程度普遍较低，且在各剂量间的调节表现缺乏规律性。比较各组的肠道菌群紊乱结果，与空白组相比，模型组和各给药组的菌群失调程度均显著升高，模型组和各给药组之间无显著差异，表明各给药组并没有显著改善肝癌大鼠的肠道菌群紊乱状态，只是轻微改善，推测在长期造模和用药的状态下，各剂量的复方木鸡颗粒难以维持肠道菌群的整体平衡，仅能通过少量改变部分菌种的丰度，对机体提供有限的影响。

研究表明，Roseburia具有抗炎效果，可以维护肠道屏障的完整性，与多种疾病呈负相关趋势。在本研究中，相比空白对照组，各给药组和模型组的Roseburia、Akkermansia、异杆菌等具有益生菌作用的物种丰度均显著降低。尽管给药组这些菌群丰度略有回升，但整体趋势并不明显。这表明，经过长期的造模和给药治疗，肠道菌群紊乱难以通过此类治疗方式得到有效恢复。因此，临床常用的益生菌补充方案或粪便移植等治疗方法可能更适合此类情况。

第三节　肠道菌群及代谢组学联合分析复方木鸡颗粒抗肝癌作用机制

为了更深入地阐释肠道菌群和肝脏相互作用的潜在机制，利用全微生物组关联分析（microbiome-wide association study，MWAS），将筛选出的差异代谢产物，与关键的差异微生物种类进行联合分析，结果如图17-3-1及图17-3-2所示。

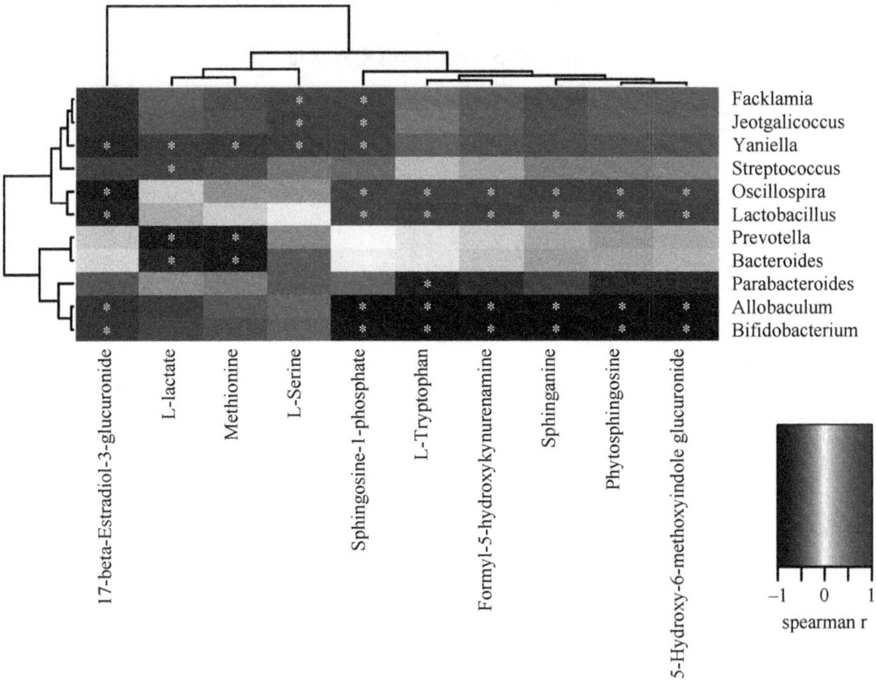

图17-3-1　肠道菌群及代谢组学相关性热图（见彩图）

色阶代表斯皮尔曼相关性系数，红色表示强正相关，蓝色表示强负相关。* 代表 $P < 0.05$

为了进一步研究互作关系，研究者评估了来自差异物种的基因家族的丰度与关键代谢物水平的关系。Akkermansia 与鞘氨醇 -1- 磷酸呈强负相关关联，与乳酸呈强负相关关联，与具有重要的生理功能的 D- 天冬氨酸（D-Asp）呈强正相关。与此同时，多种肠道微生物与 D- 天冬氨酸呈负相关，与鞘氨醇 -1- 磷酸呈负相关，而这些微生物多为梭菌等，与疾病发生相关。

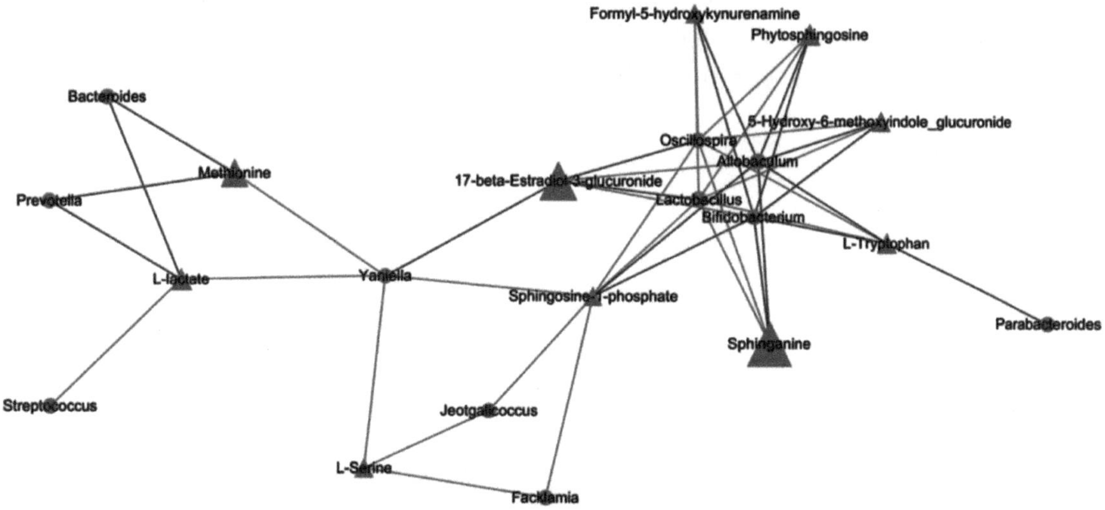

图 17-3-2　肠道菌群及代谢组学关联网络分析（见彩图）

描述代谢物和微生物之间关系的网络图，这些关系以线表示显著上升或显著下降，$P < 0.05$。红色和绿色分别代表正相关和负相关，物种节点用圆表示，代谢物节点用三角形表示，节点大小用来表示检测数值或相对丰度的高低

肠道微生物群已成为维持人类健康的关键因素，不仅影响胃肠道，还影响大脑、肝脏和胰腺等远端器官。目前大量研究表明，肠道微生物群与癌症具有相关性，并显示出调节抗癌药物疗效的作用。大肠杆菌、脆弱拟杆菌与 DNA 损伤和肿瘤发展具有一定相关性。与此同时，肠道微生物存在恶性杀伤菌，如放线菌、变形杆菌和厚壁菌等，其中放线菌的链霉菌属在抗癌活性方面具有较高的丰度，它们可以通过多种方式调控肿瘤细胞的增殖。此外，肠道微生物群在癌症患者对化疗、放疗和免疫治疗的反应中起关键作用，如提高临床疗效和降低发生并发症的概率等。这些令人瞩目的发现使微生物群移植成为有效的临床治疗方案，可以提高抗癌治疗效果或减少相关副作用。在化疗过程中，Irinotecan 可用于配合药物联合治疗多种癌症，而其较为常见的副作用是腹泻。对部分患者来说，严重的腹泻可能会加重他们的病情，甚至危及生命。口服微生物制品和 β- 葡萄糖醛酸酶抑制剂可降低小鼠体内 Irinotecan 的毒性，且不会损害宿主细胞或破坏肠道菌群。

在肠道菌群及代谢组学相关性分析中，Akkermansia 与被证实具有促炎作用的鞘氨醇 -1- 磷酸呈强负相关关联；与乳酸呈强负相关关联，乳酸主要参与丙酮酸代谢，大鼠内脏器官的损伤阻碍了乳酸参与的糖异生过程，导致乳酸升高；同时 Akkermansia 还与具有重要的生理功能的 D- 天冬氨酸（D-Asp）呈强正相关关联，说明 Akkermansia 的增殖伴随着抑制促炎代谢产物进入血液循环和促进机体内重要的氨基酸代谢。与此同时，多种肠道微生物与 D- 天冬氨酸呈负相关，与鞘氨醇 -1- 磷酸呈负相关，而这些微生物多为梭菌等，与疾病发生相关。这表明复方木鸡颗粒在抑制此类微生物增殖的同时，促进了 D- 天冬氨酸的代谢，并降低了鞘氨醇 -1- 磷酸的水平。

在本研究中，肠道菌群紊乱的结果表明各给药组并没有明显改善肝癌大鼠的肠道菌群紊乱状态。肠道微生物被认为是机体中具有动态自我恢复能力的生态系统，但在长期药物影响下，肠道菌群的平衡难以维持和恢复。药物治疗可能有助于促进菌群平稳，维护肠道屏障的完整性，但这种影响极为有限。因此，复方木鸡颗粒对于维护肠道菌群稳定性的贡献，随着造模时间的增加而逐渐减弱。在这种情况下，可以考虑联合用药，引入临床常见的益生菌补充治疗方案或微生物移植，以修复严重失衡的肠道菌群和受损的肠道屏障。基于肠道菌群及代谢组学的复方木鸡颗粒抗肝癌作用机制如图 17-3-3 所示。

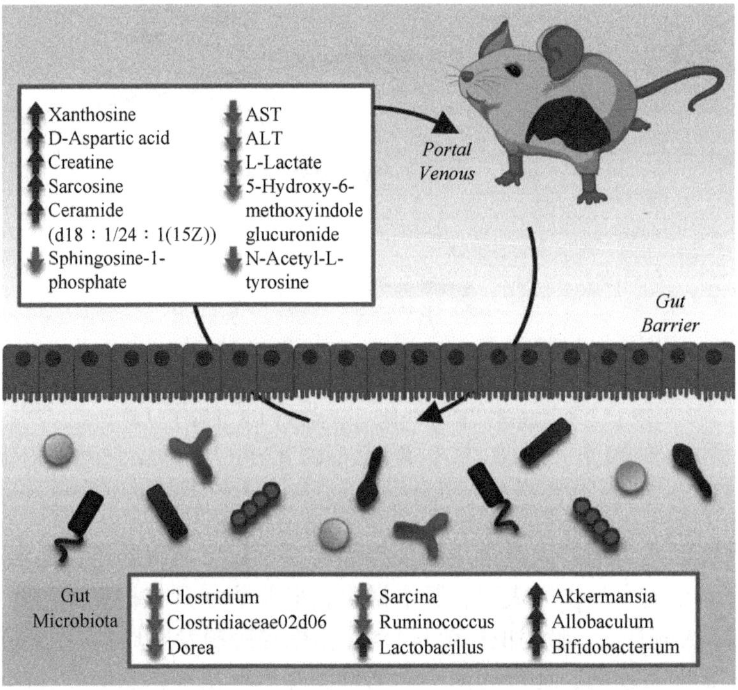

图 17-3-3　基于肠道菌群及代谢组学的复方木鸡颗粒抗肝癌作用机制图

本研究通过 DEN 诱导构建肝癌大鼠模型，验证了复方木鸡颗粒抗肝癌的药效作用。在药效明确的基础上，基于肠道菌群及代谢组学开展复方木鸡颗粒抗肝癌作用机制研究。采用 16S rRNA 测序技术对大鼠粪便菌群进行测定，并进行数据分析。实验结果显示，肝癌组大鼠肠道菌落多样性及物种丰度均发生了显著变化，表现为致病菌增多，而益生菌减少。给予复方木鸡颗粒干预后，肠道菌群多样性及丰度均得以改善，如 Akkermansia 菌、双歧杆菌、异杆菌、乳酸菌的微生物的丰度上调，梭菌、Sarcina、Dorea、瘤胃球菌的微生物的丰度下调。然而调节的程度普遍较低，在各剂量间表现出不规律的调节，仅能通过少量改变部分菌种的丰度，对机体提供有限的影响。非靶向代谢组学结果显示，复方木鸡颗粒通过调节 Sphingosine-1-phosphate、5-Hydroxy-6-methoxyindole glucuronide、L-lactate、Xanthosin、D-Aspartic acid、Ceramide（d18:1/24:1(15Z)）、Creatine、Sarcosine、N-Acetyl-L-tyrosine 代谢物的含量，使处于紊乱的氨基酸及鞘氨醇代谢通路恢复平衡。肠道菌群及代谢组学相关性分析结果表明，多种肠道细菌与血清代谢产物之间呈显著的正相关或负相关。Akkermansia 与鞘氨醇 -1- 磷酸呈强负相关关联，与乳酸呈强负相关关联，与具有重要的生理功能的 D- 天冬氨酸（D-Asp）呈强正相关。此外，多种肠道微生物与 D- 天冬氨酸呈负相关，与鞘氨醇 -1-

磷酸呈负相关，而这些微生物多为梭菌等，与疾病发生相关。本研究结果表明，复方木鸡颗粒可通过调节门静脉血中的代谢产物，少量配合调节肠道菌群，从而发挥抗肝癌作用。

第四节　复方木鸡颗粒抗肝炎、肝硬化、肝癌作用机制整合分析

为诠释复方木鸡颗粒抗肝损伤作用机制，本研究选用 DEN 诱导大鼠肝病模型，使之动态地演变类似人类肝病的多阶段过程。观察记录复方木鸡颗粒对大鼠的影响，多角度评价复方木鸡颗粒对肝损伤大鼠的药效。实验结果表明，复方木鸡颗粒能够促进修复肝损伤大鼠的肠道菌群紊乱状态，调节多个代谢产物和代谢通路，发挥治疗肝损伤的作用。

比较复方木鸡颗粒治疗各个阶段肝损伤的机制，各组中复方木鸡颗粒均可以稳定降低模型组血清转氨酶含量。组织外观和切片评分结果也发现，复方木鸡颗粒高、中、低剂量组均可以显著改善模型组大鼠的肝脏病理状态，同时随着肝损伤程度的加重，中、高剂量组复方木鸡颗粒的药效明显优于低剂量组。

综合比较分析复方木鸡颗粒对各阶段肝损伤大鼠肠道菌群带来的影响，首先将测序获得的肠道菌群在属水平上的 OTU 丰度矩阵数据，利用 Venn 图将空白对照组和各阶段肝损伤模型组进行对比（图 17-4-1）。从图 17-4-1 可以直观的看到，4 个组别具有各自的独有 OTU（空白对照组 435 个、肝炎组 1004 个、肝硬化组 901 个、肝癌组 774 个），以及各自数量不等共有 OTU。

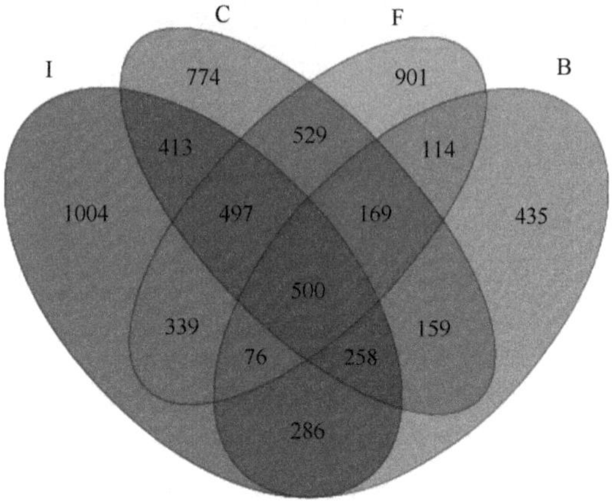

图 17-4-1　空白组和肝损伤模型组共有及独有 OTU 数 Venn 图

B. 空白对照组；I. 肝炎组；F. 肝硬化组；C. 肝癌组。4 组各拥有一个类圆形区域，相交部分代表共有 OTU，每个区域标明的数字代表此区域所包含的 OTU 数

进一步分析它们之间的区别和联系，以增加图表的可读性，选择每个分组中丰度前 20 的 OTU 进行 Venn 绘图（图 17-4-2）。从图 17-4-2 可以看出，每个分组各自含有 1 个独有的 OTU，分别是空白对照组的 Roseburia、肝炎模型组的 Sutterella、肝硬化组的 Veillonellaceae 和肝癌组的 Treponema。在这些独有 OTU 中，Roseburia 目前被认为是肠道中重要的益生菌，可通过多种方式发挥抗炎等益生菌作用。Sutterella 被发现与孤独症等疾病具有相关性，它本身并不具有或仅有轻微的促炎作用，但 Sutterella 可通过调节降解 IgA 参与疾病进程。Kakiyama 等研究发现，肝硬化患者的 Veillonellaceae 丰度显著增加，而在进行利福昔明治疗后，6 例早期肝硬化患者的 Veillonellaceae 丰度显著下降。Treponema 作为具有鞭毛等结构的病原体在口腔疾病等多种疾病中被发现，可能会引发多种感染，此次实验在肝癌组模型中被发现为独有 OTU 出现在丰度前 20 的菌种分析中。

通过分析复方木鸡颗粒对各肝损伤模型大鼠的影响，研究者发现，复方木鸡颗粒在治疗

肝损伤的过程中，下调了共有 OTU 中 Ruminococcus、Dorea、Clostridium 等肠道微生物丰度，上调了 Allobaculum、Bifidobacterium、Lactobacillus 等丰度，同时对不在肝损伤模型组丰度前 20 的多种微生物丰度进行了调节。整体而言，复方木鸡颗粒通过下调与疾病相关的菌群相对丰度，调控中性细菌的同时上调有益生菌作用的菌群相对丰度，对肝损伤发挥治疗作用。

将筛选获得的复方木鸡颗粒治疗各阶段肝损伤所改变的代谢物数据，利用 Venn 图进行比对，寻找相似性（图 17-4-3）。如图 17-4-3 所示，3 个椭圆形区域为复方木鸡颗粒调节各阶段肝损伤的代谢产物，每个阶段具有独有的代谢产物（肝炎组 7 个、肝硬化组 5 个、肝癌组 7 个），以及 5 个共有代谢产物，分别是各阶段共有的 5-Hydroxy-6-methoxyindole glucuronide 和 Sphingosine-1-phosphate，以及肝炎组和肝硬化组共有的 L-Serine、Phytosphingosine 和 L-Methionine。这些数据表明复方木鸡颗粒可能持续通过影响氨基酸、丙酮酸及鞘氨醇等代谢通路，在治疗各个阶段肝损伤的过程中发挥作用。

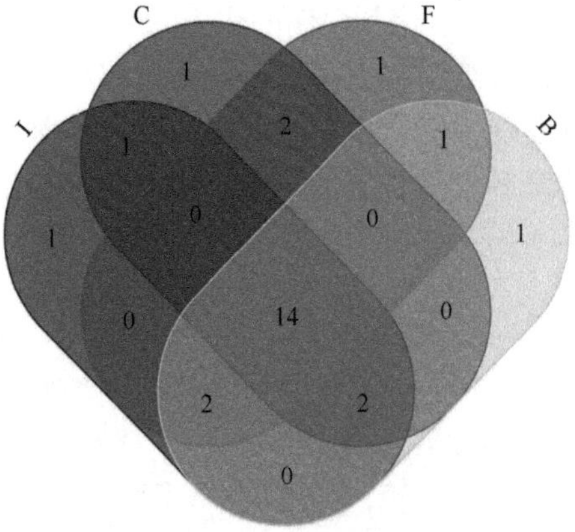

图 17-4-2　空白和肝损伤模型组丰度前 20 的 OTU 数 Venn 图

B. 空白对照组；I. 肝炎组；F. 肝硬化组；C. 肝癌组。4 组各拥有一个类圆形区域，相交部分代表共有 OTU，每个区域标明的数字代表此区域所包含的 OTU 数

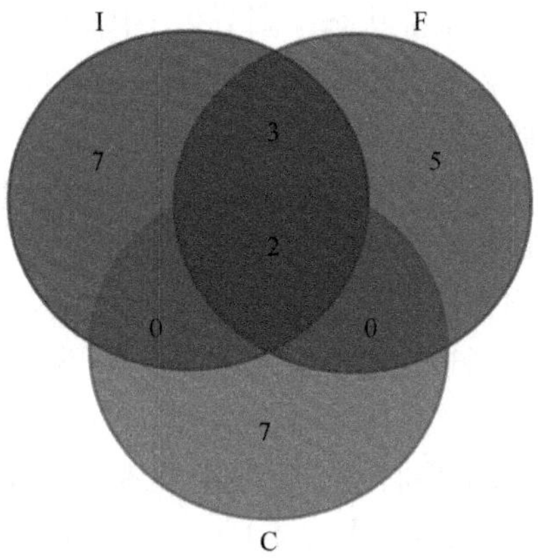

图 17-4-3　复方木鸡颗粒治疗各阶段肝损伤所改变的代谢产物 Venn 图

I. 复方木鸡颗粒改变肝炎组；F. 肝硬化组；C. 肝癌组。各组代谢产物各拥有一个椭圆圆形区域，相交部分代表共有代谢产物，每个区域标明的数字代表此区域所包含的代谢产物数量

通过分析复方木鸡颗粒对各肝损伤模型大鼠的影响，发现在治疗肝损伤的过程中，针对不同程度肝病，复方木鸡颗粒通过调控不同的代谢产物及代谢通路发挥抗肝病作用。

第五节　研究小结

中药化学成分复杂，在体内吸收、分布、代谢、排泄的过程不可避免地与肠道菌群发生相互作用。肠道菌群可以影响中药成分的代谢和吸收，中药成分可以调节肠道菌群的组成结构。不同疾病的发生发展过程也常伴随着肠道菌群失调、肠道菌群代谢异常等情况。越来越多的研究证实肠道菌群与肝脏疾病密切相关。肝脏代谢产物会影响肠道微生物群的组成和肠道屏障的完整性。代谢紊乱会破坏肠道屏障，导致细菌代谢产物甚至细菌自身渗漏。这些有害产品随后进入血液循环，通过门静脉进入肝脏，并导致肝脏炎症或其他疾病。因此，通过研究肠道菌群及代谢组学，对中药复方治疗疾病的作用机制研究具有重要意义。本研究将肠道菌群技术与非靶向代谢组学技术相结合，初步阐明复方木鸡颗粒抗肝炎、抗肝硬化、抗肝癌的作用机制。

本章在明确复方木鸡颗粒抗肝癌的药效作用基础上，基于肠道菌群及代谢组学开展复方木鸡颗粒抗肝癌作用机制研究。采用 16S rRNA 测序技术对大鼠粪便菌群进行测定，并进行数据分析。实验结果显示，复方木鸡颗粒通过改变少部分菌种丰度，对机体提供有限的影响，调节大鼠肠道菌落多样性及物种丰度；同时，调节 Sphingosine-1-phosphate、5-Hydroxy-6-methoxyindole glucuronide、L-lactate、Xanthosin、D-Aspartic acid、Ceramide（d18:1/24:1(15Z)）、Creatine、Sarcosine、N-Acetyl-L-tyrosine 代谢物的含量，使紊乱的氨基酸及鞘氨醇代谢通路恢复平衡，从而发挥抗肝癌作用。

综合复方木鸡颗粒抗肝炎作用机制研究结果和复方木鸡颗粒抗肝硬化作用机制研究结果，复方木鸡颗粒可通过调节肠道菌群，在上调有益菌丰度的同时下调多种与疾病相关的肠道菌及门静脉血中的多种代谢产物，从而发挥抗肝炎、抗肝抗硬化、抗肝癌作用。并且复方木鸡颗粒可通过各有效组分协同调节多种代谢通路，达到治疗肝癌的目的，体现了中药多靶点、多途径的作用特点。

参考文献

Kaakoush N O，2020. *Sutterella* species，IgA-degrading bacteria in ulcerative colitis[J]. Trends in Microbiology，28（7）：519-522.

Kakiyama G，Pandak W M，Gillevet P M，et al，2013. Modulation of the fecal bile acid profile by gut microbiota in cirrhosis[J]. Journal of Hepatology，58（5）：949-955.

Luo W W，Shen Z H，Deng M Z，et al，2019. *Roseburia intestinalis* supernatant ameliorates colitis induced in mice by regulating the immune response[J]. Molecular Medicine Reports，20（2）：1007-1016.

Quan Y S，Song K R，Zhang Y，et al，2018. *Roseburia intestinalis*-derived flagellin is a negative regulator of intestinal inflammation[J]. Biochemical and Biophysical Research Communications，501（3）：791-799.

Rekha Seshadri G S A M，2004. Comparison of the genome of the oral pathogen *Treponema denticola* with other spirochete genomes[J]. Proceedings of the National Academy of Sciences of the United States of America，101（15）：5646-5651.

Tamanai-Shacoori Z，Smida I，Bousarghin L，et al，2017. *Roseburia* spp.：a marker of health?[J]. Future Microbiology，12：157-170.

Wang L，Christophersen C T，Sorich M J，et al，2013. Increased abundance of *Sutterella* spp. and *Ruminococcus torques* in feces of children with autism spectrum disorder[J]. Molecular Autism，4（1）：42.

第七部分

“干湿互证，构效可鉴”——复方木鸡颗粒构效组学研究

构效组学（structure-activity omics）是运用计算机虚拟筛选技术，研究临床药效明确的中药中不同种类化合物结构与药效之间关系，阐明中药的药效物质和相关作用机制的一门学科。中药药效的发挥是一类或多类化合物协同作用的结果，构效组学在明确化学成分的基础上，利用网络药理学及分子对接虚拟筛选技术，借助大数据整合高通量组学构建生物信息综合网络，快速高效的建立中药化学成分“结构 - 靶点 - 药效”三位一体的复杂关系。

本部分明确了复方木鸡颗粒抗肝癌的物质基础为酚类及喹诺里西啶生物碱类成分，其中最具代表的没食子酸可有效抑制肝癌类器官活性。并采用外泌体作为外源性靶点，与复方木鸡颗粒和没食子酸联合应用，显著提升抗肝癌疗效。同时，本部分研究成功制备出没食子酸细胞膜仿生纳米粒，证实了细胞膜仿生纳米粒在抗肝癌方面的潜力。最后，本研究从细胞代谢组学及转录组学角度，探究了复方木鸡颗粒及没食子酸的抗肝癌机制。

本部分第十八章为复方木鸡颗粒化学成分筛选研究；第十九章为复方木鸡颗粒有效成分构效组学研究；第二十章为复方木鸡颗粒及没食子酸新剂型研究；第二十一章为复方木鸡颗粒及没食子酸抗肝癌机制研究。本部分结合多组学研究，全面分析了复方木鸡颗粒抗肝癌的物质基础及作用机制。

第十八章　复方木鸡颗粒化学成分筛选研究

引　言

当前关于复方木鸡颗粒抗肝癌活性物质基础的研究仍存在显著空白，尚未形成系统的研究体系。鉴于此，本章采用超高效液相色谱 - 四极杆飞行时间串联质谱（UPLC-QTOF-MS/MS）技术，构建复方木鸡颗粒多维度化学成分解析平台，旨在运用先进的技术手段，全面解析复方木鸡颗粒的化学成分，探究其在体内的吸收分布过程，为复方木鸡颗粒的现代化研究与应用奠定坚实基础。

本章研究不仅系统阐释了复方木鸡颗粒的化学物质组成，更创新性地构建了“成分解析 - 吸收入血 - 体内分布”的研究范式，为中药复方现代化研究提供了可推广的技术方案。助力推动中药复方研究的发展，使其更好地服务于临床医疗。

第一节　基于 UPLC-QTOF-MS/MS 的复方木鸡颗粒化学成分解析

一、实验材料

（一）仪器与设备

1290 高效液相色谱仪（美国安捷伦科技有限公司）；6550 QTOF-MS 质谱仪（美国安捷伦科技有限公司）；CV200 吉艾姆真空离心浓缩仪（北京吉艾姆科技有限公司）；Sorvall Legend Micro 17R 超速离心机（赛默飞世尔科技有限公司）。

（二）药材与试剂

复方木鸡颗粒（丹东药业集团有限公司提供，批号：210101）；没食子酸（MB2707）、槲皮苷（MB6680）、槲皮素（MB2127）、柚皮素（MB5739）、金丝桃苷（MB6720）、金雀花碱（MB2175）、氧化苦参碱（MB2184）、原儿茶酸（MB7050）、苦参碱（MB6730）、槐定碱（MB7130）、没食子酸甲酯（MB0244）、槐果碱（MB6685）、氧化槐果碱（MB7000）、香草酸（MB5110）、新绿原酸（MB2067）、绿原酸（MB6178）、隐绿原酸（MB7041）、咖啡酸（MB1719）、丁香酸（MB6612）、龙胆苦苷（MB6756）、对香豆酸（MB6621）、芦丁（MB5118）、异槲皮苷（MB7017）、紫云英苷（MB7087）、儿茶素（MB6626）、大黄酸（MB6189）、刺芒柄花素（MB1977）、大黄素甲醚（MB6587）、大黄素（MB5674）、金雀异黄酮（MB2170），均购自大连美仑生物技术有限公司；乙腈（质谱级，德国Merck公司）；甲酸（质谱级，赛默飞世尔科技有限公司）；水，为娃哈哈纯净水。

二、方法与结果

（一）供试品溶液制备

取复方木鸡颗粒，研细过4号筛，精密称取约5.0 g，加50%甲醇30 ml超声提取30分钟，取出放冷，摇匀，滤过，取续滤液经0.22 μm滤膜过滤，即得。

（二）对照品溶液制备

取没食子酸、金雀花碱、氧化苦参碱、原儿茶酸、苦参碱、槐定碱、没食子酸甲酯、槐果碱、氧化槐果碱、香草酸、新绿原酸、绿原酸、隐绿原酸、咖啡酸、丁香酸、龙胆苦苷、对香豆酸、芦丁、金丝桃苷、异槲皮苷、紫云英苷、槲皮苷、儿茶素、槲皮素、柚皮素、大黄酸、刺芒柄花素、大黄素甲醚、大黄素、金雀异黄酮对照品适量，加甲醇配制成每1 ml含50 μg的混合对照品溶液。

（三）色谱条件

Agilent Poroshell SB-C_{18}色谱柱（2.1 mm×100 mm，2.7 μm），流动相（正离子为0.1%甲酸水A-乙腈B；负离子为水A-乙腈B），梯度洗脱，程序见表18-1-1；流速0.3 ml/min，柱温25℃，进样量2 μl。

表18-1-1　梯度洗脱程序

时间（min）	流动相A（%）	流动相B（%）
0	98	2
5	98	2
6	90	10
11	90	10
13	82	18
20	82	18
22	62	38
30	62	38
32	58	42
40	48	52

续表

时间（min）	流动相 A（%）	流动相 B（%）
45	0	100
52	0	100

（四）质谱条件

电喷雾离子源（ESI），正、负离子模式，毛细管电压正离子 4000 V、负离子 3500 V，干燥气与鞘气均为高纯氮气，干燥气流速 11 L/min，干燥气温度 150℃，雾化器压力 25 psi，鞘气流速 10 L/min，鞘气温度 350℃，碎裂电压 125 V，质量扫描范围 50 ～ 1500 m/z。采用 auto MS/MS 模式。

（五）复方木鸡颗粒化学成分分析

取复方木鸡颗粒供试品溶液，按上述色谱条件和质谱条件进样分析，采用 Agilent MassHunter Qualitative Analysis B.06.00 工作站软件对正、负离子模式下复方木鸡颗粒化学成分进行分析，通过分子特征提取等操作，找出各个质谱峰所对应的精确分子质量，选择质量偏差小于 5 ppm 的样品母离子数据库及文献进行匹配，初步推测各色谱峰对应的可能的化合物。然后将各候选化合物作为母离子，进行二级质谱分析，根据碎片离子及其质谱裂途径，结合对照品、数据库及相关文献报道，鉴定复方木鸡颗粒化学成分。基于上述实验分析，共鉴定出复方木鸡颗粒中 99 个化合物，其中黄酮及其衍生物类 17 个（黄酮 1 个，异黄酮 2 个，黄酮醇 2 个，二氢黄酮 1 个，黄酮苷 2 个，异黄酮苷 1 个，黄酮醇苷 7 个，类黄酮 1 个），有机酸类 23 个（酚酸 9 个，脂肪酸 9 个，其他有机酸 5 个），生物碱类 13 个，鞣质类 10 个，酚及其衍生物类 11 个（酚 2 个，酚苷 3 个，酚酯 4 个，酚酮 1 个，酚醛 1 个），苯丙素类 9 个（香豆素 3 个，木脂素 1 个，其他苯丙素类 5 个），其他类 16 个（蒽醌 3 个，环烯醚萜 1 个，环烯醚萜苷 1 个，倍半萜 2 个，双糖 2 个，糖苷 1 个，氨基酸衍生物 2 个，嘌呤 1 个，吡喃酮 1 个，核苷 2 个）。其中 30 个化合物经对照品比对鉴定，其余依据裂解规律及相关文献推测，见表 18-1-2。正、负离子模式下的总离子流图见图 18-1-1。

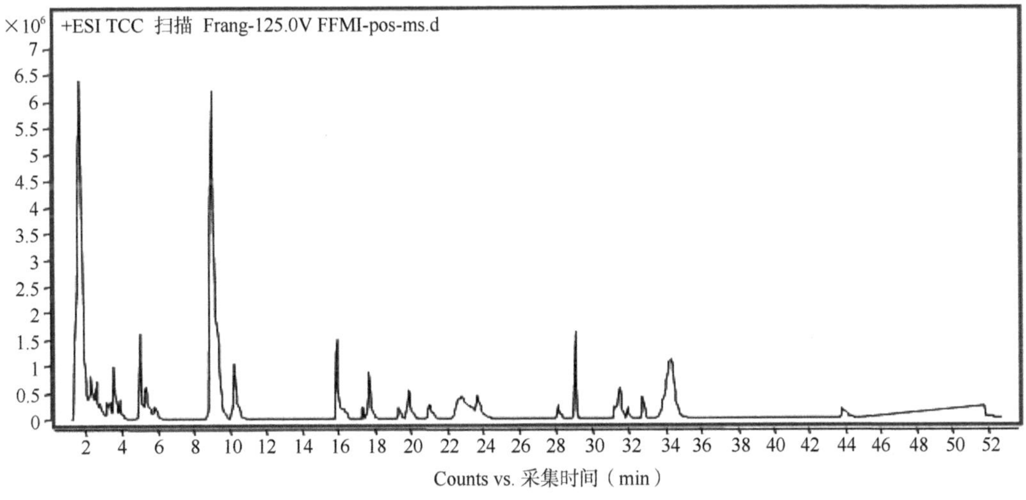

A

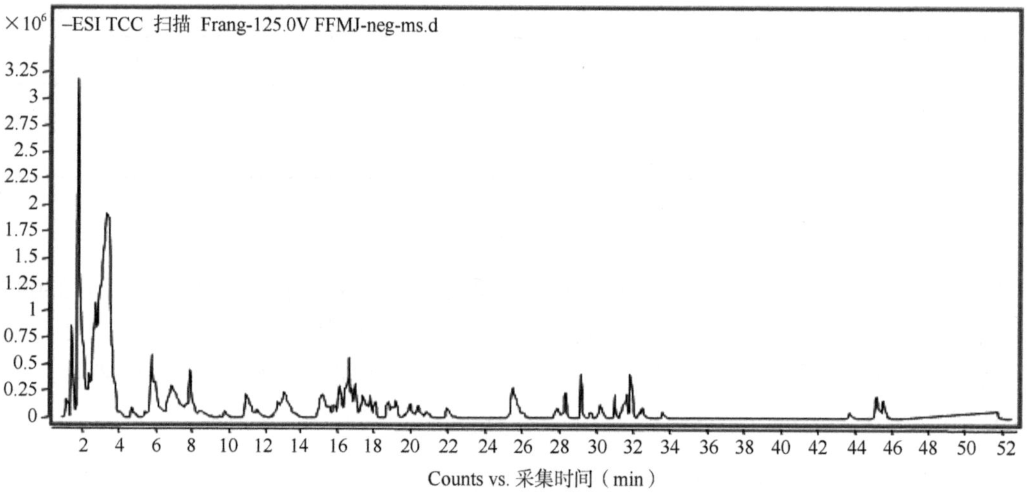

B

图 18-1-1　复方木鸡颗粒化学成分总离子流图

A. 正离子模式；B. 负离子模式

表 18-1-2　复方木鸡颗粒化学成分信息

样品号	保留时间（min）	化合物	分子式	离子模式	理论值	测定值	二级碎片	类型
1	1.485	胆碱	$C_5H_{13}NO$	$[M+H]^+$	104.1070	104.1068	104.1063	生物碱
2	1.522	葡萄糖酸	$C_6H_{12}O_7$	$[M-H]^-$	195.0510	195.0501	161.9662，136.9214，114.0246，106.1841	其他类有机酸
3	1.538	奎宁酸	$C_7H_{12}O_6$	$[M-H]^-$	191.0561	191.0553	133.0291，130.0380，108.0203，101.0370	其他类有机酸
4	1.833	麦芽糖	$C_{12}H_{22}O_{11}$	$[M-H]^-$	341.1089	341.1073	164.2949，119.0310，113.0232，101.0239	双糖
	1.844	麦芽糖	$C_{12}H_{22}O_{11}$	$[M+NH_4]^+$	360.1500	360.1493	201.0061，158.9959，127.0380，101.0225	
5	1.912	4-氧代脯氨酸	$C_5H_7NO_3$	$[M-H]^-$	128.0353	128.0347	123.0423，118.6670，112.9048，109.9400	氨基酸衍生物
6	2.145	蔗糖	$C_{12}H_{22}O_{11}$	$[M-H]^-$	341.1089	341.107	143.0353，119.0340，113.0234，101.0236	双糖
7	2.156	腺嘌呤	$C_5H_5N_5$	$[M+H]^+$	136.0618	136.0615	136.0203，125.2095，119.0347，109.0512	嘌呤
8	2.802	对羟基肉桂酸	$C_9H_8O_3$	$[M+NH_4]^+$	182.0812	182.0807	124.0387，120.9530，117.0562，111.0914	酚酸
9	2.847	焦性没食子酸	$C_6H_6O_3$	$[M-H]^-$	125.0244	125.0238	124.0112，116.9952，114.9011，103.4624	酚
10	2.935	1-Ethyl-β-D-galactoside	$C_8H_{16}O_6$	$[M+Na]^+$	231.0839	231.0833	136.0602，128.9417，124.0776，112.9690	糖苷
11	3.292	N-甲基野靛碱	$C_{12}H_{16}N_2O$	$[M+H]^+$	205.1335	205.1332	146.0597，134.0565，120.9517，110.0960	生物碱
12	3.391	没食子酸[a]	$C_7H_6O_5$	$[M-H]^-$	169.0142	169.0134	125.0231，119.4685，115.0303，107.0213	酚酸

续表

样品号	保留时间（min）	化合物	分子式	离子模式	理论值	测定值	二级碎片	类型
13	3.438	麦芽酚	$C_6H_6O_3$	[M–H]⁻	125.0244	125.0238	124.0112，123.0127，114.9011，103.4624	吡喃酮
14	3.470	尿苷	$C_9H_{12}N_2O_6$	[M–H]⁻	243.0623	243.0612	221.7495，136.9345，122.0237，110.0243	核苷
15	3.710	1-*O*-一没食子酰葡萄糖	$C_{13}H_{16}O_{10}$	[M–H]⁻	331.0671	331.0661	169.0132，151.0025，125.0233，107.0129	鞣质
16	3.744	金雀花碱[a]	$C_{11}H_{14}N_2O$	[M+H]⁺	191.1179	191.1174	148.0747，134.0587，120.0799，106.0643	生物碱
17	3.994	氧化槐果碱[a]	$C_{15}H_{22}N_2O_2$	[M+H]⁺	263.1754	263.1748	243.1474，195.1484，150.1272，112.0751	生物碱
18	4.475	腺苷	$C_{10}H_{13}N_5O_4$	[M+H]⁺	268.1040	268.1034	176.9069，136.0613，119.0349，109.0495	核苷
19	5.138	氧化苦参碱[a]	$C_{15}H_{24}N_2O_2$	[M+H]⁺	265.1911	265.1907	219.1847，150.1271，148.1114，136.1110	生物碱
20	5.758	6-*O*-一没食子酰葡萄糖	$C_{13}H_{16}O_{10}$	[M–H]⁻	331.0671	331.0661	211.0224，169.0132，124.0153，107.0125	鞣质
21	5.868	Fukiic acid	$C_{11}H_{12}O_8$	[M–H]⁻	271.0459	271.0448	250.8875，168.0051，124.0154，107.0128	其他类有机酸
22	6.069	2-*O*-一没食子酰葡萄糖	$C_{13}H_{16}O_{10}$	[M–H]⁻	331.0671	331.0661	211.0235，169.0125，124.0154，107.0128	鞣质
23	7.020	龙胆酸	$C_7H_6O_4$	[M–H]⁻	153.0193	153.0187	136.9369，128.1630，110.0304，108.0203	酚酸
24	7.760	3-*O*-一没食子酰葡萄糖	$C_{13}H_{16}O_{10}$	[M–H]⁻	331.0671	331.0661	211.0237，169.0130，124.0157，107.0131	鞣质
25	8.063	4-*O*-一没食子酰葡萄糖	$C_{13}H_{16}O_{10}$	[M–H]⁻	331.0671	331.0661	211.0236，169.0126，124.0156，107.0124	鞣质
26	8.561	原儿茶酸[a]	$C_7H_6O_4$	[M–H]⁻	153.0193	153.0187	143.9361，136.9366，126.3227，108.0207	酚酸
27	9.054	苦参碱[a]	$C_{15}H_{24}N_2O$	[M+H]⁺	249.1961	249.1957	176.1062，150.1271，148.1115，110.0961	生物碱
28	9.343	槐定碱[a]	$C_{15}H_{24}N_2O$	[M+H]⁺	249.1961	249.1957	176.1064，150.1275，148.1112，110.0961	生物碱
29	9.623	槐定醇	$C_{15}H_{24}N_2O$	[M+H]⁺	249.1961	249.1957	176.1065，150.1270，148.1114，110.0962	生物碱
30	9.909	没食子酸甲酯[a]	$C_8H_8O_5$	[M–H]⁻	183.0299	183.0291	166.8622，146.4544，123.0088，108.0209	鞣质
31	10.238	槐果碱[a]	$C_{15}H_{22}N_2O$	[M+H]⁺	247.1805	247.1800	179.1538，150.1272，136.1114，108.0805	生物碱
32	10.496	7, 11-去氢苦参碱	$C_{15}H_{22}N_2O$	[M+H]⁺	247.1805	247.1800	179.1539，150.1273，136.1113，108.0805	生物碱
33	10.971	东莨菪苷	$C_{16}H_{18}O_9$	[M+H]⁺	355.1024	355.1010	192.0383，177.0162，153.0189，144.9284	香豆素

续表

样品号	保留时间（min）	化合物	分子式	离子模式	理论值	测定值	二级碎片	类型
34	11.271	1-*O*-没食子酰丙三醇	$C_{10}H_{12}O_7$	[M–H]⁻	243.0510	243.0498	200.5563，169.0114，124.0156，107.0127	鞣质
35	12.899	烟酸	$C_6H_5NO_2$	[M–H]⁻	122.0248	122.0245	110.7264，107.0938，104.5411，100.9708	其他类有机酸
36	13.655	（3R，4S）-4，6，8-trihydroxy-7-methoxy-3-methyl-3，4-dihydroisochromen-1-one	$C_{11}H_{12}O_6$	[M–H]⁻	239.0561	239.0556	156.0463，132.9021，125.0225，108.0433	酚
37	15.788	1-*O*-丁香酰葡萄糖或其同分异构体	$C_{15}H_{20}O_{10}$	[M–H]⁻	359.0984	359.0972	181.0126，152.0453，137.0232，121.0286	酚苷
38	15.929	香草酸[a]	$C_8H_8O_4$	[M–H]⁻	167.0350	167.0344	124.0170，112.3963，109.0239，108.0202	酚酸
39	16.032	Lamprolobine	$C_{15}H_{24}N_2O_2$	[M+H]⁺	265.1911	265.1907	150.1272，138.1272，124.1119，110.0962	生物碱
40	16.232	新绿原酸[a]	$C_{16}H_{18}O_9$	[M–H]⁻	353.0878	353.0867	191.0547，173.0444，161.0229，127.0392	苯丙素
41	16.240	2, 6-二没食子酰葡萄糖	$C_{20}H_{20}O_{14}$	[M–H]⁻	483.0780	483.0758	271.0450，211.0225，169.0132，125.0230	鞣质
42	16.343	14α-羟基苦参碱	$C_{15}H_{24}N_2O_2$	[M+H]⁺	265.1911	265.1907	152.1426，150.1271，138.1271，124.1117	生物碱
43	16.547	槐醇	$C_{15}H_{24}N_2O_2$	[M+H]⁺	265.1911	265.1907	152.1427，150.1272，138.1266，124.1123	生物碱
44	16.575	绿原酸[a]	$C_{16}H_{18}O_9$	[M–H]⁻	353.0878	353.0867	191.0550，173.0439，135.0438，111.0442	苯丙素
45	16.637	1-*O*-丁香酰葡萄糖或其同分异构体	$C_{15}H_{20}O_{10}$	[M–H]⁻	359.0984	359.0972	181.0127，152.0470，137.0233，121.0285	酚苷
46	16.642	1, 6-二没食子酰葡萄糖	$C_{20}H_{20}O_{14}$	[M–H]⁻	483.0780	483.0758	271.0453，211.0229，169.0127，125.0233	鞣质
47	16.739	隐绿原酸[a]	$C_{16}H_{18}O_9$	[M–H]⁻	353.0878	353.0867	191.0545，173.0444，135.0439，111.0440	苯丙素
48	16.801	咖啡酸[a]	$C_9H_8O_4$	[M–H]⁻	179.0350	179.0347	143.0193，135.0431，121.0283，107.0507	苯丙素
49	16.816	丁香酸[a]	$C_9H_{10}O_5$	[M–H]⁻	197.0455	197.0446	162.1956，138.0299，123.0073，106.0040	酚酸
50	17.011	1-*O*-丁香酰葡萄糖或其同分异构体	$C_{15}H_{20}O_{10}$	[M–H]⁻	359.0984	359.0972	181.0128，152.0465，137.0233，121.0281	酚苷
51	17.075	3-*O*-咖啡酰莽草酸	$C_{16}H_{16}O_8$	[M–H]⁻	355.0772	355.0762	179.0332，161.0233，135.0437，133.0277	酚酯
52	17.127	5-氨基水杨酸	$C_7H_7NO_3$	[M–H]⁻	152.0353	152.0348	144.4300，136.9348，118.9349，109.0233	酚酸
53	17.378	4-*O*-咖啡酰莽草酸	$C_{16}H_{16}O_8$	[M–H]⁻	355.0772	355.0762	179.0341，161.0238，135.0447，133.0281	酚酯

续表

样品号	保留时间（min）	化合物	分子式	离子模式	理论值	测定值	二级碎片	类型
54	17.509	没食子酸辛酯	$C_{15}H_{22}O_5$	[M–H]-	281.1394	281.1384	261.8758，191.0333，171.1156，121.0650	鞣质
55	17.657	对羟基苯甲醛	$C_7H_6O_2$	$[M–H]^-$	121.0295	121.0289	121.0272，120.0172，103.9000	酚醛
56	17.735	1-*O*-咖啡酰甘油酯	$C_{12}H_{14}O_6$	$[M–H]^-$	253.0718	253.0708	161.0224，135.0434，133.0278，132.0200	酚酯
57	17.922	龙胆苦苷[a]	$C_{16}H_{20}O_9$	$[M–H]^-$	355.1035	355.1018	175.0409，160.0149，148.0512，134.0358	环烯醚萜苷
58	18.880	对香豆酸[a]	$C_9H_8O_3$	$[M–H]^-$	163.0401	163.0395	142.0308，119.0493，117.0336，104.0248	苯丙素
59	19.066	辛二酸	$C_8H_{14}O_4$	$[M–H]^-$	173.0819	173.0813	136.9358，134.0363，113.4052，111.0800	脂肪酸
60	19.276	对羟基苯乙酮	$C_8H_8O_2$	$[M–H]^-$	135.0452	135.0449	132.2133，128.3627，108.0193，101.2985	酚酮
61	19.417	2-邻羟基苯乙酸	$C_8H_8O_3$	$[M–H]^-$	151.0401	151.0396	121.0263，112.2681，108.0198，100.4643	酚酸
62	19.463	秦皮乙素	$C_9H_6O_4$	$[M–H]^-$	177.0193	177.0188	176.6763，158.9179，134.0303，109.0285	香豆素
63	19.668	5-*O*-咖啡酰莽草酸	$C_{16}H_{16}O_8$	$[M–H]^-$	355.0772	355.0762	179.0337，161.0231，135.0447，133.0276	酚酯
64	20.032	8-羟基辛酸	$C_8H_{16}O_3$	$[M–H]^-$	159.1027	159.1024	145.8877，143.8883，136.5243，104.0259	脂肪酸
65	21.239	槐属黄酮苷	$C_{27}H_{30}O_{16}$	$[M–H]^-$	609.1461	609.1449	301.0296，270.8655，179.9993，102.9553	黄酮苷
66	21.589	芦丁[a]	$C_{27}H_{30}O_{16}$	$[M–H]^-$	609.1461	609.1449	561.2886，301.0301，271.0205，152.0051	黄酮醇苷
67	21.722	柚皮素-7-O-β-D-吡喃葡萄糖苷	$C_{21}H_{22}O_{10}$	$[M–H]^-$	433.1140	433.1121	245.0085，161.0233，133.0287，109.0290	黄酮苷
68	22.391	金丝桃苷[a]	$C_{21}H_{20}O_{12}$	$[M–H]^-$	463.0882	463.0868	300.0261，271.0229，255.0278，178.9978	黄酮醇苷
69	22.991	异槲皮苷[a]	$C_{21}H_{20}O_{12}$	$[M–H]^-$	463.0882	463.0868	300.0255，271.0233，255.0233，151.0028	黄酮醇苷
70	25.506	壬二酸	$C_9H_{16}O_4$	$[M–H]^-$	187.0976	187.0971	147.0050，125.7158，117.0321，104.0961	脂肪酸
71	26.395	开环异落叶松脂素	$C_{20}H_{26}O_6$	$[M–H]^-$	361.1657	361.1645	145.0635，135.0433，121.0265，107.0495	木脂素
72	27.998	紫云英苷[a]	$C_{21}H_{20}O_{11}$	$[M–H]^-$	447.0933	447.0919	300.0258，271.0233，255.0282，151.0026	黄酮醇苷
73	28.216	槲皮苷[a]	$C_{21}H_{20}O_{11}$	$[M–H]^-$	447.0933	447.0919	300.0249，271.0219，178.9312，151.0017	黄酮醇苷
74	28.575	儿茶素[a]	$C_{15}H_{14}O_6$	$[M–H]^-$	289.0718	289.0705	201.0544，173.0590，151.0400，124.0148	类黄酮

续表

样品号	保留时间（min）	化合物	分子式	离子模式	理论值	测定值	二级碎片	类型
75	28.932	山柰酚 -3-O-β-D- 葡萄糖醛酸苷	$C_{21}H_{18}O_{12}$	[M–H]⁻	461.0725	461.0712	328.0194，312.9965，297.9739，269.9791	黄酮醇苷
76	29.400	阿福豆苷	$C_{21}H_{20}O_{10}$	[M–H]⁻	431.0984	431.0968	284.0311，255.0280，227.0334，163.0027	黄酮醇苷
77	29.813	1- 去氧杜仲醇	$C_9H_{16}O_3$	[M–H]⁻	171.1027	171.1025	151.5611，146.8670，136.9354，124.6360	环烯醚萜
78	30.155	7, 4'- 二羟基黄酮	$C_{15}H_{10}O_4$	[M–H]⁻	253.0506	253.0498	223.0388，195.0439，133.0292，117.0336	黄酮
79	30.249	癸二酸	$C_{10}H_{18}O_4$	[M–H]⁻	201.1132	201.1123	174.0279，155.6268，116.9491，100.1757	脂肪酸
80	30.396	毛蕊异黄酮苷	$C_{22}H_{22}O_{10}$	[M+COOH]⁻	491.1195	491.1177	283.0576，255.0645，195.1362，152.9365	异黄酮苷
81	30.490	北美圣草素	$C_{15}H_{12}O_6$	[M–H]⁻	287.0561	287.0554	214.9110，175.0407，135.0440，108.0211	黄酮醇
82	30.818	槲皮素[a]	$C_{15}H_{10}O_7$	[M–H]⁻	301.0354	301.0345	178.9983，151.0017，121.0283，109.0284	黄酮醇
83	31.082	3, 3'- 二甲氧基鞣花酸	$C_{16}H_{10}O_8$	[M–H]⁻	329.0303	329.0293	298.9811，270.9867，242.9918，214.9966	酚酸
84	31.464	12- 羟基 -8, 10- 十七碳二烯酸	$C_{17}H_{30}O_3$	[M+COOH]⁻	327.2177	327.2163	270.9894，226.9952，201.1110，171.1006	脂肪酸
85	31.736	柚皮素[a]	$C_{15}H_{12}O_5$	[M–H]⁻	271.0612	271.0603	187.0379，151.0018，119.0490，107.0128	二氢黄酮
86	31.985	Pinellic acid	$C_{18}H_{34}O_5$	[M–H]⁻	329.2333	329.2319	211.1319，171.1009，139.1113，127.1114	脂肪酸
87	32.305	大黄酸[a]	$C_{15}H_8O_6$	[M–H]⁻	283.0248	283.0236	211.0390，183.0438，155.0497，139.0531	蒽醌
88	32.731	考迈斯托醇	$C_{15}H_8O_5$	[M–H]⁻	267.0299	267.0288	239.0237，195.0441，167.0496，119.0503	香豆素
89	32.998	9, 10, 13- 三羟基 -11- 十八烯酸	$C_{18}H_{34}O_5$	[M–H]⁻	329.2333	329.2319	201.1103，171.1006，143.1049，127.1117	脂肪酸
90	33.060	刺芒柄花素[a]	$C_{16}H_{12}O_4$	[M–H]⁻	267.0663	267.0651	251.0335，223.0388，195.0441，132.0210	异黄酮
91	34.151	大黄素甲醚[a]	$C_{16}H_{12}O_5$	[M–H]⁻	283.0612	283.0604	211.0394，195.0435，128.0617，104.9669	蒽醌
92	36.954	Botrydial	$C_{17}H_{26}O_5$	[M–H]⁻	309.1707	309.1695	179.0685，151.0740，130.9655，101.0596	倍半萜
93	38.356	菊酸	$C_{12}H_{20}O_2$	[M–H]⁻	195.1391	195.1384	195.0420，178.9151，126.9023，118.5038	其他类有机酸
94	41.035	N- 甲基酪氨酸	$C_{10}H_{13}NO_3$	[M–H]⁻	194.0823	194.0815	179.0568，161.0855，148.8960，138.0176	氨基酸衍生物

续表

样品号	保留时间（min）	化合物	分子式	离子模式	理论值	测定值	二级碎片	类型
95	41.969	大黄素[a]	$C_{15}H_{10}O_5$	$[M-H]^-$	269.0455	269.0449	241.0482，225.0530，195.0441，180.0565	蒽醌
96	42.187	金雀异黄酮[a]	$C_{15}H_{10}O_5$	$[M-H]^-$	269.0455	269.0449	225.0530，210.0307，197.0600，105.0334	异黄酮
97	44.912	异莪术烯醇	$C_{15}H_{22}O_2$	$[M-H]^-$	233.1547	233.1536	225.5563，217.1209，182.0321，165.8573	倍半萜
98	46.260	十八烷酸	$C_{18}H_{36}O_2$	$[M-H]^-$	283.2643	283.2632	267.0754，195.0434，148.0247，119.1442	脂肪酸
99	50.559	油酸	$C_{18}H_{34}O_2$	$[M-H]^-$	281.2486	281.2472	228.5484，171.5814，146.4275，122.4334	脂肪酸

a：经对照品比对。

1. 黄酮类化合物的鉴定

从复方木鸡颗粒中鉴定出黄酮及其衍生物类化合物 17 个，包括黄酮 1 个，异黄酮 2 个，黄酮醇 2 个，二氢黄酮 1 个，黄酮苷 2 个，异黄酮苷 1 个，黄酮醇苷 7 个，类黄酮 1 个。其结构如图 18-1-2 所示。黄酮及其衍生物类化合物主要裂解途径为逆狄尔斯 - 阿尔德（RDA）裂解反应及脱糖基、脱水反应。如图 18-1-3 所示，本部分以 82 号成分的裂解规律为例，阐述黄酮类化合物的鉴定过程。化合物 82 准分子离子峰为 *m/z* 301.0345 $[M-H]^-$（图 18-1-4），发生 RDA 裂解后得到 *m/z* 178.9983 $[M-H-RDA]^-$，进一步脱 CO 得到 *m/z* 151.0017 $[M-H-RDA-CO]^-$，结合文献，推测化合物 82 为槲皮素。

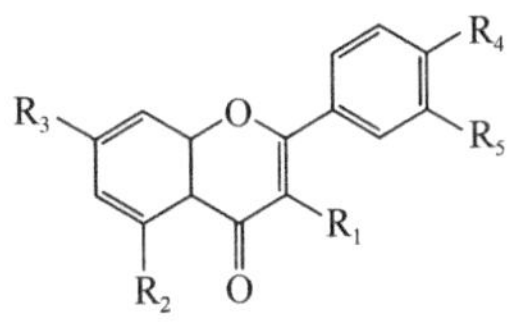

7,4′-二羟基黄酮R_1=H，R_2=H，R_3=OH，R_4=OH，R_5=H
槲皮素R_1=OH，R_2=OH，R_3=OH，R_4=OH，R_5=OH
北美圣草素R_1=H，R_2=OH，R_3=OH，R_4=OH，R_5=OH
槐属黄酮苷R_1=Glu-Glu，R_2=OH，R_3=OH，R_4=OH，R_5=H
柚皮素-7-O-β-D-吡喃葡萄糖苷R_1=OH，R_2=OH，R_3=Glu，R_4=OH，R_5=OH
阿福豆苷R_1=Rha，R_2=OH，R_3=OH，R_4=OH，R_5=H
紫云英苷R_1=Glu，R_2=OH，R_3=OH，R_4=OH，R_5=H
槲皮苷R_1=Rha，R_2=OH，R_3=OH，R_4=OH，R_5=OH
山柰酚-3-O-β-D-葡萄糖醛酸苷R_1=GluA，R_2=OH，R_3=OH，R_4=OH，R_5=H
芦丁R_1=Glu-Rha，R_2=OH，R_3=OH，R_4=OH，R_5=OH

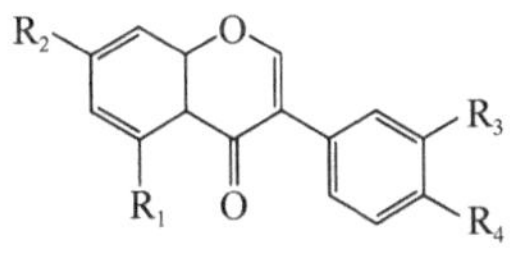

金雀异黄酮 R_1=OH，R_2=OH，R_3=H，R_4=OH
刺芒柄花素 R_1=H，R_2=OH，R_3=H，R_4=OCH3
毛蕊异黄酮苷 R_1=H，R_2=Glu，R_3=OH，R_4=OCH3

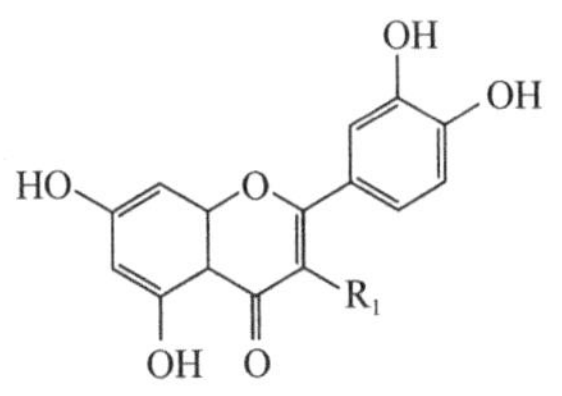

金丝桃苷 R_1=Gal　异槲皮苷 R_1=Glu

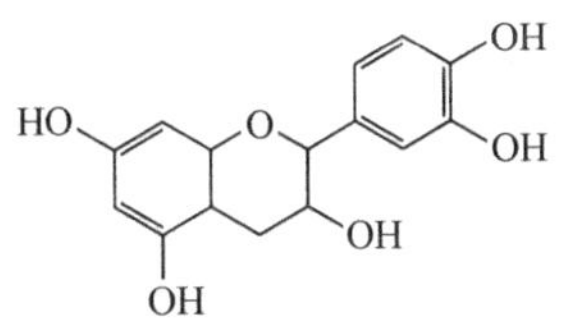

儿茶素

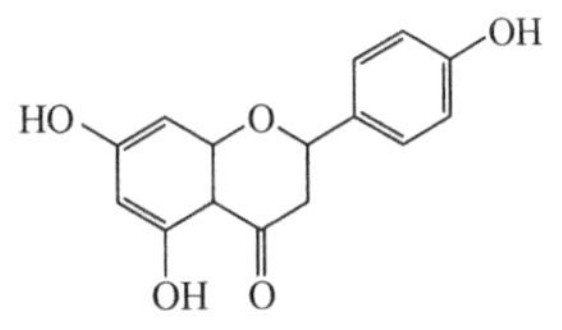

柚皮素

图 18-1-2　复方木鸡颗粒中黄酮及其衍生物类化合物结构

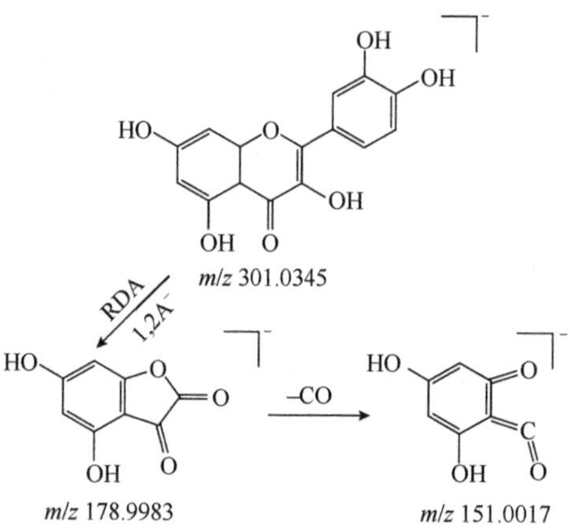

图 18-1-3　槲皮素的裂解途径

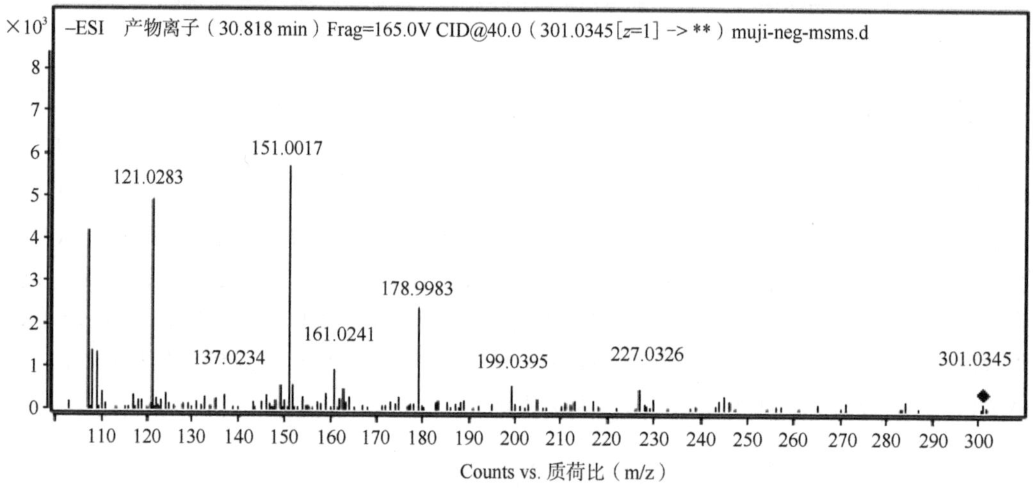

图 18-1-4　槲皮素的二级质谱图

2. 有机酸类化合物的鉴定

从复方木鸡颗粒中鉴定出有机酸类化合物 23 个，包括酚酸 9 个，脂肪酸 9 个，其他有机酸 5 个，其结构如图 18-1-5 所示。如图 18-1-6 所示，本部分以 12 号成分的裂解规律为例，阐述有机酸类化合物中酚酸类物质的鉴定过程。其余如脂肪酸等由于结构简单，其裂解规律本节不再详述。化合物 12 准分子离子峰为 *m/z* 169.0142［M-H］$^-$（图 18-1-7），脱羧后得到 *m/z* 125.0231［M-H-COO］$^-$，进一步脱去 H_2O 得到 *m/z* 107.0216［M-H-COO-H_2O］$^-$，结合文献，推测化合物 12 为没食子酸。

3. 生物碱类化合物的鉴定

从复方木鸡颗粒中鉴定出生物碱类化合物 13 个，其结构如图 18-1-8 所示。如图 18-1-9 所示，本部分以 27 号成分的裂解规律为例，阐述生物碱类化合物的鉴定过程。化合物 27 准分子离子峰为 *m/z* 249.1957［M+H］$^+$（图 18-1-10），离子源轰击下母离子脱去 1 分子 H_2，并在 C 环的 5 位和 17 位之间、1 位和 16 位之间及 D 环上的 11 位和 12 位之间的单键断裂后脱去 D 环，并于 7 位和 11 位之间形成双键，得到 *m/z* 150.1271［M+H-2H-C_5H_7NO］$^+$ 的碎片离子，或在 7 位和 11 位、4 位和 5 位之间都形成双键，得到 *m/z* 148.1115［M+H-2H-C_5H_9NO］$^+$ 的碎片离子，结合文献，推测化合物 27 为苦参碱。

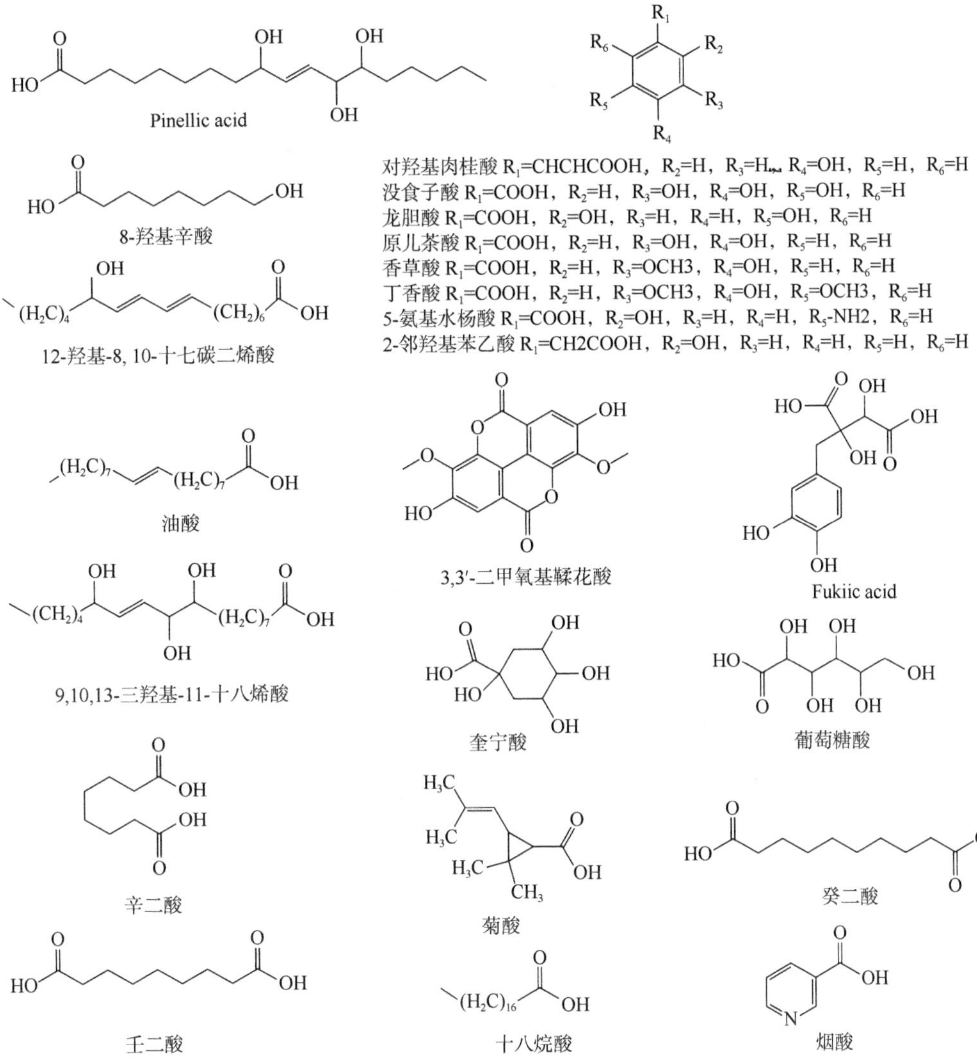

图 18-1-5　复方木鸡颗粒中有机酸类化合物结构

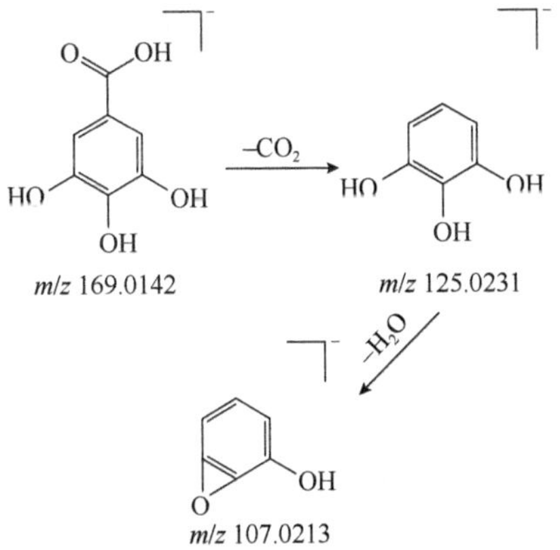

图 18-1-6　没食子酸的裂解途径

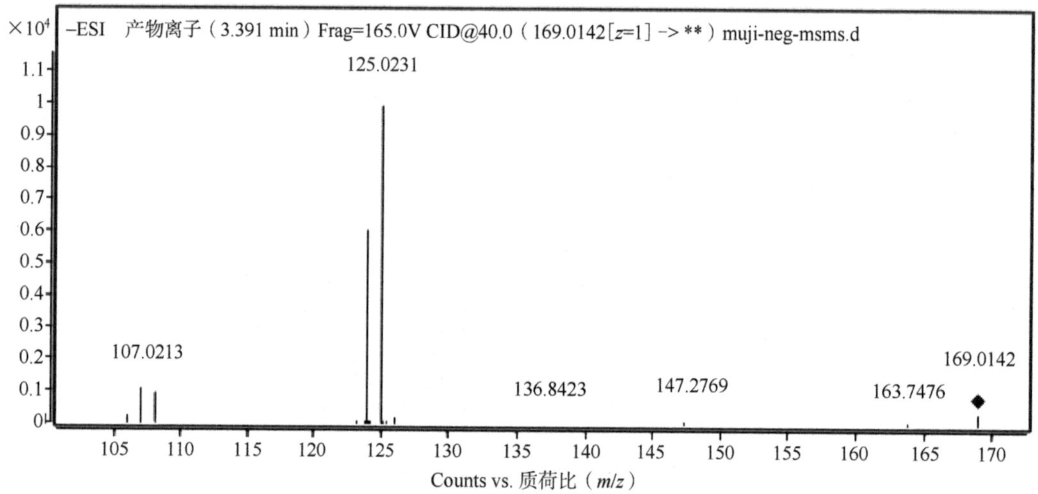

图 18-1-7 没食子酸的二级质谱图

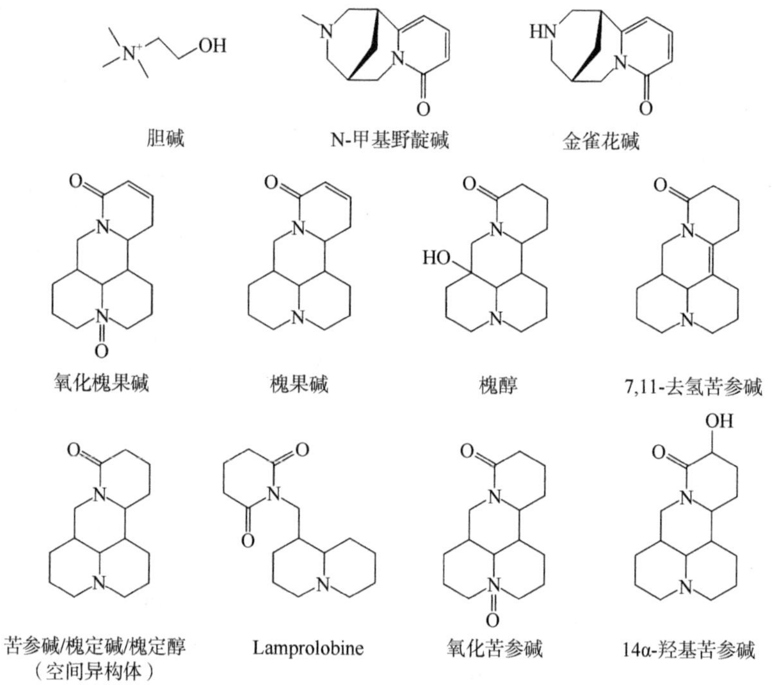

图 18-1-8 复方木鸡颗粒中生物碱类化合物结构

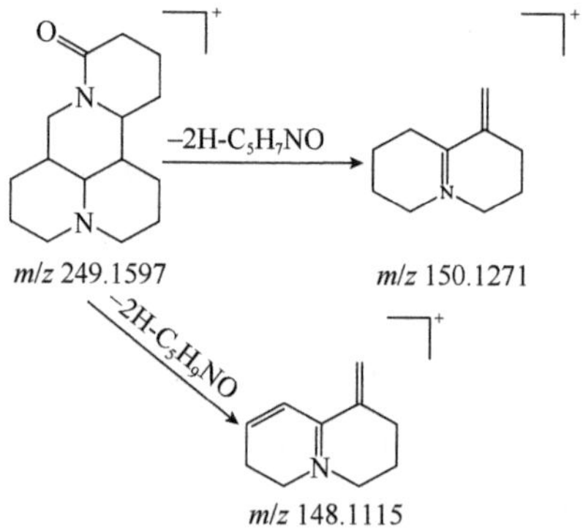

图 18-1-9 苦参碱的裂解途径

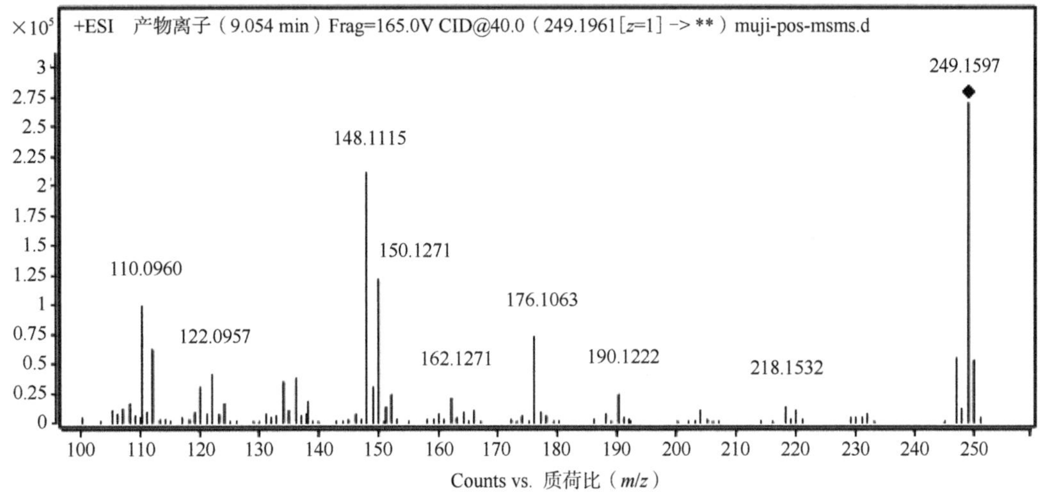

图 18-1-10　苦参碱的二级质谱图

4. 鞣质及酚类化合物的鉴定

从复方木鸡颗粒中鉴定出鞣质类化合物 10 个，其结构如图 18-1-11 所示。鉴定出酚及其衍生物类 11 个，包括酚 2 个，酚苷 3 个，酚酯 4 个，酚酮 1 个，酚醛 1 个，其结构如图 18-1-12 所示。鞣质及酚类化合物与酚酸结构相似，或是结构含有酚酸母核，其裂解规律也与酚酸类物质相似，因此本部分不再详述。

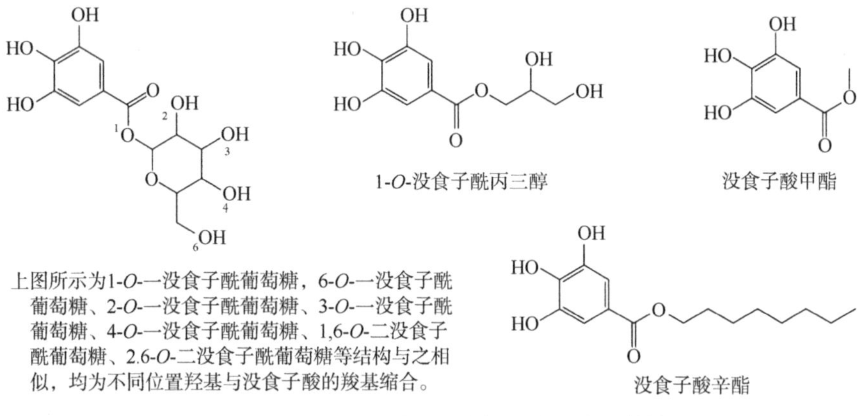

图 18-1-11　复方木鸡颗粒中鞣质类化合物结构

5. 苯丙素类化合物的鉴定

从复方木鸡颗粒中鉴定出苯丙素类化合物 9 个，包括香豆素 3 个，木脂素 1 个，其他苯丙素 5 个，其结构如图 18-1-13 所示。如图 18-1-14 所示，本部分以 44 号成分的裂解规律为例，阐述苯丙素类化合物的鉴定过程。化合物 44 准分子离子峰为 *m/z* 353.0878 $[M-H]^-$（图 18-1-15），裂解后得到 *m/z* 191.0547 $[M-H-C_9H_6O_3]^-$ 的奎宁酸碎片和 *m/z* 179.0334 $[M-H-C_7H_{10}O_5]^-$ 的咖啡酸碎片，咖啡酸碎片进一步脱去 H_2O 或 CO_2，得到 *m/z* 161.0229 $[M-H-C_7H_{10}O_5-H_2O]^-$ 或 *m/z* 135.0438 $[M-H-C_7H_{10}O_5-CO_2]^-$ 的碎片，结合文献，推测化合物 44 为绿原酸。

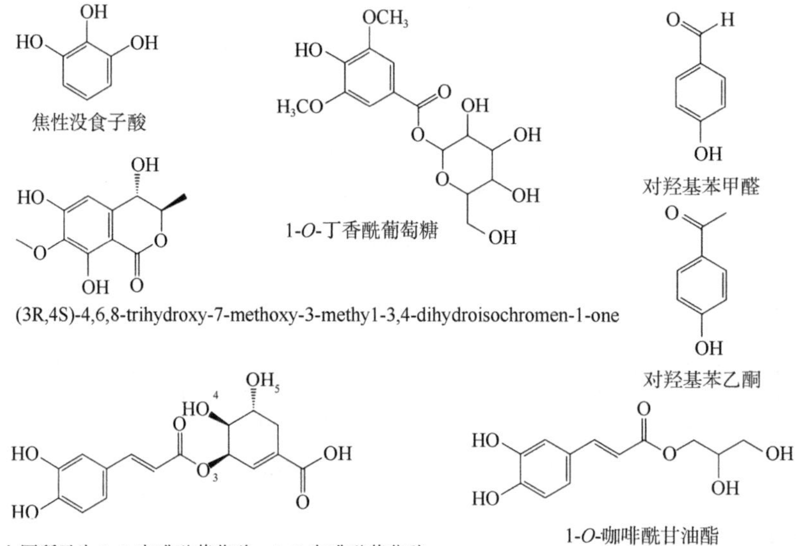

上图所示为 3-*O*-咖啡酰莽草酸，4-*O*-咖啡酰莽草酸、5-*O*-咖啡酰莽草酸结构与之相似，均为不同位置羟基与咖啡酸的羧基缩合。

图 18-1-12 复方木鸡颗粒中酚类化合物结构

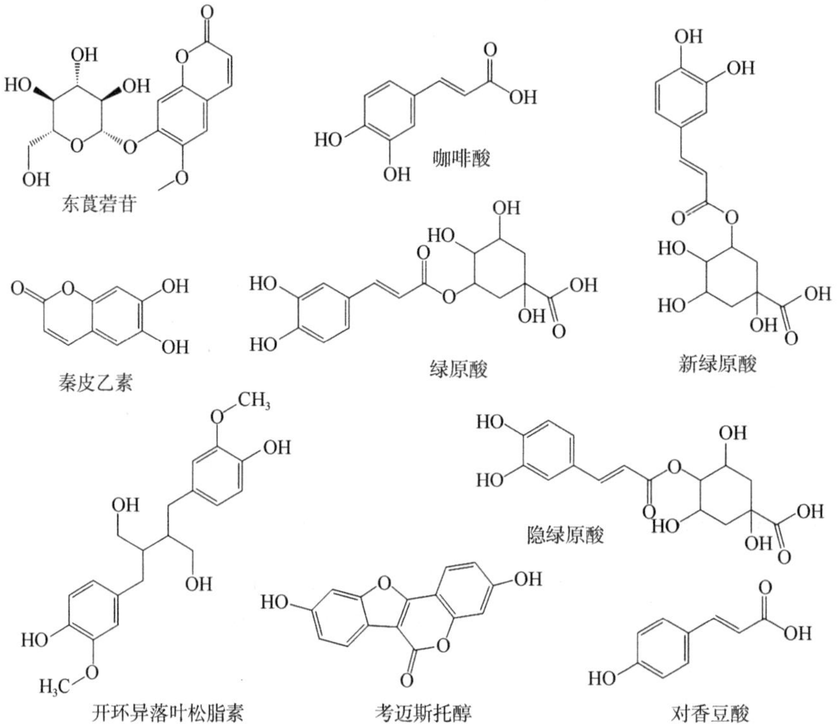

图 18-1-13 复方木鸡颗粒中苯丙素类化合物结构

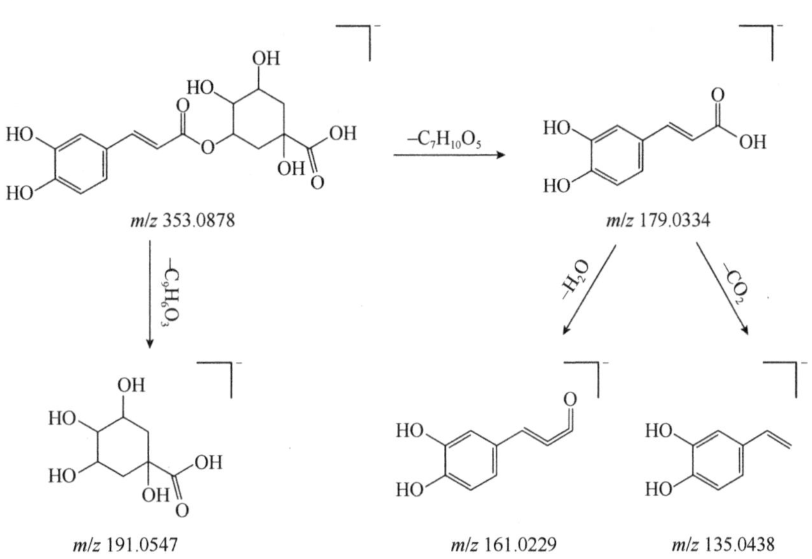

图 18-1-14　绿原酸的裂解途径

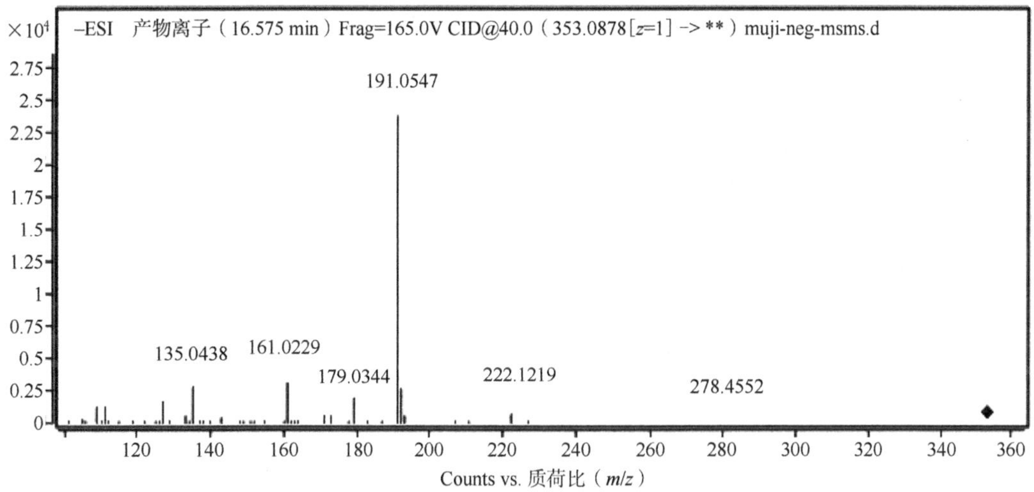

图 18-1-15　绿原酸的二级质谱图

6. 其他类化合物的鉴定

从复方木鸡颗粒中还鉴定出其他类化合物 16 个，包括蒽醌 3 个，环烯醚萜 1 个，环烯醚萜苷 1 个，倍半萜 2 个，双糖 2 个，糖苷 1 个，氨基酸衍生物 2 个，嘌呤 1 个，吡喃酮 1 个，核苷 2 个，其结构如图 18-1-16 所示。其他类化合物非复方木鸡颗粒主要成分，故本部分不再详述。

本部分基于 UPLC-Q-TOF-MS 技术，结合化合物的精准分子质量、碎片离子信息对复方木鸡颗粒进行定性分析。共鉴定出复方木鸡颗粒中 99 个化合物，其中黄酮及其衍生物类 17 个（黄酮 1 个，异黄酮 2 个，黄酮醇 2 个，二氢黄酮 1 个，黄酮苷 2 个，异黄酮苷 1 个，黄酮醇苷 7 个，类黄酮 1 个），有机酸类 23 个（酚酸 9 个，脂肪酸 9 个，其他有机酸 5 个），生物碱类 13 个，鞣质类 10 个，酚及其衍生物类 11 个（酚 2 个，酚苷 3 个，酚酯 4 个，酚酮 1 个，酚醛 1 个），苯丙素类 9 个（香豆素 3 个，木脂素 1 个，其他苯丙素类 5 个），其他类16个（蒽醌3个，环烯醚萜1个，环烯醚萜苷1个，倍半萜2个，双糖2个，糖苷1个，氨基酸衍生物2个，嘌呤1个，吡喃酮1个，核苷2个）。其中30个化合物经对照品比对鉴定。本部分研究明晰了复方木鸡颗粒成分组成，为其质量标准的研究奠定了基础。

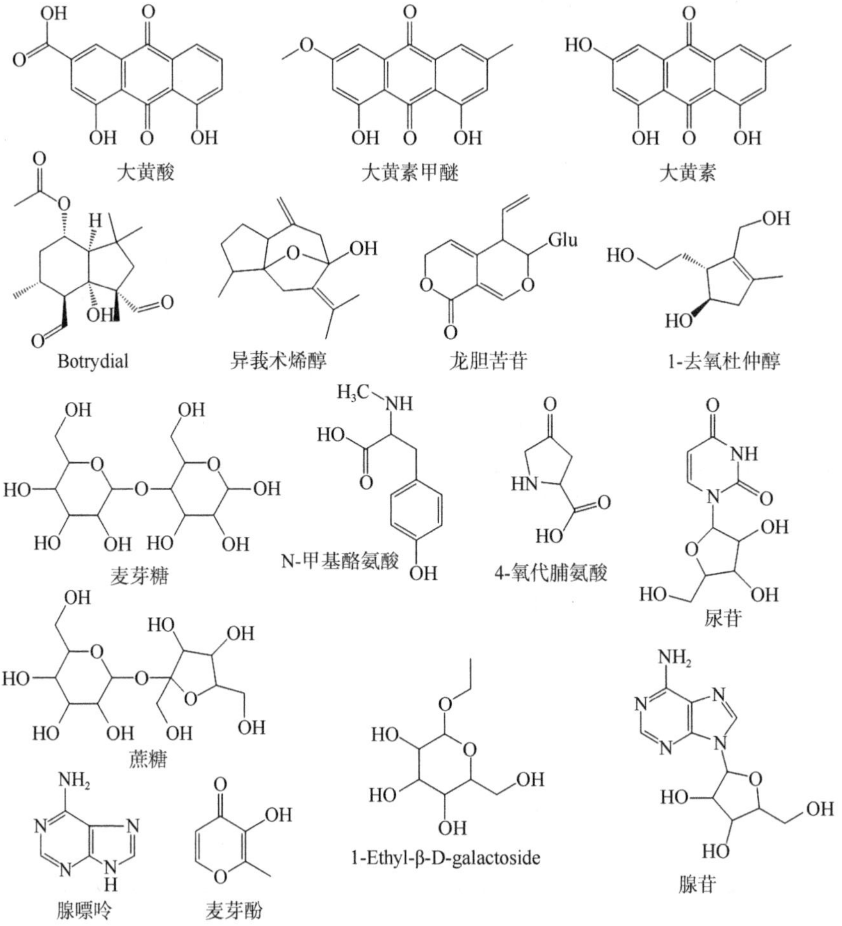

图 18-1-16 复方木鸡颗粒中其他类化合物结构

第二节 复方市鸡颗粒化学成分在大鼠体内吸收分布解析

一、实验材料

（一）仪器与设备

1290高效液相色谱仪（美国安捷伦科技有限公司）；6550 QTOF-MS质谱仪（美国安捷伦科技有限公司）；CV200吉艾姆真空离心浓缩仪（北京吉艾姆科技有限公司）；Sorvall Legend Micro 17R超速离心机（赛默飞世尔科技有限公司）。

（二）药材与试剂

复方木鸡颗粒（丹东药业集团有限公司提供，批号：210101）；没食子酸（MB2707）、槲皮苷（MB6680）、槲皮素（MB2127）、柚皮素（MB5739）、金丝桃苷（MB6720）、金雀花碱（MB2175）、氧化苦参碱（MB2184）、原儿茶酸（MB7050）、苦参碱（MB6730）、槐定碱（MB7130）、没食子酸甲酯（MB0244）、槐果碱（MB6685）、氧化槐果碱（MB7000）、香草酸（MB5110）、新绿原酸（MB2067）、绿原酸（MB6178）、隐绿原酸（MB7041）、咖啡酸（MB1719）、丁香酸（MB6612）、龙胆苦苷（MB6756）、对香豆酸（MB6621）、芦丁（MB5118）、异槲皮苷（MB7017）、紫云英苷（MB7087）、儿茶素（MB6626）、大黄酸（MB6189）、刺芒柄花素（MB1977）、大黄素甲醚（MB6587）、大黄素（MB5674）、金雀异黄酮（MB2170），均购自大连美仑生物技术有限公司；乙腈（质谱级，德国Merck公司）；甲酸（质谱级，赛默飞世尔科技有限公司）；水，为娃哈哈纯净水。

（三）实验动物

SPF 级健康雄性 SD 大鼠，体重 200 g±20 g，购自辽宁长生生物技术有限公司，动物合格证号：SCXK（辽）2020-0001。本部分相关动物实验已获得辽宁中医药大学实验动物伦理委员会批准（210000620240216）。

二、方法与结果

（一）复方木鸡颗粒灌胃液的制备

称取复方木鸡颗粒适量，加生理盐水制成浓度为 1.35 g/ml 的灌胃溶液（大鼠给药量为 20 ml/kg，约为人临床等效剂量的 10 倍），即得。

（二）动物给药与样品处理

取健康 SD 大鼠，随机分为空白组和给药组，每组 6 只。给药组灌胃给予复方木鸡颗粒灌胃液，连续给药 5 天，每天 1 次。空白组灌胃给予同等剂量生理盐水。末次给药前 12 h 禁食不禁水，末次给药 2 h 内，1% 戊巴比妥钠溶液麻醉，使用含肝素钠的一次性负压采血器腹主动脉取血，轻晃，4℃静置 30 min，于 3500 r/min 离心 10 min，取上清 300 μl，加入甲醇 1.2 ml，涡旋 2 min，于 4℃，12000 r/min 离心 10 min，取上清液，氮气吹干，加入 100 μl 50% 甲醇复溶，涡旋 2 min，再于 4℃，12000 r/min 条件下离心 10 min，取上清液，即得血浆供试品溶液。大鼠取血后，迅速解剖心、肝、脾、肺、肾、胃、小肠、胸腺，清洗干净后加入 5 倍量生理盐水研磨，3500 r/min 离心 10 min，取上清 300 μl，按上述血浆供试品制备方法制备组织供试品溶液。

（三）色谱条件

Agilent Poroshell SB-C_{18} 色谱柱（2.1 mm×100 mm，2.7 μm），流动相（正离子为 0.1% 甲酸水 A- 乙腈 B；负离子为水 A- 乙腈 B），梯度洗脱，程序见表 18-2-1；流速 0.3 ml/min，柱温 25℃，进样量 2 μl。

表 18-2-1 梯度洗脱程序

时间（min）	流动相 A（%）	流动相 B（%）
0	98	2
5	98	2
6	90	10
11	90	10
13	82	18
20	82	18
22	62	38
30	62	38
32	58	42
40	48	52
45	0	100
52	0	100

（四）质谱条件

电喷雾离子源（ESI），正 / 负离子模式，毛细管电压正离子 4000 V、负离子 3500 V，干燥气与鞘气均为高纯氮气，干燥气流速 11 L/min，干燥气温度 150℃，雾化器压力 25 psi，鞘气流速 10 L/min，鞘气温度 350℃，碎裂电压 125 V，质量扫描范围 *m/z* 50 ～ 1500。采用 auto MS/MS 模式。

（五）复方木鸡颗粒入血成分分析

取血浆供试品溶液，按上述色谱条件和质谱条件进样分析，经数据库及文献比对，鉴定复方木鸡颗粒入血成分，同时以成分响应值为指标，对各组织分布成分进行相对定量。

1. 入血成分解析

根据复方木鸡颗粒体外化学成分信息，同时参考文献资料并对比二级碎片，共鉴定出复方木鸡颗粒 26 个入血成分，其中原型入血 20 个，代谢产物 6 个。具体信息见表 18-2-2。正负离子模式下总离子流图见图 18-2-1，原型入血成分其裂解规律与体外成分解析一致，本部分不再详述。

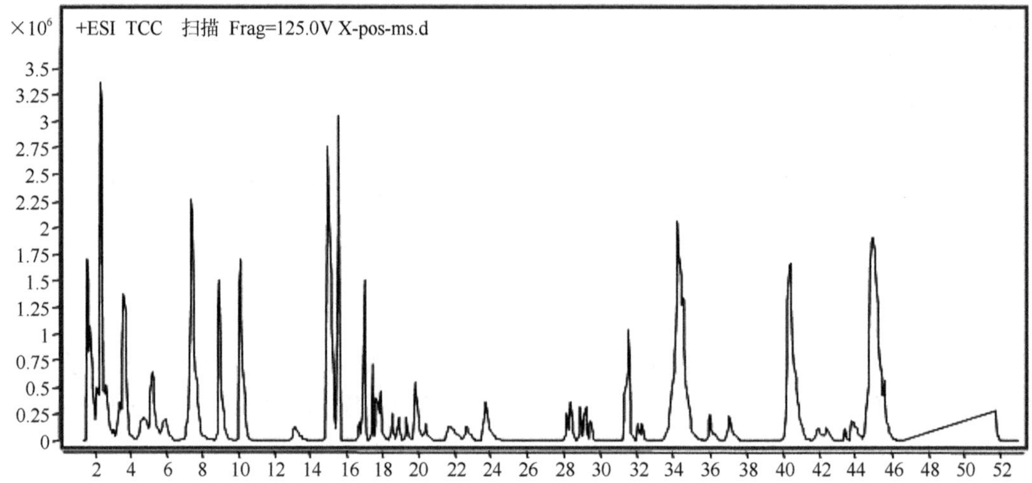

A

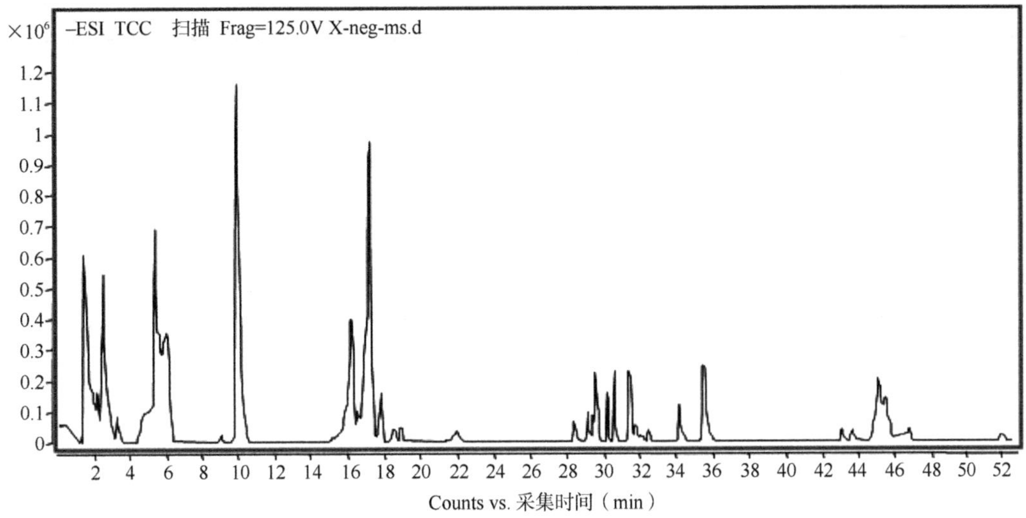

B

图 18-2-1　血浆供试品总离子流图

A. 正离子模式；B. 负离子模式

表 18-2-2　复方木鸡颗粒大鼠入血成分信息

样品号	保留时间（min）	化合物	分子式	离子模式	理论值	测定值	误差（ppm）	二级碎片	类型
1	1.538	胆碱	$C_5H_{13}NO$	[M+H]$^+$	104.1070	104.1068	–1.92	104.1063	原型入血
2	1.681	麦芽糖	$C_{12}H_{22}O_{11}$	[M–H]$^-$	341.1089	341.1077	–3.52	160.0683，119.0338，113.0233，101.0236	原型入血
3	1.914	对香豆酸硫酸化物	$C_9H_8O_6S$	[M–H]$^-$	242.9969	242.9958	–4.53	136.8305，119.0712，111.0177，104.0395	代谢产物
4	1.978	蔗糖	$C_{12}H_{22}O_{11}$	[M–H]$^-$	341.1089	341.1077	–3.52	143.0795，119.0337，113.0233，101.0237	原型入血
5	3.222	N-甲基野靛碱	$C_{12}H_{16}N_2O$	[M+H]$^+$	205.1335	205.1332	–1.46	146.0595，134.0571，120.9519，110.0962	原型入血
6	5.151	氧化苦参碱	$C_{15}H_{24}N_2O_2$	[M+H]$^+$	265.1911	265.1899	–4.53	219.1844，150.1270，148.1112，136.1100	原型入血
7	5.926	焦性没食子酸硫酸酯	$C_6H_6O_6S$	[M–H]$^-$	204.9812	204.9805	–3.42	204.7380，138.9065，125.0231，114.2683	代谢产物
8	9.006	苦参碱	$C_{15}H_{24}N_2O$	[M+H]$^+$	249.1961	249.1955	–2.41	176.1060，150.1269，148.1114，110.0960	原型入血
9	9.338	槐定碱	$C_{15}H_{24}N_2O$	[M+H]$^+$	249.1961	249.1955	–2.41	176.1061，150.1270，148.1113，110.0959	原型入血
10	9.609	槐定醇	$C_{15}H_{24}N_2O$	[M+H]$^+$	249.1961	249.1957	–1.61	176.1063，150.1274，148.1113，110.0960	原型入血
11	10.205	槐果碱	$C_{15}H_{22}N_2O$	[M+H]$^+$	247.1805	247.1800	–2.02	179.1539，150.1270，136.1116，108.0812	原型入血
12	16.816	丁香酸	$C_9H_{10}O_5$	[M–H]$^-$	197.0455	197.0448	–3.55	162.1272，126.9046，119.0492，108.5658	原型入血

续表

样品号	保留时间（min）	化合物	分子式	离子模式	理论值	测定值	误差（ppm）	二级碎片	类型
13	16.975	3-*O*-咖啡酰莽草酸	$C_{16}H_{16}O_8$	[M–H]⁻	355.0772	355.0762	–2.82	179.0331，161.0238，135.0441，133.0276	原型入血
14	17.108	5-氨基水杨酸	$C_7H_7NO_3$	[M–H]⁻	152.0353	152.0348	–3.29	144.4311，136.9352，118.9345，109.0233	原型入血
15	17.303	没食子酸甲基化硫酸酯	$C_9H_{10}O_8S$	[M–H]⁻	277.0024	277.0011	–4.69	182.0206，166.9973，139.0036，123.0079	代谢产物
16	17.357	绿原酸代谢物阿魏酸的硫酸化物	$C_{10}H_{10}OS$	[M–H]⁻	273.0074	273.0063	–4.03	175.0389，157.0287，131.0493，108.0530	代谢产物
17	17.418	龙胆苦苷	$C_{16}H_{20}O_9$	[M–H]⁻	355.1035	355.1018	–4.79	193.0491，178.0261，161.0237，134.0365	原型入血
18	18.874	对香豆酸	$_{C}9H_8O_3$	[M–H]⁻	163.0401	163.0395	–3.68	154.2451，121.0264，119.0480，117.0307	原型入血
19	23.401	对羟基苯甲酸	$C_7H_6O_3$	[M–H]⁻	137.0244	137.0239	–3.65	137.0219，93.0342	代谢产物
20	25.334	壬二酸	$C_9H_{16}O_4$	[M–H]⁻	187.0976	187.0971	–2.67	147.0254，125.4075，108.0392，100.7313	原型入血
21	32.113	大黄酸	$C_{15}H_8O_6$	[M–H]⁻	283.0248	283.0234	–4.95	211.0387，183.0439，155.0488，139.2191	原型入血
22	32.284	考迈斯托醇	$C_{15}H_8O_5$	[M–H]⁻	267.0299	267.0288	–4.12	239.0241，195.0440，167.0492，119.0506	原型入血
23	36.168	大黄酸单羟基化物	$C_{15}H_8O_7$	[M–H]⁻	299.0197	299.0195	–0.67	255.0302，199.0397，171.0449，155.0487	代谢产物
24	38.087	菊酸	$C_{12}H_{20}O_2$	[M–H]⁻	195.1391	195.1384	–3.59	195.0425，178.9145，126.9029，118.5033	原型入血
25	44.796	异莪术烯醇	$C_{15}H_{22}O_2$	[M–H]⁻	233.1547	233.1536	–4.72	225.5560，217.1215，182.0320，165.8577	原型入血
26	50.413	油酸	$C_{18}H_{34}O_2$	[M–H]⁻	281.2486	281.2472	–4.98	228.5480，171.5820，146.4277，122.4330	原型入血

3 号入血成分保留时间为 1.914 min，一级质谱中的准分子离子峰为 *m/z* 242.9958 [M-H]⁻，主要的二级碎片离子有 *m/z* 163.0387 [M-H]⁻，*m/z* 119.0712 [M-H]⁻，其中碎片峰 *m/z* 163.0387 [M-H]⁻ 为对香豆酸的准分子离子峰，碎片峰 *m/z* 119.0712 [M-H]⁻ 是对香豆酸的碎片峰，该物质在一级质谱中的准分子离子峰 *m/z* 242.9958 [M-H]⁻ 的分子量比对香豆酸的准分子离子峰 *m/z* 163.0387 [M-H]⁻ 的分子量多近 80，经与参考文献比对，推测其可能为对香豆酸的硫酸化代谢产物。

7 号入血成分保留时间为 5.926 min，一级质谱中的准分子离子峰为 *m/z* 204.9805 [M-H]⁻，主要的二级碎片离子有 *m/z* 204.7380 [M-H]⁻，*m/z* 125.0231 [M-H]⁻，*m/z* 125.0231 [M-H]⁻ 可能是分子失去一个磺酸基的碎片峰 [M-H-SO_3]⁻，该物质在一级质谱中的准分子离子峰 *m/z* 204.9805 的分子量比焦性没食子酸的准分子离子峰 *m/z* 125.0238 [M-H]⁻ 的分子量多近

80，经与参考文献比对，推测其可能为焦性没食子酸的硫酸化代谢产物，即焦性没食子酸硫酸酯。

15 号入血成分保留时间为 17.303 min，一级质谱中的准分子离子峰为 *m/z* 277.0011 $[M-H]^-$，主要的二级碎片离子为 *m/z* 182.0206。参考文献，推测其为没食子酸甲基化硫酸化物，即二 -*O*-甲基没食子酸硫酸酯。

16 号入血成分保留时间为 17.357 min，一级质谱中的准分子离子峰为 *m/z* 273.0063 $[M-H]^-$，主要的二级碎片离子为 *m/z* 175.0389 $[M-H]^-$，*m/z* 157.0287 $[M-H]^-$，*m/z* 131.0493 $[M-H]^-$，*m/z* 108.0530 $[M-H]^-$，是阿魏酸或异阿魏酸的碎片峰，虽然复方木鸡颗粒体外成分解析中未发现阿魏酸或异阿魏酸成分，但识别出了绿原酸，通过文献调研，发现阿魏酸、异阿魏酸是绿原酸某代谢途径中的代谢产物，该物质在一级质谱中的准分子离子峰 *m/z* 273.0063 $[M-H]^-$ 的分子量比阿魏酸或异阿魏酸的准分子离子峰多近 80，经文献比对，推测其可能为绿原酸的代谢产物阿魏酸或异阿魏酸的硫酸化产物，即阿魏酸 -4-*O*- 硫酸酯或异阿魏酸 -3-*O*- 硫酸酯。

19 号入血成分保留时间为 23.401 min，一级质谱中的准分子离子峰为 *m/z* 137.0239 $[M-H]^-$，主要的二级碎片离子为 *m/z* 137.0219 $[M-H]^-$，*m/z* 93.0342 $[M-H]^-$，*m/z* 93.0342 $[M-H]^-$ 可能是分子继续失去一个羧基的碎片峰 $[M-H-CO_2]^-$，经文献比对，推测该物质为绿原酸的代谢产物对羟基苯甲酸。

23 号入血成分保留时间为 36.168 min，一级质谱中的准分子离子峰为 *m/z* 299.0195 $[M-H]^-$，主要的二级碎片离子为 *m/z* 255.0302 $[M-H]^-$，*m/z* 227.0342 $[M-H]^-$，*m/z* 199.0397 $[M-H]^-$，*m/z* 183.0448 $[M-H]^-$，*m/z* 171.0449 $[M-H]^-$，*m/z* 155.0487 $[M-H]^-$，其中 *m/z* 255.0302 $[M-H]^-$ 可能是分子失去一个羧基的碎片峰 $[M-H-CO_2]^-$，*m/z* 227.0342 $[M-H]^-$ 可能是分子继续失去一个羰基的碎片峰 $[M-H-CO_2-CO]^-$，*m/z* 199.0397 $[M-H]^-$ 可能是分子继续失去一个羰基的碎片峰 $[M-H-CO_2-2CO]^-$，*m/z* 183.0448 $[M-H]^-$ 可能是分子继续失去一个氧原子的碎片峰 $[M-H-CO_2-2CO-O]^-$。经参考文献比对，发现其裂解规律与大黄酸基本一致，该物质在一级质谱中的准分子离子峰 *m/z* 299.0203 $[M-H]^-$ 的分子量比大黄酸的准分子离子峰 *m/z* 283.0236 $[M-H]^-$ 的分子量多近 16，推测其可能为大黄酸的单羟基化代谢产物。

2. 组织分布成分解析

根据复方木鸡颗粒体外化学成分及大鼠入血成分信息，同时参考文献资料并对比二级碎片，共鉴定出复方木鸡颗粒在大鼠各组织分布成分 24 个，包括 21 个原型成分及 3 个代谢产物。具体为菊酸、异莪术烯醇、毛蕊异黄酮苷、4- 氧代脯氨酸、壬二酸、没食子酸甲酯、5- 氨基水杨酸、对香豆酸、没食子酸、癸二酸、7, 4'- 二羟基黄酮、大黄素、大黄酸、3, 3'- 二甲氧基鞣花酸、对羟基肉桂酸、槐果碱、7, 11 去氢苦参碱、苦参碱、槐定碱、槐定醇、氧化苦参碱、绿原酸代谢物阿魏酸的硫酸化物、没食子酸硫酸酯、焦性没食子酸硫酸酯。另有对羟基苯甲醛、葡萄糖酸、尿苷、油酸、十八烷酸、Pinellic acid、胆碱、对羟基苯乙酮共 8 种成分同时在空白组织和给药后的组织中检测到，因此判定为内源性物质，本部分不再详述。

（1）心脏组织中的分布 在心脏组织中，检测到槐果碱、苦参碱、槐定碱及绿原酸代谢物阿魏酸的硫酸化物等，结果见图 18-2-2。

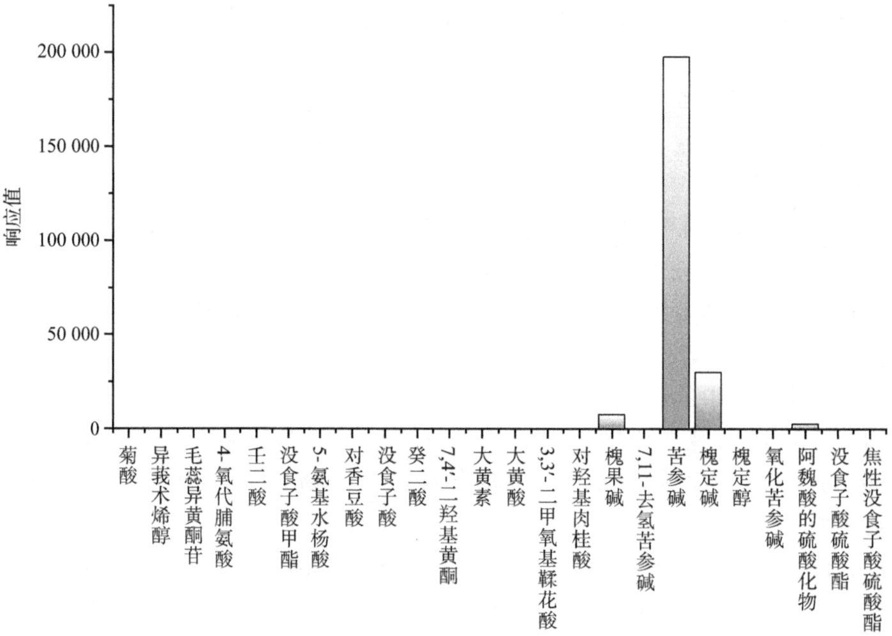

图 18-2-2 复方木鸡颗粒成分在大鼠心脏组织中的分布

（2）**肝脏组织中的分布** 在肝脏组织中，检测到菊酸、异莪术烯醇、毛蕊异黄酮苷、对羟基肉桂酸、槐果碱、7, 11- 去氢苦参碱、苦参碱、槐定碱、绿原酸代谢物阿魏酸的硫酸化物，以及没食子酸硫酸酯等，结果见图 18-2-3。

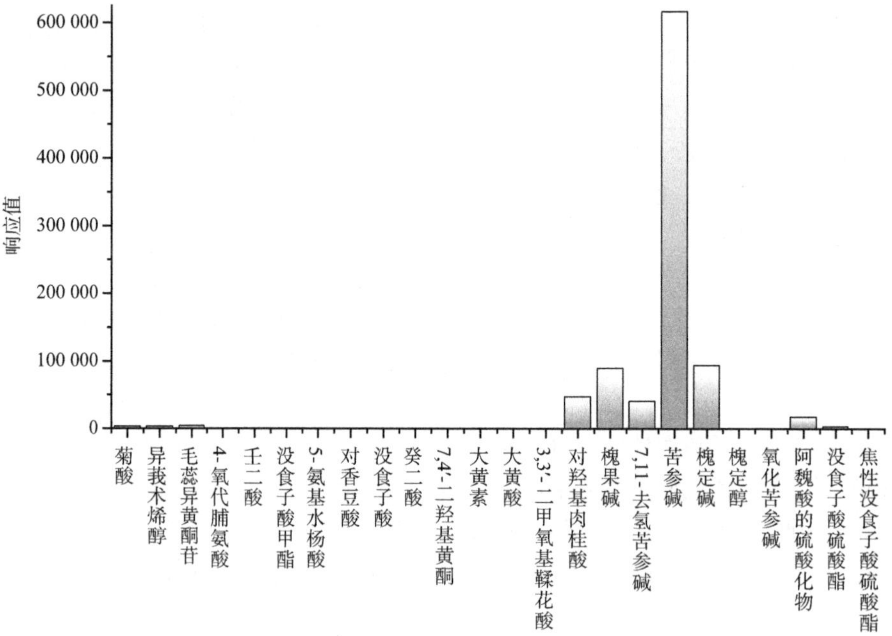

图 18-2-3 复方木鸡颗粒成分在大鼠肝脏组织中的分布

（3）**脾脏组织中的分布** 在脾脏组织中，检测到毛蕊异黄酮苷、对羟基肉桂酸、槐果碱、7, 11- 去氢苦参碱、苦参碱、槐定碱及氧化苦参碱等，结果见图 18-2-4。

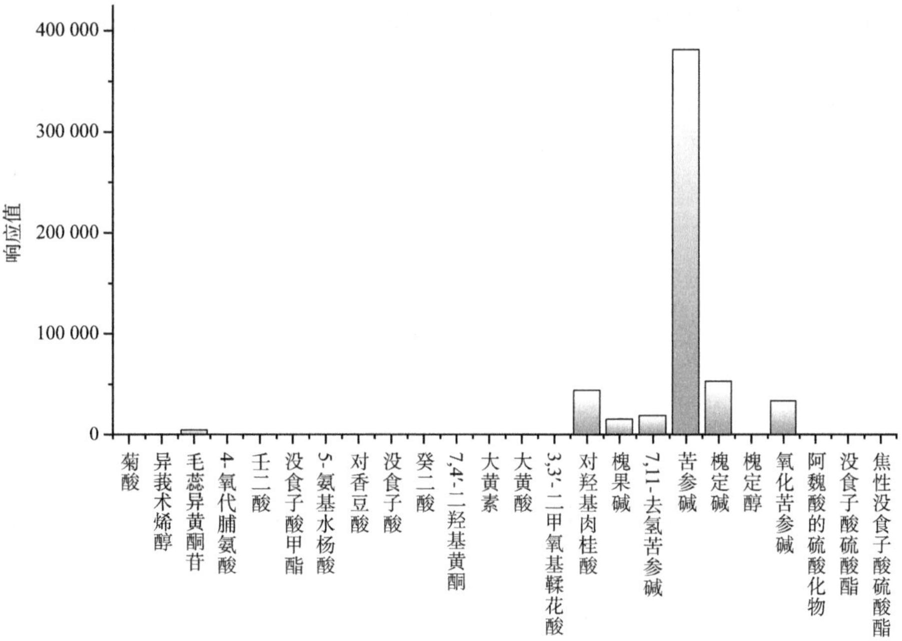

图 18-2-4　复方木鸡颗粒成分在大鼠脾脏组织中的分布

（4）**肺脏组织中的分布**　在肺脏组织中，检测到菊酸、异莪术烯醇、毛蕊异黄酮苷、槐果碱、苦参碱及槐定碱等，结果见图 18-2-5。

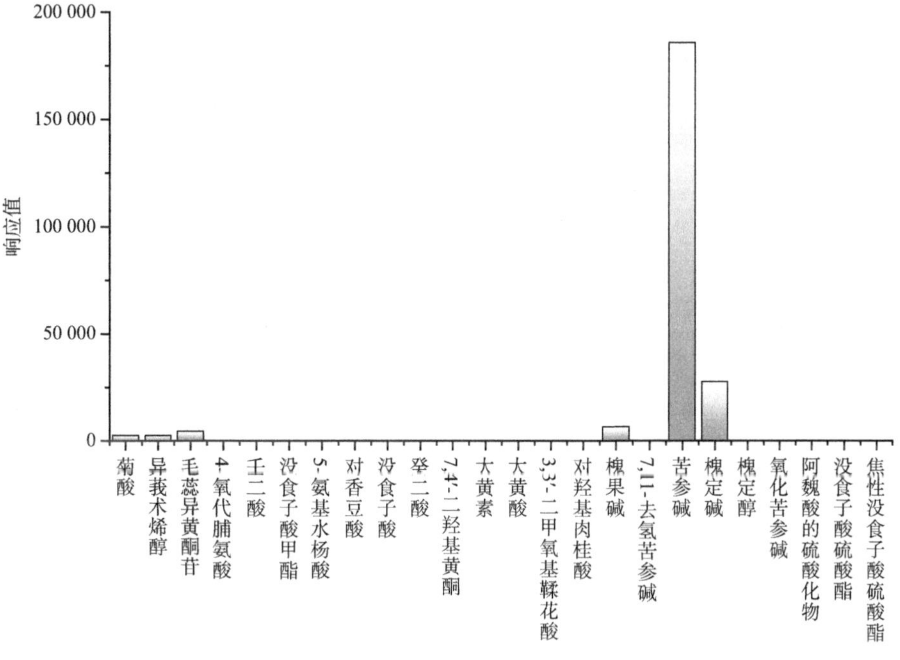

图 18-2-5　复方木鸡颗粒成分在大鼠肺脏组织中的分布

（5）**肾脏组织中的分布**　在肾脏组织中，检测到异莪术烯醇、4- 氧代脯氨酸、没食子酸甲酯、对羟基肉桂酸、槐果碱、7, 11- 去氢苦参碱、苦参碱、槐定碱、槐定醇、氧化苦参碱、绿原酸代谢物阿魏酸的硫酸化物及焦性没食子酸硫酸酯等，结果见图 18-2-6。

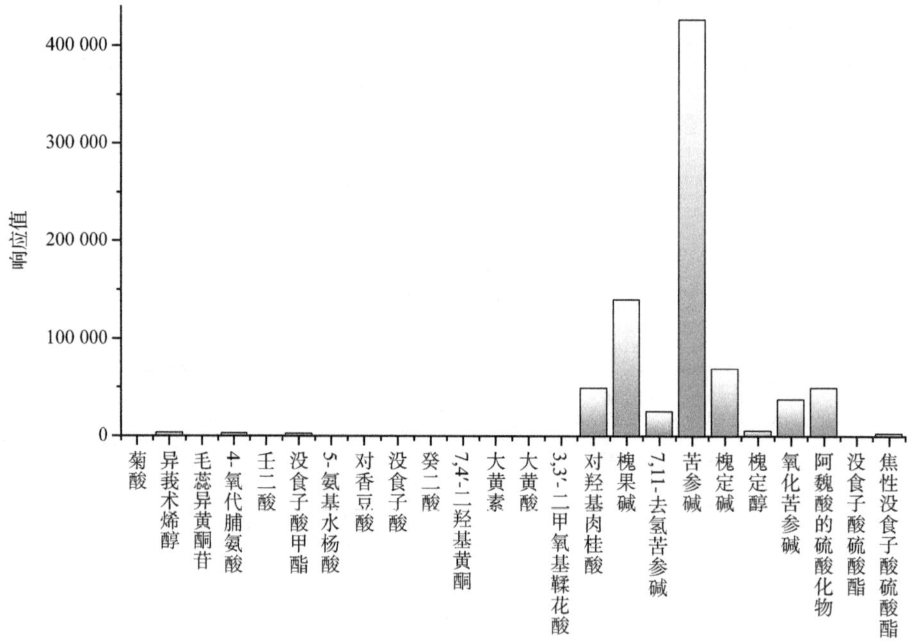

图 18-2-6 复方木鸡颗粒成分在大鼠肾脏组织中的分布

（6）**胃组织中的分布** 在胃组织中，检测到菊酸、异莪术烯醇、4-氧代脯氨酸、壬二酸、5-氨基水杨酸、对香豆酸、没食子酸、癸二酸、7, 4'-二羟基黄酮、大黄素、大黄酸、3, 3'-二甲氧基鞣花酸、对羟基肉桂酸、槐果碱、7, 11-去氢苦参碱、苦参碱、槐定碱、槐定醇、氧化苦参碱、绿原酸代谢物阿魏酸的硫酸化物，以及没食子酸硫酸酯等，结果见图 18-2-7。

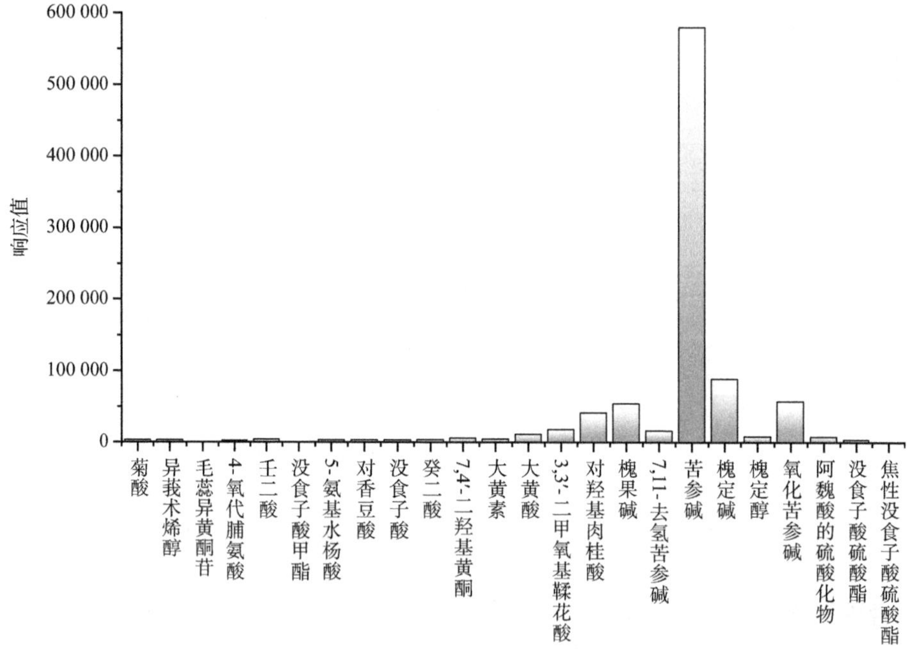

图 18-2-7 复方木鸡颗粒成分在大鼠胃组织中的分布

（7）**小肠组织中的分布**　在小肠组织中，检测到菊酸、毛蕊异黄酮苷、4-氧代脯氨酸、壬二酸、对羟基肉桂酸及苦参碱等，结果见图 18-2-8。

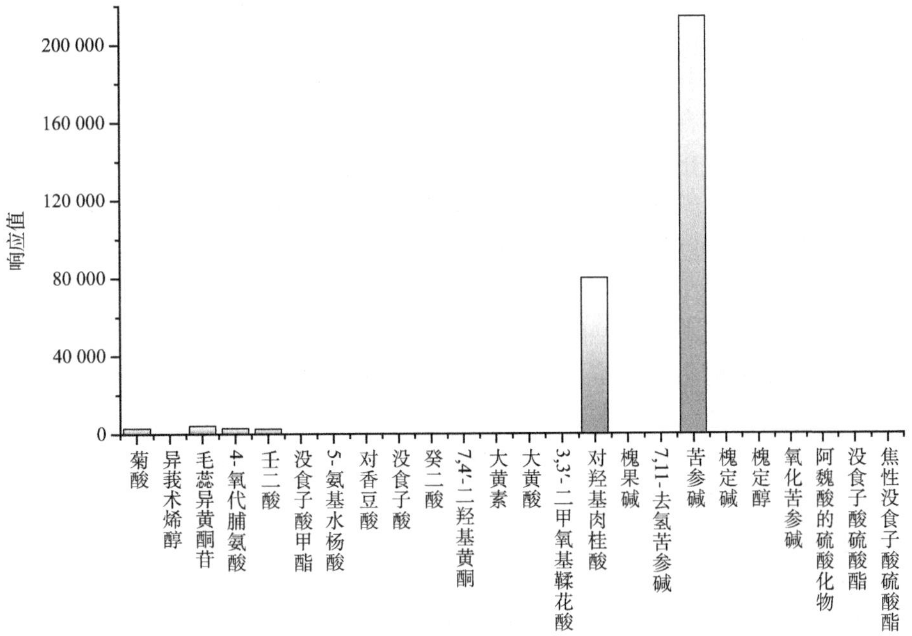

图 18-2-8　复方木鸡颗粒成分在大鼠小肠组织中的分布

（8）**胸腺组织中的分布**　在胸腺组织中，检测到异莪术烯醇、毛蕊异黄酮苷、槐果碱、苦参碱及槐定碱等，结果见图 18-2-9。

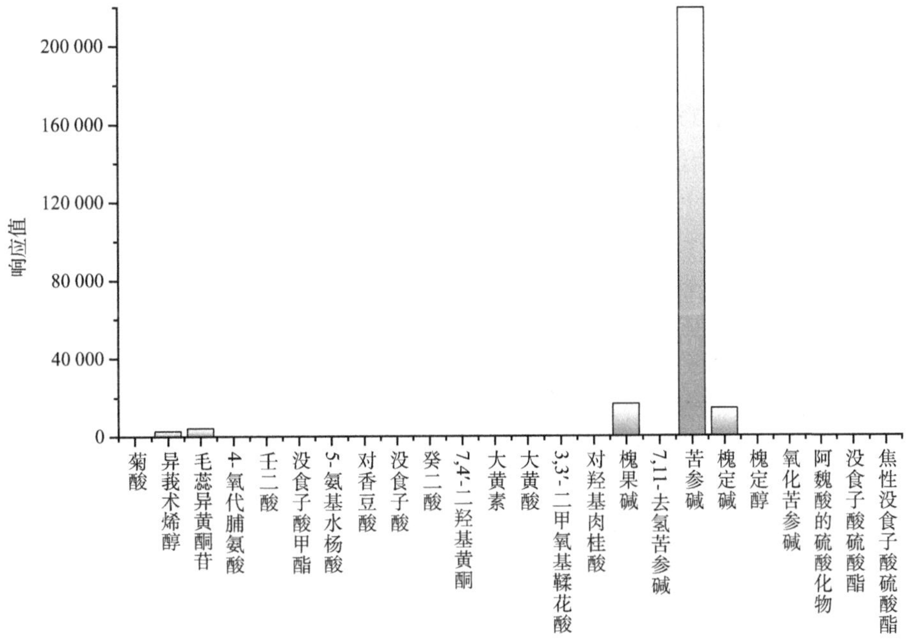

图 18-2-9　复方木鸡颗粒成分在大鼠胸腺组织中的分布

本研究成功鉴定出复方木鸡颗粒在大鼠体内的26个入血成分，其中有20个原型入血成分、6个代谢产物。从成分类型来看，涵盖了生物碱、有机酸及其衍生物、糖苷类等多种化合物。生物碱类如苦参碱、氧化苦参碱等原型成分大量入血，表明其在药物整体作用中可能占据重要地位。而有机酸及其衍生物的代谢产物如对香豆酸硫酸化物、焦性没食子酸硫酸酯等的出现，提示在体内代谢过程中，硫酸化修饰可能改变了这些成分的生物活性或药代动力学特性，增强或改变了其与靶点结合的能力，从而影响药物疗效。在代谢途径方面，绿原酸代谢产生阿魏酸或异阿魏酸的硫酸化产物及对羟基苯甲酸，这与已有的植物化学成分代谢研究存在一定关联，进一步丰富了绿原酸在体内复杂代谢网络的认识。对羟基苯甲酸作为代谢中间产物后续可能参与的代谢通路及生物学意义值得深入挖掘，可能与机体的氧化应激调节、炎症反应抑制等过程相关。

同时，本研究对复方木鸡颗粒在大鼠体内各组织的分布进行了深入分析，发现多种成分在不同组织中的分布呈现明显差异。预实验发现脑组织中未检出到任何成分，说明复方木鸡颗粒的药效成分在无其他因素作用下，无法穿透血脑屏障。从整体来看，在肝脏、脾脏、胃和小肠等与药物代谢、吸收和免疫调节密切相关的器官中成分分布较为丰富。生物碱类成分如苦参碱、槐果碱等在多个组织中广泛分布且含量较高，这表明它们可能是复方木鸡颗粒发挥药效的重要物质基础之一。其在心脏、肝脏、脾脏等组织中的存在可能通过多种机制调节机体的生理功能，如影响细胞代谢、离子通道活性和免疫细胞功能等。酚酸类及黄酮类等成分在不同组织中的分布也各具特点。对羟基肉桂酸在肝脏、小肠和肺等组织中的高含量分布提示其可能在药物代谢、肠道吸收和肺部生理功能调节方面具有重要意义。但这些成分在体内的代谢转化过程、活性代谢产物及其与组织细胞的相互作用方式等方面，还需要借助更先进的代谢组学和细胞生物学技术进行详细探究。

第三节　研究小结

本章研究采用UPLC-QTOF-MS/MS技术，成功鉴定出复方木鸡颗粒中99种化合物，包括黄酮及其衍生物类17个（黄酮1个，异黄酮2个，黄酮醇2个，二氢黄酮1个，黄酮苷2个，异黄酮苷1个，黄酮醇苷7个，类黄酮1个），有机酸类23个（酚酸9个，脂肪酸9个，其他有机酸5个），生物碱类13个，鞣质类10个，酚及其衍生物类11个（酚2个，酚苷3个，酚酯4个，酚酮1个，酚醛1个），苯丙素类9个（香豆素3个，木脂素1个，其他苯丙素类5个），其他类16个（蒽醌3个，环烯醚萜1个，环烯醚萜苷1个，倍半萜2个，双糖2个，糖苷1个，氨基酸衍生物2个，嘌呤1个，吡喃酮1个，核苷2个）。其中30个化合物经对照品比对确认，其余依据裂解规律及文献推测。通过对各类化合物如黄酮类的槲皮素、有机酸类的没食子酸、生物碱类的苦参碱等典型成分的裂解规律分析，明晰了其结构特征与鉴定方法，为后续研究其药理活性提供了重要的物质基础信息。体内吸收分布研究中，以大鼠为模型，经灌胃给药后，鉴定出26个入血成分（20个原型、6个代谢产物）和24个组织分布成分（21个原型、3个代谢产物）。生物碱类成分的大量入血表明其在药物作用中地位关键，而有机酸及其衍生物的代谢产物如没食子酸和对香豆酸硫酸化物等的出现，凸显了硫酸化修饰对成分活性及药代动力学特性的影响。在组织分布上，肝脏、脾脏等器官成分分布丰富，且不同成分在各组织呈现特异性分布，苦参碱等生物碱在多组织广泛分布，对羟基肉桂酸在肝脏等组织高含量分布。

综上所述，本研究从化学成分、体内过程等多维度深入剖析复方木鸡颗粒，为其进一步的药理研究、临床合理应用及产业质量提升提供了全面且关键的科学依据，有力推动了中药复方现代化研究进程。

参考文献

常路，2013. 基于液质联用技术的槐角多组分分析与药代动力学研究［D］. 石家庄：河北医科大学 .

陈龙，2023. 基于 UPLC-Q-TOF-MS 技术的白头翁皂苷体内代谢及药代动力学研究［D］. 南昌：江西科技师范大学 .

陈美庆，朱卫丰，管咏梅，等，2023. 基于 UPLC-Q-TOF-MS/MS 技术分析葛根配方颗粒的化学成分［J］. 中国实验方剂学杂志，29（19）：176-186.

杜少波，陈晓文，董志强，等，2022. 基于 UPLC-Q-TOF-MS 的苦水玫瑰醇提物化学成分分析［J］. 天然产物研究与开发，34（7）：1129-1142.

段媛媛，2023. 山豆根化学成分分析及苦参碱致肝损伤作用机制研究［D］. 桂林：广西师范大学 .

高茹，林以宁，梁鸽，等，2012. 绿原酸的吸收与代谢研究进展［J］. 中国实验方剂学杂志，18（10）：316-319.

胡静，杨媛媛，任慧，等，2020. 光叶丁公藤中化学成分的 UPLC-Q-Exactive Focus-MS/MS 鉴定［J］. 中国实验方剂学杂志，26（18）：124-132.

霍思奇，王帅，杨欣欣，等，2024. 基于 UPLC-Q-TOF-MS/MS 技术的复方木鸡合剂化学成分解析研究［J］. 中南药学，22（5）：1150-1156.

姬利强，李山雷，王运杰，等，2021. 基于 HPLC-MS/MS 技术快速鉴定灵芝化学成分［J］. 河南大学学报（医学版），40（5）：313-321.

蓝艳，王慧玉，张晓芹，等，2022. 基于 HPLC-Q-TOF-MS/MS 和 HPLC-DAD 的青钱柳叶化学成分的鉴定分析［J］. 中国药师，25（6）：966-971.

李晶，李娜，包保全，等，2024. HPLC-Q-Exactive-MS/MS 快速分析蒙药材悬钩子木中的化学成分［J］. 中国现代应用药学，41（11）：1447-1455.

李云，周明眉，邢丽娜，等，2015. 绿原酸的肠道菌群代谢研究进展［J］. 中草药，46（4）：610-614.

梁洁，韦金玉，黄冬芳，等，2021. 基于 UPLC-Q-TOF-MS/MS 技术的龙眼叶入血成分分析［J］. 中药材，44（3）：615-621.

梁静，徐风，尚明英，等，2013. 赤芍化学成分没食子酸丙酯在大鼠体内的代谢研究［J］. 中国中药杂志，38（22）：3970-3976.

刘宏，陈晨，邸学，等，2020. 基于 UPLC-Q-TOF-MS/MS 分析技术的胡桃楸根 HPLC 指纹图谱分析［J］. 中国现代中药，22（6）：862-870，878.

刘建国，巴根纳，蔺炜，等，2022. 基于 FTIR、UPLC-QTOF-MSE 及 UNIFI 天然产物数据库快速鉴定普洱茶茶汤絮凝物中的化学成分［J］. 茶叶通讯，49（4）：518-527.

刘文静，曹耘畅，冯素香，等，2024. 基于 HPLC-Q-Exactive Orbitrap-MS 技术的异绿原酸 A 体内代谢产物分析［J］. 中国中药杂志，49（15）：4220-4229.

刘焰嫦，肖观林，汤瑞茵，等，2024. 基于 UPLC-Q-TOF-MS/MS 结合多元统计方法的不同产地布渣叶药材质量评价［J］. 分析测试学报，43（11）：1784-1793.

孟营，郑莹，包永睿，等，2024. 基于 UPLC-Q-TOF MS 的气滞胃痛胶囊化学成分快速鉴定及裂解规律研究［J］. 分析测试学报，43（9）：1376-1388.

任奕洁，耿昭，何成军，等，2025. 基于 UHPLC-Q-TOF-MS 技术分析暗紫贝母花的化学成分［J］. 中国药学杂志，60（1）：32-38.

沈逸鸿，苟晓玲，熊双凤，等，2025. 基于 UPLC-Q-TOF-MS 技术的烈香杜鹃化学成分分析研究［J］. 成都中医药大学学报，48（1）：13-19.

石琨群，熊玥，钱香，等，2024. 基于 UPLC-Q-TOF-MS/MS 和网络药理学的半夏炮制前后差异性物质基础及功效分析［J］. 南京中医药大学学报，40（2）：45-58.

孙国东，霍金海，程团，等，2017. 基于 UPLC-Q-TOF/MS 技术的胡桃楸叶化学成分分析［J］. 中药材，40（5）：1123-1129.

孙钰婧，霍志鹏，王玉，等，2021. 结肠炎奇效颗粒中化学成分的 UPLC-Q-TOF/MSE 分析［J］. 中国实验方剂学杂志，27（9）：157-167.

唐雪妹，赵晓丽，高毓文，等，2021. 基于 UPLC-Q-orbitrap-MS 的非靶向代谢组学用于不同橄榄品种差异代谢物分析［J］. 热带作物学报，42（12）：3416-3423.

田显庭，董馨，张秀艳，等，2022. 基于 HPLC-Q-Exactive MS/MS 的二味杜仲汤血浆成分研究［J］. 内蒙古医科大学学报，44（1）：1-7，22.

王婷婷，安叡，梁琨，等，2020. 基于 UPLC-LTQ-Orbitrap 高分辨质谱的葛根芩连汤的化学成分分析 [J]. 中草药，51（6）：1498-1507.
王小彤，胡静，任慧，等，2022. 基于 UPLC-Q-Exactive Focus-MS/MS 技术分析飞蛾藤中的化学成分 [J]. 中南药学，20（1）：52-59.
王晓雯，张月，胡璐瑶，等，2023. UPLC-Q-TOF/MS 结合网络药理学和分子对接技术探讨山豆根抗肝癌的药效物质及作用机制 [J]. 天津中医药，40（12）：1595-1608.
王增绘，王冬梅，刘艾琳，等，2015. 山豆根抑制丁酰胆碱酯酶活性及活性部位 UPLC-Q-TOF-MS 分析 [J]. 中国现代中药，17（9）：912-916.
邬旻珊，肖观林，谢灿辉，等，2024. UPLC-Q-TOF-MS/MS 和 UPLC-QQQ-MS/MS 分析洋甘菊的化学成分 [J]. 分析测试学报，43（11）：1803-1812.
武鑫玥，丁银，赵程成，等，2023. UPLC-Q-TOF/MS 法鉴定不同基原水柏枝的化学成分 [J]. 中成药，45（11）：3656-3662.
肖岩，马博稷，李冰涛，等，2022. 青钱柳醇提物中化学成分的 UHPLC-Q-TOF/MS 分析 [J]. 中国实验方剂学杂志，28（16）：196-204.
谢滟，叶开文，李冰，等，2024. UHPLC-Q-TOF-MS/MS 法分析抗痨胶囊化学成分 [J]. 中成药，46（10）：3338-3347.
杨丽，袁丰瑞，曹岚，等，2021. 基于 UPLC-ESI-Q-TOF-MS/MS 技术快速鉴定柴石退热颗粒的化学成分 [J]. 中国实验方剂学杂志，27（17）：152-159.
姚妙诗，赵毅萌，王泽琨，等，2025. UPLC-Q-TOF-MS/MS 结合化学计量学探究黄芪米炒前后的成分差异 [J]. 中国实验方剂学杂志，31（4）：189-197.
尹丽，韦小敏，卢成淑，等，2022. 半枫荷根对佐剂诱导型关节炎的改善作用及其正丁醇提取物 UPLC-Q-TOF-MS 分析 [J]. 食品工业科技，43（22）：396-405.
袁传裕，胡俊杰，李娟，等，2024. 基于 UPLC-Q-TOF-MS/MS 的疏肝和胃汤化学成分、HPLC 指纹图谱、化学模式识别及含量测定研究 [J]. 中草药，55（7）：2183-2196.
曾垣烨，陈嫣婷，何盈盈，等，2022. 基于 UPLC-QTOF/MS 的中药金花清感颗粒体外及入血成分鉴定和初步药动学特征分析 [J]. 药学学报，57（2）：446-452.
张宝，李悦，陈婷婷，等，2023. 基于 UPLC-Q-Exactive-Plus-Orbitrap-MS 技术分析蛇含委陵菜的化学成分 [J]. 中药材，46（12）：3014-3022.
张勐，2021. 基于 UPLC/Q-TOF 技术的独一味化学成分与血清代谢物分析及抗炎活性研究 [D]. 西宁：青海师范大学.
张日美，廖嘉穗，胡军华，等，2024. 基于 HPLC-Q-TOF-MS/MS 加味清络颗粒生物碱类化学成分分析及多指标含量测定 [J]. 中草药，55（10）：3255-3266.
张娴，郑海连，张娜，等，2024. 基于 UPLC-Q-TOF-MS 技术分析马钱子不同炮制品的化学成分 [J]. 中国中药杂志，49（22）：6138-6148.
赵亮，田文君，吕磊，等，2012. HPLC-TOF/MS 对中药复方扶正平消胶囊化学成分的鉴别 [J]. 第二军医大学学报，33（7）：770-779.
赵威，马永璠，刘忠义，等，2024. 基于 UHPLC-MS/MS 法分析补肾利咽汤物质基准的特征图谱暨多指标成分的筛选与含量测定研究 [J]. 世界科学技术 - 中医药现代化，26（3）：704-720.
Pimpão R C，Dew T，Figueira M E，et al，2014. Urinary metabolite profiling identifies novel colonic metabolites and conjugates of phenolics in healthy volunteers [J]. Molecular Nutrition & Food Research，58（7）：1414-1425.
Wang J，Cao G X，Wang H，et al，2017. Characterization of isochlorogenic acid A metabolites in rats using high-performance liquid chromatography/quadrupole time-of-flight mass spectrometry [J]. Biomedical Chromatography，31（8）：e3927.
Xu Y，Mao X，Qin B Y，et al，2018. *In vitro* and *in vivo* metabolic activation of Rhein and characterization of glutathione conjugates derived from Rhein [J]. Chemico-Biological Interactions，283：1-9.

第十九章　复方木鸡颗粒有效成分构效组学研究

引　言

肝癌作为全球范围内严重威胁人类健康的恶性肿瘤之一，其发病率和死亡率居高不下。传统的肝癌研究模型在模拟肿瘤的复杂性和异质性方面存在一定局限，而类器官技术的兴起为肝癌研究带来了新的契机。复方木鸡颗粒作为一种传统中药复方，在肝病治疗领域展现出一定的潜力，但其抗肝癌的具体作用机制尚不明确。

本章研究旨在结合大鼠肝癌类器官模型及体内吸收分布成分分析，深入探究复方木鸡颗粒化学成分抗肝癌的构效关系。通过建立大鼠肝癌类器官芯片，模拟体内肿瘤微环境，同时对复方木鸡颗粒体内吸收分布成分进行系统总结，筛选关键药效成分，分析其作用靶点及通路，开展分子对接与药效验证，以期为揭示复方木鸡颗粒抗肝癌的物质基础与作用机制提供科学依据，为肝癌的中医药治疗研究开拓新的思路与方法，推动传统中药在现代肿瘤治疗中的应用与发展。

第一节　大鼠肝癌类器官芯片的构建

一、大鼠肝癌类器官的建立及鉴定

（一）实验材料

1. 仪器与设备

USAUTOFLOW 型 CO_2 培养箱（德国 NU-AIRE 公司）；水浴锅（常州智博瑞仪器制造有限公司）；Nikon ECLIPSE Ti 研究级荧光倒置显微镜（日本 Nikon 公司）；Sorvall Legend Micro 17R 超速离心机（赛默飞世尔科技有限公司）。

2. 药材与试剂

基质胶（G4133，类器官培养级）购自武汉赛维尔生物科技有限公司；肿瘤组织消化液

（K601003），红细胞裂解液（E238010），类器官冻存液（E238023），类器官传代消化液（E238001）均购自伯桢生物科技（苏州）有限公司；二乙基亚硝胺（DEN）（22VGQ）购自上海梯希爱化成工业发展有限公司。

3. 实验动物

SPF 级健康雄性 SD 大鼠，体重 200 g±20 g，购自辽宁长生生物技术有限公司，动物合格证号：SCXK（辽）2020-0001。本部分相关动物实验已获得辽宁中医药大学实验动物伦理委员会批准（210000620240216）。

（二）方法与结果

1. 动物造模

SPF 级健康雄性 SD 大鼠，体重 200 g±20 g，适应性饲养 1 周后，以 70 mg/kg 的剂量灌胃给予 DEN，连续给药 13 周，每周 1 次，复制大鼠肝细胞癌模型。

2. 肝癌类器官的建立及培养

取 DEN 诱导成功的肝细胞癌模型大鼠，安乐死后解剖腹部，挑选肿瘤明显的肝脏组织，置于无菌培养皿中，显微镜下观察肿瘤组织，去除脂肪等组织，使用预冷的 DPBS 冲洗组织 2 次后使用外科剪刀将组织切成 1 ～ 3 mm^3 的碎块。随后加入 10 ml 肿瘤组织消化液于 37℃消化 30 ～ 45 min。其间每隔 5 min 摇晃 1 次。消化后采用 100 μm 细胞过滤器过滤，收集过滤后的细胞，于 4℃，250 g 离心 3 min，吸出上清液，用 2 ml 红细胞裂解液在室温下裂解红细胞 1 min，于 4℃，250 g 离心 3 min；吸出上清液，将细胞重新悬浮在培养基中，于 4℃，250 g 离心 3 min；吸出上清液，将细胞悬浮在基质胶中。以最快的速度将含有细胞的基质胶接种在 24 孔细胞培养板底部，每孔大约 30 μl。将细胞板放入培养箱中 20 min，使基质胶凝固；基质胶凝固后，每孔加入 500 μl 肝癌类器官完全培养基；放入培养箱中培养，3 ～ 4 天换一次液，每天观察类器官的形成。肝癌类器官完全培养基的组成见表 19-1-1。通过给予大鼠 DEN 成功诱导出大鼠肝癌模型（图 19-1-1）。在诱导成功后，取出肝脏组织进行肝癌类器官的构建。经过培养，在第 3 天即观察到明显的肝癌类器官长成，14 天时类器官长至 300 ～ 500 μm 大小，边缘相对清晰，与周围的培养环境形成了较为明显的区分。不同天数肝癌类器官的状态见图 19-1-2。

表 19-1-1　肝癌类器官完全培养基配方

试剂类别	组分	厂家
基础培养基	Advance DMEM/F12	Gibco（12634010）
血清类	FBS	Gibco（A5256701）
营养添加剂	Glutamax	Gibco（35050061）
营养添加剂	B27	Gibco（17504044）
营养添加剂	N-2 添加剂	Gibco（17502048）
抗生素	青霉素 - 链霉素 - 谷氨酰胺	Gibco（10378016）
氨基酸补充剂	NEAA	Gibco（11140050）
抗氧化剂	N-Acetylcysteine	Sigma-Aldrich（A9165）
抗生素	Primocin	Invivo（ant-pm）
生长因子	EGF	Novoprotein（CH28）

续表

试剂类别	组分	厂家
生长因子	HGF	Novoprotein（CC13）
生长因子	FGF-10	Novoprotein（CR108）
生长因子	RSPO1	Novoprotein（C38P）
生长因子	Noggin	Novoprotein（C028）
生长因子	Wnt3a	Novoprotein（C18K）
小分子抑制剂	Y-27632	Beyotime（SC0326）
小分子抑制剂	SB202190	Beyotime（SC0380）
小分子抑制剂	A83-01	Beyotime（SF7917）

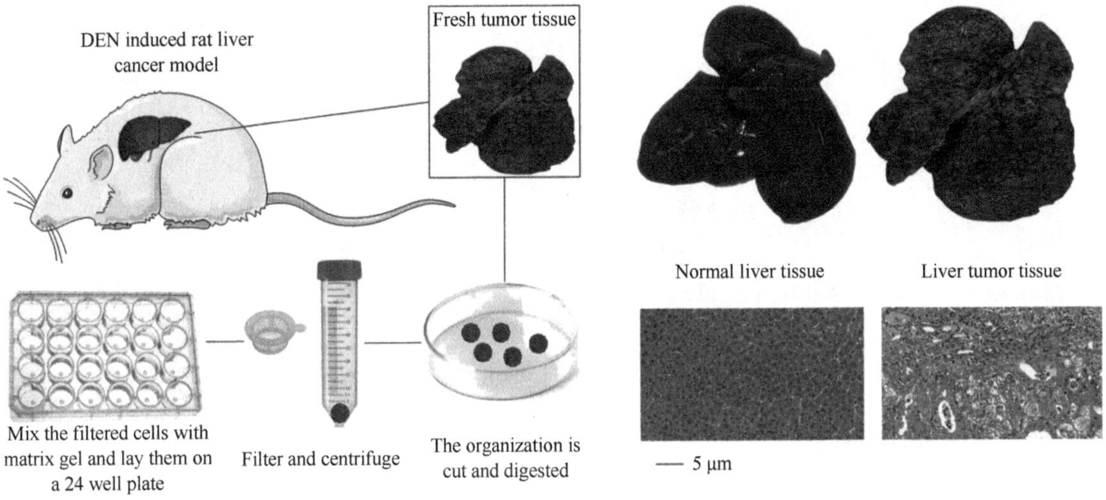

图 19-1-1　大鼠肝癌模型的建立及肝癌组织的 HE 染色切片（见彩图）

3. 肝癌类器官的传代

显微镜下观察类器官，待长至300～500 μm大小时，吸出培养液，加入1 ml类器官消化液，吹散基质胶，于37℃消化3 min，随后加入3 ml含血清培养液终止消化，于4℃，250 g离心3 min，吸出上清液。将细胞沉淀重新悬浮在基质胶中。以最快的速度将含有细胞的基质胶接种在24孔细胞培养板底部，每孔约30 μl。将细胞板放入培养箱中20 min，使基质胶凝固；基质胶凝固后，每孔加入500 μl肝癌类器官完全培养基；放入培养箱中继续培养。根据类器官的状态，每15～20天传代一次。

4. 肝癌类器官的冻存及复苏

显微镜下观察类器官，待长至300～500 μm大小时，吸出培养液，加入1 ml预冷DPBS，吹散基质胶在4℃下250 g离心3 min，吸出上清液。细胞沉淀加入1 ml类器官冻存液，保存于−80℃环境中。复苏时取出冻存的类器官，于37℃以最快速度融化类器官，于4℃，250 g离心3 min，吸出上清液。将细胞沉淀重新悬浮在基质胶中。以最快的速度将含有细胞的基质胶接种在24孔细胞培养板底部，每孔约30 μl。将细胞板放入培养箱中20 min，使基质胶凝固；基质胶凝固后，每孔加入500 μl肝癌类器官完全培养基；放入培养箱中继续培养。

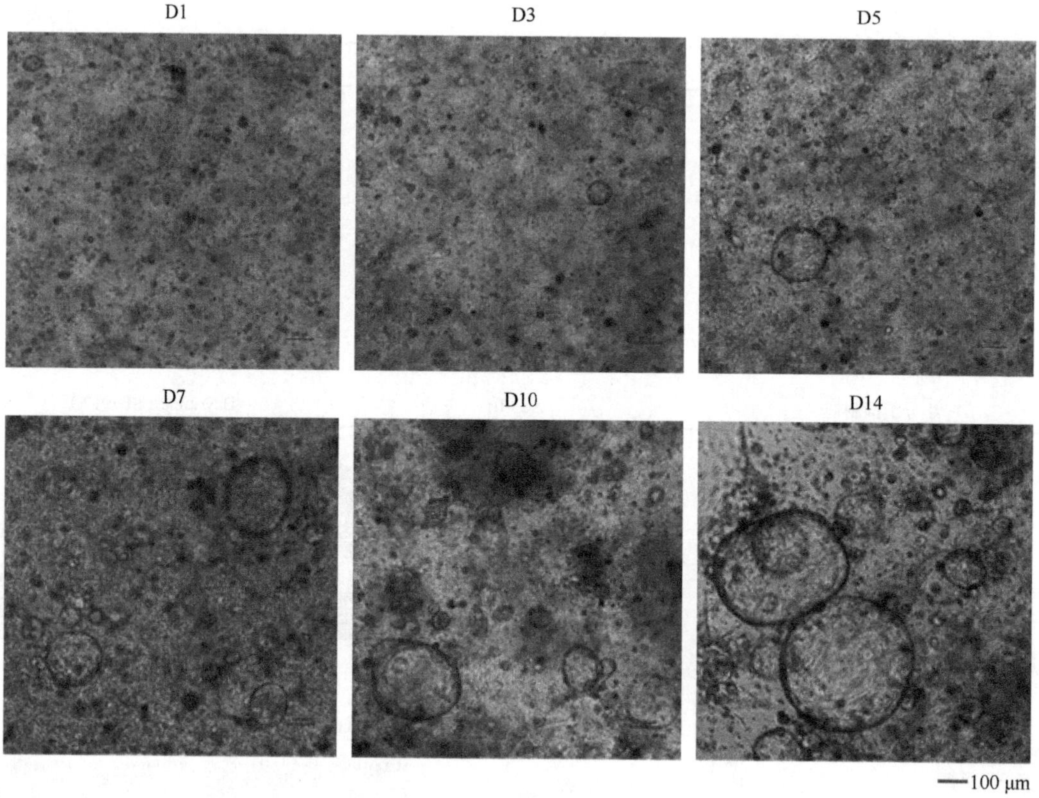

图 19-1-2　大鼠肝癌类器官不同生长天数的状态

5. 肝癌类器官的鉴定

在完成类器官的传代培养后，需进一步对其进行深入的鉴定分析。首先，精心收集传代后的类器官样本，通过苏木精 - 伊红（HE）染色，鉴定类器官的组织形态学特征。同时，针对免疫组化与免疫荧光实验，选择 AFP、CK19、EPCAM 具有代表性的标志物。完成对传代后类器官的各项检测后，将获得的结果与原始组织进行全面细致的对比。对比两者在组织形态、标志物表达等方面的异同。

对培养至 14 天的肝癌类器官进行 HE 染色后，在显微镜下观察到类器官具有典型的癌细胞形态特征。细胞排列紧密且不规则，细胞核大且深染，核质比增大，初步表明构建的类器官具有肝癌细胞的形态学特征，结果见图 19-1-3。

免疫组化（图 19-1-4）和免疫荧光（图 19-1-5）实验结果显示，CK19 在肝癌类器官中的表达呈现出阳性反应，提示类器官细胞中存在 CK19 的表达，这与肝癌细胞的特性相符。AFP 作为一种重要的肝癌标志物，在肝癌类器官中也呈阳性表达，主要定位在细胞的胞质区域，染色强度较高，进一步证明了所构建的类器官具有肝癌细胞的特性。EPCAM 同样在类器官细胞中呈现阳性表达，阳性信号主要分布于细胞膜上，表明类器官细胞表面存在 EPCAM 的表达，这与肝癌细胞的生物学特征相一致。综上所述，所构建的类器官在形态学和分子标志物表达上均具有肝癌细胞的特征。

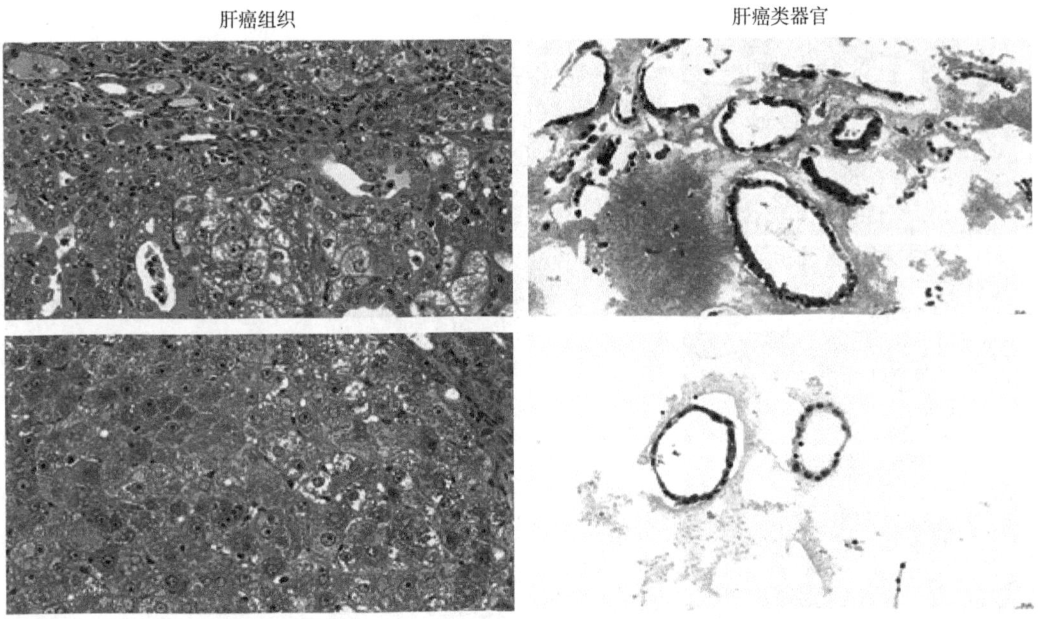

图 19-1-3　大鼠肝癌组织与肝癌类器官 HE 染色切片

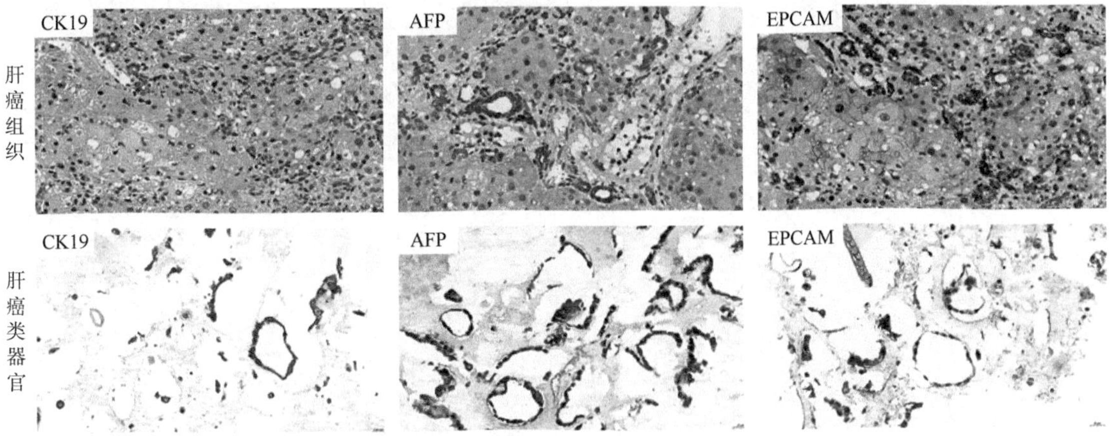

图 19-1-4　大鼠肝癌组织与肝癌类器官免疫组化切片

本研究成功建立了大鼠肝癌类器官模型，并通过一系列鉴定手段验证了其与原始肝癌组织的相关性。首先采用 DEN 诱导 SD 大鼠构建肝癌模型，通过严格控制药物剂量和给药周期，成功获得了具有典型肝癌特征的肿瘤组织，为后续类器官培养提供了合适的起始材料。在类器官培养环节，精心优化的培养基配方发挥了关键作用。多种生长因子、营养添加剂及小分子抑制剂的协同作用，为类器官的生长和维持提供了适宜的微环境，使其能够在体外稳定增殖并保持一定的生物学特性。HE 染色结果清晰地显示出类器官的癌细胞形态特征，从形态学角度有力地支持了类器官的肝癌属性。免疫组化和免疫荧光实验中，AFP、CK19 和 EPCAM 等标志物的阳性表达进一步证实了类器官与肝癌细胞在分子水平的高度相似性。AFP 在细胞质的高表达、CK19 的阳性反应及 EPCAM 在细胞膜的定位，均与已知的肝癌细胞生物学特征相契合。本研究为肝癌研究提供了一个有价值的体外模型，为深入探究肝癌的发病机制、药物筛选及个性化治疗等方面奠定了基础。

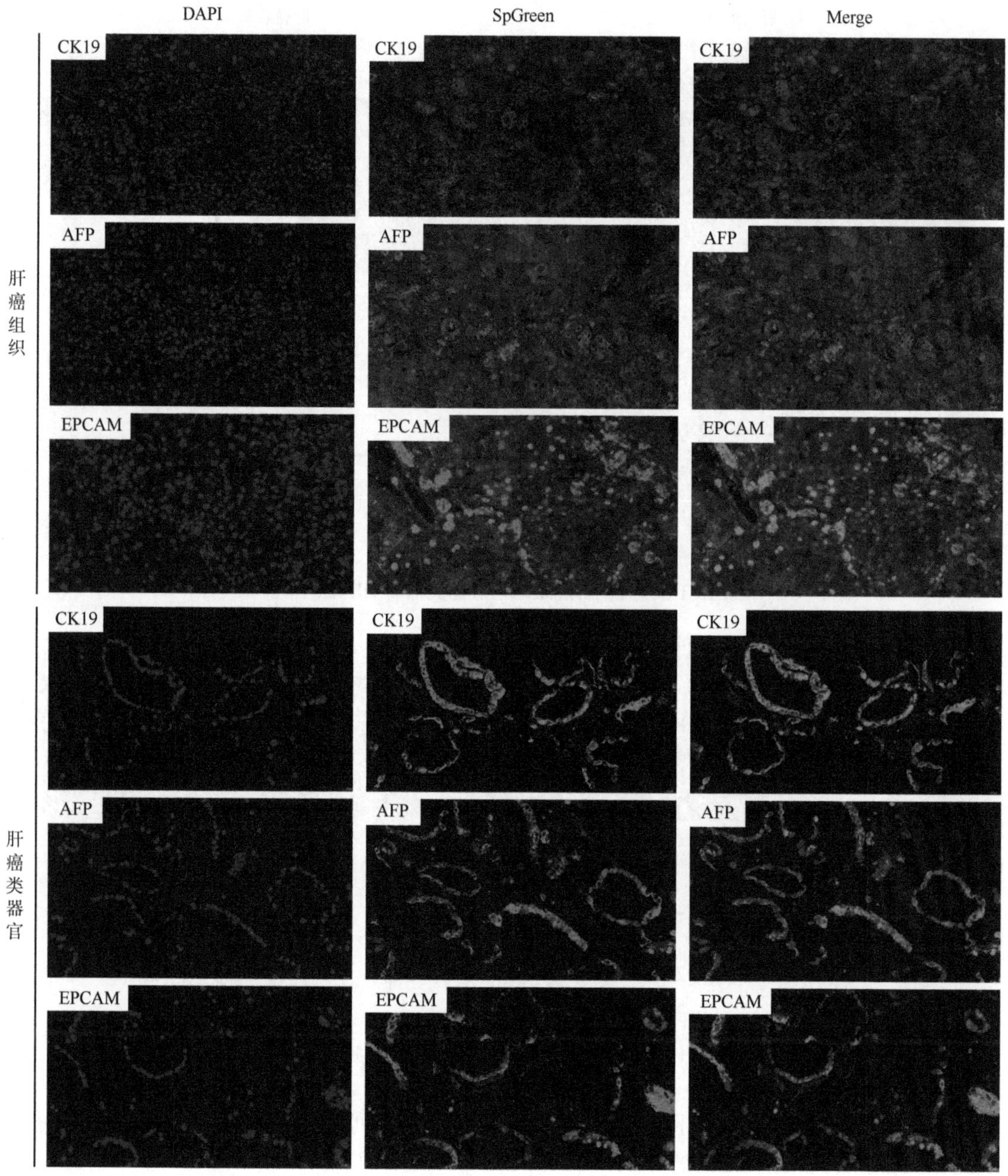

图 19-1-5　大鼠肝癌组织与肝癌类器官免疫荧光切片（见彩图）

二、肝癌类器官芯片的设计及构建

（一）实验材料

1. 仪器与设备

TG-2U 型光刻机（北京中科同志科技有限公司）；HPDC-32G-2 型等离子清洗机（美国 Harrick Plasma 公司）；SC-1B 型匀胶机（北京创世威纳科技有限公司）；BP-2B 型烘胶

台（北京创世威纳科技有限公司）；XMTD-808P 程序温控仪（余姚市长江温度仪表厂）；LSP04-1A 精密注射泵（保定兰格公司）；USAUTOFLOW 型 CO2 培养箱（德国 NU-AIRE 公司）；水浴锅（常州智博瑞仪器制造有限公司）；Nikon ECLIPSE Ti 研究级荧光倒置显微镜（日本 Nikon 公司）；Sorvall Legend Micro 17R 超速离心机（赛默飞世尔科技有限公司）。

2. 药材与试剂

SU-8 2075 负性光刻胶及显影液，购自美国 Mirco-Chem 公司；Sylgard 184 型聚二甲基硅氧烷及固化剂，购自美国 Dow-Corning 公司。直拉单晶抛光硅片（P 型掺杂、直径 200 mm、厚度 725 μm、晶体取向 100、电阻率 1 ～ 50（Ω · cm）、平整度 TIR ＜ 3 μm、翘曲度 TTY ＜ 10 μm，弯曲度 BOW ＜ 10 μm，抛光粗糙度＜ 1 μm），购自哈尔滨特博科技有限公司；基质胶（G4133，类器官培养级），购自武汉赛维尔生物科技有限公司；肿瘤组织消化液（K601003），红细胞裂解液（E238010），类器官冻存液（E238023），类器官传代消化液（E238001），均购自伯桢生物科技（苏州）有限公司；二乙基亚硝胺（DEN）（22VGQ），购自上海梯希爱化成工业发展有限公司。

3. 实验动物

SPF 级健康雄性 SD 大鼠，体重 200 g±20 g，购自辽宁长生生物技术有限公司，动物合格证号：SCXK（辽）2020-0001。本部分相关动物实验已获得辽宁中医药大学实验动物伦理委员会批准（210000620240216）。

（二）方法与结果

1. 食人鱼洗液的配制

使用量筒量取 7 份体积的浓硫酸，倒入清洁烧杯中，再量取 3 份体积的 30% 过氧化氢溶液，在持续搅拌下少量多次地缓缓倒入盛有浓硫酸的烧杯中，此过程中过氧化氢溶液会与浓硫酸发生反应并大量放热，在过氧化氢溶液全部加入且洗液自然冷却至室温后方可使用，该试剂每周换新。

2. 芯片的设计

本实验设计了一种药物高通量筛选肝癌类器官芯片，该芯片内部共 18 个类器官培养腔，分为六大组，每组培养腔由一条对应的通道而连接。通过对该芯片中设计的不同位置入口，实现最多高达 6 种不同药物的同时在线筛选，抑或是对几种药物进行实时的重复的对照实验，其结构如图 19-1-6。按照本实验的需要，结合矢量图制图软件 CorelDraw 20.0 对芯片的结构进行设计和优化，借助超高分辨打印机以丝印的方式输出到透明菲林片上制成掩膜。

类器官培养腔体设计成双圈形状，即在大培养腔的中间加入第二层小培养腔的结构。该结构下流体能够很好地流入并充满每个实际培养腔体，不会产生死体积或影响类器官的预期流向。该结构的培养腔体相同时间下所需培养液或药物比较少，在能满足大多数实验需求的同时，又具有一定的经济性，这是基于微流控芯片的实验研究的一大优势。该芯片由三层功能单元经氧等离子处理实现不可逆封接而成，分别为：①下层，玻璃基底层，用于支持整个芯片形状维持的刚性结构；②中层，PDMS 培养层，用于培养液的流通并饲养类器官；③上层，PDMS 通道层，用于类器官的加注。

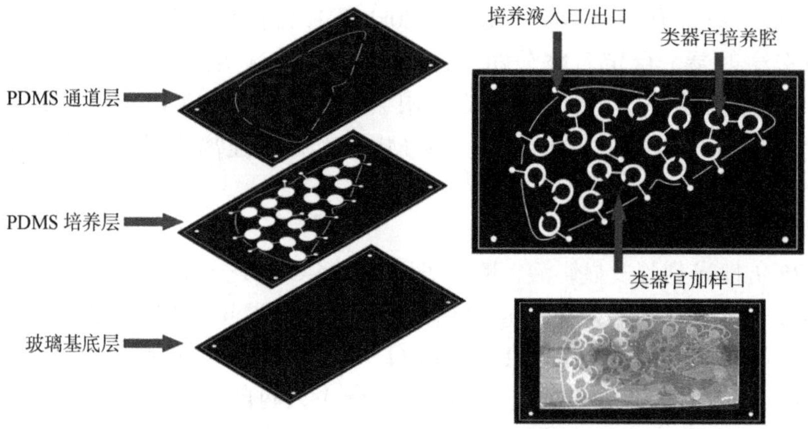

图 19-1-6 肝癌类器官芯片设计图

3. 阳膜制作

本实验所需阳膜采用软光刻法制作，具体步骤如下。

（1）**硅片和玻璃片的准备** 使用专用的硅片切割刀，将高纯单晶单抛硅片按略大于掩膜设计大小进行切割；分别将玻璃片、切割好的硅片抛光面向上，置入现配的食人鱼洗液中常温浸泡 12 h，之后转移至洁净烧杯中，使用丙酮对硅片表面进行 2 次淋洗，然后加入足量的丙酮超声清洗 10 min，10 min 后使用无水乙醇对硅片表面和烧杯进行 2 次淋洗，加入足量的无水乙醇超声清洗 10 min，10 min 后使用三级水对硅片表面和烧杯进行多次淋洗，加入足量的三级水超声清洗 10 min，10 min 后更换新的三级水再次超声清洗 5 min，之后使用氮气发生器调节较强的气流，吹干玻璃片、硅片正面的水珠，再用无尘纸擦干反面残留水分，置入 120℃加热平台加热 40 min 以上，使水分彻底烘干。

（2）**硅片二次清洗/旋涂光刻胶** 将清洁过的硅片放冷至室温后，置入氧等离子清洗机中，使用高激发档位（720V/25mA/18W）对氧气等离子体启辉，调节合适的氧气进气流量使辉光明亮，保持 2 min，对其进行二次清洗和表面亲水化改性，之后转移到弱光环境下，并向其上表面倾倒适量的 SU-8 光刻胶，借助光刻胶的重力控制其在硅片上缓慢流动并基本铺满硅片，使用匀胶机对 SU-8 光刻胶进行旋涂。

（3）**前烘/软烘** 将旋涂好光刻胶的硅片避光转移至平板式温控平台上，避光，65℃加热 7 min，95℃加热 40 min，65℃加热 5 min，随后自然降至室温。

（4）**光刻/曝光** 将经过前烘的带有光刻胶的硅片取出，将所需掩膜轻放于其上，在掩膜四角所处位置的上下方用数个规格相同的微小磁石对其进行固定，并小心将掩膜抚平，置于光刻机下，调节光刻机设置，给予其约 260 mJ/cm^2 的能量，在掩膜的选择性透过下，暴露于光下的光刻胶发生变性。

（5）**中烘** 将经过光刻的带有光刻胶的硅片与其掩膜小心分离，被曝光一面朝上，放置于平板式温控平台上，避光，65℃加热 5 min，95℃加热 15 min，65℃加热 2 min，随后自然降至室温，被曝光变性的光刻胶会生成强酸，在热的驱动作用下发生环氧交联反应，从而使被曝光的区域变得坚固。

（6）**显影** 将经过中烘的带有光刻胶的硅片取出，被曝光一面朝上，浸入到预温至 25℃左右的盛装有 SU-8 配套显影液的玻璃皿中，将玻璃皿放于摇床上，使未曝光的 SU-8 光刻胶与显影液充分接触，被溶解并从硅基片上脱离，而此时曝光的 SU-8 结构则不会受到影响。在未曝光的部分被基本溶解掉之后，使用镊子将硅片夹出，使用胶头滴管吸取新的 SU-8 显影液对局部残留有未曝光光刻胶的位置进行数次的小范围的冲洗，冲洗干净后，用新的一根胶头滴管吸取异丙醇对硅片上表面进行 5 次淋洗，淋洗过程中若局部产生白色薄膜，说明此处的显影不彻底，应换回显影液对该部分继续淋洗，直至整个结构被异丙醇淋洗时不出现明显的白色薄膜为止。整个显影的操作应佩戴有护目镜、手套及口罩在通风橱中进行操作，若经过较长时间（> 5 min）硅片上未曝光区域的光刻胶仍大面积残留在硅片上，应换用新鲜显影液重复上述步骤。

（7）后烘 / 坚模　将经过显影的已经带有设计结构的硅片尽快使用清洁的空气或氮气，使用较强气流吹干带有结构的硅片一面的液体，使用无尘纸或无尘布擦干硅片的下表面并将其转移至平板式温控平台上，升温至 120℃保持 30 min，使热敏的 SU-8 光刻胶性质稳定，防止在后续使用中由于受热而引起的性质改变。经过坚模处理的带有设计结构的硅片即为阳模，为后续浇注 PDMS 的基础。

4. 基于 PDMS 材料的通道层和培养层制作

本实验所涉及微流控芯片采用注塑法进行制作，其主要步骤如下。

（1）准备 PDMS 预聚物　在洁净的一次性塑料杯中，精密称取 10 份 PDMS，再精密称取 1 份配套的固化剂，采用电搅拌的方式，混合 1 min 以上，直至其内部产生大量因搅拌产生的气泡为止，将塑料杯倾斜置于真空干燥箱中 40 min，使 PDMS 预聚物中的气泡完全脱去。

（2）阳模的围筑和清洁　将黏性铝箔胶带裁剪成合适大小，紧密围绕于阳模四周，使用额外的铝箔胶对四角接缝处进行补充粘贴，使该阳模成为一个小的临时性的容器，尽量避免在后续 PDMS 的浇注过程中发生漏液的情况，围墙四壁应尽量垂直，减小对 PDMS 固化后的立体形状的影响；由于围筑围墙时产生的痕迹及细小灰尘，围筑后应使用无尘棉签轻轻拭去阳膜表面。

（3）PDMS 的浇注　将脱气完全的 PDMS 预聚物从真空干燥箱中取出，用尖头剪刀在一次性杯下方剪一个开口，小口不应过大；将开口置于围筑好的阳模上方约 2 cm 处，让 PDMS 在重力作用下自行缓慢流下，该过程应谨慎缓慢操作，尽量避免人为的气泡产生。

（4）加热固化　使用水平仪测试并调整加热装置内部的绝对水平，然后将浇注好 PDMS 预聚物的通道层阳模放入加热装置，65℃保持 10 min 后提升到 95℃，保持 30 min，降回 65℃保持 10 min，之后缓慢降至室温即可。

（5）切割打孔　使用切割刀切去外围不规则的 PDMS，使之外观规整，表面平整，整体大小合适与玻璃片键合。按照实验需求，用专用的微流控芯片打孔器为类器官入口、药液入口、药液出口处打孔。完成打孔后使用低黏性胶带在 PDMS 芯片两侧进行适当处理，去掉细小灰尘杂质。

（6）PDMS 与玻璃片的键合　将 PDMS 层和玻璃板转移至等离子清洗机中，使用高功率档位（720V/25mA/18W）激发氧等离子 2 min，2 min 后，关闭等离子激发，取出玻璃片放于桌上，取出两层 PDMS 层，按顺序轻轻垂直放在玻璃片上，用手轻轻赶走中间的气泡，将其转移至加热装置中，在上方压上重物，调整加热装置到 90℃，使用热键合的方式辅助加固整块芯片的键合 2 h 以上即得。

本研究成功构建了肝癌类器官芯片，独特的 18 个类器官培养腔结构分为六大组，且每组由独立通道连接，可实现多种药物的高通量筛选，为肝癌药物研发提供了高效的平台。双圈形状的培养腔体设计巧妙，有效减少了培养液或药物用量，在降低实验成本的同时确保了流体在微环境中的良好流通，避免死体积产生，这对维持类器官生长环境的稳定性至关重要。在阳膜制作过程中，软光刻法的应用保证了芯片结构的高精度复制。从硅片和玻璃片的预处理到光刻胶的旋涂、曝光、显影及后烘等一系列操作，每一步都需要严格控制条件，如温度、时间、气体流量等，任何微小的偏差都可能影响阳膜的质量，进而影响芯片的最终性能。综上所述，本研究构建的肝癌类器官芯片为后续药效筛选奠定了一定基础。

第二节　复方市鸡颗粒体内吸收分布成分抗肝癌的构效关系研究

一、实验材料

（一）仪器与设备

TG-2U 型光刻机（北京中科同志科技有限公司）；HPDC-32G-2 型等离子清洗机（美国 Harrick Plasma 公司）；SC-1B 型匀胶机（北京创世威纳科技有限公司）；BP-2B 型烘胶台（北京创世威纳科技有限公司）；XMTD-808P 程序温控仪（余姚市长江温度仪表厂）；LSP04-1A 精密注射泵（保定兰格公司）；USAUTOFLOW 型 CO_2 培养箱（德国 NU-AIRE 公司）；水浴锅（常州智博瑞仪器制造有限公司）；Nikon ECLIPSE Ti 研究级荧光倒置显微镜（日本 Nikon 公司）；Sorvall Legend Micro 17R 超速离心机（赛默飞世尔科技有限公司）。

（二）药材与试剂

SU-8 2075 负性光刻胶及显影液购自美国 Mirco-Chem 公司；Sylgard 184 型聚二甲基硅氧烷及固化剂购自美国 Dow-Corning 公司。直拉单晶抛光硅片（P 型掺杂，直径 200 mm，厚度 725 μm，晶体取向 100，电阻率 1 ～ 50 Ω/cm，平整度 TIR ＜ 3 μm，翘曲度 TTY ＜ 10 μm，弯曲度 BOW ＜ 10 μm，抛光粗糙度＜ 1 μm），购自哈尔滨特博科技有限公司；基质胶（G4133，类器官培养级）购自武汉赛维尔生物科技有限公司；肿瘤组织消化液（K601003），红细胞裂解液（E238010），类器官冻存液（E238023），类器官传代消化液（E238001），均购自伯桢生物科技（苏州）有限公司；二乙基亚硝胺（DEN）（22VGQ），购自上海梯希爱化成工业发展有限公司。

（三）实验动物

SPF 级健康雄性 SD 大鼠，体重 200±20 g，购自辽宁长生生物技术有限公司，动物合格证号：SCXK（辽）2020-0001。本部分相关动物实验已获得辽宁中医药大学实验动物伦理委员会批准（210000620240216）。

二、方法与结果

（一）化学成分筛选及结构分析

根据复方木鸡颗粒化学成分入血及组织分布情况，筛选其主要药效成分，同时根据不同类型成分的母核结构，将备选成分进行分类。复方木鸡颗粒入血成分共26个，组织分布成分共24个，去重后共33个，代谢产物以其原型计。其中胆碱和油酸在机体内大量存在，属于内源性物质，这里不再计入。另外，虽在血中检测到麦芽糖、蔗糖，但通过查阅文献发现复方木鸡颗粒四味组方药材中并未被检测出麦芽糖和蔗糖，因此推测这2个成分是辅料中携带的。同时麦芽糖和蔗糖也未见有抗肿瘤活性的报道，因此应排除这2个化合物。综合考虑，选择菊酸、壬二酸、癸二酸、异莪术烯醇、龙胆苦苷、毛蕊异黄酮苷、7, 4’- 二羟基黄酮、4-氧代脯氨酸、没食子酸甲酯、5- 氨基水杨酸、没食子酸、3, 3’- 二甲氧基鞣花酸、对羟基肉桂酸、丁香酸、3-*O*- 咖啡酰莽草酸、对羟基苯甲酸、焦性没食子酸、对香豆酸、绿原酸、大黄素、大黄酸、槐果碱、7, 11- 去氢苦参碱、苦参碱、槐定碱、槐定醇、氧化苦参碱、N- 甲基野靛碱、考迈斯托醇29个成分，共分为10类，其关系如图19-2-1所示。

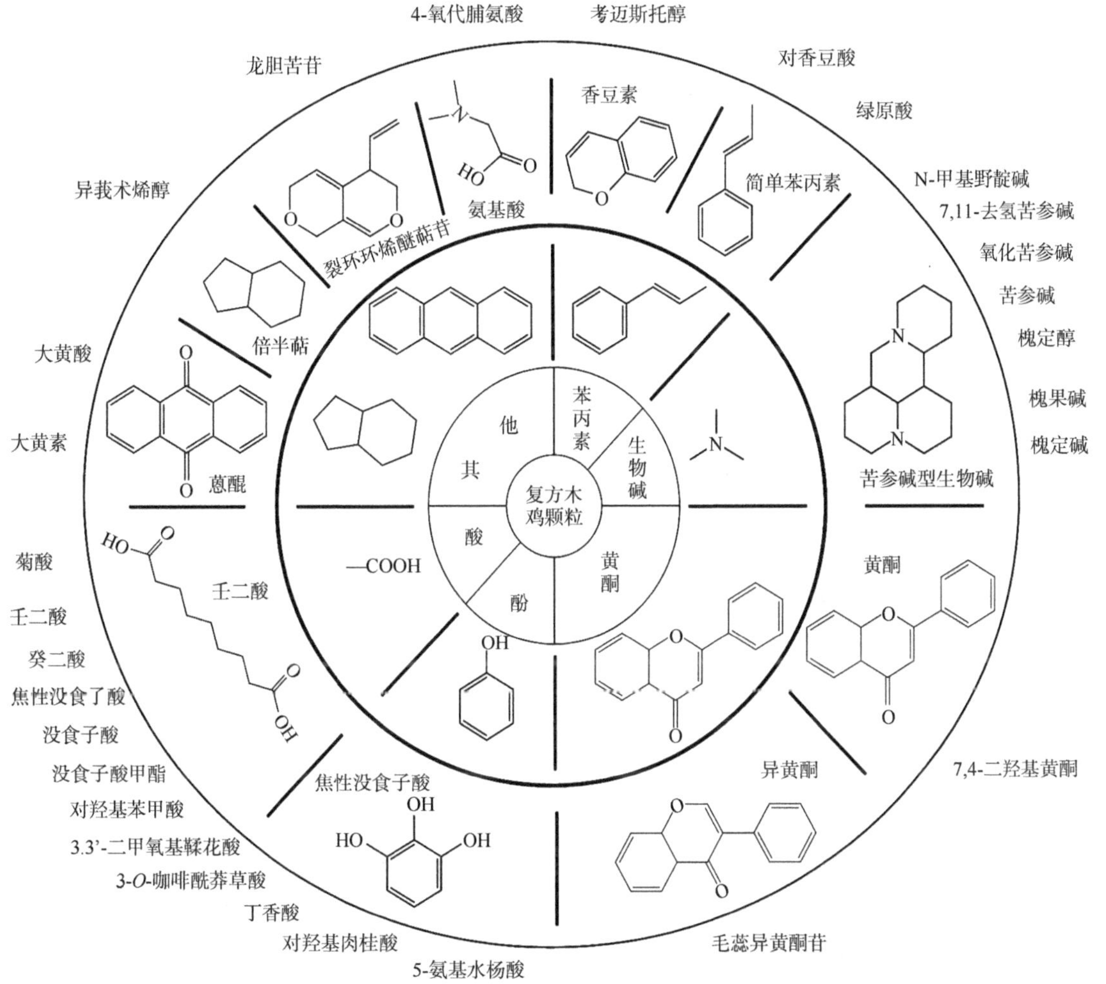

图 19-2-1 复方木鸡颗粒体内吸收分布成分的结构关系

1. 简单有机酸类

简单有机酸类成分主要母核为羧基官能团，复方木鸡颗粒吸收分布的简单有机酸类成分为菊酸、壬二酸、癸二酸，其结构见图 19-2-2。

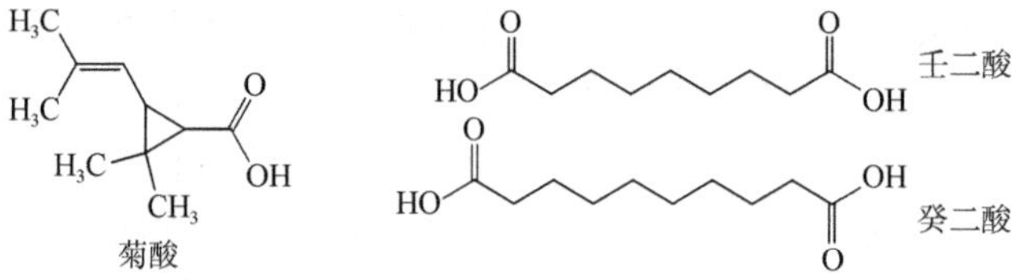

图 19-2-2　复方木鸡颗粒体内吸收分布的简单有机酸类成分

2. 酚类

酚类成分主要母核为酚羟基，复方木鸡颗粒吸收分布的酚类成分为没食子酸甲酯、5- 氨基水杨酸、没食子酸、3, 3′- 二甲氧基鞣花酸、对羟基肉桂酸、丁香酸、3-*O*- 咖啡酰莽草酸、对羟基苯甲酸、焦性没食子酸，其结构见图 19-2-3。

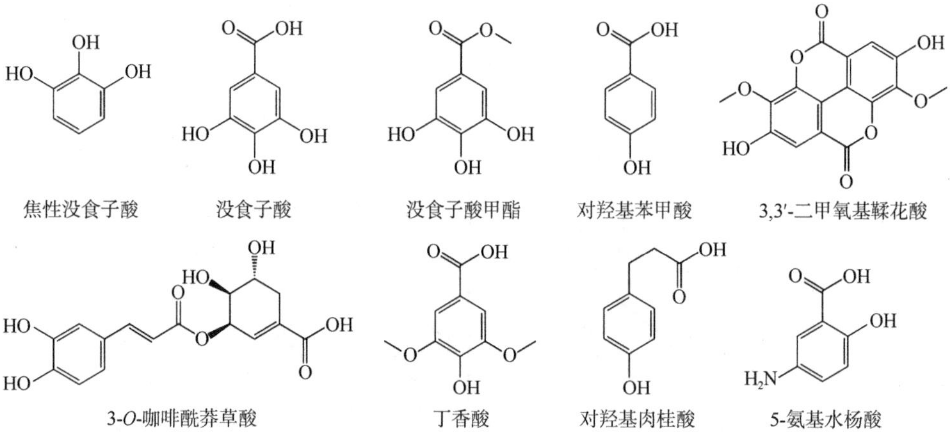

图 19-2-3　复方木鸡颗粒体内吸收分布的酚类成分

3. 黄酮类

黄酮类成分主要母核为 2- 苯基色原酮（黄酮）或者 3- 苯基色原酮（异黄酮），复方木鸡颗粒吸收分布的黄酮类成分为毛蕊异黄酮和 7, 4′- 二羟基黄酮，其结构见图 19-2-4。

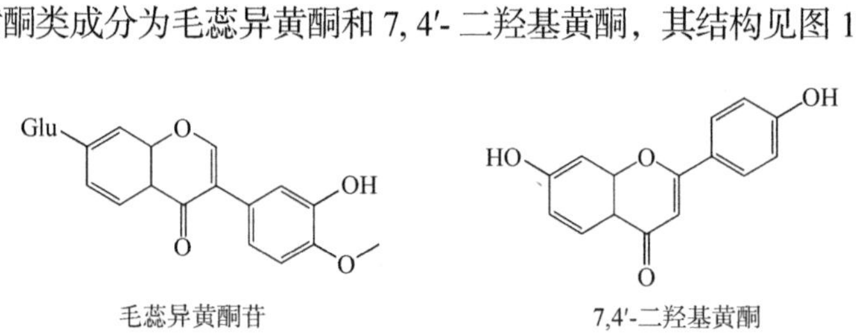

图 19-2-4　复方木鸡颗粒体内吸收分布的黄酮类成分

4. 喹诺里西啶生物碱类

喹诺里西啶生物碱类成分基本结构是由 2 个哌啶环共用一个氮原子稠合而成的四环体系。这种结构赋予了该类生物碱一定的刚性和稳定性。复方木鸡颗粒吸收分布的喹诺里西啶生物碱类成分为槐果碱、7, 11- 去氢苦参碱、苦参碱、槐定碱、槐定醇、氧化苦参碱、N- 甲基野靛碱，其结构见图 19-2-5。

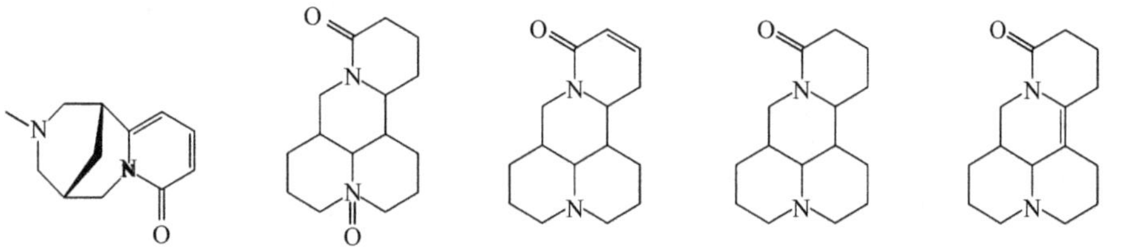

N-甲基野靛碱　氧化苦参碱　槐果碱　苦参碱/槐定碱/槐定醇（空间异构体）　7,11-去氢苦参碱

图 19-2-5　复方木鸡颗粒体内吸收分布的喹诺里西啶生物碱类成分

5. 简单苯丙素类

简单苯丙素类成分基本母核是苯丙烷结构，即由一个苯环和一个丙烷侧链组成（C_6-C_3 结构）。复方木鸡颗粒吸收分布的简单苯丙素类成分为对香豆酸、绿原酸，其结构见图 19-2-6。

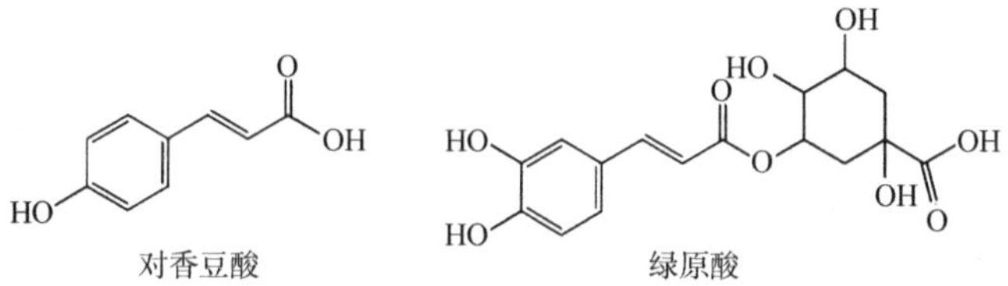

对香豆酸　绿原酸

图 19-2-6　复方木鸡颗粒体内吸收分布的简单苯丙素类成分

6. 羟基蒽醌类

羟基蒽醌类成分基本母核是由 3 个苯环稠合而成的线性多环芳烃结构，其中间的苯环（C 环）与两侧的苯环（A 环和 B 环）通过共用碳 - 碳双键相连，形成了一个相对平面的刚性结构。同时不同位置的碳原子被羟基取代。复方木鸡颗粒吸收分布的羟基蒽醌类成分为大黄素、大黄酸，其结构见图 19-2-7。

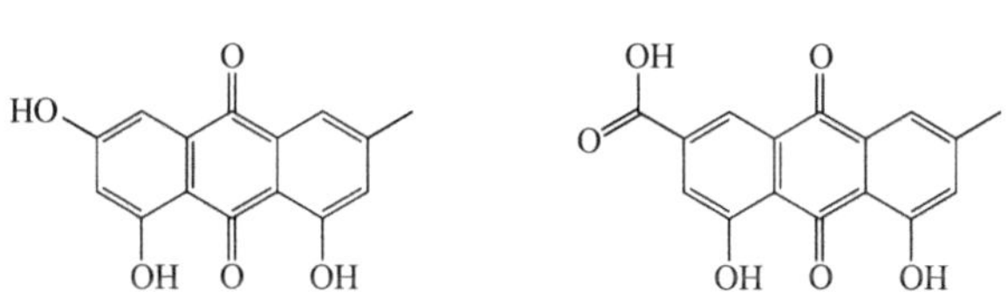

大黄素　大黄酸

图 19-2-7　复方木鸡颗粒体内吸收分布的羟基蒽醌类成分

7. 双环倍半萜类

双环倍半萜类成分基本母核是由 3 个异戊二烯单位构成的、含有 2 个碳环的骨架。复方木鸡颗粒吸收分布的双环倍半萜类成分为异莪术烯醇，其结构见图 19-2-8。

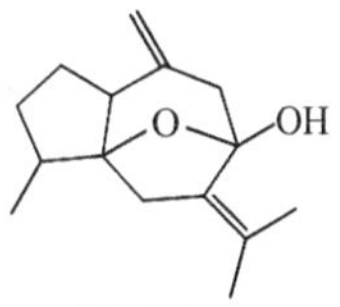

异莪术烯醇

图 19-2-8　复方木鸡颗粒体内吸收分布的双环倍半萜类成分

8. 裂环环烯醚萜苷类

环烯醚萜苷类成分基本母核是一个环戊烷结构，并在其上连

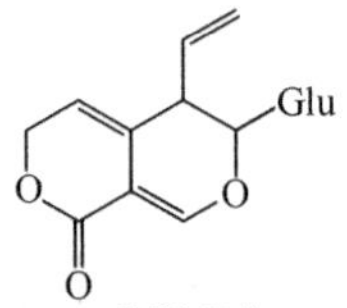

图 19-2-9　复方木鸡颗粒体内吸收分布的裂环环烯醚萜苷类成分

接有一个双键和一个醚键，形成一个具有一定张力的环状体系。而裂环环烯醚萜苷的母核在环烯醚萜母核基础上，其环戊烷环的 C-7 和 C-8 位间的键断裂，形成裂环结构。复方木鸡颗粒吸收分布的裂环环烯醚萜苷类成分为龙胆苦苷 1 个，其结构见图 19-2-9。

9. 氨基酸类

氨基酸类成分基本母核是 α- 氨基羧酸，包含一个中心碳原子（α- 碳原子），该碳原子上连接着一个氨基、一个羧基、一个氢原子及一个侧链基团。复方木鸡颗粒吸收分布的氨基酸类成分为 4- 氧代脯氨酸，其结构见图 19-2-10。

10. 香豆素类

香豆素类化合物的母核为苯并 α- 吡喃酮。其基本结构是由一个苯环和一个 α- 吡喃酮环通过共用 2 个碳原子稠合而成。复方木鸡颗粒吸收分布的香豆素类成分为考迈斯托醇，其结构见图 19-2-11。

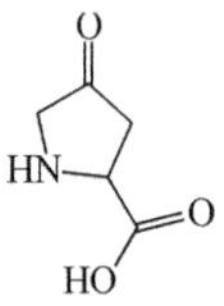

图 19-2-10　复方木鸡颗粒体内吸收分布的氨基酸类成分

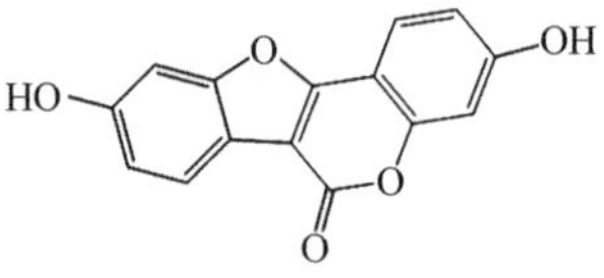

图 19-2-11　复方木鸡颗粒体内吸收分布的香豆素类成分

（二）成分与疾病靶点筛选

通过 TCMSP 和 Swiss Target Prediction 数据库筛选化学成分的靶点。通过 Omim、Disgenet 和 Genecards 数据库筛选“肝癌”的靶点。两者取交集后得到药物 - 疾病潜在作用靶点。并利用 STRING 数据库构建蛋白互作 PPI 网络。通过 TCMSP 和 Swiss Target Prediction 数据库共筛选得到 29 个化合物的 305 个靶点。通过 Omim、Disgenet 和 Genecards 数据库筛选得到肝癌相关性较高的 660 个靶点。两者取交集后得到 42 个药物 - 疾病潜在作用靶点（图 19-2-12）。将 42 个靶点导入 STRING 数据库构建蛋白互作 PPI 网络，得到 PPI 网络。结果显示共计 40 个节点，399 条边，见图 19-2-13。将结果导入 Cytoscape3.7.2 软件，依据软件内置 Network Analyzer 进行拓扑分析（图 19-2-14）。其中节点的大小、颜色深浅按节点 Degree 值大小变化，内圈为 Degree ＞ 25 的靶点，复方木鸡颗粒治疗肝癌的药效机制可能与这些蛋白相关。

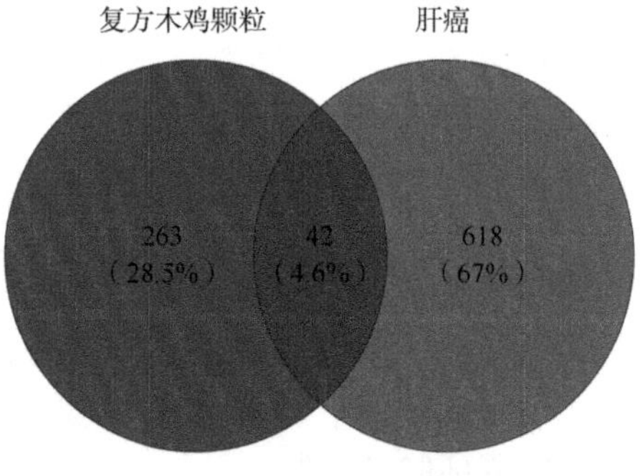

图 19-2-12　复方木鸡颗粒吸收分布成分靶点与肝癌相关靶点韦恩图

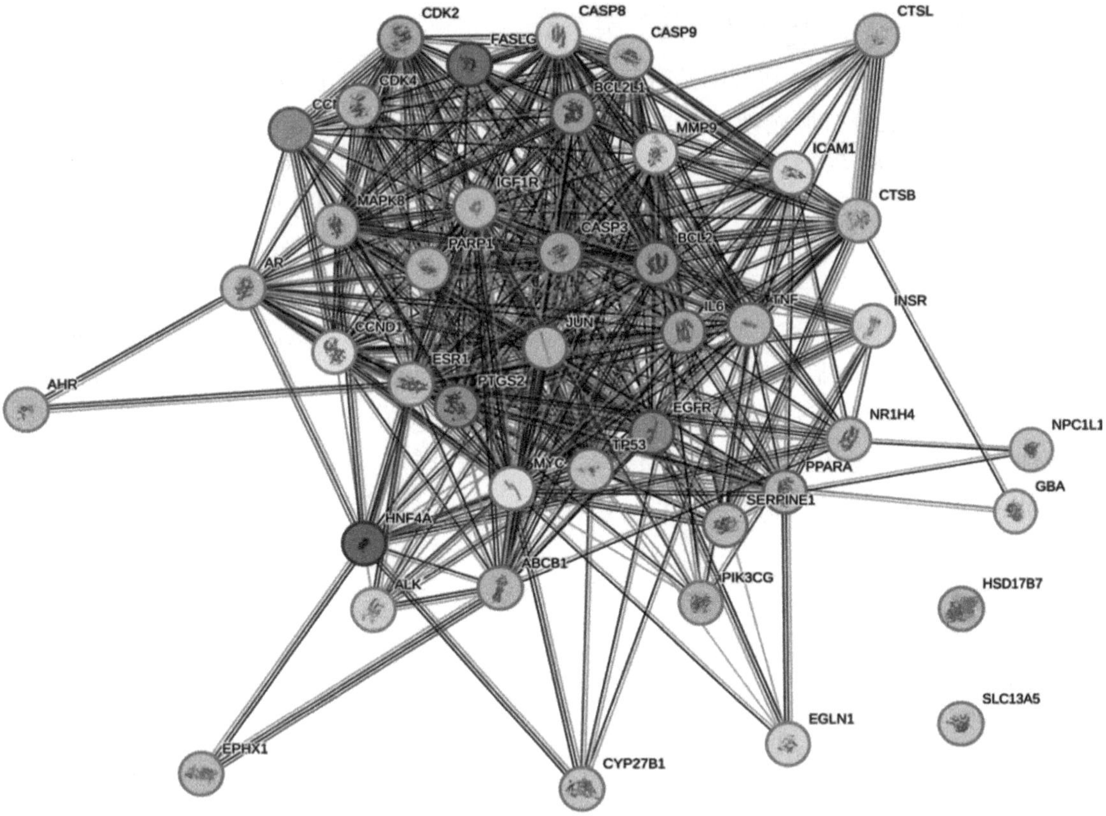

图 19-2-13　复方木鸡颗粒吸收分布成分抗肝癌核心靶点 PPI 图

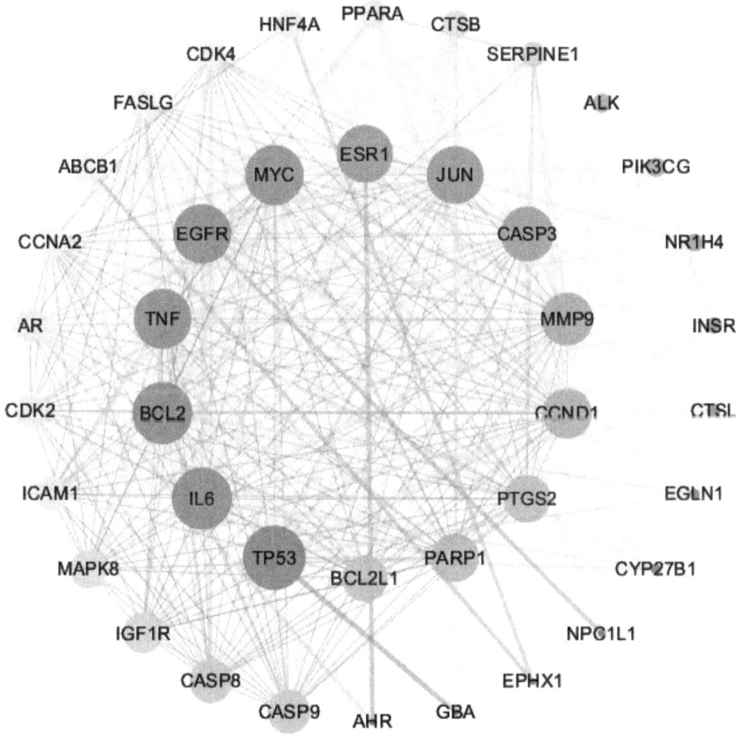

图 19-2-14　复方木鸡颗粒吸收分布成分抗肝癌核心靶点网络图

（三）GO 功能与 KEGG 通路富集分析

对核心靶点在 DAVID 在线网站进行 GO 功能富集及 KEGG 通路富集分析，探究复方木鸡颗粒吸收分布成分抗肝癌涉及的生物过程及通路进行富集。对核心靶点进行 GO 功能富集分析，共得到 367 项条目，校正 $P < 0.05$ 后得到 287 项条目，其中生物过程（biological process，BP）200 项，主要涉及细胞凋亡过程的正调控、对外源性刺激的反应、转录的正调控等；细胞组成（cellular component，CC）28 项，主要涉及大分子复合物、转录因子复合体、染色质等；分子功能（molecular function，MF）59 项，主要涉及 RNA 聚合酶 Ⅱ 转录因子活性，配体激活序列特异性 DNA 结合、酶结合、相同蛋白质结合等。选取排名前 20 的生物过程、细胞组成和分子功能绘制可视化条形图（图 19-2-15）。KEGG 通路富集分析共得到 119 条通路，校正 $P < 0.05$ 后得到 111 条通路，按 P 由小到大的顺序排列，选取排名前 20 的通路绘制气泡图，癌症通路、EB 病毒感染、乙型肝炎等可能为关键通路（图 19-2-16）。

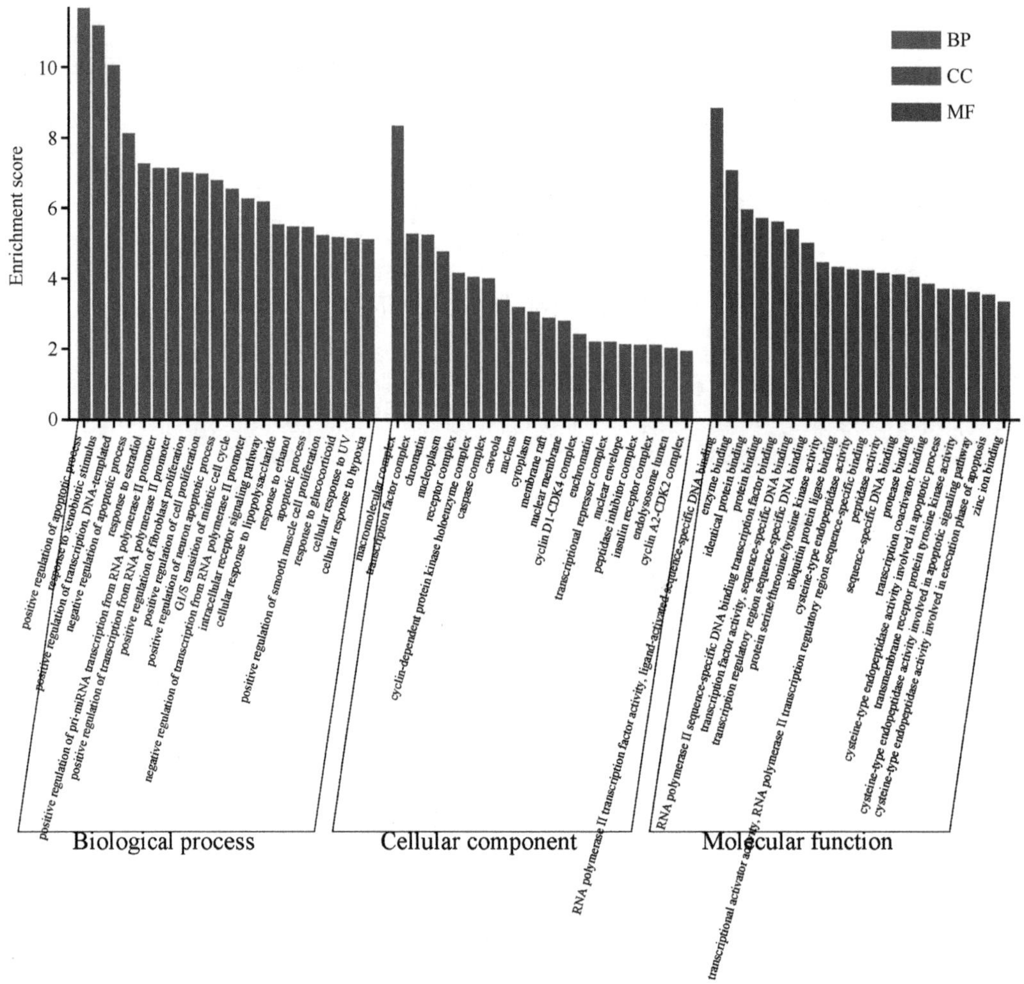

图 19-2-15 GO 功能富集分析结果

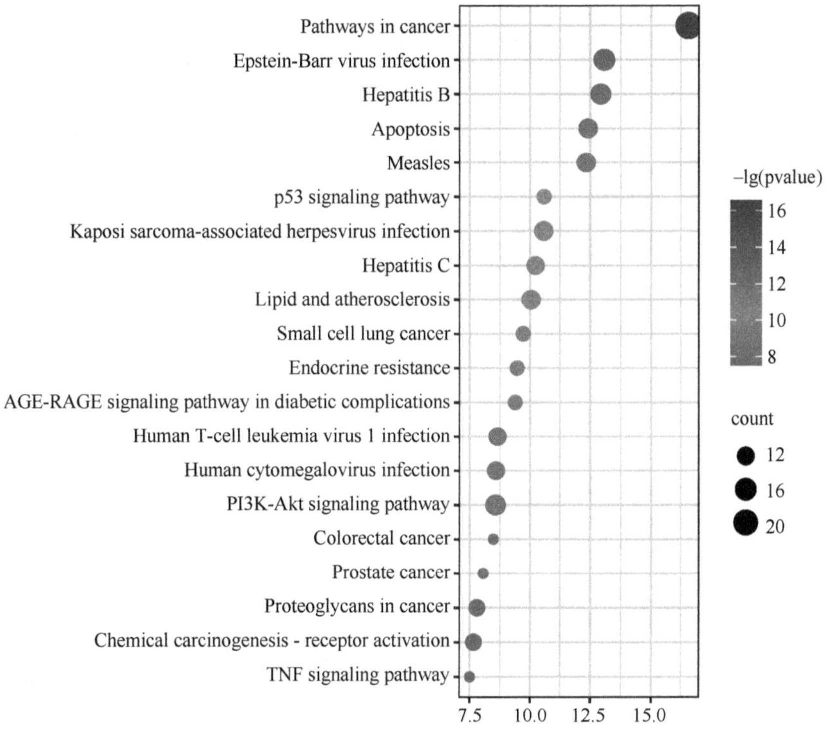

图 19-2-16　KEGG 通路富集分析结果

（四）成分与靶点对接分析

选取 PPI 网络图中度值排名前 4 的靶蛋白 TP53（1AIE，1.50Å）、IL-6（1ALU，1.90Å）、BCL2（1M18，2.45Å）、TNF（5UUI，1.40Å）与 29 种活性成分进行分子对接，保留每对结合能最低的结合模式，结果见图 19-2-17。结果表明，酚类与喹诺里西啶生物碱类成分结合能最优，且酚类中酚酸成分最优，其中没食子酸药效最好，其没食子酸母核是发挥药效的主要基团。图 19-2-18 ～图 19-2-21 是没食子酸与上述 4 种靶蛋白的分子对接图。

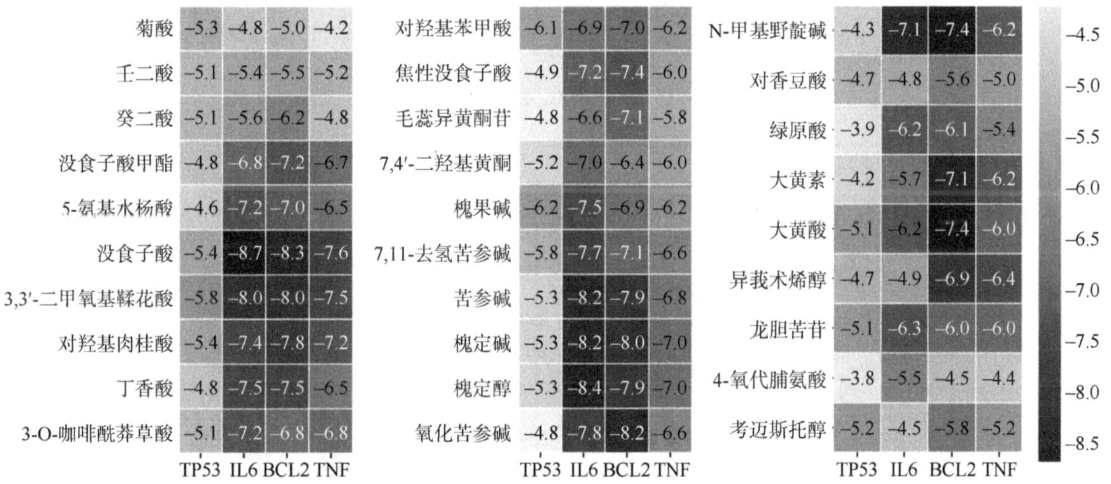

图 19-2-17　分子对接结果

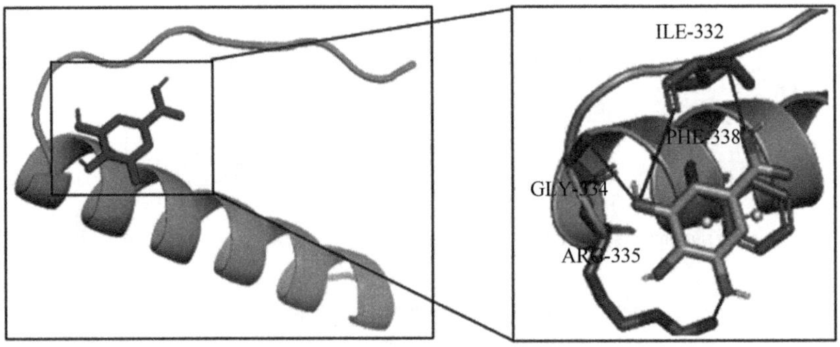

图 19-2-18　没食子酸与 TP53 分子对接图

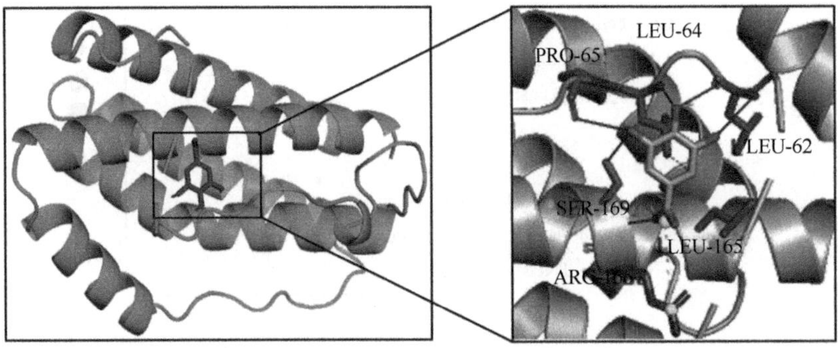

图 19-2-19　没食子酸与 IL-6 分子对接图

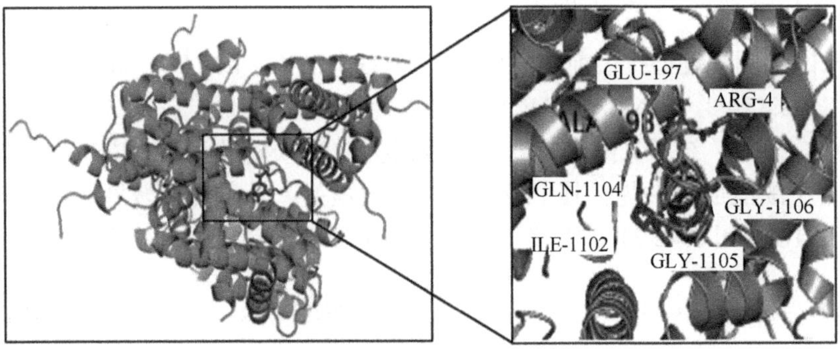

图 19-2-20　没食子酸与 BCL2 分子对接图

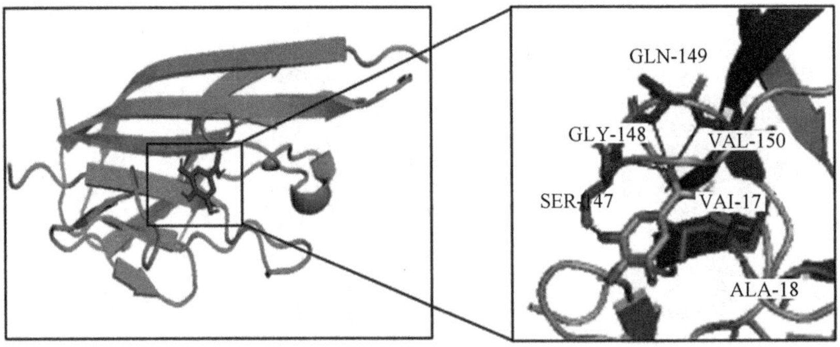

图 19-2-21　没食子酸与 TNF 分子对接图

（五）药效验证

对结合最优的化合物在肝癌类器官芯片上验证其抗肝癌的功效。取生长状态良好的肝癌类器官铺在 24 孔板中，每孔约 30 μl。1 周后用于实验。设置对照组、阳性药组（紫杉醇，40 nmol/L）、没食子酸组（400 μmol/L），每组 3 个复孔。加入含药培养液作用 72 h，吸弃药液，加入 500 μl 预冷的 1×Binding buffer 工作液吹散基质胶。随后加入 25 μl Annexin V-FITC 和 50 μl PI，轻轻混匀，室温避光孵育 10 min 后荧光显微镜观察肝癌类器官细胞凋亡坏死的情况。根据虚拟筛选结果，选取了没食子酸验证对肝癌类器官的作用效果。结果显示，在没食子酸处理后的肝癌类器官中，观察到了明显的凋亡和坏死细胞（图 19-2-22）。

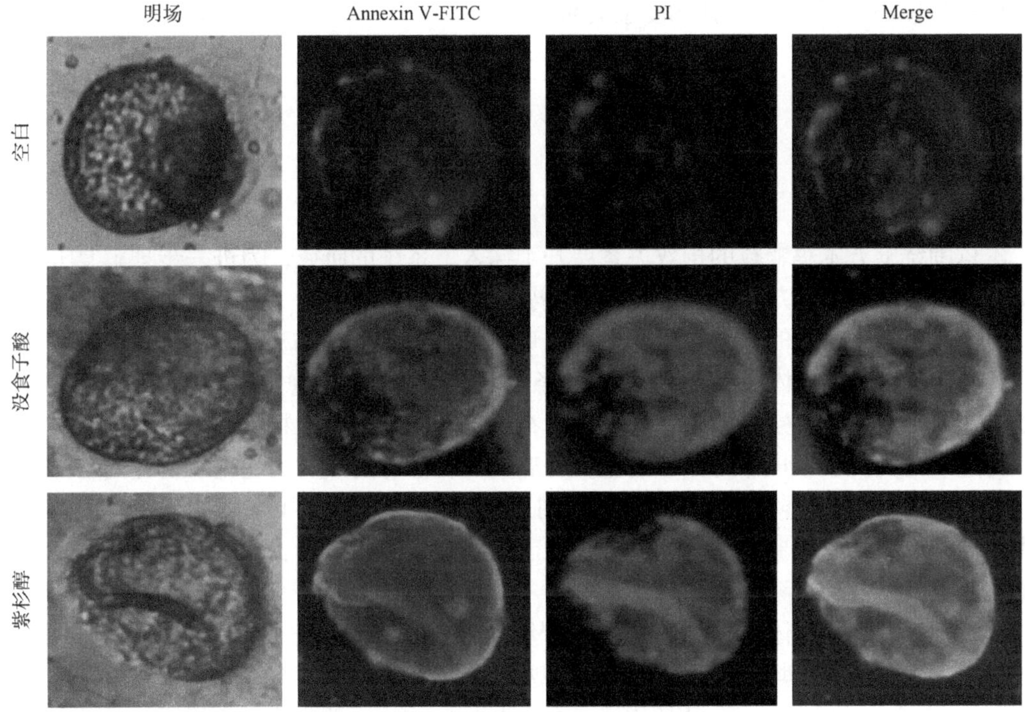

图 19-2-22　没食子酸作用于肝癌类器官的凋亡坏死荧光图

本研究针对复方木鸡颗粒体内吸收分布成分展开构效关系探究，实验成果为深入理解其抗肝癌机制提供了关键依据，同时也为后续研究与药物开发开拓了新方向。在筛选出的 29 种成分中，各类成分结构多样。简单有机酸类的菊酸、壬二酸和癸二酸，其羧基官能团在生物活性中可能通过酸碱作用、螯合金属离子等方式参与生理过程，但具体作用机制尚需进一步深入研究。酚类成分丰富，其中没食子酸药效突出，其酚羟基可能与靶蛋白形成氢键等相互作用，影响蛋白活性，进而调控细胞信号通路。在靶点筛选与网络分析方面，筛选出 42 个药物-疾病潜在作用靶点并构建 PPI 网络。核心靶点如 TP53、IL-6、BCL2 和 TNF 等在肝癌发生发展中起关键作用。TP53 基因与细胞周期调控、DNA 修复及凋亡紧密相关，复方木鸡颗粒成分与之结合可能修复其突变或激活其功能，抑制肿瘤细胞增殖。IL-6 参与炎症与肿瘤微环境塑造，药物成分作用于 IL-6 靶点或许能阻断炎症促进肿瘤发展的通路。

分子对接结果显示酚类与喹诺里西啶生物碱类结合能优势显著，没食子酸表现最佳。这为药物设计提供了结构模板，但分子对接存在一定局限性，未充分考虑蛋白质和小分子的柔性、溶剂化效应等。后续可采用分子动力学模拟，在更接近生理环境下研究结合稳定性与动态过程，观察结合过程中构象变化及能量波动，获取更准确的结合信息，优化基于结构的药物设计。药效验证实验中没食子酸对肝癌类器官有明显促凋亡和坏死作用，初步证实了其抗肝癌活性。

基于本研究成果，课题组总结并开展了构效组学（structure-activity omics）研究，构效组学是运用计算机虚拟筛选技术，研究临床药效明确的中药中不同种类化合物结构与药效之间关系，阐明中药的药效物质和相关作用机制的一门学科。中药药效的发挥是一类或多类化合物协同作用的结果，构效组学在明确化学成分的基础上，利用网络药理学及分子对接虚拟筛选技术，借助大数据整合高通量组学构建生物信息综合网络，快速高效的建立中药化学成分“结构 - 靶点 - 药效”三位一体的复杂关系。

第三节 研究小结

本章围绕复方木鸡颗粒的构效关系展开了深入、系统的研究，为进一步理解复方木鸡颗粒抗肝癌机制及中药复方研究提供了有力支撑。

在大鼠肝癌类器官的研究中，成功利用 DEN 诱导 SD 大鼠构建肝癌模型，并在此基础上建立了肝癌类器官培养体系，通过优化培养条件实现了类器官的稳定生长与传代。经 HE 染色、免疫组化及免疫荧光鉴定，所构建的类器官在形态学和分子标志物表达上与肝癌细胞高度相似，为后续研究提供了可靠的体外模型。肝癌类器官芯片的成功构建是本研究的另一重要成果，其独特的 18 个类器官培养腔结构及双圈形状培养腔体设计，可满足多种药物高通量筛选需求，同时有效降低实验成本，为肝癌药物研发搭建了高效平台，为后续药效研究奠定了坚实基础。

针对复方木鸡颗粒体内吸收分布成分的构效组学研究，筛选出 29 种关键成分并进行分类，涵盖简单有机酸类、酚类、黄酮类等多种类型。通过多数据库联合筛选靶点及构建 PPI 网络，确定了 42 个药物 - 疾病潜在作用靶点，GO 功能与 KEGG 通路富集分析揭示了其涉及的生物过程及关键通路，如细胞凋亡调控、癌症通路等。分子对接表明酚类与喹诺里西啶生物碱类结合能最优，没食子酸尤为突出，药效验证实验进一步证实没食子酸对肝癌类器官具有促凋亡和坏死作用，初步明确了其抗肝癌活性。

参考文献

包永睿，杨欣欣，王帅，等，2019. 基于微流控芯片的菟丝子黄酮对大鼠 HSC-T6 细胞凋亡影响研究 [J]. 亚太传统医药，15（7）：26-30.

陈祥晖，李慧，包永睿，等，2019. 基于微流控芯片的矿物药白矾硝石治疗宫颈癌配伍规律研究 [J]. 亚太传统医药，15（7）：180-183.

丁昕瑶，王帅，李天娇，等，2022. 基于细胞凋亡芯片的白花败酱草乙酸乙酯部位抗结肠癌的物质基础研究 [J]. 中南药学，20（3）：537-543.

樊佳新，包永睿，孟宪生，等，2017. 基于微流控芯片技术的荆芥不同药用部位抗肺肿瘤药效关系研究 [J]. 中国中药杂志，42（9）：1717-1721.

樊佳新，王帅，孟宪生，等，2017. 基于微流控芯片技术橙皮苷抗肺肿瘤作用机制研究 [J]. 中国药理学通报，33（9）：1260-1265.

黄欢欢，康海澜，2024. 基于没食子酸及其衍生物的研究进展 [J]. 高分子材料科学与工程，40（11）：180-190.

秦鑫鹏，包永睿，王帅，等，2022. 基于微流控芯片分析气滞胃痛片中不同药效组分对炎症细胞 GES-1 的影响 [J]. 药学研究，41（6）：351-356.

孙悦，包永睿，王帅，等，2021. 基于微流控芯片的复方木鸡颗粒药效组分诱导肝癌 HepG2 细胞凋亡配伍规律研究 [J]. 世界科学技术-中医药现代化，23（10）：3606-3612.

孙悦，包永睿，王帅，等，2021. 基于微流控芯片的复方木鸡颗粒诱导 HepG2 细胞凋亡作用研究 [J]. 中南药学，19（2）：177-181.

唐颖，包永睿，王帅，等，2023. 基于微流控芯片技术的瘀血痹胶囊治疗类风湿关节炎处方分析 [J]. 中南药学，21（3）：618-624.

王鹤辰，包永睿，王帅，等，2019. 基于微流控芯片技术的中药小蓟诱导肺癌 A549 细胞凋亡用药部位精准分析 [J]. 药物分析杂志，39（3）：393-397.

王妮佳，王嘉仡，孟宪生，等，2019. 基于 3D 微流控芯片分析鸡血藤总鞣质对宫颈癌细胞 HeLa 的药理作用 [J]. 中国实验方剂学杂志，25（2）：103-108.

王晓娟，包永睿，孟宪生，等，2018. 基于 DEN 致肝癌模型大鼠的核桃楸皮黄酮成分解析及药理药效研究 [J]. 亚太传统医药，14（2）：17-21.

Broutier L，Mastrogiovanni G，Verstegen M M，et al，2017. Human primary liver cancer–derived organoid cultures for disease modeling and drug screening[J]. Nature Medicine，23（12）：1424-1435.

El-Khobar K E，Sukowati C H C，2023. Updates on organoid model for the study of liver cancer[J]. Technology in Cancer Research & Treatment，22：15330338231154090.

Feng J，He W，Xia J，et al，2023. Human umbilical cord mesenchymal stem cells-derived exosomal circDLGAP4 promotes angiogenesis after cerebral ischemia-reperfusion injury by regulating miR-320/KLF5 axis[J]. FASEB Journal，37（3）：e22733.

Gao S Y，Gang J，Yu M，et al，2021. Computational analysis for identification of early diagnostic biomarkers and prognostic biomarkers of liver cancer based on GEO and TCGA databases and studies on pathways and biological functions affecting the survival time of liver cancer[J]. BMC Cancer，21（1）：791.

Nuciforo S，Fofana I，Matter M S，et al，2018. Organoid models of human liver cancers derived from tumor needle biopsies[J]. Cell Reports，24（5）：1363-1376.

Olivier M，Hollstein M，Hainaut P，2010. TP53 mutations in human cancers：origins，consequences，and clinical use[J]. Cold Spring Harbor Perspectives in Biology，2（1）：a001008.

Park D J，Sung P S，Kim J H，et al，2020. EpCAM-high liver cancer stem cells resist natural killer cell-mediated cytotoxicity by upregulating CEACAM1[J]. Journal for Immunotherapy of Cancer，8（1）：e000301.

Wan S S，Zhao E D，Kryczek I，et al，2014. Tumor-associated macrophages produce interleukin 6 and signal *via* STAT3 to promote expansion of human hepatocellular carcinoma stem cells[J]. Gastroenterology，147（6）：1393-1404.

Yang C L，Song R，Hu J W，et al，2024. Integrating single-cell and bulk RNA sequencing reveals CK19+cancer stem cells and their specific SPP1+tumor-associated macrophage niche in HBV-related hepatocellular carcinoma[J]. Hepatology International，18（1）：73-90.

第二十章　复方木鸡颗粒及没食子酸新剂型研究

引　言

在前两章的研究中，通过 UPLC-QTOF-MS/MS 技术对复方木鸡颗粒进行化学成分分析及体内吸收分布研究，并基于大鼠肝癌类器官及相关成分的构效关系探究，已初步确定了复方木鸡颗粒抗肝癌的物质基础。其中，没食子酸在众多成分中展现出相对突出的抗肝癌潜力，成为进一步深入研究的关键代表成分。

没食子酸化学名称为 3, 4, 5- 三羟基苯甲酸，化学式为 $C_7H_6O_5$，存在于多数天然植物中。研究表明，没食子酸具有抗炎、抗肿瘤、抗氧化等药理活性。尤其是在治疗肝病方面近年来引发广大研究者的关注，并且取得了令人满意的结果。

本章采用靶向策略，设计没食子酸新型递送系统，改善没食子酸的药动特性，增强其抗肝癌活性，同时降低潜在毒性，为肝癌治疗探索新的有效策略。

第一节　基于 hUC-MSCs-Exos 的复方木鸡颗粒及没食子酸抗肝癌活性研究

一、hUC-MSCs-Exos 的收集与鉴定

（一）实验材料

1. 仪器与设备

USAUTOFLOW 型 CO_2 培养箱（德国 NU-AIRE 公司）；Nikon ECLIPSE Ti 研究级荧光倒置显微镜（日本 Nikon 公司）；日立 Hitachi-HT7700 型透射电子显微镜（日本电子株式会社）；

Nano ZS90 型纳米粒度跟踪分析仪（英国 Malvern 公司）。

2. 药材与试剂

hUC-MSCs 完全培养基（HUXUC-90011），hUC-MSCs 去外泌体完全培养基（HUXUC-90012），细胞培养上清外泌体提取试剂盒（EEKC-10001-100），均购自广州赛业生物科技有限公司；胎牛血清（上海 Excell Bio 公司）；胰蛋白酶（美国 Gibco 公司）；RIPA 裂解液（大连美仑生物技术有限公司）；PMSF（大连美仑生物技术有限公司）；蛋白酶抑制剂混合物（大连美仑生物技术有限公司）；SDS-PAGE 凝胶制备试剂盒（大连美仑生物技术有限公司）；预染彩虹 marker（大连美仑生物技术有限公司）；Tris（北京索莱宝科技有限公司）；Glycine（北京索莱宝科技有限公司）；SDS（北京索莱宝科技有限公司）；吐温 20（北京索莱宝科技有限公司）；6×Loading buffering（北京全式金生物技术有限公司）；超敏 ECL 化学发光液（大连美仑生物技术有限公司）；辣根过氧化物酶标记的羊抗兔二抗（武汉三鹰生物技术有限公司）；CD_9 兔一抗（武汉三鹰生物技术有限公司）；CD_{63} 兔一抗（武汉三鹰生物技术有限公司）；CD_8 兔一抗（武汉三鹰生物技术有限公司）；ALIX 兔一抗（武汉三鹰生物技术有限公司）；TSG101 兔一抗（武汉三鹰生物技术有限公司）；HSP70 兔一抗（武汉三鹰生物技术有限公司）；β-actin 兔一抗（武汉三鹰生物技术有限公司）；无水乙醇（天津市科密欧化学试剂有限公司）；脱脂奶粉（美国 BD 有限公司）；牛血清蛋白（北京索莱宝科技有限公司）。

3. 细胞

人脐带间充质干细胞（hUC-MSCs，HUXUC-01001），购自广州赛业生物科技有限公司。

（二）方法与结果

1. 细胞培养

hUC-MSCs 置于 hUC-MSCs 完全培养基中，并于 37℃、5% CO_2 的细胞培养箱中培养。

2. hUC-MSCs-Exos 的提取

hUC-MSCs 置于含 10% 胎牛血清的人脐带间充质干细胞完全培养基中，于 37℃、5% CO_2 的细胞培养箱中常规培养，待细胞贴壁生长至约 80% 时，弃培养液，加入去外泌体完全培养基，继续培养 72 h 收集外泌体。72 h 后收集培养液保存于 −80℃环境中备用，剩余细胞常规传代，所有实验均使用第 3-8 代细胞进行。取出收集的培养液于 4℃解冻，置于 50 ml 离心管中，于 4℃，300 g，离心 10 min；收集上清，并转移至新的 50 ml 离心管中，于 4℃，3000 g，离心 10 min；收集上清，并转移至新的 50 ml 离心管中，于 4℃，10000 g，离心 30 min；收集上清，使用 0.22 μm 微孔滤膜过滤至新的 50 ml 离心管中，按照上清：外泌体提取试剂 =4 ：1 的比例加入外泌体提取试剂，盖紧离心管，涡旋混匀 1 min，放置于 4℃冰箱中静置过夜（≥16 h）；静置过夜的离心管于 4℃，10000 g，离心 60 min，离心后可在离心管壁上观察到白色的外泌体沉淀，弃去上清，小心避开沉淀区，将残留液体吸干净；重新将离心管于 4℃，2000 g，离心 2 min，将残留液体吸干净。取少量 PBS 重悬吹打离心沉淀物 1 min，吹打混匀后将重悬液转移至新的 1.5 ml 离心管中；将 1.5 ml 离心管于 4℃，12000 g，离心 2 min，保留上清液；将收获的上清液用 0.22 μm 微孔滤膜过滤，分装后保存于 −80℃环境中，即得纯化后的外泌体。

3. hUC-MSCs-Exos 的鉴定

（1）**透射电子显微镜观察** 取适量外泌体沉淀，缓慢加入4℃预冷的固定液，然后放入4℃冰箱过夜。倒掉固定液，用0.1M，pH 7.0的磷酸缓冲液漂洗样品3次，每次15 min；用1%的锇酸溶液固定样品1～2 h；小心取出锇酸废液，用0.1 M，pH 7.0的磷酸缓冲液漂洗样品3次，每次15 min；用梯度浓度（包括30%，50%，70%，80%，90%和95%六种浓度）的乙醇溶液对样品进行脱水处理，每种浓度处理15 min，再用100%的乙醇处理20 min；最后过渡到纯丙酮处理20 min。用包埋剂与丙酮的混合液（V ∶ V=1 ∶ 1）处理样品1 h；用包埋剂与丙酮的混合液（V ∶ V=3 ∶ 1）处理样品3 h；纯包埋剂处理样品过夜；将经过渗透处理的样品包埋起来，70℃加热过夜，即得到包埋好的样品。样品在LEICA EM UC7型超薄切片机中切片，获得70～90 nm的切片，切片经柠檬酸铅溶液和醋酸双氧铀50%乙醇饱和溶液各染色5～10 min，即可在型透射电镜中观察。观察结果显示视野中的hUC-MSCs-Exos呈圆盘状（图20-1-1），符合文献中外泌体特征。

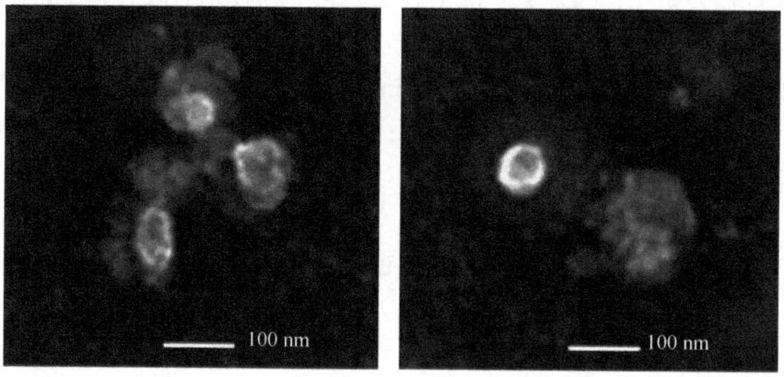

图 20-1-1 hUC-MSCs-Exos 的透射电镜图

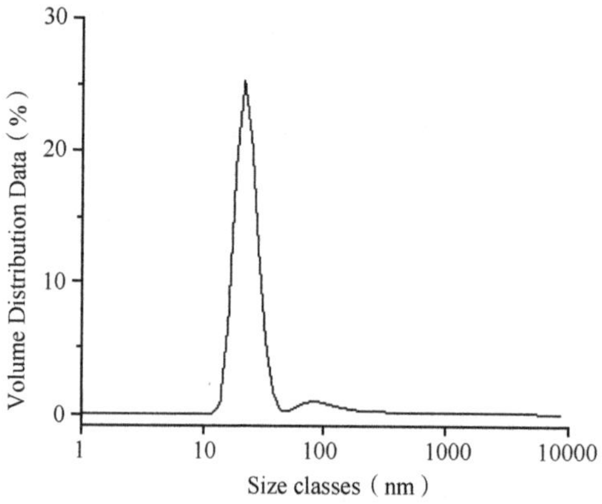

图 20-1-2 hUC-MSCs-Exos 的粒径范围

（2）**纳米颗粒跟踪分析** 取适量外泌体溶液稀释后，注入仪器加样窗中，使用软件自动分析记录测量数据。纳米粒度分析显示hUC-MSCs-Exos平均粒径为110.2 nm，主要分布在20～200 nm（图20-1-2），符合外泌体的粒径范围。

（3）Western blotting 分别收集hUC-MSCs与hUC-MSCs-Exos，各自加入990 μl RIPA裂解液、10 μl PMSF，置于摇床上，于冰上裂解30 min。采用紫外分光光度法测定蛋白浓度，并将其稀释调整到50 ng/μl的浓度，加入6×Loading buffer（样品量：Loading buffer=5 ∶ 1），样品装入EP管100℃水浴下加热5 min使蛋白灭活。冷却至室温，–20℃保存。每组蛋白的单次加样量设定为 m（一般为50 ng），根据蛋白定量计算出每组蛋白提取液的浓度 C，可得出每组蛋白的单次加样体积 $V=m/C$。

1）工作液配制：所有工作液现用现配，配制方法如下。

1× 电泳缓冲液（Electrophoresis Buffer）：称取3.03 g的Tris、14.42 g的Glycine及1.00 g的SDS于1000 ml烧杯中，加入约800 ml纯净水，使用磁力搅拌器搅拌直到充分溶解。将烧

杯中缓冲盐溶液转移至 1000 ml 容量瓶中，加纯净水定容至刻度。

1× 转膜液（Transfer Buffer）：常规分子质量蛋白（10 ～ 120 kDa）转膜液，称取 3.03 g 的 Tris、14.42 g 的 Glycine 及 200 ml 甲醇于干净烧杯中，加入约 700 ml 纯净水，用磁力搅拌器搅拌直到完全溶解。将烧杯中缓冲盐溶液完全转移至 1000 ml 容量瓶中，加纯净水至刻度。

1× TBST（Tris Buffer Salt）：称取 10 ml 的 Tris-HCL 及 8.80 g 的 NaCl 于干净烧杯中，加入约 800 ml 纯净水，充分搅拌溶解，再加入 471.2 μl 的吐温 20，将烧杯中缓冲盐溶液完全转移至 1000 ml 容量瓶中，加纯净水至刻度，摇匀。常温保存，备用。

5% 封闭液：脱脂奶粉 1 g，TBST 20 ml，置于摇床上混匀。

2）SDS-PAGE 凝胶制备：伯乐凝胶玻璃板（1.5 mm），清洁剂去除板表面的皮肤油脂以及污渍，蒸馏水冲洗，自然晾干，将玻璃板对齐，夹子固定，加 1 ml 纯净水试漏，后弃掉，滤纸吸干。根据蛋白的分子量分别配制对应浓度的分离胶（下层胶）10 ml 和 5% 的浓缩胶（上层胶）5 ml，SDS-PAGE 分离胶的浓度与最佳分离范围、分离胶、浓缩胶配比见表 20-1-1 ～表 20-1-3。

表 20-1-1　SDS-PAGE 分离胶的浓度与最佳分离范围

SDS-PAGE 分离胶浓度	最佳分离范围
6% 胶	50 ～ 150 kDa
8% 胶	30 ～ 90 kDa
10% 胶	20 ～ 80 kDa
12% 胶	20 ～ 80 kDa

表 20-1-2　配制 SDS-PAGE 分离胶

分离胶浓度	凝胶体积（ml）	所需各组分体积（ml）				
		纯水	30%Acr-Bis（29 ∶ 1）	4× 分离胶缓冲液	10%APS	TEMED
6%	5	2.75	1	1.25	0.05	0.004
	10	5.5	2	2.5	0.1	0.008
	15	8.25	3	3.75	0.15	0.012
	20	11	4	5	0.2	0.016
8%	5	2.42	1.33	1.25	0.05	0.003
	10	4.8	2.7	2.5	0.1	0.006
	15	7.25	4	3.75	0.15	0.009
	20	9.7	5.3	5	0.2	0.012
10%	5	2.08	1.67	1.25	0.05	0.002
	10	4.17	3.33	2.5	0.1	0.004
	15	6.25	5	3.75	0.15	0.006
	20	8.3	6.7	5	0.2	0.008
12%	5	1.75	2	1.25	0.05	0.002
	10	3.5	4	2.5	0.1	0.004
	15	5.25	6	3.75	0.15	0.006
	20	7	8	5	0.2	0.008

表 20-1-3 配置 5%SDS-PAGE 浓缩胶

浓缩胶浓度	凝胶体积（ml）	所需各组分体积（ml）				
		纯水	30%Acr-Bis（29 ∶ 1）	4× 浓缩胶缓冲液	10%APS	TEMED
5%	2	1.14	0.34	0.5	0.02	0.002
	4	2.28	0.68	1	0.04	0.004
	6	3.42	1.02	1.5	0.06	0.006
	8	4.56	1.36	2	0.08	0.008

按照配比表，加入 TEMED 后，涡旋混匀，沿玻璃板一侧缓慢注入玻璃板槽中（7 ～ 8 ml）避免产生气泡。立即用无水乙醇（约 2 ml）压平分离胶，室温静置，待分离胶充分凝固（20 ～ 40min，室内温度低，时间延长），滤纸吸除上层无水乙醇，将 5% 的浓缩胶，沿玻璃板一侧缓慢注入玻璃板槽中，直至溢出，垂直插入样品梳（10 孔道），室温静置。

3）上样电泳：上层胶充分凝固后（约 20 min），将凝胶玻璃板固定于电泳槽中（卡槽对齐，防止漏液），内槽加入 1× 电泳缓冲液，溢出至外槽的最低刻度线，垂直拔出梳子，向凝胶孔道加入样品。加样后，恒压 80 V，直至所有泳道蛋白完全进入分离胶，约 30 min，调换恒压 120 V，直至溴酚蓝跑到电泳槽下端铜线以下，约 70 min，停止电泳。

4）转膜：取出凝胶玻璃板，切胶板撬开上层玻璃板，通过目的蛋白的分子量及 Marker 的位置，确认目的蛋白的条带位置，切取相应的凝胶。根据凝胶的大小，剪取相应 PVDF 膜（0.45 μm），甲醇浸泡活化 3 min。将活化后 PVDF 膜与转膜夹、海绵垫、3 层滤纸一并浸湿于 –20℃的 1× 转膜缓冲液中。将转膜夹黑面朝下，按照顺序，依次放置海绵垫、滤纸（3 层）、蛋白凝胶（靠近转膜夹黑面，即负极）、PVDF 膜、滤纸（3 层）、海绵垫，玻璃棒轻轻按压，赶走气泡。合上转膜夹，将其固定于转膜槽内槽（注意正负极），同时在外槽放置冰袋，加入 1× 转膜缓冲液，直至没过转膜夹。将转膜装置置于冰水浴中，恒压 100 V，转膜 90 ～ 180 min（目的蛋白分子量大小调整转膜时间）。

5）封闭：转膜后，取出 PVDF 膜，置于水平摇床，TBST 浸洗 3 次（每次 10 min），后将 PVDF 膜置于 5% 脱脂奶粉中，水平摇床，室温下封闭 2 h。封闭后，取出 PVDF 膜，置于水平摇床，TBST 浸洗 3 次（每次 10 min）。

6）一抗孵育：将膜从封闭液中取出，TBST 浸洗 3 次（每次 5 min），弃掉废液，分别加入一抗 CD_9（1 ∶ 10000）、CD_{63}（1 ∶ 10000）、CD_8（1 ∶ 2000）、ALIX（1 ∶ 5000）、TSG101（1 ∶ 10000）、HSP70（1 ∶ 5000）于 4℃摇床孵育过夜。

7）二抗孵育：HRP 标记羊抗兔 IgG 抗体稀释（1 ∶ 10000）：2 μl 抗体加入到 20 ml5% 脱脂奶粉 TBST 中。TBST 浸洗 3 次（10 min），加入二抗稀释液，置于水平摇床，室温孵育 1 ～ 2 h。二抗孵育后，TBST 浸洗 3 次（每次 10 min），弃掉废液。

8）显色拍照：ECL 发光试剂盒中的 A、B 两试剂（1∶ 1）混合后，将膜置于暗板上，混合液均匀滴于 PVDF 膜上，将膜连同暗板一起放入仪器，采用全自动化学发光图像分析系统，选取自动曝光，拍照，分析条带，记录灰度值。结果显示，CD_9、CD_{63}、CD_{81}、ALIX、HSP70 以及 TSG101 在分离纯化得到的外泌体中高表达（图 20-1-3）。结果显示成功提取外泌体。

本研究成功地从人脐带间充质干细胞中提取并鉴定了外泌体，这为后续深入探究其在生物医学领域的应用奠定了坚实基础。在提取过程中，采用差速离心结合外泌体提取试剂盒的方法，从细胞培养上清中获取外泌体。这种方法虽然步骤相对烦琐，但能有效去除杂质，获得纯度较高的外泌体。通过对不同离心条件的严格控制，确保外泌体与其他细胞成分及大分子物质的分离。与其他提取方法相比，该方法在保证提取效率的同时，对外泌体的结构和功能完整性影响较小，这对于后续研究外泌体的生物学活性至关重要。

透射电子显微镜观察结果显示，hUC-MSCs-Exos 呈圆盘状，这与已报道的外泌体形态高度一致。纳米颗粒跟踪分析表明 hUC-MSCs-Exos 平均粒径为 110.2 nm，主要分布在 20 ～ 200 nm，完全符合外泌体的粒径标准范围。这一结果进一步验证了研究人员所提取的颗粒为外泌体。Western blotting 检测到外泌体特征蛋白 CD_9、CD_{63}、CD_{81}、ALIX、HSP70 及 TSG101 在分离纯化得到的外泌体中高表达，而在 hUC-MSCs 中表达水平相对较低。这些特征蛋白是外泌体的重要标志物，其高表达有力地证明了研究人员所提取的物质确实为外泌体，并且提取过程未对其蛋白组成造成明显破坏。

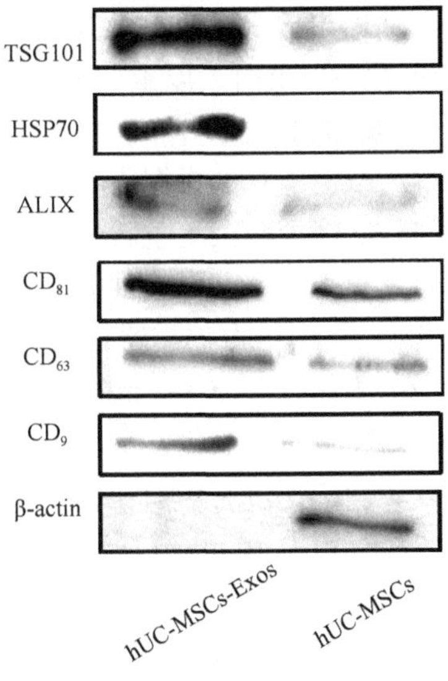

图 20-1-3 hUC-MSCs-Exos 的特征蛋白表达分析

综上所述，本研究为 hUC-MSCs-Exos 的研究提供了可靠的实验方法和基础数据，为后续与药物联合应用奠定了物质基础。

二、基于 hUC-MSCs-Exos 的复方木鸡颗粒及没食子酸抗肝癌活性研究

（一）实验材料

1. 仪器与设备

USAUTOFLOWl 型 CO_2 培养箱（德国 NU-AIRE 公司）；Nikon ECLIPSE Ti 研究级荧光倒置显微镜（日本 Nikon 公司）；C6 Accuri 流式细胞仪（美国 BD 公司）；HSS 型电子恒温水浴锅（常州智博瑞仪器制造有限公司）；DZF-6020 型真空干燥箱（上海一恒科学仪器有限公司）；UV-1800 型紫外分光光度计（北京瑞利分析仪器公司）。

2. 药材与试剂

复方木鸡颗粒（丹东药业集团有限公司提供，批号为 210101）；没食子酸（MB2707）购自大连美仑生物技术有限公司；胎牛血清（上海 Excell Bio 公司）；胰蛋白酶（美国 Gibco 公司）；RPMI 1640 培养液（大连美仑生物技术有限公司）；AnnexinV-FITC/PI 细胞凋亡检测试剂盒（大连美仑生物技术有限公司）；增强型 ATP 检测试剂盒（大连美仑生物技术有限公司）；细胞增殖及毒性检测试剂盒（CCK-8）增强型（大连美仑生物技术有限公司。

3. 细胞

人肝癌细胞株 SMMC-7721（H1-5401），购自广州赛业生物科技有限公司。

（二）方法与结果

1. 细胞培养

将冻存的人肝癌细胞株 SMMC-7721 置于 37℃水浴环境下孵育，并迅速摇晃使其解冻，加入 3 ml 完全培养基（含 10% FBS、100 U/ml 青霉素 - 链霉素双抗溶液的 1640 培养基）混合均匀，1200 r/min 离心 3 min 后，弃去上清，用完全培养基重悬细胞并将其转移至 T25 培

养瓶内，于 37℃、5% CO_2 及 95% 相对湿度的培养箱中培养，观察细胞生长状况，细胞生长至 80% 以上时，以 1 ∶ 3 比例进行传代。

2. 类器官培养

取出冻存的类器官，于 37℃以最快速度融化类器官，在 4℃下 250 g 离心 3 min，吸出上清液。将细胞沉淀重新悬浮在基质胶中。以最快的速度将含有细胞的基质胶接种在 24 孔细胞培养板底部，每孔约 30 μl。将细胞板放入培养箱中 20 min，使基质胶凝固；基质胶凝固后，每孔加入 500 μl 肝癌类器官完全培养基；放入培养箱中继续培养。待长至直径达 300 ～ 500 μm 时，吸出培养液，加入 1 ml 类器官消化液，吹散基质胶，于 37℃消化 3 min，随后加入 3 ml 含血清培养液终止消化，在 4℃下 250 g 离心 3 min，吸出上清液。将细胞沉淀重新悬浮在基质胶中。以最快的速度将含有细胞的基质胶接种在 24 孔细胞培养板底部，每孔约 30 μl。将细胞板放入培养箱中 20 min，使基质胶凝固；基质胶凝固后，每孔加入 500 μl 肝癌类器官完全培养基；放入培养箱中继续培养。根据类器官的状态，每 15 ～ 20 天传代一次。

3. 给药溶液的制备

取 200 mg 复方木鸡颗粒和 200 mg 外泌体于 10 ml PBS 中，冰水浴超声 10 min 助溶，即得复方木鸡颗粒外泌体给药溶液。

取 8.5 mg 没食子酸和 200 mg 外泌体于 10 ml PBS 中，4℃静置过夜，使 GA 尽量被外泌体吸附，第二天冰水浴超声 10 min，随后在脂质体挤出仪内依次通过 400 nm、200 nm 的聚碳酸酯膜共挤压，来回挤压 20 次，即得没食子酸外泌体给药溶液。

4. 抑制肝癌细胞活性的测定

（1）给药浓度的筛选 取生长状态良好的 SMMC-7721 细胞，以 1×10^5 个 /ml 的密度接种于 96 孔板中，每孔 100 μl，待细胞贴壁完全后，设对照组和不同药物浓度组（复方木鸡颗粒及复方木鸡颗粒外泌体组均以复方木鸡颗粒计为 40 mg/ml、20 mg/ml、10 mg/ml、5 mg/ml、2.5 mg/ml、1.25 mg/ml、0.625 mg/ml、0.3125 mg/ml；没食子酸及没食子酸外泌体组均以没食子酸计为 400 μmol/L、200 μmol/L、100 μmol/L、50 μmol/L、25 μmol/L、12.5 μmol/L、6.25 μmol/L、3.125 μmol/L，阳性药组选择紫杉醇 80 nmol/L、40 nmol/L、20 nmol/L、10 nmol/L、5 nmol/L、2.5 nmol/L、1.25 nmol/L、0.625 nmol/L），每组 3 个复孔，加入含有不同浓度药物的培养液作用 24 h，吸弃药液，每孔加入 100 μl 含 10% CCK-8 的完全培养基，放入 37℃培养箱避光孵育 2 h 后，用酶标仪测定各组细胞在 450 nm 处的吸光度，分别计算复方木鸡颗粒和没食子酸对 SMMC-7721 细胞增殖的影响。不同浓度药物处理 SMMC-7721 肝癌细胞 24 h 后，使用 CCK-8 法测定细胞活力。结果表明，复方木鸡颗粒抑制肝癌细胞活性的 IC_{50} 是 6.057 mg/ml，而与外泌体联合后 IC_{50} 是 4.699 mg/ml。没食子酸抑制肝癌细胞活性的 IC_{50} 是 52.868 μmol/L，而与外泌体联合后 IC_{50} 是 44.404 μmol/L（表 20-1-4，图 20-1-4）。由此可见，外泌体作为外源性靶点，可增强药物对肿瘤部位的靶向性，并提高药效。综合考虑，后续实验的药物浓度选择为复方木鸡颗粒及复方木鸡颗粒外泌体组均以复方木鸡颗粒计为 5 mg/ml；没食子酸及没食子酸外泌体组均以没食子酸计为 50 μmol/L。

表 20-1-4 不同药物抑制肝癌细胞活性的 IC_{50}

药物	IC_{50}（mg/ml）	药物	IC_{50}（μmol/L）
复方木鸡颗粒	6.057	没食子酸	52.868
复方木鸡颗粒外泌体	4.699	没食子酸外泌体	44.404
—	—	紫杉醇	19.807×10^{-3}

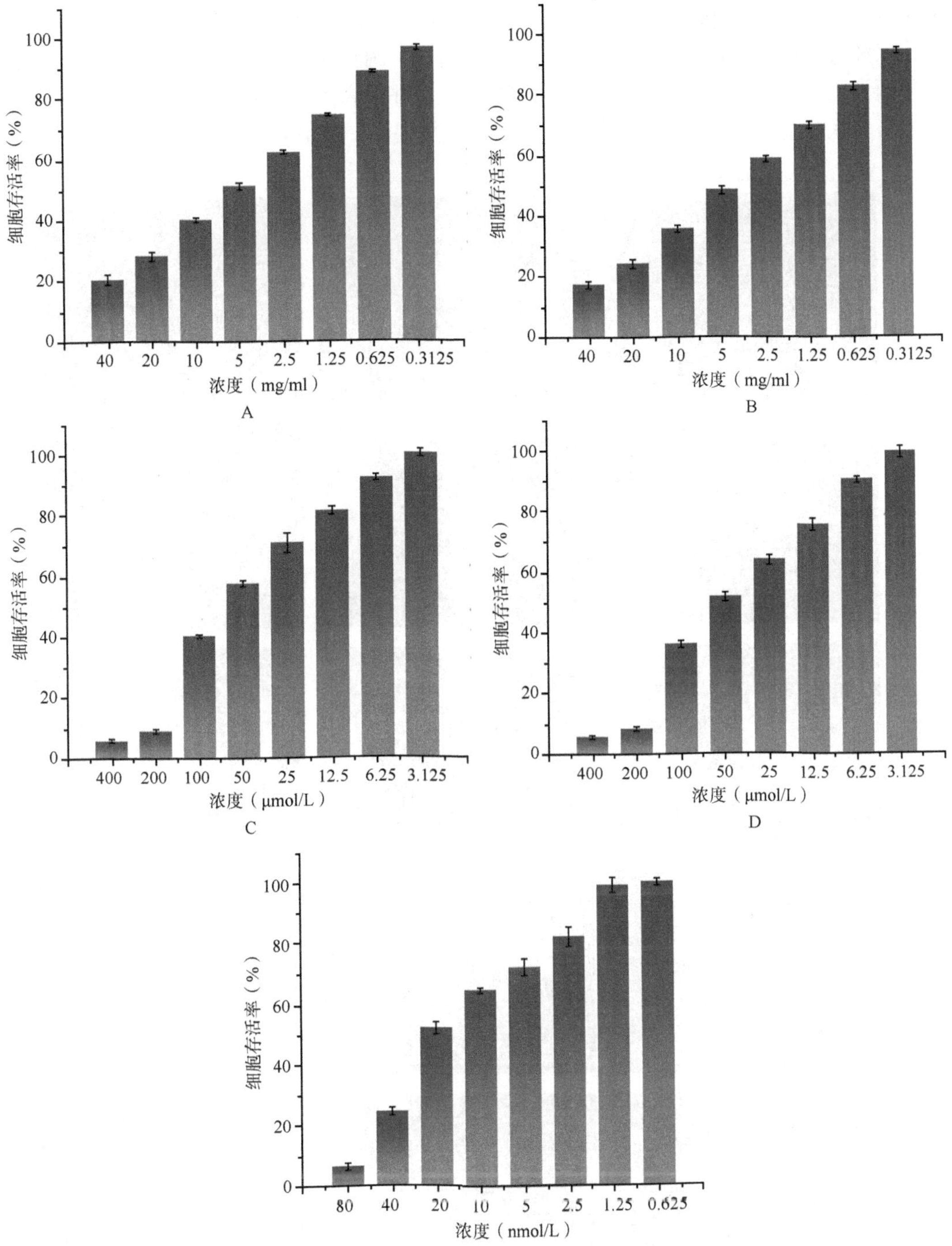

图 20-1-4　不同浓度药物影响下肝癌细胞的存活率

A. 复方木鸡颗粒；B. 复方木鸡颗粒外泌体；C. 没食子酸；D. 没食子酸外泌体；E. 紫杉醇

（2）**凋亡坏死测定**　取生长状态良好的 SMMC-7721 细胞，以 1×10^5 个 /ml 的密度接种于 6 孔板，每孔 2 ml。待细胞贴壁完全后，设置对照组、复方木鸡颗粒组（5 mg/ml）、复方木鸡颗粒外泌体组（5 mg/ml）、没食子酸组（50 μmol/L）、没食子酸外泌体组（50 μmol/L），紫杉醇组（20 nmol/L），每组 3 个复孔。加入含有不同药物的培养液作用 24 h，PBS 清洗 3 次，使用不含 EDTA 的胰酶消化，离心收集沉淀，在细胞沉淀中加入 500 μl 的 1×Binding buffer 工作液重悬细胞。加入 25 μl Annexin V-FITC 和 50 μl PI，轻轻混匀，室温避光孵育 10 min 后上流式细胞仪和荧光显微镜检测肝癌细胞凋亡坏死的情况。凋亡坏死率测定结果同样显示，外泌体作为外源性靶点，可增强药物对肿瘤部位的靶向性，并提高药效。复方木鸡颗粒及没食子酸分别与外泌体联合给药后，肝癌细胞的凋亡坏死率显著提高，结果如图 20-1-5 和图 20-1-6 所示。

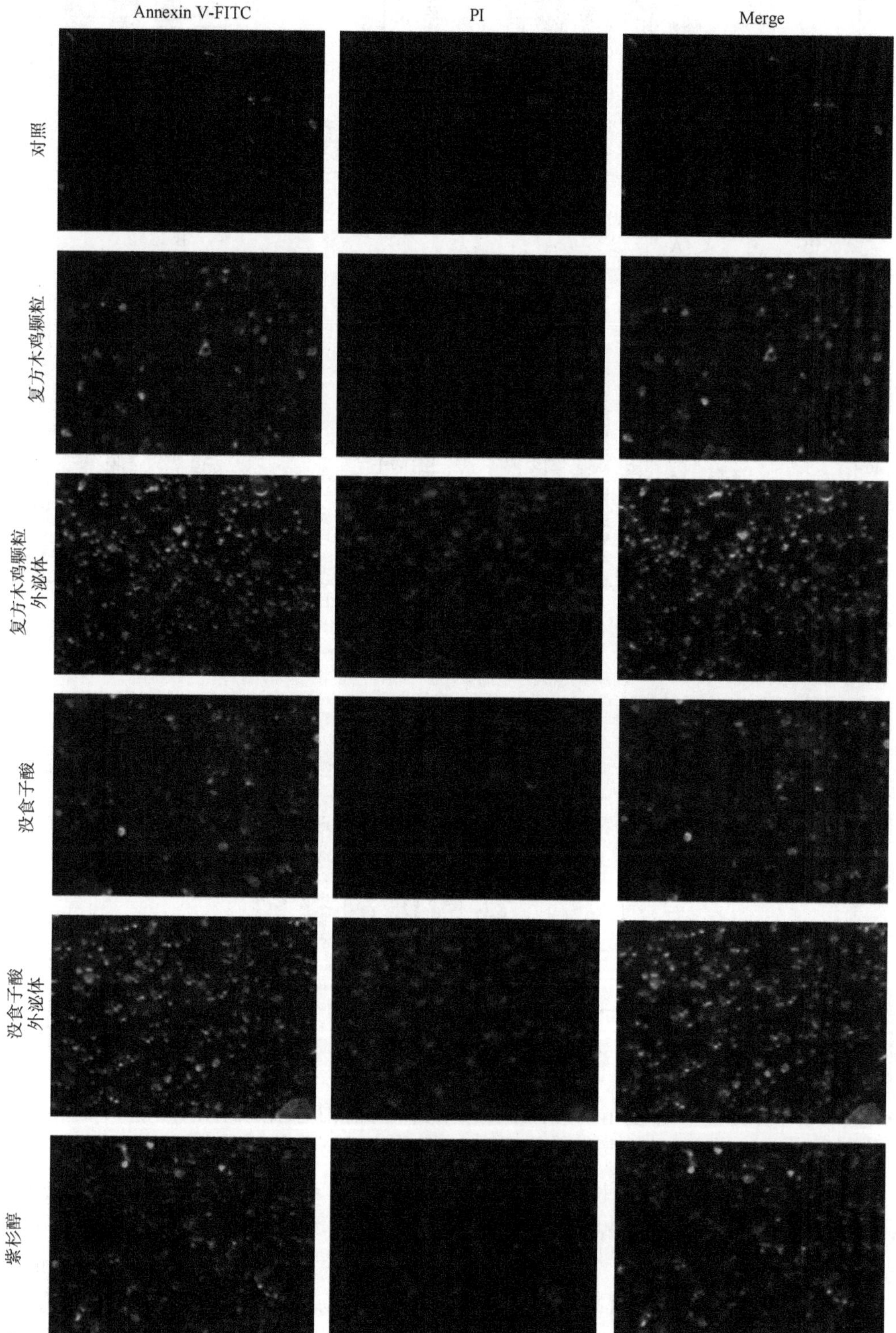

图 20-1-5 各组药物诱导肝癌细胞凋亡坏死荧光图

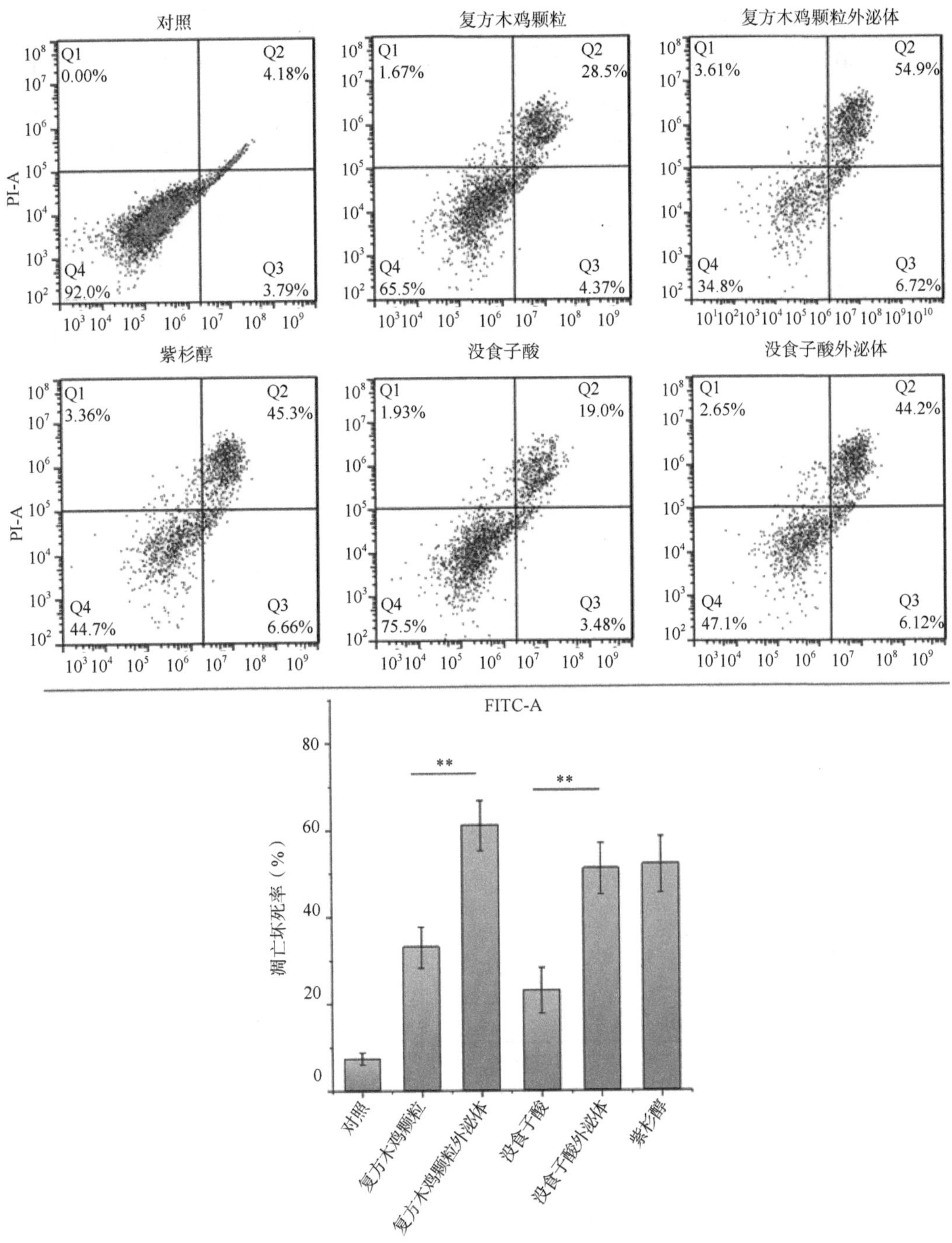

图 20-1-6　各组药物诱导肝癌细胞凋亡坏死流式散点图

$^{**}P < 0.01$

5. 抑制肝癌类器官活性的测定

（1）给药浓度的筛选　取生长状态良好的肝癌类器官铺在 96 孔板中，每孔约 10 μl。生长 1 周后用于实验。设对照组和不同药物浓度组（复方木鸡颗粒及复方木鸡颗粒外泌体组均以复方木鸡颗粒计为 100 mg/ml、50 mg/ml、25 mg/ml、12.5 mg/ml、6.25 mg/ml、3.125 mg/ml；没食子酸及没食子酸外泌体组均以没食子酸计为 800 μmol/L、400 μmol/L、200 μmol/L、100 μmol/L、50 μmol/L、25 μmol/L，紫杉醇为 400 nmol/L、200 nmol/L、100 nmol/L、50 nmol/L、

25 nmol/L、12.5 nmol/L），每组 3 个复孔，加入含有不同浓度药物的培养液作用 72 h，吸弃药液，每孔加入 100 μl 预冷的含 10% CCK-8 的完全培养基，并将基质胶完全吹散，放入 37℃培养箱避光孵育 2 h 后，用酶标仪测定各组类器官在 450 nm 处的吸光度，分别计算复方木鸡颗粒和没食子酸对肝癌类器官活性的抑制率。在使用 CCK-8 实验评估不同浓度药物处理肝癌类器官 72 h 后的活性的结果表明，药物对肝癌类器官的活性均呈现出剂量依赖性的抑制作用。随着药物浓度的升高，肝癌类器官的细胞活力逐渐降低。复方木鸡颗粒抑制肝癌类器官活性的 IC_{50} 是 44.842 mg/ml，而与外泌体联合后 IC_{50} 是 33.742 mg/ml。没食子酸抑制肝癌细胞活性的 IC_{50} 是 427.767 μmol/L，而与外泌体联合后 IC_{50} 是 266.848 μmol/L，紫杉醇抑制肝癌细胞活性的 IC_{50} 是 205.37 nmol/L（表 20-1-5 及图 20-1-7）。由此可见，外泌体作为外源性靶点，其与药物联合应用后药效趋势在类器官层面与细胞结果一致。综合考虑，后续实验的药物浓度选择为复方木鸡颗粒及复方木鸡颗粒外泌体组均以复方木鸡颗粒计为 40 mg/ml；没食子酸及没食子酸外泌体组均以没食子酸计为 400 μmol/L；紫杉醇为 200 nmol/L。

表 20-1-5 不同药物抑制肝癌类器官活性的 IC_{50}

药物	IC_{50}（mg/ml）	药物	IC_{50}（μmol/L）
复方木鸡颗粒	44.842	没食子酸	427.767
复方木鸡颗粒外泌体	33.742	没食子酸外泌体	266.848
—	—	紫杉醇	205.37×10^{-3}

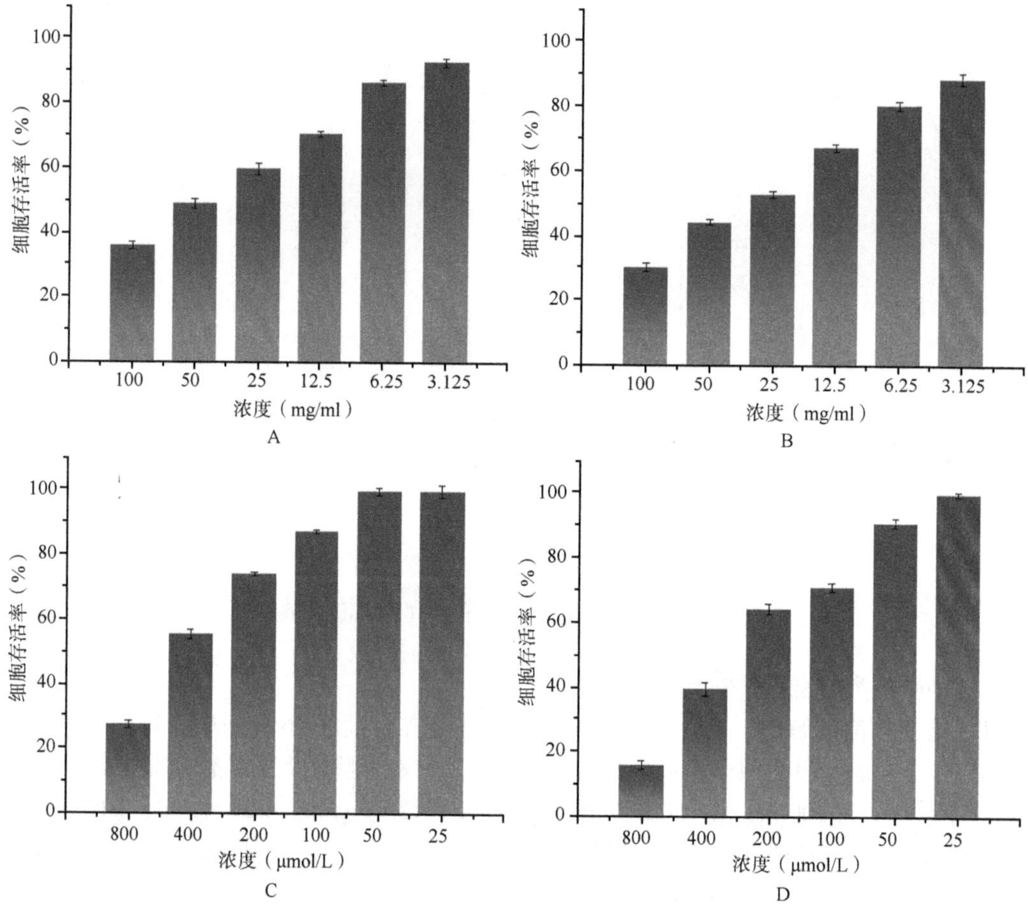

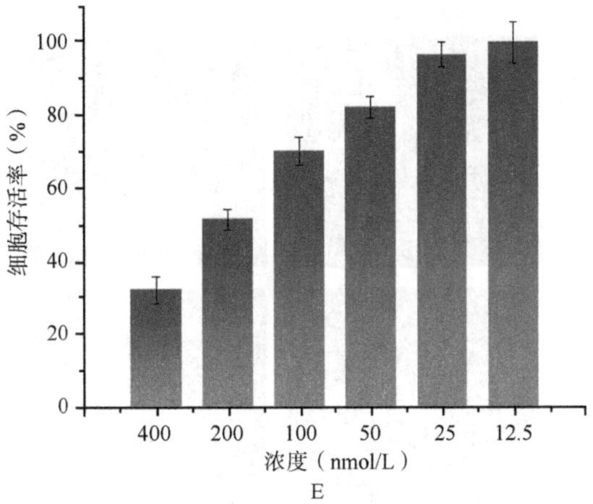

图 20-1-7　不同浓度药物影响下肝癌类器官的存活率

A. 复方木鸡颗粒；B. 复方木鸡颗粒外泌体；C. 没食子酸；D. 没食子酸外泌体

（2）肝癌类器官 ATP 活性的测定　取生长状态良好的肝癌类器官铺在 96 孔板中，每孔约 10 μl。生长 1 周后用于实验。设置对照组和不同给药组（复方木鸡颗粒及复方木鸡颗粒外泌体组均以复方木鸡颗粒计为 40 mg/ml；没食子酸及没食子酸外泌体组均以没食子酸计为 400 μmol/L；紫杉醇为 200 nmol/L），每组 3 个复孔，加入含有不同药物的培养液作用 72 h，吸弃药液，每孔加入 20 μl 预冷的裂解液，并将基质胶完全吹散，使类器官充分裂解，静置 5 min，取上清液 10 μl 与提前静置 3 min 的 ATP 检测试剂 100 μl 混合均匀，用化学发光仪测定 RLU 值，分别计算不同药物对肝癌类器官 ATP 水平的抑制率。结果如图 20-1-8 所示，随着药物浓度的增加，肝癌类器官内的 ATP 含量逐渐减少。表明复方木鸡颗粒及没食子酸与外泌体的联合抑制了肝癌类器官的能量代谢，导致细胞内 ATP 生成减少。

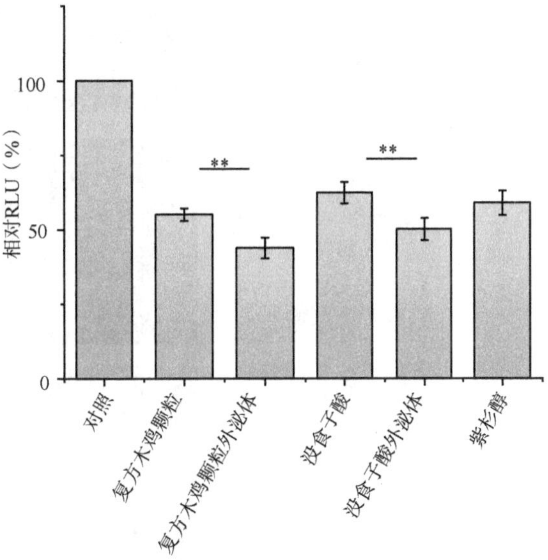

图 20-1-8　各组药物对肝癌类器官 ATP 活性的影响

$^{**}P < 0.01$

（3）Annexin V-FITC/PI 双染法测定肝癌类器官凋亡坏死　取生长状态良好的肝癌类器官铺在芯片中。生长 1 周后用于实验。设置对照组和不同给药组（复方木鸡颗粒及复方木鸡颗粒外泌体组均以复方木鸡颗粒计为 40 mg/ml；没食子酸及没食子酸外泌体组均以没食子酸计为 400 μmol/L；紫杉醇为 200 nmol/L），每组 3 个复孔。通入含有不同药物的培养液作用 72 h，随后通入提前配好的染色液（1×Binding buffer 20 份，Annexin V-FITC 1 份，PI 2 份），室温避光孵育 10 min 后荧光显微镜观察肝癌类器官细胞凋亡坏死的情况。结果显示，在药物处理后的肝癌类器官中，均观察到了明显的凋亡和坏死细胞，结果如图 20-1-9 所示。

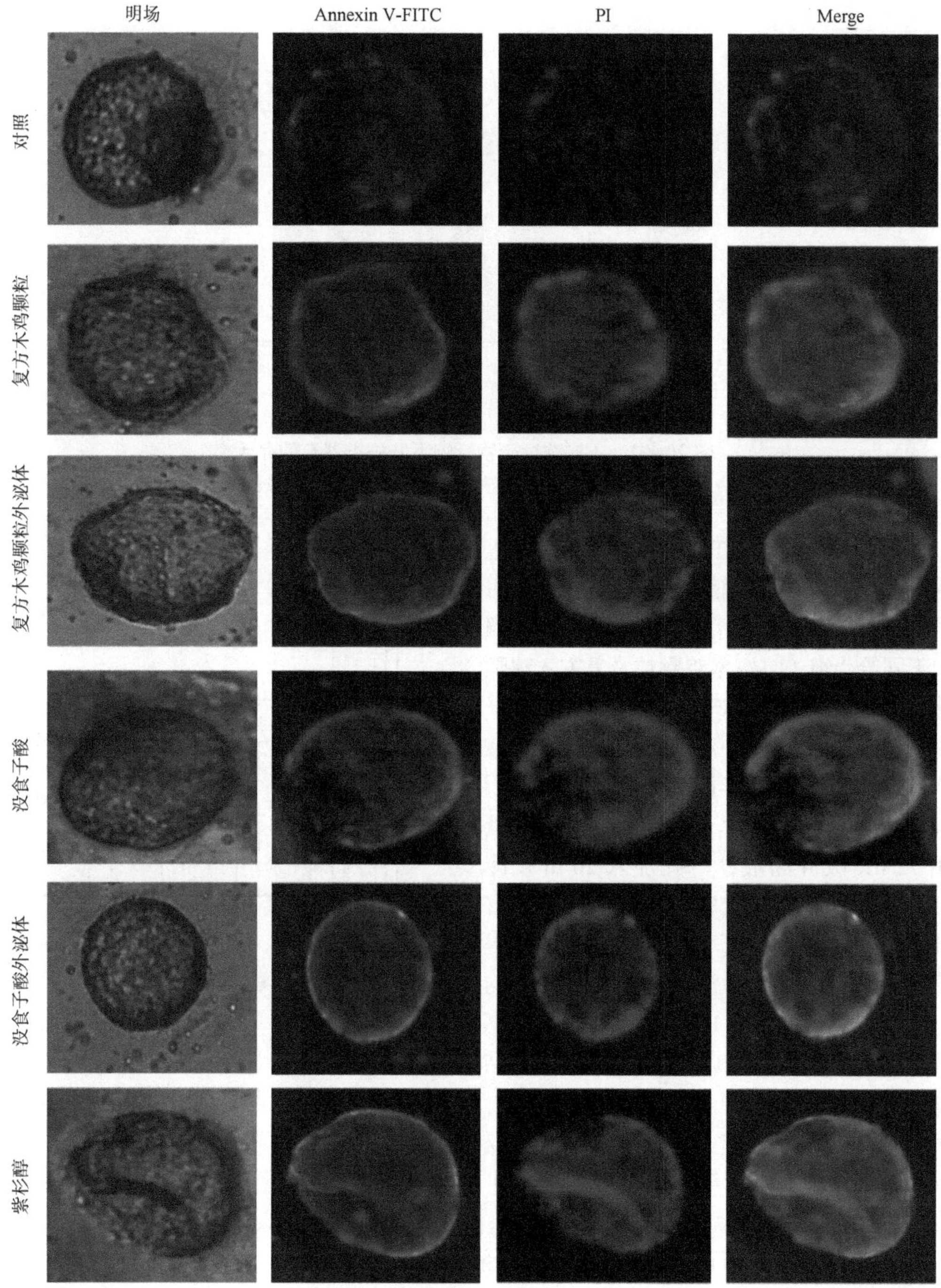

图 20-1-9 各组药物作用肝癌类器官后凋亡坏死情况

6. 数据统计

数据统计分析采用 SPSS 17.0 软件，数据结果以均数 ± 标准差（$\bar{x} \pm s$）表示，样本间比较采用独立样本 t 检验，以 $P < 0.05$ 表示具有显著性差异，$P < 0.01$ 表示具有极显著性差异。

本部分研究聚焦于复方木鸡颗粒及没食子酸与 hUC-MSCs-Exos 联合应用于肝癌治疗的药效探讨。在细胞和类器官层面的实验结果均清晰表明，外泌体作为外源性靶点与药物联合时，展现出显著增强药物对肝癌细胞及类器官活性抑制的能力，为肝癌治疗策略提供了新的研究方向与潜在应用价值。从作用机制角度深入分析，外泌体可能凭借其独特的纳米级尺寸结构与天然的生物相容性，高效负载药物分子，并借助其表面丰富的特异性蛋白或脂质成分，实现对肝癌细胞的精准靶向递送。相较于单纯药物治疗，这种联合方式能够有效提升药物在肿瘤微环境中的局部浓度，从而增强对癌细胞的杀伤效果。在细胞凋亡与坏死诱导方面，联合用药显著高于单独用药。这可能归因于外泌体介导的药物递送改变了细胞内的信号转导通路。一方面，药物通过外泌体进入细胞后，可能干扰癌细胞的抗凋亡蛋白表达；另一方面，可能破坏癌细胞的线粒体膜电位，导致细胞能量代谢紊乱，进一步促使细胞走向凋亡或坏死途径，这与观察到的联合用药后肝癌细胞及类器官内 ATP 含量显著降低的结果相契合。进一步对比复方木鸡颗粒和没食子酸的作用效果，两者在单独及联合外泌体应用时表现出一定差异。没食子酸单独使用时对肝癌细胞及类器官的抑制活性 IC_{50} 相对较高，与外泌体联合后虽有改善，但在肝癌细胞活性抑制的 IC_{50} 变化上不如复方木鸡颗粒明显，这或许暗示复方木鸡颗粒中可能存在其他协同成分或其作用机制与外泌体具有更强的互补性。

三、基于网络药理学的没食子酸与外泌体联合抗肝癌机制研究

（一）数据库

TCMSP 数据库（https：//www.tcmsp-e.com/）；Swiss Target Prediction 数据库（http：//www.swisstargetprediction.ch/）；PharmaMapper 数据库（https：//www.lilab-ecust.cn/pharmmapper/）；ExoCarta 数据库（http：//www.exocarta.org/）；Omim 数据库（https：//omim.org/）；Disgene 数据库（https：//disgenet.com/）；Genecards 数据库（https：//www.genecards.org/）；String 数据库（https：//cn.string-db.org/）；David 数据库（https：//davidbioinformatics.nih.gov/）。

（二）方法与结果

TCMSP、Swiss Target Prediction 和 PharmaMapper 数据库用于搜索没食子酸的靶点，ExoCarta 数据库用于搜索 hUC-MSCs-Exos 的蛋白质靶点。使用 Omim、Disgenet 和 Genecards 数据库搜索“肝癌”的靶点。使用 String 数据库和 Cytoscape 软件建立 PPI 网络图。使用 David 数据库用于 GO 功能和 KEGG 通路富集分析。

1. 靶点分析

没食子酸共搜集到 87 个靶点，hUC-MSCs-Exos 搜集到 938 个靶点，肝癌疾病搜集到 660 个靶点。没食子酸与疾病交集靶点有 16 个，hUC-MSCs-Exos 与疾病交集靶点有 42 个，一共有 57 个交集靶点（图 20-1-10）。将交集靶点分别输入到 String 数据库中进行检索，设置蛋白种类为“Homo sapiens”，相互作用阈值≥ 0.4，得到 PPI 网络。通过 Cytoscape 软件内置的 Network Analyzer 插件进行拓扑分析，结果显示没食子酸与疾病的交集靶点共计 16 个节点，79 条边，hUC-MSCs-Exos 与疾病的交集靶点共计 42 个节点，170 条边，总交集靶点共计 57 个节点，407 条边（图 20-1-10）。其中节点的大小、颜色深浅按节点 Degree 值大小变化，内圈为 Degree 较大的靶点，没食子酸与 hUC-MSCs-Exos 或联合应用治疗肝癌的药效机制可能与这些蛋白相关。

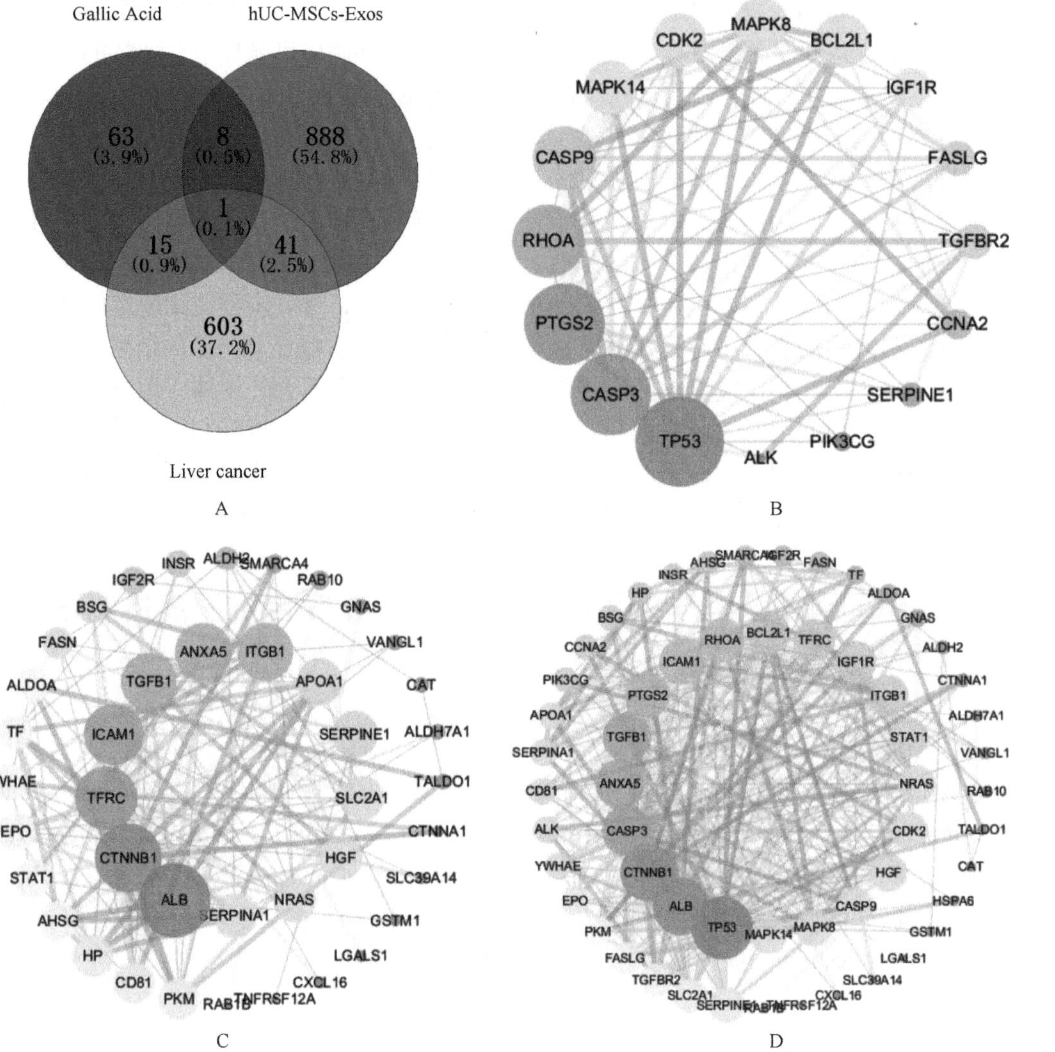

图 20-1-10 药物与疾病交集靶点分析

A. 药物与疾病交集靶点；B. 没食子酸与疾病交集核心靶点分析；C. hUC-MSCs-Exos 与疾病交集核心靶点分析；D. 总交集核心靶点分析

2. GO 功能注释与 KEGG 通路富集分析

将交集靶点分别输入 David 数据库进行 GO 功能注释与 KEGG 通路富集。没食子酸与疾病交集靶点的 GO 功能富集分析共得到 133 项条目，校正 $P < 0.05$ 后得到 110 项条目，其中生物过程（biological process，BP）80 项，细胞组成（cellular component，CC）11 项，分子功能（molecular function，MF）19 个。KEGG 通路富集分析共得到 83 条通路，校正 $P < 0.05$ 后得到 78 条通路。hUC-MSCs-Exos 与疾病交集靶点的 GO 功能富集分析共得到 162 项条目，校正 $P < 0.05$ 后得到 124 项条目，其中生物过程（biological process，BP）65 项，细胞组成（cellular component，CC）40 项，分子功能（molecular function，MF）19 个。KEGG 通路富集分析共得到 48 条通路，校正 $P < 0.05$ 后得到 33 条通路。总交集靶点的 GO 功能富集分析，共得到 323 项条目，校正 $P < 0.05$ 后得到 247 项条目，其中生物过程（biological process，BP）158 项，细胞组成（cellular component，CC）47 项，分子功能（molecular function，MF）42 个。KEGG 通路富集分析共得到 123 条通路，校正 $P < 0.05$ 后得到 110 条通路。分别按 P 选取排名前 10 的生物过程、细胞组成和分子功能，以及排名前 20 的通路绘制可视化图，见图 20-1-11。

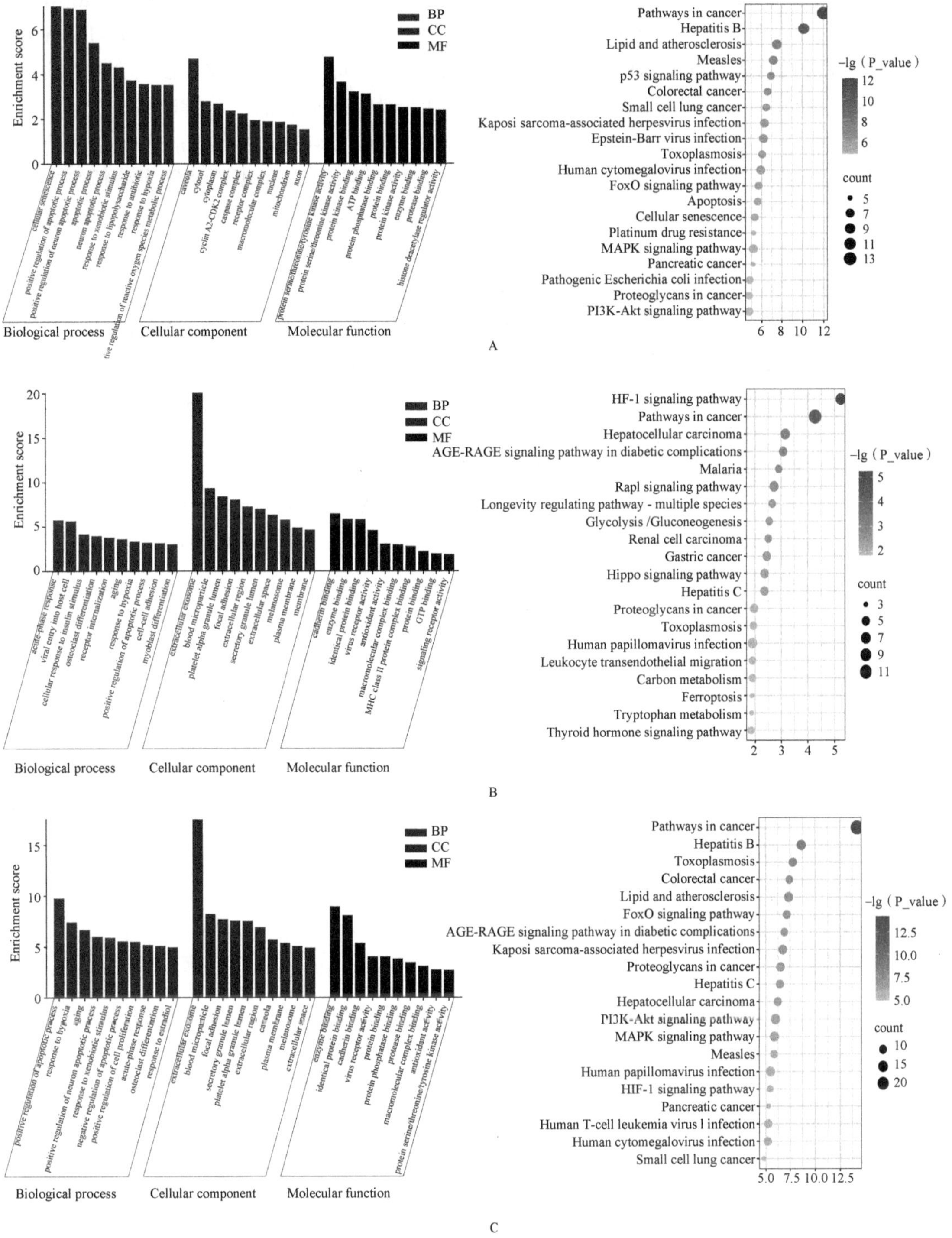

图 20-1-11　GO 功能注释与 KEGG 通路富集分析结果

A. 没食子酸治疗肝癌的分析结果；B. hUC-MSCs-Exos 治疗肝癌的分析结果；C. 没食子酸与 hUC-MSCs-Exos 联合治疗肝癌的分析结果

3. “成分 - 核心靶点 - 通路”网络的构建

通过 Cytoscape 3.7.2 软件构建活性成分 - 核心靶点 - 通路网络图，见图 20-1-12 至图 20-1-14。如图所示，没食子酸治疗肝癌所影响的 GO 功能和 KEGG 通路与 hUC-MSCs-Exos 是不同的，但两者联合后主要影响的 GO 功能和 KEGG 通路并未产生新的。结果表明 Pathways in cancer、Hepatitis B、Lipid and atherosclerosis 等可能为没食子酸的关键通路；HIF-1 signaling pathway、Pathways in cancer、Hepatocellular carcinoma 等可能为 hUC-MSCs-Exos 的关键通路；Pathways in cancer、Hepatitis B、Toxoplasmosis 等可能为二者联合后的关键通路。

本研究基于网络药理学方法，对没食子酸与 hUC-MSCs-Exos 联合抗肝癌机制进行了探究，揭示了潜在的作用靶点与通路，为后续深入研究提供了理论依据。从靶点分析来看，没食子酸与 hUC-MSCs-Exos 分别具有一定数量的靶点，且与肝癌疾病存在交集靶点，这表明它们可能直接或间接作用于这些共同靶点发挥抗肝癌效应。研究表明 TP53、ALB、CTNNB1 是没食子酸和 hUC-MSCs-Exos 联合治疗肝癌的关键靶点。其中 TP53 是一种重要的抑癌基因，在多种癌症中发挥广泛而强大的功能，通过响应细胞内各种应激源，如 DNA 损伤，激活后促进 DNA 修复或引导异常细胞受控死亡，有效阻止癌症的发生和发展，被称为“基因组的守护者”。同时，TP53 基因突变在许多癌症中也普遍存在，如 TP53 基因在肿瘤发生机制中具有重要意义。CTNNB1 基因是一种原癌基因，它编码的 β- 连环蛋白参与细胞间黏着，且在细胞核内可用作转录激活子。通常 CTNNB1 基因与肿瘤发生发展有关，在肝癌等其他肿瘤组织中都可见该蛋白高表达，也就是 CTNNB1 基因突变。ALB 是人类血液中最丰富的蛋白质。它在调节血浆胶体渗透压中发挥作用，并作为一种载体蛋白，参与体内多种代谢，并用于多种内源性分子，包括激素、脂肪酸、代谢物及外源性药物。

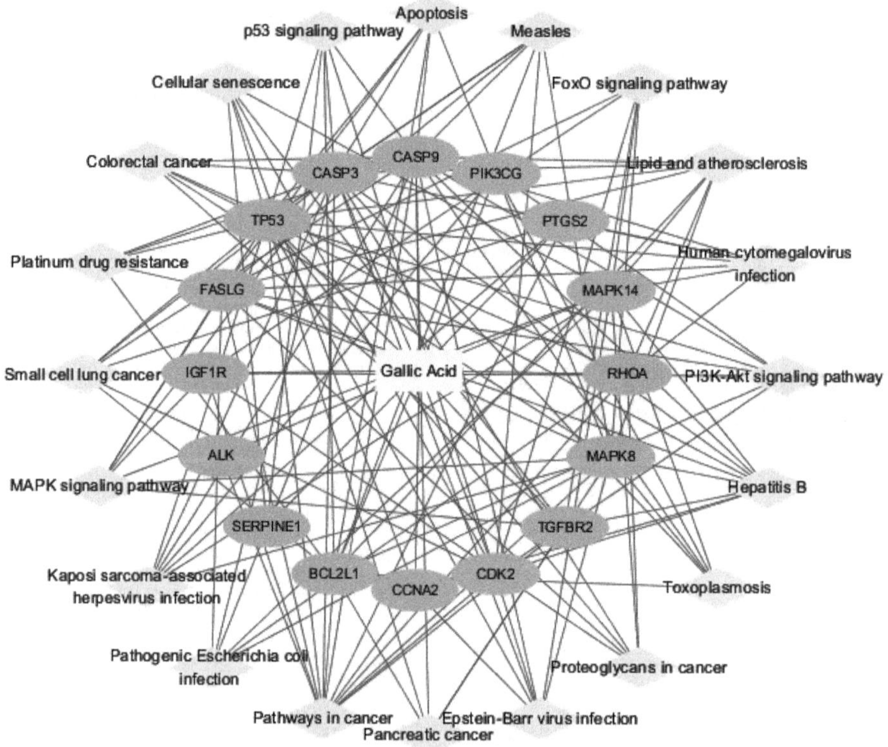

图 20-1-12 没食子酸治疗肝癌的“成分 - 核心靶点 - 通路”网络图

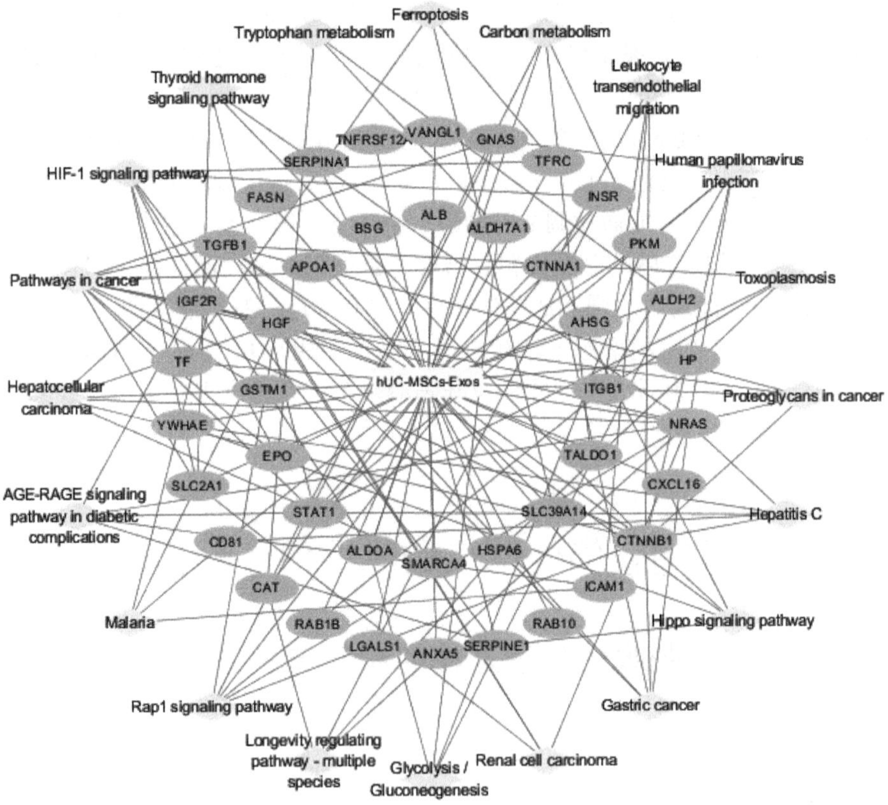

图 20-1-13　hUC-MSCs-Exos 治疗肝癌的“成分 - 核心靶点 - 通路”网络图

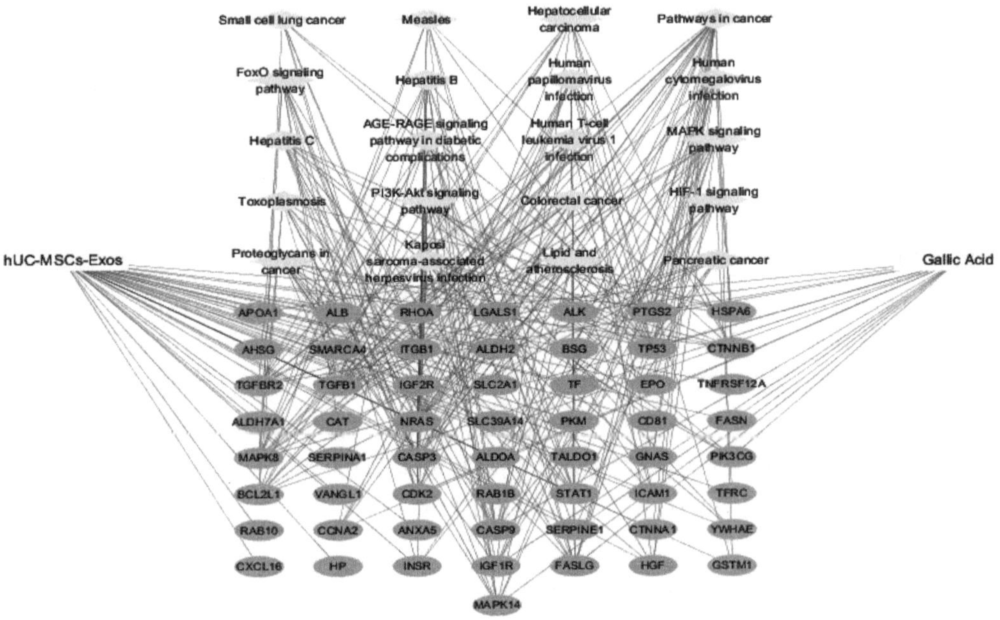

图 20-1-14　没食子酸与 hUC-MSCs-Exos 联合治疗肝癌的“成分 - 核心靶点 - 通路”网络图

在 GO 功能注释与 KEGG 通路富集分析方面，没食子酸与疾病交集靶点的富集结果显示其在生物过程中涉及细胞增殖调控、氧化应激反应等，这与肝癌细胞的异常增殖和氧化还原失衡的病理特征密切相关。KEGG 通路中 Pathways in cancer、Hepatitis B、Lipid and atherosclerosis 等通路富集，提示没食子酸可能通过干预这些通路来影响肝癌进展，如在 Pathways in cancer 通路中，可能调节相关癌基因与抑癌基因表达，改变癌细胞的增殖、凋亡及转移能力。hUC-MSCs-Exos 与疾病交集靶点的功能富集主要集中在细胞代谢调节、免疫相关过程等方面，KEGG 通路如 HIF-1 signaling pathway、Pathways in cancer、Hepatocellular carcinoma 等的富集表明其可能通过调节肿瘤缺氧微环境、影响癌细胞代谢及免疫逃逸等机制发挥抗肝癌作用。两者联合后的总交集靶点富集通路虽未产生全新通路，但在关键通路上的协同作用值得关注，可能通过增强对通路的调控，更有效地抑制肝癌发展。

综上所述，本研究利用网络药理学初步揭示没食子酸与 hUC-MSCs-Exos 联合抗肝癌的潜在机制，虽有局限，但为后续实验验证及肝癌治疗新策略研发提供了重要线索与方向，有望推动肝癌治疗领域的发展。

第二节 基于细胞膜仿生纳米粒的没食子酸抗肝癌药效研究

一、没食子酸细胞膜仿生纳米粒的制备与表征

（一）实验材料

1. 仪器与设备

HC-2517 型高速离心机（科大创新股份有限公司）；USAUTOFLOW 型 CO_2 培养箱（德国 NU-AIRE 公司）；JY92-IIN 型超声波细胞粉碎机（宁波新芝生物科技股份有限公司）；Nikon ECLIPSE Ti 研究级荧光倒置显微镜（日本 Nikon 公司）；ND5000 型超微量紫外可见光分光光度计（北京百泰克生物技术有限公司）；Nano ZS90 型纳米粒度跟踪分析仪（英国 Malvern 公司）；日立 HitachiHT7700 型透射电子显微镜（日本电子株式会社）；Agilent-1260 Ⅱ高效液相色谱仪（美国安捷伦科技有限公司）；UV-1800 型紫外分光光度计（北京瑞利分析仪器有限公司）；MilliQ 超纯水处理装置（美国 Millipore 公司）。

2. 药材与试剂

青霉素 - 链霉素双抗溶液（G4003），蔗糖（分析纯，GC205014），DiL 细胞膜红色荧光染色试剂盒（G1705），Hoechst 33342 细胞核染色液（G1127），均购自武汉赛维尔生物科技有限公司；DMEM 高糖培养基（MA0212），SDS-PAGE 凝胶快速配制试剂盒（MA0159），Meilunbio® 飞克特超敏 ECL 发光液（MA0186），均购自大连美仑生物技术有限公司；Tris-magnesium 缓冲液（R27481），购自上海源叶生物科技有限公司；蛋白酶抑制剂 PMSF（SW106），6×loading buffer（SW104），均购自北京赛文创新生物科技有限公司；DSPE-MPEG（P922850），购自上海麦克林生化科技股份有限公司；透析袋（3500D，YA1078），Tris（T8060），甘氨酸（G8200），十二烷基硫酸钠 SDS（S8010），1M Tris-HCl 缓冲液（pH 6.8，T1020），均购自北京索莱宝科技有限公司；Rabbit Anti-Integrin α4 antibody（bs-0641R），Rabbit Anti-Integrin β_1 antibody（bs-8013R），均购自北京博奥森生物技术有限公司；HRP-conjugated Goat Anti-Mouse IgG（H+L）（SA00001-1），HRP-conjugated Goat Anti-Rabbit IgG（H+L）（SA00001-2），均购自武汉三鹰生物技术有限公司；四氢呋喃、甲酸、乙腈、甲醇（色谱级），

购自天津市科密欧化学试剂有限公司；水，为实验室制备三级水。

3. 细胞

小鼠单核巨噬细胞 RAW264.7（STCC20020P-1），购自武汉赛维尔生物科技有限公司。

（二）方法与结果

1. RAW264.7 小鼠巨噬细胞膜的提取与纯化

（1）细胞复苏及培养　将冻存的 RAW264.7 细胞置于 37℃水浴环境下孵育，并迅速摇晃使其解冻，加入 3 ml 完全培养基（含 10% FBS、100 U/ml 青霉素 - 链霉素双抗溶液的高糖 DMEM 培养基）混合均匀，1000 r/min 离心 3 min 后，弃去上清，用完全培养基重悬细胞并将其转移至 T25 培养瓶内，于 37℃、5% CO_2 及 95% 相对湿度的培养箱中培养，观察细胞生长状况。

（2）细胞传代　显微镜下观察，待 RAW264.7 细胞生长至 80% 以上时，弃去培养液，以无菌 PBS 清洗细胞，弃去 PBS，加入完全培养基 3 ml，用细胞刮刀从一侧将细胞轻轻刮下，用移液枪将细胞悬液吹散并转移到新的 T25 培养瓶内，以 1 ∶ 3 比例进行传代，置于细胞培养箱中继续培养。

（3）细胞冻存　显微镜下观察，待 RAW264.7 细胞生长至 80% 以上时，弃去培养液，以无菌 PBS 清洗细胞，弃去 PBS，加入完全培养基 3 ml，用细胞刮刀从一侧将细胞轻轻刮下，并将细胞悬液转移至离心管内，1000 r/min 离心 3 min，弃去上清，加入 1 ml 细胞冻存液重悬细胞，吹匀并转移至无菌冻存管内，于 –80℃超低温冰箱保存过夜后置于液氮罐内长期保存。

（4）RAW264.7 小鼠巨噬细胞膜的提取与纯化　当 RAW264.7 细胞生长至 80% 以上时，弃去培养液，加入预冷的 Tris-magnesium 缓冲液（TM buffer，pH 7.4，0.01 M Tris 及 0.001 M $MgCl_2$）并加入 1% 体积的苯甲基磺酰氟（PMSF）防止蛋白降解，用细胞刮刀将细胞刮下，并将细胞悬液转移至离心管内，1000 r/min 离心 3 min，弃去上清，收集细胞沉淀。将细胞沉淀，用含 1% 体积 PMSF 的 TM buffer 稀释到 2.5×10^7 个细胞 /ml 的浓度，低渗孵育过夜。于冰上超声（30 min，195 W，超声开 6 s，停 9 s）破坏细胞结构得到细胞匀浆，随后加入 1 M 的蔗糖溶液至终浓度为 0.25 M，于 4℃、2000 g 离心 10 min，弃去沉淀，收集上清，重复操作，以至完全分离细胞核细胞器等，将收集到的上清于 4℃、3000 g 离心，收集沉淀，得到 RAW264.7 小鼠巨噬细胞膜。将收集到的 RAW264.7 小鼠巨噬细胞膜用预冷的 TM buffer 清洗后离心，收集沉淀，得到纯化的细胞膜。

2. 细胞膜的表征

取纯化的巨噬细胞膜滴加到蛋白浓度测定仪上，以无菌水扣除空白，通过微量紫外光度计法测定细胞膜蛋白浓度。取生长状态良好的巨噬细胞，无菌 PBS 漂洗 2 遍，用细胞膜染色液 DiL 染 15 min，无菌 PBS 漂洗 2 遍，最后用细胞核染色液 Hoechst 33342 染色 15 min，PBS 漂洗后再按上述步骤提取其细胞膜，在离心提纯后将提取物放在荧光显微镜下观察。根据微量蛋白浓度测定仪测定结果，2.5×10^7 个巨噬细胞提取的细胞膜蛋白量约为 0.35 mg。随后对巨噬细胞进行荧光染色，再提取细胞膜，于荧光显微镜下观察。发现细胞样品中细胞膜被染成红色，细胞核等结构被染成蓝色，而提取的细胞膜样品中未见蓝色的细胞核（图 20-2-1）表明成功提取细胞膜。

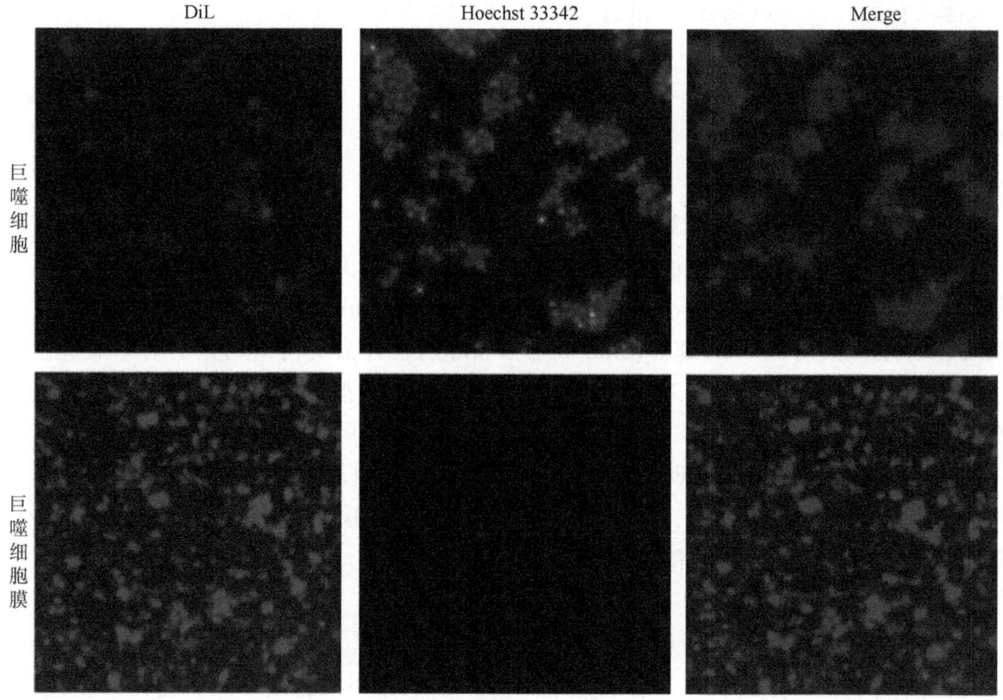

图 20-2-1　细胞及提取的细胞膜染色结果

3. 没食子酸细胞膜仿生纳米粒（MM@DSPE-MPEG/GA NPs，MGNPs）的制备

取 30 mg DSPE-MPEG 和 3 mg 没食子酸溶解于 0.5 ml 四氢呋喃中作为有机相，另准备 1.5 ml 去离子水置于 10 ml 玻璃瓶中。将水相置于超声清洗机中，缓慢将有机相滴入水相中，随后冰水浴超声破碎 10 min，冻干，即得 DSPE-MPEG/GA（DMGA）。将 DSPE-MPEG/GA 以去离子水稀释，使溶液中 GA 浓度达 0.3 mg/ml。以 1 ∶ 1 的比例加入巨噬细胞膜，在脂质体挤出仪内依次通过 400 nm、200 nm 的聚碳酸酯膜共挤压，来回挤压 20 次，即得 MM@DSPE-MPEG/GA NPs（MGNPs），冻干备用，MGNPs 的制备方式见图 20-2-2。

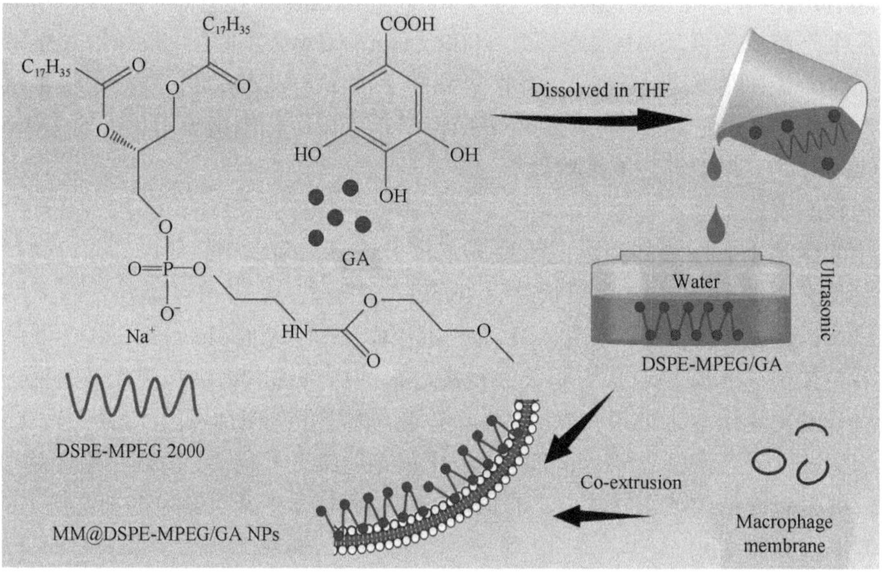

图 20-2-2　MGNPs 的制备流程

GA. 没食子酸；DSPE-MPEG 2000. 二硬脂酰磷脂酰乙醇胺聚乙二醇；THF. 四氢呋喃

4. MGNPs 的表征

（1）粒径、zeta 电位及电镜表征　取制备的 DMGA 和 MGNPs，采用 Zetasizer Nano ZS90 型粒度分析仪测量粒径及 zeta 电位。采用 Holland Tecnai 12 型透射电子显微镜观察 MGNPs 形态。制备的 DMGA 溶解于纯净水中，呈无色透明状溶液，而 MGNPs 呈无色半透明状液体。DMGA、MGNPs 的粒径分别为（150.5±2.6）nm、（217.8±4.2）nm，电位分别为（–33.0±0.3 mV）、（–22.8±0.6 mV）。粒径分布见图 20-2-3，电位见图 20-2-4。透射电子显微镜观察纳米粒形态见图 20-2-5。

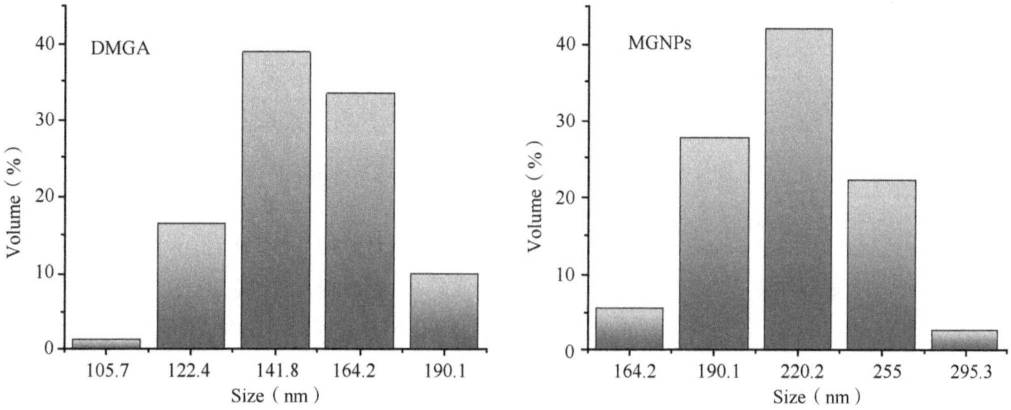

图 20-2-3　DMGA、MGNPs 的粒径分布图

（2）HPLC 法测定载药率、包封率和稳定性　制备 3.24 μg/ml 的没食子酸对照品溶液和 0.3 mg/ml 的 DMGA、MGNPs 溶液。按如下色谱条件分析：Agilent Poroshell-120 SB-C_{18} 色谱柱（4.6 mm×100 mm，2.7 μm）；流动相为 0.1% 甲酸水：乙腈（90 ∶ 10），等度洗脱；流速为 0.4 ml/min；柱温为 30℃；检测波长为 260 nm；进样量为 5 μl。按以下公式计算载药率和包封率。DMGA、MGNPs 在制备后的 0 h、12 h、24 h、36 h、48 h、60 h、72 h 后进样分析，考察 DMGA 和 MGNPs 在水溶液中的短期稳定性。在制备后的 7 d、14 d、21 d、28 d 进样分析，考察 DMGA 和 MGNPs 在水溶液中的长期稳定性。

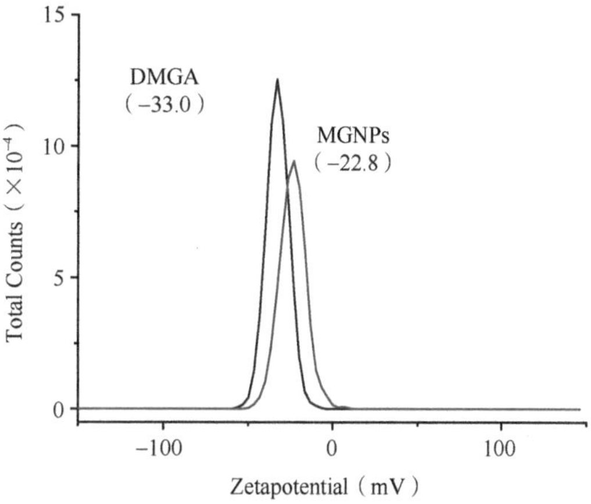

图 20-2-4　DMGA、MGNPs 的电位

$$包封率 = (1-W/W_0) \times 100\%$$

$$载药率 = (W_0-W)/W_{总} \times 100\%$$

其中，W 代表纳米粒中测出的游离 GA 含量；W_0 代表 GA 的起始投入量；$W_{总}$代表纳米粒总质量。

图 20-2-6 显示没食子酸的色谱峰分离度良好，无杂峰干扰，理论塔板数＞ 8000。标准曲线方程为 $Y = 27951X + 0.3875$，$r = 0.9999$，结果表明没食子酸在 3.24 ～ 103.75 μg/ml 呈良好的线性关系。取 MGNPs，平行制备 6 份供试品溶液，没食子酸色谱峰面积 RSD 为 0.9。取 MGNPs，制备供试品溶液，连续 6 天，每天一次进样分析，没食子酸色谱峰面积 RSD 为 1.3，表明方法重复性及中间精密度均符合要求。取 DMGA、MGNPs 进样分析，以外标一点法计

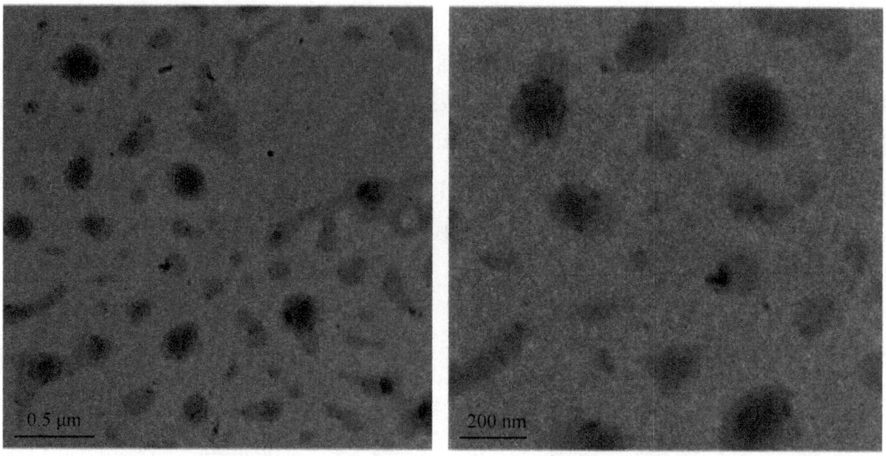

图 20-2-5 MGNPs 的透射电子显微镜拍摄图

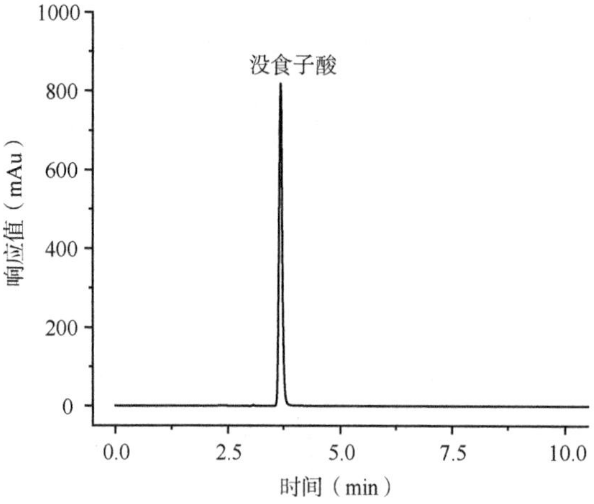

图 20-2-6 纳米粒中游离没食子酸 HPLC 色谱图

算没食子酸含量，计算载药率和包封率。各样品载药率和包封率如表 20-2-1 所示。DMGA、MGNPs 在制备后 72 h 内，样品外观状态稳定，进样分析显示没食子酸色谱峰 RSD 为 2.3%，表明 DMGA、MGNPs 短期内稳定性良好。DMGA、MGNPs 在制备后 21 天内，样品外观状态稳定，进样分析显示没食子酸色谱峰 RSD 为 2.8%，表明 DMGA、MGNPs 在 21 天内稳定性良好。但 21 天之后，MGNPs 逐渐出现沉淀，28 天内没食子酸色谱峰的 RSD 为 17.2%，表明纳米粒已经开始出现降解，而 DMGA 在 28 天时依旧稳定。

表 20-2-1 DMGA、MGNPs 的包封率及载药率（$\bar{x} \pm s$，n=3）

样品	包封率（%）	载药率（%）
DMGA	71.53±2.61	6.50±0.24
MGNPs	61.74±1.65	5.14±0.14

（3）**体外药物释放的监测** 取没食子酸、DMGA、MGNPs，按没食子酸计算以 PBS 稀释到 50 μg/ml 的浓度，再以 PBS 溶液依次稀释为 50 μg/ml、20 μg/ml、10 μg/ml、5 μg/ml、2 μg/ml、1 μg/ml、0.1 μg/ml 的浓度。以 PBS 溶液为空白，在 260 nm 处测定不同浓度不同样品的吸光度，以浓度为横坐标，吸光度为纵坐标，绘制标准曲线。另取没食子酸、DMGA、MGNPs 分别溶解于 5 ml PBS 溶液中，移入活化好的透析袋中，置于装有 50 ml PBS 溶液的烧杯中。37℃恒温 120 r/min 摇床孵育，使药物缓慢释放，分别于 0.25 h、0.5 h、0.75 h、1 h、1.5 h、2 h、4 h、6 h、8 h、10 h、12 h、24 h、36 h、48 h、60 h、72 h 后从 50 ml PBS 溶液中取出 3 ml，在 260 nm 处测定吸光度，计算药物累计释放量，同时补充 3 ml PBS 溶液保证总体积一致性。分别以没食子酸、DMGA、MGNPs 浓度为横坐标，以吸光度为纵坐标，绘制标准曲线。

标准曲线方程及 R^2 如图 20-2-7 所示。不同药物累计体外释放结果如图 20-2-8 所示，可见不同药物的释放均可以分为突释期与平台期两部分，在 12 h 突释期内，没食子酸的药物释放率达到了 57.07%、DMGA 达到了 33.71%、MGNPs 达到了 14.60%。之后药物几乎不再释放，达到了一个平台期。

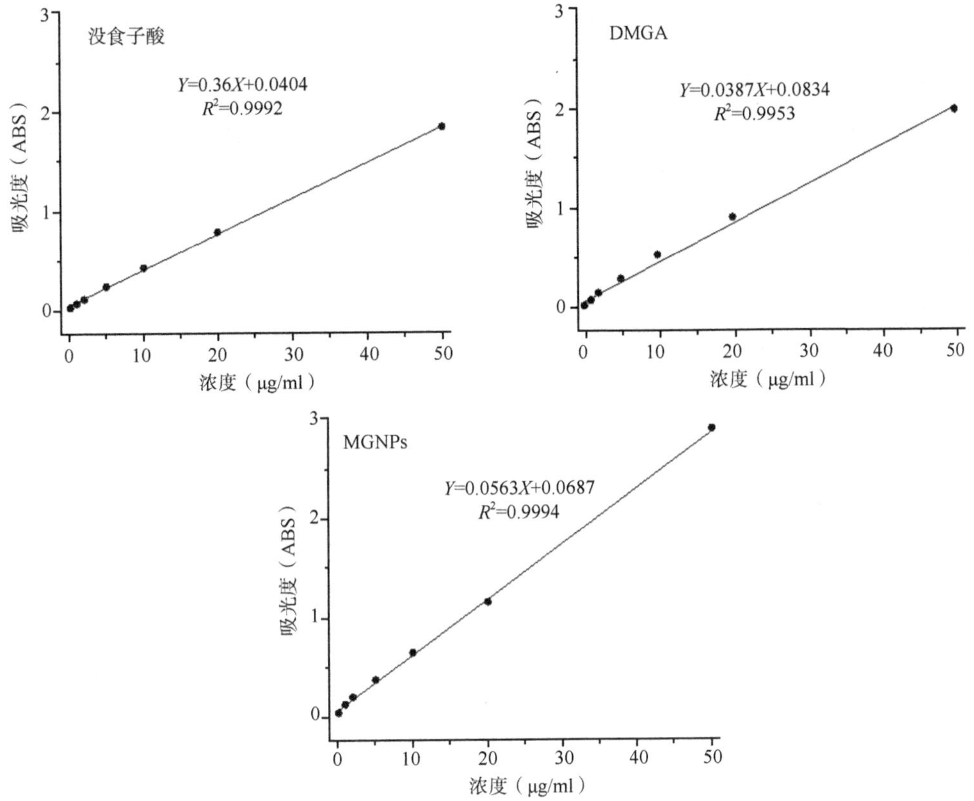

图 20-2-7　没食子酸、DMGA 和 MGNPs 的紫外标准曲线

（4）**SDS-PAGE 凝胶电泳鉴定纳米粒上膜蛋白**　取没食子酸、巨噬细胞、巨噬细胞膜、DMGA、MGNPs，各自加入 990 μl RIPA 裂解液、10 μl PMSF，置于摇床上，于冰上裂解 30 min。加入 6×Loading buffer（样品量：Loading buffer=5 ∶ 1），样品装入 EP 管 100℃水浴下加热 5 min 使蛋白灭活。冷却至室温，–20℃保存。经聚丙烯酰胺凝胶电泳分离后，转至 PVDF 膜上，使用 5% 脱脂奶粉室温封闭 1.5 h，加入一抗 Intrgrin α_4（1 ∶ 1000）、Intrgrin β_1（1 ∶ 1000）于 4℃摇床孵育过夜；洗膜后，加入二抗室温孵育 60 min，再次洗膜后显色，使用凝胶图像分析成像系统检测并采集条带。结果显示，MGNPs 与巨噬细胞及巨噬细胞膜蛋白成分总

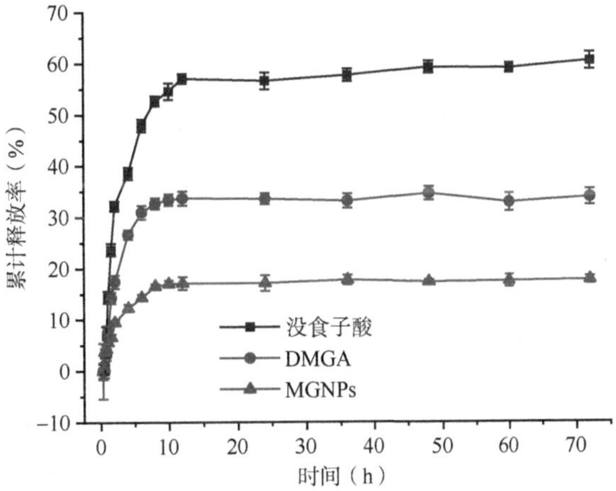

图 20-2-8　没食子酸、DMGA 和 MGNPs 的体外累计释放率

体表达完全相同，Intrgrin α_4 和 Intrgrin β_1 高度表达。而没食子酸和 DMGA 无任何蛋白成分表达，详见图 20-2-9。

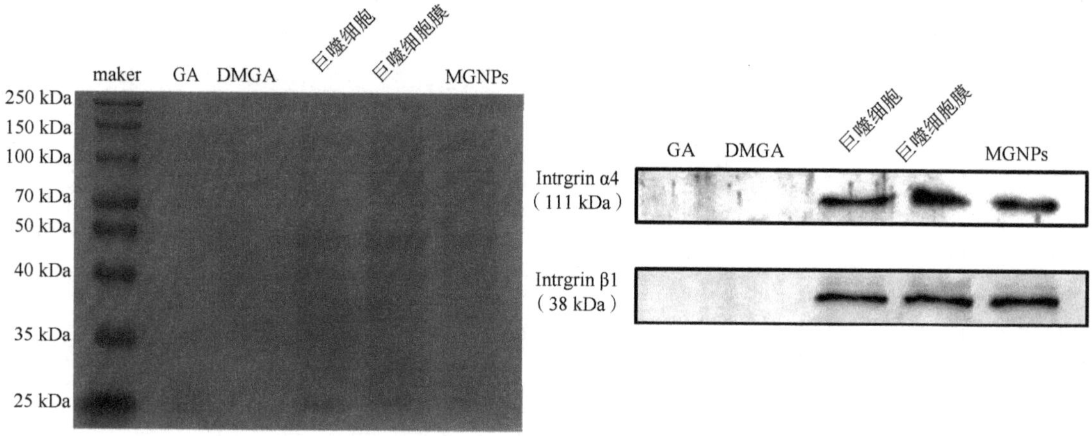

图 20-2-9 MGNPs 中特征蛋白的表达情况

本研究成功制备了没食子酸细胞膜仿生纳米粒（MGNPs），并对其进行了全面表征，结果为进一步探究其抗肝癌活性提供了重要物质基础。MGNPs 的制备过程，采用特定的有机相-水相超声及脂质体挤出法，成功将没食子酸包封于 DSPE-MPEG 与巨噬细胞膜构成的纳米体系内。其粒径、zeta 电位及形态表征结果表明，MGNPs 具有较为均一的粒径分布和适宜的表面电位，利于在体内的稳定分散与循环，透射电镜下呈现的纳米粒形态进一步证实了其制备的成功性与结构完整性。在载药率、包封率和稳定性研究中，MGNPs 表现出一定的载药能力，在短期内及 21 天内均保持了良好的稳定性。然而，21 天后 MGNPs 出现的降解现象提示在实际应用中需关注其长期储存条件与有效期。体外药物释放实验显示，MGNPs 相较于游离没食子酸和 DMGA，在突释期的药物释放速率明显降低，这得益于巨噬细胞膜的包覆作用，使其呈现一定的缓释特性，有助于减少药物初期大量释放可能引发的毒副作用，并维持药物在较长时间内的有效浓度，对于提高药物疗效具有积极意义。综上所述，本研究制备的 MGNPs 在结构、载药性能及稳定性方面表现出一定优势与特性，为没食子酸的递送提供了新的载体思路，有望在肝癌等疾病治疗中发挥潜在价值。

二、没食子酸细胞膜仿生纳米粒的靶向性、免疫逃逸及药动学研究

（一）实验材料

1. 仪器与设备

HC-2517 型高速离心机（科大创新股份有限公司）；USAUTOFLOW 型 CO_2 培养箱（德国 NU-AIRE 公司）；JY92-ⅡN 型超声波细胞粉碎机（宁波新芝生物科技股份有限公司）；Nikon ECLIPSE Ti 研究级荧光倒置显微镜（日本 Nikon 公司）；ND5000 型超微量紫外可见光分光光度计（北京百泰克生物技术有限公司）；Nano ZS90 型纳米粒度跟踪分析仪（英国 Malvern 公司）；日立 HitachiHT7700 型透射电子显微镜（日本电子株式会社）；Agilent-1260 Ⅱ高效液相色谱仪（美国安捷伦科技有限公司）；UV-1800 型紫外分光光度计

（北京瑞利分析仪器有限公司）；MilliQ 超纯水处理装置（美国 Millipore 公司）；C6 Accuri 流式细胞仪（美国 BD 公司）；HSS 型电子恒温水浴锅（常州智博瑞仪器制造有限公司）；DZF-6020 型真空干燥箱（上海一恒科学仪器有限公司）。

2. 药材与试剂

青霉素 - 链霉素双抗溶液（G4003），DiL 细胞膜红色荧光染色试剂盒（G1705），Hoechst 33342 细胞核染色液（G1127），均购自武汉赛维尔生物科技有限公司；1640 培养基（MA0548），DMEM 高糖培养基（MA0212），均购自大连美仑生物技术有限公司；Tris-magnesium 缓冲液（R27481），购自上海源叶生物科技有限公司；蛋白酶抑制剂 PMSF（SW106），购自北京赛文创新生物科技有限公司；DSPE-MPEG（P922850），购自上海麦克林生化科技股份有限公司；四氢呋喃、甲酸、乙腈、甲醇（色谱级），购自天津市科密欧化学试剂有限公司；水，为实验室制备三级水。

3. 细胞

小鼠单核巨噬细胞 RAW264.7（STCC20020P-1），购自武汉赛维尔生物科技有限公司；人肝癌细胞株 SMMC-7721（H1-5401），购自广州赛业生物科技有限公司。

4. 动物

SPF 级健康雄性 SD 大鼠，体重 200 g±20 g，购自辽宁长生生物技术有限公司，动物合格证号：SCXK（辽）2020-0001。本部分相关动物实验已获得辽宁中医药大学实验动物伦理委员会批准（210000620240216）。

（二）方法与结果

1. 细胞培养

将冻存的 RAW264.7 细胞置于 37℃水浴环境下孵育，并迅速摇晃使其解冻，加入 3 ml 完全培养基（含 10% FBS、100 U/ml 青霉素 - 链霉素双抗溶液的高糖 DMEM 培养基）混合均匀，1000 r/min 离心 3 min 后，弃去上清，用完全培养基重悬细胞并将其转移至 T25 培养瓶内，于 37℃、5% CO_2 及 95% 相对湿度的培养箱中培养，观察细胞生长状况。待 RAW264.7 细胞生长至 80% 以上时，弃去培养液，以无菌 PBS 清洗细胞，弃去 PBS，加入完全培养基 3 ml，用细胞刮刀从一侧将细胞轻轻刮下，用移液枪将细胞悬液吹散并转移到新的 T25 培养瓶内，以 1 ∶ 3 比例进行传代，置于细胞培养箱中继续培养。将冻存的人肝癌细胞株 SMMC-7721 置于 37℃水浴环境下孵育，并迅速摇晃使其解冻，加入 3 ml 完全培养基（含 10% FBS、100 U/ml 青霉素 - 链霉素双抗溶液的 1640 培养基）混合均匀，1200 r/min 离心 3 min 后，弃去上清，用完全培养基重悬细胞并将其转移至 T25 培养瓶内，于 37℃、5% CO_2 及 95% 相对湿度的培养箱中培养，观察细胞生长状况，细胞生长至 80% 以上时，以 1 ∶ 3 比例进行传代。

2. 细胞靶向性及免疫逃逸验证

除在制备过程中溶解没食子酸和 DSPE-MPEG 的四氢呋喃中加入 10 μl DIL 细胞膜荧光染料外，其余步骤与 MGNPs 的制备相同。取生长状态良好的 SMMC-7721 人肝癌细胞和 RAW264.7 小鼠巨噬细胞，分别以 2×10^5 个 /ml 的密度接种于 6 孔板，每孔 2 ml。设置对照组、DMGA 组、MGNPs 组，加入不同含药培养液（以没食子酸计算为 50 μmol/L）。随后放置于培养箱中孵育 6 h，弃去培养液，PBS 清洗 3 次，使用不含 EDTA 的胰酶消化，离心收集沉淀，以 500 μl PBS 重悬细胞，上荧光显微镜和流式细胞仪检测，观察 DMGA 和 MGNPs 对肝癌细胞的靶向性和对巨噬细胞的逃逸性。

首先用荧光显微镜分别观察肝癌细胞和巨噬细胞对 DMGA 和 MGNPs 的摄取，进一步采用流式细胞仪对摄取率进行量化，结果见图 20-2-10 和图 20-2-11，结果显示肝癌细胞对 DMGA 和 MGNPs 的摄取率分别为（26.76±4.19）、（40.30±4.46），巨噬细胞对 DMGA 和 MGNPs 的摄取率分别为 70.28%±12.39%、8.75%±2.02%。表明没食子酸经巨噬细胞膜包被后提高了靶向性及免疫逃逸性。

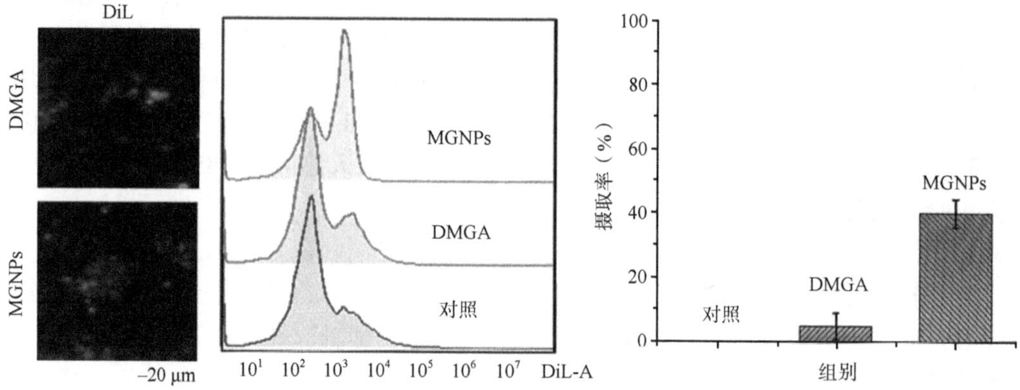

图 20-2-10　DMGA 和 MGNPs 被肝癌细胞摄取的荧光图，流式结果图及摄取率柱状图

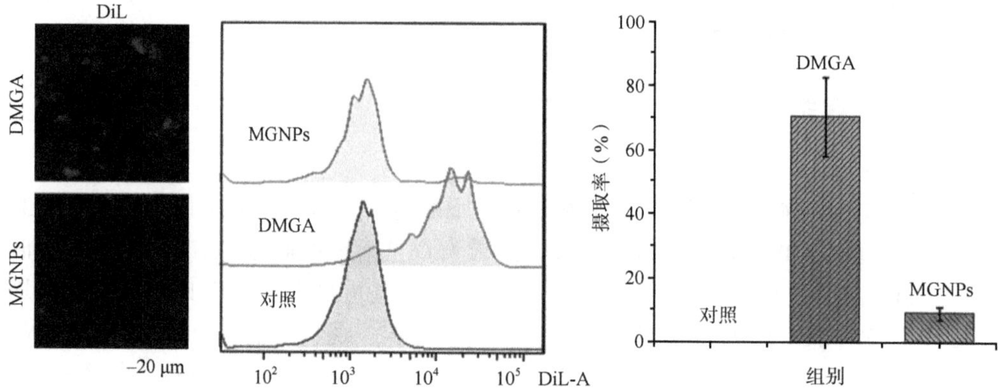

图 20-2-11　DMGA 和 MGNPs 被巨噬细胞摄取的荧光图，流式结果图及摄取率柱状图

3. DMGA、MGNPs 在大鼠体内药代动力学研究

取健康雄性 SD 大鼠 18 只，给药前 12 h 禁食，不禁水。设置没食子酸组、DMGA 组和 MGNPs 组，每组 6 只鼠，给药剂量均以没食子酸计算为 100 mg/kg，以生理盐水溶解药物浓度为 100 mg/2 ml，尾静脉注射给药。于给药后 0 h、0.083 h、0.167 h、0.333 h、0.5 h、0.75 h、1 h、2 h、4 h、6 h、8 h、10 h、12 h、24 h 用毛细管眼底静脉丛取血 0.5 ml 左右，置含有肝素钠抗凝剂的 EP 管内，3000 r/min 离心 20 min，取上清液 200 μl 于新的 1.5 ml EP 管内，加入 800 μl 甲醇涡旋 3 min，3000 r/min 离心 20 min 去除蛋白，吸取上清 900 μl 氮吹吹干后，加入 2 ml 水复溶。另取没食子酸、DMGA、MGNPs，按没食子酸计算以 PBS 稀释到 50 μg/ml 的浓度，再以 PBS 溶液依次稀释为 50 μg/ml、20 μg/ml、10 μg/ml、5 μg/ml、2 μg/ml、1 μg/ml、0.1 μg/ml 的浓度。以 PBS 溶液为空白，在 260 nm 处测定不同浓度不同样品的吸光度，以浓度为横坐标，吸光度为纵坐标，绘制标准曲线。采用紫外分光光度法测定不同时间点血样中药物含量，并计算其药动学参数。不同药物大鼠尾静脉给药后的药动参数见表 20-2-2，药时

曲线如图 20-2-12 所示。可见没食子酸在体内吸收较快，5 min 即达到最大吸收，体内消除相对也较快，20 min 时已检测不到。没食子酸经巨噬细胞膜包被后，在体内 30 min 到最大吸收，2 h 时体内还有微量残存。T_{max} 明显延长，MRT（0-t）也显著增大，说明经巨噬细胞膜包被后，没食子酸在体内的清除率显著减缓，在体内的滞留时间延长。

表 20-2-2　不同药物的药动学参数（$\bar{x}\pm s$，n=6）

药动学参数	药动学参数值		
	没食子酸	DMGA	MGNPs
C_{max}（mg/L）	8.750±0.087	8.940±0.246	7.447±0.206
T_{max}（h）	0.086±0.000	0.167±0.000	0.500±0.000
AUC（0-t）[mg/（L·h）]	2.922±0.034	1.719±0.150	4.437±0.190
AUC（0-∞）[mg/（L·h）]	2.922±0.034	1.719±0.150	4.437±0.190
MRT（0-t）（h）	0.034±0.002	0.237±0.047	0.616±0.040

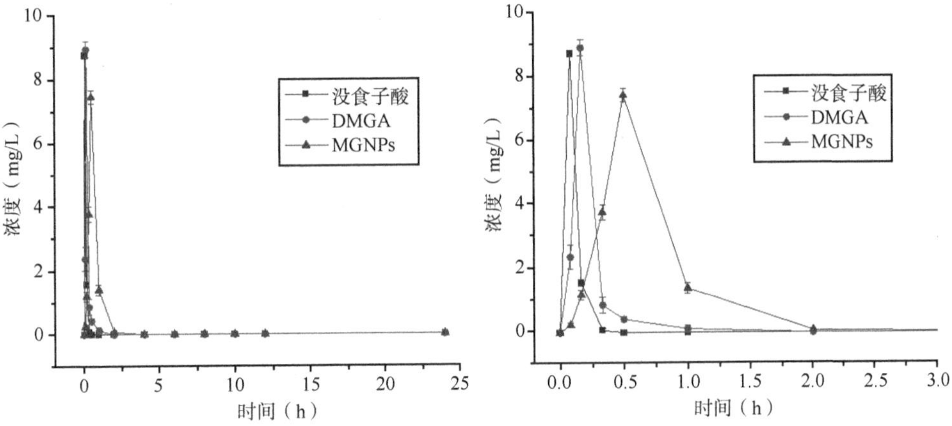

图 20-2-12　没食子酸、DMGA 和 MGNPs 的药时曲线

4. 数据统计

数据统计分析采用 SPSS 17.0 软件，数据结果以均数 ± 标准差（$\bar{x}\pm s$）表示，样本间比较采用独立样本 t 检验，$P<0.05$ 表示具有显著性差异，$P<0.01$ 表示具有极显著性差异。

本部分实验围绕细胞膜仿生纳米粒（MGNPs）的靶向性、免疫逃逸及药动学特性展开了深入探究，实验结果为其在药物递送领域的应用提供了关键的理论与实践支撑。结果显示 MGNPs 显著提高了对肝癌细胞的靶向性，同时有效降低了巨噬细胞的摄取率，成功实现了免疫逃逸。这一现象可归因于巨噬细胞膜的包覆赋予了 MGNPs 类似于巨噬细胞的表面特性与生物学功能。巨噬细胞在体内具有独特的归巢能力与免疫调节作用，其细胞膜表面的蛋白、受体等成分能够与肝癌细胞表面的特异性分子相互作用，引导纳米粒精准地靶向肝癌细胞。而对于巨噬细胞自身，由于纳米粒表面的膜结构与巨噬细胞具有同源性，降低了巨噬细胞对其的识别与吞噬，从而减少了在非靶细胞中的蓄积，提高了药物递送的效率与特异性，为肝癌的靶向治疗开辟了新途径。

将紫外分光光度法应用于没食子酸的药动学研究具有一定缺陷。虽然没食子酸具有苯环，在紫外区有较强的吸收，但生物样本中往往含有多种内源性物质和其他可能的干扰物质，导致方法专属性不强、灵敏度不高。前期实验通过液相技术和液相质谱联用技术均未在血液中测到没食子酸，而将没食子酸对照品直接溶于空白血浆样品，也未检测到成分。这可能是由于没食子酸与某种蛋白有极强的结合力。因此，本研究基于紫外分光光度法检测结合后的产物吸光度来进行药动学拟合，作为基础的参考数据。从药动学研究结果来看，MGNPs 在大鼠体内展现出与没食子酸截然不同的药动学行为。没食子酸经巨噬细胞膜包被后，吸收与消除过程均发生显著改变。T_{max} 延长表明其在体内达到最大吸收浓度的时间延迟，这有利于维持药物在体内的有效浓度，避免药物初期的快速吸收与消除所导致的药效短暂问题。MRT（0-t）增大及清除率减慢意味着 MGNPs 在血液循环中的滞留时间显著增加，能够更持久地发挥药效，减少给药频率，提高患者的顺应性。这种药动学特性的改善为优化药物治疗方案提供了可能，使得药物能够更有效地作用于肿瘤部位，增强对肝癌的治疗效果。

三、没食子酸细胞膜仿生纳米粒抗肝癌药效研究

（一）实验材料

1. 仪器与设备

HC-2517 型高速离心机（科大创新股份有限公司）；USAUTOFLOW 型 CO_2 培养箱（德国 NU-AIRE 公司）；JY92- Ⅱ N 型超声波细胞粉碎机（宁波新芝生物科技股份有限公司）；Nikon ECLIPSE Ti 研究级荧光倒置显微镜（日本 Nikon 公司）；MilliQ 超纯水处理装置（美国 Millipore 公司）；C6 Accuri 流式细胞仪（美国 BD 公司）；HSS 型电子恒温水浴锅（常州智博瑞仪器制造有限公司）；DZF-6020 型真空干燥箱（上海一恒科学仪器有限公司）；Spectra Max Plus 384 酶标仪（美国 Molecular Devices 公司）。

2. 药材与试剂

青霉素 - 链霉素双抗溶液（武汉赛维尔生物科技有限公司，G4003-100 ml）；优级胎牛血清（大连美仑生物技术有限公司，PWL001）；RPMI 1640 培养基（大连美仑生物技术有限公司，MA0548）；细胞培养级 PBS（大连美仑生物技术有限公司，MA0015）；无血清非程序细胞冻存液（大连美仑生物技术有限公司，MA0405）；0.25% Trypsin-EDTA（大连美仑生物技术有限公司，MA0232）；0.25% Trypsin（大连美仑生物技术有限公司，MA0234）；T25 细胞培养瓶（武汉赛维尔生物科技有限公司，CCF-T25FH）；四氢呋喃、甲酸、乙腈、甲醇（天津市科密欧化学试剂有限公司，色谱级）；水，为实验室制备三级水。

3. 细胞

人肝癌细胞株 SMMC-7721（H1-5401），购自广州赛业生物科技有限公司。

（二）方法与结果

1. 细胞培养

将冻存的人肝癌细胞株 SMMC-7721 置于 37℃水浴环境下孵育，并迅速摇晃使其解冻，加入 3 ml 完全培养基（含 10% FBS、100 U/ml 青霉素 - 链霉素双抗溶液的 1640 培养基）混合均匀，1200 r/min 离心 3 min 后，弃去上清，用完全培养基重悬细胞并将其转移至 T25 培养瓶内，于 37℃、5% CO_2 及 95% 相对湿度的培养箱中培养，观察细胞生长状况，细胞生长

至 80% 以上时，以 1 ∶ 3 比例进行传代。

2. 类器官培养

取出冻存的类器官，于 37℃以最快速度融化类器官，于 4℃，250 g 离心 3 min，吸出上清液。将细胞沉淀重新悬浮在基质胶中。以最快的速度将含有细胞的基质胶接种在 24 孔细胞培养板底部，每孔约 30 μl。将细胞板放入培养箱中 20 min，使基质胶凝固；基质胶凝固后，每孔加入 500 μl 肝癌类器官完全培养基；放入培养箱中继续培养。待长至 300 ～ 500 μm 大小时，吸出培养液，加入 1 ml 类器官消化液，吹散基质胶，于 37℃消化 3 min，随后加入 3 ml 含血清培养液终止消化，于 4℃，250 g 离心 3 min，吸出上清液。将细胞沉淀重新悬浮在基质胶中。以最快的速度将含有细胞的基质胶接种在 24 孔细胞培养板底部，每孔约 30 μl。将细胞板放入培养箱中 20 min，使基质胶凝固；基质胶凝固后，每孔加入 500 μl 肝癌类器官完全培养基；放入培养箱中继续培养。根据类器官的状态，每 15 ～ 20 天传代一次。

3. MGNPs 对肝癌细胞的药效研究

（1）给药浓度的筛选　取生长状态良好的 SMMC-7721 细胞，以 1×10^5 个 /ml 的密度接种于 96 孔板中，每孔 100 μl，待细胞贴壁完全后，设对照组和不同药物浓度组（没食子酸和 MGNPs 均为 400 μmol/L、200 μmol/L、100 μmol/L、50 μmol/L、25 μmol/L、12.5 μmol/L、6.25 μmol/L、3.125 μmol/L），阳性药紫杉醇的考察同上一节，每组 3 个复孔，加入含有不同浓度药物的培养液作用 24 h，吸弃药液，每孔加入 100 μl 含 10% CCK-8 的完全培养基，放入 37℃培养箱避光孵育 2 h 后，用酶标仪测定各组细胞在 450 nm 处的吸光度，分别计算没食子酸和 MGNPs 对 SMMC-7721 细胞增殖的影响。结果显示没食子酸和 MGNPs 均对肝癌细胞具有一定抑制作用，但二者之间的差异并没有显著性，说明没食子酸经巨噬细胞膜包被后并没有影响其抗肝癌的药效，不同浓度没食子酸和 MGNPs 对肝癌细胞的抑制作用如图 20-2-13 所示，没食子酸的 IC_{50} 为 52.868 μmol/L，MGNPs 则为 56.284 μmol/L。紫杉醇考察结果同上一节。

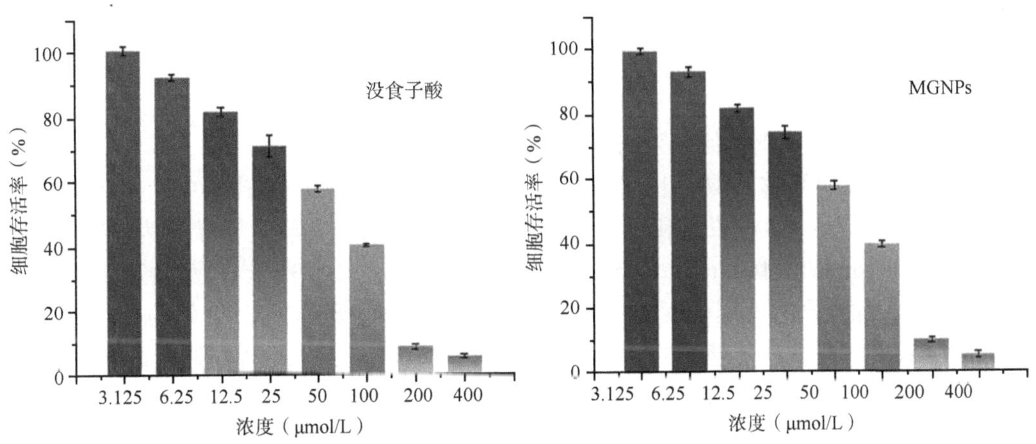

图 20-2-13　不同浓度没食子酸和 MGNPs 对肝癌细胞存活率的影响

（2）凋亡坏死率的测定　取生长状态良好的 SMMC-7721 细胞，以 1×10^5 个 /ml 的密度接种于 6 孔板，每孔 2 ml。待细胞贴壁完全后，设置对照组、没食子酸组（50 μmol/L）、MGNPs 组（50 μmol/L），每组 3 个复孔。加入含有不同药物的培养液作用 24 h，PBS 清洗 3 次，使用不含 EDTA 的胰酶消化，离心收集沉淀，在细胞沉淀中加入 500 μl 的 1×Binding buffer

工作液重悬细胞。加入 25 μl Annexin V-FITC 和 50 μl PI，轻轻混匀，室温避光孵育 10 min 后上荧光显微镜和流式细胞仪检测没食子酸和 MGNPs 诱导肝癌细胞凋亡坏死的情况。图 20-2-14 显示没食子酸和 MGNPs 在 50 μmol/L 的浓度时，均可显著诱导肝癌细胞凋亡坏死。

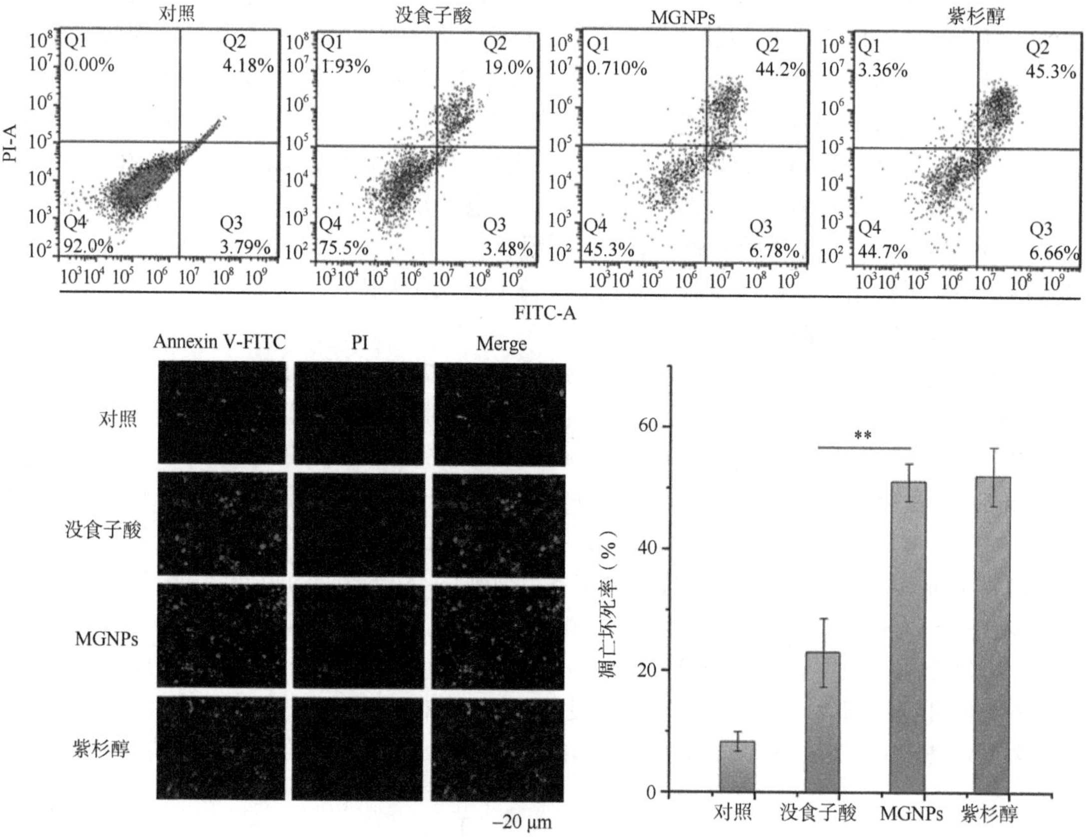

图 20-2-14　没食子酸和 MGNPs 对肝癌细胞凋亡坏死的影响

4. MGNPs 对肝癌类器官的药效研究

（1）给药浓度的筛选　取生长状态良好的肝癌类器官铺在 96 孔板中，每孔约 10 μl。生长 1 周后用于实验。设对照组和不同药物浓度组（MGNPs 和没食子酸均为 800 μmol/L、400 μmol/L、200 μmol/L、100 μmol/L、50 μmol/L、25 μmol/L，阳性药紫杉醇的考察同第三章），每组 3 个复孔，加入含有不同浓度药物的培养液作用 72 h，吸弃药液，每孔加入 100 μl 预冷的含 10% CCK-8 的完全培养基，并将基质胶完全吹散，放入 37℃培养箱避光孵育 2 h 后，用酶标仪测定各组类器官在 450 nm 处的吸光度，分别计算没食子酸和 MGNPs 作用于肝癌类器官的生存率。在使用 CCK-8 实验评估没食子酸和 MGNPs 对肝癌类器官活性的影响时，结果如图 20-2-15 所示，2 种药物对肝癌类器官的活性均呈现出剂量依赖性的抑制作用。随着药物浓度的升高，肝癌类器官的细胞活力逐渐降低。MGNPs 的药效略强于没食子酸，没食子酸的 IC_{50} 为 427.767 μmol/L，MGNPs 为 385.852 μmol/L，紫杉醇为 205.37 nmol/L。

（2）MGNPs 对肝癌类器官 ATP 活性影响的测定　取生长状态良好的肝癌类器官铺在 96 孔板中，每孔约 10 μl。生长 1 周后用于实验。设置对照组和不同给药组（MGNPs 和没食子酸均为 800 μmol/L、400 μmol/L、200 μmol/L，阳性药紫杉醇的考察同第三章），每组 3 个复孔，加入含有不同药物的培养液作用 72 h，吸弃药液，每孔加入 20 μl 预冷的裂解液，并将基质胶完全吹散，使类器官充分裂解，静置 5 min 后，取上清液 10 μl 与提前静置 3 min 的 ATP 检测试剂 100 μl 混合均匀，用化学发光仪测定 RLU 值，分别计算没食子酸和 MGNPs 对肝癌类器官 ATP 水平的抑制率。结果如图 20-2-16 所示，随着药物浓度的增加，肝癌类器官内的 ATP 含量逐渐减少。表明没食子酸和 MGNPs 抑制了肝癌类器官的能量代谢，导致细胞内 ATP 生成减少。

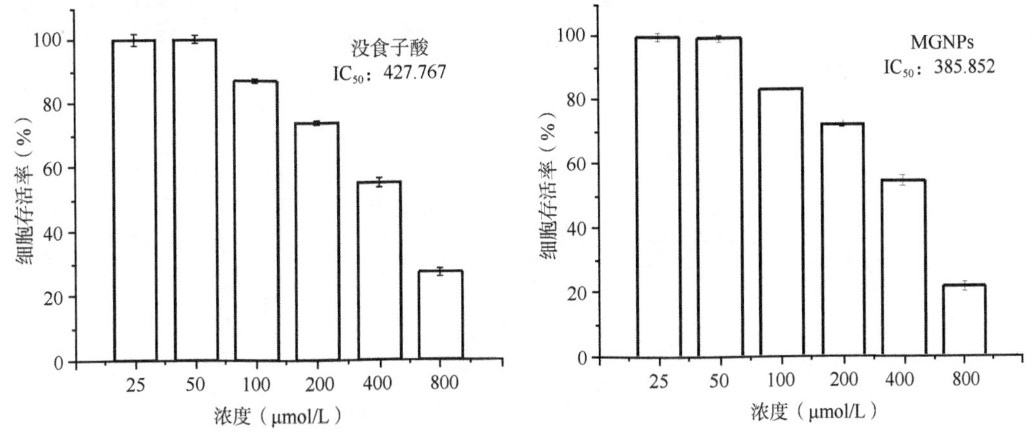

图 20-2-15　不同浓度没食子酸和 MGNPs 对肝癌类器官存活率的影响

（3）Annexin V-FITC/PI 双染法测定 MGNPs 对肝癌类器官凋亡坏死的影响　取生长状态良好的肝癌类器官铺在芯片中。生长 1 周后用于实验。设置对照组、没食子酸组（400 μmol/L）、MGNPs 组（400 μmol/L）、紫杉醇（200 nmol/L）。通入含有不同药物的培养液作用 72 h，随后通入提前配好的染色液（1×Binding buffer 20 份，Annexin V-FITC 1 份，PI 2 份），室温避光孵育 10 min 后荧光显微镜观察肝癌类器官细胞凋亡坏死的情况。结果显示，在没食子酸和 MGNPs 处理后的肝癌类器官中，均观察到明显的凋亡和坏死细胞，结果如图 20-2-17 所示。

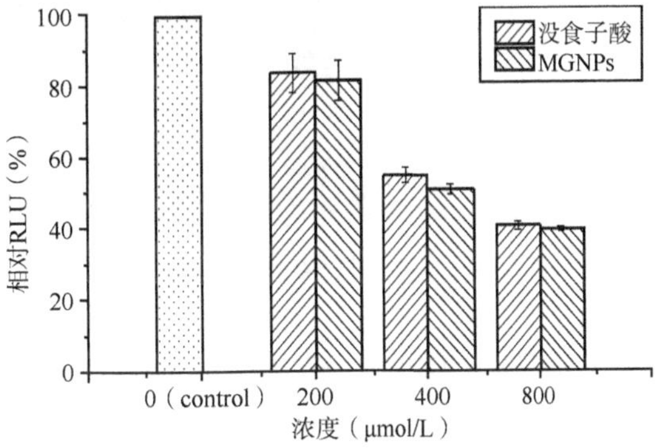

图 20-2-16　不同浓度没食子酸和 MGNPs 对肝癌类器官 ATP 活性的影响

本研究针对细胞膜仿生纳米粒（MGNPs）的抗肝癌药效进行了系统探究，其结果在细胞与类器官层面为 MGNPs 的应用潜力提供了重要见解。在对肝癌细胞的作用方面，没食子酸经巨噬细胞膜包被形成 MGNPs 后，其抗肝癌细胞增殖的药效未受显著影响，IC_{50} 值相近表明两者在抑制肝癌细胞生长方面能力相当。这可能是因为没食子酸本身的化学结构与活性基团在包封过程中未被改变，其内在的抑制癌细胞增殖的机制得以保留，如干扰细胞周期进程、抑制关键酶活性等。在诱导细胞凋亡坏死实验中，两者在 50 μmol/L 浓度下均表现出显著效果，提示巨噬细胞膜包封未干扰没食子酸的促凋亡信号通路激活或细胞毒性作用，仍能有效触发肝癌细胞内的凋亡程序，涉及线粒体途径、死亡受体途径等相关机制的正常运作，致使癌细胞凋亡坏死增加。对于肝癌类器官，MGNPs 相较于没食子酸展现出略强的药效，IC_{50} 值更低，且对其 ATP 活性呈现明显的剂量依赖性抑制，这可能归因于巨噬细胞膜的修饰增强了纳米

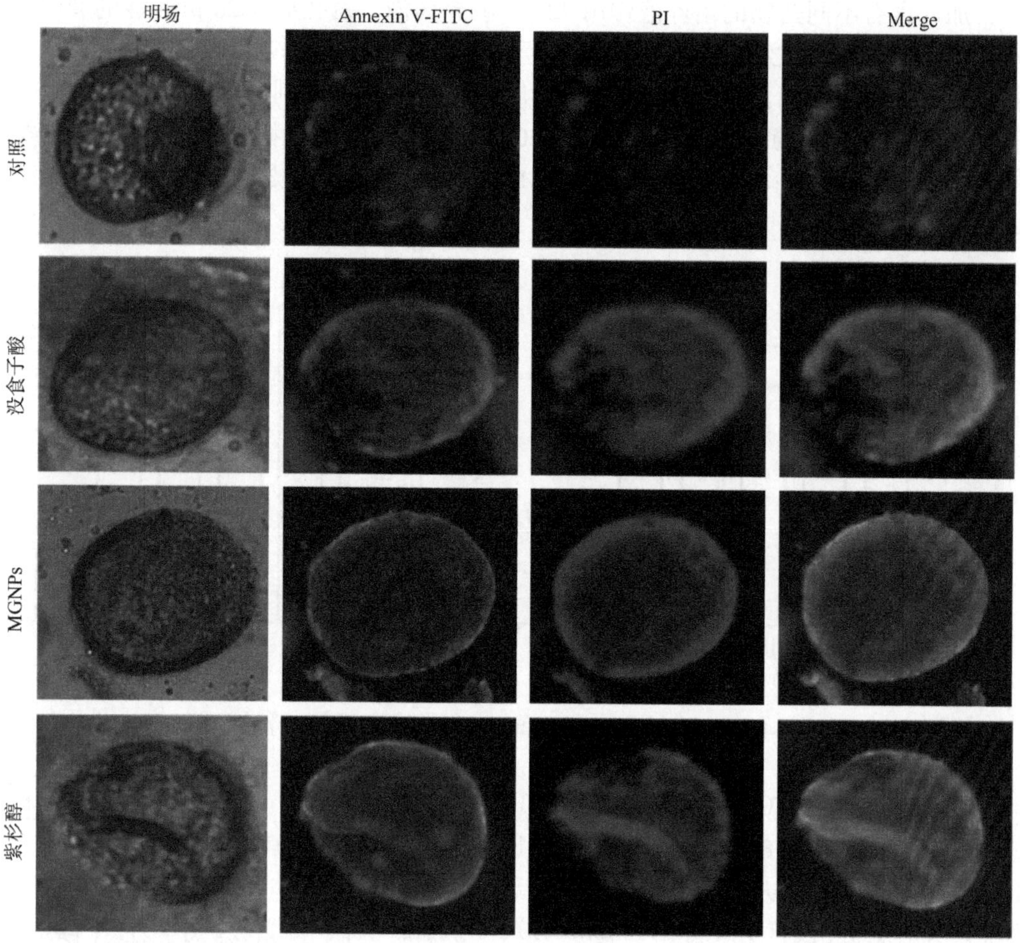

图 20-2-17 没食子酸和 MGNPs 诱导肝癌类器官凋亡坏死的情况

粒与类器官细胞的相互作用。类器官作为更接近体内肿瘤生理结构与微环境的模型，其细胞间复杂的通讯网络与细胞外基质成分可能与 MGNPs 表面的巨噬细胞膜存在特异性识别或亲和力增强的现象，促进了药物摄取与内化，从而更有效地干扰细胞能量代谢过程，抑制 ATP 生成，进一步引发细胞凋亡坏死，从细胞活力、能量代谢及细胞死亡多维度证实了 MGNPs 对肝癌类器官的抑制作用。

综上所述，MGNPs 在抗肝癌方面具有潜在应用价值，可进一步开发以应用于临床肝癌的治疗。

第三节 研究小结

本章基于 hUC-MSCs-Exos 研究了复方木鸡颗粒及没食子酸抗肝癌活性，成功实现了人脐带间充质干细胞来源外泌体的收集与鉴定。通过透射电子显微镜观察到其呈圆盘状，纳米颗粒跟踪分析确定平均粒径符合外泌体标准，Western blotting 检测到外泌体特征蛋白高表达。

抗肝癌活性研究中，无论是细胞层面还是类器官层面的实验，均有力证明了外泌体作为外源性靶点与复方木鸡颗粒及没食子酸联合应用时，显著增强了对肝癌细胞和类器官的活性抑制作用。联合用药后，复方木鸡颗粒和没食子酸对肝癌细胞及类器官活性抑制的 IC_{50} 均显著降低，同时诱导细胞凋亡坏死的效果明显增强，且抑制了肝癌类器官的 ATP 生成，从多方面证实了联合给药的优势。这表明外泌体有效解决了没食子酸肝毒性及生物利用度低的问题，提升了其抗肝癌疗效。

网络药理学研究进一步揭示了没食子酸与外泌体联合抗肝癌的潜在机制。通过靶点分析明确了三者之间的交集靶点，GO 功能注释与 KEGG 通路富集分析展示了各自及联合作用涉及的关键生物过程与通路，如 Pathways in cancer 等，为深入理解其作用机制提供了理论基础。

本章围绕基于细胞膜仿生纳米粒的复方木鸡颗粒有效成分（没食子酸）抗肝癌药效开展深入研究。本研究成功提取 RAW264.7 小鼠巨噬细胞膜并制备出 MGNPs。其粒径、zeta 电位及形态符合预期，载药率、包封率在一定时间内保持稳定，体外药物释放呈现缓释特性，且纳米粒表面携带膜蛋白，这些结果为后续研究奠定了坚实基础，表明制备的 MGNPs 结构合理且性能良好。MGNPs 显著提高了没食子酸对肝癌细胞的靶向性并实现免疫逃逸，这得益于巨噬细胞膜的包覆赋予其独特的表面特性。在药动学上，与未修饰的没食子酸相比，MGNPs 延长了药物在体内的滞留时间，改变了吸收和消除过程，有利于维持有效药物浓度，提高治疗效果，体现了细胞膜仿生技术在药物递送中的优势。

抗肝癌药效研究显示，在细胞层面，MGNPs 与没食子酸抑制肝癌细胞增殖的能力相当，且在诱导细胞凋亡坏死方面效果相似，说明巨噬细胞膜包封未削弱没食子酸的药效。在类器官层面，MGNPs 药效略强于没食子酸，对 ATP 活性抑制更明显，表明其在更接近体内环境的模型中具有更好的作用效果，进一步证实了细胞膜仿生纳米粒在抗肝癌方面的潜力。

综上所述，本研究证实了外泌体与没食子酸联合应用在抗肝癌方面的巨大潜力，为后续肝癌治疗研究及复方木鸡颗粒的进一步开发利用提供了重要的实验依据与方向。而本研究制备的细胞膜仿生纳米粒成功解决了没食子酸的部分关键问题，如改善了药代动力学特性和增强了在类器官中的药效，为没食子酸的临床应用提供了更有力的支持。与第三章利用外泌体的方法相比，细胞膜仿生纳米粒在靶向性、免疫逃逸和药动学改善等方面表现出独特的优势，为复方木鸡颗粒有效成分的递送提供了多样化的策略选择。

参考文献

卢嘉怡，吕翼，2025. 巨噬细胞功能及其在疾病治疗中的应用研究 [J]. 生物学教学，（1）：10-14.

沈雯雯，2022. 叶酸功能化 SMMC-7721 肝癌细胞膜包裹的紫杉醇纳米晶体用于肝癌靶向治疗 [D]. 锦州：锦州医科大学 .

王鹏，2019. 巨噬细胞膜包裹载药 PLGA 纳米粒的制备及靶向 CT26 细胞的实验研究 [D]. 武汉：华中科技大学 .

张强，罗曦，韩丽颖，等，2024. 基于代谢组学研究 hUC-MSCs-Exos 联合复方木鸡颗粒抑制人肝癌细胞 SMMC-7721 增殖机制 [J]. 中华中医药杂志，39（10）：5481-5487.

Broutier L，Mastrogiovanni G，Verstegen M M，et al，2017. Human primary liver cancer–derived organoid cultures for disease modeling and drug screening[J]. Nature Medicine，23（12）：1424-1435.

Chen J R，Li Z Y，Yue C F，et al，2023. Human umbilical cord mesenchymal stem cell-derived exosomes carrying miR-1827 downregulate SUCNR1 to inhibit macrophage M2 polarization and prevent colorectal liver metastasis[J]. Apoptosis，28（3）：549-565.

Feng J, He W, Xia J, et al, 2023. Human umbilical cord mesenchymal stem cells-derived exosomal circDLGAP4 promotes angiogenesis after cerebral ischemia-reperfusion injury by regulating miR-320/KLF5 axis[J]. FASEB Journal, 37 (3): e22733.

Huo J Y, Wu L Q, Zang Y J, 2021. Development and validation of a CTNNB1-associated metabolic prognostic model for hepatocellular carcinoma[J]. Journal of Cellular and Molecular Medicine, 25 (2): 1151-1165.

Olivier M, Hollstein M, Hainaut P, 2010. TP53 mutations in human cancers: origins, consequences, and clinical use[J]. Cold Spring Harbor Perspectives in Biology, 2 (1): a001008.

Pan Q Y, Lou J G, Yan P H, et al, 2023. WTAP contributes to the tumorigenesis of osteosarcoma *via* modulating ALB in an m6A-dependent manner[J]. Environmental Toxicology, 38 (6): 1455-1465.

Wang H L, Guo M, Wei H D, et al, 2023. Targeting p53 pathways: mechanisms, structures and advances in therapy[J]. Signal Transduction and Targeted Therapy, 8: 92.

Zhang Q, Han L Y, Luo X, et al, 2025. Enhancing inhibitory effect in SMMC-7721 hepatoma cells through combined treatment of Gallic acid and hUC-MSCs-Exos[J]. International Immunopharmacology, 144: 113704.

第二十一章　复方木鸡颗粒及没食子酸抗肝癌机制研究

引　言

前述研究已通过多种手段对复方木鸡颗粒及有效成分没食子酸的抗肝癌作用进行了深入探究。从化学成分分析到活性研究，逐步揭示了其潜在的抗肝癌机制，并尝试利用外泌体、细胞膜仿生纳米粒等创新策略优化没食子酸的性能。然而，对于其作用机制尚未完全明晰。

细胞代谢组学作为一种强大的技术手段，能够全面监测细胞内代谢物的变化，从而反映药物对细胞生理功能的影响。转录组学技术能够全面、系统地分析药物作用下基因表达的变化，从而深入挖掘药物的作用靶点和信号通路。因此，本章基于细胞代谢组学和转录组学进一步深入研究复方木鸡颗粒及没食子酸的抗肝癌机制，旨在为其抗肝癌作用提供更深入、系统的理论依据，也为后续的药物研发与临床应用提供新的方向与指导，进一步推动复方木鸡颗粒在肝癌治疗领域的研究进程。

第一节　复方木鸡颗粒及没食子酸的细胞代谢组学研究

实验材料

（一）仪器与设备

1290 高效液相色谱仪（美国安捷伦科技有限公司）；6550 QTOF-MS 质谱仪（美国安捷伦科技有限公司）；CV200 吉艾姆真空离心浓缩仪（北京吉艾姆科技有限公司）；SUNRISE 酶标仪（瑞士 TECAN 公司）；Sorvall Legend Micro 17R 超速离心机（赛默飞世尔科技有限公司）。

（二）药材与试剂

复方木鸡颗粒（丹东药业集团有限公司提供，批号：210101）；hUC-MSCs 完全培养基

（HUXUC-90011），hUC-MSCs 去外泌体完全培养基（HUXUC-90012），细胞培养上清外泌体提取试剂盒（EEKC-10001-100），均购自广州赛业生物科技有限公司；胎牛血清（上海 Excell Bio 公司）；胰蛋白酶（美国 Gibco 公司）；己糖激酶（HK），磷酸果糖激酶（PFK），丙酮酸激酶（PK），L- 乳酸脱氢酶（L-LDH），肿瘤坏死因子 -α（TNF-α），白介素 -1β（IL-1β），白介素 -6（IL-6），过氧化氢酶（CAT），超氧化物歧化酶（SOD），谷胱甘肽过氧化物酶（GSH-Px），丙二醛（MDA）ELISA 试剂盒，均购自上海科兴生物技术有限公司；乙腈（质谱级，德国 Merck 公司）；甲酸（质谱级，赛默飞世尔科技有限公司）；水，为娃哈哈纯净水。

（三）细胞

人肝癌细胞株 SMMC-7721（H1-5401），购自广州赛业生物科技有限公司。

（四）方法与结果

1. 细胞培养

将冻存的人肝癌细胞株 SMMC-7721 置于 37℃水浴环境下孵育，并迅速摇晃使其解冻，加入 3 ml 完全培养基（含 10% FBS、100 U/ml 青霉素 - 链霉素双抗溶液的 1640 培养基）混合均匀，1200 r/min 离心 3 min，弃去上清，用完全培养基重悬细胞并将其转移至 T25 培养瓶内，于 37℃、5% CO_2 及 95% 相对湿度的培养箱中培养，观察细胞生长状况，细胞生长至 80% 以上时，以 1 ∶ 3 比例进行传代。

2. 给药溶液制备

取 200 mg 复方木鸡颗粒和 200 mg 外泌体于 10 ml PBS 中，冰水浴超声 10 min 助溶，即得复方木鸡颗粒外泌体给药溶液。取 8.5 mg 没食子酸和 200 mg 外泌体于 10 ml PBS 中，4℃静置过夜，使 GA 尽量被外泌体吸附，第二天冰水浴超声 10 min，随后在脂质体挤出仪内依次通过 400 nm、200 nm 的聚碳酸酯膜共挤压，来回挤压 20 次，即得没食子酸外泌体给药溶液。取 30 mg DSPE-MPEG 和 3 mg 没食子酸溶于 0.5 ml 四氢呋喃中，作为有机相，另准备 1.5 ml 去离子水置于 10 ml 玻璃瓶中，作为水相。将水相置于超声清洗机中，缓慢将有机相滴入到水相中，随后冰水浴超声破碎 10 min，冻干，即得 DSPE-MPEG/GA（DMGA）。将 DSPE-MPEG/GA 以去离子水稀释，使溶液中 GA 浓度达 0.3 mg/ml。以 1 ∶ 1 的比例加入巨噬细胞膜，在脂质体挤出仪内依次通过 400 nm、200 nm 的聚碳酸酯膜共挤压，来回挤压 20 次，即得没食子酸细胞膜仿生纳米粒（MM@DSPE-MPEG/GA NPs，MGNPs）。

3. 细胞给药与样品处理

取生长状态良好的人肝癌 SMMC-7721 细胞配制成细胞悬液，铺入 T25 细胞培养瓶，设置不同组别，包括对照组（Control）、复方木鸡颗粒外泌体组（MJEXO，5 mg/ml）、没食子酸外泌体组（GAEXO，50 μmol/L）、没食子酸细胞膜仿生纳米粒组（MGNPs，50 μmol/L），每组平行 6 份。待细胞长至 80% ～ 90% 时，弃去培养液，每组加入 5 ml 含药培养液作用 24 h。24 h 后弃去培养液，细胞经预冷的 PBS 清洗 2 次后，加入 1 ml 70% 甲醇，将细胞刮下来，液氮冻融循环 3 次使细胞淬灭终止代谢，取 10 μl 细胞悬液置于细胞计数板，使用光学显微镜进行细胞计数。冰水浴超声破碎提取 15 min，于 2000 r/min 离心 10 min，取上清液至新的离心管中，剩余细胞残渣加入 0.5 ml 70% 甲醇，冰水浴超声破碎提取 15 min，2000 r/min 离心 10 min，取上清液，合并 2 次上清液，氮气吹干后，对照组以 100 μl 的 50% 甲醇复溶，其他组按照细胞破碎之前的数量，以对照组为参照，加入一定量的 50% 甲醇复溶，使最终各组样品的细胞密度与原始细胞密度一致，即得。

4. QC 样本制备

在上述每个样品中吸取 10 μl 混合，涡旋 30 s，作为质控样本评估仪器稳定性。

5. 色谱条件

Agilent Poroshell SB-C_{18} 色谱柱（2.1 mm×100 mm，2.7 μm），流动相（正离子为 0.1% 甲酸水 A- 乙腈 B；负离子为水 A- 乙腈 B），梯度洗脱（0 ～ 2 min，3%B；2 ～ 5 min，3% ～ 30%B；5 ～ 15 min，30% ～ 60%B；15 ～ 20 min，60% ～ 100%B；20 ～ 28 min，100%B），流速 0.3 ml/min，柱温 25℃，进样量 0.3 μl。

6. 质谱条件

电喷雾离子源（ESI），正 / 负离子模式，毛细管电压正离子 4000 V、负离子 3500 V，干燥气与鞘气均为高纯氮气，干燥气流速 11 L/min，干燥气温度 150℃，雾化器压力 25 psi，鞘气流速 10 L/min，鞘气温度 350℃，碎裂电压 125 V，质量扫描范围 *m/z* 50 ～ 1500。采用 auto MS/MS 模式。

7. 代谢组学分析

将采集到的原始质谱数据导入 Agilent MassHunter Profinder（B.08.00 版）软件进行峰提取、峰对齐、峰匹配和峰强度校正等操作后，导入 Mass Profiler Professional（MPP）软件，进行代谢分析。随后应用 SIMCA 14.1 软件进行主成分分析（PCA）和正交偏最小二乘判别分析（OPLS-DA）等多维统计分析。采用 R^2 和 Q^2 对模型进行评价和预测，值越接近 1，表明模型拟合度越好。MPP 软件以 Fold change ≥ 2 且 $P < 0.05$ 筛选差异性代谢物，根据其保留时间、精准分子量和目标 MS/MS 结果，利用 METLIN 数据库和 KEGG 数据库进行质谱信息匹配，同时参照有关文献对化合物进行结构鉴定，最终对已进行结构鉴定的代谢标志物通过 Metaboanalyst 6.0（https：//www.metaboanalyst.ca/）进行代谢通路分析。

（1）多元统计分析结果 各组样品正负离子模式下的总离子流图差异较大，说明各组药物对代谢谱的影响有差异（图 21-1-1，图 21-1-2）。根据 MPP 软件筛选（Fold change ≥ 2 且 $P < 0.05$）的差异代谢物，首先采用主成分分析法（principal component analysis，PCA）初步验证各组细胞的分组情况，PCA 得分如图 21-1-3 所示，各组之间分离比较明显，表明各组之间存在显著的代谢差异。进一步在有监督条件的模式下采用 OPLS-DA 对各组细胞代谢物进行多元统计分析，分别将各给药组与对照组比较，得分图见图 21-1-4 及图 21-1-5，各组得到更明显的分离。各组模型检验表明模型准确率和预测能力都比较好。

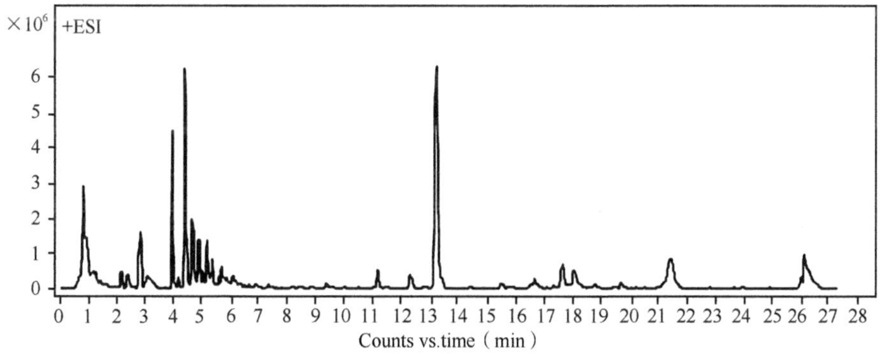

A

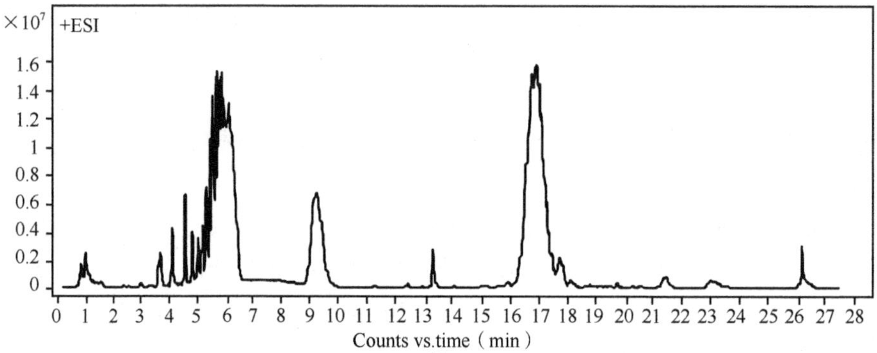

B

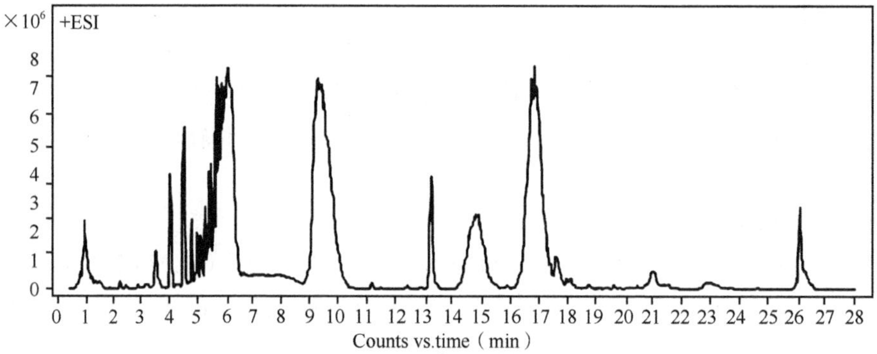

C

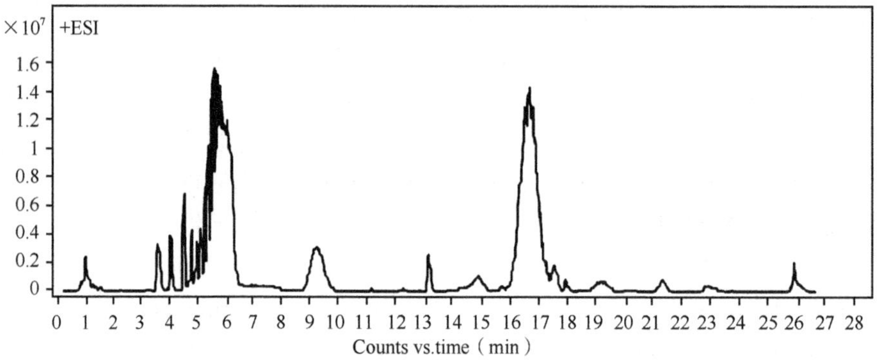

D

图 21-1-1　各组正离子模式下总离子流图

A. 对照组；B. 复方木鸡颗粒外泌体组；C. 没食子酸外泌体组；D. 没食子酸仿生纳米粒组

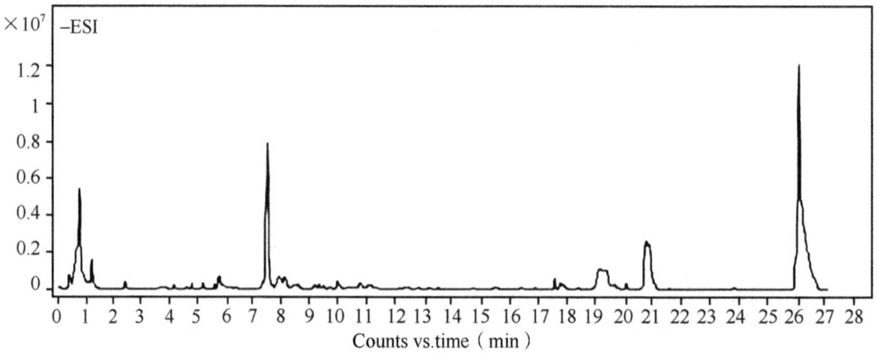

A

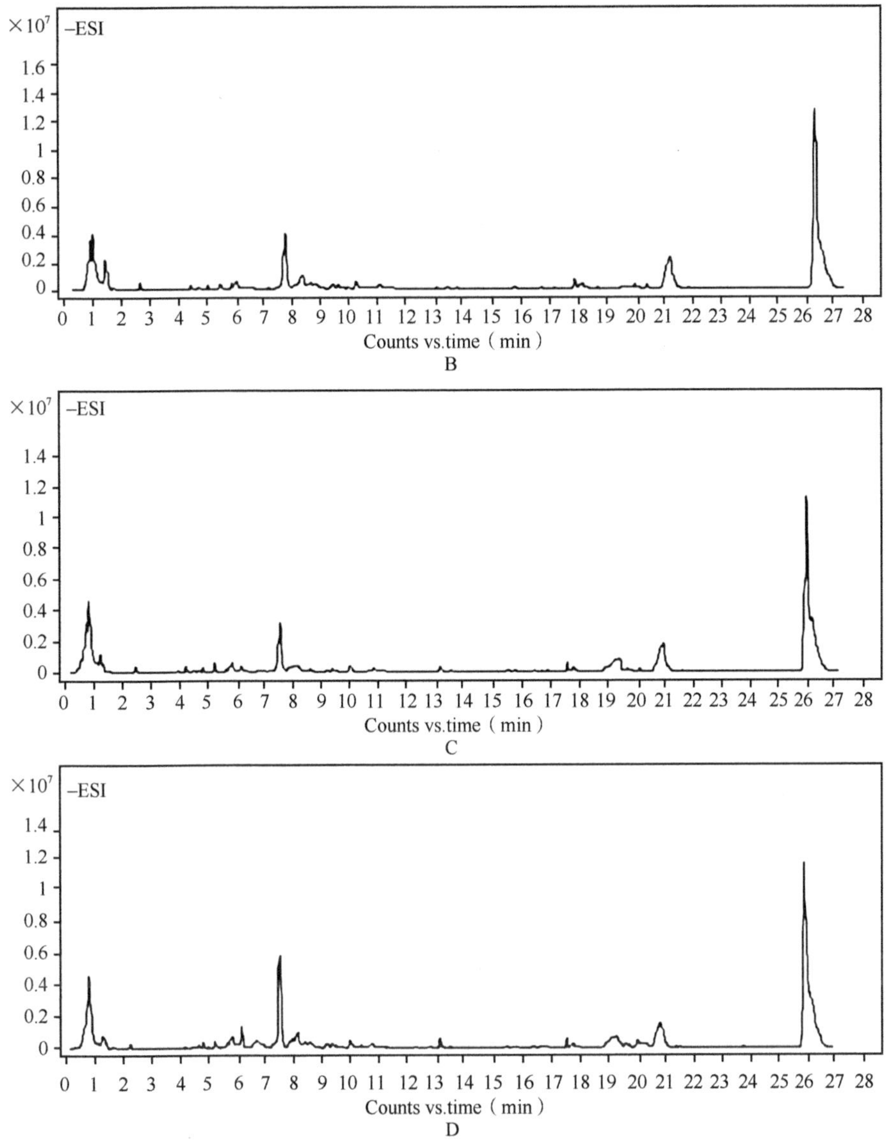

图 21-1-2　各组负离子模式下总离子流图

A. 对照组；B. 复方木鸡颗粒外泌体组；C. 没食子酸外泌体组；D. 没食子酸仿生纳米粒组

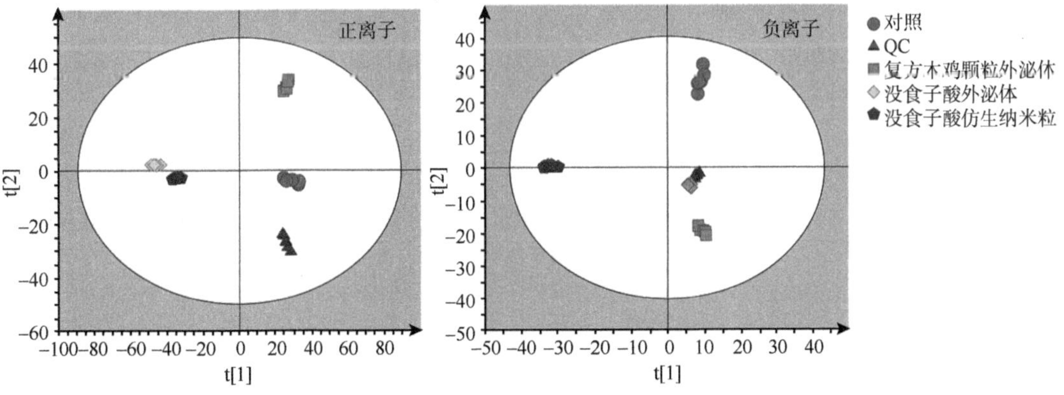

图 21-1-3　正负离子模式下 PCA 得分图

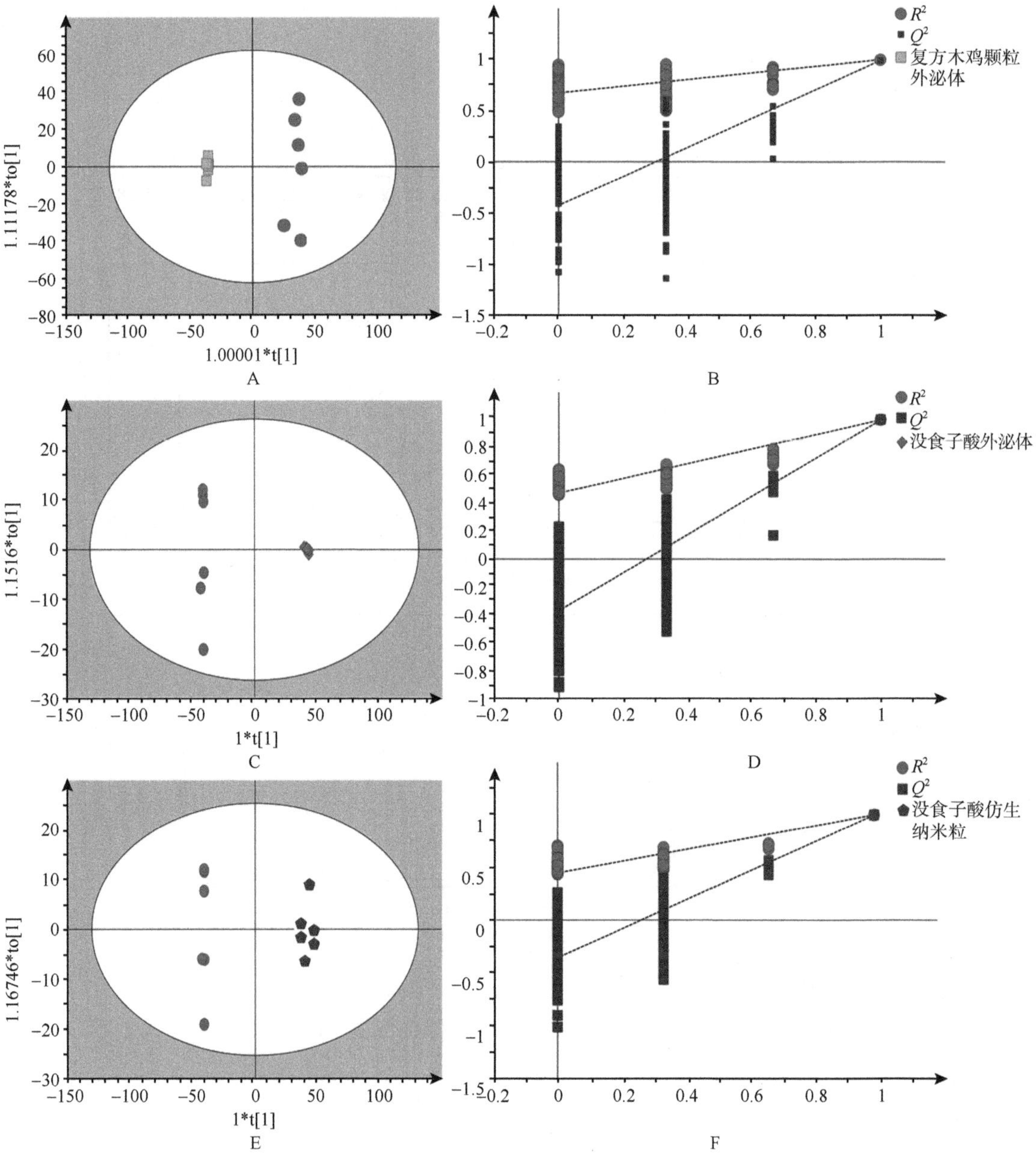

图 21-1-4　正离子模式下 OPLS-DA 图

A. 复方木鸡颗粒外泌体组与对照组的 OPLS-DA 得分图；B. 复方木鸡颗粒外泌体组与对照组的 OPLS-DA 模型检验图（R^2Y=0.996，Q^2=0.987）；C. 没食子酸外泌体组与对照组的 OPLS-DA 得分图；D. 没食子酸外泌体组与对照组的 OPLS-DA 模型检验图（R^2Y=0.999，Q^2=0.998）；E. 没食子酸仿生纳米粒组与对照组的 OPLS-DA 得分图；F. 没食子酸仿生纳米粒组与对照组的 OPLS-DA 模型检验图（R^2Y=0.999，Q^2=0.998）

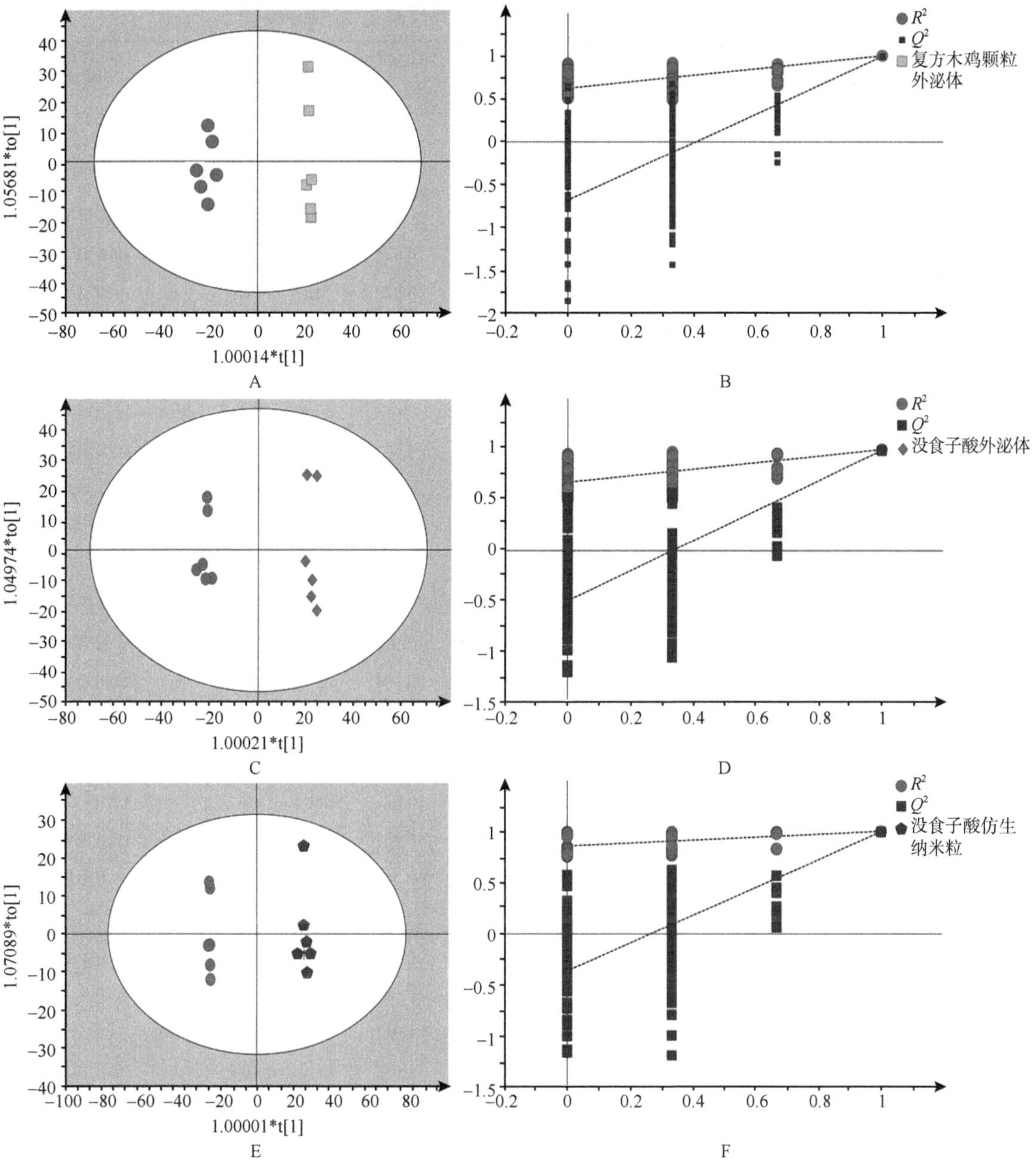

图 21-1-5　负离子模式下 OPLS-DA 图

A. 复方木鸡颗粒外泌体组与对照组的 OPLS-DA 得分图；B. 复方木鸡颗粒外泌体组与对照组的 OPLS-DA 模型检验图（R^2Y=0.999，Q^2=0.991）；C. 没食子酸外泌体组与对照组的 OPLS-DA 得分图；D. 没食子酸外泌体组与对照组的 OPLS-DA 模型检验图（R^2Y=0.992，Q^2=0.984）；E. 没食子酸仿生纳米粒组与对照组的 OPLS-DA 得分图；F. 没食子酸仿生纳米粒组与对照组的 OPLS-DA 模型检验图（R^2Y=0.999，Q^2=0.994）

（2）**差异代谢物分析**　根据 OPLS-DA 分析结果，在 MPP 软件筛选的（Fold change ≥ 2 且 $P < 0.05$）代谢物基础上，进一步选择 VIP ≥ 1 的化合物为差异代谢物。结果筛选复方木鸡颗粒外泌体组与对照组的差异代谢物 118 个，其中上调 36 个，下调 82 个；没食子酸外泌体组与对照组的差异代谢物 102 个，其中上调 30 个，下调 72 个；没食子酸仿生纳米粒组与对照组的差异代谢物 117 个，其中上调 43 个，下调 74 个。见表 21-1-1、表 21-1-2。

表 21-1-1 正离子模式下各组差异代谢物鉴定结果

代谢物	分子式	m/z	保留时间（min）	ME/C	GE/C	GN/C	HMDB ID
4-Methyl-5-nitrocatechol	$C_7H_7NO_4$	169.0349	0.734	/	/	down	/
YGM 1A	$C_{49}H_{51}O_{26}$	1055.2614	0.779	down	/	up	HMDB0035459
Tetradecanoyl-CoA	$C_{35}H_{62}N_7O_{17}P_3S$	977.3158	0.780	down	/	down	HMDB0001521
Benzthiazide	$C_{15}H_{14}ClN_3O_4S_3$	430.9863	0.828	down	down	down	HMDB0014702
Isomangiferin	$C_{19}H_{18}O_{11}$	422.0859	0.828	up	up	up	HMDB0029477
Nilutamide	$C_{12}H_{10}F_3N_3O_4$	317.0601	0.837	down	down	up	HMDB0014803
D-1-Aminopropan-2-ol O-phosphate	$C_3H_{10}NO_4P$	155.0353	0.842	up	up	up	/
Pyro-L-glutaminyl-L-glutamine	$C_{10}H_{15}N_3O_5$	257.1027	0.843	down	down	down	HMDB0039229
1, 2, 3, 4-Tetrahydro-β-carboline-1, 3-dicarboxylic acid	$C_{13}H_{12}N_2O_4$	260.0801	0.843	down	/	down	HMDB0032102
4'-Methoxychalcone	$C_{16}H_{14}O_2$	238.0995	0.846	down	up	/	HMDB0032585
1, 2, 3, 4, 6, 7, 8-Heptachlorodibenzodioxin	$C_{12}HCl_7O_2$	421.7759	0.854	down	down	down	/
3-Guanidinopropanoate	$C_4H_9N_3O_2$	131.0695	0.866	down	down	down	HMDB0013222
Prolyl-Alanine	$C_8H_{14}N_2O_3$	186.1016	0.893	up	up	down	HMDB0029010
L-isoleucyl-L-proline	$C_{11}H_{20}N_2O_3$	228.1467	0.904	down	down	up	HMDB0011174
4-Amino-2-hydroxylamino-6-nitrotoluene	$C_7H_9N_3O_3$	183.0660	0.910	down	down	down	/
2-Formyloxymethylclavam	$C_7H_9NO_4$	171.0505	0.911	up	up	down	/
Selenomethyl selenocysteine	$C_4H_9NO_2Se$	176.9835	0.912	down	down	down	HMDB0031466
Hydroxyprolyl-Cysteine	$C_8H_{14}N_2O_4S$	234.0667	0.921	up	up	up	HMDB0028860
Threoninyl-Threonine	$C_8H_{16}N_2O_5$	220.1056	0.926	up	/	down	HMDB0029071
Pirbuterol	$C_{12}H_{20}N_2O_3$	240.1470	0.929	down	down	/	HMDB0015407
(Z)-1-(Methylthio)-5-phenyl-1-penten-3-yne	$C_{12}H_{12}S$	188.0653	0.949	down	down	/	HMDB0032688
Alanylclavam	$C_8H_{12}N_2O_4$	200.0791	1.015	up	up	down	/
D-2-Aminobutyric acid	$C_4H_9NO_2$	103.0636	1.032	down	up	up	HMDB0000650
Tromethamine	$C_4H_{11}NO_3$	121.0743	1.046	/	/	up	HMDB0240288
Methionine	$C_5H_{11}NO_2S$	149.0507	1.080	down	down	down	HMDB0000696
Isoleucyl-Alanine	$C_9H_{18}N_2O_3$	202.1318	1.123	down	down	up	HMDB0028900
L-N2-(2-Carboxyethyl) arginine	$C_9H_{18}N_4O_4$	246.1322	1.136	down	down	up	/
Meclofenamic acid	$C_{14}H_{11}Cl_2NO_2$	295.0158	1.226	down	down	down	HMDB0015074
4-Acetamido-2-aminobutanoic acid	$C_6H_{12}N_2O_3$	160.0856	1.256	up	up	down	HMDB0031411
(E)-Urocanic acid	$C_6H_6N_2O_2$	138.0425	1.290	down	down	down	HMDB0034174
Dinitolmide	$C_8H_7N_3O_5$	225.0372	1.314	down	/	/	HMDB0032558
Isobutyrylglycine	$C_6H_{11}NO_3$	145.0742	1.368	/	up	down	HMDB0000730
L-2-Amino-3-(1-pyrazolyl) propanoic acid	$C_6H_9N_3O_2$	155.0690	1.503	down	down	up	HMDB0034267
3α, 4, 7, 7α-Tetrahydro-4-hydroxy-1H-isoindole-1, 3 (2H)-dione	$C_8H_9NO_3$	167.0577	1.633	down	down	/	HMDB0034889

续表

代谢物	分子式	*m/z*	保留时间（min）	ME/C	GE/C	GN/C	HMDB ID
4-Acetamido-2-amino-6-nitrotoluene	$C_9H_{11}N_3O_3$	209.0794	1.698	up	/	/	HMDB0060384
N-（Heptan-4-yl）benzo[d][1，3]dioxole-5-carboxamide	$C_{15}H_{21}NO_3$	263.1492	1.818	up	up	/	HMDB0032305
6-Acetyl-2, 3-dihydro-2-(hydroxymethyl)-4（1H）-pyridinone	$C_8H_{11}NO_3$	169.0745	2.559	down	down	/	HMDB0035178
Mollicellin B	$C_{21}H_{18}O_7$	382.1087	2.845	down	/	down	HMDB0033340
2-Acetylpyrazine	$C_6H_6N_2O$	122.0478	3.112	down	down	down	HMDB0031861
（+）-threo-2-Amino-3, 4-dihydroxybutanoic acid	$C_4H_9NO_4$	135.0541	3.926	down	down	down	HMDB0029389
（S）-Auraptenol	$C_{15}H_{16}O_4$	260.1040	4.005	down	down	up	HMDB0030854
Withaperuvin H	$C_{30}H_{42}O_9S$	578.2528	4.185	up	up	/	HMDB0034061
（S）-5’-Deoxy-5’-（methylsulfinyl）adenosine	$C_{11}H_{15}N_5O_4S$	313.0838	4.190	down	down	down	HMDB0033662
Adenosine	$C_{10}H_{13}N_5O_4$	267.0976	4.214	down	down	/	HMDB0000050
3-Hydroxymethylantipyrine	$C_{11}H_{12}N_2O_2$	204.0893	4.230	down	down	up	HMDB0013840
Glycerol tripropanoate	$C_{12}H_{20}O_6$	260.1241	4.455	/	down	down	HMDB0032857
1, 8-Diazacyclotetradecane-2, 9-dione	$C_{12}H_{22}N_2O_2$	226.1678	4.494	/	down	down	HMDB0033567
Corticrocin	$C_{14}H_{14}O_4$	246.0898	4.630	down	down	down	HMDB0034384
Eszopiclone	$C_{17}H_{17}ClN_6O_3$	388.1059	4.718	down	down	down	HMDB0014546
Polyethylene，oxidized	$C_{12}H_{20}O_5$	244.1283	4.949	down	down	down	HMDB0032472
Asparaginyl-Arginine	$C_{10}H_{20}N_6O_4$	288.1539	5.176	/	down	down	HMDB0028725
Loperamide	$C_{29}H_{33}ClN_2O_2$	476.2238	5.189	up	up	down	HMDB0004999
5’-Methylthioadenosine	$C_{11}H_{15}N_5O_3S$	297.0905	5.213	down	down	down	HMDB0001173
Retapamulin	$C_{30}H_{47}NO_4S$	517.3201	5.335	up	/	down	HMDB0015386
Netilmicin	$C_{21}H_{41}N_5O_7$	475.2995	5.340	up	up	/	HMDB0015090
all-trans-hexaprenyl diphosphate	$C_{30}H_{52}O_7P_2$	586.3194	5.524	up	up	/	HMDB0012188
Ouabain	$C_{29}H_{44}O_{12}$	584.2794	5.539	down	down	/	HMDB0031448
Moreollin	$C_{35}H_{42}O_8$	590.2889	5.548	up	/	/	HMDB0030795
PD 123319	$C_{31}H_{32}N_4O_3$	508.2478	5.811	down	down	up	/
5-Heptyltetrahydro-2-oxo-3-furancarboxylic acid	$C_{12}H_{20}O_4$	228.1337	5.821	down	down	down	HMDB0030994
CDP-ethanolamine	$C_{11}H_{20}N_4O_{11}P_2$	446.0580	5.846	down	down	up	HMDB0001564
Pectenotoxin 3	$C_{47}H_{68}O_{15}$	872.4598	5.953	up	up	down	HMDB0033492
O-Demethylfonsecin	$C_{14}H_{12}O_6$	276.0611	5.993	down	down	down	HMDB0033649
Avermectin B2b	$C_{47}H_{72}O_{15}$	876.4892	6.017	up	up	/	/
Hebevinoside XIII	$C_{49}H_{76}O_{16}$	920.5165	6.068	up	up	up	HMDB0034603

续表

代谢物	分子式	*m/z*	保留时间（min）	ME/C	GE/C	GN/C	HMDB ID
D-Fructosazine	$C_{12}H_{20}N_2O_8$	320.1225	6.210	down	down	up	HMDB0035284
Avermectin B1a monosaccharide	$C_{41}H_{60}O_{11}$	728.4121	6.288	down	down	up	/
1, 3-Dimethylpyrrolo[1, 2-a]pyrazine	$C_9H_{10}N_2$	146.0838	6.949	down	down	/	HMDB0030908
3-Indoleacetonitrile	$C_{10}H_8N_2$	156.0696	7.092	down	down	down	HMDB0006524
2, 6 dimethylheptanoyl carnitine	$C_{16}H_{32}NO_4$	302.2310	7.396	up	/	up	HMDB0006320
Hordatine B	$C_{29}H_{40}N_8O_5$	580.3145	7.482	down	/	down	HMDB0030459
Lysyl-glutamate	$C_{11}H_{21}N_3O_5$	275.1497	7.628	up	up	down	HMDB0028950
Armillane	$C_{23}H_{32}O_7$	420.2148	8.366	down	/	up	HMDB0035779
Auranofin	$C_{20}H_{34}AuO_9PS$	678.1365	9.166	up	/	down	HMDB0015130
3-Oxo-OPC4-CoA	$C_{35}H_{54}N_7O_{19}P_3S$	1001.2361	9.526	down	up	up	HMDB0060375
N1, N12-Diacetylspermine	$C_{14}H_{30}N_4O_2$	286.2361	11.173	up	/	up	HMDB0002172
alpha-Methylstyrene	C_9H_{10}	118.0774	13.203	down		down	HMDB0059899
Lupiwighteone hydrate 7-glucoside	$C_{26}H_{30}O_{11}$	518.1774	13.239	down	down	down	HMDB0034813
Lauroyl diethanolamide	$C_{16}H_{33}NO_3$	287.2457	13.427	down	/	down	HMDB0032358
Mupirocin	$C_{26}H_{44}O_9$	500.2944	13.957	up	/	down	HMDB0014554
Dehydrocarpaine Ⅰ	$C_{28}H_{48}N_2O_4$	476.3577	14.975	down	down	down	HMDB0030271
Mesoporphyrin Ⅸ	$C_{34}H_{38}N_4O_4$	566.2833	15.551	/	down	down	HMDB0002379
Hexadecanedioic acid mono-L-carnitine ester	$C_{23}H_{44}NO_6$	430.3160	15.586	/	down	/	HMDB0000712
8-HpODE	$C_{18}H_{32}O_4$	312.2274	16.021	down	down	down	HMDB0004706
Thiamine	$C_{12}H_{17}N_4OS$	265.1135	16.656	down	/	/	HMDB0000235
Olomoucine	$C_{15}H_{18}N_6O$	298.1540	16.807	down	down	/	HMDB0035233
N-Nitrosotomatidine	$C_{27}H_{44}N_2O_3$	444.3319	17.008	/	down	down	HMDB0034102
Pyrrhoxanthinol	$C_{37}H_{46}O_5$	570.3374	17.211	up	up	up	HMDB0035696
3-Benzoyloxy-11-oxo-12-ursen-28-oic acid	$C_{37}H_{50}O_5$	574.3692	17.416	up	up	down	HMDB0032894
Hovenine A	$C_{27}H_{42}N_4O_4$	486.3173	17.605	up	up	up	HMDB0030200
Diisobutyl phthalate	$C_{16}H_{22}O_4$	278.1521	17.650	down	/	down	HMDB0013835
11-Hydroxyeicosatetraenoate glyceryl ester	$C_{23}H_{38}O_5$	394.2684	17.795	down	down	/	HMDB0012530
Acetyl tributyl citrate	$C_{20}H_{34}O_8$	402.2252	18.750	down	down	down	HMDB0034159
Drotaverine	$C_{24}H_{31}NO_4$	397.2252	19.497	/	/	up	HMDB0015669
Pipericine	$C_{22}H_{41}NO$	335.3182	19.719	down	down	down	HMDB0031678
Ganoderic acid X	$C_{32}H_{48}O_5$	512.3492	20.424	down	down	up	HMDB0035332
Prostaglandin D2-1-glyceryl ester	$C_{23}H_{38}O_7$	426.2579	21.481	up	/	down	HMDB0013653
dolichyl beta-D-glucosyl phosphate	$C_{31}H_{55}O_9P$	602.3562	21.649	down	down	down	HMDB0001054
Stearamide	$C_{18}H_{37}NO$	283.2868	25.972	/	down	up	HMDB0034146
2, 6-Dimethylpyridine	C_7H_9N	107.0744	26.087	up	/	down	HMDB0032972
Quinoline	C_9H_7N	129.0573	26.088	down	down	up	HMDB0033731
Spermine	$C_{10}H_{26}N_4$	202.2153	26.150	/	down	up	HMDB0001256

续表

代谢物	分子式	m/z	保留时间（min）	ME/C	GE/C	GN/C	HMDB ID
Metformin	$C_4H_{11}N_5$	129.1005	26.166	/	/	down	HMDB0001921
3-（6'-Methylthio）hexylmalic acid	$C_{11}H_{20}O_5S$	264.1041	26.171	down	down	up	/

注：ME 表示复方木鸡颗粒外泌体组，GE 表示没食子酸外泌体组，GN 表示没食子酸仿生纳米粒组，C 表示对照组；up 表示与对照组比较为上调，down 表示与对照组比较为下调。

表 21-1-2 负离子模式下各组差异代谢物鉴定结果

代谢物	分子式	m/z	保留时间（min）	ME/C	GE/C	GN/C	HMDB ID
Silicic acid	H_4O_4Si	95.9867	0.326	down	up	/	HMDB0031436
2, 3, 5-Trichloromaleylacetate	$C_6H_3Cl_3O_5$	259.8996	0.526	down	/	up	HMDB0060361
Sulfuric acid	H_2O_4S	97.9668	0.602	up	up	up	HMDB0001448
Phosphoroselenoic acid	H_3O_3PSe	155.9031	0.781	down	/	up	HMDB0003840
Piroxicam	$C_{15}H_{13}N_3O_4S$	331.0597	0.824	down	down	down	HMDB0014694
2-Acetylthiazole	C_5H_5NOS	127.0067	0.825	up	/	down	HMDB0032964
4-（2-Nitroethyl）phenyl primeveroside	$C_{19}H_{27}NO_{12}$	461.1554	0.829	down	/	up	HMDB0031742
2, 4, 6-Trihydroxybenzoic acid	$C_7H_6O_5$	170.0195	0.836	down	/	down	HMDB0029649
3, 5-Dichloro-4-hydroxy-2-methoxy-6-methylbenzoic acid	$C_9H_8Cl_2O_4$	249.9785	0.945	down	/	down	HMDB0033822
Ibudilast	$C_{14}H_{18}N_2O$	230.1380	0.969	up	/	/	HMDB0015614
Methylpyrazine	$C_5H_6N_2$	94.0518	1.273	down	down	/	HMDB0033112
Eugenol	$C_{10}H_{12}O_2$	164.0816	1.743	down	down	/	HMDB0005809
Methyl 4-chloro-1H-indole-3-acetate	$C_{11}H_{10}ClNO_2$	223.0352	2.438	down	/	down	HMDB0032937
Sulfadiazine	$C_{10}H_{10}N_4O_2S$	250.0539	2.4407773	down	down	down	HMDB0014503
Capecitabine	$C_{15}H_{22}FN_3O_6$	359.1521	2.981	down	/	up	HMDB0015233
（E, , E）-1-Chloro-3, 11-tridecadiene-5, 7, 9-triyn-2-ol	$C_{13}H_{11}ClO$	218.0473	3.7242856	down	down	down	HMDB0034007
5-Acetylamino-6-formylamino-3-methyluracil	$C_8H_{10}N_4O_4$	226.0695	4.2221994	down	/	down	HMDB0011105
Urolithin C	$C_{13}H_8O_5$	244.0379	4.5110006	/	up	/	HMDB0029218
Penicillin G	$C_{16}H_{18}N_2O_4S$	334.0946	4.5112004	up	/	up	HMDB0015186
Quinacrine	$C_{23}H_{30}ClN_3O$	399.2078	4.664	down	/	up	HMDB0015235
L-1, 2, 3, 4-Tetrahydro-beta-carboline-3-carboxylic acid	$C_{12}H_{12}N_2O_2$	216.0886	4.98	down	/	up	HMDB0035665
Ridogrel	$C_{18}H_{17}F_3N_2O_3$	366.1202	4.989	down	down	down	HMDB0015338
Merodesmosine	$C_{18}H_{34}N_4O_6$	402.2430	5.273	down	up	up	HMDB0030407
Deserpidine	$C_{32}H_{38}N_2O_8$	578.2662	5.425	up	/	up	HMDB0015221
Acetyldigitoxin	$C_{43}H_{66}O_{14}$	806.4457	5.894	/	/	up	HMDB0014652
Homogentisic acid	$C_8H_8O_4$	168.0436	6.100	/	down	/	HMDB0000130

续表

代谢物	分子式	*m/z*	保留时间（min）	ME/C	GE/C	GN/C	HMDB ID
Leucyl-Histidine	$C_{12}H_{20}N_4O_3$	268.1508	7.498	/	up	up	HMDB0028931
Lupinate	$C_{13}H_{18}N_6O_3$	306.1441	7.503	/	/	down	/
Pseudaminic acid	$C_{13}H_{22}N_2O_8$	334.1384	7.507	/	/	down	/
UDP-N-acetylmuraminate	$C_{20}H_{31}N_3O_{19}P_2$	679.1074	8.013	/	/	down	HMDB0011720
2-Hydroxypseudobaptigenin	$C_{16}H_{10}O_6$	298.0518	9.590	/	down	/	/
2’-Norberbamunine	$C_{35}H_{38}N_2O_6$	582.2736	15.550	up	down	/	/
Epilubimin	$C_{15}H_{24}O_2$	236.1746	15.693	/	down	down	HMDB0035032
Lauric acid	$C_{12}H_{24}O_2$	200.1754	15.907	/	/	down	HMDB0000638
Arformoterol	$C_{19}H_{24}N_2O_4$	344.1731	17.472	/	/	down	HMDB0015399
Isotretinoin	$C_{20}H_{28}O_2$	300.2052	17.905	down	/	down	HMDB0006219
Butyl dodecanoate	$C_{16}H_{32}O_2$	256.2373	19.526	up	up	/	HMDB0032065
Pentadecylic acid	$C_{15}H_{30}O_2$	242.2220	20.082	/	down	/	HMDB0000826
PGI2	$C_{20}H_{32}O_5$	352.2235	20.847	/	/	down	HMDB0001335
dolichyl phosphate	$C_{25}H_{45}O_4P$	440.3032	20.858	/	/	down	/
Ibervirin	$C_5H_9NS_2$	147.0150	26.068	/	down	/	HMDB0034370
Alloxan	$C_4H_2N_2O_4$	141.9995	26.132	/	up	up	HMDB0002818
Hyperforin	$C_{35}H_{52}O_4$	536.3852	26.165	/	down	/	HMDB0030463
Margaric acid	$C_{17}H_{34}O_2$	270.2527	26.174	/	/	down	HMDB0002259
Etidronic acid	$C_2H_8O_7P_2$	205.9758	26.204	/	down	/	HMDB0015210
3H-1, 2-Dithiole-3-thione	$C_3H_2S_3$	133.9292	26.205	down	/	/	HMDB0035702
Carbamoyl phosphate	CH_4NO_5P	140.9838	26.324	/	down	/	HMDB0001096
Methyl 2-propenyl selenide	C_4H_8Se	129.9859	26.624	/	down	down	HMDB0030878

注：ME 表示复方木鸡颗粒外泌体组，GE 表示没食子酸外泌体组，GN 表示没食子酸仿生纳米粒组，C 表示对照组；up 表示与对照组比较为上调，down 表示与对照组比较为下调。

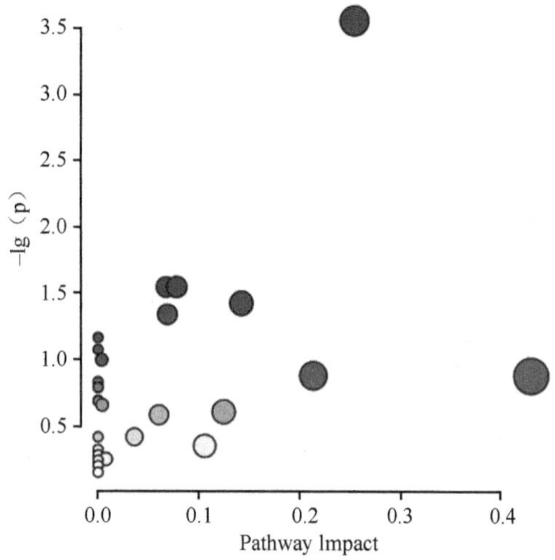

图 21-1-6　复方木鸡颗粒外泌体组代谢物通路富集图

（3）**代谢通路分析**　对已鉴定结构的差异代谢物通过 Metaboanalyst6.0（https：//www.metaboanalyst.ca/）进行代谢通路分析。结果表明复方木鸡颗粒外泌体组治疗肝癌主要与甘油磷脂代谢、脂肪酸降解、脂肪酸伸长率、硒代谢、戊糖和葡萄糖醛酸相互转化等有关，结果见图 21-1-6 及表 21-1-3。没食子酸外泌体组治疗肝癌主要与半胱氨酸和蛋氨酸代谢、氮代谢等有关，结果见图 21-1-7 及表 21-1-4。没食子酸仿生纳米粒组治疗肝癌主要与硒化合物代谢、半胱氨酸和蛋氨酸代谢等有关，结果见图 21-1-8 及表 21-1-5。

表 21-1-3　复方木鸡颗粒外泌体组差异代谢物通路分析结果

序号	代谢通路	Hits	Total	*P*	Impact
1	Glycerophospholipid metabolism	5	36	0.00028347	0.25285
2	Fatty acid degradation	3	39	0.028382	0.06679
3	Fatty acid elongation	3	39	0.028382	0.07721
4	Pentose and glucuronate interconversions	2	18	0.037665	0.14062
5	Selenocompound metabolism	2	20	0.045787	0.06818
6	Lysine degradation	2	25	0.068556	0
7	Linoleic acid metabolism	1	5	0.08422	0
8	Purine metabolism	3	65	0.1006	0.00358
9	Sulfur metabolism	1	8	0.13143	0.21277
10	Taurine and hypotaurine metabolism	1	8	0.13143	0.42857
11	One carbon pool by folate	1	9	0.14664	0
12	Caffeine metabolism	1	10	0.16159	0
13	Biotin metabolism	1	10	0.16159	0
14	Aminoacyl-tRNA biosynthesis	2	48	0.20263	0
15	alpha-Linolenic acid metabolism	1	13	0.20495	0
16	Glycosylphosphatidylinositol（GPI）-anchor biosynthesis	1	14	0.21891	0.00399
17	Histidine metabolism	1	16	0.24614	0.12295
18	Mannose type O-glycan biosynthesis	1	17	0.25941	0.05992
19	Folate biosynthesis	1	27	0.38031	0
20	Galactose metabolism	1	27	0.38031	0.03577
21	Cysteine and methionine metabolism	1	33	0.44347	0.10446
22	Arachidonic acid metabolism	1	36	0.47268	0
23	N-Glycan biosynthesis	1	41	0.51811	0
24	Primary bile acid biosynthesis	1	46	0.55976	0.00758
25	Fatty acid biosynthesis	1	47	0.56766	0
26	Drug metabolism - cytochrome P450	1	55	0.62615	0
27	Metabolism of xenobiotics by cytochrome P450	1	68	0.7053	0

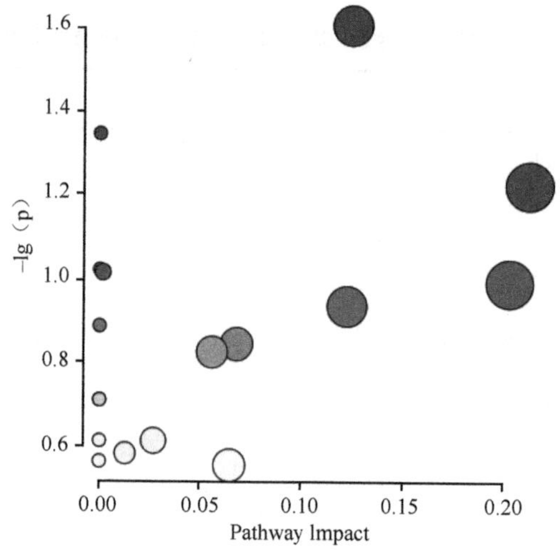

图 21-1-7 没食子酸外泌体组代谢物通路富集图

表 21-1-4 没食子酸外泌体组差异代谢物通路分析结果

序号	代谢通路	Hits	Total	*P*	Impact
1	Cysteine and methionine metabolism	2	33	0.024649	0.12535
2	Nitrogen metabolism	1	6	0.044922	0
3	Sulfur metabolism	1	8	0.05948	0.21277
4	alpha-Linolenic acid metabolism	1	13	0.09499	0
5	Purine metabolism	2	70	0.096411	0.00158
6	Arginine biosynthesis	1	14	0.10194	0.20305
7	Histidine metabolism	1	16	0.1157	0.12295
8	Ubiquinone and other terpenoid-quinone biosynthesis	1	18	0.12927	0
9	Selenocompound metabolism	1	20	0.14264	0.06818
10	beta-Alanine metabolism	1	21	0.14926	0.05597
11	Alanine，aspartate and glutamate metabolism	1	28	0.19428	0
12	Glutathione metabolism	1	28	0.19428	0
13	Arginine and proline metabolism	1	36	0.24305	0
14	Glycerophospholipid metabolism	1	36	0.24305	0.02717
15	Pyrimidine metabolism	1	39	0.26063	0.01284
16	N-Glycan biosynthesis	1	41	0.27214	0
17	Tyrosine metabolism	1	42	0.27783	0.06467

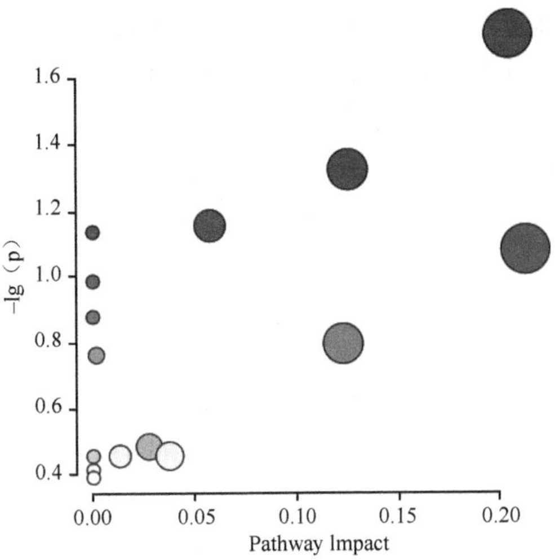

图 21-1-8　没食子酸仿生纳米粒组代谢物通路富集图

表 21-1-5　没食子酸仿生纳米粒组差异代谢物通路分析结果

序号	代谢通路	Hits	Total	*P*	Impact
1	Selenocompound metabolism	2	20	0.018592	0.20454
2	Cysteine and methionine metabolism	2	33	0.047589	0.12535
3	N-Glycan biosynthesis	2	41	0.070276	0.05732
4	Thiamine metabolism	1	7	0.073288	0
5	Sulfur metabolism	1	8	0.083335	0.21277
6	Caffeine metabolism	1	10	0.10312	0
7	alpha-Linolenic acid metabolism	1	13	0.13205	0
8	Histidine metabolism	1	16	0.1601	0.12295
9	Purine metabolism	2	70	0.17268	0.00158
10	Glycerophospholipid metabolism	1	36	0.3264	0.02717
11	Drug metabolism - other enzymes	1	39	0.34849	0
12	Fatty acid elongation	1	39	0.34849	0.01297
13	Fatty acid degradation	1	39	0.34849	0.03722
14	Arachidonic acid metabolism	1	44	0.3838	0
15	Fatty acid biosynthesis	1	47	0.40411	0
16	Selenocompound metabolism	2	20	0.018592	0.20454

8. ELISA 实验

取生长状态良好的人肝癌 SMMC-7721 细胞，加入 0.25%Trypsin-EDTA 消化，离心，加入 1640 完全培养基（含 10% 胎牛血清，1% 青 - 链霉素双抗）配制成密度为 5×10^5 个 /ml 的细胞悬液，加入 96 孔板中，每孔 100 μl，置于 37℃培养箱中，待细胞贴壁完全后，设置对照组（Control）、复方木鸡颗粒外泌体组（MJEXO，5 mg/ml）、没食子酸外泌体组（GAEXO，50 μmol/L）、没食子酸细胞膜仿生纳米粒组（MGNPs，50 μmol/L），每组6个复孔。加入含有不同浓度药物的培养液作用24 h，取细胞培养上清，按照ELISA试剂盒说明书操作，测定不同药物对SMMC-7721细胞分泌己糖激酶（hexokinase，HK）、磷酸果糖激酶（phosphofructokinase，PFK）、丙酮酸激酶（pyruvatekinasse，PK）、L-乳酸脱氢酶（L-lactate dehydrogenase，LDH）、肿瘤坏死因子-α（tumor necrosis factor-α，TNF-α）、白介素1β（interleukin-1beta，IL-1β）、白介素6（interleukin-6，IL-6）、过氧化氢酶（catelase，CAT）、超氧化物歧化酶（superoxide dismutase，SOD）、谷胱甘肽过氧化物酶（glutathione peroxidase，GSH-Px）、丙二醛（malondialdehyde，MDA）的影响。

结果表明，与对照组相比，各给药组均能显著降低HK、PFK、PK、LDH、TNF-α、IL-1β、CAT、SOD、GSH-Px的表达水平，升高IL-6、MDA的表达水平。糖酵解、炎症、氧化应激是最常见的癌症相关三大通路，本研究表明各组药物均可显著回调这三大通路上的重要靶点。

（1）**糖酵解通路** 在糖酵解通路中，MJEXO组对HK、PFK、PK、LDH的抑制作用较为明显，相较于对照组，HK降低至（267.12±9.39）pg/ml（$P<0.01$），PFK降至（38.23±2.97）ng/ml（$P<0.01$），PK降至（125.92±3.25）pg/ml（$P<0.01$），LDH降至（523.63±7.95）pg/ml（$P<0.01$）。GAEXO组和MGNPs组呈现出相似的抑制趋势。这表明不同药物形式在影响肝癌细胞糖酵解过程中关键酶的表达方面具有一定的共性，但也存在个体差异，可能与药物的作用机制细节和细胞摄取效率等因素有关。结果见表21-1-6和图21-1-9。

表21-1-6 不同给药组对肝癌细胞糖酵解相关靶点表达的影响（$\bar{x}\pm s$，n=6）

组别	HK（pg/ml）	PFK（ng/ml）	PK（pg/ml）	LDH（pg/ml）
Control	363.55±6.96	130.59±2.69	202.30±7.83	629.24±20.32
MJEXO	267.12±9.39**	38.23±2.97**	125.92±3.25**	523.63±7.95**
GAEXO	272.56±11.06**	113.64±1.30**	150.02±5.93**	477.01±17.40**
MGNPs	316.54±12.18**	119.78±2.90**	173.71±7.52**	522.09±17.79**

注：与Control组比较，**$P<0.01$。

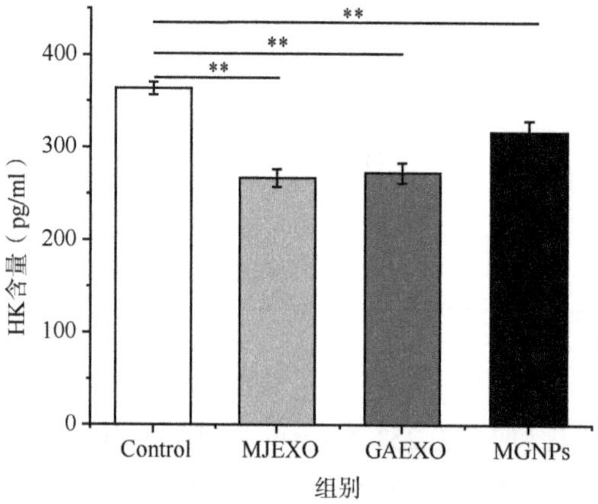

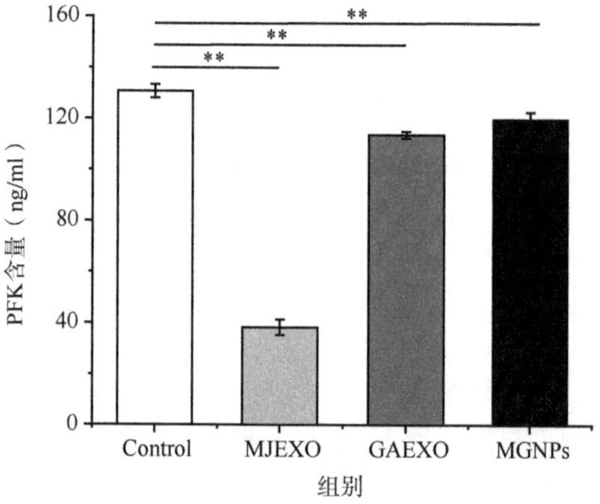

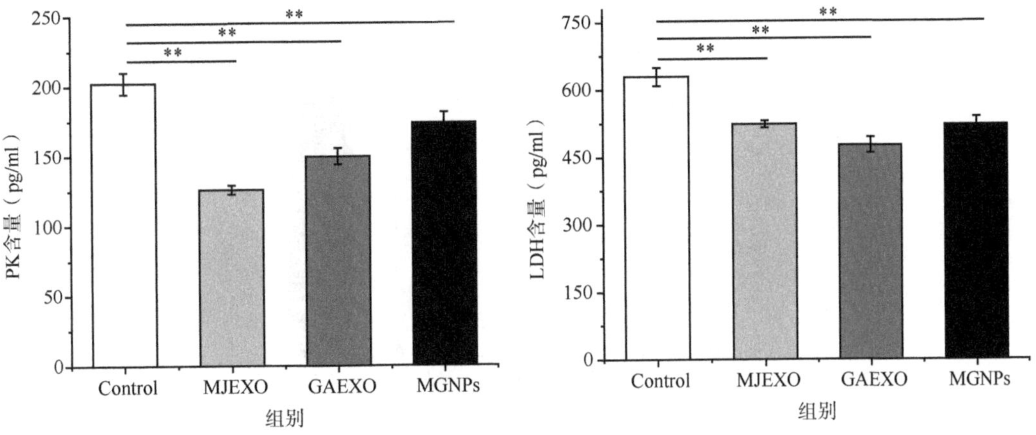

图 21-1-9　不同给药组对肝癌细胞糖酵解相关靶点表达的影响

与 Control 组比较，$^{**}P<0.01$

（2）**炎症通路**　在炎症通路方面，GAEXO 组对 TNF-α 和 IL-1β 的降低效果较为突出，TNF-α 降低至（562.21±15.70）pg/ml（$P<0.01$），IL-1β 降至（108.93±4.77）pg/ml（$P<0.01$）。MJEXO 组和 MGNPs 组也能显著降低这 2 种炎症因子的表达，但相对 GAEXO 抑制程度稍弱。同时，IL-6 的表达在各用药组中呈现升高趋势，其中 MJEXO 组升高至（112.12±3.71）pg/ml（$P<0.01$），这可能是由于药物干预引发了细胞内炎症相关信号通路的复杂调节，使得不同炎症因子之间的平衡发生改变，具体机制有待进一步深入研究。结果见表 21-1-7 和图 21-1-10。

表 21-1-7　不同给药组对肝癌细胞炎症相关靶点表达的影响（$\bar{x}\pm s$，n=6）

组别	TNF-α（pg/ml）	IL-1β（pg/ml）	IL-6（pg/ml）
Control	717.73±18.27	164.41±2.30	63.15±3.74
MJEXO	684.03±8.99**	143.32±10.83**	112.12±3.71**
GAEXO	562.21±15.70**	108.93±4.77**	161.65±2.28**
MGNPs	648.39±12.03**	143.85±3.38**	144.70±3.06**

注：与 Control 组比较，$^{**}P<0.01$。

（3）**氧化应激通路**　对于氧化应激通路，MJEXO 组对 CAT、SOD、GSH-Px 的降低作用显著，CAT 降至（4.84±0.10）U/ml（$P<0.01$），SOD 降至（126.61±7.32）pg/ml（$P<0.01$），GSH-Px 降至（157.19±5.24）U/ml（$P<0.01$），同时 MDA 升高至（6.94±0.09）nmol/ml（$P<0.01$）。GAEXO 组和 MGNPs 组在抗氧化酶和 MDA 表达上也有类似变化，但程度不同。这说明药物作用影响了肝癌细胞内氧化还原平衡，可能通过调节抗氧化酶系统和脂质过氧化水平来发挥作用，不同药物形式在其中的作用强度和具体作用位点可能存在差异。结果见表 21-1-8 和图 21-1-11。

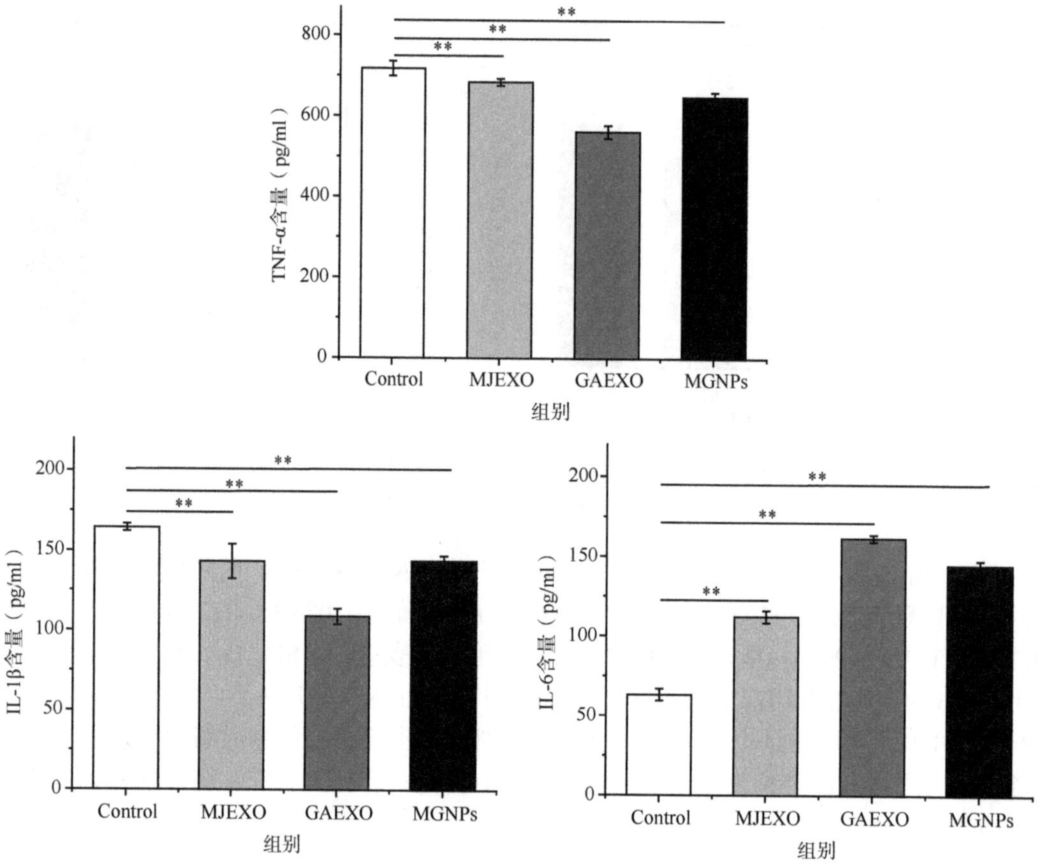

图 21-1-10　不同给药组对肝癌细胞炎症相关靶点表达的影响

与 Control 组比较，$^{**}P < 0.01$

表 21-1-8　不同给药组对肝癌细胞抗氧化相关靶点表达的影响（$\bar{x} \pm s$，n=6）

组别	CAT（U/ml）	SOD（pg/ml）	GSH-Px（U/ml）	MDA（nmol/ml）
Control	8.35±0.08	259.39±6.40	269.23±3.57	5.77±0.15
MJEXO	4.84±0.10**	126.61±7.32**	157.19±5.24**	6.94±0.09**
GAEXO	7.16±0.11**	221.25±4.14**	197.29±4.16**	7.71±0.11**
MGNPs	8.02±0.11**	228.70±3.82**	242.56±3.77**	6.33±0.11**

注：与 Control 组比较，$^{**}P < 0.01$。

本研究通过细胞代谢组学探究了复方木鸡颗粒、没食子酸及没食子酸细胞膜仿生纳米粒对肝癌细胞代谢的影响，为深入理解其抗肝癌机制提供了新的视角。在差异代谢物方面，复方木鸡颗粒外泌体组筛选出 118 个差异代谢物，涉及多种生物化学过程。其中，甘油磷脂代谢的改变可能影响细胞膜结构与功能，进而干扰癌细胞的增殖、迁移和凋亡等过程。脂肪酸降解和伸长率的变化提示对细胞能量代谢产生影响，癌细胞可能因脂肪酸代谢异常而改变其生长优势。硒代谢的参与或许与药物的抗氧化或细胞调节作用相关，通过调节硒相关酶的活性影响细胞内氧化还原平衡及信号通路。戊糖和葡萄糖醛酸相互转化异常则反映了细胞糖代谢紊乱，可能干扰癌细胞的能量供应和物质合成途径。没食子酸外泌体组的 102 个差异代谢

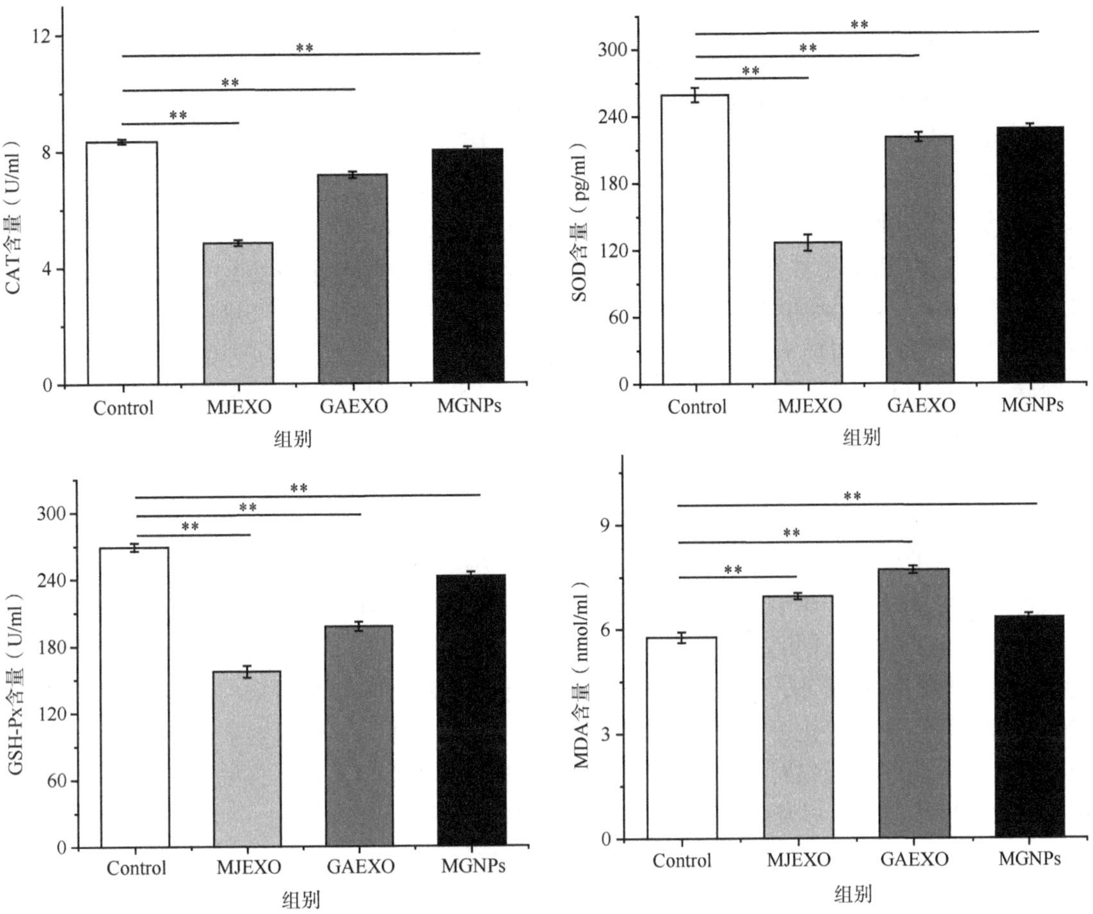

图 21-1-11　不同给药组对肝癌细胞抗氧化相关靶点表达的影响

与 Control 组比较，$^{**}P < 0.01$

物主要与半胱氨酸和蛋氨酸代谢、氮代谢相关。半胱氨酸和蛋氨酸代谢在细胞内参与蛋白质合成、抗氧化防御及甲基化反应等关键过程。该代谢途径的改变可能影响癌细胞内蛋白质组的稳态和表观遗传调控，从而抑制癌细胞生长。氮代谢的变化可能涉及细胞内氨基酸代谢平衡的调节，对癌细胞的营养摄取和代谢废物排出产生影响，进而改变癌细胞的生存微环境。没食子酸仿生纳米粒组的 117 个差异代谢物中，硒化合物代谢和半胱氨酸和蛋氨酸代谢较为突出。硒化合物代谢的作用与复方木鸡颗粒外泌体组类似，可能在抗氧化和细胞信号调节方面发挥重要功能。半胱氨酸和蛋氨酸代谢的异常同样会对癌细胞的蛋白质合成和甲基化修饰等过程产生干扰，影响癌细胞的生物学行为。总而言之，复方木鸡颗粒、没食子酸及其仿生纳米粒在抗肝癌过程中可能通过多靶点、多途径的方式发挥作用。

同时，本研究通过 ELISA 实验，深入探究了复方木鸡颗粒及没食子酸相关制剂的抗肝癌机制。在糖酵解通路中，药物对 HK、PFK、PK、LDH 等关键酶具有抑制作用，可能是由于其干扰了癌细胞的能量代谢过程。癌细胞通常依赖糖酵解获取能量，药物抑制这些酶的活性，可减少癌细胞的能量供应，从而抑制其生长和增殖。不同药物组间的差异可能源于药物的剂型、成分释放方式及细胞对其摄取和代谢的不同。复方木鸡颗粒和没食子酸与外泌体联合可能通过外泌体独特的囊泡结构携带有效成分，更高效地进入细胞内作用于靶点，而没食子酸仿生纳米粒可能因纳米粒的修饰等因素影响其细胞内分布和作用效果。在炎症通路中，药物降低 TNF-α 和 IL-1β 的表达，同时升高 IL-6 的表达，提示药物可能通过调节炎症细胞因子网络来发挥抗肝癌作用。TNF-α 和 IL-1β 是重要的促炎因子，在肿瘤微环境中可促进癌细胞的增殖、迁移和血管生成等恶性行为。药物抑制它们的表达，有助于减轻肿瘤炎症环境，抑制肿瘤进展。而 IL-6 升高可能是机体的一种代偿性反应，或是药物激活了某些反馈调节机制。进一步研究需要明确这种细胞因子变化背后的信号传导通路，以及药物如何精准调控这些通路来实现抗肿瘤效果。氧化应激通路方面，药物对 CAT、SOD、GSH-Px 等抗氧化酶的抑制和 MDA 升高表明药物改变了细胞内的氧化还原状态。适度的氧化应激可诱导癌细胞凋亡，但过高或过低的氧化水平可能影响肿瘤的发展。药物可能通过调节抗氧化酶系统，使细胞内氧化应激水平处于一个有利于癌细胞凋亡的范围。不同药物组的差异可能反映出它们对细胞内氧化还原信号通路的不同调节方式。

之前所述的细胞代谢组学实验发现戊糖和葡萄糖醛酸相互转化等糖代谢途径存在异常。糖酵解增强可能导致代谢组学中某些中间代谢物的积累或消耗变化，如丙酮酸、磷酸烯醇式丙酮酸等的含量改变。同时，糖酵解产生的中间产物还可参与其他代谢途径，如丙酮酸可进入线粒体参与三羧酸循环，也可作为合成脂肪酸、氨基酸等的前体物质。代谢组学中脂肪酸代谢和氨基酸代谢的变化可能与糖酵解的改变存在关联。本研究通过对糖酵解通路相关指标的测定，进一步明确药物对糖酵解的影响。与代谢组学结果相互印证，揭示了药物在糖代谢调控方面的作用机制，以及对细胞能量供应和生物合成前体的影响。

炎症反应与细胞代谢密切相关。抗炎通路的激活可调节细胞内多种信号分子的表达和活性，进而影响代谢通路。在细胞代谢组学结果中，炎症介质可调节脂肪酸代谢和糖代谢等。而硒代谢的变化可能与细胞的抗氧化状态有关。抗氧化通路的激活对应代谢组学中硒代谢相关代谢物的变化，如硒代半胱氨酸等的含量改变，表明药物可能通过调节硒代谢影响抗氧化酶的合成或活性，维持细胞内氧化还原平衡，进而影响细胞的代谢功能和生存能力。

综上所述，复方木鸡颗粒、没食子酸及其纳米粒在抗肝癌方面展现出多通路调节的潜力，可为肝癌治疗提供新的思路和方法。

第二节　复方木鸡颗粒及没食子酸的转录组学研究

实验材料

（一）仪器与设备

1290 高效液相色谱仪（美国安捷伦科技有限公司）；6550 QTOF-MS 质谱仪（美国安捷伦科技有限公司）；CV200 吉艾姆真空离心浓缩仪（北京吉艾姆科技有限公司）；SUNRISE 酶标仪（瑞士 TECAN 公司）；Sorvall Legend Micro 17R 超速离心机（赛默飞世尔科技有限公司）；TP600 型荧光定量 PCR 仪（TAKARA 公司）；AB7500 型 Real-Time PCR 检测仪（Thermo

Scientific 公司）。

（二）药材与试剂

复方木鸡颗粒（丹东药业集团有限公司提供，批号：210101）；hUC-MSCs 完全培养基（HUXUC-90011），hUC-MSCs 去外泌体完全培养基（HUXUC-90012），细胞培养上清外泌体提取试剂盒（EEKC-10001-100），均购自广州赛业生物科技有限公司；胎牛血清（上海 Excell Bio 公司）；胰蛋白酶（美国 Gibco 公司）；2×SYBR Green RT-PCR Master Mix 试剂盒（G3320），购自武汉赛维尔生物科技有限公司；RevertAid First Strand cDNA Synthesis 试剂盒（K1622），购自 Thermo Scientific Fermentas 公司；Trizol（1596-026），购自 Invitrogen 公司。

（三）动物

SPF 级健康雄性 SD 大鼠，体重 200 g±20 g，购自辽宁长生生物技术有限公司，动物合格证号：SCXK（辽）2020-0001。本部分相关动物实验已获得辽宁中医药大学实验动物伦理委员会批准（210000620240216）。

（四）方法与结果

1. 类器官培养

取出冻存的类器官，于 37℃以最快速度融化类器官，于 4℃，250 g 离心 3 min，吸出上清液。将细胞沉淀重新悬浮在基质胶中。以最快的速度将含有细胞的基质胶接种在 24 孔细胞培养板底部，每孔约 30 μl。将细胞板放入培养箱中 20 min，使基质胶凝固；基质胶凝固后，每孔加入 500 μl 肝癌类器官完全培养基；放入培养箱中继续培养。待细胞直径达 300 ～ 500 μm 时，吸出培养液，加入 1 ml 类器官消化液，吹散基质胶，于 37℃消化 3 min，随后加入 3 ml 含血清培养液终止消化，于 4℃，250 g 离心 3 min，吸出上清液。将细胞沉淀重新悬浮在基质胶中。以最快的速度将含有细胞的基质胶接种在 24 孔细胞培养板底部，每孔约 30 μl。将细胞板放入培养箱中 20 min，使基质胶凝固；基质胶凝固后，每孔加入 500 μl 肝癌类器官完全培养基；放入培养箱中继续培养。根据类器官的状态，每 15 ～ 20 天传代一次。

2. 样品总 RNA 提取

取生长状态良好的肝癌类器官铺在 6 孔板中，每孔 10 滴基质胶，每滴约 30 μl。1 周后用于实验。设置对照组（Control）、复方木鸡颗粒外泌体组（Muji，40 mg/ml）、没食子酸外泌体组（GAEXO，400 μmol/L）、没食子酸细胞膜仿生纳米粒组（MGNPs，400 μmol/L），每组 3 个复孔。加入含有药物的培养液作用 72 h 后，吸弃药液，加入 1 ml Trizol 充分裂解类器官，随后转移至 1.5 ml 无 RNA 酶离心管中，室温静置 10 min，于 4℃，12000 r/min 离心 10 min；上清转移至新的 1.5 ml 无 RNA 酶离心管中；加入 200 μl 氯仿抽提，室温静置 3 min，于 4℃，12000 r/min 离心 15 min；上清液转移至新的 1.5 ml 无 RNA 酶离心管中；随后加入等体积异丙醇；混匀后 –20℃静置 2 h，于 4℃，12000 r/min 离心 10 min；弃上清液，每管加 1 ml 无水乙醇后，于 4℃，7500 r/min 离心 10 min；弃上清液，每管加 1 ml 75% 乙醇，于 4℃，7500 r/min 离心 10 min；弃上清液，干燥后，加 DEPC 水，即得。

3. 转录组测序

通过 oligo（dT）磁珠富集总 RNA 中的 poly（A）结构的 mRNA，采用离子打断的方式进行片断化，使 RNA 片断平均长度达 300 bp 左右。选择长度为 300 bp 的片段，防止被打断的片段长度较短，将导致接头序列的比例偏高，从而降低有效数据的比例；或打断的片段长度较长，不利于上机测序过程中簇的生成。随后以 RNA 为模板，用 6 碱基随机引物和逆转录酶合成 cDNA 第一链，并以第一链 cDNA 为模板进行第二链 cDNA 的合成。文库构建完成后，采用 PCR 扩增进行文库片段富集，之后根据片段大小进行文库选择，文库大小在 450 bp。接着，通过 Agilent Bioanalyzer 对文库进行质检，再对文库总浓度及文库有效浓度进行检测。然后根据文库的有效浓度及文库所需数据量，将含有不同 Index 序列（各样本加上不同的 Index，最后根据 Index 区分各样本的下机数据）的文库按比例进行混合。混合文库统一稀释到 2 nM，通过碱变性，形成单链文库。样品经过 RNA 抽提、纯化、建库之后，采用第二代测序技术（next-generation sequencing，NGS），基于 Illumina 测序平台，对文库进行双末端（paired-end，PE）测序。

4. 数据分析

首先对原始下机数据（raw data）进行过滤，将过滤后得到的高质量序列（clean data）与参考基因组比对。根据比对结果，计算每个基因的表达量。在此基础上，进一步对样品进行表达差异分析、富集分析和聚类分析。

（1）样本表达量分析

如图 21-2-1 所示，各组的总体基因表达量相似。样品间基因表达水平相关性是检验实验可靠性和样本选择是否合理的重要指标，本实验用皮尔逊相关系数表示样品间基因的表达水平相关性，相关系数越接近 1，表明样品之间表达模式的相似度越高。相关系数在 0.8 ～ 1 属于极强相关。图 21-2-2 显示各组样本间相似性均大于 0.9，表明各样品间基因表达水平高度相似。随后根据基因表达值对各样品进行 PCA 主成分分析。PCA 分析可以把相似的样本聚到一起，距离越近表明样本间相似性越高。如图 21-2-3 所示，各组样品分离度较好，组内聚集度较高。

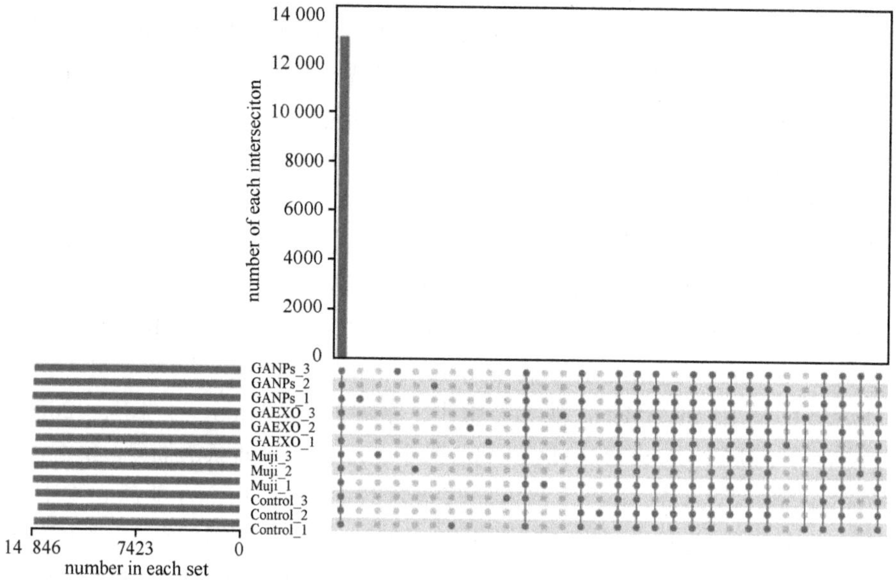

图 21-2-1　各组样本表达量分析

横坐标点的连线表示对应样本共有表达的基因的数目，单点则表示对应样本中特有表达的基因的数目

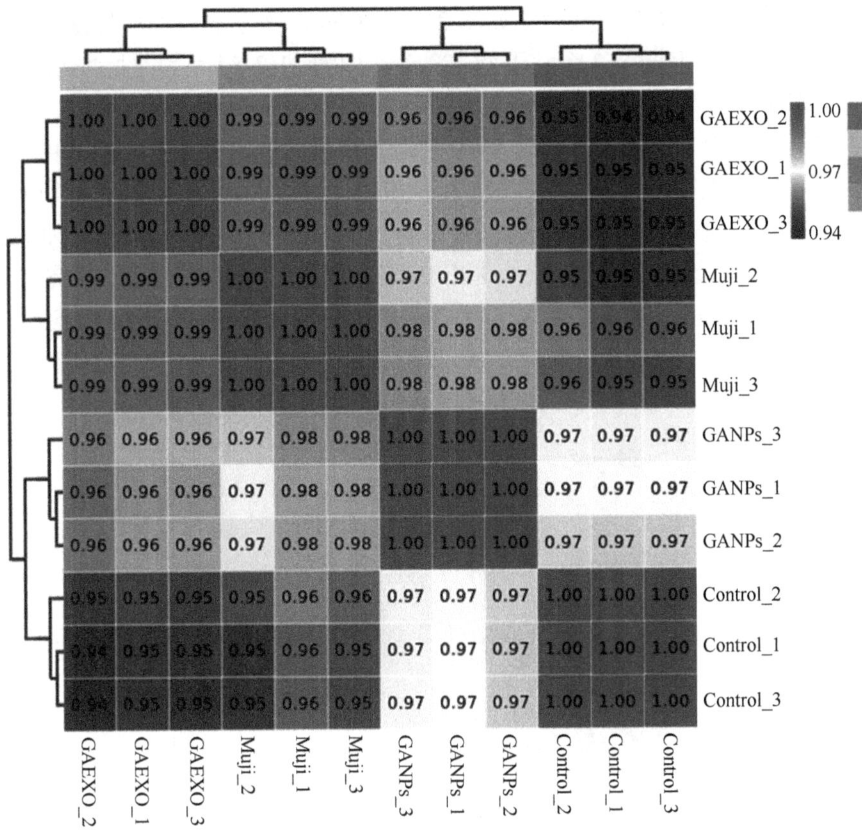

图 21-2-2　各组样本相关性分析

双向聚类，左侧和上侧聚类树为样本聚类情况，图中右侧和下侧为样本名称，方格上的数值为对应的横向与纵向 2 个样本的相关性系数，不同颜色的方格代表 2 个样本的相关性高低情况

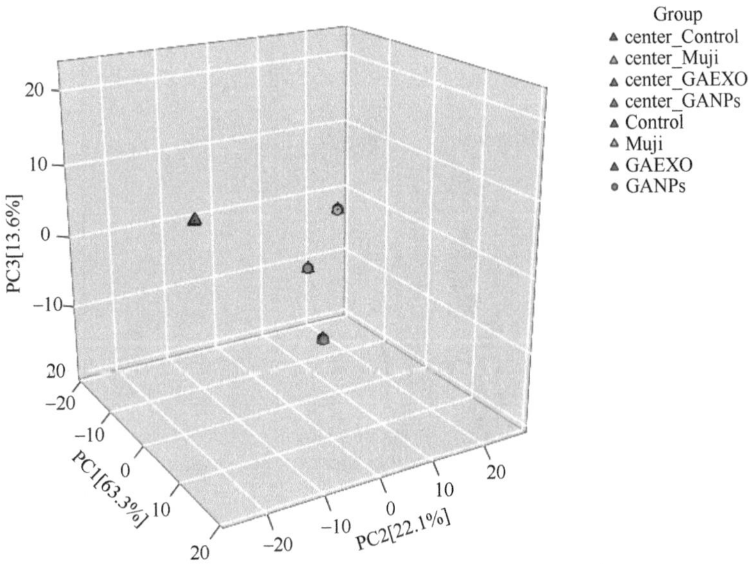

图 21-2-3　各组样本 PCA 分析

（2）表达差异分析

采用 Deseq2 对基因表达进行差异分析，以表达差异倍数 |log2FoldChange| ＞ 1，显著性

P-value < 0.05 为条件筛选差异表达基因。如图 21-2-4 所示，复方木鸡颗粒外泌体组共获得 1285 个差异表达基因，其中上调 863 个，下调 422 个。如图 21-2-5 所示，没食子酸外泌体组共获得 1188 个差异表达基因，其中上调 463 个，下调 725 个。如图 21-2-6 所示，没食子酸仿生纳米粒组共获得 609 个差异表达基因，其中上调 396 个，下调 213 个。这些可能是药物治疗肝癌的关键靶基因。随后使用 R 语言 Pheatmap 和 ComplexHeatmap 软件包对所有比较组的差异基因的并集和样品进行双向聚类分析，根据同一基因在不同样品中的表达水平和同一样品中不同基因的表达模式进行聚类，默认采用 Euclidean 方法计算距离，层次聚类最长距离法（complete linkage）进行聚类，结果如图 21-2-7 所示。进一步根据基因表达模式的相

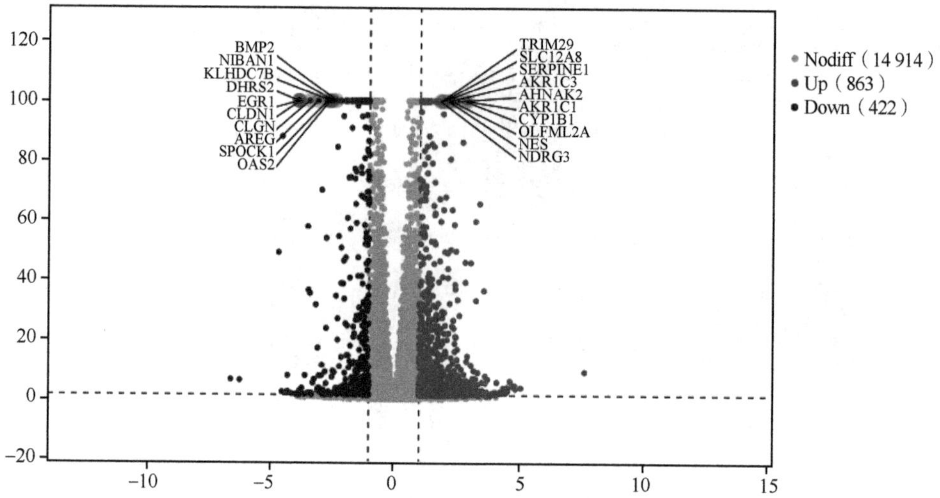

图 21-2-4　Muji 组和 Control 组表达差异基因火山图

横坐标为 log2FoldChange，纵坐标为 −lg（P-value）。图中 2 条竖虚线为表达差异倍数的阈值；横虚线为显著性水平阈值。颜色表示基因是 Up（上调）、Down（下调）或 Nodiff（非显著差异表达）

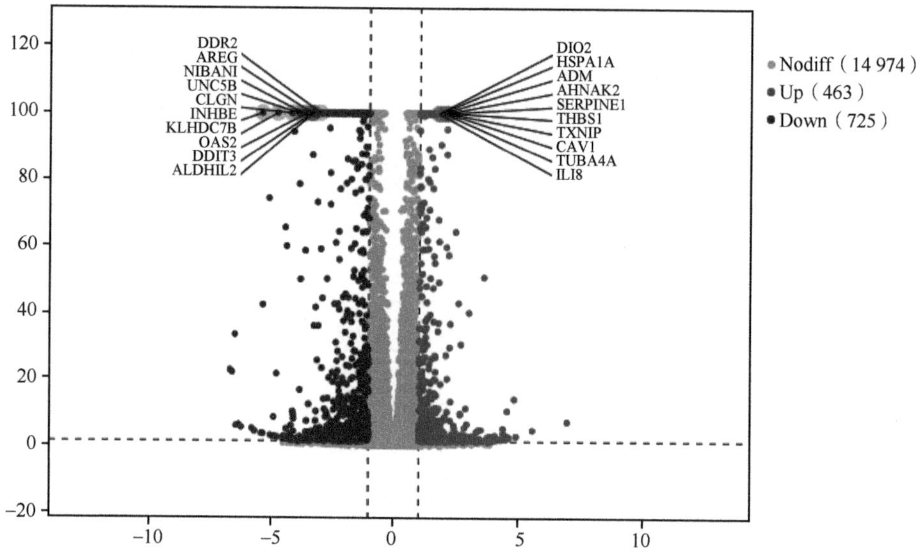

图 21-2-5　GAEXO 组和 Control 组表达差异基因火山图

横坐标为 log2FoldChange，纵坐标为 −lg（P-value）。图中 2 条竖虚线为表达差异倍数的阈值；横虚线为显著性水平阈值。颜色表示基因是 Up（上调）、Down（下调）或 Nodiff（非显著差异表达）

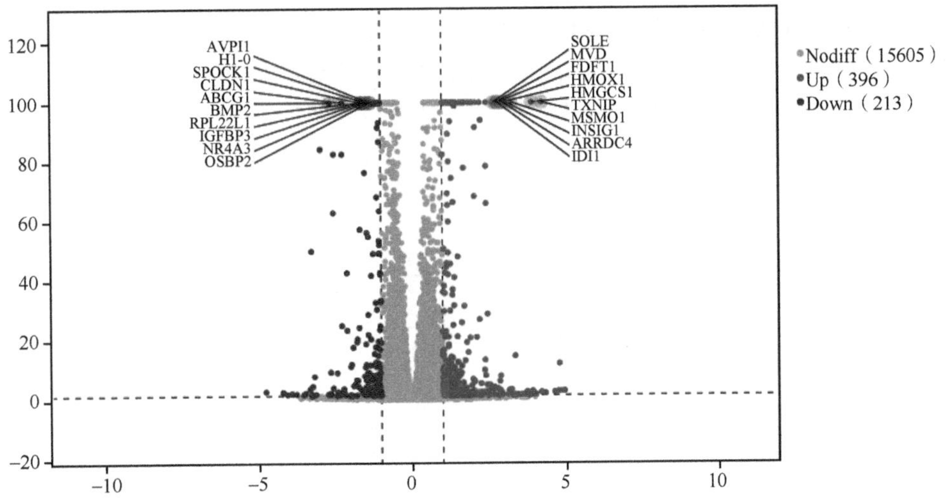

图 21-2-6　GANPs 组和 Control 组表达差异基因火山图

横坐标为 log2FoldChange，纵坐标为 –lg（P-value）。图中 2 条竖虚线为表达差异倍数的阈值；横虚线为显著性水平阈值。颜色表示基因是 Up（上调）、Down（下调）或 Nodiff（非显著差异表达）

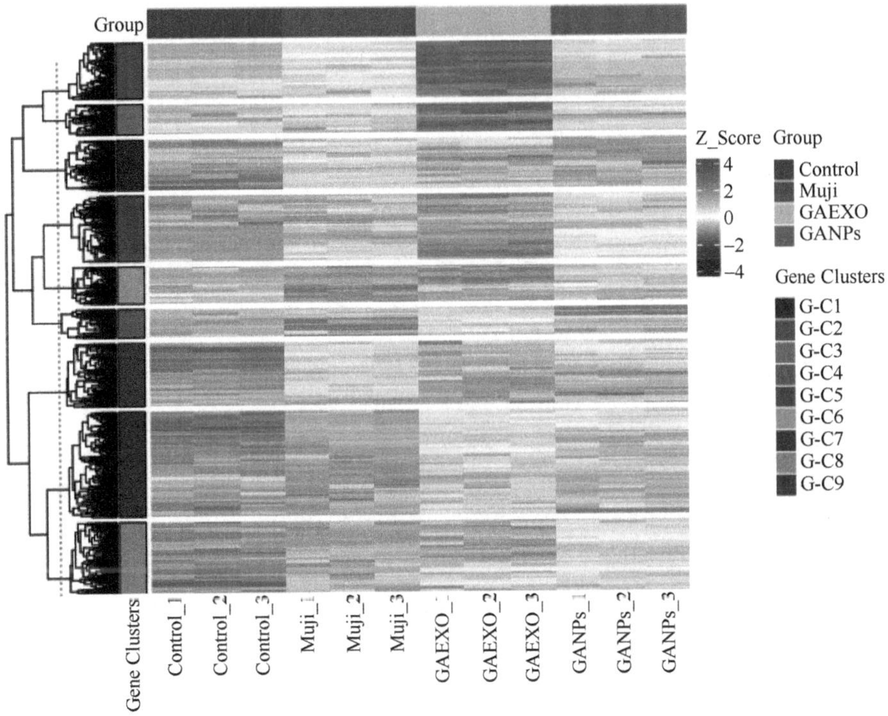

图 21-2-7　各组表达差异基因相关性分析（见彩图）

Gene Clusters 表示基因聚类分类标签，表达模式相近的基因为一个聚类似性将其划分成不同的聚类。分析各样品间 mRNA 表达丰度的不同变化模式，将相同表达趋势的 mRNA 划分为一簇，并对簇基因作表达模式图，直观地展示不同类型基因在样品间的表达丰度变化情况，缩小分析范围，聚焦关键基因（图 21-2-8）。图 21-2-9 为不同比较组表达差异基因的韦恩交集图。随后使用 R 语言 Circlize 包，根据基因组信息和基因差异表达分析结果，在基因组上标记差异表达的基因，来绘制基因组圈图，反映差异基因在染色体上的分布情况（图 21-2-10）。最后通过 STRING 数据库进行蛋白互作分析，以此揭示目的基因之间的作用关系。结果见图 21-2-11 至图 21-2-13。

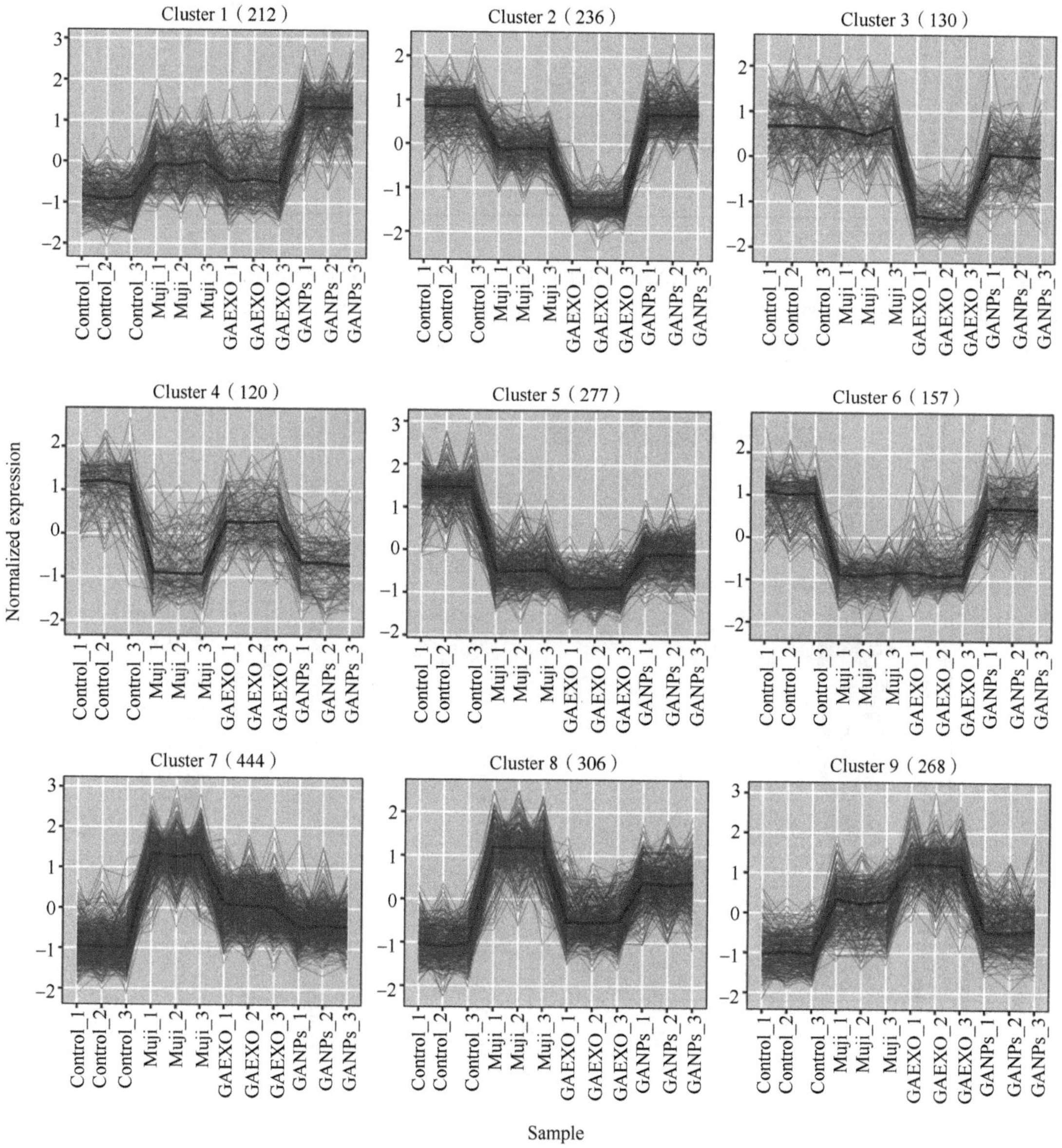

图 21-2-8　差异表达基因的趋势分析

图中背景线展示每个聚类中基因的表达模式，中间线表示各聚类中的所有基因在样品中表达量的平均值

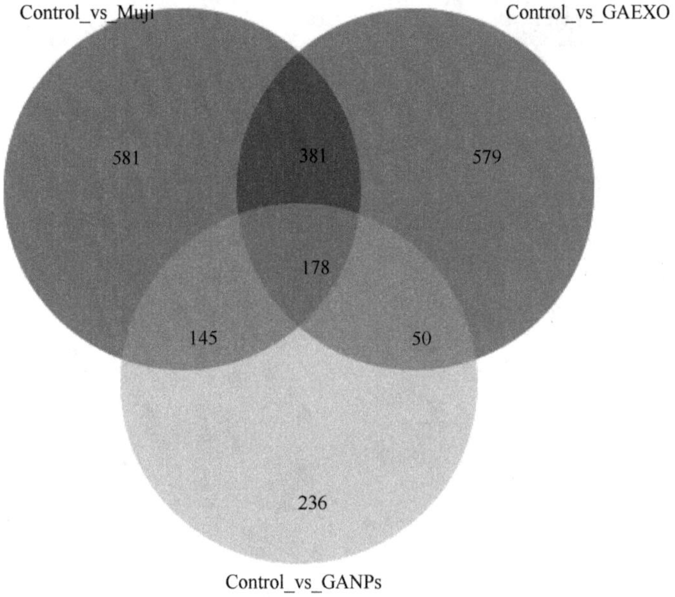

图 21-2-9　不同比较组差异基因的韦恩图

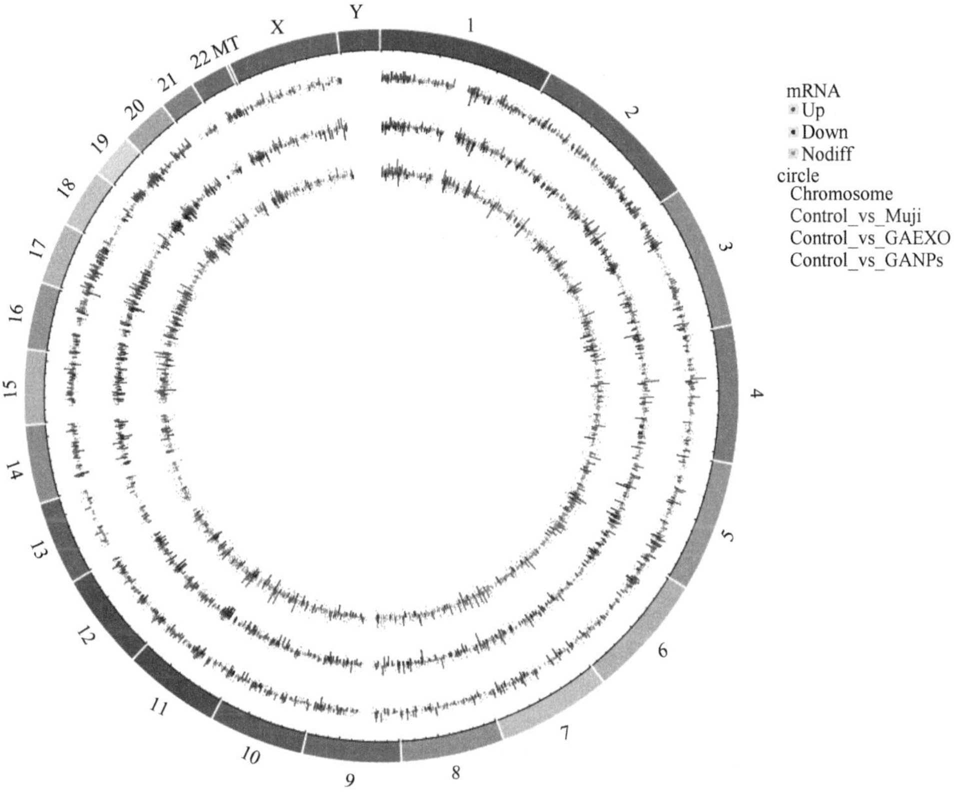

图 21-2-10　差异基因组圈图

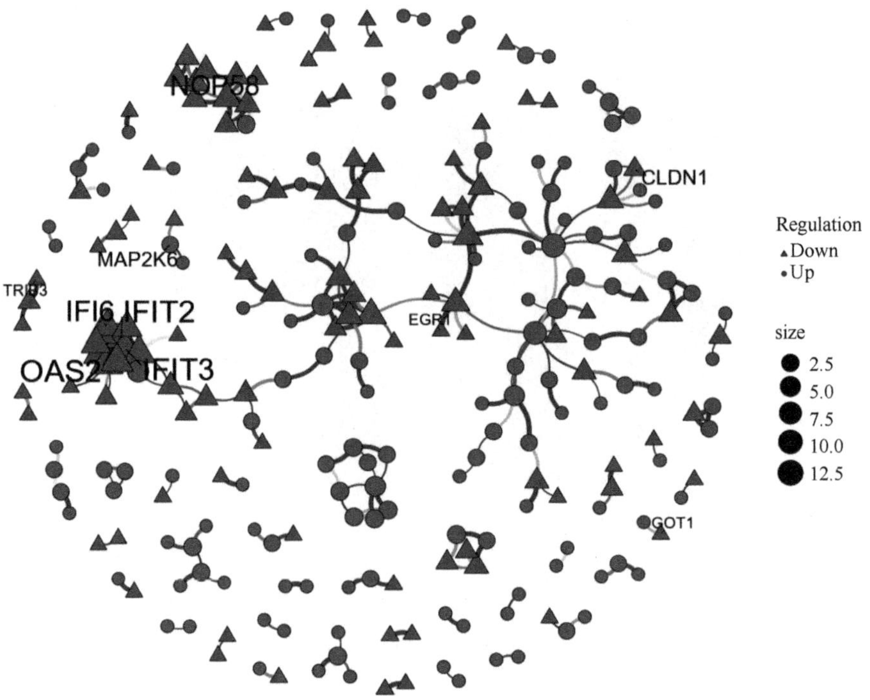

图 21-2-11 Muji 组和 Control 组表达差异基因 PPI 网络图

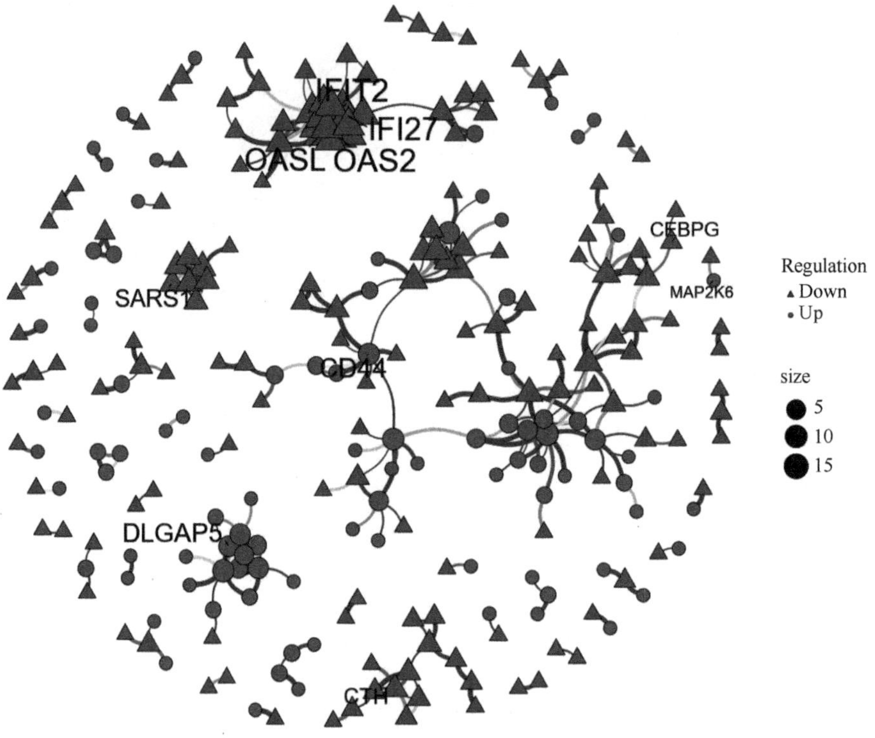

图 21-2-12 GAEXO 组和 Control 组表达差异基因 PPI 网络图

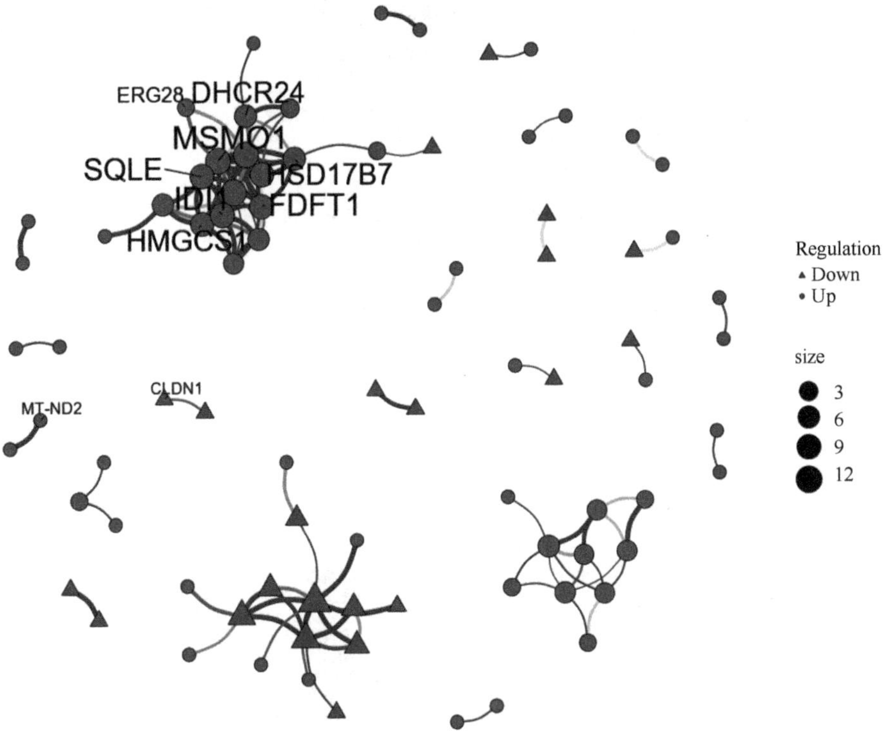

图 21-2-13　GANPs 组和 Control 组表达差异基因 PPI 网络图

（3）表达差异的富集分析　对差异表达基因进行 GO 功能富集和 KEGG 通路富集分析，结果如图 21-2-14 至图 21-2-19 所示，各组药物治疗肝癌涉及多种生物过程及通路。

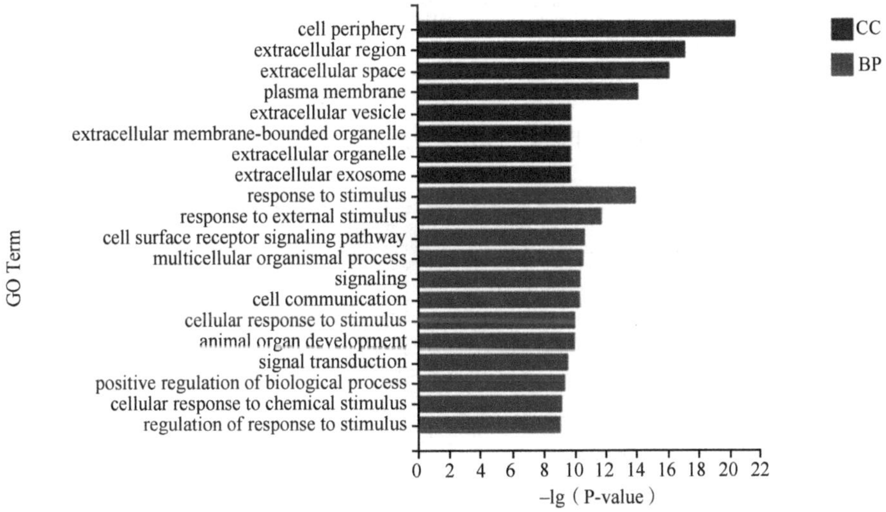

图 21-2-14　Muji 组和 Control 组表达差异基因 GO 功能富集分析图

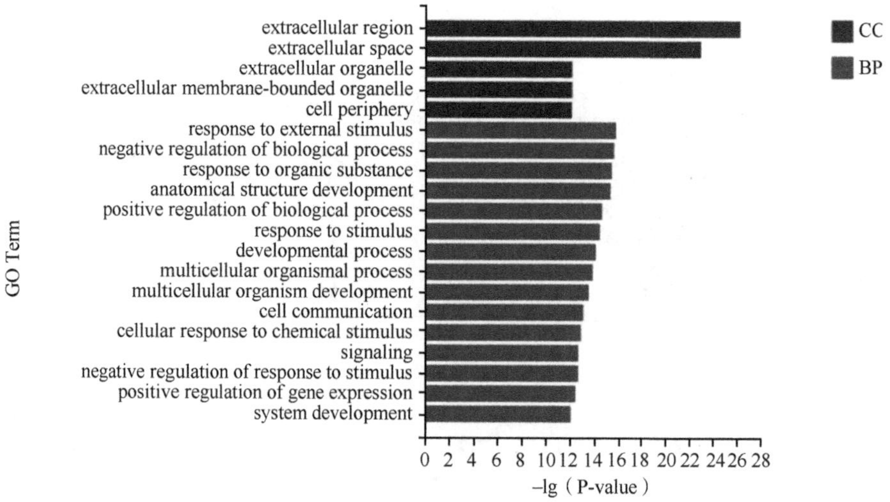

图 21-2-15　GAEXO 组和 Control 组表达差异基因 GO 功能富集分析图

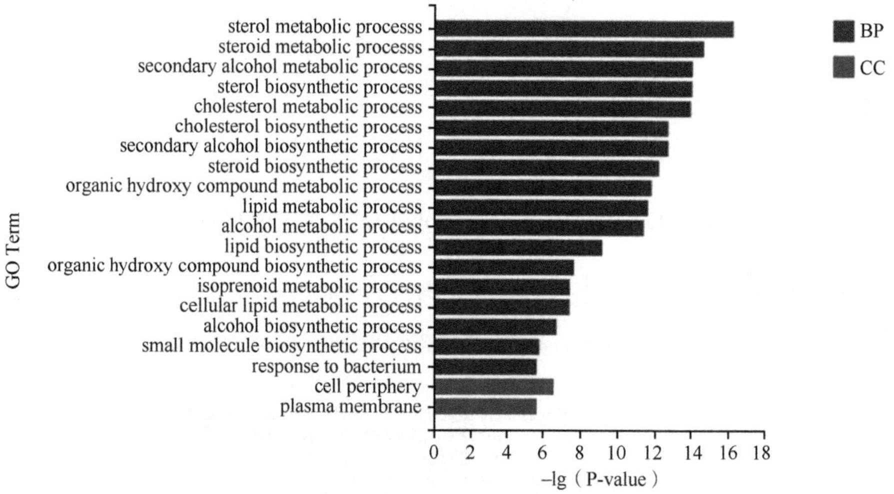

图 21-2-16　GANPs 组和 Control 组表达差异基因 GO 功能富集分析图

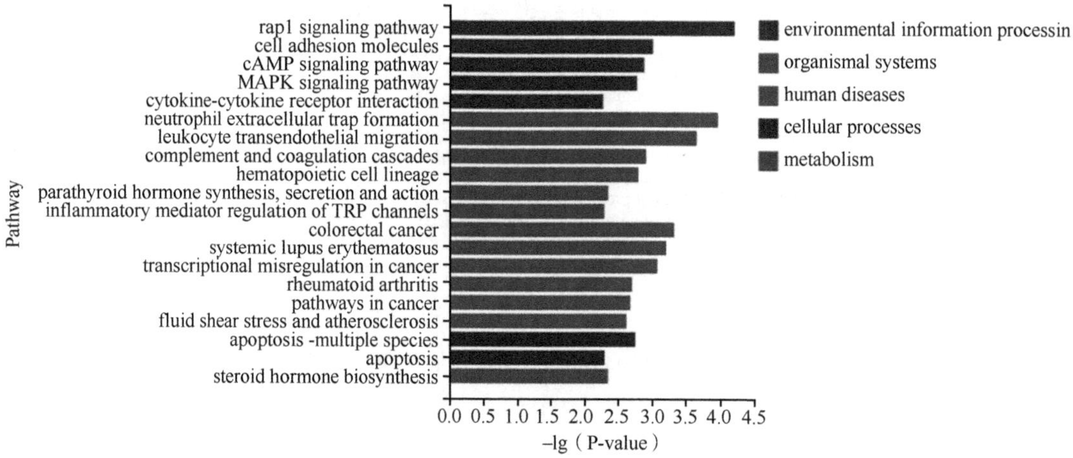

图 21-2-17　Muji 组和 Control 组表达差异基因 KEGG 通路富集分析图

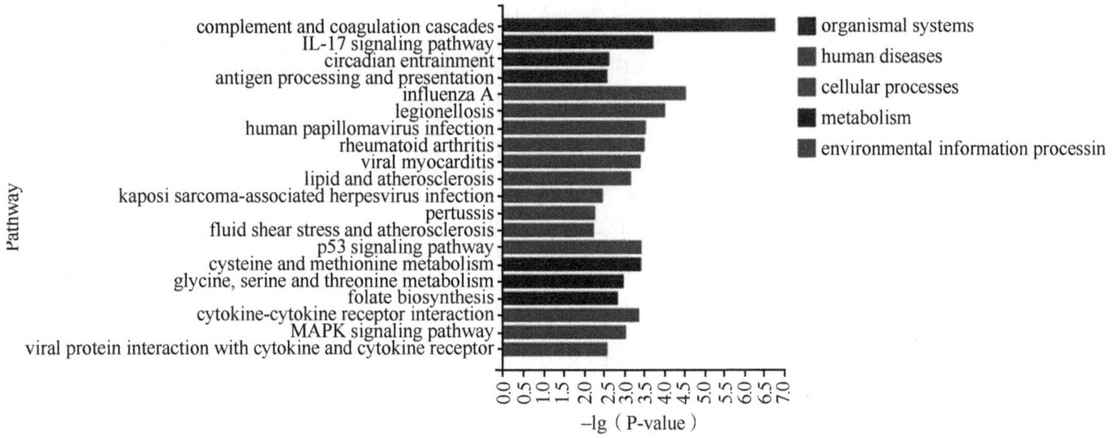

图 21-2-18　GAEXO 组和 Control 组表达差异基因 KEGG 通路富集分析图

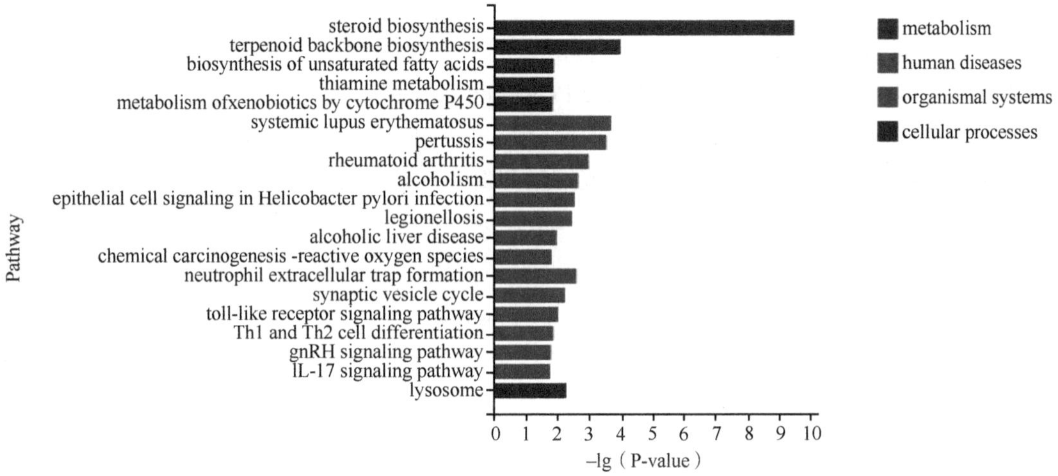

图 21-2-19　GANPs 组和 Control 组表达差异基因 KEGG 通路富集分析图

5. qPCR 验证实验

（1）类器官培养　取出冻存的类器官，于 37℃以最快速度融化，4℃，250 g 离心 3 min，吸出上清液。将细胞沉淀重新悬浮在基质胶中。以最快的速度将含有细胞的基质胶接种在 24 孔细胞培养板底部，每孔约 30 μl。将细胞板放入培养箱中 20 min，使基质胶凝固；基质胶凝固后，每孔加入 500 μl 肝癌类器官完全培养基；放入培养箱中继续培养。待细胞直径达 300 ～ 500 μm 时，吸出培养液，加入 1 ml 类器官消化液，吹散基质胶，于 37℃消化 3 min，随后加入 3 ml 含血清培养液终止消化，于 4℃，250 g 离心 3 min，吸出上清液。将细胞沉淀重新悬浮在基质胶中。以最快的速度将含有细胞的基质胶接种在 24 孔细胞培养板底部，每孔约 30 μl。将细胞板放入培养箱中 20 min，使基质胶凝固；基质胶凝固后，每孔加入 500 μl 肝癌类器官完全培养基；放入培养箱中继续培养。根据类器官的状态，每 15 ～ 20 天传代一次。

（2）样品总 RNA 提取　取生长状态良好的肝癌类器官铺在 6 孔板中，每孔 10 滴基质胶，每滴约 30 μl。1 周后用于实验。设置对照组（Control）、复方木鸡颗粒外泌体组（Muji，40 mg/ml）、没食子酸外泌体组（GAEXO，400 μmol/L）、没食子酸细胞膜仿生纳米粒组（MGNPs，

400 μmol/L），每组 3 个复孔。加入含有药物的培养液作用 72 h 后，吸弃药液，加入 1 ml Trizol 充分裂解类器官，随后转移至 1.5 ml 无 RNA 酶离心管中，室温静置 10 min，于 4℃，12000 r/min 离心 10 min；上清转移至新的 1.5 ml 无 RNA 酶离心管中；加入 200 μl 氯仿抽提，室温静置 3 min，于 4℃，12000 r/min 离心 15 min；上清液转移至新的 1.5 ml 无 RNA 酶离心管中；随后加入等体积异丙醇；混匀后 –20℃静置 2 h，于 4℃，12000 r/min 离心 10 min；弃上清液，每管加 1 ml 无水乙醇后离心，于 4℃，7500 r/min，10 min；弃上清液，每管加 1 ml 75% 乙醇，于 4℃，于 4℃，7500 r/min 离心 10 min；弃上清液，干燥后，加 DEPC 水，即得。

（3）逆转录合成 cDNA 第一链 将总 RNA 逆转录成 cDNA，在冰浴的试管中加入如下反应混合物：模板 RNA（总 RNA）1 μg，引物 Oligo（dT）（50 uM）1 μl，dNTP Mix（10 μM）1 μl，随后加 RNase free dH_2O 至 10 μl，混匀后 65℃孵育 5 min，结束后迅速冰浴，并加入如下反应混合物：5×Reaction Buffer 4 μl，RNase Inhibitor（40 U/μl）0.5 μl，MmlV RT（200 U/μl）1 μl，随后加 RNase free dH_2O 至 20 μl，混合物置于 42℃反应 30 ～ 60 min，95℃加热 5 min 结束反应。

（4）荧光定量 PCR 反应 针对每一目的基因和管家基因，选择该样品的 cDNA 模板进行 PCR 反应，体系如下：2×SYBR real-time PCR premixture 10 μl，10 μM 的 PCR 特异引物 F 0.4 μl，10 μM 的 PCR 特异引物 R 0.4 μl，cDNA 1 μl，随后加 RNase free dH_2O 至 20 μl。

（5）Real-time PCR 反应 按上述荧光定量 PCR 反应体系配置的 PCR 反应溶液置于 Realtime PCR 仪上进行 PCR 反应，反应程序：第一步 95℃ 5 min，第二步 95℃ 15 s，60℃ 30 s，40 个循环，收集荧光信号，结果采用 $2^{-\Delta\Delta CT}$ 法计算 mRNA 的相对表达量。相关引物序列如表 21-2-1 所示。

表 21-2-1 引物信息

Gene	Primer sequences（5'-3'）
IL17A	F：CCATGTGCCTGATGCTGTTG
	R：GTTATTGGCCTCGGCGTTTG
MAP2K1	F：GCGCTGCTGTTCATCGTGAC
	R：CATGCATGCACTGCCTGTGA
MAP2K2	F：CTCACCATCAACCCTACCATC
	R：GTCCAGCTCTTCCAACTTCTTC
CREB1	F：GCCTCTGGTGATGTACAAACATACC
	R：GGGAGGACGCCATAACAACTC
TP53	F：GCTTCGAGATGTTCCGAGAG
	R：AGACTGGCCCTTCTTGGTCT
GAPDH	F：GGTCGGTGTGAACGGATTTG
	R：TGTAGACCATGTAGTTGAGGTCA

（6）统计分析 数据统计分析采用 SPSS 17.0 软件，样本间比较采用独立样本 t 检验，以 $P < 0.05$ 表示具有显著性差异，$P < 0.01$ 表示具有极显著性差异。结果如图 21-2-20 所示。与对照组比较，各给药组的 MAP2K1、MAP2K2、CREB1、IL-17A、TP53 mRNA 表达均显著降低（$P < 0.01$）。

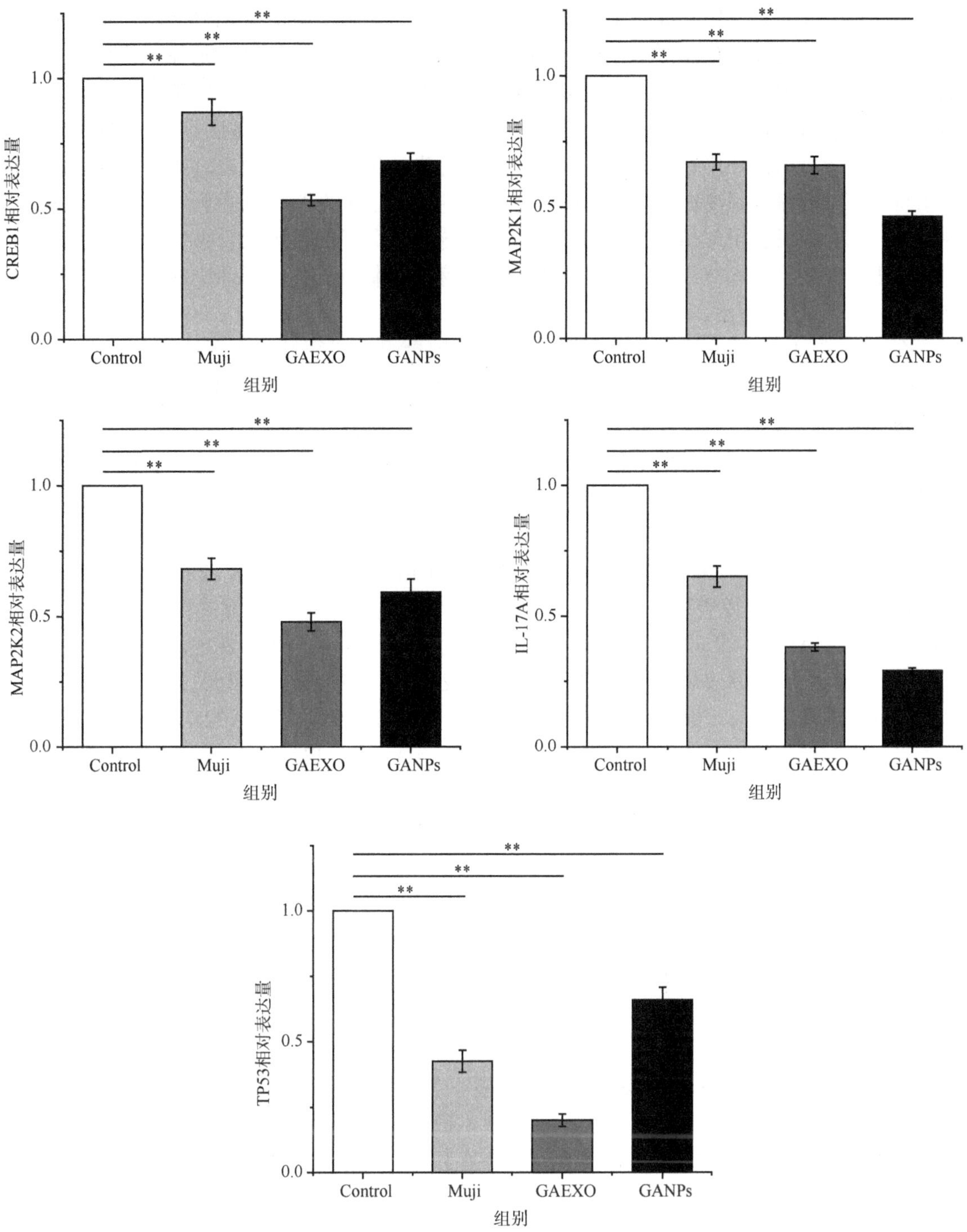

图 21-2-20　各组类器官 MEK1、MEK2、CREB1、IL-17A 和 TP53 mRNA 相对表达量

$^{**}P < 0.01$

本研究通过转录组学技术，深入探究了复方木鸡颗粒及有效成分没食子酸对肝癌类器官的基因表达影响。在表达差异的富集分析中，各组药物治疗肝癌涉及多种生物过程及通路。在 GO 功能富集分析中，如细胞外区域、细胞膜信号通路、细胞对刺激的响应等功能类别显著富集，提示药物可能通过调节细胞间通信、对外界刺激的反应等机制影响肝癌细胞的生物

学行为。KEGG 通路富集分析则显示出与癌症相关的通路（如 MAPK 信号通路、细胞凋亡通路等）、免疫相关通路（如细胞因子 - 细胞因子受体相互作用等）及代谢通路（如脂质代谢、氨基酸代谢等）的高度参与。这表明复方木鸡颗粒及没食子酸可能通过多靶点、多通路的协同作用来抑制肝癌进展。复方木鸡颗粒可能通过调节细胞外囊泡相关基因表达影响细胞间通讯，进而调控肿瘤微环境；此外，没食子酸及其仿生纳米粒可能分别通过不同的分子机制作用于特定信号通路，如没食子酸外泌体可能在调节炎症介导的 TRP 通道和 p53 信号通路中发挥重要作用，而没食子酸仿生纳米粒则可能与细胞黏附分子和萜类化合物生物合成通路密切相关。本研究为复方木鸡颗粒及没食子酸治疗肝癌的机制研究提供了理论基础，并为肝癌的临床治疗提供了更有力的理论支持。

在本节的 qPCR 验证实验中，针对在上一节转录组学研究基础上筛选的 MAPK、IL-17 和 p53 通路相关的关键靶点（MAP2K1、MAP2K2、CREB1、IL17A、TP53）进行了 mRNA 表达量的检测。结果显示，与对照组相比，各给药组中这些基因的 mRNA 表达均显著降低（$P < 0.01$），这与转录组学分析结果高度一致，进一步证实了这些基因在复方木鸡颗粒及没食子酸抗肝癌机制中的关键作用。

从 MAPK 通路来看，MAP2K1 和 MAP2K2 表达显著下调表明复方木鸡颗粒及没食子酸可能通过抑制该通路的关键激酶活性，阻断其下游信号传导。MAPK 通路在细胞增殖、分化、凋亡等过程中发挥着核心调控作用，其异常激活与肝癌的发生发展密切相关。药物对 MAP2K1 和 MAP2K2 的抑制可能阻碍癌细胞的增殖信号传递，诱导细胞周期停滞或促进细胞凋亡，从而发挥抗癌效果。在转录组学研究中发现的与 MAPK 通路相关的一系列差异表达基因可能共同参与了对该通路的调控网络，而 qPCR 验证则明确了 MAP2K1 和 MAP2K2 这 2 个关键节点在药物作用下的表达变化，为深入理解药物对 MAPK 通路的调控机制提供了实验基础。

对于 IL-17 通路，IL-17A 基因表达降低提示药物可能调节炎症相关的免疫反应。IL-17 通路在肿瘤微环境中具有复杂的作用，既可以促进炎症反应来支持肿瘤生长，又可能在某些情况下引发抗肿瘤免疫反应。复方木鸡颗粒及没食子酸对 IL-17A 的抑制可能改变了肿瘤微环境中的细胞因子网络，减少了炎症介导的肿瘤促进作用，或者通过调节免疫细胞功能来增强抗肿瘤免疫应答。结合转录组学数据，进一步表明药物可能通过多靶点作用于 IL-17 通路及其相关网络，影响肝癌细胞与免疫细胞之间的相互作用，进而抑制肿瘤进展。

对于 p53 通路，TP53 基因表达显著下降是一个关键发现。p53 作为重要的抑癌基因，其功能恢复或激活通常与肿瘤抑制相关。然而，本研究中药物处理后 TP53 mRNA 表达降低，可能暗示药物通过调节 p53 的上游调控因子或其下游效应分子的表达，改变了 p53 蛋白的稳定性、活性或其在细胞内的定位，从而影响细胞周期调控、DNA 修复和凋亡等过程。qPCR 验证了 TP53 基因在药物处理后的表达趋势，为进一步研究药物与 p53 通路的相互作用提供了理论基础。

综合转录组学和 qPCR 实验结果显示，复方木鸡颗粒及没食子酸在抗肝癌过程中具有多靶点、多通路协同作用的特点。这种协同作用模式可能使其在面对肝癌细胞复杂的分子网络和异质性时具有更强的治疗效果和潜在优势。本研究为复方木鸡颗粒及没食子酸在肝癌临床治疗中的应用提供了更坚实的理论依据和实践指导。

第三节　研究小结

本章研究首先通过细胞代谢组学及相关验证实验，系统地探究了复方木鸡颗粒及其有效成分（没食子酸）的抗肝癌机制。在细胞代谢组学研究中，成功鉴定出复方木鸡颗粒外泌体、没食子酸外泌体和没食子酸仿生纳米粒与对照物相比的大量差异代谢物，并通过代谢通路分析明确了其各自主要涉及的代谢途径。复方木鸡颗粒外泌体与甘油磷脂代谢、脂肪酸代谢及硒代谢等密切相关，这些代谢途径的改变可能从多个角度干扰癌细胞的生物学行为，如影响细胞膜结构与功能、细胞能量代谢及氧化还原平衡等。没食子酸外泌体主要涉及半胱氨酸和蛋氨酸代谢、氮代谢等，提示其可能通过调节蛋白质合成、抗氧化防御及甲基化反应等来抑制癌细胞生长。没食子酸仿生纳米粒突出硒化合物代谢、半胱氨酸和蛋氨酸代谢，进一步强调了这些代谢途径在抗肝癌过程中的关键作用，为理解没食子酸的作用机制提供了代谢层面的依据。

在抗肝癌机制验证实验中，ELISA 结果表明各给药组在糖酵解、炎症和氧化应激这三个癌症相关的关键通路中均产生了显著影响。在糖酵解通路，药物对 HK、PFK、PK、LDH 等关键酶的抑制作用，体现了其对癌细胞能量代谢的干扰，且与代谢组学中糖代谢的异常变化相互印证。在炎症通路中，药物可使 TNF-α、IL-1β 等促炎因子降低和 IL-6 升高，揭示了其通过调节炎症细胞因子网络发挥抗肝癌作用。在氧化应激通路方面，药物对 CAT、SOD、GSH-Px 等抗氧化酶和 MDA 的调节，表明药物可改变细胞内氧化还原状态，不同药物组的差异体现了对氧化还原信号通路的不同调节方式，与代谢组学中硒代谢等变化相关联。

综上所述，本章研究从细胞代谢组学及关键通路验证两个层面，充分证明了复方木鸡颗粒及没食子酸在抗肝癌过程中的多靶点、多途径调节作用，为其临床应用和后续研究奠定了坚实的理论基础，也为肝癌治疗药物的开发提供了新的潜在靶点和思路。

同时，本章研究通过转录组学及 qPCR 验证实验，探究了复方木鸡颗粒及有效成分（没食子酸）的抗肝癌机制。在转录组学研究方面，成功获取了复方木鸡颗粒外泌体、没食子酸外泌体和没食子酸仿生纳米粒与对照物相比的大量差异表达基因，并通过一系列分析手段揭示了其潜在的作用机制。样本表达量分析表明各组总体基因表达量相似且样本间基因表达水平高度相关，为后续研究的可靠性提供了保障。表达差异分析筛选出了大量关键靶基因，这些基因在不同组间的上调或下调趋势为进一步研究药物作用机制提供了重要线索。通过 GO 功能和 KEGG 通路富集分析发现，药物治疗肝癌涉及多种生物过程及通路，如细胞外区域相关功能、细胞膜信号通路、MAPK 信号通路、细胞凋亡通路、免疫相关通路及代谢通路等，充分表明复方木鸡颗粒及没食子酸是通过多靶点、多通路的协同作用来抑制肝癌进展，且不同制剂可能通过不同分子机制作用于特定信号通路，进一步丰富了人们对其抗肝癌机制的认识。

qPCR 验证实验针对转录组学研究筛选出的 MAPK、IL-17 和 p53 通路相关关键靶点进行检测，结果显示各给药组中 MAP2K1、MAP2K2、CREB1、IL17A、TP53 mRNA 表达均显著降低，与转录组学分析结果高度一致，有力地证实了这些基因在抗肝癌机制中的关键作用。从 MAPK 通路看，药物对关键激酶基因的抑制可能阻断癌细胞增殖信号传递；IL-17 通路中 IL-17A 基因表达降低提示药物对炎症相关免疫反应的调节；p53 通路中 TP53 基因表达变化表明药物可能影响其上下游分子调控网络。

代谢组学研究结果表明各给药组显著抑制糖酵解关键酶（HK、PFK、PK、LDH）的活性，导致糖酵解中间产物（如丙酮酸、乳酸）水平变化。而转录组学发现差异表达基因富集于 MAPK 信号通路，其中 MAP2K1/MAP2K2 下调会抑制糖酵解基因转录，进一步减少糖酵解通量，从而切断癌细胞的能量供应。代谢组学中抗氧化酶（CAT、SOD、GSH-Px）活性降低，与转录组学中氧化还原相关基因（如 TXNIP、HMOX1）的变化一致，表明药物通过抑制抗氧化通路增强氧化应激，诱导癌细胞凋亡。p53 的激活可能同时调控糖酵解（抑制 HK2）和氧化应激（诱导 ROS 生成），形成“能量剥夺 - 氧化损伤 - 凋亡”的级联反应。代谢组学与转录组学的联合分析揭示了复方木鸡颗粒及没食子酸通过“抑制糖酵解 - 重塑炎症微环境 - 激活 p53/ 氧化应激通路”的多维机制协同抗肝癌。两者的结果相互印证，为中药复方多成分、多靶点的作用特点提供了系统生物学证据。

综上所述，本章研究从转录水平结合代谢组学研究结果为复方木鸡颗粒及没食子酸治疗肝癌的机制提供了坚实的理论依据，进一步证明了其在肝癌治疗中的潜力，同时也为后续开展更深入的研究及临床应用提供了重要的参考方向。

参考文献

卢嘉怡，吕翼，2025. 巨噬细胞功能及其在疾病治疗中的应用研究 [J]. 生物学教学，50（1）：10-14.

沈雯雯，2022. 叶酸功能化 SMMC-7721 肝癌细胞膜包裹的紫杉醇纳米晶体用于肝癌靶向治疗 [D]. 锦州：锦州医科大学 .

王鹏，2019. 巨噬细胞膜包裹载药 PLGA 纳米粒的制备及靶向 CT26 细胞的实验研究 [D]. 武汉：华中科技大学 .

张强，罗曦，韩丽颖，等，2024. 基于代谢组学研究 hUC-MSCs-Exos 联合复方木鸡颗粒抑制人肝癌细胞 SMMC-7721 增殖机制 [J]. 中华中医药杂志，39（10）：5481-5487.

Chen J R，Li Z Y，Yue C F，et al，2023. Human umbilical cord mesenchymal stem cell-derived exosomes carrying miR-1827 downregulate SUCNR1 to inhibit macrophage M2 polarization and prevent colorectal liver metastasis[J]. Apoptosis，28（3）：549-565.

Feng J，He W，Xia J，et al，2023. Human umbilical cord mesenchymal stem cells-derived exosomal circDLGAP4 promotes angiogenesis after cerebral ischemia-reperfusion injury by regulating miR-320/KLF5 axis[J]. FASEB Journal，37（3）：e22733.

Feng J，He W，Xia J，et al，2023. Human umbilical cord mesenchymal stem cells-derived exosomal circDLGAP4 promotes angiogenesis after cerebral ischemia-reperfusion injury by regulating miR-320/KLF5 axis[J]. FASEB Journal，37（3）：e22733.

Huo J Y，Wu L Q，Zang Y J，2021. Development and validation of a CTNNB1-associated metabolic prognostic model for hepatocellular carcinoma[J]. Journal of Cellular and Molecular Medicine，25（2）：1151-1165.

Olivier M，Hollstein M，Hainaut P，2010. TP53 mutations in human cancers：origins，consequences，and clinical use[J]. Cold Spring Harbor Perspectives in Biology，2（1）：a001008.

Pan Q Y，Lou J G，Yan P H，et al，2023. WTAP contributes to the tumorigenesis of osteosarcoma *via* modulating ALB in an m6A-dependent manner[J]. Environmental Toxicology，38（6）：1455-1465.

Wang H L，Guo M，Wei H D，et al，2023. Targeting p53 pathways：mechanisms，structures and advances in therapy[J]. Signal Transduction and Targeted Therapy，8：92.

Zhang Q，Han L Y，Luo X，et al，2025. Enhancing inhibitory effect in SMMC-7721 hepatoma cells through combined treatment of Gallic acid and hUC-MSCs-Exos[J]. International Immunopharmacology，144：113704.

第二十二章　满药复方木鸡颗粒现代药学研究总结

引　言

复方木鸡颗粒是由辽宁省丹东药业集团有限公司生产的满药成药，来源于满族药民间验方“木鸡汤”，收载于部颁标准《中药成方制剂》第十六册，处方由云芝提取物、山豆根、菟丝子和核桃楸皮组成，具有抑制甲胎蛋白升高的作用，常用于治疗肝炎、肝硬化、肝癌等。处方中木鸡、菟丝子两味药具有补益肝肾、健脾益气之功效，即“扶正”；核桃楸皮、山豆根具有清热祛湿、解毒散结之功效，即“祛邪”。该方“扶正而不留邪，祛邪而不伤正”，对机体内环境及肿瘤微环境起到综合调理作用。该方于1985年获得国家批准文号，上市几十年来，得到医患的普遍认可，同时在预防肝病方面也发挥了重要的作用。本章是对复方木鸡颗粒现代药学研究进展的系统梳理和总结。

满药是我国满族人民在长期生活和医疗实践中发展起来的独特医学体系，具有丰富的药用资源和独特的治疗方法。它结合东北地区特有的药材，如鹿茸、人参等，形成了独特的方剂和疗法，强调整体观念和辨证施治。其中，复方木鸡颗粒是满药中一个经典而具有代表性的复方制剂，该制剂是由位于中国满药之都的丹东药业集团有限公司生产的独家品种，由云芝、核桃楸皮、山豆根和菟丝子4味中药组成。云芝（木鸡）消炎保肝，核桃楸皮清热解毒，山豆根消肿利咽，菟丝子养肝补益，全方配伍，具有清热解毒、养肝散结、健脾化湿的功效。现代临床研究显示，复方木鸡颗粒可以明显抑制甲胎蛋白的升高，对肝炎、肝癌、肝硬化等各种肝脏疾病均具有显著的治疗效果。基于此，本章对复方木鸡颗粒现代药学研究进展进行系统的梳理总结。

一、满族医药现代研究概述

满族是一个拥有7000年历史的民族，发源于中国东北地区的“白山黑水”之间，其最初的文化被称为肃慎新开流文化和莕啊冲文化。满族曾被称为满洲族，是中国的少数民族之一，主要分布在辽宁、河北、黑龙江、吉林和内蒙古自治区、北京等省、自治区、直辖市。

满族人以狩猎游牧为主业，擅长骑射，性格勇猛。满族文化丰富多彩，形成了富有民族特色的风俗文化。满族医药是满族人民在长期的治病防病过程中总结出的一套具有地域特色的民族医药，是我国传统医药学的重要组成部分，也是我国民族文化的瑰宝。然而，满族医药目前正处于濒临失传的危险境遇，急需拯救挖掘和继承创新。满族医药的传承和发展对于中国传统医药的发展具有重大意义。复方木鸡颗粒享有“满药第一方”的称谓，其开发研究基础是满族民间药方“木鸡汤”，该方由云芝（木鸡）提取物、山豆根、菟丝子、核桃楸皮组成，多年来的临床应用证明，复方木鸡颗粒在治疗肝炎、肝纤维化、肝硬化及肝癌等方面疗效显著。

（一）肝脏疾病的满医药学及现代医学理论

在治疗肝脏疾病方面，满族医药借鉴了中医对肝脏功能的认识，如肝主疏泄、主藏血，是气血调节的枢纽。同时，满医也会利用满族传统医药中的临床技术和药物来治疗肝脏疾病，包括针灸、药酒疗法，以及单方、验方、偏方、秘方等形式的药物治疗。值得注意的是，满族医药在现代社会的应用和研究相对较少，尤其在肝脏疾病方面的专门理论或疗法可能并不广为人知。复方木鸡颗粒有满药第一方之誉，对肝炎、肝硬化、肝癌等各种肝病均有显著的治疗效果。全球范围内，肝脏疾病的发病率和病死率较高。肝脏疾病作为一类复杂且多样的医学问题，一直受到现代医学的广泛关注。随着医学技术进步和研究深入，我们对肝脏疾病的认知和治疗手段不断更新和完善。肝炎、肝硬化和肝癌的演变是逐步恶化的过程，被称为“肝癌三部曲”。肝炎由病毒、酒精、药物等多因素引起，破坏肝脏结构和功能。在肝炎的基础上，如果肝脏长期受损，肝细胞会坏死并被纤维组织取代，形成肝硬化。这个过程破坏了肝脏的内部结构，导致肝脏功能下降。肝硬化之后，肝脏病变可能继续发展，部分患者的肝硬化会进一步恶变为肝癌。

（二）现代药学研究相关技术方法

中药复方是一个繁杂的化学成分体系，中药复方多靶点整合调节是其优势，但复杂的中药固有成分、加工过程中复杂的物理化学变化、多途径代谢过程也给中药研究带来了困难。目前，中药科研领域的重点之一是中药复方物质基础的研究，我国已将中药复方物质基础的研究划入国家中长期科学和技术发展规划纲要。中药复方物质基础的研究有助于从更深的层面阐释中医药理论的科学内涵，进一步证明中医药理论的科学性。中药复方物质基础研究以中医药理论为指导思想，更加注重联合多学科共同揭示中药复方科学内涵。在研究方法上，中药复方物质基础研究通常包括药物成分鉴定、药理学研究、代谢动力学研究及系统生物学研究等多个方面。目前中药研究方法及技术包括中药指纹图谱、中药血清药物化学、网络药理学及微流控芯片技术等。

（三）复方木鸡颗粒处方组成药材研究概况

云芝（*Coriolus versicolor*（L. ex Fr.）Quel.）为复方木鸡颗粒组方中的君药，作为药用价值较大的真菌，以干燥子实体入药，收载于2020年版《中国药典》，其性味甘，平。归心、脾、肝、肾经，具有健脾利湿、清热解毒之功效，也可用于治疗湿热黄疸、胁痛、纳差、倦怠乏力等。该菌含有丰富的多糖、蛋白质、氨基酸及多种无机盐等，其中云芝多糖和云芝糖肽具有增强免疫，抗肿瘤、保护肝脏防治损伤等作用。云芝因其独特的药理及药效作用，已成为国内外医药研发行业的热点，具有广阔的市场前景。云芝又称杂色云芝、彩绒革盖菌、彩云革盖菌和云芝蘑等。云芝属于珍贵的药用真菌，归于真菌门（Eumycota）、担子菌亚门（Basidiomycotina）、层菌纲（Hymynomecetes）、非褶菌目（Aphyllophorales）、多孔菌科（Polyporaceae）、云芝属（Polystictus）或革盖菌属（Coriolus）。云芝属于常见的大型真菌类，1 年生子实体，由直径 1 ～ 8 cm，厚 0.1 ～ 0.3 cm 的菌盖组成，平伏而反卷，呈现出半圆状或壳状，通常相互接触呈房顶覆瓦状，为革质，有时数百个菌盖聚生，菌盖形状多样，半圆形、近圆形和不规则形状皆有。菌盖表面绒毛细长，颜色多样，有黄褐色、褐色、棕黄色或紫灰色，菌盖在生长过程中由黑色转变为黄色，成熟时变成青色，具有呈波浪状的同心环带；菌肉边缘稍锐，有初期白色而后变灰变褐色的菌管；云芝孢子无色，壁薄且光滑，呈圆筒形状。

2020 版《中国药典》收载的山豆根为豆科植物越南槐 *Sophora tonkinensis* Gagnep. 的干燥根和根茎。其性味苦，寒，具有清热解毒、消肿利咽的功效，临床上常用于火毒蕴结、乳蛾喉痹、咽喉肿痛、齿龈肿痛、口舌生疮。山豆根是主产于我国西南部的传统药用植物，是广西道地药材。山豆根药用使用信息，最早见于《开宝本草》，自此山豆根在之后的本草典籍中有记载。关于山豆根的形态描述，最早见于《本草图经》。山豆根作为临床常用药物，已有千年的应用历史，含多种化学成分，药理作用广泛，但其植物来源复杂，会形成山豆根使用混乱现象。

菟丝子为旋花科植物南方菟丝子（*Cuscuta australis* R.Br.）或菟丝子（*Cuscuta chinensis* Lam.）的干燥成熟种子；具有补肝益肾，固精缩尿，安胎，明目，止泻，外用消风祛斑的作用；用于治疗肝肾不足，腰膝酸软，阳痿遗精，遗尿尿频，肾虚胎漏，胎动不安，目昏耳鸣，脾肾虚泄，外治白癜风。菟丝子药用首载于《神农本草经》，列为上品，言其“主续绝伤，补不足、益气力，肥健”。在此之后，从南北朝时期陶弘景《名医别录》到清代《本草思辨录》，诸多本草典籍在沿用《神农本草经》对其描述的基础上，又对其进行了补充说明。菟丝子来源复杂，加之地区用药习惯差异，导致大菟丝子、云南菟丝子等混淆品常被混作菟丝子使用。

核桃楸（*Julans mandshurica* Maxim）是核桃楸皮的原植物，又名山核桃、胡桃、胡桃楸、小核桃等。核桃楸是胡桃科胡桃属落叶乔木，是东北阔叶红松林的重要伴生树种，也是东北著名的三大硬阔之一，主要分布于我国东北地区（小兴安岭及张广才岭），河北、北京、内蒙古、山西有少量分布，俄罗斯远东地区、朝鲜、日本也有分布。核桃楸皮（*Cortex Juglandis* Mandshuricae）为胡桃科植物核桃楸的枝皮或干皮，味苦、辛，性微寒。核桃楸皮生长于土质肥厚、湿润、排水良好的沟谷两旁或山坡中下部的杂木林中，分布于东北地区及河北、山西等地。《开宝本草》最早记载核桃楸有补肾固精、敛肺定喘、抑菌镇咳及抗癌之功效，主治湿热下痢、目赤肿痛、睑腺炎、迎风流目及骨结核等，临床上有十分广泛的应用。现代研究表明，核桃楸皮含有醌类、黄酮类、挥发油类、苷类、鞣质、多酚及多糖等化学成分，目前对核桃楸皮的药理活性研究主要集中在抗肿瘤研究，且研究表明核桃楸皮抗肿瘤疗效确切。此外，核桃楸皮还有抗菌、清除自由基、抗氧化、抗衰老、调节免疫、杀虫、抗突变及抗电离辐射损伤等药理作用，临床上可治疗各种癌症，还可治疗慢性肝炎、肠炎、慢性细菌性痢疾、湿热白带、急性结膜炎及睑腺炎等，具有很大的研究价值及应用前景。

二、“局部清晰，系统整合”——复方木鸡颗粒药效物质基础研究

中药药效物质基础是揭示中药功能本质的关键，是中药用药安全、质量控制的基础和核心。中药药效物质基础研究是现代中药研究的热点课题，也是现代中药研究的重要组成部分，对于继承和发展中药复方配伍理论、有效指导中药临床应用和新产品开发，以及揭示中药复方配伍的内在规律具有重要意义。中药成分复杂，化学成分种类繁多。前期文献报道仅在复方木鸡颗粒中发现了有限的几种成分，因此有必要进行更全面的分析，以充分了解复方木鸡颗粒的化学成分。本课题组利用 LC-MS、GC-MS 和 ICP-MS 分析技术手段，建立复方木鸡颗粒非挥发性、挥发性、无机元素三类物质组分指纹图谱，对其化学物质组成进行全面表征，清晰地揭示了复方木鸡颗粒中的药效物质组成，并进一步整合复方中的药物成分，建立了以复方为主的完整有效的中药药效物质基础研究方法，形成了“局部清晰，系统整合”的复方木鸡颗粒药效物质基础研究思路。

（一）复方木鸡颗粒化学物质组成研究

复方木鸡颗粒化学成分多且复杂，本课题组应用高效液相色谱技术构建了不同批次复方木鸡颗粒的指纹图谱，并应用相似度评价软件探究了不同批次复方木鸡颗粒化学成分的相似性。同时应用液质联用技术构建复方木鸡颗粒的化学轮廓谱，并对所含化学成分进行初步解析，为后续谱效关系研究奠定了基础，也为探究复方木鸡颗粒治疗肝病的物质基础提供了科学依据。

1. 复方木鸡颗粒有机成分表征研究

应用中药指纹图谱技术和多波长融合技术，构建了 11 批次复方木鸡颗粒 4 个波长的融合图谱，并获得了其中标定的 43 个共有峰的精密度、重复性、稳定性的相对峰面积 RSD 均小于 5%，相对保留时间 RSD 均小于 3%。同时，应用指纹图谱相似度评价软件（2004 A 版）对本复方 11 批次进行了相似度整合分析，结果表明，其相似度均大于 0.900。另外，通过与对照品保留时间进行比对，初步确定了复方木鸡颗粒中的 13 种化学物质，并对其中能够满足定量要求的没食子酸、绿原酸、槲皮素 -3-O-β-D- 半乳糖 -7-O-β-D- 葡萄糖苷、鞣花酸、金丝桃苷、异槲皮苷、紫云英苷、槲皮素等 9 种成分进行了定量研究。

在高效液相色谱法建立的指纹图谱色谱条件基础上，采用 UPLC-Q-TOF-MS 技术，建立了复方木鸡颗粒体外化学轮廓谱，为复方木鸡颗粒化学成分解析表征研究奠定实验基础。确定了复方木鸡颗粒的 15 种化合物，分别为苦参碱、槐果碱、金雀花碱、绿原酸、金丝桃苷、异槲皮苷、山柰酚、异鼠李素、柚皮素、紫云英苷、原儿茶酸、山柰酚 -3-O- 芸香糖苷、芦丁、咖啡酸、没食子酸。

挥发油类往往具有较强的抑菌、抗癌等生理活性。核桃楸皮挥发油类是核桃楸皮中一种重要的成分，且具有显著的抗肿瘤药效，这在之前将核桃楸皮挥发油作用于人肝癌细胞 SMMC-7721 考察其对细胞的增殖抑制率时已得到证明，因此挥发性成分应作为评价核桃楸皮品质的主要指标之一。但是，挥发油在核桃楸皮中含量较低，在实验中经过多种提取工艺考察，最佳提取方法所得挥发油量仅为 0.21%，在之前的研究中未见对核桃楸皮挥发油成分的解析，限制了核桃楸皮的深入研究和进一步利用。本研究使用水蒸气蒸馏的方法提取，采用乙醚萃取，得到纯度较高的挥发油，以 GC-MS 分析方法，选用合适的色谱、质谱条件，

使用不同溶剂溶解核桃楸皮挥发油，对其成分进行解析。从研究结果可以看出，当以正己烷为溶剂溶解样品，进行 GC-MS 联用分析核桃楸皮挥发性物质中的成分时，样品溶解效果最好，可以得到的结果包含的信息最多。本研究共鉴定 Dihexyverine、Vanillin、Isospathulenol 等 58 个挥发性成分。

2. 复方木鸡颗粒无机成分表征研究

采用 ICP-MS 技术并结合多元数据分析软件，分析了复方木鸡颗粒中 54 个元素的半定量结果，并从无机元素的角度建立了复方木鸡颗粒的轮廓谱。其中重金属元素 As 含量低于检出限，Cu ≤ 0.414 ng/g、Cd ≤ 0.049 ng/g、Hg ≤ 1.166 ng/g、Pb ≤ 0.090 ng/g；根据《药用植物及制剂进出口绿色行业标准》的规定（Pb ≤ 5.0 mg/kg、Cd ≤ 0.3 mg/kg、Hg ≤ 0.2 mg/kg、As ≤ 2.0 mg/kg），As、Cu、Cd、Hg、Pb 共 5 种重金属元素的含量限度均符合相关规定。经主成分分析获得了复方木鸡颗粒的特征元素，即 Ca、Mg、Mn、K、Cr、Ni 元素，其贡献大小为 Ca > Mg > Mn > K > Cr > Ni。

（二）单味药材有效物质组分提取纯化工艺及成分表征研究

1. 云芝多糖提取纯化工艺研究

从云芝药材有效组分出发，采用紫外分光光度法，以多糖含量及出膏率等作为评价指标，对其多糖成分进行提取纯化工艺优选。首先通过单因素实验，以多糖含量为指标，考察了药材粉碎粒径、提取方法对云芝多糖提取的影响，确定了云芝药材粉碎过 10 目筛，采用回流提取的方法。其次通过 $L_9(3^4)$ 正交试验，分别选择加溶剂量、提取次数、提取时间作为影响因素，以粗多糖含量（权重系数为 0.8）为主指标，出膏率（权重系数为 0.2）为次指标，加权综合评分，优选出云芝多糖的最佳提取工艺为：30 倍量水，回流提取 3 次，每次 2 h。采用此工艺进行提取，多糖含量可达 11.31%。此外采用 $L_9(3^4)$ 正交试验，以醇终浓度（A）、药液浓度（B）、醇沉时间（C）三个因素为考察指标，以多糖纯度为评价指标，最终确定云芝多糖的纯化工艺，即药液浓度为 1.0 g/ml 生药量，醇终浓度为 70%，醇沉时间 24 h 进行纯化。采用此工艺进行纯化，多糖纯度可达 80.33%。此工艺操作简便，不仅为云芝多糖的提取及纯化研究提供了可行的工艺，而且为复方木鸡颗粒的后续深入研究奠定了一定基础。

2. 山豆根总生物碱提取纯化工艺研究

综合考虑所得产物中总生物碱含量、苦参碱含量、氧化苦参碱含量和出膏率 4 个因素，计算总评归一值，成功建立数学模型进行优化与预测分析，最终确定的山豆根总生物碱最佳提取工艺条件为乙醇体积分数 65%，料液比 1 ∶ 10，提取时间 2 h，提取 2 次，且所优选的制备工艺实测值与预测值吻合较好，证明采用非线性拟合模型优选山豆根总生物碱的提取工艺更加接近客观事实，响应面 3D 图使各因素对指标的影响更加直观、方便，且试验精度高。本研究在筛选树脂时综合考虑树脂极性、比表面积和孔径等因素，并最终结合各树脂的吸附与解吸性能，选用 HPD-300 树脂来分离纯化山豆根总生物碱、苦参碱及氧化苦参碱。在此基础上，本研究考虑上样液浓度、上样 pH、洗脱溶剂等，采用 HPD-300 型树脂对山豆根总生物碱富集纯化，得到最佳纯化工艺，即选用 HPD-300 大孔吸附树脂，上样浓度调整为 0.8 g/ml，上样液 pH 为 3，树脂比上柱量为 0.4 g/ml（原药材 / 湿树脂），上柱速度为 2 BV/h，先用 2 BV 水洗脱，弃去水洗液，再用 8 BV65% 乙醇洗脱，洗脱流速为 2 BV/h。

3. 山豆根生物碱成分表征研究

运用 UPLC-Q-TOF-MS 法构建山豆根生物碱的指纹图谱，通过大量的文献调研，并根据一级、二级质谱图特点，结合对照品比对，鉴定出苦参碱、氧化苦参碱、槐胺碱、槐醇、氧化槐果碱、金雀花碱、槐果碱及槐定碱等主要化学成分，为山豆根生物碱的药效物质基础的研究奠定了基础。

4. 山豆根多糖提取纯化工艺研究

本研究对山豆根中多糖的提取工艺进行考察，用常规的苯酚 - 浓硫酸对其多糖进行紫外 - 可见分光光度法的含量测定，以溶剂用量、提取时间、提取次数为考察因素。同时运用多指标综合评价方法中常用的层次分析法，将山豆根多糖提取工艺的评价目标构成单层次、2 指标体系，在主观判断的基础上做进一步数学处理，使其在权重系数的赋予上更加科学、合理。本研究对主要影响评价目标（提取工艺）的主要相关指标（多糖含量）和次要相关指标（出膏率）的 4 组权重系数分别进行直观分析和方差分析，并且多糖含量的权重系数为 0.75 ～ 0.90，出膏率的权重系数 0.10 ～ 0.25 时，在此权重系数范围内其优选的最佳提取条件为以 10 倍量水，回流提取 3 次，每次 1 h。用层次分析法得出的权重系数避免了工业生产中赋予权重系数的偶然性，使优选的工艺更加合理、有依据，为山豆根多糖提取工艺的优选提供方便。此外，本研究以总多糖含量、出膏率为指标，采用正交试验设计优选了山豆根多糖的纯化工艺，最终优选的纯化工艺为：提取液浓缩成 1 g/ml，75% 乙醇沉淀，静置 12 h，过滤干燥，得山豆根多糖纯化物。

5. 菟丝子总黄酮提取纯化工艺研究

对菟丝子中总黄酮组分的提取工艺进行考察，用亚硝酸钠 - 硝酸铝 - 氢氧化钠显色系统对其黄酮类成分进行紫外 - 可见分光光度法的含量测定，通过 $L_9(3^4)$ 正交试验。以提取时间、提取次数、乙醇用量、乙醇浓度为考察因素，每个因素设 3 个水平进行正交实验。应用层次分析法，在主要影响评价目标（菟丝子黄酮提取工艺）的相关指标总黄酮含量和出膏率中，总黄酮是药材发挥药效的物质基础，其指标重要性高于出膏率。因此，在各项指标两两比较判断矩阵中，赋予总黄酮含量、出膏率各指标权重系数为分别为 0.8333、0.1667，随机一致性比率（CR）为 $0.0000 < 0.1$，2 项目标比较矩阵满足一致性要求，说明权重系数合理有效。故利用次权重系数计算综合评分来确定最佳提取条件。实验最终优选出的最佳提取工艺为 $A_2B_1C_2D_3$，由于提取时间（A）影响最大且有显著性差异（$P < 0.05$），最终确定最佳工艺为 15 倍量 95% 乙醇回流提取 3 次，每次 1.5 h。此外，本研究通过查阅相关文献，结合菟丝子黄酮的结构特点和大孔吸附树脂的极性、孔径、比表面综合性能，选择了 10 种型号的大孔吸附树脂对菟丝子黄酮的吸附和解吸能力进行考察，最终优选出 HPD-400 型大孔吸附树脂为最佳树脂。同时，本研究考虑上样液浓度、上样 pH、洗脱溶剂浓度，洗脱剂用量等因素，利用 HPD-400 型树脂对菟丝子总黄酮的工艺条件进行优化，得到最佳工艺参数为采用 HPD-400 型大孔吸附树脂，湿法装柱，上样浓度调整为 0.1 g/ml，用 HCL 和 NaOH 调节上样液 pH 为 5，树脂比上柱量为 1.1 g/ml（原药材 / 湿树脂），用 4 BV 60% 乙醇洗脱，收集洗脱液，水浴蒸干，即得菟丝子总黄酮富集物，得到的产物总黄酮纯度可达68.61%，收率可达80.83%。该工艺稳定、可行，具有良好的重现性。

6. 菟丝子多糖提取纯化工艺研究

通过单因素和 $L_9(3^4)$ 正交试验设计优选菟丝子多糖的最佳提取工艺，以菟丝子多糖含量及出膏率综合评价菟丝子多糖成分的提取工艺，确定最佳工艺为 20 倍量水，提取 2 次，每次 1 h。按照此最佳工艺条件进行验证性试验，结果表明结果具有重现性，提取工艺稳定、可行，同时节约成本，为合理的工业化生产提供实验基础。同时本研究利用水提醇沉法，对菟丝子多糖进行最佳纯化工艺研究，确定影响菟丝子多糖纯度的主要因素为药液浓度、醇终浓度和静置时间，对主要影响因素各取 3 个水平，进行 $L_9(3^4)$ 正交试验，以菟丝子多糖纯度为考察指标，最终确定菟丝子多糖的纯化工艺为药液浓度 0.5 g/ml，醇终浓度 80%，醇沉 24 h。

7. 核桃楸皮总黄酮提取纯化工艺研究

对核桃楸皮总黄酮提取工艺进行研究。通过单因素考察比较超声、冷浸、回流提取方法，确定以回流的方式进行提取。在正交试验中要综合考虑直观分析和方差分析的结果，同时还应结合生产实际，在经济有效的前提下确定出最优工艺，考虑到在生产中成本和操作复杂程度等因素，本研究得到了核桃楸皮总黄酮的最佳提取工艺为以体积分数 60% 的乙醇提取 2 次，每次 1 h，溶剂用量为生药重量的 15 倍。最终按照此最佳工艺条件进行验证性实验，提取物中核桃楸皮总黄酮含量平均值为（11.97±2.44）%，RSD 为 1.30%，结果表明该提取工艺稳定、可行、为节省提取工艺成本、降低能耗和工业化生产的合理化提供了科学依据，并为核桃楸皮药材的开发应用奠定了实验基础。本研究在选用树脂时，根据待纯化物质的性质，结合树脂的特性，以各个树脂对核桃楸皮总黄酮的吸附、解吸性能，选择 AB-8 树脂来纯化核桃楸皮总黄酮。在此基础上，综合考虑上样液浓度、上样液 pH、洗脱溶剂体积分数及洗脱溶剂用量等因素，优化了 AB-8 型树脂对核桃楸皮总黄酮纯化的工艺条件，所得最佳工艺为核桃楸皮药材提取物以 0.1 g/ml（生药量）的浓度，1 g/ml（药材 / 湿树脂）的上柱量，不调整 pH 直接上柱，以 2 BV 三级水除杂，以 12 BV 60% 乙醇洗脱，收集洗脱液，挥干，同样方法进行第二次纯化。在此工艺条件下，核桃楸皮总黄酮纯度为 81.11%，较第一次纯化后的 71.98% 有了较大提高，且总黄酮收率为 79.2%，与第一次纯化后的总黄酮收率 82.88% 相比未见明显降低。通过二次纯化提高核桃楸皮总黄酮的方法我国未见文献报道，纯化后的核桃楸皮总黄酮纯度上升为纯化前的 7.03 倍，有利于对核桃楸皮总黄酮的深入研究和开发利用。

8. 核桃楸皮总黄酮成分表征研究

运用 UPLC-Q-TOF-MS 法，参考相关文献，根据一级、二级质谱数据，结合对照品比对，鉴定出异槲皮苷、柚皮苷、紫云英苷、槲皮素、柚皮素、山柰酚、3, 4, 5, 7- 四甲氧基黄酮、二氢黄酮醇、鼠李糖苷、杨梅素、木犀草素、二氢槲皮素、鞣花酸、没食子酸等主要化学成分，为核桃楸皮总黄酮的药效物质基础的研究奠定了基础。

三、“组效对应，多组多效”——复方木鸡颗粒药效综合评价体系构建

中药复方化学成分复杂，以往对单一功效、单一成分的研究并不能体现中药复方化学成分复杂的相互关系。课题组开展以药效为导向的复方木鸡颗粒治疗肝炎、肝硬化、肝癌的有效成分与各种药效指标的相关性研究，分析发挥各种药理作用的指标成分和不同药效组分之间的协同、拮抗、增益作用，为全面综合评价复方木鸡颗粒的药理药效提供先导条件。针对不同药材组分性质，分别筛选组分最佳提取工艺，并对分离富集到的物质组分进行解析，最终实现各单味药材物质组分化合物的基本表征；根据复方木鸡颗粒的功能主治，针对其抗肝炎、肝硬化、肝癌三大药效展开药效筛选研究；通过给药不同剂量的复方木鸡颗粒进行干预，初步确定了复方木鸡颗粒治疗不同程度肝病具有显著疗效的剂量，形成了“组效对应，多组

多效”的复方木鸡颗粒药效综合评价研究思路。

（一）复方木鸡颗粒有效物质组分体内外药效研究

1. 复方木鸡颗粒抗肝炎有效物质组分体内药效研究

本研究采用DEN诱导大鼠肝炎模型，探究了复方木鸡颗粒5个不同给药剂量抗肝炎的体内药理药效。结果表明，复方木鸡颗粒能明显增加DEN诱导的肝炎大鼠体重，降低其肝指数、脾指数及血清中AST、ALT的含量，改善肝脏的病理损伤及炎细胞浸润程度，在肝炎治疗方面具有较好的体内药效，即对DEN诱导肝炎具有一定的防治作用。

2. 复方木鸡颗粒抗肝硬化有效物质组分体外药效研究

本研究将微流控芯片技术与细胞生物学充分结合，自行设计和研发整套微流控芯片系统，包括微流控芯片细胞孵育系统、集成气动微泵微阀微流控芯片自动化程序控制系统、微流控芯片细胞荧光检测系统。本研究通过对该套系统的构建，旨在充分发挥微流控技术的优势，最大化提高芯片的功能与利用效率，为基于微流控芯片技术的药物筛选提供更加强大的技术支持。本研究依托实验室自行设计构建的整套微流控芯片系统，对复方木鸡颗粒抗肝硬化有效组分的药效进行研究。结果表明，不同浓度菟丝子黄酮、山豆根生物碱、核桃楸皮黄酮对细胞的凋亡坏死率与空白对照组相比均存在显著差异，说明各浓度菟丝子黄酮、山豆根生物碱、核桃楸皮黄酮对大鼠肝星状细胞HSC-T6均有一定的促凋亡作用，在一定浓度下，随着给药浓度的增加及作用时间的延长，促凋亡坏死作用明显增强，呈现出一定的浓度-效应关系及时间-效应关系。

3. 复方木鸡颗粒抗肝硬化有效物质组分体内药效研究

目前，关于实验性肝硬化模型的报道已有很多，其中使用CCl_4诱发肝硬化动物模型是一个相对较为经典方法，多以皮下注射法或腹腔注射法诱导形成。本研究采用腹腔注射30% CCl_4橄榄油混悬2 ml/kg，2次/周，连续7周的方式，成功建立肝硬化模型。在本研究中，3周时复方木鸡颗粒各给药组大鼠血清中AST、ALT水平较模型组有所下降；5周及7周时，模型组大鼠血清中ALT、AST含量显著升高（$P < 0.05$），而复方木鸡颗粒各组ALT（$P < 0.05$）、AST（$P < 0.05$）含量显著下降，推测复方木鸡颗粒可能通过调节大鼠体内转氨酶含量，保护肝细胞而间接发挥抗肝硬化作用。TP、ALB含量主要与肝功能代谢能力有关，反映肝脏的储备能力。血液中蛋白含量在一定程度上可以比较灵敏地反映肝脏功能，蛋白质降低，预示着肝脏合成功能可能受到损害，是病情比较严重的一种表现。在本研究中，5周及7周时复方木鸡颗粒各给药组大鼠血清TP（$P < 0.05$）、ALB（$P < 0.01$）水平均与模型组具有显著差异，提示复方木鸡颗粒可增强肝脏的代谢功能，进而延缓肝硬化疾病的进程，起到防治肝硬化的作用。TG是人体内含量最多的脂类，大部分组织均可以利用其分解产物供给能量，此外肝脏、脂肪等组织还可以进行三酰甘油合成，如果三酰甘油过量，囤积于肝脏，则会导致脂肪肝。本研究结果显示，与模型组相比，5周及7周时复方木鸡颗粒各给药组大鼠血清TG（$P < 0.01$）水平明显降低，推测复方木鸡颗粒可能通过促进大鼠血清中TG分解，避免形成脂肪肝，间接起到治疗肝硬化的作用。HYP是胶原蛋白特征性成分之一，而胶原蛋白是构成结缔组织的主要成分，也是人体内含量最多的蛋白质。本研究通过测定血浆中HYP含量，发现模型组肝匀浆中HYP含量呈显著上升趋势，3周、5周及7周时复方木鸡颗粒各给药组肝匀浆中HYP（$P < 0.01$）含量明显低于模型组，推测复方木鸡颗粒对体内胶原蛋白分解代谢具有一定促进作用，从而促使结缔组织分解，抑制其增生，起到防治肝硬化的作用。

除此之外，病理学结果表明，3 周时，对照组肝细胞结构正常，无炎性细胞浸润；模型组失去正常的肝小叶结构，同时有较多的肝细胞核消失，汇管区可见较多的炎性细胞；复方木鸡颗粒各给药组大鼠肝脏细胞内的空泡数量和体积均减小，损伤程度较模型组明显减轻。5 周时，对照组肝细胞结构正常；模型组肝细胞纤维增生炎细胞浸润明显，部分肝细胞出现轻度脂肪性病变，有纤维纵隔形成，肝小叶结构紊乱；与模型组相比，复方木鸡颗粒各给药组肝组织损伤程度较轻。7 周时，对照组肝组织结构仍正常；模型组肝组织内有完整的纤维隔形成，大量肝细胞明显肿胀变性，汇管区由于结缔组织增生而变宽；与模型组相比，各给药组肝组织未形成完整的分隔，界板区及肝汇管区纤维组织增生较轻，肝组织病理损伤程度明显减轻。且其作用效果与用药时间呈正相关，用药时间越长，作用效果越明显，其中高剂量组治疗效果与秋水仙碱组相似。综上所述，中药复方木鸡颗粒对肝硬化具有一定的防治作用，推测其可能是通过不同时间、不同程度调整各项肝功能指标，发挥降低转氨酶、升高血清白蛋白、增强机体免疫功能等作用，起到抑制或延缓大鼠肝硬化疾病进程的作用。

4. 复方木鸡颗粒抗肝癌有效物质组分体外药效学研究

本研究设计了一种具有自动浓度梯度生成结构，即具有“圣诞树”结构单元的双层微流控芯片，由药物加样区、浓度生成区、溶液缓冲区、细胞培养区、细胞入口区组成。将人肝癌 SMMC-7721 细胞培养于芯片中考察复方木鸡颗粒抗肝癌的有效物质组分。不同浓度的核桃楸皮黄酮、核桃楸皮挥发油、菟丝子黄酮均具有促进 SMMC-7721 细胞凋亡坏死的作用，且研究发现，随着 3 种组分浓度的增加，SMMC-7721 细胞的凋亡坏死率有所增加，最高可达 71.9%、75.6%、78.4%，说明药物作用有明显的剂量依赖性，呈现良好的剂量 - 效应关系。核桃楸皮黄酮、核桃楸皮挥发油、菟丝子黄酮对 SMMC-7721 细胞在不同的时间也均有促进细胞凋亡坏死的作用，且研究发现，随着 3 种组分作用时间的延长，SMMC-7721 细胞的凋亡坏死率有所增加，最高可达 81.0%、72.9%、72.2%，提示药物对细胞抑制作用存在时间依赖性，呈现较好的时间 - 效应关系。同时采用 MTT 法测定了不同组分对细胞的增殖抑制作用，结果表明具有较高抑制率的组分是核桃楸皮挥发油、菟丝子黄酮和核桃楸皮黄酮。山豆根生物碱、山豆根多糖、菟丝子多糖对 SMMC-7721 细胞抑制率较低。云芝多糖未表现出对该细胞的抑制作用。本研究进一步考察了核桃楸皮黄酮、核桃楸皮挥发油、菟丝子黄酮作用于人肝癌 SMMC-7721 细胞 24 h、36 h 及 48 h 后，对其增殖抑制效果的影响。结果显示，3 种药物作用 24 h 时，其增殖抑制作用相对较低，分别为 53.03%，60.28%，67.85%；作用 72 h 时，各组药物对细胞的增殖抑制作用明显提高，3 个组分最大浓度的抑制率分别达到 89.63%、90.56%、86.06%。在相同作用浓度下，随着时间的延长，抑制作用不断增强，提示药物对细胞抑制作用存在时间依赖性，呈现较好的时间 - 效应关系。随着给药剂量的增大，药物对细胞的增殖抑制作用亦增强，药物作用有明显的剂量依赖性，呈现良好的剂量 - 效应关系。

5. 复方木鸡颗粒抗肝癌有效物质组分体内药效学研究

本研究采用 DEN 造模 13 周致大鼠肝癌，通过大鼠的生理指标发现复方木鸡颗粒能够明显减小肝组织表面的癌结节，调控体重、胸腺指数，降低肝指数、脾指数，进而减轻肝癌引起的一系列病变及发病症状，降低死亡率。复方木鸡颗粒各剂量组均能明显降低血清中 AST、ALT、AFP、GGT 的含量，升高血清中 ALB 含量，复方木鸡颗粒 C2、C3、C4、C5 组能显著降低血清中 TBA 的含量。其中复方木鸡颗粒 C4 组体重、肝指数、脾指数、血清 AST、ALT、AFP、TBA、GGT、ALB 指标较复方木鸡颗粒其余剂量组更贴近空白组，病理肝损伤程度较轻，能够减少癌变细胞数量与细胞异性，治疗效果最好。病理切片结果显示，复方木鸡颗粒各剂量组对大鼠肝癌均有抑制作用，可不同程度地减轻肝内癌变细胞数量及炎症反应。复方木鸡颗粒在治疗肝癌方面具有较好的体内药效，即对 DEN 诱发的肝癌具有一定的防治作用。

6. 复方木鸡颗粒中云芝多糖免疫调节研究

本研究发现云芝多糖能刺激体外培养的小鼠腹腔巨噬细胞释放 NO。与空白对照组相比较，其中 70% 醇沉样品、ConA+70% 醇沉、LPS+70% 醇沉、LPS+80% 醇沉样品能显著促进 NO 的释放（$P<0.05$），其余各组样品也能促进巨噬细胞分泌 NO，但差异不明显（$P>0.05$）。云芝多糖分级醇沉各级样品均对小鼠腹腔巨噬细胞增殖具有一定的促进作用，综合评价，70% 醇沉、80% 醇沉多糖样品作用较好，其能促进巨噬细胞增殖作用且具有一定的量效关系，但当浓度超出一定范围时，促进作用反而减弱；同时 70% 醇沉、80% 醇沉及总多糖样品对巨噬细胞释放 NO 能力也具有一定增强作用，但对 ConA 或 LPS 诱导的巨噬细胞增殖无协同作用。70% 醇沉、80% 醇沉多糖样品及总多糖促进小鼠脾细胞增殖作用的能力也有一定差异，并具有一定的量效关系。70% 醇沉多糖样品在 0.50 ～ 0.75 mg/ml 浓度范围内活性与剂量呈正相关，在浓度为 0.75 mg/ml 时，增殖促进作用最强，增值率可达 50.08%；80% 醇沉多糖样品在 0.50 ～ 1.00 mg/ml 浓度范围内活性与剂量呈正相关，在浓度为 1.00 mg/ml 时，增殖促进作用最强，增值率可达 52.96%；总多糖在 0.50 ～ 1.25 mg/ml 浓度范围内活性与剂量呈正相关，当浓度为 1.25 mg/ml 时，增殖率为 34.07%。同时研究发现云芝多糖能刺激体外培养的小鼠脾细胞释放 NO。与空白对照组相比较，其中除总多糖组样品外，其余各组样品均能显著促进 NO 的释放（$P<0.01$），提示云芝多糖对 ConA 和 LPS 诱导小鼠脾细胞释放 NO 具有显著协同作用。综上，云芝多糖分级醇沉各级样品均对小鼠脾细胞增殖具有一定的促进作用，总多糖、70% 醇沉、80% 醇沉多糖样品作用效果较好，其对促进小鼠脾细胞增殖作用具有一定的量效关系，当浓度超出一定范围时，促进作用反而减弱；同时 70% 醇沉、80% 醇沉及总多糖样品对小鼠脾细胞释放 NO 能力也具有一定增强作用，对 ConA 或 LPS 诱导的脾细胞增殖有协同作用。

（二）复方木鸡颗粒组分配伍及“症 - 量”关系研究

1. 复方木鸡颗粒配伍关系研究

本研究采用均匀设计的方法，设计复方木鸡颗粒组成单味药材配伍组，并采用高效液相色谱法建立组成复方单味药材配伍组的指纹图谱，对方法学进行考察；在此基础上开展不同配伍组对肝炎、肝硬化及肝癌细胞的体外药效作用研究，探究其对肝脏疾病的治疗作用。采用 MCD 培养液建立 AML12 肝细胞损伤模型，复方木鸡颗粒对肝炎细胞 IC_{50} 约为 16 mg/ml，设计不同配伍组，相同浓度（15 mg/ml）给药后，均有抑制作用，抑制强弱略有差异；抑制作用最佳的是配伍组 9。采用 HSC-T6 细胞增殖抑制率评价抗肝硬化药效，木鸡颗粒对 HSC-T6 细胞 IC_{50} 约为 24 mg/ml，设计不同配伍组浓度为 24 mg/ml。不同配伍组给 HSC-T6 细胞相同浓度药液后，对 HSC-T6 细胞均有抑制作用，抑制强弱略有差异，其中配伍组 1 的抑制作用最强。采用人肝癌细胞（HepG2）增值抑制率评价抗肝癌药效，复方木鸡颗粒对肝癌细胞 IC_{50} 约为 20 mg/ml，设计不同配伍组，给 HepG2 细胞相同浓度（20 mg/ml）药液后，对 HepG2 细胞均有抑制作用，抑制强弱略有差异，其中配伍组 1、2、5、9 的药效较好。

2. 复方木鸡颗粒治疗肝癌“量 - 效”模型的建立及“量 - 效”关系分析

本实验将肝功能生化指标和临床病理切片评分数据归一化，采用 C1 组、C3 组、C5 组数据，建立“量-效”关系数学模型，预测C2组、C4组肝功能指标及病理切片评分的数值，对预测值与真实值进行Wilcoxon配对符号秩和检验及Sign符号检验，结果表明，预测值与真实值无显著差异，验证了数学模型的可靠性，可根据该模型计算肝功能生化指标相对于临床病理评分的权重系数，用于评价肝癌病变程度。建立的模型具有操作简单、方便、快捷的特点，可减少肝脏活体检测带来的不便，临床上对肝癌的诊断和药物疗效的验证具有重要意义。随着疾病恶化程度加重，复方木鸡颗粒发挥药效的剂量存在差异化。复方木鸡颗粒C4组治疗肝癌效果最好，最为接近空白组，经折算等于临床指导用量，提示复方木鸡颗粒治疗肝纤维化、肝炎可相应减少用量，以便达到最佳治疗效果。AFP等10个肝功能生化指标与病例切片评分的灰色关联分析表明，肝功能指标与临床病理切片评分的相关性大小排序为IL-2 > ALB > ALT > AST > AFP > IL-6 > GGT > VEGF > IL-12 > TBA，临床检测可优先选择权重系数大的肝功能生化指标进行检测。

3. 复方木鸡颗粒“症-量”关系差异分析

本研究通过酶联免疫法等进行血清定量检测来反映肝组织的细胞损伤情况，对肝病治疗作用的综合评价具有重要意义。由病理损伤评分和相关血清肝功能指标结果分析，5个不同剂量复方木鸡颗粒调控肝炎大鼠血清中AST含量结果与病理评分结果相近，调控肝硬化大鼠血清中AST、ALT含量结果与病理评分结果相近，调控肝癌大鼠血清中AST、TBA、GGT含量结果与病理评分结果相近。通过研究结果推测针对DEN致大鼠肝病模型，血清中AST水平可以间接反映肝炎病理改善水平，血清中AST、ALT水平可以间接反映肝硬化病理改善水平，血清中AST、TBA、GGT水平可以间接反映肝癌病理改善水平，但仍有待于临床研究的进一步验证。根据综合评分显示，DEN致大鼠肝炎模型中，复方木鸡颗粒在0.04～3.24 g/kg剂量范围内能够明显改善肝损伤程度，但其应用剂量与改善DEN致大鼠肝炎不呈线性相关。复方木鸡颗粒C2组对DEN致大鼠肝炎的治疗作用优于复方木鸡颗粒其余剂量组，复方木鸡颗粒C1组、C5组对DEN致大鼠肝炎的治疗作用较优于复方木鸡颗粒C3组、C4组。DEN致大鼠肝硬化模型中，复方木鸡颗粒C4组对DEN致大鼠肝硬化的治疗作用优于复方木鸡颗粒其余剂量组，复方木鸡颗粒在C1组至C4组剂量范围内，随着剂量的增加，发挥抗肝硬化药效越为显著。DEN致大鼠肝癌模型中，复方木鸡颗粒C4组对DEN致大鼠肝癌的治疗作用优于复方木鸡颗粒其余剂量组，复方木鸡颗粒在C1组至C4组剂量范围内，随着剂量的增加，发挥抗肝癌药效越为显著。

（三）基于微流控芯片的复方木鸡颗粒机制及“物-效”关联性研究

1. 基于肝肿瘤细胞凋亡特征芯片的“物-效”关联性研究

本研究设计制作了基于肝肿瘤细胞凋亡特征微流控芯片，该芯片是单层PDMS芯片，具有操作简单，易制作等优点，单层芯片因没有阀控装置，往往用途比较单一，而本研究通过设计多个相同的结构单元，可实现16种药物同时在线筛选，即药物的高通量筛选，若想筛选更多组分药效，也可通过增加更多的细胞培养区结构单元来实现，该类芯片尤其适用于中药复方的药效筛选。此外，该芯片通过预留多个出入口的设计，可以达到制作一次阳模便可实现不同的使用功能，每次实验可按不同实验设计进行不同的打孔以决定液体在芯片通道内的流动取向，并结合微黏性胶带进行简单的阻滞以实现预期的流体操控。由于本芯片设计较多预留进出口，实际操作时发现在不同的入口通入细胞悬液时，所能进入的每个通道的细胞数量也有区别，推测是由于设计通道过多，通入各个通道内的培养液体积和速度不同，因此不能按照传统的 0.20 μl/min 的给药速度进行灌注，应按照本芯片实际使用的入口去考察流速，以防止因培养液分布不均匀而实验失败。本研究在预实验中对该芯片进行了流速的考察，结果发现以 0.07 ～ 0.10 μl/min 的速度通入细胞悬液时，细胞在芯片中分布均匀，因此最终选取了 0.09 μl/min 的速度对该芯片内部的细胞进行药物灌注。本研究基于肝肿瘤细胞凋亡特征芯片开展复方木鸡颗粒及 4 种组成药材干预体外培养的人肝癌 HepG2 细胞不同时间的诱导凋亡活性研究。结果发现，复方木鸡颗粒按细胞凋亡坏死率按药效贡献排序为核桃楸皮＞菟丝子＞山豆根＞云芝，说明复方木鸡颗粒多药材同时在诱导细胞凋亡药效机制中有效，验证了复方具有多靶点、多途径的综合调控作用。最后，本研究采用均匀设计、统计分析及 CSZ 软件处理，研究复方木鸡颗粒中 6 种药效组分间的相互作用，进而筛选出最佳配伍比例核桃楸皮（X1）：菟丝子黄酮（X2）：山豆根生物碱（X3）：菟丝子多糖（X4）：山豆根多糖（X5）：云芝多糖（X6）=4.35 ： 5.80 ： 15.03 ： 10.73 ： 1.36 ： 1.20，将药材新配伍复方与复方两者在相同剂量时进行药效对比，结果显示两者的药效结果无显著差异，为继续探究复方木鸡颗粒抗肝肿瘤作用的药效物质基础提供新的研究思路和方法。

2. 基于肝肿瘤细胞迁移特征芯片的“物 - 效”关联性研究

本研究通过构建基于肝肿瘤细胞迁移特征芯片的复方木鸡颗粒体外药效筛选平台，开展复方中药效组分最佳配伍比例研究，进而确定药材最佳配比，明确复方木鸡颗粒的配伍规律；再通过相关药效学研究验证，阐明复方木鸡颗粒的药效物质基础，明确复方木鸡颗粒诱导肝肿瘤细胞凋亡的药效物质及与药效之间的“物 - 效”关系，解释复方发挥抗肿瘤作用的合理性。本研究不仅为中药复方多组分配伍关系的筛选和优化提供了关键技术，也为组分中药的现代研究提供新的研究思路与方法。本研究通过多次重复的迁移药效实验，对复方及方中不同组成药材抑制 HepG2 细胞的迁移活性进行了筛选，确认复方及方中核桃楸皮、菟丝子、山豆根具有良好的抑制凋亡能力，且其药效与给药剂量呈正相关关系，四者 48 h 的 IC_{50} 分别为 3.693 mg/ml、0.751 mg/ml、3.542 mg/ml、2.500 mg/ml。此外，本研究还采用均匀设计、统计分析及 CSZ 软件处理，研究复方木鸡颗粒中 6 种药效组分间的相互作用，进而筛选出抑制肝肿瘤迁移药效的最佳配伍比例核桃楸皮（X1）：菟丝子黄酮（X2）：山豆根生物碱（X3）：菟丝子多糖（X4）：山豆根多糖（X5）和云芝多糖（X6）=4.35 ： 0.11 ： 15.03 ： 10.73 ： 1.36 ： 1.20。复方木鸡颗粒按药效组分最佳配比形成的新药材配伍复方与复方两者在相同剂量时进行药效对比，结果显示两者的药效结果无显著性差异，为继续探究复方木鸡颗粒抗肝肿瘤作用的药效物质基础提供新的研究思路和方法。

3. 基于肝肿瘤细胞侵袭特征芯片的“物 - 效”关联性研究

本研究通过构建基于肝肿瘤细胞侵袭特征芯片的复方木鸡颗粒体外药效筛选平台，开展复方中药效组分最佳配伍比例研究，进而确定药材最佳配比，明确复方木鸡颗粒的配伍规律；再通过相关药效学研究验证，阐明复方木鸡颗粒的药效物质基础，明确复方木鸡颗粒抑制肝肿瘤细胞侵袭的药效物质及与药效之间的“物 - 效”关系，解释复方发挥抗肿瘤作用的合理性。本研究通过多次重复的侵袭药效实验，对复方及方中不同组成药材抑制 HepG2 细胞的侵袭活性进行筛选，确认复方及方中核桃楸皮、菟丝子、山豆根具有良好的抑制侵袭能力，且其药效与给药剂量呈正相关关系，四者 24 h 的 IC_{50} 分别为 3.693 mg/ml、0.751 mg/ml、3.542 mg/ml、2.500 mg/ml。同时，本研究采用均匀设计、统计分析及 CSZ 软件处理，研究复方木鸡颗粒中 6 种药效组分间的相互作用，进而筛选出抑制肝肿瘤迁移药效的最佳配伍比例：核桃楸皮（X1）：菟丝子黄酮（X2）：山豆根生物碱（X3）：菟丝子多糖（X4）：山豆根多糖（X5）：

云芝多糖（X6）=0.15 ：5.80 ：15.03 ：10.73 ：1.36 ：12.54，将药材最佳配伍比例与复方两者在相同剂量时进行药效对比，结果显示两者的药效结果无显著差异，为继续探究复方木鸡颗粒抗肝肿瘤作用的药效物质基础提供新的研究思路和方法。

4. 基于肝肿瘤细胞侵袭特征芯片的“物 - 效”关联性研究

本研究以肿瘤细胞三维培养仿生肿瘤实质为基础，构建肿瘤新生血管模型，具体是以微流控芯片为载体，构建 3D HepG2 细胞 - 水凝胶和 HUVEC 共培养系统，即在 HepG2 细胞 - 水凝胶的两侧细胞培养通道中培养人血管内皮细胞 HUVEC，观察共培养系统中 HUVEC 内皮细胞代谢液中肿瘤分泌因子 VEGF 的水平，进而进行复方木鸡颗粒体外抗肝肿瘤血管生成的体外药效筛选。基于此，本研究开展复方木鸡颗粒组成药材体外抑制肝肿瘤新生血管生成药效学研究，结果表明复方及组成药材具有良好的抑制新生血管能力，且其药效与给药剂量呈正相关关系。其次，本研究采用均匀设计、统计分析及 CSZ 软件处理，研究复方木鸡颗粒中 6 种药效组分间的相互作用，进而筛选出最佳配伍比例：核桃楸皮（X1）：菟丝子黄酮（X2）：山豆根生物碱（X3）：菟丝子多糖（X4）：山豆根多糖（X5）：云芝多糖（X6）=4.35 ：5.80 ：15.03 ：10.73 ：1.36 ：1.20，将药材最佳配伍比例与复方两者在相同剂量时进行药效对比，结果显示两者标准差很小，且总体 RSD 均小于 3%，药效结果无显著性差异，为继续探究复方木鸡颗粒抗肝肿瘤作用的药效物质基础提供新的研究思路和方法。

四、“经时血药，PK-PD”——复方木鸡颗粒入血成分药动药效相关性研究

中药复方具有多组分、多途径、多靶点、多效应的作用特点，使得研究中药复方物质基础、体内过程、生物效应及其相互关系变得相当复杂。中药血清药物化学和药代动力学是建立在中药有效成分形成、吸收和分布规律上的一种中药药效物质基础研究方法。本部分研究了复方木鸡颗粒血清药物化学、复方木鸡颗粒在肝病的不同病理状态下药动学、药效学及两者相关性研究。本部分研究为揭示中药复方药效物质基础、解析复方科学内涵奠定实验基础。

（一）复方木鸡颗粒血清药物化学研究

1. 生理状态下复方木鸡颗粒的血清药物化学成分研究

本研究选用肝门静脉采血方式，对含药血清和含药血浆进行了考察，最终确定选用含药血浆进行入血成分分析；为了确定最佳采血时间点，分别对末次给药后 30 min、60 min、90 min、120 min 及 180 min 进行考察，最终确定末次给药后 90 min 为最佳采血时间点；为了确定最佳给药剂量，对人临床等效剂量的 10 倍、20 倍及 30 倍量进行考察，最终确定人临床等效剂量的 20 倍为最佳给药剂量。另外，血样的预处理没有统一的方法，一直是血清药物化学研究的难点。本研究对有机试剂甲醇沉淀和乙腈沉淀两种血样除蛋白方法进行了比较，最终确定甲醇除蛋白为最佳的沉淀蛋白方法。本研究通过考察比较含药血清、含药血浆、采血时间点、给药剂量及血样预处理方法等，最终构建了复方木鸡颗粒血浆样品制备方法。本研究通过含药血浆及空白血浆图谱比对的方法，发现并提取在含药血浆中多出的差异色谱峰，结合正、负离子两种模式下，共检测到 49 个差异色谱峰，再通过含药血浆图谱与复方体外图

谱比对的方法，最终发现了其中16个入血成分，确认了其中2个原型成分（苦参碱和槐果碱），推测了其中3个原型成分（金雀花碱、未知结构的苦参碱类化合物和大黄酸）及11个代谢产物，所涉及的代谢类型主要包括羟基化、葡萄糖醛酸化、硫酸化等。

2. 病理状态下复方木鸡颗粒的血清药物化学成分研究

本研究针对复方木鸡颗粒的3种药理作用，以DEN为造模剂，构建大鼠体内肝炎、肝硬化、肝癌动物模型，以肝脏病理切片指标为主，其他指标为辅来判断各个病理模型是否建立成功，从而在肝炎、肝硬化、肝癌病理模型成功建立的基础上，开展基于肝炎、肝硬化、肝癌病理状态下的复方木鸡颗粒入血成分分析研究。

本研究在大鼠体内肝炎动物模型成功建立的基础上，采用UHPLC-Q-TOF-MS技术及已经建立好的体内外成分解析液质条件，开展基于肝炎病理模型大鼠的复方木鸡颗粒体内化学成分谱的建立及入血成分分析研究。结合正、负离子两种模式，在肝炎模型大鼠含药血浆中共检测到53个差异色谱峰，发现了16个入血成分，包括5个原型成分（金雀花碱、苦参碱、槐果碱、大黄酸、某种苦参碱类化合物）和11个代谢产物（氧化槐果碱的羟基化代谢产物、槐果碱的羟基化代谢产物、焦性没食子酸的硫酸化代谢产物、焦性没食子酸的去氧硫酸化代谢产物、m-香豆酸或其同分异构体的硫酸化代谢产物、绿原酸的代谢产物阿魏酸或异阿魏酸的硫酸化产物、山柰酚的葡萄糖醛酸硫酸化产物、绿原酸的代谢产物m-香豆酸或其同分异构体、鞣花酸的代谢产物鞣花酸二甲醚葡萄糖醛酸、绿原酸的代谢产物对羟基苯甲酸、大黄酸的单羟基化代谢产物）。这些入血成分可能是复方木鸡颗粒发挥抗肝炎药效的体内直接作用物质。

本研究在大鼠体内肝硬化动物模型成功建立的基础上，对基于肝硬化病理模型大鼠的复方木鸡颗粒入血成分进行分析研究。结合正、负离子两种模式，在肝硬化模型大鼠含药血浆中共检测到50个差异色谱峰，发现了16个入血成分，包括5个原型成分（金雀花碱、苦参碱、槐果碱、大黄酸、某种苦参碱类化合物）和11个代谢产物（氧化槐果碱的羟基化代谢产物、槐果碱的羟基化代谢产物、焦性没食子酸的硫酸化代谢产物、焦性没食子酸的去氧硫酸化代谢产物、m-香豆酸或其同分异构体的硫酸化代谢产物、绿原酸的代谢产物阿魏酸或异阿魏酸的硫酸化产物、山柰酚的葡萄糖醛酸硫酸化产物、绿原酸的代谢产物m-香豆酸或其同分异构体、鞣花酸的代谢产物鞣花酸二甲醚葡萄糖醛酸、绿原酸的代谢产物对羟基苯甲酸、大黄酸的单羟基化代谢产物）。这些入血成分可能是复方木鸡颗粒发挥抗肝硬化药效的体内直接作用物质。

本研究在大鼠体内肝癌动物模型成功建立的基础上，对基于肝癌病理模型大鼠的复方木鸡颗粒入血成分进行分析研究。结合正、负离子两种模式，在肝癌模型大鼠含药血浆中共检测到46个差异色谱峰，发现了15个入血成分，包括5个原型成分（金雀花碱、苦参碱、槐果碱、大黄酸、某种苦参碱类化合物）和10个代谢产物（氧化槐果碱的羟基化代谢产物、槐果碱的羟基化代谢产物、焦性没食子酸的硫酸化代谢产物、焦性没食子酸的去氧硫酸化代谢产物、m-香豆酸或其同分异构体的硫酸化代谢产物、绿原酸的代谢产物阿魏酸或异阿魏酸的硫酸化产物、山柰酚的葡萄糖醛酸硫酸化产物、绿原酸的代谢产物m-香豆酸或其同分异构体、鞣花酸的代谢产物鞣花酸二甲醚葡萄糖醛酸、绿原酸的代谢产物对羟基苯甲酸）。这些入血成分可能是复方木鸡颗粒发挥抗肝癌药效的体内直接作用物质，为复方木鸡颗粒治疗肝癌的药效物质研究提供了参考依据。

3. 生理、病理状态下复方木鸡颗粒入血成分差异分析

肝炎病理状态下与生理状态下比较，有 5 个原型成分和 10 个代谢产物在血中浓度增加，有 1 个代谢产物在血中浓度减少。吸收差异明显的成分有 12 个（相对丰度变化率达 30% 以上）。肝硬化病理状态下与生理状态下比较，有 4 个原型成分和 5 个代谢产物在血中浓度增加，有 1 个原型成分和 6 个代谢产物在血中浓度减少。吸收差异明显的成分有 9 个（相对丰度变化率达 30% 以上）。肝癌病理状态下与生理状态下比较，有 1 个代谢产物大黄酸羟基化物在肝癌病理状态下未被检测到，其余共有入血成分中，有 4 个原型成分和 4 个代谢产物在血中浓度增加，有 1 个原型成分和 6 个代谢产物在血中浓度减少。吸收差异明显的成分有 9 个（相对丰度变化率达 30% 以上）。肝炎病理和肝硬化病理状态下的入血成分与生理状态相比无绝对差异，即入血成分个数相同，肝癌病理状态下的入血成分与生理状态相比有绝对差异，即大黄酸的羟基化代谢产物在肝癌病理状态下未检测到。但 3 种病理状态与生理状态相比，对入血成分的吸收整体呈现相同的趋势，多数入血成分在病理模型大鼠血中的浓度增加，少数入血成分在病理模型大鼠血中浓度减少，说明复方木鸡颗粒在病理模型大鼠体内的吸收要强于在健康大鼠体内的吸收，客观反映了“生病才吃药”的观念。

肝硬化病理状态与肝炎病理状态比较，有 4 个原型成分和 2 个代谢产物在血中浓度增加，有 1 个原型成分和 9 个代谢产物在血中浓度减少。吸收差异明显的成分有 8 个（相对丰度变化率达 30% 以上）。肝癌病理状态与肝炎病理状态比较，有 1 个代谢产物大黄酸羟基化物在肝癌病理状态下未被检测到，其余共有入血成分中，有 1 个原型成分和 3 个代谢产物在血中浓度增加，有 4 个原型成分和 7 个代谢产物在血中浓度减少。吸收差异明显的成分有 6 个（相对丰度变化率达 30% 以上）。肝癌病理状态下与肝硬化病理状态下比较，有 1 个代谢产物大黄酸羟基化物在肝癌病理状态下未被检测到，其余共有入血成分中有 1 个原型成分和 3 个代谢产物在血中浓度增加，有 4 个原型成分和 7 个代谢产物在血中浓度减少。不同病理状态下的入血成分存在绝对差异，即大黄酸的羟基化代谢产物在肝癌病理状态下未检测。与肝炎病理状态相比，肝硬化和肝癌病理状态下多数入血成分在血中浓度减少，少数增加；与肝硬化病理状态相比，肝癌病理状态下多数入血成分在血中浓度减少，少数增加。总体说明复方木鸡颗粒在不同病理模型大鼠体内的吸收率有差异，有随肝损伤程度增加而减小的趋势，客观反映了随症施量的观念。

（二）复方木鸡颗粒 PK-PD 研究

1. 基于生理状态下的复方木鸡颗粒药动学研究

本研究通过大鼠灌胃给予复方木鸡颗粒浸膏后，采集一系列血样，采用高效液相色谱法测定血浆中氧化槐果碱、异槲皮苷、槲皮素等药物浓度，方法学考察可知氧化槐果碱、异槲皮苷、槲皮素浓度分别为 0.625 ～ 25.000 μg/ml（r=0.9967）、0.117 ～ 7.500 μg/ml（r=0.9988）、0.1953 ～ 12.5000 μg/ml（r=0.9925）范围内线性关系良好，提取回收率、精密度和准确度、稳定性均符合生物样品分析要求。采用 DAS 3.0 药代动力学软件，采用非房室模型拟合求算药代动力学参数，得到大鼠灌胃给予复方木鸡颗粒浸膏后的血药浓度 - 时间曲线，其中氧化槐果碱、异槲皮苷、槲皮素分别在 0.928 h、0.813 h、0.750 h 达到最大吸收峰，达峰浓度分别为 37.741 mg/L、4.960 mg/L、10.819 mg/L，清除率分别为 74.357 L/(h·kg)、458.924 L/(h·kg)、16.224 L/(h·kg)，平均滞留时间分别为 7.89 h、5.87 h、10.40 h，表明灌胃给药后氧化槐果碱、异槲皮苷、槲皮素在大鼠体内的分布迅速，吸收较快，能够较快速达到最高血药浓度，但是其在体内滞留时间较短，不利于药物的长期药效，但是槲皮素在 3 h 左右再次出现吸收高峰，推测为复方内药物协同作用，促进药物的再吸收。根据 AIC 准则、权重残差平方和 RE 及拟合度 R^2 选择权重系数分别为 2、1、1，药代动力学行为属于二室开放模型，与文献报道大致吻合。

2. 基于不同病理状态下的复方木鸡颗粒药动学研究

本研究采用 DEN 建立大鼠肝炎模型，通过单次和多次灌胃给予复方木鸡颗粒浸膏后，采集一系列血样，利用 HPLC 技术测定血浆中氧化槐果碱、异槲皮苷、槲皮素等药物浓度。采用 DAS 3.0 药代动力学软件，根据相关系数、AIC 和拟合度等判定药代动力学模型，发现氧化槐果碱和槲皮素符合一室开放模型，而异槲皮苷以二室开放模型的拟合效果较好。但是房室模型有一定的局限性，根据软件介绍，决定采用非房室模型拟合求算药动学参数。结果显示氧化槐果碱、异槲皮苷、槲皮素分别在 0.85 h、1.4 h、0.8 h 达到最大吸收峰，峰浓度分别为 42.919 mg/L、3.591 mg/L、171.931 mg/L，曲线下面积分别为 230.881 L/（h · kg）、29.714 L/（h · kg）、983.39 L/（h · kg），清除率为 44.061 L/（h · kg）、346.05 L/（h · kg）、10.645 L/（h · kg）。另外，氧化槐果碱和槲皮素达峰时间较早，且槲皮素出现双峰现象，而异槲皮苷在 1.4 h 才达峰，起效较慢，推测是复方制剂在治疗时所体现的协同互补作用，使药效在体内持续时间相对较长，能够使治疗效果最大化。将这些数据分别与生理状态下的参数比较，可以发现肝炎大鼠体内三者的曲线下面积大于生理组，氧化槐果碱和槲皮素的峰浓度也大于生理组，而肝炎组的清除率小于生理组，推测 DEN 对肝脏造成损伤，导致肝功能降低，对药物的清除率减少。本研究采用 DEN 建立大鼠肝硬化模型，通过非房室模型分析方式计算药代动力学参数，其中单次给药后氧化槐果碱、异槲皮苷、槲皮素分别在 0.583 h、1.167 h、0.917 h 达到最大吸收峰，峰浓度分别为 24.073 mg/L、3.075 mg/L、11.517 mg/L，曲线下面积分别为 138.582 mg/（L · h）、25.980 mg/（L · h）、624.870 mg/（L · h）。通过分析可以发现，肝硬化大鼠体内氧化槐果碱、异槲皮苷和槲皮素的曲线下面积及达峰浓度均小于肝炎组。另外，氧化槐果碱和异槲皮苷达峰时间较肝炎组早，推测是药物在治疗时显示出的较快吸收，使药物尽快分布到达体内发挥疗效。本研究采用 DEN 建立大鼠肝癌模型，通过灌胃给予肝癌大鼠复方木鸡颗粒后，采用与肝炎大鼠相同的研究方法，得到相关的药动学参数。其中，单次给药后氧化槐果碱、异槲皮苷、槲皮素分别在 0.667 h、1.333 h、0.833 h 达到最大吸收峰，C_{max} 分别为 24.516 mg/L、3.465 mg/L、110.076 mg/L，AUC 分别为 129.7 mg/（L · h）、27.081 mg/（L · h）、680.65 mg/（L · h）。通过分析，肝癌大鼠体内氧化槐果碱 AUC 比肝硬化减少，而异槲皮苷和槲皮素略高于肝硬化，具体原因有待进一步探索。其他参数与肝硬化相差不大。

研究结果显示，在肝炎、肝硬化和肝癌三个肝病模型中，肝炎模型下氧化槐果碱、异槲皮苷、槲皮素的曲线下面积（AUC）达到最大，且高于生理组，肝硬化和肝癌组相差甚小。随着肝病的加重，清除率也在降低。推测机体发生疾病时，药物代谢酶谱可能会发生改变，影响药物的机体代谢，同时机体功能状态的变化也可能影响药物的分布与消除。另外，从槲皮素的药时曲线可以看到明显双峰现象，这种双峰现象的出现与许多关于中药的报道相似。推测是槲皮素的肝肠循环造成的，肝脏对药物吸收后通过胆汁排泄到肠道的药物，在肠道中重新被吸收，经门静脉返回肝脏重新进入体循环，导致血药浓度又升高，从而出现双峰现象。

3. 基于不同病理状态下的复方木鸡颗粒药效学研究

本研究在前期实验室明确复方木鸡颗粒疗效及初步作用机制的基础上，开展复方木鸡颗粒对肝炎、肝硬化、肝癌的药效动力学研究，观察给予复方木鸡颗粒不同时期的药效变化，寻找合适的药效指标用于药动学和药效学的相关性研究。采用 DEN 成功诱导大鼠肝炎、肝硬化、肝癌模型后，大鼠的肝脏会受到不同程度的损伤，因而导致一些生理、生化指标及基因的表达不同。从本实验结果可以看出，随着肝病的演进过程“肝炎—肝硬化—肝癌”，大鼠的肝指数和脾指数依次递增，肝癌大鼠的肝指数远高于肝炎大鼠和肝硬化大鼠。而因为肝脏的损伤程度是递增的，大鼠的免疫系统受损程度也在递增，肝癌大鼠的胸腺指数达到最低，肝组织中 IGF-1 基因的表达也开始下降。值得关注的是，复方木鸡颗粒作用于肝炎、肝硬化、肝癌大鼠模型后，能够降低大鼠肝脾指数，升高胸腺指数，同一时间段，给药组大鼠肝脾指数要低于模型组，胸腺指数和 IGF-1 mRNA 水平高于模型组。体现出复方木鸡颗粒对肝炎、肝硬化和肝癌的防治作用。结果显示，核因子 NF-κB 及炎症因子 IL-6 在肝炎、肝硬化和肝癌肝组织的表达依次递增。ALT、AST 存在于肝细胞质和线粒体内。正常情况下，因为有细胞膜包裹，ALT、AST 很少释放入血，但是当肝细胞受损时，细胞发生变性坏死，细胞膜通透性增加，肝细胞内的 ALT、AST 就会被释放入血，使血中 ALT、AST 活性增加。综上，复方木鸡颗粒对 DEN 诱导的肝炎、肝硬化和肝癌大鼠有一定的防治作用，推测其可能是通过在不同时间、不同程度调整各项肝功能指标，发挥下调核因子 NF-κB、炎症因子 IL-6 的表达、降低转氨酶含量及增强机体免疫功能等多种作用，从而起到延缓或防治肝病发展的作用。

4. 不同病理状态下复方木鸡颗粒的 PK-PD 研究

本研究将复方木鸡颗粒有效成分氧化槐果碱、异槲皮苷和槲皮素的总曲线下面积 AUC_T 与药效指标通过二室模型（权重系数为 1）进行模型拟合，AUC_T 为横坐标，各效应指标为纵坐标，拟合的效应模型为 $E=E_{max}\times AUC_T^{\gamma}/(AUC_T^{\gamma}+EC_{50}^{\gamma})$，肝炎、肝硬化、肝癌的 AUC_T 分别为 0 ～ 378.353 mg/（L・h）、0 ～ 340.326 mg/（L・h）、0 ～ 215.941 mg/（L・h）。以拟合度、AIC、SBC、权重残差平方和（Re）等为主要拟合优度参数，结果显示拟合度接近于 1，AIC 和 SBC 数值较小，模型拟合较佳。实验结果显示，随着 AUC_T 递增，以及 IL-6 mRNA、NF-κB mRNA、IGF-1 mRNA 在肝组织中的表达，AST、ALT 在血清中的水平基本呈现递减趋势，即对炎症因子的抑制作用越强，药效越好。而 AUC_T 随着模型加重而递减，说明随着疾病的加重应该考虑增大给药剂量或增加给药次数，做到随症加减。NF-κB 在肝炎大鼠体内及 IGF-1 在肝癌大鼠体内表现出相反的作用。肝炎尚为肝脏轻度病变，此时机体较为亢进，而分泌的因子也较多，因此肝病前期机体会分泌大量因子以修复与抵抗疾病。另外，在肝炎、肝硬化大鼠体内，药动参数能较好地与 IL-6、NF-κB、AST、ALT 进行拟合，进一步说明复方木鸡颗粒抗肝炎、肝硬化的作用机制与 NF-κB 通路及功能指标相关，而抗肝癌的作用机制除炎症通路外，还可能有其他途径共同作用。

五、“谱效相关，以谱见效”——复方木鸡颗粒质量控制方法研究

中药质量评价方法是中药复方质量控制的关键，也是保证中药疗效的必要手段。目前，复方中药的质量控制主要依赖于物理性状、化学成分、药效评价等多项指标。虽然已经建立了相应质量标准，但由于复方中药的复杂性和多样性，标准化研究仍然存在一定的局限性和不足之处。因此，建立全面、有效的质量评价指标成为复方中药质量评控的难点。鉴于复方中药化学成分复杂，质量控制指标无法准确反映其功能属性的现状，本课题组以中医理论和

先进的质量控制分析技术为指导，构建多息指纹图谱；利用人工神经网络和相关分析方法，结合复方木鸡颗粒抗肝炎、抗肝纤维化、抗肝癌等体内外药理实验结果，建立谱效关系，完成复方木鸡颗粒多指标成分定量研究；建立了具有自主知识产权、能全面直观反映药材质量的“能效色带”软件，实现对中药药效的“可视化”预测及中成药整体质量控制，形成“谱效相关，以谱见效”的复方木鸡颗粒质量控制方法研究思路。

（一）药效为导向的复方木鸡颗粒质量控制方法研究

1. 各单味药材质量控制研究

（1）山豆根药材质量控制研究 本研究发现10批不同产地及批次的山豆根中苦参碱、槐定碱、槐果碱、氧化槐果碱、氧化苦参碱5个成分的含量分别在2.372～7.498 mg/g、0.289～0.586 mg/g、0.655～1.884 mg/g、0.376～1.289 mg/g、1.260～8.915 mg/g，不同产地及批次中5种生物碱成分的含量有所差异，为山豆根的质量控制提供了可靠的依据。此外，采用紫外可见分光光度法对山豆根总多糖进行了测定，结果表明山豆根总多糖含量平均为4.96%。同时本实验采用电感耦合等离子体质谱法（ICP-MS）对不同产地山豆根中无机元素进行研究，MPP分析结果表明，10个产地的山豆根药材按无机元素含量可分为三大类。山西、四川为一类，江西、广西1、广西2、广西3为一类，浙江、湖南、广东1、广东2为一类。同时本研究通过检测10种不同产地山豆根红外光谱，通过红外吸收峰特征不仅确定了山豆根中含有生物碱、酯类、黄酮类、苷类、糖类等成分，而且通过聚类分析和相似度分析将10种产地的山豆根药材分为三大类，与通过无机元素的分类基本一致。因此本研究不仅从无机元素角度为鉴别山豆根提供依据，为阐明药材中无机元素与药材的产地、生态环境的相关性奠定基础，还寻找不同产地山豆根中无机元素的特征，为其合理开发利用提供及其作用机制的研究提供依据。采用红外光谱法能更全面、快速地鉴定和分析药材质量。

（2）菟丝子药材质量控制研究 本研究通过HPLC测定了12批来自不同产地的菟丝子中6种黄酮类成分含量，其中槲皮素与异鼠李素的含量相对于金丝桃苷、异槲皮苷、紫云英苷、山柰酚在所有样品中均较低；四川大菟丝子与其他11个产地菟丝子相比，紫云英苷的含量最高，而金丝桃苷、异槲皮苷、槲皮素、山柰酚含量最低。因此，紫云英苷可能是四川大菟丝子发挥药效的主要成分。由于菟丝子为寄生植物，不同寄主植物对菟丝子中6种黄酮类成分有影响，因此不同产地菟丝子含量的差异与寄主植物的关系值得进一步深入研究。聚类分析结果可以看出，12个产地菟丝子药材可以分为三类。内蒙古、云南、安徽、宁夏、吉林、河南、黑龙江为一类，河北、辽宁、江苏、山东为一类，四川为一类。由于菟丝子药材在种属上主要有三种，分别为《中国药典》收录的菟丝子、南方菟丝子及纳入地方标准的大菟丝子，所以归为一类的不同产地的菟丝子药材可能属于同一个种属。12个产地菟丝子药材可能依据种属不同分为三类，而四川产大菟丝子由于为植物金灯藤的干燥成熟种子，在种质上与其他产地存在差异，故单独为一类。此外，河北、辽宁、江苏、山东为沿海省份，沿海地区的气候、土壤可能存在相似性，对菟丝子质量可能存在近似影响，故为一类。

（3）核桃楸皮药材多波长融合指纹图谱与多指标成分定量研究 核桃楸皮药材中含有多种复杂化学成分，不同成分紫外吸收差异较大，单一紫外吸收波长难以全面反映核桃楸皮药材中各类化学成分的全部信息，即无法对其整体质量进行掌握。而全时段多波长融合技术可以利用现代信息处理分析手段将多种反映不同波长下中药紫外吸收的信息有效融合，变换为统一化色谱指纹图谱，从而可以较为全面和直观地了解药材的内在质量。本研究首先通过

DAD 检测器进行全波长扫描，确定不同波长下核桃楸皮药材的紫外吸收情况，进行比对选出适合的采样波长，利用“中药色谱指纹图谱相似度评价系统”软件对各波长进行融合，以得到全面反映核桃楸皮药材中各类成分信息的指纹图谱，经评价发现，1 批核桃楸皮药材的相似度在 0.9 以上，8 批核桃楸皮药材的相似度在 0.8 以上，来源于抚顺的两批核桃楸皮药材的相似度低于 0.8，分别为 0.755（抚顺 1）、0.685（抚顺 2），说明相似情况与质量品质存在一定差异，这些差异可能与产地、采集季节、采集部位、贮藏方式等诸多因素有关。在已知核桃楸皮具有良好的抗肿瘤、抗菌、清热等功效的情况下，截至 2020 版《中国药典》，尚未收入核桃楸皮药材，即未对核桃楸皮质量进行严格的标准与规范，仍作为地方药使用，或作为中药秦皮的误用品、伪品。这不仅限制了核桃楸皮的应用，也导致核桃楸皮药材标准良莠不齐，影响药效与用药安全，因而多批次、不同产地的核桃楸皮药材通过多波长融合建立指纹图谱，可以为核桃楸皮规范化、安全合理的应用提供参考依据。此外，本研究通过 SPSS19.0 软件，以 Pearson 相关性作为样品间的相似性测度，采用最远邻元素方法对 11 个不同产地的核桃楸皮进行系统归类，大体可分为 5 大类：湖南、山东、陕西 2 号、四川 4 个产地的核桃楸皮药材归为一类；河南、陕西 1 号为一类；本溪、抚顺 1 号为一类；安徽、抚顺 2 号为一类；来源于吉林的核桃楸皮药材单独为一类。由此可以看出，药材的归类情况与药材出产的地理位置并不完全相关。得到上述数据后，项目组分析个别来源的核桃楸皮可能存在收获药材后运到异地销售的情况，但抚顺 1 号、抚顺 2 号的核桃楸皮为项目组成员亲自在当地作为药用的核桃楸皮树上采集得到，在聚类分析中两者并未被分到一组，可见，药材的分类结果与产地并不一定完全一致，还可能受到实际生长环境、药材生长、贮藏年份的影响。另外，本研究选择皮尔逊相关系数考察各样本之间的相关程度，采用最远邻元素（即两类的距离定义为一类的所有个体与另一类所有个体的距离最大者）进行分析。应用 SPSS 软件进行聚类分析时，有多种聚类方法，如组间连接、组内连接、最近邻元素、最远邻元素、质心聚类法、中位数聚类法、Ward 法等，选择不同的聚类方法，得到的聚类结果基本相似，但个别位置略有不同，因而在选择聚类方法时，也应充分考虑，认真选择。最后对不同批次核桃楸皮中槲皮素、鞣花酸、柚皮苷进行含量测定，结果表明不同批次核桃楸皮中槲皮素、鞣花酸、柚皮苷的平均含量分别为 2.66 mg/g、16.55 mg/g、6.21 mg/g。

2. 基于谱效关系的复方木鸡颗粒质量控制研究

本研究在明确复方木鸡颗粒治疗肝炎有效成分的基础上，运用具有分离性好、定量准确等优点的高效液相色谱仪，以药效为导向，构建复方木鸡颗粒中有效成分的质量控制方法，对绿原酸、异槲皮苷、异绿原酸 B 进行线性、稳定性、重复性、精密度、加样回收率等方法学考察，其结果均符合要求，还测定了绿原酸、异槲皮苷、异绿原酸 C 的平均含量，分别为 12.08 μg/g、7.38 μg/g、11.95 μg/g。10.036 min、11.570 min、12.156 min 作为抗肝炎与抗肝硬化及肝癌的差异性指标，也是抗肝炎药效指标，可能在治疗肝炎发挥重要作用。同时在明确复方木鸡颗粒治疗肝硬化有效成分的基础上，开展以药效为导向的复方木鸡颗粒质量控制方法研究，8.576 min、10.143 min 色谱峰为差异性指标成分，为抗肝硬化独有，可能对抗肝硬化发挥重要作用。此外，依据不同配伍组抗肝癌的药效作用，开展以药效为导向的复方木鸡颗粒抗肝癌质量控制方法研究，通过灰色关联度分析，获得各色谱峰与药效的相关系数，对明确化学成分的色谱峰开展定量研究。4.323 min 色谱峰为抗肝癌差异性指标，可能在治疗肝癌疾病方面发挥重要作用。

3. 复方木鸡颗粒有机成分及无机成分质量控制研究

本研究构建了复方木鸡颗粒中有效成分的质量控制方法，同时对槲皮素、异槲皮苷、绿原酸进行线性、稳定性、重复性、精密度、加样回收率等方法学考察，其结果均符合要求。另外，测定了槲皮素、异槲皮苷、绿原酸的平均含量，分别为 7.08 μg/g、13.23 μg/g、23.95 μg/g。本方法的建立不仅丰富了复方木鸡颗粒的质量标准，也为全面、客观地评价和控制复方木鸡颗粒的质量提供科学依据。本研究采用 ICP-MS 法测定复方木鸡颗粒中无机元素的含量。其中重金属元素 As 含量低于检出限，Cu ≤ 0.414 ng/g、Cd ≤ 0.049 ng/g、Hg ≤ 1.166 ng/g、Pb ≤ 0.090 ng/g；根据《药用植物及制剂进出口绿色行业标准》的规定（Pb ≤ 5.0 mg/kg、Cd ≤ 0.3 mg/kg、Hg ≤ 0.2 mg/kg、As ≤ 2.0 mg/kg），As、Cu、Cd、Hg、Pb 共 5 种重金属元素的含量限度均符合相关规定。聚类分析结果提示，除 As 元素以外，其他 12 种元素为影响 8 个批次复方木鸡颗粒分两类的主要因素。由因子载荷矩阵可知，第 1 个主因子表明其与 Cr、Ni 呈高度正相关；第 2 个主因子表明其与 Ca、Mg、Mn、K 呈正相关；因为总方差 81.910% 的贡献来自第 1 和第 2 个主因子，所以可以认为 Ca、Mg、Mn、K、Cr、Ni 是复方木鸡颗粒的特征性无机元素；其贡献大小的顺序为 Ca > Mg > Mn > K > Cr > Ni。

4. 复方木鸡颗粒治疗肝炎、肝纤维化、肝癌的生物效价研究

针对肝炎、肝纤维化、肝癌三大疾病，开展复方木鸡颗粒生物效价研究，能够保证复方木鸡颗粒的临床定性定量使用。本研究采用生物效价法研究复方木鸡颗粒抗肝癌、抗肝纤维化、抗肝炎的活性，结果表明，15 批复方木鸡颗粒抗肝癌生物效价（相对于紫杉醇）的平均值为 2.218 UI/mg，质量标准的最低限为 1.553 UI/mg；抗肝纤维化的生物效价（相对于秋水仙素）的平均值为 6.310 UI/mg，质量标准的最低限为 4.417 UI/mg；抗肝炎生物效价（相对于水飞蓟宾）的平均值为 144.19 UI/mg，质量标准的最低限为 100.93 UI/mg。本研究通过构建 15 批次复方木鸡颗粒指纹图谱，结合抗肝癌、抗纤维化疗效，开展灰色关联分析，得到特征图谱与抗肝癌、肝纤维化药效的关联系数。选取关联系数大于 0.9 的 1 号、13 号和 39 号三个关键特征峰，以峰面积为横坐标，以生物效价为纵坐标，建立散点图，并拟合曲线。结果表明，关键峰面积与抗肝癌生物效价呈多项式曲线关系，可见关键峰面积与抗肝癌生物效价并非单纯的线性关系，而是拥有多个峰值顶点。因此，可选取与抗肝癌、抗肝纤维化生物效价相关系数均较高的 3 个峰为指标进行含量检测，以控制复方木鸡颗粒质量。

（二）复方木鸡颗粒能效色带研究

本研究将复方木鸡颗粒有效成分含量与其抗肝炎、肝硬化、肝癌作用相关联。通过有效成分含量与药效相关性研究，阐明了复方木鸡颗粒指纹图谱特征与其抗肝炎、肝硬化、肝癌作用的相关性，从而使构建的复方木鸡颗粒抗肝炎、肝硬化、肝癌药效指纹图谱能更有针对性地控制复方木鸡颗粒的质量。并首次将复方木鸡颗粒抗肝炎、肝硬化、肝癌药效的评分，以“能效色带”的形式表现出来。针对指纹图谱和药效作用的相关性，建立相应的量效关系方程，在此基础上开发相应的软件，将复方木鸡颗粒抗肝炎、肝硬化、肝癌的药效通过“能效色带”直观地表现出来，实现对中药药效的“可视化”预测。本研究首次应用“能效色带”软件对复方木鸡颗粒抗肝炎、肝硬化、肝癌作用进行评价，即通过输入指纹图谱数据，直接计算该药的药效作用，此方法操作简便，可以实现对药效作用的预测和计算，进而评价复方木鸡颗粒的质量，将此方法应用于企业实际生产，通过测定有效成分含量可直观反映药效，对于企业保障药品质量、稳定临床疗效、树立良好口碑意义重大，具有较好的实际应用价值。

六、“自下而上，上下结合”——复方木鸡颗粒药效作用机制研究

中药作用机制研究在推动中医药现代化与国际化、提升中药临床疗效与安全性、促进中药创新药物的研发及弘扬中医药文化等方面都具有重要意义。然而中药具有多成分、多靶点的特点，使得分析中药作用机制、推进中药的国际化应用具有极大的困难。本研究以药效为导向，从代谢组学的角度出发，采用定性鉴定和定量测定相结合的方法，对系统中的相关内源性物质进行定性，探索与药理成分作用相关的代谢途径，从代谢、相关基因、相关蛋白、相关金属等多个方面揭示了复方木鸡颗粒的“多成分、多靶点、多途径整合调节”的作用机制，构建了复方木鸡颗粒的生物药理网络，阐释科学内涵，形成“自下而上，上下结合”的复方木鸡颗粒药效作用机制研究思路。

（一）复方木鸡颗粒各有效物质组分药效和作用机制的初步筛选

1. 基于人 HepG2 细胞的体外抗肝癌有效组分筛选

本研究采用传统的 MTT 法，进行了本课题组前期初步筛选出的复方木鸡颗粒中具有体内抗肝肿瘤活性的六种不同有效组分干预体外培养的人肝癌 HepG2 细胞不同时间的抑制生长活性研究。上述 6 种组分都具有抑制体外培养的人肝癌 HepG2 细胞生长的活性，按其在 72 h 时对细胞抑制率的大小排名，为核桃楸皮黄酮（HH）＞菟丝子黄酮（TH）＞山豆根生物碱（SS）＞山豆根多糖（ST）＞菟丝子多糖（TT）＞云芝多糖（YT）。其中 HH 的药效稍好于 TH，两者最大给药剂量的药效都优于本实验设立的阳性药顺铂（8 μg/ml）；SS 的药效次于 2 种黄酮类成分，最大剂量组的细胞抑制率也不如顺铂，但其 72 h 的 IC_{50} 在众多具有抗肿瘤活性的中药中也位于中等水平，具有一定的应用价值；而方中的另外三组多糖类成分的药效则相对较差，其最大浓度（2.0 mg/ml 生药浓度）组在最大给药时间（72 h）下的抑制率均小于 15%，可能通过其他方式发挥抗肿瘤作用。

2. 基于人 NK 细胞的体外促免疫活性有效组分筛选

本研究考察了不同剂量的不同组分对 NK 细胞增殖活性是否具有干预作用及其干预程度的大小。最终选择 0.20 mg/ml、0.37 mg/ml、0.75 mg/ml 三个浓度剂量来考察不同组分对 NK 细胞生长的增殖影响。复方木鸡颗粒各组分中，具有促免疫细胞增殖活性的是菟丝子黄酮以及三种多糖类组分，且都随着给药剂量的增大而具有一定的量效相关性，其促增殖活性从大到小依次为云芝多糖、菟丝子多糖、菟丝子黄酮、山豆根多糖；而核桃楸皮黄酮和山豆根生物碱两组组分则具有一定的抑制免疫细胞增殖的作用，这种抑制作用可能与其药材自身存在的一些毒性成分相关。

3. 基于人内皮 HUVEC 细胞的体外抗新生血管有效组分筛选

本研究考察了不同组分对人 HUVEC 细胞体外成管活性是否具有干预作用及其干预程度的大小。通过本研究前期的预实验得知，对 HUVEC 成管活性的考察给药浓度不可过大，所需浓度的确定既要保证发挥该组分的抑制作用，又要保证细胞不会在给药期间凋亡坏死，否则实验结果实际意义较差。复方木鸡颗粒各组分以 0.5 mg/ml 的生药浓度干预 HUVEC 细胞 12 h，不会对 HUVEC 的生长活性造成较大影响，同时又能对成管反应发挥不同程度的干预，因此本研究将所有组分的浓度设为 0.5 mg/ml，保证实验数据的准确性，以及组分之间药效的可比性。在添加适量血清的影响下，各组分对细胞成管的影响不同，索拉非尼组细胞几乎无肉眼可见空腔，细胞致密的单个生长；纯胎牛血清和 VEGF165 因子刺激下的 HUVEC 细胞

都有较大幅度的成管现象，纯血清组空腔面积大于 VEGF165 组，这说明血清中的复杂因子发挥了极强的促内皮细胞迁移、侵袭、聚合成管的活性，且其作用比单独的 VEGF165 更强。而各组分抑制成管的能力对比看来，核桃楸皮黄酮组和山豆根生物碱组的抑制作用良好，只有约 30% 区域具有空腔，菟丝子黄酮的作用不如上述 2 种成分，但其空腔比例相较于空白组也具有统计学差异。而 3 种多糖类组分的成管反应差距较大，其中山豆根多糖具有良好的抑制成管作用，其空腔比例小于菟丝子黄酮组，菟丝子多糖药效则与空白组相似，在其干预下未见明显不同的成管趋势；而云芝多糖的空腔面积达 60.87%，大于空白组的 46.49%，这说明除在少量血清刺激下，其自身的成分对内皮细胞活性还有一定的促进作用。

（二）复方木鸡颗粒及有效物质组分抗肝炎作用机制研究

本研究在明确复方木鸡颗粒抗肝炎的药效作用基础上，基于肠道菌群及代谢组学，开展复方木鸡颗粒抗肝炎作用机制研究。采用 16S rRNA 测序技术对大鼠粪便菌群进行测定，并进行数据分析。结果显示，肝炎组大鼠肠道菌落多样性及物种丰度均发生了显著变化，表现为致病菌增多，而益生菌减少。给予复方木鸡颗粒干预后，肠道菌群多样性及丰度均得以改善，主要表现为异杆菌、Akkermansia、双歧杆菌等益生菌显著升高，多种链球菌、Dorea 及条件致病菌拟杆菌等有害菌显著下降，物种组成与正常大鼠比较接近。非靶向代谢组学结果显示，复方木鸡颗粒通过调节 Uric acid、Formyl-5-hydroxykynurenamine、5-Hydroxy-6-methoxyindole glucuronide、Phytosphingosine、Sphingosine-1-phosphate、Histamine、L-Methionine、L-Serine、Cholic acid、Arachidonic acid、Linoleic acid 代谢物的含量，使处于紊乱的氨基酸、胆汁酸、花生四烯酸及鞘氨醇代谢通路恢复平衡。肠道菌群及代谢组学相关性分析结果表明，多种肠道细菌与血清代谢产物之间呈显著的正相关或负相关。Clostridiaceae02d06 与 5- 羟基 -6- 甲氧基吲哚葡萄糖醛酸、甲酰 -5- 羟基脲胺、胆汁酸、L- 丝氨酸、鞘氨醇 -1- 磷酸、花生四烯酸均呈显著正相关；Ruminococcus 与鞘氨醇 -1- 磷酸、花生四烯酸、亚油酸呈显著正相关，与植物鞘氨醇呈显著负相关；Sarcina 与鞘氨醇 -1- 磷酸呈显著正相关。Akkermansia、Allobaculum 与 5- 羟基 -6- 甲氧基吲哚葡萄糖醛酸、甲酰 -5- 羟基脲胺、胆汁酸、鞘氨醇 -1- 磷酸呈显著负相关。本研究结果表明，复方木鸡颗粒可通过调节肠道菌群的紊乱，在上调有益菌丰度的同时下调多种与疾病相关的肠道菌及门静脉血中的多种促炎症代谢产物，以此来治疗肝炎。

（三）复方木鸡颗粒及有效物质组分抗肝硬化作用机制研究

本研究在明确复方木鸡颗粒抗肝硬化的药效作用基础上，基于肠道菌群及代谢组学开展复方木鸡颗粒抗肝硬化作用机制研究。采用 16S rRNA 测序技术对大鼠粪便菌群进行测定，并进行数据分析。结果显示，肝硬化组大鼠肠道菌落多样性及物种丰度均发生了显著变化，表现为致病菌增多，而益生菌减少。给予复方木鸡颗粒干预后，肠道菌群多样性及丰度均得以改善，主要表现为 Bacteroides 等益生菌显著升高，物种组成与正常大鼠比较接近。非靶向代谢组学结果显示，复方木鸡颗粒通过调节 Formyl-5-hydroxykynurenamine、5-Hydroxy-6-methoxyindole glucuronide、Phytosphingosine、Sphinganine、Sphingosine-1-phosphate、L-Serine、L-Tryptophan、17-Beta-Estradiol-3-glucuronide、L-Methionine、L-lactate 代谢物的含量，使处于紊乱的氨基酸、丙酮酸及鞘氨醇代谢通路恢复平衡。肠道菌群及代谢组学相关性分析结果表明，多种肠道细菌与血清代谢产物之间呈显著的正相关或负相关。Bacteroides、Prevotella 与 L-lactate、methionine 呈显著负相关。Fackiamia、Jeotgalicoccus 与 L-Serine、鞘氨醇 -1- 磷酸呈显著正相关。本研究结果表明，复方木鸡颗粒可通过调节肠道菌群的紊乱，在上调有益菌丰度的同时下调多种与疾病相关的肠道菌及门静脉血中的多种促炎症代谢产物，从而发挥抗肝硬化作用。

（四）复方木鸡颗粒及有效物质组分抗肝癌作用机制研究

本研究通过 DEN 诱导构建肝癌大鼠模型，验证了复方木鸡颗粒抗肝癌的药效作用。在药效明确的基础上，基于肠道菌群及代谢组学开展复方木鸡颗粒抗肝癌作用机制研究。采用 16S rRNA 测序技术对大鼠粪便菌群进行测定，并进行数据分析。实验结果显示，肝癌组大鼠肠道菌落多样性及物种丰度均发生了显著变化，表现为致病菌增多，而益生菌减少。给予复方木鸡颗粒干预后，肠道菌群多样性及丰度均得以改善，如 Akkermansia 菌、双歧杆菌、异杆菌、乳酸菌的微生物的丰度上调，梭菌、Sarcina、Dorea、瘤胃球菌的微生物的丰度下调。然而调节的程度普遍较低，在各剂量间表现出不规律的调节，仅能通过少量改变部分菌种的丰度，对机体提供有限的影响。非靶向代谢组学结果显示，复方木鸡颗粒通过调节 Sphingosine-1-phosphate、5-Hydroxy-6-methoxyindole glucuronide、L-lactate、Xanthosin、D-Aspartic acid、Ceramide（d18 ： 1/24 ： 1(15Z)）、Creatine、Sarcosine、N-Acetyl-L-tyrosine 代谢物的含量，使处于紊乱的氨基酸及鞘氨醇代谢通路恢复平衡。肠道菌群及代谢组学相关性分析结果表明，多种肠道细菌与血清代谢产物之间呈现显著的正相关或负相关。Akkermansia 与鞘氨醇 -1- 磷酸呈强负相关关联，与乳酸呈现强负相关关联，与具有重要的生理功能的 D-天冬氨酸（D-Asp）呈强正相关。与此同时，多种肠道微生物与 D- 天冬氨酸呈负相关，与鞘氨醇 -1- 磷酸呈负相关，而这些微生物多为梭菌等与疾病发生相关。本研究结果表明，复方木鸡颗粒可通过调节门静脉血中的代谢产物，配合少量调节肠道菌群，从而发挥抗肝癌作用。

七、“干湿互证，构效可鉴”——复方木鸡颗粒构效组学研究

（一）复方木鸡颗粒化学成分筛选研究

1. 基于 UPLC-QTOF-MS/MS 的复方木鸡颗粒化学成分解析

本研究基于 UPLC-Q-TOF-MS 技术，结合化合物的精准分子质量、碎片离子信息对复方木鸡颗粒进行定性分析。共鉴定出复方木鸡颗粒中 99 个化合物，其中黄酮及其衍生物类 17 个（黄酮 1 个，异黄酮 2 个，黄酮醇 2 个，二氢黄酮 1 个，黄酮苷 2 个，异黄酮苷 1 个，黄酮醇苷 7 个，类黄酮 1 个），有机酸类 23 个（酚酸 9 个，脂肪酸 9 个，其他有机酸 5 个），生物碱类 13 个，鞣质类 10 个，酚及其衍生物类 11 个（酚 2 个，酚苷 3 个，酚酯 4 个，酚酮 1 个，酚醛 1 个），苯丙素类 9 个（香豆素 3 个，木脂素 1 个，其他苯丙素类 5 个），其他类 16 个（蒽醌 3 个，环烯醚萜 1 个，环烯醚萜苷 1 个，倍半萜 2 个，双糖 2 个，糖苷 1 个，氨基酸衍生物 2 个，嘌呤 1 个，吡喃酮 1 个，核苷 2 个）。其中 30 个化合物经对照品比对鉴定。本研究明晰了复方木鸡颗粒成分组成，为其质量标准的研究奠定了基础。

2. 复方木鸡颗粒化学成分在大鼠体内吸收分布解析

本研究成功鉴定出复方木鸡颗粒在大鼠体内的 26 个入血成分，其中原型入血成分 20 个，代谢产物 6 个。从成分类型来看，涵盖了生物碱、有机酸及其衍生物、糖苷类等多种化合物。生物碱类如苦参碱、氧化苦参碱等原型成分大量入血，表明其在药物整体作用中可能占据重要地位。而有机酸及其衍生物的代谢产物，如对香豆酸硫酸化物、焦性没食子酸硫酸酯等的

出现，提示在体内代谢过程中，硫酸化修饰可能改变了这些成分的生物活性、药代动力学特性，以及增强或改变了其与靶点的结合能力，从而影响药物疗效。在代谢途径方面，绿原酸代谢产生阿魏酸或异阿魏酸的硫酸化产物及对羟基苯甲酸，这与已有的植物化学成分代谢研究存在一定关联，进一步丰富了绿原酸在体内复杂代谢网络的认识。对羟基苯甲酸作为代谢中间产物，其后续可能参与的代谢通路及生物学意义值得深入挖掘，可能与机体的氧化应激调节、炎症反应抑制等过程相关。同时，本研究对复方木鸡颗粒在大鼠体内各组织的分布进行了深入分析，发现多种成分在不同组织中的分布呈现出明显的差异。预实验中发现脑组织中未检出任何成分，说明复方木鸡颗粒的药效成分在无其他因素作用下，无法穿透血脑屏障。从整体来看，肝脏、脾脏、胃和小肠等与药物代谢、吸收和免疫调节密切相关的器官中成分分布较为丰富。生物碱类成分如苦参碱、槐果碱等在多个组织中广泛分布且含量较高，这表明它们可能是复方木鸡颗粒发挥药效的重要物质基础之一。其在心脏、肝脏、脾脏等组织中的存在可能通过多种机制调节机体的生理功能，如影响细胞代谢、离子通道活性和免疫细胞功能等。酚酸类及黄酮类等成分在不同组织中的分布也各具特点。对羟基肉桂酸在肝脏、小肠和肺等组织中的高含量分布提示其可能在药物代谢、肠道吸收和肺部生理功能调节方面具有重要意义。但这些成分在体内的代谢转化过程、活性代谢产物及其与组织细胞的相互作用方式等方面，还需要借助更先进的代谢组学和细胞生物学技术进行详细探究。

（二）复方木鸡颗粒有效成分构效组学研究

1. 大鼠肝癌类器官芯片的构建

本研究成功建立了大鼠肝癌类器官模型，并通过一系列鉴定手段验证了其与原始肝癌组织的相关性。首先采用DEN诱导SD大鼠构建肝癌模型，通过严格控制药物剂量和给药周期，成功获得了具有典型肝癌特征的肿瘤组织，为后续类器官培养提供了合适的起始材料。在类器官培养环节，精心优化的培养基配方发挥了关键作用。多种生长因子、营养添加剂及小分子抑制剂协同作用，为类器官的生长和维持提供了适宜的微环境，使其能够在体外稳定增殖并保持一定的生物学特性。HE染色结果清晰地显示出类器官的癌细胞形态特征，从形态学角度有力地支持了类器官的肝癌属性。免疫组化和免疫荧光实验中，AFP、CK19和EPCAM等标志物的阳性表达进一步证实了类器官与肝癌细胞在分子水平的高度相似性。AFP在细胞质的高表达、CK19的阳性反应及EPCAM在细胞膜的定位方面，均与已知的肝癌细胞生物学特征相契合。本研究为肝癌研究提供了一个有价值的体外模型，为深入探究肝癌的发病机制、药物筛选及个性化治疗等方面奠定了基础。

本研究成功构建了肝癌类器官芯片，独特的18个类器官培养腔结构可分为六大组，且每组由独立通道连接，可实现多种药物的高通量筛选，为肝癌药物研发提供了高效的平台。双圈形状的培养腔体设计巧妙，有效减少了培养液或药物用量，在降低实验成本的同时确保了流体在微环境中的良好流通，避免死体积产生，这对维持类器官生长环境的稳定性至关重要。在阳膜制作过程中，软光刻法的应用保证了芯片结构的高精度复制。从硅片和玻璃片的预处理到光刻胶的旋涂、曝光、显影及后烘等一系列操作，每一步都需要严格控制条件，如温度、时间、气体流量等，任何微小的偏差都可能影响阳膜的质量，进而影响芯片的最终性能。综上所述，本研究构建的肝癌类器官芯片为后续药效筛选奠定了一定基础。

2. 复方木鸡颗粒体内吸收分布成分的抗肝癌构效关系研究

本研究针对复方木鸡颗粒体内吸收分布成分展开构效关系探究，实验成果为深入理解其抗肝癌机制提供了关键依据，同时也为后续研究与药物开发开拓了新方向。在筛选出的 29 种成分中，各类成分结构多样。简单有机酸类的菊酸、壬二酸和癸二酸，其羧基官能团在生物活性中可能通过酸碱作用、螯合金属离子等方式参与生理过程，但具体作用机制需深入研究。酚类成分丰富，其中没食子酸药效突出，其酚羟基可能与靶蛋白形成氢键等相互作用，影响蛋白活性，进而调控细胞信号通路。在靶点筛选与网络分析方面，筛选出 42 个药物 - 疾病潜在作用靶点并构建 PPI 网络。核心靶点如 TP53、IL-6、BCL2 和 TNF 等在肝癌发生发展中起关键作用。TP53 基因与细胞周期调控、DNA 修复及凋亡紧密相连，复方木鸡颗粒成分与之结合可能修复其突变或激活其功能，抑制肿瘤细胞增殖。IL-6 参与炎症与肿瘤微环境塑造，药物成分作用于 IL-6 靶点或许能阻断炎症促进肿瘤发展的通路。

分子对接结果显示酚类与喹诺里西啶生物碱类结合能优势显著，没食子酸表现最佳。这为药物设计提供了结构模板，但分子对接存在一定局限性，未充分考虑蛋白质和小分子的柔性、溶剂化效应等。后续可采用分子动力学模拟，在更接近生理环境下研究结合稳定性与动态过程，观察结合过程中构象变化及能量波动，获取更准确的结合信息，优化基于结构的药物设计。药效验证实验中没食子酸对肝癌类器官有明显促凋亡和坏死作用，初步证实了其抗肝癌活性。

基于本研究成果，课题组总结并开展了构效组学的研究。构效组学是运用计算机虚拟筛选技术，研究临床药效明确的中药中不同种类化合物结构与药效之间关系，阐明中药的药效物质和相关作用机制的一门学科。中药药效的发挥是一类或多类化合物协同作用的结果，构效组学在明确化学成分的基础上，利用网络药理学及分子对接虚拟筛选技术，借助大数据整合高通量组学构建生物信息综合网络，快速高效地建立中药化学成分“结构 - 靶点 - 药效”三位一体的复杂关系。

（三）复方木鸡颗粒及没食子酸新剂型研究

1. 基于 hUC-MSCs-Exos 的复方木鸡颗粒及没食子酸抗肝癌活性研究

本研究成功地从人脐带间充质干细胞中提取并鉴定了外泌体，为后续深入探究其在生物医学领域的应用奠定了坚实基础。在提取过程中，采用差速离心结合外泌体提取试剂盒的方法，从细胞培养上清中获取外泌体。这种方法虽然步骤相对烦琐，但能有效地去除杂质，获得纯度较高的外泌体。通过对不同离心条件的严格控制，确保了外泌体与其他细胞成分及大分子物质的分离。与其他提取方法相比，该方法在保证提取效率的同时，对外泌体结构和功能的完整性影响较小，这对于后续研究外泌体的生物学活性至关重要。透射电子显微镜观察结果显示 hUC-MSCs-Exos 呈圆盘状，这与已报道的外泌体形态高度一致。纳米颗粒跟踪分析表明 hUC-MSCs-Exos 平均粒径为 110.2 nm，主要分布在 20 ～ 200 nm，完全符合外泌体的粒径标准范围。这一结果进一步验证了课题组提取的颗粒为外泌体。蛋白质印迹法检测到外泌体特征蛋白 CD9、CD63、CD81、ALIX、HSP70 及 TSG101 在分离纯化得到的外泌体中高表达，而在 hUC-MSCs 中表达水平相对较低。这些特征蛋白是外泌体的重要标志物，其高表达有力证明了课题组提取的物质确实为外泌体，并且提取过程未对其蛋白组成造成明显破坏。综上所述，本研究为 hUC-MSCs-Exos 的研究提供了可靠的实验方法和基础数据，为后续与药物联合应用奠定了物质基础。

本研究聚焦于复方木鸡颗粒及没食子酸与 hUC-MSCs-Exos 联合应用于肝癌治疗的药效探讨。在细胞和类器官层面的实验结果均清晰表明，外泌体作为外源性靶点与药物联合时，展现出显著增强药物对肝癌细胞及类器官活性抑制的能力，为肝癌治疗策略提供了新的研究方向及潜在应用价值。从作用机制角度深入分析，外泌体可能凭借其独特的纳米级尺寸结构与天然的生物相容性，高效负载药物分子，并借助其表面丰富的特异性蛋白或脂质成分，实现对肝癌细胞的精准靶向递送。相较于单纯药物治疗，这种联合方式能够有效提升药物在肿瘤微环境中的局部浓度，从而增强对癌细胞的杀伤效果。在细胞凋亡与坏死诱导方面，联合用药组显著高于单独用药组。这可能归因于外泌体介导的药物递送改变了细胞内的信号转导通路。一方面，药物通过外泌体进入细胞后，可能干扰癌细胞的抗凋亡蛋白表达；另一方面，可能破坏癌细胞的线粒体膜电位，导致细胞能量代谢紊乱，进一步促使细胞走向凋亡或坏死途径，这与观察到的联合用药后肝癌细胞及类器官内 ATP 含量显著降低的结果相契合。进一步对比复方木鸡颗粒和没食子酸的作用效果，两者在单独及联合外泌体应用时表现出一定差异。没食子酸单独使用时对肝癌细胞及类器官的抑制活性 IC_{50} 相对较高，与外泌体联合后虽有改善，但在肝癌细胞活性抑制的 IC_{50} 变化上不如复方木鸡颗粒明显，这或许暗示复方木鸡颗粒中可能存在其他协同成分或其作用机制与外泌体具有更强的互补性。最后，本研究基于网络药理学方法，对没食子酸与 hUC-MSCs-Exos 联合抗肝癌机制进行了探究，结果揭示了潜在的作用靶点与通路，为后续深入研究提供了理论依据。从靶点分析来看，没食子酸与 hUC-MSCs-Exos 分别具有一定数量的靶点，且与肝癌疾病存在交集靶点，这表明它们可能通过直接或间接作用于这些共同靶点发挥抗肝癌效应。研究表明 TP53、ALB、CTNNB1 是没食子酸和 hUC-MSCs-Exos 联合治疗肝癌的关键靶点。

2. 基于细胞膜仿生纳米粒的没食子酸抗肝癌药效研究

本研究成功制备了没食子酸细胞膜仿生纳米粒（MGNPs），并对其进行了全面表征，结果为进一步探究其抗肝癌活性提供了重要物质基础。MGNPs 的制备过程采用特定的有机相-水相超声及脂质体挤出法，成功将没食子酸包封于 DSPE-MPEG 与巨噬细胞膜构成的纳米体系内。其粒径、zeta 电位及形态表征结果表明，MGNPs 具有较为均一的粒径分布和适宜的表面电位，有利于在体内的稳定分散与循环，透射电镜下呈现的纳米粒形态进一步证实了其制备的成功性与结构完整性。在载药率、包封率和稳定性研究中，MGNPs 表现出一定的载药能力，在短期内及 21 天内均保持了良好的稳定性。然而，21 天后 MGNPs 出现的降解现象提示在实际应用中需关注其长期储存条件与有效期。体外药物释放实验显示，MGNPs 相较于游离没食子酸和 DMGA，在突释期的药物释放速率明显降低，这得益于巨噬细胞膜的包覆作用，使其呈现出一定的缓释特性，有助于减少药物初期的大量释放所可能引发的毒副作用，并维持药物在较长时间内的有效浓度，对于提高药物疗效具有积极意义。综上所述，本研究制备的 MGNPs 在结构、载药性能与稳定性方面表现出一定优势与特性，为没食子酸的递送提供了新的载体思路，有望在肝癌等疾病治疗中发挥潜在价值。

本研究围绕细胞膜仿生纳米粒（MGNPs）的靶向性、免疫逃逸及药动学特性展开了深入探究，实验结果为其在药物递送领域的应用提供了关键的理论与实践支撑。结果显示，MGNPs 显著提高了对肝癌细胞的靶向性，同时有效降低了巨噬细胞的摄取率，成功实现了免疫逃逸。这一现象可归因于巨噬细胞膜的包覆赋予了 MGNPs 类似于巨噬细胞的表面特性及生物学功能。巨噬细胞在体内具有独特的归巢能力及免疫调节作用，其细胞膜表面的蛋白、受体等成分能够与肝癌细胞表面的特异性分子相互作用，引导纳米粒精准地靶向肝癌细胞。而对于巨噬细胞自身，由于纳米粒表面的膜结构与巨噬细胞具有同源性，降低了巨噬细胞对其的识别与吞噬，从而减少了在非靶细胞中的蓄积，提高了药物递送的效率及特异性，为肝癌的靶向治疗开辟了新途径。

将紫外分光光度法应用于没食子酸的药动学研究具有一定缺陷。虽然没食子酸具有苯环，在紫外区吸收较强，但生物样本中往往含有多种内源性物质和其他可能的干扰物质，导致方法专属性不强、灵敏度不高。前期实验通过液相和液相质谱联用技术均未在血液中测到没食子酸，而将没食子酸对照品直接溶于空白血浆样品也未检测到成分，可能是由于没食子酸与某种蛋白有极强的结合力。因此，本研究基于紫外分光光度法检测结合后的产物吸光度来进行药动学拟合，并作为基础的参考数据。从药动学研究结果来看，MGNPs 在大鼠体内展现出与没食子酸截然不同的药动学行为。没食子酸经巨噬细胞膜包被后，吸收与消除过程均发生显著改变。T_{max} 延长表明其在体内达到最大吸收浓度的时间延迟，有利于维持药物在体内的有效浓度，避免药物初期的快速吸收与消除所导致的药效短暂问题。MRT（0-t）增大及清除率减缓意味着 MGNPs 在血液循环中的滞留时间显著增加，能够更持久地发挥药效，减少给药频率，提高患者的顺应性。这种药动学特性的改善为优化药物治疗方案提供了可能，使得药物能够更有效地作用于肿瘤部位，增强对肝癌的治疗效果。

最后，本研究针对细胞膜仿生纳米粒（MGNPs）的抗肝癌药效进行了系统探究，其结果在细胞与类器官层面为 MGNPs 的应用潜力提供了重要见解。在对肝癌细胞的作用方面，没食子酸经巨噬细胞膜包被形成 MGNPs 后，其抗肝癌细胞增殖的药效未受显著影响，IC_{50} 相近表明两者在抑制肝癌细胞生长方面能力相当。这可能是因为没食子酸本身的化学结构与活性基团在包封过程中未被改变，其内在的抑制癌细胞增殖的机制得以保留，如干扰细胞周期进程、抑制关键酶活性等。在诱导细胞凋亡坏死实验中，两者在 50 μmol/L 浓度下均表现出显著效果，提示巨噬细胞膜包封未干扰没食子酸的促凋亡信号通路激活或细胞毒性作用，仍能有效触发肝癌细胞内的凋亡程序，涉及线粒体途径、死亡受体途径等相关机制的正常运作，致使癌细胞凋亡坏死增加。对于肝癌类器官，MGNPs 相较于没食子酸展现出略强的药效，IC_{50} 更低，且对其 ATP 活性呈现明显的剂量依赖性抑制，这可能归因于巨噬细胞膜的修饰增强了纳米粒与类器官细胞的相互作用。类器官作为更接近体内肿瘤生理结构与微环境的模型，其细胞间复杂的通信网络与细胞外基质成分可能与 MGNPs 表面的巨噬细胞膜存在特异性识别或亲和力增强的现象，促进了药物摄取与内化，从而更有效地干扰细胞能量代谢过程，抑制 ATP 生成，进一步引发细胞凋亡坏死，从细胞活力、能量代谢及细胞死亡多维度证实了 MGNPs 对肝癌类器官的抑制作用。

（四）复方木鸡颗粒及没食子酸抗肝癌机制研究

1. 复方木鸡颗粒及没食子酸的细胞代谢组学研究

本研究通过细胞代谢组学探究了复方木鸡颗粒、没食子酸及没食子酸细胞膜仿生纳米粒对肝癌细胞代谢的影响，为深入理解其抗肝癌机制提供了新的视角。在差异代谢物方面，复方木鸡颗粒外泌体组筛选出 118 个差异代谢物，涉及多种生物化学过程。其中甘油磷脂代谢的改变可能影响细胞膜结构与功能，进而干扰癌细胞的增殖、迁移和凋亡等过程。脂肪酸降解和伸长率的变化提示对细胞能量代谢产生影响，癌细胞可能因脂肪酸代谢异常而改变其生长优势。硒代谢的参与或许与药物的抗氧化或细胞调节作用相关，通过调节硒相关酶的活性影响细胞内氧化还原平衡及信号通路。戊糖和葡萄糖醛酸相互转化的异常则反映了细胞糖代谢的紊乱，可能干扰癌细胞的能量供应和物质合成途径。没食子酸外泌体组的 102 个差异代谢物主要与半胱氨酸和蛋氨酸代谢、氮代谢相关。半胱氨酸和蛋氨酸代谢在细胞内参与蛋白质合成、抗氧化防御及甲基化反应等关键过程。该代谢途径的改变可能影响癌细胞内蛋白质组的稳态和表观遗传调控，从而抑制癌细胞生长。氮代谢的变化可能涉及细胞内氨基酸代谢平衡的调节，对癌细胞的营养摄取和代谢废物排出产生影响，进而改变癌细胞的生存微环境。没食子酸仿生纳米粒组的 117 个差异代谢物中，硒化合物代谢和半胱氨酸和蛋氨酸代谢较为突出。硒化合物代谢的作用与复方木鸡颗粒外泌体组类似，可能在抗氧化和细胞信号调节方面发挥重要功能。半胱氨酸和蛋氨酸代谢的异常同样会对癌细胞的蛋白质合成和甲基化修饰等过程产生干扰，影响癌细胞的生物学行为。总而言之，复方木鸡颗粒、没食子酸及其仿生纳米粒在抗肝癌过程中可能通过多靶点、多途径的方式发挥作用。

同时，本研究通过 ELISA 实验，深入探究了复方木鸡颗粒及没食子酸相关制剂的抗肝癌机制。在糖酵解通路中，药物对 HK、PFK、PK、LDH 等关键酶的抑制作用，可能是由于其干扰了癌细胞的能量代谢过程。癌细胞通常依赖糖酵解获取能量，药物抑制这些酶的活性，可减少癌细胞的能量供应，从而抑制其生长和增殖。不同药物组间的差异可能源于药物的剂型、成分释放方式及细胞对其摄取和代谢的不同。复方木鸡颗粒和没食子酸与外泌体联合可能通过外泌体独特的囊泡结构携带有效成分，更高效地进入细胞内作用于靶点，而没食子酸仿生纳米粒可能因纳米粒的修饰等因素影响其细胞内分布和作用效果。在炎症通路中，药物降低 TNF-α 和 IL-1β 的表达，同时升高 IL-6 的表达，提示药物可能通过调节炎症细胞因子网络来发挥抗肝癌作用。TNF-α 和 IL-1β 是重要的促炎因子，在肿瘤微环境中可促进癌细胞的增殖、迁移和血管生成等恶性行为。药物抑制它们的表达，有助于减轻肿瘤炎症环境，抑制肿瘤进展。而 IL-6 升高可能是机体的一种代偿性反应，或者是药物激活了某些反馈调节机制。进一步研究需要明确这种细胞因子变化背后的信号传导通路，以及药物如何精准调控这些通路来实现抗肿瘤效果。氧化应激通路方面，药物对 CAT、SOD、GSH-Px 等抗氧化酶的抑制和 MDA 升高表明药物改变了细胞内的氧化还原状态。适度的氧化应激可诱导癌细胞凋亡，但过高或过低的氧化水平可能影响肿瘤的发展。药物可能通过调节抗氧化酶系统，使细胞内氧化应激水平处于一个有利于癌细胞凋亡的范围。不同药物组的差异可能反映出它们对细胞内氧化还原信号通路的不同调节方式。

细胞代谢组学实验发现戊糖和葡萄糖醛酸相互转化等糖代谢途径存在异常。糖酵解增强可能导致代谢组学中某些中间代谢物的积累或消耗变化，如丙酮酸、磷酸烯醇式丙酮酸等的含量改变。同时，糖酵解产生的中间产物还可参与其他代谢途径，如丙酮酸可进入线粒体参与三羧酸循环，也可作为合成脂肪酸、氨基酸等的前体物质。代谢组学中脂肪酸代谢和氨基酸代谢的变化可能与糖酵解的改变存在关联。本研究通过对糖酵解通路相关指标的测定，进一步明确药物对糖酵解的影响。与代谢组学结果相互印证，揭示了药物在糖代谢调控方面的作用机制，以及对细胞能量供应和生物合成前体的影响。

炎症反应与细胞代谢密切相关。抗炎通路的激活可调节细胞内多种信号分子的表达和活性，进而影响代谢通路。在细胞代谢组学结果中，炎症介质可调节脂肪酸代谢和糖代谢等。而硒代谢的变化可能与细胞的抗氧化状态有关。抗氧化通路的激活对应着代谢组学中硒代谢相关代谢物的变化，如硒代半胱氨酸等的含量改变，表明药物可能通过调节硒代谢影响抗氧化酶的合成或活性，维持细胞内氧化还原平衡，进而影响细胞的代谢功能和生存能力。

综上所述，复方木鸡颗粒、没食子酸及其纳米粒在抗肝癌方面展现出多通路调节的潜力，可为肝癌治疗提供新的思路和方法。

2. 复方木鸡颗粒及没食子酸的转录组学研究

本研究通过转录组学技术，深入探究了复方木鸡颗粒及有效成分没食子酸对肝癌类器官的基因表达影响。在表达差异的富集分析中，各组药物治疗肝癌涉及多种生物过程及通路。在 GO 功能富集分析中，如细胞外区域、细胞膜信号通路、细胞对刺激的响应等功能类别显著富集，提示药物可能通过调节细胞间通讯、对外界刺激的反应等机制影响肝癌细胞的生物学行为。KEGG 通路富集分析则显示出与癌症相关的通路（如 MAPK 信号通路、细胞凋亡通路等）、免疫相关通路（如细胞因子 - 细胞因子受体相互作用等）及代谢通路（如脂质代谢、氨基酸代谢等）的高度参与。这表明复方木鸡颗粒及没食子酸可能通过多靶点、多通路的协同作用来抑制肝癌进展。复方木鸡颗粒可能通过调节细胞外囊泡相关基因表达影响细胞间通信，进而调控肿瘤微环境；没食子酸及其仿生纳米粒可能分别通过不同的分子机制作用于特定的信号通路，如没食子酸外泌体组可能在炎症介导的 TRP 通道调节和 p53 信号通路中发挥重要作用，而没食子酸仿生纳米粒则可能与细胞黏附分子和萜类生物合成通路密切相关。本研究为复方木鸡颗粒及没食子酸治疗肝癌的机制研究提供了理论基础，并为肝癌的临床治疗提供了更有力的理论支持。

在本研究的 qPCR 验证实验中，针对在转录组学研究基础上筛选的 MAPK、IL-17 和 p53 通路相关的关键靶点（MAP2K1、MAP2K2、CREB1、IL17A、TP53）进行 mRNA 表达量的检测。结果显示，与对照组相比，各给药组中这些基因的 mRNA 表达均显著降低（$P < 0.01$），这与转录组学分析结果高度一致，进一步证实了这些基因在复方木鸡颗粒及没食子酸抗肝癌机制中的关键作用。

从 MAPK 通路来看，MAP2K1 和 MAP2K2 表达的显著下调表明复方木鸡颗粒及没食子酸可能通过抑制该通路的关键激酶活性，阻断其下游信号传导。MAPK 通路在细胞增殖、分化、凋亡等过程中发挥核心调控作用，其异常激活与肝癌的发生发展密切相关。药物对 MAP2K1 和 MAP2K2 的抑制可能阻碍癌细胞的增殖信号传递，诱导细胞周期停滞或促进细胞凋亡，从而发挥抗癌效果。在转录组学研究中发现的与 MAPK 通路相关的一系列差异表达基因，可能共同参与了对该通路的调控网络，而 qPCR 验证则明确了 MAP2K1 和 MAP2K2 这两个关键节点在药物作用下的表达变化，为深入理解药物对 MAPK 通路的调控机制提供了实验基础。

对于 IL-17 通路，IL-17A 基因表达的降低提示药物可能调节了炎症相关的免疫反应。IL-17 通路在肿瘤微环境中具有复杂的作用，既可以促进炎症反应来支持肿瘤生长，也可能在某些情况下引发抗肿瘤免疫反应。复方木鸡颗粒及没食子酸对 IL-17A 的抑制可能改变了肿瘤微环境中的细胞因子网络，减少了炎症介导的肿瘤促进作用，或者通过调节免疫细胞的功能来增强抗肿瘤免疫应答。结合转录组学数据，进一步表明药物可能通过多靶点作用于 IL-17 通路及其相关网络，影响肝癌细胞与免疫细胞之间的相互作用，进而抑制肿瘤进展。

在 p53 通路，TP53 基因表达的显著下降是一个关键发现。p53 作为重要的抑癌基因，其功能的恢复或激活通常与肿瘤抑制相关。然而，本研究经药物处理后 TP53 mRNA 表达降低，可能暗示药物通过调节 p53 的上游调控因子或其下游效应分子的表达，改变 p53 蛋白的稳定性、活性或其在细胞内的定位，从而影响细胞周期调控、DNA 修复和凋亡等过程。qPCR 验证了 TP53 基因在药物处理后的表达趋势，为进一步研究药物与 p53 通路的相互作用提供了理论基础。

综合转录组学和 qPCR 实验结果，复方木鸡颗粒及没食子酸在抗肝癌过程中展现出多靶点、多通路协同作用的特点。这种协同作用模式可能使其在面对肝癌细胞复杂的分子网络和异质性时具有更强的治疗效果和潜在优势。本研究为复方木鸡颗粒及没食子酸在肝癌临床治疗中的应用提供了更坚实的理论依据和实践指导。

八、小结

近年来，在中医药理论的指导下，通过系统整合化学物质组学、网络药理学、药物代谢动力学、系统生物学及微流控细胞生物药化技术，从复方木鸡颗粒治疗肝炎、肝硬化、肝癌的现代药学出发，提出：①“局部清晰，系统整合”——药物作用的物质基础研究；②“组效对应，多组多效”——药效综合评价研究；③“经时血药，PK-PD”——复方木鸡颗粒入血成分药动药效相关性研究；④“谱效相关，以谱见效”——中药质量控制方法研究；⑤“自下而上，上下结合”——药物作用机制研究；⑥“干湿互证，构效可鉴”——复方木鸡颗粒构效组学研究。通过以上系统研究，逐步解析了复方木鸡颗粒所含药物成分的特性与作用规律，明确了其在人体内的药物代谢动力学和药效动力学，阐明了其治疗肝炎、肝硬化和肝癌的药效物质和作用机制，制定了科学合理的质量控制方法，为其临床应用提供了更加科学准确的依据。这些努力不仅有助于提高复方木鸡颗粒药效的稳定性和均一性，也为其在临床实践中的推广应用打下了坚实的基础，进一步促进了民族药物的现代化发展。

参考文献

曹治家，蔡小燕，方薇，等，2014. 核桃楸皮化学成分的鉴定及其抗肝癌活性成分筛选 [J]. 山东医药，54（29）：1-3.

常乐，孟楠，雷涛，等，2013. 核桃楸皮药理作用的研究概述 [J]. 中国医药导报，10（1）：23-24.

陈祥晖，李慧，包永睿，等，2019. 基于微流控芯片的矿物药白矾硝石治疗宫颈癌配伍规律研究 [J]. 亚太传统医药，15（7）：180-183.

刁治民，魏克家，吴保锋，等，2006. 食用菌学 [M]. 西宁：青海人民出版社.

丁恒山，1982. 中国药用孢子植物 [M]. 上海：上海科学技术出版社.

国家药典委员会，2020. 中华人民共和国药典 - 一部 2020 年版 [M]. 北京：中国医药科技出版社.

黄年来，1998. 中国大型真菌原色图鉴 [M]. 北京：中国农业出版社.

兰进，徐锦堂，贺秀霞，2001. 药用真菌栽培实用技术 [M]. 北京：中国农业出版社.

梁锡锋注说，2008. 诗经 [M]. 开封：河南大学出版社.

柳晓泉，陈渊成，郝琨，等，2007. 药动学 - 药效学结合模型的研究进展及在新药研发中的应用 [J]. 中国药科大学学报，38（6）：481-488.

马飞祥，薛培凤，王媛媛，等，2017. 中药血清药物化学研究进展 [J]. 中国中药杂志，42（7）：1265-1270.

卯晓岚，2000. 中国大型真菌 [M]. 郑州：河南科学技术出版社.

祁永青，刁治民，刘涛，2008. 药用真菌云芝的研究概况 [J]. 青海草业，17（3）：26-29.

苏颂编撰，1994. 本草图经 [M]. 尚志钧辑校. 合肥：安徽科学技术出版社.

陶弘景集，1986. 名医别录 [M]. 尚志钧辑校. 北京：人民卫生出版社.

吴普等述，1996. 神农本草经 [M].（清）孙星衍，（清）孙冯翼辑. 北京：科学技术文献出版社.

徐睿，李源，黄熙，等，2001. 中药方剂药动学研究中亟待解决的三大问题 [J]. 广东药学院学报，17（3）：206-208.

赵玉佳，雷涛，张春军，等，2010. 核桃楸皮化学成分研究进展 [J]. 牡丹江医学院学报，31（4）：61-63.

周选围，林娟，1999. 云芝的生物学特性与栽培技术 [J]. 中国林副特产（4）：23-24.

周严，1960. 本草思辨录四卷 [M]. 北京：人民卫生出版社.

朱凤琴，王玉斐，祁嘉雯，等，2017. 满药胡桃楸的本草考证研究 [C]// 第十九届全国药学史本草学术研讨会暨 2017 年江苏省药学会药学史专业委员会年会论文集，苏州：121-123.

Jia M F，Ren D Y，Nie Y，et al，2017. Beneficial effects of apple peel polyphenols on vascular endothelial dysfunction and liver injury in high choline-fed mice[J]. Food & Function，8（3）：1282-1292.

Lan T, Chang L, Wu L, et al, 2015. IL-6 plays a crucial role in HBV infection[J]. Journal of Clinical and Translational Hepatology, 3(4): 271-276.

Niijima K，Niijima Y，Okada S，et al，2017. Drug-induced liver injury caused by ipragliflozin administration with causality established by a positive lymphocyte transformation test（LTT）and the roussel uclaf causality assessment method（RUCAM）：a case report[J]. Annals of Hepatology，16（2）：308-311.

附录 1　相关研究成果

[1] 庞磊，马立东，孟宪生，等. 基于细胞水平药物筛选的微流控芯片系统研究进展 [J]. 中国现代应用药学，2015，32（12）：1518-1525.

[2] 郑阳阳，王帅，孟宪生，等. 复方木鸡颗粒对小鼠慢性肝损伤的影响 [J]. 亚太传统医药，2016，12（5）：13-16.

[3] 索轶平，李天娇，孟宪生，等. 木鸡颗粒中核桃楸皮总黄酮诱导肝癌细胞 SMMC-7721 细胞凋亡及其初步作用机制研究 [J]. 中药材，2016，39（10）：2355-2358.

[4] 徐为峰，王帅，孟宪生，等. 中药核桃楸皮中总黄酮含量测定显色条件优化研究 [J]. 辽宁中医药大学学报，2016，18（3）：34-37.

[5] 徐为峰，王帅，孟宪生，等. 用于肿瘤细胞三维培养的微流控芯片构建及培养条件研究 [J]. 中国药理学通报，2016，32（4）：581-585.

[6] 王岩，包永睿，孟宪生，等. 不同批次复方木鸡颗粒中无机元素的差异分析 [J]. 广东微量元素科学，2016，23（12）：16-21.

[7] 王颖，王帅，包永睿，等. 复方木鸡颗粒对 CCl_4 诱导大鼠肝硬化的防治作用 [J]. 中成药，2017，39（3）：597-601.

[8] 王颖，包永睿，孟宪生，等. 云芝多糖对小鼠脾细胞的免疫增强作用研究 [J]. 中南药学，2017，15（3）：284-287.

[9] 李晓天，孟宪生，包永睿，等. 复方木鸡颗粒对 DEN 致大鼠肝炎的量效初步研究 [J]. 药学研究，2017，36（8）：439-442.

[10] 王晓娟，包永睿，孟宪生，等. 基于 DEN 致肝癌模型大鼠的核桃楸皮黄酮成分解析及药理药效研究 [J]. 亚太传统医药，2018，14（2）：17-21.

[11] 曹洛云，李天娇，孟宪生，等. 山豆根生物碱对 DEN 诱发肝癌大鼠的作用及机制研究 [J]. 中国现代应用药学，2018，35（3）：370-374.

[12] 郑义博，杨欣欣，包永睿，等. 基于 PI3K/PTEN/VEGF 的菟丝子总黄酮抗肝癌作用机制研究 [J]. 中国医院药学杂志，2018，38（14）：1462-1465.

[13] 包永睿，杨欣欣，王帅，等. 基于微流控芯片的菟丝子黄酮对大鼠 HSC-T6 细胞凋亡影响研究 [J]. 亚太传统医药，2019，15（7）：26-30.

[14] 杨欣欣，包永睿，王帅，等. 星点设计 - 响应面法优化山豆根总生物碱提取工艺研究 [J]. 时珍国医国药，2019，30（8）：1822-1824.

[15] 张紫嫣，包永睿，王帅，等. 复方木鸡颗粒对人肝癌细胞 SMMC-7721 细胞周期和细胞凋亡的影响 [J]. 中南药学，2020，18（3）：407-410.

[16] 孙悦，包永睿，王帅，等. 基于微流控芯片的复方木鸡颗粒诱导 HepG2 细胞凋亡作用研究 [J]. 中南药学，2021，19（2）：177-181.

[17] 王亚楠，包永睿，王帅，等. 基于多波长融合的菟丝子多成分定量方法研究 [J]. 中南药学，2021，19（3）：517-521.

[18] 孙悦，包永睿，王帅，等. 基于微流控芯片的复方木鸡颗粒药效组分诱导肝癌 HepG2 细胞凋亡配伍规律研究 [J]. 世界科学技术 - 中医药现代化，2021，23（10）：3606-3612.

[19] 秦妍，包永睿，王帅，等. 基于网络药理学的山豆根保肝作用药效物质筛选及实验验证 [J]. 中南药学，2022，20（5）：1039-1044.

[20] 赵淼，包永睿，王帅，等. 微流控芯片及其在肿瘤研究中的应用进展 [J]. 中南药学，2022，20（1）：129-135.

[21] Zheng YB，Ma LD，Wu JL，et al. Design and fabrication of an integrated 3D dynamic multicellular liver-on-a-chip and its application in hepatotoxicity screening[J]. Talanta，2022，241，123262.

[22] 秦妍，包永睿，王帅，等. 基于微流控芯片的复方木鸡颗粒抗肝肿瘤的"谱—物—效"关系 [J]. 中国药理学通报，2023，39（1）：185-192.

[23] 王诗蒙，王帅，李天骄，等. 基于谱效关系的核桃楸皮治疗肝癌药效物质基础研究 [J]. 药学研究，2023，42（1）：13-17+27.

[24] Zhang Y B，Bao Y R，Wang S，et al. Possible mechanisms associated with immune escape and apoptosis on anti-hepatocellular carcinoma effect of Mu Ji Fang granules[J]. World J Gastrointest Oncol，2023，15（3）：504-522.

[25] 霍思奇，王帅，杨欣欣，等．基于 UPLC-Q-TOF-MS/MS 技术的复方木鸡合剂化学成分解析研究 [J]. 中南药学，2024，22（5）：1150-1156.
[26] Pan TW，Shi XL，Bao YR，et al. Metabolomics research on treatment of primary liver cancer with Cortex Juglandis Mandshuricae on LC-MS/MS technology[J]. J Pharm Biomed Anal，2024，248，116320.
[27] 张强，罗曦，韩丽颖，等．基于代谢组学研究 hUC-MSCs-Exos 联合复方木鸡颗粒抑制人肝癌细胞 SMMC-7721 增殖机制 [J]. 中华中医药杂志，2024，39（10）：5481-5487.
[28] Zhang Q，Han LY，Luo X，et al. Enhancing inhibitory effect in SMMC-7721 hepatoma cells through combined treatment of gallic acid and hUC-MSCs-Exos[J]. Int Immunopharmacol，2025，144，113704.
[29] 孟宪生，马立东，王乙同，等．一种用于细胞迁移和侵袭实验的多功能微流控芯片：中国，CN103627635B[P]. 2015. 05. 20.（已授权）
[30] 孟宪生，庞磊，包丽娜，等．一种用于药物筛选的集成化微流控芯片及其应用方法：中国，CN105080627A[P]. 2015. 11. 25.
[31] 孟宪生，庞磊，马立东，等．一种用于多物质配伍药效筛选的微流控芯片：中国，CN204865880U[P]. 2015. 12. 16.（已授权）
[32] 孟宪生，庞磊，包丽娜，等．一种用于细胞水平药物筛选的微流控芯片：中国，CN204891906U[P]. 2015. 12. 23.（已授权）
[33] 孟宪生，徐为峰，包永睿，等．一种用于多种浓度梯度稳定生成的微流控芯片：中国，CN205042494U[P]. 2016. 02. 24.（已授权）
[34] 孟宪生，徐为峰，包永睿，等．用于无间断切换微流体的结构及具有该结构的微流控芯片：中国，CN205042493U[P]. 2016. 02. 24.（已授权）
[35] 孟宪生，庞磊，马立东，等．用于药物配伍筛选的集成化微流控芯片、制备方法及应用：中国，CN105032512B[P]. 2017. 01. 04.（已授权）
[36] 孟宪生，徐为峰，包永睿，等．一种可控化产生稳定浓度梯度的微流控芯片：中国，CN105032511B[P]. 2017. 01. 04.（已授权）
[37] 孟宪生，徐为峰，包永睿，等．一种液体无间断切换结构及具有该结构的微流控芯片：中国，CN105170204B[P]. 2017. 01. 18.（已授权）
[38] 孟宪生，王岩，张秀君，等．一种复方木鸡颗粒质量控制的方法：中国．CN107037146B[P]. 2020-12-15.
[39] 孟宪生，樊佳新，包永睿，等．用于多种肿瘤细胞同时在线筛选的多功能集成微流控芯片：中国，CN105838603B[P]. 2018. 02. 06.（已授权）
[40] 孟宪生，索轶平，包永睿，等．一种用于多种药物及细胞同时筛选的多功能微流控芯片：中国，CN106497771B[P]. 2018. 08. 31.（已授权）
[41] 孟宪生，张紫嫣，包永睿，等．一种基于抗肝纤维化生物活性的复方木鸡颗粒质量控制与评价方法：中国．CN110702809B[P]. 2023-01-31.
[42] 孟宪生，张紫嫣，包永睿，等．一种基于抗肝癌生物活性的复方木鸡颗粒质量控制与评价方法：中国．CN110646600A[P]. 2020-01-03.
[43] 孟宪生，张紫嫣，张秀君，等．一种基于抗肝炎生物活性的复方木鸡颗粒质量控制与评价方法：中国．CN112485209A[P]. 2021-03-12.
[44] 孟宪生，李慧，包永睿，等．一种多功能微流控芯片及其制备方法与应用：中国，CN111235029B[P]. 2023. 01. 31.（已授权）
[45] 孟宪生，张强，王亚楠，等．基于能效色带的复方木鸡颗粒抗肝炎质量评价方法：中国．CN116068090A[P]. 2023-05-05.
[46] 孟宪生，张强，王亚楠，等．一种基于能效色带的复方木鸡颗粒合剂抗肝癌质量评价方法：中国．CN117169350A[P]. 2023-12-05.
[47] 孟宪生，张强，王亚楠，等．一种基于能效色带的复方木鸡颗粒及合剂的抗肝硬化质量评价方法：中国．CN115932124A[P]. 2023-04-07.
[48] 孟宪生，包永睿，王帅，等．一种用于肿瘤细胞迁移研究的微流控芯片及其制备方法：中国，CN112358968B[P]. 2023. 03. 31.（已授权）
[49] 孟宪生，张强，王诗蒙，等．一种“谱 - 病 - 效 - 物” 全息网络的核桃楸皮质量标志物筛选和控制方法及其应用：中国．CN117310028A[P]. 2023-12-29.
[50] 孟宪生，张强，王诗蒙，等．一种核桃楸皮抗肿瘤药效部位三维加乘指认方法：中国．CN117778513A[P]. 2024-03-29.

附录 2　复方木鸡颗粒系统研究方案

“满药第一方”复方木鸡颗粒是在民间药方“木鸡汤”的基础上开发研制而成，是中国满族医药生产基地丹东药业集团有限公司独家知识产权品种，由云芝提取物、山豆根、菟丝子、核桃楸皮 4 种中药组成，对肝炎、肝硬化、肝癌均有一定的治疗作用。针对复方木鸡颗粒物质基础不清晰、质量控制方法不完善、作用机制不明确、临床治疗方案不精确的问题，开展复方木鸡颗粒基于“质 - 量 - 效”关系的系统研究，有助于增强复方木鸡颗粒的科技含量，提高企业产品质量，提升安全性及临床疗效，提高产品市场竞争力。

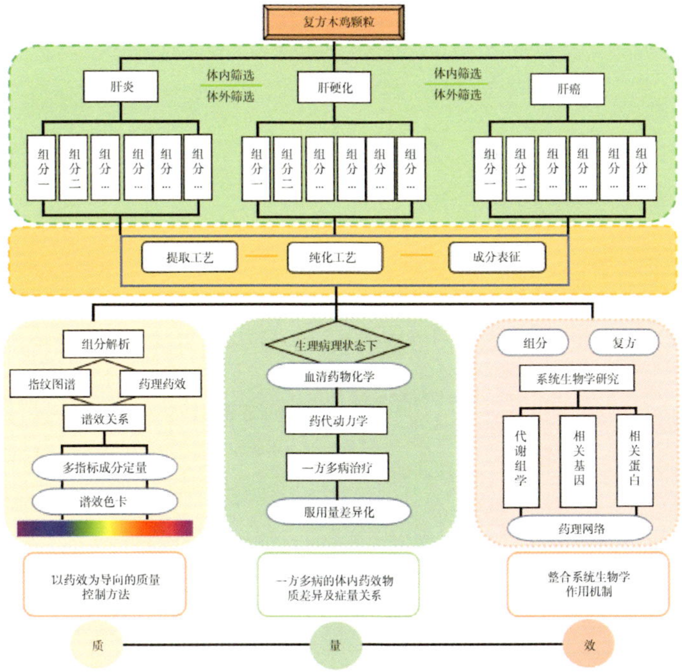

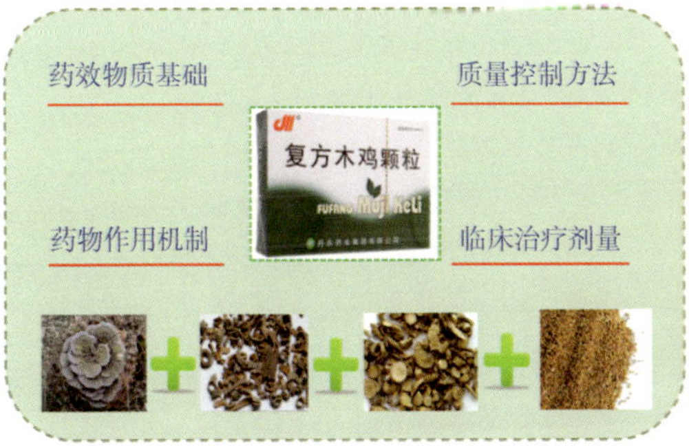

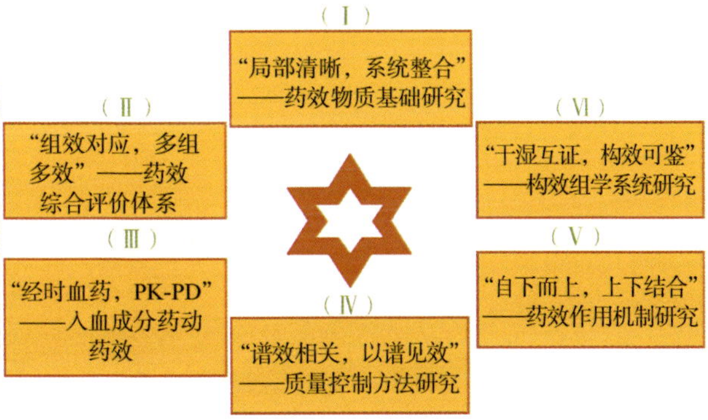

一、“局部清晰，系统整合”——药效物质基础研究

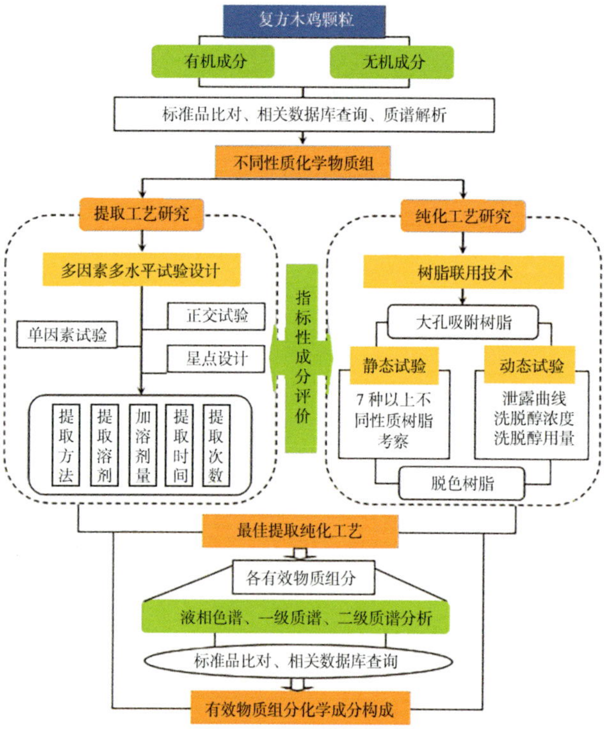

中药药效物质基础是指中药中含有的能够表达药物临床疗效的化学成分总称。中药药效物质是揭示中药作用本质奥秘的关键，是中药安全性和质量控制的基础和核心。复方药效物质基础研究是中药现代研究的热点，是中医药现代化研究的重要组成部分，对继承和发展中药复方配伍理论、有效指导临床应用和研发中药新产品、揭示中药复方配伍的内在规律具有重要意义。

本课题组利用自身优势结合现代技术，清晰地揭示复方木鸡颗粒药效物质组成，并进一步将复方中药物组分进行系统整合，最终形成完整有效的物质基础配伍新复方。

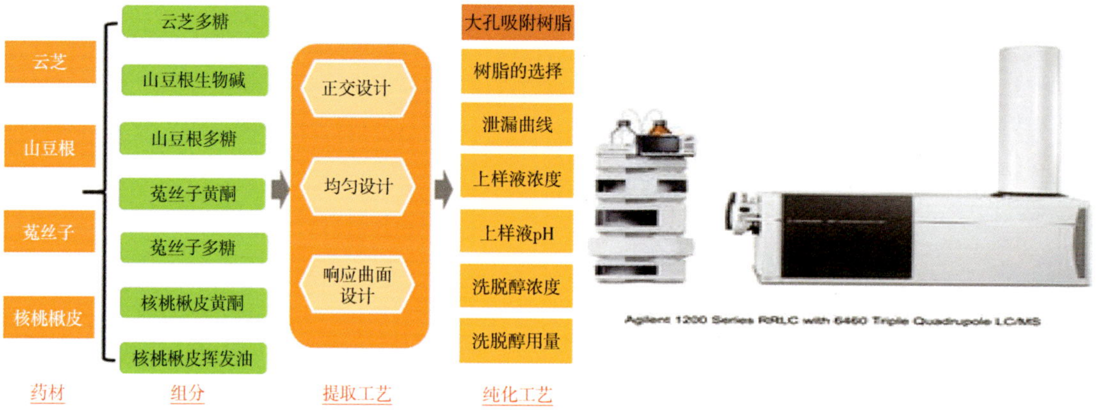

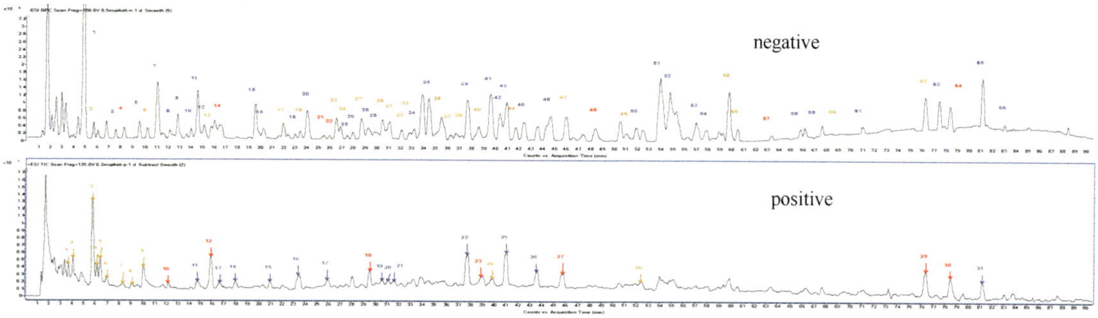

二、“组效对应，多组多效”——药效综合评价体系

中药复方制剂成分复杂，以往针对单药效，单组分的研究并不代表中药复杂的相互关系，根据复方木鸡颗粒的功能主治，依据均匀设计，正交设计及微流控芯片技术等系列技术原理，开展以药效为导向的复方木鸡颗粒抗肝炎、肝硬化、肝癌有效组分与各药效指标之间的相关性研究，分析出发挥各药效的指标性成分和不同药效组分之间的协同、拮抗、增益作用，从而为全面、综合的评价复方木鸡颗粒药理药效提供先决条件。

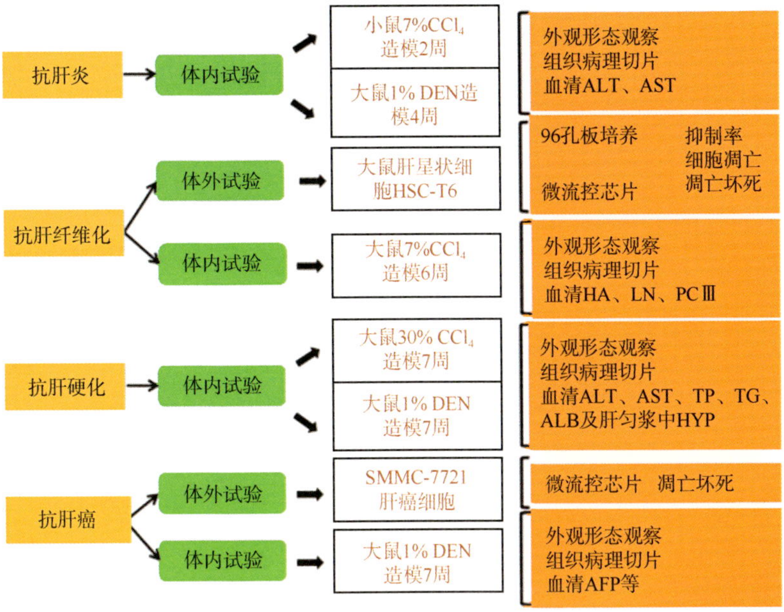

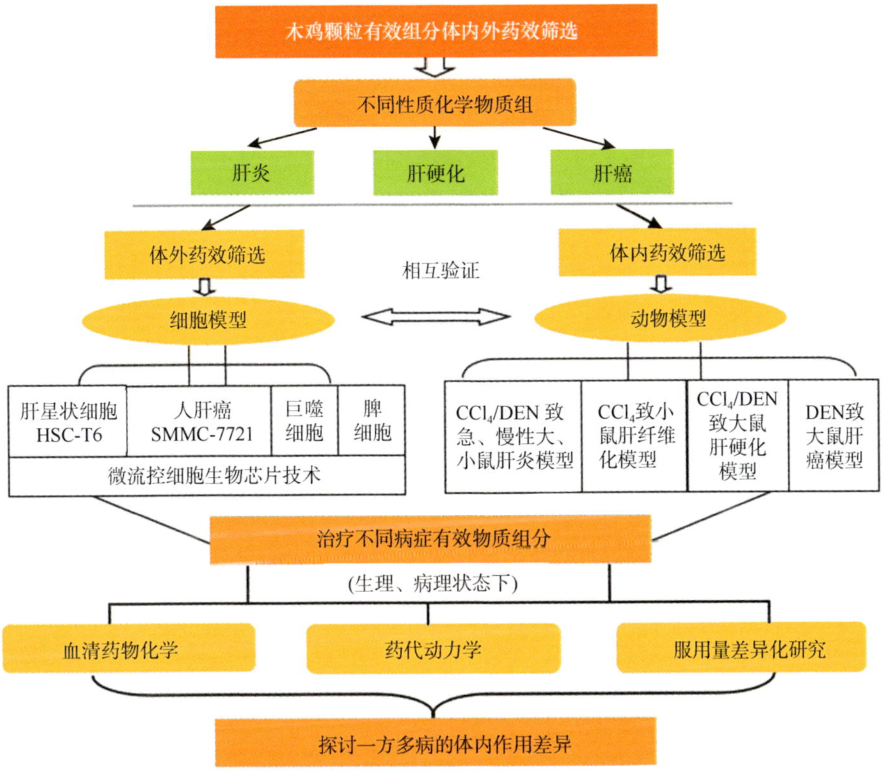

三、“经时血药，PK-PD”——入血成分药动药效

利用 UPLC-QTOF-MS 技术探讨复方木鸡颗粒在生理、病理状态下的入血成分及入血成分在体内的转化规律，探讨生理及不同病理状态下复方木鸡颗粒在体内的吸收差异，为揭示其体内药效物质研究提供前期基础，以期为其临床针对不同病证的深入研究提供参考依据。复方中药化学成分复杂多样，课题组通过药动学（PK）- 药效学（PD）研究，深入探究复方中各有效成分在体内的代谢过程、转化产物及与疗效之间的关系，为明确其药效物质基础揭示其药效作用机制提供重要线索。通过对复方木鸡颗粒在肝病的不同病理状态下的药动学、药效学及其相互关系的深入研究，揭示了中药复方药效物质基础，从而更加深入地解析复方木鸡颗粒的科学内涵，为进一步的应用与发展提供实验依据和理论支持。

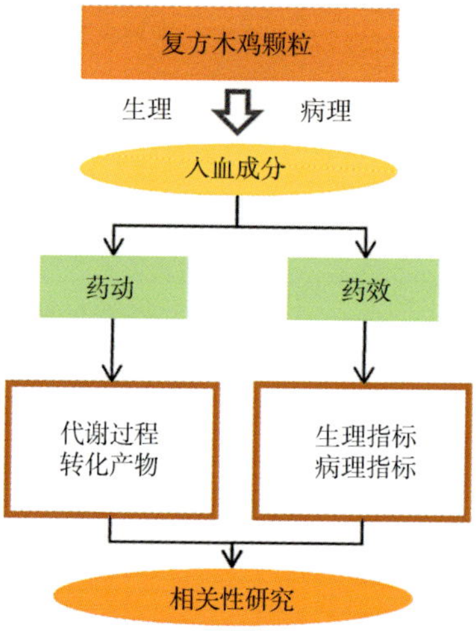

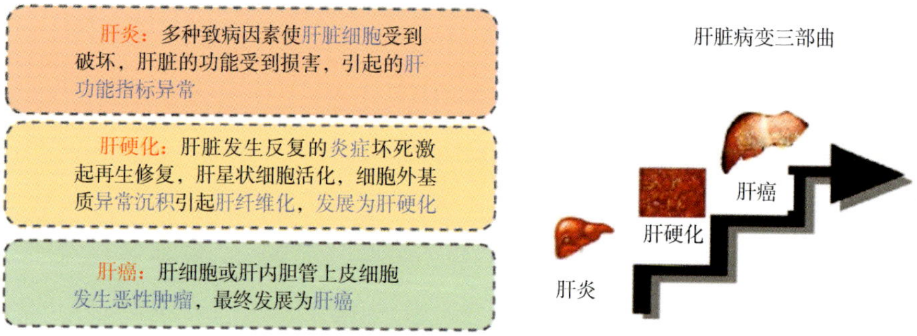

探讨生理及不同病理状态下复方木鸡颗粒有效成分PK-PD相关性

四、“谱效相关，以谱见效”——中药质量控制方法研究

在传统中医理论的指导下，借助先进的质量控制分析技术，构建复方全息指纹图谱，并采用人工神经网络、相关性分析的方法，将其与复方木鸡颗粒的抗肝炎、抗肝纤维化及抗肝癌等体内外药理实验结果相结合，建立谱效关系。并借助等基线多波长覆盖融合等技术，制定复方木鸡颗粒多指标成分质量控制方法，建立具有自主知识产权的能够全面、直观反映药材质量的“谱效色卡”质量研究。

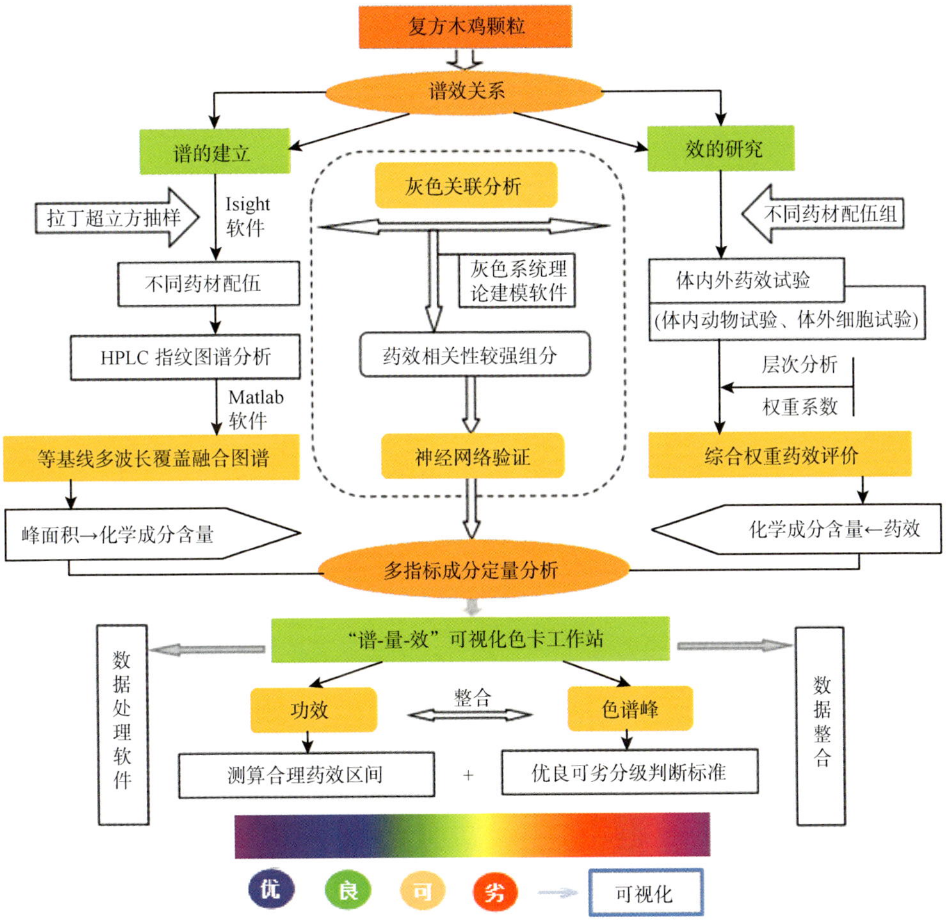

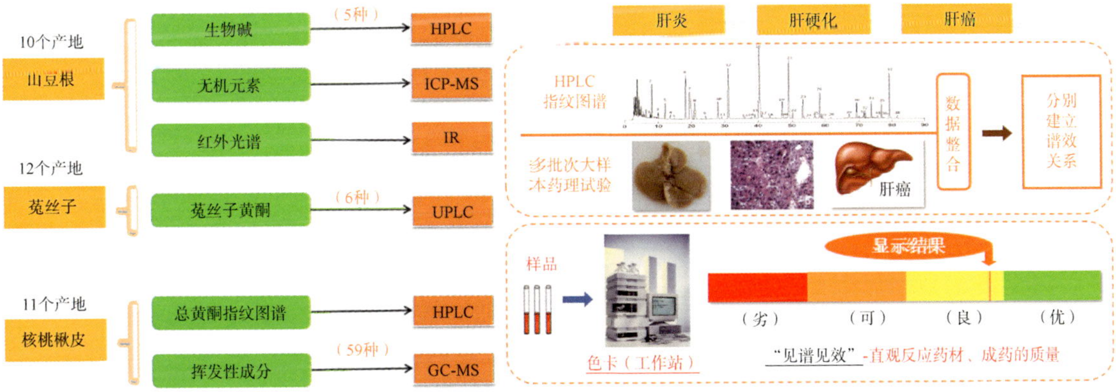

五、“自下而上，上下结合”——药效作用机制研究

以药效为导向，从代谢组学的角度出发，采用定性鉴定和定量测定相结合的方法，对系统中的相关内源性物质进行定性，探索与药理成分作用相关的代谢途径。从代谢、相关基因、相关蛋白、相关金属等方面揭示了复方木鸡颗粒的“多成分、多靶点、多途径整合调节”的作用机制，构建了复方木鸡颗粒的生物药理网络，阐释科学内涵，形成“自下而上，上下结合”的复方木鸡颗粒药效作用机制研究思路。

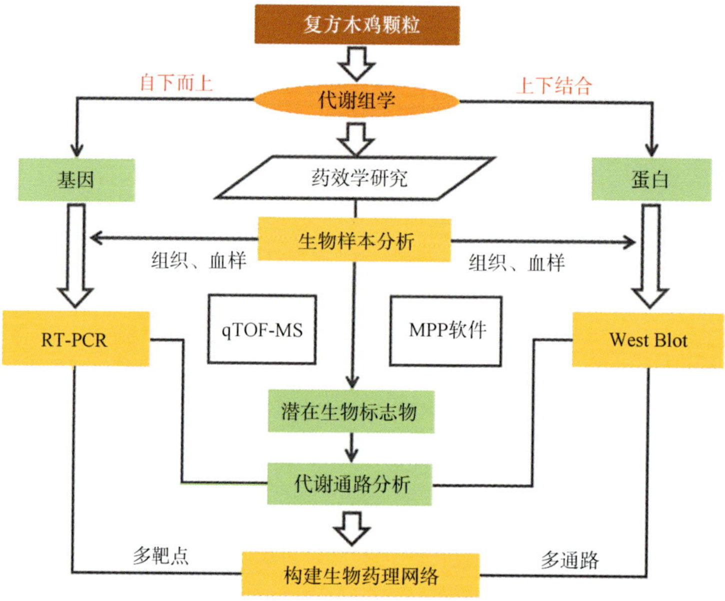

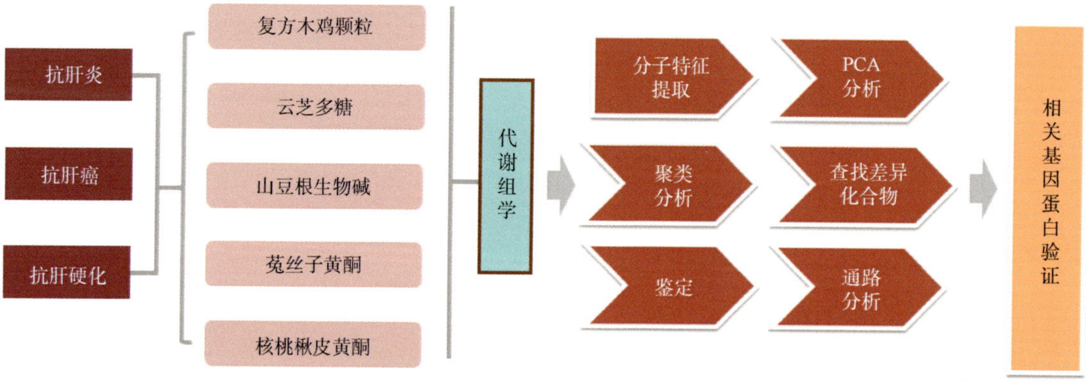

六、“干湿互证，构效可鉴”——构效组学系统研究

明确复方木鸡颗粒化学物质组成，通过构效组学研究探讨复方木鸡颗粒抗肝癌物质基础的结构特点。并采用外泌体作为外源性靶点，与复方木鸡颗粒和没食子酸联合应用，显著提升抗肝癌疗效。同时，制备没食子酸细胞膜仿生纳米粒，证实没食子酸在抗肝癌方面的潜力。最后，从细胞代谢组学及转录组学角度，探究复方木鸡颗粒及没食子酸的抗肝癌机制。

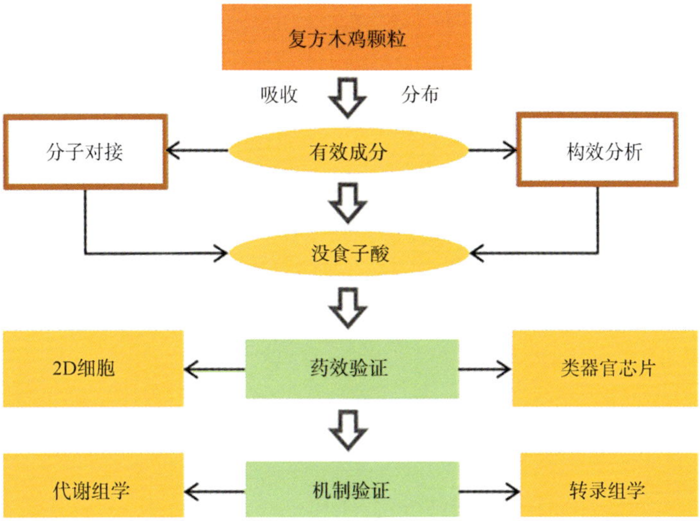

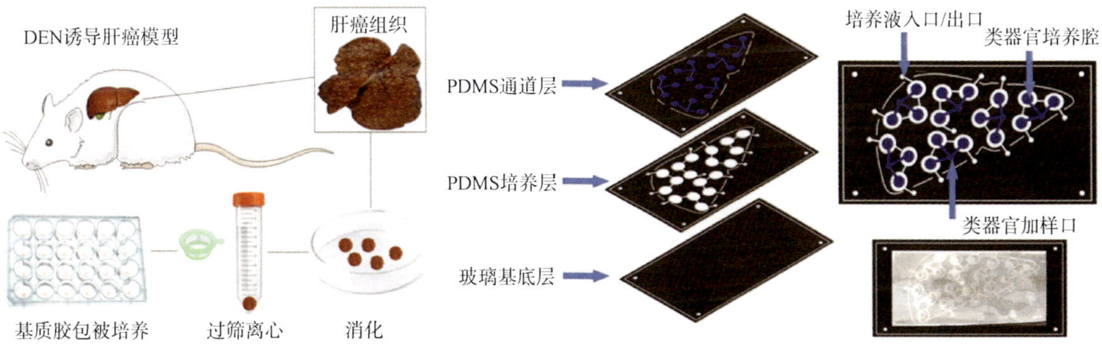

建立肝癌类器官芯片三维模型验证构效组学研究结果

彩　图

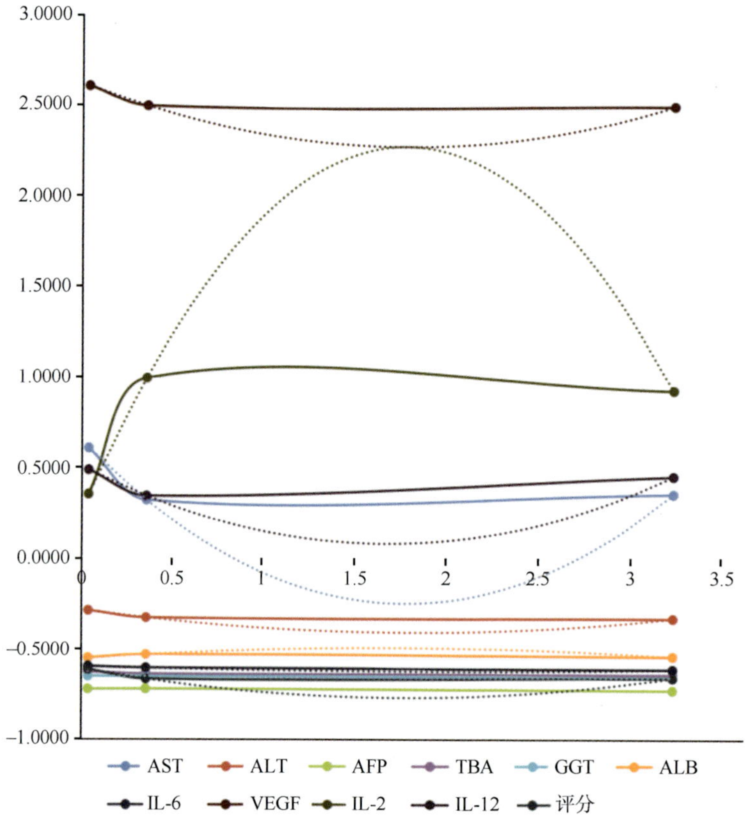

图 8-2-2　复方木鸡颗粒 C1、C3、C5 剂量组血清肝功能指标及病理切片评分预测模型

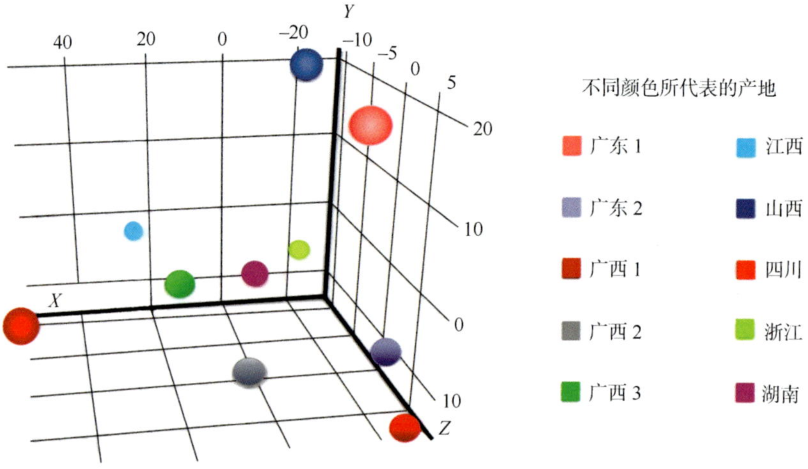

图 12-1-3　不同产地山豆根无机元素 PCA 得分图

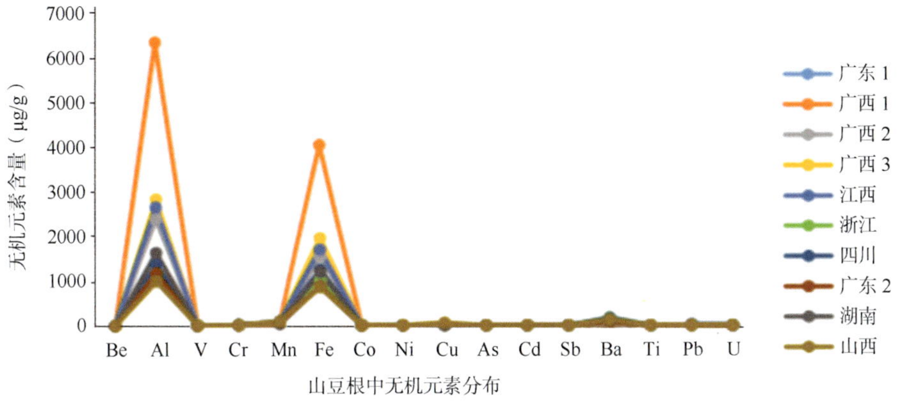

图 12-1-5　无机元素含量分布

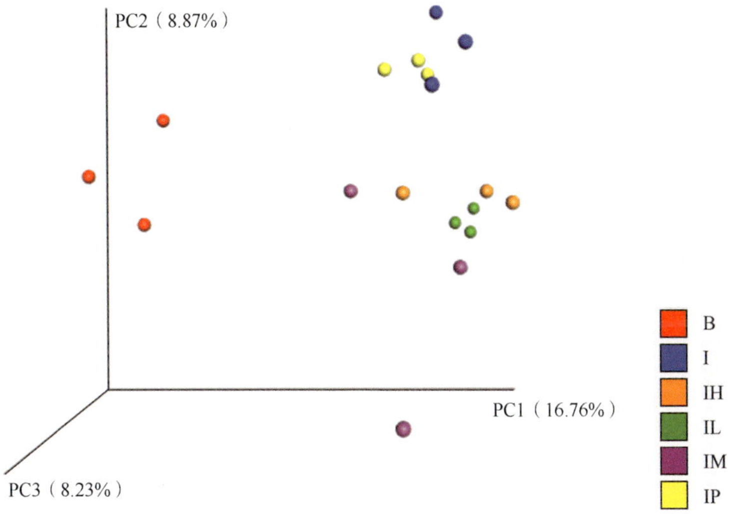

图 15-2-4　基于 UniFrac 距离的 PCoA 主坐标分析

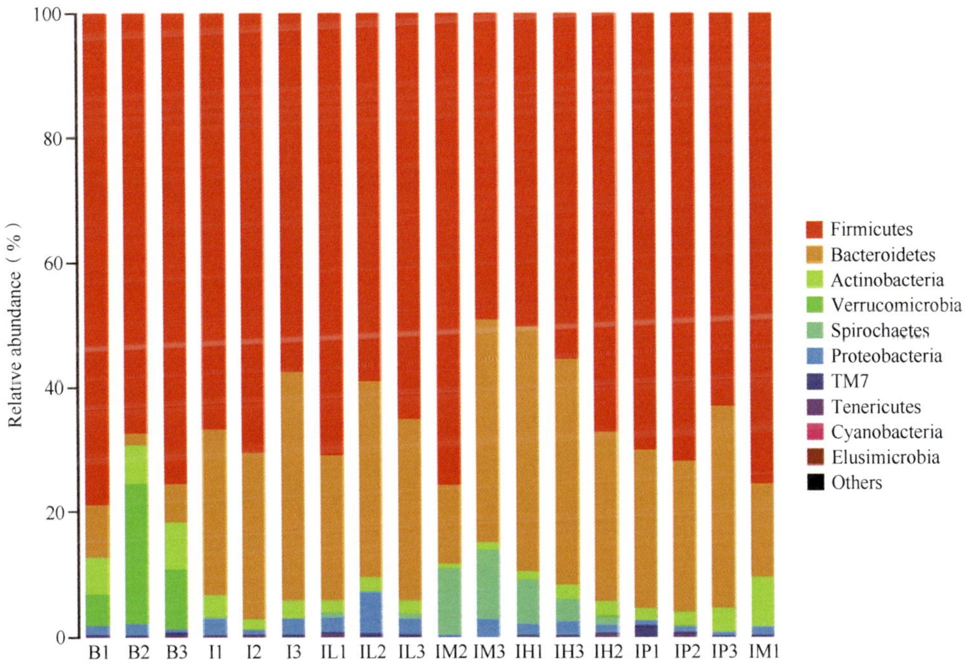

图 15-2-7　门分类水平上的菌群组成和丰度分布图

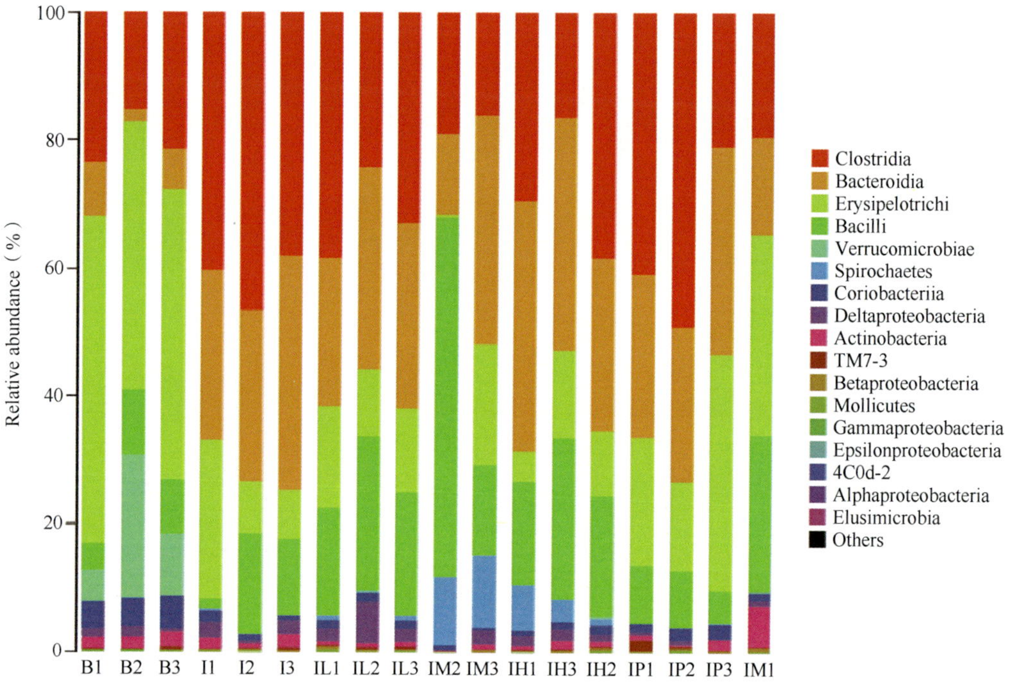

图 15-2-8　纲分类水平上的菌群组成和丰度分布图

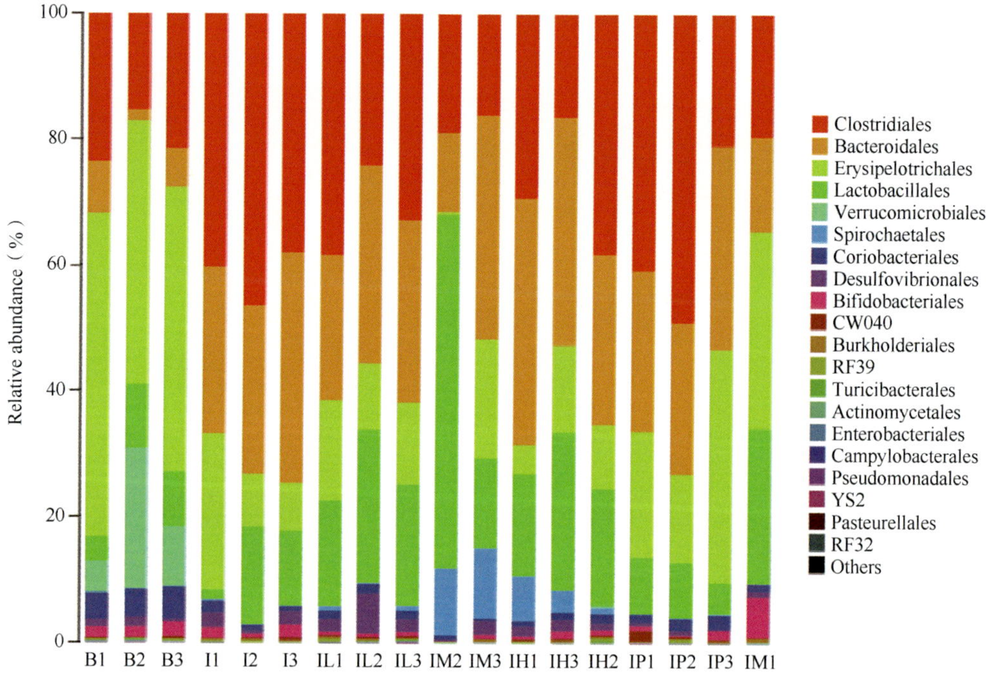

图 15-2-9　目分类水平上的菌群组成和丰度分布图

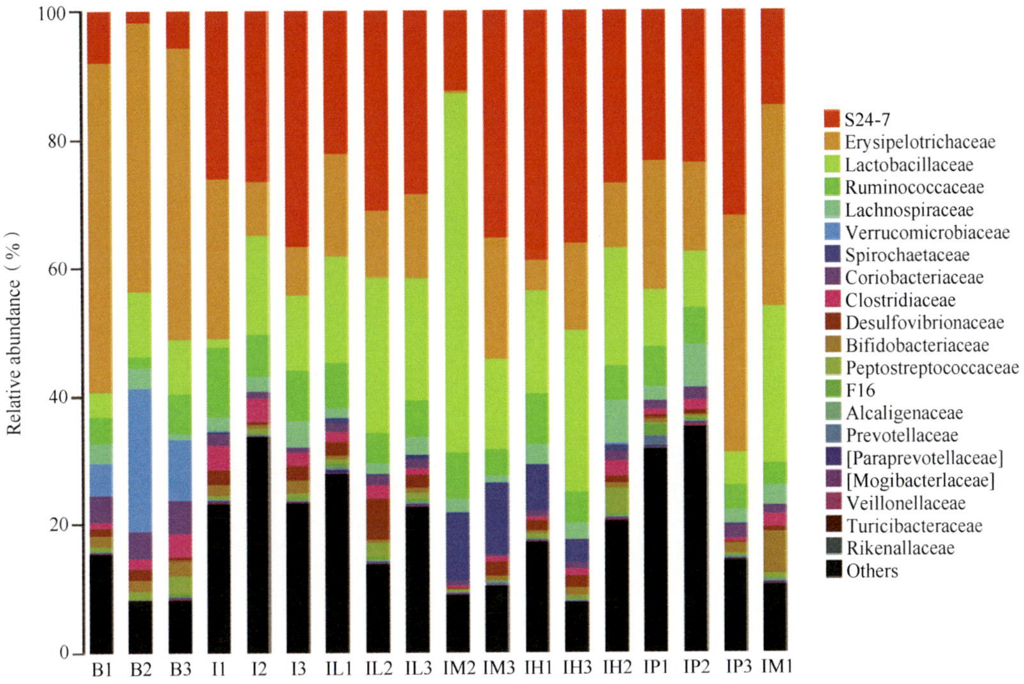

图 15-2-10　科分类水平上的菌群组成和丰度分布图

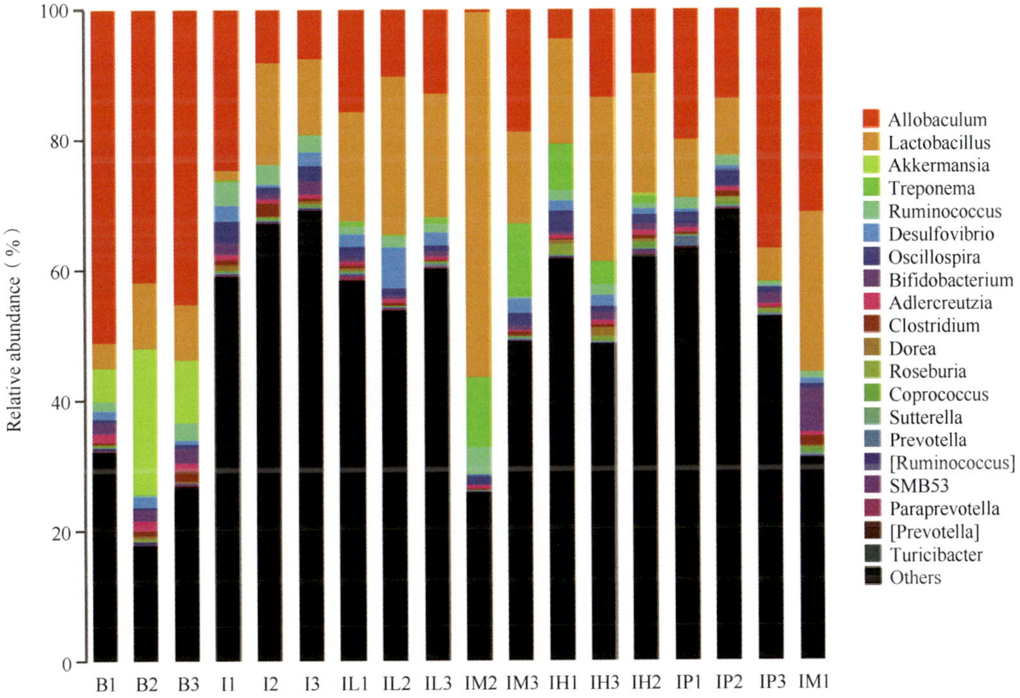

图 15-2-11　属分类水平上的菌群组成和丰度分布图

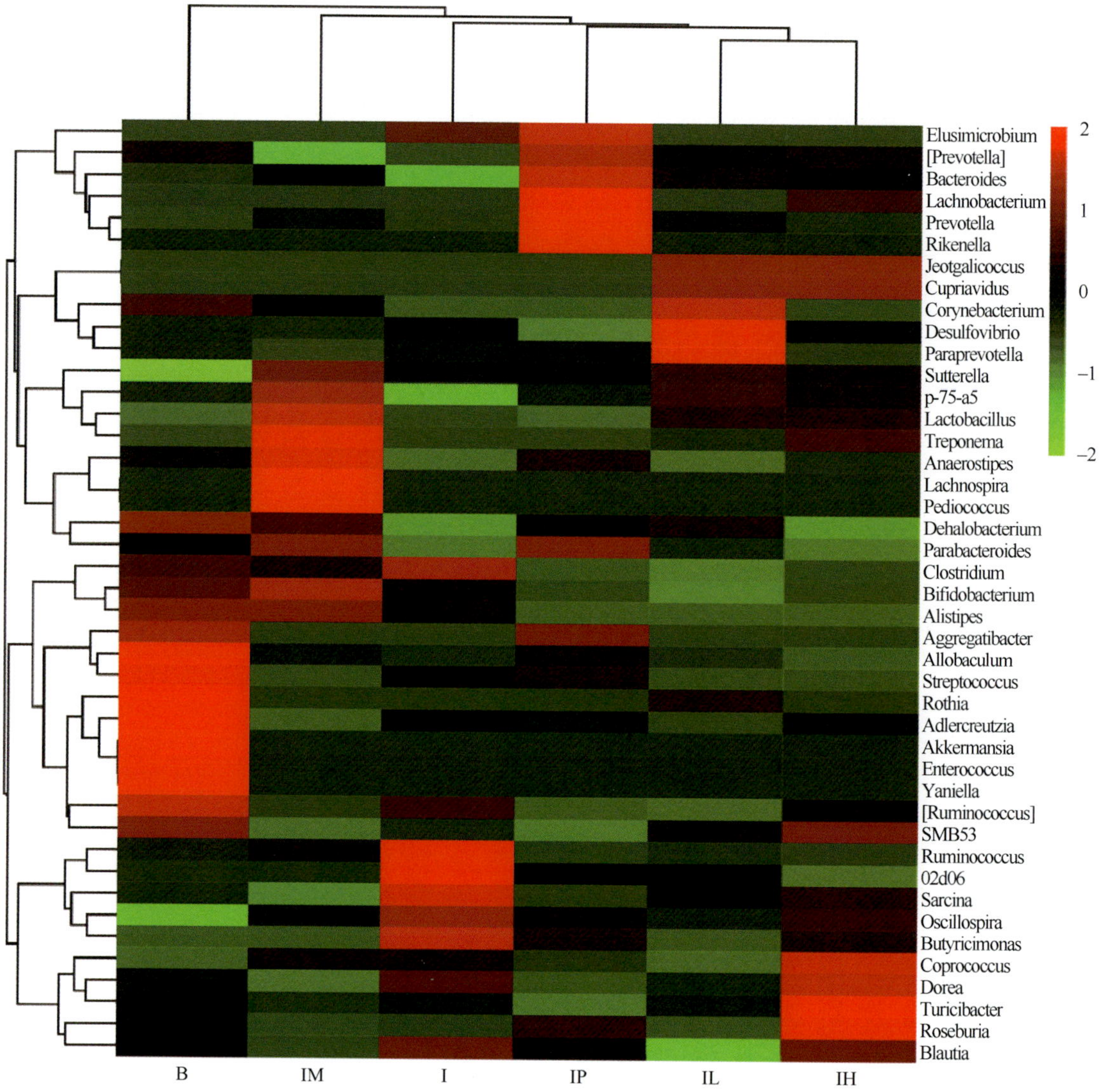

图 15-2-12　属水平聚类分析热图

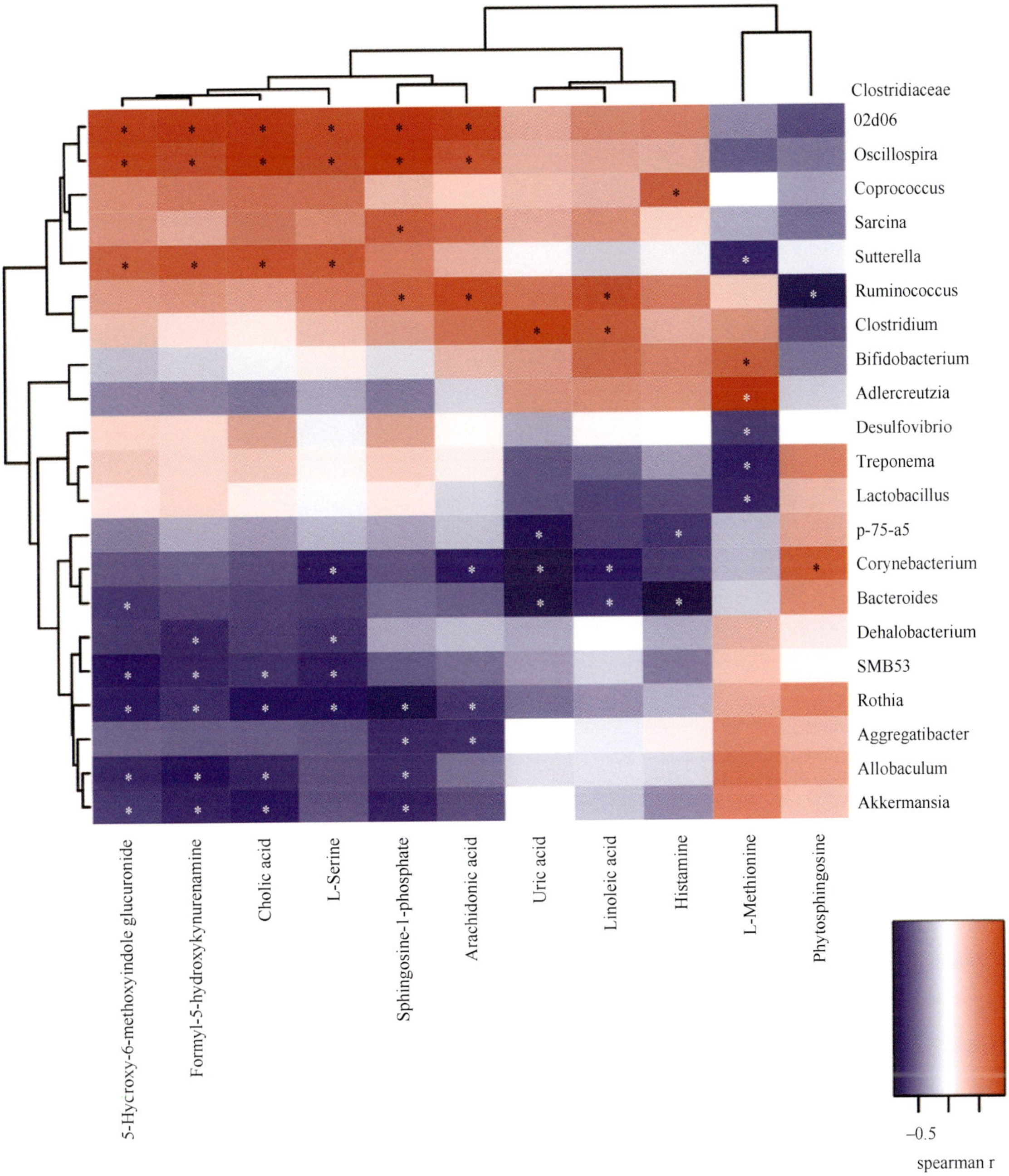

图 15-3-1 肠道菌群及代谢组学相关性热图

色阶代表斯皮尔曼相关性系数，红色表示强正相关，蓝色表示强负相关。* 代表 $P < 0.05$

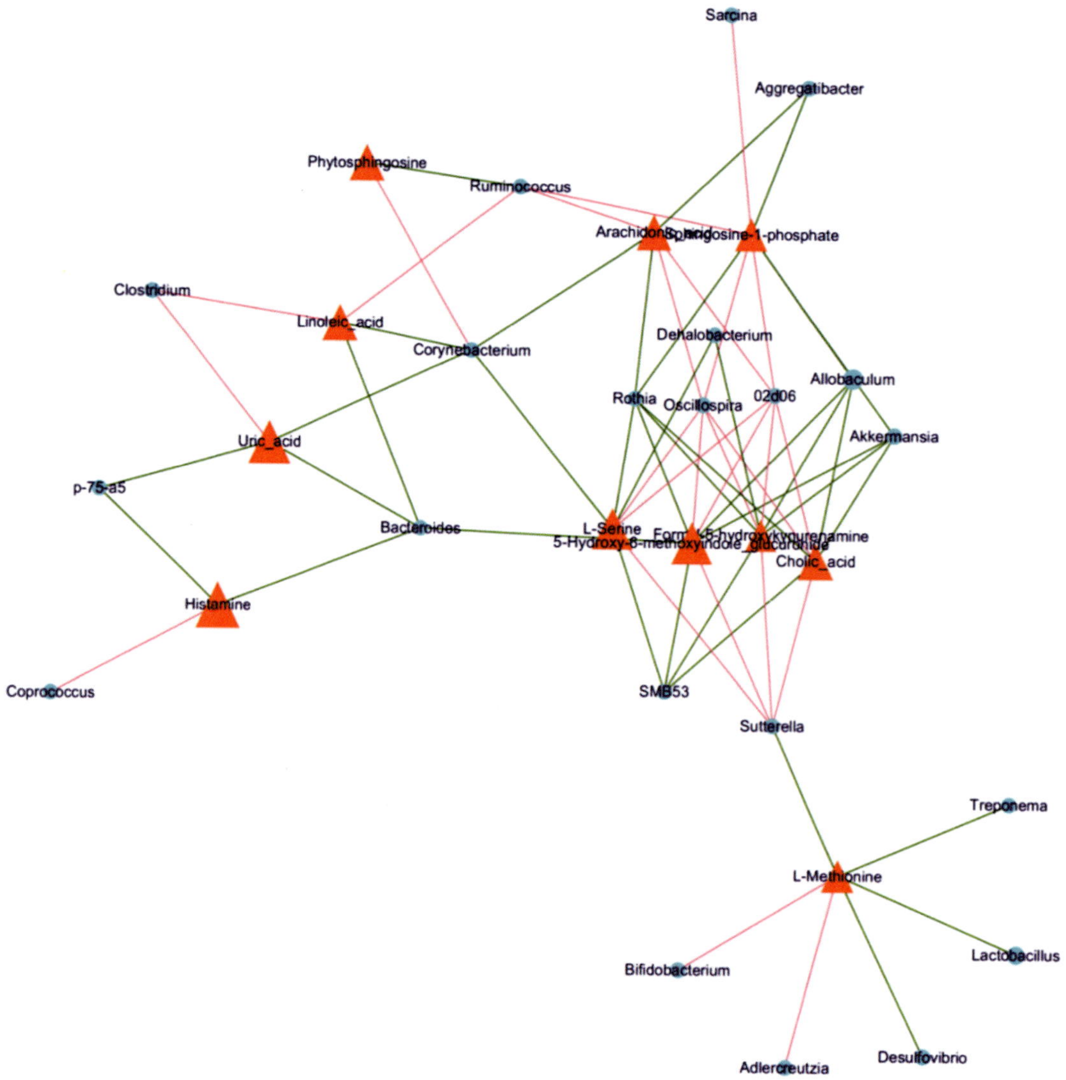

图 15-3-2　肠道菌群及代谢组学关联网络分析

描述代谢物和微生物之间关系的网络图，这些关系以线表示显著上升或显著下降，$P < 0.05$。红色和绿色分别代表正相关和负相关，物种节点用圆表示，代谢物节点用三角形表示，节点大小用来表示检测数值或相对丰度的高低

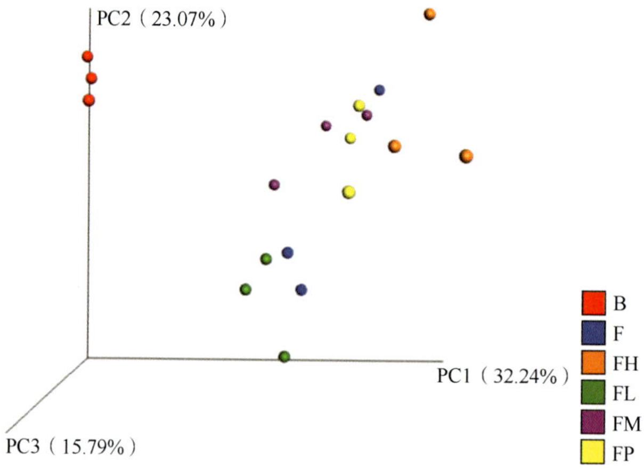

图 16-2-4　基于 UniFrac 距离的 PCoA 主坐标分析

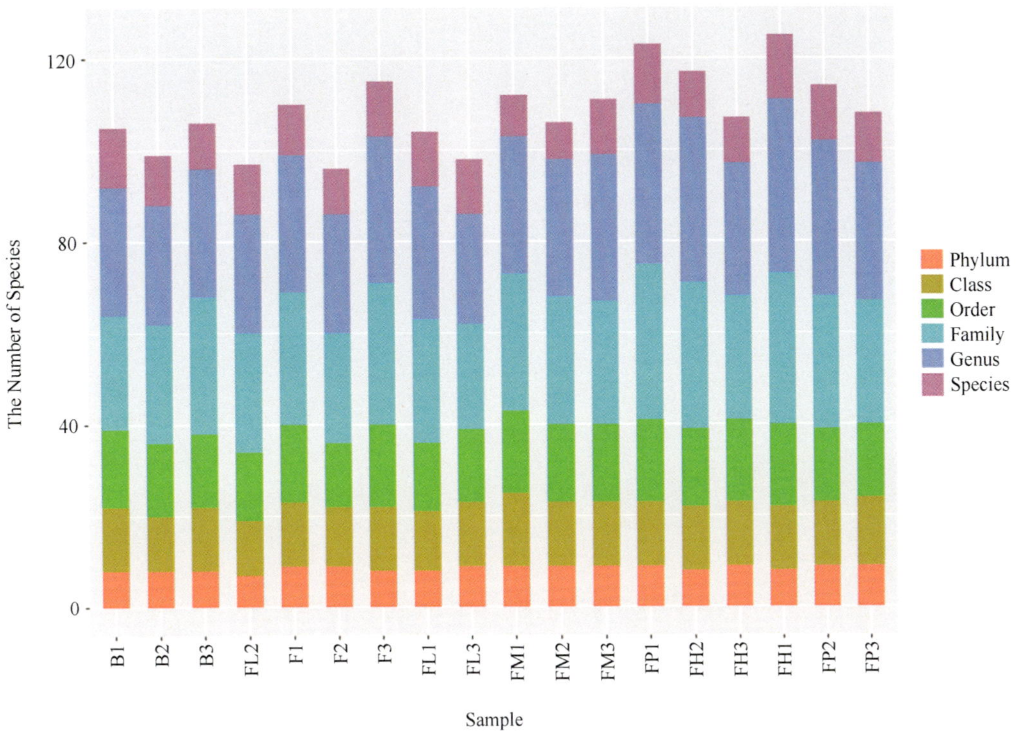

图 16-2-6　各分类水平的微生物类群数统计图

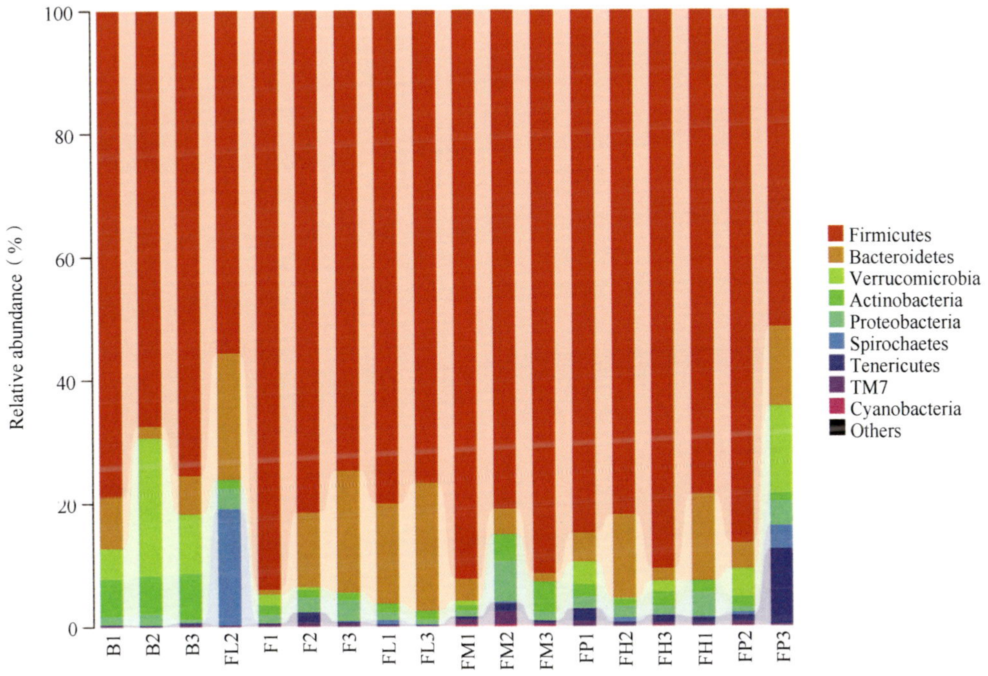

图 16-2-7　门分类水平上的菌群组成和丰度分布图

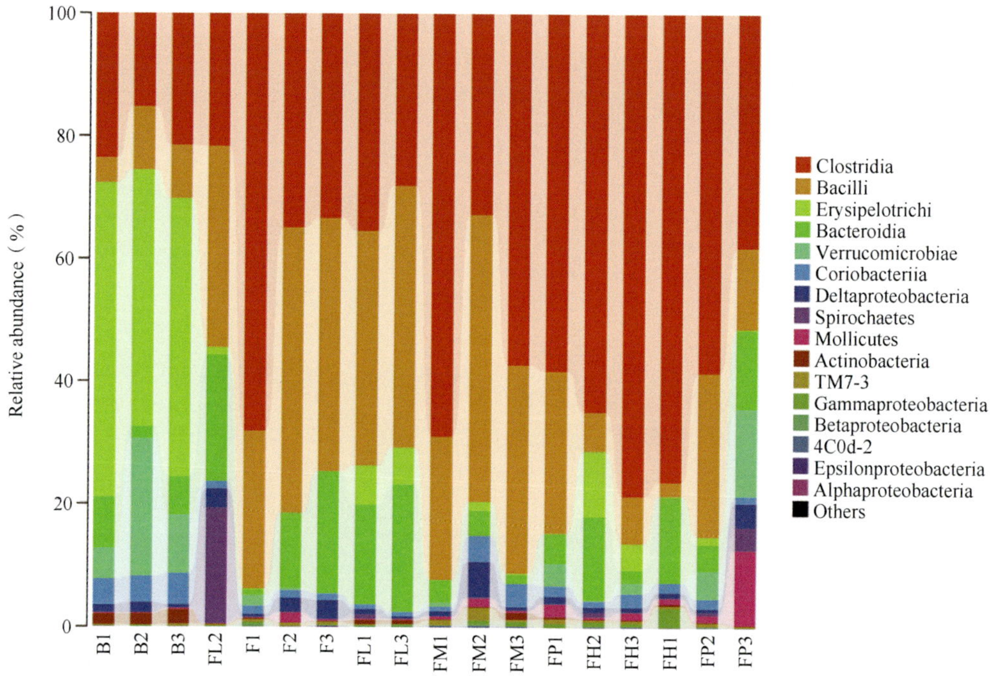

图 16-2-8　纲分类水平上的菌群组成和丰度分布图

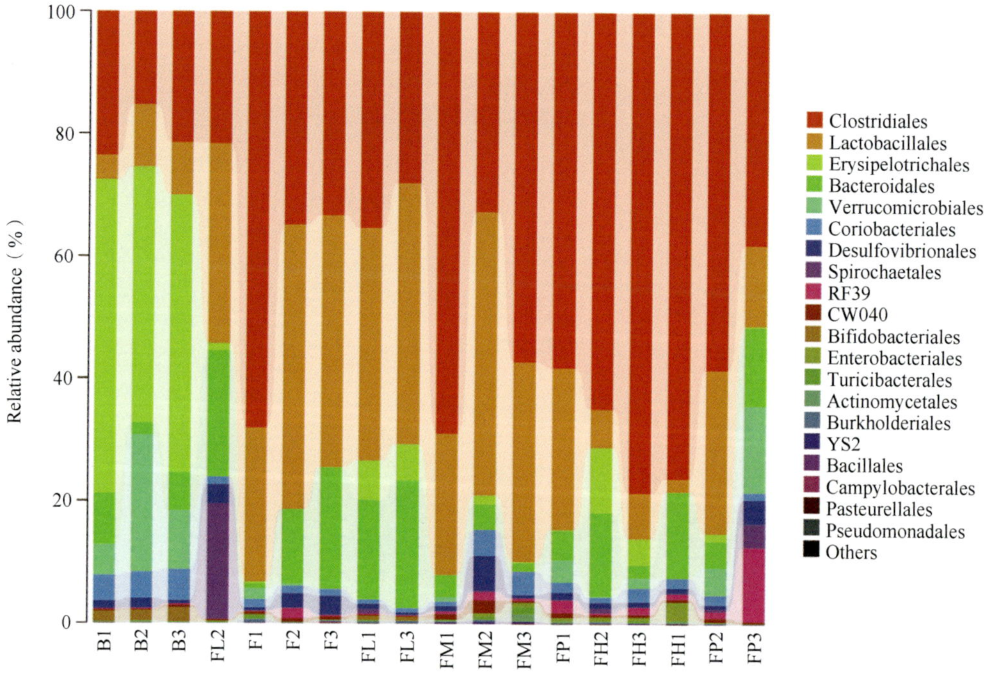

图 16-2-9　目分类水平上的菌群组成和丰度分布图

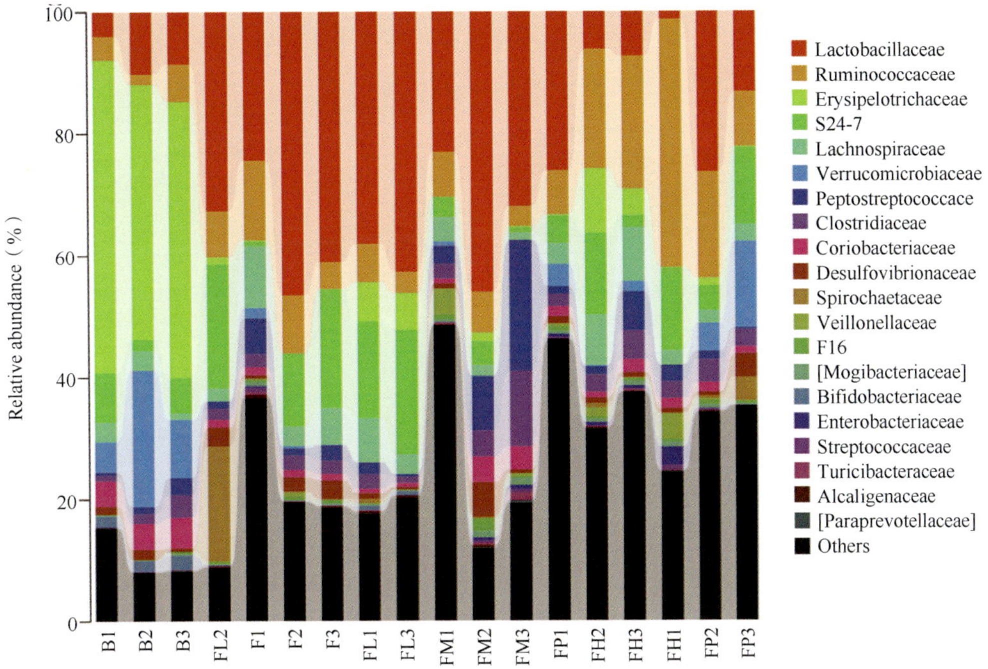

图 16-2-10　科分类水平上的菌群组成和丰度分布图

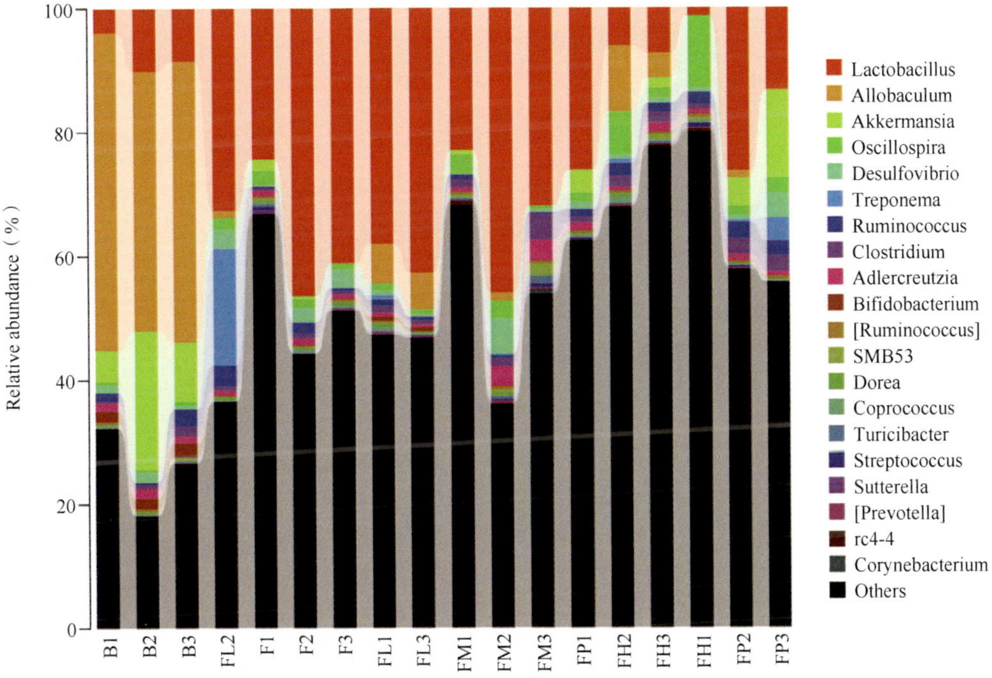

图 16-2-11　属分类水平上的菌群组成和丰度分布图

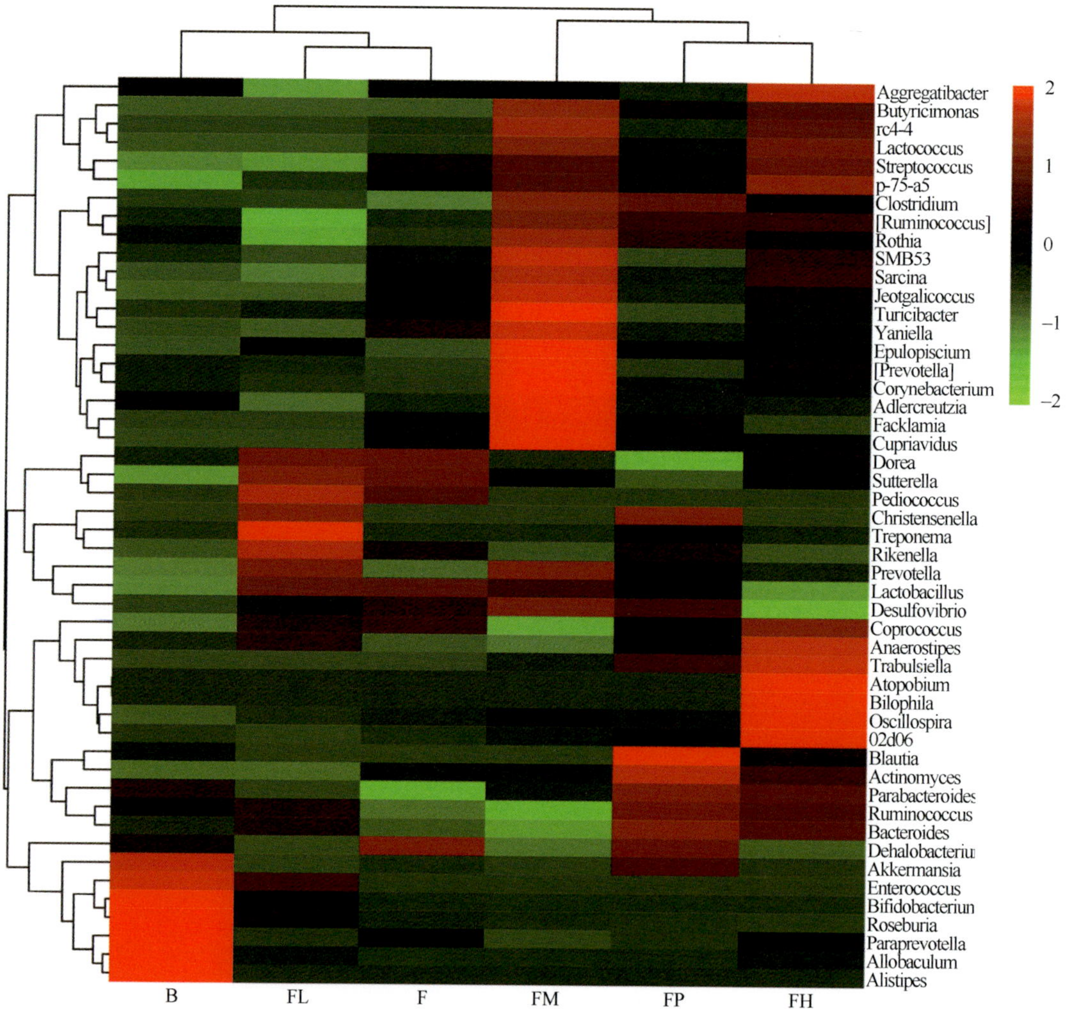

图 16-2-12　属水平聚类分析热图

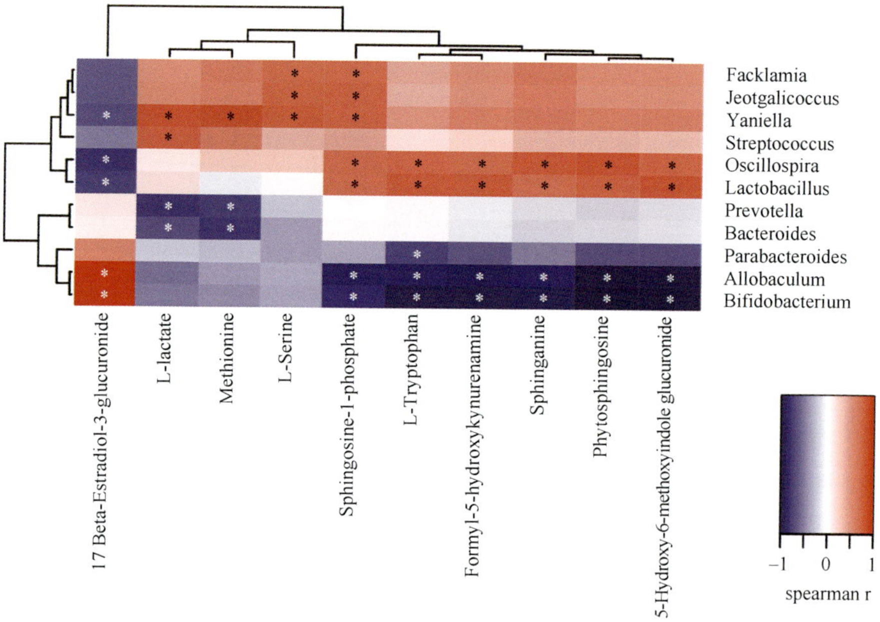

图 16-3-1　肠道菌群及代谢组学相关性热图

色阶代表斯皮尔曼相关性系数，红色表示强正相关，蓝色表示强负相关。* 代表 $P < 0.05$

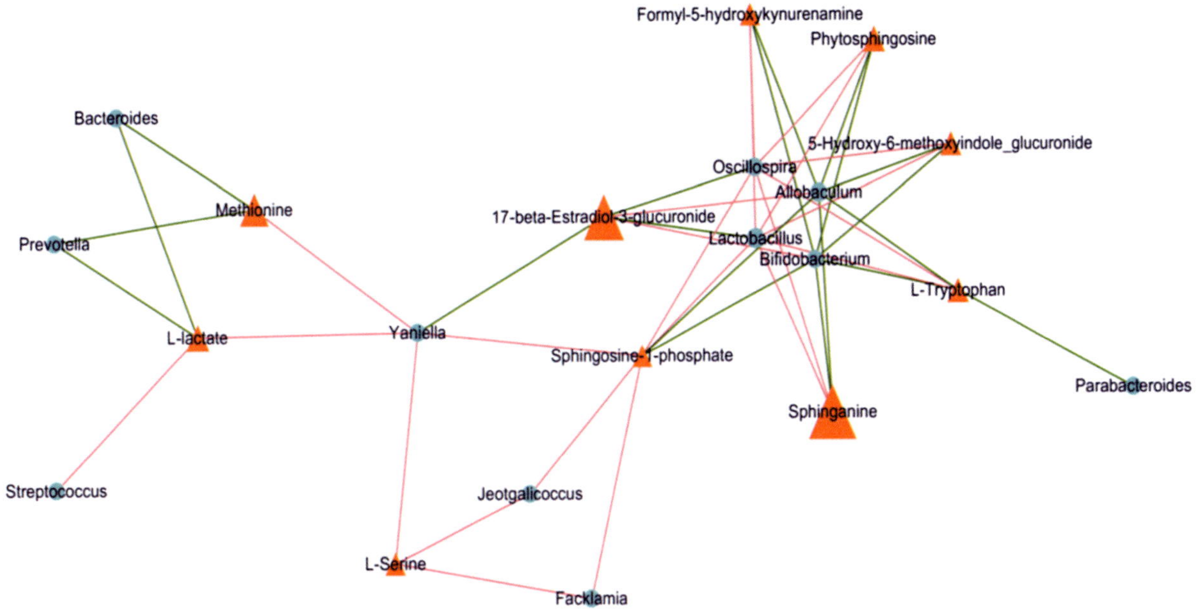

图 16-3-2　肠道菌群及代谢组学关联网络分析

描述代谢物和微生物之间关系的网络图，这些关系以线表示显著上升或显著下降，$P < 0.05$，红色和绿色分别代表正相关和负相关，物种节点用圆表示，代谢物节点用三角形表示，节点大小用来表示检测数值或相对丰度的高低

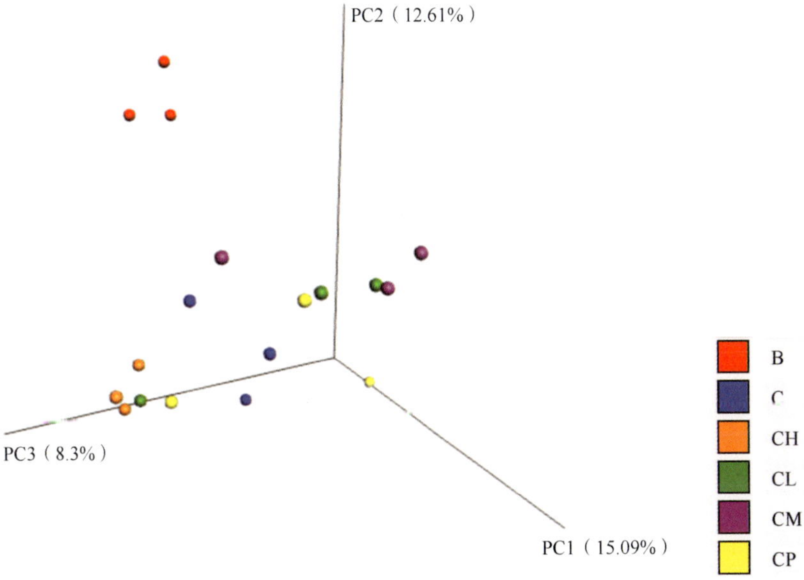

图 17-2-4　基于 UniFrac 距离的 PCoA 主坐标分析

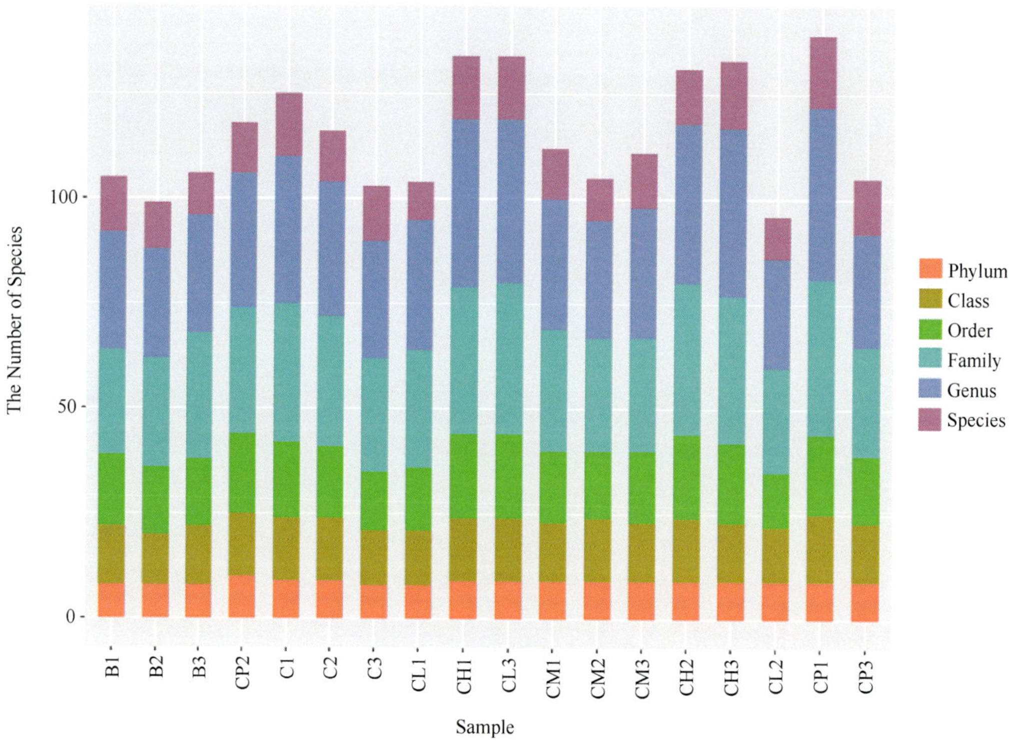

图 17-2-6　各分类水平的微生物类群数统计图

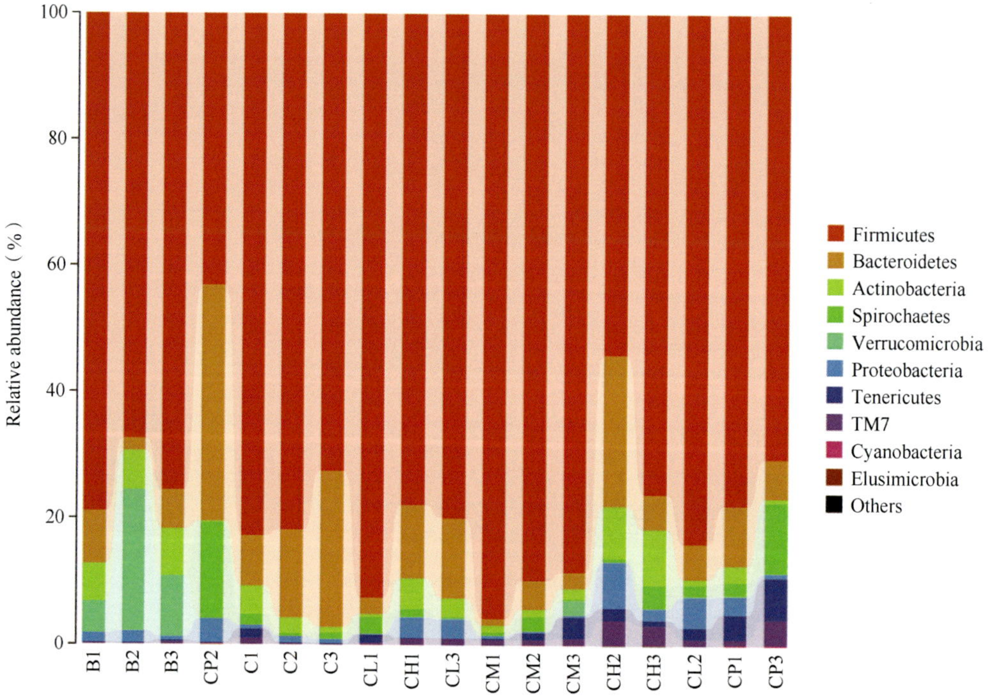

图 17-2-7　门分类水平上的菌群组成和丰度分布图

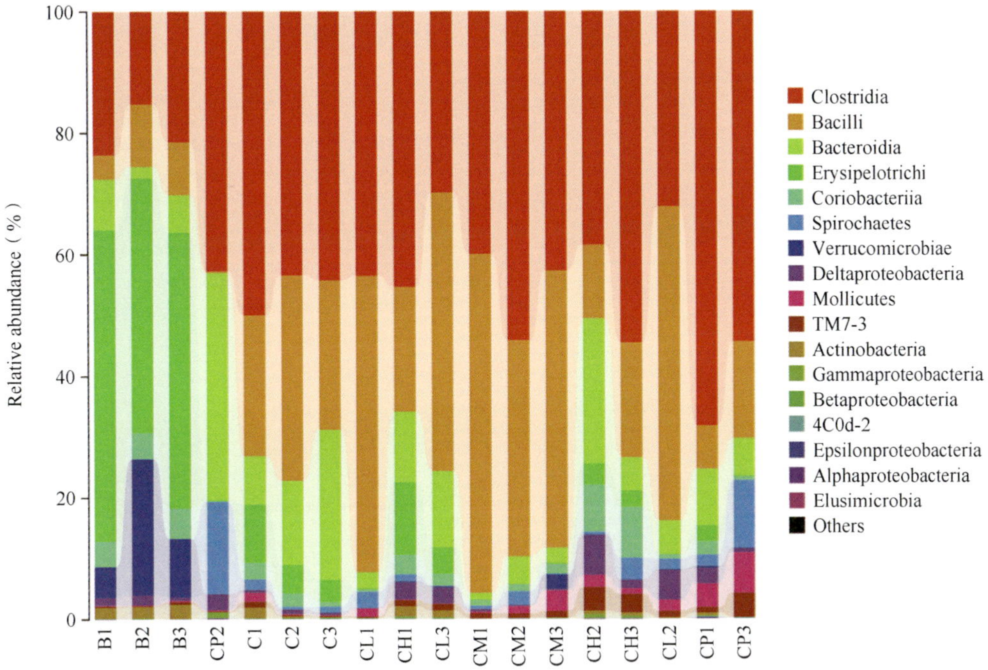

图 17-2-8　纲分类水平上的菌群组成和丰度分布图

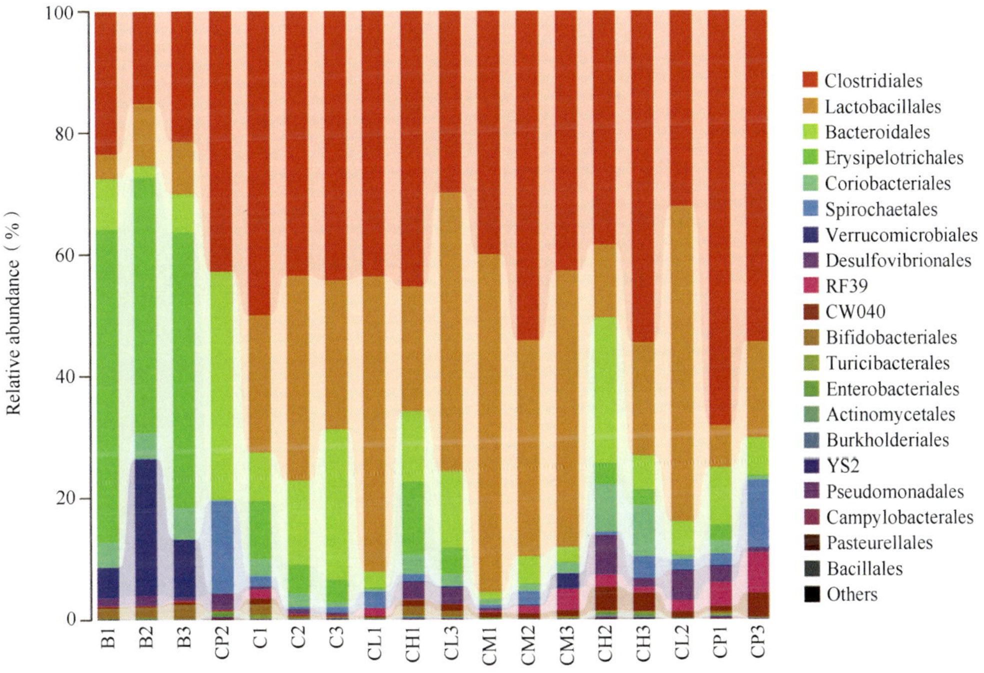

图 17-2-9　目分类水平上的菌群组成和丰度分布图

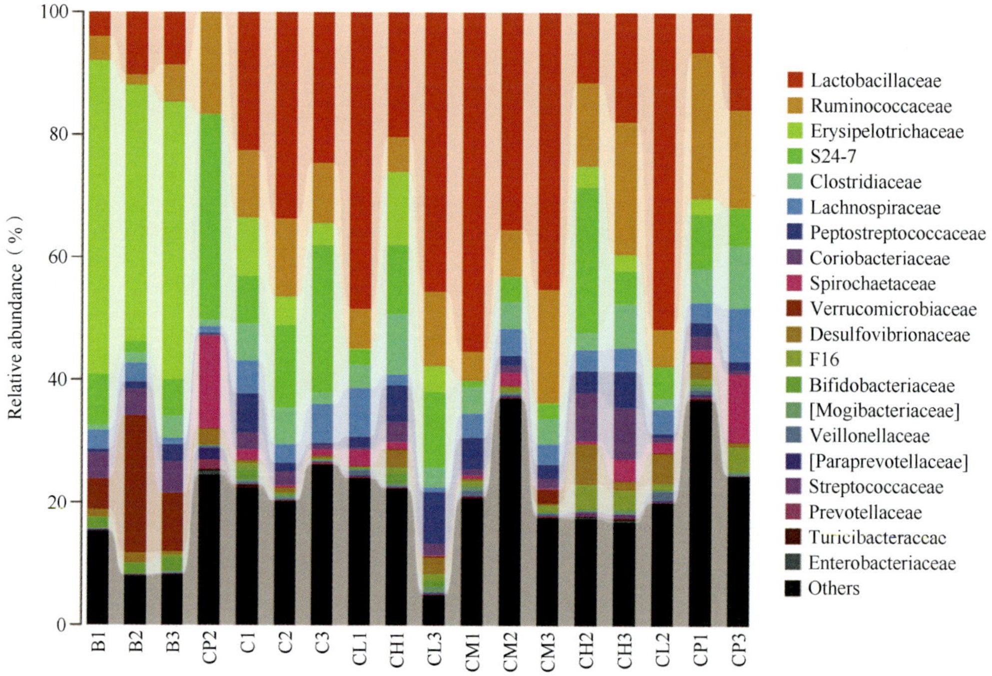

图 17-2-10　科分类水平上的菌群组成和丰度分布图

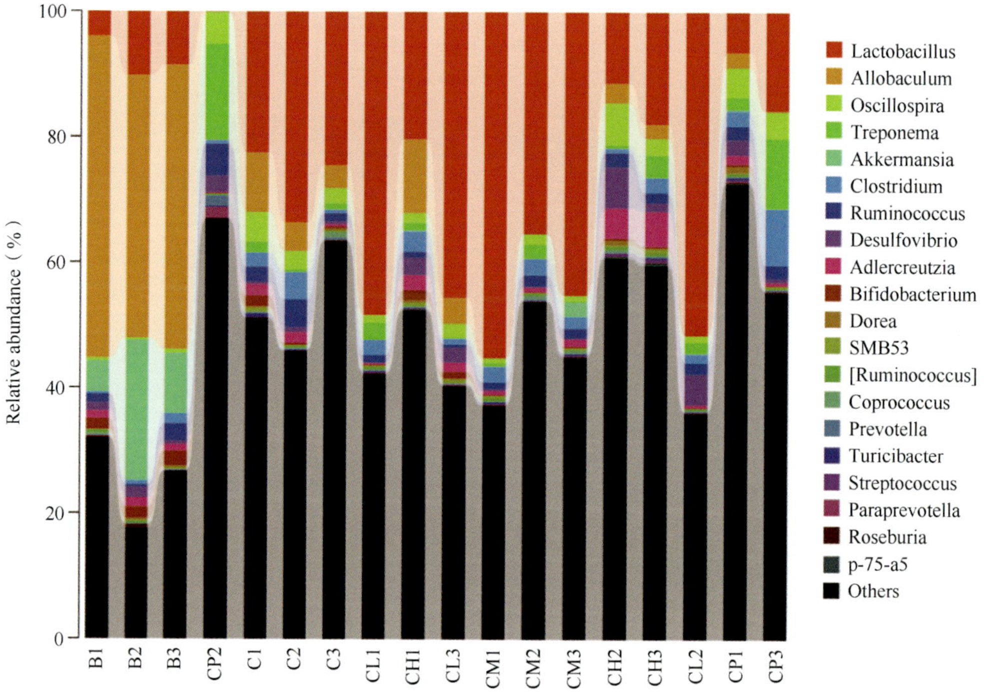

图 17-2-11　属分类水平上的菌群组成和丰度分布图

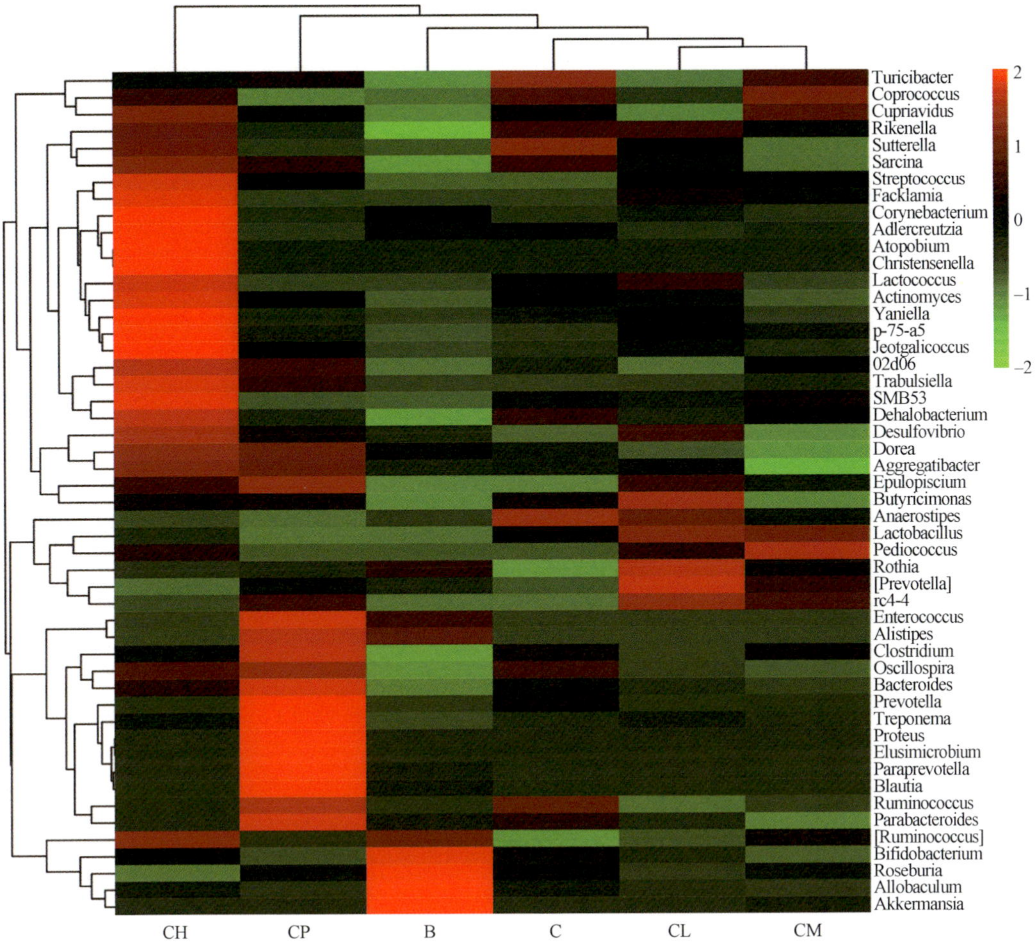

图 17-2-12 属水平聚类分析热图

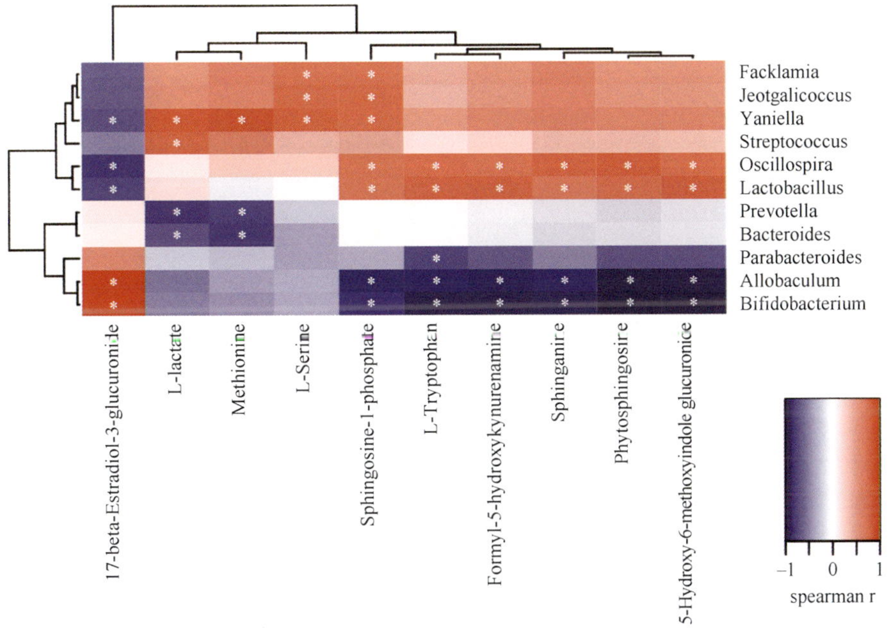

图 17-3-1 肠道菌群及代谢组学相关性热图（见彩图）

色阶代表斯皮尔曼相关性系数，红色表示强正相关，蓝色表示强负相关。* 代表 $P < 0.05$

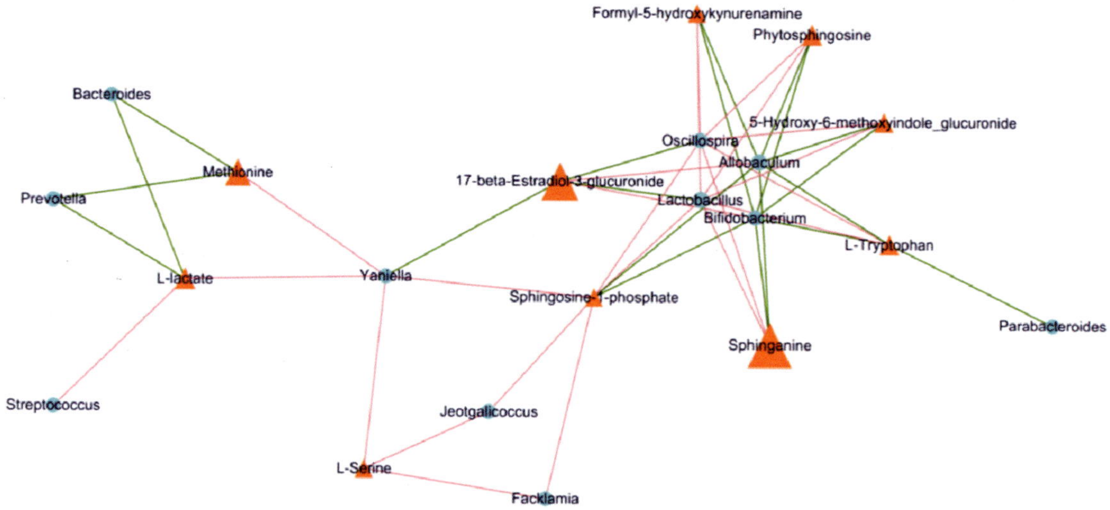

图 17-3-2　肠道菌群及代谢组学关联网络分析

描述代谢物和微生物之间关系的网络图，这些关系以线表示显著上升或显著下降，$P<0.05$。红色和绿色分别代表正相关和负相关，物种节点用圆表示，代谢物节点用三角形表示，节点大小用来表示检测数值或相对丰度的高低

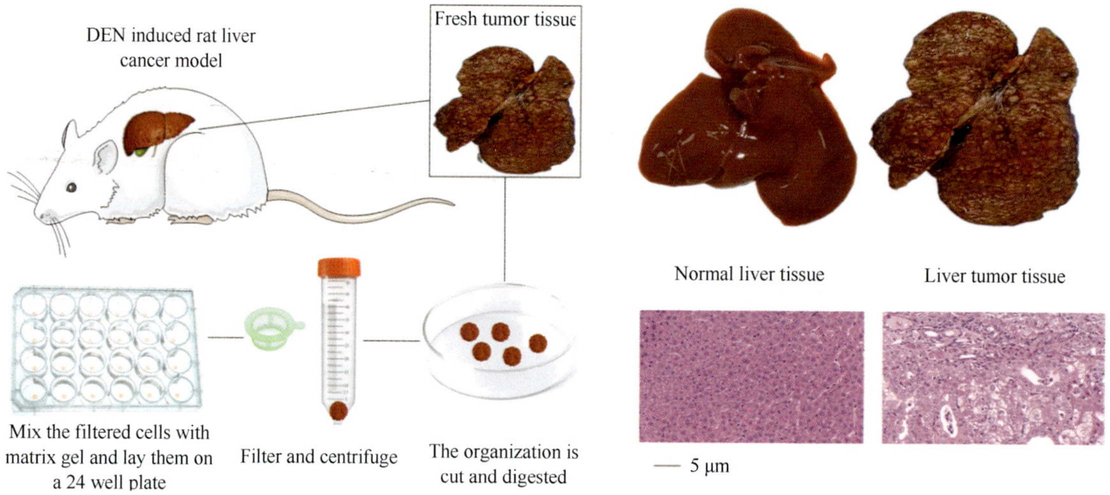

图 19-1-1　大鼠肝癌模型的建立及肝癌组织的 HE 染色切片

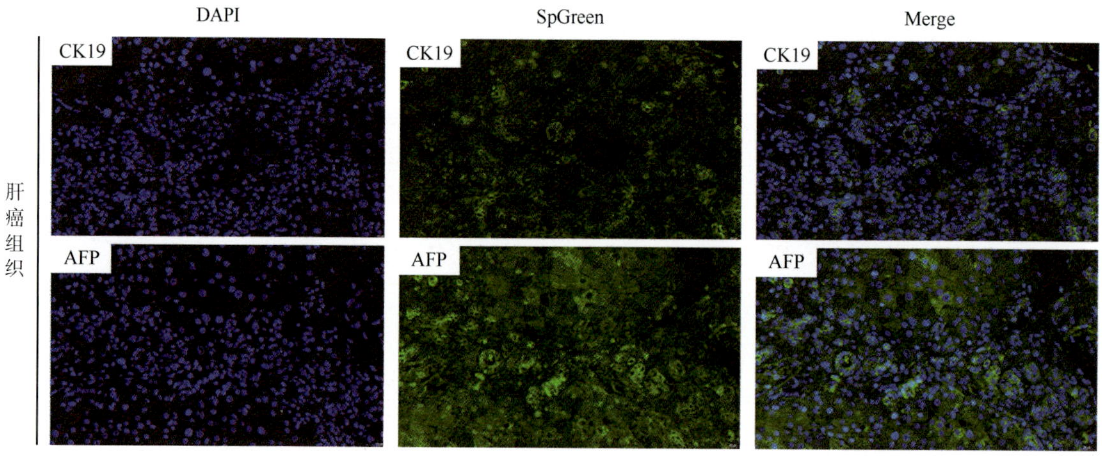

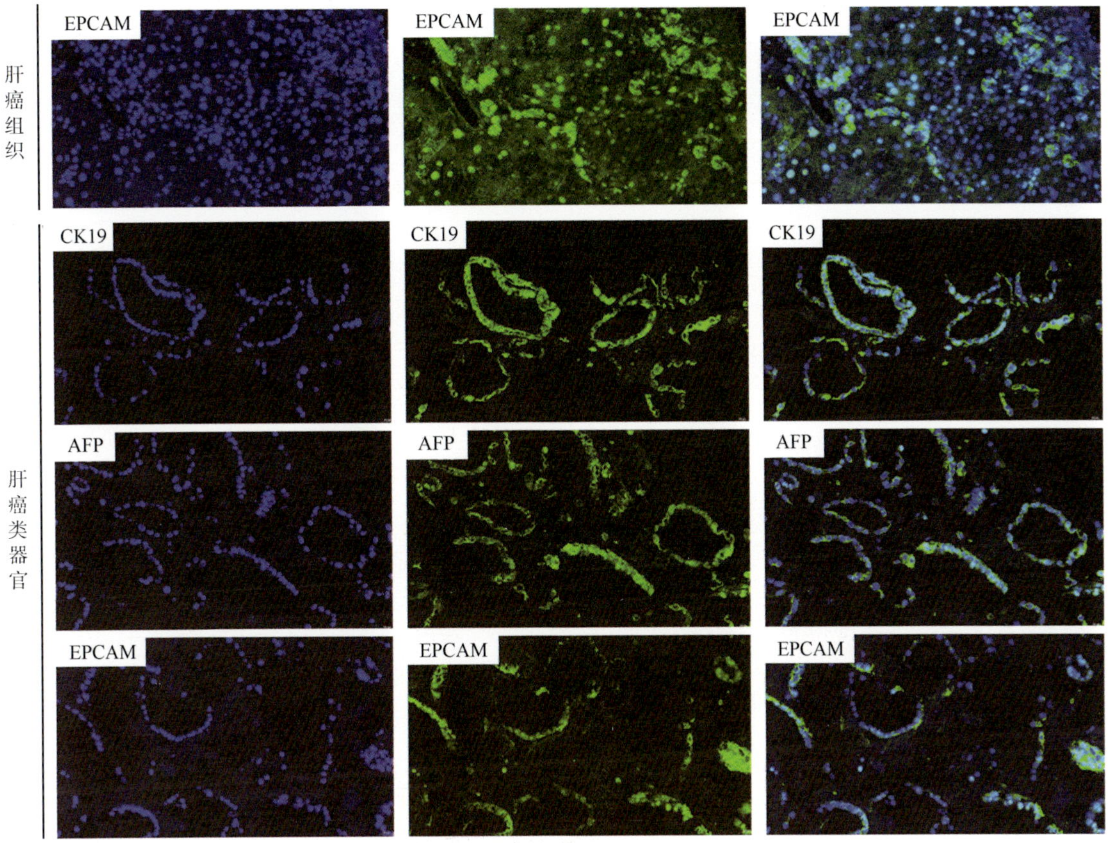

图 19-1-5　大鼠肝癌组织与肝癌类器官免疫荧光切片

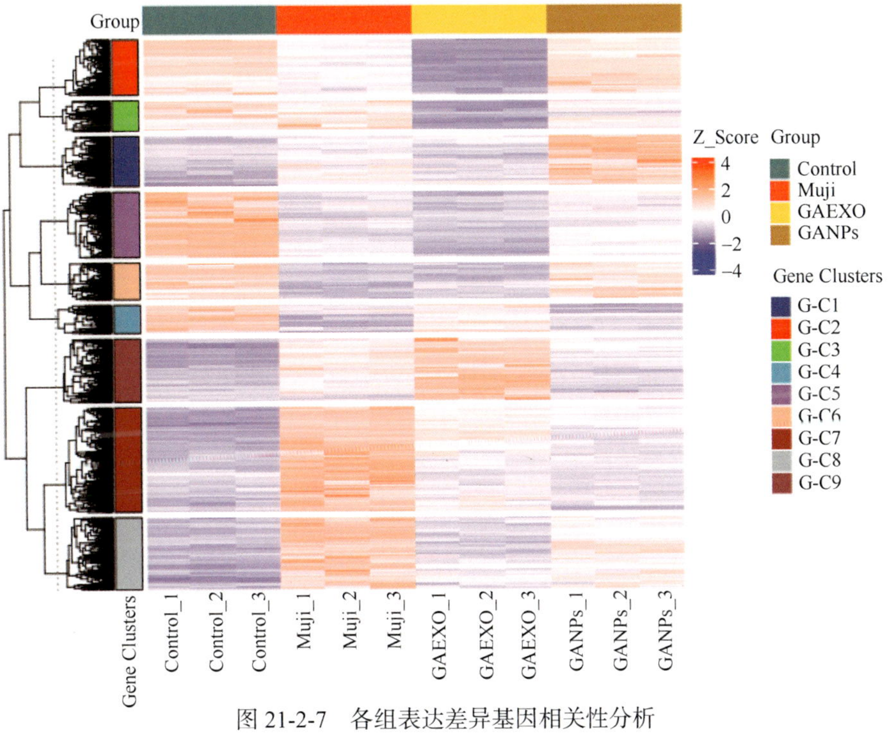

图 21-2-7　各组表达差异基因相关性分析

Gene Clusters 表示基因聚类分类标签，表达模式相近的基因为一个聚类